U0198556

COHEN'S
PATHWAYS *of the*
PULP
牙髓之路

第 11 版

（美）肯尼思·M. 哈格里夫
（Kenneth M. Hargreaves）

（美）路易斯·H. 伯曼　　主　编
（Louis H. Berman）

（美）伊兰·罗茨坦　网站主编
（Ilan Rotstein）

王晓燕　主　审
侯晓玫　主　译
姚　娜　副主译

北方联合出版传媒（集团）股份有限公司
辽宁科学技术出版社
沈　阳

图文编辑

王静雅　纪凤薇　刘玉卿　张　浩　曹　勇

图书在版编目（CIP）数据

牙髓之路：第十一版 ／（美）肯尼思·M. 哈格里夫
（Kenneth M. Hargreaves），（美）路易斯·H. 伯曼（Louis H.
Berman）主编；侯晓玫主译. —沈阳：辽宁科学技术出版社，
2021.4（2025.1重印）

ISBN 978-7-5591-0795-4

Ⅰ. ①牙… Ⅱ. ①肯… ②路… ③侯… Ⅲ. ①牙髓病—
诊疗 Ⅳ. ①R781.3

中国版本图书馆CIP数据核字（2018）第301428号

出版发行：辽宁科学技术出版社
　　　　　（地址：沈阳市和平区十一纬路25号　邮编：110003）
印 刷 者：凸版艺彩（东莞）印刷有限公司
经 销 者：各地新华书店
幅面尺寸：210mm×285mm
印　　张：56
插　　页：4
字　　数：1700千字
出版时间：2021年4月第1版
印刷时间：2025年1月第7次印刷
责任编辑：陈　刚　殷　欣　苏　阳　金　烁　张丹婷
封面设计：袁　舒
版式设计：袁　舒
责任校对：李　霞

书　　号：ISBN 978-7-5591-0795-4
定　　价：598.00元

投稿热线：024-23280336
邮购热线：024-23280336
E-mail:cyclonechen@126.com
http://www.lnkj.com.cn

ELSEVIER

Elsevier (Singapore) Pte Ltd.

3 Killiney Road, #08–01 Winsland House I, Singapore 239519

Tel: (65) 6349–0200; Fax: (65) 6733–1817

Printed in China by Liaoning Science and Technology Publishing House Ltd.under special arrangement with Elsevier (Singapore) Pte Ltd. This edition is authorized for sale in the People's Republic of China only, excluding Hong Kong SAR, Macau SAR and Taiwan. Unauthorized export of this edition is a violation of the contract.

著作权合同登记号：06–2019第22号

关于作者 About the Authors

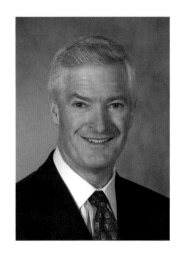

肯尼思·M. 哈格里夫（Kenneth M. Hargreaves）

Hargreaves博士是位于圣安东尼奥的得克萨斯大学健康科学中心牙髓病科的教授和主任。美国牙髓病学会的注册专科医生，并经营一所牙髓病专科私人诊所。他是一位活跃的研究者、讲师和教师，也是《牙髓病学杂志》的主编。作为主要研究者，承担多项美国国家级课题，主要研究方向为疼痛、药理学和牙髓再生。曾获得多项荣誉，疼痛研究获得美国国立卫生研究院的MERIT奖，以及美国牙髓病学会的Louis I. Grossman奖、两次IADR杰出科学家奖等。

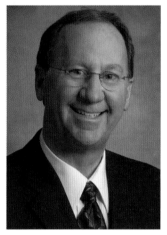

路易斯·H. 伯曼（Louis H. Berman）

Berman博士在马里兰大学牙科学院获得牙科学位，并在阿尔伯特·爱因斯坦医学中心获得牙髓病学证书。他是马里兰大学牙科学院牙髓病学临床副教授、阿尔伯特·爱因斯坦医学中心临床指导教师和客座讲师。他曾在多个国家开展牙髓病学讲座，并在多家同行评审的国际牙科期刊上发表过文章，曾在多本牙髓病学教科书中担任多个专题的章节作者。他是马里兰州牙髓病学会的前任主席，也是《牙髓病学杂志》科学顾问委员会的成员。Berman博士是美国牙髓病学会的注册专科医生和美国牙科学院的研究员。自1983年以来一直在马里兰州的安纳波利斯从事全职私人执业。

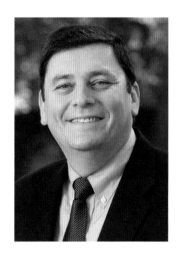

伊兰·罗茨坦（Ilan Rotstein）

Rotstein博士是位于洛杉矶的南加州大学Herman Ostrow牙科学校副院长、教授，以及牙髓病学、口腔正畸学和全科住院医师教学科主任。他是牙科学院的执行领导团队和南加州大学的大使团队成员。曾担任多种牙科组织的领导职务，包括国际牙髓病学会研究委员会主席、美国牙髓病学会委员会成员、欧洲牙髓病学会委员会成员，以及多本国际性的牙髓病学和牙科学杂志的学术评审。还曾担任南加州牙髓病学会、以色列牙髓病学会、国际牙科研究学会——以色列分会主席，以及以色列国家牙髓病专科医生注册委员会主席。

Rotstein博士曾发表超过150篇学术论文和研究摘要，并作为章节作者参与编撰多部国际性牙髓病学教科书，包括《Pathways of the Pulp》《Ingle's Endodontics》《Endodontics: Principles and Practice》《Seltzer and Bender's Dental Pulp》《Harty's Endodontics in Clinical Practice》。曾在遍及五大洲的超过25个国家进行过专题讲座。

关于译者 About the Translators

主 审

王晓燕　北京大学口腔医院

主 译

侯晓玫　北京大学口腔医院

副主译

姚　娜　北京大学口腔医院

译 者（按姓名首字笔画排序）

于江利　王梦珂　田诗雨　曲佳菲　朱晔丹　李世赢　吴唯伊

武欢欢　范　聪　柳玉树　侯晓玫　洪瑛瑛　姚　娜　聂　杰

浦寅飞　谭　瑶

校 对（按姓名首字笔画排序）

于　洋　于　鹏　王雨涵　尹兴喆　卢思成　田洪琰　白　雪

朱曚曚　刘思民　杨聪翀　张志春　张　路　陈宇星　陈淑芹

罗　昊　逄丽萍　姜　淞　袁重阳　凌　巧　曹春玲　韩　冰

蔡　雪　潘怡湘

译者与校对均来自北京大学口腔医院

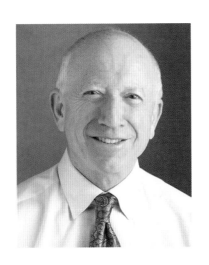

Stephen Cohen
MA, DDS, FICD, FACD

如果没有《牙髓之路》这本书，很难想象牙髓病学领域是何景象。在与北美和世界各地的同事交谈时，很明显发现《牙髓之路》对牙髓病学产生了深远且全面持久的影响。这种对我们专业的持久贡献归功于Stephen Cohen的天才构想，他与Richard Burns一起，推出了我们专业中杰出且持续更新的循证教科书。他们深刻地洞察到，需要集当世著名的专家于大成，并且通过为每个新版本添加新作者，坚定不移地强调当代牙髓治疗的艺术性与科学性。由此产生了一本既全面又细致入微的教科书，自1976年以来，已经出版了11个版本，翻译成14种语言。随着每一个版本的进化，《牙髓之路》也随着时代的变化而改变，从毫无疑问的教条更新到后来被认为是新的艺术状态。每个版本都经历了数十年牙髓病学的发展，并且包含了下一代技术、理论、材料、设备和器械。因此，自从Stephen主编以来，《牙髓之路》被认为是现有的全面和具有创新性的牙髓病学教科书、牙髓病学领域的经典。

Stephen是一位活跃的教育家，数十年来在世界各地授课，并在太平洋大学Arthur A. Dugoni牙科学院担任牙髓病学临床教授。他的教学热情、学科领导地位以及丰富的科研和临床专业知识整合一体，形成卓有成效的牙髓病学专科教育体系。他在创作和编辑《牙髓之路》的坚定信念推动了这本教科书的发展。总之，Stephen博士涉猎广博，既为临床医生又为临床教师，他对操作细节和科学逻辑的热忱，使其掌握广博的专业知识。基于Stephen无可置疑的专业精神和至臻完美的追求，其对牙髓病学的学习、教学和实践的理念，可以用他自己的话来总结，在他主编的最后一版《牙髓之路》前言中写道：

"作为临床医生，我们必须高度注重发现和创造的融会贯通，坚定不移地持续学习，接触本领域涉及的所有科学。这是我们对学科的责任、对患者的义务，也是对我们自己的承诺。"

Stephen是使牙髓病学领域焕然一新的先驱者。我们把本书的第10版更名为《Cohen's Pathways of the Pulp》，以兹纪念。在此，为了进一步表达我们的尊敬，将此次第11版献给我们的导师兼朋友——Stephen Cohen博士。

肯尼思·M. 哈格里夫
（Kenneth M. Hargreaves）

路易斯·H. 伯曼
（Louis H. Berman）

参编人员 Contributors

Frederic Barnett, DMD
Chairman
Dental Endodontics
Albert Einstein Medical Center
Philadelphia, Pennsylvania

Bettina Basrani, DDS, PhD
Specialist in Endodontics
Associate Professor
Endodontics
University of Toronto
Toronto, Ontario, Canada

Ellen Berggreen, PhD
Speciality in Endodontics
Professor
Biomedicine
University of Bergen
Bergen, Norway

Louis H. Berman, DDS, FACD
Clinical Associate Professor
Department of Endodontics
School of Dentistry
University of Maryland
Baltimore, Maryland
Faculty, Albert Einstein Medical Center
Philadelphia, Pennsylvania
Private Practice, Annapolis Endodontics
Annapolis, Maryland
Diplomate, American Board of Endodontics

George Bogen, DDS
Lecturer
Loma Linda University, University of
California Los Angeles and NOVA
Southeastern University
Private Practice in Endodontics
Los Angeles, California

Serge Bouillaguet, DMD, PhD
Professor and Head of the Endodontic Unit
Division of Cariology and Endodontology
School of Dental Medicine
University of Geneva
Geneva, Switzerland

Nicholas Chandler, BDS (Lond), MSc
(Manc), PhD (Lond), LDSRCS (Eng),
MRACDS (Endo), FDSRCPS (Glas),
FDSRCS (Edin), FFDRCSI FICD
Associate Professor of Endodontics
Faculty of Dentistry
University of Otago
Dunedin, New Zealand

Gary Shun-Pan Cheung, BDS, MDS,
MSc, FRACDS, FAMS, FHKAM,
FCDSHK, FDSRSCEd, PhD
Professor in Endodontics
Department of Comprehensive Dental Care
Faculty of Dentistry
University of Hong Kong
Sai Ying Pun, Hong Kong

Noah Chivian, DDS, FACD, FICD
Clinical Professor
Department of Endodontics
Rutgers School of Dental Medicine
Adjunct Professor
Department of Endodontics
University of Pennsylvania
School of Dental Medicine.
Attending in Endodontics
Newark Beth Israel Medical Center
Newark, NewJersey
Diplomate, American Board of Endodontics

Jeffrey M. Coil, DMD, PhD
Director, Graduate Endodontics
Oral Biological and Medical Sciences
University of British Columbia
Vancouver, British Columbia, Canada

Didier Dietschi, DMD, PhD,
Privat-Docent
Senior Lecturer
School of Dental Medicine
Department of Cariology and Endodontics
University of Geneva
Geneva, Switzerland;
Adjunct Professor
School of Dentistry
Department of Comprehensive Care
Case Western Reserve University
Cleveland, Ohio

Anibal Diogenes, DDS, MS, PhD
Assistant Professor
Endodontics
University of Texas Health Science Center at
San Antonio
San Antonio, Texas

Samuel O. Dorn, DDS, FICD, FACD
Professor, Chair, and Director of Graduate
Endodontics, and the Frank B. Trice DDS
Professorship in Endodontics
Department of Endodontics
University of Texas at Houston School
of Dentistry
Houston, Texas

Conor Durack, BDS NUI, MFD RCSI,
MClinDent (Endo), MEndo RCS (Edin)
Endodontist and Practice Partner
Riverpoint Specialist Dental Clinic
Limerick, Ireland

Mohamed I. Fayad, DDS, MS, PhD
Diplomate, American Board of Endodontics
Clinical Associate Professor
Director of Research
Department of Endodontics
College of Dentistry
University of Illinois at Chicago
Chicago, Illinois

Bing Fan, DDS, MSc, PhD
Director
Department of Endodontics
School and Hospital of Stomatology
Wuhan University
Wuchang, Wuhan, Hubei, China

Ashraf Fouad, DDS, MS
Professor and Chair
Endodontics Prosthodontics and
Operative Dentistry
University of Maryland
Baltimore, Maryland

Inge Fristad, Cand. Odont, DDS, PhD
Department of Clinical Dentistry
University of Bergen
Bergen, Norway

Bradley H. Gettleman, DDS, MS
Private Practice of Endodontics
Glendale, Arizona
Diplomate, American Board of Endodontics

Gerald N. Glickman, DDS, MS, MBA, JD
Professor and Chair
Department of Endodontics
Texas A&M University Baylor College
of Dentistry
Dallas, Texas
Diplomate of the American Board
of Endodontics

Kishor Gulabivala, BDS, MSc, PhD
Professor
Department of Endodontology and
Restorative Dentistry
UCL Eastman Dental Institute
London, Great Britain

James L. Gutmann, DDS, Cert Endo,
PhD (honoris causa), FACD, FICD, FADI
Professor Emeritus
Department of Restorative Sciences
Baylor College of Dentistry
Texas A&M University System, Health
Science Center
Dallas, Texas
Diplomate of the American Board
of Endodontics
Honorary Professor, School of Stomatology
Wuhan University
Wuhan, China

Kenneth M. Hargreaves, DDS, PhD,
FICD, FACD
Professor and Chair
Department of Endodontics
Professor
Departments of Pharmacology, Physiology
(Graduate School) and Surgery (Medical
School)
President's Council Endowed Chair in
Research
University of Texas Health Science Center at
San Antonio
San Antonio, Texas
Diplomate, American Board of Endodontics

George T.-J. Huang, DDS, MSD, DSc
Professor
Director for Stem Cells and Regenerative
Therapies
Department of Bioscience Research
College of Dentistry
University of Tennessee Health Science
Center
Memphis, Tennessee

Bradford R. Johnson, DDS, MHPE
Associate Professor and Director of
Postdoctoral Endodontics
Department of Endodontics
University of Illinois at Chicago
Chicago, Illinois

William Johnson, DDS, MS
Richard E. Walton Professor and Chair
Department of Endodontics
University of Iowa College of Dentistry
Iowa City, Iowa

David G. Kerns, DMD, MS
Professor and Director of Postdoctoral
Periodontics
Texas A&M University—Baylor College
of Dentistry
Dallas, Texas

Asma Khan, BDS, PhD
Assistant Professor
Department of Endodontics
University of North Carolina at Chapel Hill
Chapel Hill, North Carolina

James C. Kulild, DDS, MS
Professor Emeritus
Department of Endodontics
University of Missouri-Kansas City
Kansas City, Kansas

Sergio Kuttler, DDS
CEO/President
International Endodontic Institute
Fort Lauderdale, Florida
Co-Founder
International Dental Institute
Fort Lauderdale, Florida

Alan S. Law, DDS, PhD
The Dental Specialists
Lake Elmo, Minnesota

Linda G. Levin, DDS, PhD
Adjunct Associate Professor
Department of Endodontics
University of North Carolina at Chapel Hill
Chapel Hill, North Carolina

Martin D. Levin, DMD
Adjunct Associate Professor
Department of Endodontics
University of Pennsylvania
Philadelphia, Pennsylvania

Roger P. Levin, DDS
Chairman and CEO
Levin Group, Inc.
Owings Mills, Maryland

Louis M. Lin, BDS, DMD, PhD
Professor
Department of Endodontics
College of Dentistry
New York University
New York, New York

Henrietta L. Logan, PhD
Professor Emeritus
Department of Community Dentistry and
Behavioral Science
University of Florida
Gainesville, Florida

Matthew Malek, DDS
Clinical Assistant Professor
Department of Endodontics
College of Dentistry
New York University
New York, New York

Donna Mattscheck, DMD
Private Practice
Portland, Oregon

Zvi Metzger, DMD
Professor Emeritus
Department of Endodontology
The Goldschleger School of Dental
Medicine
Tel Aviv University
Tel Aviv, Israel

Madhu K. Nair, DMD, MS, PhD
Professor and Chairman
Department of Oral and Maxillofacial
Diagnostic Sciences
University of Florida
Gainesville, Florida

Umadevi P. Nair, DMD, MDS
Clinical Assistant Professor
Department of Endodontics
University of Florida
Gainesville, Florida

Carl W. Newton, DDS, MSD
Professor
Department of Endodontics
School of Dentistry
Indiana University
Indianapolis, Indiana

Yuan-Ling Ng, BDS, MSc, PhD
Senior Clinical Lecturer in Endodontology /
Programme Director in Endodontology
Restorative Dental Sciences (Endodontics)
UCL Eastman Dental Institute
University College—London
London, Great Britain

Donald R. Nixdorf, DDS, MS
Associate Professor
Diagnostic and Biological Services;
Adjunct Assistant Professor
Department of Neurology
University of Minnesota—Twin Cities
Minneapolis, Minnesota;
Research Investigator
Health Partners Institute for Education
and Research
Bloomington, Minnesota

John Nusstein, DDS, MS
Professor and Chair
Division of Endodontics
College of Dentistry
The Ohio State University
Columbus, Ohio

Shanon Patel, BDS, MSc, MClinDent,
FDS, MRD, PhD
Consultant Endodontist
Endodontic Postgraduate Unit
King's College London Dental Institute
London, Great Britain

Christine I. Peters, DMD
Professor
Department of Endodontics
Arthur A. Dugoni School of Dentistry
University of the Pacific
San Francisco, California

Ove A. Peters, DMD, MS, PhD
Professor and Co-chair
Department of Endodontics
Arthur A. Dugoni School of Dentistry
University of the Pacific
San Francisco, California
Diplomate, American Board of Endodontics

Al Reader, BS, DDS, MS
Professor and Program Director
Advanced Endodontics Program
College of Dentistry
The Ohio State University
Columbus, Ohio

Domenico Ricucci, MD, DDS
Private Practice
Cetraro, Italy

Isabela N. Rôças, DDS, MSc, PhD
Professor
Department of Endodontics
Head
Molecular Microbiology Laboratory
Faculty of Dentistry
Estácio de Sá University
Rio de Janeiro, Brazil

Robert S. Roda, DDS, MS
Adjunct Assistant Professor
Department of Endodontics
Baylor College of Dentistry
Dallas, Texas
Private Practice Limited to Endodontics
Scottsdale, Arizona
Diplomate, American Board of Endodontics

Paul A. Rosenberg, DDS
Professor and Director—Advanced
Education Program
Department of Endodontics
College of Dentistry
New York University
New York, New York

Ilan Rotstein, DDS
Associate Dean of Continuing Education
Chair of the Division of Endodontics,
Orthodontics and General Practice Dentistry
Herman Ostrow School of Dentistry
University of Southern California
Los Angeles, California

Avishai Sadan, DMD, MBA
Dean
Herman Ostrow School of Dentistry
University of Southern California
Los Angeles, California

Frank Setzer, DMD, PhD, MS
Assistant Professor
Clinic Director, Endodontics
Director, Predoctoral Endodontic Program
Department of Endodontics
School of Dental Medicine
University of Pennsylvania
Philadelphia, Pennsylvania

Asgeir Sigurdsson, DDS, MS,
Cert. Endo
Associate Professor and Chair
Department of Endodontics
College of Dentistry
New York University
New York, New York
Diplomate of the American Board
of Endodontics

Stéphane Simon, DDS, MPhil, PhD
Senior Lecturer
Departments of Oral Biology and
Endodontics
School of Dentistry,
University of Paris Diderot (Paris7)
Paris, France

José F. Siqueira, Jr., DDS, MSc, PhD
Chairman and Professor
Department of Endodontics
Estácio de Sá University
Rio de Janeiro, Brazil

Aviad Tamse, DMD, FICD
Professor Emeritus
Department of Endodontology
Goldschlager School of Dental Medicine
Tel Aviv University
Tel Aviv, Israel

Franklin Tay, BDSc (HOns), PhD
Department of Endodontics
Georgia Regents University
Augusta, Georgia

Yoshitsugu Terauchi, DDS, PhD
CT & MicroEndodontic Center
Intellident Medical Corporation
Yamato City
Kanagawa, Japan

Martin Trope BDS, DMD
Adjunct Professor
School of Dentistry
University of North Carolina at Chapel Hill
Chapel Hill, North Carolina
Clinical Professor
School of Dentistry
University of Pennsylvania
Philadelphia, Pennsylvania

Paula J. Waterhouse, BDS (Hons), FDS
RCS (Ed), FDS (Paed) RCS, PhD,
FHEA
School of Dental Sciences
Newcastle University
Newcastle upon Tyne, Great Britain

John M. Whitworth, Jr., PhD, BChD,
FDSRCSEd, FDSRCS (RestDent)
Senior Lecturer/Hon Clinical Consultant
School of Dental Sciences
Newcastle University
Newcastle upon Tyne, Great Britain

Edwin J. Zinman, DDS, JD
Private Practice of Law
Editorial Board
Journal of American Academy of
Periodontology
Former Lecturer
Department of Stomatology
School of Dentistry
University of California—San Francisco
San Francisco, California

这一版本的新变化 New to This Edition

7个新章节

第2章：影像学解读。包括成像方式、牙髓治疗中的诊断任务、3D成像、CBCT、术中及术后判断根管治疗并发症等。

第4章：疼痛管理。着眼于两个主题：用于牙体缺损修复和牙髓病治疗的局部麻醉以及推荐服用的镇痛药。

第11章：疗效评估。包括评估治疗效果的原因、牙髓病治疗疗效评估、活髓保存治疗疗效评估、非手术根管治疗疗效评估、非手术根管再治疗疗效评估、手术再治疗疗效评估。

第16章：牙根吸收。着重对牙根吸收的组织学特征、根外炎性吸收、颈部外吸收和牙根内吸收进行了详细阐述。

第19章：牙髓治疗并发症的处理。侧重介绍8种不同并发症的治疗方案：次氯酸钠引起的并发症、器械断离、台阶形成、穿孔（非手术性的）、根充材料超出根尖、上颌窦穿孔、下牙槽神经损伤（手术性的）、面颈部皮下气肿。

第21章：牙隐裂和牙折裂。着眼于3种类型的隐裂和折裂：牙尖隐裂及折裂、牙隐裂及牙劈裂、牙根纵裂，同时强调这些隐裂和折裂的早期诊断。

第23章：活髓保存治疗。阐述了活髓组织、牙髓对龋的反应、修复性钙化桥的形成、活髓保存治疗的适应证和材料、MTA在活髓保存治疗中的应用、治疗建议等。

新的章节架构

章节已经重组并分为3个部分：第一部分：牙髓病学的核心科学；第二部分：牙髓病学的高阶科学；第三部分：临床拓展专题。第一部分的7章着重于牙科学生需要掌握的核心临床概念；第二和第三部分的章节提供了高年级学生、牙髓病学住院医师和专科医生需要掌握的信息。此外，网络电子版本还包含7个附加章节。这种新的章节架构更好地反映了牙髓治疗的临床进阶顺序。

Expert Consult

Expert Consult网站上包含的新内容包括：
- 独家在线的7章内容：
  - 第24章：儿童牙髓病学：乳牙和年轻恒牙列的牙髓治疗
  - 第25章：牙髓和牙周相互关系
  - 第26章：年龄和系统健康状况对牙髓治疗的影响
  - 第27章：牙齿漂白
  - 第28章：理解和管理牙科恐惧症患者
  - 第29章：牙髓治疗病历记录和法律责任
  - 第30章：牙髓治疗临床管理的主要原则
- 新视频和动画

引言 Introduction

牙髓病学：展望未来

作为本书的编者，我们有幸"站在"蔚然大家的作者们的肩膀上，高瞻远瞩，一窥牙髓病学发展的未来。在可以预见的未来，我们将在牙髓病诊断、根管清理和消毒、根管充填和根尖手术等方面，着力于进一步提高精细度和准确度。

当更清晰地描绘未来工作的蓝图时，重要的一步是详细梳理过去和现在的不足之处。在过去的近百年间，我们从砷剂时代走到次氯酸钠时代，从使用鸟粪到使用牙胶，从手用锉到机用锉，从根管内细菌培养到一次性根管治疗，从2D影像到3D影像，从必须摘除牙髓到牙髓再生的尝试。与此同时，临床实践与科学研究的莫衷一是仍然普遍存在。那么，我们学科发展的未来之路将在何方呢？

当患者寿命普遍延长，以及无法回避的种植修复对牙髓治疗的影响，大众对牙髓治疗的要求大大提高，力求完善成为新的要求。与之相对应，我们认为未来循证医学也许将提供更多证据，来质疑种植体成功保存的时间长度，因此，完善的结果、更可预测的牙髓治疗将愈加重要。

令人惊讶的是，我们目前的诊断仍然基于推测的和近乎主观判定的牙髓状态。想象一下，未来也许可以通过牙髓无创扫描来获取更加客观的牙髓病诊断。未来也许可以将算法内置于所有数字化影像检查设备中，用于解释和推断疾病进程。CBCT对牙髓病的诊断已经产生了巨大影响，但我们能否以一种接近显微CT断层扫描的分辨率来增强这种数字化影像的捕获能力？同时还要降低辐射剂量？MRI（磁共振成像）等非放射性成像方法是否会离开牙科研究中心，真正应用到临床，为解决这些问题提供新的方案？CT技术或一些其他探测手段，能否为手术和非手术治疗提供高精度导航，从而最大限度地提升准确性，并把牙体组织和其他相关组织的去除量降到最低？鉴于牙髓腔内组织的颜色和一致性的差异，未来的技术可以更好地辨识这些不同，从而使我们能够更加精确地定位根管口。至于临床可视化领域：数字或电子技术是否能够增强传统头戴式放大镜的功能？3D可视化技术和基于监测的影像技术能否改变我们在治疗中的视野与观察方法？在对根管系统进行清理和成形时，现有技术也许至多能够清除根管所有细小分支内一半的牙髓组织。与此同时，我们使用的仍然是非选择性消毒机制的冲洗液，而且由于该冲洗液有毒性，一旦无意中推出根管系统，还会导致严重的组织损伤。未来的技术应该指引我们去除牙髓腔内的全部有机碎屑，完整地消毒整个根管系统，而且不存在毒性非选择性化学品的潜在致病性。我们目前仍然使用会意外折断的根管器械。解决之道也许在于金属材料学领域的革命性创新，甚至是其他非金属切割材料的应用。我们现有的根管充填材料是牙科充填材料中性能最差者之一。希望未来的根管充填方面的革新，能够引领我们进入一个新时代：完全无微渗漏、无神经毒性且具有生物相容性，3D上完全扩展至根管所有细小分支，在没有空间扩展时及时停止扩展，在到达牙周膜时具有自限性。这种充填材料会是重新再生的活髓吗？

基于以上讨论可以明显看出，牙髓病学的未来依托于创造性思维，新时代的变革不仅是生物科学领域的硕果，还应该协同物理学家、化学家、工程学家和许多其他伟大的创新性人才共襄盛举，方可达成。毋庸置疑，牙髓治疗的预后必须具有可预测性。不仅指借助更好技术达成更高成功率，而且还要在根管治疗不能获得成功时能够更好地解释失败原因。我们未来需要聚焦于对预后的预测能力，这只能通过颠覆性技术打破陈规、另起炉灶，而不是固执于对我们当前理念的小修小改。

牙髓病学，自成立以来已经取得了突飞猛进的发展，但我们仍然处在起步阶段，在我们面前有着光明的未来。自1976年至今，11个版本的《牙髓之路》一直致力于阐述牙髓病学中的艺术性与科学性。作者们不吝时间和精力，详尽地阐述我们专业的最前沿的技术水平。我们希望本书未来的版本能够继续指导我们提高牙髓治疗效果，引领我们在牙髓病学领域不断追求，至臻完美。

目录 Contents

牙髓病学的核心科学
The Core Science of Endodontics

诊断
Diagnosis

LOUIS H. BERMAN | ILAN ROTSTEIN

诊断的艺术性与科学性

诊断是发现和区分患者是否偏离健康状况并探究其原因和性质的艺术性与科学性[6]。诊断的目的在于明确患者存在什么问题，以及为何存在这个问题，这将与最终需要进行何种治疗直接相关。合适的治疗建议必须建立在已明确所有病因的基础之上。因此，仔细收集数据以及有计划、有条理、系统的检查过程是至关重要的。

仅收集客观数据和获得主观检查结果，不足以得出准确的临床诊断。必须对数据进行分析和处理，以确定哪些信息是有效的，哪些信息可能有问题。临床医生和患者之间需要进行积极的对话，医生提出适当的问题并认真分析患者的回答，这样才能准确掌握情况。从本质上说，明确口腔疾病是否存在的过程，最能体现准确诊断的艺术性与科学性。

诊断过程可以分为5步：

1. 患者告知临床医生前来就诊的原因。
2. 临床医生询问患者的症状和病史。
3. 临床医生进行客观的临床检查。
4. 临床医生将客观检查结果与主观细节相联系，并列出鉴别诊断列表。
5. 临床医生得出明确诊断。

这些信息是通过一种有序的、系统的方法来收集的，这需要大量的临床判断。临床医生必须明确应询问患者什么问题，以及如何发问，才能判断患者的情况。在捕捉患者倾诉内容的细节时，认真倾听是最重要的。这些主观发现与诊断性检查结果相结合，为建立诊断提供了所需的关键信息。

诊断应兼具艺术性与科学性。牙髓病学的鉴别诊断需要结合知识、技能以及与患者实时交流的能力。询问、倾听、检查、分析，最终找到疾病的原因，从而形成明确诊断，制订最佳治疗计划。

主诉

在到达口腔诊室时，患者应详细登记，包括既往史和口腔治疗史的相关信息（图1-1和图1-2）。在患者签字并注明日期后，临床医生核对所有提交的信息，确认后签字（见第29章）。

患者前来就医的原因和医生所做的诊断性检查一样重要。他们的诉求是重要线索，有助于临床医生得出正确的诊断。如果没有这些直接的、无偏倚的诉求，仅仅依靠客观检查结果可能导致错误的诊断。如果临床医生仅依靠检查，可能会发现患者口内存在一些疾病，但它可能并不是患者主诉的疾病。这些主诉可能提示患者所关心的问题与全身疾病有关，或者与

告诉我们您的症状

姓名_____

1. 您现在感觉疼痛吗？如果不痛，请直接跳到第6题。　　　　　　　　有__　　　　　没有__

2. 如有，您能指出哪颗牙齿疼痛吗？　　　　　　　　　　　　　　　能__　　　　　不能__

3. 第一次疼痛是什么时候？_____

4. 疼痛是突然发生的，还是慢慢发生的？_____

5. 请指出不适感的频率和性质，并反映与您疼痛程度最接近的数字：

　　　　疼痛程度的等级（1～10）　　　　　　　　　　频率　　　　　　性质
　　　　1=轻微，10=严重

　　　　1__2__3__4__5__6__7__8__9__10__　　　_____持续的　　　_____尖锐的

　　　　　　　　　　　　　　　　　　　　　　　　　_____间断的　　　_____钝的

　　　　　　　　　　　　　　　　　　　　　　　　　_____瞬间的　　　_____搏动的

　　　　　　　　　　　　　　　　　　　　　　　　　_____偶尔的

　　　　您能用什么办法减轻疼痛吗？　　　　　　　　　　能_____　不能_____

　　　　如有，用的是什么办法？_____

　　　　有什么事能使疼痛加重吗？　　　　　　　　　　　有_____　没有_____

　　　　如有，是什么？_____

　　　　进食或喝水时，您的牙齿会对以下刺激敏感吗？　热_____　冷_____　甜_____

　　　　咬合或咀嚼时，您的牙齿疼痛吗？　　　　　　　　会_____　不会_____

　　　　按压周围的牙龈时，那颗牙齿会疼痛吗？　　　　　会_____　不会_____

　　　　当您改变体位时（躺下或弯腰），会引起牙痛吗？　会_____　不会_____

6. 您有夜磨牙或紧咬牙习惯吗？　　　　　　　　　　　　有_____　没有_____

7. 如有，您晚上戴夜磨牙验垫吗？　　　　　　　　　　　戴_____　不戴_____

8. 最近这颗牙进行过充填或冠修复吗？　　　　　　　　　有_____　没有_____

9. 本次就诊前，这颗牙进行过根管治疗吗？　　　　　　　有_____　没有_____

10. 关于您的牙齿、牙龈或上颌窦还有什么我们应该知道以帮助我们做出诊断的？

_____

签字：患者或父母 _____　　　日期 _____

图1-1　口腔既往史调查表。让患者以有规律的、描述性的方式记录疼痛过程。

告诉我们您的健康状况

姓名＿＿＿＿＿＿＿＿＿＿

您怎样评价您的健康状况，请画圈：　　　　极好　　　好　　　一般　　　差

上次内科检查的时间＿＿＿＿＿＿＿＿＿＿＿＿＿＿＿＿＿＿＿＿＿＿＿＿＿＿＿＿＿＿＿＿＿＿

如果您正在看内科医生，请给出接受治疗的原因：

＿＿＿

内科医生的姓名、地址和联系电话：

　　姓名＿＿＿＿＿＿＿＿＿＿＿＿＿＿＿＿＿＿＿＿　　地址＿＿＿＿＿＿＿＿＿＿＿＿＿＿＿＿＿＿

　　省（州）＿＿＿＿＿＿＿＿市＿＿＿＿＿＿＿＿　　邮编＿＿＿＿＿＿＿＿＿　电话＿＿＿＿＿＿＿＿

　　您曾做过手术吗？　　　　　　　　　　　　　　有＿＿＿＿＿　没有＿＿＿＿＿

　　假如做过，是哪一种？＿＿＿＿＿＿＿＿＿＿＿＿＿＿　　日期＿＿＿＿＿＿＿＿＿＿＿＿

　　　　　　　　　　　　　　　　　　　　　　　　　日期＿＿＿＿＿＿＿＿＿＿＿＿

　　＿＿＿＿＿＿＿＿＿＿＿＿＿＿＿＿＿＿＿＿＿＿＿＿

有没有过手术后出血？　　　　　　　　　　　　　　有＿＿＿＿＿　没有＿＿＿＿＿

您戴过起搏器或假肢吗？　　　　　　　　　　　　　有＿＿＿＿＿　没有＿＿＿＿＿

目前您在服药吗？　　　　　　　　　　　　　　　　有＿＿＿＿＿　没有＿＿＿＿＿

假如有，写出药物名称和服药原因：

药名＿＿＿

原因＿＿＿

您对麻药或其他药物（如青霉素）有不良反应吗？

　　　　　　　　　　　　　　　　　　　　　　　有＿＿＿＿＿　没有＿＿＿＿＿

假如有，请解释＿＿＿＿＿＿＿＿＿＿＿＿＿＿＿＿＿＿＿＿＿＿＿＿＿＿＿＿＿＿＿＿＿＿＿

请圈出您曾经患过或目前患有的病症：

酗酒	高血压	癫痫	肝炎	肾病和肝病	风湿热
过敏	癌症	青光眼	疱疹	精神病	鼻窦炎
贫血	糖尿病	头颈部外伤	免疫缺陷	偏头痛	溃疡
哮喘	药物依赖性	心脏病	传染病	呼吸系统疾病	性病

您对牙胶或其他物质过敏吗？　　　　　　　　　　有＿＿＿＿＿　没有＿＿＿＿＿

如果有，请解释＿＿＿＿＿＿＿＿＿＿＿＿＿

如是女性，您正在妊娠期吗？　　　　　　　　　　有＿＿＿＿＿　没有＿＿＿＿＿

关于您的健康还有其他需要说明的情况吗？＿＿＿＿＿＿＿＿＿＿＿＿＿＿＿＿＿＿＿＿

＿＿＿

签字：患者或父母＿＿＿＿＿＿＿＿＿＿＿＿＿＿＿＿＿＿　　日期＿＿＿＿＿＿＿＿＿＿＿＿＿

图1-2　简洁、综合的病史表格。可提供详细的全身状况，这些全身状况可能导致或影响患者的症状，可能影响治疗方式或改变治疗计划。

近期口腔治疗有关。一些患者可能是因为牙髓炎或根尖周炎的症状，在综合医院接受过初期急诊处置[93]。有时，患者的主诉只是其他临床医生曾经准确地或模糊地告诉他/她的已存在的口腔问题，但他/她并没有任何症状或客观疾病。因此，临床医生必须密切关注患者实际表达的诉求，确定诉求背后病情进展的先后顺序，并询问患者其他相关问题，包括既往史和口腔治疗史。为了便于以后参考和获得准确的诊断，患者的主诉应该使用患者自己的语言并清晰地记录下来。

全身既往史

临床医生有责任明确每位患者的既往史。我们可以找到各种各样的既往史表格使用，也可以制订自己的既往史表格。既往史表格由患者或其父母、祖父母填写，随后临床医生与患者及其父母或祖父母复核信息，最终初步完成既往史表格。"已有记录"的患者在每次就诊时都需要询问既往史，便于明确患者的既往史是否发生变化。如果患者超过1年未曾就诊，应该针对既往史进行完整而全面的更新[51-52]。

患者每次就诊均应该记录基础血压和心率。血压升高和心率加快提示其可能为焦虑患者，可能需要抗焦虑治疗，或者提示该患者存在高血压或心血管疾病，需要看内科医生。有重大疾病史的患者在每次就诊时，都有必要收集生命体征数据。发热患者或有口腔感染症状和体征的患者，应测量体温。

临床医生应该从两个方面评估患者对健康调查问卷的回答：（1）基于其全身疾病以及现有的用药情况，是否有必要改变口腔治疗方案和方式。（2）其全身疾病是否有口腔表现或者与口腔疾病相似。

全身病情严重的患者可能需要改变口腔治疗的方式或调整口腔治疗计划（框1-1）。此外，临床医生应了解患者是否存在药物过敏或药物间的相互作用，是否对口腔产品过敏，是否有人工关节假体，是否接受过器官移植，或是否正在服用可能与常用的局麻药、镇痛药、镇静剂和抗生素产生不良反应的药物[80]。这些可能看起来很烦琐，但是获得详细准确的全身病史至关重要。如果存在全身疾病，可能需要在开始治疗前，酌情调整治疗计划。

某些全身疾病存在口腔表现，在诊断时必须认真考虑这一点。许多口腔软组织的变化多与治疗全身疾病所用的药物相关，并非与疾病本身相关。较常见的药物副作用有口炎、口干、瘀点、瘀斑、苔藓样黏膜

框1-1

需要调整牙科诊疗的全身状况

心血管： 高、中风险分类的心内膜炎，病理性心脏杂音，高血压，不稳定型心绞痛，近期心肌梗死，心律失常，控制不佳的充血性心力衰竭等疾病[57,80,105]

肺： 慢性阻塞性肺病，哮喘，肺结核[80,129]

胃肠及肾脏： 终末期肾脏疾病，血液透析，病毒性肝炎（乙型、丙型、丁型和戊型），酒精性肝病，消化性溃疡疾病，炎症性肠病，假膜性结肠炎[25,34,48,80]

血液系统： 性病，艾滋病，糖尿病，肾上腺功能不全，甲状腺功能亢进和甲状腺功能减退，妊娠，出血性疾病，癌症和白血病，骨关节炎和类风湿关节炎，系统性红斑狼疮[35,43,76,80,83,88,100,135]

神经系统： 脑血管意外，癫痫，焦虑，抑郁和双相情感障碍，药物或乙醇滥用，阿尔茨海默病，精神分裂症，饮食失调，神经痛，多发性硬化，帕金森病[36,44,80]

病变和口腔软组织出血等[80]。

在进行诊断时，临床医生还必须意识到，某些全身疾病可能存在相似的口腔病变临床表现[13,28,32,74,80,102,107,133]。例如，结核累及颈椎和双颌下淋巴结可被误诊为牙源性感染引起的淋巴结肿大，淋巴瘤也可以累及这些位置的淋巴结[80]。免疫功能不全的患者和糖尿病控制不佳的患者口腔治疗效果较差，可能反复出现口腔脓肿，必须与牙源性脓肿区分开来[43,76,80,83]。缺铁性贫血、恶性贫血和白血病患者常出现口腔软组织感觉异常。当其他口腔疾病同时出现在口腔同一区域，可能使诊断复杂化。镰状细胞贫血症并发骨痛时，与牙源性疼痛相似，在影像学上表现为骨小梁形态缺失，又与牙源性根尖周病变混淆。多发性骨髓瘤可导致不明原因的牙齿移位。头颈部放疗会导致牙齿敏感和骨质疏松[80]。三叉神经痛、心绞痛、多发性硬化也与牙源性疼痛相似（见第17章）。急性上颌窦炎是一种常见的可能造成诊断混淆的疾病，因为它与上颌后牙区的牙源性疼痛相似。在这种情况下，受累区域的牙齿可能对冷刺激和叩诊极为敏感，与牙髓炎的体征和症状相似。以上仅列出部分表现类似口腔疾病的全身疾病，在此提示临床医生，全身疾病可能会干扰口腔疾病的诊断，并使其复杂化，这个问题会在后续章节中详细讨论。

如果在全面的口腔检查完成后，主观描述、客观症状、临床检查和影像学检查均没有发现明显的口腔疾病，那么临床医生必须考虑到现有的全身疾病可能

是导致症状的真正根源。在这种情况下，应该咨询患者的内科医生。

口腔既往史

口腔既往史是指引起主诉症状的先后事件列表。这些信息指导临床医生选择诊断性测试种类。病史应包括所有过去和现在的症状，以及任何可能引起主诉症状的治疗史或外伤史。使用合适的表格至关重要。在口腔病史询问、检查和诊断性检查中，使用预先制作的表格记录获得的相关信息可能会提供帮助。通常使用SOAP格式，将病史和检查结果记录在主观、客观、评价和治疗计划的条目下。在一些操作性管理软件包中也有内置的功能，允许将数据分类输入到患者的电子文档中，便于进行诊断和操作（图1-3和图1-4）。

口腔现病史

医患之间的对话应该包括所有可能引起主诉症状的细节。临床医生应以一种清晰而简明的叙述方式引导对话，按时间顺序描述关于患者症状和疾病发展的所有必要信息。为了辅助阐明这些信息，首先应该指导患者填写一份口腔病史表，作为挂号登记信息的一部分。这些信息将帮助临床医生在问诊时选择相应的方法。医患间的谈话首先解决的问题是出现了什么症状，确定为什么会产生这些症状，最终明确为了解决主诉症状需要采取的措施。

口腔疾病问诊

在开始问诊并明确主诉内容之后，临床医生在后续问诊中，需要记录与疾病评估有关的一系列事件。口腔现病史围绕5个基本方向进行询问：部位、开始时间、强度、激惹和缓解因素、持续时间等。

部位："您能指出患牙吗？"通常患者可以指出或轻敲患牙。这对于临床医生来说是最幸运的情况，因为可以引导问诊的方向，并有助于发现导致患牙出现特定症状的事件。此外，定位患牙使后续诊断性测试更多地集中在这颗特定的牙齿上。如果症状无法定位，诊断将极具挑战。

开始时间："症状第一次出现是什么时候？"有症状的患者通常会记得这些症状是何时开始的。有时患者甚至会记得症状开始时的情况：它可能是自发性的；可能是在进行牙齿修复后；可能是外伤引起

的，如咬硬物可能导致了最初症状，或者初始症状可能与其他症状同时发生（鼻窦炎、头痛、胸痛等）。然而，临床医生不应该仅基于这些情况就过早做出诊断。不应该简单地"关联推断"，而是应该利用这些信息来使整个诊断流程更加有据可循。

强度："疼痛有多剧烈？"这通常有助于量化患者的实际疼痛程度。可以问，"假定从1分到10分，10分的疼痛最剧烈，您会如何评价您的症状？"从理论上讲，患者可能会表达为"对冷刺激不舒服"或"咀嚼时疼痛"，但可能只会把这种"疼痛"评分为2分或3分。这些症状与那些使患者晚上无法入睡的剧烈疼痛症状不同。通常情况下，疼痛的程度可以通过减轻疼痛所必需的条件来评价——如服用对乙酰氨基酚就能止痛还是服用麻醉止痛药才能止痛。疼痛程度可能会影响是否进行牙髓治疗的决定。现在认为疼痛是一种标准的生命体征，记录疼痛强度（从0分到10分）为与治疗后进行对比提供了基准。

激惹和缓解因素："是什么激发或减轻了这些症状？"咀嚼和局部温度的变化是引起牙痛的主要原因。有的患者表示喝冷的东西会引起疼痛，也可能只是咀嚼或咬东西会"牙痛"。还有的患者表示，疼痛只有在"咬物松开"时出现。有时，患者会手拿冷饮，到诊室求诊，并指出只有在口中含冷水时才能缓解疼痛。服用非处方止痛药可能会减轻一些症状，而减少其他症状可能需要用到麻醉药物（见第4章）。注意，使用了麻醉和非麻醉镇痛药（如布洛芬）的患者对问诊和诊断性测试的反应可能与实际不符，影响诊断结果的准确性。因此，有必要了解患者在过去4~6小时内服用了哪些药物。这些激惹和缓解因素可能帮助临床医生确定进行哪些诊断性测试，从而做出一个更客观的诊断。

持续时间："这些症状会很快消退吗？还是会在被激发后持续存在？"对冷刺激的敏感在几秒钟内消退，还是在几分钟内消退，这两者的差异可能决定临床医生是进行牙体充填，还是进行根管治疗。应记录刺激后症状的持续时间，以确定患者有不适感受的持续时间（以秒或分钟计）。临床医生通常首先测试对照牙齿（一般包括同颌对侧"正常"牙齿），用来定义患者对该刺激的"正常"反应；由此，比较对照牙和患牙经刺激后的持续时间，可以容易判断出患牙是否有"迟缓"痛。

在口腔病史问诊结束后，临床医生会更充分了解

姓名：_____ 日期：_____ 牙位：_____

S.（主观描述）
主诉：
现病史：

疼痛程度：	无	轻度	中度	重度
疼痛性质：	钝痛	锐痛	跳痛	持续痛
发作方式：	激发痛	间断痛	自发痛	
定位：	可定位	无法定位	牵涉痛	放散至：
持续时间：	几秒钟	几分钟	几小时	持续

激惹因素： 冷 热 甜 自发 扣诊 咀嚼 体位改变 夜间加重
缓解因素： 冷 热 非处方药物 麻醉药物

O.（客观检查）
口外检查： **口内检查：**
面部肿胀： 有 无 **软组织检查：** 正常
淋巴结肿胀： 有 无 肿胀： 有 无 轻微 中度 严重 部位：
  窦道口： 有 无 闭合
  临床冠部： 树脂 龋坏 暴露 冠折

#	冷测	热测	电活力测	叩诊	扣诊	松动度	咬诊	染色	牙周检查						龈退缩	根分叉	探诊出血
									MB	B	DB	DL	L	ML			

（正常：N；无反应：0；轻度：+；中度：++；重度：+++；持续：L；延迟：D）

影像学检查：
牙槽骨： 正常 根尖透射影 根侧透射影 根尖/根侧影像模糊 松质骨缺失
硬骨板： 正常 模糊 破坏 增厚
牙根： 正常 弯曲 吸收 穿孔 弯曲 折裂 长度 上颌窦/下牙槽神经
髓腔： 正常 钙化 髓石 暴露 吸收 穿孔
根管： 正常 钙化 分叉 吸收 既往根管治疗 根分叉病变 穿孔
冠部： 正常 龋坏 修复体 牙冠 牙中牙
窦道： 通向：

A.（评估）
诊断： 牙髓： 正常 可复性牙髓炎 不可复性牙髓炎 牙髓坏死 既往根管治疗/未愈 失髓牙
  根尖周： 正常 急性根尖周炎 慢性根尖周炎 急性根尖脓肿 慢性根尖脓肿 根尖周致密性骨炎
病因： 龋坏 修复体 既往根管治疗 医源性 冠方渗漏 外伤 牙周疾病 选择性治疗 吸收 牙根纵裂
预后： 良好 一般 较差

P.（计划）
牙髓治疗： 龋病控制 根管治疗 根管再治疗 切开引流 根尖手术 根尖诱导成形/再生 修补/吸收修补
牙周治疗： 牙周基础治疗 冠延长术 翻瓣术 牙半切术 拔除
牙体修复治疗： 临时冠 桩道 堆核 桩核 高嵌体/全冠 漂白

图1-3 在进行口腔既往史收集和诊断检查时，使用预制的表格有助于完整、准确地记录。（由Dr. Ravi Koka提供，San Francisco, CA）

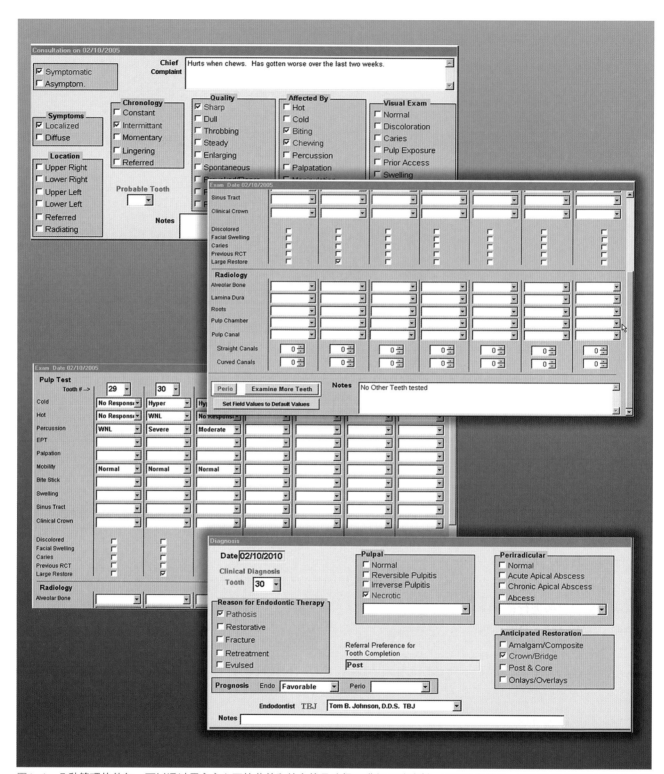

图1-4　几种管理软件包。可以通过用户定义下拉菜单和特定符号选择区进行牙髓诊断。需要注意的是，美国法律规定所有记录文档都应该可以锁定，如果在24小时后进行了修改，文件应该使用时间/日期模式自动记录。这是非常必要的，能够保证数据不被篡改。（由PBS Endo提供，Cedar Park，TX）

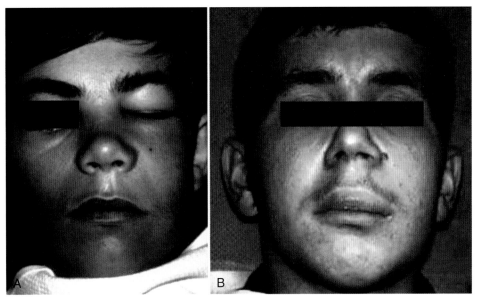

图1-5 A，左侧面部尖牙区肿胀，波及左侧眼眶。B，上唇肿胀，左侧鼻唇沟消失，提示早期尖牙区感染。

患者的主诉，然后专注进行客观检查。此时，主观问诊还没有全部完成，在客观检查后可能还需要补充问诊。

检查与测试

口外检查

口外视诊应从患者进入诊室时开始。患者可能存在运动受限，以及面部肿胀导致的面部不对称。对患者的面部和颈部进行视诊和触诊检查，确定是否存在肿胀。很多时候，只有在单侧"肿块或膨隆"出现时，面部肿胀才会通过触诊检查而被确诊。某些患者出现双侧肿块都可能被认为是正常的；然而，它也可能是系统性疾病的征兆，或者是生长发育的表现。通过触诊，临床医生可以判断肿胀是局限性的还是弥散性的，质硬还是有波动感。这些发现对于制订恰当的治疗计划非常重要。

颈部和颌下淋巴结的触诊是检查的一部分。如果发现淋巴结变硬、有触痛，伴有面部肿胀和体温升高，则很可能存在感染。疾病已经从与患牙毗邻的局部区域进展为更广泛的全身感染。

牙源性的口外面部肿胀通常是牙髓感染的结果，因为牙周脓肿导致的弥散性面部肿胀较为罕见。在鉴别诊断中必须还要考虑非牙源性肿胀，特别是如果没有发现明显的牙齿疾患[77]。这种情况将在后续章节中

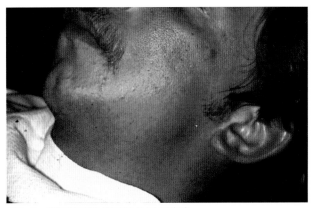

图1-6 颊间隙肿胀伴37急性根尖脓肿。

讨论。

视诊发现的细微变化，比如一侧的鼻唇沟消失，可能是尖牙区感染的最早体征（图1-5）。要怀疑可能来源于上颌尖牙的牙髓坏死和根尖周疾病。上颌中切牙伸长也可能与尖牙区感染有关，但大多数上颌中切牙引起的口外肿胀常表现为上唇和鼻底的肿胀。

如果累及颊间隙，则会在后颊部出现面部肿胀（图1-6）。这些肿胀通常与上颌前磨牙和上颌磨牙的颊根、下颌前磨牙（图1-7）、下颌第一磨牙的感染有关。下颌第二磨牙和第三磨牙也可能引起肿胀，可能从舌侧排溢并累及其他间隙。这些牙齿引起的感染，上颌牙齿的根尖肯定高于颊肌与上颌骨的附着点，而

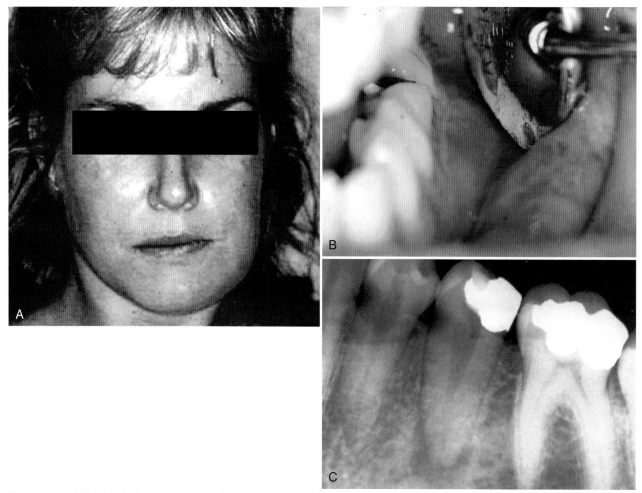

图1-7　A，左侧颊间隙肿胀，两侧面部不对称。B，口内可见左侧后牙区颊黏膜肿胀。C，颊间隙感染与35根尖周病变有关。X线根尖片示35根尖区透射影、冠部大面积修复体影像。

下颌牙齿的根尖通常低于颊肌与下颌骨的附着点[77]。

　　与下颌切牙相关的口外肿胀通常表现在颏下区（图1-8）或下颌下区。与下颌牙齿相关的感染，如果从牙槽骨舌侧突破，而且感染位于舌骨肌附着点下方区域，则将表现为下颌下区肿胀。关于间隙感染的进一步讨论见第14章。

　　牙源性窦道也可以穿通面部皮肤（图1-9和图1-10）[2,56,64]。当患牙得到治疗并愈合后，皮肤上的窦道口通常会自然闭合。皮肤上窦道口的瘢痕比口腔黏膜上的要更明显（图1-10C、D）。许多存在口外窦道口的患者通常有其他专业医生治疗的病史，例如内科、皮肤科或整形外科，多采用全身或局部抗生素治疗或外科手术治疗，试图使窦道口愈合。在这些特

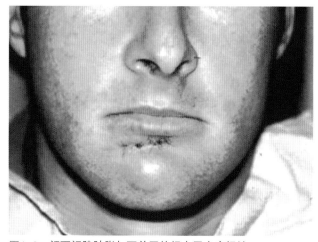

图1-8　颏下间隙肿胀与下前牙的根尖周疾病相关。

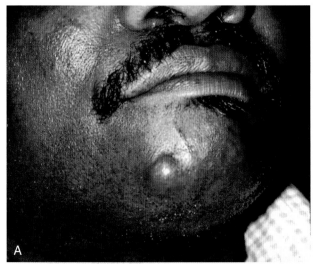

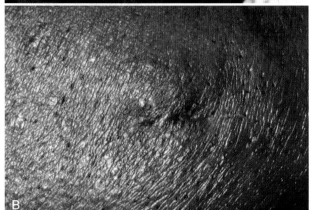

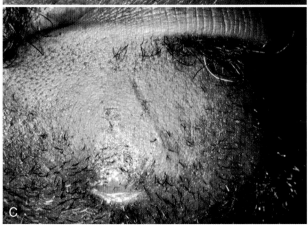

图1-9 A，口外窦道与43根尖周疾病相关，脓液聚集在右侧面部。B，口外引流术后及43根管治疗后的面部初期瘢痕。C，3个月复查时切口愈合。注意瘢痕轻微改善。

殊的病例中，患者经过多次治疗失败后，可能最终被转诊到口腔医生那里，确定是否存在牙源性病因。提高临床医生对这种病例的认知，将有助于更准确地诊断，并更快地转诊给全科牙医或牙髓专科医生。

口内检查

口内检查可以帮助临床医生了解哪些部位可能需要更进一步的检查。医生应仔细检查所有存在的异常，以便对相关的疾病进行预防或早期治疗[4,30,75,113,110,126]。出现肿胀、局部淋巴结肿大或窦道时，医生均应对相关的和邻近的口内组织结构进行更详细的评估。

软组织检查

与任何牙科检查一样，也应该对口内软组织进行定期检查。用气枪或5cm×5cm（2英寸×2英寸）的纱布干燥检查区域的牙龈和黏膜，通过牵拉舌和颊部，检查所有软组织的颜色或质地是否存在异常。任何隆起的区域或溃疡都应记录，必要时进行活检或者转诊[82]。

口内肿胀

口内肿胀需要通过视诊和触诊来明确：肿胀是弥散性还是局限性、质硬还是有波动感。这些肿胀可能存在于附着龈、牙槽黏膜、龈颊沟、上腭或者舌下组织。需要通过其他检查方法来确定其来源为牙髓源性、牙周源性、牙髓-牙周联合或者非牙源性。

上腭前部肿胀（图1-11）最常与上颌侧切牙或上颌第一前磨牙腭根的根尖周感染有关。超过50%的上颌侧切牙根尖向远中或腭侧方向弯曲。而上腭后部肿胀（图1-12）多来源于上颌磨牙的腭根[77]。

发生在龈颊沟的口内肿胀（图1-13）多与上颌牙齿的根尖感染有关，感染从牙槽骨唇/颊侧穿出，并低于上颌骨在该区域的肌肉附着点（见第14章）。下颌牙齿如果根尖高于肌肉附着的水平，并且感染从牙槽骨唇/颊侧穿出，通常也会出现口内龈颊沟的肿胀。当感染从根尖向舌侧蔓延，穿出牙槽骨的位置高于舌骨肌附着点，则舌下区发生肿胀。这种情况下，双侧舌下区均发生肿胀，舌体被抬高，这是因为舌下区是左右连通的，没有中线分隔。如果感染通过突破下颌磨牙舌侧牙槽骨向舌侧扩散，并且低于下颌舌骨肌的附着区，则下颌下区会出现肿胀。严重的上颌和下颌磨牙感染可延伸至咽旁间隙，导致扁桃体和咽部肿胀。

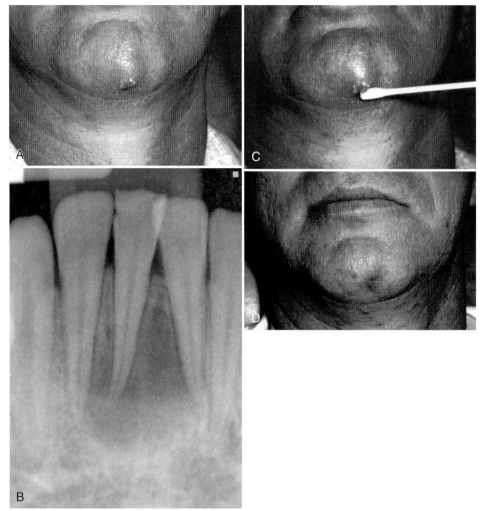

图1-10　A，颏部正中皮肤见窦道口。B，X线根尖片示下颌前牙根尖区透射影。C，从口外窦道引流获取培养样本。D，根管治疗1个月后口外窦道愈合。注意愈合后窦道区域有轻微的皮肤凹陷。

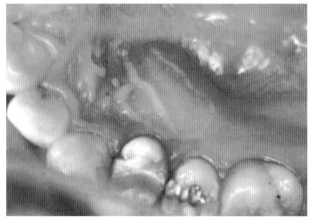

图1-11　上颌第一前磨牙腭根的根尖周病变导致腭部肿胀并有波动感。

一旦出现气道阻塞，可能会危及患者生命[77,80]。

口内窦道

　　有时，慢性牙髓感染会通过口内组织引流到牙龈表面，即为窦道[12]。窦道有时内衬上皮组织，直接从感染源延伸到附着龈表面的窦道口。如前所述，它也可以延伸到口外。使用"瘘管"这个术语来描述这种引流是不准确的。从定义来讲，瘘管实际上是两个内部器官之间或两个上皮表面之间异常的交通通道[6]。

　　组织学研究发现，大多数窦道在全长都没有内衬上皮。一项研究表明，在10个窦道中，只有1个存在内衬上皮，而其余9个均内衬肉芽组织[55]。另一项更大样本量的研究表明，2/3的样本在表层黏膜钉突以外区域不存在上皮细胞[12]，而其余的样本从黏膜表面至根尖周病损区域可见部分上皮组织[12]。只要正确地诊断疾

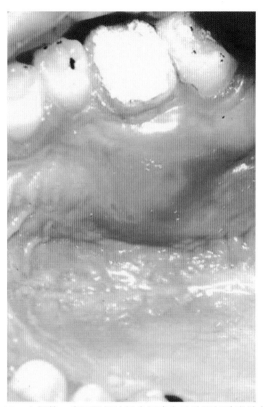

图1-12 上颌第一磨牙腭根的根尖周病变导致腭部肿胀并有波动感。

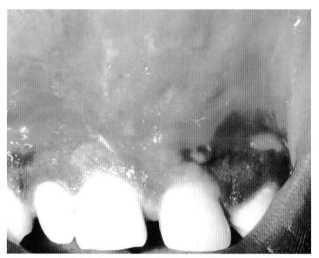

图1-13 上颌中切牙根尖周病变导致唇侧黏膜肿胀并有波动感。

病来源，给予适当治疗，牙髓源性病损一旦愈合，窦道均能闭合，而是否存在内衬上皮并不影响愈合。如果治疗后窦道仍不能愈合，那么需要进一步诊断，以明确是否存在其他感染源，或是否存在误诊。

一般情况下，有窦道的根尖周炎并不会疼痛，可能在窦道形成之前有不同程度的不适症状。窦道为感染性分泌物的释放提供通道，可缓解疼痛，除此之外

还可帮助确定感染源。有时，当缺乏牙源性感染来源的证据时，依据窦道位置可以明确患牙。窦道口可能位于感染附近或与感染部位有一定距离，可以使用#25或#30的牙胶尖插入窦道口，明确窦道走行。尽管插牙胶尖对患者来说可能有点不舒服，但应该直到感觉有阻力后再停止插入。在拍摄X线片后，可以根据牙胶尖的走行明确窦道来源（图1-14）。这将指导临床医生寻找患牙，更确切地说，寻找致病的牙根。一旦去除与窦道形成相关的致病因素，窦道口将在几天内闭合。

口内窦道可穿通牙槽黏膜，开口于附着龈，或者开口于根分叉或龈沟。不同牙根的根尖到颊/舌侧皮质骨的距离不同，可能分别从颊侧或舌侧引流。如果窦道开口于龈沟，通常可沿根面探及一个或两个窄深牙周袋。当存在窄深牙周袋时，鉴别诊断必须包括根尖周病变、牙根纵裂以及根面发育沟。这种类型的窦道可以与原发性牙周病变区分开来，因为后者通常表现为较宽的冠方开口的牙周袋，并且根周存在广泛的牙槽骨缺损。此外，牙髓测试方法可协助确认感染源[111-112,121]。

触诊

在软组织检查过程中，还应该通过触诊检查牙槽骨硬组织。重点应放在检查是否存在软组织肿胀或骨质膨隆，特别要注意与相邻和对侧位置进行比较。除客观检查结果外，临床医生还应该询问患者，在触诊检查中是否存在感觉不适。

触诊检查时手指以稳定力度按压覆盖牙根和根尖的黏膜。用食指将黏膜压向下方皮质骨，这可以检测是否存在根尖区病变，或者检测是否存在对手指压力产生疼痛反应的区域。触诊反应阳性可能提示存在活跃期的根尖周炎症。然而，这项检查并不能明确炎症是牙髓源性还是牙周源性。

叩诊

回顾患者的主诉可能会发现，对于某些特殊病例进行叩诊检查非常重要。如果患者在咀嚼过程中产生剧烈的敏感或疼痛，这种反应通常可以通过叩诊牙齿来重现，这就能够定位出现该症状的患牙。叩诊时的疼痛并不表示牙齿是活髓或死髓，有可能只是根周膜炎症的表现（如有症状的根尖周炎）。这种炎症发生的原因可能有：物理创伤、咬合早接触、牙周疾病

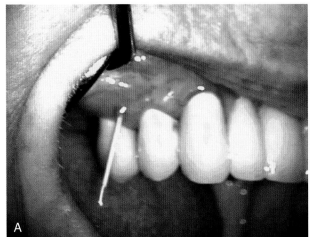

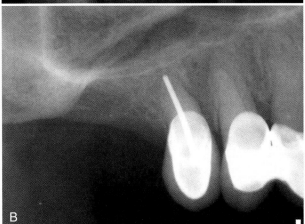

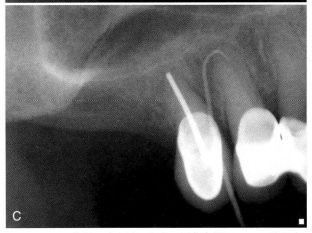

图1-14 A，使用牙胶尖插入窦道口寻找病源牙。B，X线根尖片示上颌第二前磨牙的根管内根充物影像，第一前磨牙根尖疑似透射影，窦道产生病因不明。C，诊断影像学检查指向上颌第一前磨牙的根尖区。

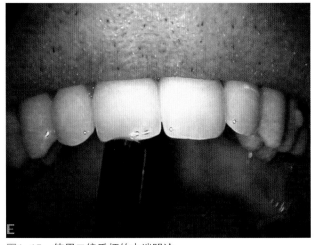

图1-15 使用口镜手柄的末端叩诊。

或牙髓炎扩散到根周膜间隙。中脑核接收来自本体感受器的信号，定位疼痛的来源。虽然存在争议，目前人们认为牙髓内的本体感受器相对较少，而根周膜间隙中较多[24]。这就是为什么患者在发病早期很难定位牙痛的位置，因为早期只有牙髓中的C纤维会接收刺激。一旦疾病状态扩展到根周膜间隙，患者的疼痛可能会变得比较局限。因此，通过叩诊和咬合测试，能够很容易地识别患牙。

在对任何牙齿叩诊之前，临床医生均应告诉患者在检查中会发生什么。因为急性症状可能会使患者产生焦虑，并且可能使患者的反应发生变化，所以，适当的准备会获得患者更准确的反馈结果。对侧同名牙应首先作为对照进行测试，同时，应检查反应正常的邻牙。临床医生应告知患者，这颗牙齿的感觉是正常的，并要求患者告知患牙是否敏感或疼痛。

叩诊是用手指或钝头工具敲击牙齿的切端或咬合面。应该先用戴着手套的手指轻叩，如果患者不能发现任何牙齿之间的显著差异，应使用器械平端（如口镜手柄的末端）重复测试（图1-15）。叩诊应该包括垂直向和水平向的叩击。首先应垂直向叩诊，如果患者没有发现有任何差别，应重复叩诊，并在牙齿的颊侧和舌侧进行叩诊。对于任何叩诊阳性反应，必要时应该重复检查，确定其准确性和可重复性，并记录信息。

虽然这项检查不能提示牙髓的状况，但它能够表明根尖周存在炎症。阳性反应表明存在根尖周炎症，可能是牙髓或牙周来源。炎症状态下，敏感的根周膜本体感受纤维将有助于确定疼痛的位置。叩诊应该轻

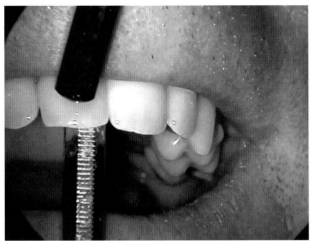

图1-16 使用两个口镜手柄的末端进行松动度检查。

柔，特别是对于高度敏感的牙齿。同时，应该重复叩诊检查，并与对照牙相对比。

松动度

与叩诊一样，牙齿松动度并不是表明牙髓活力的指标。这仅仅是表明牙周附着组织损伤的指标。这种损伤可能是急性或慢性物理创伤、咬合创伤、神经功能障碍、牙周疾病、根折、快速正畸移动或牙髓炎（特别是感染）等扩展到牙周膜间隙的表现。牙齿松动度与牙周组织的完整性或根周膜炎症程度呈正相关。通常松动度会在病因被治疗或消除后恢复正常。简单地用手指按压来确定松动度较为主观，所以应该使用两个口镜手柄的末端进行检查，一个在颊侧，一个在舌侧（图1-16），沿颊舌向和垂直向施加压力，对牙齿松动度进行记录（框1-2）。任何超过Ⅰ度的松动都是异常的。牙齿松动度应该根据其邻牙和对照牙的松动度来评估。

牙周检查

牙周探诊是任何口内诊断过程中的重要组成部分。牙周袋深度的测量是指龈沟深度，它是指游离龈顶点和下方附着组织顶点之间的距离。临床医生应使用一个校准的牙周探针进行测量，记录颊舌两侧在近中、中央和远中的牙周袋深度，以毫米为单位。牙周探针应平行牙齿长轴，间隔1mm，对牙齿一圈进行测量。大范围的深牙周袋提示广泛的牙槽骨缺损，它通常是牙周来源的，并在其他牙齿位置普遍存在。然而，独立的垂直向骨缺损可能是牙髓来源，特别是感染自根尖周扩散至龈沟的死髓牙。同样，适当的牙髓测试是必要的，不仅是为了明确诊断，更是为了进行准确的预后评估。例如，牙髓来源的牙周袋可能在根管治疗后愈合，但如果是牙周来源的深牙周袋，根管治疗并不会改善牙周状况。此外，如第21章所述，牙根纵裂的患牙通常会出现局限的狭窄牙周袋，并沿牙根向深处延伸，而邻牙的牙周袋深度通常在正常范围内。

根分叉骨缺损可继发于牙周或牙髓疾病。在临床上和影像学上观察到根分叉骨缺损时，应将其缺损量记录下来（框1-3）。牙髓测试的结果（稍后阐述）将有助于诊断。

牙髓活力测试

牙髓活力测试主要是测试牙髓感觉神经元的反应能力[62-63]，包括给予牙齿温度刺激或电刺激，以观察患者的主观反应（即评价牙髓神经是否具有功能）。或者使用更加客观的方法：使用设备检测牙髓血管系统的完整性。然而，定量评估牙髓组织的状态只能通过组织学来确定，已有研究表明，客观的临床表现与牙髓组织学之间不一定存在良好的相关性[122-123]。

温度测试

测试牙髓对温度刺激的反应有多种多样的方法和材料。对温度刺激的基本或正常反应是：患者能够感觉到，但在刺激去除时感觉立即消失。不正常的反应包括：对刺激无反应，刺激去除后疼痛的感觉持续或加剧，或者给予刺激后立即产生极度疼痛的感觉。

冷测是目前临床医生使用的主要牙髓测试方法。对于那些没有自然牙齿表面（全瓷冠或烤瓷冠）的患者来说，这是非常有用的。如果临床医生选择用冰棒进行测试，那么建议在橡皮障下进行，因为融化的冰水会流到邻牙和牙龈上，可能会产生假阳性反应。

冷冻二氧化碳（CO_2）（也被称为干冰、二氧化碳雪或二氧化碳棒），对于诱发活髓牙反应是非常有效的[46,98-99]。一项研究发现，冷冻二氧化碳和皮肤制冷剂均会使活髓牙产生反应，而皮肤制冷剂所产生的反应会稍快一些[66]。在测试存在全冠修复患牙的牙髓反应时，冷冻二氧化碳也是有效的，而其他测试（如电活力测试）是无效的[11]。为了方便进行测试，可以将二氧化碳气体输送到一个特殊设计的塑料圆筒中制备一个固体的二氧化碳棒（图1-17）。二氧化碳棒可以直接应用于天然牙表面或牙冠表面。一根二氧化碳棒可以测试多颗牙齿。在测试时，应该隔离患牙，并使用5cm×5cm的纱布或棉卷保护口腔软组织，从而避

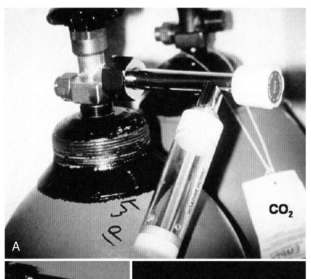

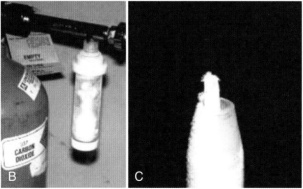

图1-17　A，二氧化碳罐与装置连接，制备固体二氧化碳棒/笔。B，二氧化碳气体被转化为固体棒/笔。C，从塑料管末端挤压出的二氧化碳棒/笔，备用。

免接触冷冻的二氧化碳。这是因为冷冻二氧化碳的温度极低（−119～−69℉；−98～−56℃），会灼伤软组织。对被拔除牙齿进行的实验证明，与皮肤制冷剂或冰相比，冷冻二氧化碳能够导致更加明显的牙髓温度降低[11]。此外，在牙齿上使用二氧化碳并不会对牙髓组织造成任何不可逆转的损害，也不会引起任何明显的釉质裂纹[61,104]。

最常用的冷测方法是使用冷冻喷雾剂。它便于获取并易于使用，能够提供可重复的、可靠的测试结果，且与冷冻二氧化碳具有相当的效果[46,66,96,141]。目前的产品中，1,1,1,2-四氟乙烷具有零臭氧损耗潜力，且对环境非常安全，它的温度可达−26.2℃[66]。将冷冻剂喷至2号大棉球上并作用于牙齿时，测试效果最好（图1-18）。研究发现[65]，与使用4号小棉球或棉卷相比，当2号棉球蘸取或喷入制冷剂时棉球内温度降低较为明显。测试时，棉球应放置于牙齿或牙冠的颊侧中央区域。与其他牙髓测试方法一样，邻牙或对照"正常"牙也应进行测试，以便于建立对冷刺激的基线反应。与其他冷测方法相比，冷冻二氧化碳和冷冻喷雾剂效果较好，并且，在评估牙髓活力时与电活力测试相当，甚至优于电活力测试[11,46]。然而，有研究表明，牙周附着丧失和牙龈萎缩可能会影响牙齿对冷刺激的疼痛反应[116]。

为了保证测试的准确性，冷测试应该与电活力测试（本章后部分将详细描述）结合使用，以便相互验证。如果一个发育完成、没有受过损伤的牙齿对冷测和电活力测试都没有反应，那么该牙的牙髓应该已经坏死[23,98,141]。然而，对于多根牙来讲，即使有一个或多个牙根的牙髓组织已经坏死，但只要有一个牙根存在活髓，也可能对冷测和电活力测试有反应[98]。

另一种温度测试方法是使用热刺激。当患者的主诉是接触热的液体或食物后产生剧烈的牙痛时，热测是最有用的。当患者不能确定患牙时，进行热测是非常有效的。测试时，应从患侧最后面的牙齿开始，每颗牙齿都应该使用橡皮障隔离。使用与引起疼痛的温度相似的液体（通常是白开水）进行测试，随后，使用冲洗器将液体滴在测试牙齿表面并将其浸泡，确定牙齿反应是否正常。测试应由后向前依次隔离患牙进行检查，直到定位患牙。患牙会对高温刺激立即产生剧烈的疼痛反应。在热测中，也可能会出现延迟反应，因此应该在每次热测之间等待10秒，为延迟反应留出足够的时间。这种方法也适用于对全冠修复牙用

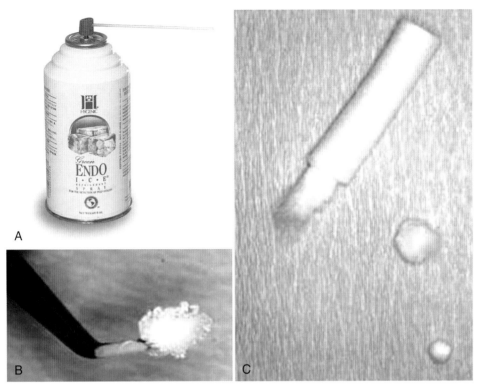

图1-18　A，冷冻喷雾剂。B，使用棉卷或2号大棉球在牙面喷涂制冷剂。4号小棉球表面积较小，不宜用于喷涂制冷剂。C，喷有制冷剂的大棉球，准备涂在牙面上。（图A由Coltène/Whaledent提供，Cuyahoga Falls，OH）

冷水进行测试的时候。

　　另一种热测方法是使用加热过的牙胶或牙胶棒。如果使用这种方法，应首先在牙齿表面涂一层薄薄的润滑剂，以防止牙胶或复合物受热后黏附在干燥的牙齿表面难以去除。除此之外，干燥的橡胶抛光轮在牙齿的干燥表面进行高速旋转时也会摩擦生热。但是，后一种方法现在很少使用，也不推荐使用。另一种方法是使用电子热测仪器[20]。

　　如果热测证实了其他牙髓测试的结果，就可以提供急症治疗。通常，对热刺激敏感的牙齿也可能存在自发痛。患者可能会使用冷饮缓解疼痛（图1-19）。在这种情况下，对特定的牙齿进行冷敷可以缓解疼痛，并有助于诊断。通常情况下，如果牙齿出现热痛冷缓解的症状，那么这颗牙齿的牙髓已经出现坏死症状。

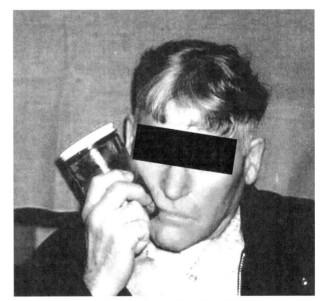

图1-19　47不可复性牙髓炎。患者使用冰水瓶冷敷缓解疼痛。

电活力测试

　　对牙髓神经反应（活力）的评估也可以通过牙髓电活力测试来完成[79]。目前市面上存在多种设计和多种品牌的电活力测试仪。电活力测试仪应该是口腔诊所不可缺少的配置。值得注意的是，牙髓活力是由完整、健康的血供所决定的，而不是由牙髓神经纤维的状态决定的。通过测试牙髓血运状况来评估牙髓活力的研究已取得明确进展，但是，这项技术还未能在临床诊疗中常规使用。

框1-4

牙髓电活力测试结果的常见误差解释

假阳性反应
部分牙髓坏死
患者高度焦虑
牙齿隔离不佳
接触金属修复体
假阴性反应
根管钙化
牙外伤
根尖未发育完成
增加疼痛阈值的药物
测试仪与牙齿接触不良

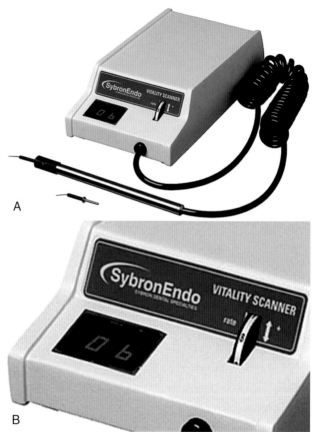

图1-20 A，牙髓电活力测试仪。探头尖端涂介质（如牙膏）后与牙面接触。患者通过将手与探头的金属轴接触进行测试。B，牙髓电活力测试仪控制面板视图。在右前方旋钮控制电流速度。左前方塑料面板显示测试的读数。数字刻度从0到80。（由SybronEndo提供，Orange，CA）。

电活力测试仪在检测牙髓活力时存在一些局限性。牙髓对电测的反应并不反映牙髓组织的健康状况或疾病状况[122-123]。牙髓对电流存在反应仅仅表示牙髓中存在一些有活力的神经纤维，并且能够做出反应。只有当同一患者的患牙与对照牙在牙面相同位置进行测试，且仪器数值的差异较为显著时，该数值才具有显著意义。然而，在大多数情况下，测试结果仅仅记录是否存在反应。研究表明[122-123]，当对测试没有任何反应时，电活力测试的结果是最准确的，而牙髓坏死时，这种情况最为常见。此外，还可能出现假阳性和假阴性反应（框1-4），医生在最终诊断时必须考虑这一点。

只有当电活力测试仪的探头接触天然牙时，电活力测试仪才能正常工作[95]。随着感染控制措施的出现，橡胶手套的使用阻碍了电活力测试仪的电路形成[7]。某些电活力测试仪可能要求患者的手指放在测试仪的手柄上完成电路，此外，使用唇钩是另一种选择。使用电活力测试仪前需要隔离并干燥测试牙齿。首先应该测试对照牙以明确正常反应，并告知患者什么是"正常"感觉，而怀疑有问题的牙齿应至少测试2次以上。与牙齿接触的测试探头需要涂一层水性或油性介质[86]，最常用的介质是牙膏。测试时，探头常放置于测试牙齿的唇侧或颊侧的切1/3处[15]。探头接触到牙齿后要求患者接触探头手柄（或者使用唇钩）（图1-20A），此时形成电流回路，并开始向牙齿传导电流进行测试。

医生会告诉患者，当感到牙齿有"刺痛"或"发热"的感觉时，松开探头手柄即可。此时，记录测试仪的读数（图1-20B），并对所有需要测试的牙齿进

行电活力测试和其他牙髓测试。

如果存在全冠修复或大面积充填物，可以尝试使用桥接技术将电流传递到其他暴露的牙体组织上[95]。探针的尖端应涂上牙膏或其他介质，与天然牙接触，而电活力测试仪探头的尖端同样涂有牙膏，并与探针侧面接触，这样便形成了电路循环，可以进行前文所述的测试。如果没有天然牙可以利用，则应采用其他牙髓测试方法，如冷测。

有研究比较了温度测试和电活力测试检测生活牙髓状态的能力[99]。灵敏度，是指准确分辨牙齿是否坏死的能力。灵敏度：冷测为0.83，热测为0.86，而电活力测试为0.72。这表示，在识别牙髓坏死状态时冷测的准确率可达83%，热测的准确率为86%，而电活力测试的准确率仅为72%。这项研究同时也评估了这3种测试的特异度。特异度，指的是识别牙齿健康的能力。93%的健康牙髓都能通过冷测和电活力测试正确识别，而仅有41%的健康牙髓能通过热测识别。从研

究结果可知，冷测的准确率为86%，电活力测试的准确率为81%，热测的准确率为71%。

也有研究表明，电活力测试与温度测试的结果可能不存在显著差异[46,98-99]，而在未发育完成的年轻恒牙中，冷测比电活力测试更加可靠[5,42,98]。这就是为什么需要用两种方法测试并相互验证。目前，评价牙髓血供的测试方法还比较耗时，且技术敏感性高，温度测试和电活力测试仍旧是测定牙髓活力的主要方法。

激光多普勒血流测量

激光多普勒血流测量（Laser Doppler flowmetry，LDF）是一种用于评价微血管系统血运的方法。目前正在尝试采用这项技术来评估牙髓血运。电子二极管发射的红外线光束可以穿透全冠和髓室，而红外线光束在穿通牙髓组织时便会散射开来。多普勒原理表示，当光束穿过移动的红细胞时，它的频率会发生变化，但穿过静止的组织时，其频率将保持不变。多普勒的平均频率变化可以表示红细胞运动的速度[114]。

有研究发现[40,60,69,84,114-115,117]，LDF是一种准确、可靠、可重复的评估牙髓血运的方法。使用LDF进行牙髓测试的最大优势在于，收集的数据是基于客观发现，而非主观的患者反应。如第20章所述，某些外伤性牙脱出会使电活力测试的结果不准确，而在这些情况下，LDF是评价牙髓活力的重要指标[130]。然而，这项技术目前并没有在临床治疗中常规使用。

脉冲氧测量法

脉冲血氧仪是另一种无创设备（图1-21），在医学中广泛使用，用于测量血氧浓度和脉搏。脉冲血氧仪的工作原理是通过使用两种波长的光（即红光和红外光），穿透患者半透明的身体部分（如手指、耳垂或牙齿）。一部分光在穿过组织时被吸收，其吸收量取决于血液中氧合血红蛋白与脱氧血红蛋白的比例。在测试组织的另一侧，使用传感器检测被吸收的光。根据发出的光和接收到的光的差值，计算脉搏和血氧浓度[118]。在传感器中进行光的传输要求在接收时没有阻挡，不然，有时会影响脉冲血氧仪测试牙髓活力的有效性。

目前，定制的传感器已经出现，并且比电活力测试和温度测试更加精确[31,54]。这种传感器在评估曾受外伤的牙齿时特别有用，因为这种牙齿往往会在短期内出现传统牙髓测试方法不能明确的牙髓问题[8,31,53]。

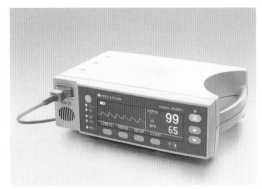

图1-21 脉冲血氧仪。（由Nellcor Puritan Bennett提供，Boulder，CO）

关于使用脉冲血氧测量法诊断牙髓活力的研究存在不同的结论。多项研究发现脉冲血氧测定法是评估牙髓活力的可靠方法[69-70,118,125,140]，而有些研究则认为，以脉冲血氧仪目前的形式，可能无法预估并诊断牙髓状态[140]，与现有技术发展有关。某些研究人员认为，用于牙髓测试的设备过于累赘和复杂，无法在口腔临床操作中常规使用[68,118,140]。

特殊检查
咬诊

在患者咬东西感到疼痛时，应进行叩诊和咬诊。有时，患者可能不知道哪颗牙齿对咬合压力敏感，而叩诊和咬诊有助于定位出现症状的牙齿。当牙髓感染扩散到牙周膜间隙形成有症状的根尖周炎，或者由于牙隐裂导致牙齿敏感时，牙齿可能变得对咬合很敏感。临床医生常在根尖周炎、隐裂牙或牙尖折断之间进行鉴别诊断。如果存在根尖周炎，那么，不管在冠部的哪个部位进行叩诊和咬诊，牙齿都会产生疼痛。而对于隐裂牙和牙尖折断而言，只有当叩诊或咬诊以某个特定的方向作用于牙齿的牙尖或部位时，才会产生疼痛[22,108]。

为了使咬诊具有诊断意义，临床医生应该针对个别的牙尖或部位施加压力。目前使用的咬诊设备各种各样，包括棉签、牙签、橙木棒和橡胶抛光轮等。此外，还有几个专门设计的咬诊设备、咬合检查器（Tooth Sloth；Professional Results，Laguna Niguel，CA；图1-22）和裂纹定位器（FracFinder；Hu-Friedy，Oakbrook，IL），均是用于咬诊的商用设备。与所有牙髓测试一样，邻牙和对侧同名牙应作为对照，以便患者意识到测试的"正常"反应。仪器上的

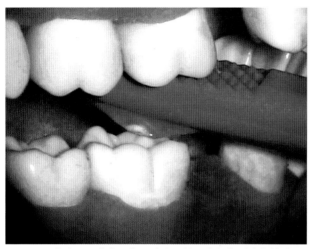

图1-22　咬诊，明确患牙位置或患牙的哪个部位对咬物敏感。

杯状区域与待测牙齿区域接触，然后，患者需要用对颌牙咬住设备另一面，缓慢施力直到完全闭合。用力咬住几秒钟，随后迅速张开牙齿释放压力。牙齿上的每个牙尖都需依照此方法进行检查。临床医生需要关注疼痛是在咬合时产生的还是在迅速张开牙齿时产生的。研究发现，隐裂牙和牙尖折断的咬合疼痛多在咬合压力释放时发生。

备洞测试

备洞测试在评估牙髓活力时并不常用，因为它是一种侵入性的、不可逆的测试方法。只有当其他所有测试方法不可能实施或结果不确定时，才使用此方法。有一种情况可以使用该方法，即存在全冠修复的牙齿貌似出现了牙髓症状的时候。如果没有足够可靠的牙齿结构可以进行桥接技术的电活力测试，且冷测结果不能确定，此时，可以使用#1或#2的高速涡轮球钻在牙冠咬合面预备一个小Ⅰ类洞，在该过程中喷气和喷水进行冷却。在测试中不进行麻醉，应提前告知患者如果在备洞过程中有任何疼痛均应做出反应或告知医生。如果当球钻刚刚接触到健康牙本质时患者感觉疼痛，停止制备洞形并将其修复。这种反应仅仅表示还存在活髓，但不表示牙髓组织是完全健康的。如果当球钻到达牙本质时患者没有任何感觉，则说明牙髓已经坏死，需要进行根管治疗。

染色法和透照法

对于明确牙齿表面是否存在裂纹，染色法是非常有效的。染色前需要充分去除牙齿上的修复体，便于更好地观察裂纹或折裂。该方法常使用棉签在牙齿表面涂抹亚甲基蓝染料，渗透到裂纹内部并进行染色。多余的染料可以用70%异丙醇湿法去除。染色情况会指示可能存在裂纹的位置。

透照法是使用明亮的光纤探头在牙齿表面进行透照，这对发现裂纹非常有帮助（图1-23）。在釉牙本质界（cementum-enamel junction，CEJ）处，将高强度的光直接照射在牙齿的外表面可以观察折裂的程度。存在裂纹的牙齿会阻断透光，接触光源一侧的牙齿组织会吸收光线并发亮，而折裂区以外的部分不会有光线透射，相比之下会呈现灰色[101]。虽然用染色法和透照法可以明显看出折裂的存在，但并不能确定折裂的深度。

选择性麻醉

如果症状不局限或有放散痛，诊断可能会很困难。有时患者甚至不能确定症状是来自上颌还是下颌。在这些情况下，当牙髓测试不能确定患牙时，选择性麻醉可能能够帮助诊断。

如果患者不能确定疼痛来自上颌还是下颌，那么临床医生应该首先选择麻醉上颌牙列。这可以通过牙周膜（牙周膜内）注射来完成。注射是从牙列的最后一颗牙齿的远中侧开始，由后向前进行，每次麻醉一颗牙齿直到疼痛消失。如果在一段时间后疼痛仍没有消除，那么应该在下颌牙齿上重复同样的操作。应该注意的是，牙周膜注射可能会麻醉邻牙，因此，该方法有助于识别患病牙列而非患牙位置。

影像学检查和分析
口内X线片

对可能的牙髓源病因进行影像学分析是牙髓病诊断和预后评估的一个组成部分。很少有测试能像口腔影像学检查这样提供如此多有用的信息，因此，临床医生有时会仅仅依靠影像学检查结果过早地做出最终诊断。然而，影像结果只能作为依据之一，为诊断提供重要的线索。如果没有充分的问诊和临床检查，仅靠X线片就诊断可能会得出错误结论（图1-24）。由于治疗计划往往建立在诊断的基础上，如果仅利用X线片就做出最终诊断，可能会导致治疗不当。临床医生不应让患者接受多次不必要的辐射暴露，有两张术前X线片通常就足够了。然而，当牙齿存在多根、多根管、吸收缺陷、龋齿、修复体缺陷、根折、牙根或

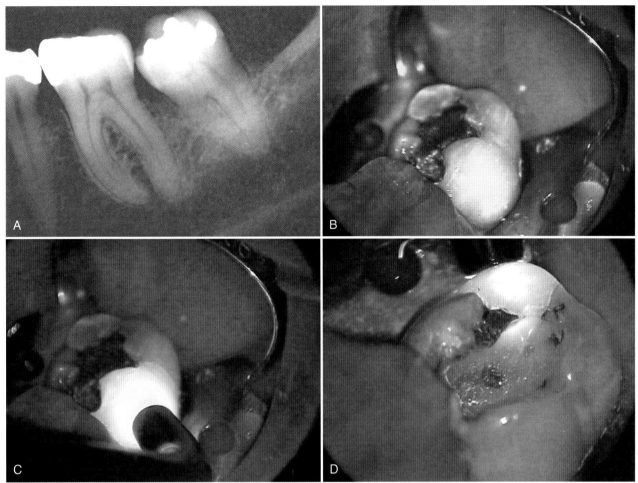

图1-23　有时没有明确证据表明牙齿出现症状的原因。X线根尖片示下颌第二磨牙殆面中央存在深修复体（A）。牙髓测试无反应，非透照下未见任何裂纹（B）。高强度光源照射下，牙根颊面（C）和远中舌侧壁（D）可观察到裂纹。

根尖发育不全等诊断困难的情况下，也可多次拍摄X线片。

牙髓疾病的影像学判断有时非常主观。Goldman等的研究发现，首次读片时只有50%的评估者诊断一致[49]，而同样的评估者几个月后重新评估这些病例时，只有不到85%的人做出了与他们最初诊断一致的建议[50]。这进一步强调了客观检查的必要性，以及获取之前的X线片进行前后对比的重要性。

对于标准的2D影像学检查，基本是通过对物体投射X射线，并在记录介质（X射线胶片或数字传感器）上捕捉影像，就像光源投下阴影一样，放射源的方向变化可能会导致影像存在较大差别。因此，对2D图像进行3D分析不仅需要对正常状态和疾病的影像学表现有一定的了解，还需要对X射线片的曝光有深入的了解。在"投射阴影"的过程中，当放射源的水平或垂直角度发生变化时，最接近胶片（或传感器）的解剖特征移动最少（图1-25）。这可能有助于发现额外牙根、病损位置，并揭示解剖结构。水平或垂直角度的变化有助于阐明有价值的解剖结构和病理信息，但它也可能会隐藏重要信息。不正确的垂直角度变化可能会导致上颌磨牙的颊根与颧弓影像重叠，而不恰当的水平角度变化可能会导致牙根与邻牙的牙根重叠，或者出现两牙根重叠而产生单根牙影像的情况。

一般情况下，牙髓疾病在影像学上的表现多为在根尖周的骨缺损。死髓牙的影像学表现，多数为根周膜增宽或者根周膜形态破坏[67]，或者为根尖周、侧副根管邻近牙槽骨的透射影。有时，甚至在牙髓疾病累及牙槽骨时，可能根本没有任何影像学改变。

口腔的2D影像学检查有两个主要缺点：一是高密度的皮质骨影响松质骨内病变的及时发现；二是解剖结构的重叠。骨性病变的影像学表现变异，多与牙根的相对位置以及与皮质骨和松质骨的相对位置有很大

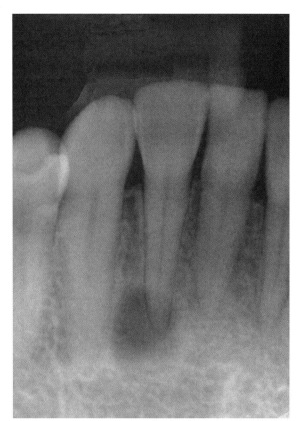

图1-24　X线根尖片示42与根尖周病变有关。虽然怀疑牙髓坏死，但牙齿仍有活力。在这种情况下，根尖周骨缺损可能是源于牙骨质瘤。

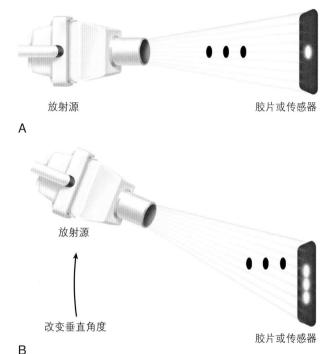

A

放射源　　　　　　　　　　胶片或传感器

放射源

改变垂直角度

胶片或传感器

B

图1-25　X线片是2D的，通常很难区分重叠物体的相对位置。A，当放射源垂直于重叠物体时，影像中物体影像重叠。但是，当放射源以一定角度偏移投照重叠物体时，物体影像不重叠。B，离胶片（或传感器）近的物体移动较少，离放射源近的物体移动的距离较多。

关系。如果骨缺损仅发生在松质骨中，则不会观察到影像学变化[16]。然而，一旦这种骨缺损累及皮质骨–松质骨交界处，就可以观察到病变的影像学变化。此外，由于解剖位置差异，某些牙齿的影像学变化比其他牙齿更明显[17]。牙髓疾病的影像学表现与根尖相对于皮质骨–松质骨交界处的位置关系有关。前牙和前磨牙的根尖与皮质骨–松质骨交界处较近，因此，这些牙齿的根尖周病变更早出现影像学上的改变。相比之下，下颌第一磨牙的远中根和下颌第二磨牙的牙根大多位于松质骨内，上颌磨牙也是如此，尤其腭根。这些牙位的牙齿的根尖周病变只有在累及皮质骨–松质骨交界处时，才能发现影像学改变。由于这些原因，即便没有影像学的改变，也不要排除发生牙髓疾病的可能性。

许多因素会影响影像学判读的质量，包括拍摄者技术、胶片质量、曝光源质量、胶片处理质量以及读片技巧。要控制所有这些变量可能是挑战，但是，对于获得准确的影像学分析是至关重要的。

数字化X线摄影

数字化X线摄影从20世纪80年代后期就已经出现，近来又出现了更好的硬件和更方便用户使用的软件。它具有捕捉、查看、放大、增强和存储X线图像的能力，其格式很容易复制，图像质量不会随时间而退化。与传统的影像技术相比，数字化X线摄影的显著优势包括：低辐射剂量、即时成像、操作方便、高效的网络传递、复制简单和存档简易等。

数字化X线摄影不需要胶片，也不需要化学处理。取而代之的是，使用一个传感器来捕捉放射源产生的图像，这种传感器可以直接或无线连接到计算机上，并使用专业软件将信号转换为2D数字图像，进行成像、增强和分析。图像存储为以患者为名的文件，存放在专用的网络服务器中，可以根据需要翻阅。有关数字化X线摄影的详细内容，请参阅第2章。

在高分辨率显示器上查看数字影像使临床医生和患者都能快速、简便地进行分析。图像没有进行易使图像失真的化学处理，几乎是真实呈现。临床医生可

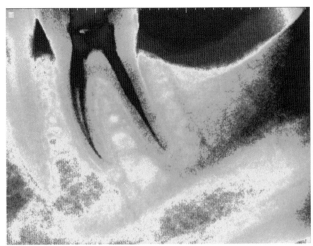

图1-26 数字化X线摄影术优于传统的胶片,它可以增强和着色,是进行患者教育的有效工具。

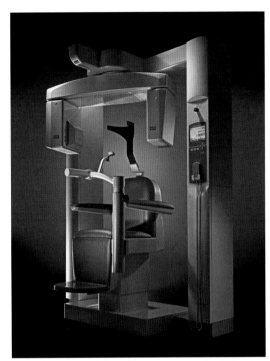

图1-27 使用CBCT成像。(由J. Morita USA提供, Irvine, CA)

以放大X线片上的不同区域,对图像进行数字增强,以便更好地显示某些解剖结构。在某些情况下,图像甚至可以上色,这对进行患者教育非常有帮助(图1-26)。

过去,X线胶片的清晰度比大多数数字图像略高,大约每毫米16线对(lp/mm)[87]。然而,有的传感器制造商现在宣称,他们提供的分辨率超过了传统胶片。在最佳的情况下,人眼只能看到大约10 lp/mm,这是多数口腔数字化摄影系统的最低限。与传统的X线胶片相比,数字传感器对辐射的敏感度要高得多,因此为了获得图像所需的辐射量比传统的胶片少50%~90%,使得患者更容易接受牙科X线片检查。

这种昂贵技术的诊断质量可以与完全曝光和完全处理的传统胶片影像技术相媲美,但未必优于后者[39,73,97]。此外,研究还发现,与传统胶片类似,数字X线片的判读可能是主观的[134]。对图像分析影响最大的因素是读片者的经验和拍摄者对数字化影像设备的熟悉程度。

锥形束CT

传统2D影像学摄影的局限性促进了3D成像技术的发展,也就是锥形束计算机断层扫描(CBCT)[也称为锥形束体积断层扫描(CBVT)]或锥形束体积成像(CBVI)。尽管这一技术的某种形式从20世纪80年代早期就已经存在[106],但是,在大约20年后,用于口腔的特定设备才首次出现[90]。这些设备多数类似于口腔全景式放射设备,患者站立或坐着,锥形射线束定向投射到目标区域,其对面有一个往复运动捕获图像的

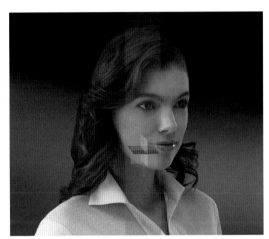

图1-28 CBCT成像能够在不同水平和垂直平面上捕获、存储和呈现影像。(由J. Morita USA提供, Irvine, CA)

传感器(图1-27)。最终的信息被数字化重建并在界面系统中相互连接,临床医生可以在多个平面上3D判读患者组织的"切片"(图1-28和图1-29)[33,37]。扫描检查后,可以立即对扫描结果进行判读。目前,有各种各样的软件应用程序可以传递图像,其他医生可以打印,也可以使用可便携转移的软件进行查看。

一般来说,许多口腔设备只需要有限的视野,因为研究仅限于上下颌骨。然而,许多设备能够提供一个完整的视野来观察更多的区域结构。临床医生应该全面了解大视野影像学检查牵涉的伦理道德和医学法

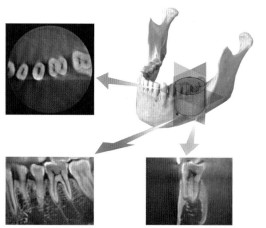

图1-29 CBCT成像可以在不受解剖结构阻碍的情况下检查牙槽骨内或牙齿相关病变。影像平面分为轴面、矢状面和冠状面。（由J. Morita USA提供，Irvine, CA）

律后果。大视野的影像学检查可能会发现一些非口腔类疾病，如颅内动脉瘤（如果没有及时发现可能会危及生命）[91]。

CBCT的放射源不同于传统的2D牙科成像，其射线束呈锥形。此外，传统的数字化口腔影像是以像素为单位进行图像捕捉和分析的，即一系列的点共同产生扫描结构的图像。对于CBCT来说，图像捕捉的一系列3D像素，称为体素。综合这些体素可以得到一个3D图像，并且可以"分割"成不同的平面，实现以前只有尸体解剖才能达到的详细评估（图1-30）。使用小视野设备，其体素大小不及全视野设备体素的一半，因此图像的分辨率增加，能够更准确地分析解剖结构和病理状况。小视野设备的发展也有助于降低这些相对昂贵设备的成本，使它们更适用于口腔诊疗[41]。

与2DX线片相比，CBCT可以清晰地看到松质骨的内部，而不会与皮质骨重叠。研究表明，在清晰展示解剖标志点、骨密度、骨缺损、根尖周疾病、根折、牙根穿孔和根吸收等方面，CBCT具有很高的准确性和高效性[1,21,26-27,38,47,71,78,81,85,92,94,128,131,142]

解剖结构重叠也会影响牙槽骨缺损的诊断。具体来说，上颌窦、颧骨、切牙管和切牙孔、鼻骨、眼眶、下颌斜嵴、颏孔、下颌颏棘、舌下腺、骨隆突、相邻牙根重叠等，可能遮挡骨缺损或表现为骨缺损，使常规影像学检查有时难以甚至不能进行准确分析。有研究已经证明，CBCT具有在病理条件下鉴别复杂解剖结构的优势[21,29,71,137]。

锥形束计算机断层扫描不应被视为传统口腔影像技术的替代品，而是诊断的辅助手段。传统X线片的

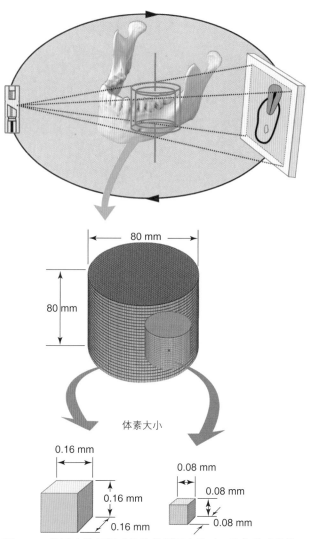

图1-30 锥形束体层析成像的放射源为锥形。接收传感器将图像捕获为"体素"，即3D信息像素，可以进行数字化分析。

优点是可以在一幅图像中看到大多数结构，而CBCT可以在许多层面上显示非常详细的信息，但如果"切片"不包括现有的病变区域，则有可能忽略重要信息（图1-31）。CBCT在牙髓疾病的诊断和治疗中应用前景广阔，对于口腔疾病和非口腔疾病的检测，具有重要作用（图1-32）。有关CBCT和影像学的进一步阐述，请参阅第2章。

磁共振成像（MRI）

MRI也常用于口腔疾病诊断。它可以在不进行电离辐射的情况下提供牙齿软硬组织的3D成像[58]。但是，MRI在牙髓疾病治疗中的应用仍然很有限。

牙隐裂与牙折裂

临床中有各种各样的牙隐裂和牙折裂，它们的症

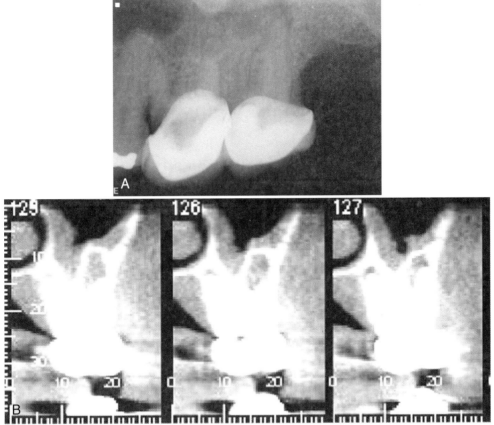

图1-31 A，X线根尖片示上颌第一磨牙近中缘下方发生继发龋。然而，上颌第二磨牙出现咬合痛。B，CBCT示上颌第二磨牙的根尖透射影，在X线根尖片上被上颌窦、颧骨和皮质骨遮挡。

状和体征常常造成诊断困难。裂纹或折裂线的延伸可能会直接改变牙齿的预后评估，必须在做出治疗计划之前进行检查。不同类型的裂纹临床表现不同，症状较轻的仅仅表现为釉质表面裂纹，严重的可能表现为牙尖折断。裂纹可能会延伸至牙根并波及牙髓系统，也可能会使整个牙齿分成两部分。此外，裂纹也可能倾斜延伸至颈部，一旦冠方组织无法保留，患牙将面临是否能够修复的问题。当裂纹出现时，可能伴随有轻、中或重度症状，也可能根本没有临床症状。

裂纹类型

文献中有很多关于牙齿裂纹分类的建议。通过定义现有裂纹的类型，可以明确疾病的预后评估，并制订相应的治疗方案（见第21章）。然而，在牙齿被拔除之前，通常很难确定裂纹的范围。

牙齿裂纹可分为三大类：

◆ 表面裂纹。

◆ 隐裂纹（也称为折裂纹）。

◆ 牙/牙根劈裂。

表面裂纹仅指釉质裂纹，不会延伸至牙本质，通常自然发生或来源于外伤。表面裂纹在恒牙中更为普遍，多发生在后牙。对这种类型牙齿的牙冠进行光照时，光线穿透裂纹并在釉质上呈现细线影像，这说明裂纹只是存在于表面。光学断层扫描技术（OCT）可以用来检测釉质裂纹[59]。表面裂纹通常不存在临床症状。除非存在美观问题，否则不需要进行治疗。

隐裂纹通常延伸至牙本质层，较釉质裂纹线深，主要为近远中向延伸，可累及边缘嵴。染色法和透照法有助于观察潜在的牙隐裂。

牙隐裂的症状从无症状到剧烈疼痛都存在。牙齿存在裂纹并不一定意味着牙齿已经分裂成两段，然而，如果不去干预它，或者特别是在咬合早接触的情况下，牙隐裂可能会发展成牙劈裂。牙隐裂的治疗手段包括：简单的充填修复、牙髓治疗（非手术或手术）或者拔牙，这取决于裂纹的范围和方向、症状的程度以及症状是否可以消除等因素。这使得牙隐裂的治疗变得更有难度，且难以预测。

当观察到致病因素、体征和症状联合共同出现

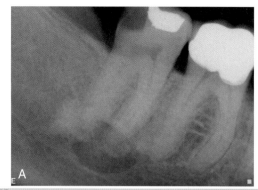

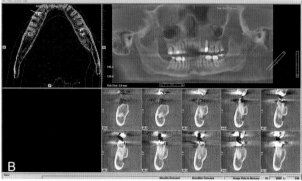

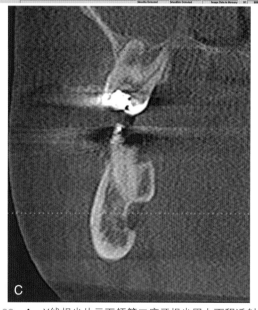

图1-32 　A，X线根尖片示下颌第二磨牙根尖周大面积透射影，但应排除根尖病变。B，CBCT显示下颌骨唾液腺凹位于下颌第二磨牙的舌侧根尖，符合Stafne骨缺损的表现。C，放大冠状面时的下颌第二磨牙，舌侧表现为Stafne骨缺损。

时，临床医生可以明确一种特殊疾病状态的存在，称为综合征。然而，由于牙折裂的症状和体征众多，通常很难做出客观明确的诊断。因此，应避免使用"隐裂牙综合征"[22,108]的诊断名称[6]。牙隐裂主观和客观因素通常是多样的，因此，对隐裂牙的初步诊断更倾向于是一种预测。一旦做出这样的预测，必须充分告知患者相对应牙科治疗的预后可能降低，因为，隐裂牙

治疗方案的成功率很有限。早发现、早预防以及充分的知情同意至关重要[9,10,72,119-120,124,132]。

当裂纹从牙齿的一个面延伸到另一个面，并将牙齿分成两个独立部分时，称为牙/牙根劈裂。如果劈裂纹比较偏，那么，小的部分去除后牙齿可能仍然可以修复，如牙尖折断。然而，如果裂纹延伸到牙槽骨以下，牙齿可能无法进行修复，牙髓治疗可能也不会获得良好的预后。

在进行任何治疗前，充分的预后评估十分必要。但是，牙隐裂的预后评估往往很困难。由于疑似或已知牙隐裂的长期治疗成功率不佳，临床医生应谨慎决定是否继续治疗，并在明确诊断为劈裂牙时避免进行根管治疗。

牙根纵裂

牙髓疾病复发最常见的原因之一是牙根纵裂，这是一种沿牙根长轴纵向延伸的严重裂纹（图1-33和图1-34），它通常穿过根管系统延伸至牙周。它更多发生在牙齿的中心位置，而非偏向一侧，并通常穿过边缘嵴。这种类型的折裂可能发生在根管治疗前、继发于根管治疗，或在根管治疗完成后发生。牙根纵折的诊断很困难，所以它们常常无法被发现。因此，在进行任何牙体修复或根管治疗之前，明确牙根纵裂的诊断及其程度是非常必要的，因为它会直接影响治疗的整体成功。

在患者同意接受牙髓治疗前，如果牙齿预后存在问题，必须充分告知。临床医生必须能够分析牙根纵裂和牙劈裂的主观与客观发现，对最终的治疗成功率做出预测评估，并将这些信息告知患者。关于牙根纵裂的内容将在第21章中详细阐述。

穿孔

牙根穿孔可能是导致治疗失败的临床并发症。当牙根穿孔发生时，根管系统与周围组织或口腔组织的交通可能会降低治疗的预后。牙根穿孔可能是由大面积龋坏、吸收、根管预备或预备后的操作失误等引起的。

牙根穿孔的治疗预后取决于穿孔的大小、位置、诊断和治疗时机、牙周破坏程度以及修复材料的封闭能力和生物适应性[45]。目前，人们已经认识到，治疗的成功主要取决于立即密封穿孔和恰当的感染控制。通常用于封闭牙根穿孔的材料有：三氧化矿物聚合物

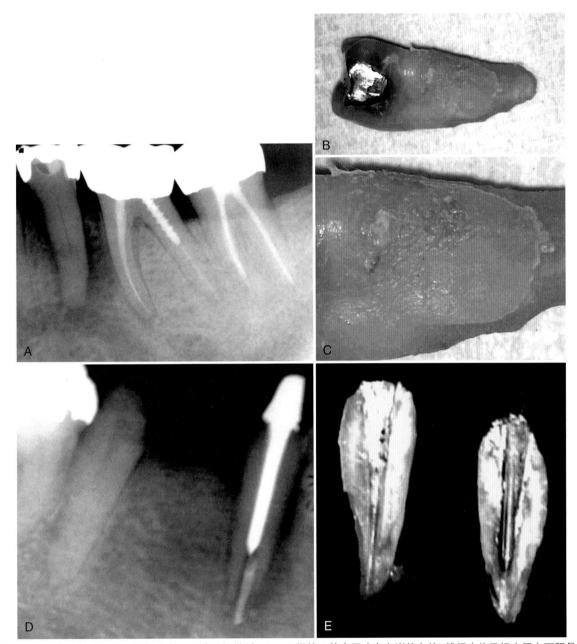

图1-33　不良冠内修复体在牙内增加应力，导致牙根纵裂。A，下颌第二前磨牙（有金嵌体）的X线根尖片示根尖周大面积骨缺损，尤其是远中侧。B，牙髓活力测试无反应，颊侧有12mm窄深且独立的牙周袋。拔牙后检查远中壁。C，放大（×16）时可见远中根面存在一条斜向根裂。同样，放置不良桩核修复体可能产生根管内应力，导致牙根纵裂。D，X线根尖片示充填物和根管壁间存在对称间隙，提示牙根纵裂。E，拔牙后，可见明显的牙根折裂。

（MTA）、EBA、IRM、玻璃离子水门汀水泥和复合树脂。详细内容将在第19章进一步讨论。

牙髓病和根尖周病的临床分类

多年来，许多人尝试进行牙髓病和根尖周病的疾病分类。然而，研究表明，将特定临床条件下的症状、体征与组织病理学特点联系起来进行分类极具挑战性[122-123]。因此，为了制订治疗方案，进行疾病的临床分类。一般来说，疾病的病理状态需要通过客观和主观检查来进行辨别与分类，而特定名称仅仅代表健康或患病组织的存在。

接下来的术语和分类参照美国牙髓病学会（AAE）在2012年提出的建议[6]。

牙髓病
正常牙髓

这是一个临床诊断类别：牙髓无症状，通常对牙

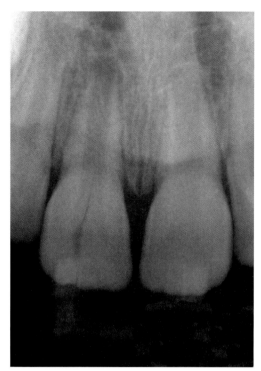

图1-34　运动相关损伤或癫痫性损伤引起的物理损伤，可能导致牙齿的垂直向牙根纵裂。这个牙根纵裂是一名7岁的儿童由癫痫发作引起的创伤继发形成。

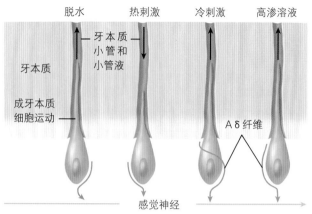

牙本质小管液体运动

图1-35　牙本质小管内充满液体，受到刺激时会引起感觉。温度变化、空气和渗透压的变化可以刺激成牙本质细胞的突起并产生对Aδ纤维的刺激。

髓测试有正常反应[6]。牙髓正常的牙齿通常不会出现任何自发性症状。牙髓测试的反应很轻微，不会引起患者的痛苦，通常为瞬间的反应，并在几秒后便会消失。在影像学上，这类牙齿可能存在不同程度的牙髓钙化，但不存在吸收、龋坏或机械损伤性露髓。这些牙齿不需要牙髓治疗。

牙髓炎

这是一个临床和组织学术语，表示牙髓处于炎症状态，临床上分为可复性和不可复性牙髓炎；病理上分为急性、慢性或增生性牙髓炎[6]。

可复性牙髓炎

这是一种基于主观和客观检查的临床诊断，说明炎症可以自行消除，牙髓可以恢复正常[6]。牙齿内牙髓受到刺激时，患者能感到不适，但刺激消失后又迅速恢复正常，即为可复性牙髓炎。其病因包括龋病、牙本质暴露、近期牙齿治疗史和不良修复体，去除刺激后通常可以缓解症状。发生牙本质暴露时可能会混淆诊断，虽然没有诊断牙髓疾病的证据，但受到热、蒸汽、接触、机械、渗透或化学刺激时，牙齿有时会出现尖锐、快速、可逆的疼痛，这称为牙本质敏感

（或牙本质过敏症）。牙本质敏感大多为发生在牙齿颈部的牙本质暴露[103]。

如第12章所述，牙本质小管内的液体流动可以刺激牙髓内的成牙本质细胞和有关快速传导的Aδ纤维，进而产生尖锐、快速、可逆的疼痛（图1-35）。牙本质小管管径越大（如牙本质暴露前、牙本质脱矿、牙周刮治、牙齿漂白材料或冠折），小管液的流动越多，牙齿在受到刺激时将更加敏感。在诊断时，区分牙本质敏感与可复性牙髓炎十分重要，可复性牙髓炎多继发于龋坏、创伤、近期进行的修复治疗或不良修复体。对近期牙科治疗史的详细询问以及彻底的临床和影像学检查，将有助于将牙本质敏感与其他牙髓疾病区分开来，它们的治疗方式完全不同[18]。

不可复性牙髓炎

随着牙髓疾病的发展，牙髓的炎症状态会发生改变，形成不可复性牙髓炎。在这一阶段，必须去除病变牙髓。不可复性牙髓炎可分为有症状的和无症状的。

有症状的不可复性牙髓炎

这是一个基于主观和客观检查的临床诊断，表示牙髓炎症不可逆转、无法愈合[6]。有症状的不可复性牙髓炎可表现为间歇性或自发痛。该状态下的牙齿在快速暴露于显著温度变化（尤其是冷刺激）时，会出现强烈且持续的疼痛，即使去除刺激，疼痛也不会立刻消失。这种疼痛可能表现为锐性的或钝性的，局限性的、弥散性的或牵涉性的。通常，在进行影像学检查

时，根尖周骨组织变化很小或基本没有变化。而在疾病晚期，可以在X线片上观察到根周膜间隙增厚，还可能出现髓腔和根管广泛钙化。近期或曾经存在的修复体、龋坏、牙髓暴露、任何其他直接或间接牙髓损伤，都可能导致不可复性牙髓炎。这些可以在影像学检查、临床检查或牙齿治疗史中发现。对于前牙有症状却没有明确病因的患者，应该仔细询问是否存在全身麻醉史或气管插管治疗史[3,127,138]。此外，还应询问患者是否有正畸治疗史。通常来讲，如果有症状的不可复性牙髓炎未进行治疗，最终会导致牙髓坏死[109,139]。

无症状的不可复性牙髓炎

这同样是基于主观和客观检查的临床诊断，它表明牙髓无法愈合[6]。此外，患者不存在任何症状。有时，即使在影像学表现和临床检查中龋坏已经深达髓腔，也可能不存在任何症状。如果不及时治疗，牙齿可能会转向有症状的不可复性牙髓炎，或者转归为牙髓坏死。对于无症状的不可复性牙髓炎，应尽快行牙髓治疗，以免出现症状或牙髓坏死，加重患者的疼痛和痛苦。

牙髓坏死

这是表明牙髓失去活力的临床诊断，此时，牙髓对牙髓测试没有反应[6]。当出现牙髓坏死（或牙髓失活）时，牙髓的血液供应消失，牙髓神经系统功能消失。这是唯一一个直接描述牙髓组织学状态（或缺乏活力）的临床分类。这种情况是继发于有症状的或无症状的不可复性牙髓炎。牙髓完全坏死后牙齿通常没有症状，直到疾病累及根尖周时组织可能重新出现症状。牙髓坏死时，牙齿对电活力测试和冷测没有反应，但是，如果热测时间延长，牙齿可能会出现一些反应，这种反应可能与根管内残存的液体或气体波及根尖周组织有关。

牙髓坏死可能是部分坏死，可能是完全坏死，在多根牙中也可能并非所有根管牙髓都出现坏死，因此，牙齿可能会出现容易混淆的症状。对一个根的牙髓测试可能没有反应，而对另一个根进行测试可能有活力反应，因此，牙齿也可能表现出不可复性牙髓炎的症状。在没有修复体、龋坏或脱位性损伤的情况下，牙髓坏死很可能是来源于由𬌗面延伸到髓腔的纵裂[19]。

牙髓坏死后，细菌可以在根管内持续生长。当这种感染（或它的细菌产物）波及根周膜间隙时，牙齿可能会出现叩诊不适或自发痛。此时，影像学检查时可能出现不同的变化：从根周膜间隙增宽到根尖周低密度影的出现。牙齿可能会对热刺激敏感，甚至对于口腔温度感到不适，经常会在受到冷刺激时症状有所缓解。因此，当疼痛发生转移或者不能定位时，以上这些特性可能有助于定位患牙（即对每颗牙齿进行冷测）。

牙髓治疗后

这是一种临床诊断类别，表示牙齿曾接受过牙髓治疗，并且根管内存在除了根管内封药以外的充填物[6]。在这种情况下，牙齿可能有或没有症状，但需要进行其他的非手术或手术治疗来保留牙齿。在大多数情况下，牙齿很少存在活髓或坏死牙髓组织，因此对牙髓测试没有反应。

牙髓治疗中

这是一个临床诊断类别，表示牙齿以前曾接受过部分牙髓治疗（如活髓切断术、牙髓摘除术）[6]。在大多数情况下，部分牙髓治疗主要针对有症状的或无症状的不可复性牙髓炎的紧急治疗。在其他情况下，这些操作只是活髓根管治疗、牙外伤、根尖诱导成形术或牙根形成术的一部分。由于牙髓组织已经被部分或全部去除，所以当这种病例需要进行根管治疗时，无法准确诊断其牙髓状态。

根尖（根尖周）病
正常根尖周组织

这一分类是区分所有其他根尖疾病进展的标准。这类患者无症状，牙齿对叩诊和扪诊反应正常，X线片显示完整的牙周膜组织和根周膜间隙。

根尖周炎

这种分类是指根周膜炎症[6]。当病变位于根尖周组织时，称为根尖周炎。根尖周炎可分为有症状的根尖周炎和无症状的根尖周炎。

有症状的根尖周炎

这种情况被定义为根尖周炎症，其临床症状包括对咬诊、叩诊或扪诊的疼痛反应。它可能存在根尖区影像学表现，也可能不存在[6]。

患牙可能对牙髓活力测试有反应，也可能无反应。其影像学检查至少会出现根周膜间隙增宽，也可能出现个别牙根或全部牙根的根尖透射区。

无症状的根尖周炎

这种情况被定义为牙髓源性根尖周组织的炎症和破坏，表现为根尖周透射影，无临床症状[6]。患牙对牙髓活力测试无反应，而影像学检查会出现根尖透射区。牙齿通常对咬诊不敏感，但对叩诊的反应可能不同。持续性根尖周炎的表现可能因人而异[89]。

急性根尖脓肿

这是一种对牙髓感染和坏死的炎症反应，其特征是迅速发作、自发痛、叩痛、脓液形成和周围组织肿胀[6]。急性根尖脓肿的患牙在进行咬诊、叩诊和扪诊时会出现剧烈疼痛，对任何牙髓活力测试无反应，且出现不同程度的牙齿松动。影像学检查可以显示根周膜间隙增宽和根尖透射影。同时，口内和患牙附近的面部组织会出现一定程度的肿胀。患者可能表现出发热、颈部和双侧颌下淋巴结出现触痛。

慢性根尖脓肿

这种情况多为牙髓感染和坏死的炎症反应，其特征是缓慢发作、轻微或无不适，出现窦道的间歇性溢脓[6]。一般来说，慢性根尖脓肿的牙齿不会有临床症状，牙齿对牙髓活力测试无反应，而影像学检查显示根尖透射影。通常情况下，牙齿对咬诊不敏感，但在叩诊时有不同程度的反应。慢性根尖脓肿存在窦道且出现间歇性溢脓，因此可以与无症状的根尖周炎区别开来。

放散痛

身体某个部位发生疼痛，但该疼痛位置距真正的病变位置很远时，这种疼痛称为"放散痛"。非牙源性疼痛可以表现为牙齿疼痛，牙齿疼痛也可以表现为其他牙齿或头颈部其他解剖部位的疼痛（见第4章和第17章）。患者可能坚持认为疼痛来自某颗牙齿，甚至于来自耳朵，而实际上疼痛来自远处发生牙髓炎的牙齿，这可能会使诊断更加困难。研究人员借助电活力测试仪研究发现，仅有37.2%的患者能定位测试牙齿，有79.5%的患者能把测试牙定位缩小到3颗牙齿

的范围内，这说明患者很难辨别出牙髓疼痛的确切位置[44]。牙齿的放散痛通常是由牙髓C纤维的强烈刺激引起的，它是一种缓慢的传导神经，当受到刺激时，会引起剧烈、缓慢的钝痛。前牙很少出现其他牙齿和对颌牙的放散痛，而后牙可能在对颌和耳周区域出现放散痛，但很少累及前牙[14]。下颌后牙比上颌后牙更容易出现耳周区域的放散痛。有研究表明，使用电活力牙髓测试仪进行定位测试时，第一磨牙定位测试牙列的准确率为95%，前牙的准确率为100%，而第二磨牙的准确率仅为85%[136]。研究还指出，当患者第一次感受到疼痛时辨别疼痛来源的准确率更高。不适程度越严重，患者越无法准确判断疼痛的来源。因此，在出现放散性或牵涉性疼痛的情况下，患者最早感到疼痛的位置是至关重要的。

放散痛可能使诊断复杂化，因此，临床医生必须确保准确诊断，使患者免受不必要的治疗。如果完成了所有检查，并且确定疼痛不是牙源性的，那么患者应该转到口腔颌面部疼痛门诊进行进一步的检查。有关非牙源性疼痛的更多信息，参阅第17章。

总结

牙髓病学是一门涉及多领域的专业，强调临床治疗。临床医生可以使用增强可视化操作的显微镜进行更精确的牙髓治疗，使用根尖定位仪进行精确的根尖孔定位、使用数字放射照相的增强成像技术等，这些操作都有效提高了医生的临床能力。此外，还可以使用超声器械和旋转镍钛锉以及计算机辅助电动马达，进行更精细的根管消毒和根管预备。本书中还介绍了许多其他可以提高根管治疗效果的研究进展。然而，如果做出了错误的诊断，这些进展都是无用的。在临床医生考虑进行任何根管治疗之前，必须思考以下问题：

- 是牙源性问题吗？
- 患牙牙髓有病理改变吗？
- 为什么会出现牙髓病变？
- 预后如何？
- 最恰当的治疗方案是什么？

检查、问诊和思辨相结合，从而获得准确的诊断，并最终设计一个适当的治疗计划。这种诊断的艺术性和科学性是任何牙髓治疗前必须进行的第一步。

参考文献

[1] Abella F, Patel S, Duran-Sindreu F, et al: Evaluating the periapical status of teeth with irreversible pulpitis by using cone-beam computed tomography scanning and periapical radiographs, *J Endod* 38:1588, 2012.

[2] Abuabara A, Zielak JC, Schramm CA, Baratto-Filho F: Dental infection simulating skin lesion, *An Bras Dermatol* 87:619, 2012.

[3] Adolphs N, Kessler B, von Heymann C, et al: Dentoalveolar injury related to general anaesthesia: a 14 years review and a statement from the surgical point of view based on a retrospective analysis of the documentation of a university hospital, *Dent Traumatol* 27:10, 2011.

[4] Al-Hezaimi K, Naghshbandi J, Simon JH, Rotstein I: Successful treatment of a radicular groove by intentional replantation and Emdogain therapy: four years follow-up, *Oral Surg Oral Med Oral Pathol Oral Radiol Endodon* 107:e82, 2009.

[5] Alomari FA, Al-Habahbeh R, Alsakarna BK: Responses of pulp sensibility tests during orthodontic treatment and retention, *Int Endod J* 44:635, 2011.

[6] American Association of Endodontists: *Glossary of endodontic terms*, ed 8, Chicago, 2012, American Association of Endodontists.

[7] Anderson RW, Pantera EA: Influence of a barrier technique on electric pulp testing, *J Endod* 14:179, 1988.

[8] Andreasen J, Andreasen F, Andreasen L, editors: *Textbook and color atlas of traumatic injuries to the teeth*, ed 4, Philadelphia, 2008, Wiley Blackwell.

[9] Andreasen JO, Ahrensburg SS, Tsillingaridis G: Root fractures: the influence of type of healing and location of fracture on tooth survival rates: an analysis of 492 cases, *Dent Traumatol* 28:404, 2012.

[10] Arakawa S, Cobb CM, Rapley JW, Killoy WJ, et al: Treatment of root fracture by CO₂ and Nd:YAG lasers: an in vitro study, *J Endod* 22:662, 1996.

[11] Augsburger RA, Peters DD: In vitro effects of ice, skin refrigerant, and CO₂ snow on intrapulpal temperature, *J Endod* 7:110, 1981.

[12] Baumgartner JC, Picket AB, Muller JT: Microscopic examination of oral sinus tracts and their associated periapical lesions, *J Endod* 10:146, 1984.

[13] Beltes C, Zachou E: Endodontic management in a patient with vitamin D-resistant Rickets, *J Endod* 38:255, 2012.

[14] Bender IB: Pulpal pain diagnosis: a review, *J Endod* 26:175, 2000.

[15] Bender IB, Landau MA, Fonsecca S, Trowbridge HO: The optimum placement-site of the electrode in electric pulp testing of the 12 anterior teeth, *J Am Dent Assoc* 118:305, 1989.

[16] Bender IB, Seltzer S: Roentgenographic and direct observation of experimental lesions in bone. Part I, *J Am Dent Assoc* 62:152, 1961.

[17] Bender IB, Seltzer S: Roentgenographic and direct observation of experimental lesions in bone. Part II, *J Am Dent Assoc* 62:708, 1961.

[18] Berman LH: Dentinal sensation and hypersensitivity: a review of mechanisms and treatment alternatives, *J Periodontol* 56:216, 1984.

[19] Berman LH, Kuttler S: Fracture necrosis: diagnosis, prognosis assessment, and treatment recommendations, *J Endod* 36:442, 2010.

[20] Bierma MK, McClanahan S, Baisden MK, Bowles WR: Comparison of heat-testing methodology, *J Endod* 38:1106, 2012.

[21] Bornstein MM, Lauber R, Sendi P, von Arx T: Comparison of periapical radiography and limited cone-beam computed tomography in mandibular molars for analysis of anatomical landmarks before apical surgery, *J Endod* 37:151, 2011.

[22] Cameron CE: The cracked tooth syndrome: additional findings, *J Am Dent Assoc* 93:971, 1981.

[23] Chen E, Abbottt PV: Evaluation of accuracy, reliability, and repeatability of five dental pulp tests, *J Endod* 37:1619, 2011.

[24] Chiego DJ, Cox CF, Avery JK: H-3 HRP analysis of the nerve supply to primate teeth, *Dent Res* 59:736, 1980.

[25] Cleveland JL, Gooch BF, Shearer BG, Lyerla RL: Risk and prevention of hepatitis C virus infection, *J Am Dent Assoc* 130:641, 1999.

[26] Costa FF, Gaia BF, Umetsubo OS, Cavalcanti MGP: Detection of horizontal root fracture with small-volume cone-beam computed tomography in the presence and absence of intracanal metallic post, *J Endod* 37:1456, 2011.

[27] Costa FF, Gaia BF, Umetsubo OS, et al: Use of large-volume cone-beam computed tomography in identification and localization of horizontal root fracture in the presence and absence of intracanal metallic post, *J Endod* 38:856, 2012.

[28] Costa FWG, Rodrigues RR, Batista ACB: Multiple radiopaque mandibular lesions in a patient with Apert syndrome, *J Endod* 38:1639, 2012.

[29] Cotton TP, Geisler TM, Holden DT, Schwartz SA, et al: Endodontic applications of cone-beam volumetric tomography, *J Endod* 33:1121, 2007.

[30] Dankner E, Harari D, Rotstein I: Dens evaginatus of anterior teeth: literature review and radiographic survey of 15,000 teeth, *Oral Surg Oral Med Oral Pathol* 81:472, 1996.

[31] Dastmalchi N, Jafarzadeh H, Moradi S: Comparison of the efficacy of a custom-made pulse oximeter probe with digital electric pulp tester, cold spray, and rubber cup for assessing pulp vitality, *J Endod* 38:1182, 2012.

[32] Davido N, Rigolet A, Kerner S, et al: Case of Ewing's sarcoma misdiagnosed as a periapical lesion of maxillary incisor, *J Endod* 37:259, 2011.

[33] Deepak BS, Subash TS, Narmatha VJ, et al: Imaging techniques in endodontics: an overview, *J Clin Imaging Sci* 2:13, 2012.

[34] DeRossi SS, Glick M: Dental considerations for the patient with renal disease receiving hemodialysis, *J Am Dent Assoc* 127:211, 1996.

[35] DeRossi SS, Glick M: Lupus erythematosus: considerations for dentistry, *J Am Dent Assoc* 129:330, 1998.

[36] Dirks SJ, Paunovich ED, Terezhalmy GT, Chiodo LK: The patient with Parkinson's disease, *Quint Int* 34:379, 2003.

[37] Durack C, Patel S: Cone beam computed tomography in endodontics, *Braz Dent J* 23:179, 2012.

[38] Edlund M, Nair MK, Nair UP: Detection of vertical root fractures by using cone-beam computed tomography: a clinical study, *J Endod* 37:768, 2011.

[39] Eikenerg S, Vandre R: Comparison of digital dental x-ray systems with self-developing film and manual processing for endodontic file length determination, *J Endod* 26:65, 2000.

[40] Evans D, Reid J, Strang R, Stirrups D: A comparison of laser Doppler flowmetry with other methods of assessing the vitality of traumatized anterior teeth, *Endod Dent Traumatol* 15:284, 1999.

[41] Farman AG, Levato CM, Scarfe WC: A primer on cone beam CT. *Inside Dentistry* 1:90, 2007.

[42] Filippatos CG, Tsatsoulis IN, Floratos S, Kontakiotis EG: A variability of electric pulp response threshold in premolars: a clinical study, *J Endod* 38:144, 2012.

[43] Fouad AF: Diabetes mellitus as a modulating factor of endodontic infections, *J Dent Educ* 67:459, 2003.

[44] Friend LA, Glenwright HD: An experimental investigation into the localization of pain from the dental pulp, *Oral Surg Oral Med Oral Pathol* 25:765, 1968.

[45] Fuss Z, Trope M. Root perforations: classification and treatment choices based on prognostic factors, *Endod Dent Traumatol* 12:255, 1996.

[46] Fuss Z, Trowbridge H, Bender IB, Rickoff B, Sorin S: Assessment of reliability of electrical and thermal pulp testing agents, *J Endod* 12:301, 1986.

[47] Ganz SD: Cone beam computed tomography-assisted treatment planning concepts, *Dent Clin North Am* 55:515, 2011.

[48] Gillcrist JA: Hepatitis viruses A, B, C, D, E and G: implications for dental personnel, *J Am Dent Assoc* 130:509, 1999.

[49] Goldman M, Pearson A, Darzenta N: Endodontic success: who is reading the radiograph? *Oral Surg Oral Med Oral Pathol* 33:432, 1972.

[50] Goldman M, Pearson A, Darzenta N: Reliability of radiographic interpretations, *Oral Surg Oral Med Oral Pathol* 38:287, 1974.

[51] Goodchild JH, Glick M: A different approach to medical risk assessment, *Endod Topics* 4:1, 2003.

[52] Goon WW, Jacobsen PL: Prodromal odontalgia and multiple devitalized teeth caused by a herpes zoster infection of the trigeminal nerve: report of case, *J Am Dent Assoc* 116:500, 1988.

[53] Gopikrishna V, Tinagupta K, Kandaswamy D: Comparison of electrical, thermal and pulse oximetry methods for assessing pulp vitality in recently traumatized teeth, *J Endod* 33:531, 2007.

[54] Gopikrishna V, Tinagupta K, Kandaswamy D: Evaluation of efficacy of a new custom-made pulse oximeter dental probe in comparison with electrical and thermal tests for assessing pulp vitality, *J Endod* 33:411, 2007.

[55] Harrison JW, Larson WJ: The epithelized oral sinus tract, *Oral Surg Oral Med Oral Pathol* 42:511, 1976.

[56] Heling I, Rotstein I: A persistent oronasal sinus tract of endodontic origin, *J Endod* 15:132, 1989.

[57] Herman WW, Konzelman JL, Prisant LM: New national guidelines on hypertension, *J Am Dent Assoc* 135:576, 2004.

[58] Idiyatullin D, Corum C, Moeller S, et al: Dental magnetic resonance imaging: making the invisible visible, *J Endod* 37:745, 2011.

[59] Imai K, Shimada Y, Sadr A, et al: Nonivasive cross-sectional visualization of enamel cracks by optical coherence tomography *in vitro*, *J Endod* 38:1269, 2012.

[60] Ingolfsson AER, Tronstad L, Riva CE: Reliability of laser Doppler flowmetry in testing vitality of human teeth, *Endod Dent Traumatol* 10:185, 1994.

[61] Ingram TA, Peters DD: Evaluation of the effects of carbon dioxide used as a pulp test. Part 2: in vivo effect on canine enamel and pulpal tissues, *J Endod* 9:296, 1983.

[62] Jafarzadeh H, Abbott PV: Review of pulp sensibility tests. Part I: general information and thermal tests, *Int Endod J* 43:738, 2010.

[63] Jafarzadeh H, Abbott PV: Review of pulp sensibility tests. Part II: electric pulp tests and test cavities, *Int Endod J* 43:945, 2010.

[64] Johnson BR, Remeikis NA, Van Cura JE: Diagnosis and treatment of cutaneous facial sinus tracts of dental origin, *J Am Dent Assoc* 130:832, 1999.

[65] Jones DM: Effect of the type carrier used on the results of dichlorodifluoromethane application to teeth, *J Endod* 25:692, 1999.

[66] Jones VR, Rivera EM, Walton RE: Comparison of carbon dioxide versus refrigerant spray to determine pulpal responsiveness, *J Endod* 28:531, 2002.

[67] Kaffe I, Gratt BM: Variations in the radiographic interpretation of the periapical dental region, *J Endod* 14:330, 1988.

[68] Kahan RS, Gulabivala K, Snook M, Setchell DJ: Evaluation of a pulse oximeter and customized probe for pulp vitality testing, *J Endod* 22:105, 1996.

[69] Karayilmaz H, Kirzioglu Z: Comparison of the reliability of laser Doppler flowmetry, pulse oximetry and electric pulp tester in assessing the pulp vitality of human teeth, *J Oral Rehabil* 38:340, 2011.

[70] Kataoka SH, Setzer FC, Gondim-Junior E, et al: Pulp vitality in patients with intraoral and oropharyngeal malignant tumors undergoing radiation therapy assessed by pulse oximetry, *J Endod* 37:1197, 2011.

[71] Katz J, Chaushu G, Rotstein I: Stafne's bone cavity in the anterior mandible: a possible diagnosis challenge, *J Endod* 27:304, 2001.

[72] Kawai K, Masaka N: Vertical root fracture treated by bonding fragments and rotational replantation, *Dent Traumatol* 18:42, 2002.

[73] Khocht A, Janal M, Harasty L, Chang K: Comparison of direct digital and conventional intraoral radiographs in detecting alveolar bone loss, *J Am Dent Assoc* 134:1468, 2003.

[74] Koivisto T, Bowles WR, Rohrer M: Frequency and distribution of radiolucent jaw lesions: a retrospective analysis of 9,723 cases, *J Endod* 38:729, 2012.

[75] Kusgoz A, Yildirim T, Kayipmaz S, Saricaoglu S: Nonsurgical endodontic treatment of type III dens invaginatus in maxillary canine: an 18-month follow up, *Oral Surg Oral Med Oral Pathol Oral Radiol Endodon* 107:e103, 2009.

[76] Lalla RV, D'Ambrosio JA: Dental management considerations for the patient with diabetes mellitus, *J Am Dent Assoc* 132:1425, 2001.

[77] Laskin DM: Anatomic considerations in diagnosis and treatment of odontogenic infections, *J Am Dent Assoc* 69:308, 1964.

[78] Liang YH, Li G, Wesselink PR, Wu MK: Endodontic outcome predictors identified with periapical radiographs and cone-beam computed tomography scans, *J Endod* 37:326, 2011.

[79] Lin J, Chandler NP: Electric pulp testing: a review, *Int Endod J* 41:365, 2008.

[80] Little JW, Falace DA, Miller CS, Rhodus NL: *Dental management of the medically compromised patient*, ed 8, St. Louis, 2013, Elsevier Mosby.

[81] Lofthag-Hansen S, Huumonen S, Gröndahl K, Gröndahl HG: Limited cone-beam CT and intraoral radiography for the diagnosis of periapical pathology, *Oral Surg Oral Med Oral Pathol Oral Radiol Endod* 103:114, 2007.

[82] Marder MZ: The standard of care for oral diagnosis as it relates to oral cancer, *Compend Contin Educ Dent* 19:569, 1998.

[83] Mattson JS, Cerutis DR: Diabetes mellitus: a review of the literature and dental implications, *Comp Cont Educ Dent* 22:757, 2001.

[84] Mesaros S, Trope M, Maixner W, Burkes EJ: Comparison of two laser Doppler systems on the measurement of blood flow of premolar teeth under different pulpal conditions, *Int J Endod J* 30:167, 1997.

[85] Metska ME, Aartman IHA, Wesselink PR, Özor AR: Detection of vertical root fractures *in vivo* in endodontically treated teeth by cone-beam computed tomography scans, *J Endod* 38:1344, 2012.

[86] Michaelson RE, Seidberg BH, Guttuso J: An in vivo evaluation of interface media used with the electric pulp tester, *J Am Dent Assoc* 91:118, 1975.

[87] Miles DA, VanDis ML: Advances in dental imaging, *Dent Clin North Am* 37:531, 1993.

[88] Miller CS, Little JW, Falace DA: Supplemental corticosteroids for dental patients with adrenal insufficiency: reconsideration of the problem, *J Am Dent Assoc* 132:1570, 2001.

[89] Morsani JM, Aminoshariae A, Han YW: Genetic predisposition to persistent apical periodontitis, *J Endod* 37:455, 2011.

[90] Mozzo P, Proccacci A, et al: A new volumetric CT machine for dental imaging based on the cone-beam technique: preliminary results, *Eur Radiol* 8:1558, 1998.

[91] Nair M, Pettigrew J, Mancuso A: Intracranial aneurysm as an incidental finding, *Dentomaxillofac Radiol* 36:107, 2007.

[92] Nakata K, Naitob M, Izumi M, et al: Effectiveness of dental computed tomography in diagnostic imaging of periradicular lesion of each root of a multirooted tooth: a case report, *J Endod* 32:583, 2007.

[93] Nalliab RP, Allareddy V, Elangovan S, et al: Hospital emergency department visits attributed to pulpal and periapical disease in the United States in 2006, *J Endod* 37:6, 2011.

[94] Özer SY: Detection of vertical root fractures by using cone beam computed tomography with variable voxel sizes in an *in vitro* model, *J Endod* 37:75: 2011.

[95] Pantera EA, Anderson RW, Pantera CT: Use of dental instruments for bridging during electric pulp testing, *J Endod* 18:37, 1992.

[96] Pantera EA, Anderson RW, Pantera CT: Reliability of electric pulp testing after pulpal testing with dichlorodifluoromethane, *J Endod* 19:312, 1993.

[97] Paurazas SM, Geist JR, Pink FE: Comparison of diagnostic accuracy of digital imaging using CCD and CMOS-APS sensors with E-speed film in the detection of periapical bony lesions, *Oral Surg Oral Med Oral Pathol Oral Radiology Endodon* 44:249, 2000.

[98] Peters DD, Baumgartner JC, Lorton L: Adult pulpal diagnosis. 1. Evaluation of the positive and negative responses to cold and electric pulp tests, *J Endod* 20:506, 1994.

[99] Petersson K, Soderstrom C, Kiani-Anaraki M, Levy G: Evaluation of the ability of thermal and electric tests to register pulp vitality, *Endod Dent Traumatol* 15:127, 1999.

[100] Pinto A, Glick M: Management of patients with thyroid disease: oral health considerations, *J Am Dent Assoc* 133:849, 2002.

[101] Pitts DL, Natkin E: Diagnosis and treatment of vertical root fractures, *J Endod* 9:338, 1983.

[102] Poeschl PW, Crepaz V, Russmueller G, et al: Endodontic pathogens causing deep neck space infections: clinical impact of different sampling techniques and antibiotic susceptibility, *J Endod* 37:1201, 2011.

[103] Rees JS, Addy M: A cross-sectional study of dentine hypersensitivity, *J Clin Periodontol* 29:997, 2002.

[104] Rickoff B, Trowbridge H, Baker J, Fuss Z, et al: Effects of thermal vitality tests on human dental pulp, *J Endod* 14:482, 1988.

[105] Riley CK, Terezhalmy GT: The patient with hypertension, *Quint Int* 32:671, 2001.

[106] Robb RA, Sinak LJ, Hoffman EA, et al: Dynamic volume imaging of moving organs, *J Med Syst* 6:539, 1982.

[107] Rodrigues CD, Villar-Neto MJC, Sobral APV, et al: Lymphangioma mimicking apical periodontitis, *J Endod* 37:91, 2011.

[108] Rosen H: Cracked tooth syndrome, *J Prosthet Dent* 47:36, 1982.

[109] Rotstein I, Engel G: Conservative management of a combined endodontic-orthodontic lesion, *Endod Dent Traumatol* 7:266, 1991.

[110] Rotstein I, Moshonov J, Cohenca N: Endodontic therapy for a fused mandibular molar, *Endod Dent Traumatol*, 13:149, 1997.

[111] Rotstein I, Simon HS: Diagnosis, prognosis and decision-making in the treatment of combined periodontal-endodontic lesions, *Periodontol 2000* 34:165, 2004.

[112] Rotstein I, Simon HS: The endo-perio lesion: a critical appraisal of the disease condition, *Endodon Topics* 13:34, 2006.

[113] Rotstein I, Stabholz A, Heling I, Friedman S: Clinical considerations in the treatment of dens invaginatus, *Endod Dent Traumatol* 3:249, 1987.

[114] Roykens H, Van Maele G, DeMoor R, Martens L: Reliability of laser Doppler flowmetry in a 2-probe assessment of pulpal blood flow, *Oral Surg Oral Med Oral Pathol Oral Radiol Endodon* 87:742, 1999.

[115] Rud J, Omnell KA: Root fractures due to corrosion: diagnostic aspects, *Scand J Dent Res* 78:397, 1970.

[116] Rutsatz C, Baumhardt SG, Feldens CA, et al: Response of pulp sensibility test is strongly influenced by periodontal attachment loss and gingival recession, *J Endod* 38:580, 2012.

[117] Sasano T, Nakajima I, Shohi N, et al: Possible application of transmitted laser light for the assessment of human pulpal vitality, *Endod Dent Traumatol* 13:88, 1997.

[118] Schnettler JM, Wallace JA: Pulse oximetry as a diagnostic tool of pulp vitality, *J Endod* 17:488, 1991.

[119] Schwartz RS: Mineral trioxide aggregate: a new material for endodontics, *J Am Dent Assoc* 130:967, 1999.

[120] Selden HS: Repair of incomplete vertical root fractures in endodontically treated teeth: in vivo trials, *J Endod* 22:426, 1996.

[121] Seltzer S, Bender IB, Nazimov H: Differential diagnosis of pulp conditions, *Oral Surg Oral Med Oral Pathol* 19:383, 1965.

[122] Seltzer S, Bender IB, Ziontz M: The dynamics of pulp inflammation: correlations between diagnostic data and actual histologic findings in the pulp. Part I, *Oral Surg Oral Med Oral Pathol* 16:846, 1963.

[123] Seltzer S, Bender IB, Ziontz M: The dynamics of pulp inflammation: correlations between diagnostic data and actual histologic findings in the pulp. Part II, *Oral Surg Oral Med Oral Pathol* 16:969, 1963.

[124] Seo DG, Yi YA, Shin AJ, Park JW: Analysis of factors associated with cracked teeth, *J Endod* 38:288, 2012.

[125] Setzer FC, Kataoka SH, Natrielli F, et al: Clinical diagnosis of pulp inflammation based on pulp oxygenation rates measured by pulse oximetry, *J Endod* 38:880, 2012.

[126] Simon JHS, Dogan H, Ceresa LM, Silver GK: The radicular groove: it's potential clinical significance, *J Endod* 26:295, 2000.

[127] Simon JHS, Lies J: Silent trauma, *Endod Dent Traumatol* 15:145, 1999.

[128] Shemesh H, Cristescu RC, Wesselink PR, Wu MK: The use of cone-beam computed tomography and digital periapical radiographs to diagnose root perforations, *J Endod* 37:513, 2011.

[129] Steinbacher DM, Glick M: The dental patient with asthma: an update and oral health considerations, *J Am Dent Assoc* 132:1229, 2001.

[130] Stroblitt H, Gojer G, Norer B, Emshoff R: Assessing revascularization of avulsed permanent maxillary incisors by laser Doppler flowmetry, *J Am Dent Assoc* 134:1597, 2003.

[131] Suebnukarn S, Rhienmora P, Haddawy P: The use of cone-beam computed tomography and virtual reality simulation for pre-surgical practice in endodontic microsurgery, *Int Endod J* 45:627, 2012.

[132] Sugaya T, Kawanami M, Noguchi H, et al: Periodontal healing after bonding treatment of vertical root fracture, *Dent Traumatol* 17:174, 2001.

[133] Tatlidil R, Gözübüyük MM: Mucinous adenocarcinoma of lung presenting as oral metastases: a case report and literature review, *J Endod* 37:110, 2011.

[134] Tewary S, Luzzo J, Hartwell G: Endodontic radiography: who is reading the digital radiograph? *J Endod* 37:919, 2011.

[135] Treister N, Glick M: Rheumatoid arthritis: a review and suggested dental care considerations, *J Am Dent Assoc* 130:689, 1999.

[136] Van Hassel HJ, Harrington GW: Localization of pulpal sensation, *Oral Surg Oral Med Oral Pathol* 28:753, 1969.

[137] Velvart P, Hecker H, Tillinger G: Detection of the apical lesion and the mandibular canal in conventional radiography and computed tomography, *Oral Surg Oral Med Oral Pathol Oral Radiol Endodon* 92:682, 2001.

[138] Vogel J, Stubinger S, Kaufmann M: Dental injuries resulting from tracheal intubation: a retrospective study, *Dent Traumatol* 25:73, 2009.

[139] Von Böhl M, Ren Y, Fudalej PS, Kuijpers-Jagtman AM: Pulpal reactions to orthodontic force application in humans: a systematic review, *J Endod* 38:1463, 2012.

[140] Wallace JA, Schnettler JM: Pulse oximetry as a diagnostic tool of pulpal vitality, *J Endod* 17:488, 1993.

[141] Weisleder R, Yamauchi S, Caplan DJ, et al: The validity of pulp testing: a clinical study, *J Am Dent Assoc* 140:1013, 2009.

[142] Zou X, Liu D, Yue L, Wu M: The ability of cone-beam computerized tomography to detect vertical root fractures in endodontically treated and nonendodontically treated teeth: a report of 3 cases, *Oral Surg Oral Med Oral Pathol Oral Radiol Endodon* 111:797, 2011.

第2章

影像学解读
Radiographic Interpretation

MADHU K. NAIR | MARTIN D. LEVIN | UMADEVI P. NAIR

影像学解读

　　诊断过程的核心内容是解读运用放射成像方法所摄取的影像信息。采用合适的曝光参数获取具有诊断价值的影像，并且在最适环境下调整影像片的亮度、对比度或者窗宽/窗位（解读CBCT时），对充分评估解剖结构并诊断病变十分重要。常规的牙髓影像诊断任务包括准确解读牙根及根管形态、确定放射影像上根管长度、诊断牙根及根尖周病变（图2-1）、根管治疗术后即刻及长期疗效评估[181]。所有影像的解读必须以系统、有序的步骤进行。识别正常解剖结构、解剖变异、病理状况或者异常情况很重要。放射学中有许多不同的成像模式，包括电离辐射成像、超声波成像（超声波；ultrasonography，US）以及磁共振成像（magnetic resonance imaging，MRI）。成像模式也可分为介入性和非介入性两类。电离辐射成像是牙髓诊断中最常用到的成像模式。可运用传统口内胶片以及更现代的数字化接收器对成像信息进行捕捉。

成像模式

　　电子传感器以及光激励存储荧光体（photostimulable phosphor，PSP）是广泛用于牙髓病学的数字化放射成像方法。数字化传感器较传统胶片具有许多优点，包括减少放射剂量（特别是与采用圆形准直器的D-speed胶片相比）；可以即刻产生高分辨率数字化影像，在用于某些特定疾病诊断时其分辨率能与传统胶片相媲美；可对影像进行后续处理以提高其诊断能力；避免了传统胶片湿处理中的多种变化因素；便于影像资料的传输、在数据库及影像存档和通信系统（picture archiving and communication systems，PACS）的存储与进行提取；便于实现病历的全电子化[123,188]；减少工作人员对有毒化学物质的接触；减少对环境的不良影响。

　　牙髓病学中用到的数字化成像模式采用了不同的图像捕捉技术，包括应用电荷耦合器件（charge-coupled device，CCD）、互补性氧化金属半导体（complementary metal oxide semiconductor，CMOS）以及PSP（有时也称为间接成像技术）。传统胶片影像

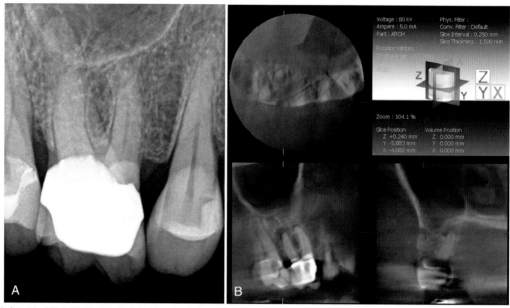

图2-1　A，牙髓病初诊时拍摄的投照角度良好的16根尖片。影像中未见明显根尖周病变。B，同一牙齿同期CBCT影像提示3个牙根在3个解剖层面均有根尖周病变。（图B由J. Morita Veraviewepocs 3D拍摄，J. Morita，Osaka，Japan）

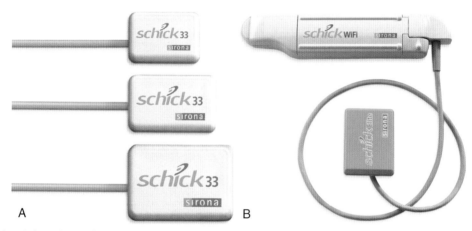

图2-2　A、B，许多厂商提供高分辨率氧化物半导体传感器。图B显示无线氧化物半导体传感器以2.4GHz将图片传输至椅旁工作站。（由SIRONA DENTAL SYSTEMS提供，Long Island City，NY）

也可通过平板扫描仪实现电子化，或者通过固定在相机架上的CCD/CMOS照相机采集通过持片器固定在照明平台上的影像片从而实现电子化。

基于CCD的固态传感器在早期曾被广泛应用于牙髓治疗领域。但是，早期传感器不仅体积庞大，且有效面积较小，X射线吸收量有限，转化效率低。传感器可利用对放射线敏感的元件阵列产生与入射射线成比例的电荷。为减少成像所需射线量，会在CCD芯片上覆盖闪烁层，或在传感器内加入光纤偶联装置。传感器产生的电荷以"桶队"（bucket brigade）方式读出并传输至工作站图像采集卡内的模数转换器内。数字信息被处理并最终产生图像。基于CMOS的传感器在每一个元件部位都附有晶体管。它可产生信号的区域较小，并且有固定模式的噪声信号。这类传感器制造成本较低，并且已证实可用于特定的诊断用途[4]。与CCD不同，CMOS芯片耗电极少，无须外接电源支持其使用USB，因此可以使用无线传感器。无线传感器已经可以选用（图2-2）。不过，射频干扰可对此类传感器产生影响。目前的WiFi传感器体积较小，通过连接线可实现802.11b/g标准的信号传输。它使用锂聚合物电池，可持续曝光约100次。

还存在一种利用PSP捕获图像的传感器。PSP技术也被称为计算机放射成像（computed radiography，CR）[94,169]。与CCD及CMOS传感器不同，PSP传感器没有连接线。荧光体通过掺杂过程被激活，当射线照射时便可产生电荷并将其储存。传感器中存储的影像可被带有特定波长激光的PSP阅读器读出。将PSP传感器在白光下曝光可去除之前获取的影像。PSP板易被刮伤,但其价格比CCD及CMOS传感器便宜。前次图像擦除不完全可导致再次使用时伪影的产生,推迟处理会导致图像清晰度下降[2]。基于PSP的传感器多用于高容积扫描。这种传感器空间分辨率较低,但动态范围较广。此类传感器曝光条件宽泛,用以产生具有诊断意义的影像。

放射剂量仍然是所有人进行影像研究时所关注的问题。对于放射线的每次使用均应采用尽可能低的放射剂量。大多数牙科诊室并不符合美国国家放射保护局(National Council for Radiation Protection, NCRP)对于降低口腔内X射线放射剂量的最新推荐要求(框2-1)。NCRP的报告中特别定义了两类术语。一类是应当(shall)以及不应(shall not),意指遵守推荐要求即可达到放射安全的标准。另一类是可以(should)以及不可(should not),意指临床操作需

框2-1

美国国家放射保护局建议

1. 牙医在开具X射线检查前必须对患者进行检查(这不是指南中新加内容)
2. 若已严格遵循本报告中其他建议(见145号报告全文),不要求患者必须使用铅裙
3. 儿童应进行甲状腺防护,对于成人,在不影响检查的情况下(如曲面断层成像)也应对甲状腺进行防护
4. 根尖片应常规使用已推荐多年的矩形准直器。射线束的任何一边超出影像接收器的幅度不应超过射线源与影像接收器距离的2%。咬合翼片也应尽可能使用相同的准直要求
5. 速度低于ANSI E组胶片的影像接收器不得用于口内放射影像。评估后若可行,应采用更快的影像接收器。对于口外放射影像,应使用高速(400或更高)稀土成像系统或等速的数码成像系统
6. 应根据胶片制造商的说明采用时间-温度法冲洗牙科放射片。在临床实际操作中,这意味着不需要采用即刻冲洗(在冲洗时读取湿润状态下的X线片)
7. 数字成像放射技术应根据达到标信噪比所需的最小剂量调整放射剂量,该信噪比足以满足检查需要的图像质量
8. 新诊室的设计或者原有空间的装修需考虑采取具有资质的防护措施

改编自美国国家放射保护及测量局(National Council on Radiation Protection and Measurements):牙科放射保护,145号报告, Bethesda, Md, 2003。www.ncrppublications.org/Reports/145.

审慎但认可特殊情况下的例外。此外,报告提出了8条关于传统胶片影像处理的新建议。

建议临床医生使用直接数码成像(direct digital radiography,DDR)系统,以避免为了遵循新建议而必须进行的大量改造。尽管联邦法律要求牙科口内X射线束截面直径应为不大于7cm的圆形,不过矩形准直器可显著降低对患者的放射剂量这一点已经得到证实。

美国牙医协会(ADA)科学事务委员会发表了以下申明:

> 接受X射线直接照射的组织面积不可超过可满足诊断要求并符合临床可行性的最小覆盖面积。在拍摄根尖片及咬合翼片时应尽可能采用矩形准直器,因为圆形射线束投照在矩形影像接收器会对患者造成非必要的X线暴露[1]。

影像特点及处理

目前利用数字传感器所获影像的空间分辨率已达到,甚至优于传统口内胶片成像。运用分辨率测试工具测得口内胶片分辨率为16 lp/mm(线对/毫米),放大后可增至20～24 lp/mm。空间分辨率是指能够将邻近的两个物体显示为两个可区分个体的能力。密度分辨率是指基于可区分影像中不同组织密度区域的能力。大多数牙髓病相关诊断都需要影像具有较高密度分辨率[121]。但是,影像质量并非仅由空间分辨率决定。合适的曝光参数、传感器特性、图像处理方式与读片环境及方式的选择直接影响诊断的准确性。

后续图像处理可以改变影像的特点,因此即使图像质量不佳也不必重新拍片。采用合适的图像处理方法有助于获得诊断所需信息。但是,采集原始影像时必须采用最适曝光参数,只有这样,后处理才有意义[178]。曝光存在缺陷的影像无法通过后处理获得诊断信息,这可能降低影像诊断的准确性。应带着明确目的性进行图像的增强。为了从影像中提取有价值信息必须优化信噪比。图像的位深代表了传感器可以捕捉到的灰度级数,这也会对影像质量产生直接影响。比如一个8位图像可展示256种灰度。大多数传感器是12位或者14位的,可以分别捕获4096种和65536种灰度。若传感器可捕获数千种灰度,则可通过图像增强技术调整影像展示出能够体现所想看到的解剖结构特征的灰度级数。人眼在一个时间点可以读取的灰度

级数有限。因此所有影像都必须通过图像增强技术调整灰阶以展现出有价值的信号。大多数牙髓诊断工作需要高对比度，因此图像灰阶较短。

数码影像资料可以以不同的文件格式存储。目前可以存储为以下几种文件格式：DICOM（digital imaging and communications in medicine，医学数字成像和通信标准）、tiff（tagged image file format，标签图像文件格式）、jpeg（joint photographic experts group，联合图像专家小组格式）、gif（graphics interchange format，图像互换格式）、BMP（Windows' bitmap image file，Windows操作系统标准图像文件格式）、PNG（portable network graphics，便携式网络图像格式）等。此外还有几种专有格式。尽管保存影像时首选无损压缩，但也可采用有损压缩[58]。

医学数字成像和通信标准（DICOM）

DICOM是美国放射学会（ACR）和美国电气制造商协会（NEMA）[46,175]于1985年联合制定的一套国际标准，它是一种独立于供应商的数据格式，可用于数字化医学影像的数据传递[77]。美国牙医协会（ADA）通过其12.1.26工作组促进了牙科影像的协同操作性。DICOM作为影像资料以及其他医学信息传递标准，实现了跨厂家、跨平台（如苹果iOS或者微软Windows）[78]的数字通信。DICOM标准版在其工作头提供了包括图像信息（如像素密度、维度、每个像素的位数）、患者数据、医学信息在内的数百个属性。尽管早期版本并未明确各属性的顺序以及定义，所有供应商必须遵照DICOM声明公布，声明中提供了相应信息的位置。在医学和牙科学中，使用从两处甚至多处采用不同影像软件获得的影像进行咨询交流会产生很大的技术障碍。而使用DICOM，牙医即使改变供应商也不会影响到数据库的协同操作性。大多数软件供应商都在向完全符合DICOM标准而努力，而且一部分供应商已经至少部分符合DICOM标准。并且，不同系统会生成专用的DICOM图像，并可在需要时将文件导出为通用DICOM格式。诊断影像资料最好保存为DICOM文件以保真或者保存为无压缩的tiff文件格式。文件有损压缩保存时会影响到诊断[50,103,180]。

美国牙医协会牙科信息标准委员会（A D A Standards Committee on Dental Informatics）基于DICOM模型提出了牙科电子化的4项标准：（1）协同操作性；（2）电子化健康记录设计；（3）临床工作站框架；（4）牙科信息的电子化传播[7]。牙科工作者必须继续增进DICOM的兼容性，使原有软件和文件类型不会妨碍传输，以致数据弃用。

牙髓治疗中的诊断任务

工作长度确定

数字影像系统在确定工作长度方面与传统胶片准确度相当或更高[121]。从不同数码影像中测得的工作长度无显著差异[99]。早期研究将有限位深的数码传感器与D-speed胶片比较，发现后者表现更优。在确定传感器是否适用于某个特殊的诊断任务时，应当将传感器类别、软件、处理方式、视频卡、显示器以及阅片环境都纳入考虑。校准可提高诊断准确性[108]。同样的，选用最适处理参数可显著提高诊断准确性。比如，密度图分析有助于测定根管锉的长度[146]。直接数码成像（CCD、CMOS）的主要优点是其所需放射剂量显著少于胶片。因此当直接数码成像与胶片成像无显著差异时，应使用直接数码成像[101]。

利用数码影像软件大体可获得3类测量值：（1）线性测量值，即两点之间距离，以毫米为单位（图2-3）；（2）角度测量值，即两条线夹角；（3）面积测量值，即影像全部或部分区域的面积。由于放大以及畸变误差明显影响2D放射测量的准确性，传统胶片以及数码成像系统的影像均会有视觉误差。但是一项采用个性化持片架拍摄、通过牙齿的影像确定根管锉长度的研究显示，"数码影像的测量误差显著小于胶片影像"[49]。作者指出，尽管上述差异可能并不具有临床意义，但数码影像的测量误差的确小于胶片。目前正在开发的先进校准算法，有望使平行投照片的测量更为准确[30]。

诊断以及愈合评估

与传统胶片相比，已证实根据诊断需求对直接及间接数码成像再进行图像增强处理可提高诊断准确性，而传统胶片无法进行增强处理[2,190]。根管治疗后评估根尖透射影的愈合是一个难点。根尖周病变愈合（即形成骨质充填）的早期变化难以在传统或者数码影像上发现。但是透射区的骨质充填可通过更敏感的技术手段进行检测，比如运用数字减影技术，在不同时间点运用完全同样的投照方式和技术参数进行投照，将其中一张减去另一张，从而显示牙周膜以及周

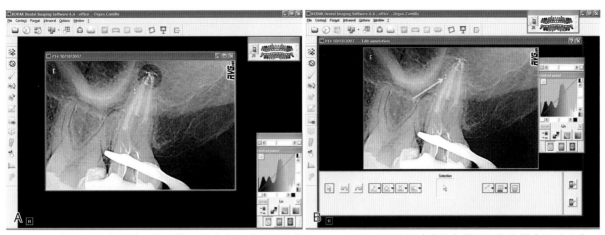

图2-3　A，可使用对比度调整工具调整所需观察区域的影像特征。B，可使用预设的过滤程序增强图像的锐度及对比度。（由Carestream Dental LLC提供，Atlanta，GA）

围骨组织的细微变化。减影方法的技术敏感度高，然而使用不当可能产生错误信息，故难以在临床常规使用。一些研究表明，结合数码传感器的减影技术具有临床使用价值[117,129,194]。

3D成像

计算机断层扫描（computed tomography，CT）由Godfrey Hounsfield在20世纪70年代发明。tomography意指"断层扫描"，即捕捉感兴趣解剖结构的薄层影像并手动或者运用算法将其合成。CT运用了自动合成技术。随着技术发展，医用CT采用平移-旋转方式获得影像，但该方式除了由于扫描时间较长可能引起运动伪影，还会因为对非必需影像信息的获取导致更多放射线暴露。近几代CT采用了多组探测器和X射线管以缩短扫描时间。长期以来，CT在牙科中的应用一直受到放射剂量增加、金属修复体导致伪影、扫描费用高、影像获取时间长、缺少牙科专用软件等因素的限制。最近，新型锥形束容积CT（cone beam volumetric computed tomography，CBVCT）引入了一种采用小视野的快速、低放射量、低成本、高对比度的3D成像方法。

锥形束容积CT（CBVCT），或者称为锥形束CT（CBCT），是近年来用于牙髓病学领域诊断性影像中的一种较新颖的成像方法。该方法在多探测器断层扫描（multidetector computed tomography，MDCT）的基础上应用锥形线束进行成像而非扇形线束，让探测器围绕需要观察的解剖结构旋转获取整体图像。与MDCT方法所成影像相比，CBCT可获得较高分辨率、各向同性的影像，因而可对根管形态以及内部其他细微变化进行有效判读。尽管CBCT分辨率不如传统成像方法（18μm），但可以获取3D信息、较高的分辨率，且较MDCT放射剂量明显减少，以上因素使CBCT成为困难情况下根管定位及判断其解剖特征的合适选择。

临床医生越来越青睐于采用CBCT等先进的成像方法以诊断特定的牙髓疾病。无论传统胶片还是数字成像，2D灰阶图像都无法准确展示牙齿及其支持结构的完整3D信息。事实上，传统影像即使对于髓腔都无法获得解剖形态良好的影像。由于过于简化了根管结构，传统影像通常无法准确提供根尖周改变的情况，特别是在皮质骨较厚而产生阻挡的情况下（图2-4A）。相反，CBCT可使术者在轴面、矢状面、冠状面3D角度观察牙齿及髓腔薄层的结构。仅这一特点便使得原先不可见的根尖周病变以及根管形态可视化（图2-4B、C）。CBCT中使用的一些工具，比如实时调整图像垂直向或水平向角度，以获得不同厚度的薄层灰阶数据，这在传统成像方法，即使是数码成像中，也无法实现。此外，使用CBCT数据在低放射剂量条件下对所要观察的解剖结构进行3D观察，从未像现今这样简便。

显微CT（microcomputed tomography，micro-CT）在牙髓病学领域的成像应用也已有研究[87,144-145]。对于根管预备对离体牙根管容积（micro-CT重建）影响的研究表明，使用显微CT有助于研究根管预备对根管形态特征的影响[145]。Peters等[144]运用显微CT评估了镍钛（NiTi）器械对不同形态根管的预备效果（示例见第6章）。一项针对显微CT用于根充后根管成像的可行性

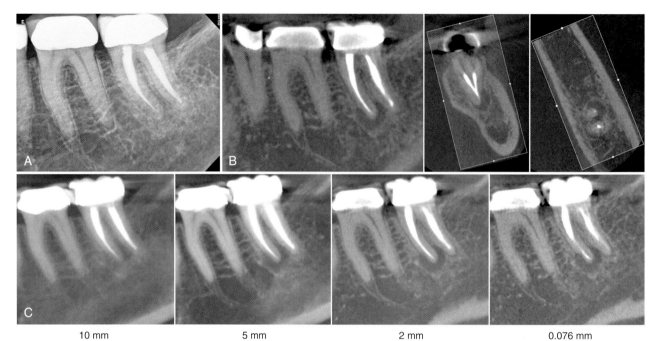

| 10 mm | 5 mm | 2 mm | 0.076 mm |

图2-4　本病例显示了下颌后牙区有较厚皮质骨，从而导致的读片困难。患者为评估和进行37再治疗而就诊，但投照角度良好的根尖片（A）无法清楚显示根尖区透射影。CBCT重建（B，从左至右：矢状面、冠状面、轴面）显示患牙曾行根管治疗，根尖区可见6mm透射影，边界清晰，位于牙根颊侧，根尖区冠方2mm；这些特征与根尖周疏松性骨炎一致。将矢状面图像运用后处理软件降低层厚，可见逐渐减小的病变影像（C，从左至右：层厚为10mm、5mm、2mm以及0.076mm）。（0.076mm体素数据由CS 9000 3D unit获得，Carestream Dental，Atlanta，GA）

及准确性的研究显示，显微CT是一种准确性高，且无破坏性的研究根管充填物及其分布的方法。根管充填物的组织学检查和显微CT检查之间，定性及定量评价的相关性均很高[87]。但是，需要注意的是，显微CT目前仍是一种实验工具，尚不能用于人体活体成像。

本章将会讨论CBCT的原理以及它在牙髓病学的应用、成像特点、伪影的产生以及潜在的问题。掌握这些信息后，牙体牙髓病学的学生将会开始了解CBCT的显著优点、局限性以及在诊断和治疗方案设计等方面的用途。

CBCT的原理

下面将介绍锥形束成像的3个重要参数：
· 体素尺寸。
· 视野（field of view，FOV）。
· 层厚/测量准确性。

体素及体素尺寸

不同于2D的像素，体素是3D容积的基本组成元素。3D数据的获取及呈现均采用体素为基本单位。

与医用CT（MDCT）不同，锥形束CT在低电压、低电流参数下对目标区域进行180°或360°单次旋转获得X线影像。医用扫描设备所用电压更高，至少120kV，电流约为400mA。一些用于颌面部成像的设备采用了明显更低的放射参数（图2-5~图2-7）。所

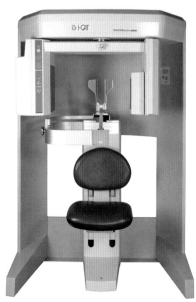

图2-5　i-CAT设备。（由Imaging Sciences International提供，Hatfield，PA）

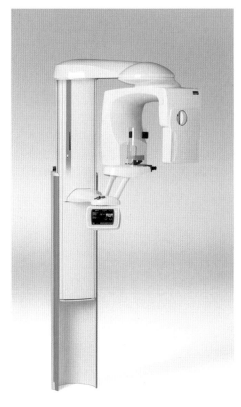

A

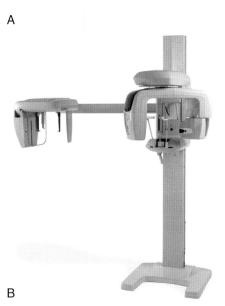

B

图2-6 A，Planmeca ProMax 3D设备。B，J. Morita Veraviewepocs 3D设备。（图A由Planmeca Oy提供，Helsinki，Finland；图B由J. Morita Corp提供，Osaka，Japan）

有锥形束成像设备产生的X线剂量均显著低于MDCT设备。CBCT与MDCT所成影像的特点也有所不同，这是因为CBCT容积影像是通过各向同性的体素获得，即影像是通过立体状的且具有相同长度、宽度、深度的容积探测器元件重构而成。体素尺寸可小至$0.076 \sim 0.6$mm[118]。而MDCT单层数据为$0.5 \sim 1$cm厚。

图2-8展示了体素与像素的区别、各向异性的MDCT与各向同性的CBCT的区别，以及两种成像方法获取像素数据的方式。

患者被置于MDCT设备的扫描床上，一次要采集多层数据，这延长了采集时间。同时所获得层数受到传感器元件阵列的影响。螺旋CT扫描时扫描床进行连续平移，因此缩短了拍摄时间。但这也导致患者接受X线剂量明显增多。CBCT单次扫描仅使患者接受$20 \sim 500$μSv剂量的辐射，而医用CT头部检查会使患者接受2100μSv^2的放射剂量，这是因为影像数据是分区域逐层获取的。MDCT可获得更好的软组织影像，因为它信号强度更高。但是在牙科诊断中硬组织成像才更为重要。CBCT比MDCT体素尺寸更小，因此对硬组织成像分辨率更高，且放射剂量明显降低。尽管容积成像会导致噪声增加，CBCT信噪比仍保持在理想水平，因此其产生的硬组织信号足够用于诊断工作。

视野

视野（FOV）（图2-9和图2-10）可小至牙弓某个区段，大至整个头部。视野的选择取决于若干因素，其中最重要的几个因素如下：

· 诊断目的。

· 患者类型。

· 对空间分辨率的要求。

诊断目的

在每一种影像学研究中，诊断目的都是决定视野选择的最重要因素。根据临床检查结果、病史、对以前和其他影像资料的评估，有时需要使用适当的视野对颌骨的一部分或者更大的区域进行成像。若怀疑患者身体状况不佳或有全身性疾病，有时需选择较大视野。若无系统性疾病的症状和体征，多数牙髓疾病诊断时通常选择较小视野。在任何情况下，若无明确的症状或体征支持，都不应在筛查过程中使用大视野。一些多功能锥形束设备可让医生获取几种不同影像类型。图像质量直接影响到诊断结果；因此应谨慎选择合适的视野。图2-11展示了牙髓疾病诊断过程中应用多种影像类型的优势。

CBCT影像软件的其他优势包括允许临床医生改变成像方式以得到类似于曲面断层的影像。传统曲面断层是通过将患者置于焦点轨迹中或清晰成像区，以减小沿多个轴的失真，尽管这一设备在牙髓疾病中很少

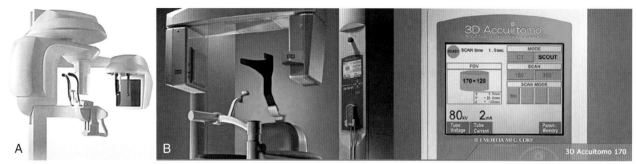

图2-7　A，CS 9000 3D及CS 8100口外成像系统。B，Morita Accu-i-tomo 170系统。（图A由Carestream Dental LLC提供，Atlanta，GA；图B由J. Morita提供，Irvine，CA）

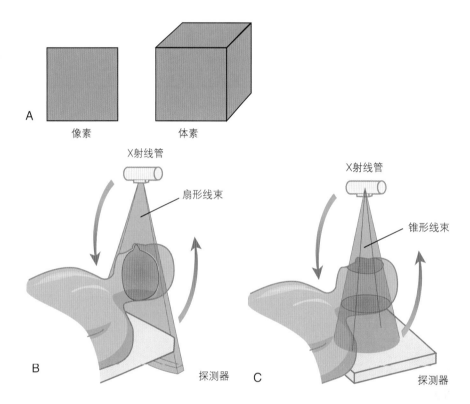

图2-8　A，左图为"像素"示意图，它是传统数码影像的显示单元，像素的灰度或颜色构成2D影像；右图为"体素"示意图。CBCT的体素各向同性，各边长度相等。体素非常小（0.076～0.6mm），是CBCT的成像单元。B、C，分别解释了传统扇形束CT及锥形束CT的原理。（图B、图C由Babbush CA: *Dental implants: the art and science*, ed 2, St Louis, 2011, Elsevier/Saunders提供）

使用。若患者所处位置不佳，所有与曲面断层相关的固有问题包括变形、放大、模糊、重影、伪影等就会产生。使用CBCT则不会出现这些问题，可以在无失真的情况下进行全景重建（图2-12）。但须强调的是，出于对放射剂量的考虑，对于只需要拍摄曲面断层片的患者，不应对其拍摄CBCT。

　　新近出现的多功能设备，如CS 9300 3D口外成像系统（Carestream Dental，Atlanta，GA），对于不同的诊断情况提供了多种视野选择，其中包括曲面断层选项（图2-13）。CS 9000设备最小体素达76μm，而CS 9300最小体素为90μm，最高可达500μm，常用于更大视野的研究。Morita 3D Accuitomo 80（J. Morita USA，Irvine，CA）也可产生80μm的各向同性的体素。尽管并非每个病例都需如此高精度，但适时选择该技术可提高可视化水平并最终为这些病例提供更好的治疗。对每位患者都应完整记录每次放射线暴露及其剂量。

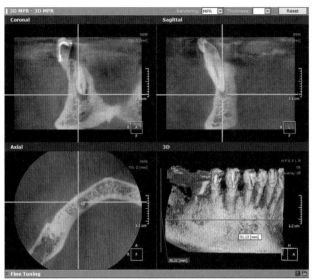

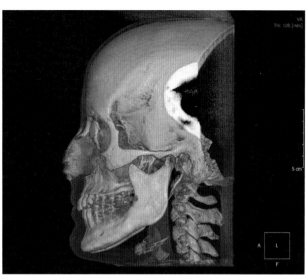

图2-9 下颌骨部分区段CBCT影像的3D重建，容积大小为37mm×50mm。（采用0.076mm体素获取并重建影像，成像设备为CS 9000 3D unit，Carestream Dental，Atlanta，GA）

图2-10 大视野设备获取的全头颅（17cm×23cm）影像。（采用i-CAT设备，Imaging Sciences International，Hatfield，PA获取图像）

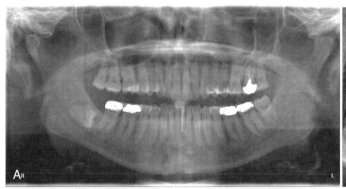

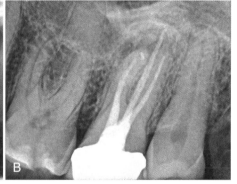

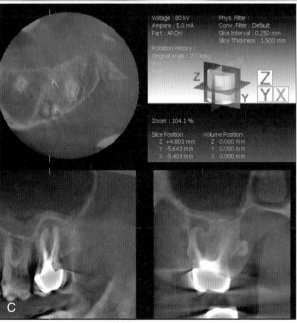

图2-11 A，采用J. Morita Veraviewepocs 3D获取的用于评估31的2D曲面断层片影像。其他影像学表现也被显示出来，包括曲面断层片显示48阻生，根管治疗后的27可疑的牙髓来源病变。扫描数据可用于对目标区域进行3D重建。B，同一个患者27根尖片显示近颊根根尖周密度减低影。同样的，在这一病例CBCT检查可显示更多细节。C，CBCT展示了根尖周及根周在3D方向上的改变，提示了近颊根牙髓来源的病变。近颊根轴向及冠状面的影像提示可能存在双根管，而初次根管治疗仅发现了一个根管。（采用0.076mm体素获取并重建影像，成像设备为CS 9000 3D unit，Carestream Dental，Atlanta，GA）

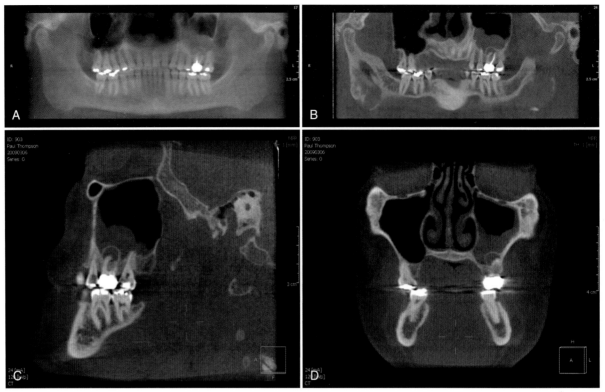

图2-12　A，CBCT重建的曲面断层影像，与传统曲面断层影像类似。26病变较难发现。B，该薄层影像由于层厚较薄（0.1mm）而避免了解剖结构的叠加伪影，因而可更准确地显示病变。这些图层显示了病变在矢状面（C）及冠状面（D）的影像，证实了图B所见特征。

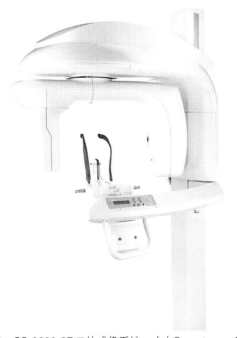

图2-13　CS 9300 3D口外成像系统。（由Carestream Dental LLC提供，Atlanta，GA）

患者类型

患者体型大小以及目标解剖区域的大小也影响视野选择。应尽量选择可达到诊断要求的最小视野。医生拥有CBCT并不意味着每一位患者均需要CBCT检查[119]。如患者曾拍摄过可获得的CBCT，复诊时应首先评估以往的影像记录。应尽量减少对儿童的放射检查。小视野CBCT设备可以一定程度上减少对于儿童头颈部重要组织器官的放射暴露剂量。

对空间分辨率的要求

所有牙髓疾病影像诊断都要求高空间分辨率。因为对根管结构、根管长度、牙髓源性病变显示根尖周变化[160]以及再治疗病例的评估都要求影像可反映出更多细微细节。若使用CBCT，应采用最小的体素获取数据，因为体素越小，图像空间分辨率越高。许多更大的独立锥形束设备，如i-CAT（Imaging Sciences International，Irvine，CA），默认体素尺寸为0.4mm。

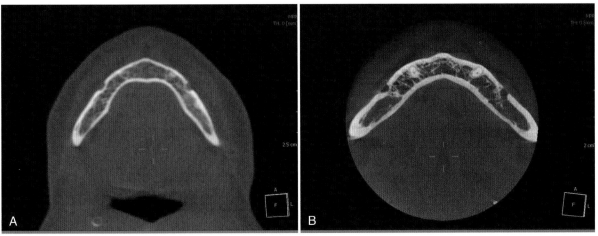

图2-14 A, 0.4mm体素获取的图像的轴面断层影像。B, 比较该图中骨小梁结构及颏孔位置与由0.16mm体素尺寸获取的影像的差异。

该体素尺寸不足以获取高分辨率解剖细节。但是, 这类设备都有体素尺寸选项, 可在拍摄过程中选用更小的体素尺寸。用于牙髓疾病诊断的最大绝对体素尺寸应小于0.2mm[35]。不同影像设备常使用0.076 ~ 0.16mm的体素尺寸 (图2-14)。

CBCT具有优势的诊断内容

美国口腔颌面放射学会 (AAOMR) 发表的使用意见, 以及随后美国牙髓病学会 (AAE) 与美国口腔颌面放射学会 (AAOMR) 共同出台的CBCT在牙髓病学领域的应用, 列出了CBCT的适用情况, 包括评估解剖结构及复杂形态、具有资质者进行复杂病变的鉴别诊断, 根管治疗术中及术后评估, 牙及牙槽外伤, 牙内、外吸收, 术前外科手术方案确定以及种植手术方案确定[34]。使用CBCT须针对每个病例依具体情况而定。以上所提及的情况对CBCT的使用也并非必需。在根管治疗与评估中, CBCT在至少5项诊断任务中较传统2D影像具有明显优势。这些诊断任务包括:

1. 鉴别诊断。
   a. 牙髓源性病变。
   b. 非牙髓源性病变。
   c. 根管治疗失败的诊断。
   d. 牙根纵裂。
2. 评估解剖结构及复杂形态。
   a. 牙齿结构异常。
   b. 根管系统形态。
3. 术中及术后判断根管治疗并发症。
   a. 根管超填。
   b. 器械分离。
   c. 钙化根管。
   d. 穿孔定位。
4. 牙及牙槽外伤。
5. 牙根内、外吸收。
6. 术前方案确定。
7. 种植手术方案确定。
8. 评估根管治疗效果。

鉴别诊断
牙髓源性病变

牙髓疾病的临床诊断主要基于临床检查过程中收集到的主、客观信息。若无法从影像片获取有价值信息, 牙髓状况的诊断有时会比较困难。我们需要知道, 牙髓源性病变继发于牙髓分解产物, 并在根尖孔处形成[155,161]。这些因骨矿化丧失形成的透射性病变可以出现在牙根表面的任何部位[154]。骨矿物质的丧失程度要达到30% ~ 40%才可在传统影像片上见到[116]。此外, 覆盖病损区的骨皮质厚度会明显对病损在传统影像片上的呈现造成影响[192]。在一项对CBCT与根尖片在评估牙周膜情况中应用的对比研究中, Pope等[148a]发现牙髓坏死的患牙CBCT可见其牙周膜间隙增宽, 但在健康活髓牙, 牙周膜间隙具有较大个体差异。他们建议进一步研究CBCT可否用于流行病学调查, 以判断牙髓健康状况。

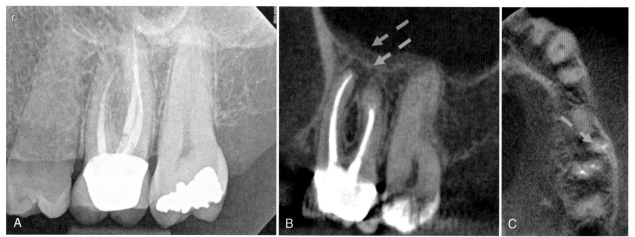

图2-15 一名62岁女性患者，因左上颌区慢性持续性牙、牙槽骨疼痛就诊。患者将湿棉球放置于患牙前庭沟处，使颊黏膜免于与牙槽骨接触可减轻疼痛。该症状出现在一次局部麻醉之后，持续1年，并导致3次"病源牙"进行根管治疗及冠方修复。但是症状并未改善。牙髓活力测试、颞下颌关节以及肌筋膜均正常。局部使用利多卡因可缓解疼痛15分钟。根尖片（A）提示26曾行根管治疗，未见明显影像学改变。随后拍摄小视野CBCT。校正矢状面观（B）提示以近颊根为中心的4mm大小、界限清晰密度减低影，并且延伸至根中下1/3交界处（黄色箭头）。可见轻度黏膜炎症（绿色箭头）。既往治疗遗漏近中副根管（C），可见轻度黏膜炎症。诊断为神经性疼痛及慢性根尖周炎。嘱每日使用克他命、加巴喷丁及可乐定。局部用药平稳病情3个月后，再次行根管治疗。（采用0.076mm体素获取并重建影像，成像设备为CS 9000 3D unit，Carestream Dental，Atlanta，GA）

　　数字减影成像可提高对疾病的诊断；研究者利用该方法诊断早期根尖周病损，发现率为70%[116]。在使用CBCT之前，临床医生利用传统成像方式无法常规观察到根尖周骨组织病损是否存在、位置以及范围[107]。在解剖结构重叠的区域更是如此。而使用CBCT时，当检查者从颊侧至腭侧以0.1mm层厚逐层读片并且调整观察角度时，下颌骨颊侧骨质与上颌牙根尖表面重叠的颧突造成的视觉阻挡可完全消失。通过CBCT发现上颌前磨牙及磨牙根尖周病变的概率显著高于传统根尖片[109]。

非牙髓源性病变

　　正确鉴别诊断根尖周病变对于制订根管治疗计划非常重要。大量证据显示牙支持组织病损很可能为非牙髓来源，其中包括根尖区牙骨质/骨发育不良、中心性骨巨细胞肉芽肿、单纯骨囊肿、牙源性囊肿、良恶性肿瘤以及神经性疼痛等（图2-15）[28,54,56,81,130,143,151-152]。

　　发生在单颗牙或多颗牙区域的口面部神经性疼痛或非典型牙痛（也被称为慢性持续性牙槽痛（chronic continuous dentoalveolar pain，CCDAP）[131a]和持续性特发性面痛（persistent idiopathic facial pain，PDAP）[80a]或拔牙区疼痛，临床检查及影像学检查多无明显异常。两篇关于非典型牙痛的系统性综述显示非手术根管治疗或者根尖手术后，与局部炎症反应无关的、持续超过6个月的疼痛发生率为3.4%[130a]。这种疼痛的病理生理改变尚无定论，但它可能与接受治疗者的周围感觉神经传入阻滞有关。非典型牙痛诊断较为困难，除了参考正常的影像学检查结果，主要依靠病史和临床检查。有些患者根尖周炎和非典型牙痛症状紧密相关。Pigg等[146a]对20例非典型牙痛患者研究显示，所有患者在不适区域至少有1颗牙曾接受侵入性治疗；30颗牙齿中有21颗曾行根管治疗。研究者同时发现60%的患者无根尖周病变，而CBCT对于根尖周病变的检出率较传统根尖片高17%。该研究表明，CBCT可在做出诊断时作为传统2D影像的有效补充（图2-15）。

　　对根尖周病变进行3D成像，可发现病损与牙齿及其他解剖结构（如血管束）的位置关系，得到病损有无侵袭性等信息。结合这些信息以及牙髓活力测试，有助于进行治疗方案的合理制订。

根管治疗失败的诊断

　　根管治疗失败有诸多原因，包括治疗过程的失误、遗漏根管或者难治性根尖周病变。了解根管治疗失败的原因可以尽量纠正过往错误，有助于对这些失

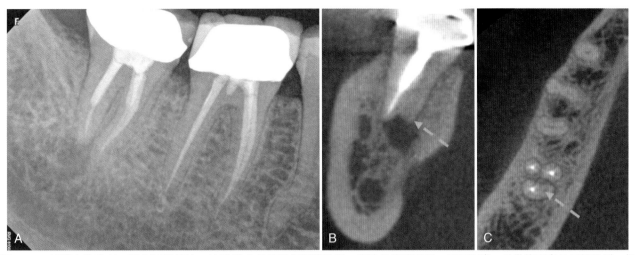

图2-16　38岁女性患者，因47不适就诊，该牙10余年前曾行根管治疗。叩诊及咬诊不适，牙周正常。显微镜下未见牙根纵裂。根尖片（A）提示患牙曾行根管治疗；远中根管内可见根管桩，远中根尖周可见直径约5mm单房性、弥散性密度减低影。同时拍摄CBCT，矢状面（B）及轴面（C）影像提示遗漏远颊根管。（采用0.076mm体素获取并重建影像，成像设备为CS 9000 3D unit，Carestream Dental，Atlanta，GA）

败病例进行合理的再治疗。在一些病因不明的需要再治疗病例中，运用CBCT可获取用以制订治疗方案的足够信息（图2-16）。该技术尤其适用于观察未经预备和未充填的根管、根管超填情况以及根尖周是否存在骨缺损及缺损范围。CBCT和根尖片检测已根充根管有无带状穿孔的灵敏度均较低[51]。X线阻射的根管内充填材料可造成条纹状伪影，易与折裂线或穿孔混淆[166,198]。

牙根纵裂

　　牙根纵裂沿着牙齿纵向延伸，临床诊断较为困难。根管治疗后，牙根纵裂的发生率为8.8%～13.4%[61,174,196]。裂纹通常沿颊舌向延伸且局限于牙根，因此影像片上很难发现。当X线与裂纹平行时在传统根尖片上有可能发现裂纹[153]。由于难于诊断折裂程度以及折裂部位，常导致拔牙时并无充分根据。随着CBCT在牙科的使用，已有很多关于其用于牙根纵裂的诊断的研究。有报道称CBCT诊断牙根纵裂的灵敏度为18.8%～100%[115]；而传统根尖片的灵敏度为37%[48,75]（图2-17）。有研究利用CBCT对临床难以诊断的牙根纵裂进行诊断[48]。在空间分辨率为76～140μm时可成功发现牙根纵裂。但是，有如此高分辨率的仪器只有少数。对比不同CBCT系统诊断牙根纵裂的能力发现，具有平板探测器（flat panel detectors，FPDs）的CBCT设备较基于图像增强管/电荷耦合器件（image intensifier tube/charge-coupled device，IIT/CCD）的探测器更具优势；较小的视野及沿轴向读片可增加牙根纵裂的检出[76]。传感器技术的不断进步及FPDs的使用，提高了图像分辨率。这些设备的体素尺寸较小。以0.2～0.4mm层厚检测牙根纵裂时，CBCT比数码影像更准确[133,138]。根充材料使得CBCT诊断牙根纵裂的特异度降低[75-76,95]；这与阻射性根充材料可造成类似于折裂线的伪影有关[198]。

评估解剖结构及复杂形态

　　CBCT大大提高了对牙齿结构异常、牙根形态、根管解剖的准确定位和可视化程度。对3个方向的断层的阅读使得根管弯曲、额外根管、根管内结构异常（如阻塞、狭窄、分叉）显示更加清晰，特别是当层厚薄至0.076mm时。检查者可从颊侧至腭侧以0.076mm层厚逐层读图并且调整观察角度，此时重叠于上颌牙根尖的颊侧骨板和颧突的视觉阻挡几乎消失（图2-18）。

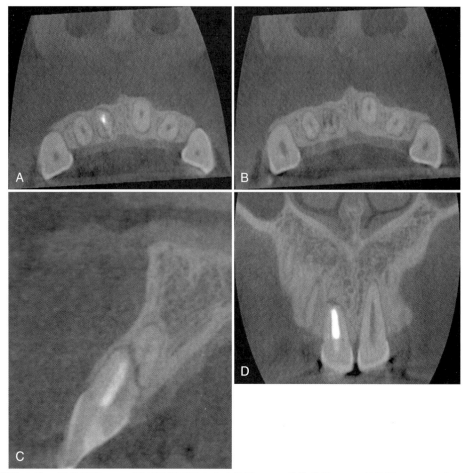

图2-17 曾行根管治疗的11牙根折裂。A，轴面影像可见高密度伪影。B，排除伪影。C，斜位视图。D，类冠状面视图。（采用0.076mm体素获取并重建影像，成像设备为CS 9000 3D unit，Carestream Dental，Atlanta，GA）

牙齿结构异常

CBCT已用于对各种具有复杂形态的牙齿结构异常（如牙内陷）的诊断和治疗[131]。瑞典青少年牙内陷患病率高达6.8%[14]。牙齿结构异常具有复杂性，因而传统影像诊断较为困难[137]。在CBCT用于牙内陷的诊断和治疗的病例报告中，所选择的治疗方案包括了保留内陷组织的根管治疗、根尖周病变的手术治疗以及去除内陷组织后行再血管化治疗（图2-19）[124,185]。

根管系统形态

正如平时所言，自然界很少形成直线且永远不会产生两个完全相同的物体。这一点在根管系统的形态上得到了很好的印证。由于经常出现异常的、非典型的牙根形态和数目，因此有时医生在看到2D影像后要做进一步探查（图2-20）。大量体外研究表明根管系统存在变异[57,147,182-183]。这些研究结果提示根管系统形态具有明显种族差异[3,72-73,128,187]。CBCT明确根管系统形态的能力与根管染色及透明处理相当[125]，并且CBCT研究显示了根管系统在种族间的差异[126,173,197,199]。

术中及术后判断根管治疗并发症
根管超填

CBCT扫描可以通过检查不同平面中牙齿及其支持组织的3D影像来观察根管治疗并发症。关于根管治疗并发症后果的高质量研究较少[176]。不过，普遍认为根管超填会导致下牙槽神经束（IAN）（图2-21）或上颌窦等重要结构的损伤，造成明显的术后并发症[24-25,60,64]。

根管治疗时，对距下牙槽神经较近的病例应特

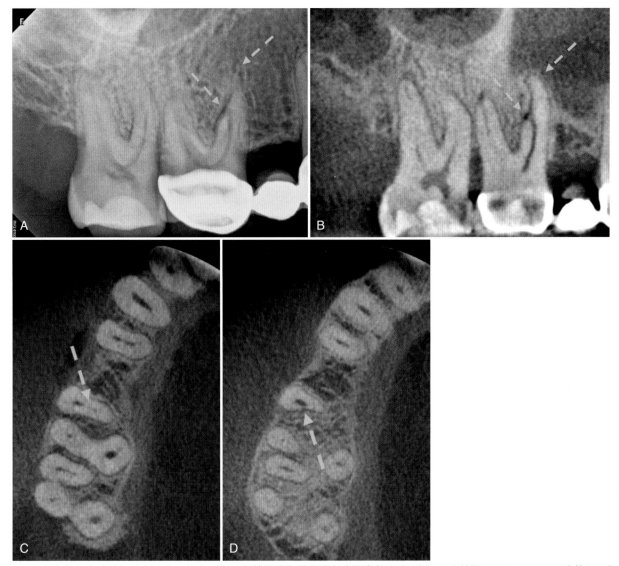

图2-18　患者于急诊拔髓后寻求诊治。根尖片提示根管根尖与影像学根尖距离较大（A），因此拍摄CBCT。CBCT可清楚显示根管根尖和影像学根尖（B）、可见近中副根管和峡部（C），以及椭圆形根管（D），上述发现有助于治疗。（采用0.076mm体素获取并重建影像，成像设备为CS 9000 3D unit，Carestream Dental，Atlanta，GA）

别关注，因为直接创伤、机械挤压、化学神经毒性以及10℃以上的温度升高均可导致不可逆的神经损伤[51,68,71,179]。Scolozzi等[162]报道感觉神经障碍包括疼痛、麻木、感觉异常、感觉迟钝以及感觉减退等[162]。下牙槽神经位于筛状骨构成的下牙槽神经管内，其在下颌升支内斜行，水平穿过下颌体至颏孔及切牙孔[8]。下牙槽神经有许多变异，比如形成前袢和双叉下颌管[35]。Kovisto等[97]对139名患者进行CBCT测量分析，发现下颌第二磨牙根尖距离下牙槽神经最近。女性下颌第二磨牙近中根距下牙槽神经较男性更近，所有受试者的根尖到下牙槽神经的距离随年龄增

大而增加。同一患者左、右侧牙根至下牙槽神经距离具有高度相关性；所有成人的牙根距下牙槽神经的平均距离为1.51~3.43mm[97]。与下颌第二磨牙相关的治疗最易损伤神经[106]。对根尖距下牙槽神经较近的磨牙进行根管治疗时，为了判断是否需要常规行CBCT检查，需要对其风险与益处进行进一步研究。Porgrel[148]利用7年时间回顾了61名根管治疗累及下牙槽神经的患者。其中8名患者无症状，42名患者有轻微症状，术后跟踪3个月仅10%患者症状有改善。5名患者在48小时内接受了手术治疗并且痊愈。6名患者在10天至3个月内接受手术治疗，其中4例部分恢复，其余2名患者症

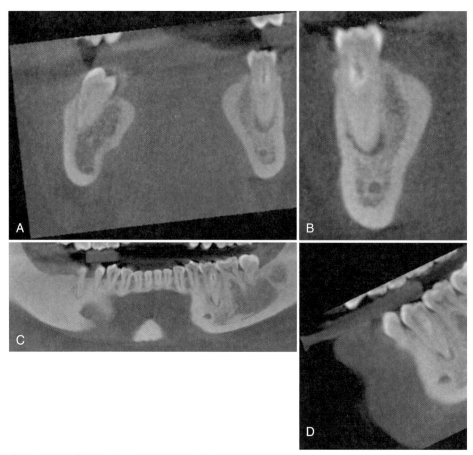

图2-19 A，35牙中牙，冠状面断层图。B，冠状面视图。C，CBCT图像全景重建。D，矢状面视图。（采用0.076mm体素获取并重建影像，成像设备为CS 9000 3D unit，Carestream Dental，Atlanta，GA）

状无改善[148]。

高分辨率磁共振成像（MRI-HR）、磁共振神经成像（MRN）等新的影像学技术有助于在下牙槽神经管内，把下牙槽神经束从周围的动脉和静脉中分辨出来。MRN研究表明，在外科神经探查术前运用该方法，可明确神经连续性并定位神经周围结构对神经的压迫。术后根尖片应在根管治疗完成或怀疑医源性损伤的当天进行，并评估任何可疑的下牙槽神经或其他重要组织结构损伤。只要根尖片、曲面断层片提示可疑下牙槽神经创伤，或患者自述有神经损伤症状时，应考虑拍摄CBCT明确诊断。普遍认为应立即进行外科清创以最大限度地促进恢复[51,149]。随着MRI应用于牙科诊断，预计该方法将越来越多地用于诊断及治疗方案的制订。MRI不仅无电离辐射暴露，除了可检测到根尖区炎性渗出外，还可显示目标牙齿的血管分布。目前为了提高颌面部及牙齿磁共振的图像质量，接受器线圈不断被改进。

根管治疗器械、根管冲洗液、根充材料及牙根意外进入上颌窦的情况已有许多报道。异物进入上颌窦导致的严重后果包括疼痛、感觉异常以及曲霉病（已证实是一种罕见的根管治疗并发症）[16a]。Guivarc'h等[71a]指出氧化锌丁香油水门汀等含重金属的根管封闭剂超填可能使免疫缺陷患者发生真菌感染，导致骨破坏并损伤邻近结构。该病例报告在术前及术后6个月用CT对患者进行了评估[71a]。Brooks及Kleinman[26]报道了使用CBCT辅助定位取出超填上颌窦及其周围软组织的注射式热塑牙胶。

器械分离

在根管治疗的任何阶段均可能发生器械分离。临床研究显示，每个根管或每颗牙齿的器械分离发生率为0.39%~5.0%[44,135]。器械分离较易发生在磨牙根管治疗中，其中以下颌磨牙根尖1/3处发生率最高[4,40,103,127]。一项系统综述和Meta分析结果显示，当按照高标准进

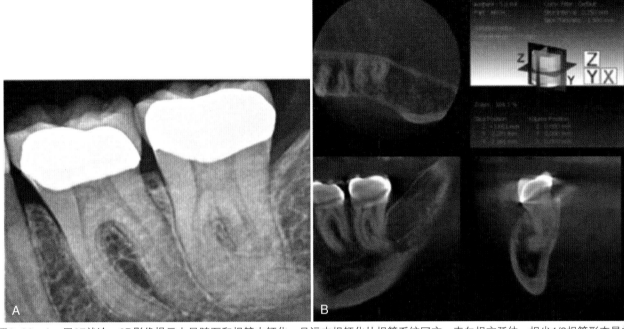

图2-20 **A**，因37就诊。2D影像提示大量髓石和根管内钙化，且远中根钙化从根管系统冠方一直向根方延伸。根尖1/3根管形态异常且弯曲。CBCT有助于了解根管系统形态，以建立牙髓通路。**B**，37 CBCT图像。可通过轴面、冠状面、矢状面图像了解根管系统形态。轴面图像提示近舌根在根尖部水平走行。这为根管清理及成形前的治疗提供了有价值信息，也增加了疗效的可预测性。

行根管治疗时，器械分离并未使患牙的预后显著降低。术前影像片未见根尖周异常的患牙发生器械分离后，92.4%仍保持健康状态；如果患牙术前存在根尖周病变，80.7%根尖周病变仍然愈合。但是该研究中，术前及术后根尖周病变变化的判读是以2D根尖片为依据，这使得上述研究结果可信度降低[134]。其他研究表明，若根管系统无法彻底消毒、术前存在根尖周炎或根管治疗操作不规范，则器械分离后根管治疗失败的风险将会提高[39,91,168,170]。特别是对于使用根管显微镜无法直视的分离器械，使用CBCT定位根管内分离器械并评估根管系统形态有助于制订分离器械取出方案。若分离器械卡在了带状根管的舌侧，可将器械自颊侧伸入根管建立旁路，并取出分离器械，而不至于使分离器械向根尖方向移位。不借助CBCT的情况下，如可以直视分离器械，85.3%病例可通过建立旁路取出器械；但是，若不可直视分离器械，仅47.7%病例可取出器械（图2-22）[127]。当器械分离发生在根尖1/3

时，取出的概率最低，若此根管与其他根管相通，可通过对其他根管进行治疗，充分封闭分离器械所在根管的根尖1/3[63]。目前尚无研究报道通过CBCT定位取出分离器械的成功率。

钙化根管

根据Pew研究中心数据，到2030年美国每天将会有10000人达到65岁，美国65岁及以上人口数将从2005年的3700万增至2050年的8100万（见第26章）[82]。由于根管系统的钙化随着年龄增加而增加[69]，人口老龄化给临床治疗带来越来越多的挑战，这可能导致更多的无法扩通的根管成为微生物的温床[19,88]。冠部髓室随着年龄增长而减小，后牙髓室顶及髓室底钙化速度更快[184]。通常钙化首先发生在根管的冠方，越向根尖方向钙化程度越低。放大及照明设备对于钙化根管的定位及治疗至关重要，CBCT可辅助治疗[16]。使用CBCT软件测量功能对钙化牙齿进行术前评估，有助于在髓

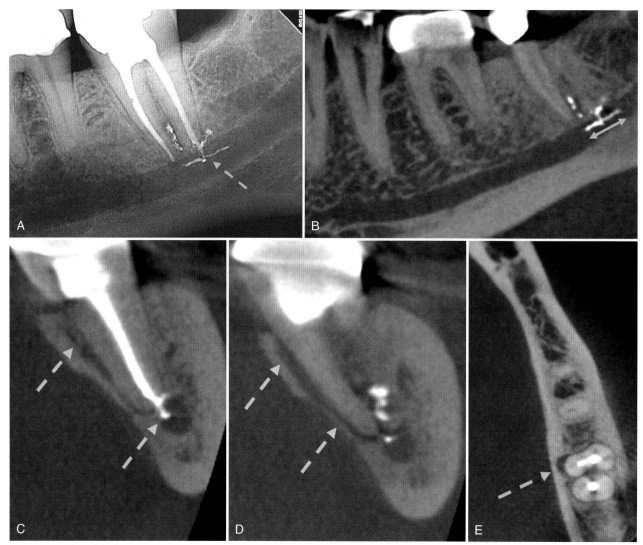

图2-21 64岁男性患者，因37咬合不适就诊。6个多月前曾行根管再治疗，随后出现下牙槽神经分布区域一过性感觉异常及感觉迟钝，症状持续1周。牙周探诊及显微镜下检查暴露根面均正常。根尖片提示超填物的大致位置，提示封闭剂超出根管（A，黄色箭头）。采用校正矢状面视图（B，黄色箭头）以及校正横截面视图（C，黄色箭头）评估下牙槽神经管内长约3.4mm的异物的确切位置。校正横截面视图同时提示自根尖区至牙槽嵴的密度减低影累及舌侧骨皮质（C，蓝色箭头；D，黄色箭头）。校正轴面视图提示同样的病变（E，黄色箭头）。患牙拔除后可见牙根远中偏舌侧存在纵裂。（采用0.076mm体素获取并重建影像，成像设备为CS 9000 3D unit，Carestream Dental，Atlanta，GA）

室底探查根管口，以及在钙化根管内寻及原始根管通路。将根管预备器械或根充材料等影像学阻射标记物插入根管内，结合3D成像，可辅助钙化根管的定位。CBCT的高灵敏度及特异度还有助于明确钙化根管的根尖周状况，这样无须干预的钙化根管就可避免可能发生的预备通路偏移、器械分离及牙根穿孔等情况[83]。性别及种族相关的根管系统形态变异可进一步加剧钙化根管定位的难度[163]，在这些病例中，CBCT是放大及照明设备的重要辅助方法。

穿孔定位

穿孔定义为"根管系统与牙齿外表面的机械性或病理性连通"[6]，它通常为医源性意外事件[159]，占所有未愈合病例的10%[85]。牙根穿孔可由桩道预备、寻

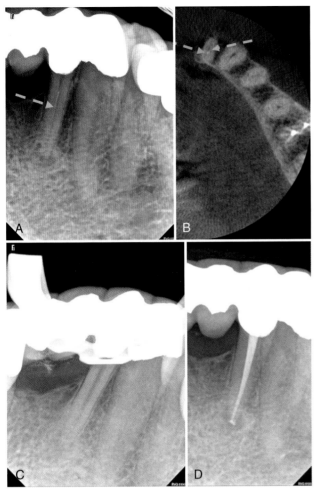

图2-22 根管预备时可能发生器械意外分离。根尖片（A）提示32根中部手用不锈钢锉分离。为辅助再治疗，用CBCT来定位分离器械在舌侧根管内的位置（B，黄色箭头）。可见患者颊侧根管（B，绿色箭头），随后的根管预备使得分离器械得以取出（C），保证成功完成治疗（D）。（采用0.076mm体素获取并重建影像，成像设备为CS 9000 3D unit，Carestream Dental，Atlanta，GA）

找钙化根管、根管预备中的带状穿孔以及尝试取出分离器械导致。传统影像难以获得颊舌侧信息，故很难定位穿孔部位[195]。Shemesh等[166]比较了CBCT和使用荧光板的双角度偏移投照根尖片检测侧压法根充治疗后牙根穿孔及带状穿孔的灵敏度及特异度。他们发现两种方法特异度相似，但CBCT灵敏度更高。单角度偏移投照根尖片检测出了40%穿孔，而双角度偏移投照检测出了63%穿孔，这表明若仅采用传统根尖片检测穿孔，双角度偏移投照更优。传统根尖片及CBCT所检测出的牙根穿孔例数并无显著差异。研究者指出，穿孔

范围较小，且充填方式不易将材料推出穿孔外，都对研究结果有影响[166]。CBCT影像受到根管充填材料及修复材料（如牙胶尖、根管桩、穿孔修复材料）的影响可出现线束硬化伪影，这给判读牙根完整性带来困难。Bueno等[29]提出，逐层阅读轴向图层的策略可降低线束硬化的影响。阻射性较低的新型根管充填材料和改进的CBCT软件算法将减少伪影的形成。

牙及牙槽外伤

流行病学数据显示面部外伤多发，导致牙列损伤的原因包括57.8%的日常玩耍外伤、50.5%的运动伤、38.6%的工伤、35.8%的暴力行为、34.2%的交通事故、31%的不明原因事故[62]。牙外伤发病率随人群而异，但这些损伤在7～10岁儿童中最常见（见第20章）[13]。牙外伤累及1/4学龄期儿童以及约1/3成年人，大多数外伤发生在19岁以前[65]。约80%的牙外伤病例有上颌中切牙的损伤，其次为上颌侧切牙及下颌中切牙[9]。乳牙列最常见外伤为牙脱位，恒牙列外伤主要为冠折[98]。应综合考虑牙齿、牙周膜及相关结构的情况以判定外伤对牙本质-牙髓复合体损伤程度的影响（图2-23）。牙外伤可能引起严重的长期并发症[5,42]。

口腔颌面部外伤可导致乳牙列及恒牙列的下列损伤：（1）釉质裂纹；（2）冠折，包括简单冠折及复杂冠折；（3）冠根折；（4）根折；（5）牙震荡；（6）半脱位；（7）侧方脱位；（8）嵌入性牙脱位；（9）部分牙脱出；（10）牙撕脱[12]。国际牙外伤协会牙外伤治疗指南指出，使用CBCT对于牙外伤患者的评估和检测具有优势，特别是对于侧方脱位及根折病例[45]（指南见www.dentaltraumaguide.org.）。牙槽骨内根折通常累及男性恒牙列，但很少见，占牙外伤的0.5%～7%[12,41,67,132]。根裂诊断较为困难，大量文献报道使用传统2D根尖片诊断根裂有很多不足[38,45,96,136]。一项回顾性研究显示牙外伤主要累及上颌中切牙（68%）及侧切牙（27%），仅5%累及下颌切牙。该回顾性研究结论认为CBCT在辅助制订治疗计划方面优于仅采用根尖片[191]。至少7项实验室研究以及1项动物实验研究指出CBCT诊断根裂优于根尖片[75-76,84,114,133,189]。在一项临床研究中，Bornstein等[23]检查了38名患者44颗牙槽骨内恒牙根折。其中68.2%牙齿斜行折裂至牙根的颈1/3，这与之前仅采用根尖片辅助诊断的研究得出的结论不同。CBCT较口内根尖片和咬合片更有利于判读牙根折裂线的位置及角

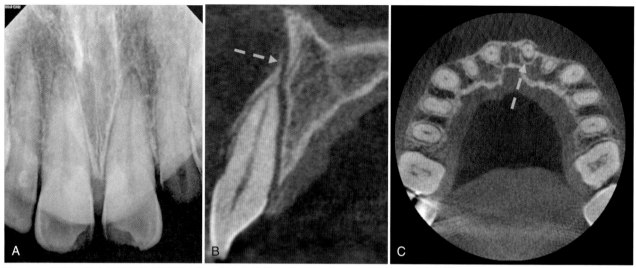

图2-23 双侧上颌中切牙外伤后可见冠折。根尖片提示21脱出（A）。CBCT显示牙槽骨骨折（B，黄色箭头）以及牙齿移位程度（C，黄色箭头）。（采用0.076mm体素获取并重建影像，成像设备为CS 9000 3D unit，Carestream Dental，Atlanta，GA）

度[23]。

　　一些研究表明，体素尺寸大于0.3mm时低分辨率的CBCT扫描无法提高影像学诊断的准确性[76,189]。Wang等[186]的研究发现根尖片诊断根裂的灵敏度和特异度分别为26.3%及100%；而CBCT分别为89.5%及97.5%。对于根管充填后的牙齿，CBCT的灵敏度降低但特异度不变，而2D影像的灵敏度及特异度均无改变[186]。对于可疑根折及牙槽骨骨折的病例，CBCT可提供牙列及支持骨组织的无变形、无解剖结构叠加的影像，从而辅助牙外伤的治疗[37,107,157]。CBCT影像检测牙槽突内根折的灵敏度优于根尖片，这使得其可用于检测牙齿及牙槽突移位，包括对上颌窦及鼻底等口周组织损伤的检测[89]。根管内充填材料及根管桩的存在可导致伪影的产生，从而影响诊断特异度[76,114]。采用CBCT可更准确地比较目标区域病变随时间变化的情况[74]。

　　根折的愈合情况受许多因素影响，其中最主要的是牙根发育阶段，发育未完成的牙根比发育完成的牙根预后更好[59]。其他影响愈合的因素包括牙齿移位程度及复位情况、牙弓夹板的类型、抗生素的使用以及牙根折裂线的位置。Andreasen等[11]评估了牙槽内根折患牙长期预后。该研究发现愈合类型（如硬组织融合、牙周膜深入折裂区域伴或不伴骨组织生长）以及

折裂线所处的位置对牙齿最终是否缺失影响最大。当不宜放置根尖片时，或者使用根尖片检查目标区域需要放射剂量更大，或怀疑牙槽内或其他支持组织折裂但用根尖片无法获取足够信息时，应考虑CBCT[89]。

　　是否采用CBCT评估牙外伤应基于预期诊断并遵循"放射剂量尽可能低"的原则。应采用大小及形状最适合的探测器和射线投照范围，选用能产生高分辨率影像、并尽可能减少X线暴露的射线准直装置[158]。无论何时，应牢记儿童及青少年较成年人更易受到辐射影响，使用CBCT时应能够查明低剂量根尖片及曲面断层片无法解决的特定临床问题[79]。有研究比较了新的低剂量CBCT与常规CBCT两种方法获得的影像，结果表明该新技术采用先验图像约束和压缩感知技术，从而可减少10～40倍的放射剂量，可以大幅度减少投影数量和所需X射线管电流水平（图2-24）[100]。

牙根内、外吸收

　　大多数医生都清楚牙根广泛吸收的患牙长期预后不佳，这一点也应该告知患者。根管治疗通常可以解决这些问题，且通常来说，早期就诊者预后较好。CBCT能给医生提供牙根吸收的更多信息，从而协助制订更合理的治疗计划。

　　如第16章所述，由破牙本质细胞、破牙骨质细胞

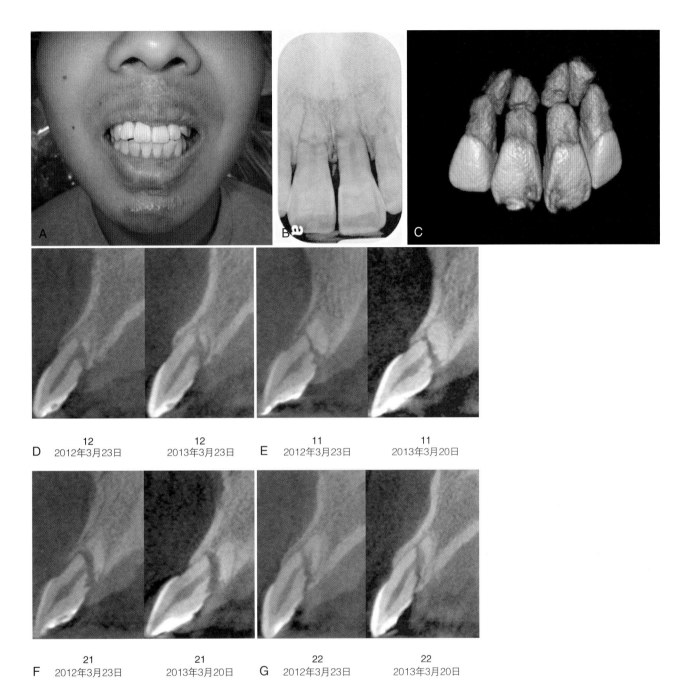

图2-24 外伤（A）导致22岁男性患者上颌中切牙及侧切牙牙根水平折裂。外伤后9个月拍摄根尖片（B）。外伤后患牙曾行松牙固定；牙齿颜色正常，牙髓活力测试正常。所有外伤牙均有轻度松动。12（D）、11（E）、21（F）及22（G）牙根折裂线特征可通过校正矢状面图像（C，3D重建图）显示。外伤时、12个月及30个月时的影像学检查没有明显变化。根据目的调整参数可采用更低电压、电流获取CBCT图像，这可降低20%放射剂量。（采用0.076mm体素获取并重建影像，成像设备为CS 9000 3D unit，Carestream Dental，Atlanta，GA）

及破骨细胞的作用导致牙本质、牙骨质及骨的丧失被称为牙根吸收[15]。除了病理性吸收外，在乳牙列中也存在正常生理性吸收。恒牙列中的牙根吸收多由炎症引起[36,52,141]。成年人牙根吸收治疗是否成功取决于临床和影像学检查以及早期定位并准确诊断[142]。但是，如果不能通过治疗去除引起牙根吸收的原因，患牙预后通常较差[140]。尽管根尖片平行投照有助于定位牙根吸收部位[86]，但只有CBCT能够反映牙根吸收的真实大小以及部位[36,140]。口内根尖片可导致51.9%病例出现假阴性结果、15.3%病例出现假阳性结果[122]。判断是否发生牙根吸收时应基于放射量尽可能小并可准确检测吸收发生的检测方法[140]。使用CBCT评估牙根吸收避免了3D结构的重叠和压缩。Patel等[140]采用受试者工作特征（receiver operating characteristic，ROC）曲线（诊断实验的标准方法）比较了根尖片及CBCT诊断牙根吸收的灵敏度及特异度。根尖片结果等级为"满意"（Az 0.78），而CBCT为"极好"（Az 1.00）[140]。

尽管文献对牙根吸收有多种分类体系，而本章根据吸收发生的部位，将炎症反应导致的牙根吸收分为两组：牙根内吸收及牙根外吸收[177]。牙根内吸收发生相对较少，通常可在常规根尖片或全口曲面断层检查中发现[102,139]。它表现为牙髓腔呈现为边界清晰的卵圆形或圆形增大透射影[32]。牙根内吸收通常无临床症状，吸收区冠方牙髓通常已经坏死，而吸收区牙髓仍有活性或部分有活性[140]。这些病变易与根管外侵袭性牙颈部吸收混淆，因为两者影像学表现相同。CBCT有助于定位牙根内吸收部位并明确吸收区域大小。在Estrela等[52]的研究中，40位研究对象接受了48张根尖片及CBCT扫描[52]。根尖片对牙根内吸收的检出率为68.8%，而CBCT检出率为100%。传统根尖片对于吸收范围在1~4mm的病例，检出率仅为52.1%，而CBCT检出率为95.8%。该研究与其他研究都证明了断层影像在诊断中的价值[36,105]。Kim等[92]采用牙齿模型准确再现了牙根内吸收的部位及范围。尽管由于方法所限，鲜有采用人工制造牙根内吸收的模型进行研究，但Kamburoglu及Kursun[90]指出高分辨率CBCT较低分辨率CBCT更易检出模拟的小型牙根内吸收的改变。

牙根外吸收常为特发性，但严重的牙脱位和完全脱出可导致外吸收的快速发生，因此应及早治疗[47]。目前使用CBCT监测牙根外吸收的时机尚无充分证据支持。牙根外吸收多发于对放射线较为敏感的年轻人，

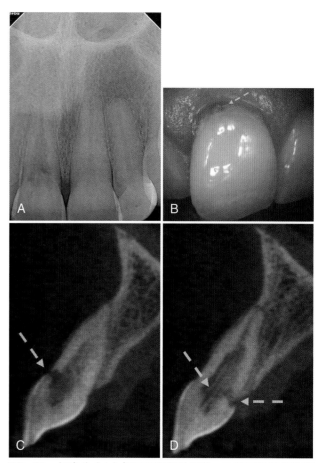

图2-25　根尖片（A）提示牙颈部外吸收。肉眼可见特征性病理改变（B）。CBCT可用于判断吸收的程度以及牙齿是否可修复。在牙根唇（C，黄色箭头）及腭（D，黄色箭头）侧釉牙骨质界处可见穿孔。完整的前牙本质层（D，蓝色箭头）是该病变的特征性表现。（采用0.076mm体素获取并重建影像，成像设备为CS 9000 3D unit，Carestream Dental，Atlanta，GA）

因此难以判断多次扫描的必要性。牙根外吸收可分为根面吸收、炎症性外吸收、替代性外吸收、颈部外吸收以及一过性根尖破坏（图2-25）[141]。由于这些病变通常伴有骨吸收，这使得实验室研究结果与临床实际可比性较差，因为牙周膜及骨组织的变化可提高外吸收在影像学上的检出率，而这些变化不会在实验室检出。牙根内吸收与外吸收较难区分，即使拍摄多张不同角度X线片也是如此。采用传统影像学方法很难观察到早期牙根外吸收，无法检测到直径小于0.6mm、深度小于0.3mm的病损。提高邻面病损的可视化程度后，在13个病例中发现了6例中等大小的病损（不考虑根尖1/3的检查）[10]。

若牙根外吸收部位局限于根的颊、舌/腭面，则很难发现该病损[20,66]。Liedke等[105]对不同体素尺寸（0.4mm、0.3mm、0.2mm）的影像对牙根外吸收的诊断能力进行了系统评估，发现不同体素尺寸诊断的灵敏度及特异度较为接近；但是0.3mm及0.2mm组的检出率更高。研究者建议采用0.3mm体素尺寸，而不是0.2mm，因为这样可以减少扫描时间并降低放射剂量[105]。尽管体素尺寸是一个重要影响因素，不同检测器的信噪比、放射剂量、阅片环境、影像处理算法同样影响到病损的检出率。

尽管许多体外实验检测了CBCT发现牙根吸收的能力，仍需要体内实验以证明其价值。

根尖手术术前片

当非手术根管再治疗无法使根尖周病变愈合时，常需进行根尖手术治疗。以往2D的胶片及数码根尖片是评估根尖区病损的唯一方法。但是这些影像无法为临床医生的手术提供足够的信息。如以下例子中，医

生无法观察到病损是否穿透颊侧或舌侧骨板，甚至也不能分辨出受累牙根。上述问题可通过应用CBCT来解决。多平面阅片使医生可以从轴面、矢状面及冠状面观察到病变及可疑原因。3D灰阶或彩色成像可帮助医生在术前观察到整个病损区域。相比于传统成像这是一个巨大的进步（图2-26）。

在制订根尖手术治疗计划前，必须考虑牙齿及相关病损与重要解剖结构的关系。这些解剖结构包括但不限于上颌窦、下牙槽神经管、颏孔、切牙孔以及舌/腭侧骨板。上颌后牙与上颌窦靠得很近，这可能导致牙源性上颌窦炎；上颌窦可发生从黏膜增厚至炎性积液的多种改变[110-111,113]。术前最好用CBCT影像评估上颌后牙根部与上颌窦关系以及上颌窦内变化[22,111,165]。

下颌后牙牙根和根尖周病变与下牙槽神经管的关系、下牙槽神经前袢的存在，以及下牙槽神经管距颊舌侧骨板的距离，均是下颌后牙外科手术的重要参考信息[21]。这些结构的3D关系最好通过CBCT进行评估[93]。有报道显示下牙槽神经管位置随年龄及性别

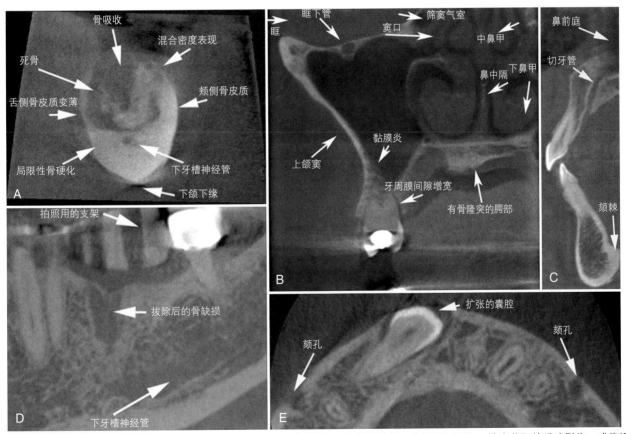

图2-26 A~W，采用CS 9000，CS 9300，以及i-CAT units获得的CBCT解剖特征。（采用0.076mm体素获取并重建影像，成像设备为CS 9000 3D unit，Carestream Dental，Atlanta，GA；i-CAT unit，Imaging Sciences International，Hatfield，PA）

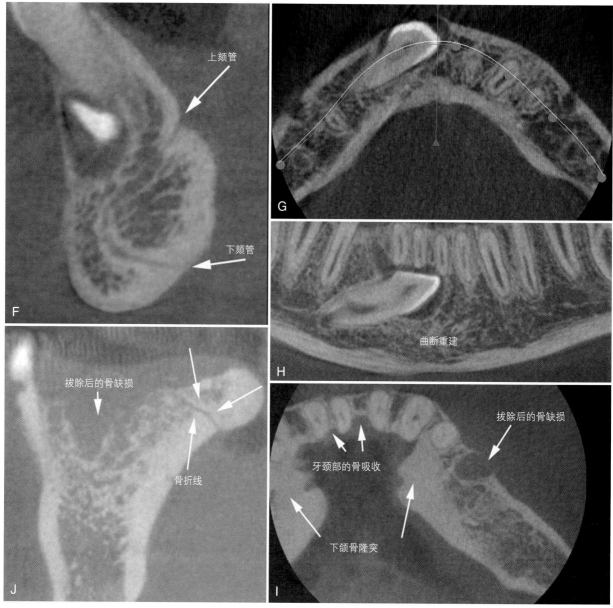

图2-26（续）

有所变化[97,167]。

治疗效果评估

报道显示，许多因素会影响利用根尖片和CBCT评估根管治疗的效果，包括患者纳入及排除标准[104]。长期以来，一直用根尖片及临床检查评估牙髓治疗是否成功，一般认为成功的标准是术后根尖周低密度影以及临床症状消失。但是，相比于CBCT，这些平面成像方法高估了治疗成功率[192a]，这是因为传统成像方法无法检出局限在松质骨或被较厚的骨皮质遮挡的

根尖周病变[18]。此外，影像变形、固定复查时间拍片比较，即使很注重平行投照，也可导致根尖片与CBCT影像存在差异[112]。一项基于888位患者的研究比较根尖片、全口曲面断层片以及CBCT用于诊断根尖周炎的灵敏度、特异度以及预测价值的研究显示，根管治疗后牙齿根尖周炎的检出率分别为17.6%、35.3%以及63.3%。当病变范围较大时，传统成像方法的准确性有所提高[53]。

不同研究中，影响根尖片和CBCT影像判断根管治疗效果的因素各具差异。Liang等[104]回顾评价了115

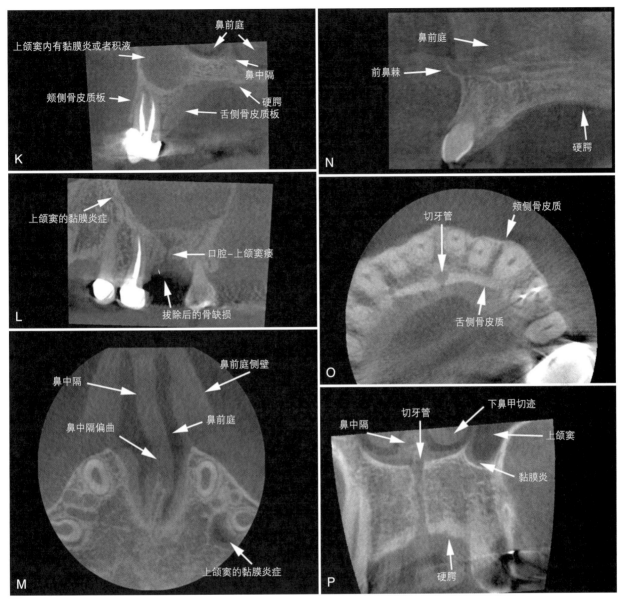

图2-26（续）

例活髓牙经牙髓治疗2年后的状况。术后2年随访率为36%，这与其他研究的随访率接近，但研究结果可能仍受到干扰因素的影响，因为术后有症状或患牙已经拔除的患者更可能不参与随访。这个失访队列显著降低了研究的可信度[59a]。根尖片仅发现12.6%的根尖周炎，而CBCT的发现率为25.9%。多因素Logistic回归显示，对于根尖片，根充的范围以及密度影响治疗效果，而应用CBCT时，根充的密度以及冠方修复的质量可影响治疗效果。根管治疗中使用断层影像提高治疗效果尚未得到高水平研究证据的支持。

影像评估方法的预测效能及诊断准确性对于牙科治疗至关重要。不同成像方法的诊断价值常取决于其显示出根尖周炎组织学类型的能力。de Paula-Silva等[143]使用根尖片、CBCT以及组织学分析，评估了83颗根管治疗术后或未经根管治疗的犬牙齿的根尖周状况。根尖片对根尖周炎的检出率为71%，CBCT检出率为84%，而组织学分析的检出率为93%。该研究结果已被相关研究佐证[27,70,150]。这些研究强调根尖片阴性预测值仅0.25，这意味着当根尖片提示根尖周正常时，实际上75%患牙已经患有根尖周炎。CBCT阴

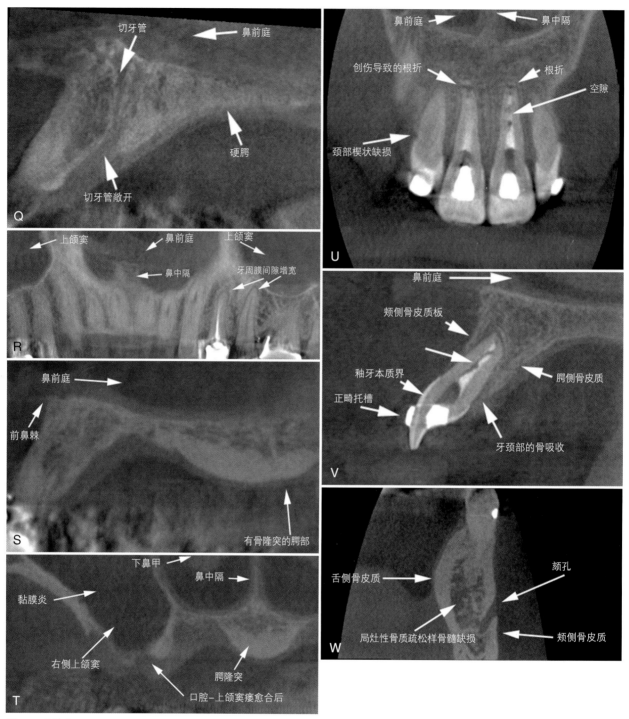

图2-26（续）

性预测值几乎是根尖片的2倍，但是，CBCT无法检测出局限于根尖孔周围的或骨缺损较少的根尖周炎。根尖片和CBCT与组织学检查相比，具有相似的阳性预测值，但CBCT检测的真阳性或真阴性患牙占总数的92%。

判断病例是否愈合应结合临床及影像学检查结果，并同时考虑到患者的风险因素、放射剂量以及操作成本（图2-27）。全身状态比较复杂且根尖周炎可能会加重对身体损害的患者（如正在接受化疗或者艾滋病治疗等有免疫系统功能障碍的患者，或者有关节假体和有感染性心内膜炎风险的患者），在考虑是否需要使用CBCT时，应该将这些因素纳入考量。美

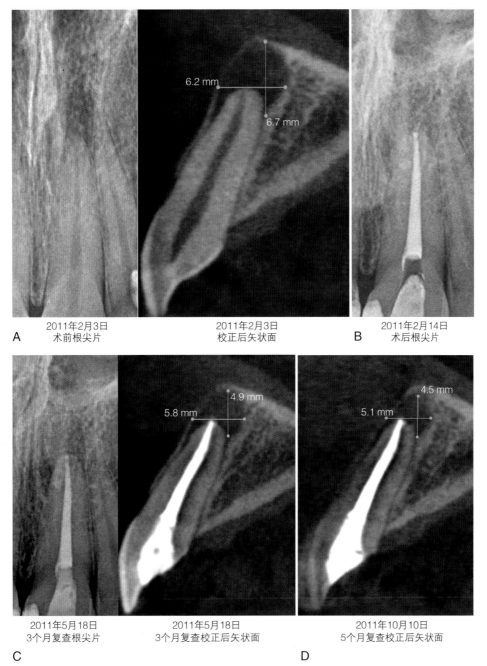

2011年2月3日
A 术前根尖片

2011年2月3日
校正后矢状面

2011年2月14日
B 术后根尖片

2011年5月18日
3个月复查根尖片

2011年5月18日
3个月复查校正后矢状面

2011年10月10日
5个月复查校正后矢状面

C

D

图2-27 这一系列影像展示了自行车意外发生几个月后21的情况。患者不适症状明显，感觉牙齿松动且伴有根尖处轻微肿胀。术前根尖片（A，左）和同期CBCT（A，右，校正后矢状面）中可见约6mm边界清晰围绕根尖的放射低密度影，与根尖周炎表现类似。看不到牙根或者牙槽骨折断的迹象。术后根尖片（B）提示根充理想。在3个月后复诊时，患者仍表示有持续的触碰敏感和牙齿松动。牙齿与对颌切牙有咬合过重的问题，医生已经对此进行调磨。因为3个月后的根尖片没有显示出任何根尖好转迹象（C，左），因此采用CBCT（C，右）来更清楚地展示愈合情况。根尖放射低密度区变小，显示正在愈合。5个月后的CBCT（D，校正后矢状面）显示持续愈合。为了遵守ALARA原则，没有拍摄根尖片。（采用0.076mm体素获取并重建影像，成像设备为CS 9000 3D unit，Carestream Dental，Atlanta，GA）

国牙周病学会曾发文阐述牙周病可能导致系统性疾病[156]。目前尚未明确根尖周炎和系统性疾病的科学关系[33]，但可以肯定的是，使用CBCT来检测牙体牙髓疾病将会有助于进一步探索两者之间的新联系[193]。

种植位点的评估

成功的种植位点评估需要以修复为导向[130b]，同时兼顾骨量、骨形状和种植体周边重要解剖结构的位置。美国口腔颌面放射学会曾建议放射学检查应该与病史、临床检查以及治疗方案规划相结合。应该将口腔全景片和根尖周牙片，而不是CBCT等断层影像方法，作为初步诊断依据。他们同时也肯定了曲面断层摄影在术前诊断阶段中的作用，因为断层影像技术在能接受的辐射量范围内提供最多的诊断信息。在使用CBCT时，应在提供足够诊断信息的前提下，选择最小的视野，用最优化技术参数，以遵守ALARA原则将辐射量降至最低[177a]。

CBCT可以低于毫米级别重现解剖结构，从而实现精确的设计和种植，改善了种植的临床效果[171]。目前文献支持用CBCT来进行线性测量，检测与重要解剖结构的距离，绘制牙槽骨形状和制作手术导板。但是在利用CBCT来检测骨密度、术中手术导航和评估种植牙的骨结合程度方面，尚需进一步研究确认[17]。

用CBCT数据进行种植规划使医生可以在治疗开始之前直观地看到最后结果，比较不同治疗方案并选取最优方案。拍摄影像的主要目的在于评估骨尺寸、骨质量、牙槽骨长轴、内部解剖结构和颌骨边界，检测病理特征，以及传递影像信息。除了鼻窦和下颌关节等口腔外部结构，我们还必须留意颌骨中是否有病变组织，如残留的牙根、炎症组织、脓肿和肿瘤[80]。在高度怀疑种植位点可能存在根尖周病变时，应该考虑使用CBCT做进一步评估[200]。

影像解读及读片环境

医学影像的解读本身也是一个很重要的医学技能。目前的研究在很大程度上依赖对感知现象本身，如心理因素、目光停留时间、视觉搜索生理学、搜索策略、读片环境的辅助以及视觉疲劳因素等进行解读，从而提高研究的可信度。理解这些问题或许会提高我们牙科读片的能力[155a]。

电子影像学在牙科范围内日益广泛的应用带来了工作程序的巨大改变及使用新的读取和记录方式的必要性。电子影像的读片环境非常容易获得，其改善也很重要，例如略微调暗周围的灯光（范围为25~40lux）[110a]。

CBCT的未来

21世纪的前10年见证了CBCT在各领域，尤其是牙科领域的广泛应用与发展。较低的辐射量、较高的立体清晰度、较小的视野以及相对低廉的价格使CBCT在某些特定病例中成为口腔颌面3D成像的标准方法。CBCT系统也在医学领域得到越来越广泛的应用，比如手术室、急诊科、重症监护室以及耳鼻喉科诊所。手术室专用的C形臂系统在介入性血管造影、癌症手术、血管手术、骨科手术、神经外科手术和放射治疗等临床情况下已有多年应用[55]。CBCT已广泛应用于耳鼻喉科和乳房成像领域，目前正在开发负重情况等极端条件下的成像。这其中的很多应用都是依赖于这些系统采用的任务导向性，这一原理受益于CBCT的2D平面探测器，使得用一个旋转的放射源去拍摄一个想要观察的区域变为可能，而不是MDCT所使用的采集多个断层切面重构一个3D容积的复杂且冗余的成像方法[164]。

以改善噪声功率谱和噪声等效量子为中心的新型高性能平板探测器和软件算法的引入将继续提高CBCT系统的效用。目前的研究领域包括：（1）图像感知和图像质量评价，进一步了解医生和牙医如何分析放射图像，从而改进诊断决策[172]；（2）使用复杂算法的迭代式重建来减少图像缺陷；（3）使用基于模型的3D图像重建和迭代软件的已知部件重建技术，在有诸如螺钉和植入物等金属装置的情况下减少图像伪影；（4）通过图像配准来对齐组织，进而在手术中进行导航和术后效果评估[120]；（5）用即时图像导航进行手术；（6）将正常和病变组织进行区域划分并允许体积测量（图2-28）。

总结

数码放射影像有诸多优点，已经成为很多牙医日常工作中不可或缺的工具之一。只要数码影像在显示器上出现，牙科影像软件就可以对影像进行加强，当

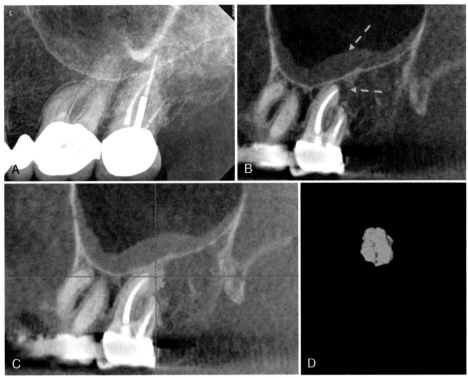

图2-28 使用断层切片比平面图像展示3D结构更能减少结构互相重叠影响读片的问题。27根尖片（A）没有任何病理特征。同期CBCT（B，校正后矢状面）可看到一个4.3mm×1.9mm、边界清晰围绕近中颊根根尖的低放射密度阴影，与根尖周炎（黄色箭头）表现相似。上颌窦区域也有中等程度的黏膜炎（蓝色箭头）。使用主动边界法（ITK–SNAP）对图像进行实验性半自动分割，可以测量病变实际大小（C），进而有助于长期对照（D）。该病变测量了85112个体素和38.1044mm³范围。（采用0.076mm体素获取并重建影像，成像设备为CS 9000 3D unit，Carestream Dental，Atlanta，GA；使用ITK–SNAP进行体积分割和测量，University of Pennsylvania医学院放射科）

然应当根据需要小心使用这项技术。已经证实不恰当地使用加强工具会对诊断产生不利影响[121]。如果使用为图形设计和图像操作所开发的各种软件包导出数字图像，则可以更改、添加或删除数字信息。DICOM标准是图像传递和保存的国际通用标准，这样每一张图像都可以标准化输出而不受各种专用软件的限制。DICOM确保所有图像在任何读取软件上可读，且没有丢失保真度和诊断信息。数码影像具有可修改的特性，因此可能被滥用。已有研究验证了使用虚假数码影像的可能性[31]。

目前尚缺乏对市场上不同传感器诊断性能的相关研究，它们或多或少存在空间分辨能力的差异。随着传感器技术的快速发展和频繁的软件升级，为达到某一诊断目的选择特定系统变得越来越困难。对最常用的固态传感器的总结文章指出，大部分系统与口内传统放射片的效果类似，但与传统放射影像不同的是，它可以对影像进行后期处理。其他重要因素还包括技术和客服支持的质量、软件和硬件升级的频率、传感器的大小和有效面积、实践中所需要的传感器数量（以及成本问题）、探测器量子效率（detector quantum efficiency，DQE），以及能否转化为标准DICOM格式来与其他系统无缝对接。除了便于瞬时图像捕获之外，CCD/CMOS传感器似乎可以提供目前最好的对比度和空间分辨率，因此被推荐用于牙体牙髓疾病的诊治。谨慎而恰当的图像处理能够进一步梳理出有用信息。如果是在大型医院或者开展多项专科治疗的大型民营诊所，以PSP为基础的传感器也许会在大范围成像上更经济实惠（如全口片）。但是，仍需要至少配备一两台CCD/CMOS传感器的机器，用于根管治疗等过程中的快速成像。

建议定期追踪有关数码放射影像和尖端成像技术的最新文献以跟随不断更新和发展的软硬件，与时俱进。之前的研究表明大部分数码影像，其中多数由早期传感器完成，在各项临床诊断中的表现可以与传统口内胶片相媲美。传感器技术的发展极大地提高了成像质量，且未来这一技术将会持续发展。而如何根据目的使用合适的影像处理参数，以减少辐射量并增加诊断信息将是未来的另一个发展方向。该过程若自动化，则可根据诊断任务更快、更一致地处理图像。目前这些技术已经广泛运用于临床医学放射学。

随着传感器特性改进和软件使用界面更加人性化，3D成像会进一步应用于临床诊治过程。随着图像的位深度和空间分辨率的提高，CBCT会在牙体牙髓治疗中得到更广泛的应用。同样重要的还有对图像的解读。未接受过局部解剖学专业训练的医生很容易忽略隐蔽的病变和邻近组织的伴发病变。图像的后期处理可以大幅度改变图像的特征，从而使得解读更加具有挑战性。另外，如果发现其他病变，有可能需要MRI、核医学，甚至MDCT等对软组织进行进一步影像学检查，必要时使用造影剂。

3D成像技术的出现给牙髓病医生提供了前所未有的工具，促进了交互式图像处理和增强，从而显著增加了获取的信息量。CBCT与传统放射片相比，变形、放大和伪影更少，与医用CT相比具有更少的放射剂量，这使得越来越多的医生不止将CBCT运用于长期随访和追踪愈合情况，也用于获得更加准确的诊断和制订治疗计划。应该提倡对CBCT以及其他有电离辐射的成像技术的合理使用。AAE/AAOMR的文章建议在牙髓治疗中使用CBCT[34]。该文章附于在本章末尾（附件）。

当医生使用不同供应商提供的产品时，质量保证就变得极为重要。但是目前这一点尚未实现。另外，具有独立的影像实验室的认证是现在美国政府和一些主要第三方保险报销医疗及牙科诊断检查费用的必要条件。有几个州正在考虑通过加强这项规定来防止CBCT被滥用。

同时，现在尚缺乏明确的参照标准。在使用CBCT之前，我们需要考虑适应证、禁忌证以及其他可能的影像学方法。这项技术也存在学习曲线，如对合适的位置摆放、放射参数的选择（以及有效放射量）、重建程序、基于诊断需求对后处理算法的选择、体素尺寸，以及花销等方面的考虑。目前文献在这方面的报道还不足以帮助我们制订牙科CBCT使用指南。

记录每个研究的放射剂量同样重要。美国跨学科认证委员会（Intersocietal Accreditation Commission）曾制订一套在牙科中安全使用CBCT的认证标准，确保这些机器的安全使用。在进行放射检查时，必须要使用最低放射剂量来使射线的随机伤害最小化，由于这种随机伤害没有阈值。放射没有所谓的"安全剂量"。在进行任何放射学检查时，须保证其利大于弊。所有放射检查影像都应仔细解读，因为邻近组织的信号也许会出现在照射目标范围内，包括小视野研究。为避免重复拍摄，应根据任务要求选择符合标准的拍摄条件。不管供应商报告的放射剂量有多少，一定要遵守ALARA原则优化特定检查的放射剂量。NCRP指南建议，在不对图像采集造成干扰的前提下，应使用甲状腺防护领和铅围裙。

附件：锥形束计算机断层扫描在牙体牙髓病中的使用指南2015年版：美国牙髓病学会和美国口腔颌面放射学会联合声明

Joint Position Statement of the American Association of Endodontists and the American Academy of Oral and Maxillofacial Radiology on the Use of Cone Beam Computed Tomography in Endodontics: 2015 Update

本声明由特别委员会编写，旨在修订关于使用CBCT治疗牙体牙髓病的AAE/AAOMR联合声明，并于2015年5月由AAE董事会和AAOMR执行委员会批准。

介绍

美国牙髓病学会（AAE）和美国口腔颌面放射学会（AAOMR）此次更新的联合声明旨在为临床医生在根管治疗中使用锥形束计算机断层扫描（CBCT）提供有科学依据的指导，该指南更新了自2010年版声明发表以来有关CBCT在牙体牙髓病学中的使用和研究进展[1]。本声明中的指导不能取代临床医生根据特定患者的条件和需求进行的个人判断。

牙体牙髓病影响患者生活质量，并且发病率较高。影像学检查对于牙源性和非牙源性病灶的确诊、患牙的根管治疗、生物力学机械预备、根管充填的术后评估和预后评估来说都至关重要。

长期以来，根管治疗中的影像学评价仅限于口内X线片和曲面断层片。这些影像学技术用2D成像展示3D解剖结构。如果几何空间结构中任何一个组分缺损，就可能会产生错误的影像[2]。在更复杂的情况下，通过改变不同投照角度可以弥补平行视差。但是，若解剖和邻近结构较为复杂，会增加2D影像解读的困难。

CBCT的出现使牙列、颌面骨骼和解剖结构3D关系的可视化成为可能[3]。与任何技术一样，CBCT也存在一些局限性，包括可能让患者受到更高的辐射剂量，可能产生伪影、更严重的散射和噪声以及剂量分布随投照范围变化而变化等[4]。

只有当患者的病史和临床检查显示利大于弊时，才能使用CBCT。在没有临床症状和体征的情况下，CBCT不能常规用于牙髓诊断或筛查。临床医生只有在低剂量2D X射线不能满足成像需求时才能使用CBCT。

容积大小/视野

市面上有许多CBCT品牌及型号可供选择。通常，CBCT根据其"视野"（FOV）的大小分为大、中、小3种容积单位。FOV的大小描述了CBCT的扫描容积，也决定了所能扫描的解剖学范围。FOV取决于探测器的大小和形状、光束投射几何形状以及准直光束的能力。在一定程度上，FOV应该仅略微大于目标解剖结构的范围。

通常，FOV越小，研究目标所受辐射剂量越低。射线准直器限制了目标区域的辐射剂量，并有助于基于疾病表现来选择最佳FOV。较小的扫描容积通常产生较高分辨率的图像。因为牙体牙髓病依赖于检测细微改变如牙周膜间隙的破坏，因此应尽量使用最佳分辨率[5]。

大视野CBCT成像的主要局限性是照射视野的大小，以及与口内X线片和具有恒定小体素的小视野CBCT相比，其分辨率降低[5]。体素尺寸越小，空间分辨率越高。此外，产生的总散射随FOV的减少而降低。最优的照射方案是使照射剂量最小化而不影响图像质量。如果低剂量照射可用于需要较低分辨率的诊断任务，就应采用这种方式，而没必要使用高剂量照射。

在牙体牙髓疾病中，目标区域较小并且在成像之前就已被确定。当用于辅助诊断牙髓疾病时，小视野的CBCT优于中等或大视野CBCT，因为对患者的辐射剂量较少、空间分辨率较高，并且容积解析量更小。

放射剂量的考量

为诊断任务选择最合适的成像方案时必须遵循ALARA原则，即应尽力让患者受到"合理范围内尽可能低"的有效辐射剂量。因为CBCT研究的辐射剂量高于口内X线片，医生必须考虑到这段时间内患者接受的总剂量。例如，若现在使用CBCT进行研究，是否能减少将来额外的拍片？建议使用最小的视野、最小的体素尺寸、最低的电流设置（取决于患者检测部位大小）以及与采集时脉冲曝光模式相关的最短曝光时间。

如果病变延伸超出了根尖周围区域或怀疑可能是全身病因引起的多病灶病变和/或临床上确诊为非牙源性的牙髓坏死，可以根据个案具体情况适当扩大放射区域。

随着CT在医学中的使用越来越多，应当特别关注的是儿童（包括18岁以下儿童）辐射过量的问题。AAE和AAOMR支持由儿童放射安全联盟组织的"安全放射"活动。该活动的目标是"改变做法；提高减少儿童影像中辐射剂量的意识"（有关使用CT的信息，请访问http://www.imagegently.org/Procedures/ComputedTomography.aspx）。

读片

如果临床医生对影像报告有疑问，应咨询口腔颌面放射科医生[6]。

建议

以下建议适用于小视野CBCT扫描。

诊断

牙髓病的诊断依赖于对患者主诉、病史并结合临床、影像学检查的全面评估。术前影像学检查是牙髓病治疗诊断的重要组成部分。精准的影像学诊断是临床诊断的有力支持。

建议1：口内X线片应作为牙髓病患者的首选影像学检查。

建议2：对有争议性或非特异性体征和症状的未行或曾行根管治疗的患牙，应首选小视野CBCT进行影像学检查。

理论依据

- 在某些情况下，临床和2D影像学检测具有不确定性。由于临床牙髓活力测试和口内X线片检查存在的局限性，无法确定牙髓病的病因。CBCT成像可以发现2D影像未能显示的根尖周病变[7]。
- 术前因素如根尖病变的存在与否以及其范围大小严重影响牙髓病愈后。当采用影像学标准判断治疗的成功率时，在影像学能检测到根尖周疾病之前进行根管治疗成功率更高[8]。
- 既往临床研究结果已经证实口内X线片和CBCT对原发性牙髓病的检出率分别为20%和48%。其他一些临床研究也得出类似结论，但百分比略有不同[9-10]。体外模拟根尖周病变的离体实验也得到类似的结果[11-12]。使用组织学评估作为金标准的体内动物研究结果也得到与人临床和体外研究中相类似的结果[13]。
- 根管治疗后持续的口内疼痛往往是一个诊断难题。比如持续性牙槽疼痛，也被称为非典型牙痛[14]。常规口内X线片和CBCT扫描对疑似非典型牙痛与症状性根尖周炎患者之间的差异进行诊断评估，发现前者没有根尖周骨破坏的影像学证据[15]。CBCT比常规X线片检出的根尖周骨丧失牙齿多17%。

初次治疗
术前
建议3：当初次治疗的患牙可能出现额外根管以及怀疑存在复杂的根管形态，如下前牙、上下颌前磨牙与磨牙的根管以及出现异常根管时，建议使用小视野CBCT。

术中
建议4：如果术前没有使用CBCT，当需要辨别根管间的交通支以及定位钙化根管时，建议使用小视野CBCT。

术后

建议5：口内X线片应作为术后即刻影像的首选方法。

理论依据

◆ 不同类型的牙齿之间存在解剖学差异。非手术根管治疗成功与否取决于根管系统的辨别、清理、成形和充填，以及最终修复体的质量。

◆ 2D影像一定不能显示牙根和根管的实际数量。研究表明CBCT获得的数据显示其和组织学检查之间有很强的相关性[16-17]。

◆ 2013年的一项研究中，检测MB-2根管时，CBCT的特异度和敏感度比口内X线片更高[18]。

非手术再治疗

建议6：在检测牙根纵裂时，若临床学检查与2D口内X线片不一致，建议使用小视野CBCT。

理论依据

◆ 进行非手术根管再治疗后，有牙根纵裂的病例预后明显较差。在大多数病例中，牙根纵裂的影像学指征多为特定方式的骨吸收或牙周膜间隙增宽，比直视下的牙根折裂更常见。当存在临床症状和体征时，可推荐使用CBCT诊断未进行冠部修复的牙根纵裂。

◆ 一项对用CBCT确诊为牙根纵裂的病例，且通过手术验证CBCT诊断结果的临床研究发现：CBCT诊断牙根纵裂具有较高的敏感度和特异度，敏感度达到88%，特异度达到75%[19]。一些病例系列研究表明，CBCT是诊断牙根纵裂的一个有效的工具。评价CBCT在检测牙根纵裂具有更高的敏感度、特异度、准确性和可重复性方面，体内研究和实验室研究结果一致[20-21]。所有CBCT系统对牙根纵裂的检出率明显高于口内X线片。但是，牙根纵裂能否检出取决于纵裂大小、充填材料和桩是否引起伪影以及CBCT的空间分辨率，因此对于所得结果应谨慎解读。

建议7：小视野CBCT可用于对既往失败的根管治疗进行评估，以协助医生决策是否需要进一步非手术治疗、手术治疗或拔除。

建议8：小视野CBCT可用于评价非手术根管再治疗患牙的并发症，比如根充材料超充、根管内器械分离、穿孔定位等。

理论依据

◆ 术前评估影响根管治疗效果的因素非常重要。Liang等[22]使用根尖片和CBCT对影响预后的因素进行评估，结果表明根尖片检查出18个牙根有根尖周病变（占12%），而CBCT则检查出37个牙根（占25%）；80%根尖片显示恰填的根管使用CBCT检查时显示欠填。与根尖片相比，CBCT在判断根管充填材料的长度和密度及根管治疗的预后时具有完全不同的价值。

◆ 制订准确的诊疗计划是牙髓再治疗的重要组成部分。不正确的、延迟的或不充分的诊断及治疗计划都会将患者置于危险之中，并可能导致不必要的再治疗。将CBCT和口内X线片检查诊断与诊断的金标准比较发现[23]，口内X线片的诊断准确率为36%~40%；而采用CBCT准确率达到76%~83%。需要注意牙颈部的内吸收和牙根纵裂经常会引起误诊。该研究中，有56%~62.2%的病例在医生回顾了他们的CBCT影像结果后改变了原来的诊疗计划，由此显示了CBCT对诊疗计划的显著影响。

手术再治疗

建议9：应使用小视野CBCT进行根尖定位及评估邻近解剖结构的情况，以制订术前治疗计划。

理论依据

CBCT已成为制订牙髓手术治疗计划值得推荐的辅助方法[24-25]。CBCT与根尖片相比，能准确直观反映根尖周病变的真实程度及其与重要结构和解剖边界的接近程度。

特殊情况

a. 种植体植入

建议10：外科种植体植入前推荐使用小视野CBCT[26]。

b. 外伤

建议11：当发生局部的牙和牙槽骨外伤、根折、牙齿脱位、移位和局部的牙槽突骨折时，可以选择小视野CBCT进行评估和处理，但当合并上颌面部组织缺失或者其他软组织损伤时，可能需要采用其他更高级的成像模式[27]。

c. 吸收性病损

建议12：在定位、鉴别内外吸收病损和选择

合适治疗方法、评估病变预后时推荐采用小视野 CBCT[28-29]。

参考文献

[1] American Association of Endodontists; American Academy of Oral and Maxillofacial Radiology. Use of cone-beam computed tomography in endodontics Joint Position Statement of the American Association of Endodontists and the American Academy of Oral and Maxillofacial Radiology. Oral Surg Oral Med Oral Pathol Oral Radiol Endod 2011;111(2):234-237.

[2] Grondahl HG, Huumonen S. Radiographic manifestations of periapical inflammatory lesions. Endodontic Topics 2004;8:55-67.

[3] Patel S, Durack C, Abella F, Shemesh H, Roig M, Lemberg K. Cone beam computed tomography in Endodontics—a review. Int Endod J 2015;48:3-15.

[4] Suomalainen A, Pakbaznejad Esmaeili E, Robinson S. Dentomaxillofacial imaging with panoramic views and cone beam CT. Insights imaging 2015;6:1-16.

[5] Venskutonis T, Plotino G, Juodzbalys G, Mickevičienė L. The importance of cone-beam computed tomography in the management of endodontic problems: a review of the literature. J Endod 2014;40(12):1895-1901.

[6] Carter L, Farman AG, Geist J, Scarfe WC, Angelopoulos C, Nair MK, Hildebolt CF, Tyndall D, Shrout M. American Academy of Oral and Maxillofacial Radiology executive opinion statement on performing and interpreting diagnostic cone beam computed tomography. Oral Surg Oral Med Oral Pathol Oral Radiol Endod 2008;106(4):561-562.

[7] De Paula-Silva FW, Wu MK, Leonardo MR, da Silva LA, Wesselink PR. Accuracy of periapical radiography and cone-beam computed tomography scans in diagnosing apical periodontitis using histopathological findings as a gold standard. J Endod 2009;35(7):1009-1012.

[8] Friedman S. Prognosis of initial endodontic therapy. Endodontic Topics 2002;2:59-98.

[9] Patel S, Wilson R, Dawood A, Mannocci F. The detection of periapical pathosis using periapical radiography and cone beam computed tomography—part 1: preoperative status. Int Endod J 2012;8:702-710.

[10] Abella F, Patel S, Duran-Sindreu F, Mercad M, Bueno R, Roig M. Evaluating the periapical status of teeth with irreversible pulpitis by using cone-beam computed tomography scanning and periapical radiographs. J Endod 2012;38(12):1588-1591.

[11] Cheung G, Wei L, McGrath C. Agreement between periapical radiographs and cone-beam computed tomography for assessment of periapical status of root filled molar teeth. Int Endod J 2013;46(10):889-895.

[12] Sogur E, Grondahl H, Bakst G, Mert A. Does a combination of two radiographs increase accuracy in detecting acid-induced periapical lesions and does it approach the accuracy of cone-beam computed tomography scanning? J Endod 2012;38(2):131-136.

[13] Patel S, Dawood A, Mannocci F, Wilson R, Pitt Ford T. Detection of periapical bone defects in human jaws using cone beam computed tomography and intraoral radiography. Int Endod J 2009;42(6):507-515.

[14] Nixdorf D, Moana-Filho E. Persistent dento-alveolar pain disorder (PDAP): Working towards a better understanding. Rev Pain 2011;5(4):18-27.

[15] Pigg M, List T, Petersson K, Lindh C, Petersson A. Diagnostic yield of conventional radiographic and cone-beam computed tomographic images in patients with atypical odontalgia. Int Endod J 2011;44(12):1365-2591.

[16] Blattner TC, Goerge N, Lee CC, Kumar V, Yelton CGJ. Efficacy of CBCT as a modality to accurately identify the presence of second mesiobuccal canals in maxillary first and second molars: a pilot study. J Endod 2010;36(5):867-870.

[17] Michetti J, Maret D, Mallet J-P, Diemer F. Validation of cone beam computed tomography as a tool to explore root canal anatomy. J Endod 2010;36(7):1187-1190.

[18] Vizzotto MB, Silveira PF, Arús NA, Montagner F, Gomes BP, Da Silveira HE. CBCT for the assessment of second mesiobuccal (MB2) canals in maxillary molar teeth: effect of voxel size and presence of root filling. Int Endod J 2013;46(9):870-876.

[19] Edlund M, Nair MK, Nair UP. Detection of vertical root fractures by using cone-beam computed tomography: a clinical study. J Endod 2011;37(6):768-772.

[20] Metska ME, Aartman IH, Wesselink PR, Özok AR. Detection of vertical root fracture in vivo in endodontically treated teeth by cone-beam computed tomography scans. J Endod 2012;38(10):1344-1347.

[21] Brady E, Mannocci F, Wilson R, Brown J, Patel S. A comparison of CBCT and periapical radiography for the detection of vertical root fractures in non-endodontically treated teeth. Int Endod J 2014;47(8):735-746.

[22] Liang H, Li Gang, Wesselink P, Wu M. Endodontic outcome predictors identified with periapical radiographs and cone-beam computed tomography scans. J Endod 2011;37(3):326-331.

[23] Ee J, Fayad IM, Johnson B. Comparison of endodontic diagnosis and treatment planning decisions using cone-beam volumetric tomography versus periapical radiography. J Endod 2014;40(7):910-916.

[24] Venskutonis T, Plotino G, Tocci L, Gambarini G, Maminskas J, Juodzbalys G. Periapical and endodontic status scale based on periapical bone lesions and endodontic treatment quality evaluation using cone-beam computed tomography. J Endod 2015;41(2):190-196.

[25] Low KM, Dula K, Bürgin W, Arx T. Comparison of periapical radiography and limited cone-beam tomography in posterior maxillary teeth referred for apical surgery. J Endod 2008;34(5):557-562.

[26] Tyndall D, Price J, Tetradis S, Ganz S, Hildebolt C, Scarf W. Position statement of the American Academy of Oral and Maxillofacial Radiology on selection criteria for the use of radiology in dental implantology with emphasis on cone beam computed tomography. Oral Surg Oral Med Oral Pathol Oral Radiol 2012June;113(6):817-826.

[27] May JJ, Cohenca N, Peters OA. Contemporary management of horizontal root fractures to the permanent dentition: diagnosis, radiologic assessment to include cone-beam computed tomography. Pediatric Dentistry 2013;35:120-124.

[28] Estrela C, Bueno MR, De Alencar AH, Mattar R, Valladares Neto J, Azevedo BC, De Araújo Estrela CR. Method to evaluate Inflammatory Root Resorption by using Cone Beam computed tomography. J Endod 2009;35(11):1491-1497.

[29] Durack C, Patel S, Davies J, Wilson R, Mannocci F. Diagnostic accuracy of small volume cone beam computed tomography and intraoral periapical radiography for the detection of simulated external inflammatory root resorption. Int Endod J 2011Feb;44(2):136-147.

Special Committee to Revise the Joint AAE/AAOMR Position Statement on Use of Limited FOV CBCT in Endodontics

Mohamed I. Fayad, Co-Chair, AAE
Martin D. Levin, AAE
Richard A. Rubinstein, AAE
Craig S. Hirschberg, AAE Board Liaison

Madhu Nair, Co-Chair, AAOMR
Erika Benavides, AAOMR
Axel Ruprecht, AAOMR
Sevin Barghan, AAOMR

参考文献

[1] Affairs ADACoS: An update on radiographic practices: information and recommendations, ADA Council on Scientific Affairs, *J Am Dent Assoc* 132:235, 2001.

[2] Akdeniz BG, Sogur E: An ex vivo comparison of conventional and digital radiography for perceived image quality of root fillings, *Int Endod J* 38:397, 2005.

[3] Alavi AM, Opasanon A, Ng YL, Gulabivala K: Root and canal morphology of Thai maxillary molars, *Int Endod J* 35:478, 2002.

[4] Al-Fouzan KS: Incidence of rotary ProFile instrument fracture and the potential for bypassing in vivo, *Int Endod J* 36:864, 2003.

[5] Al-Hadlaq SM, Al-Turaiki SA, Al-Sulami U, Saad AY: Efficacy of a new brush-covered irrigation needle in removing root canal debris: a scanning electron microscopic study, *J Endod* 32:1181, 2006.

[6] American Association of Endodontists: *Glossary of endodontic terms*, ed 7, Chicago, 2003, The Association.

[7] American Dental Association moves forward on electronic standards, *ADA News* 30, August 1999.

[8] Anderson LC, Kosinski TF, Mentag PJ: A review of the intraosseous course of the nerves of the mandible, *J Oral Implantol* 17:394, 1991.

[9] Andreasen FM, Andreasen JO: Crown fractures. *Textbook and color atlas of traumatic injuries to the teeth*, ed 3, Copenhagen, 1994, Munksgaard, pp 257-277.

[10] Andreasen FM, Sewerin I, Mandel U, Andreasen JO: Radiographic assessment of simulated root resorption cavities, *Endod Dent Traumatol* 3:21, 1987.

[11] Andreasen JO, Ahrensburg SS, Tsilingaridis G: Root fractures: the influence of type of healing and location of fracture on tooth survival rates: an analysis of 492 cases, *Dent Traumatol* 28:404, 2012.

[12] Andreasen JO, Andreasen FM, Andersson L: *Textbook*

and color atlas of traumatic injuries to the teeth, Copenhagen, 2007, Munksgaard/John Wiley & Sons.

[13] Andreasen JO, Ravn JJ: Epidemiology of traumatic dental injuries to primary and permanent teeth in a Danish population sample, *Int J Oral Surg* 1:235, 1972.

[14] Backman B, Wahlin YB: Variations in number and morphology of permanent teeth in 7-year-old Swedish children, *Int J Paediatr Dent* 11:11, 2001.

[15] Bakland LK: Root resorption, *Dent Clin North Am* 36:491, 1992.

[16] Ball RL, Barbizam JV, Cohenca N: Intraoperative endodontic applications of cone beam computed tomography, *J Endod* 39:548, 2013.

[16a] Beck-Mannagetta J, Necek D, Grasserbauer M: Solitary aspergillosis of maxillary sinus: a complication of dental treatment, *Lancet* 2:1260, 1983.

[17] Benavides E, Rios HF, Ganz SD, et al: Use of cone beam computed tomography in implant dentistry: the International Congress of Oral Implantologists consensus report, *Implant Dent* 21:78, 2012.

[18] Bender IB: Factors influencing the radiographic appearance of bony lesions, *J Endod* 8:161, 1982.

[19] Bergenholtz G: Micro-organisms from necrotic pulp of traumatized teeth, *Odontol Revy* 25:347, 1974.

[20] Borg E, Kallqvist A, Grondahl K, Grondahl HG: Film and digital radiography for detection of simulated root resorption cavities, *Oral Surg Oral Med Oral Pathol Oral Radiol Endod* 86:110, 1998.

[21] Bornstein MM, Lauber R, Sendi P, von Arx T: Comparison of periapical radiography and limited cone beam computed tomography in mandibular molars for analysis of anatomical landmarks before apical surgery, *J Endod* 37:151, 2011.

[22] Bornstein MM, Wasmer J, Sendi P, et al: Characteristics and dimensions of the schneiderian membrane and apical bone in maxillary molars referred for apical surgery: a comparative radiographic analysis using limited cone beam computed tomography, *J Endod* 38:51, 2012.

[23] Bornstein MM, Wolner-Hanssen AB, Sendi P, von Arx T: Comparison of intraoral radiography and limited cone beam computed tomography for the assessment of root-fractured permanent teeth, *Dent Traumatol* 25:571, 2009.

[24] Bouillaguet S, Wataha JC, Tay FR, et al: Initial in vitro biological response to contemporary endodontic sealers, *J Endod* 32:989, 2006.

[25] Bratel J, Jontell M, Dahlgren U, Bergenholtz G: Effects of root canal sealers on immunocompetent cells in vitro and in vivo, *Int Endod J* 31:178, 1998.

[26] Brooks JK, Kleinman JW: Retrieval of extensive gutta-percha extruded into the maxillary sinus: use of 3-dimensional cone beam computed tomography, *J Endod* 39:1189, 2013.

[27] Brynolf I: A histological and roentgenological study of periapical region of human upper incisors, *Odontol Revy* 18(Suppl 11):1, 1967.

[28] Bueno MR, De Carvalhosa AA, Castro PH, et al: Mesenchymal chondrosarcoma mimicking apical periodontitis, *J Endod* 34:1415, 2008.

[29] Bueno MR, Estrela C, De Figueiredo JA, Azevedo BC: Map-reading strategy to diagnose root perforations near metallic intracanal posts by using cone beam computed tomography, *J Endod* 37:85, 2011.

[30] Burger CL, Mork TO, Hutter JW, Nicoll B: Direct digital radiography versus conventional radiography for estimation of canal length in curved canals, *J Endod* 25:260, 1999.

[31] Calberson FL, Hommez GM, De Moor RJ: Fraudulent use of digital radiography: methods to detect and protect digital radiographs, *J Endod* 34:530, 2008.

[32] Caliskan MK, Turkun M: Prognosis of permanent teeth with internal resorption: a clinical review, *Endod Dent Traumatol* 13:75, 1997.

[33] Caplan DJ: Epidemiologic issues in studies of association between apical periodontitis and systemic health, *Endod Topic* 8:15, 2008.

[34] Special Committee to Revise the Joint AAE/AAOMR Position Statement on Use of CBCT in Endodontics: Joint position statement of the American Association of Endodontists and the American Academy of Oral and Maxillofacial Radiology on the use of cone beam computed tomography in endodontics: 2015 Update. Approved by the AAE Board of Directors and AAOMR Executive Council, May, 2015.

[35] Claeys V, Wackens G: Bifid mandibular canal: literature review and case report, *Dentomaxillofac Radiol* 34:55, 2005.

[36] Cohenca N, Simon JH, Mathur A, Malfaz JM: Clinical indications for digital imaging in dento-alveolar trauma. Part 2. Root resorption, *Dent Traumatol* 23:105, 2007.

[37] Cohenca N, Simon JH, Roges R, et al: Clinical indications for digital imaging in dentoalveolar trauma. Part 1. Traumatic injuries, *Dent Traumatol* 23:95, 2007.

[38] Cotton TP, Geisler TM, Holden DT, et al: Endodontic applications of cone beam volumetric tomography, *J Endod* 33:1121, 2007.

[39] Crump MC, Natkin E: Relationship of broken root canal instruments to endodontic case prognosis: a clinical investigation, *J Am Dent Assoc* 80:1341, 1970.

[40] Cuje J, Bargholz C, Hulsmann M: The outcome of retained instrument removal in a specialist practice, *Int Endod J* 43:545, 2010.

[41] Davidovich E, Heling I, Fuks ABL: The fate of a mid-root fracture: a case report, *Dent Traumatol* 21:170, 2005.

[42] Day PF, Duggal MSL: A multicentre investigation into the role of structured histories for patients with tooth avulsion at their initial visit to a dental hospital, *Dent Traumatol* 19:243, 2003.

[43] de Paula-Silva FW, Wu MK, Leonardo MR, et al: Accuracy of periapical radiography and cone beam computed tomography scans in diagnosing apical periodontitis using histopathological findings as a gold standard, *J Endod* 35:1009, 2009.

[44] Di Fiore PM, Genov KA, Komaroff E, et al: Nickel-titanium rotary instrument fracture: a clinical practice assessment, *Int Endod J* 39:700, 2006.

[45] Diangelis AJ, Andreasen JO, Ebeleseder KA, et al: International Association of Dental Traumatology guidelines for the management of traumatic dental injuries. Part 1. Fractures and luxations of permanent teeth, *Dent Traumatol* 28:2, 2012.

[46] DICOM: Digital imaging and communications in medicine (DICOM). Part 1. Introduction and overview. Accessed July 26, 2009. Available at: ftp://medical.nema.org/medical/dicom/2008/08_01pu.pdf.

[47] Durack C, Patel S, Davies J, et al: Diagnostic accuracy of small volume cone beam computed tomography and intraoral periapical radiography for the detection of simulated external inflammatory root resorption, *Int Endod J* 44:136, 2011.

[48] Edlund M, Nair MK, Nair UP: Detection of vertical root fractures by using cone beam computed tomography: a clinical study, *J Endod* 37:768, 2011.

[49] Eikenberg S, Vandre R: Comparison of digital dental x-ray systems with self-developing film and manual processing for endodontic file length determination, *J Endod* 26:65, 2000.

[50] Eraso FE, Analoui M, Watson AB, Rebeschini R: Impact of lossy compression on diagnostic accuracy of radiographs for periapical lesions, *Oral Surg Oral Med Oral Pathol Oral Radiol Endod* 93:621, 2002.

[51] Escoda-Francoli J, Canalda-Sahli C, Soler A, et al: Inferior alveolar nerve damage because of overextended endodontic material: a problem of sealer cement biocompatibility? *J Endod* 33:1484, 2007.

[52] Estrela C, Bueno MR, De Alencar AH, et al: Method to evaluate inflammatory root resorption by using cone beam computed tomography, *J Endod* 35:1491, 2009.

[53] Estrela C, Bueno MR, Leles CR, et al: Accuracy of cone beam computed tomography and panoramic and periapical radiography for detection of apical periodontitis, *J Endod* 34:273, 2008.

[54] Eversole LR, Leider AS, Hansen LS: Ameloblastomas with pronounced desmoplasia, *J Oral Maxillofac Surg* 42:735, 1984.

[55] Fahrig R, Fox AJ, Lownie S, Holdsworth DW: Use of a C-arm system to generate true three-dimensional computed rotational angiograms: preliminary in vitro and in vivo results, *Am J Neuroradiol* 18:1507, 1997.

[56] Faitaroni LA, Bueno MR, De Carvalhosa AA, et al: Ameloblastoma suggesting large apical periodontitis, *J Endod* 34:216, 2008.

[57] Fan B, Gao Y, Fan W, Gutmann JL: Identification of a C-shaped canal system in mandibular second molars. II. The effect of bone image superimposition and intraradicular contrast medium on radiograph interpretation, *J Endod* 34:160, 2008.

[58] Farman AG, Avant SL, Scarfe WC, et al: In vivo comparison of Visualix-2 and Ektaspeed Plus in the assessment of periradicular lesion dimensions, *Oral Surg Oral Med Oral Pathol Oral Radiol Endod* 85:203, 1998.

[59] Feely L, Mackie IC, Macfarlane T: An investigation of root-fractured permanent incisor teeth in children, *Dent Traumatol* 19:52, 2003.

[59a] Fletcher RH, Fletcher SW, editors: *Clinical epidemiology: the essentials*, Baltimore, 2005, Lippincott Williams & Wilkins.

[60] Forman GH, Rood JP: Successful retrieval of endodontic material from the inferior alveolar nerve, *J Dent* 5:47, 1997.

[61] Fuss Z, Lustig J, Tamse A: Prevalence of vertical root fractures in extracted endodontically treated teeth, *Int Endod J* 32:283, 1999.

[62] Gassner R, Bosch R, Tuli T, Emshoff R: Prevalence of dental trauma in 6000 patients with facial injuries: implications for prevention, *Oral Surg Oral Med Oral Pathol Oral Radiol Endod* 87:27, 1999.

[63] Gencoglu N, Helvacioglu D: Comparison of the different techniques to remove fractured endodontic instruments from root canal systems, *Eur J Dent* 3:90, 2009.

[64] Geurtsen W, Leyhausen G: Biological aspects of root canal filling materials: histocompatibility, cytotoxicity, and mutagenicity, *Clin Oral Investig* 1:5, 1997.

[65] Glendor U: Epidemiology of traumatic dental injuries: a 12 year review of the literature, *Dent Traumatol* 24:603, 2008.

[66] Goldberg F, De Silvio A, Dreyer C: Radiographic assessment of simulated external root resorption cavities in maxillary incisors, *Endod Dent Traumatol* 14:133, 1998.

[67] Gomes AP, de Araujo EA, Goncalves SE, Kraft R: Treatment of traumatized permanent incisors with crown and root fractures: a case report, *Dent Traumatol* 17:236, 2001.

[68] Gonzalez-Martin M, Torres-Lagares D, Gutierrez-Perez JL, Segura-Egea JJ: Inferior alveolar nerve paresthesia after overfilling of endodontic sealer into the mandibular canal, *J Endod* 36:1419, 2010.

[69] Goodis HE, Rossall JC, Kahn AJ: Endodontic status in older US adults: report of a survey, *J Am Dent Assoc* 132:1525; quiz, 95; 2001.

[70] Green TL, Walton RE, Taylor JK, Merrell P: Radiographic and histologic periapical findings of root canal treated teeth in cadaver, *Oral Surg Oral Med Oral Pathol Oral Radiol Endod* 83:707, 1997.

[71] Grotz KA, Al-Nawas B, de Aguiar EG, et al: Treatment of injuries to the inferior alveolar nerve after endodontic procedures, *Clin Oral Investig* 2:73, 1998.

[71a] Guivarc'h M, Ordioni U, Catherine J-H, et al: Implications of endodontic-related sinus aspergillosis in a patient treated by infliximab: a case report, *J Endod* 41:125, 2015.

[72] Gulabivala K, Aung TH, Alavi A, Ng YL: Root and canal morphology of Burmese mandibular molars, *Int Endod J* 34:359, 2001.

[73] Gulabivala K, Opasanon A, Ng YL, Alavi A: Root and canal morphology of Thai mandibular molars, *Int Endod J* 35:56, 2002.

[74] Gutteridge DL: The use of radiographic techniques in

the diagnosis and management of periodontal diseases, *Dentomaxillofac Radiol* 24:107, 1995.

[75] Hassan B, Metska ME, Ozok AR, et al: Detection of vertical root fractures in endodontically treated teeth by a cone beam computed tomography scan, *J Endod* 35:719, 2009.

[76] Hassan B, Metska ME, Ozok AR, et al: Comparison of five cone beam computed tomography systems for the detection of vertical root fractures, *J Endod* 36:126, 2010.

[77] Hargreaves KM, Geisler T, Henry M, Wang Y: Regeneration potential of the young permanent tooth: what does the future hold? *Pediatr Dent* 30:253, 2008.

[78] Hargreaves KM, Giesler T, Henry M, Wang Y: Regeneration potential of the young permanent tooth: what does the future hold? *J Endod* 34(Suppl 7):S51, 2008.

[79] Hatcher DC: Operational principles for cone beam computed tomography, *J Am Dent Assoc* 141(Suppl 3):3S, 2010.

[80] Hatcher DC: Cone beam CT for pre-surgical assessment of implant sites, *AADMRT Newsletter*, Summer, 2005. Accessed August 2, 2013. Available at: http://aadmrt.com/static.aspx?content=currents/hatcher_summer_05.

[80a] Headache Classification Subcommittee, International Headache Society: The international classification of headache disorders: second edition, *Cephalgia* 24:9, 2004.

[81] Hopp RN, Marchi MT, Kellermann MG, et al: Lymphoma mimicking a dental periapical lesion, *Leuk Lymphoma* 53:1008, 2012.

[82] Pew Research Center: US population projections: 2005-2050. Available at: www.pewhispanic.org/2008/02/11/us-populatio n-projections-2005-2050.

[83] Hulsmann M, Rummelin C, Schafers F: Root canal cleanliness after preparation with different endodontic handpieces and hand instruments: a comparative SEM investigation, *J Endod* 23:301, 1997.

[84] Iikubo M, Kobayashi K, Mishima A, et al: Accuracy of intraoral radiography, multidetector helical CT, and limited cone beam CT for the detection of horizontal tooth root fracture, *Oral Surg Oral Med Oral Pathol Oral Radiol Endod* 108:e70, 2009.

[85] Ingle JI: A standardized endodontic technique utilizing newly designed instruments and filling materials, *Oral Surg Oral Med Oral Pathol* 14:83, 1961.

[86] Jacobs R, Mraiwa N, Van Steenberghe D, et al: Appearance of the mandibular incisive canal on panoramic radiographs, *Surg Radiol Anat* 26:329, 2004.

[87] Jung M, Lommel D, Klimek J: The imaging of root canal obturation using micro-CT, *Int Endod J* 38:617, 2005.

[88] Kakehashi S, Stanley HR, Fitzgerald RJ: The effects of surgical exposures of dental pulps in germ-free and conventional laboratory rats, *Oral Surg Oral Med Oral Pathol* 20:340, 1965.

[89] Kamburoglu K, Ilker Cebeci AR, Grondahl HG: Effectiveness of limited cone beam computed tomography in the detection of horizontal root fracture, *Dent Traumatol* 25:256, 2009.

[90] Kamburoglu K, Kursun S: A comparison of the diagnostic accuracy of CBCT images of different voxel resolutions used to detect simulated small internal resorption cavities, *Int Endod J* 43:798, 2010.

[91] Kerekes K, Tronstad L: Long-term results of endodontic treatment performed with a standardized technique, *J Endod* 5:83, 1979.

[92] Kim E, Kim KD, Roh BD, et al: Computed tomography as a diagnostic aid for extracanal invasive resorption, *J Endod* 29:463, 2003.

[93] Kim TS, Caruso JM, Christensen H, Torabinejad M: A comparison of cone beam computed tomography and direct measurement in the examination of the mandibular canal and adjacent structures, *J Endod* 36:1191, 2010.

[94] Kitagawa H, Scheetz JP, Farman AG: Comparison of complementary metal oxide semi-conductor and charge-coupled device intraoral x-ray detectors using subjective image quality, *Dentomaxillofac Radiol* 32:408, 2003.

[95] Khedmat S, Rouhi N, Drage N, et al: Evaluation of three imaging techniques for the detection of vertical root fractures in the absence and presence of gutta-percha root fillings, *Int Endod J* 45:1004, 2012.

[96] Kositbowornchai S, Nuansakul R, Sikram S, et al: Root fracture detection: a comparison of direct digital radiography with conventional radiography, *Dentomaxillofac Radiol* 30:106, 2001.

[97] Kovisto T, Ahmad M, Bowles WR: Proximity of the mandibular canal to the tooth apex, *J Endod* 37:311, 2011.

[98] Kramer PF, Zembruski C, Ferreira SH, Feldens CA: Traumatic dental injuries in Brazilian preschool children, *Dent Traumatol* 19:299, 2003.

[99] Lamus F, Katz JO, Glaros AG: Evaluation of a digital measurement tool to estimate working length in endodontics, *J Contemp Dent Pract* 2:24, 2001.

[100] Lee H, Xing L, Davidi R, et al: Improved compressed sensing-based cone beam CT reconstruction using adaptive prior image constraints, *Phys Med Biol* 57:2287, 2012.

[101] Leddy BJ, Miles DA, Newton CW, Brown CE Jr: Interpretation of endodontic file lengths using RadioVisiography, *J Endod* 20:542, 1994.

[102] Levin L, Trope M: Root resorption. In Hargreaves KM, Goodis HE, editors: *Seltzer and Bender's dental pulp*, Chicago, 2002, Quintessence Publishing, pp 425-448.

[103] Li G, Sanderink GC, Welander U, et al: Evaluation of endodontic files in digital radiographs before and after employing three image processing algorithms, *Dentomaxillofac Radiol* 33:6, 2004.

[104] Liang YH, Li G, Wesselink PR, Wu MK: Endodontic outcome predictors identified with periapical radiographs and cone beam computed tomography scans, *J Endod* 37:326, 2011.

[105] Liedke GS, da Silveira HE, da Silveira HL, et al: Influence of voxel size in the diagnostic ability of cone beam tomography to evaluate simulated external root resorption, *J Endod* 35:233, 2009.

[106] Littner MM, Kaffe I, Tamse A, Dicapua P: Relationship between the apices of the lower molars and mandibular canal: a radiographic study, *Oral Surg Oral Med Oral Pathol* 62:595, 1986.

[107] Lofthag-Hansen S, Huumonen S, Grondahl K, Grondahl HG: Limited cone beam CT and intraoral radiography for the diagnosis of periapical pathology, *Oral Surg Oral Med Oral Pathol Oral Radiol Endod* 103:114, 2007.

[108] Loushine RJ, Weller RN, Kimbrough WF, Potter BJ: Measurement of endodontic file lengths: calibrated versus uncalibrated digital images, *J Endod* 27:779, 2001.

[109] Low KM, Dula K, Burgin W, von Arx T: Comparison of periapical radiography and limited cone beam tomography in posterior maxillary teeth referred for apical surgery, *J Endod* 34:557, 2008.

[110] Lu Y, Liu Z, Zhang L, et al: Associations between maxillary sinus mucosal thickening and apical periodontitis using cone beam computed tomography scanning: a retrospective study, *J Endod* 38:1069, 2012.

[110a] McEntee M, Brennan P, Evanoff M, et al: Optimum ambient lighting conditions for the viewing of softcopy radiological images, *roc. SPIE* 6146, Medical Imaging 2006: Image Perception, Observer Performance, and Technology Assessment, 61460W (March 17, 2006); doi:10.1117/12.660137.

[111] Maillet M, Bowles WR, McClanahan SL, et al: Cone beam computed tomography evaluation of maxillary sinusitis, *J Endod* 37:753, 2011.

[112] Marmulla R, Wortche R, Muhling J, Hassfeld S: Geometric accuracy of the NewTom 9000 Cone Beam CT, *Dentomaxillofac Radiol* 34:28, 2005.

[113] Mehra P, Murad H: Maxillary sinus disease of odontogenic origin, *Otolaryngol Clin North Am* 37:347, 2004.

[114] Melo SL, Bortoluzzi EA, Abreu M Jr, et al: Diagnostic ability of a cone beam computed tomography scan to assess longitudinal root fractures in prosthetically treated teeth, *J Endod* 36:1879, 2010.

[115] Metska ME, Aartman IH, Wesselink PR, Ozok AR: Detection of vertical root fractures in vivo in endodontically treated teeth by cone beam computed tomography scans, *J Endod* 38:1344, 2012.

[116] Miguens SA Jr, Veeck EB, Fontanella VR, da Costa NP: A comparison between panoramic digital and digitized images to detect simulated periapical lesions using radiographic subtraction, *J Endod* 34:1500, 2008.

[117] Mikrogeorgis G, Lyroudia K, Molyvdas I, et al: Digital radiograph registration and subtraction: a useful tool for the evaluation of the progress of chronic apical periodontitis, *J Endod* 30:513, 2004.

[118] Miles D: *Color atlas of cone beam volumetric imaging for dental applications*, Hanover Park, Ill, 2008, Quintessence.

[119] Miles DA, Danforth RA: A clinician's guide to understanding cone beam volumetric imaging. *Academy of Dental Therapeutics and Stomatology*, Special Issue, pp 1-13, 2007. Available at: www.ineedce.com.

[120] Mirota DJ, Uneri A, Schafer S, et al: Evaluation of a system for high-accuracy 3D image-based registration of endoscopic video to C-arm cone beam CT for image-guided skull base surgery, *IEEE Trans Med Imaging* 32:1215, 2013.

[121] Nair MK, Nair UP: Digital and advanced imaging in endodontics: a review, *J Endod* 33:1, 2007.

[122] Nance RS, Tyndall D, Levin LG, Trope M: Diagnosis of external root resorption using TACT (tuned-aperture computed tomography), *Endod Dent Traumatol* 16:24, 2000.

[123] Naoum HJ, Chandler NP, Love RM: Conventional versus storage phosphor-plate digital images to visualize the root canal system contrasted with a radiopaque medium, *J Endod* 29:349, 2003.

[124] Narayana P, Hartwell GR, Wallace R, Nair UP: Endodontic clinical management of a dens invaginatus case by using a unique treatment approach: a case report, *J Endod* 38:1145, 2012.

[125] Neelakantan P, Subbarao C, Subbarao CV: Comparative evaluation of modified canal staining and clearing technique, cone beam computed tomography, peripheral quantitative computed tomography, spiral computed tomography, and plain and contrast medium-enhanced digital radiography in studying root canal morphology, *J Endod* 36:1547, 2010.

[126] Neelakantan P, Subbarao C, Subbarao CV, Ravindranath M: Root and canal morphology of mandibular second molars in an Indian population, *J Endod* 36:1319, 2010.

[127] Nevares G, Cunha RS, Zuolo ML, Bueno CE: Success rates for removing or bypassing fractured instruments: a prospective clinical study, *J Endod* 38:442, 2012.

[128] Ng YL, Aung TH, Alavi A, Gulabivala K: Root and canal morphology of Burmese maxillary molars, *Int Endod J* 34:620, 2001.

[129] Nicopoulou-Karayianni K, Bragger U, Patrikiou A, et al: Image processing for enhanced observer agreement in the evaluation of periapical bone changes, *Int Endod J* 35:615, 2002.

[130] Nixdorf DR, Moana-Filho EJ, Law AS, et al: Frequency of nonodontogenic pain after endodontic therapy: a systematic review and meta-analysis, *J Endod* 36:1494, 2010.

[130a] Nixdorf DR, Moana-Filho EJ, Law AS, et al: Frequency of persistent tooth pain after root canal therapy: a systematic review and meta-analysis, *J Endod* 36:224, 2010.

[130b] Norton MR, et al: Guidelines of the Academy of Osseointegration for the provision of dental implants and associated patient care, *Int J Oral Maxillofac Implants* 25:620, 2010.

[131] Oehlers FA: Dens invaginatus (dilated composite

odontome). II. Associated posterior crown forms and pathogenesis, *Oral Surg Oral Med Oral Pathol* 10:1302, 1957.

[131a] Ohrback R, List T, Goulet JP, Svensson P: Recommendations from the International Consensus Workshop: convergence on an orofacial pain taxonomy, *J Oral Rehab* 37:807, 2010.

[132] Orhan K, Aksoy U, Kalender A: Cone beam computed tomographic evaluation of spontaneously healed root fracture, *J Endod* 36:1584, 2010.

[133] Ozer SY: Detection of vertical root fractures of different thicknesses in endodontically enlarged teeth by cone beam computed tomography versus digital radiography, *J Endod* 36:1245, 2010.

[134] Panitvisai P, Parunnit P, Sathorn C, Messer HH: Impact of a retained instrument on treatment outcome: a systematic review and meta-analysis, *J Endod* 36:775, 2010.

[135] Parashos P, Gordon I, Messer HH: Factors influencing defects of rotary nickel-titanium endodontic instruments after clinical use, *J Endod* 30:722, 2004.

[136] Patel S: New dimensions in endodontic imaging. Part 2. Cone beam computed tomography, *Int Endod J* 42:463, 2009.

[137] Patel S: The use of cone beam computed tomography in the conservative management of dens invaginatus: a case report, *Int Endod J* 43:707, 2010.

[138] Patel S, Brady E, Wilson R, et al: The detection of vertical root fractures in root filled teeth with periapical radiographs and CBCT scans, *Int Endod J* 46:1140, 2013.

[139] Patel S, Dawood A: The use of cone beam computed tomography in the management of external cervical resorption lesions, *Int Endod J* 40:730, 2007.

[140] Patel S, Dawood A, Wilson R, et al: The detection and management of root resorption lesions using intraoral radiography and cone beam computed tomography: an in vivo investigation, *Int Endod J* 42:831, 2009.

[141] Patel S, Ford TP: Is the resorption external or internal? *Dent Update* 34:218, 2007.

[142] Patel S, Kanagasingam S, Pitt Ford T: External cervical resorption: a review, *J Endod* 35:616, 2009.

[143] Peters E, Lau M: Histopathologic examination to confirm diagnosis of periapical lesions: a review, *J Can Dent Assoc* 69:598, 2003.

[144] Peters OA, Peters CI, Schonenberger K, Barbakow F: ProTaper rotary root canal preparation: effects of canal anatomy on final shape analysed by micro CT, *Int Endod J* 36:86, 2003.

[145] Peters OA, Schonenberger K, Laib A: Effects of four Ni-Ti preparation techniques on root canal geometry assessed by microcomputed tomography, *Int Endod J* 34:221, 2001.

[146] Piepenbring ME, Potter BJ, Weller RN, Loushine RJ: Measurement of endodontic file lengths: a density profile plot analysis, *J Endod* 26:615, 2000.

[146a] Pigg M, List T, Petersson K, Lindh C, et al: Diagnostic yield of conventional radiographic and cone beam computed tomographic images in patients with atypical odontalgia, *Int Endod J* 44:1092, 2011.

[147] Pineda F, Kuttler Y: Mesiodistal and buccolingual roentgenographic investigation of 7,275 root canals, *Oral Surg Oral Med Oral Pathol* 33:101, 1972.

[148] Pogrel MA: Damage to the inferior alveolar nerve as the result of root canal therapy, *J Am Dent Assoc* 138:65, 2007.

[148a] Pope O, Sathorn C, Parashos P: A comparative investigation of cone beam computed tomography and periapical radiography in the diagnosis of a healthy periapex, *J Endod* 40:360, 2014.

[149] Renton T: Prevention of iatrogenic inferior alveolar nerve injuries in relation to dental procedures, *Dent Update* 37:350, 2010.

[150] Ricucci D, Langeland K: Apical limit of root canal instrumentation and obturation. Part 2. A histological study, *Int Endod J* 31:394, 1998.

[151] Rodrigues CD, Estrela C: Traumatic bone cyst suggestive of large apical periodontitis, *J Endod* 34:484, 2008.

[152] Rodrigues CD, Villar-Neto MJ, Sobral AP, et al: Lymphangioma mimicking apical periodontitis, *J Endod* 37:91, 2011.

[153] Rud J, Omnell KA: Root fractures due to corrosion: diagnostic aspects, *Scand J Dent Res* 78:397, 1970.

[154] Ruddle CJ: Endodontic diagnosis, *Dent Today* 21:90-92, 94, 96-101; quiz 01, 78; 2002.

[155] Ruddle CJ: Endodontic disinfection-tsunami irrigation, Endod Prac, Feb 7, 2008.

[155a] Samei E, Krupinski E, editors: *Medical imaging: perception and techniques*, Cambridge, UK, 2010, Cambridge University Press.

[156] Scannapieco FA: Position paper of the American Academy of Periodontology: periodontal disease as a potential risk factor for systemic diseases, *J Periodontol* 69:841, 1998.

[157] Scarfe WC: Imaging of maxillofacial trauma: evolutions and emerging revolutions, *Oral Surg Oral Med Oral Pathol Oral Radiol Endod* 100(Suppl 2):S75, 2005.

[158] Scarfe WC, Levin MD, Gane D, Farman AG: Use of cone beam computed tomography in endodontics, *Int J Dent* 63:45, 2009.

[159] Schafer E, Al Behaissi A: pH changes in root dentin after root canal dressing with gutta-percha points containing calcium hydroxide, *J Endod* 26:665, 2000.

[160] Schilder H: Cleaning and shaping the root canal, *Dent Clin North Am* 18:269, 1974.

[161] Schilder H: Canal debridement and disinfection. In Cohen S, Burns C, editors: *Pathways of the pulp*, St Louis, 1976, Mosby, pp 111-133.

[162] Scolozzi P, Lombardi T, Jaques B: Successful inferior alveolar nerve decompression for dysesthesia following endodontic treatment: report of 4 cases treated by mandibular sagittal osteotomy, *Oral Surg Oral Med Oral Pathol Oral Radiol Endod* 97:625, 2004.

[163] Sert S, Bayirli GS: Evaluation of the root canal configurations of the mandibular and maxillary permanent teeth by gender in the Turkish population, *J Endod* 30:391, 2004.

[164] Siewerdsen JH, Jaffray DA: Cone beam computed tomography with a flat-panel imager: effects of image lag, *Med Phys* 26:2635, 1999.

[165] Sharan A, Madjar D: Correlation between maxillary sinus floor topography and related root position of posterior teeth using panoramic and cross-sectional computed tomography imaging, *Oral Surg Oral Med Oral Pathol Oral Radiol Endod* 102:375, 2006.

[166] Shemesh H, Cristescu RC, Wesselink PR, Wu MK: The use of cone beam computed tomography and digital periapical radiographs to diagnose root perforations, *J Endod* 37:513, 2011.

[167] Simonton JD, Azevedo B, Schindler WG, Hargreaves KM: Age- and gender-related differences in the position of the inferior alveolar nerve by using cone beam computed tomography, *J Endod* 35:944, 2009.

[168] Sjogren U, Hagglund B, Sundqvist G, Wing K: Factors affecting the long-term results of endodontic treatment, *J Endod* 16:498, 1990.

[169] Sonoda M, Takano M, Miyahara J, Kato H: Computed radiography utilizing scanning laser stimulated luminescence, *Radiology* 148:833, 1983.

[170] Spili P, Parashos P, Messer HH: The impact of instrument fracture on outcome of endodontic treatment, *J Endod* 31:845, 2005.

[171] Stratemann SA, Huang JC, Maki K, et al: Comparison of cone beam computed tomography imaging with physical measures, *Dentomaxillofac Radiol* 37:80, 2008.

[172] Swets JA: *Signal detection theory and ROC analysis in psychology and diagnostics: collected papers*, Mahwah, NJ, 1996, Lawrence Erlbaum Associates.

[173] Tian YY, Guo B, Zhang R, et al: Root and canal morphology of maxillary first premolars in a Chinese subpopulation evaluated using cone beam computed tomography, *Int Endod J* 45:996, 2012.

[174] Toure B, Faye B, Kane AW, et al: Analysis of reasons for extraction of endodontically treated teeth: a prospective study, *J Endod* 37:1512, 2011.

[175] Torabinejad M: *Endodontics: principles and practice*, St Louis, 2009, Saunders.

[176] Torabinejad M, Bahjri K: Essential elements of evidence-based endodontics: steps involved in conducting clinical research, *J Endod* 31:563, 2005.

[177] Tronstad L: Root resorption: etiology, terminology and clinical manifestations, *Endod Dent Traumatol* 4:241, 1988.

[177a] Tyndall DA: Position statement of the American Academy of Oral and Maxillofacial Radiology on selection criteria for the use of radiology in dental implantology with emphasis on cone beam computed tomography, *Oral Surg Oral Med Oral Pathol Oral Radiol* 113:817, 2012.

[178] Tyndall DA, Ludlow JB, Platin E, Nair M: A comparison of Kodak Ektaspeed Plus film and the Siemens Sidexis digital imaging system for caries detection using receiver operating characteristic analysis, *Oral Surg Oral Med Oral Pathol Oral Radiol Endod* 85:113, 1998.

[179] Valmaseda-Castellon E, Berini-Aytes L, Gay-Escoda C: Inferior alveolar nerve damage after lower third molar surgical extraction: a prospective study of 1117 surgical extractions, *Oral Surg Oral Med Oral Pathol Oral Radiol Endod* 92:377, 2001.

[180] Versteeg CH, Sanderink GC, Lobach SR, van der Stelt PF: Reduction in size of digital images: does it lead to less detectability or loss of diagnostic information? *Dentomaxillofac Radiol* 27:93, 1998.

[181] Versteeg KH, Sanderink GC, van Ginkel FC, van der Stelt PF: Estimating distances on direct digital images and conventional radiographs, *J Am Dent Assoc* 128:439, 1997.

[182] Vertucci FJ: Root canal morphology of mandibular premolars, *J Am Dent Assoc* 97:47, 1978.

[183] Vertucci FJ: Root canal anatomy of the human permanent teeth, *Oral Surg Oral Med Oral Pathol* 58:589, 1984.

[184] Vertucci FJ: Root canal morphology and its relationship to endodontic procedures, *Endod Topics* 10:3, 2005.

[185] Vier-Pelisser FV, Pelisser A, Recuero LC, et al: Use of cone beam computed tomography in the diagnosis, planning and follow up of a type III dens invaginatus case, *Int Endod J* 45:198, 2012.

[186] Wang P, Yan XB, Lui DG, et al: Detection of dental root fractures by using cone beam computed tomography, *Dentomaxillofac Radiol* 40:290, 2011.

[187] Weng XL, Yu SB, Zhao SL, et al: Root canal morphology of permanent maxillary teeth in the Han nationality in Chinese Guanzhong area: a new modified root canal staining technique, *J Endod* 35:651, 2009.

[188] Wenzel A, Grondahl HG: Direct digital radiography in the dental office, *Int Dent J* 45:27, 1995.

[189] Wenzel A, Haiter-Neto F, Frydenberg M, Kirkevang LL: Variable-resolution cone beam computerized tomography with enhancement filtration compared with intraoral photostimulable phosphor radiography in detection of transverse root fractures in an in vitro model, *Oral Surg Oral Med Oral Pathol Oral Radiol Endod* 108:939, 2009.

[190] Westphalen VP, Gomes de Moraes I, Westphalen FH, et al: Conventional and digital radiographic methods in the detection of simulated external root resorptions: a comparative study, *Dentomaxillofac Radiol* 33:233, 2004.

[191] Wolner-Hanssen AB, von Arx T: Permanent teeth with horizontal root fractures after dental trauma: a retrospective study, *Schweiz Monatsschr Zahnmed* 120:200, 2010.

[192] Wu MK, Dummer PM, Wesselink PR: Consequences of and strategies to deal with residual post-treatment root canal infection, *Int Endod J* 39:343, 2006.

[192a] Wu M-K, Shemesh H, Wesselink PR: Limintations of previously published systematic reviews evaluating the outcome of endodontic treatment, *Int Endod J* 42:656, 2009.

[193] Cotti E, Dessi C, Piras A, Mercuro G: Can a chronic dental infection be considered a cause of cardiovascular

disease? A review of the literature, *Int J Cardiol* (2010). doi:10.1016/j.ijcard.2010.08.011.

[194] Yoshioka T, Kobayashi C, Suda H, Sasaki T: An observation of the healing process of periapical lesions by digital subtraction radiography, *J Endod* 28:589, 2002.

[195] Young GR: Contemporary management of lateral root perforation diagnosed with the aid of dental computed tomography, *Aust Endod J* 33:112, 2007.

[196] Zadik Y, Sandler V, Bechor R, Salehrabi R: Analysis of factors related to extraction of endodontically treated teeth, *Oral Surg Oral Med Oral Pathol Oral Radiol Endod* 106:e31, 2008.

[197] Zhang R, Wang H, Tian YY, et al: Use of cone beam computed tomography to evaluate root and canal morphology of mandibular molars in Chinese individuals, *Int Endod J* 44:990, 2011.

[198] Zhang Y, Zhang L, Zhu XR, et al: Reducing metal artifacts in cone beam CT images by preprocessing projection data, *Int J Radiat Oncol Biol Phys* 67:924, 2007.

[199] Zheng Q, Zhang L, Zhou X, et al: C-shaped root canal system in mandibular second molars in a Chinese population evaluated by cone beam computed tomography, *Int Endod J* 44:857, 2011.

[200] Zhou W, Han C, Li D, et al: Endodontic treatment of teeth induces retrograde periimplantitis, *Clin Oral Implants Res* 20:1326, 2009.

第3章

患者评估和治疗计划
Case Selection and Treatment Planning

PAUL A. ROSENBERG | MATTHEW MALEK

当牙髓病确诊时，病例的选择和治疗方案的制订正式开始。牙医通过了解患者此时的口腔健康状况，选择是通过牙髓治疗保留患牙或是拔除牙齿。旋转器械、超声、显微镜以及新材料的应用，使得原本可能必须拔除的患牙存在保留的可能性，且预后可以预测。此外，即便患牙之前的牙髓治疗失败，通过非手术或手术的方法对患牙进行再治疗还是有可能成功的。

目前已经逐渐认识到，焦虑控制、术前使用非甾体类消炎药（NSAID）或对乙酰氨基酚、充分的局部麻醉、适当的咬合调整，以及基于生物学的临床操作等具有重要的意义，这些认知让牙医能够完成牙髓治疗而无须面对术中或术后疼痛。

只有在对患者进行完善的综合评估之后，才能决定牙齿是否可以保留以及是否需要转诊。评估必须包括医学、社会心理学和牙科因素，并考虑牙髓病治疗程序的相对复杂性。尽管大部分全身情况和牙髓治疗并不冲突，但是有些可能会影响治疗的过程，甚至需要特殊调整。关于伴有全身疾病患者的牙科治疗，

可以查到许多有价值的资料[114,48,110]。美国口腔医学会（Edmonds，WA）有一个很好的网站（www.aaom.com），可以查阅相关信息。

对于牙医而言，如果计划对有全身疾病的患者进行治疗，最重要的建议可能是准备好与患者的内科医生进行沟通。可以审核治疗方案，并记录医疗建议。图3-1提供了一封医疗咨询信的范文，可以根据需要修改使用。

美国麻醉医生协会（ASA；Park Ridge，IL）的全身健康状况分类系统常被用来描述医疗风险（框3-1）。尽管其用于治疗前风险预测有一些固有的局限性，ASA分类系统仍然是使用最广泛的麻醉前患者评估方法。目前大家都用该分类系统评估治疗前的相对风险，但不建议根据评估结果调整治疗方案。不能被分类系统所束缚，牙医应从患者和内科医生那里了解更多信息，包括患者对推荐用药的依从性、就诊的频率和最近一次就诊的情况。

可以询问患者："您是否按照医嘱用药？"或者"您最近一次接受医生检查是什么时候？"随着美国

Michael White，医学博士
沃科街1号
布朗城，俄克拉荷马州

亲爱的White医生，您的患者Mary Smith女士于2009年8月10日就36牙齿进行了咨询。此时牙齿无症状，但是在X线检查中发现一个小的（4mm x 3mm）与腭根相关的界限清晰的根尖周低密度影。通过温度和电测仪检测牙齿活力时，发现没有活力，提示病变可能来源于牙髓。为了保留牙齿需要做牙髓治疗。现在这种情况下，非手术牙髓治疗的预后良好。我估计在治疗过程中会使用利多卡因和肾上腺素进行麻醉，用布洛芬控制术后疼痛。

回顾病史发现她正在治疗甲状腺癌，并且正在接受放疗。她不能提供有关她治疗的更具体信息。

如果您能提供她现在能否接受牙髓治疗的信息，将不胜感激。如果您需要有关牙科治疗的更多信息，请和我电话联系。谢谢。

敬上，

Peter Jones，牙科博士

图3-1　医疗咨询信范文。

框3-1

美国麻醉医生协会的全身健康状况分类系统

P1：正常，健康患者；无须改变牙科治疗方式
P2：患者有轻度但不影响日常活动的全身性疾病，或者有一些明显影响健康的风险因素（如吸烟、酗酒、肥胖）
P3：患者有中重度全身性疾病，不至于丧失能力，但可能影响日常活动
P4：患者患有重度全身性疾病，使其丧失能力且持续威胁生命

人寿命的延长，目前出现了一些其他系统，可以更好地反映出伴有全身疾病的患者日益增多[35]。无论使用何种分类系统，都应该按照通用指南对患者进行个性化治疗。

另一种评估风险的方法是对以下问题进行评估：

◆ 过敏史。
◆ 药物相互作用史、副作用史。
◆ 人工瓣膜、关节、支架、心脏起搏器等。
◆ 预防性或治疗性使用抗生素。
◆ 止血（正常预期，治疗调整）。
◆ 患者在牙椅上的体位。
◆ 是否含有血管收缩剂的浸润或阻滞麻醉。

◆ 重要的治疗设备（影像、超声、电外科）。
◆ 紧急情况（发生的可能性，做好准备）。
◆ 焦虑（过去的经历，应对预案）。

在开始治疗之前回顾这些问题可以为临床医生提供必要的背景资料。

影响牙髓治疗的常见医学问题

心血管疾病

患有某些心血管疾病的患者在牙科治疗（包括牙髓治疗）过程中容易受到生理或心理压力的影响。患者可能对他们所患心血管疾病的具体情况不甚了解，在这种情况下，必须在牙髓治疗前咨询患者的内科医生。"对有不稳定型心绞痛症状或过去30天内有心肌梗死的患者（高风险类型），应延后选择性治疗[48]。"一项研究表明"牙科就诊后，缺血性卒中、短暂性脑缺血发作（TIA）或急性心肌梗死的患者在初次发作后180天接受牙科治疗（包括侵入性治疗），再次发生心血管事件的风险并没有显著性增加[94]"。

缺血性心脏病患者在局部麻醉时使用血管收缩剂可能会产生一些潜在的问题，因此这些患者可以根据需要使用不含血管收缩剂的局麻药。如果必须使用血管收缩剂，对于中风险患者（既往的心肌梗死无缺

血性症状）和服用非选择性β受体阻断剂的患者每次就诊可给予肾上腺素的安全剂量是0.036mg（相当于2支1∶100000的肾上腺素剂量）。对于高风险的患者（即那些在过去7～30天内发生心肌梗死且有不稳定型心绞痛的患者），应与内科医生讨论能否使用血管收缩剂[48]。

血管收缩剂可能与一些降压药相互作用，对于有风险的患者，使用前应咨询其内科医生。通常情况下，不含或仅含微量血管收缩剂的局麻药对于非手术牙髓治疗已足够[48]（见第4章）。一篇关于肾上腺素心血管效应的系统综述表明，高血压控制不佳不会明显增加不良事件的发生风险，而且不良事件的发生与局部麻醉时使用肾上腺素相关性不强[4]。另一篇综述强调了在局部麻醉中使用血管收缩剂的优点，并指出"与局部麻醉时使用血管收缩剂的患者相比，那些没有使用血管收缩剂的患者疼痛控制不佳[13]"。

患有特殊心脏病的患者可能会因为菌血症而易遭受心脏瓣膜感染，称之为感染性或细菌性心内膜炎，可能致命。2008年，美国心脏病学会和美国心脏协会（AHA）实践指南工作组将针对感染性心内膜炎的指南更新到了最新版本。该指南声明"涉及牙龈、根尖区或其他口腔黏膜穿通性的牙科手术时，高风险的患者有必要接受预防治疗，避免感染性心内膜炎的发生。这些高风险患者包括有人工心脏瓣膜或心脏瓣膜有修复材料的患者、既往有感染性心内膜炎的患者，以及有先天性心脏病的患者等[71]"。

美国牙髓病学会（AAE；Chicago，IL）的参考指南总结了具体的建议（www.aae.org/uploadedfiles/publications_and_research/guidelines_and_position_statements/antibioticprophylaxsisquickrefguide.pdf）。因为AHA会定期修改其建议的牙科手术预防性抗生素方案，牙医必须了解这一重要问题的最新情况。患者在牙科手术前服用预防性抗生素的依从率较低，因此，在牙髓治疗前，必须询问高风险患者是否按医嘱服用抗生素。如果患者未按照建议服用抗生素，可在手术后2小时内服用[71]。

一般认为，有人工心脏瓣膜的患者易患细菌性心内膜炎，因此，有必要咨询患者的内科医生有关术前使用抗生素的问题。一些内科医生会建议静脉注射抗生素作为口服用药的补充或替代方案。

高血压患者如果依从性差或药物治疗不当，血压可能会控制不佳，在治疗前进行常规血压测量，牙医会在第一时间发现患者的血压异常，此时可能需要转诊内科医生。

一些患者可能由于紧张而出现危及生命的并发症。有严重瓣膜病和心力衰竭的患者，在牙科治疗时可能因紧张而出现急性心力衰竭或者发展为感染性心内膜炎，都有可能危及生命[91]。仔细评估患者的病史和心脏状态，适当使用预防性抗生素和缓解紧张情绪，可以将严重心脏并发症的风险降至最低。

牙医和内科医生普遍认为，患者在牙科治疗前必须停止华法林（香豆素）等口服抗凝剂治疗，以防止术中和术后出现严重的出血并发症。阿司匹林是一种日常使用的抗凝剂，无须医生的监督，临床研究结果表明，服用此类药物的患者在牙科治疗前无须常规停药[10,39,48]。

当患者告知他们正在接受抗凝药物治疗时，牙医应知晓以下信息，以保证治疗顺利进行：

◆ 知晓患者接受抗凝治疗的原因。
◆ 评估改变药物治疗方案的利弊。
◆ 了解用于评估抗凝水平的实验室检查［如服用华法林的患者要进行牙髓治疗，其国际标准化比率（INR）值应≤3.5］[48]。熟悉术中和术后止血措施。
◆ 熟悉出血时间延长或无法止血时易发的并发症。
◆ 咨询患者的内科医生，讨论牙科治疗方案，并确定是否需要改变抗凝方案。

霍奇金病或乳腺癌患者因为经常接受胸部放疗，可能引起另一种心脏并发症。放疗可以治愈恶性肿瘤，但它可能会引起迟发性心脏病，最终影响牙科治疗计划及随后的治疗。牙医必须知道哪些患者接受过胸部照射，并咨询患者的医生，以确定放射治疗是否已损坏心脏瓣膜或冠状动脉。放射性瓣膜病患者在接受那些会导致菌血症和使心内膜炎风险增加的特定牙科手术时，可能需要使用预防性抗生素。患有放射性冠状动脉疾病的患者应给予仅含微量血管收缩剂的局部麻醉药。他们可能需要使用镇静剂和心脏药物来预防缺血性发作。当患者有胸部放射病史时，正确做法是与患者的内科医生咨询协商[29]。

糖尿病

美国疾病预防控制中心（CDC；Atlanta，GA）报道，2011年美国有2580万人患有糖尿病，占总人口的8.3%。2010年，有大约190万20岁以上的人被初次诊断有糖尿病（见疾病预防控制中心糖尿病病情报告，

http://cdc.gov/diabetes/pubs/estimate11.htm#2，2011）。根据糖尿病病情报告，糖尿病是美国第七大死因[61]，糖尿病患者的死亡风险大约是未患糖尿病同龄人的2倍。需要牙髓治疗的糖尿病患者会越来越常见。

引起糖尿病的因素很多，且有不同的病理生理机制[48]。一般认为糖尿病是具有葡萄糖不耐受这一关键临床特征疾病的组合。即使是那些控制良好的糖尿病患者，在牙髓治疗期间也需要特别注意。糖尿病控制良好且没有严重并发症如肾病、高血压或冠状动脉粥样硬化的患者可以考虑牙髓治疗。但是，如果有急性感染也需要特别考虑。非胰岛素治疗的患者可能需要使用胰岛素，胰岛素依赖型患者可能需要增加胰岛素剂量[79]。牙科手术前，建议咨询患者的内科医生，明确胰岛素剂量的调整、预防性使用抗生素和术后饮食调整等事项。

自我监测血糖水平的糖尿病患者，牙医应该建议其每次就诊时携带一个血糖仪。如果患者术前的血糖低于空腹血糖的正常范围（80～120mg/dL），则可能需要进食碳水化合物[100]。如果出现胰岛素休克迹象（因血糖控制过度引起的低血糖反应），应该补充各种来源的葡萄糖（如葡萄糖片、橙汁或苏打）[48]。低血糖的症状和体征包括意识混乱、颤抖、焦虑、发汗和心动过速等[100]。临床医生应该完整准确地了解患者使用胰岛素和进食的时间与频率，避免发生低血糖这种紧急情况。操作过程中出现问题时，应联系患者的内科医生或延迟治疗。

应根据患者的正常进餐和胰岛素时间表安排预约时间[79]。通常，糖尿病患者如果控制很好，血糖稳定且没有肾病、高血压或者冠状动脉粥样硬化等严重并发症，是可以接受任何牙科治疗的[57]。但是，有严重并发症的糖尿病患者可能需要调整牙科治疗计划。比如，糖尿病患者虽然不用常规使用预防性抗生素，但"口腔卫生状况很差却计划进行有创治疗的顽固性（非常难控制）糖尿病患者，在空腹血糖超过200mg/dL时，可以考虑预防性使用抗生素[48]"。控制良好的糖尿病患者进行局部麻醉没有问题，"但对于并发高血压或近期有心肌梗死或心律失常病史的患者，肾上腺素的用量应不超过2支（含1：100000肾上腺素）。"

血糖控制不好的糖尿病患者易患包括牙髓感染在内的几种口腔感染[45]。一项研究表明，尽管根尖周炎在2型糖尿病患者的未治疗牙齿中更普遍，但糖尿病并

不影响牙髓治疗效果[52]。但是，其他研究表明，糖尿病会导致根尖周病变患牙的牙髓治疗成功率降低[12,28]。一项关于全身性疾病对拔牙风险影响的前瞻性研究表明，非手术牙髓治疗后拔牙风险的增加与糖尿病、高血压和冠心病显著相关[103]。有糖尿病和其他系统性疾病的患者最好转诊至牙髓专科医生处诊治。

妊娠

虽然妊娠不是牙髓治疗的禁忌证，但它的确会影响治疗计划。若考虑使用电离辐射或药物，首先要保护胎儿。在与牙科X射线相关的所有安全辅助工具（如高速胶片、数字成像仪、过滤装置和瞄准器）中，最重要的是带有甲状腺保护围脖的铅围裙[5,107]。妊娠期间服用药物是一个有争议的话题，框3-2介绍了一般能在妊娠期和哺乳期间使用的牙科常用药物。根据美国食品药品监督管理局的妊娠风险因素定义[35]，一般认为妊娠期使用肾上腺素进行局部麻醉是安全的，被归为妊娠风险B类和C类因素（www.fda.gov/Drugs/DevelopmentApprovalProcess/DevelopmentResources/Labeling/ucm093310.htm）。妊娠期使用抗焦虑药大多不安全。但是，一般认为单次短时使用笑气-氧气（N_2O-O_2，少于35分钟）不会引起胎儿异常（包括低出生体重）[48]。如果需要抗生素治疗，青霉素、头孢菌素和大环内酯类药物是一线药物。

妊娠期可以使用的镇痛药是对乙酰氨基酚（B类）[78]。但是，现在也发现对乙酰氨基酚可能会引起儿童哮喘。研究发现"在妊娠中晚期使用对乙酰氨基酚可能与胎儿出生后第一年的呼吸道症状有关[74]"。尽管这一结论尚未完全证实，当考虑使用镇痛药时，应该告知孕妇这一情况。阿司匹林和非甾体类消炎药也有导致动脉导管收缩、产后出血和延迟分娩的风险[78]。

药物的主要问题是可能穿过胎盘，对胎儿是有毒

框3-2

适用于妊娠期和哺乳期的部分药物清单

- 局部麻醉药，包括利多卡因、依替卡因和丙胺卡因
- 许多抗生素，包括青霉素、克林霉素和阿奇霉素
- 对乙酰氨基酚
- 阿昔洛韦
- 泼尼松
- 抗真菌药，包括氟康唑和制霉菌素

的或致畸。此外，呼吸抑制类的药物可能引起母体缺氧，导致胎儿缺氧、受伤或死亡。理想情况下，妊娠期间不应服用任何药物，特别是在妊娠早期。如果情况特殊，需要用药，那么临床医生应该查阅文献并与内科医生和患者讨论如何处理[11,55,60]。

产后如果母亲选择母乳喂养，那在为哺乳母亲用药之前，牙医应咨询相应的内科医生。也可以考虑使用最小剂量药物，让患者在治疗前储存乳汁，在治疗前给孩子哺乳，或者建议在完成药物治疗之前使用婴儿配方奶粉喂养。目前有关药物剂量以及对母乳影响的研究数据有限[48]。

就治疗计划而言，由于胎儿太脆弱，最好在孕早期避免牙科治疗。妊娠中期是进行常规牙科治疗最安全的时期。复杂的外科手术最好推迟到分娩后。

恶性肿瘤

一些恶性肿瘤可能转移到颌骨并且看起来很像根尖周病变，而且颌骨中也可能有原发性肿瘤（图

3-2）。转移到颌骨的最常见的恶性肿瘤是乳腺癌、肺癌、甲状腺癌和前列腺癌[53]。曲面断层片和锥形束CT可显示牙齿和颌骨的全貌。当根尖周低密度影边界清晰时，可以假定病变是牙髓坏死引起的。这种情况下，牙髓活力测试至关重要。如果测试显示牙髓有活力，表明是非牙源性病变。

仔细查看不同角度的术前X线片很重要，因为在X线片中牙髓来源的病变在各个角度都不会偏离根尖。其他方法，如锥形束CT，也可提供重要的诊断信息（见第2章）。

www.orad.org/index.html是一个牙科影像学鉴别诊断（oral radiographic differential diagnosis，ORAD Ⅱ）的有用网站。只有活检后才能确诊根尖周病变。当初始诊断和临床检查不一致时，建议咨询牙髓专科医生。

接受化疗或头颈部放疗的患者其愈合可能受影响[48]。只有在咨询患者的内科医生后才能开始治疗。关于是否应在放疗之前拔除牙齿或进行牙髓治疗，牙

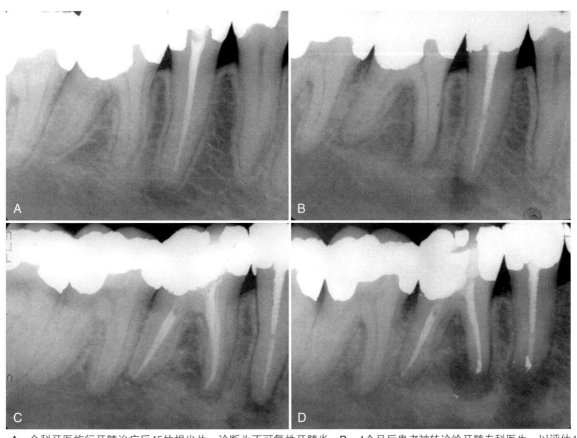

图3-2 A，全科牙医施行牙髓治疗后45的根尖片。诊断为不可复性牙髓炎。B，4个月后患者被转诊给牙髓专科医生，以评估45和46的透影区。症状表明46为不可复性牙髓炎，同时出现右下唇和颏部感觉异常。既往病史显示为乳腺癌维持治疗期。C，在46上进行非手术牙髓治疗。立即转诊给肿瘤科医生/口腔外科医生进行活检以排除症状是非牙源性的。D，45和46的术后X线片。活检报告证实为乳腺癌转移。（由Dr. R. Sadowsky、Dr. L. Adamo和Dr. J. Burkes提供）

医、内科医生和患者之间应该进行沟通。

外部放疗可以减少正常骨骼的骨细胞、成骨细胞和内皮细胞数量，从而减少血流量，这可能会导致牙髓坏死[48]。放射和化疗期间及之后的毒性反应，与治疗时的药物毒性或辐射剂量成正比。延迟毒性可能在放疗数月至数年后出现。

在开始放疗之前，应该解决口腔感染和其他潜在的健康问题。建议在开始放疗或化疗前至少1周对有症状的死髓牙进行牙髓治疗，而对于无症状的死髓牙可以推迟治疗[48]。牙髓治疗预后的评估应考虑到放疗和化疗的影响。牙髓治疗之前，还应查看拟接受化疗患者的白细胞（WBC）计数和血小板状态。通常，如果粒细胞计数大于2000/mm^{3}且血小板计数大于50000/mm^3，则可以进行常规牙科治疗。如果需要紧急处理且血小板计数低于50000/mm^3，则需要咨询患者的内科医生[48]。

药物相关性颌骨坏死（MRONJ）

尽管双膦酸盐和其他药物（例如地诺单抗denosumab）可能与罕见的骨坏死相关，双膦酸盐在防治骨转移和骨质疏松等方面对患者还是利大于弊的。

为了区分药物相关性颌骨坏死（MRONJ）与其他延迟性愈合疾病，美国口腔颌面外科学会（AAOMS）将MRONJ定义如下：如果存在以下3种特征，则可以认为患者患有MRONJ（见美国口腔颌面外科学会：关于双膦酸盐相关性颌骨坏死的执行文件–2014更新版，www.aaoms.org/docs/position_papers/mronj_position_paper.pdf?pdf=MRONJ–Position–Paper）。

1. 现在或以前使用抑制剂类药物（如双膦酸盐）或抗血管生成药物〔如舒尼替尼（Sutent）、索拉非尼（Nexavar）、贝伐单抗（Avastin）或西罗莫司（Rapamune）〕等。
2. 持续8周以上的颌面部死骨暴露。
3. 没有颌骨放疗史。

患者口服双膦酸盐发生下颌骨坏死的风险很低，但是已知有些因素会增加MRONJ的风险（框3–3）。据美国牙髓病学会（www.aae.org/uploadedFiles/Publications_and_Research/Guidelines_and_Position_Statements/Bisphosonatesstatement.pdf，2012）介绍，这些风险因素包括双膦酸盐的用药史（特别是静脉注射），既往癌症病史和创伤性牙科手术史。除常规风险因素外，接受高剂量静脉注射双膦酸盐治疗2年以上

框3–3

双膦酸盐相关性骨坏死发生的危险因素

◆ 既往服用双膦酸盐2～3年以上，特别是通过静脉注射治疗
◆ 癌症、骨质疏松症或Paget病史
◆ 创伤性牙科手术史
◆ 年龄超过65岁的患者
◆ 牙周炎史
◆ 既往长期使用皮质类固醇
◆ 吸烟史
◆ 糖尿病病史

的患者发生颌骨坏死的风险最大。

据报道，多发性骨髓瘤和骨转移癌患者静脉注射含氮双膦酸盐的，发生颌骨坏死的风险最大。这些患者占所有已发表颌骨坏死病例的94%。下颌骨比上颌骨（2：1）更常受累，60%的病例之前做过牙科手术[108]。MRONJ的治疗结果无法预测，因此预防策略非常重要。

高风险患者无法保留的患牙也可以考虑非手术牙髓治疗。为避免MRONJ风险或者患者拒绝接受常规拔牙的，可以联合应用正畸牵出和无出血拔牙技术，最大限度地减少创伤并维护周围组织的健康[95]。

对于MRONJ风险较高的患者，应避免采取外科手术，如拔牙、根尖手术或植入种植体（www.aae.org/uploadedFiles/Publications_and_Research/Guidelines_and_Position_Statements/Bisphosonatesstatement.pdf，2012）。良好的口腔卫生和定期牙科护理可能是降低MRONJ风险的最佳方法。服用双膦酸盐的患者接受牙髓治疗前应签署知情同意书，告知其风险、收益和其他治疗计划。牙髓治疗时建议采取如下措施以降低MRONJ风险[58]：

◆ 在开始治疗前，用氯己定漱口1分钟，以降低口腔的细菌数量。
◆ 避免使用含血管收缩剂的麻醉药，以防止血运受损。
◆ 创造无菌条件，包括在进行根管内操作前，去除所有龋坏组织，并上橡皮障。
◆ 在放置橡皮障时避免损伤牙龈组织。
◆ 避免根尖孔长时间开放，防止菌血症。
◆ 尽量避免超预备和超充。

服用双膦酸盐的患者感染时应积极全身使用抗生素[48]。此时停止使用双膦酸盐可能无法阻止MRONJ的进展[51,54,56]。一些临床医生建议使用CTX（Ⅰ型胶原α1链的C末端端肽）测试（Quest Diagnostics，Madison，NJ）来评估发生骨坏死（BON）的风险。对于已经发生MRONJ的患者，强烈建议与口腔颌面外科医生或肿瘤科医生密切配合处理。

敏锐意识到接受双膦酸盐治疗的患者有MRONJ的潜在风险至关重要。提高对MRONJ的预防、诊断和管理的能力将使临床医生能够做出最佳决策。我们对MRONJ的了解正在迅速发展，临床医生必须时刻注意文献中治疗方案的变化[51,54,56]。

人类免疫缺陷病毒（HIV）和获得性免疫缺陷综合征（AIDS）

从1987年到1994年，艾滋病病毒感染导致的死亡人数持续增加，并在1995年达到稳定水平。随后，从1995年到1998年，这种疾病的死亡率平均每年下降33%，从1999年到2009年每年下降5.5%[61]。这种明显改善应该是高效抗反转录病毒疗法（HAART）和改进的预防策略综合作用的结果[48]。

在接诊艾滋病患者时，牙医需要了解患者的免疫抑制水平、药物治疗情况以及机会感染的可能性，这一点很重要。尽管HIV感染对牙髓治疗长期预后的影响尚不清楚，但已经证实，牙医可能不必改变他们对HIV感染患者根尖周愈合的短期预期[77]。医护团队还必须采取通行的预防措施，尽量减少患者传播HIV的可能性（www.cdc.gov/niosh/topics/bbp/universal.html上的Universal Precautions for Prevention of Transmission of HIV and Other Bloodborne Infections部分）。

虽然唾液不是传播HIV的主要途径，但已经在唾液中发现了病毒，并且也报道了它可以通过唾液传播[33]。感染的血液可以传播HIV，某些操作中，它可能与唾液混合。医用手套和眼罩对临床医生和工作人员至关重要。针刺伤或器械划伤可能传播HIV，但这种传播的概率很低，特别是小规格的针。尽管如此，"诊治那些可能或已经确诊为艾滋病的患者时，应该与其他患者采取相同的方式进行治疗，即采取标准预防措施[48]。"

艾滋病患者治疗计划的一个重要方面是确定目前患者的CD4$^+$淋巴细胞计数和免疫抑制水平。通常，CD4$^+$细胞计数超过350/mm^{3}的患者可以接受所有牙科治疗。CD4$^+$细胞计数低于200/mm^{3}或严重中性粒细胞减少症（中性粒细胞计数低于500/μL）的患者机会性感染的风险增加，可以预防性用药。在进行任何外科手术之前，应该进行白细胞计数和分类计数以及血小板计数。严重血小板减少症患者在手术前可能需要采取特殊措施（血小板补充）。术后用药必须考虑到患者可能出现的不良反应，包括过敏反应、毒性反应、肝毒性、免疫抑制、贫血、严重的药物相互作用和其他潜在问题。就诊断和治疗计划而言，医生还应该了解艾滋病的口腔表现。例如，据报道，口腔黏膜的念珠菌病、卡波西肉瘤、舌侧缘毛状白斑、单纯疱疹病毒（HSV）感染、带状疱疹、复发性口疮性溃疡、线性牙龈红斑、坏死性溃疡性牙龈炎、坏死性口炎、口腔疣、面部麻痹、三叉神经病变、唾液腺肿大、口腔干燥症和黑色素沉着等都与HIV感染有关。在进行外科手术或实施复杂的治疗计划之前，必须与患者的内科医生进行协商[48,86]。

终末期肾病和透析

在为终末期肾病患者牙科治疗之前，咨询患者的内科医生很重要。根据患者的状况和是否有类似肾衰竭的其他疾病（如糖尿病、高血压和系统性红斑狼疮），最好在综合医院中进行牙科治疗。为终末期肾病患者提供牙科护理的目标是延缓牙科疾病的进展并保证患者的生活质量[48,76]。

美国心脏协会的最新指南指出，在进行有创牙科手术前，不再推荐血液透析的患者预防性使用抗生素，除非要进行脓肿切开引流[3,48]。关于是否需要预防性使用抗生素，目前尚存争议，因此对透析的患者和已知心脏危险因素的患者，应咨询其内科医生。进行预防性用药时，建议使用美国心脏协会的标准方案[3]。

牙髓治疗期间经常使用的一些药物会受到透析的影响。应避免使用肾脏代谢的药物和肾毒性药物。透析可以去除阿司匹林和对乙酰氨基酚，因此对肾衰竭患者需要调整此类药物的剂量。阿莫西林和青霉素的剂量也需要调整，以补偿血液透析造成的损耗[76]。建议在牙髓治疗期间咨询患者的内科医生，了解具体的用药要求。牙髓治疗最好安排在透析后的第二天。在透析当天，患者一般比较疲劳并且有出血倾向[48]。

慢性肾衰竭可能造成继发性甲状旁腺功能亢进，可引起多种骨病变。在某些情况下，这些病变出现在牙齿的根尖周区域，可能会被误诊为牙髓源性病变[50]。

假体植入物

佩戴假体植入物的患者经常在牙科诊所接受治疗。关于是否需要预防性给予抗生素以预防假体感染的问题多年来一直存在争议。美国牙医协会（ADA；Chicago，IL）和美国矫形外科医生学会（AAOS；Rosemont，IL）于2003年联合发布了一份声明，试图澄清这一问题[1]。该声明的结论是，科学证据不支持在牙科手术前预防性使用抗生素以防止假体关节感染。它接着指出，对于有针、板和螺钉的牙科患者，没必要进行预防性抗生素用药，也没必要对大多数全关节置换患者进行预防用药。但是，该声明表明，一些感染风险增加并且正在接受可能导致大量出血的牙科手术的"高风险患者"，应接受抗生素预防性治疗。这些患者包括免疫功能低下或免疫抑制的患者、胰岛素依赖型（1型）糖尿病患者、关节置换后2年内的患者、曾有关节感染的患者、营养不良或血友病的患者等[1]。声明的结论是，关于是否预防性使用抗生素最终由牙医决定，牙医必须权衡利弊[1]。值得注意的是，虽然牙髓疾病可能引起菌血症[19,90]，但与拔牙、牙周手术、牙周刮治和洁治相比，牙髓病风险最小。2009年2月，AAOS发表了题为"关节置换患者预防菌血症的抗生素使用"的声明[72]。这份最新声明指出："鉴于潜在的不良后果和治疗置换关节感染的费用，AAOS建议牙医，所有全关节置换患者在接受任何可能导致菌血症的有创手术之前，应考虑预防性使用抗生素。"（见美国整形外科医生学会：AAOS在关节置换术后关于抗生素使用的新声明，www.aaos.org/news/aaosnow/may09/cover2.asp，2012）。

但是，美国口腔医学会（AAOM）对此声明的立场是，"2009年的声明更多的是一种意见而非官方指南，AAOM认为它不应取代ADA、AAOS和美国传染病学会（IDSA）制订的2003年联合共识声明[49]。"2012年有一份循证指南，其中推荐了关于牙科手术患者预防骨科植入物感染的AAOS-ADA临床实践指南。该指南指出，尚无证据证明，有人工髋关节和膝关节假体的患者，在接受牙科治疗前，应停止常规使用预防性抗生素（见美国整形外科医生学会：预防牙科手术患者的骨科植入物感染，www.aaos.org/research/guidelines/PUDP/PUDP_guideline.pdf，2012）。

建议根据具体情况咨询患者的内科医生，以评估预防性用药的必要性。

行为和精神疾病

给行为和精神疾病患者进行牙科治疗时，减压很重要。医护团队对患者的需求必须要敏感。三环类抗抑郁药、单胺氧化酶抑制剂与抗焦虑药物有着明显的相互作用和副作用[48]。在使用镇静剂、催眠药、抗组胺药或阿片类药物之前，必须咨询内科医生。

社会心理学评估

患者初次就诊时收集全身病史和牙科病史可以帮助了解患者心理社会状态。有些患者可能想要保留预后不良的牙齿，但也有些患者可能缺乏权衡利弊的能力。不要引导患者做超出其理解范围之外的事，也不应该支持患者做预后不佳的治疗。

作为准备工作的重要部分，牙医还应评估患者的焦虑水平。可以合理地假设大多数患者在一定程度上是焦虑的，尤其是当他们即将进行牙髓治疗时。向患者沟通治疗的过程，告诉患者将会经历什么，对于减少焦虑至关重要。有充分证据表明，严重焦虑会导致麻醉效果不佳和治疗后疼痛[15,62]。200多项研究结果表明，对治疗前有严重焦虑的患者进行行为干预可以减少术前术后的焦虑，减轻治疗后疼痛，并加快康复[15]。

牙髓治疗计划的发展

在向患者提出替代治疗计划之前，应考虑牙齿是否有保留价值。尽管一些决定可能很简单，但选择替代治疗方案可能具有挑战性，因为牙医会权衡多个因素，而这些因素可能会决定最终的成败。如果治疗的复杂程度超出您的能力，应考虑将患者转诊给专科医生。必须考虑影响牙髓治疗预后的因素，包括牙周和修复性因素。当牙髓治疗预后较差时，可以考虑拔除后种植修复。

牙髓治疗的预后

某些针对预后的研究已经明确了一些影响初次牙髓治疗结果的术前因素。一篇系统综述表明，没有根尖周透射影的患牙牙髓治疗的预后良好。这篇系统综述还发现，只要根尖周健康，牙髓活力不影响牙髓治疗的预后[70]。多项研究表明，低密度影的大小也会影响牙髓治疗的效果[31,70]。另一项研究发现，是否有窦道、窄而深的牙周袋、疼痛和窦腔会明显影响非手术牙髓治疗的结果[67]。术前疼痛不仅是术后疼痛最重要的预测指标之一[64]，它也会影响牙髓治疗后牙齿的留存率[68]。

这些研究结果表明，在制订治疗计划时，应考虑所有可能影响治疗预后的既往症状和体征，以及与其他学科相关的预后因素（将在下一部分讨论）。最重要的是，在治疗开始之前应将治疗的预后、风险和收益传达给患者。

人们普遍认为，再治疗病例的预后不如初次治疗，但也并非全都如此。一项系统综述表明，只要能建立到达根尖感染灶的通路，再治疗的结果就会与初诊治疗的相似[65]。但是，有证据表明，与初次治疗相比，再治疗病例术后疼痛和急症的发生率更高[36]。目前已经证实，术前的根尖周病变、根充超填和冠部修复的质量会明显影响再治疗的结果[65]。

再治疗给牙医带来了一系列特定的挑战（图3-3和图3-4），第8章对此主题进行了详细介绍。再治疗前需要考虑的重要问题如下：

◆ 为什么治疗会失败？

◆ 是否可以定位细菌进入根管的位置？

◆ 是否有之前的X线片？

◆ 是否有明显的可改正的操作问题？

◆ 是否可以重新疏通根管系统？

◆ 是否有其他（牙髓以外的）因素导致治疗失败？

◆ 牙齿保留与否对于治疗计划来说至关重要吗？

◆ 患者是否清楚牙齿的预后同时愿意尝试再治疗？

牙医应在确定了失败原因并且权衡了可能影响预后的其他因素（如根折、修复失败等）之后再制订再治疗计划（图3-5~图3-8）。再治疗可能需要手术方式与非手术方式相结合。复杂病例建议转诊给专科医生。如果再治疗（不论是否需要手术）后需要重新修复，则必须考虑种植的可能性。综合考虑各种因素后才能得到更合理的结论。

单次治疗与多次治疗

一些牙髓有活力的病例适合单次就诊治疗。需

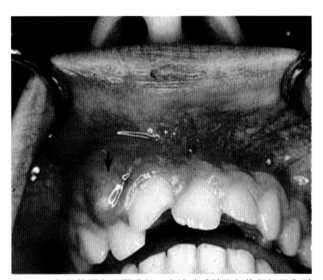

图3-3 与根管预备同期进行，在波动感肿胀部位行切开和引流。

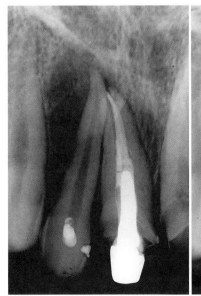 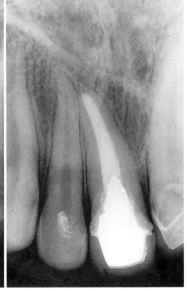

图3-4 11牙髓治疗2年后，患者因为疼痛和肿胀再次就诊。未通过牙髓活力测试确认X线片诊断结果，牙医错误地对12进行牙髓治疗。12牙髓有活力，11在去除桩后成功地进行了再治疗。（由Dr. Leon Schertzer提供）

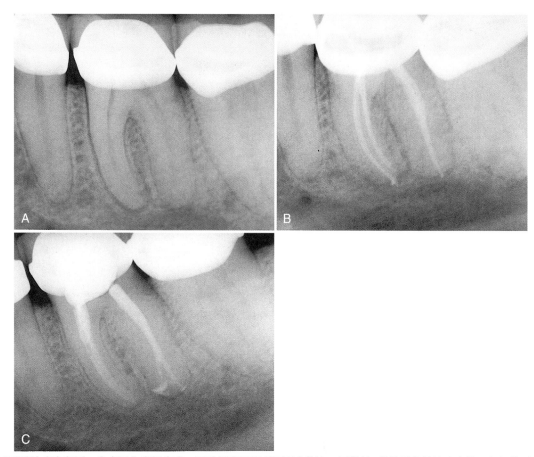

图3-5 36牙髓治疗多年后，患者因为出现疼痛，无法用患牙咀嚼而再次就诊。尽管从X线片看根管治疗完美，但仍然对患牙进行了再治疗，患者自觉疼痛消失。注意远中根部罕见的解剖结构，这在第一次治疗中没有表现出来。A，初次治疗前X线片。B，首次根管治疗完成。C，再治疗。

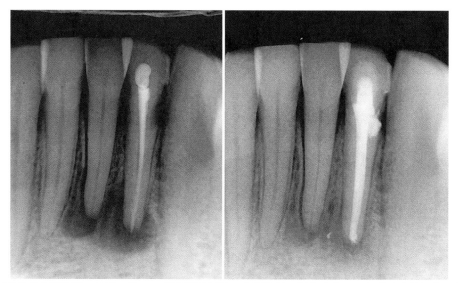

图3-6 初次治疗X线片具有误导性，涉及32和31。牙髓测试显示31为活髓牙，没有治疗。32行再治疗使根尖周病变愈合。（由Dr. Leon Schertzer提供）

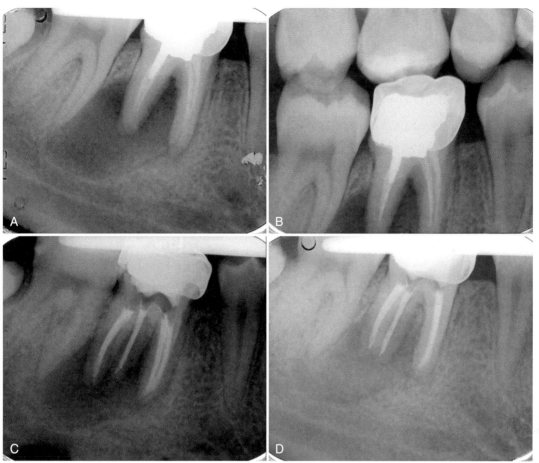

图3-7 46非手术再治疗。定位并治疗了新发现的牙根。A，注意不完善的牙髓治疗和大范围根尖周病变。B，咬合翼片。C，桩去除后再治疗。D，18个月后复诊X线片显示根尖周病变愈合。

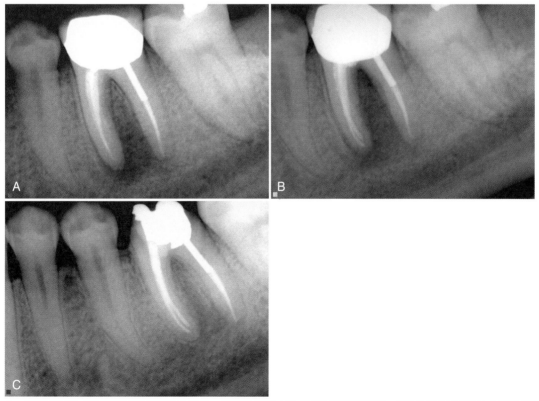

图3-8 A~C，尽管在根管再治疗期间症状有几次恶化，但这种情况在治疗结束后迅速缓解。X线片评估表明仅4个月后就有良好疗效。

要考虑牙根的数目、时间以及牙医的水平等因素，还要考虑患者症状的严重程度。如患者严重疼痛，无论是否伴有肿胀，就诊时间都不应该过长，包括开髓、机械预备和充填。这种情况下的治疗应该旨在减轻疼痛，根管充填应推迟到下一次就诊完成。牙医应根据每位患者的具体情况来决定诊疗安排。

如果之前因为疼痛或肿胀出现过牙髓急症，不论有没有瘘管，这样的患者进行二次就诊有很多优势。第二次就诊使牙医有机会确定治疗对炎症和感染的控制是否有效。推迟根管充填可以让急诊患者的初次就诊时间缩短。

虽然一些研究报告单次就诊的治疗后疼痛较少[26,80,96]，但有系统综述发现，单次就诊和多次就诊术后不适的发生率相似[27]。还有一篇系统综述得出的结论是，目前尚无确切证据表明单次和多次就诊的术后疼痛/急症的发生率有显著差异[85]。这些不一致的结果可能源自研究方法的差异性。

关于单次和多次就诊病例的愈合率，系统综述发现，其影像学治愈率没有显著差异[27]。最近的一项系统综述也发现，感染牙齿的单次和多次就诊牙髓治疗的愈合率相似[96]。

牙髓坏死和根尖周炎的患牙存在微生物问题。一定要注意避免将细菌碎屑推入根尖周组织。一般认为对这些患者进行一次性牙髓治疗有些欠妥。有些人认为，诊间封药对彻底消除根管系统感染至关重要[92-93,99]。相反，其他学者发现，单次就诊或多次就诊治疗有根尖周炎的死髓牙患者时，其成功率无统计学差异[27,31,59,73,75,106]。一项系统评估发现，单次牙髓治疗似乎比多次治疗稍微有效（治愈率高于6.3%），但是，差异无统计学意义[84]。这是一个复杂的问题，因为两组间的差异也可能是由于研究中变量不同造成的，这些变量包括样本量、持续随访时间和治疗方法等。

病变愈合或许不需要完全清除细菌，也许最大限度地减少细菌、有效的根管充填和及时且良好的冠部修复便可以得到很好的临床治疗效果。但是，无论分成几次治疗，有效清除根管系统内的细菌都是至关重要的[46]。

牙髓病的治疗计划应考虑生物学因素。与无症状患牙相比，出现急性症状的患者存在不同的生物学问题。与脓肿、蜂窝织炎或瘘管相关的肿胀是一些病理过程的表现。在每次就诊确定具体目标之前，应考虑这些病症的生物学意义。

在每次就诊时制订具体目标有助于规划治疗。比如，对于不复杂的磨牙或前磨牙，一些牙医为首次就诊设定的目标是开髓和彻底的机械预备，而将根管充填推迟到第二次就诊。不复杂的单根牙、活髓牙可以计划单次就诊完成治疗。重要的是要留出足够的时间，以便在没有过度压力的情况下充分完成诊疗步骤。

这些建议是有生物学依据的。在生物学上，对根管系统进行不完善的机械预备是不合理的，那样残留的炎症组织或坏死碎屑可能引起疼痛并且容易造成感染。只有在时间足够时，才建议牙医开始进行机械预备，以便充分清理消毒根管系统。

虽然在大多数情况下，可以在一次就诊中完成牙髓治疗的所有临床步骤，但这并不意味着它是较好的治疗过程。可以做什么和应该做什么代表了两种截然不同的牙髓治疗计划方法。患者的全身健康、焦虑水平、症状和根管系统的复杂性都是必须要考虑的因素。

一项关于初次治疗预后的研究表明，根尖周炎的治疗很复杂[31]。作者评论道：仅通过改变治疗技术不能改善对该疾病的治疗。由于根尖周炎是由微生物、环境和宿主免疫系统之间的相互作用引起的，因此只要有效改善这3种因素中的任何1种就可显著提高治疗效果。

跨学科的治疗计划

牙周考量

广泛的牙周病变可能影响根管治疗的预后。如果病变涉及牙髓和牙周两个方面，可能需要咨询牙髓或牙周专科医生，以了解更多有关牙齿预后的信息。

一项为期4年的回顾性研究发现，牙周附着丧失和牙周状况会影响磨牙牙髓治疗的预后[87]。牙医应了解可能影响牙髓治疗预后的牙周因素，如牙根穿孔、骨丧失和临床附着丧失等。

对于牙髓和牙周均有病变的牙齿，在评估其预后时，有一些因素必须要考虑到。确定牙髓活力和牙周缺损的程度对于判断预后和制订治疗方案至关重要（见第25章）。

病变如果是牙髓来源的，则牙髓是没有活力的（图3-9和图3-10），而如果是牙周来源的，牙髓仍保留有活力。真正的牙髓-牙周联合病变发生率较

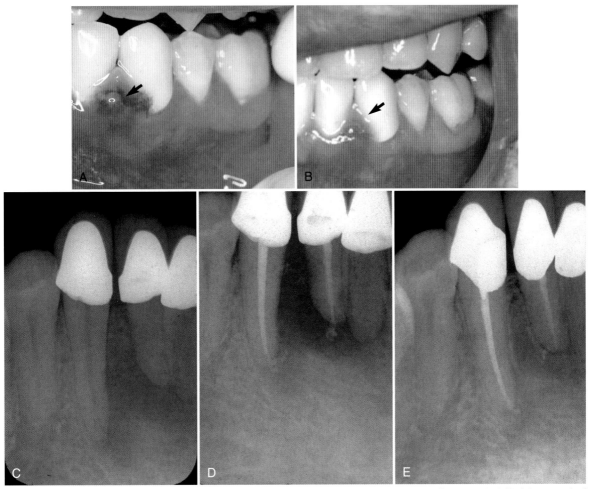

图3-9 A，由急性牙髓病变引起邻间隙软组织发炎和水肿（箭头）。B，开始牙髓治疗3天后软组织愈合（箭头）。C，根尖周病变。D，牙髓治疗完成后。E，1年后复诊，根尖周病变愈合。

低。当根尖周病变向冠方延伸并与向根尖发展的牙周袋发生联系时，病变可能合并。这类病变有明显的附着丧失，预后不乐观[81]。牙髓-牙周联合病变的影像学外观可能类似于纵折的牙齿。真正联合病变的治疗需要牙髓治疗和牙周治疗。治疗顺序由最初的主诉症状决定。

每类牙髓-牙周联合病变的预后和治疗方法各不相同。牙髓源性疾病若只进行牙髓治疗，通常预后良好。牙周源性疾病若只进行牙周治疗，则预后取决于疾病的严重程度和患者对治疗的反应[81]。

通过牙髓活力测试、牙周探查、影像学评估和牙科既往史评估，可以更好地了解病变的原因。如果有大范围的修复计划，那么必须考虑该患牙预后不良的影响，如果让新的复杂修复体将来因该患牙经久不愈而受到影响，将是不智之举（图3-11）。

外科考量

当诊断病变可能是非牙源性时，则应进行外科评估。骨的病变可能类似根尖周病的病变，活检是诊断骨病变的金标准。在考虑再治疗时，也应明确非手术、手术还是联合治疗更合适。这取决于是否有复杂修复体和桩，以及之前牙髓治疗的影像学评估结果。

根尖手术通常是为了改善根尖封闭和纠正非手术治疗的失败。细菌是失败的根本原因。确定细菌进入的路径非常重要，例如，不良修复体或继发龋可导致微渗漏。若不解决这一问题，根尖外科手术可能无法成功（图3-12）。

当确定有不良修复体时，必须更换以防止持续的细菌渗透。根尖手术（见第9章）也可作为根管钙化等复杂情况下的首选治疗方法。在这些情况下，使用手术作为主要治疗手段可以在保留牙冠的同时建立根方

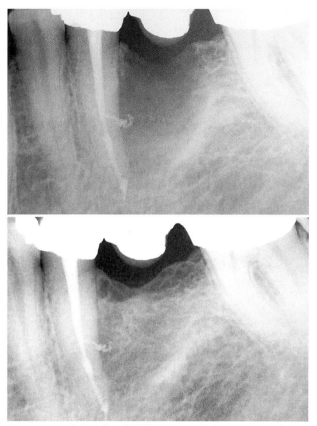

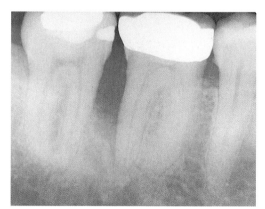

封闭。决定实施根尖手术前，应充分评估X线片，并充分评估不破坏合格修复体或天然牙齿情况下完成非手术治疗的可能性。只有在无法进行非手术治疗时，才选择根尖手术作为最后的治疗方案。

对于根管治疗失败的牙齿，回顾替代治疗的最佳可用证据是治疗计划的一个重要方面。有关根尖手术后愈合潜力的证据是一个重要考虑因素[30]。许多研究报道了根尖手术的结果，差异非常大[101,104,112]。这种差异可能反映实际结果的差异，也可能反映这些病例在

图3-10　35造成的大面积骨缺损在牙髓治疗后愈合。牙齿是死髓牙，且没有明显的深牙周袋，表明是牙髓疾病。

图3-11　46预后不良。牙周探诊达远中根尖。提示应尽早拔除患牙，以防止47近中骨的进一步损伤。保留种植位点是本案治疗计划中的另一个考虑因素。

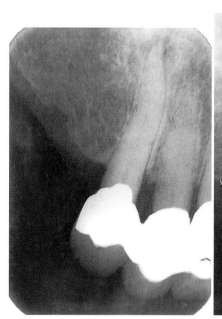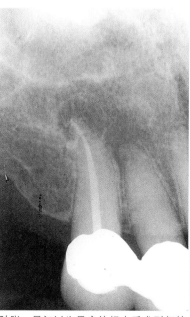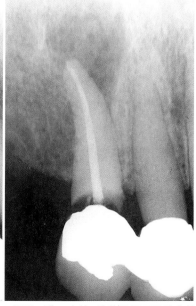

图3-12　牙髓治疗4年后，患者诉13发生疼痛和肿胀。最初以为是实施根尖手术引起的。但是，进一步的X线片显示了牙髓病的真正原因：最初通过冠或龋坏组织进行开髓破坏了冠方密封，产生继发龋。

技术选择、复诊时间和方法学上的一些差异。

一项前瞻性研究表明，对于具有较大治疗前病变且之前根管充填长度足够的牙齿，病变不愈的比值比增加[104]。另一项研究发现，手术前，与没有疼痛的患者相比，有疼痛的患者1年随访时的愈合率明显较低[101]。

还应该指出的是，患牙的牙周状况，包括邻面骨高度和边缘骨丧失的量，都可以明显影响根尖手术的长期预后[102,105]。此外，研究表明与牙髓-牙周联合病变（77.5%）相比，单纯的牙髓病变1~5年随访时成功率更高（95.2%）[40]。

手术技术和材料已经发生了巨大变化：显微镜、内窥镜检查和超声的应用，以及倒充填材料的改进，都是手术技术的重大改进。研究发现，传统的根尖手术（TRS）和显微根尖手术（EMS）相比，EMS的成功率是TRS成功率的1.58倍[89]。另一项研究比较了使用和不使用更高放大倍数的EMS技术，他们发现，对磨牙来说，两组之间的成功率存在统计学差异，但是对于前磨牙或前牙没有统计学差异[88]。事实证明，锥形束CT在一些手术中很有用。它可以给出牙齿、病变和相邻解剖结构的3D图像，有利于定位下颌神经管[42]、颏孔、上颌窦和鼻腔[16]。

充填和修复考量

完善的修复效果受到许多因素的影响。骨下的根面龋（可能需要延长牙冠）、冠根比不佳、牙周缺损严重或牙齿不整齐可能对最终修复产生严重影响。在开始牙髓治疗之前必须认识到这些问题。对于复杂病例，应在牙髓治疗前制订修复计划（见第22章）。一些牙齿可能完成牙髓治疗但无法修复，或者由于修复体较大，会产生一些并发症。由于全覆盖式修复时牙冠结构的磨除，可视性降低且缺乏牙腔解剖结构的影像学信息，开髓更加困难。在开髓时导致修复体受损的情况并不少见（图3-12）。在牙髓治疗之前，应尽可能拆除修复体。

牙髓治疗后通常建议全覆盖修复。在对非手术牙髓治疗后牙齿存留情况的系统综述中，发现以下4个因素对牙齿存留具有重要意义[66]：

◆ 牙髓治疗后的冠修复。
◆ 牙齿近远中都有邻牙接触。
◆ 牙齿不作为可摘或固定义齿的基牙。
◆ 牙齿类型（非磨牙）。

另一项系统综述发现，完善的牙髓治疗和良好的修复治疗会使根尖周炎的愈合概率增加。但是，如果根充良好而冠部修复不佳，或根充不佳而冠部修复良好，临床预期都较差，这两种组合之间的愈合概率没有显著差异。这些发现表明，冠部修复的质量与牙髓治疗的质量同样重要。因此，为了提高治疗的成功率，强烈建议牙医在开始治疗之前与患者和其转诊牙医（如果是转诊患者）讨论牙齿的修复计划。

牙髓治疗或牙种植

种植牙已成为修复缺失牙的有效方式，现在牙医在为缺牙患者制订治疗计划时多了一个选择。对于预后不佳的患牙，决定牙髓治疗或是拔除后种植修复，成为了一个具有挑战性的问题。已经有大量研究评估了非手术牙髓治疗[18,69-70,82,97-98]和骨内种植体[2,17,37,47]的治疗效果。

由于研究方法、随访时间和确定成功与否的相关标准不同，不同研究的结果无法直接比较。一篇综述指出，需要使用标准化或方法类似的随机对照试验提供等级更高的证据来回答这些重要的临床问题。

综合现有证据表明，治疗计划合理且治疗方法得当，牙髓治疗和单颗牙种植的预后都很不错。一项研究评估了在4~6年内对510颗牙齿进行首次牙髓治疗的临床和影像学成功率。结果发现，86%的牙齿病变愈合，95%的牙齿无症状且功能正常[18]。另一项研究评估了1462936颗牙齿的牙髓治疗结果，超过97%的牙齿在8年后仍然保留[82]。一项类似研究也发现，在根管再治疗5年后，4744颗牙齿中有89%保留在口腔中[83]。一项研究评估了日常诊疗中1312例患者牙髓治疗的结果，平均随访3.9年，发现综合失败率为19.1%，得出的结论为"基于牙科保险索赔数据的研究结果表明，牙髓治疗在日常诊疗中的失败率高于先前的报道[7]"。

美国牙医协会的科学事务委员会报告了骨内种植体的存活率很高。对10项研究共纳入1400多颗种植体的评估表明，存活率为94.4%~99%，平均存活率为96.7%[2]。牙髓治疗和单牙种植体的存活率如此之高，临床牙医必须在现有最佳证据条件下考虑多种因素。目前大多数研究表明，牙髓治疗和单牙种植体的长期预后无显著差异[37]。

一项回顾性横断面研究对非手术牙髓治疗和单颗牙种植体进行了比较分析，发现修复后的牙髓治疗牙和单颗牙种植修复体具有相似的存活率，不过种植体组获得功能的平均和中位时间较长，后期并发症发生率较高，需要进行后续治疗干预[20]。一篇综述总结了影响治疗计划（包括用牙髓治疗保留牙齿或用单颗种植替代患牙）因素的最佳可用证据。需要考虑的因素包括天然牙齿的可修复性、骨量、美学问题、成本效益比、全身情况、不良反应可能性和患者偏好[37]。作者得出结论：牙髓治疗是一种保留患牙的可行的、经济实用的方法，而牙种植可以作为预后较差患牙的良好替代治疗[37]。

除了治疗结果外，在制订治疗计划决策时，牙医还应考虑治疗中可能涉及的其他因素。一项评估牙髓治疗患者与种植治疗患者生活质量的研究显示，两种治疗方式的满意度都很高[32]。一项研究发现，与磨牙根管再治疗和固定局部义齿相比，种植体修复尽管存活率高，但成本效益最低[41]。另一项研究发现，与种植修复体相比，牙髓治疗保留的天然牙齿可在咀嚼期间提供更有效的咬合接触，从而提高咀嚼效率[109]。

另一个重要因素是患者的健康状况。种植需要外科手术，而有些患者如糖尿病患者的身体状况可能不适合进行手术。不过，已有研究表明，只要他们血糖控制良好，这些患者也可以进行牙种植并实现种植体骨结合[38]。

很明显，只要患牙的长期预后良好，最好为患者保留天然牙。如果牙髓治疗具有良好预后，则不应该拔牙。如果牙髓治疗预后较差而种植预后良好，让患者进行牙髓治疗及桩核冠修复也是不合理的。牙髓治疗的一大优势就是患者的受损牙列可以迅速恢复原有功能和美观。这种快速恢复与在种植体修复等待骨结合时还需要使用临时修复体形成鲜明对比。重点在于治疗前应权衡所有因素，以决定保留牙齿或放置种植体。

一些牙髓病高等教育课程中包含了种植培训。该培训能帮助牙髓病医生为患者或转诊患者确定治疗计划。这种经过双重训练的牙髓病医生会更好地权衡是为患者提供牙髓治疗还是建议种植。

其他可能影响牙髓治疗的因素

有很多因素会使牙髓治疗复杂化。钙化、弯曲或吸收性缺陷可能会影响有保留价值患牙的牙髓治疗（图3-13）。患牙能否完全隔离也是一个问题，否则可能导致根管系统的细菌污染。X线片上无法显示的那些根管也是解剖学上的一个挑战（图3-14）。咬合翼片可用于提供后牙牙髓腔的精确图像。牙医应该认

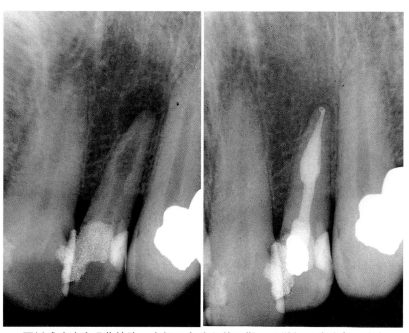

图3-13　可以成功治疗吸收缺陷。在根面穿孔之前早期干预增加了成功率。（由Dr. Leon Schertzer提供）

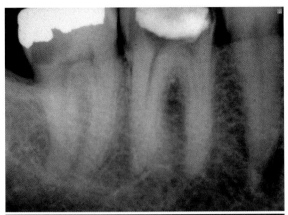

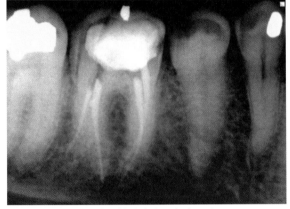

图3-14 弯曲根管和多根管的存在是复杂因素。

识到这些潜在的问题，能够处理并在预后判断时考虑进来，包括将患者转诊给专科医生的可能性。

牙齿的发育阶段也应考虑到。乳牙和未成熟的恒牙可能有因龋齿或外伤引起的牙髓病变，必须保留这些年轻的牙齿。过早失去前牙可能导致咬合不正，使患者易有不良舌习惯，影响美观，并影响患者的自尊心（有关详细信息，见第20章和第24章）。

一些牙医用简单的标准来判断哪些患牙的牙髓病可以治疗，哪些需要转诊给专科医生。比如牙根的数量，或者疾病的急慢性状态，或者后期修复的复杂性等。确定是否将患者转诊给专科医生的最重要因素是牙医的技能和病例的复杂性。

美国牙髓病学会（AAE）制订了牙髓病例难度评估指南（www.aae.org/uploadedFiles/Publications_and_Research/Guidelines_and_Position_Statements/2006Case DifficultyAssessmentFormB_Edited2010.pdf）。牙医可以使用AAE牙髓病例难度评估表评估特定病例的难度等级。它将难度等级分为低、中和高难度，也列出了转

诊的标准。手术显微镜、内窥镜和超声器械的使用让专科医生能够更好地诊治过去无法治疗的牙齿。

焦虑

焦虑存在于牙科治疗的多个层面（见第28章）。看牙时的焦虑似乎与口腔和牙齿健康的严重程度有关[111]。严重的焦虑甚至会影响一开始的诊断过程[23]。一些研究认为，疼痛或害怕疼痛是焦虑的主要来源，也是寻求牙科治疗的障碍[44,111]。此外，高度焦虑的患者似乎对疼痛更敏感[24,43]。高度焦虑会对包括局部麻醉在内的临床手术产生负面影响[62]。2009年，Binkley发现，黑皮素-1受体（MC1R）基因变异会引起患者头发呈现天然的红色，并从中预测患者体验牙科护理相关的焦虑和避免牙齿治疗情况[8]。她发现，与没有MC1R基因变异的参与者相比，MC1R基因变异的受试者表现出的牙齿治疗相关焦虑和对牙齿疼痛的恐惧明显更多。最近一项研究证实了红发表型与焦虑之间的关系。但是，这项研究发现红发表型与局部麻醉成功之间没有关系[21]。

已经证实，牙科焦虑和疼痛预期会影响患者对信息的理解能力[25]。人处理信息的认知能力是明显受压力影响的[25]。一项研究发现，40%接受过口腔小手术的患者会忘记书面和口头医嘱，67%的患者没有遵医嘱使用抗生素[9]。患者的焦虑会影响他们对复杂治疗计划的理解。患者做出涉及是否保留牙齿的决定时，可能会明显受到焦虑的影响。

然而，我们经常意识不到严重焦虑会影响患者的认知、局部麻醉以及术中术后的反应。一项具有里程碑意义的医学研究发现，关于手术不适的术前讨论可以使术后吗啡的需要量减少50%，并缩短出院时间[22]。现有研究主要集中在术前信息对减少术中焦虑和压力的影响[25]。

200多项研究表明，先发制人的行为干预可以减少术前术后焦虑，降低术后疼痛强度，减少镇痛药的使用，并加速康复[115]。舒适的环境、牙医的保证和治疗计划的解释，以及关于疼痛预防策略的讨论都是治疗开始前的重要步骤[63]。书面的或者口头的沟通都是有用的。让患者的家人或朋友陪同讨论治疗计划也有帮助。

就诊时间安排

如果一个活髓牙病例需要多次就诊，建议牙医在

根管机械预备和充填之间空出5~7天，以便根尖周组织恢复。如果要一次性完成治疗，必须预留足够的时间，以便牙医可以舒适地完成手术。下牙槽神经阻滞麻醉可能需要花费15~20分钟，因此在安排患者预约时应将该时间考虑在内（见第4章）。

死髓牙的根管充填可以安排在根管预备的1周后，以便充分发挥氢氧化钙封药的杀菌作用[6,92-93]。急性（疼痛或肿胀）的死髓病例应每24~48小时观察一次，以监测患者的进展并及时控制急性症状。进一步的清理和成形是治疗的重要组成部分，因为要尽可能清除根管系统中的顽固微生物。诊间时间如果过长可能会导致细菌耐药，应当避免。

参考文献

[1] American Dental Association and American Academy of Orthopaedic Surgeons: Antibiotic prophylaxis for dental patients with total joint replacements. *J Am Dent Assoc* 134:895, 2003.

[2] American Dental Association Council of Scientific Affairs: Dental endosseous implants: an update, *J Am Dent Assoc* 135:92, 2004.

[3] Baddour LM, Bettmann MA, Bolger AF, et al: Nonvalvular cardiovascular device-related infections, *Circulation* 108:2015, 2003.

[4] Bader JD, Bonito AJ, Shugars DA, et al: A systematic review of cardiovascular effects of epinephrine on hypertensive dental patients, *Oral Surg Oral Med Oral Pathol Oral Radiol Endod* 93:648, 2002.

[5] Bean LR, Devore WD: The effect of protective aprons in dental roentgenography, *Oral Surg Oral Med Oral Pathol* 28:505, 1969.

[6] Bergenholtz GH-BP, Reit C: *Textbook of Endodontology*, Oxford, 2003, Blackwell.

[7] Bernstein SD, Horowitz AJ, Man M, et al: Outcomes of endodontic therapy in general practice: a study by the practitioners engaged in applied research and learning network, *J Am Dent Assoc* 43:478, 2012.

[8] Binkley CJ, Beacham A, Neace W, et al: Genetic variations associated with red hair color and fear of dental pain, anxiety regarding dental care and avoidance of dental care, *J Am Dent Assoc* 140:896, 2009.

[9] Blinder D, Rotenberg L, Peleg M, et al: Patient compliance to instructions after oral surgical procedures, *Int J Oral Maxillofac Surg* 30:216, 2001.

[10] Brennan MT, Valerin MA, Noll JL, et al: Aspirin use and post-operative bleeding from dental extractions. *J Dent Res* 87:740, 2008.

[11] Briggs GG, Freeman RK, Yaffe SJ: *Drugs in pregnancy and lactation: a reference guide in fetal and neonatal risk*, ed 8, Philadelphia, 2009, Lippincott Williams & Wilkins.

[12] Britto LR, Katz J, Guelmann M, et al: Periradicular radiographic assessment in diabetic and control individuals, *Oral Surg Oral Med Oral Pathol Oral Radiol Endod* 96:449, 2003.

[13] Brown RS, Rhodus NL: Epinephrine and local anesthesia revisited, *Oral Surg Oral Med Oral Pathol Oral Radiol Endod* 100:401, 2005.

[14] Burket LW, Greenberg MS, Glick M, et al: *Burket's oral medicine*, ed 11, Hamilton, BC, 2008, Decker.

[15] Carr DB, Goudas LC: Acute pain, *Lancet* 353:2051, 1999.

[16] Cotton TP, Geisler TM, Holden DT, et al: Endodontic applications of cone-beam volumetric tomography, *J Endod* 33:1121, 2007.

[17] Creugers NH, Kreulen CM, Snoek PA, et al: A systematic review of single-tooth restorations supported by implants, *J Dent* 28:209, 2000.

[18] de Chevigny C, Dao TT, Basrani BR, et al: Treatment outcome in endodontics: the Toronto study—phase 4: initial treatment, *J Endod* 34:258, 2008.

[19] Debelian GJ, Olsen I, Tronstad L: Bacteremia in conjunction with endodontic therapy, *Endod Dent Traumatol* 11:142, 1995.

[20] Doyle SL, Hodges JS, Pesun IJ, et al: Retrospective cross sectional comparison of initial nonsurgical endodontic treatment and single-tooth implants, *J Endod* 32:822, 2006.

[21] Droll BM, Drum M, Nusstein J, et al: Anesthetic efficacy of the inferior alveolar nerve block in red-haired women, *J Endod* 38:1564, 2012.

[22] Egbert LD, Battit GE, Welch CS, et al: Reduction of postoperative pain by encouragement and instruction of patients. a study of doctor-patient rapport, *N Engl J Med* 270:825,1964.

[23] Eli I: Dental anxiety: a cause for possible misdiagnosis of tooth vitality, *Int Endod J* 26:251, 1993.

[24] Eli I, Schwartz-Arad D, Baht R, et al: Effect of anxiety on the experience of pain in implant insertion, *Clin Oral Implants Res* 14:115, 2003.

[25] Eli I, Schwartz-Arad D, Bartal Y: Anxiety and ability to recognize clinical information in dentistry, *J Dent Res* 87:65, 2008.

[26] Fava LR: One-appointment root canal treatment: incidence of postoperative pain using a modified double-flared technique, *Int Endod J* 24:258, 1991.

[27] Figini L, Lodi G, Gorni F, et al: Single versus multiple visits for endodontic treatment of permanent teeth: a Cochrane systematic review, *J Endod* 34:1041, 2008.

[28] Fouad AF, Burleson J: The effect of diabetes mellitus on endodontic treatment outcome: data from an electronic patient record, *J Am Dent Assoc* 134:43, 2003.

[29] Friedlander AH, Sung EC, Child JS: Radiation-induced heart disease after Hodgkin's disease and breast cancer treatment: dental implications, *J Am Dent Assoc* 134:1615, 2003.

[30] Friedman S: Considerations and concepts of case selection in the management of post-treatment endodontic disease (treatment failure), *Endod Top* 1:54, 2002.

[31] Friedman S: Prognosis of initial endodontic therapy, *Endod Top* 1:54, 2002.

[32] Gatten DL, Riedy CA, Hong SK, et al: Quality of life of endodontically treated versus implant treated patients: a University-based qualitative research study, *J Endod* 37:903, 2011.

[33] Gaur AH, Dominguez KL, Kalish ML, et al: Practice of feeding premasticated food to infants: a potential risk factor for HIV transmission, *Pediatrics* 124:658, 2009.

[34] Gillen BM, Looney SW, Gu LS, et al: Impact of the quality of coronal restoration versus the quality of root canal fillings on success of root canal treatment: a systematic review and meta-analysis, *J Endod* 37:865, 2011.

[35] Goodchild JH, Glick M: A different approach to medical risk assessment, *Endod Top* 4:1, 2003.

[36] Imura N, Zuolo ML: Factors associated with endodontic flare-ups: a prospective study, *Int Endod J* 28:261, 1995.

[37] Iqbal MK, Kim S: A review of factors influencing treatment planning decisions of single-tooth implants versus preserving natural teeth with nonsurgical endodontic therapy, *J Endod* 34:519, 2008.

[38] Javed F, Romanos GE: Impact of diabetes mellitus and glycemic control on the osseointegration of dental implants: a systematic literature review, *J Periodontol* 80:1719, 2009.

[39] Jeske AH, Suchko GD: Lack of a scientific basis for routine discontinuation of oral anticoagulation therapy before dental treatment, *J Am Dent Assoc* 134:1492, 2003.

[40] Kim E, Song JS, Jung IY, et al: Prospective clinical study evaluating endodontic microsurgery outcomes for cases with lesions of endodontic origin compared with cases with lesions of combined periodontal-endodontic origin, *J Endod* 34:546, 2008.

[41] Kim SG, Solomon C: Cost-effectiveness of endodontic molar retreatment compared with fixed partial dentures and single-tooth implant alternatives, *J Endod* 37:321, 2011.

[42] Kim TS, Caruso JM, Christensen H, et al: A comparison of cone-beam computed tomography and direct measurement in the examination of the mandibular canal and adjacent structures, *J Endod* 36:1191, 2010.

[43] Klages US, Kianifard S, Ulusoy O, et al: Anxiety sensitivity as predictor of pain in patients undergoing restorative dental procedures, *Community Dent Oral Epidemiol* 34:139, 2006.

[44] Lahmann C, Schoen R, Henningsen P, et al: Brief relaxation versus music distraction in the treatment of dental anxiety: a randomized controlled clinical trial, *J Am Dent Assoc* 139:317, 2008.

[45] Lima SMF, Grisi DC, Kogawa EM: Diabetes mellitus and inflammatory pulpal and periapical disease: a review, *Int Endod J* 46:1, 2013.

[46] Lin LM, Lin J, Rosenberg PA, et al: One-appointment endodontic therapy: biological considerations, *J Am Dent Assoc* 138:1456, 2007.

[47] Lindh T, Gunne J, Tillberg A, et al: A meta-analysis of implants in partial edentulism, *Clin Oral Implants Res* 9:80, 1998.

[48] Little JW, Falace DA, Miller CS, et al: *Dental management of the medically compromised patient*, ed 8, St. Louis, 2012, Mosby.

[49] Little JW, Jacobson JJ, Lockhart PB, et al: The dental treatment of patients with joint replacements: a position paper from the American Academy of Oral Medicine, *J Am Dent Assoc* 141:667, 2010.

[50] Loushine, RJ, Weller RN, Kimbrough WF, et al: Secondary hyperparathyroidism: a case report, *J Endod* 29:272, 2003.

[51] Markiewicz MR, Margarone JE, Campbell JH, et al: Bisphosphonate-associated osteonecrosis of the jaws: a review of current knowledge, *J Am Dent Assoc* 136:1669, 2005.

[52] Marotta PS, Fontes TV, Armada L, et al: Type 2 diabetes mellitus and the prevalence of apical periodontitis and endodontic treatment in an adult Brazilian population, *J Endod* 38:297, 2012.

[53] McDaniel RK, Luna MA, Stimson PG: Metastatic tumors in the jaws, *Oral Surg Oral Med Oral Pathol* 31:380, 1971.

[54] Melo MD, Obeid G: Osteonecrosis of the jaws in patients with a history of receiving bisphosphonate therapy: strategies for prevention and early recognition,

J Am Dent Assoc 136:1675, 2005.

[55] Michalowicz BS, DiAngelis AJ, Novak MJ, et al: Examining the safety of dental treatment in pregnant women, *J Am Dent Assoc* 139:685, 2008.

[56] Migliorati CA, Casiglia J, Epstein J, et al: Managing the care of patients with bisphosphonate-associated osteonecrosis: an American Academy of Oral Medicine position paper, *J Am Dent Assoc* 136:1658, 2005.

[57] Miley DD, Terezhalmy GT: The patient with diabetes mellitus: etiology, epidemiology, principles of medical management, oral disease burden, and principles of dental management, *Quintessence Int* 36:779, 2005.

[58] Moinzadeh AT, Shemesh H, Neircynk NA, et al: Bisphosphonates and their clinical implications in endodontic therapy, *Int Endod J* 46:391, 2012.

[59] Molander A, Warfvinge J, Reit C, et al: Clinical and radiographic evaluation of one- and two-visit endodontic treatment of asymptomatic necrotic teeth with apical periodontitis: a randomized clinical trial, *J Endod* 33:1145, 2007.

[60] Moore PA: Selecting drugs for the pregnant dental patient, *J Am Dent Assoc* 129:1281, 1998.

[61] Murphy SL, Xu J, Kochanek KD: Deaths: Preliminary data for 2010, *National Vital Statistics Reports* 60:1, 2012.

[62] Nakai Y, Milgrom P, Mancl L, et al: Effectiveness of local anesthesia in pediatric dental practice, *J Am Dent Assoc* 131:1699, 2000.

[63] Ng SK, Chau AW, Leung WK: The effect of pre-operative information in relieving anxiety in oral surgery patients, *Community Dent Oral Epidemiol* 32:227, 2004.

[64] Ng YL, Glennon JP, Setchell DJ, et al: Prevalence of and factors affecting post-obturation pain in patients undergoing root canal treatment, *Int Endod J* 37:381, 2004.

[65] Ng YL, Mann V, Gulabivala K: Outcome of secondary root canal treatment: a systematic review of the literature, *Int Endod J* 41:1026, 2008.

[66] Ng YL, Mann V, Gulabivala K: Tooth survival following non-surgical root canal treatment: a systematic review of the literature, *Int Endod J* 43:171, 2010.

[67] Ng YL, Mann V, Gulabivala K: A prospective study of the factors affecting outcomes of nonsurgical root canal treatment—part 1: periapical health, *Int Endod J* 44:583, 2011.

[68] Ng YL, Mann V, Gulabivala K: A prospective study of the factors affecting outcomes of non-surgical root canal treatment: part 2: tooth survival, *Int Endod J* 44:610, 2011.

[69] Ng YL, Mann V, Rahbaran S, et al: Outcome of primary root canal treatment: systematic review of the literature—part 1. Effects of study characteristics on probability of success, *Int Endod J* 40:921, 2007.

[70] Ng YL, Mann V, Rahbaran S, et al: Outcome of primary root canal treatment: systematic review of the literature—Part 2. Influence of clinical factors, *Int Endod J* 41:6, 2008.

[71] Nishimura RA, Carabello BA, Faxon DP, et al: ACC/AHA 2008 guideline update on valvular heart disease: focused update on infective endocarditis: a report of the American College of Cardiology/American Heart Association Task Force on Practice Guidelines: endorsed by the Society of Cardiovascular Anesthesiologists, Society for Cardiovascular Angiography and Interventions, and Society of Thoracic Surgeons, *Circulation* 118:887, 2008.

[72] Pallasch TJ, Slots J: Antibiotic prophylaxis and the medically compromised patient, *Periodontol* 10:107, 1996.

[73] Penesis VA, Fitzgerald PI, Fayad MI, et al: Outcome of one-visit and two-visit endodontic treatment of necrotic teeth with apical periodontitis: a randomized controlled trial with one-year evaluation, *J Endod* 34:251, 2008.

[74] Persky V, Piorkowski J, Hernandez E, et al: Prenatal exposure to acetaminophen and respiratory symptoms in the first year of life, *Ann Allergy Asthma Immunol* 101:271, 2008.

[75] Peters LB, Wesselink PR: Periapical healing of endodontically treated teeth in one and two visits obturated in the presence or absence of detectable microorganisms, *Int Endod J* 35:660, 2002.

[76] Proctor R, Kumar N, Stein A, et al: Oral and dental aspects of chronic renal failure, *J Dent Res* 84:199, 2005.

[77] Quesnell BT, Alves M, Hawkinson RW Jr, et al: The effect of human immunodeficiency virus on endodontic treatment outcome, *J Endod* 31:633, 2005.

[78] Rayburn WF, Amanze AC: Prescribing medications safely during pregnancy, *Med Clin North Am* 92:1227, 2008.

[79] Rhodus NL, Vibeto BM, Hamamoto DT: Glycemic control in patients with diabetes mellitus upon admission to a dental clinic: considerations for dental management, *Quintessence Int* 36:474, 2005.

[80] Roane JB, Dryden JA, Grimes EW: Incidence of postoperative pain after single- and multiple-visit endodontic procedures, *Oral Surg Oral Med Oral Pathol* 55:68, 1983.

[81] Rotstein I, Simon JH: The endo-perio lesion: a crisitcal appraisal of the disease condition, *Endod Top* 13:34, 2006.

[82] Salehrabi R, Rotstein I: Endodontic treatment outcomes in a large patient population in the USA: an epidemiological study, *J Endod* 30:846, 2004.

[83] Salehrabi R, Rotstein I: Epidemiologic evaluation of the outcomes of orthograde endodontic retreatment, *J Endod* 36:790, 2010.

[84] Sathorn C, Parashos P, Messer HH: Effectiveness of single- versus multiple-visit endodontic treatment of teeth with apical periodontitis: a systematic review and meta-analysis, *Int Endod J* 38:347, 2005.

[85] Sathorn C, Parashos P, Messer HH: The prevalence of postoperative pain and flare-up in single- and multiple-visit endodontic treatment: a systematic review, *Int Endod J* 41:91, 2008.

[86] Scully C, Cawson RA: *Medical problems in dentistry*, ed 5, Edinburgh, 2005, Churchill Livingstone.

[87] Setzer FC, Boyer KR, Jeppson JR, et al: Long-term prognosis of endodontically treated teeth: a retrospective analysis of preoperative factors in molars, *J Endod* 37:21, 2011.

[88] Setzer FC, Kohli MR, Shah SB, et al: Outcome of endodontic surgery: a meta-analysis of the literature—part 2: comparison of endodontic microsurgical techniques with and without the use of higher magnification, *J Endod* 38:1, 2012.

[89] Setzer FC, Shah SB, Kohli MR, et al: Outcome of endodontic surgery: a meta-analysis of the literature—part 1: comparison of traditional root-end surgery and endodontic microsurgery, *J Endod* 36:1757, 2010.

[90] Siqueira JF: Endodontic infections: concepts, paradigms, and perspectives, *Oral Surg Oral Med Oral Pathol Oral Radiol Endod* 94:281, 2002.

[91] Sirois DA, Fatahzadeh M: Valvular heart disease, *Oral Surg Oral Med Oral Pathol Oral Radiol Endod* 91:15, 2001.

[92] Sjögren U, Figdor D, Perrson S, et al: Influence of infection at the time of root filling on the outcome of endodontic treatment of teeth with apical periodontitis, *Int Endod J* 30:297, 1997.

[93] Sjogren U, Hagglund B, Sundqvist G, et al: Factors affecting the long-term results of endodontic treatment, *J Endod* 16:498, 1990.

[94] Skaar D, O'Connor H, Lunos S, et al: Dental procedures and risk of experiencing a second vascular event in a Medicare population, *J Am Dent Assoc* 143:1190, 2012.

[95] Smidt A, Lipovetsky-Adler M, Sharon E: Forced eruption as an alternative to tooth extraction in long-term use of oral bisphosphonates: review, risks and technique, *J Am Dent Assoc* 143:1303, 2012.

[96] Su Y, Wang C, Ye L: Healing rate and post-obturation pain of single- versus multiple-visit endodontic treatment for infected root canals: a systematic review, *J Endod* 37:125, 2011.

[97] Torabinejad M, Goodacre CJ: Endodontic or dental implant therapy: the factors affecting treatment planning, *J Am Dent Assoc* 137:973, 2006.

[98] Torabinejad M, Kutsenko D, Machnick TK, et al: Levels of evidence for the outcome of nonsurgical endodontic treatment, *J Endod* 31:637, 2005.

[99] Vera J, Siqueira JF, Ricucci D, et al: One- versus two-visit endodontic treatment of teeth with apical periodontitis: a histobacteriologic study, *J Endod* 38:1040, 2012.

[100] Vernillo AT: Diabetes mellitus: relevance to dental treatment, *Oral Surg Oral Med Oral Pathol Oral Radiol Endod* 91:263, 2001.

[101] von Arx T, Jensen SS, Hanni S: Clinical and radiographic assessment of various predictors for healing outcome 1 year after periapical surgery, *J Endod* 33:123, 2007.

[102] von Arx T, Jensen SS, Hanni S: Five-year longitudinal assessment of the prognosis of apical microsurgery, *J Endod* 38:570, 2012.

[103] Wang CH, Chueh LH, Chen SC, et al: Impact of diabetes mellitus, hypertension, and coronary artery disease on tooth extraction after nonsurgical endodontic treatment, *J Endod* 37:1, 2011.

[104] Wang N, Knight K, Dao T, et al: Treatment outcome in endodontics—The Toronto Study. Phases I and II: apical surgery, *J Endod* 30:751, 2004.

[105] Wang Q, Cheung GSP, Ng RPY: Survival of surgical endodontic treatment performed in a dental teaching hospital: a cohort study, *Int Endod J* 37:764, 2004.

[106] Weiger R, Rosendahl R, Lost C: Influence of calcium hydroxide intracanal dressings on the prognosis of teeth with endodontically induced periapical lesions, *Int Endod J* 33:219, 2000.

[107] White SC: 1992 assessment of radiation risk from dental radiography, *Dentomaxillofac Radiol* 21:118, 1992.

[108] Woo SB, Hellstein JW, Kalmar JR, et al: Narrative systematic review: bisphosphonates and osteonecrosis of the jaws, *Ann Intern Med* 144:753, 2006.

[109] Woodmansey KF, Ayik M, Buschang PH, et al: Differences in masticatory function in patients with endodontically treated teeth and single-implant-supported prostheses: a pilot study, *J Endod* 35:10, 2009.

[110] Wynn RL, Meiller TF, Crossley HL: *Drug information handbook for dentistry: including oral medicine for medically-compromised patients & specific oral conditions*, ed 18, Hudson, OH, 2012, Lexi-Comp.

[111] Yu SM, Bellamy HA, Kogan MD, et al: Factors that influence receipt of recommended preventive pediatric health and dental care, *Pediatrics* 110:73, 2002.

[112] Zuolo ML, Ferreira MO, Gutmann JL: Prognosis in periradicular surgery: a clinical prospective study, *Int Endod J* 33:91, 2000.

第4章

疼痛管理
Pain Control

AL READER | JOHN NUSSTEIN | ASMA KHAN

一、充填治疗及牙髓治疗中的局部麻醉

有效的局部麻醉是牙髓治疗和牙体治疗中疼痛控制的基石。无论临床医生的技能如何，如果不能有效地控制疼痛，患者的治疗和管理将很难实现，甚至是不可能实现的。在本章中我们回顾了局部麻醉药的药理学、各种麻醉药的相对优势和局限性以及给药途径。本书的其他章节提供了关于局部麻醉药在诊断中的应用（见第1章）和急诊患者中应用的补充信息（见第18章）。作者默认读者熟悉各种麻醉注射技术；关于这一点，有几篇推荐的文献可供阅览[195,262,353]。

麻醉药的作用机制

大多数牙科药理学课程都有讲解，局部麻醉药阻断钠通道可通过两种方式进行，一是分子以不带电的基本形式（RN）穿过细胞膜，二是分子以带电的酸形式（RNH⁺）与钠通道的内孔结合。这一模型大体上比较准确。然而，分子研究已经证明存在至少9种电

压门控钠通道（voltage-gated sodium channel, VGSC）亚型，其表达模式、生物物理特性以及介导周围疼痛的作用不同（表4-1）。这些通道具有明确的临床相关性[39,170,241]。事实上，在一些患者群体中已经发现了VGSC基因突变，且已经报道了它们在疼痛敏感性上的效应。

广义上看，VGSC可分为两类，可被毒素（河豚毒素，tetrodotoxin，TTX）阻断的通道和对毒素具有抗性的通道（TTX-R）。大多数TTX-R通道主要发现于痛觉感受器上（如$Na_v1.8$和$Na_v1.9$）[433]。这些通道也对局部麻醉药有一定抗性，并对前列腺素敏感[148]。如本章稍后所述，TTX-R钠通道的存在可以解释为什么当给牙痛患者施用局部麻醉药时效果不佳。许多局部麻醉药的不良影响是由于他们阻止其他VGSC在中枢神经系统（central nervous system，CNS）或心脏中表达的能力造成的（表4-1）。

VGSC由α和β亚基组成。α亚基作为电压传感器，当检测到电场时，激活通道使得钠离子通过。因此，牙髓电活力测试仪的生物学基础是在牙髓上产生

可以激活VGSC的小电场[170]。而TTX-R通道对前列腺素的敏感性降低了前者的激活阈值，并增加了通过通道的钠离子数[148]。换句话说，炎症诱导的前列腺素水平升高使TTX-R通道敏感，导致较弱的刺激即可激活。这可以解释在患有不可复性牙髓炎的患者中对牙髓电活力测试的反应增强。

局部麻醉药还具有其他机制，可能有助于其治疗牙源性疼痛。例如，局部麻醉药能够调节某些G蛋白偶联受体（G protein-coupled receptor，GPCR）。

GPCR是一类主要的细胞膜受体，许多种类的牙科药物（如阿片类药物、儿茶酚胺）和内源性介质通过激活特定的GPCP及其相关的第二信号通路来产生作用。有研究表明，局部麻醉药抑制G-alpha-q（Gαq）类GPCR，其中包括由炎症介质如缓激肽激活的受体[183]。因此，局部麻醉药可能阻断大多数痛觉敏感介质活性。

另有研究表明，局部麻醉药可以增强G-alpha-i（Gαi）类GPCR的活性[32]。这可能对增强血管收缩剂的活性产生重大影响，包括血管收缩剂在抑制牙髓伤害感受器中所发挥的镇痛作用[43,169]。GPCR功能的长期改变可以解释为什么应用长效局部麻醉药后获得的持续镇痛时间远远超过麻醉时间[78,104,300]。关于局部麻醉药理学的这一令人兴奋的结果还需要更多的研究。

临床常用的局部麻醉药

注射式局部麻醉药最常见的形式是酰胺类。2003年，美国牙医协会为牙科针剂指定了统一的颜色代码，以防止品牌之间混淆（表4-2）。局部麻醉药可大致分为3种类型：短效（30分钟的牙髓麻醉）、中效（60分钟的牙髓麻醉）和长效（超过90分钟的牙髓麻醉）。然而，临床麻醉并不总是遵循这些指导原则，这取决于局部麻醉药是用作阻滞麻醉还是用于浸润麻醉。例如，当布比卡因用于下牙槽神经

表4-1

电压门控钠通道和疼痛			
通道亚型	组织表达	河豚毒素敏感性	外周神经的疼痛中起作用
$Na_v 1.1$	中枢神经系统，感觉神经元	是	?
$Na_v 1.2$	中枢神经系统	是	否
$Na_v 1.3$	中枢神经系统	是	否
$Na_v 1.4$	肌肉	是	否
$Na_v 1.5$	心脏	有些	否
$Na_v 1.6$	中枢神经系统，感觉神经元	是	?
$Na_v 1.7$	中枢神经系统，感觉神经元	是	?
$Na_v 1.8$	感觉神经元	否	是
$Na_v 1.9$	感觉神经元	否	是

表4-2

美国市场上现有的局部麻醉药*				
麻醉药	血管收缩剂	牙科针剂颜色标识†	最大允许剂量	常规最大剂量
2%利多卡因	1∶100000肾上腺素	红	13	8
2%利多卡因	1∶50000肾上腺素	绿	13	8
2%利多卡因	无	浅蓝	8	8
2%甲哌卡因	1∶20000左旋异肾上腺素	棕	11	8
3%甲哌卡因	无	黄褐色	7	5½
4%丙胺卡因	1∶200000肾上腺素	黄	5½	5½
4%丙胺卡因	无	黑	5½	5½
0.5%布比卡因	1∶20000肾上腺素	蓝	10	10
4%阿替卡因	1∶100000肾上腺素	金	7	7
4%阿替卡因	1∶200000肾上腺素	银	7	7

*本表格以提供两种形式的最大剂量。最大允许剂量通常只用于复杂口腔颌面部手术。常规最大剂量是常见牙体牙髓、外科和修复操作时的剂量上限。两列皆为67.5kg体重的成年人可用的针剂支数。

†自2003年6月，美国牙医协会强制使用统一的牙科针剂颜色标识。

（inferior alveolar nerve，IAN）阻滞麻醉时被归类为长效药物[112]；然而，当它用于前牙的浸润麻醉时，它的麻醉作用持续时间短于含1∶100000肾上腺素的2%利多卡因[81,156]（详细讨论见本章后续内容）。

局部麻醉药的选择：可能出现的不良反应、病史和术前焦虑

可能出现的不良反应

对局部麻醉药可能出现的不良反应可分为六大类：心血管反应、全身效应、高铁血红蛋白血症、周围神经感觉异常、对局部麻醉药和天然橡胶的过敏反应以及对含有亚硫酸盐抗氧化剂麻醉药的反应。这些反应中有些相当普遍（如骨内注射含1∶100000肾上腺素的2%利多卡因后出现的心动过速），有些则极为罕见（如对利多卡因的过敏反应）。

心血管反应

尽管经典的研究均报道，需要大剂量或静脉注射（intravenous，IV）局部麻醉药才能产生心血管反应[192,419]，而现在我们已经充分认识到，在神经阻滞麻醉或骨内注射麻醉时，即使应用相对少量的肾上腺素也可诱发心动过速[113,150,358]。一些研究报道，使用含1∶100000肾上腺素的2%利多卡因浸润麻醉和阻滞麻醉后出现了心率加快的情况[2,172,236,375,418]；但也有其他的研究报道，心率并没有发生显著变化，或者这些变化没有临床意义[282,413,422]。一些研究测量了给药剂量和心率增加的具体指标，发现平均心率有所增加[2,172,235,418]。有两项研究发现，应用约20μg肾上腺素可以使心率平均增加4次/min[172,235]；还有3项研究发现应用45～80μg肾上腺素后心率增加了10～15次/min[2,235,375]；有一项研究发现，使用144μg肾上腺素后心率增加约21次/min[418]。因此，在浸润麻醉或阻滞麻醉中增加肾上腺素的剂量很有可能导致心率增加。

注射肾上腺素后出现心动过速主要是因为药理作用。α肾上腺素受体受到分布于整个血管管腔系统的血管收缩剂的刺激，从而产生心血管反应。患者有可能说自己是因为紧张或害怕而出现心悸，可能感受到心率明显加快及血压的改变。大剂量注射肾上腺素或者误注射入血，可能导致利多卡因中毒和中枢神经系统的抑制[115,308]。为降低这种风险，临床医生应始终在注射前回抽并缓慢注射，并且使用剂量要在公认指南的指导范围内。局部麻醉药的最大剂量列于表4-2中。

全身效应

过量应用局部麻醉药的急性毒性通常是误注射入血或累积大剂量使用（如重复注射）的结果。如表4-1所示，VGSC存在于CNS和心肌中，它们是麻醉诱导毒性的两个主要部位。尽管来自局部麻醉药的全身效应很少，但它们包括初始兴奋期（如肌肉抽搐、震颤、癫痫大发作痉挛）和随后的抑制期（如镇静、低血压及呼吸抑制）[86,115]。需强调，对症状的应对措施［可能包括心肺复苏（cardiopulmonary resuscitation，CPR）、气道支持和吸氧］是对这种不良事件的首要对策[229,233]。对局部麻醉药过敏导致急性低血压危象伴呼吸衰竭也见于报道[62]，这些患者在用药前应进行过敏试验来加以评估。为降低麻醉药引起全身反应的风险，临床医生每次在注射前必须回抽，并且剂量必须在公认指南的指导范围内（表4-2）。Finder和Moore[115]提出了"25法则"（"rule of 25"）作为记住局部麻醉药最大使用剂量的简单方法：按照目前的局部麻醉针剂型，每25磅（约11kg）患者体重使用一支局部麻醉药通常是安全的［如体重为150磅（67.5kg）的患者使用6支，1磅≈0.45kg］。

高铁血红蛋白血症

某些局部麻醉药（如丙胺卡因、苯佐卡因、阿替卡因以及小剂量的利多卡因）的代谢产物可引起高铁血红蛋白血症，这种效应经常在注射局部麻醉药后几小时内发生[265,439]。典型的体征和症状包括发绀、呼吸困难、呕吐和头痛。在一项关于苯佐卡因诱导的高铁血红蛋白血症的研究报道中，应用苯佐卡因后的不良反应中67%与高铁血红蛋白血症有关，其中93%的苯佐卡因剂型为喷雾制剂，只有1例涉及凝胶制剂[301]。为降低发生高铁血红蛋白血症的风险，临床医生应注意控制用量，不要给予过量的局部麻醉药。

周围神经感觉异常

感觉异常是注射局部麻醉药后罕见的不良反应[161,265,453]。与阿替卡因和丙哌卡因相关的感觉异常（涉及唇、舌）发生率高于利多卡因或甲哌卡因[132,140,161]。另一项研究评估了由于下牙槽阻滞麻醉导致的下牙槽神经和（或）舌神经损伤的患者[345]。在这些病例中，35%感觉异常是由利多卡因制剂引起的，

30%由阿替卡因制剂引起的。研究结论显示，阿替卡因与神经受累并无特殊相关，尽管这并不能解释临床上这两种局部麻醉药使用中的巨大差异。无论如何，一旦发现感觉异常，记录患者感觉异常的区域、感觉异常的类型（如麻痹、感觉异常、痛觉过敏）以及定期随访非常重要[463]。

对局部麻醉药和天然橡胶的过敏反应

酰胺类局部麻醉药几乎没有免疫原性，因此过敏反应率极低[382]。一项研究纳入了超过140名因为注射局部麻醉药后出现不良反应的患者，对其进行药敏测试，均未对皮内局部麻醉药产生过敏反应[368]，但是确实有病例报告局部麻醉药给药后出现过敏反应[41,62,302,382]。有人担心牙科麻醉针剂中的天然橡胶塞可能是对天然橡胶过敏患者的过敏原。在一篇回顾性文献（1966—2001）中，Shojaei和Haas[385]得出结论，尽管未见因果研究报告，但是存在一定的天然橡胶过敏原暴露的证据。

局部麻醉药中含有血管收缩剂和亚硫酸盐抗氧化剂。亚硫酸盐可引起严重不良反应，见于食用沙拉或饮用自酿酒后6人死亡的报告[20]，常见的体征和症状包括过敏样反应，如荨麻疹、支气管痉挛和过敏反应。危险因素包括哮喘活跃史（可能有5%的哮喘患者存在风险）和特应性过敏。对于这些患者，使用不含血管收缩剂的局部麻醉药是可行的替代方案。目前未见牙科诊疗中亚硫酸盐导致不良反应的报告，可能是因为局部麻醉针剂中亚硫酸盐的含量相对较小。

系统性疾病或全身状况对局部麻醉的影响

高血压（收缩压高于200mmHg或舒张压高于115mmHg）、心律失常、不稳定型心绞痛、心肌梗死或脑血管意外后不到6个月、严重心血管疾病的患者，应避免使用血管收缩剂[262]。事实上，这些病症也是常规牙科治疗的禁忌证。患者如服用抗抑郁药、非选择性β受体阻断剂、帕金森病治疗药、可卡因等，可能会出现不良反应[262,353]。服用这些药物的患者，可用纯的甲哌卡因（3%卡波卡因）做下牙槽神经阻滞麻醉。

酗酒者对疼痛刺激更敏感[406]。有抑郁或不幸经历的酗酒者，其牙髓麻醉的效果也可能降低[116]。相比之下，恢复期的酗酒者，局部麻醉效果不佳导致疼痛控制不足的风险不会增加[116]。

孕妇或哺乳期妇女，常用的局部麻醉药都是安全的[162]。对怀孕患者的处理首先应考虑通过适当的根管治疗来消除疼痛来源，从而减少对全身用药的需求[162]。

局部麻醉药可能与患者的其他用药相互作用，因此彻底检查病史是绝对有必要的。潜在的药物间相互作用主要来自局部麻醉药中加入的血管收缩剂（表4-3）。因此，必要时使用不含血管收缩剂的局部麻醉药（如3%甲哌卡因）是成人患者合理的替代用药。

有研究发现，女性比男性更倾向于规避疼痛，可接受疼痛度更小，同时更加害怕疼痛[99,114,249,303]。一项研究发现，女性出现的手术后疼痛比男性更强烈，但男性比女性更容易被持续数天的轻度疼痛困扰[303]。另一项研究对牙髓治疗后疼痛患者给予镇痛治疗，发现不同性别患者存在差异[374]。焦虑也可能导致男性和女性之间对疼痛反应的差异。此外，月经周期的不同阶段，疼痛阈值的变化很大[42]。还有一些研究表明，女性在牙髓治疗后使用κ阿片受体激动剂（如喷他佐辛）可以更好地缓解疼痛[420]。我们应该意识到女性对疼痛的反应可能与男性不同[114]。

临床常用麻醉药和给药途径

越来越多的人认识到，循证思路提供了极好的信息来源，应该与医生的临床技能和患者的特殊需求相结合，成为治疗的一个方面。在牙科的许多领域，这个概念无法普及，因为很少进行随机、安慰剂对照、双盲临床试验。然而，牙科药理学并非如此。已有大量设计精良的临床试验发表，临床医生可以据此对各种局部麻醉药和注射途径做出循证的决策。以下讨论着眼于局部麻醉的临床方面，特别围绕充填治疗和牙髓治疗。

局部麻醉的重要临床因素

确认麻醉效果的传统方法

传统的确定麻醉效果的方法通常包括询问患者："您的嘴唇麻木了吗？"，软组织检查（如黏膜对尖锐探针无反应），或者直接开始治疗。然而，这些方法对于确定牙髓是否麻醉可能并不一定有效[60,179,277,424]。

无症状活髓牙的牙髓麻醉确认

如第1章所述，通过使用冷测试（图4-1）或使用牙髓电活力测试仪（electrical pulp tester，EPT）可以更客观地测量无症状活髓牙的牙髓麻醉效果（图4-2）。在临床治疗开始前，使用冷测或牙髓电测试仪可对患牙牙髓麻醉效果进行检查[56,100,201,257]。

有症状活髓牙的牙髓麻醉确认

对有症状（疼痛）的活髓牙进行局部麻醉后，在开始牙髓治疗前，可以使用冷测试或牙髓电测试仪来评估牙髓麻醉效果[68,100,323,355]。如果患者对刺激做出反应，则牙髓麻醉并没有起效，应给予补充麻醉。然而，在急诊患者中，疼痛的活髓牙（如有症状的不可复性牙髓炎）即使对牙髓测试无反应，也无法保证牙髓完全麻醉[100,323,355]。因此，如果在开始牙髓治疗操作时患者感到疼痛，则表示需要补充麻醉，即使术前牙髓测试已无反应。对于冠髓坏死，但根髓有活力的患牙，目前尚无客观测试可以预测临床麻醉效果。

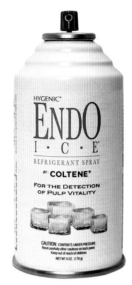

图4-1 制冷剂可用于在临床治疗开始前测试牙髓麻醉。（Coltène/Whaledent Inc., Cuyahoga Falls, OH）

既往麻醉困难的患者

对于既往有麻醉困难史的患者，麻醉更容易失败[214]。这些患者通常会表述，如"诺瓦卡因对我没什么效果"或"需要打好几针才麻"。临床上一个很好

表4-3

与血管收缩剂可能发生的药物相互作用		
药物	**可能产生的不良反应**	**建议**
三环类抗抑郁药		
阿米替林、多虑平	增加心血管反应	减少或不使用血管收缩剂
非选择性β受体阻断剂		
纳多洛尔、普萘洛尔	高血压、心动过缓	减少或不使用血管收缩剂
软性毒品		
可卡因	高血压、心肌梗死、心律失常	指导患者诊疗前48小时停药，不使用血管收缩剂
儿茶酚氧位甲基转移酶抑制剂		
恩他卡朋、托卡朋	增加心血管反应	减少或不使用血管收缩剂
抗肾上腺素药物		
胍那决尔、胍乙啶	增加心血管反应	减少或不使用血管收缩剂
非选择性α肾上腺素能阻断剂		
氯丙嗪、氯氮平、佛哌啶醇	增加心血管反应	减少或不使用血管收缩剂
洋地黄		
地高辛	心律失常（特别是大剂量的血管收缩剂）	减少或不使用血管收缩剂
激素		
左甲状腺素	心律失常（特别是大剂量的血管收缩剂）	甲状腺功能正常：无须预防措施 甲状腺功能亢进：减少或不使用血管收缩剂
单胺氧化酶抑制剂		
呋喃唑酮、利奈唑胺、司来吉兰、苯环丙胺	无相互作用	无

改编自Naftalin L, Yagiela JA: Vasoconstrictors: indications and precautions, *Dent Clin North Am* 46:733, 2002。

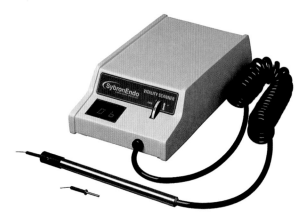

图4-2 牙髓电活力测试仪也可用于临床治疗开始前牙髓麻醉的测试。（由SybronEndo提供，Corporation Orange，CA）

的做法是询问患者，在以前治疗牙齿时是否难以获得麻醉，如果答案是肯定的，则应考虑补充麻醉。

患者疼痛与麻醉失败

对于牙髓源性的牙痛患者来说，获得麻醉通常很困难。对此现象有许多解释[170]。一是传统的麻醉技术并不总能提供足够深度的牙髓麻醉，并且正在遭受疼痛的患者可能对注射刺激更加敏感，无法耐受注射。另一种解释涉及炎症组织具有较低pH的理论，穿透神经膜的碱性麻醉药的量更少，从而导致在神经中只有较少的药物以电离形式发挥效果。然而，这种解释并没有考虑到下颌磨牙牙髓炎的情况，在感染灶远处行下牙槽神经注射麻醉同样效果不佳。局部炎症变化难以解释下牙槽神经阻滞麻醉失败。

对麻醉失败的另一种解释是，炎症组织中神经的静息电位改变、兴奋阈值降低[51,427]。有两项研究表明，因为兴奋阈值降低，局部麻醉药无法阻止神经兴奋的脉冲传递[292,427]。另一个因素可能是TTX-R钠通道，其对局部麻醉药的作用具有抗性[373]，且在炎症的牙髓中增多[399,431,433]，并被前列腺素敏化[148]。相关因素是钠通道的表达增加[399,431,433]。

最后，牙痛患者常常会出现焦虑和担心，降低疼痛阈值。因此，如果下牙槽神经阻滞麻醉不能为不可复性牙髓炎的患者提供有效的牙髓麻醉，医生则应考虑补充麻醉（如骨内注射[320,323,332,355]或牙周膜内注射[68]）。

表面麻醉药的使用

对针头注射的畏惧是导致牙科患者焦虑的主要原因[234,289-290]。尽管一些研究显示表面麻醉的有效性[146,175,186,312,372]，但其他研究显示并没有显著减轻疼痛[146,222,270]。一项研究表明，那些认为自己正在接受表面麻醉的患者，不管其是否真的接受了麻醉，预期疼痛都会减少[270]。表面麻醉药最重要的方面可能不是临床效果，而是其对患者的心理影响，他们相信医生正在尽一切可能预防疼痛。

局部麻醉效果的解除

甲磺酸酚妥拉明（0.4mg/1.7mL，OraVerse，Novalar Pharmaceuticals，San Diego，CA）是最近研发出的一种缩短软组织麻醉持续时间的药物。相同剂量下，软组织的麻醉持续时间较牙髓麻醉时间长，通常会造成进食、喝水及说话困难[176,245]。OraVerse适用于牙科治疗后不需要考虑术后疼痛的情况。无症状牙髓病患者在演讲、重要会议或者必须参加音乐和戏剧活动时，可受益于这类逆转剂[121]。因此，如果患者是无症状患牙，并且预计术后疼痛很少，可用OraVerse缩短软组织的麻醉持续时间[121]。

充填治疗中的下牙槽神经阻滞麻醉

含1：100000肾上腺素的2%利多卡因

由于下牙槽神经阻滞麻醉最常失败[214]，因此必须仔细回顾整理影响下颌麻醉的因素。用于实施下牙槽神经阻滞麻醉的技术可以在现有的教科书中学习[195,262]。以下讨论回顾了1.8mL含1：100000肾上腺素的2%利多卡因（塞罗卡因，Lignospan，Octocaine），在常规给予无症状患者下牙槽神经阻滞麻醉后的预期效果。尽管牙科手术的麻醉要求不同，但以下讨论集中在无症状患者的牙髓麻醉，因此该讨论与牙髓治疗直接相关。

麻醉成功

神经阻滞麻醉成功的定义为，牙髓电活力测试读数在15分钟内连续两次达到无反应并维持60分钟的受试对象百分比。换句话说，麻醉的目标是在15分钟内达到牙髓麻醉并使其持续1小时。这一目标对于充填修复治疗和牙髓治疗同样重要，因此它被用作局部麻醉药研究中临床重要信息的基准。使用该标准，下牙槽神经阻滞后有10%（中切牙）至65%（第二磨牙）的病例实现麻醉[60,165,179,277,322,353,424]。值得注意的是，这些研究中都报告了所有患者有唇部阳性表现（如明显的唇部

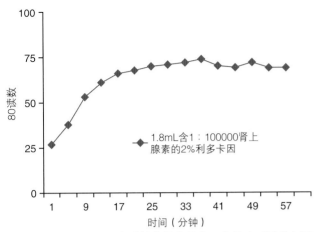

图4-3 下颌第一磨牙麻醉的有效率是由60分钟内对牙髓电活力测试最大预设值（80读数）无反应的百分比来确定。

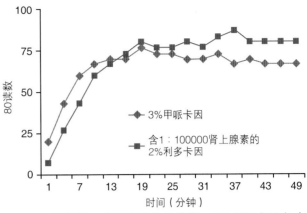

图4-4 下颌第一磨牙麻醉的有效率：3%甲哌卡因与含1：100000肾上腺素的2%利多卡因的比较。由50分钟内对牙髓电活力测试最大预设值（80读数）无反应的百分比来确定结果。两种药剂间没有显著差异。

麻木）。因此，明显的嘴唇麻木不能提示牙髓麻醉的情况。然而，缺少软组织麻醉可以提示未能准确进行神经阻滞注射。大约5%的病例发生阻滞注射偏差，临床医生应该在继续治疗之前再次进行神经阻滞。

麻醉失败

麻醉失败可定义为，受试者在60分钟内牙髓电活力测试仪读数从未达到两次连续无反应的结果。使用此标准，麻醉失败率为17%（第二磨牙）至58%（中切牙）[*]。

非持续性麻醉

下颌麻醉评估的另一个指标是非持续麻醉，这可能与麻醉药对神经膜的作用有关（阻断和解除钠通道阻断）。这种情况发生在12%~20%的患者身上[†]。

起效缓慢

在常规下牙槽神经阻滞注射后，大多数情况下，牙髓麻醉在10~15分钟内起效（图4-3）[*]。起效缓慢可定义为注射15分钟后牙髓电活力测试仪读数显示为无反应的受试者百分比。在下颌牙齿麻醉中，12%~20%的患者会发生麻醉起效缓慢。

持续时间

下颌牙髓麻醉的作用持续时间很长[*]，从开始麻醉到结束，通常会持续约2.5小时[112]。图4-3描绘了无症状第一磨牙完全牙髓麻醉的时间过程，其定义为60分

钟内对牙髓电活力测试无反应的患者百分比。大多数患者在15分钟内完成牙髓麻醉，并且麻醉持续时间至少为1小时，但对于总群体来说成功率不是100%。

下牙槽神经阻滞麻醉的替代解决方案

单成分溶液：3%甲哌卡因（Carbocaine，Polocaine，Scandonest）和4%丙胺卡因（Citanest Plain）

在无牙齿病变志愿者的研究中，下牙槽神经阻滞麻醉注射3%甲哌卡因和4%丙胺卡因的麻醉效果与含1：100000肾上腺素的2%利多卡因相同（图4-4）[277]。对不可复性牙髓炎患者的临床研究还发现，对于下牙槽神经阻滞麻醉来讲，3%甲哌卡因和含1：100000肾上腺素的2%利多卡因效果相当[68]。当患者健康情况或全身用药提示需要谨慎使用肾上腺素时，这些研究的发现支持使用3%甲哌卡因作为局部麻醉药。

含1：200000肾上腺素的4%丙胺卡因（Citanest Forte），含1：20000左旋异肾上腺素的2%甲哌卡因（Carbocaine与Neo-Cobefrin）

在一项对无牙齿病变志愿者的研究中，下牙槽神经阻滞麻醉注射含1：200000肾上腺素的4%丙胺卡因和含1：20000左旋异肾上腺素的2%甲哌卡因或者含1：100000肾上腺素的2%利多卡因都可获得牙髓麻醉[179]。

左旋异肾上腺素具有75%的α活性和25%的β活性，使其看起来比肾上腺素（50%的α活性和50%的

---

[*] 参考文献：60,112,165,179,277,322,353,388,424-425
[†] 参考文献：60,158,165,179,277,322,353,424

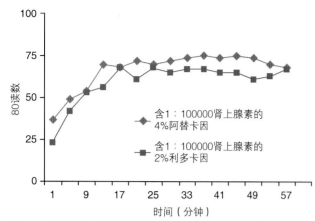

图4-5 下颌第一磨牙麻醉的有效率：含1∶100000肾上腺素的4%阿替卡因与含1∶100000肾上腺素的2%利多卡因的比较。由60分钟内对牙髓电活力测试最大预设值（80读数）无反应的百分比来确定结果。两种药剂间没有显著差异。

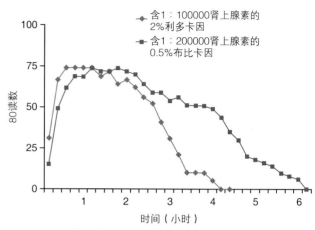

图4-6 下颌第一磨牙麻醉的有效率：含1∶200000肾上腺素的0.5%布比卡因与含1∶100000肾上腺素的2%利多卡因的比较。由6小时内对牙髓电活力测试最大预设值（80读数）无反应的百分比来确定结果。布比卡因溶液显示出比利多卡因溶液更长的麻醉时间。

β活性）更具活力[262]。市面上的左旋异肾上腺素浓度为1∶20000[262]。临床上，较高浓度的左旋异肾上腺素的临床和全身效果与肾上腺素相当[158,179]，因此1∶20000左旋异肾上腺素与1∶100000肾上腺素相比没有临床优势。

含1∶100000肾上腺素的阿替卡因（Septo-caine，Articadent，Zorcaine）

据报道，阿替卡因是一种安全、有效的局部麻醉药[378]。它于2000年4月在美国被批准使用，以4%的阿替卡因配以1∶100000或1∶200000肾上腺素溶液销售[265,299]。阿替卡因被划为酰胺类，它具有噻吩环（取代苯环，如同其他酰胺类局部麻醉药）和一个额外的酯键，可通过血浆酯酶水解[271]。许多研究对阿替卡因评估后得出结论，在适当的剂量使用时，它是安全的[82,178,193,263,265,293,328,389,449]。利多卡因和阿替卡因对成人患者最大剂量均为500mg（推荐剂量为6.6～7mg/kg），但由于药物浓度的差异，最大支数是不同的（表4-2）[262]。

阿替卡因在下牙槽神经阻滞麻醉中的临床效果

现有文献表明，与其他局部麻醉药进行统计学比较时，阿替卡因对下牙槽神经阻滞麻醉同样有效[64,95,159,160,263-264,288,421,450]。一项研究发现，含1∶100000肾上腺素的4%阿替卡因用于下牙槽神经阻滞的麻醉效果与含1∶100000肾上腺素的2%利多卡因相比，并没有显著差异（图4-5）[288]。两项研究发现，4%阿替卡因与1∶100000或1∶200000肾上腺素配合使用的效果并无差异[299,412]。总之，反复的临床试验未能证明阿替卡因在对下牙槽神经阻滞麻醉方面优

于利多卡因。

阿替卡因和未经证实的保险运营商警告

在2006年，保险公司Emery & Webb/Ace USA向数千名美国牙医发出了一封信，信中称："……我们已经注意到（使用塞帕替卡因时）可逆性的和一些病例中的不可逆性的感觉异常的增加。……我们写信给您是想提醒您注意这些事件，希望您将来不会成为此类事件的受害者[261]。"一些经验丰富的牙医和教育工作者表达了他们的担忧，并发布了撤回通知：

> 然而，我们在Emery & Webb的进一步审查后发现，在邮件发送之后，两份文件都包含不准确和危言耸听的语气，这是不合理的。Emery & Webb没有注意到与阿替卡因医疗纠纷有关的诉讼请求或诉讼案件的增多。应该明确指出的是，Emery & Webb没有对阿替卡因麻醉药进行任何科学调查、取样、测试或其他调查，也没有限制该产品使用的独立研究或数据[261]。

长效麻醉药

布比卡因（马卡因）和依替卡因（Duranest）在口腔手术[84,371]、牙髓治疗[104,300]和牙周治疗[78,254]的患者中应用的临床试验已有报道。依替卡因已被Dentsply Pharmaceuticals（York，PA）从市场撤回。布比卡因比利多卡因在下颌神经阻滞麻醉时牙髓麻醉的起效更慢[112]。通常，布比卡因提供更久的镇痛作用，可以在可能发生术后疼痛时使用，但并非所有患者都喜欢长

时间的唇部麻木[371]。因此应询问患者的意向。虽然布比卡因比利多卡因的起效略慢，但其在下颌的牙髓麻醉的持续时间约为4小时，几乎是利多卡因的2倍（图4-6）[112]。

罗哌卡因（Naropin）是一种相对较新的长效局部麻醉药，是布比卡因的结构同系物[223]。许多研究表明，罗哌卡因具有比布比卡因更低的中枢神经系统毒性和心血管毒性，而且药效相等[223]。罗哌卡因和左旋布比卡因是基于它们的立体化学结构而发展成为潜在的新型局部麻醉药。两者都是S-异构体，并且比目前上市的布比卡因的外消旋混合物具有更低的毒性[392]。一项临床试验表明，左旋布比卡因在浸润注射后4小时和24小时的疼痛控制明显优于罗哌卡因[331]。因为罗哌卡因和左旋布比卡因心脏和中枢神经系统毒性降低，可以在临床牙科实践中用于代替含肾上腺素的布比卡因。

利多卡因缓冲液

使用碳酸氢钠缓冲利多卡因可提高麻醉溶液的pH。在医学中有证据表明，经缓冲的利多卡因可以减少注射过程中造成的疼痛[55,164]。

在牙医学中，一些研究发现[15-16,44,210]，经缓冲的利多卡因在注射时的疼痛较轻，且麻醉起效更快。然而，其他相关研究[350,435]并未发现经缓冲的利多卡因注射时疼痛较小，或在下牙槽神经阻滞麻醉中起效较快的结论。一项研究[266]发现，在无症状受试者中使用商业化缓冲系统（Onpharma，Los Gatos，CA）可使起效速度加快，注射疼痛减少，而另一项研究[180]发现二者没有差异。

在诊断为牙髓坏死和相关急性肿胀的有症状患者中，当使用缓冲麻醉制剂时，未发现浸润麻醉疼痛显著减轻或切开引流过程中疼痛显著减轻[29]。大多数接受过切开引流术的患者会经历中度至重度的疼痛。

甘露醇的使用

俄亥俄州立大学的一个研究小组尝试使用甘露醇来增加神经阻滞麻醉的效果。甘露醇是一种高渗糖溶液，会暂时破坏感觉神经的保护性覆盖物（神经束膜），使局部麻醉药进入神经的最内层[22]。这些研究人员发现，联合使用甘露醇与利多卡因可使下牙槽神经阻滞剂麻醉成功率增加15%～20%，但牙髓麻醉不彻底，未达到用于充填或牙髓治疗的要求[239,398,443]。这一药物组合可能会在未来的某个时间推出。

其他替代注射部位

Gow-Gates和Vazirani-Akinosi技术

一些临床医生报告说，Gow-Gates技术[154]比传统的下牙槽神经阻滞麻醉具有更高的成功率[259,262]，但对照实验研究未能显示Gow-Gates技术的优越性[11,149,294,411]。Vazirani-Akinosi技术[12,149,262]也没有优于标准的下牙槽神经阻滞麻醉[149,271,394,411,460]。在一项包括21名患者的小型研究中发现，对不可复性牙髓炎患者进行Gow-Gates注射，使用利多卡因（11名患者）与使用阿替卡因（10名患者）没有差异。

另一项研究发现，Gow-Gates技术在不可复性牙髓炎患者中的成功率（52%）高于Vazirani-Akinosi技术（41%）[4]。进一步研究表明，对于有症状的不可复性牙髓炎患者采用两种技术，Vazirani-Akinosi技术适用于涉及张口受限（牙关紧闭）的病例。

在颏孔行切牙神经阻滞/浸润麻醉

切牙神经阻滞用于前磨牙麻醉时，80%～83%可成功持续20～30分钟[30,202,313,437]。对于中切牙和侧切牙无效[313]。

利多卡因局部浸润麻醉

单纯的利多卡因溶液在唇侧或舌侧浸润注射对于下颌牙髓麻醉是无效的[118,281,459]。

阿替卡因局部浸润麻醉

对于下颌第一磨牙的颊侧浸润麻醉，阿替卡因明显优于利多卡因[75,203,205,362]。然而，单纯使用阿替卡因不能提供可靠的第一磨牙牙髓麻醉效果。对于颊侧浸润麻醉，4%阿替卡因与1：100000或1：200000肾上腺素配合使用效果没有差异[275]。

对于前牙来说，颊侧和舌侧阿替卡因浸润麻醉可以提供初始的牙髓麻醉，但麻醉效果在60分钟内下降[190,326]。

尝试提高下牙槽神经阻滞麻醉的成功率

增加注射剂量

提高麻醉成功率的一种可能方法是将局部麻醉药溶液的注射剂量加倍。然而，将含肾上腺素的2%利多卡因注射量增加至3.6mL（2支）并不会增加下牙槽神

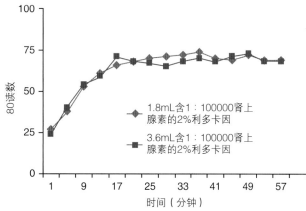

图4-7　下颌第一磨牙麻醉的有效率：含1：100000肾上腺素的2%利多卡因1.8mL与3.6mL的比较。由60分钟内对牙髓电活力测试最大预设值（80读数）无反应的百分比来确定结果。两者之间没有显著差异。

经阻滞麻醉时牙髓麻醉的成功率（图4-7）[322,455]。

增加肾上腺素浓度

提高下牙槽神经阻滞麻醉成功率的第二种方法可能是增加肾上腺素的浓度。然而，当在健康牙齿中评估该技术时，使用较高浓度（1：50000对比1：100000）的肾上腺素没有发现任何优势[80,425]。

添加透明质酸酶

透明质酸酶降低了注射部位组织的黏度，允许注入液体更广泛地扩散[21]。早期的牙科研究发现，当将透明质酸酶添加到麻醉药溶液中时，更容易获得下牙槽神经阻滞麻醉，并且效果更彻底[230,258]。最近的一项研究发现，透明质酸酶可能会增加利多卡因的持续作用时间[377]。然而，一项临床对照试验发现，向利多卡因溶液中加入透明质酸酶和肾上腺素，下牙槽神经阻滞中牙髓麻醉成功率并没有出现统计学上的明显增加[360]。此外，透明质酸酶增加了不良反应的发生（如疼痛和牙关紧闭）[360]。

麻醉药的碳酸溶液

就实验结果来看，由于麻醉药会被锁定在神经中，所以麻醉药的碳酸溶液方案更有效[60]。此外，二氧化碳（CO_2）与局部麻醉药具有协同作用，对神经具有直接抑制作用[60]。然而，临床对照研究未能证明利多卡因碳酸氢盐在下牙槽神经阻滞中的优异效果[60]。

苯海拉明作为局部麻醉药

对于常用局部麻醉药过敏的患者，已经提倡使用苯海拉明（苯那君）作为替代。两项研究发现，对于拔牙时的麻醉来讲，苯海拉明比利多卡因效果差[286,432]。另一项研究发现，在下牙槽神经阻滞麻醉时，利多卡因/苯海拉明联合肾上腺素和苯海拉明联合肾上腺素用于牙髓麻醉的效果显著低于利多卡因联合肾上腺素[440]。这些研究人员还发现，在注射苯海拉明溶液时疼痛更强烈，并且术后中度疼痛的发生率更高。

向利多卡因中加入哌替啶

两项研究发现，向利多卡因溶液中加入哌替啶（杜冷丁）并未增加下牙槽神经阻滞麻醉的成功率[37,151]。

下牙槽神经阻滞麻醉失败的相关因素分析

副神经支配：下颌舌骨神经

一般认为下颌舌骨神经是导致下颌麻醉失败的副神经[127,441]。一项临床对照试验显示，在末梢神经刺

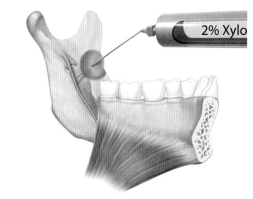

图4-8　下颌舌骨神经阻滞麻醉的注射位点。

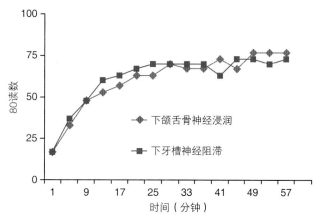

图4-9　下颌第一磨牙麻醉的有效率：下颌舌骨神经浸润与下牙槽神经阻滞麻醉联合应用与单独下牙槽神经阻滞麻醉的比较。由60分钟内对牙髓电活力测试最大预设值（80读数）无反应的百分比来确定结果。两种技术之间没有显著差异。

激器辅助下[66]，使用2%利多卡因和1：100000肾上腺素，单独进行下牙槽神经阻滞麻醉与联合进行下牙槽神经和下颌舌骨神经阻滞麻醉比较（图4-8）后发现，下颌舌骨神经注射没有显著增强下牙槽神经阻滞麻醉的牙髓麻醉效果（图4-9），因此该研究不支持下颌舌骨神经是下牙槽神经阻滞麻醉失败主要因素的假设。

注射的准确性

理论上认为，不准确的注射会导致下颌麻醉不充分，但是许多研究表明使用超声、末梢神经刺激器或X线片来指导下牙槽神经阻滞麻醉的针头放置并不会导致更成功的牙髓麻醉[35,134,165,387]。这些研究者推测，麻醉药溶液会沿着阻力最小的路径行进，这是由翼下颌间隙中遇到的筋膜面和结构决定的。这些研究提示了一个临床重要问题：牙髓麻醉不充分不一定是注射不准确的结果。

针头的偏转

针头的偏转是导致下牙槽神经阻滞麻醉失败的原因之一[70,83,182]。几项体外研究表明，有针尖斜面的针更易向非斜面侧偏转（即远离斜面）[13,70,83,182,199,363]。为了弥补这一缺点，市面上出现了计算机控制的局部麻醉药输送（computer-controlled local anesthetic delivery，CCLAD）系统（Milestone Scientific，Livingston，NJ）的双向针旋转技术，其中CCLAD机头组件和针头的运动方式类似于根管治疗手动锉[182]。该技术可减少进针过程中的偏斜。一项临床对照试验比较了使用两种进针方法后常规下牙槽神经阻滞麻醉的成功率[224]。然而，与针尖斜面远离下颌支［此时使针尖会向下颌孔偏斜（成功率50%）］相比，CCLAD双向针旋转技术的麻醉成功率没有显著差异（成功率56%）[224]。对于有症状的不可复性牙髓炎患者，这两种技术都没有达到可接受的麻醉成功率。

针尖斜面与麻醉成功率

在无症状的受试者中，对于下牙槽神经阻滞麻醉，针尖斜面背向或朝向下颌支并不影响麻醉的成功或失败[405]。因此，使用具有标记的商品化注射针来指示针尖斜面的方向是不必要的。

注射速度与麻醉成功率

缓慢注射的下牙槽神经阻滞麻醉与快速注射相比可以增加麻醉成功率[204]，但对于不可复性牙髓炎的患者则没有此现象[9]。

神经交叉支配

下牙槽神经阻滞麻醉后不容易麻醉前牙，这与来自对侧下牙槽神经的交叉支配有关。通过实验发现，神经交叉支配发生在切牙[367,458]，但在下牙槽神经阻滞失败中发挥的作用非常小。

红发

在医学上已显示出，红发女性对利多卡因皮下注射的效果降低，并且对地氟醚的需求增加[102]。然而，在牙科方面，红发与下牙槽神经阻滞的成功率无关[102]，尽管已经证明它与更高水平的牙科焦虑有关[102]。

关于充填治疗中下牙槽神经阻滞麻醉失败的原因探讨

中心核理论也许可以解释下牙槽神经阻滞麻醉失败的原因[85,407]。根据这一理论，神经束外周的神经支配磨牙，神经束内部的神经支配前牙（图4-10）。即使注射在正确的部位，麻醉药溶液也难以完全扩散到神经干并到达所有神经，从而产生足够的阻滞效果。虽然这个理论可以解释前牙下牙槽神经阻滞与后牙相比有较高的实验失败率[60,112,165,179,277,322,353,388,424-425]，但它并不能解释为何在疼痛牙齿中失败率会增加。

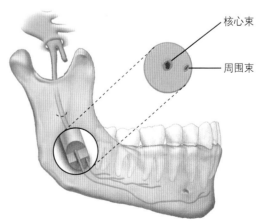

图4-10　中心核理论。周围束中的轴突支配磨牙，而核心束中的轴突支配前牙。神经外局部麻醉药从外周扩散到核心。（改绘自De Jong RH《Local anesthetics》，St Louis，1994，Mosby）

充填治疗中增强下颌麻醉的效果

补充阿替卡因局部浸润麻醉

在临床中我们发现，在第一磨牙、前磨牙和前牙的下牙槽神经阻滞麻醉之后，阿替卡因浸润可提供约1小时的牙髓麻醉[163,206,326]。第二磨牙可能需要补充骨内（intraosseous，IO）或牙周膜内（intraligamentary，IL）注射来获得成功。

补充骨内注射麻醉

补充骨内注射利多卡因或甲哌卡因以及血管收缩剂可以加快起效并延长下牙槽神经阻滞麻醉约60分钟（图4-11）[103,158]。与单独的下牙槽神经阻滞麻醉相比（18%发生率），补充骨内注射使得牙髓麻醉起效缓慢的发生率降低至0[103]。使用3%甲哌卡因溶液进行骨内注射可产生约30分钟的牙髓麻醉（图4-12）[137]。

补充牙周膜内注射麻醉

牙周膜内补充注射含1：100000肾上腺素的2%利多卡因可增加下牙槽神经阻滞麻醉的成功率，但持续时间约为23分钟[61]。

充填治疗中的上颌麻醉

用于上颌麻醉的常用技术可在许多文章和教科书中查阅[195,262]。

含1：100000肾上腺素的2%利多卡因

作为参考，最常用于上颌牙的麻醉注射是用含1：100000肾上腺素的2%利多卡因混合制剂的浸润麻醉。

麻醉成功

局部浸润的牙髓麻醉成功率相当高（87%～92%）[48,108,156,211,246,272,287,324,334,353,381]。然而，一些患者可能会由于个体差异、操作者差异以及解剖结构和牙齿位置的变化而不能成功麻醉。

牙髓麻醉起效

通常，牙髓麻醉在3～5分钟内起效*。

牙髓麻醉的持续时间

对于上颌牙来讲，牙髓麻醉的持续时间是一个问题*。对于前牙来讲，牙髓麻醉从30分钟开始减弱，60分钟时麻醉效果基本消失*。在前磨牙和第一磨牙中，牙髓麻醉效果可以持续40～45分钟，然后开始减弱*。应根据手术时间和术区牙齿的范围进行额外的局部麻醉。

上颌第一磨牙牙髓麻醉的时间过程

图4-13显示了无症状第一磨牙完全牙髓麻醉的时间过程，其定义为随着时间的推移对牙髓电活力测试的刺激完全没有反应的患者百分比。有些患者麻醉起效缓慢，直到大约11分钟时才起效。上颌第一磨牙牙髓麻醉的总体成功率（在设备最强刺激的检测下无反

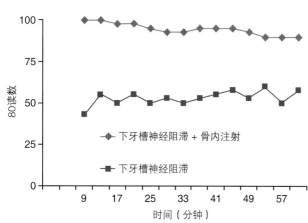

图4-11 下颌第一磨牙麻醉的有效率：骨内注射含1：100000肾上腺素的2%利多卡因的下牙槽神经阻滞麻醉与单独的下牙槽神经阻滞的比较。由60分钟内对牙髓电活力测试最大预设值（80读数）无反应的百分比来确定结果。联合应用后在任何时间段内效果都更好。

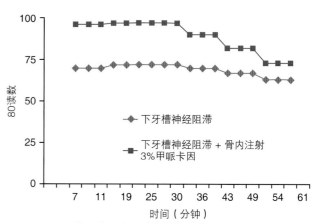

图4-12 下颌第一磨牙麻醉的有效率：骨内注射3%甲哌卡因加下牙槽神经阻滞麻醉的组合与单独的下牙槽神经阻滞麻醉的比较。由60分钟内对牙髓电活力测试最大预设值（80读数）无反应的百分比来确定结果。该组合技术在约30分钟内效果更好。

---

* 参考文献：48,108,156,211,246,272,287,324,334,353,381

应）为95%～100%，在注射麻醉药后约30分钟可观察
到峰值效应。

唇部麻木的意义

软组织麻醉（唇或面颊的麻木）与牙髓麻醉
的持续时间无关。牙髓麻醉不像软组织麻醉那样
持久[156,272,287]。

浸润性麻醉的其他替代制剂

单成分溶液：3%甲哌卡因（Carbocaine，Polocaine，Scandonest）和4%丙胺卡因（Citanest Plain）

这些麻醉药的麻醉持续时间比较短[211,272]。因此，
可以将这些麻醉药用于短时间（10～15分钟）的治疗
过程（图4-14）。如果增大使用剂量，这些药物通常
不如含血管收缩剂的剂型那样安全，因为它们会被迅
速吸收，导致过高的血浆浓度和可能的毒性反应[262]。

含1：200000肾上腺素的4%丙胺卡因（Citanest Forte），含1：20000左旋异肾上腺素的2%甲哌卡因（Carbocaine与Neo-Cobefrin），含1：100000肾上腺素的4%阿替卡因（Septocaine，Articadent，Zorcaine）

这些麻醉方案的效果与含1：100000肾上腺素的
2%利多卡因相类似[108,211,246]。

含肾上腺素的0.5%布比卡因（马卡因）

布比卡因应用于上颌侧切牙麻醉的成功率（对
EPT没有反应）为80%～95%，而用于上颌第二前磨
牙麻醉的成功率为50%[81,156,223,410]。虽然布比卡因可以
提供下牙槽神经阻滞长时间的麻醉，但是它不能提供
上颌浸润注射的长时间牙髓麻醉[81,156,223]。在侧切牙
中，布比卡因比利多卡因提供的牙髓麻醉持续时间
要短[81,156]。在第一磨牙中，布比卡因的牙髓麻醉持续
时间与利多卡因相当[156]。但两种麻醉药提供的牙髓麻
醉都不超过1小时[81,156]。

延长上颌牙髓麻醉的持续时间

增加注射剂量

2支含有肾上腺素的2%利多卡因可使牙髓麻醉的

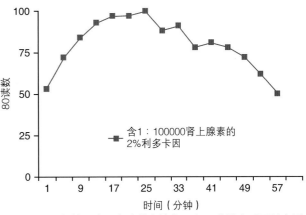

图4-13 上颌第一磨牙麻醉的有效率：由60分钟内对牙髓电活力测试最大预设值（80读数）无反应的百分比来确定。

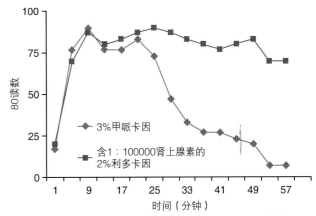

图4-14 上颌第一磨牙麻醉的有效率：含1：100000肾上腺素的3%甲哌卡因与1：100000肾上腺素的2%利多卡因的比较。由60分钟内对牙髓电活力测试最大预设值（80读数）无反应的百分比来确定结果。甲哌卡因显示出比利多卡因溶液更短的麻醉时间。

持续时间延长，但是仍然不足60分钟[287]。

增加肾上腺素浓度

将肾上腺素浓度增加至1：50000时会增加侧切牙
的麻醉持续时间，但不会增加第一磨牙的麻醉持续
时间[272]，且这两个牙位的麻醉持续时间都不超过60
分钟[272]。

重复浸润麻醉

在前牙已经麻醉30分钟，后牙已经麻醉45分钟
时，注射另一支含肾上腺素的2%利多卡因，可以显著
延长牙髓麻醉的持续时间。这可能是延长牙髓麻醉持
续时间的最佳方法（图4-15）[381]。

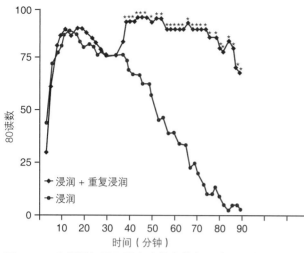

图4-15 上颌侧切牙牙髓麻醉的有效率：使用初始浸润麻醉和30分钟后重复浸润麻醉的方式（两次浸润均使用1.8mL含1：100000肾上腺素的2%利多卡因）。由60分钟内对牙髓电活力测试最大预设值（80读数）无反应的百分比来确定结果。重复浸润注射显著延长了牙髓麻醉的持续时间。

充填治疗中上颌其他替代麻醉注射技术

上牙槽后（posterior superior alveolar，PSA）神经阻滞

上牙槽后神经阻滞可以麻醉上颌第二磨牙和80%的第一磨牙[257,343]。第一磨牙麻醉可能需要额外的近中支神经浸润麻醉。通常，上牙槽后神经阻滞麻醉不提倡用于常规的充填修复治疗。对于磨牙来说，更推荐局部浸润麻醉。

眶下神经阻滞

眶下神经阻滞可导致唇部麻木，但不能借此来推断切牙牙髓已经麻醉[33,209]。该技术通常可以麻醉尖牙和前磨牙，但是持续时间少于1小时[33,209]。重要的是，这种注射技术在前磨牙牙髓麻醉的效果与局部浸润一样。通常来讲，眶下神经阻滞麻醉并不建议用于常规充填修复治疗。单颗上颌患牙的治疗更建议使用局部浸润麻醉。

第二分支神经阻滞

第二分支神经阻滞通常可以麻醉磨牙和部分第二前磨牙，但不能确定是否可以麻醉第一前磨牙、尖牙、侧切牙及中切牙[47,117]。上颌结节注射技术优于腭大孔注射法，因为操作更容易，痛苦更小[47]。通常来说，第二分支神经阻滞不建议用于常规的充填修复治疗。单颗上颌患牙的治疗更建议使用局部浸润麻醉。

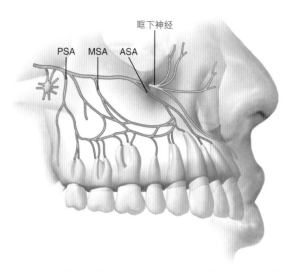

图4-16 三叉神经上颌支的分布，如图所示为上牙槽前（anterior superior alveolar，ASA）神经、上牙槽中（middle superior alveolar，MSA）神经和上牙槽后（posterior superior alveolar，PSA）神经。

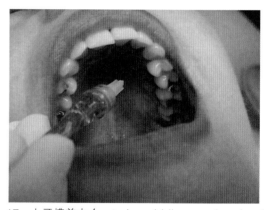

图4-17 上牙槽前中（anterior middle superior alveolar，AMSA）神经麻醉的腭侧注射位点。

腭前（palatal-anterior superior alveolar，P-ASA）神经阻滞

传统上，上颌前牙的麻醉是在目标牙齿的根尖附近进行浸润麻醉。在20世纪90年代后期，引入了腭前神经阻滞，一种针对特定位点的上颌前牙麻醉方式[125-126]。操作时，从腭侧直接注射到切牙管中；它的命名来源于可以同时对左右上牙槽前神经进行麻醉的效果（图4-16）。但是，这一注射麻醉技术不能为切牙和尖牙提供可预测的牙髓麻醉，并且常常会引起疼痛[318]。

上牙槽前中（anterior middle superior alveolar，AMSA）神经阻滞

上牙槽前中神经阻滞是另一种新的麻醉上颌牙的技术[123-124,126,130]，其注射点在腭侧前磨牙之间，大致位

于腭中缝和嵴顶游离龈缘连线中部（图4-17）。理论上，AMSA阻滞可以麻醉上牙槽前、中支神经[123,124,126]（图4-16），导致单侧的上颌中切牙、侧切牙、尖牙以及第一前磨牙和第二前磨牙麻醉。但是，该注射技术并不能为这些上颌牙提供可预测的牙髓麻醉[247]，并且常会引起疼痛[321]。

疼痛、感染和焦虑

当患者有疼痛、感染以及焦虑中任何情况时，如果进行麻醉，效果可能与正常情况时不同。

充填治疗中上下颌的补充麻醉

适应证

如果采用标准注射方法无效，则需使用补充麻醉。只有当患者没有表现出软组织麻醉的"典型"迹象（如唇部麻木）时，重复初始注射才会有用。在存在"典型"的迹象时，重复注射并不是很有效[208]，比如当下牙槽神经阻滞之后，患者感受到嘴唇、下巴和舌头的麻木以及在一个象限内出现牙齿失去活力的感觉。在开始治疗之前，用制冷剂或牙髓电活力测试仪进行牙髓检查是一个很有效的方法[56,100]。如果患者感到牙齿对冷刺激疼痛，补充麻醉是必需的。靠重复进行下牙槽神经阻滞来达到牙髓麻醉只是一厢情愿的做法；如果第一次失败，第二次尝试仍然很可能失败。有的医生可能认为再次注射是有用的，因为他们在重复注射后常常得到了很好的牙髓麻醉效果，但这种现象可能仅仅是第一次注射之后麻醉的起效缓慢造成的。

此时医生应该直接进行补充麻醉，包括3种注射方式，分别为局部浸润注射、骨内注射以及牙周膜内注射（以前称为牙周膜注射）。

局部浸润

上颌利多卡因局部浸润的补充麻醉

因为上颌局部浸润产生的牙髓麻醉持续时间少于60分钟，当在前牙麻醉30分钟、前磨牙和磨牙麻醉60分钟时，补充注射一支含有1：100000肾上腺素的2%利多卡因可显著延长牙髓麻醉的时间。这是一项很重要的临床发现，同时可能是延长上颌牙髓麻醉最好的方法[381]。

下颌阿替卡因局部浸润的补充麻醉

另一个重要的临床发现是，在下牙槽神经阻滞麻

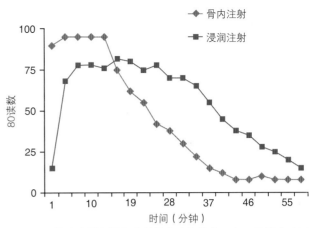

图4-18 骨内注射和浸润注射的麻醉有效率：由60分钟内对牙髓电活力测试最大预设值（80读数）无反应的百分比来确定结果。骨内注射显示出更快的起效和更短的麻醉持续时间。

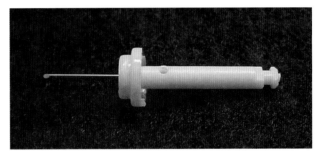

图4-19 Stabident系统打孔器，一种坚硬的有斜面的#27钢丝，连接至慢速手机中。

醉后，阿替卡因浸润麻醉可以为第一磨牙、前磨牙和前牙多提供约1小时的牙髓麻醉[163,206,326]。第二磨牙可能需要骨内注射或牙周膜注射才能获得成功的补充麻醉。

骨内注射麻醉

骨内注射是一种补充麻醉技术，已通过大量研究和临床试验证明是有效的。当常规注射后可能需要补充麻醉时（如下颌第二磨牙），该技术效果明显[103,137,158]。骨内注射允许将局部麻醉药直接注射于邻近牙齿的松质骨中。比较直接骨内注射与浸润注射，骨内注射技术显示出更快的麻醉起效和更短的麻醉持续时间（图4-18）[324]。

Stabident骨内注射系统（Fairfax Dental Inc., Miami，FL）由一个低速手机驱动的打孔器和一个坚硬的#27钢丝组成，通过斜面尖端在皮质骨板上钻一个小孔（图4-19）。将注射器针头放入打孔器制成的孔中后，麻醉药溶液即可通过#27超短注射器针头输送到松质骨（图4-20）。

X-Tip骨内注射麻醉系统（Dentpsly International，York，PA）的X-Tip由钻头和导向套管构成（图

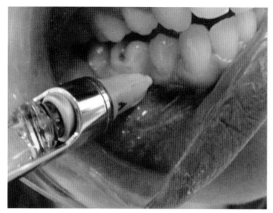

图4-20 针头放置在由打孔器形成的孔洞中，麻醉药通过针头注入松质骨。

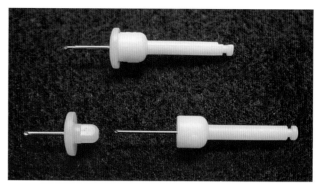

图4-21 X-Tip骨内注射麻醉系统由一个X-Tip组成（上方），分为两部分：钻头（一个特殊的空心针头）和套管部件（下方）。

4-21）。钻头是一种特殊的空心针，引导套管穿过皮质骨板，然后与套管分开并取出。留下的套管可用于连接#27针头，用于注射麻醉药（图4-22），注射完成后移除套管。

使用Stabident或X-Tip骨内注射系统进行骨内注射麻醉的技术可以在系统的使用说明书或已发表的论文中查看[67,138,356-358]。

麻醉成功

采用含血管收缩剂的利多卡因或甲哌卡因进行骨内注射补充麻醉可以快速起效，并增加下牙槽神经阻滞的持续时间约60分钟（图4-11）[103,158]。与单独的下牙槽神经阻滞相比，进行骨内注射补充麻醉使得牙髓麻醉缓慢起效的发生率从18%降低至0[103]。使用3%甲哌卡因单成分溶液进行牙髓麻醉的持续时间约30分钟（图4-12）[137]。

麻醉失败

如果麻醉溶液流出穿孔部位（回流）则不会产生麻醉效果[139]。在这种情况下，再穿孔或使用另一个穿孔部位是可行的方法。在不到10%的病例中，致密的骨松质可能会限制麻醉药溶液在根尖周围的分布[67,103,139,158,320,323,355-358,402]。在这种情况下，即使是骨内注射麻醉溶液，也可能导致麻醉失败。

钻孔器械的折断

金属打孔器在使用期间与塑料柄分离的发生率约为1%[*]。用止血钳可以很容易地去除金属丝。这种分

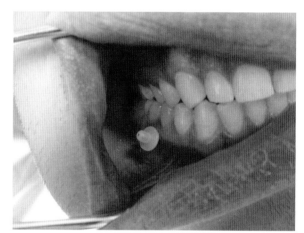

图4-22 麻醉药通过X-Tip套管注入。

离通常发生在穿孔较为困难的部位（如致密的皮质骨）；金属丝可能被过度加热，导致塑料套熔化。许多临床对照研究中没有报道打孔器断裂[*]。然而，由经验不足的操作员侧向过度扭转打孔器可能会导致打孔器的损坏。

最佳注射部位

在目标牙远中进行注射麻醉的效果最佳[†]。但上下颌的第二磨牙是例外，它们应当在其近中进行麻醉注射，这是由于下颌骨皮质骨板厚度的增加以及远中钻孔和进针难度增大。

麻醉的生效

麻醉是即刻生效的，可以省去等候的时间[†]。

注射位点的选择：附着龈或者黏骨膜

Stabident和X-Tip这两个系统都建议使用者在附着

龈上打孔。此处打孔所需要通过的皮质骨厚度最小，并且通常在相邻根部结构之间是等距的。然而，由于钻孔后X-Tip系统的引导套管是留在原位的，两项研究已成功地将其用于更近根尖位置的牙槽黏膜[139,320]。X-Tip系统与Stabident系统相比具有明显的临床优势，因为X-Tip穿孔可以在非附着龈的根尖附近进行。如果在靠近根尖部的牙槽黏膜中使用Stabident系统，则几乎找不到用于注射麻醉药所钻的孔。在特定临床情况下，临床医生可能想要考虑在根尖位置使用X-Tip系统。例如，当牙周探诊发现牙龈过于冠向附着，无法通过附着龈穿孔进入松质骨时，或当缺少邻面空间时（即牙根间距过近），X-Tip系统可用于实现牙髓麻醉。如果Stabident系统失败，临床医生可能会考虑在根尖部使用X-Tip系统来获得牙髓麻醉。

在进行骨内注射时，应当注意避开牙根周围的区域以及其他重要解剖结构，比如颏孔。

注射产生的不适

当骨内注射作为首选注射时，大约1/4的患者会经历疼痛[67,138,356-358]。当骨内注射作为补充注射时，较少的患者会经历疼痛[103,137,158,356,402]。

持续时间

直接进行骨内注射，牙髓麻醉的持续时间在1小时后持续下降[67,358]。与含1:100000肾上腺素的2%利多卡因相比，使用3%甲哌卡因的麻醉持续时间更短[358]。在下牙槽神经阻滞后补充骨内注射利多卡因，患者不会感到疼痛，同时牙髓麻醉的持续时间非常理想，可持续1小时[103,158]。用3%甲哌卡因进行补充骨内注射麻醉的持续时间更短[137]。

重复骨内注射麻醉

在初始骨内注射后30分钟使用1.4mL含1:100000肾上腺素的2%利多卡因重复骨内注射，可以提供额外15~20分钟的牙髓麻醉，类似于初始骨内注射的持续时间[198]。

布比卡因用于骨内注射麻醉

为了延长骨内注射后牙髓麻醉的时间，一些临床医生会考虑使用长效麻醉药。布比卡因（Marcaine）是一种长效麻醉药，但仅适用于下牙槽神经阻滞。长效麻醉药在用于骨内注射或上颌局部浸润麻醉时，并不能延长麻醉时间[81,156,185,402]。布比卡因有心脏毒性[28]，而且在作用效果、时间以及心率变化等方面与含有肾上腺素的2%利多卡因相当。因此，布比卡因在临床上并没有明显的优势，因此并不应用于骨内注射麻醉。

骨内注射对全身的影响

据报道，如果骨内注射的溶液中含有肾上腺素或者左旋异肾上腺素，且使用Stabident和X-Tip系统，46%~93%的病例会出现一过性的心率加快[67,103,139,158,320,323,356-358,402]。4个临床试验运用心电图和脉搏血氧仪一类的仪器检测发现，在使用Stabident骨内注射含有1:100000肾上腺素的2%利多卡因1.8mL、含有1:20000左旋异肾上腺素的2%甲哌卡因1.8mL或者含有1:200000肾上腺素的1.5%依替卡因1.8mL后，受试者有一过性的心动过速（心率每分钟加快12~32次）[57,158,359,402]。另一项临床试验报告，骨内注射后出现短暂性心动过速，但在上颌前牙区浸润注射1.8mL含1:100000肾上腺素的2%利多卡因却不会出现[444]。一般来讲，大部分患者的心率都可以在4分钟以内回到基线。综上所述，注射的麻醉药中含血管收缩剂时，使用的系统不论是Stabident还是X-Tip，都会造成一过性心动过速。经观察，在骨内注射含1:100000肾上腺素的2%利多卡因后，患者的舒张压、收缩压和动脉血压均未出现显著性变化[57,359]。

用CCLAD（CompuDent，Milestone Scientific，Livingston，NJ）快速骨内注射含1:100000肾上腺素的2%利多卡因1.4ml，与使用CCLAD缓慢注射或传统注射器注射相比，心率显著增加[408]。

心率增加的临床意义

尽管在使用Stabident或X-Tip注射含有1:100000肾上腺素的2%利多卡因后，患者可能出现一过性的心动过速，但这对于健康患者来说基本上没有明显的临床意义[359]。对于在骨内注射中使用血管收缩剂的临床意义、心血管作用和禁忌证已经进行了回顾[359]。

3%甲哌卡因骨内注射麻醉时对心率的影响较小

在应用3%甲哌卡因骨内注射麻醉时，没有发生过明显的心动过速[137,359]。临床医生应该牢记，当患者的身体情况或用药情况需要谨慎使用含肾上腺素或左旋异肾上腺素的麻醉药进行骨内注射时，该方法可以作

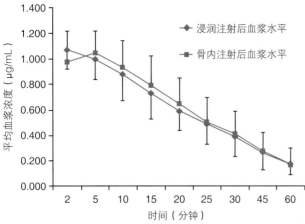

图4-23 骨内和浸润注射后利多卡因的平均血浆浓度。两种技术在任何时间段都没有统计学差异。

为骨内注射的替代方法[137,359]。

骨内注射利多卡因的血浆水平

一些研究者警告说，使用骨内注射较大剂量的局部麻醉药可能会导致过量反应[189]。一个实验性研究比较了受试者用两种方法注射含1∶100000肾上腺素的2%利多卡因1.8mL后静脉血利多卡因浓度，发现上颌前牙骨内注射和局部浸润麻醉注射结果相同（图4-23）[444]。尽管血管收缩剂的全身浓度对心率具有短暂的影响，但采用骨内注射时血浆利多卡因浓度不超过采用局部浸润后的浓度，因此利多卡因骨内注射并不是一种血管内注射。此外，如果注入了血管，麻醉效果会大打折扣或几乎无效；也就是说，所有的局部麻醉药都进入血液系统，没有作用于牙髓麻醉。显然，临床和实验研究已经证实了骨内技术可用于临床麻醉[67,103,139,320,323,355-358]。因此，骨内注射麻醉使用的利多卡因最大剂量可以参考局部浸润麻醉的用量。

术后不适

当使用Stabident系统进行骨内注射麻醉时，无论是初次麻醉还是补充麻醉，大多数患者感觉无疼痛或者轻微的疼痛；2%～15%的患者会感觉到中度的疼痛[67,158,356-358]。相比于牙周膜内注射，Stabident骨内注射后的疼痛相对少见[379]。

一项研究表明，与使用Stabident系统的患者相比，使用X-Tip系统的患者中感到疼痛的人数较多[138]。作者解释这些结果是由于男性下颌后部骨密度更大，矿化程度更高，而且X-Tip穿孔系统的直径大于Stabident打孔器的直径，这意味着X-Tip系统在穿孔过程中产生更多的摩擦热。

术后问题

使用Stabident系统的患者中，只有不到5%的患者在穿孔部位会出现肿胀或渗出[67,158,356-358]。X-Tip系统可能在临床上显示出更高的术后肿胀发生率[138]。对于这两种系统，肿胀或渗出物（或两者兼有）可能在注射后持续数周，但会随着时间的推移而消退[67,138,158,356-358]。穿孔部位的愈合缓慢可能是穿孔过程中由压力引起的骨过热所致。

对于Stabident和X-Tip系统，据报道有4%～15%的患者，在术后几天内的咀嚼过程中"感觉牙齿很高"[67,138,158,356-358]。这种感觉最可能是由于骨穿孔或炎症造成的局部疼痛而导致的咬合不适。这种感觉的发生率在骨内注射时低于牙周膜内注射（报道为36%～49%）[79,379]。

医疗禁忌证

服用抗抑郁药、非选择性β受体阻断剂、帕金森病药物和可卡因的患者，不应接受骨内注射含肾上腺素或左旋异肾上腺素的溶液[353]。应首选3%甲哌卡因单成分溶液。

牙周膜内注射麻醉

牙周膜内注射是另一种常规注射不成功时可以使用的技术[397,428]。在许多已发表的论文和教科书中回顾了牙周膜内注射麻醉技术。

麻醉成功

作为初次麻醉，牙周膜注射在下颌和上颌后牙中的成功率约为75%，牙髓麻醉持续时间为10～15分钟[379,436]。在前牙区的成功率较低[280,379,436]。

作为补充麻醉（常规技术并未能提供足够有效的麻醉），可以获得良好的成功率，但是牙髓麻醉的持续时间仅约23分钟[61]。

作用机制

牙周膜内注射可迫使麻醉药通过骨硬板进入到牙齿周围的骨髓空间[101,129,352,396,430]。主要途径不是通过牙周膜，并且与髓腔内（intrapulpal，IP）注射不同[38,423]，作用机制不是压力麻醉[105,296]。牙周膜内注射应视为一种骨内注射。

高压注射

研究表明，在高压下进行牙周膜注射是麻醉成功最重要的因素[396,428]。压力是迫使麻醉药进入到骨髓腔的必要条件。

麻醉药

血管收缩剂可以显著增加牙周膜内注射的效果[155,213,228,278,379]。单独注射血管收缩剂（1∶100000肾上腺素）不会产生牙髓麻醉[379]。这种技术使用血管收缩剂浓度较低的麻醉药（含1∶200000肾上腺素的布比卡因）也不是很有效[155,200,213]。阿替卡因和利多卡因的效果相当[34]。

注射剂量

通常使用传统或压力注射器每次在近中和远中注射时可注入溶液约0.2mL，但这一剂量并不能准确知晓，因为注射过程中麻醉药可能从龈沟中溢出。

注射后产生的不适

初次牙周膜注射时，插入针尖和注射麻醉药的过程中有大约1/3的患者可能感觉到疼痛[296,379,436]。上颌前牙进行牙周膜注射可能会非常疼痛，不应在这些牙齿中使用牙周膜注射[436]，而应当优先选择局部浸润麻醉。当用于下牙槽神经阻滞后的补充注射时，牙周膜内注射引起疼痛的可能性会大大降低[61]。

麻醉的起效

牙周膜内注射后会立即产生麻醉效果[79,296,379,397,428,436]，不需要等待麻醉起效。如果麻醉仍不充分，则需要再次注射。

麻醉的持续时间

使用EPT测试的实验研究表明，当牙周膜注射作为初次注射时，深度牙髓麻醉的持续时间为10~20分钟[296,379,436]。当注射用作无症状牙齿下牙槽神经阻滞后的补充技术时，牙髓麻醉的持续时间约为23分钟[61]。

牙周膜内注射的新技术：CCLAD

由Milestone Scientific引入的计算机辅助局部麻醉药输送系统可用于牙周膜内注射。CCLAD（也称为CompuDent或The Wand）可容纳标准的局部麻醉药筒，通过无菌微管连接到带有Luer-Lok针的一次性笔

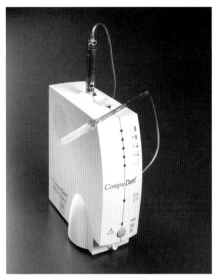

图4-24 Wand计算机辅助局部麻醉药输送装置（The Wand/CompuDent）。还展示了手持组件和微管。（摘自Milestone Scientific，Livingston，NJ）

状手柄（图4-24）。该装置通过脚闸激活，以受控速率自动输注局部麻醉药，快速模式可在1分钟内注入麻醉药1.4mL，慢速模式可在大约4分45秒内注入麻醉药1.4mL。慢速模式可用于牙周膜内注射。

使用CCLAD进行牙周膜内注射的麻醉成功

一项实验研究比较了在下颌第一磨牙中使用CCLAD进行初次牙周膜内注射1.4mL含1∶100000肾上腺素的4%阿替卡因与1.4mL含1∶100000肾上腺素的4%利多卡因的麻醉效果[34]。使用阿替卡因取得了86%的牙髓麻醉（连续两次到达最大EPT读数），使用利多卡因为74%，二者间差异并没有统计学意义。牙髓麻醉的持续时间为31~34分钟，比类似研究中记录的使用压力注射器和0.4mL利多卡因溶液产生的牙髓麻醉持续时间10分钟或更长[436]。因此，CCLAD系统具有增加牙髓麻醉持续时间的优点。然而，麻醉效果会在60分钟内缓慢下降。

术后不适

当采用牙周膜注射作为首选麻醉方式时，1/3~3/4的患者术后会发生疼痛，持续时间为14小时至3天[79,296,379,397,428,436]。阿替卡因与利多卡因之间没有差异[34]。相比于注射时的压力，插入针头造成的损伤才是不适的主要来源[79]。大约1/4的患者报告他们的牙齿在咬合时感到"高"[379,436]。

全身反应

当对实验犬使用高压注射器时，牙周膜内注射含有肾上腺素的溶液会引起类似于静脉注射的心血管反应[395]。而人体试验中使用高压注射器的临床研究发现，牙周膜注射这种溶液并未显著改变心率、心律、振幅及血压[53,317]。这些研究支持牙周膜注射不会导致人类心率发生显著变化的结论。

其他因素

不同的规格（#25、#27或#30）的针头产生的效果相同[428]。特殊压力注射器已经上市销售，但尚未证明比标准注射器更有效[379,428,436]。

牙周组织的安全性

临床和动物研究证明了牙周膜内注射技术的相对安全性[45,128,129,135,255,296,340,379,428,436]。轻微的短暂损伤仅发生在针刺部位，随后组织进行修复。在极少数情况下，牙周膜注射后会发生牙周脓肿和深袋形成[61,436]。尽管使用这种技术，牙周脓肿形成和骨丧失的临床风险很小，但临床医生应该有所意识。牙周膜注射后局限性牙根吸收也有报道[339,361]。

牙髓的安全性

临床和动物研究表明，牙周膜内注射对牙髓没有永久性影响[251,296,342,361,379,436]。然而，牙周膜内注射含肾上腺素的溶液会产生快速、长期的血流减少[228]。有人建议，在充填治疗过程中使用这种注射技术可能导致炎症介质的积聚，由于血流减少，这些炎症介质不能被有效地去除[228]。相关研究对该假设进行了直接验证，发现牙周膜内注射含有血管收缩剂的麻醉药后进行深窝洞预备不会产生比对照（仅窝洞制备）更严重的反应[344]。相反，窝洞制备的深度是决定牙髓反应的最重要因素。因此，牙周膜内注射不太可能引起牙髓坏死。

乳牙的安全性

一项研究表明，乳牙牙周膜内注射可能导致发育中的恒牙牙釉质发育不全[45]。这一效应不是由注射技术引起的，而是由使用的麻醉药引起的，即细胞毒性麻醉药与发育中牙胚的釉质基质结合。在发育中的牙胚旁边进行局部浸润麻醉注射似乎会产生相同的效果。因此，在距恒牙胚较近的乳牙周围慎重采用牙周膜内注射可能是不必要的顾虑[45]。

牙周病受累区域的安全性

在轻度至中度牙龈炎或早期牙周炎的情况下，使用牙周膜注射已被证明是安全的[76]。

牙齿完全脱出

在致美国牙医协会杂志编辑的一封信中，Nelson[311]报告了牙周膜注射后牙齿完全脱出的情况。然而，没有临床或实验研究报道用这种技术会导致牙齿脱出或牙齿松动。牙齿脱出应该不是由牙周膜注射引起的。

牙髓治疗的局部麻醉

对于诊断为有症状的不可复性牙髓炎急症患者，麻醉应采用标准的下牙槽神经阻滞麻醉。当患者反馈典型的麻醉迹象（唇部麻木和牙齿或整个象限的迟钝感）后，隔离患牙，开始开髓预备。当钻头处于牙釉质时，患者什么都感觉不到。一旦进入牙本质（或可能直到暴露牙髓）时，患者就会感到剧烈疼痛。显然这是因为牙髓麻醉不充分，需要补充麻醉。以下讨论概述了这些牙髓病患者进行麻醉的有用信息。

在有症状不可复性牙髓炎患者中行下牙槽神经阻滞麻醉的成功

对不可复性牙髓炎患者下颌后牙的临床研究表明其麻醉成功率为14%～57%*。在这类患者中，阿替卡因并不优于利多卡因[64,364,415]，布比卡因在统计学上也不优于利多卡因[376]。

有些学者认为，2支麻醉药在效果上优于1支[7]。然而，其他学者并没有发现二者有统计学差异[336]。此外，许多研究表明，用2支麻醉药的成功率与用1支是相近的[122,253,330,390]。

2%利多卡因中的肾上腺素浓度似乎对有症状的不可复性牙髓炎患者的麻醉成功没有影响[8]。

在不可复性牙髓炎患者中行上颌磨牙局部浸润麻醉的成功

对患有不可复性牙髓炎的患者进行上颌后牙颊侧浸润的临床研究表明其成功率为54%～88%[6,207,323]。

---

* 参考文献：3,8,26,64,68,98,131,188,197,224,226,273,295,323,330,335,355,364,391,404,415

尽管有研究发现阿替卡因与利多卡因之间存在差异[401]，但也有研究者没有发现差异[27,207,370,384]。

无症状与有症状的不可复性牙髓炎

在急诊中，有自发性中度至重度疼痛（有症状的不可复性牙髓炎）的患者在下牙槽神经阻滞麻醉后的成功率低于没有自发痛或只在刺激牙齿时有疼痛的患者（无症状的不可复性牙髓炎）[23]。区分这些患者很重要，因为麻醉成功率不同。

补充技术
局部浸润麻醉
补充阿替卡因的颊侧、舌侧或颊舌侧局部浸润麻醉

虽然阿替卡因在充填修复中作为补充技术（在下牙槽神经阻滞后）是有效的[163]，但其在累及牙髓的牙齿中使用不会带来可预测的牙髓麻醉[273,330,390]。相关研究报道的成功率为38%~84%，大多数研究报告成功率低于60%[3-4,98,273,330,390]。利多卡因颊侧浸润也是无效的（65%成功）[336]。

仅颊侧局部浸润，颊侧加舌侧浸润（或在下牙槽神经阻滞后）不会产生完全的牙髓麻醉[3-4,10,98,109,346]。因此，骨内和牙周膜内注射是补充麻醉的首选技术，当骨内或牙周膜内注射不成功时可以再行髓腔内注射。

骨内麻醉
有症状不可复性牙髓炎的麻醉成功

已经报道了采用骨内注射作为不可复性牙髓炎的补充注射时有较高的成功率（约90%）[36,273,320,323,330]。利多卡因和阿替卡因之间没有差异[36]。使用3%甲哌卡因的成功率为80%，第二次骨内注射使用3%甲哌卡因的成功率则增加至98%[355]。

用0.45~0.9mL含1:100000肾上腺素的2%利多卡因进行初始补充骨内注射，79%的下颌后牙麻醉成功[332]。剩余药液的第二次骨内注射可以使成功率提高到91%。因此，最初给予1/4到半支的含1:100000肾上腺素的2%利多卡因不如直接给予一整支的成功率。

尽管一些学者[338,354]建议，单独使用骨内注射可成功麻醉患有不可复性牙髓炎的患者，但这一结论非常值得怀疑[36,273,320,323,330]。

死髓和有根尖周透射影的有症状牙齿的麻醉成功

目前尚没有研究探索过骨内注射麻醉在有症状、死髓和根尖周透射影患牙中的应用。在俄亥俄州进行的一项初步研究中，对一些牙齿注射麻醉药会非常疼痛，所以必须终止研究。

部分活髓牙的麻醉成功

骨内注射应该在髓腔牙髓坏死、根管内的牙髓是活髓或部分活髓以及X线观察到牙周膜间隙增宽的牙齿中进行。近期的冷热刺激敏感病史可将这种情况与急性发作期的死髓牙（Phoenix脓肿）区分开来。

不可复性牙髓炎患者骨内注射的疼痛情况

通常，在无症状患者中Stabident系统因钻孔和注射药剂而产生中度疼痛的概率很低[67,138,356-358]。而当该系统用于有症状的不可复性牙髓炎的下颌后牙中进行骨内注射时，疼痛发生率较高。高达9%的患者在钻孔后产生中度至重度疼痛，5%~31%的患者报告在给药期间出现中度至重度疼痛[323,355]。

使用X-Tip系统时，48%有症状的不可复性牙髓炎患者在钻孔时有中度至重度疼痛，27%的患者在注入麻醉药时有中度疼痛[320]。当使用Stabident或X-Tip系统时，患有不可复性牙髓炎的患者可能在钻孔和注入麻醉药时经历短暂的中度至重度疼痛。与无症状牙齿相比，较高的疼痛评分可能与先前存在的外周或中枢致敏有关，这会导致疼痛反应性增加和术前焦虑。

下颌牙的麻醉持续时间

在患有不可复性牙髓炎的患者中，使用Stabident或X-Tip系统进行补充骨内注射可为整个清创过程提供麻醉[320,323,355]。

牙周膜内注射麻醉
麻醉成功

据报道，补充牙周膜内注射在牙髓治疗中的牙髓麻醉总体成功率为50%~96%[68,260,397,428]。作为初次麻醉技术，牙周膜内注射成功率为50%~79%[212,260]。如果第一次牙周膜内注射失败，则再注射的成功率可达92%[428]。其他研究也报告了类似的结果[397]。但牙周膜内注射在下颌前牙中并不成功[280,436]。此外，补充牙周膜内注射的成功率不如补充骨内注射[208,461]。

在有症状的不可复性牙髓炎患者中使用CCLAD进行牙周膜内注射的麻醉成功

在下牙槽神经阻滞失败后，对诊断为不可复性牙髓炎的下颌后牙中使用CCLAD系统进行补充牙周膜内注射的麻醉成功率仅为56%[319]。这一结果多少有点令人失望，因为CCLAD应该能够通过持续维持精确的流速，通过牙周膜注射提供大约1.4mL的麻醉药。

注射产生的不适

当牙周膜内注射作为有症状活髓牙（即有症状的不可复性牙髓炎）的补充注射时，患者可能出现中度疼痛[100]。应告知患者这种可能性。

选择性麻醉

尽管一些报道显示，牙周膜内注射可用于牙髓受累牙齿的鉴别诊断[256,386]，但实验研究已经表明，对于单颗牙齿，相邻牙齿也可能因牙周膜内注射而麻醉[296,379,436]。因此，牙周膜内注射不应用于鉴别诊断。

持续时间

当牙周膜内注射用作牙髓治疗的补充技术时，临床医生必须相当快速地进行治疗操作，并且在深度麻醉消失后应重新注射。

髓腔内注射

在5%~10%伴有不可复性牙髓炎的下颌后牙，即使重复补充骨内注射或牙周膜内注射，也不会产生深度麻醉，进入牙髓时疼痛持续存在。这是髓腔内注射的指标。

髓腔内注射技术的主要缺点是针头和注射剂直接进入有活性且非常敏感的牙髓，这种注射常常会产生中度到重度的疼痛[323]。由于牙髓相关研究提供了更成功的补充麻醉方法，因此只有在所有其他补充技术失败后才应进行髓腔内注射。该技术的另一个缺点是牙髓麻醉的持续时间较短（15~20分钟），必须在准确的工作长度下快速移除大部分牙髓组织，以防止在根管机械预备期间再次发生疼痛。还有一个缺点是必须穿髓后才可直接注射。当临床医生仍然在牙本质区域中操作时，麻醉问题会在穿髓之前一直存在[273,319,320,323,330,355,390]。

髓腔内注射的优点是，如果能实现高压注射，将会产生深度麻醉[38,423]，并且麻醉会立即起效，不需要

特殊的注射器和针头。这种技术的操作方法可以在许多优秀的牙髓学教科书中找到。如前所述，高压注射是成功实现髓腔内注射麻醉的主要因素[38,423]。被动地将麻醉药注入髓腔中是不够的，因为麻醉药不会在整个牙髓中扩散。

牙髓病患者的麻醉管理

有症状的不可复性牙髓炎

当有症状的不可复性牙髓炎存在时，最难被麻醉的是下颌磨牙，其次是下颌前磨牙、上颌磨牙和前磨牙以及下颌前牙。上颌前牙出现问题的情况最少。

在某些患牙中，不可复性牙髓炎发作于根管根尖部分，髓腔中的组织是坏死的，对牙髓测试并没有反应。此时髓腔很容易进入，但当使用根管锉尝试到达工作长度的时候，可产生剧烈的疼痛。在这样的情况下骨内注射或牙周膜内注射很有效，髓腔内注射可能会产生效果。然而，不可复性牙髓炎与有症状的牙髓坏死的典型区别是有界限分明的脓肿。在后一种情况，骨内注射或牙周膜内注射并不一定有效，而且注射的过程可能会非常痛，同时细菌可能被髓腔内注射推入根尖周组织中。

下颌后牙的麻醉

直到20世纪80年代，在补充骨内注射和牙周膜内注射开始流行之前，临床医生一般实施传统的下牙槽神经阻滞麻醉和颊长神经麻醉（磨牙）。当软组织麻醉迹象明显后，疼痛减轻，患者放松。局部麻醉产生了典型的软组织征象并缓解了疼痛症状，但是当开髓时或进入牙髓后经常出现疼痛。目前，这种疼痛的发生率已经通过补充技术而显著降低。

补充骨内注射的时机

许多临床试验结果的整合改变了有症状不可复性牙髓炎患者的麻醉模式。考虑到这些患者患牙的下牙槽神经阻滞麻醉的高失败率，在施用麻醉药并观察软组织麻醉的迹象（这是成功进行补充注射所必需的）之后，应该用制冷剂测试牙齿。如果结果是阴性的，临床医生可以继续进行开髓，反之则在放置橡皮障之前进行骨内注射。此时应告知患者牙齿没有完全麻醉，一点额外的麻醉药将确保患者的舒适。然后，临床医生应解释说，这种额外的麻醉药会打在牙齿附

近，并且在注射期间可能会感到一些不适。在补充骨内注射之前，应在颊侧局部浸润1支含1：100000肾上腺素的4%阿替卡因，以减少骨内注射的疼痛。因为不复逆性牙髓炎的下颌牙进行补充骨内注射比牙周膜内注射更易成功[208,461]，所以补充骨内注射已经取代了牙周膜内注射。此外，由于使用制冷剂测试的阴性结果可能并不总是表明深度牙髓麻醉，一旦获得软组织麻醉，临床医生可以直接进行骨内注射。该技术可显著减轻疼痛，并可以更快地开始治疗。

许多从业者不使用这种方案，因为临床医生一般只使用他们在最初临床培训中所学习的内容，去转变这些观点可能是很困难的事情。例如，1998年美国医学会杂志上的一项研究敦促在包皮环切术中使用麻醉药[19]；尽管如此，高达96%的男婴依然没有得到麻醉，因为许多医生在住院医师培训期间被教导不需要进行麻醉，改变他们的实践原则可能是一个缓慢的过程。这是许多医疗保健学科中的常见问题，因此从业者应重视对最新进展的了解。

补充骨内注射：使用含1：100000肾上腺素的3%甲哌卡因还是2%利多卡因？

首先，作者建议使用1.8mL的3%甲哌卡因单成分溶液（如3%的卡波卡因）进行骨内注射。该建议的基础并不是因为含有血管收缩剂的麻醉药可能导致心血管风险，而是临床研究的结果表明3%的甲哌卡因相当有效，并且没有心率增加的临床副作用[137,359]。少数患者可能对含有肾上腺素的制剂产生的心率增加反应过度，结果使得治疗困难或更耗时，因为患者必须在治疗开始前平静下来。然而，许多临床医生也使用2%利多卡因和1：100000肾上腺素进行骨内注射麻醉。临床医生可能需要测试确定哪种麻醉药（含肾上腺素的3%甲哌卡因或2%利多卡因）最适合他们。

在麻醉成功后，放置橡皮障，而后缓慢开始开髓预备。要让患者确信当感到疼痛时，治疗操作就会立即暂停下来。

如果在进入牙本质时就开始产生疼痛，应当移除橡皮障，并且注射另一支3%甲哌卡因，随后基本可以取得成功的麻醉效果[355]。同样的，临床医生应该确保下牙槽神经阻滞麻醉产生唇部麻木，并将麻醉药注入骨髓腔中。

如果在进入牙髓时开始产生疼痛，则移除橡皮障，并注射另一支3%的甲哌卡因。如果患者仍然感到

疼痛，就给予髓腔内注射麻醉。在这些情况下，一些医生会改良开髓预备的方法，直接建立直线通路，不进行洞形扩展（如用#2球钻打开整个洞形）。这有助于快速进入髓腔，而且小的开髓洞形有助于髓腔内注射的麻醉药高压注射进入牙髓。通常，摘除牙髓后进一步的疼痛就很小了，这都归功于下颌麻醉的持续时间较长[60,112,277,313,332,424]。

下颌前牙的麻醉

进行下牙槽神经注射并用制冷剂测试牙齿后，如果测试结果是阴性的，医生可以开始开髓的工作；如果结果是阳性的，那么在开髓前需要进行骨内注射麻醉（牙周膜内注射麻醉在下颌前牙的效果不佳）[280,436]。在补充骨内注射之前，在牙齿唇侧给予含1：100000肾上腺素的4%阿替卡因的浸润注射麻醉，以减少骨内注射的疼痛。如果在开髓的时候感到疼痛，需重复骨内注射。如果依然失败，则需要追加髓腔内注射麻醉。

上颌后牙的麻醉

使用双倍剂量（3.6mL）的含1：100000肾上腺素的2%利多卡因进行颊侧浸润麻醉[287]。通常为了上橡胶障夹还应在腭侧注射少量麻醉药。虽然上颌磨牙和前磨牙的麻醉问题比下颌后牙更少，但临床医生应该意识到它们依然可能会发生[6,323]。使用制冷剂测试患牙，如果结果是阴性的，医生可以开始进行开髓的工作；如果结果是阳性的，则开髓前需要骨内或牙周膜内注射麻醉。如果开髓的时候感到疼痛，则需要重新进行骨内或牙周膜内麻醉注射。在一些病例中，可能会需要髓腔内麻醉注射。有的时候在上颌磨牙腭根会感受到疼痛。在腭根根尖区域局部浸润注射0.5mL的麻醉药，可能会有效加强麻醉的效果[157]。

上颌的麻醉持续时间要短于下颌[156,287,381]。因此，如果在机械预备和根管充填的过程中感到疼痛，追加麻醉是必需的。

上颌前牙的麻醉

通常首先行唇侧局部浸润麻醉，有时为了上橡皮障夹会在腭侧行局部浸润。用制冷剂测试患牙，如果结果是阴性的，医生可以进行开髓工作；如果结果是阳性的，开髓前则需要骨内注射麻醉，但这种情况很少。麻醉持续时间不到1小时。如果在根管机械预备终末或

根管充填中感到疼痛，则需要追加浸润麻醉[156,287,381]。

有症状的死髓伴根尖脓肿患牙的麻醉

　　完全牙髓坏死伴随根尖低密度影的有症状患牙意味着根尖周组织疼痛。这些患牙可能在整个治疗的过程中一直感到疼痛，需要给予额外的安抚。对于下颌牙来讲，任何情况下都需要进行下牙槽神经阻滞麻醉（对磨牙还需颊长神经注射麻醉）。对于没有肿胀的上颌牙来说，可以采用传统的浸润麻醉。如果有软组织肿胀（比如蜂窝织炎或脓肿），需要在肿胀的另一侧进行浸润麻醉，或者进行阻滞麻醉（第二分支神经阻滞、上牙槽后神经阻滞或眶下神经阻滞）。这些方法可以提供一定程度的骨组织和软组织的麻醉。当麻醉起效后，就可以放置橡皮障，慢慢地开始进行开髓工作。如果牙齿没有过度扭转，通常进入髓腔的时候不会造成患者的不适。不论是手动器械还是旋转器械，如果操作手法温柔，是不会产生过多疼痛的。

　　有的时候，传统的注射不能提供很好的麻醉效果，尤其是上颌牙。尽管该区域的治疗缺乏相关临床试验的结果，但经验表明，适当考虑补充注射，包括额外的腭侧浸润注射，可能会有所帮助[348]。

　　在患有严重术前疼痛的患者中，长效麻醉药（如布比卡因）可能有助于控制下颌牙齿的术后疼痛，但在上颌牙齿中不是很成功[81,156]。然而，下颌镇痛的持续时间通常不会太长，不能排除给予口服镇痛药的可能[112]。

无症状的死髓伴根尖周低密度影患牙的麻醉

　　无症状的患牙是最容易被麻醉的。虽然在没有麻醉的情况下可能进行操作，但在根管根尖部分可能遇到有活力的敏感组织（根尖周组织向根管内生长）或者根管锉的插入可能导致对根尖周的压力和冲洗液的超出。可以按常规注射给药，如下牙槽神经阻滞和颊长神经注射（用于磨牙），以及上颌牙浸润注射，然后医生就可以开始开髓和机械预备。在这种情况下，患者通常不会感到不适。极个别情况下患者可能感到不适，需要骨内或牙周膜内注射麻醉。不应当使用髓腔内注射，因为细菌和碎屑可能会从根管内被推入根尖周组织。当麻醉效果开始减退时，上颌有可能需要追加局部浸润麻醉。

牙髓切断术用于不可复性牙髓炎的临时治疗

　　对于不可复性牙髓炎来说，患者通常要在拔除患牙和根管治疗之间做选择。因为经济条件的原因，患者如果只有这两种选择，他们往往会选择拔除患牙。一项研究对患有不可复性牙髓炎的患者进行了牙髓切断术，并使用过渡性修复材料（intermediate restorative material，IRM）或IRM垫底/玻璃离子修复牙齿[274]。他们发现，6个月时10%的患者出现疼痛，12个月时22%的患者出现疼痛。尽管结果不够理想，但是牙髓切断术和临时修复这一第三种选择可以让患者有时间筹措资金完成根管治疗[87,218,274]。

当牙髓治疗无法实施时减轻不可复性牙髓炎的疼痛

　　牙髓清创术（牙髓摘除术或牙髓切断术）最能缓解不可复性牙髓炎的疼痛[240,329]。当无法进行牙髓清创时，临床医生可能会开出强效镇痛药和抗生素来减轻疼痛。然而，疼痛会持续存在，并且抗生素对未经治疗的不可复性牙髓炎的疼痛没有效果[309]。一项临床试验评估了骨内注射Depo-Medrol（长效甲基泼尼松龙）减轻未治疗的不可复性牙髓炎疼痛的效果[136]。作者发现，在患者接受牙髓治疗之前，Depo-Medrol可以减少疼痛至可控水平长达7天，支持将这种方法应用于控制患者牙髓治疗前的疼痛。

口服三唑仑（Halcion）和阿普唑仑（Xanax）等清醒镇静剂

　　焦虑的患者疼痛耐受性降低[253]，可能更难以麻醉。口服清醒镇静药有助于减轻患者的焦虑。然而，正如两项研究所示，三唑仑和阿普唑仑不是减轻牙髓或牙科治疗期间疼痛的方法[226,253]。仍然需要充分的局部麻醉来控制患者的疼痛。

使用笑气进行清醒镇静

　　笑气可以为牙科患者提供清醒镇静作用。此外，笑气可以提供温和的镇痛作用。最近的一项研究表明，给予有症状的不可复性牙髓炎患者30%~50%的笑气会使下牙槽神经阻滞麻醉成功率显著增加[404]。

预先使用非甾体类消炎药（nonsteroidal antiinflammatory drug，NSAID）

预先使用NSAID用于不可复性牙髓炎患者的基本原理

　　建议在麻醉给药前1小时施用非甾体类消炎药，

以提高不可复性牙髓炎患者下牙槽神经阻滞的成功率。其基本原理与前列腺素引起外周伤害感受器的致敏有关[174,327]。NSAID的干预降低了前列腺素的总体浓度，并减少了这些受体的活化[327]。已有研究表明，服用NSAID后，不可复性牙髓炎患者牙髓中前列腺素E$_2$（PGE$_2$）减少[341]。

预先使用NSAID用于有症状不可复性牙髓炎的下颌后牙

对预先使用布洛芬的早期研究[291]显示，使用牙敏感度水平（tooth sensitivity levels，TSL）进行评估时，下牙槽神阻滞的成功率更高，然而该研究对牙髓病患牙的牙髓麻醉未进行检测。预先使用氯诺昔康（8mg）显著提高了下牙槽神经阻滞剂的效果，但双氯芬酸（50mg）却没有[347]。预先使用酮咯酸对下牙槽神经阻滞的成功率没有显著影响[5,197,284]。一项研究中预先口服氯胺酮，发现与安慰剂相比，麻醉药剂量的要求有所降低[216]，然而对牙髓病患牙的牙髓麻醉未进行检测。

许多其他研究表明[5,131,187,330,390]，对于有症状的不可复性牙髓炎患者，预先服用600mg或800mg布洛芬，800mg布洛芬和1000mg对乙酰氨基酚的组合，或对乙酰氨基酚/氢可酮的组合，没有明确改善下牙槽神经阻滞的成功率。

然而在其他研究中，预先使用NSAID被证明可以提高麻醉效果[316,333]。此外，Meta分析似乎表明预先使用NSAID对不可复性牙髓炎有效[248]，但需要更多的研究加以解释。

预先使用NSAID用于无症状不可复性牙髓炎的下颌后牙

在一项对无自发痛牙髓病（无症状不可复性牙髓炎）患者的研究中[333]，术前给予600mg布洛芬或75mg吲哚美辛可增加下牙槽神经阻滞的成功率（分别为78%和62%），超过安慰剂组（32%）。然而，如Argueta-Figueroa等[23]所报告，无症状不可复性牙髓炎患者的成功率更高。对无症状不可复性牙髓炎患者的另一项研究[383]发现，使用400mg布洛芬、0.5mg地塞米松和安慰剂的下牙槽神经阻滞的成功率分别为25%、38%和13%。然而，如果没有补充注射局部麻醉药，布洛芬或地塞米松并不能保证深度牙髓麻醉。

预先使用NSAID用于有症状不可复性牙髓炎的上颌第一磨牙

一项研究[351]比较了上颌牙治疗中预先使用NSAID，发现800mg的布洛芬成功率为93%，100mg的醋氯芬酸成功率为90%，1000mg的对乙酰氨基酚成功率为73%。所有这些都明显优于安慰剂（26%）。

患者对可导致疼痛的牙科治疗的满意度

研究表明[131,253,404]，尽管要经历中度至重度的疼痛，但患者对牙髓治疗的结果较为满意。患者满意度可能与牙医的"椅旁态度"或对紧急处置的满意度有关，他们希望这些可以减轻他们的不适。这在临床上是一个重要的发现，因为它有助于解释为什么患者能够接受痛苦的牙科治疗过程。

手术治疗中的麻醉

切开引流

在进行切开和引流术之前，临床医生应尝试进行一定程度的麻醉，确保患者可以更好地耐受手术。在下颌，常用下牙槽神经阻滞麻醉和颊长神经麻醉。在上颌，可用1.8mL的2%利多卡因和1∶100000的肾上腺素浸润到唇颊侧肿胀区域的两侧。由于我们主要关注软组织麻醉，所以作为替代方案，上牙槽后神经或第二分支神经阻滞可用于前磨牙和磨牙，眶下注射可用于前牙。对于腭侧肿胀，可将0.5mL 2%利多卡因和1∶100000肾上腺素浸润腭大孔（磨牙和前磨牙）或鼻腭孔（前牙）。如果孔周有肿胀，则不应直接进行注射，而应在肿胀的另一侧进行浸润。Wand系统减少了腭侧注射的疼痛。通常，计算机辅助注射系统比用于AMSA、腭部和下牙槽神经阻滞注射的传统注射器技术引起的疼痛少[145,181,349,456]。

此外，还应向患者解释，这些情况下通常难以实现深度麻醉[29]。不要在肿胀的部位注射，因为传统上认为直接注射到肿胀部位是禁忌。其原因包括可能导致感染扩散以及炎症组织pH较低会使麻醉药效果减弱。这些想法可能有一些价值，但不在肿胀部位注射主要是因为非常痛苦且相对无效。蜂窝织炎部位的血液供应增加，注射到这个部位的麻醉药大部分被带入全身循环，降低了麻醉药的局部效果。此外，水肿和脓液可能会稀释麻醉药（有关切开和引流程序的更多信息，见第18章）。

根尖手术

大多数根尖手术应该由牙髓专科医生来完成，因为他们接受过外科手术、下颌骨和上颌骨根尖周骨解剖学、显微放大技术、复杂根管解剖学和先进的显微外科技术等方面的高级培训。

在下颌骨行下牙槽和颊长神经麻醉是相当有效的。颊侧前庭沟中额外的浸润注射可有助于收缩血管，特别是在下颌前部区域。在上颌，浸润注射通常是有效的，但往往需要更大的麻醉药用量才可在手术区域内提供麻醉。如果手术区域有炎症，麻醉可能不会完全成功。

在翻瓣后，如果麻醉不充分，尝试增强或重新麻醉（通过额外的浸润或注射敏感区域）并不是特别有效。与非手术治疗的麻醉相比，手术治疗麻醉的有效性降低了一半，因为当临床医生翻开黏膜瓣并进入骨组织时，麻醉药可被出血稀释，并被冲洗带走[454]。

目前提倡使用长效麻醉药进行手术，在下颌往往相当有效[84,371]；而在上颌，长效麻醉药的麻醉持续时间较短和肾上腺素浓度较低，可导致手术期间出血增多[78,454]。

曾建议在根尖周手术后使用长效麻醉药[262]。然而，术后疼痛通常不严重，可以通过镇痛药来控制[279]。

对于有效麻醉的总结和未来发展方向

循证牙科的出现迅速引起了牙科的各个领域的兴趣。幸运的是，大量高质量的、随机的、对照的麻醉和镇痛研究提供了大量支持循证建议的信息。临床医生在进行临床决策时，必须注重高质量的研究。本章这一部分采用循证医学的方法，对牙髓疼痛患者的局部麻醉临床试验提供全面的总结。

临床医生需要知道在疼痛控制中没有"灵丹妙药"。相反，临床医生必须了解几种麻醉药与血管收缩剂组合的优、缺点，以及各种注射途径。显然，明智地选择局部麻醉药，通过多个注射部位给药，更有可能提供可预测的麻醉效果，同时减少副作用。

对新型或改良麻醉药的研究依然进行中。对长效的麻醉药组分的研究表明，局部麻醉药可能对缓解术后疼痛有用[141,462]。将来临床医生可能使用脂质体包裹的麻醉药为特定区域提供一天或数天的麻醉。麻醉时间将根据脂质体如何溶解和脂质体中药物的量而定。

此外，辣椒素和瞬时受体电位香草醛-1（transient receptor potential vanilloid-1，TRPV-1）激动剂和拮抗剂可能在将来用于临床治疗炎症相关的疼痛[144,232,237]。

新的给药模式也正在研究中。未来或将使用微针无痛地在黏膜表面上局部给药[14,331,451]。

二、镇痛药和治疗建议

非麻醉性镇痛药

牙髓疼痛的控制是多因素的，旨在通过联合牙髓治疗与药物疗法减少引起痛觉过敏的外周和中枢组分。用于治疗牙髓疼痛的一类主要药物是非麻醉性镇痛药，其包括NSAID和对乙酰氨基酚。NSAID已被证明在控制炎症性疼痛方面非常有效，并且由于其能与血浆蛋白结合，可通过血浆蛋白的渗出更多地进入炎症部位[49,92,168,171]。虽然这些药物通常被认为通过外周机制产生镇痛作用，但中枢神经系统也被认为是另一个作用位点[267,409]。NSAID通过阻断环氧化酶（cyclooxygenase，COX）来抑制前列腺素的合成，且具有两种已知的同工酶COX-1和COX-2。一些研究人员提出，COX-1的剪接变异体（即COX-3）主要在中枢神经系统表达，并且是对乙酰氨基酚的主要作用位点[59,231,325,380]。然而，最近的研究表明，对乙酰氨基酚的解热和镇痛作用不涉及抑制COX-3；它们更可能通过活性代谢物对CNS大麻素受体发挥作用[18]，并且这种代谢物似乎通过阻断钙通道（$Ca_v3.2$）而发挥作用[225]。

许多NSAID可用于控制疼痛和炎症（表4-4）。然而，很少有研究直接比较几种NSAID的镇痛效果和副作用（特别是针对牙髓疼痛）。在牙髓模型中缺乏全面的比较研究意味着只能提出一般性建议，并鼓励临床医生熟悉其中的几种药物。布洛芬通常被认为是现代NSAID的原型，并且其良好效果和安全性已经得到认可[89]。其他NSAID可能比布洛芬具有一定的优势。例如乙哚乙酸（即Lodine）具有较少的胃肠道（gastrointestinal，GI）刺激[25]，并且在一些研究中已经显示酮洛芬（即Orudis）比布洛芬的镇痛作用更好[73]。目前市面上问世了一种酮咯酸氨丁三醇（Sprix，Regency Therapeutics，Shirley，NY）的鼻内制剂，并且对患有牙髓疼痛的患者给药后可在30分钟内提供显著的疼痛缓解作用[420]。最近的研究表明，除了抑制环氧化酶外，酮咯酸和双氯芬酸可抑制外

表4-4

几种非麻醉性镇痛药总结

镇痛药	商品名	剂量范围（mg）	每日剂量（mg）
对乙酰氨基酚	泰诺和其他	325～650	4000
阿司匹林	很多种	325～1000	4000
双氯芬酸钾	凯芙兰	50～100	150～200
氟苯水杨酸	二氟尼柳	250～1000	1500
依托度酸	依托度酸	200～400	1200
苯氧苯丙酸	非诺洛芬	200	1200
氟联苯丙酸	氟比洛芬	50～100	200～300
布洛芬	美林等	200～800	2400 (Rx)
酮基布洛芬	酮洛芬	25～75	300 (Rx)
酮咯酸*	痛力克	30～60 (oral) 31.5	60 / 126 mg
甲氧萘丙酸	萘普生	250～500	1500
甲氧萘丙酸钠	萘普生钠和其他	220～550	1650 (Rx)

改编自Cooper SA: Treating acute dental pain, Postgrad Dent 2:7, 1995。

注意：环氧酶-2抑制剂未列出（见正文）。

*新版酮咯酸片说明书指出，该药仅能用于注射酮咯酸后的过渡性治疗，并且不可服用超过5天。酮咯酸鼻内制剂的说明书声明，65岁及以上患者、肾功能不全患者、体重低于50kg患者的剂量应小于15.75mg，每日最大剂量应小于63mg。

周N-甲基-D-天冬氨酸（N-methyl-D-aspartate，NMDA）受体，这可能增强它们的镇痛作用[54,96]。NSAID的优点为对炎症性疼痛的良好镇痛效果。表4-4中列出的许多NSAID已被证明比传统的对乙酰氨基酚和阿片类药物组合（如对乙酰氨基酚与可待因）更有效[72,89,417]。

2002年发表的一篇论文进行了第一个系统评价，包括了所有评价口服NSAID对牙髓疼痛的研究[184]。该文章还为有兴趣对牙髓病学研究进行系统评价的其他研究者提供了一个框架。作者得出结论，NSAID与其他药物（如氟比洛芬与曲马多[97]）联合，或术前和术后使用NSAID提供了有效的疼痛控制。尽管对牙髓病学的研究相对较新，但炎症性疼痛模型中的镇痛药物的系统评价已经进行了数年。表4-5列出了在炎症性疼痛中镇痛药相对效果的大量持续系统评价的结果。重要的是，其数据是基于具有中度至重度术后疼痛的患者产生的，并且需要治疗数量（number needed to treat，NNT）是基于镇痛药相对于安慰剂的可使疼痛减轻50%的相对优势。因此，这些数据对于想要比较

治疗后镇痛剂的相对疗效的临床医生提供了重要的、临床相关的信息。当然，在制订牙髓疼痛的治疗计划时，必须考虑其他问题，例如药物的潜在不良反应和患者的病史。

COX-2选择性抑制剂的引入有可能提高镇痛和抗炎效果以及降低胃肠道刺激[91,227]。评估COX-2抑制剂控制口腔外科疼痛的研究表明，罗非昔布（即Vioxx）在该模型中具有显著的镇痛效果[106]。在一项研究中，50mg剂量的罗非昔布产生相当于400mg布洛芬的镇痛作用，两种药物显示出相似的镇痛开始时间[106]。COX-2在炎性牙髓中的表达增加[310]，一种COX-2抑制剂（rofecoxib）对牙髓疼痛患者具有镇痛作用。然而，由于凝血酶原不良反应，大多数选择性COX-2抑制剂已从市场上撤出，并且目前唯一可用的塞来昔布未经美国食品药品监督管理局（food and drug administration，FDA）批准用于治疗急性炎症性疼痛。值得关注的是，COX-2抑制剂在患有胃肠道疾病的患者中也可能显示出胃肠道刺激[426]。

另一个主要问题集中在COX-2抑制剂公认的凝血酶原不良反应上。这一争论最初始于VIGOR研究中将随机分配至50mg/d罗非昔布的患者与1000mg/d萘普生的患者相比，血栓栓塞性心血管（cardiovascular，CV）事件增加了5倍[40]。争议一直持续到长期服用罗非考昔后导致凝血酶原事件风险增加的证据出现，导致该药物于2004年从市场撤出[110]。两项Meta分析研究了传统NSAID和COX-2抑制剂的心血管安全性。Kearney等[138]对138个随机试验进行过Meta分析，McGettigan和Henry[276]对23项对照观察研究进行过Meta分析[217,276]。Kearney等[217]估计，与COX-2相关的CV事件的相对风险为1.42（95%CI：1.64～2.91）。在两项Meta分析中发现，萘普生对CV系统没有显著的不良影响。双氯芬酸（Voltaren）是一种相对性COX-2选择性药物，似乎具有与塞来昔布类似的COX-2选择性。双氯芬酸与CV事件增加有关。在随机试验分析中，大剂量的布洛芬会显著增加心血管事件的风险。根据现有数据，FDA要求所有含非选择性NSAID的处方产品制造商修改其产品标签，包括：（1）通过黑框警告标明潜在的严重不良心血管事件以及与使用此类药物相关的严重、可能危及生命的胃肠道不良事件的警告；（2）禁忌用于最近接受过冠状动脉搭桥手术患者；（3）患者的药物指南，说明与使用这类药物有关的CV和GI不良事件的可能性。

表4-5

牛津联盟镇痛效果表*				
镇痛药†	纳入比较的患者人数	减轻50%疼痛的百分比	NNT	95%CI
布洛芬（800mg）	76	100	1.6	1.3~2.2
酮咯酸（60mg）（肌注）	116	56	1.8	1.5~2.3
双氯芬酸（100mg）	548	69	1.8	1.6~2.1
羟考酮IR（5mg）+对乙酰氨基酚（500mg）	150	60	2.2	1.7~3.2
双氯芬酸（50mg）	738	63	2.3	2~2.7
萘普生（440mg）	257	50	2.3	2~2.9
羟考酮IR（15mg）	60	73	2.3	1.5~4.9
布洛芬（600mg）	203	79	2.4	2~4.2
布洛芬（400mg）	5456	55	2.5	2.4~2.7
阿司匹林（1200mg）	279	61	2.4	1.9~3.2
羟考酮IR（10mg）	315	66	2.6	2~3.5
酮咯酸（10mg）+对乙酰氨基酚（650mg）	790	50	2.6	2.3~3.1
布洛芬（200mg）	3248	48	2.7	2.5~2.9
萘普生（500/550）	784	52	2.7	2.3~3.3
双氯芬酸（50mg）	1296	57	2.7	2.4~3.1
双氯芬酸（25mg）	204	54	2.8	2.1~4.3
德美罗（100mg）（肌注）	364	54	2.9	2.3~3.9
曲马多（150mg）	561	48	2.9	2.4~3.6
吗啡（10mg）（肌注）	946	50	2.9	2.6~3.6
萘普生（500/550mg）	169	46	3	2.2~4.8
萘普生（220/250mg）	202	45	3.4	2.4~5.8
酮咯酸（30mg）（肌注）	359	53	3.4	2.5~4.9
对乙酰氨基酚（500mg）	561	61	3.5	2.2~13.3
对乙酰氨基酚（600/650mg）+可待因（60mg）	1123	42	4.2	3.4~5.3
对乙酰氨基酚（650mg）+右旋丙氧吩（65mg盐酸盐或100mg萘磺酸盐）	963	38	4.4	3.5~5.6
阿司匹林（600/650mg）	5061	38	4.4	4~4.9
对乙酰氨基酚（600/650mg）	1886	38	4.6	3.9~5.5
曲马多（100mg）	882	30	4.8	3.8~6.1
曲马多（75mg）	563	32	5.3	3.9~8.2
阿司匹林（650mg）+可待因（60mg）	598	25	5.3	4.1~7.4
羟考酮IR（5mg）+对乙酰氨基酚（325mg）	149	24	5.5	3.4
酮咯酸（10mg）（肌注）	142	48	5.7	3~53
对乙酰氨基酚（300mg）+可待因（30mg）	379	26	5.7	4~9.8
曲马多（50mg）	770	19	8.3	6~13
可待因（60mg）	1305	15	16.7	11~48
安慰剂	>10000	18	不适用	不适用

改编自http://www.medicine.ox.ac.uk/bandolier/booth/painpag/acutrev/analgesics/lftab.html（2015年8月10日访问）。
NNT：需要治疗的数量（number needed to treat）。
*镇痛药根据NNT反映的最有效到最无效的降序排列。NNT反映了镇痛药相对安慰剂治疗的优势，因此镇痛药的NNT越小，其药效越强。
NNT的计算是根据纳入中度至重度疼痛患者的随机双盲单剂量临床试验中，比安慰剂能带来至少4~6小时的50%疼痛缓解患者比例进行的。
95%CI包括95%正确度的NNT估计值的上下限。
†如无特殊标注，皆为口服给药。

现有的数据并未表明，短期小剂量使用NSAID会增加严重心血管事件的风险，但是FDA已经要求改变标签以更好地告知消费者这些产品的使用安全。鉴于这种情况和合理的NSAID替代方案，我们建议不要使用COX-2抑制剂治疗常规牙髓疼痛。

药物的局限性及相互作用

临床医生不仅应当学习非麻醉性镇痛药的功效，还应当学习其局限性和药物的相互作用[52]。如NSAID可降低镇痛药物的最大效果并引起不良反应，包括消化道反应（发生率3%~11%）和中枢神经系统反应（头晕和头痛发生率1%~9%）。NSAID禁用于溃疡和阿司匹林过敏的患者[63,65,125,396]。这类药物还与严重消化道并发症相关，并且不良反应的风险会随着一生累计服用剂量的累加和同期服用阿司匹林、类固醇和香豆素而增加[24,93,242,442]。为了避免NSAID相关的消化道出血，可以使用质子泵抑制剂（proton pump inhibitor，PPI）。联合应用PPI（埃索美拉唑镁）和萘普生（Vimovo，Patheon/Astrozenica，Wilmington，DE）是可行的。尽管这是一个高性价比的方式，但并不会保护下消化道[400]。另一种方式为联合应用组胺受体H_2拮抗剂与NSAID。近期FDA批准了联合应用法莫替丁（一种H_2受体拮抗剂）和布洛芬（Duexis，Horizon Pharma，Northbrook，IL）。已报道NSAID可以与多种药物发生作用（表4-6）。

对于不能服用非甾体类消炎药的患者，对乙酰氨基酚和阿片类药物联合用药是患者的替代方案[71]。有关这类重要药物的药理学和副作用的更多信息可参考[52,69,93,133,452]。其他资源也可以用于评估药物的相互作用，包括互联网药物搜索引擎rxlist.com、Epocrates.com和Endodontis.UTHSCSA.edu。

对乙酰氨基酚

对乙酰氨基酚（N-乙酰对氨基苯酚）是最常用的止痛药和解热药之一。对于缓解中度至重度疼痛，对乙酰氨基酚单独使用不如布洛芬；然而，联合使用布洛芬和对乙酰氨基酚可以比单独使用任意一种药物提供更强的疼痛缓解作用。在一项随机、双盲、安慰剂对照研究中，对接受活髓切除术的患者给予单一剂量的对乙酰氨基酚（1000mg）、布洛芬（600mg）或联合使用二者的组合，结果显示，两种药物联合使用在术后即刻（8小时）比单独使用布洛芬（600mg）有更

表4-6

几种非甾体类消炎药的药物相互作用总结

药品	可能的效果
血管紧张素转换酶（ACE）抑制剂	降低卡托普利（尤其是吲哚美辛）的抗高血压作用
抗凝血药	凝血酶原时间增加或抗凝血剂（如香豆素）出血
β受体阻断剂	降低抗高血压作用（如普萘洛尔、阿替洛尔、吲哚洛尔）
环孢素	肾毒性风险增加
地高辛	升高血清地高辛水平（尤其是布洛芬、吲哚美辛）
双嘧达莫	增加保水性（尤其是吲哚美辛）
乙内酰脲	血清中苯妥英钠水平升高
锂	血清锂含量增加
袢利尿剂	袢利尿剂（如呋塞米、布美他尼）的有效性降低
甲氨蝶呤	毒性风险增加（如口炎、骨髓抑制）
青霉胺	提高生物利用度（尤其是吲哚美辛）
拟交感神经药	血压升高（特别是吲哚美辛与苯丙醇胺）
噻嗪类利尿剂	降低抗高血压的有效性

数据来自Facts and Comparisons: Drug facts and comparisons, ed 54, St Louis, 2000, Facts and Comparisons；Gage T, Pickett F: Mosby's dental drug reference, ed 5,St Louis, 2000, Mosby；Wynn R, Meiller T, Crossley H: Drug information handbook for dentistry, Hudson, Ohio, 2000, Lexi-Comp。

好的镇痛效果[285]。

对乙酰氨基酚是用于缓解疼痛和感冒或流感症状的复方产品中最常见的药物之一。当按正常剂量服用时，对乙酰氨基酚被认为是安全的，但在较大剂量下，它可以引起肝脏毒性，并与美国近一半的急性肝功能衰竭病例相关[244]。大部分对乙酰氨基酚在肝脏中结合形成无活性的代谢产物。一小部分被细胞色素P450系统代谢形成N-乙酰基-对苯醌亚胺（N-acetylp-benzoquinone imine，NAPQI），其毒性很大，但通常被谷胱甘肽转化为无毒化合物。大剂量的对乙酰氨基酚使得代谢的主要途径达到饱和，导致更多的对乙酰氨基酚转化为NAPQI。一旦谷胱甘肽耗尽，出现NAPQI的累积，就会发生肝损伤。为了尽量降低这种风险，建议健康成人在24小时内不要服用超过3g（3000mg）对乙酰氨基酚（www.tylenolprofessional.com/extra-strength-tylenol-dosage-faq.html）。FDA

表4-7

几种阿片类药物联合镇痛药

配方	商品名*	可能的处方剂量
对乙酰氨基酚300mg和可待因30mg	泰诺与可待因3号	每4小时2片
对乙酰氨基酚500mg和氢可酮5mg	维柯丁Lortab 5/500	每6小时1~2片
对乙酰氨基酚325mg和羟考酮5mg	扑热息痛	每6小时1片
对乙酰氨基酚500mg和羟考酮5mg	泰勒宁	每6小时1片
阿司匹林325mg和可待因30mg	氨匹林和可待因3号	每4小时2片
阿司匹林325mg和羟考酮5mg	复方羟可酮	每6小时1片

*大部分配方都有多种仿制药。

表4-8

代表性阿片类药物的镇痛剂量

阿片类药物	相当于可待因60mg镇痛效果的剂量
可待因	60mg
羟考酮	5~6mg
氢可酮	10mg
双氢可待因	60mg
盐酸丙氧芬	102mg
萘磺酸丙氧芬	146mg
哌替啶	90mg
曲马多	50mg

改编自Troullos E, Freeman R, Dionne RA: The scientific basis for analgesic use in dentistry, Anesth Prog 33:123, 1986。

规定，到2014年，口服处方对乙酰氨基酚复方药物的制造商应将每片对乙酰氨基酚的最大含量限制为325mg。FDA还要求在含有对乙酰氨基酚的所有口服处方药产品的标签上加上黑框警告（FDA要求的最强警告，即黑框警告，表明该药物具有显著的严重副作用风险）。

阿片类镇痛药

阿片类药物是有效的镇痛药，通常与对乙酰氨基酚、阿司匹林或布洛芬联合使用于牙科。大多数临床可用的阿片类药物在大脑和传入神经元的几个重要部位激活μ阿片受体。有研究表明，它们可以激活牙髓中的外周阿片受体，牙周膜内注射吗啡可显著减轻牙髓病患者及其他炎症性疼痛状态下的疼痛[94,111,167]。性别相关性的反应差异似乎至少存在于对κ阿片类激动剂中[142]。在一项随机对照的临床试验中，服用喷他佐辛和纳洛酮的女性患者，术后牙髓疼痛明显少于服用相同药物的男性[374]。

尽管阿片类药物作为中度至重度疼痛的镇痛剂是有效的，但它们的使用通常受到其副作用的限制，其副作用可包括恶心、呕吐、头晕、嗜睡以及呼吸抑制和便秘。长期使用可引起耐受性和依赖性。由于副作用限制了其使用剂量，这些药物几乎总是与其他成分联合使用以控制牙痛。通常优先选用复方制剂，因为可降低阿片类药物的剂量，从而减少副作用（表4-7）。

可待因通常被认为是口服复方药物的阿片类药物原型。大多数研究发现，60mg剂量的可待因（2片泰诺中可待因3号的量）产生的镇痛效果明显高于安慰剂，尽管它的镇痛效果通常比服用阿司匹林650mg或对乙酰氨基酚600mg更小[71-72,168]。一般来说，服用30mg可待因的患者与服用安慰剂的患者的镇痛效果相似[31,417]。表4-8提供相当于60mg可待因的其他阿片类药物的剂量。

皮质类固醇

牙髓治疗后的疼痛或诊间急症可归因于炎症、感染，或两者兼而有之。建立通畅通路并对根管系统进行清创和成形可能会刺激根尖周组织，并且无意中通过根尖孔引入细菌、细菌产物、坏死的牙髓组织或腐蚀性冲洗液。

作为对这种刺激的反应，炎症介质［如前列腺素（prostaglandin，PG）、白三烯、缓激肽、血小板活化因子及P物质］释放到根尖周组织中，使得疼痛纤维被直接刺激或致敏，并且血管扩张与渗透性的增加导致水肿和间质组织压力增大。

众所周知，糖皮质激素通过抑制血管扩张、多形核白细胞（polymorphonuclear，PMN）迁移和吞噬作用以及通过抑制中性粒细胞和巨噬细胞膜磷脂形成花生四烯酸来减少急性炎症反应，从而阻断COX和脂氧合酶途径以及PG和白三烯各自的合成。许多研究已经评估了皮质类固醇（通过根管内或全身途径给药）在预防和控制术后牙髓疼痛或诊间急症方面的效果[268]。

根管内用药

一些研究对根管内封药类固醇进行了评估。在连续50名需要非手术根管治疗活髓牙的患者中，1名研究人员在根管清洁和成形后分别给予地塞米松溶液或生理盐水安慰剂作为根管内封药[307]，收集治疗前、治疗后24小时、48小时和72小时的疼痛评分。结果表明治疗后24小时地塞米松溶液组的疼痛显著减轻，但在治疗后48小时和72小时两组间没有显著差异。在一项类似的双盲临床试验中，在机械预备完成后将2.5%的类固醇溶液或生理盐水安慰剂分别置入根管内，前者可使活髓牙疼痛的发生率显著降低[58]。然而，当牙髓坏死时，类固醇和安慰剂在减少治疗后不适方面并没有显著差异。

另一项研究发现，当甲壳素、Ledermix（一种皮质类固醇抗生素糊剂）或氢氧化钙以严格的顺序进行根管内封药时，无论是否存在症状或根尖周炎影像学征象，诊间急症发生率没有显著差异[416]。然而，一项针对223名患者的大规模临床试验表明，与氢氧化钙或无根管内封药相比，在给予Ledermix后患者的治疗后疼痛明显减少[107]。根管内使用类固醇似乎对减轻治疗后疼痛有显著作用[365]。

系统性用药

一些研究已经评估了皮质类固醇在治疗后疼痛或诊间急症时的全身给药途径。在一项双盲、随机、安慰剂对照研究中，在单次就诊牙髓治疗或多次就诊牙髓治疗的第一次就诊时，对肌内注射地塞米松（4mg/mL）或生理盐水[269]进行比较，结果表明，与安慰剂相比，在术后4小时类固醇显著降低了疼痛的发生率和严重程度，而在术后24小时和48小时两组患者间的疼痛均无显著差异。

在一项类似的研究中，106名患有不可复性牙髓炎和急性根尖周炎的患者在完成单次就诊的牙髓治疗后或多次就诊牙髓治疗的第一次就诊治疗后在口内进行肌内注射不同剂量的地塞米松[250]。系统性给予地塞米松在治疗后4小时和8小时显著降低了疼痛的严重程度，最佳剂量在0.07～0.09mg/kg之间。然而，在治疗后24小时、48小时和72小时未观察到疼痛严重程度的

显著降低，并且对疼痛总体发生率没有显著影响。另一项研究比较了牙周膜内注射甲基泼尼松龙、甲哌卡因或安慰剂对治疗后牙髓疼痛的影响[215]，结果显示，在治疗24小时随访期间甲基泼尼松龙显著减轻了疼痛。

在一项双盲安慰剂对照研究中，不可复性牙髓炎患者在牙髓切除术后通过在根尖区骨膜上注射4mg地塞米松或安慰剂[283]。不同于肌内注射，这是大多数临床医生熟悉的注射技术。在最初的24小时内，类固醇组的治疗后疼痛明显减轻，而治疗后48小时两组间疼痛没有差异。

另一项研究评估了骨内注射甲基泼尼松龙或安慰剂对不可复性牙髓炎患者的影响。在单次注射后7天内类固醇组的疼痛显著减轻[143]。

动物实验研究了皮质类固醇对炎症周围组织的抗炎作用。在一项研究中，在大鼠磨牙中过度机械预备诱导急性炎症反应后，用无菌生理盐水或地塞米松在治疗的牙齿相应的颊前庭行骨膜上浸润，地塞米松显著减少了中性粒细胞的数量，因此对牙齿的根周组织具有抗炎作用[315]。

其他的全身给药研究还评价了口服糖皮质激素对治疗后牙髓疼痛的发生率和严重程度的影响。在一项双盲、对照临床试验中，50名患者在初始牙髓治疗后随机接受0.75mg地塞米松或安慰剂片剂[238]。与安慰剂相比，口服地塞米松在治疗后8小时和24小时显著减轻了疼痛。一项随访研究评估了较大口服剂量的地塞米松（即每4小时给予12mg）对治疗后牙髓疼痛严重程度的影响[147]，结果显示，地塞米松在治疗结束后8小时内有效减轻了牙髓疼痛；治疗后24小时和48小时对疼痛严重程度没有影响。在一项比较乙哚乙酸和地塞米松的双盲研究中，围手术期口服地塞米松或乙哚乙酸在减轻术后牙髓疼痛方面相当。在一项随机临床试验中[252]，40名患者在开始牙髓治疗前30分钟接受单剂量泼尼松龙（30mg）或安慰剂治疗，与安慰剂相比，在6小时、12小时和24小时泼尼松龙显著减轻了治疗后疼痛[194]。

总体来说，这些关于全身性类固醇给药的研究表明，与安慰剂治疗相比，皮质类固醇可降低治疗后牙髓疼痛的严重程度。然而，鉴于类固醇与NSAID之间的相对安全性/疗效的关系，大多数研究者选择NSAID作为术后疼痛控制的首选药物。

抗生素

由于根尖周炎的牙髓治疗病例中涉及细菌，因此治疗后感染或诊间急症的发生率是进行牙髓治疗的临床医生所关注的问题。预防性应用抗生素可能是有道理的，但抗生素的使用存在几点争议[119]。首先，过量使用抗生素，特别是当这些药物没有用药指征时，可导致细菌耐药性和患者致敏的增加；其次，对于重度疼痛的活髓牙患者（即细菌不太可能是根尖周疼痛的致病因素时）[457]，开具抗生素本身就是错误的；再次，即使有可能存在细菌，但来自临床对照试验的数据也很少或根本不支持抗生素能减轻疼痛的假设[218]。

一系列临床研究评估了全身应用抗生素预防诊间急症的效果。在牙髓治疗后感染性诊间急症的发生率为15%的前提下，Morse等[305]对诊断为牙髓坏死和慢性根尖周炎的患者，在牙髓治疗后随机给予预防剂量的青霉素或红霉素（未使用安慰剂），结果显示，诊间急症的总体发生率为2.2%，青霉素和红霉素之间无差异。在另一项研究中也得到了类似的结果，其中由牙科学生（而不是私人执业者）实施牙髓治疗[1]，结果发现诊间急症的发生率为2.6%，青霉素和红霉素之间的差异无统计学意义。然而，最初的和后续的研究都不是随机、安慰剂对照的临床试验。这一观察结果可能具有重要临床指导意义，因为一般而言，随机对照研究未能指示出抗生素的任何镇痛效用，而开放标签或历史对照研究通常指出有明显的效果[119]。

为了确定抗生素的给药时机是否改变了诊间急症或非诊间急症疼痛的发生，研究人员分析了两项独立的针对牙髓坏死伴慢性根尖周炎患牙进行牙髓治疗的前瞻性研究的部分内容。在第一项研究中，预防性应用了青霉素；在第二项研究中，患者一旦出现肿胀的迹象时就服用青霉素（或红霉素，如果对青霉素过敏）[304-305]。作者得出结论，预防性使用抗生素比让患者在出现感染的迹象时再服用更为可取。

另一项类似设计的研究比较了预防性应用头孢菌素或红霉素后诊间急症的发生率[306]。通过收集并回顾性比较以往研究的数据后，作者得出结论，预防性应用抗生素，包括头孢菌素，显著降低了牙髓坏死和慢性根尖周炎牙治疗后诊间急症发生率。然而，由于缺乏安慰剂对照组而使用以往数据作为对照，这些研究受到了质疑。

在一项多中心、两部分的临床研究中，连续588名患者接受了9种药物或安慰剂中的一种，并在治疗后监测72小时[414]。结果显示，在治疗后48小时内布洛芬、酮洛芬、红霉素、青霉素和青霉素加甲基泼尼松龙组合显著降低了疼痛的严重程度。随后，该研究的第二部分评估了在研究的第一阶段中同一颗牙齿在根充后疼痛的发生率[414]。尽管最初的588例患者中只有411例参与了这一部分，在完成根充后随机给予相同的药物或安慰剂。根充治疗后疼痛的发生率（5.83%）低于根管系统的清洁和成形后（21.76%），并且不同药物和安慰剂在控制根充后疼痛的效果方面没有显著差异。

Walton和Chiappinelli[429]考虑到既往的研究是非对照的、回顾性的或是对不同患者群体在不同时间和不同治疗方式下进行的。他们进行了一项随机、前瞻性、双盲临床试验，以检验抗生素（如青霉素）可以预防治疗后诊间急症的假设[429]。他们将80例患有牙髓坏死和慢性根尖周炎的患者随机分为3组。前两组中，在双盲基础上治疗前1小时和后6小时给予青霉素或安慰剂。在完成包括根管系统的清创、成形和一部分根管充填治疗后，患者在4小时、8小时、12小时、24小时和48小时完成问卷调查。3组之间在诊间急症、疼痛或肿胀的发生率方面没有显著差异。作者得出结论，预防性使用青霉素对术后疼痛或诊间急症无任何益处，对于接受根管治疗的死髓和慢性根尖周炎患牙的患者，不应常规预防性使用青霉素。

在另一项前瞻性的随机对照临床研究中，一组研究人员探索了额外使用青霉素是否会减少死髓伴根尖周脓肿急诊患者的症状或缩短恢复期[120]。患者随机给予青霉素、安慰剂或不用药物。通过使用视觉模拟量表，评估受试者术后72小时内疼痛和肿胀，发现3组间结果无显著差异，仅通过牙髓治疗就可以恢复。

众所周知，抗生素可用于治疗牙髓来源的感染。然而，对现有文献的回顾表明，免疫功能正常的患者在没有全身感染迹象和肿胀局限于前庭沟时，应禁止预防性用药。临床对照研究表明，在这些情况下，抗生素对减轻疼痛的作用很小或没有益处，但它们可能适用于免疫功能低下的患者，也适用于有全身感染体征和症状或感染已扩散到头颈部筋膜间的患者。

疼痛管理策略

当管理患者的疼痛时，熟练的临床医生必须制订

有效的"3D"疼痛控制的要点

1. 诊断（diagnosis）
2. 正确的牙科治疗（definitive dental treatment）
3. 药物（drugs）
   · 术前适当使用非甾体类消炎药或对乙酰氨基酚
   · 必要时使用长效局部麻醉药
   · 使用灵活的处方计划
   · 开具处方时尽量按时间用药而不是按需服用

个性化的治疗计划，将牙髓治疗的一般原则、痛觉过敏的机制和疼痛控制的策略与患者的特定因素（如病史、同时用药）相平衡[171,219,220,369,393]。

牙髓疼痛的有效控制始于"3D"：诊断（diagnosis）、正确的牙科治疗（definitive dental treatment）和药物（drugs）（框4-1）。本书其他章节（第1章、第6章、第9章和第18章）提供了关于诊断和牙科治疗（如切开和引流、牙髓切断术）的综合性回顾。如本章前面所述，牙髓疼痛的治疗应侧重于去除痛觉过敏和异常性疼痛的外周病因（框4-1），因此相关治疗要能去除和减少致病因素（如细菌和免疫因子）。例如，与治疗前疼痛水平相比，牙髓切断术和拔牙术均可显著降低患者的疼痛[97,173,274,337]。然而，通常需要药物治疗来减少持续的伤害感受器输入（如NSAID、局部麻醉药）和抑制中枢痛觉过敏（如NSAID、阿片类镇痛药）。

术前用药

在许多研究中证实手术前使用NSAID治疗具有显著益处[89,191]，但并非全部研究都如此[314]。术前用药的基本原理是通过减少外周伤害感受器的输入来阻断痛觉过敏的发展。对于不能服用NSAID的患者，术前使用对乙酰氨基酚也可以减少术后疼痛[298]。患者可在治疗前30分钟服用NSAID（如布洛芬400mg或氟比洛芬100mg）或对乙酰氨基酚1000mg[97,191,298]。

长效局部麻醉药

用于疼痛控制的第二种药理学方法是使用长效局部麻醉药，如布比卡因和罗哌卡因。临床试验表明，长效局部麻醉药不仅可以在治疗过程中提供麻醉，而且与含有利多卡因的局部麻醉药相比，可以显著延缓治疗后疼痛的发作[77,89,152-153,196]。通过阻滞注射长效局部麻醉药可以在口腔治疗后2~7天内减轻疼痛[152-153,196]，因为伤害感受器持续信号传入可以诱导中枢痛觉过敏[445-447]。长效局部麻醉药的镇痛效果在阻滞麻醉时比浸润麻醉更为突出，但临床医生也应该意识到这些药物的不良反应[28,297]。

灵活的计划

第三种药理学方法是开具镇痛药时采用更灵活的计划（图4-25）[17,72,166,168,171,219,221,417]。灵活的处方计划可以最大限度地减少术后疼痛和副作用。鉴于这些目

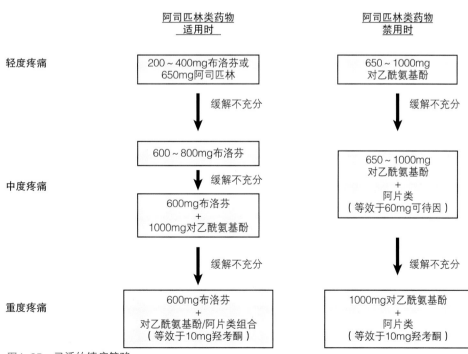

图4-25 灵活的镇痛策略。

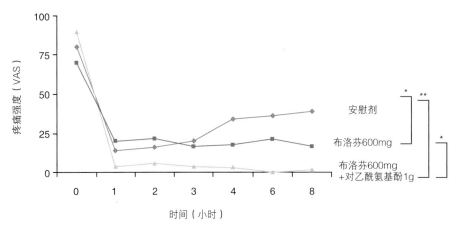

图4-26 布洛芬600mg与对乙酰氨基酚1000mg联合应用同单独布洛芬或安慰剂治疗牙髓治疗后疼痛的患者的比较。（摘自 Menhinick KA，Gutmann JL，Regan JD，et al：The efficacy of pain control following nonsurgical root canal treatment using ibuprofen or a combination of ibuprofen and acet-aminophen in a randomized, double-blind, placebo-controlled study, *Int Endod J* 37：531，2004）

标，临床医生可采取双重策略：（1）给予最佳效果剂量的非麻醉性镇痛药（NSAID，或不能服用NSAID时改用对乙酰氨基酚）；（2）在极少数患者仍有中度至重度疼痛的情况下，考虑加入可增强NSAID镇痛作用的药物。术前疼痛或机械性异常性疼痛的存在具有一定的预测价值，可能是考虑此类NSAID组合的指标。

大多数（但不是全部）研究表明，联合使用NSAID与对乙酰氨基酚1000mg（不含阿片类药物）产生的镇痛效应几乎是单纯使用NSAID的2倍[46,74,285,434]。与单用布洛芬或安慰剂相比，联合应用布洛芬600mg和对乙酰氨基酚1000m治疗后可显著减轻牙髓源性疼痛（图4-26）。然而，在最近的一项研究中，联合应用布洛芬600mg和对乙酰氨基酚1000mg的镇痛作用与单用对乙酰氨基酚没有差别[434]。研究还表明，同时给予NSAID和对乙酰氨基酚-阿片类药物组合的镇痛效果明显高于单用NSAID[46,403]。对乙酰氨基酚和NSAID的同时给药似乎具有良好的耐受性，没有检测到显著增加的副作用或药代动力学改变[46,243,403,448]。

在中度至重度疼痛的情况下，NSAID可能需要与阿片类药物一起使用。目前有两种常用方法用于联合NSAID和阿片类药物以实现两者的镇痛效果。第一种方法为交替使用NSAID和对乙酰氨基酚-阿片类药物组合[17,72]。由于NSAID与阿司匹林相互作用的可能性，阿司匹林和阿片类药物组合不适用于该交替方案。第二种方法为使用NSAID-阿片类药物组成的复方制剂，例如1片Vicoprofen含有布洛芬（200mg）和氢可酮（7.5mg）。对术后疼痛的研究表明，这种组合的镇痛

效果比单用布洛芬（200mg）高约80%，副作用发生率大致相同[438]。也可将其他阿片类药物可加入NSAID以增加镇痛效果。400mg布洛芬与10mg羟考酮片比单用布洛芬产生更强的镇痛效果[90]。一项关于治疗后牙髓疼痛的研究表明，氟比洛芬和曲马多联合用药具有短期益处[97]。其他NSAID和阿片类药物组合也得到了评估[93]。然而，单用NSAID以及与对乙酰氨基酚联合使用的临床试验结果（图4-26）表明，一般很少用到阿片类药物组合。

并非所有患者都需要同时使用NSAID与对乙酰氨基酚-阿片类药物组合或NSAID和阿片类药物的组合。灵活的处方计划的基本前提是开具的镇痛剂与患者的需要相匹配。灵活计划的主要优点是临床医生为那些罕见病例做好准备，此时需要额外的药物治疗来提高控制疼痛的效果。如上所述，术前痛觉过敏可能提示需要更全面的药物治疗。当考虑各种镇痛药的组合时，临床医生必须确保使用不超过任何药物的最大单日剂量的给药方案。

未来发展方向

抑制COX的一氧化氮（NO）供体（COX-inhibiting nitric oxide donor，CINOD）是一类新的NSAID，具有NO供体部分。这些药物，也称为NO-NSAID，其开发理念认为，药物释放的NO会导致血管张力和黏膜血流改善，从而减轻NSAID对胃肠黏膜和血压的不利影响。尽管尚未获得FDA批准，但CINOD可能在不久的

将来上市。

目前镇痛药的使用由临床试验驱动，以达到可获得所需疼痛缓解水平的剂量，并具有可接受的副作用。给药后，药物被吸收并分配到其作用部位，并与功能性靶点相互作用。随后进行新陈代谢和最终排泄。沿途所有步骤都受到各种环境因素和遗传因素的影响。在疼痛药物基因组学领域中，预测患者基因组如何影响某种镇痛药效果的方法正在研发中（见Rollason等的综述[366]）。

与牙科疼痛控制相关的一个例子是可待因在特定人群中功效的改变。许多镇痛药物被肝脏内细胞色素P450（cytochrome P450，CYP）家族代谢，并且已识别编码其生物合成的基因。可待因是一种代谢前药物，去甲基化后产生吗啡，这是其镇痛作用的原因。这种去甲基化由细胞色素P402D6酶催化。据估计，6%～7%的高加索人群具有无功能的CYP2D6突变等位

基因。这一突变使他们难以将可待因代谢成吗啡[88]。这类患者在过去的经历中可能发现可待因对他们无效，并且可能要求不同的（通常更有效的）麻醉药。临床医生可能会怀疑这一寻求药物的行为，而实际上他们的请求是有原因的。鉴于临床DNA分析的现状，不难想象将来某一天，快速（椅旁）基因组评估可以带来更具针对性的镇痛用药方案。

总结

本章提供的信息和建议已经过仔细甄选，目的是为了帮助临床医生治疗急性牙髓源性疼痛。在确定减轻患者疼痛的最佳方法时，临床判断还必须考虑其他信息来源：患者病史、用药史、疼痛的性质以及总体治疗计划。控制牙髓源性疼痛的有效方法需要将疼痛机制的一般原理与彻底的个体化临床评估相结合。

参考文献

[1] Abbott A, et al: A prospective randomized trial on efficacy of antibiotic prophylaxis in asymptomatic teeth with pulpal necrosis and associated periapical pathosis, *Oral Surg* 66:722, 1988.

[2] Aelig W, Laurence D, O'Neil R, Verrill P: Cardiac effects of adrenaline and felypressin as vasoconstrictors in local anaesthesia for oral surgery under diazepam sedation, *Br J Anaesth* 42:174, 1970.

[3] Aggarwal V, Jain A, Kabi D: Anesthetic efficacy of supplemental buccal and lingual infiltrations of articaine and lidocaine after an inferior alveolar nerve block in patients with irreversible pulpitis, *J Endod* 35:925, 2009.

[4] Aggarwal V, Singla M, Kabi D: Comparative evaluation of anesthetic efficacy of Gow-Gates mandibular conduction anesthesia, Vazirani-Akinosi technique, buccal-plus-lingual infiltrations, and conventional inferior alveolar nerve anesthesia in patients with irreversible pulpitis, *Oral Surg Oral Med Oral Pathol Oral Radiol Endod* 109:303, 2010.

[5] Aggarwal V, Singla M, Kabi D: Comparative evaluation of effect of preoperative oral medication of ibuprofen and ketorolac on anesthetic efficacy of inferior alveolar nerve block with lidocaine in patients with irreversible pulpitis: a prospective, double-blind, randomized trial, *J Endod* 36:375, 2010.

[6] Aggarwal V, Singla M, Miglani S, et al: A prospective, randomized, single-blind comparative evaluation of anesthetic efficacy of posterior alveolar nerve blocks, buccal infiltrations, and buccal plus palatal infiltrations in patients with irreversible pulpitis, *J Endod* 37:1491, 2011.

[7] Aggarwal V, Singla M, Miglani S, Kohli S: Comparative evaluation of 1.8 mL and 3.6 mL of 2% lidocaine with 1 : 200,000 epinephrine for inferior alveolar nerve block in patients with irreversible pulpitis: a prospective, randomized single-blind study, *J Endod* 38:753, 2012.

[8] Aggarwal V, Singla M, Miglani S, Kohli S: Comparison of the anesthetic efficacy of epinephrine concentrations (1 : 80,000 and 1 : 200,000) on 2% lidocaine for inferior alveolar nerve block in patients with symptomatic irreversible pulpitis: a randomized, double-blind clinical trial, *Int Endod J* 47:373, 2014.

[9] Aggarwal V, Singla M, Miglani S, et al: A prospective, randomized single-blind evaluation of effect of injection speed on anesthetic efficacy of inferior alveolar nerve block in patients with symptomatic irreversible pulpitis, *J Endod* 38:1578, 2012.

[10] Aggarwal V, Singla M, Rizvi A, Miglani S: Comparative evaluation of local infiltration of articaine, articaine plus ketorolac, and dexamethasone on anesthetic efficacy of inferior alveolar nerve block with lidocaine in patients with irreversible pulpitis, *J Endod* 37:445, 2011.

[11] Agren E, Danielsson K: Conduction block analgesia in the mandible: a comparative investigation of the techniques of Fischer and Gow-Gates, *Swed Dent J* 5:91, 1981.

[12] Akinosi J: A new approach to the mandibular nerve block, *Br J Oral Surg* 15:83, 1977.

[13] Aldous J: Needle deflection: a factor in the administration of local anesthetics, *J Am Dent Assoc* 77:602, 1968.

[14] Al-Qallaf B, Das DB: Optimizing microneedle arrays to increase skin permeability for transdermal drug delivery, *Ann N Y Acad Sci* 1161:83, 2009.

[15] Al-Sultan AF: Effectiveness of pH adjusted lidocaine versus commercial lidocaine for maxillary infiltration anesthesia, *Al-Rafidain Dent J* 4:34, 2004.

[16] Al-Sultan AF, Fathie WK, Hamid RS: A clinical evaluation on the alkalization of local anesthetic solution in periapical surgery, *Al-Rafidain Dent J* 6:71, 2006.

[17] American Association of Endodontists: *Post-endodontic pain control*, Chicago, 1995, The Association.

[18] Anderson B: Paracetamol (acetaminophen): mechanisms of action, *Paediatr Anaesth* 18:915, 2008.

[19] Andersson C: Local anesthesia for infants undergoing circumcision, *JAMA* 279:1170, 1998.

[20] US Food and Drug Administration: New sulfite regulations, *FDA Drug Bull* 16:17, 1986.

[21] Wyeth Laboratories: *Wydase lyophilized hyaluronidase 150 units [package insert]*, Philadelphia, 2004, Wyeth Laboratories.

[22] Antonijevic I, Mousa S, Schafer M, Stein C: Perineurial defect and peripheral opioid analgesia in inflammation, *J Neurosci* 15:165, 1995.

[23] Argueta-Figueroa L, Arzate-Sosa G, Mendieta-Zeron H: Anesthetic efficacy of articaine for inferior alveolar nerve blocks in patients with symptomatic versus asymptomatic irreversible pulpitis, *Gen Dent* 60:e39, 2012.

[24] Arnold J, Salom I, Berger A: Comparison of gastrointestinal microbleeding associated with use of etodolac, ibuprofen, indomethacin, and naproxen in normal subjects, *Curr Ther Res* 37:730, 1985.

[25] Asarch T, Allen K, Petersen B, Beiraghi S: Efficacy of a computerized local anesthesia device in pediatric dentistry, *Pediatr Dent* 21:421, 1999.

[26] Ashraf H, Kazem M, Dianat O, Noghrehkar F: Efficacy of articaine versus lidocaine in block and infiltration anesthesia administered in teeth with irreversible pulpitis: a prospective, randomized, double-blind study, *J Endod* 39:6, 2013.

[27] Atasoy UO, Alacam T: Efficacy of single buccal infiltrations for maxillary first molars in patients with irreversible pulpitis: a randomized controlled trial, *Int Endod J* 47:222, 2014.

[28] Bacsik C, Swift J, Hargreaves K: Toxic systemic reactions of bupivacaine and etidocaine, *Oral Surg Oral Med Oral Pathol Oral Radiol Endod* 79:18, 1995.

[29] Balasco M, Drum M, Reader A, et al: Buffered lidocaine for incision and drainage: a prospective, randomized double-blind study, *J Endod* 39:1329, 2013.

[30] Batista da Silva C, Berto LA, Volpato MC, et al: Anesthetic efficacy of articaine and lidocaine for incisive/mental nerve block, *J Endod* 36:438, 2010.

[31] Beaver W: Mild analgesics: a review of their clinical pharmacology, *Am J Med Sci* 251:576, 1966.

[32] Benkwitz C, Garrison JC, Linden J, et al: Lidocaine enhances G alpha I protein function, *Anesthesiology* 99:1093, 2003.

[33] Berberich G, Reader A, Drum M, et al: A prospective, randomized, double-blind comparison of the anesthetic efficacy of 2% lidocaine with 1 : 100,000 and 1 : 50,000 epinephrine and 3% mepivacaine in the intraoral, infraorbital nerve block, *J Endod* 35:1498, 2009.

[34] Berlin J, Nusstein J, Reader A, et al: Efficacy of articaine and lidocaine in a primary intraligamentary

injection administered with a computer-controlled local anesthetic delivery system, *Oral Surg Oral Med Oral Pathol Oral Radiol Endod* 99:361, 2005.

[35] Berns J, Sadove M: Mandibular block injection: a method of study using an injected radiopaque material, *J Am Dent Assoc* 65:736, 1962.

[36] Bigby J, Reader A, Nusstein J, et al: Articaine for supplemental intraosseous anesthesia in patients with irreversible pulpitis, *J Endod* 32:1044, 2006.

[37] Bigby J, Reader A, Nusstein J, Beck M: Anesthetic efficacy of lidocaine/meperidine for inferior alveolar nerve blocks in patients with irreversible pulpitis, *J Endod* 33:7, 2007.

[38] Birchfield J, Rosenberg PA: Role of the anesthetic solution in intrapulpal anesthesia, *J Endod* 1:26, 1975.

[39] Black JA, Liu S, Tanaka M, et al: Changes in the expression of tetrodotoxin-sensitive sodium channels within dorsal root ganglia neurons in inflammatory pain, *Pain* 108:237, 2004.

[40] Bombardier C, Laine L, Reicin A, et al: Comparison of upper gastrointestinal toxicity of rofecoxib and naproxen in patients with rheumatoid arthritis; VIGOR Study Group, *N Engl J Med* 343:1520, 2000.

[41] Bosco DA, Haas DA, Young ER, Harrop KL: An anaphylactoid reaction following local anesthesia: a case report, *Anesth Pain Control Dent* 2:87, 1993.

[42] Bowles WR, Burke R, Sabino M, et al: Sex differences in neuropeptide content and release from rat dental pulp, *J Endod* 37:1098, 2011.

[43] Bowles WR, Flores CM, Jackson DL, Hargreaves KM: Beta 2-adrenoceptor regulation of CGRP release from capsaicin-sensitive neurons, *J Dent Res* 82:308, 2003.

[44] Bowles WH, Frysh H, Emmons R: Clinical evaluation of buffered local anesthetic, *Gen Dent* 43:182, 1995.

[45] Brannstrom M, Lindskog S, Nordenvall K: Enamel hypoplasia in permanent teeth induced by periodontal ligament anesthesia of primary teeth, *J Am Dent Assoc* 109:735, 1984.

[46] Breivik E, Barkvoll P, Skovlund E: Combining diclofenac with acetaminophen or acetaminophen-codeine after oral surgery: a randomized, double-blind, single oral dose study, *Clin Pharmacol Ther* 66:625, 1999.

[47] Broering R, Reader A, Drum M, et al: A prospective, randomized comparison of the anesthetic efficacy of the greater palatine and high tuberosity second division nerve blocks, *J Endod* 35:1337, 2009.

[48] Brunetto PC, Ranali J, Ambrosano GMB, et al: Anesthetic efficacy of 3 volumes of lidocaine with epinephrine in maxillary infiltration anesthesia, *Anesth Prog* 55:29, 2008.

[49] Bunczak-Reeh M, Hargreaves K: Effect of inflammation on delivery of drugs to dental pulp, *J Endod* 24:822, 1998.

[50] Burns Y, Reader A, Nusstein J, et al: Anesthetic efficacy of the palatal-anterior superior alveolar injection, *J Am Dent Assoc* 135:1269, 2004.

[51] Byers MR, Taylor PE, Khayat BG, Kimberly CL: Effects of injury and inflammation on pulpal and periapical nerves, *J Endod* 16:78, 1990.

[52] Byrne B: Drug interactions: a review and update, *Endod Topics* 4:9, 2004.

[53] Cannell H, Kerwala C, Webster K, Whelpton R: Are intraligamentary injections intravascular? *Br Dent J* 175:281, 1993.

[54] Cairns BE, Dong XD, Wong H, Svensson P: Intramuscular ketorolac inhibits activation of rat peripheral NMDA receptors, *J Neurophysiol* 107:3308, 2012.

[55] Cepeda MS, Tzortzopoulou A, Thackrey M, et al: Adjusting the pH of lidocaine for reducing pain on injection (review), *Cochrane Database Syst Rev* 8:12, 2010.

[56] Certosimo A, Archer R: A clinical evaluation of the electric pulp tester as an indicator of local anesthesia, *Oper Dent* 21:25, 1996.

[57] Chamberlain T, Davis R, Murchison D, et al: Systemic effects of an intraosseous injection of 2% lidocaine with 1:100,000 epinephrine, *Gen Dent* 48:299, 2000.

[58] Chance K, Lin L, Shovlin F, Skribner J: Clinical trial of intracanal corticosteroid in root canal therapy, *J Endod* 13:466, 1987.

[59] Chandrasekharan NV, Dai H, Roos KL, et al: COX-3, a cyclooxygenase-1 variant inhibited by acetaminophen and other analgesic/antipyretic drugs: cloning, structure, and expression [see comment], *Proc Natl Acad Sci U S A* 99:13926, 2002.

[60] Chaney MA, Kerby R, Reader A, et al: An evaluation of lidocaine hydrocarbonate compared with lidocaine hydrochloride for inferior alveolar nerve block, *Anesth Prog* 38:212, 1991.

[61] Childers M, Reader A, Nist R, et al: Anesthetic efficacy of the periodontal ligament injection after an inferior alveolar nerve block, *J Endod* 22:317, 1996.

[62] Chiu CY, Lin TY, Hsia SH, et al: Systemic anaphylaxis following local lidocaine administration during a dental procedure, *Pediatr Emerg Care* 20:178, 2004.

[63] Chng H, Pitt Ford T, McDonald F: Effects of prilocaine local anesthetic solutions on pulpal blood flow in maxillary canines, *Endod Dent Traumatol* 12:89, 1996.

[64] Claffey E, Reader A, Nusstein J, et al: Anesthetic efficacy of articaine for inferior alveolar nerve blocks in patients with irreversible pulpitis, *J Endod* 30:568, 2004.

[65] Clark K, Reader A, Beck M, Meyers W: Anesthetic efficacy of an infiltration injection in mandibular anterior teeth following an inferior alveolar nerve block, *Anesth Prog* 49:49, 2002.

[66] Clark S, Reader A, Beck M, Meyers WJ: Anesthetic efficacy of the mylohyoid nerve block and combination inferior alveolar nerve block/mylohyoid nerve block, *Oral Surg Oral Med Oral Pathol Oral Radiol Endod* 87:557, 1999.

[67] Coggins R, Reader A, Nist R, et al: Anesthetic efficacy of the intraosseous injection in maxillary and mandibular teeth, *Oral Surg Oral Med Oral Pathol Oral Radiol Endod* 81:634, 1996.

[68] Cohen H, Cha B, Spangberg L: Endodontic anesthesia in mandibular molars: a clinical study, *J Endod* 19:370, 1993.

[69] *Drug facts and comparisons*, St Louis, 2000, Facts and Comparisons, Inc.

[70] Cooley R, Robison S: Comparative evaluation of the 30-gauge dental needle, *Oral Surg Oral Med Oral Pathol* 48:400, 1979.

[71] Cooper S: New peripherally acting oral analgesics, *Ann Rev Pharmacol Toxicol* 23:617, 1983.

[72] Cooper S: Treating acute dental pain, *Postgrad Dent* 2:7, 1995.

[73] Cooper S, Berrie R, Cohn P: The analgesic efficacy of ketoprofen compared to ibuprofen and placebo, *Adv Ther* 5:43, 1988.

[74] Cooper SA: The relative efficacy of ibuprofen in dental pain, *Compend Contin Educ Dent* 7:580, 1986.

[75] Corbett IP, Kanaa MD, Whitworth JM, Meechan JG: Articaine infiltration for anesthesia of mandibular first molars, *J Endod* 34:514, 2008.

[76] Cromley N, Adams D: The effect of intraligamentary injections on diseased periodontiums in dogs, *Gen Dent* 39:33, 1991.

[77] Crout R, Koraido G, Moore P: A clinical trial of long-acting local anesthetics for periodontal surgery, *Anesth Prog* 37:194, 1990.

[78] Crout RJ, Koraido G, Moore PA: A clinical trial of long-acting local anesthetics for periodontal surgery, *Anesth Prog* 37:194, 1990.

[79] D'Souza J, Walton R, Peterson L: Periodontal ligament injection: an evaluation of extent of anesthesia and postinjection discomfort, *J Am Dent Assoc* 114:341, 1987.

[80] Dagher FB, Yared GM, Machtou P: An evaluation of 2% lidocaine with different concentrations of epinephrine for inferior alveolar nerve block, *J Endod* 23:178, 1997.

[81] Danielsson K, Evers H, Nordenram A: Long-acting local anesthetics in oral surgery: an experimental evaluation of bupivacaine and etidocaine for oral infiltration

anesthesia, *Anesth Prog* 32:65, 1985.

[82] Daublander M, Muller R, Lipp M: The incidence of complications associated with local anesthesia in dentistry, *Anesth Prog* 44:132, 1997.

[83] Davidson M: Bevel-oriented mandibular injections: needle deflection can be beneficial, *Gen Dent* 37:410, 1989.

[84] Davis W, Oakley J, Smith E: Comparison of the effectiveness of etidocaine and lidocaine as local anesthetic agents during oral surgery, *Anesth Prog* 31:159, 1984.

[85] DeJong R: Neural blockade by local anesthetics, *J Am Dent Assoc* 238:1383, 1997.

[86] Dernedde M, Furlan D, Verbesselt R, et al: Grand mal convulsion after an accidental intravenous injection of ropivacaine, *Anesth Analg* 98:521, 2004.

[87] DeRosa T: A retrospective evaluation of pulpotomy as an alternative to extraction, *Gen Den* 54:37, 2006.

[88] Diogenes A, Akopian AN, Hargreaves KM: NGF upregulates TRPA1: implications for orofacial pain, *J Dent Res* 86:550, 2007.

[89] Dionne R: Suppression of dental pain by the preoperative administration of flurbiprofen, *Am J Med Sci* 80:41, 1986.

[90] Dionne R: Additive analgesic effects of oxycodone and ibuprofen in the oral surgery model, *J Oral Maxillofac Surg* 57:673, 1999.

[91] Dionne R: COX-2 inhibitors: better than ibuprofen for dental pain? *Compendium* 20:518, 1999.

[92] Dionne RA: Additive analgesic effects of oxycodone and ibuprofen in the oral surgery model, *J Oral Maxillofac Surg* 57:673, 1999.

[93] Dionne RA, Berthold C: Therapeutic uses of non-steroidal anti-inflammatory drugs in dentistry, *Crit Rev Oral Biol Med* 12:315, 2000.

[94] Dionne RA, Lepinski AM, Gordon SM, et al: Analgesic effects of peripherally administered opioids in clinical models of acute and chronic inflammation, *Clin Pharmacol Ther* 70:66, 2001.

[95] Donaldson D, James-Perdok L, Craig B, et al: A comparison of Ultracaine DS (articaine HCl) and Citanest forte (prilocaine HCl) in maxillary infiltration and mandibular nerve block, *J Can Dent Assoc* 53:38, 1987.

[96] Dong XD, Svensson P, Cairns BE: The analgesic action of topical diclofenac may be mediated through peripheral NMDA receptor antagonism, *Pain* 15:36, 2009.

[97] Doroshak A, Bowles W, Hargreaves K: Evaluation of the combination of flurbiprofen and tramadol for management of endodontic pain, *J Endod* 25:660, 1999.

[98] Dou L, Luo J, Yang D: Anaesthetic efficacy of supplemental lingual infiltration of mandibular molars after inferior alveolar nerve block plus buccal infiltration in patients with irreversible pulpitis, *Int Endod J* 120:42, 2012.

[99] Dougher MJ, Goldstein D: Induced anxiety and pain, *J Anxiety Disord* 1:259, 1987.

[100] Dreven LJ, Reader A, Beck M, et al: An evaluation of an electric pulp tester as a measure of analgesia in human vital teeth, *J Endod* 13:233, 1987.

[101] Dreyer WP, van Heerden JD, de V Joubert JJ: The route of periodontal ligament injection of local anesthetic solution, *J Endod* 9:471, 1983.

[102] Droll B, Drum M, Nusstein J, et al: Anesthetic efficacy of the inferior alveolar nerve block in red-haired women, *J Endod* 38:1564, 2012.

[103] Dunbar D, Reader A, Nist R, et al: Anesthetic efficacy of the intraosseous injection after an inferior alveolar nerve block, *J Endod* 22:481, 1996.

[104] Dunsky JL, Moore PA: Long-acting local anesthetics: a comparison of bupivacaine and etidocaine in endodontics, *J Endod* 10:457, 1984.

[105] Edwards R, Head T: A clinical trial of intraligamentary anesthesia, *J Dent Res* 68:1210, 1989.

[106] Ehrich E, et al: Characterization of rofecoxib as a cyclooxygenase inhibitor and demonstration of analgesia

in the dental pain model, *Clin Pharmacol Ther* 65:336, 1999.

[107] Ehrmann EH, Messer HH, Adams GG: The relationship of intracanal medicaments to postoperative pain in endodontics, *Int Endod J* 36:868, 2003.

[108] Evans G, Nusstein J, Drum M, et al: A prospective, randomized, double-blind comparison of articaine and lidocaine for maxillary infiltrations, *J Endod* 34:389, 2008.

[109] Fan S, Chen WL, Pan CB, et al: Anesthetic efficacy of inferior alveolar nerve block plus buccal infiltration or periodontal ligament injections with articaine in patients with irreversible pulpitis, *Oral Surg Oral Med Oral Pathol Oral Radiol Endod* 108:89, 2009.

[110] US Food and Drug Administration: MedWatch: Rofecoxib

[111] Fehrenbacher J, Sun XX, Locke E, et al: Capsaicin-evoked iCGRP release from human dental pulp: a model system for the study of peripheral neuropeptide secretion in normal healthy tissue, *Pain* 144:253, 2009.

[112] Fernandez C, Reader A, Beck M, Nusstein J: A prospective, randomized, double-blind comparison of bupivacaine and lidocaine for inferior alveolar nerve blocks, *J Endod* 31:499, 2005.

[113] Fernieini EM, Bennett JD, Silverman DG, Halaszynski TM: Hemodynamic assessment of local anesthetic administration by laser Doppler flowmetry, *Oral Surg Oral Med Oral Pathol Oral Radiol Endod* 91:526, 2001.

[114] Fillingim R, Edwards R: The relationship of sex and clinical pain to experimental pain responses, *Pain* 83:419, 1999.

[115] Finder R, Moore PA: Adverse drug reactions to local anesthesia, *Dent Clin North Am* 46:747, 2002.

[116] Fiset L, Leroux B, Rothen M, et al: Pain control in recovering alcoholics: effects of local anesthesia, *J Stud Alcohol* 58:291, 1997.

[117] Forloine A, Drum M, Reader A, et al: A prospective, randomized, double-blind comparison of the anesthetic efficacy of two percent lidocaine with 1 : 100,000 epinephrine and three percent mepivacaine in the maxillary high tuberosity second division nerve block, *J Endod* 36:1770, 2010.

[118] Foster W, McCartney M, Reader A, Beck M: Anesthetic efficacy of buccal and lingual infiltrations of lidocaine following an inferior alveolar nerve block in mandibular posterior teeth, *Anesth Prog* 54:163, 2007.

[119] Fouad A: Are antibiotics effective for endodontic pain? An evidence-based review, *Endod Topics* 3:52, 2002.

[120] Fouad A, Rivera E, Walton R: Penicillin as a supplement in resolving the localized acute apical abscess, *Oral Surg Oral Med Oral Pathol* 81:590, 1996.

[121] Fowler S, Nusstein J, Drum M, et al: Reversal of soft-tissue anesthesia in asymptomatic endodontic patients: a preliminary, prospective, randomized, single-blind study, *J Endod* 37:1353, 2011.

[122] Fowler S, Reader A: Is the volume of 3.6 mL better than 1.8 mL for inferior alveolar nerve blocks in patients with symptomatic irreversible pulpitis? *J Endod* 39:970, 2013.

[123] Friedman M, Hochman M: A 21st century computerized injection system for local pain control, *Compendium* 18:995, 1997.

[124] Friedman M, Hochman M: The AMSA injection: a new concept for local anesthesia of maxillary teeth using a computer-controlled injection system, *Quintessence Int* 29:297, 1998.

[125] Friedman M, Hochman M: P-ASA block injection: a new palatal technique to anesthetize maxillary anterior teeth, *J Esthetic Dent* 11:63, 1999.

[126] Friedman M, Hochman M: Using AMSA and P-ASA nerve blocks for esthetic restorative dentistry, *Gen Dent* 5:506, 2001.

[127] Frommer J, Mele F, Monroe C: The possible role of the mylohyoid nerve in mandibular posterior tooth sensation, *J Am Dent Assoc* 85:113, 1972.

[128] Froum SJ, Tarnow D, Caiazzo A, Hochman MN: Histologic response to intraligament injections using a computerized local anesthetic delivery system: a pilot study in mini-swine, *J Periodontol* 71:1453, 2000.

[129] Fuhs QM, Walker WA III, Gough RW, et al: The periodontal ligament injection: histological effects on the periodontium in dogs, *J Endod* 9:411, 1983.

[130] Fukayama H, Yoshikawa F, Kohase H, et al: Efficacy of anterior and middle superior alveolar (AMSA) anesthesia using a new injection system: the Wand, *Quintessence Int* 34:537, 2003.

[131] Fullmer S, Drum M, Reader A, et al: Effect of preoperative acetaminophen/hydrocodone on the efficacy of the inferior alveolar nerve block in patients with symptomatic irreversible pulpitis: a prospective, randomized, double-blind, placebo-controlled study, *J Endod* 40:1, 2014.

[132] Gaffen AS, Haas DA: Retrospective review of voluntary reports of nonsurgical paresthesia in dentistry, *J Can Dent Assoc* 75:579, 2009.

[133] Gage T, Pickett F: *Mosby's dental drug reference*, ed 4, St Louis, 2000, Mosby.

[134] Galbreath J: Tracing the course of the mandibular block injection, *Oral Surg Oral Med Oral Pathol* 30:571, 1970.

[135] Galili D, Kaufman E, Garfunkel AA, Michaeli Y: Intraligamental anesthesia: a histological study, *Int J Oral Surg* 13:511, 1984.

[136] Gallatin E, Reader A, Nist R, Beck M: Pain reduction in untreated irreversible pulpitis using an intraosseous injection of Depo-Medrol, *J Endod* 26:633, 2000.

[137] Gallatin E, Stabile P, Reader A, et al: Anesthetic efficacy and heart rate effects of the intraosseous injection of 3% mepivacaine after an inferior alveolar nerve block, *Oral Surg Oral Med Oral Pathol Oral Radiol Endod* 89:83, 2000.

[138] Gallatin J, Nusstein J, Reader A, et al: A comparison of injection pain and postoperative pain of two intraosseous anesthetic techniques, *Anesth Prog* 50:111, 2003.

[139] Gallatin J, Reader A, Nusstein J, et al: A comparison of two intraosseous anesthetic techniques in mandibular posterior teeth, *J Am Dent Assoc* 134:1476, 2003.

[140] Garisto GA, Gaffen AS, Lawrence HP, et al: Occurrence of paresthesia after dental local anesthetic administration in the United States, *J Am Dent Assoc* 141:836, 2010.

[141] Garry MG, Jackson DL, Geier HE, et al: Evaluation of the efficacy of a bioerodible bupivacaine polymer system on antinociception and inflammatory mediator release, *Pain* 82:49, 1999.

[142] Gear R, et al: Kappa-opioids produce significantly greater analgesia in women than in men, *Nat Med* 2:1248, 1996.

[143] Geborek P, Mansson B, Wollheim FA, Moritz U: Intraarticular corticosteroid injection into rheumatoid arthritis knees improves extensor muscles strength, *Rheum Int* 9:265, 1990.

[144] Gerner P, Binshtok AM, Wang CF, et al: Capsaicin combined with local anesthetics preferentially prolongs sensory/nociceptive block in rat sciatic nerve, *Anesthesiology* 109:872, 2008.

[145] Gibson RS, Allen K, Hutfless S, Beiraghi S: The Wand vs traditional injection: a comparison of pain related behaviors, *Pediatr Dent* 22:458, 2000.

[146] Gill C, Orr D: A double-blind crossover comparison of topical anesthetics, *J Am Dent Assoc* 98:213, 1979.

[147] Glassman G, Krasner P, Morse DR, et al: A prospective randomized double-blind trial on efficacy of dexamethasone for endodontic interappointment pain in teeth with asymptomatic inflamed pulps, *Oral Surg Oral Med Oral Pathol* 67:96, 1989.

[148] Gold M, Reichling D, Shuster M, Levine J: Hyperalgesic agents increase a tetrodotoxin-resistant Na+-current in nociceptors, *Proc Natl Acad Sci U S A* 93:1108, 1996.

[149] Goldberg S, Reader A, Drum M, et al: A comparison of the anesthetic efficacy of the conventional inferior alveolar, Gow-Gates and Vazirani-Akinosi techniques, *J Endod* 34:1306, 2008.

[150] Goldstein DS, Dionne R, Sweet J, et al: Circulatory, plasma catecholamine, cortisol, lipid, and psychological responses to a real-life stress (third molar extractions): effects of diazepam sedation and of inclusion of epinephrine with the local anesthetic, *Psychosom Med* 44:259, 1982.

[151] Goodman A, Reader A, Nusstein J, et al: Anesthetic efficacy of lidocaine/meperidine for inferior alveolar nerve blocks, *Anesth Prog* 53:131, 2006.

[152] Gordon SM: Blockade of peripheral neuronal barrage reduces postoperative pain, *Pain* 306:264, 1997.

[153] Gordon SM, Brahim JS, Dubner R, et al: Attenuation of pain in a randomized trial by suppression of peripheral nociceptive activity in the immediate postoperative period, *Anesth Analg* 95:1351, 2002.

[154] Gow-Gates G: Mandibular conduction anesthesia: a new technique using extra-oral landmarks, *Oral Surg Oral Med Oral Pathol* 36:321, 1973.

[155] Gray R, Lomax A, Rood J: Periodontal ligament injection: with or without a vasoconstrictor? *Br Dent J* 162:263, 1987.

[156] Gross R, McCartney M, Reader A, Beck M: A prospective, randomized, double-blind comparison of bupivacaine and lidocaine for maxillary infiltrations, *J Endod* 33:1021, 2007.

[157] Guglielmo A, Drum M, Reader A, Nusstein J: Anesthetic efficacy of a combination palatal and buccal infiltration of the maxillary first molar, *J Endod* 37:460, 2011.

[158] Guglielmo A, Reader A, Nist R, et al: Anesthetic efficacy and heart rate effects of the supplemental intraosseous injection of 2% mepivacaine with 1 : 20,000 levonordefrin, *Oral Surg Oral Med Oral Pathol Oral Radiol Endod* 87:284, 1999.

[159] Haas D, Harper D, Saso M, Young E: Comparison of articaine and prilocaine anesthesia by infiltration in maxillary and mandibular arches, *Anesth Prog* 37:230, 1990.

[160] Haas D, Harper D, Saso M, Young E: Lack of differential effect by Ultracaine (articaine) and Citanest (prilocaine) in infiltration anaesthesia, *J Can Dent Assoc* 57:217, 1991.

[161] Haas DA, Lennon D: A 21 year retrospective study of reports of paresthesia following local anesthetic administration, *J Can Dent Assoc* 61:319, 1995.

[162] Haas DA, Pynn BR, Sands TD: Drug use for the pregnant or lactating patient, *Gen Dent* 48:54, 2000.

[163] Haase A, Reader A, Nusstein J, et al: Comparing anesthetic efficacy of articaine versus lidocaine as a supplemental buccal infiltration of the mandibular first molar after an inferior alveolar nerve block, *J Am Dent Assoc* 139:1228, 2008.

[164] Hanna MN, Elhassan A, Veloso PM, et al: Efficacy of bicarbonate in decreasing pain on intradermal injection of local anesthetics: a meta analysis, *Reg Anesth Pain Med* 34:122, 2009.

[165] Hannan L, Reader A, Nist R, et al: The use of ultrasound for guiding needle placement for inferior alveolar nerve blocks, *Oral Surg Oral Med Oral Pathol Oral Radiol Endod* 87:658, 1999.

[166] Hargreaves K: Neurochemical factors in injury and inflammation in orofacial tissues. In Lund JP, Lavigne GJ, Dubner R, Sessle BJ, editors: *Orofacial pain: basic sciences to clinical management*, Chicago, 2000, Quintessence.

[167] Hargreaves K, Joris J: The peripheral analgesic effects of opioids, *J Am Pain Soc* 2:51, 1993.

[168] Hargreaves K, Troullos E, Dionne R: Pharmacologic rationale for the treatment of acute pain, *Dent Clin North Am* 31:675, 1987.

[169] Hargreaves KM, Jackson DL, Bowles WR: Adrenergic regulation of capsaicin-sensitive neurons in dental pulp, *J Endod* 29:397, 2003.

[170] Hargreaves KM, Keiser K: Local anesthetic failure in endodontics: mechanisms and management, *Endod Topics* 1:26, 2003.

[171] Hargreaves KM, Keiser K: New advances in the management of endodontic pain emergencies, *J Calif Dental Assoc* 32:469, 2004.

[172] Hasse AL, Heng MK, Garrett NR: Blood pressure and electrocardiographic response to dental treatment with use of local anesthesia, *J Am Dent Assoc* 113:639,

1986.

[173] Hasselgren G, Reit C: Emergency pulpotomy: pain relieving effect with and without the use of sedative dressings, *J Endod* 15:254, 1989.

[174] Henry MA, Hargreaves KM: Peripheral mechanisms of odontogenic pain, *Dent Clin North Am* 51:19, 2007.

[175] Hersh E, Houpt M, Cooper S, et al: Analgesic efficacy and safety of an intraoral lidocaine patch, *J Am Dent Assoc* 127:1626, 1996.

[176] Hersh E, Moore P, Papas A, et al: Reversal of soft-tissue local anesthesia with phentolamine mesylate in adolescents and adults, *J Am Dent Assoc* 139:1080, 2008.

[177] Hersh EV, Lally ET, Moore PA: Update on cyclooxygenase inhibitors: Has a third COX isoform entered the fray? *Curr Med Res Opin* 21:1217, 2005.

[178] Hidding J, Khoury F: General complications in dental local anesthesia, *Dtsch Zahnarztl Z* 46:831, 1991.

[179] Hinkley SA, Reader A, Beck M, Meyers WJ: An evaluation of 4% prilocaine with 1 : 200,000 epinephrine and 2% mepivacaine with 1 : 20,000 levonordefrin compared with 2% lidocaine with 1 : 100,000 epinephrine for inferior alveolar nerve block, *Anesth Prog* 38:84, 1991.

[180] Hobeich P, Simon S, Schneiderman E, He J: A prospective, randomized, double-blind comparison of the injection pain and anesthetic onset of 2% lidocaine with 1 : 100,000 epinephrine buffered with 5% and 10% sodium bicarbonate in maxillary infiltrations, *J Endod* 39:597, 2013.

[181] Hochman M, Chiarello D, Hochman CB, et al: Computerized local anesthetic delivery vs traditional syringe technique: subjective pain response, *NY State Dent J* 63:24, 1997.

[182] Hochman M, Friedman M: In vitro study of needle deflection: a linear insertion technique versus a bidirectional rotation insertion technique, *Quintessence Int* 31:33, 2000.

[183] Hollmann MW, Herroeder S, Kurz KS, et al: Time-dependent inhibition of G protein-coupled receptor signaling by local anesthetics, *Anesthesiology* 100:852, 2004.

[184] Holstein A, Hargreaves KM, Niederman R: Evaluation of NSAIDs for treating post-endodontic pain, *Endod Topics* 3:3, 2002.

[185] Hull T, Rothwell B: Intraosseous anesthesia comparing lidocaine and etidocaine (abstract), *J Dent Res* 77.197, 1998.

[186] Hutchins H, Young F, Lackland D, Fishburne C: The effectiveness of topical anesthesia and vibration in alleviating the pain of oral injections, *Anesth Prog* 44:87, 1997.

[187] Ianiro SR, Jeansonne JB, McNeal SF, Eleazer PD: The effect of preoperative acetaminophen or a combination of acetaminophen and ibuprofen on the success of the inferior alveolar nerve block for teeth with irreversible pulpitis, *J Endod* 33:11, 2007.

[188] Idris M, Sakkir N, Naik KG, Jayaram NK: Intraosseous injection as an adjunct to conventional local anesthetic techniques: a clinical study, *J Conserv Dent* 17:432, 2014.

[189] Ingle J, Bakland L: *Endodontics*, vol 5, Hamilton, Ontario, 2002, Decker.

[190] Jaber A, Whitworth JM, Corbett IP, et al: The efficacy of infiltration anaesthesia for adult mandibular incisors: a randomized double-blind cross-over trial comparing articaine and lidocaine buccal and buccal plus lingual infiltrations, *Br Dent J* 209:E16, 2010.

[191] Jackson D, Moore P, Hargreaves K: Preoperative nonsteroidal anti-inflammatory medication for the prevention of postoperative dental pain, *J Am Dent Assoc* 119:641, 1989.

[192] Jage J: Circulatory effects of vasoconstrictors combined with local anesthetics, *Anesth Pain Control Dent* 2:81, 1993.

[193] Jakobs W, Ladwig B, Cichon P, et al: Serum levels of articaine 2% and 4% in children, *Anesth Prog* 42:113,

1995.

[194] Jalalzadeh SM, Mamavi A, Shahriari S, et al: Effect of pretreatment prednisolone on postendodontic pain: a double-blind parallel-randomized clinical trial, *J Endod* 36:978, 2010.

[195] Jastak J, Yagiela J: *Local anesthesia of the oral cavity*, New York, 1995, Elsevier Health Science.

[196] Jebeles JA, Reilly JS, Gutierrez JF, et al: Tonsillectomy and adenoidectomy pain reduction by local bupivacaine infiltration in children, *Int J Pediatr Otorhinolaryngol* 25:149, 1993.

[197] Jena A, Shashirekha G: Effect of preoperative medications on the efficacy of inferior alveolar nerve block in patients with irreversible pulpitis: a placebo-controlled study, *J Conserv Dent* 16:171, 2013.

[198] Jensen J, Nusstein J, Drum M, et al: Anesthetic efficacy of a repeated intraosseous injection following a primary intraosseous injection, *J Endod* 34:126, 2008.

[199] Jeske A, Boschart B: Deflection of conventional versus nondeflecting dental needles in vitro, *Anesth Prog* 32:62, 1985.

[200] Johnson G, Hlava G, Kalkwarf K: A comparison of periodontal intraligamental anesthesia using etidocaine HCL and lidocaine HCL, *Anesth Prog* 32:202, 1985.

[201] Jones VR, Rivera EM, Walton RE: Comparison of carbon dioxide versus refrigerant spray to determine pulpal responsiveness, *J Endod* 28:531, 2002.

[202] Joyce AP, Donnelly JC: Evaluation of the effectiveness and comfort of incisive nerve anesthesia given inside or outside the mental foramen, *J Endod* 19:409, 1993.

[203] Jung IY, Kim JH, Kim ES, et al: An evaluation of buccal infiltrations and inferior alveolar nerve blocks in pulpal anesthesia for mandibular first molars, *J Endod* 34:11, 2008.

[204] Kanaa MD, Meechan JG, Corbett IP, Whitworth JM: Speed of injection influences efficacy of inferior alveolar nerve blocks: a double-blind randomized controlled trial in volunteers, *J Endod* 32:919, 2006.

[205] Kanaa MD, Whitworth JM, Corbett IP, Meechan JG: Articaine and lidocaine mandibular buccal infiltration anesthesia; a prospective randomized double-blind cross-over study, *J Endod* 32:296, 2006.

[206] Kanaa MD, Whitworth JM, Corbett IP, Meechan JG: Articaine buccal infiltration enhances the effectiveness of lidocaine inferior alveolar nerve block, *Int Endod J* 42.238, 2009.

[207] Kanaa MD, Whitworth JM, Meechan JG: A comparison of the efficacy of 4% articaine with 1 : 100,000 epinephrine and 2% lidocaine with 1 : 80,000 epinephrine in achieving pulpal anesthesia in maxillary teeth with irreversible pulpitis, *J Endod* 38:279, 2012.

[208] Kanaa MD, Whitworth JM, Meechan JG: A prospective trial of different supplementary local anesthetic techniques after failure of inferior alveolar nerve block in patients with irreversible pulpitis in mandibular teeth, *J Endod* 38:421, 2012.

[209] Karkut B, Reader A, Drum M, et al: A comparison of the local anesthetic efficacy of the extraoral versus the intraoral infraorbital nerve block, *J Am Dent Assoc* 141:185, 2010.

[210] Kashyap VM, Desai R, Reddy PB, Menon S: Effect of alkalinisation of lignocaine for intraoral nerve block on pain during injection, and speed of onset of anaesthesia, *Br J Oral Maxillofac Surg* 49:e72, 2011.

[211] Katz S, Drum M, Reader A, et al: A prospective, randomized, double-blind comparison of 2% lidocaine with 1 : 100,000 epinephrine, 4% prilocaine with 1 : 200,000 epinephrine and 4% prilocaine for maxillary infiltrations, *Anesth Prog* 57:45, 2010.

[212] Kaufman E, Galili D, Garfunkel A: Intraligamentary anesthesia: a clinical study, *J Pros Dent* 49:337, 1983.

[213] Kaufman E, Solomon V, Rozen L, Peltz R: Pulpal efficacy of four lidocaine solutions injected with an intraligamentary syringe, *Oral Surg Oral Med Oral Pathol Oral Radiol Endod* 78:17, 1994.

[214] Kaufman E, Weinstein P, Milgrom P: Difficulties in

achieving local anesthesia, *J Am Dent Assoc* 108:205, 1984.

[215] Kaufman E, et al: Intraligamentary injection of slow-release methylprednisolone for the prevention of pain after endodontic treatment, *Oral Surg Oral Med Oral Pathol* 77:651, 1994.

[216] Kaviani N, Khademi A, Ebtehaj I, Mohammadi Z: The effect of orally administered ketamine on requirement for anesthetics and postoperative pain in mandibular molar teeth with irreversible pulpitis, *J Oral Sci* 53:461, 2011.

[217] Kearney PM, Baigent C, Godwin J, et al: Do selective cyclo-oxygenase-2 inhibitors and traditional non-steroidal anti-inflammatory drugs increase the risk of atherothrombosis? Meta-analysis of randomised trials [see comment], *Br Med J* 332:1302, 2006.

[218] Keenan JV, Farman A, Fedorowicz Z, Newton JT: A Cochrane systematic review finds no evidence to support the use of antibiotics for pain relief in irreversible pulpitis, *J Endod* 32:87, 2006.

[219] Keiser K: Strategies for managing the endodontic pain patient, *Texas Dent J* 120:250, 2003.

[220] Keiser K, Hargreaves K: Building effective strategies for the management of endodontic pain, *Endod Topics* 3:93, 2002.

[221] Keiser K, Hargreaves KM: Strategies for managing the endodontic pain patient, *J Tenn Dent Assoc* 83:24, 2003.

[222] Keller B: Comparison of the effectiveness of two topical anesthetics and a placebo in reducing injection pain, *Hawaii Dent J* 16:10, 1985.

[223] Kennedy M, Reader A, Beck M, Weaver J: Anesthetic efficacy of ropivacaine in maxillary anterior infiltration, *Oral Surg Oral Med Oral Pathol Oral Radiol Endod* 91:406, 2001.

[224] Kennedy S, Reader A, Nusstein J, et al: The significance of needle deflection in success of the inferior alveolar nerve block in patients with irreversible pulpitis, *J Endod* 29:630, 2003.

[225] Kerckhove N, Mallet C, François A, et al: Cav3.2 calcium channels: the key protagonist in the supraspinal effect of paracetamol, *Pain* 155:764, 2014.

[226] Khademi AA, Saatchi M, Minaiyan M, et al: Effect of preoperative alprazolam on the success of inferior alveolar nerve block for teeth with irreversible pulpitis, *J Endod* 38:1337, 2012.

[227] Khan AA, Dionne RA: The COX-2 inhibitors: new analgesic and anti-inflammatory drugs, *Dent Clin North Am* 46:679, 2002.

[228] Kim S: Ligamental injection: a physiological explanation of its efficacy, *J Endod* 12:486, 1986.

[229] Kindler CH, Paul M, Zou H, et al: Amide local anesthetics potently inhibit the human tandem pore domain background K+ channel TASK-2 (KCNK5), *J Pharmacol Exp Ther* 306:84, 2003.

[230] Kirby C, Eckenhoff J, Looby J: The use of hyaluronidase with local anesthetic agents in nerve block and infiltration anesthesia, *Surgery* 25:101, 1949.

[231] Kis B, Snipes A, Bari F, Busija DW: Regional distribution of cyclooxygenase-3 mRNA in the rat central nervous system, *Brain Res Mol Brain Res* 126:78, 2004.

[232] Kissin I: Vanilloid-induced conduction analgesia: selective, dose-dependent, long-lasting, with a low level of potential neurotoxicity, *Anesth Analg* 107:271, 2008.

[233] Klein SM, Pierce T, Rubin Y, et al: Successful resuscitation after ropivacaine-induced ventricular fibrillation, *Anesth Analg* 97:901, 2003 [erratum appears in *Anesth Analg* 98:200, 2004].

[234] Kleinknecht R, Klepac R, Alexander L: Origins and characteristics of fear of dentistry, *J Am Dent Assoc* 86:842, 1973.

[235] Knoll-Kohler E, Frie A, Becker J, Ohlendorf D: Changes in plasma epinephrine concentration after dental infiltration anesthesia with different doses of epinephrine, *J Dent Res* 68:1098, 1989.

[236] Knoll-Kohler E, Knoller M, Brandt K, Becker J: Cardiohemodynamic and serum catecholamine

response to surgical removal of impacted mandibular third molars under local anesthesia: a randomized double-blind parallel group and crossover study, *J Oral Maxillofac Surg* 49:957, 1991.

[237] Knotkova H, Pappagallo M, Szallasi A: Capsaicin (TRPV1 agonist) therapy for pain relief: farewell or revival? *Clin J Pain* 24:142, 2008.

[238] Krasner P, Jackson E: Management of posttreatment endodontic pain with oral dexamethasone: a double-blind study, *Oral Surg Oral Med Oral Pathol* 62:187, 1986.

[239] Kreimer T, Kiser R II, Reader A, et al: Anesthetic efficacy of combinations of 0.5 mol/L mannitol and lidocaine with epinephrine for inferior alveolar nerve blocks in patients with symptomatic irreversible pulpitis, *J Endod* 38:598, 2012.

[240] Krupinski J, Krupinska A: Dental pulp analgesia before its amputation or removal, *Czas Stomatol* 29:383, 1976.

[241] Lai J, Porreca J, Hunter J, Gold M: Voltage-gated sodium channels and hyperalgesia, *Ann Rev Pharmacol* 44:371, 2004.

[242] Laine L, Bombardier C, Hawkey CJ, et al: Stratifying the risk of NSAID-related upper gastrointestinal clinical events: results of a double-blind outcomes study in patients with rheumatoid arthritis, *Gastroenterology* 123:1006, 2002.

[243] Lanza F, et al: Effect of acetaminophen on human gastric mucosal injury caused by ibuprofen, *Gut* 27:440, 1986.

[244] Larson AM, Polson J, Fontana RJ, et al: Acute liver failure study G: Acetaminophen-induced acute liver failure: results of a United States multicenter, prospective study [see comment], *Hepatology* 42:1364, 2005.

[245] Laviola M, McGavin S, Freer G, et al: Randomized study of phentolamine mesylate for reversal of local anesthesia, *J Dent Res* 87:635, 2008.

[246] Lawaty I, Drum M, Reader A, Nusstein J: A prospective, randomized, double-blind comparison of 2% mepivacaine with 1 : 20,000 levonordefrin versus 2% lidocaine with 1 : 100,000 epinephrine for maxillary infiltrations, *Anesth Prog* 57:139, 2010.

[247] Lee S, Reader A, Nusstein J, et al: Anesthetic efficacy of the anterior middle superior alveolar (AMSA) injection, *Anesth Prog* 51:80, 2004.

[248] Li C, Yang X, Ma X, et al: Preoperative oral nonsteroidal anti-inflammatory drugs for the success of the inferior alveolar nerve block in irreversible pulpitis treatment: a systematic review and meta-analysis based on randomized controlled trials, *Quintessence Int* 43:209, 2012.

[249] Liddell A, Locker D: Gender and age differences in attitudes to dental pain and dental control, *Community Dent Oral Epidemiol* 25:314, 1997.

[250] Liesinger A, Marshall F, Marshall J: Effect of variable doses of dexamethasone on posttreatment endodontic pain, *J Endod* 19:35, 1993.

[251] Lin L, et al: Periodontal ligament injection: effects on pulp tissue, *J Endod* 11:529, 1985.

[252] Lin S, Levin L, Emodi O, et al: Etodolac versus dexamethasone effect in reduction of postoperative symptoms following surgical endodontic treatment: a double-blind study, *Oral Surg Oral Med Oral Pathol Oral Radiol Endod* 101:814, 2006.

[253] Lindemann MRA, Nusstein J, Drum M, Beck M: Effect of sublingual triazolam on the efficacy of the inferior alveolar nerve block in patients with irreversible pulpitis, *J Endod* 34:1167, 2008.

[254] Linden E, Abrams H, Matheny J, et al: A comparison of postoperative pain experience following periodontal surgery using two local anesthetic agents, *J Periodontol* 57:637, 1986.

[255] List G, et al: Gingival crevicular fluid response to various solutions using the intraligamentary injection, *Quint Int* 19:559, 1988.

[256] Littner MM, Tamse A, Kaffe I: A new technique for selective anesthesia for diagnosing acute pulpitis in the mandible, *J Endod* 9:116, 1983.

[257] Loetscher C, Melton D, Walton R: Injection regimen for anesthesia of the maxillary first molar, *J Am Dent Assoc* 117:337, 1988.

[258] Looby J, Kirby C: Use of hyaluronidase with local anesthetic agents in dentistry, *J Am Dent Assoc* 38:1, 1949.

[259] Malamed S: The Gow-Gates mandibular block: evaluation after 4,275 cases, *Oral Surg Oral Med Oral Pathol* 51:463, 1981.

[260] Malamed S: The periodontal ligament (PDL) injection: an alternative to inferior alveolar nerve block, *Oral Surg Oral Med Oral Pathol* 53:117, 1982.

[261] Malamed S: Articaine versus lidocaine: the author responds, *Calif Dent J* 35:383, 2007.

[262] Malamed S: *Handbook of local anesthesia*, ed 6, St Louis, 2012, Mosby/Elsevier.

[263] Malamed S, Gagnon S, Leblanc D: A comparison between articaine HCl and lidocaine HCl in pediatric dental patients. *Pediatr Dent* 22:307, 2000.

[264] Malamed S, Gagnon S, Leblanc D: Efficacy of articaine: a new amide local anesthetic, *J Am Dent Assoc* 131:635, 2000.

[265] Malamed SF, Gagnon S, Leblanc D: Articaine hydrochloride: a study of the safety of a new amide local anesthetic, *J Am Dent Assoc* 132:177, 2001.

[266] Malamed SF, Tavana S, Falkel M: Faster onset and more comfortable injection with alkalinized 2% lidocaine with epinephrine 1 : 100,000, *Compend Suppl* 34:10, 2013.

[267] Malmberg A, Yaksh T: Antinociceptive actions of spinal nonsteroidal anti-inflammatory agents on the formalin test in rats, *J Pharmacol Exp Ther* 263:136, 1992.

[268] Marshall G: Consideration of steroids for endodontic pain, *Endod Topics* 3:41, 2002.

[269] Marshall J, Walton R: The effect of intramuscular injection of steroid on posttreatment endodontic pain, *J Endod* 10:584, 1984.

[270] Martin M, Ramsay D, Whitney C, et al: Topical anesthesia: differentiating the pharmacological and psychological contributions to efficacy, *Anesth Prog* 41:40, 1994.

[271] Martinez G, Benito P, Fernandez C, et al: A comparative study of direct mandibular nerve block and the Akinosi technique, *Med Oral* 8:143, 2003.

[272] Mason R, Drum M, Reader A, et al: A prospective, randomized, double-blind comparison of 2% lidocaine with 1 : 100,000 and 1 : 50,000 epinephrine and 3% mepivacaine for maxillary infiltrations. *J Endod* 35:1173, 2009.

[273] Matthews R, Drum M, Reader A, et al: Articaine for supplemental, buccal mandibular infiltration anesthesia in patients with irreversible pulpitis when the inferior alveolar nerve block fails, *J Endod* 35:343, 2009.

[274] McDougal RA, Delano EO, Caplan D, Sigurdsson A: Success of an alternative for interim management of irreversible pulpitis, *J Am Dent Assoc* 135:1707, 2004.

[275] McEntire M, Nusstein J, Drum M, et al: Anesthetic efficacy of 4% articaine with 1 : 100,000 epinephrine versus 4% articaine with 1 : 200,000 epinephrine as a primary buccal infiltration in the mandibular first molar, *J Endod* 37:450, 2011.

[276] McGettigan P, Henry D: Cardiovascular risk and inhibition of cyclooxygenase: a systematic review of the observational studies of selective and nonselective inhibitors of cyclooxygenase 2 [see comment], *JAMA* 296:1633, 2006.

[277] McLean C, Reader A, Beck M, Meyers WJ: An evaluation of 4% prilocaine and 3% mepivacaine compared with 2% lidocaine (1 : 100,000 epinephrine) for inferior alveolar nerve block, *J Endod* 19:146, 1993.

[278] Meechan J: A comparison of ropivacaine and lidocaine with epinephrine for intraligamentary anesthesia, *Oral Surg Oral Med Oral Pathol Oral Radiol Endod* 93:469, 2002.

[279] Meechan J, Blair G: The effect of two different local anaesthetic solutions on pain experience following apicoectomy, *Br Dent J* 175:410, 1993.

[280] Meechan J, Ledvinka J: Pulpal anesthesia for mandibular central incisor teeth: a comparison of infiltration and intraligamentary injections, *Int Endod J* 35:629, 2002.

[281] Meechan JG, Kanaa MD, Corbett IP, et al: Pulpal anesthesia for permanent first molar teeth: a double-blind randomized cross-over trial comparing buccal and buccal plus lingual infiltration injections in volunteers, *Int Endod J* 39:764, 2006.

[282] Meechan JG, Rawlins MD: The effects of two different dental local anesthetic solutions on plasma potassium levels during third molar surgery, *Oral Surg Oral Med Oral Pathol* 66:650, 1988.

[283] Mehrvarzfar P, Shababi B, Sayyad R, et al: Effect of supraperiosteal injection of dexamethasone on postoperative pain, *Aust Endod J* 34:25, 2008.

[284] Mellor AC, Dorman ML, Girdler NM: The use of an intra-oral injection of ketorolac in the treatment of irreversible pulpitis, *Int Endod J* 38:789, 2005.

[285] Menhinick K, Gutmann J, Regan J, et al: The efficacy of pain control following nonsurgical root canal treatment using ibuprofen or a combination of ibuprofen and acetaminophen in a randomized, double-blind, placebo-controlled study, *Int Endod J* 37:531, 2003.

[286] Meyer R, Jakubowski W: Use of tripelennamine and diphenhydramine as local anesthetics, *J Am Dent Assoc* 69:112, 1964.

[287] Mikesell A, Drum M, Reader A, Beck M: Anesthetic efficacy of 1.8 mL and 3.6 mL of 2% lidocaine with 1 : 100,000 epinephrine for maxillary infiltrations, *J Endod* 34:121, 2008.

[288] Mikesell P, Nusstein J, Reader A, et al: A comparison of articaine and lidocaine for inferior alveolar nerve blocks, *J Endod* 31:265, 2005.

[289] Milgrom P, Coldwell S, Getz T, et al: Four dimensions of fear of dental injections, *J Am Dent Assoc* 128:756, 1997.

[290] Milgrom P, Fiset L, Melnick S, Weinstein P: The prevalence and practice management consequences of dental fear in a major US city, *J Am Dent Assoc* 116:61, 1988.

[291] Modaresi J, Dianat O, Mozayeni MA: The efficacy comparison of ibuprofen, acetaminophen-codeine, and placebo premedication therapy on the depth of anesthesia during treatment of inflamed teeth, *Oral Surg Oral Med Oral Pathol* 102:399, 2006.

[292] Modaresi J, Dianat O, Soluti A: Effect of pulp inflammation on nerve impulse quality with or without anesthesia, *J Endod* 34:438, 2008.

[293] Moller R, Covine B: Cardiac electrophysiologic effects of articaine compared with bupivacaine and lidocaine, *Anesth Analg* 76:1266, 1993.

[294] Montagnese TA, Reader A, Melfi R: A comparative study of the Gow-Gates technique and a standard technique for mandibular anesthesia, *J Endod* 10:158, 1984.

[295] Monterio MR, Groppo FC, Haiter-Neto F, et al: Four percent articaine buccal infiltration versus 2% lidocaine inferior alveolar nerve block for emergency root canal treatment in mandibular molars with irreversible pulpitis: a randomized clinical study, *Int Endod J* 48:145, 2014.

[296] Moore KD, Reader A, Meyers WJ, et al: A comparison of the periodontal ligament injection using 2% lidocaine with 1 : 100,000 epinephrine and saline in human mandibular premolars, *Anesth Prog* 34:181, 1987.

[297] Moore P: Long-acting local anesthetics: a review of clinical efficacy in dentistry, *Compendium* 11:24, 1990.

[298] Moore P, et al: Analgesic regimens for third molar surgery: pharmacologic and behavioral considerations, *J Am Dent Assoc* 113:739, 1986.

[299] Moore PA, Boynes SG, Hersh EV, et al: Dental anesthesia using 4% articaine 1 : 200,000 epinephrine: two clinical trials, *J Am Dent Assoc* 137:1572, 2006.

[300] Moore PA, Dunsky JL: Bupivacaine anesthesia: a clinical trial for endodontic therapy, *Oral Surg Oral Med Oral Pathol* 55:176, 1983.

[301] Moore TJ, Walsh CS, Cohen MR: Reported adverse event cases of methemoglobinemia associated with

benzocaine products, *Arch Intern Med* 164:1192, 2004.

[302] Morais-Almeida M, Gaspar A, Marinho S, Rosado-Pinto J: Allergy to local anesthetics of the amide group with tolerance to procaine, *Allergy* 58:827, 2003.

[303] Morin C, Lund JP, Villarroel T, et al: Differences between the sexes in post-surgical pain, *Pain* 85:79, 2000.

[304] Morse D, et al: Infectious flare-ups and serious sequelae following endodontic treatment: a prospective randomized trial on efficacy of antibiotic prophylaxis in cases of asymptomatic pulpal-periapical lesions, *Oral Surg Oral Med Oral Pathol* 64:96, 1987.

[305] Morse D, et al: Prophylactic penicillin versus erythromycin taken at the first sign of swelling in cases of asymptomatic pulpal-periapical lesions: a comparative analysis, *Oral Surg Oral Med Oral Pathol* 65:228, 1988.

[306] Morse D, et al: A comparison of erythromycin and cefadroxil in the prevention of flare-ups from asymptomatic teeth with pulpal necrosis and associated periapical pathosis, *Oral Surg Oral Med Oral Pathol* 69:619, 1990.

[307] Moskow A, et al: Intracanal use of a corticosteroid solution as an endodontic anodyne, *Oral Surg Oral Med Oral Pathol* 58:600, 1984.

[308] Naftalin L, Yagiela J: Vasoconstrictors: indications and precautions, *Dent Clin North Am* 46:733, 2002.

[309] Nagle D, Reader A, Beck M, Weaver J: Effect of systemic penicillin on pain in untreated irreversible pulpitis, *Oral Surg Oral Med Oral Pathol Oral Radiol Endod* 90:636, 2000.

[310] Nakanishi T, Shimuzu H, Matsuo T: Immunohistochemical analysis of cyclooxygenase-2 in human dental pulp (abstract), *J Dent Res* 78:142, 1999.

[311] Nelson P: Letter to the editor, *J Am Dent Assoc* 103:692, 1981.

[312] Nicholson JW, Berry TG, Summitt JB, et al: Pain perception and utility: a comparison of the syringe and computerized local injection techniques, *Gen Dent* 49:167, 2001.

[313] Nist RA, Reader A, Beck M, Meyers WJ: An evaluation of the incisive nerve block and combination inferior alveolar and incisive nerve blocks in mandibular anesthesia, *J Endod* 18:455, 1992.

[314] Niv D: Intraoperative treatment of postoperative pain. In Campbell JN, editor: *Pain 1996: an updated review*, Seattle, 1996, IASP Press.

[315] Nobuhara WK, Carnes DL, Gilles JA: Anti-inflammatory effects of dexamethasone on periapical tissues following endodontic overinstrumentation, *J Endod* 19:501, 1993.

[316] Noguera-Gonzalez D, Cerda-Cristerna B, Chavarria-Bolanos D, et al: Efficacy of preoperative ibuprofen on the success of inferior alveolar nerve block in patients with symptomatic irreversible pulpitis: a randomized controlled clinical trial, *Int Endo J* 46:56, 2013.

[317] Nusstein J, Berlin J, Reader A, et al: Comparison of injection pain, heart rate increase and post-injection pain of articaine and lidocaine in a primary intraligamentary injection administered with a computer-controlled local anesthetic delivery system, *Anesth Prog* 51:126, 2004.

[318] Nusstein J, Burns Y, Reader A, et al: Injection pain and postinjection pain of the palatal-anterior superior alveolar injection, administered with the Wand Plus system, comparing 2% lidocaine with 1:100,000 epinephrine to 3% mepivacaine, *Oral Surg Oral Med Oral Pathol Oral Radiol Endod* 97:164, 2004.

[319] Nusstein J, Claffey E, Reader A, et al: Anesthetic effectiveness of the supplemental intraligamentary injection, administered with a computer-controlled local anesthetic delivery system, in patients with irreversible pulpitis, *J Endod* 31:354, 2005.

[320] Nusstein J, Kennedy S, Reader A, et al: Anesthetic efficacy of the supplemental X-tip intraosseous injection in patients with irreversible pulpitis, *J Endod* 29:724, 2003.

[321] Nusstein J, Lee S, Reader A, Weaver J: Injection pain and postinjection pain of the anterior middle superior alveolar injection administered with the Wand or conventional syringe, *Oral Surg Oral Med Oral Pathol Oral Radiol Endod* 98:124, 2004.

[322] Nusstein J, Reader A, Beck FM: Anesthetic efficacy of different volumes of lidocaine with epinephrine for inferior alveolar nerve blocks, *Gen Dent* 50:372; quiz, 376; 2002.

[323] Nusstein J, Reader A, Nist R, et al: Anesthetic efficacy of the supplemental intraosseous injection of 2% lidocaine with 1:100,000 epinephrine in irreversible pulpitis, *J Endod* 24:487, 1998.

[324] Nusstein J, Wood M, Reader A, et al: Comparison of the degree of pulpal anesthesia achieved with the intraosseous injection and infiltration injection using 2% lidocaine with 1:100,000 epinephrine, *Gen Dent* 53:50, 2005.

[325] Nusstein JM, Beck M: Effectiveness of 20% benzocaine as a topical anesthetic for intraoral injections, *Anesth Prog* 50:159, 2003.

[326] Nuzum FM, Drum M, Nusstein J, et al: Anesthetic efficacy of articaine for combination labial plus lingual infiltrations versus labial infiltration in the mandibular lateral incisor, *J Endod* 36:952, 2010.

[327] Obrien TP, Roszkowski MT, Wolff LF, et al: Effect of a non-steroidal anti-inflammatory drug on tissue levels of immunoreactive prostaglandin E2, immunoreactive leukotriene, and pain after periodontal surgery, *J Periodontol* 67:1307,1996.

[328] Oertel R, Ebert U, Rahn R, Kirch W: The effect of age on pharmacokinetics of the local anesthetic drug articaine, *Reg Anesth Pain Med* 24:524, 1999.

[329] Oguntebi B, DeSchepper E, Taylor T, et al: Postoperative pain incidence related to the type of emergency treatment of symptomatic pulpitis, *Oral Surg Oral Med Oral Pathol Oral Radiol Endod* 73:479, 1992.

[330] Oleson M, Drum M, Reader A, et al: Effect of preoperative ibuprofen on the success of the inferior alveolar nerve block in patients with irreversible pulpitis, *J Endod* 36:379, 2010.

[331] Papagiannopoulou P, Argiriadou H, Georgiou M, et al: Preincisional local infiltration of levobupivacaine vs ropivacaine for pain control after laparoscopic cholecystectomy, *Surg Endosc* 17:1961, 2003.

[332] Parente SA, Anderson RW, Herman WW, et al: Anesthetic efficacy of the supplemental intraosseous injection for teeth with irreversible pulpitis, *J Endod* 24:826, 1998.

[333] Parirokh M, Ashouri R, Rekabi AR, et al: The effect of premedication with ibuprofen and indomethacin on the success of inferior alveolar nerve block for teeth with irreversible pulpitis, *J Endod* 36:1450, 2010.

[334] Parirokh M, Sadeghi A, Nakhaee N, et al: Effect of topical anesthesia on pain during infiltration injection and success of anesthesia for maxillary central incisors, *J Endod* 38:1553, 2012.

[335] Parirokh M, Sadr S, Nakhaee N, et al: Efficacy of supplemental buccal infiltrations and intraligamentary injections to inferior alveolar nerve blocks in mandibular first molars with asymptomatic irreversible pulpitis: a randomized controlled trial, *Int Endod J* 47:926, 2014.

[336] Parirokh M, Satvati SA, Sharifi R, et al: Efficacy of combining a buccal infiltration with an inferior alveolar nerve block for mandibular molars with irreversible pulpitis, *Oral Surg Oral Med Oral Pathol Oral Radiol Endod* 109:468, 2010.

[337] Penniston S, Hargreaves K: Evaluation of periapical injection of ketorolac for management of endodontic pain, *J Endod* 22:55, 1996.

[338] Pereira LA, Groppo FC, Bergamaschi CD, et al: Articaine (4%) with epinephrine (1:100,000 or 1:200,000) in intraosseous injections in symptomatic irreversible pulpitis of mandibular molars: anesthetic efficacy and cardiovascular effects, *Oral Surg Oral Med Oral Pathol Oral Radiol Endod* 116:e85, 2013.

[339] Pertot W, Dejou J: Bone and root resorption: effects of the force developed during periodontal ligament

injections in dogs, *Oral Surg Oral Med Oral Pathol* 74:357, 1992.

[340] Peterson J, Matsson L, Nation W: Cementum and epithelial attachment response to the sulcular and periodontal ligament injection techniques, *Pediatr Dent* 5:257, 1983.

[341] Petrini M, Ferrante M, Ciavarelli L, et al: Prostaglandin E2 to diagnose reversible from irreversible pulpitis, *Int J Immunopathol Pharmacol* 25:157, 2012.

[342] Peurach J: Pulpal response to intraligamentary injection in cynomolgus monkey, *Anesth Prog* 32:73, 1985.

[343] Pfeil L, Drum M, Reader A, et al: Anesthetic efficacy of 1.8 milliliters and 3.6 milliliters of 2% lidocaine with 1:100,000 epinephrine for posterior superior alveolar nerve blocks, *J Endod* 36:598, 2010.

[344] Plamondon T, Walton R, Graham G, et al: Pulp response to the combined effects of cavity preparation and periodontal ligament injection, *Oper Dent* 15:86, 1990.

[345] Pogrel M: Permanent nerve damage from inferior alveolar nerve blocks: an update to include articaine, *Calif Dent J* 35:217, 2007.

[346] Poorni S, Veniashok B, Senthilkumar AD, et al: Anesthetic efficacy of four percent articaine for pulpal anesthesia by using inferior alveolar nerve block and buccal infiltration techniques in patients with irreversible pulpitis: a prospective randomized double-blind clinical trial, *J Endod* 37:1603, 2011.

[347] Prasanna N, Subbarao CV, Gutmann JL: The efficacy of pre-operative oral medication of lornoxicam and diclofenac potassium on the success of inferior alveolar nerve block in patients with irreversible pulpitis: a double-blind, randomized controlled trial, *Int Endod J* 44:330, 2011.

[348] Premdas C, Pitt Ford T: Effect of palatal injections on pulpal blood flow in premolars, *Endod Dent Traumatol* 11:274, 1995.

[349] Primosch R, Brooks R: Influence of anesthetic flow rate delivered by the Wand local anesthetic system on pain response to palatal injections, *Am J Dent* 15:15, 2002.

[350] Primosch RE, Robinson L: Pain elicited during intraoral infiltration with buffered lidocaine, *Am J Dent* 9:5, 1996.

[351] Ramachandran A, Khan SI, Mohanavelu D, Kumar KS: The efficacy of pre-operative oral medication of paracetamol, ibuprofen, and aceclofenac on the success of maxillary infiltration anesthesia in patients with irreversible pulpitis: a double-blind, randomized controlled clinical trial, *J Conserv Dent* 15:310, 2012.

[352] Rawson R, Orr D: Vascular penetration following intraligamental injection, *J Oral Maxillofac Surg* 43:600, 1985.

[353] Reader A, Nusstein J, Drum M: *Successful local anesthesia for restorative dentistry and endodontics*, Hanover Park, Ill, 2011, Quintessence.

[354] Reemers T, Glickman G, Spears R, He J: The efficacy of the IntraFlow intraosseous injection as a primary anesthesia technique, *J Endod* 34:280, 2008.

[355] Reisman D, Reader A, Nist R, et al: Anesthetic efficacy of the supplemental intraosseous injection of 3% mepivacaine in irreversible pulpitis, *Oral Surg Oral Med Oral Pathol Oral Radiol Endod* 84:676, 1997.

[356] Reitz J, Reader A, Nist R, et al: Anesthetic efficacy of a repeated intraosseous injection given 30 minutes following an inferior alveolar nerve block/intraosseous injection, *Anesth Prog* 45:143, 1998.

[357] Reitz J, Reader A, Nist R, et al: Anesthetic efficacy of the intraosseous injection of 0.9 mL of 2% lidocaine (1:100,000 epinephrine) to augment an inferior alveolar nerve block, *Oral Surg Oral Med Oral Pathol Oral Radiol Endod* 86:516, 1998.

[358] Replogle K, Reader A, Nist R, et al: Anesthetic efficacy of the intraosseous injection of 2% lidocaine (1:100,000 epinephrine) and 3% mepivacaine in mandibular first molars, *Oral Surg Oral Med Oral Pathol Oral Radiol Endod* 83:30, 1997.

[359] Replogle K, Reader A, Nist R, et al: Cardiovascular effects of intraosseous injections of 2% lidocaine with

1 : 100,000 epinephrine and 3% mepivacaine, *J Am Dent Assoc* 130:649, 1999.

[360] Ridenour S, Reader A, Beck M, Weaver J: Anesthetic efficacy of a combination of hyaluronidase and lidocaine with epinephrine in inferior alveolar nerve blocks, *Anesth Prog* 48:9, 2001.

[361] Roahen JO, Marshall FJ: The effects of periodontal ligament injection on pulpal and periodontal tissues, *J Endod* 16:28, 1990.

[362] Robertson D, Nusstein J, Reader A, Beck M: Anesthetic efficacy of articaine and lidocaine in buccal infiltration injections of the mandibular first molar, *J Am Dent Assoc* 138:1104, 2007.

[363] Robison SF, Mayhew RB, Cowan RD, Hawley RJ: Comparative study of deflection characteristics and fragility of 25-, 27-, and 30-gauge short dental needles, *J Am Dent Assoc* 109:920, 1984.

[364] Rogers BS, Botero TM, McDonald NJ, et al: Efficacy of articaine versus lidocaine as a supplemental buccal infiltration in mandibular molars with irreversible pulpitis: a prospective, randomized, double-blind study, *J Endod* 40:753, 2014.

[365] Rogers MJ, Johnson BR, Remeikis NA, BeGole EA: Comparison of effect of intracanal use of ketorolac tromethamine and dexamethasone with oral ibuprofen on post treatment endodontic pain, *J Endod* 25:381, 1999.

[366] Rollason V, Samer C, Piguet V, et al: Pharmacogenetics of analgesics: toward the individualization of prescription, *Pharmacogenomics* 9:905, 2008.

[367] Rood J: The nerve supply of the mandibular incisor region, *Br Dent J* 143:227, 1977.

[368] Rood JP: Adverse reaction to dental local anesthetic injection: "allergy" is not the cause, *Br Dent J* 189:380, 2000.

[369] Rosenberg P: Clinical strategies for managing endodontic pain, *Endod Topics* 3:78, 2002.

[370] Rosenberg PA, Amin KG, Zibari Y, Lin LM: Comparison of 4% articaine with 1 : 100,000 epinephrine and 2% lidocaine with 1 : 100,000 epinephrine when used as a supplemental anesthetic, *J Endod* 33:403, 2007.

[371] Rosenquist J, Rosenquist K, Lee P: Comparison between lidocaine and bupivacaine as local anesthetics with diflunisal for postoperative pain control after lower third molar surgery, *Anesth Prog* 35:1, 1988.

[372] Rosivack R, Koenigsberg S, Maxwell K: An analysis of the effectiveness of two topical anesthetics, *Anesth Prog* 37:290, 1990.

[373] Roy M, Nakanishi T: Differential properties of tetrodotoxin-sensitive and tetrodotoxin-resistant sodium channels in rat dorsal root ganglion neurons, *J Neurosci* 12:2104, 1992.

[374] Ryan JF, Jureidini B, Hodges JS, et al: Gender differences in analgesia for endodontic pain, *J Endod* 34:552, 2008.

[375] Salomen M, Forsell H, Sceinin M: Local dental anesthesia with lidocaine and adrenalin: effects on plasma catecholamines, heart rate, and blood pressure, *Int J Oral Maxillofac Surg* 17:392, 1988.

[376] Sampaoi RM, Carnaval TG, Lanfredi CB, et al: Comparison of the anesthetic efficacy between bupivacaine and lidocaine in patients with irreversible pulpitis of mandibular molar, *J Endod* 38:594, 2012.

[377] Satish SV, Shetty KP, Kilaru K, et al: Comparative evaluation of the efficacy of 2% lidocaine containing 1 : 200,000 epinephrine with and without hyaluronidase (75 IU) in patients with irreversible pulpitis, *J Endod* 39:1116, 2013.

[378] Schertzer E, Malamed S: Articaine vs lidocaine, *J Am Dent Assoc* 131:1248, 2000.

[379] Schleder JR, Reader A, Beck M, Meyers WJ: The periodontal ligament injection: a comparison of 2% lidocaine, 3% mepivacaine, and 1 : 100,000 epinephrine to 2% lidocaine with 1 : 100,000 epinephrine in human mandibular premolars, *J Endod* 14:397, 1988.

[380] Schwab JM, Schluesener HJ, Meyermann R, Serhan CN: COX-3 the enzyme and the concept: steps towards highly specialized pathways and precision therapeutics?

Prostaglandins Leukot Essent Fatty Acids 69:339, 2003.

[381] Scott J, Drum M, Reader A, et al: Efficacy of a repeated infiltration to prolong duration of pulpal anesthesia in maxillary lateral incisors, *J Am Dent Assoc* 140:318, 2009.

[382] Seng G, Kraus K, Cartridge G: Confirmed allergic reactions to amide local anesthetics, *Gen Den* 44:52, 1996.

[383] Shahi S, Mokhtari H, Rahimi S, et al: Effect of premedication with ibuprofen and dexamethasone on success rate of inferior alveolar nerve block for teeth with asymptomatic irreversible pulpitis: a randomized clinical trial, *J Endod* 39:160, 2013.

[384] Sherman MG, Flax M, Namerow K, Murray PE: Anesthetic efficacy of the Gow-Gates injection and maxillary infiltration with articaine and lidocaine for irreversible pulpitis, *J Endod* 34:656, 2008.

[385] Shojaei A, Haas D: Local anesthetic cartridges and latex allergy: a literature review, *J Can Dent Assoc* 68:622, 2002.

[386] Simon D, Jacobs L, Senia E, Walker W: Intraligamentary anesthesia as an aid in endodontic diagnosis, *Oral Surg Oral Med Oral Pathol* 54:77, 1982.

[387] Simon F, Reader A, Drum M, et al: A prospective, randomized single-blind study of the anesthetic efficacy of the inferior alveolar nerve block administered with a peripheral nerve stimulator, *J Endod* 36:429, 2010.

[388] Simon F, Reader A, Meyers W, et al: Evaluation of a peripheral nerve stimulator in human mandibular anesthesia (abstract), *J Dent Res* 69:278, 1990.

[389] Simon M, Gielen M, Alberink N, et al: Intravenous regional anesthesia with 0.5% articaine, 0.5% lidocaine, or 0.5% prilocaine: a double-blind randomized clinical study, *Reg Anesth* 22:20, 1997.

[390] Simpson M, Drum M, Reader A, et al: Effect of preoperative ibuprofen/acetaminophen on the success of the inferior alveolar nerve block in patients with symptomatic irreversible pulpitis, *J Endod* 37:593, 2011.

[391] Singla M, Subbiya A, Aggarwal V, et al: Comparison of the anesthetic efficacy of different volumes of 4% articaine (1.8 and 3.6 mL) as supplemental buccal infiltration after failed inferior alveolar nerve block, *Int Endod J* 48:103, 2015.

[392] Sinnott CJ, Strichartz GR: Levobupivacaine versus ropivacaine for sciatic nerve block in the rat, *Reg Anesth Pain Med* 28:294, 2003.

[393] Siqueira J, Barnett F: Interappointment pain: mechanisms, diagnosis, and treatment, *Endod Topics* 3:93, 2004.

[394] Sisk A: Evaluation of the Akinosi mandibular block technique in oral surgery, *Oral Maxillofac Surg* 44:113, 1986.

[395] Smith G, Pashley D: Periodontal ligament injection: evaluation of systemic effects, *Oral Surg Oral Med Oral Pathol* 56:571, 1983.

[396] Smith G, Walton R: Periodontal ligament injections: distribution of injected solutions, *Oral Surg Oral Med Oral Pathol* 55:232, 1983.

[397] Smith G, Walton R, Abbott B: Clinical evaluation of periodontal ligament anesthesia using a pressure syringe, *J Am Dent Assoc* 107:953, 1983.

[398] Smith S, Reader A, Drum M, et al: Anesthetic efficacy of a combination of 0.5 M mannitol plus 127.2 mg of lidocaine with 50 μg epinephrine in inferior alveolar nerve blocks: a prospective randomized, single-blind study, *Anesth Prog* 60(1):3, 2013.

[399] Sorensen H, Skidmore L, Rzasa R, et al: Comparison of pulpal sodium channel density in normal teeth to diseased teeth with severe spontaneous pain (abstract), *J Endod* 30:287, 2004.

[400] Spiegel BM, Chiou CF, Ofman JJ: Minimizing complications from nonsteroidal antiinflammatory drugs: cost-effectiveness of competing strategies in varying risk groups, *Arthritis Rheum* 53:185, 2005.

[401] Srinivasan N, Kavitha M, Loganathan CS, Padmini G: Comparison of anesthetic efficacy of 4% articaine and

2% lidocaine for maxillary buccal infiltration in patients with irreversible pulpitis, *Oral Surg Oral Med Oral Pathol Oral Radiol Endod* 107:133, 2009.

[402] Stabile P, Reader A, Gallatin E, et al: Anesthetic efficacy and heart rate effects of the intraosseous injection of 1.5% etidocaine (1 : 200,000 epinephrine) after an inferior alveolar nerve block, *Oral Surg Oral Med Oral Pathol Oral Radiol Endod* 89:407, 2000.

[403] Stambaugh J, Drew J: The combination of ibuprofen and oxycodone/acetaminophen in the management of chronic cancer pain, *Clin Pharmacol Ther* 44:665, 1988.

[404] Stanley W, Drum M, Nusstein J, et al: Effect of nitrous oxide on the efficacy of the inferior alveolar nerve block in patients with symptomatic irreversible pulpitis, *J Endod* 38:565, 2012.

[405] Steinkruger G, Nusstein J, Reader A, et al: The significance of needle bevel orientation in success of the inferior alveolar nerve block, *J Am Dent Assoc* 137:1685, 2006.

[406] Stewart SH, Finn PR, Pihi RO: A dose-response study of the effects of alcohol on the perceptions of pain and discomfort due to electric shock in men at high familial-genetic risk for alcoholism, *Psychopharmacology* 119:261, 1995.

[407] 407. Strichartz G: Molecular mechanisms of nerve block by local anesthetics, *Anesthesiology* 45:421, 1967.

[408] Susi L, Reader A, Nusstein J, et al: Heart rate effects of intraosseous injections using slow and fast rates of anesthetic solution deposition, *Anesth Prog* 55:9, 2008.

[409] Svensson CI, Yaksh TL: The spinal phospholipase-cyclooxygenase-prostanoid cascade in nociceptive processing, *Ann Rev Pharmacol Toxicol* 42:553, 2002.

[410] Teplitsky P, Hablichek C, Kushneriuk J: A comparison of bupivacaine to lidocaine with respect to duration in the maxilla and mandible, *J Can Dent Assoc* 53:475, 1987.

[411] Todorovic L, Stajcic Z, Petrovic V: Mandibular versus inferior alveolar dental anaesthesia: clinical assessment of 3 different techniques, *Int J Oral Maxillofac Surg* 15:733, 1986.

[412] Tofoli GR, Ramacciato JC, de Oliveira PC, et al: Comparison of effectiveness of 4% articaine associated with 1 : 100,000 or 1 : 200,000 epinephrine in inferior alveolar nerve block, *Anesth Prog* 50:164, 2003.

[413] Tolas AG, Pflug AE, Halter JB: Arterial plasma epinephrine concentrations and hemodynamic responses after dental injection of local anesthetic with epinephrine, *J Am Dent Assoc* 104:41, 1982.

[414] Torabinejad M, et al: Effectiveness of various medications on postoperative pain following root canal obturation, *J Endod* 20:427, 1994.

[415] Tortamano IP, Siviero M, Costa CG, et al: A comparison of the anesthetic efficacy of articaine and lidocaine in patients with irreversible pulpitis, *J Endod* 35:165, 2009.

[416] Trope M: Relationship of intracanal medicaments to endodontic flare-ups, *Endod Dent Traumatol* 6:226, 1990.

[417] Troullos E, Freeman R, Dionne R: The scientific basis for analgesic use in dentistry, *Anesth Prog* 33:123, 1986.

[418] Troullos ES, Goldstein DS, Hargreaves KM, Dionne RA: Plasma epinephrine levels and cardiovascular response to high administered doses of epinephrine contained in local anesthesia, *Anesth Prog* 34:10, 1987.

[419] Troullos ES, Hargreaves KM, Goldstein DS, et al: Epinephrine suppresses stress-induced increases in plasma immunoreactive beta-endorphin in humans, *J Clin Endocrinol Metab* 69:546, 1989.

[420] Turner CL, Eggleston GW, Lunos S, et al: Sniffing out endodontic pain: use of an intranasal analgesic in a randomized clinical trial, *J Endod* 37:439, 2011.

[421] Vahatalo K, Antila H, Lehtinen R: Articaine and lidocaine for maxillary infiltration anesthesia, *Anesth Prog* 40:114, 1993.

[422] Vanderheyden PJ, Williams RA, Sims TN: Assessment of ST segment depression in patients with cardiac disease after local anesthesia, *J Am Dent Assoc* 119:407, 1989.

[423] VanGheluwe J, Walton R: Intrapulpal injection: factors related to effectiveness, *Oral Surg Oral Med Oral Pathol* 19:38, 1997.

[424] Vreeland DL, Reader A, Beck M, et al: An evaluation of volumes and concentrations of lidocaine in human inferior alveolar nerve block, *J Endod* 15:6, 1989.

[425] Wali M, Drum M, Reader A, Nusstein J: Prospective, randomized, single-blind study of the anesthetic efficacy of 1.8 and 3.6 milliliters of 2% lidocaine with 1:50,000 epinephrine for the inferior alveolar nerve block, *J Endod* 36:1459, 2010.

[426] Wallace J: Selective COX-2 inhibitors: Is the water becoming muddy? *Trends Pharmacol Sci* 20:4, 1999.

[427] Wallace JA, Michanowicz AE, Mundell RD, Wilson EG: A pilot study of the clinical problem of regionally anesthetizing the pulp of an acutely inflamed mandibular molar, *Oral Surg Oral Med Oral Pathol* 59:517, 1985.

[428] Walton R, Abbott B: Periodontal ligament injection: a clinical evaluation, *J Am Dent Assoc* 103:571, 1981.

[429] Walton R, Chiappinelli J: Prophylactic penicillin: effect on posttreatment symptoms following root canal treatment of asymptomatic periapical pathosis, *J Endod* 19:466, 1993.

[430] Walton RE: Distribution of solutions with the periodontal ligament injection: clinical, anatomical, and histological evidence, *J Endod* 12:492, 1986.

[431] Warren CA, Mok L, Gordon S, et al: Quantification of neural protein in extirpated tooth pulp, *J Endod* 34:7, 2008.

[432] Welborn J, Kane J: Conduction anesthesia using diphenhydramine HCl, *J Am Dent Assoc* 69:706, 1964.

[433] Wells JE, Bingham V, Rowland KC, Hatton J: Expression of Nav1.9 channels in human dental pulp and trigeminal ganglion, *J Endod* 33:1172, 2007.

[434] Wells LK, Drum M, Nusstein J, et al: Efficacy of Ibuprofen and ibuprofen/acetaminophen on postoperative pain in symptomatic patients with a pulpal diagnosis of necrosis, *J Endod* 37:1608, 2011.

[435] Whitcomb M, Drum M, Reader A, et al: A prospective, randomized double-blind study of the anesthetic efficacy of sodium bicarbonate buffered 2% lidocaine with 1:100,000 epinephrine in inferior alveolar nerve blocks, *Anesth Prog* 57:59, 2010.

[436] White JJ, Reader A, Beck M, Meyers WJ: The periodontal ligament injection: a comparison of the efficacy in human maxillary and mandibular teeth, *J Endod* 14:508, 1988.

[437] Whitworth J, Kanna MD, Corbett IP, Meechan JG: Influence of injection speed on the effectiveness of incisive/mental nerve block: a randomized, controlled, double-blind study in adult volunteers, *J Endod* 33:1149, 2007.

[438] Wideman G, et al: Analgesic efficacy of a combination of hydrocodone with ibuprofen in postoperative pain, *Clin Pharmacol Ther* 65:66, 1999.

[439] Wilburn-Goo D, Lloyd L: When patients become cyanotic: acquired methemoglobinemia, *J Am Dent Assoc* 130:826, 1999.

[440] Willett J, Reader A, Drum M, et al: The anesthetic efficacy of diphenhydramine and the combination of diphenhydramine/lidocaine for the inferior alveolar nerve block, *J Endod* 34:1446, 2009.

[441] Wilson S, Johns P, Fuller P: The inferior alveolar and mylohyoid nerves: an anatomic study and relationship to local anesthesia of the anterior mandibular teeth, *J Am Dent Assoc* 108:350, 1984.

[442] Wolf M, Lichtenstein D, Singh G: Gastrointestinal toxicity of nonsteroidal antiinflammatory drugs, *New Engl J Med* 340:1888, 1999.

[443] Wolf R, Reader A, Drum M, et al: Anesthetic efficacy of combinations of 0.5 m mannitol and lidocaine with epinephrine in inferior alveolar nerve blocks: a prospective randomized, single-blind study, *Anesth Prog* 58:157, 2011.

[444] Wood M, Reader A, Nusstein J, et al: Comparison of intraosseous and infiltration injections for venous lidocaine blood concentrations and heart rate changes after injection of 2% lidocaine with 1:100,000 epinephrine, *J Endod* 31:435, 2005.

[445] Woolf C: Evidence for a central component of post-injury pain hypersensitivity, *Nature* 306:686, 1983.

[446] Woolf C: Windup and central sensitization are not equivalent, *Pain* 66:105, 1996.

[447] Woolf C: Transcriptional and posttranslational plasticity and the generation of inflammatory pain, *Proc Natl Acad Sci U S A* 96:7723, 1999.

[448] Wright C, et al: Ibuprofen and acetaminophen kinetics when taken concurrently, *Clin Pharmacol Ther* 34:707, 1983.

[449] Wright G, Weinberger S, Friedman C, et al: The use of articaine local anesthesia in children under 4 years of age: a retrospective report, *Anesth Prog* 36:268, 1989.

[450] Wright G, Weinberger S, Marti R, Plotzke O: The effectiveness of infiltration anesthesia in the mandibular primary molar region, *Pediatr Dent* 13:278, 1991.

[451] Wu Y, Qiu Y, Zhang S, et al: Microneedle-based drug delivery: studies on delivery parameters and bio-compatibility, *Biomed Microdevices* 10:601, 2008.

[452] Wynn R, Meiller T, Crossley H: *Drug information handbook for dentistry*, Hudson, Ohio, 2000, Lexi-Comp.

[453] Wynn RL, Bergman SA, Meiller TF: Paresthesia associated with local anesthetics: a perspective on articaine, *Gen Dent* 51:498, 2003.

[454] Yamazaki S, Seino H, Ozawa S, et al: Elevation of a periosteal flap with irrigation of the bone for minor oral surgery reduces the duration of action of infiltration anesthesia, *Anesth Prog* 53:8, 2006.

[455] Yared GM, Dagher FB: Evaluation of lidocaine in human inferior alveolar nerve block, *J Endod* 23:575, 1997.

[456] Yesilyurt CBG, Tasdemir T: Summary of: pain perception during inferior alveolar injection administered with theWand or conventional syringe, *Br Dent J* 205:258, 2008.

[457] Yingling NM, Byrne BE, Hartwell GR: Antibiotic use by members of the American Association of Endodontists in the year 2000: report of a national survey, *J Endod* 28:396, 2002.

[458] Yonchak T, Reader A, Beck M, et al: Anesthetic efficacy of infiltrations in mandibular anterior teeth, *Anesth Prog* 48:55, 2001.

[459] Yonchak T, Reader A, Beck M, et al: Anesthetic efficacy of unilateral and bilateral inferior alveolar nerve blocks to determine cross innervation in anterior teeth, *Oral Sur Oral Med Oral Pathol Oral Radiol Endod* 92: 132, 2001.

[460] Yucel E, Hutchison I: A comparative evaluation of the conventional and closed mouth technique for inferior alveolar nerve block, *Aust Dent J* 40:15, 1995.

[461] Zarei M, Ghoddusi J, Sharifi E, et al: Comparison of the anesthetic efficacy of and heart rate changes after periodontal ligament or intraosseous X-tip injection in mandibular molars: a randomized controlled clinical trail, *Int Endod J* 45:921, 2012.

[462] Zhang JM, Li H, Munir MA: Decreasing sympathetic sprouting in pathologic sensory ganglia: a new mechanism for treating neuropathic pain using lidocaine, *Pain* 109:143, 2004.

[463] Zorian EV, Sharagin NV: Comparative evaluation of the topical action of anesthetics on the dental tissues in experimental conditions, *Stomatologiia* 53:1, 1974.

第5章

牙齿解剖、术区隔离和髓腔进入
Tooth Morphology, Isolation, and Access

JAMES L. GUTMANN | BING FAN

章节概述

纵观牙列，髓腔解剖结构各异。因此，无论是非手术治疗还是手术治疗，前提条件是充分了解牙齿解剖形态、仔细阅读影像学资料、良好的髓腔入路以及仔细探查髓腔[182]。在探查和辨识根管系统方面，放大和照明设备必不可少。本章描述了牙齿的解剖，并介绍了顺畅、直线进入根管系统所必需的技术。临床医生面临的挑战是，要通过根管治疗对髓腔和根管系统适当地扩大、成形、清理、消毒和充填，以达到预期结果。然而，如果开髓不当，则很难达到最佳的效果。因此，了解根管系统的复杂性，对于理解开髓的原则和遇到的问题是至关重要的。

通过整合自身所学牙体解剖知识和阅读影像学资料，可以更好地理解根管系统的复杂性。仔细评估两张或者更多不同角度水平投照的根尖片是必要的。在某些临床情境下，这些多角度投照的根尖片连同锥形束CT图像（见第2章），为医生了解根管形态提供了重要信息。然而，X射线管的倾斜角度显著影响了检测患牙根管形态变异的能力。如对于前磨牙，如果投照的水平偏斜角度在20°～40°范围内，上颌第一前磨牙、第二前磨牙和下颌第一前磨牙呈现的根管数目和实际情况相似[134]。但对于下颌第二前磨牙，只有40°的偏斜投照角度能够准确地识别根管形态。

由于很多牙齿具有不寻常的根管形态，因此根管治疗的术前和术中仔细阅读影像学资料十分重要。然

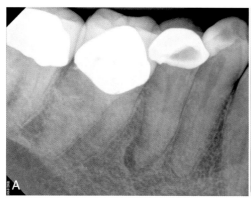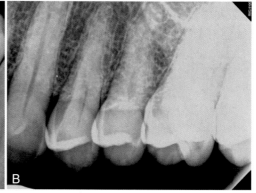

图5-1　A，下颌第一前磨牙粗大根管影像突然消失提示根管有分叉。B，上颌第一前磨牙也是如此。

而，传统的影像学检查常难以准确评估根管形态，尤其是只拍摄颊舌向投照根尖片时。在一项研究中，对790颗离体下颌切牙和前磨牙进行影像学检查以评估根管分叉的发生率[147]，当采用Fast Break作为判断原则时［如将根管影像的突然消失或狭窄解释为根管分叉的标志（图5-1）］，其结果是有1/3的分叉情形无法仅靠单一的X线片准确判断。因此，进行多角度的根尖片投照结合对牙齿内部外部的临床探查，可以为了解根管系统提供更多的信息。另一种选择是使用显微CT（μCT）技术，这项技术近期的发展极大提升了临床评估根管形态复杂性的能力，并可明确根管系统的3D空间关系。

　　根管治疗的目标是对根管系统进行适当的扩大、成形、清理和消毒，并使用恰当的材料对根管系统进行充填。如果有遗漏根管，或者其复杂、精细的结构没能被探查到，则会导致上述治疗目标无法达成。因此，为了能够在更可预期的基础上完成治疗目标，需要借助大量的器械，特别是放大和照明设备。

　　最初确定髓腔形态，尤其是髓腔探查和根管口定位，有一些重要方法，包括术前多角度投照的X线片、锥形束CT扫描、使用尖锐探针探查髓室底、观察牙本质的颜色变化、使用超声工作尖沿髓底根管口钙化遗迹线状切削、1%亚甲蓝染色髓室底、使用次氯酸钠溶液进行"发泡试验"（图5-2）、根据经典文献报道的髓室解剖痕迹进行观察以及探查髓室底根管出血点位置[107]。肉眼检查前，建议依次使用17%乙二胺四乙酸（EDTA）溶液和95%乙醇对髓室底进行有效的清洁和干燥[207]。

　　特别推荐使用牙科手术显微镜（dental operating microscope，DOM）以获得更好的放大、照明和可见性效果[182]，在良好冠部开敞入路下确定根管口的位

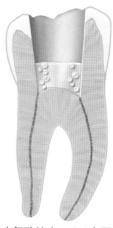

图5-2　髓室内充满次氯酸钠（NaClO）可以帮助定位钙化根管口。溶液中出现微小气泡的地方可能是根管口的位置。最好借助放大设备观察。

置（图5-3）。显微镜也能为去除阻塞根管口的牙本质提供更为清晰的视野，提升对额外根管（如多数上颌第一磨牙、第二磨牙近中腭侧根管）的定位，与肉眼或使用头帽式放大镜相比显示出更好的效果[14,187]。另有研究指出，使用显微镜后，上颌第一磨牙、第二磨牙近中腭侧根管的检出率分别提升至90%和60%[108,207]。这些评价研究证明放大和照明系统可以极大地改善髓室底形态识别，并最终使临床医生能够更顺畅地实现上述根管治疗目标。

　　然而，与所有的技术进步一样，这里也存在着共识和分歧。例如，一组学者认为在定位上颌磨牙近中腭侧根管方面，头帽式放大镜和显微镜作用相当[29]，而另一项研究证实显微镜不能显著提升对根管口的定位能力[80]。然而，普遍认为，根管显微镜通过对髓室底沟隙的放大和照明来区分髓室壁和髓室底牙本质的颜色，从而有效定位根管口[41,107]。

根管系统的组成部分

相比于简单的管道或圆形的管腔，髓腔因其形态上的复杂性常被称为根管系统（图5-4）。根管系统的外形和牙齿的外形通常情况下趋于一致。然而，由于生理性增龄、病变、创伤和咬合等因素，根管系统形态会通过修复性（不规则的继发性、激发性和第三期）牙本质的生成而发生变化（图5-5）[199]。根管系统被分为两个部分：位于解剖牙冠中的髓室和位于解剖牙根中的根管。其他一些特征性解剖结构包括髓角、副根管、侧支根管、根分叉根管、根管口、根尖三角区和根尖孔。髓角十分重要，此处常因龋病、创伤或机械性磨损而发生露髓，从而需要进行活髓保存治疗或根管治疗。同时，由于修复性牙本质的形成，

髓角会快速矿化，髓室的大小和形态会有所减小。

根管起始于根管口，终止于根尖孔。根管口呈漏斗状，常位于或略低于牙颈缘线，根尖孔开口于根尖处或距离根尖3mm范围内[30,81,83,170,223,227]。几乎所有根管都是弯曲的，尤其颊舌向。这些弯曲通常不能在标准2D根尖片上识别出来，可能会对根管的扩大和成形带来很多问题。偏移投照根尖片对识别根管的弯曲方向和弯曲程度十分必要。根管弯曲可能是整个根管的逐渐弯曲，或者是在靠近根尖位置的突然弯曲，也可能出现S形根管。在大多数病例中，根管的数目与牙根数目相一致，然而，椭圆形牙根内可能存在不止一个根管。

副根管是从主根管发出的水平、垂直或侧方的细小根管，与牙周膜相交通。74%的副根管出现于牙根根尖1/3，11%位于根中1/3，15%位于根颈1/3[223]。副根管内含有结缔组织和血管，但是并不能为牙髓提供足够的血液供应以形成侧支血液循环。副根管是上皮根鞘钙化过程中牙周血管附着形成的[46]，可能会在疾病扩散中起重要作用，作为刺激物扩散的通道，通常是从牙髓到牙周膜方向，有时炎症也会从牙周膜方向发生，反方向扩散。

发生于双根或三根牙根分叉区域的副根管被称为根分叉根管（图5-6）[223,226]。根分叉根管是上皮隔融合形成髓室底的过程中，牙周血管附着形成的[46]。在下颌磨牙中，这些根管可以呈现出3种模式（图5-7）。表5-1和表5-2显示了每颗牙根分叉根管的发

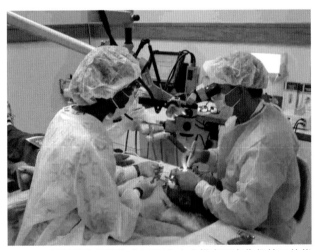

图5-3 牙科手术显微镜（DOM）大大提高了定位根管口的能力。

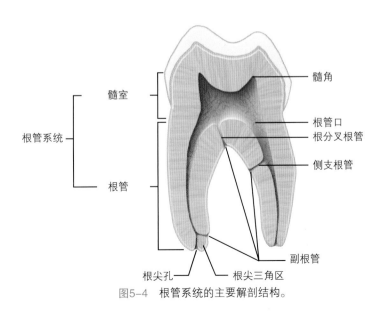

图5-4 根管系统的主要解剖结构。

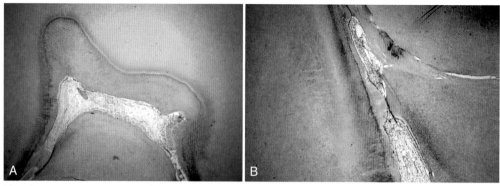

图5-5 A，修复性牙本质的形成和髓室空间的缩小。B，根管离开髓室后出现钙化所致的狭窄和闭锁。（摘自Gutmann JL，Lovdahl PE：*Problem solving in endodontics*, ed 5, St Louis, 2011, Elsevier）

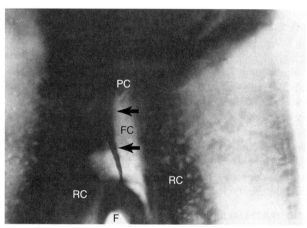

图5-6 下颌第一磨牙根分叉根管（FC：箭头所指位置）。F：根分叉；PC：髓室底；RC：根管。

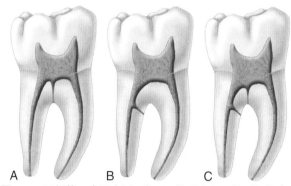

图5-7 下颌第一磨牙中以3种不同的形式出现的副根管。A，单个根分叉根管，从髓室延伸到根周膜，发生率为13%。B，侧支根管，从主根管的冠1/3延伸到根分叉区域，发生率为23%（80%从远中根管延伸）。C，侧支根管和根分叉根管同时发生，约10%。

生率。

基于扫描电子显微镜（SEM）研究，下颌磨牙根分叉根管的开口直径在4～720μm之间[224]，数量可以从0到20余个不等。根分叉根管的开口在髓室底和根分叉区都可以见到，不同牙位的发生率分别为：上颌第一磨牙36%，上颌第二磨牙12%，下颌第一磨牙32%，下颌第二磨牙24%（图5-8）。与上颌牙齿（48%）相比，下颌牙齿在髓室底和根分叉区具有更高的副根管开口发生率（56%）。副根管开口的发生率与髓室钙化、髓室底至根分叉区的距离没有明显关系。根尖片通常无法显示牙根颈1/3的根分叉根管和侧支根管。一项涉及200颗恒磨牙样本的研究显示，使用0.5%碱性品红对髓室进行染色时，上颌和下颌第一磨牙的根分叉根管检出率为24%，下颌第二磨牙为20%，上颌第二磨牙为16%[87]。牙髓的炎症可以通过这些管道传导至牙周膜，导致在没有明显牙周病损时发生根分叉区病变。同样的，当存在根分叉根管时，长期的牙周根分叉区病变将影响冠方或根方的牙髓活性[84]。

根管解剖

掌握根管系统的常规解剖形态及其常见变异是根管治疗成功的基本前提。研究表明，对根管扩大和成形过程具有更大影响的是根管系统的天然几何形态，而不是用来实现这些目标的设备和技术[167-169]。

从1912年Preiswerk[175]、1913年Fasoli和Arlotta[67]、1917年Hess和Zurcher[90]的一些早期研究，到最近的一些研究[33,82,100,190]都证实了根管系统解剖的复杂性。数据显示牙根中只有一个具有锥度的根管并开口于单一根尖孔的情况非常少见，更像是一种例外而非常态。研究者发现大多数牙齿有多个根尖孔、副根管、根尖鳍状、根尖三角区、管间交通、根管内环、C形根

表5-1

上颌恒牙的解剖形态*

牙位	牙根	牙齿数量	有侧支根管的根管数量	侧支根管的位置 颈部	近中	根尖	根分叉	横断面根管之间的吻合	根管吻合横断面的位置 颈部	近中	根尖	根尖孔的位置 中央	侧方	根尖三角区
中切牙	—	100	24	1	6	93	—	—	—	—	—	12	88	1
侧切牙	—	100	26	1	8	91	—	—	—	—	—	22	78	3
尖牙	—	100	30	0	10	90	—	—	—	—	—	14	86	3
第一前磨牙	—	400	49.5	4.7	10.3	74	11	34.2	16.4	58	25.6	12	88	3.2
第二前磨牙	—	200	59.5	4	16.2	78.2	1.6	30.8	18.8	50	31.2	22.2	77.8	15.1
第一磨牙	MB	100	51	10.7	13.1	58.2	↑	52	10	75	15	24	76	8
	DB	100	36	10.1	12.3	59.6	18	0	0	0	0	19	81	2
	P	100	48	9.4	11.3	61.3	↓	0	0	0	0	18	82	4
第二磨牙	MB	100	50	10.1	14.1	65.8	↑	21	8	72	20	12	88	3
	DB	100	29	9.1	13.3	67.6	10	0	0	0	0	17	83	2
	P	100	42	8.7	11.2	70.1	↓	0	0	0	0	19	81	4

摘自Vertucci FJ: Root canal anatomy of the human permanent teeth, *Oral Surg Oral Med Oral Pathol* 58:589, 1984。

DB, 远中颊根；MB, 近中颊根；P, 腭根。

*数据代表总数的百分比。

表5-2

下颌恒牙的解剖形态*

牙位	牙根	牙齿数量	有侧支根管的根管数量	侧支根管的位置				横断面根管之间的吻合	根管吻合横断面的位置			根尖孔的位置		根尖三角区
				颈部	近中	根尖	根分叉		颈部	近中	根尖	中央	侧方	
中切牙	—	100	20	3	12	85	—	—	—	—	—	25	75	5
侧切牙	—	100	18	2	15	83	—	—	—	—	—	20	80	6
尖牙	—	100	30	4	15	80	—	—	—	—	—	30	70	8
第一前磨牙	—	400	44.3	4.3	16.1	78.9	0.7	32.1	20.6	52.9	26.5	15	85	5.7
第二前磨牙	—	400	48.3	3.2	16.4	80.1	0.3	30	0	66.7	33.3	16.1	83.9	3.4
第一磨牙	近中	100	45	10.4	12.2	54.4	↑ 23 ↓	63	12	75	13	22	78	10
	远中	100	30	8.7	10.4	57.9		55	10	72	18	20	80	14
第二磨牙	近中	100	49	10.1	13.1	65.8	↑ 11 ↓	31	10	77	13	19	81	6
	远中	100	34	9.1	11.6	68.3		16	11	74	15	21	79	7

摘自Vertucci FJ: Root canal anatomy of the human permanent teeth, *Oral Surg Oral Med Oral Pathol* 58:589, 1984.

*数据代表总数的百分比。

图5-8 A，下颌第一磨牙髓室底电子显微镜下照片。可以看到多个副孔（箭头所示），直径从20μm至140μm不等（×20）。B，下颌第一磨牙根分叉表面电子显微镜下照片。根分叉表面可见多个副孔（×30）。D：远中根管；M：近中根管。

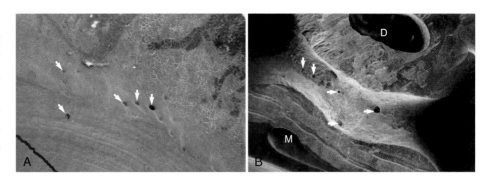

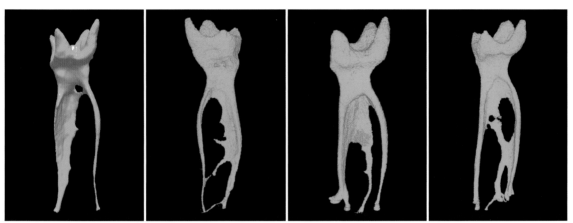

图5-9 显微计算机断层（μCT）扫描显示多根管结构，描绘了根管系统的复杂性。

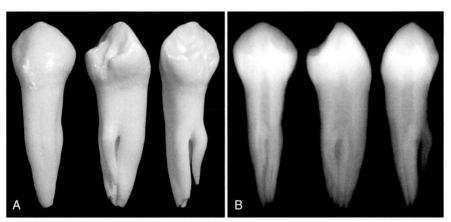

图5-10 A，下颌第一前磨牙在根中部分成3个独立牙根。B，3个方向的X线片。从主根管分出的小根管结构难以进行完善的生物力学上的预备和封闭。

管、根管分叉和侧支根管（图5-9）[48,53,154,170,196,223]。因此，复杂根管解剖形态应被视为常态。如图5-10A中所示的第一前磨牙就是复杂根管系统解剖形态的典型代表。额外牙根在术前根尖片上并不明显（图5-10B）。图5-11显示了一颗解剖形态类似的牙齿断面。这颗牙齿具有一个细窄的带状根管系统，而不是两个独立根管。这两种情况都会对定位根管和实现前述的根管治疗目标造成挑战。

一般来说，牙髓腔解剖形态复杂，从根管口到根尖的根管形态是变异的，可能会发生分支、分叉，并再次融合。Weine[238]将根管系统分为4类基本形态。另外一些研究[225]使用在透明牙齿中苏木精染色根管的方法来观测根管形态，发现了更为复杂的根管系统。基于以上研究，简述8种基本的根管解剖形态如下（图

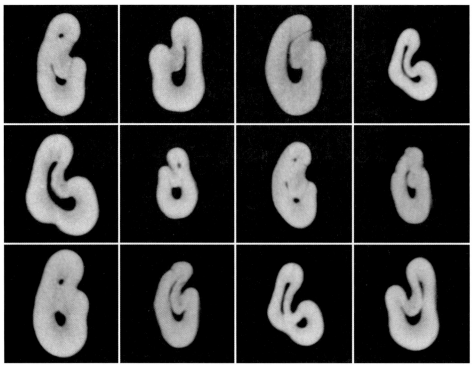

图5-11　类似于图5-10中所示的牙齿的横断面，放大了根管系统独一无二的特性，特别是其带状和C形结构。

5-12）：

　　Ⅰ型：单一根管，起自髓腔并终止于根尖（1）。

　　Ⅱ型：两个根管，起自髓腔并在靠近根尖处融合成一个根管（2-1）。

　　Ⅲ型：一个根管，起自髓腔，在牙根内分成两个根管，随后在根尖融合成一个根管（1-2-1）。

　　Ⅳ型：两个独立的根管，起自髓腔并各自独立走行至根尖（2）。

　　Ⅴ型：一个根管，起自髓腔，在靠近根尖处分成两个独立的根管，开口于两个不同的根尖孔（1-2）。

　　Ⅵ型：两个独立的根管，起自髓腔，在牙根内融合，并在靠近根尖处分成两个独立根管，开口于两个不同的根尖孔（2-1-2）。

　　Ⅶ型：一个根管，起自髓腔，在牙根内分叉后重新融合，但在靠近根尖处重新分成两个独立的根管（1-2-1-2）。

　　Ⅷ型：3个分开的根管各自独立走行，并终止于根尖（3）。

　　表5-1和表5-2展示了不同牙位根管系统的解剖学变异。唯一表现出上述8种根管形态的牙位是上颌第二前磨牙。

　　人类恒牙根管形态分类及百分比见表5-3和表5-4。

　　大样本人群的观测也显示了类似的结果，不同的是，单根管发生率在上颌侧切牙为23%，上颌第二磨牙近中颊根为55%，下颌第二磨牙远中根为30%[33,242]。这些研究结果与Weine所描述的分型之间的差异可能是由于不同族群间的变异所致。其他一些基于不同种族、性别的研究，结果显示更大的解剖学变异，在某些特定牙位尤为明显[82,100,190,219,229-231,236]。这些研究者认为应把族群、人种和性别纳入根管治疗前的评估（图5-13）。

　　除了离体牙的形态学研究，大量的病例报告也描述了根管系统的各种解剖学变异（在线内容，表5-8～表5-27）。这些体外和体内研究显示出根管系统的复杂形态，一句话总结为：对于这些解剖特征，有所准备就更容易有所发现。随着CBCT的应用，很多更为罕见和具有挑战性的根管形态被报道[168,217]。

　　一个公认的种族间变异是在印第安人和亚洲人群中，下颌第二磨牙单根和C形根的发生率较其他地区人群更高（图5-14）[62-63,130-131]。然而，情况并非总是如此，日本人的上颌第一磨牙近中颊根双根管的发生率和其他种族相类似[239]。这些结果清楚地表明，临床医生日常将面对高度复杂和变异的根管系统。

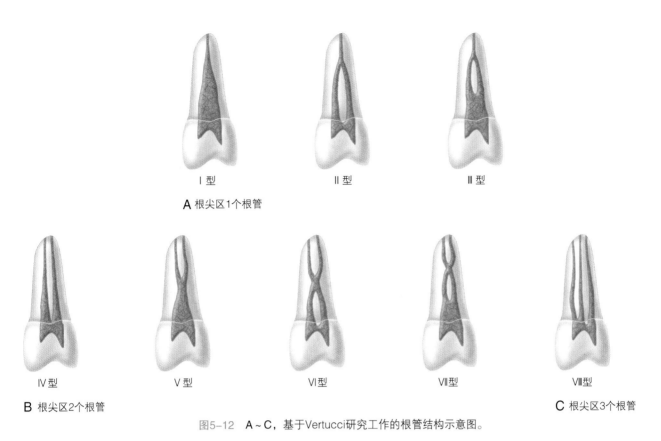

I 型　　　　　　　　　II 型　　　　　　　　　III 型

A 根尖区1个根管

IV 型　　　　V 型　　　　VI 型　　　　VII 型　　　　VIII 型

B 根尖区2个根管　　　　　　　　　　　　　　　　　　　　　C 根尖区3个根管

图5-12　A ~ C，基于Vertucci研究工作的根管结构示意图。

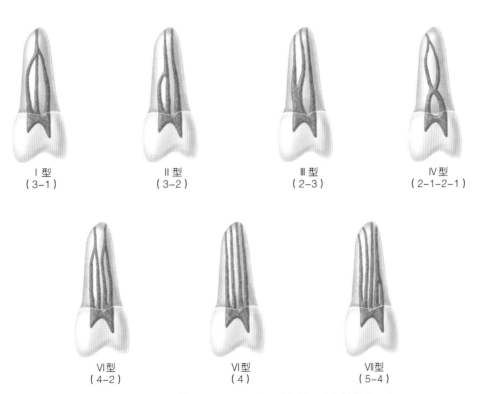

I 型　　　　　　II 型　　　　　　III 型　　　　　　IV 型
（3-1）　　　　（3-2）　　　　（2-3）　　　　（2-1-2-1）

VI 型　　　　　　VI 型　　　　　　VII 型
（4-2）　　　　　（4）　　　　　　（5-4）

图5-13　基于Gulabivala等对缅甸人的研究所绘制的更多根管结构示意图。

表5-3

上颌牙齿根管形态分类及百分比

牙位	牙齿数量	Ⅰ型（1）数量	Ⅱ型（2-1）数量	Ⅲ型（1-2-1）数量	根尖1个根管的总数	Ⅳ型（2）数量	Ⅴ型（1-2）数量	Ⅵ类（2-1-2）数量	Ⅶ型（1-2-1-2）数量	根尖2个根管的总数	Ⅷ型（3）数量	根尖3个根管的总数
上颌中切牙	100	100	0	0	100	0	0	0	0	0	0	0
上颌侧切牙	100	100	0	0	100	0	0	0	0	0	0	0
上颌尖牙	100	100	0	0	100	0	0	0	0	0	0	0
上颌第一前磨牙	400	8	18	0	26	62	7	0	0	69	5	5
上颌第二前磨牙	200	48	22	5	75	11	6	5	2	24	1	1
上颌第一磨牙												
近中颊根	100	45	37	0	82	18	0	0	0	18	0	0
远中颊根	100	100	0	0	100	0	0	0	0	0	0	0
腭根	100	100	0	0	100	0	0	0	0	0	0	0
上颌第二磨牙												
近中颊根	100	71	17	0	88	12	0	0	0	12	0	0
远中颊根	100	100	0	0	100	0	0	0	0	0	0	0
腭根	100	100	0	0	100	0	0	0	0	0	0	0

摘自Vertucci FJ: Root canal anatomy of the human permanent teeth, *Oral Surg Oral Med Oral Pathol* 58:589, 1984。

表5-4

下颌牙齿根管形态分类及百分比

牙位	牙齿数量	Ⅰ型（1）数量	Ⅱ型（2-1）数量	Ⅲ型（1-2-1）数量	根尖1个根管的总数	Ⅳ型（2）数量	Ⅴ型（1-2）数量	Ⅵ类（2-1-2）数量	Ⅶ型（1-2-1-2）数量	根尖2个根管的总数	Ⅷ型（3）数量	根尖3个根管的总数
下颌中切牙	100	70	5	22	97	3	0	0	0	3	0	0
下颌侧切牙	100	75	5	18	98	2	0	0	0	2	0	0
下颌尖牙	100	78	14	2	94	6	0	0	0	6	0	0
下颌第一前磨牙	400	70	0	4	74	1.5	24	0	0	25.5	0.5	0.5
下颌第二前磨牙	400	97.5	0	0	97.5	0	2.5	0	0	2.5	0	0
下颌第一磨牙												
近中	100	12	28	0	40	43	8	10	0	59	1	1
远中	100	70	15	0	85	5	8	2	0	15	0	0
下颌第二磨牙												
近中	100	27	38	0	65	26	9	0	0	35	0	0
远中	100	92	3	0	95	4	1	0	0	5	0	0

摘自Vertucci FJ: Root canal anatomy of the human permanent teeth, *Oral Surg Oral Med Oral Pathol* 58:589, 1984。

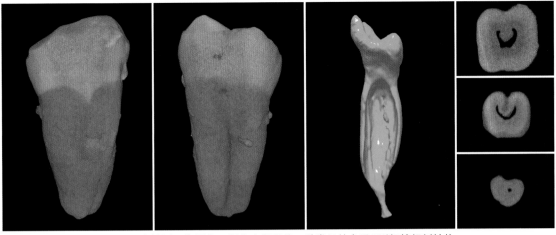

图5-14　在美洲原住民和亚洲人中发现的一种常见的变异C形根管解剖结构。

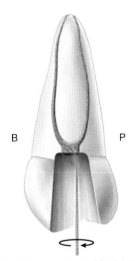

图5-15　必须用尖端弯曲的小型器械探查椭圆形根管口。当试图定位颊侧根管时，临床医生应将锉尖向颊侧弯曲后放入根管口中。探查腭侧根管时，锉尖应向腭侧弯曲。B：颊侧；P：腭侧。

临床治疗过程中确定根管解剖结构
冠方考量

　　探查髓室底将为根管口定位和根管形态识别提供线索。重要的一点是，如果仅存在一个根管，常位于入口洞形的中央。所有的根管口，尤其是卵圆形的，应该使用尖端1～2mm预弯的小号坚硬K锉（C锉和C+锉，分别为Dentsply Tulsa Dental Specialties，Tulsa，OK；Dentsply Maillefer，Ballaigues，Switzerland）进行探查。如果所探查的根管口不位于牙根的中央，则可能存在另一个根管口，临床医生应该在对侧的位置进行探查（图5-15）。两个根管口间的位置关系也十分重要（图5-16），两者相距越近，则在牙根内融合

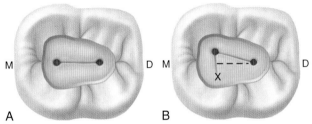

图5-16　**A**，在具有两个根管的下颌第二磨牙中，两个根管口均位于近远中向的中线上。**B**，如果两个根管口没有位于近远中向的中线上，则应在"X"区域的另一侧探查另一根管。D：远中；M：近中。

成一个根管的可能性越大，两者相距越远，则根管之间保持独立的可能性越大，根管弯曲度越低[40]。锉进入根管口后的朝向也十分重要。在下颌磨牙远中根管内，如果插入第一根锉后，其偏向舌侧或颊侧，则可能存在第二根管。如果存在2个根管，与单一根管相比会更细小（见本章关于这类牙齿的显微CT及断面形态学研究，另外，此类牙的旋转形态学视频可以在专家咨询处在线获得，视频5-1）。

根中部考量

　　随着根管离开冠方部分进入牙根中段，会发生很多变异，包括根尖鳍状、网状、盲管和峡区（又称管间交通支）等结构。这些结构是两根管间含有牙髓或牙髓衍生组织的狭窄、带状交通或者是从根管中段分出的两个根管间的交通区域。这些结构内会含有多种成分，在牙髓感染时会产生细菌及其副产物。一项研究显示，上颌第一磨牙近中颊根的峡区常见于根尖3～5mm处[244]。在根尖4mm区域，部分是峡区或完全

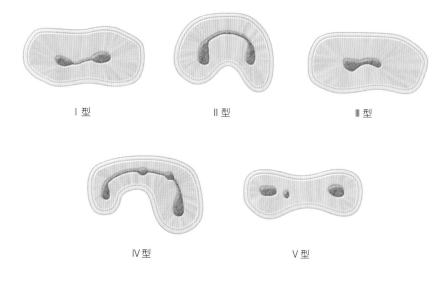

I 型　　　　　　 II 型　　　　　　 III 型

IV 型　　　　　　 V 型

图5-17　Kim等描述的根管峡部示意图。I 型是不完全峡部，两个根管之间有模糊的连接。II 型是完全峡部，2个根管之间有明确的连接。III 型是两个根管之间短的、完全相连的峡部。IV 型是3个或3个以上根管之间完全或不完全峡部。V 型是两个或3个根管之间没有可见的连接。（摘自Kim S, Pecora G, Rubinstein R, Dorscher-Kim J: *Color atlas of microsurgery in endodontics*, Philadelphia, 2001, Saunders）

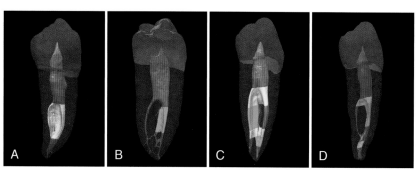

A　　　　　B　　　　　C　　　　　D

图5-18　A~D，下颌前磨牙的显微CT扫描，显示从冠部到根尖区根管形态的多样性。红色表示非C形根管；黄色表示半月形根管；绿色表示连续的C形根管。

是峡区的发生率为100%。另一项研究显示部分峡区的发生率比完全峡区高[213]。

　　前牙峡区的发生率为15%；在上颌前磨牙中，根尖1mm处和根尖6mm处峡区发生率分别为16%和52%，意味着峡区主要见于根中1/3段（图5-17）。从上颌第一磨牙近中颊根的根中1/3到根尖1/3，峡区的发生率从30%增加至50%。80%的下颌第一磨牙近中根根尖区和根中段存在此类交通结构，远中根根尖区发生率更高。

　　另一个在根中段的常见变化是由1个根管分成2个或多个根管，同时伴随较大的根管形态变异。同样的，两个独立的根管常在此区域融合（图5-18）。

　　当牙根内有2个根管融合为1个时，舌侧或腭侧的根管通常直接开口于根尖，但需要通过影像学进一步确认。当1个根管分叉为2个时，通常呈颊舌（腭）向分叉，舌侧根管常由一定角度从主根管发出，有时可能成直角（图5-19）。一项研究建议将这种根管形态视作"h"形[197]。颊侧根管是"h"中成直线走行的部分，而舌侧根管是从根中部成锐角分出的部分。这种情况下需要改良髓腔入路，以使根管器械可以通畅地进入舌侧根管。

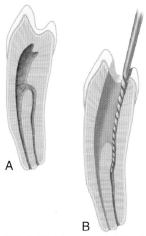

A

B

图5-19　A，下颌前磨牙近中面可见根管结构为 V 形。舌侧根管以近似直角的方向从主根管分出。B，这种解剖结构需要在舌侧扩大开髓洞形，建立舌侧根管的直线入路。此时应该在牙科手术显微镜下来完成。

　　尽管由1个根管分成2个根管这种情况给临床医生带来了挑战，但最大的问题在于即便是在牙科手术显微镜下，这种成90°发出的细小根管也难以被探查。这些根管可能会在根尖区和主根管融合为一，也有分开独立走行的，这在C形根管中十分常见。

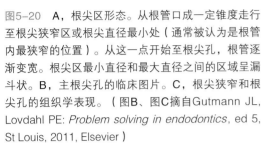
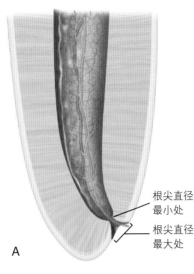
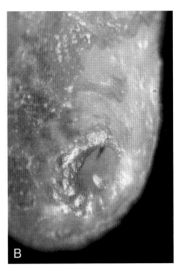

根尖直径
最小处

根尖直径
最大处

A

B

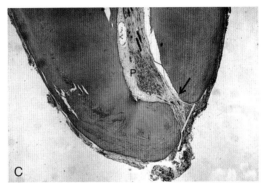

C

图5-20 A，根尖区形态。从根管口成一定锥度走行至根尖狭窄区或根尖直径最小处（通常被认为是根管内最狭窄的位置）。从这一点开始至根尖孔，根管逐渐变宽。根尖区最小直径和最大直径之间的区域呈漏斗状。B，主根尖孔的临床图片。C，根尖狭窄和根尖孔的组织学表现。（图B、图C摘自Gutmann JL, Lovdahl PE: *Problem solving in endodontics*, ed 5, St Louis, 2011, Elsevier）

根尖段考量

根尖区解剖形态的经典概念是基于以下3个解剖和组织学标志：根尖狭窄区（apical constriction，AC）、牙本质牙骨质界（cementodential junction，CDJ）以及根尖孔（apical foramen，AF）。Kuttler将根尖区解剖描述为根管从根管口成一定锥度走行至距离根尖孔0.5～1.5mm的根尖狭窄（图5-20）[109]。根尖狭窄区被认为是根管具有最小直径的部分，也是临床医生进行根管扩大、成形、清理、消毒和充填的参照点。为了长期良好的治疗效果，不建议器械或根管充填材料破坏根尖狭窄区。

牙本质牙骨质界（CDJ）是根管内牙本质与牙骨质的交界处，也是牙髓组织的终点和牙周组织的起点。根管内CDJ的位置变异较大，大约距离根尖孔（AF）1mm，常不与根尖狭窄区完全一致[184,200]。

从根尖狭窄区（或称根尖最小径）开始，根管在向根尖孔（或称根尖最大径）延伸的过程中开始变宽。根尖最小与最大径之间的空间是漏斗状或双曲线状的，类似于牵牛花的形状。在年轻人中，根尖最小径与最大径之间的平均距离为0.5mm，在老年人中为0.67mm[109]。在老年人中这一距离更长的主要原因是牙骨质的堆积效应。

根尖孔（AF）是"圆形的边界，像漏斗或弹坑状，将根管末端与牙根外表面分开"[109]。在18～25岁年龄组，根尖孔直径均值为502μm，而55岁年龄组的均值为681μm，这表明根尖孔直径随年龄增长而变大[109]。作为参照，这个尺寸分别大于#50和#60根管锉的横断面直径。根尖孔常不位于解剖根尖，而是距其0.5～3.0mm处。由于牙骨质堆积效应，这一现象在老年人牙齿中更为明显。研究显示，只有17%～46%的病例根尖孔与根尖顶点相一致[30,81,83,170,182,208,223,227]。

在上前牙中，牙本质牙骨质界（CDJ）的位置和直径与根尖孔（AF）不一致[174]。即使是同一根管内相对的根管壁进行比较，牙骨质从AF延伸到根管内的范围也有很大差异。牙骨质在所有根管壁上达到相同的位置的概率只有5%。牙骨质延伸量最多的地方通常发生在根管弯曲的凹侧。这种变异证实CDJ和AC通常不在同一位置，CDJ应该被认为是两种组织在根管中相遇的交界处，位置可变（图5-21）。CDJ处的根管的直径差异很大，在中切牙为353μm，侧切牙为292μm，尖牙为298μm。这些测量值接近#30～#35根管锉的大小。

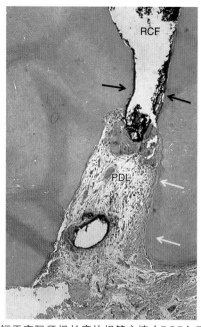

图5-21 短于实际牙根长度的根管充填（RCF）后的根尖。组织学证据表明，与根充材料相邻的牙周膜（PDL）细胞形成了硬组织（黑色箭头所示）。黄色箭头表示根尖孔内侧的牙骨质形成。这些发现强调了根尖组织的可变性。（摘自Gutmann JL，Lovdahl PE：*Problem solving in endodontics*, ed 5, St Louis, 2011, Elsevier）

表5-5

从根尖到根尖缩窄处的平均垂直距离，缩窄处的近远中和唇舌直径		
牙位	近远中（mm）	唇舌向（mm）	垂直距离（mm）
中切牙	0.37	0.428	0.863
侧切牙	0.307	0.369	0.825
尖牙	0.313	0.375	1.01

摘自Mizutani T, Ohno N, Nakamura H: Anatomical study of the root apex in the maxillary anterior teeth, *J Endod* 18:344, 1992。

上前牙根尖和主根管根尖孔的重合率，中切牙和尖牙为17%，侧切牙为7%[139]。中切牙和尖牙根尖和根尖孔一般偏向远中唇侧，侧切牙则通常偏向远中舌侧。表5-5显示了从根尖到根尖狭窄区（AC）的垂直距离以及AC处近远中和唇舌向的根管直径。所有上前牙根尖狭窄区的唇舌径比近远中径约多50μm。这对于根管治疗具有明确的意义，因为在X线片上只能看到近远中直径。

扫描电子显微镜可用于确定主根尖孔的数量和大小、与解剖根尖的距离以及副根尖孔的大小。Morfis等[145]观察到，除了上颌磨牙的腭根和下颌磨牙的远中根外，所有牙齿上都发现了多个根尖孔。24%的上颌前磨牙和26%的上颌切牙未发现主根尖孔。下颌磨

表5-6

主根尖孔的尺寸	
牙位	平均值（μm）
上颌切牙	289.4
下颌切牙	262.5
上颌前磨牙	210
下颌前磨牙	268.25
上颌磨牙	
腭侧	298
近颊	235.05
远颊	232.2
下颌磨牙	
近中	257.5
远中	392

摘自Morfis A, Sylaras SN, Georgopoulou M, et al: Study of the apices of human permanent teeth with the use of a scanning electron microscope, *Oral Surg Oral Med Oral Pathol* 77:172, 1994。

牙近中根（50%）、上颌前磨牙（48%）和上颌磨牙的近中根（42%）多根尖孔的发生率最高。这一发现与圆钝根尖通常具有多个根尖孔的观察结果一致。表5-6列出了主根尖孔大小的平均值，其范围从上颌前磨牙的210μm到下颌磨牙远中根的392μm。所有牙齿至少有一个副根尖孔，上颌前磨牙的副根尖孔数量最多、尺寸最大（平均53μm），并且根尖端的结构最复杂。下颌前磨牙的特征与之惊人的相似，这可能是根管治疗在前磨牙中失败的原因。

根管根尖1/3的形态具有解剖多样性，包括大量副根管，吸收区和吸收后再次修复区，附着的、嵌入的或游离的髓石，不等量的修复性牙本质，且根管直径各异（表5-7）[140-141]。此处的原发性牙本质小管量通常低于冠方牙本质，且方向和密度或多或少都有些不规则。有些区域完全没有小管。常见一些与主根管成45°的细小根管分支（直径300～700μm）以及与主根管成90°的微小根管（直径25～200μm）（图5-22）。根尖结构的多变性和牙本质小管的显著缺失导致细菌侵入牙本质壁的可能性明显减小；然而，它也对根管治疗过程造成极大困扰，从根管预备、消毒到充填各个步骤。

临床上，对于根管治疗应终止于根尖1/3的何处，存在相当大的争议，临床确定根尖区根管的形态是最困难的[84,193]。根尖狭窄区的存在更偏向于概念而非客

表5-7

牙齿（根管）位置	颊/舌侧			近/远中		
	1mm	2mm	5mm	1mm	2mm	5mm
上颌						
中切牙	0.34	0.47	0.76	0.30	0.36	0.54
侧切牙	0.45	0.60	0.77	0.33	0.33	0.47
尖牙	0.31	0.58	0.63	0.29	0.44	0.50
前磨牙						
单根管	0.37	0.63	1.13	0.26	0.41	0.38
颊侧根管	0.30	0.40	0.35	0.23	0.31	0.31
腭侧根管	0.23	0.37	0.42	0.17	0.26	0.33
磨牙						
近中颊根单根管	0.43	0.46	0.96	0.22	0.32	0.29
近中颊根第一根管	0.19	0.37	0.46	0.13	0.27	0.32
近中颊根第二根管	0.19	0.31	0.38	0.16	0.16	0.16
远中颊侧根管	0.22	0.33	0.49	0.17	0.29	0.31
腭侧根管	0.29	0.40	0.55	0.33	0.40	0.74
下颌						
切牙	0.37	0.52	0.81	0.25	0.25	0.29
尖牙	0.47	0.45	0.74	0.36	0.36	0.57
前磨牙						
单根管	0.35	0.40	0.76	0.28	0.32	0.49
颊侧根管	0.20	0.34	0.36	0.23	0.29	0.41
腭侧根管	0.13	0.32	0.37	0.18	0.21	0.17
磨牙						
近中单根管	0.45	0.80	2.11	0.22	0.30	0.29
近中颊根管	0.40	0.42	0.64	0.21	0.26	0.32
近中舌根管	0.38	0.44	0.61	0.28	0.24	0.35
远中根管	0.46	0.50	1.07	0.35	0.34	0.59

摘自Wu M-K, R'oris A, Barkis D, Wesselink P: Prevalence and extent of long oval canals in the apical third, *Oral Surg Oral Med Oral Pathol Oral Radiol Endod* 89:739, 2000。

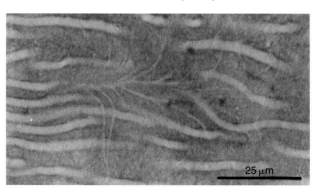

图5-22 根尖区可见细小管道和微小分支。（摘自MjörlA, Nordahl I: The density and branching of dentinal tubules in human teeth, *Arch Oral Biol* 41：401,1996）

观情况。一些研究报道，典型根尖狭窄区的发现率不到一半，特别是当根尖吸收或根尖周病变等因素存在时[44-55,192,238]。根管根尖部分通常是锥形的，或是平行的，或是有多处缩窄[55]。Weine[238]推荐以下位置作为根管治疗的终止点：当没有发生骨或牙根吸收时距根尖1mm，仅有骨吸收时距根尖1.5mm，当同时存在骨和牙根吸收时距根尖2mm。

由于临床上难以定位根尖狭窄区和根尖孔，一些学者认为根尖片上的根尖顶点是一个更可靠的参考点[250]。他们建议，根管治疗的终点可位于距根尖片上的根尖顶点3mm或3mm以内，具体位置取决于牙髓病变的诊断。对于活髓牙病例，临床和生物学证据支持根管治疗的最佳终止点应设置在距根尖片上的根尖2～3mm处[103,195]。这样保留根尖区残留牙髓，可防止刺激性根充材料超出根尖周组织。然而，临床医生通常没有认识到的是，这种所谓的残留牙髓实际上不是牙髓组织，而是牙周组织，可以确保根尖牙骨质覆盖使病变愈合（图5-21）。另一方面，坏死牙髓、细菌及其副产物和生物膜可能存在于根管根尖区，如果在根管治疗过程中未彻底清除，则可能干扰病变的愈合。研究表明，在这些情况下，当根管治疗止点距根尖片根尖顶点2mm或2mm以内时，治疗成功率更高[102-103,195]。当根管治疗止点短于2mm或超过X线片上的根尖顶点时，成功率下降了20%。为了防止根管治疗失败，治疗过程中工作长度最好延伸至距离根尖片根尖顶点1～2mm，以防止器械过度扩大根管或充填材料进入根尖周组织（见第6章和第8章）。

许多研究者在评估根管治疗后根尖和周围组织后得出结论，当根管治疗终止在根尖狭窄区时预后最佳，超出根尖狭窄区预后最差[113-116,180]，距根尖狭窄区距离超过2mm预后居中。活髓牙、坏死牙髓以及根尖孔外有感染的患牙，根管治疗过程都会发生上述几种情况。根尖周组织、侧支根管和根尖分歧中的根管封闭剂或牙胶（或两者都有）可能引起严重的炎症反应。然而，临床很难定位根尖狭窄区，这就是为什么一些研究倡导临床医生所有根管治疗终止在根尖片上根尖顶点范围内，在此基础上充填所有根尖分歧和侧支根管[186]。这个方案是基于临床经验的，对之前认为已经治疗成功的患牙进行CBCT评估，暴露出了更多的治疗后病变[158]。

虽然在根管治疗过程中，根尖区机械预备和根管封闭的止点仍然是争议的主题，但现代电子根尖定位仪可以帮助临床医生更有把握地确定根管的近似工作长度。最终的难点是根尖区两个标志具有可变性和不可预测性。根管形状与直径的巨大变异使根管扩大和成形全过程复杂化。根管治疗的成功依赖于根管系统的解剖结构、管壁的形态尺寸、在允许范围内使用适当的器械，以及操作者的技能和经验。

髓腔进入的目标和指导

目标

毫无疑问，复杂根管系统的髓腔进入是任何非手术根管治疗最重要的阶段[84,212]。髓腔入路洞形预备的目标是：（1）去除所有龋坏组织；（2）保存健康的牙体结构；（3）完全去除髓室顶；（4）去除所有冠方牙髓组织（有活力的或坏死的）；（5）定位所有根管口；（6）形成到达根尖孔或根管第一个弯曲的直线通路。如果操作得当，可以对每颗牙齿的修复需求进行全面评估（如是否需要牙冠延长，是否需要桩，是否需要简单的粘接核，或是复合树脂修复，以确保根管治疗后牙齿结构的完整性）。

合适的开髓洞形可形成通向根管系统平滑而直线的通路，最终到达根尖或第一个根管弯曲的位置（图5-23A）。直线入路是根管系统彻底清创的最佳条件，它降低了器械折断的风险[143]，并且便于直接进入根管口，因为髓腔壁可形成一个漏斗形线角，引导器

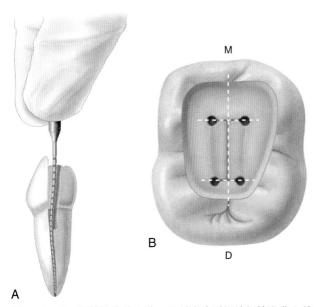

图5-23　A，根管的直线入路。器械在达到初始根管弯曲之前方向不应偏转。在某些情况下，必须牺牲冠部牙体组织以获得直线入路。B，图解表示根管口位置的中心性和对称同心性。D：远中；M：近中。

械平滑地进入根管中。根管中心线在咬合面上的投影形成多个线角的定位（图5-23B），连接各线角形成开髓洞形的轮廓，为了有利于寻找根管的位置和制备便宜形，必要时可修改外形轮廓。

髓腔进入的关键步骤

根管内部解剖的可视化

牙齿内部解剖形态决定了开髓洞形的形状，因此预备开髓洞形的第一步是髓腔位置的可视化。这种可视化需要通过评估偏移投照根尖片，以及检查牙冠、牙颈部和根部的解剖形态而获得。尽管只有2D图像，诊断性根尖片也有助于临床医生估计髓腔的位置、髓腔钙化程度、牙根或根管的数量以及根管的大概长度。沿着附着龈扪诊可以帮助定位牙根位置和方向。综合以上信息可指导临床医生选择正确的髓腔入路方向。

釉牙骨质界和殆面解剖的评估

一般来说，开髓洞形与殆面的解剖结构相关。然而，完全依赖殆面/舌面的解剖结构是有风险的，因为这种形态可能会随着牙冠龋坏或用各种修复材料重建而改变。同样的，牙根可能不垂直于牙齿的殆面。因此完全依赖于殆面或舌面结构操作可以解释一些程序性错误的发生，例如在牙冠颈部或根分叉处穿孔。Krasner和Rankow[107]发现，釉牙骨质界（cementoenamel junction，CEJ）是确定髓室和根管口位置最重要的解剖学标志。他们的研究表明，髓室底存在特定且稳定的解剖结构。作者提出了适用于髓室解剖的3D评估指南，或者说是一种空间概念，可以帮助临床医生确定髓室底根管口的数量和位置（图5-23B）。

中心性：髓室底一般位于牙齿CEJ水平的中心。

同心性：髓室壁始终与CEJ水平的牙齿外表面保持同心性；也就是说，牙根外表面解剖形态反映了内部髓室的解剖结构。

CEJ的位置：在CEJ水平，环绕牙齿一周，从临床牙冠外表面到髓腔壁的距离是相同的，使CEJ成为定位髓室位置最稳定、最有可重复性的标志。

对称性：除了上颌磨牙之外，通过髓室底中心向近远中方向画一条线，根管口到这条线的距离是相等的。同时，除上颌磨牙外，根管口位于这条线的垂线上。

颜色变化：髓室底总是比髓室壁颜色更暗。

根管口位置：根管口总是位于髓室壁和髓室底的交界处，根管口总是位于壁-底线角上，并且根管口总是位于牙根发育融合线的末端。

这些研究者发现，样本中超过95%的牙齿符合上述空间关系[107]。由于C形根管解剖结构的发生，略低于5%的下颌第二和第三磨牙不符合以上关系。

舌面和𬌗面预备开髓洞形

通常前牙的开髓洞形位于舌侧，后牙的开髓洞形位于𬌗面。这些是在不影响美观和修复的前提下，最适合达到直线入路的位置。一些学者建议，在特定的病例中将下颌切牙的开髓洞形从传统的舌侧移至切端[135]，这样可以更好地进入舌侧根管，并进行根管内的清创（图5-24）。在舌侧倾斜或扭转的牙齿中，这种开髓方式通常是首选，并且在橡皮障放

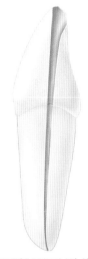

图5-24 下颌前牙切端开髓洞形可以改善直线入路，有利于根管清创。

置之前进行，或者在开始使用车针之前，仔细确认牙根的位置[84]。同样的，在没有橡皮障的情况下进行开髓可能更好，可在直视下通过牙根的倾斜辅助判断牙齿的长轴方向。此外，某些情况下，在放置橡皮障之前进行根管探查和局部扩大可能更有益。此时显微根管开敞器（Micro-Opener，Dentsply Maillefer）（图5-25A）和配有探查和疏通功能的EndoHandle（Venta Innovative Dental Products，Logan，UT）（图5-25B）是定位的根管口和疏通根管的绝佳工具。这些柔韧的不锈钢手持器械尖端是变锥度的，不仅可以用于探查根管，还可以建立原始根管通路。前者具有偏移手柄，能够更好地观察髓室形态，而后者有多种尺寸可供选择。

进入髓腔前去除所有不良修复体和龋坏

在进入根管系统之前去除所有不良的修复体和龋坏组织是很重要的[84]。这样可以发现隐藏的龋坏或折裂，并且能够进一步判断牙齿的可修复性。就这点来讲，通常在进入髓室之前，暂停预备开髓洞形，以便于进行使牙冠延长的操作或制作粘接假壁。此外，在进入髓室之前，牙齿将更容易被隔离，并可判断修复边缘是否完整。在某些情况下，由于牙齿折裂或不可修复，可能需要将其拔除（图5-26）。最后，在这种敞开条件下进行开髓洞形预备，根管更容易定位，尤其是在增强照明和放大条件下，根管内的操作过程更加顺畅。研究表明，如果修复体没有完全去除，临床医生遗漏折裂、龋齿和边缘破裂的可能性会高出40%[1]。在彻底去除修复体的情况下进行髓腔入路，也可以防止修复材料碎片脱落并无意中推出根管系统。

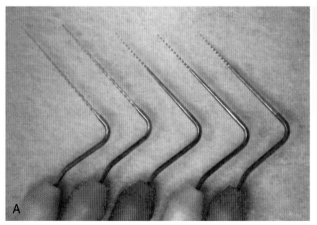

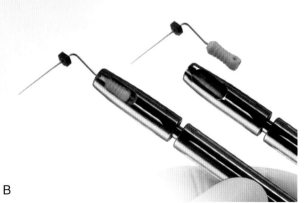

图5-25 A，一套用于根管探查和扩大的显微开敞器（Dentsply Maillefer）。B，类似工具，但可将探查器械放在手柄内，探查器械可更换（Venta Endo），角度可直可弯。

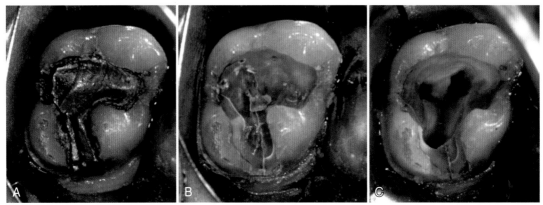

图5-26 A，需要做根管治疗的上颌磨牙。B，去除汞合金后腭侧壁见垂直向裂纹。C，根管彻底清创和成形后。折裂线清晰可见，但不能探入。（摘自Gutmann JL，Lovdahl PE：*Problem solving in endodontics*，ed 5，St Louis，2011，Elsevier）

去除无支撑的牙体结构

除了去除龋坏组织和修复体外，应去除无支撑的牙体结构，以防止在治疗过程中牙齿折裂。虽然应该尽量避免去除健康的牙齿结构，但往往需要进一步修整开髓洞形，以便于定位根管口和疏通根管。

修整开髓洞形侧壁，建立不阻挡器械至根尖孔或初始根管弯曲处的直线通路

必须去除一定的牙体组织以便于器械不被髓室壁干扰进入各个根管，特别是当根管严重弯曲或以钝角离开髓室底时。因此，开髓洞形的设计不仅取决于根管口的位置，还取决于整个根管的位置和弯曲程度。根管的壁（而不是开髓洞壁）必须建立引导器械进入根管的通路。不遵守这一原则会导致治疗出现错误，包括根管穿孔、器械偏离主根管的方向（形成台阶）、器械断离或预备根管形态与原始根管形态有差异（根尖移位）。

检查髓室壁和髓室底

放大设备在初次根管治疗过程中尤其重要，特别是确定根管口的位置以及移除髓室内的组织和钙化物。许多放大工具（特别是牙科手术显微镜）提供的照明设备有助于阻塞、弯曲和部分钙化的根管初步通畅。视野的增强使临床医生能够看到髓室内牙本质的颜色变化和一些肉眼可能看不到的细微标志，包括隐藏的裂纹和龋坏。头帽式手术放大镜和根管内镜[12]也可用于帮助定位复杂的根管系统。在大多数情况下，在放置橡皮障后，除放大设备外，还可使用尖锐的根管探针（DG-16）来定位根管口，并确定它们与髓室的偏离角度。

髓室壁的锥度和冠方封闭空间充分性的评估

适当的开髓洞形的洞壁通常具有锥度，向殆面方向敞开。这一种预备形式可以防止咬合力将临时材料推入髓腔并破坏其密封性。需要至少3.5mm厚的临时充填材料（如Cavit；3M ESPE，St.Paul，MN）才能在短时间内提供足够的冠方密封[237]。近期研究发现，在冠方修复体边缘发生微渗漏时，使用复合树脂、玻璃离子和三氧化矿物聚合物（ProRoot MTA，Dentsply Tulsa Dental Specialties）封闭根管口有望降低根管系统细菌污染的风险[96]。

开髓洞形的机械预备

开髓洞形的预备需要以下设备：
- 放大和照明设备。
- 手机。
- 车针。
- 根管探针。
- 牙髓挖匙。
- 超声装置和工作尖。

放大和照明设备

预备开髓洞形最好在放大和适当的光源条件下进行。如果没有牙科手术显微镜（DOM），强烈建议使用带辅助光源的手术放大镜。

手机

使用高速手机预备开髓洞形时，良好的手感至关重要。在许多情况下，可以使用慢速手机，这特别有助于仔细去除预期开髓区域的龋坏组织。对于具有挑

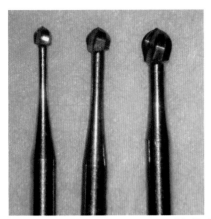

图5-27　开髓车针：#2、#4和#6圆形钨钢钻头。

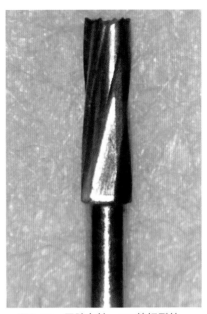

图5-28　开髓车针：#57钨钢裂钻。

战性的开髓洞形预备，尤其是那些髓室钙化和狭窄的患牙，即使是经验丰富的临床医生也尽量放慢切割速度、降低效率，使用可控性强的慢速手机或超声工作尖。

车针

目前市面上有许多专用于开髓的车针。将它们详尽地一一列出是有难度的，并且大多数临床医生都有一套自己习惯使用的车针。为了满足这方面的总体需求，各公司已开发出各种各样的开髓车针套装（Dentsply Tulsa Dental Specialities；SS White，Lakewood，NJ；SybronEndo，Orange，CA；Ultradent Products，Inc.，South Jordan，UT）。实际上，预备符合上述标准的开髓洞形比选择在该过程中使用哪个车针更重要。因此，此处仅讨论一些常见的开髓车针。

圆头钨钢车针（尺寸#2、#4和#6）（图5-27）广泛用于开髓洞形制备。它们用于去除腐质并形成洞形的初步轮廓，同时还可用于穿通髓室和揭髓室顶。一些临床医生更喜欢使用裂钻（图5-28）或带有圆形切割端的金刚砂车针（图5-29）来进行这些操作。裂钻和圆头金刚砂车针的优点在于它们可进入髓腔内进行一些轴壁的预备。然而，当经验不足的临床医生使用这些车针来开髓时，车针的切割末端可能会意外磨到髓室底和轴壁。

带有安全尖端（即没有切削功能的尖端）的金刚砂车针和裂钻（图5-30）是轴壁预备更安全的选择，它们可用于髓室轴壁的扩展和定向。因为它们没有切割末端，所以可以允许车针触碰到髓室底，并且可以使整个轴壁从釉质表面到髓室底保持在一个平面上。这样最终预备出的开髓洞形轴壁没有凹沟。这种金刚

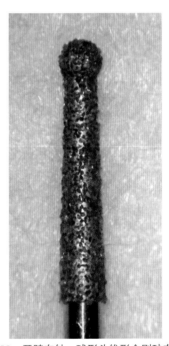

图5-29　开髓车针：球形头锥形金刚砂车针。

砂车针和裂钻也可用于磨除高陡牙尖和锐利切端，方便其作为根管工作长度的参考点。

当需要对全瓷或金属烤瓷修复体进行开髓时，通常会使用圆头金刚砂车针（尺寸#2和#4）（图5-31）[84]。金刚砂车针比钨钢车针对瓷层的损伤更小，并且更容易穿透瓷层，减小裂纹或折断的可能。它们应在喷水降温时使用，以控制修复体中的热量积聚。在用金刚砂车针穿透修复体的瓷层后，使用钨钢车针，例如"穿金属"车针（transmetal bur，Dentsply Maillefer）（图5-32），来穿通金属或牙本质，因为

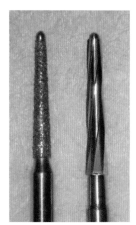

图5-30 开髓车针：安全尖端锥形金刚砂车针（左）；安全尖端锥形钨钢车针（右）。

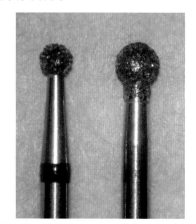

图5-31 开髓车针：#2和#4金刚砂球钻。

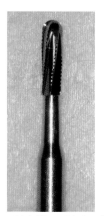

图5-32 开髓车针："穿金属"车针。

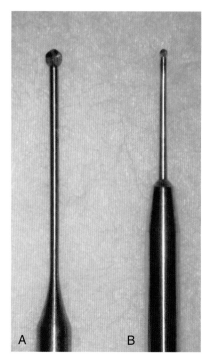

图5-33 开髓车针：A，Mueller车针。B，长颈车针或髓腔内车针。

SS White）。这些车针使用时应充分喷水降温，以最大限度地减少在开髓预备过程中氧化锆冠的热量积累[84]。此外，一些金刚砂车针在切割氧化锆时可能会快速磨损，使用一次后就需要丢弃。

一些患牙在开髓过程中需要穿通金属修复体，这些修复体可能是汞合金、铸造金属修复体，或烤瓷冠的金属基底甚至金属全冠。如前所述，由于"穿金属"车针优越的切割效率，非常适合切削金属。因此对于含金属的修复体，推荐使用全新的"穿金属"车针，配合大量喷水可进一步提升切割效率。

当遇到髓室狭窄和钙化根管口，或者需要探查根管口时，通常需要探入或切削牙根。此时可以使用长柄球钻，例如Mueller车针（Brasseler USA，Savannah，GA）（图5-33A）或Extendo车针（Dentsply Tulsa Dental Specialties），也称为长颈球钻（Dentsply Maillefer）（图5-33B）。Munce Discovery车针（CJM Engineering，Santa Barbara，CA）与Mueller车针类似，但轴更硬，可以将钻头做得更小。这些加长柄车针使机头远离牙齿，从而提高临床医生在这种精细操作过程中的可视性。作为替代方案，超声器械也可提供精确切割过程中良好的可视性。

一旦定位了根管口，接下来就应当扩大并疏通根管，使根管壁与髓腔壁形成直线通路。该过程可使器械在根管扩大和成形时更易进入根管。一些临床医生

这种车针具有更高的切削效率[84]。

牙齿修复的一个重要趋势是氧化锆牙冠和高嵌体使用的增多。氧化锆具有与金属不同的机械特性和热特性，钨钢车针不能安全有效地对其进行切割。氧化锆是一种脆性材料，当切割时会产生裂纹，并通过基底扩散，最终导致冠或嵌体破裂。金刚砂车针的制造商意识到这些问题，他们目前正在推出能够有效切割氧化锆的中、细粒度的金刚砂车针（Komet USA，Savannah，GA；Prima Dental Gloucester，England；

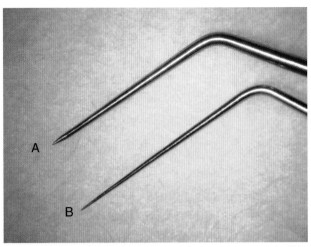

图5-34 A, 开髓工具: DG-16根管探针。B, JW-17根管探针。

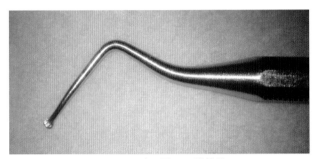

图5-35 开髓工具: 牙髓挖匙。

可能认为这本身就是根管扩大和成形过程的一部分。然而, 在根管深部扩通之前, 建立一个流畅的根管口入路可以防止后续操作过程中出现错误。

根管探针和牙髓挖匙

多种手持器械可用于预备开髓洞形的过程。DG-16根管探针 (图5-34A) 用于定位根管口并确定根管的角度。此外, JW-17根管探针 (图5-34B) (CK Dental Industries, Orange, CA) 也具有相同的用途, 但其更细小、坚硬的尖端可用于定位钙化根管可能存在的位置。尖锐的牙髓挖匙 (图5-35) 可用于去除冠髓和龋坏牙本质, 可根据需要选用不同的尺寸。#17探针, 可以认为是双端DG-16, 可用于探查髓室顶残留牙本质悬突, 特别是前牙髓角位置 (图5-36)。由于此处可能会残存组织碎屑, 如果不能去除悬突, 通常会导致牙齿变色, 特别是在仅用复合树脂粘接修复腭侧开髓洞形的牙齿上。

超声装置和工作尖

专门为髓腔入路预备而设计的超声装置和工作尖 (图5-37) 有非常大的实用价值。来自不同制造商的

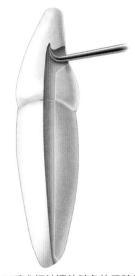

图5-36 用#17手术探针评估髓角的牙髓是否去除干净。

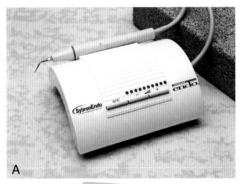

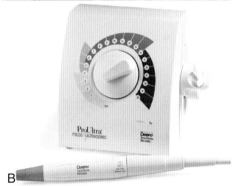

图5-37 A, 髓腔超声设备 (MiniEndo II)。B, ProUltra Piezo超声设备。(图A由SybronEndo提供, Orange, CA; 图B由Dentsply Tulsa Dental Specialties提供, Tulsa, OK)

超声尖可用于修整或加深发育沟, 去除阻挡视野的组织并探查根管。与传统的通常会阻碍视野的手机头部相比, 超声设备可提供良好的可视性。比球钻还要小的细小超声尖, 如Sine尖、ProUltra尖和Smart X BUC尖 (分别产自Dentsply Tulsa Dental Specialties、Dentsply Maillefer和SybronEndo), 其表面的研磨性涂层或不同的表面处理可以去除根管口探查过程中有阻碍的牙本质和钙化物。

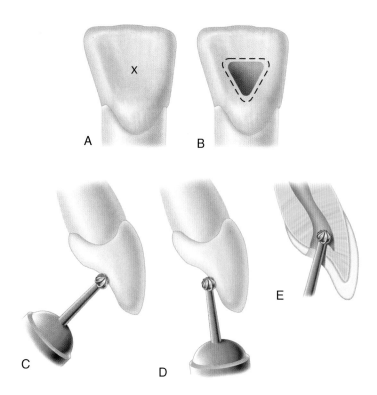

图5-38　A，在前牙中，开髓洞形的起始位置为解剖牙冠舌侧面的中心（X）。B，形状应该接近预期的最终轮廓，大小应该是最终轮廓大小的1/2～3/4。C，最初开髓时的角度与舌侧面垂直。D，刚进入髓腔时车针几乎与牙根长轴平行。E，完全去除髓室顶；使用球钻向舌侧提拉扩大髓角。

开髓洞形预备

前牙

　　以下简要概述上下颌前牙的开髓步骤。特定牙位的开髓问题在本章后面的"特定牙位的解剖形态和开髓洞形的预备"一节中进行了说明和讨论。

外部轮廓形态

　　根据需要去除龋坏组织和修复体使缺损边缘为健康牙体组织后，在前牙舌面初步制备开髓洞形轮廓。该步骤也可以在去除龋坏组织和修复体的过程中同时进行。对于完整的牙齿，从解剖冠的舌侧或腭侧中央开始开髓（图5-38A）。可以使用#2或#4球钻或锥形裂钻穿透牙釉质，并进入牙本质浅层（约1mm），预备一个与患牙理想开髓洞形相似的轮廓（图5-38B），但只是其投影大小的1/2～3/4。由于该步骤去除的牙体组织大部分是釉质，因此可使用高速手机提高切割效率。当洞形外部轮廓制备完成后，车针方向即转为垂直于舌侧表面（图5-38C）。

穿通髓室顶

　　经验丰富的临床医生通常使用高速手机穿通髓室顶，不过经验不足的临床医生可能会发现使用慢速手机增强手感更安全。继续使用相同的球钻或锥形裂钻，车针的角度从垂直于舌/腭侧表面旋转为平行于牙根长轴（图5-38D）。沿着牙根长轴继续深入牙体组织，直到髓室顶被穿通，此时一般会感受到落空感。在尺寸准确的术前根尖片上测量切端到髓室顶的距离，可以为穿通髓腔提供指示，防止意外穿孔。如果在这个深度处没有落空感，可以使用根管探针在放大器械或牙科手术显微镜辅助下探查开髓深度。通常会探查到一个小的露髓孔，或牙本质非常薄，探针可探入髓腔。应随时评估穿通深度和穿通角度在近远中向和颊舌向上偏离牙根长轴的程度，必要时应重新调整开髓角度。如果开髓过程中存在任何困惑或疑虑，可以随时拍摄偏移投照根尖片来评估进展。在这个阶段应该谨慎小心一些，以防发生事故。

揭髓室顶

　　一旦髓室顶被穿通，用球钻从髓腔内勾住穿髓孔边缘，向外提拉，磨除剩余髓室顶（图5-38E）。由于每颗牙齿具有各自独特的髓腔解剖形态，这种操作可以使髓腔内部解剖形态决定开髓洞形入口轮廓。对于不可复性牙髓炎的患牙，在此过程中牙髓出血可能遮挡视野。此时一旦去除大部分髓室顶，器械可以进入，则可以用挖匙或球钻平齐根管口水平切掉冠髓，并且髓腔内用次氯酸钠大量冲洗。如果继续出血，可以通过测量术前根尖片预估根管长度，使用带有螯合

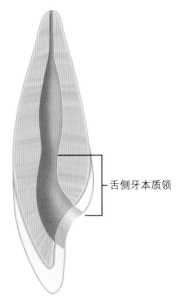

图5-39 前牙的舌侧牙本质领，从舌隆突向下延伸2mm。

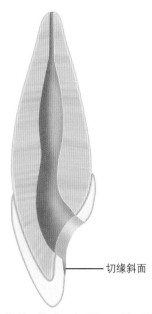

图5-40 若在上颌前牙的舌面上预备开髓洞形斜面，在咬合功能作用下可能会导致永久修复体折裂。

剂的拔髓针松弛探入接近根尖的位置，拔除牙髓。用次氯酸钠大量冲洗有助于控制出血。随后，去除髓室顶包括髓角区，同时修整所有髓腔内壁，使之向舌侧倾斜。使用#17探针探查根管壁，如果探针尖端不能"钩住"近中、远中、唇侧壁的任意一点，则可以确认髓室顶完全揭净。

去除舌侧牙本质领和开敞根管口

一旦确定根管口的位置，就应去除舌侧牙本质领或突起，这是一个从舌隆突延伸至根管口根方2mm的牙本质的突起（图5-39）。去除此结构可以建立直线通路，使根管锉与根管壁更紧密地接触，以便更有效地进行根管清理和成形。此外，去除下前牙的舌侧牙本质突起，可能暴露出额外的根管口和根管。

现代化的开敞根管口的方法通常使用旋转镍钛（NiTi）根管口开敞锉进行，可根据制造商的使用说明（directions for use，DFU）快速、安全地移除舌侧牙本质突起。如果使用得当，这些开敞锉可以改善根管口形状，有助于建立直线入路，同时最小限度地去除牙本质。尽管这些器械在不同的制造商之间可能存在细微差别，但正确的应用可以实现相同的目标。传统方法则是使用金刚砂或钨钢材质的锥形安全车针或Gates-Glidden车针来进行，但使用这些传统的器械可能会去除过多的颈部牙本质。当使用细小的安全车针时，应将尖端放置在根管口下方大约2mm处，旋转切削时车针向舌侧倾斜，以使舌侧形成斜坡。车针放置的位置应适当，以避免在开髓洞形预备中在切缘上形

成斜面（图5-40）。当使用Gates-Glidden车针时，应首先选用能够被动伸入根管口下方2mm的最大尺寸。在旋转切削过程中，轻轻向舌侧牙本质领方向施力并后退提拉。所用车针的尺寸可以根据根管口的尺寸递增，反复对舌侧壁进行成形，直到舌侧牙本质领完全消除。在此过程中，根管口被同步开敞，并与开髓洞形各壁连续。如果不能达到这一目标，建议使用根管口开敞锉。

确定直线入路

在去除舌侧牙本质领并开敞根管口后，必须建立直线入路。理想情况下，小号根管锉可以没有阻碍地到达根尖孔或第一个根管弯曲处。根管锉在根管内不必要的弯曲会导致对器械失去控制而出现一系列的后果。过度弯折的器械与弯折角度较小或没有弯折的器械相比，工作时承受的应力更大，在根管扩大或成形过程中更容易引起器械断离（图5-41）。弯折的器械也无法进入根管的关键区域，因此无法有效发挥作用。如果没有直线通路，根管预备过程中可能会出现各种错误（如出现台阶、根尖移位、根尖区开敞），这些错误主要见于在手用锉或大号镍钛器械预备根管的过程中（图5-42）。

如果已经充分移除舌侧肩领，但根管锉在切端依然有阻碍，此时应当进一步将开髓洞形向切端扩展，直至根管锉不再弯曲（图5-43）。开髓洞形切端壁的最终位置由两个因素决定：（1）完全去除髓角；

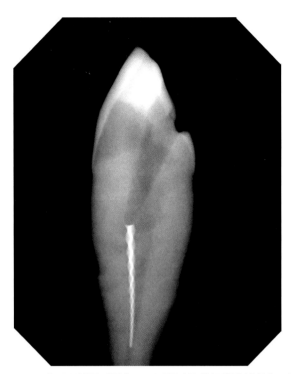

图5-41　由于开髓洞形预备不足而导致旋转根管器械断离，而不是由于根管缩窄。

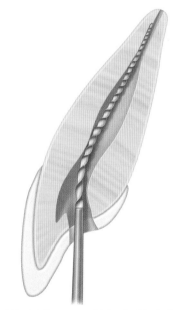

图5-42　开髓洞形预备不足。舌侧牙本质领未去除，切缘扩展不充分。根管锉偏离根管方向，形成台阶。

（2）直线入路。

检查开髓洞形

应使用适当的放大与照明系统来检查和评估已完成的开髓洞形。虽然这可以在预备的任何阶段完成，但此时应最终加以明确。应仔细检查髓腔轴壁与根管口的连接处是否有沟槽，这些沟槽可能是额外根管。还应检查根管口和根管冠方是否有分叉。

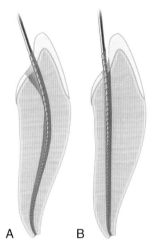

图5-43　A，舌侧牙本质领仍然存在，将锉向唇侧壁偏转。结果是根管舌侧壁的一部分不能被成形和清洁。B，去除舌侧壁牙本质领建立直线通路。

精修和平滑边缘

预备开髓洞形的最后一步是精修和平滑洞形边缘。粗糙或不规则的边缘可能导致在永久或临时充填体边缘出现渗漏。良好的洞形边缘很重要，因为前牙可能不需要进行冠修复，此时使用复合树脂充填修复后的边缘密合性较好，可以降低冠方渗漏的可能性。反之，这种渗漏可能降低根管治疗的成功率。

关于上前牙开髓洞形的边缘要考虑的另一个因素是，最终的复合树脂修复体位于患牙功能面上。在下颌运动期间，下前牙切缘在上前牙舌面上滑动。因此，上前牙开髓洞形边缘应该修整至可在边缘处放置大块修复材料。充填后边缘应该是对接型，而不应该有洞缘斜面，因为洞缘斜面会产生充填体薄弱区，可能在功能负荷下导致薄弱区的断裂，最终导致冠方渗漏。如果前牙需要牙冠作为最终修复体，则洞形边缘变得不太重要。不过如果不能及时修复，也可能发生断裂和渗漏。

具体每一颗前牙

请参阅本章后面的"特定牙位的解剖形态和开髓洞形的预备"一节中的插图。

后牙

后牙髓腔入路的预备过程类似于前牙，但是也存在显著差异，需要单独讨论[84]。需要根管治疗的后牙通常有大范围修复体或大面积龋坏。复杂的髓腔解剖结构和后牙在口腔中所处的位置，使开髓的过程具有

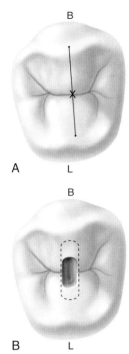

图5-44　A，上颌前磨牙开髓洞形的起始位置（X）。B，初始轮廓（暗区）和投影的最终轮廓（虚线）。B：颊侧；L：舌侧。

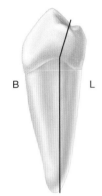

图5-45　下颌前磨牙的牙冠相对于牙根向舌侧倾斜。B：颊侧；L：舌侧。

挑战性。

外部轮廓形态

　　将需要根管治疗的患牙上龋坏组织和修复体完全去除，通常便于形成合格的开髓洞形。但是，如果牙齿完好无损，则必须确定开髓的起始位置。后牙髓腔通常位于釉牙骨质界水平中心。因此，在上颌前磨牙中，确定开髓洞形轮廓的入点位于牙尖之间的中央沟（图5-44）。下颌前磨牙牙冠相对于牙根向舌侧倾斜（图5-45），因此必须调整进入点位置以补偿此倾斜（图5-46）。在下颌第一前磨牙中，起始位置在两牙

尖连线上，颊尖舌斜面的中点处。下颌第二前磨牙需要调整的较少，因为它们的舌倾程度较小。该牙的入点位于颊尖与两舌尖间舌沟的连线上，颊尖舌斜面的1/3处。

　　为了确定磨牙开髓洞形的起始位置，必须确定其牙冠外形近远中向和冠根向的界限（图5-47）。咬合翼片是一种评估患牙髓室近远中范围的准确方法（图5-48）。上颌和下颌磨牙髓室的近中边界是连接近中牙尖顶的连线，髓室一般很少位于这条假想线的近中。斜嵴是上颌磨牙远中边界的参考。对于下颌磨牙，远中边界可参考颊沟和舌沟的连线。对于磨牙，正确的开髓起点位于近中和远中边界间中央沟的中点处。

　　前磨牙使用#2或#4球钻、磨牙使用#4或#6球钻用于穿透釉质进入牙本质中（大约1mm）。也可以使用锥形裂钻代替球钻。车针垂直于咬合面，初始轮廓是预计最终尺寸的1/2～3/4。前磨牙的开髓洞形为椭圆形，颊舌径大。磨牙的初始开髓洞形也是椭圆形，上颌磨牙的颊舌径大，下颌磨牙的近远中径大。对于磨牙，最终形状大致为三角形（3个根管）或菱形（4个根管）。然而，根管口决定了这些图形边角的位置。因此，在找到所有根管口之前，开髓洞形的初始轮廓应大致保持椭圆形。

穿通髓室顶

　　一旦穿通进入髓室，车针的角度从垂直于咬合面调整为适于进一步穿通髓室顶的角度。在前磨牙上，不管是近远中向还是颊舌向，角度应平行于牙根长轴。如果不仔细分析穿通角度，可能会导致磨除过多正常组织甚至穿孔，因为前磨牙牙根相对于咬合面通常有一定的倾斜角度。在磨牙中，穿通角度应朝向最大的根管，因为通常在该根管口殆方髓室空间最大。因此，在上颌磨牙中，穿通角朝向腭根根管口，而在下颌磨牙上，这个角度朝向远中根根管口（图5-49）。

　　与前牙一样，在术前X线片上测量髓室顶的距离，穿通的距离仅限于此范围内。如果到这个深度时没有感觉到落空感，在进一步深入髓腔之前必须仔细评估穿通角度。在多根后牙中，在开髓过程时如果不注意3D方向的细节，可能会很快发生侧穿或底穿。与前牙一样，在开髓过程中应随时使用根管探针进行探查，通常可以帮助定位髓室的位置。

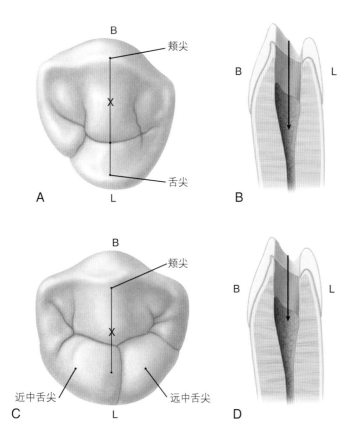

图5-46 A，下颌第一前磨牙开髓洞形起始位置（X）（殆面观）。B，下颌第一前磨牙和开髓洞形起始位置（邻面观）。C，下颌第二前磨牙开髓洞形起始位置（X）（殆面观）。D，下颌第二前磨牙和开髓洞形起始位置（邻面观）。B：颊侧；L：舌侧。

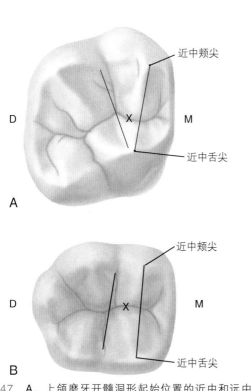

图5-47 A，上颌磨牙开髓洞形起始位置的近中和远中边界（X）。B，下颌磨牙开髓洞形起始位置的近中和远中边界（X）。D：远中；M：近中。

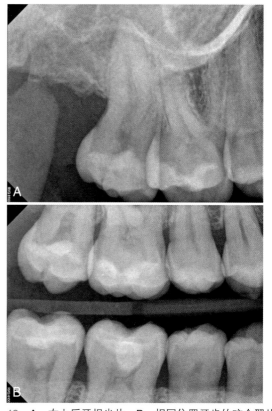

图5-48 A，右上后牙根尖片。B，相同位置牙齿的咬合翼片，髓腔形态显示得更加清晰。

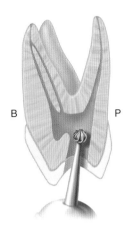

图5-49　上颌磨牙中最大根管（腭根）的穿通角度。B：颊侧；P：腭侧。

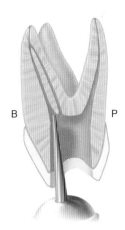

图5-51　安全尖端钨钢车针用于平整从根管口至洞缘的轴壁。B：颊侧；P：腭侧。

图5-50　A，去除髓室顶和髓角，球钻钩在髓角边缘。B，转动球钻，向殆面方向提拉去除悬突。C，去除颈部牙本质领。用Gates-Glidden车针放置在根管口下方一点，向殆面方向提拉。D，使用安全尖端的锥形金刚砂车针预备开髓洞形，使之从洞缘至根管口呈漏斗状。

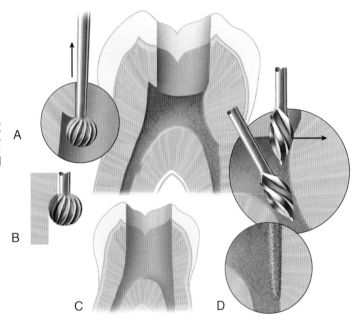

揭髓室顶

选用的车针应能完全去除髓室顶，包括所有髓角（图5-50A、B）。由牙髓出血引起的术野不清的问题应按照上一节针对前牙所述进行处理。为了最终在开髓洞形的各边角口都能形成漏斗状直接进入根管口，推荐使用带安全尖端的金刚砂车针或钨钢车针（Multi Bur，Dentsply Tulsa Dental Specialties）来进行操作（图5-50C、D）。这种车针可以抵在髓室底上，同时将整个轴壁成形，几乎没有向根方的压力（图5-51）。将车针沿髓室轴壁在根管口之间穿行，即可同时移除髓室顶，使髓壁形成锥度并形成所需的外形。

定位所有根管口

在多根管的后牙中，根管口的位置对开髓洞形最终轮廓的确定中起重要作用。理想情况下，根管口位于最终开髓洞形的各角，以便于根管治疗后续过程顺利进行（图5-52）。在开髓洞形内部，所有的根管口应该位于髓室底，不应延伸到轴壁上。根管口延伸到轴壁上会形成类似"鼠洞"的结构（图5-53），表示髓室内部扩展不足，阻碍直线入路。在这种情况下，必须将根管口重新定位在髓室底上，而不受轴壁的干扰。

去除颈部牙本质领形成根管口冠方开敞

在后牙中，理想开髓洞形的内部障碍是颈部牙本质突起以及根管在冠方自然聚拢[84]。后牙的颈部突起是悬在根管口上方的牙本质，妨碍根管的进入并增加根管的弯曲度[117]。它们可以在近中、远中、颊侧和舌侧壁向内扩展。使用车针或超声设备可以安全地移除这些突起，这些工具应放置在根管口水平，向侧方轻微加压以切割牙本质突起，移除悬在根管口上方的牙本质（图5-54）。去除牙本质突起后，根管口或根管冠方狭窄处应加以开敞，此时可使用镍钛根管口开敞锉、Gates-Glidden车针或大号锥形旋转器械（0.10/0.12），在远离根分叉的方向，使用最小的侧向压力向上提拉。随着根管口扩大，根管中上段应该形成一定的锥度，并且与髓腔壁平滑连接，这样探针可以无阻碍地沿着开髓洞形轮廓的角落顺着轴壁向下滑入根管口（图5-54）。

确定直线入路

考虑到后牙根管系统的复杂性，直线入路对于根管的成形至关重要。根管锉必须能够畅通无阻地到达根尖孔或根管第一个弯曲处。因此，每个根管必须达到直线通路，必要时进行相应的修整（图5-54O）。

检查髓室底

必须借助适当的放大和照明设备来检查髓室底和侧壁，以确保所有根管口都可见，并且不存在髓室顶悬突（图5-55）。

精修和平滑边缘

在临时和过渡期的永久修复中，应对充填体边缘进行精修和平滑处理，以最大限度地减少冠方渗漏的可能性。根管治疗过的后牙，最终的永久修复体通常选择全冠或高嵌体，也会根据对颌牙列以及患牙的功能不同而选择不同的修复体。

具体每颗后牙

请参阅本章后面的"特定牙位的解剖形态和开髓洞形的预备"一节中的插图。

髓腔进入的挑战

剩余牙体组织极少或没有临床冠的牙齿

在剩余牙体组织很少或没有临床冠的患牙上预备开髓洞形似乎是一个简单的过程。例如，年轻患牙外伤折裂后经常暴露牙髓腔，使得髓腔入路很容易。然而，在有龋坏或大范围修复体的老年人牙齿上，牙髓腔通常缩小或钙化（图5-56）；牙冠解剖标志的缺失丧失了对开髓角度的引导，使得开髓更加困难。对

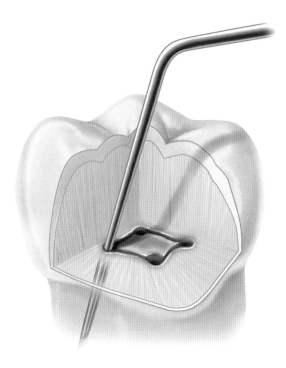

图5-52 根管探针用于探查根管口。

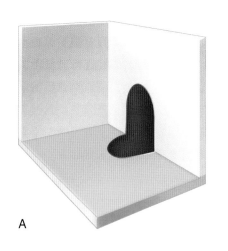
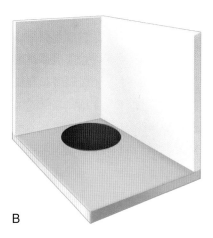

图5-53 A，根管口延伸到轴壁，形成鼠洞效应。B，根管口完全位于髓室底。

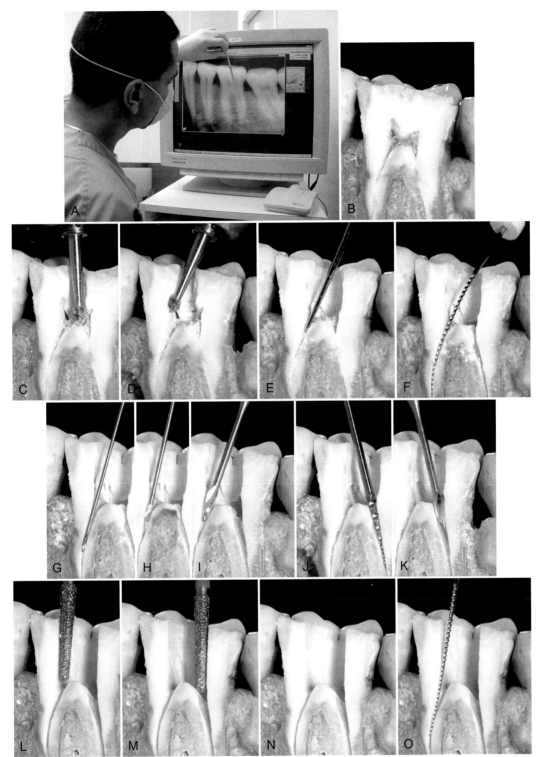

图5-54　A，治疗前X线片评估。B，牙齿的临床评估。C，穿通髓室顶。D，用球钻去除髓室顶和髓角。E，用Mueller车针或长颈车针定位根管口。F，用小号K锉探查根管。G~I，用Gates-Glidden车针开敞近中根管口及根管冠部1/3。J，用#0.12锥形镍钛旋转锉开敞远中根管的根管口及根管冠方1/3。K，用Gates-Glidden车针开敞远中根管口及冠方1/3。L，从近中根管口至开髓洞缘，近中轴壁呈漏斗状。M，从远中根管口至开髓洞缘，远中轴壁呈漏斗状。N，开髓洞形预备完成。O，确认直线入路。

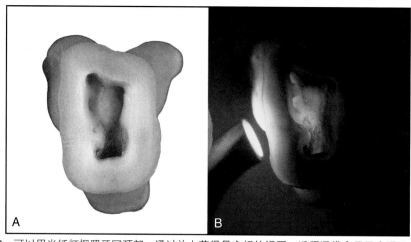

图5-55 A、B，可以用光纤灯探照牙冠颈部，通过放大获得最良好的视野。透照通常会显示肉眼无法看到的标志。

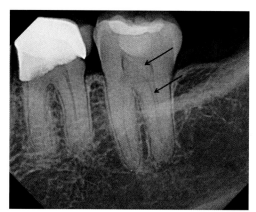

图5-56 下颌磨牙，髓室和根管都有显著钙化（箭头所示）。

患牙进行全面的临床评估以及通过术前X线片评估的牙根角度是必不可少的。髓腔位于牙冠CEJ水平的中心。通常在放置橡皮障之前进行开髓，以便在开髓过程中可以对根部隆起进行观察或扪诊（图5-57）。

应尽可能将开髓洞形维持在牙根中心，以便将根管定位在最佳位置[25]。在术前X线片上测量到达根管所需的穿通深度，如果达到该深度而没有定位到根管，则应该在继续操作之前拍摄两张X线片：常规投照角度X线片可以显示预备过程是否向近中或远中方向偏离；颊侧偏移投照可以显示穿通过程中是否有颊侧或舌侧偏移。核对这些X线片后，如果必要，操作者可据此改变车针的穿通角度。一旦找到了根管，就必须放置橡皮障，并按照前面讨论的指导方法最终完成开髓洞形预备。

经过大范围修复的患牙（包括全冠修复的患牙）

修复体通常改变牙冠的外部解剖标志，使得髓腔入路的预备变得困难。修复材料或全冠很少在完全相同的位置再现牙齿原始解剖结构。当通过大范围修复

体或牙冠纠正咬合不良时，冠根角度通常会改变（图5-58）。大多数修复材料阻挡光线进入牙齿内部，导致在预备开髓洞形时可见性变差。所有这些单一或相互作用因素，使大范围修复后的患牙开髓洞形预备变得复杂（图5-59）[1]。使用牙科手术显微镜和对患牙颈部加以透射照明，可以大大增加可见度并显示容易被遗漏的解剖标志（图5-55）。

在大多数情况下，完全去除大范围修复体是最明智的方法，并应该据此制订相应的治疗计划（图5-60）。这些修复体通常有渗漏、边缘缺损或继发龋，而去除修复体后，通过直接观察和增加光线穿透，可增强内部解剖结构的可见性。随着视野的清晰，特别是在牙科手术显微镜下，可以看到髓室壁或髓室底上的继发龋和折裂线。当修复体未完全去除时，临床医生遗漏这些异常现象的可能性会高出40%[1]。另外，视野越清晰，定位狭窄或钙化根管越容易。

当大面积修复体部分残留在患牙中时，开髓过程中车针的震动会使修复体会松动，通常会发生冠方渗漏。此外，去除这些残留修复体可防止其碎片落入根管中。根管治疗过程中器械会摩擦修复体碎片，产生的碎屑可被带入根管系统中。彻底清除修复材料可以防止出现这些问题。

完全去除牙颈部大面积修复体有助于更直接地进入根管中。例如，V类洞充填体通常会引起根管冠方钙化，使得通过殆面入路来定位根管非常困难。去除V类洞充填体可以获得更直接的髓腔入路，这使得定位和穿通髓腔更加容易。其余根管都可以通过传统的殆面髓腔入路进行处理（图5-61）。

当大范围修复体是金属烤瓷全冠或部分冠时，必

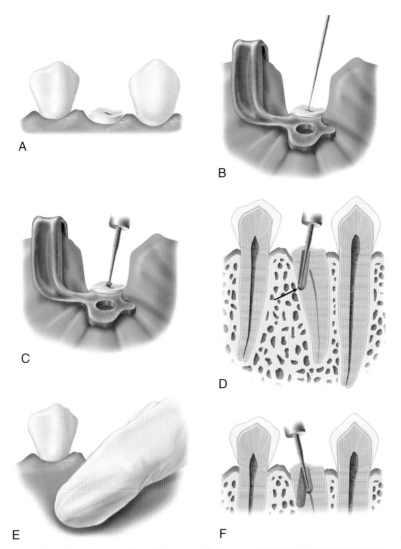

图5-57 解剖冠缺失时开髓洞形的预备。A，下颌第一前磨牙牙冠缺失。B，根管探针未能穿透钙化髓室。C，长柄球钻指向假定的牙根长轴。D，根管壁穿孔是由于对牙根弯曲的角度评估出现偏差。E，在没有橡皮障的条件下扪诊牙根颊侧解剖结构，以确定根部角度。F，调整至正确的角度后，用三氧化矿物聚合物（MTA）修复穿孔。一旦确定了根管的方向，就放置橡皮障。

图5-58 如果全瓷冠改变了牙齿的原始形态，可能导致错误的开髓洞形。A，牙冠的原始轮廓。B，用全瓷冠改变了牙齿的原始形态，以达到美学目的。C，由于参照了全瓷冠的方向而不是根部长轴的方向而导致开髓时冠部穿孔。

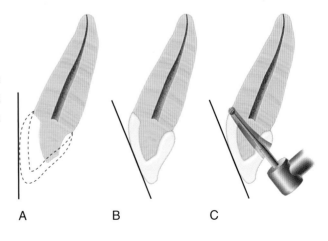

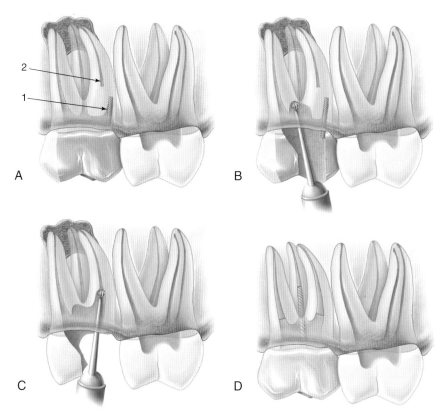

图5-59 A，大面积缺损的上颌第二磨牙需要根管治疗，临床医生尝试进入根管。治疗前的X线片显示了3点重要因素：有增强固位钉（箭头所示）；牙冠至少2/3是修复材料；近中颊侧根管出现钙化（箭头所示）。这些因素表明需要将钙化物完全去除。B，患者可能要求临床医生尝试不去除钙化物来探查根管；但是这可能导致根分叉区穿孔，影响预后。此时患者应该决定是否继续治疗，包括去掉旧充填体。C，更安全而保守的方法应该是去除银汞合金、固位钉和旧水门汀充填体，仔细操作、增强光照，最后进入髓腔。D，临床医生现在可以进行完善的根管治疗，然后进行内部加固和全牙尖覆盖的修复。

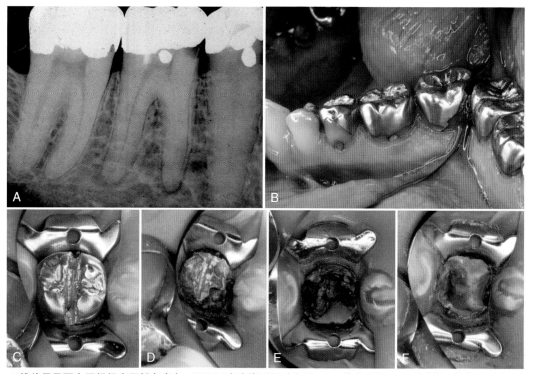

图5-60 A，X线片显示两个牙根根尖周都有病变，牙冠近中边缘可见继发龋。B，临床照片上看到看似正常的冠和牙周组织。C，磨开全冠。D，全冠拆除后，可看到金属核周围的腐质。E，去除旧充填体后显示出明显的龋坏。F，最终去腐，以评估剩余牙体组织结构，便于直接进入髓腔。（摘自Gutmann JL，Lovdahl PE：*Problem solving in endodontics*，ed 5,St Louis，2011，Elsevier）

须对其加以全面评估。如果有任何继发龋或边缘渗漏的迹象，应在开髓前拆除冠修复体。拆除冠后可以去除所有继发龋并增强髓腔的视野。

在完整的烤瓷全冠上进行开髓操作应谨慎进行。这样的修复体通常会改变冠根角度以纠正先前存在的咬合紊乱以及牙齿旋转问题。这两种情况都使得开髓具有挑战性。术前X线片可能会有所帮助，但牙冠中的金属通常会掩盖内部的髓室结构。在这些情况下，最好的方法是使用所有可用的临床和影像信息，使开髓洞形尽可能保持在患牙中心。牙科手术显微镜和釉牙骨质界处透照在这个过程中是很有用的辅助手段。

切割烤瓷金属全冠最好使用新的、锋利的钨钢车针。球钻效率高，但碳化钨钢穿金属车针效率更高。这些有横纹的裂钻是专门用于切割金属类修复材料的工具。必须小心处理全瓷或烤瓷修复体，尽量减少折裂的可能性（图5-62）。无论冠的性质如何，都不应该过于保守。试图保留牙冠通常会导致开髓洞形预备不足。必须遵循之前讨论的开髓洞形预备原则。预备完成后，要检查边缘和内部结构是否有龋坏、渗漏和折裂。

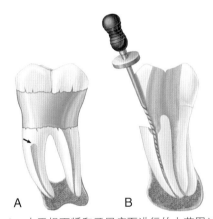

图5-61 A，由于根面龋和牙周病而进行的大范围Ⅴ类洞充填体，导致根管钙化（箭头所示）。B，钙化物阻碍了根管入路，可能需要去除表面修复体，获得颊面通路。

根管钙化牙齿的开髓

2D术前X线片通常可以显示髓室和根管的钙化（图5-56）。然而，这些钙化有足够的空间允许数百万的微生物进入。慢性炎症过程（如龋病、药物、咬合创伤和增龄性改变）经常导致牙髓变性伴随根管系统缩窄[84]。尽管根管的冠方部分可能明显缩窄，但是当接近根尖区，根管钙化没有那么明显。虽然2D X线片存在解剖结构改变，但依然可能存在多根管，并要尝试将它们都预备到根管末端。

显著钙化的髓腔可能存在髓室及根管定位、穿通

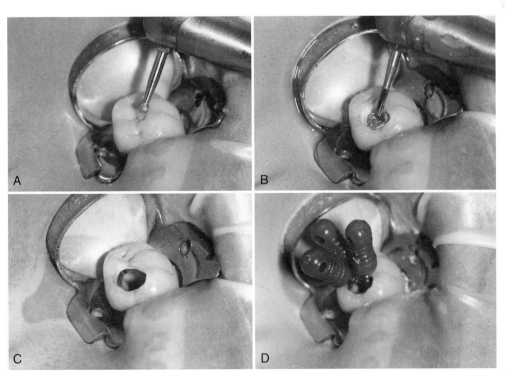

图5-62 穿过金属烤瓷冠进行开髓洞形的预备。A，使用金刚砂球钻磨除瓷层。B，用金刚砂球钻磨出开髓洞形的轮廓之后，使用穿金属车针来穿透金属。C，预备开髓洞形，建立直线入路。D，根管锉放置在开髓洞形内，且与洞壁没有干扰。

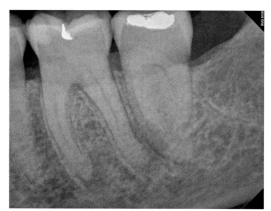

图5-63　下颌磨牙的髓室和根管几乎完全钙化，然而根尖周存在病变，这表明在根管根尖部存在细菌和一些坏死组织。

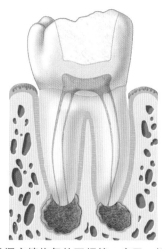

图5-64　Ⅰ类洞充填修复的下颌第一磨牙，根管钙化，根尖周存在低密度影。可能之前已经露髓，导致牙髓钙化和最终坏死。

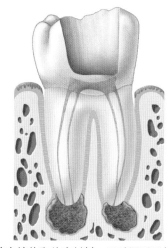

图5-65　去除充填体和垫底材料。开髓洞形延伸至髓腔的假定位置，记住髓腔位于釉牙骨质界（CEJ）水平的中心。

等问题[84]。使用放大和透照系统，仔细检查颜色变化和髓腔形状，有助于定位根管（图5-63）。然而，只有在髓室已经完全预备好并且髓室底已经清洁、干燥之后才能寻找根管口（95%变性乙醇可用于干燥髓室底并提高可见性）。对釉牙骨质界处进行光纤探照可以显示髓室底难以看到的细微的标志和颜色变化。髓室底的颜色比髓壁深，并且连接根管口的发育沟的颜色比髓室底浅。在寻找钙化根管口时注意这些颜色差异十分重要，特别是当寻找位于髓室底壁线角以及发育沟末端的根管口时。其他帮助定位钙化根管的方法包括使用1%亚甲蓝染料对髓室底染色、使用次氯酸钠进行"发泡"试验（图5-2）、寻找根管口出血点。当在放大设备的辅助下时，这些方法的效果会更好。

在显著钙化的牙齿中，阻塞根管的钙化物必须缓慢移除。需在牙科手术显微镜的高倍放大率下使用细长的超声尖去除钙化物，以避免去除过多正常牙体组织。当治疗开始向根方进行时，应拍摄两张X线片，一张是常规角度投照，另一张是偏移投照。在穿通髓室预备的根方放置一小片铅箔可以提供放射参考点。

寻找钙化根管是有一定难度的。当定位到根管口时，使用涂有螯合剂的小号K锉[#6、#8或#10，或者C、C+锉会更好（分别产自Dentsply Tulsa和Maillefer）]通畅根管。这些器械柄部更坚硬，以便更好地穿通根管。这些锉在实现一定的根管扩大前不应取出根管。使用根管锉时，应做短距离上下移动，并有选择性地环绕管壁做圆周运动，使侧向加压方向远离根分叉区。这一锉法可以安全地扩大冠方根管，并使其侧向偏移，以避免根分叉附近的牙本质壁变薄。这也为大号锉和预开敞车针创建了进入路径。图5-64～图5-69

展示出了可用于定位钙化髓腔的几种方法。遵循如图所示的序列方法才能得到最好的结果。

如果无法找到根管口，最好停止切削牙本质，以避免削弱牙齿结构或穿孔至牙周膜。这些问题的处理可以参阅第19章。处理钙化根管是没有捷径的[84]，借助根管显微镜和X线片慢慢仔细地去除牙本质，已被证明是最安全的方法。

拥挤或扭转的牙齿

传统的开髓方法可能不适用于牙列拥挤的患者，这时必须在遵循建立直线通路和保护牙齿结构的原则下寻找替代入路。在某些情况下，颊侧开髓洞形入路是一种可供选择的治疗方案（图5-70）[84]。现代修复

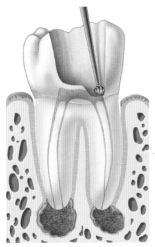

图5-66 使用长柄#2或#4球钻去除牙本质并探查钙化的根管。

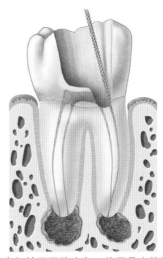

图5-68 一旦有根管暴露的迹象，使用最小的器械（如#0.06或#0.08 C或C+锉或显微根管口开敞工具）探入根管，轻轻向根尖区旋转用力，会产生一些穿透力。轻拉，出现阻力，通常表明根管已被定位，此时应该拍摄X线片加以确认。

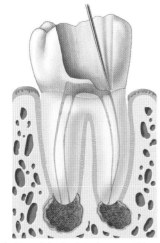

图5-67 根管探针用来探查髓室底，可以使用直的超声工作尖去除牙本质。必须采取偏移投照X线片来监测进展。

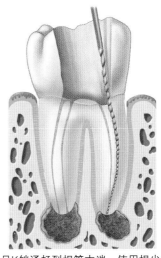

图5-69 用小号K锉通畅到根管末端，使用根尖定位仪和X线片确定锉的位置。

材料修复这种开髓洞形可以达到可接受的美学效果。

由于冠根关系的改变，扭转牙齿在进行髓腔入路过程中会出现问题。根据Moreinis的一项研究[144]，诊断性根尖片虽然只是2D，但对于"确定冠根解剖关系以及牙根在牙列中的角度"是不可或缺的。当出现这些困难因素时，对患牙操作前开髓洞形预备必须进行合理的调整。由于车针相对于牙根长轴的角度错误，在扭转患牙开髓预备时经常有穿孔发生。

在开髓洞形预备期间不考虑牙齿角度时，可能发生其他问题，包括：

· 错误识别已经找到的根管，导致在错误的方向搜索其他根管。当找到一个疑难根管时，应将根管锉放入此根管并拍摄偏移投照X线片，以确定到底是哪个根管。之后就可以在正确的方向上开始寻找另一个根管口。

· 未能找到根管或遗漏额外根管。

· 过度去除冠部或根部牙齿结构。

· 试图定位根管口时器械断离。

· 未能将髓室内全部牙髓清除。

处理这些问题的最佳方法是防止问题的发生。完善的X线片检查至关重要，偶尔可以在没有橡皮障的情况下预备初始开髓轮廓，这有助于定位车针与牙齿长轴之间的关系。车针进入的深度和角度应在X线片上反复确认。

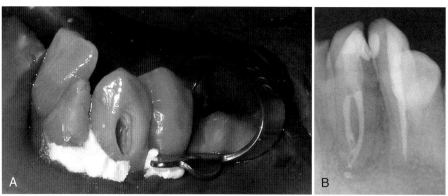

图5-70　A，在拥挤的下颌前牙上开髓。尖牙的开髓洞形可通过唇侧面进入。侧切牙也通过唇侧面进入。根管治疗完成后用复合树脂永久修复开髓洞形。B，根管充填。

预备开髓洞形时的错误

在预备开髓洞形时仍会有错误发生。大多数是未能遵循开髓原则的结果，另有一些是对牙齿的内外结构缺乏了解造成的。图5-71～图5-73讨论和展示了常见错误，可参阅本书和其他出版物的详细说明[84]。

特定牙位的解剖形态和开髓洞形的预备

后文插图中所显示的解剖形态使用的是最近开发的3D成像技术从人类牙齿中采集到的。这些牙齿在高分辨率微计算机辅助断层扫描仪中进行扫描，然后使用专用计算机程序处理数据，进行3D重建和可视化处理。以下个人和资源对这一成果做出了巨大贡献。

本章的3D重建图像来自中国武汉大学口腔医学院牙齿和根管形态学数据库。该数据库由范兵博士小组建立，并得到国家自然科学基金（批准号：30572042,30872881,81070821）和中国湖北省重点技术研发计划（批准号：2007AA302B06）的支持。用于扫描的显微计算机断层扫描仪是μCT-50（Scanco Medical，Bassersdorf，Switzerland）。用于3D重建的软件有多个，包括3D-Doctor（Able Software Corp.，Lexington，MA）和VGStudio MAX（Volume Graphics GmbH，Heidelberg，Germany）。

X线片由以下学者提供：L. Stephen Buchanan博士，Santa Barbara，CA；John Khademi博士，Durango，CO；Raed S. Kasem博士，Clearwater，FL；Gary Manasse博士，Jacksonville，FL；Michael DeGrood博士，DeBary，FL和Kevin Melker博士，Clearwater，FL。

开髓洞形插图由以下学者设计和标准化：Richard Burns博士，San Mateo，CA；Eric Herbranson博士，San Leandro，CA。

本节中提供有关根管解剖学研究的文献资料的所有表格均可在Expert Consult网站上在线获取。

上颌中切牙

上颌中切牙的根管系统轮廓反映了牙齿的外部轮廓（图5-74）。新萌出的中切牙有3个髓角，并且髓室近远中向较唇舌向更宽。通常存在舌侧牙本质领，必须将其移除以获得根管的舌侧壁的入路。舌侧牙本质领妨碍根管直线入路的建立，并导致锉向唇侧偏转，常常导致台阶形成或穿孔。年轻根管在CEJ水平的横断面是三角形的，老年人的根管是椭圆形的，而接近根尖孔时逐渐变圆（见Expert Consult网站上的表5-8）。该牙的显微CT扫描见图5-75（有关这些牙齿的旋转视图，见Expert Consult网站上的在线视频5-1）。

上颌中切牙的开髓洞形外部轮廓是圆三角形，其底部朝向切端（图5-76～图5-79）。三角形底部的宽度由近远中髓角之间的距离确定。并且近远中壁应向舌隆突聚拢。所有内壁都呈漏斗样向根管口聚拢。如果按正确方法移除了舌侧牙本质领，通过开髓入口应能看到整个根管口。开髓洞形的切端内壁与牙齿的舌侧面应形成端端对接，以便在此功能面上能够使用大

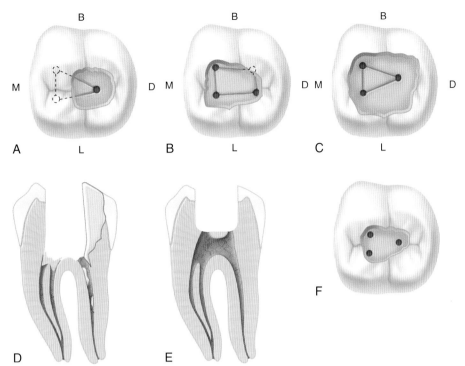

图5-71　A，开髓洞形位置不合适或者近中扩展不充分会使两个近中根管口被覆盖。关于髓腔的位置信息可以通过术前X线片，尤其是咬合翼片来评估，还可以评估釉牙骨质界（CEJ）处牙齿解剖结构来获得。B，开髓洞形远中壁扩展不充分会使远颊根管口隐藏。所有的发育沟必须追寻到末端，不得让它们消失在轴壁上。C，开髓洞形的过度扩张使牙体组织薄弱并影响最终修复效果。这种错误是由于未能正确确定髓腔位置和车针角度造成的。D，碎屑落入根管口导致医源性失误。银汞合金充填物和牙本质碎屑阻塞根管口，妨碍正确的成形和清洁。完全去除修复体和大量冲洗有助于防止这个问题的发生。E，髓角暴露但未完全揭露髓室顶，是严重的扩展不足。咬合翼片是确定垂直深度绝佳的辅助手段。F，开髓洞形预备过程中，未去除的髓顶和髓角被误认为是根管口。髓室顶是白色的，开髓洞形的深度以及缺乏发育沟是揭顶不足的提示。根管口通常位于CEJ水平或略偏根尖方向的位置。B：颊侧；D：远中；L：舌侧；M：近中。

块充填材料修复。

变异

随着牙齿成熟、髓角缩小，近远中髓角逐步不明显，开髓洞形轮廓形状更趋于椭圆形。

上颌侧切牙

上颌侧切牙的髓室轮廓类似于上颌中切牙，但侧切牙较小，可能存在两个髓角，也可能没有髓角（图5-80）。侧切牙的近远中径比颊舌径宽。CEJ水平横断面显示髓室居于牙根中心，其形状可以是三角形、椭圆形或圆形。从CEJ开始，到根管中段及根尖，横断面逐渐变圆。使用器械探查根管之前，必须去除舌侧牙本质领（见Expert Consult网站上的表5-9）。该牙齿的显微CT扫描如图5-81所示（有关这些牙齿的旋转视图，见Expert Consult网站上的在线视频5-2）。侧切牙通常只有一个根管，但其他变异已有报道。

上颌侧切牙的开髓洞形外部轮廓可以是圆三角形或椭圆形，这取决于近远中髓角高度（图5-82～图5-84）。当髓角突出时，相对于中切牙，侧切牙的圆三角形的近远中径压缩为更细长的三角形。如果近远中髓角不突出，开髓洞形通常是椭圆形。预备开髓洞形的其他方面与中切牙相同。

上颌侧切牙常有变异。其中一种变异是畸形腭侧尖或畸形腭侧沟（图5-85）[121,153-155,161-164]。虽然这种沟可能出现在所有前牙的根部，但在上颌侧切牙更常见。通常畸形腭侧沟与髓腔之间通过牙本质小管相交通。

另一种畸形是牙内陷，根据严重程度，从简单到复杂分为3种类型[194]。1型是内陷局限于牙冠。2型是内陷延伸超过CEJ水平，但不涉及根尖周组织。3型是内陷超过CEJ，并形成第二个根尖孔。通常想要完善治疗这种疾病，手术治疗和非手术根管治疗都是必需的[155,167,170,178-179,181-182,188,195,208]。

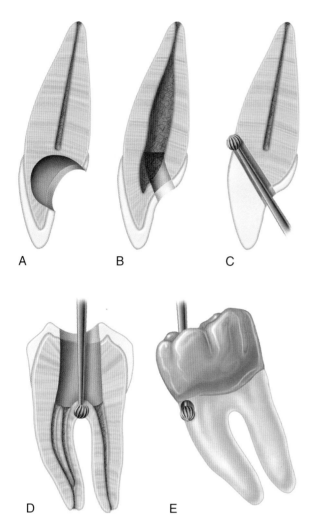

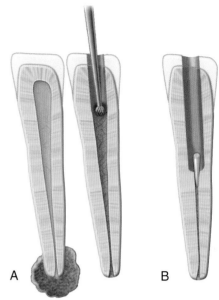

图5-73 A，最令人尴尬的失误莫过于因为橡皮障的错误放置，而导致对错误的牙齿进行了开髓操作，这也是最容易发生医疗和法律问题的。当牙冠形态相似的情况下，临床医生应在放置橡皮障之前对牙齿进行标记。B，当选择不合适的动力系统、施加压力过大或者在开髓洞形还没有预备好的时候，各类车针和根管锉可能发生折断。为了移除卡在根管壁上的折断器械，可能会牺牲额外的牙体组织。个别情况下，断离的器械会无法取出。

图5-72 A，如果车针角度不合适或者没有正确认识到牙齿舌侧倾斜会导致牙体组织去除过多。这会使牙冠结构的削弱和缺损，常进一步导致冠折。B，开髓洞形扩展不足，太靠近龈方未向切端充分扩展，这可能导致车针和锉折断、牙冠变色（髓角处残留牙髓）、机械预备和根充不良、根部穿孔、根管壁台阶和根尖移位。C，在车针进入髓腔之前未能及时向切端扩展，导致唇侧穿孔。D，由于未能准确测量殆面与根分叉之间的距离而导致的根分叉穿孔，车针穿过髓室并在牙周组织中形成开口。穿孔会削弱牙齿抗力，并导致牙周组织破坏。为确保获得理想的结果，必须在出现后立即进行修补。E，由于未能意识到患牙倾斜而未能使车针与牙齿的长轴对齐而导致的牙齿近中面的穿孔。这是全冠修复后患牙常见开髓错误。即使正确地修补这些穿孔，通常也会导致永久性牙周问题，因为它们发生在难以维护的区域。

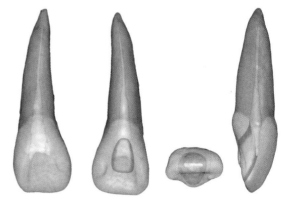

图5-74 上颌中切牙。平均萌出年龄7~8岁，平均钙化年龄10岁，平均长度22.5mm。牙根弯曲类型（从最常见到最不常见）：直根管，唇侧弯曲，远中弯曲。

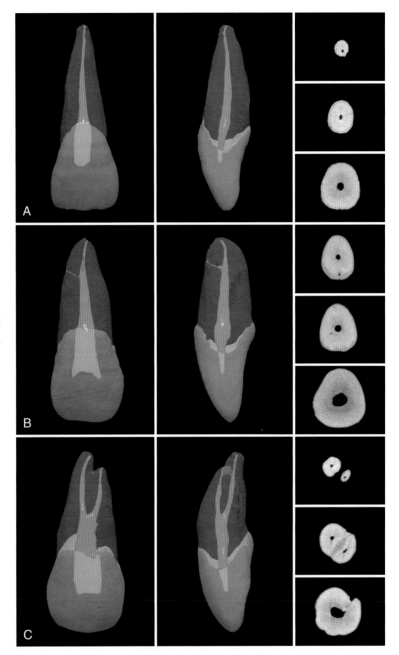

图5-75 上颌中切牙显微CT扫描。A，常见的解剖学表现。B，有侧支根管的中切牙，这很常见。C，罕见的多根管变异。所有牙都从唇面（前庭沟侧）和邻面进行展示，以及冠方、中部和根尖水平的横断面解剖结构。（有关这些牙齿的旋转视图，见Expert Consult网站上视频5-1）

图5-76 根管显微镜下观察上颌中切牙的开髓洞形。A，×3.4倍放大。B，×8.4倍放大。

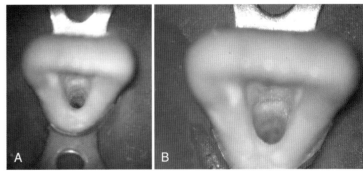

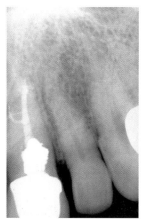

图5-77 弯曲的副根管和直的侧方根管相交。

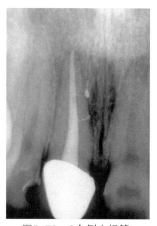

图5-79 2个侧支根管。

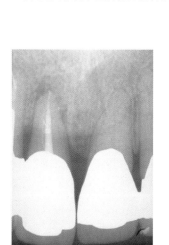

图5-78 副根管与主根管平行，并带有简单的侧支根管。

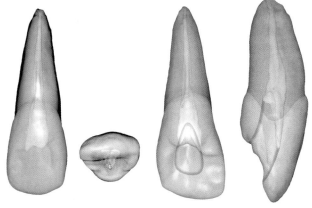

图5-80 上颌侧切牙。平均萌出年龄为8~9岁；平均钙化年龄11岁；平均长度为22mm。牙根弯曲类型（从常见至不常见）：远中弯曲、直根管。

上颌尖牙

上颌尖牙的根管系统在许多方面与上颌切牙相似（图5-86），一个主要的不同之处是唇舌径大于近远中径。另一个区别是它没有髓角。其切缘最小，形成牙尖。CEJ水平处髓腔轮廓是椭圆形的，存在的舌侧牙本质领会妨碍根管舌侧壁的成形和清洁。从这一点来看，尖牙根管在到达根尖1/3缩窄区之前，根管是椭圆形的。由于这种椭圆形状，临床医生必须注意环绕管壁向唇侧和腭侧根管进行充分的清洁与成形[124]。虽然有报道两根管的尖牙，但尖牙通常有一个根管（见Expert Consult网站在线表5-10）。图5-87示上颌尖牙的显微CT扫描（有关该牙的旋转视图，见Expert Consult网站上的在线视频5-3）。偶尔在解剖学上发现尖牙隆起处唇侧骨壁会出现骨开裂、骨开窗现象。

由于尖牙不存在近远中髓角，开髓洞形的外部轮廓通常是椭圆形或长条形（图5-88~图5-90）。长条形的近远中宽度由髓室的近远中宽度决定。切龈向距离是由影响直线入路的因素和舌侧牙本质领的去除决定的。开髓洞形通常向切方延伸距离切端2~3mm，以便建立直线入路。在洞口切壁和舌侧壁要形成端端对接，要为修复材料提供足够的厚度，因为尖牙参与了大部分的咬合引导功能。所有髓腔内壁呈漏斗状延伸至根管口。

上颌第一前磨牙

大多数上颌第一前磨牙无论有几个牙根，都可能有两个根管（图5-91）。种族是一个影响因素，亚洲人的单根管发生率高于其他种族[120,156]。

颊根腭侧面的根分叉沟或根面凹陷是另一种解剖学特征。据报道，发生率为62%~100%[97,112,211]。这种凹陷可能造成患牙根管治疗和修复过程的风险[118]。在凹陷的最深处，牙本质的平均厚度为0.81mm。

上颌第一前磨牙髓室的颊舌径明显比近远中径

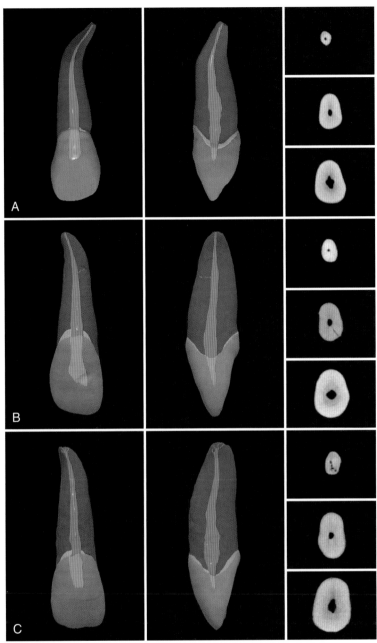

图5-81 上颌侧切牙显微CT扫描。A，常见的解剖学表现。B，具有较大侧支根管的侧切牙，这是常见的。C，具有根尖三角区的侧切牙。所有牙齿从唇面（前庭沟侧）和邻面进行展示，以及冠方、中部和根尖区的横断面解剖结构。（有关这些牙齿的旋转视图，见Expert Consult网站上视频5-2）

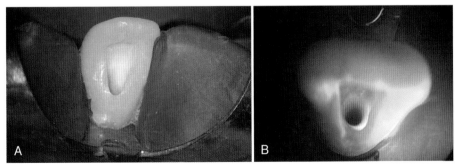

图5-82 通过根管显微镜观察上颌侧切牙的开髓洞形。A，×3.4倍放大。B，×5.1倍放大并在牙颈部进行光纤透照。

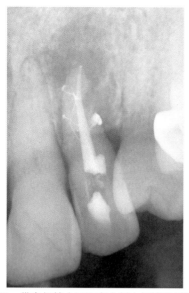

图5-83 带有根管内环和多个侧支根管的侧切牙。

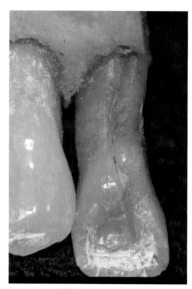

图5-85 离体标本上显示的舌/腭沟。

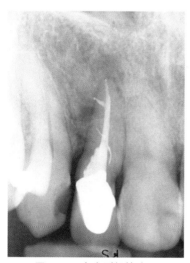

图5-84 多个副根管孔。

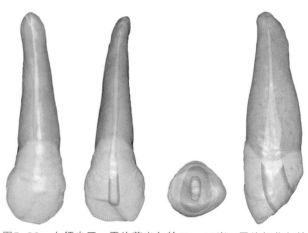

图5-86 上颌尖牙。平均萌出年龄10～12岁；平均钙化年龄13～15岁；平均长度26.5mm。牙根弯曲类型（从最常见至最不常见）：远中弯曲、直根管、唇侧弯曲。

宽。在颊舌向上，髓腔轮廓可显示出颊、腭髓角，颊侧髓角通常较大。从殆面看，髓室与髓室底宽度相近，髓室底位于颈缘线的稍根方。腭侧根管口略大于颊侧根管口。在CEJ水平的横断面上，由于近中侧凹陷，腭侧根管口呈颊舌径大的肾形。从髓底开始，两根管走行至根管中部时呈圆形，并呈锥形迅速形成根尖，通常根管末端非常狭窄弯曲。腭侧根管通常略大于颊侧根管。上颌第一前磨牙可能有1个、2个或3个根或根管，以2个最为常见（在Expert Consult网站上可以查看表5-11）。图5-92中可见上颌第一前磨牙的显微CT扫描图（有关这些牙齿的旋转视图，见Expert Consult网站上的视频5-4）。

如果有2个根管，它们被标示为颊侧根管和腭侧根管，三根管则被标示为近中颊侧根管、远中颊侧根管和腭侧根管。小号锉的方向可以帮助识别根管的解剖结构。第一前磨牙的牙根明显比尖牙短且薄，在双根牙中，两根的长度基本相等。颊根颊侧皮质骨板常发生骨开窗，这会给非手术和手术治疗带来挑战。

上颌第一前磨牙的开髓洞形是椭圆形或长条形（图5-93～图5-96）。通常是颊舌径宽，近远中径窄，位于两牙尖之间的近远中向的中央。实际上，近远中的宽度应该与髓室的近远中宽度相一致。颊侧扩展至颊尖斜面的2/3～3/4。腭侧大约延伸至腭尖斜面的一半。颊、腭侧髓室壁呈漏斗样延伸至根管口。由于

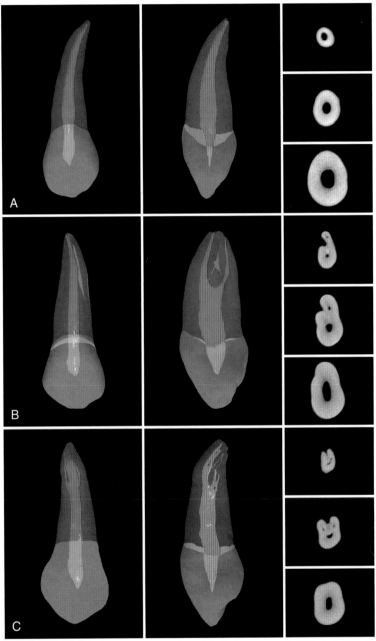

图5-87 显微CT扫描上颌尖牙。A，常见的解剖学表现。B，有两个根的尖牙。C，从唇面（前庭沟侧）和邻面进行展示，以及冠方，中部和根尖区的横断面解剖结构，可见所有牙齿根管系统根尖1/3有明显的差异。（有关这些牙齿的旋转视图，见Expert Consult 网站上视频5-3）

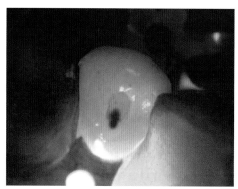

图5-88 通过根管显微镜观察上颌尖牙的开髓洞形（×5.1倍放大并在牙颈部进行光纤透照）。

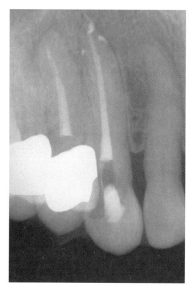

图5-89 有多个副孔的尖牙。

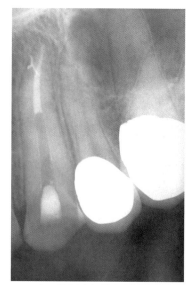

图5-90 尖牙的侧支根管将其分成2个根管。

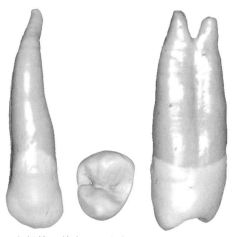

图5-91 上颌第一前磨牙。发育和解剖学数据：平均萌出年龄10～11岁；平均钙化年龄12～13岁；平均长度20.6mm。牙根弯曲类型（从最常见至最不常见）：颊根：舌侧弯曲、直根管、颊侧弯曲；腭根：直根管、颊侧弯曲、远中弯曲；单根：直根管、远中弯曲、颊侧弯曲。

近中根面的凹陷，临床医生必须注意不要在该方向上过度预备，以防穿孔。

变异

当存在三根管时，外部轮廓变为三角形，底部位于颊侧。三角形的近中颊和远中颊髓角应直接定位在相应的根管口上方。

上颌第二前磨牙

上颌第二前磨牙的根管系统的颊舌径比近远中径宽（图5-97），可能有1个、2个或3个牙根或根管（在Expert Consult网站上可以在线查看表5-12），1个牙根可以出现2个或3个根管[68]。上颌第二前磨牙的扫描图可见于图5-98（有关这些牙齿的旋转视图，见Expert Consult网站上的视频5-5）。小号锉的方向有助于识别根管的解剖结构。髓腔的近远中面和颊舌面与第一前磨牙相似，也存在颊、腭侧髓角，且颊侧髓角较大。

若为单根管，则呈颊舌向宽、近远中向窄的卵圆形。根管保持卵圆形，从髓室底呈锥形向根尖区延伸。上颌第二前磨牙的牙根长度大约与第一前磨牙相同，并且根尖常发生弯曲，特别是上颌窦腔较大的患者。

当该牙齿中存在2个根管时，上颌第二前磨牙的开髓洞形基本与第一前磨牙相同。因为前磨牙通常有1个牙根，如果存在2个根管，它们几乎彼此平行，同时与两个根管且有分叉的第一前磨牙相比，开髓洞形外部轮廓的颊舌径更大，以便于建立根管直线入路。如果仅存在一个根管，颊腭径小于对应的颊、腭侧髓角宽度（图5-99～图5-102）。如果存在3个根管，开

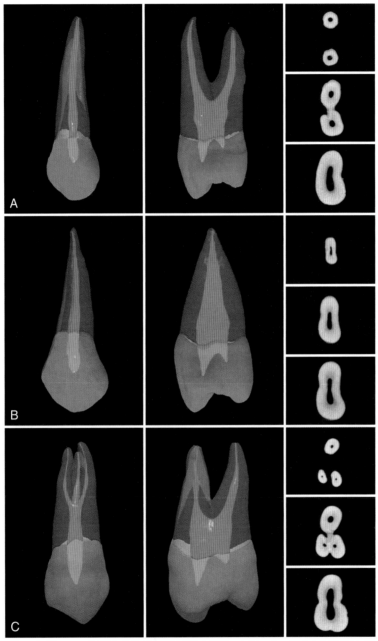

图5-92　上颌第一前磨牙显微CT扫描。A，这种牙齿的常见解剖学表现为2个根。B，只有1个牙根的前磨牙。C，有3个牙根的前磨牙。所有牙齿从颊面（前庭沟侧）和邻面，以及牙根冠方、中部和根尖水平的横断面展示其解剖结构。（有关这些牙齿的旋转视图，见Expert Consult网站上的在线视频5-4）

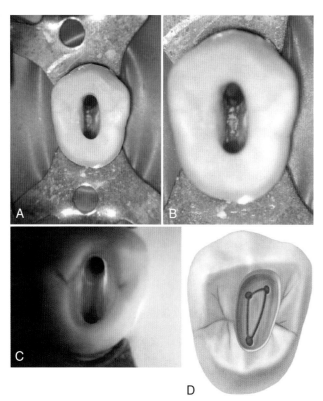

图5-93　根管显微镜下观察上颌第一前磨牙的开髓洞形。A，×3.4倍放大。B，×5.1倍放大。C，×8.4倍放大并在牙颈部进行光纤透照。D，三根管开髓洞形的示意图。

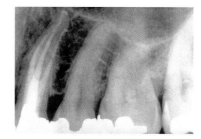

图5-96　3个根管。

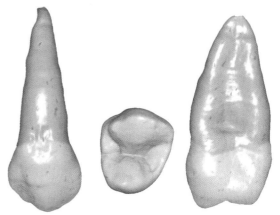

图5-97　上颌第二前磨牙。平均萌出年龄10～12岁；平均钙化年龄12～14岁；平均长度21.5mm。牙根弯曲类型（从最常见至最不常见）：远中弯曲、刺刀样弯曲、颊侧弯曲、直根管。

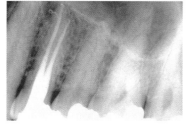

图5-94　与根充后侧方根管相关的根侧骨内病变。

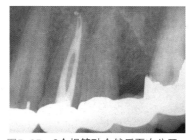

图5-95　2个根管融合然后再次分开。

髓洞形的外部轮廓与上颌第一前磨牙所示的三角形相同。

上颌第一磨牙

上颌第一磨牙是体积最大的牙齿，也是牙根和根管解剖中最复杂的牙齿之一（图5-103）[50]。髓室在颊舌向最宽，存在4个髓角（近中颊、近中腭、远中颊、远中腭）。髓室的颈部轮廓是菱形，有时是圆角。近中颊角是锐角，远中颊角是钝角，腭侧角基本上是直角。腭侧根管口在腭侧中央，远中颊根管口靠近髓室底的钝角，近中颊根主根管口位于远中颊根管口的颊侧和近中，即髓室的锐角内。近中腭侧根管口（也称为MB-2）位于近中颊根管口的腭侧和近中。画一条线连接近中颊根管口、远中颊根管口和腭侧根管口，形成三角形称为磨牙三角。

上颌第一磨牙的3个独立牙根（即近中颊根、远中颊根和腭根）形成三角支撑。腭根最长，直径最大，通常最容易进入。它可以包含1个、2个或3个根管（在Expert Consult网站上可以查看表5-13）。腭根通常在根尖1/3处出现颊侧弯曲，这在普通投照的X线片上可能不易发现。从根管口开始，腭侧根管是扁平的、带状的，并且在近远中方向上更宽。远中颊根是圆锥形的，可能有1个或2个根管（在Expert Consult网站上可以在线看表5-14）。从根管口起，根管开始是椭圆形的，接近根尖1/3时逐渐变成圆形。对近中颊根

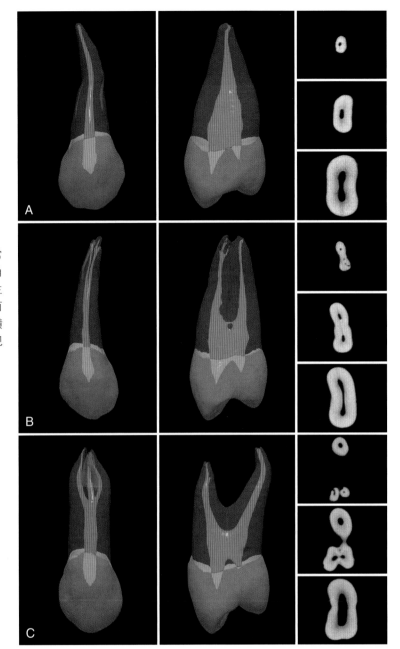

图5-98 上颌第二前磨牙的显微CT扫描图。A,常见的解剖形态为单根管。B,2个根管且有根尖三角区的第二前磨牙。C,3个根管的第二前磨牙,在主根管中部和根尖1/3交汇处分开。所有牙齿通过颊面（前庭沟侧）、邻面,及冠方、中部、根尖区的横断面来展示其解剖结构。（有关这些牙齿的旋转视图,见Expert Consult网站上的视频5-5）

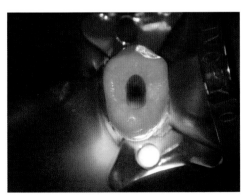

图5-99 根管显微镜下观察上颌第二前磨牙的开髓洞形（×5.1倍放大并在牙颈部进行光纤透照）。

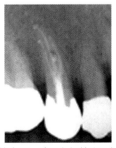

图5-100 第二前磨牙,有3个根管和1个大的侧支根管。

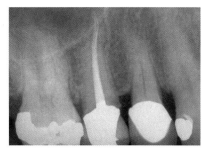

图5-101　单根管，分为2个根管。

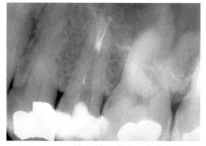

图5-102　单根管，分为3个根管。

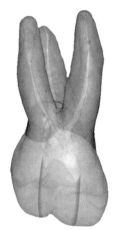
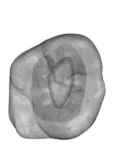
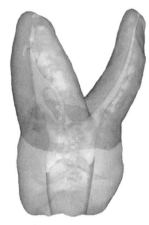
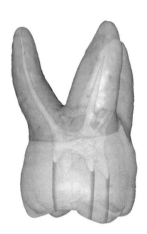

图5-103　上颌第一磨牙。平均年龄6~7岁；平均钙化年龄9~10岁；平均长度20.8mm。牙根弯曲类型（从最常见至最不常见）：近中颊根：远中弯曲、直根管；远中颊根：直根管、近中弯曲、远中弯曲；腭根：颊侧弯曲、直根管。

的研究和临床调查比其他任何牙根都多[202]。它可能有1个、2个或3个根管（在Expert Consult网站上可以查看表5-15）。近中颊根单根管呈颊舌侧较宽的椭圆形；2个或3个根管更趋于圆形。通常，在近中颊根的远中面存在凹陷，使得该壁较薄。上颌第一磨牙的显微CT扫描见图5-104（有关这些牙齿的旋转视图，见Expert Consult网站上的视频5-6）。现已使用牙科手术显微镜来定位和疏通上颌第一磨牙和第二磨牙的近中腭侧根管[80]。临床医生必须始终牢记这一根管位置的变异性，通常位于近中颊根管口和腭根管口的连线上或连线近中，在近中颊根管口腭侧3.5mm和近中2mm范围内（图5-105和图5-106）。这些研究者[80]发现并非所有的近中腭侧根管口都通向真正的根管，当存在第二个根管口时，只有84%的根管口通向根管（图5-107）[205]。

近中腭根的定位通常很困难，牙本质突起常覆盖根管口，根管口在髓室底上向近中颊侧倾斜，并且根管通路的冠方通常存在一个或两个急弯。大多数阻碍可以使用超声工作尖沿着近中颊侧髓室内发育沟，向近中预备出沟槽并向根尖区扩展以去除

（图5-108~图5-111）。该过程会使该根管向近中偏移，这意味着开髓洞形也必须向近中移动。预备出0.5~3mm的沟槽是很容易的，必须小心操作以避免根分叉区穿孔。从髓室底到根尖，根管可以是直的，也可能存在向远中颊侧、颊侧或腭侧的急弯。

由于上颌第一磨牙几乎都有4个根管，因此开髓洞形一般是菱形，其角部对应于4个根管口（图5-108）。一项研究表明，开髓洞形不应延伸到近中边缘嵴[246]。远中壁可以延伸到斜嵴的近中部分，但不应完全贯穿斜嵴。颊侧壁应平行于连接近中颊和远中颊根管口的连线，而不是患牙颊面。

上颌第二磨牙

在冠方，上颌第二磨牙与上颌第一磨牙非常相似（图5-112）。牙根和根管的解剖形态也与第一磨牙相似，但也存在差异。上颌第二磨牙形态特征为，它的3个根更紧密地靠在一起并有时融合，而且通常比第一磨牙的牙根短，弯曲度较小。第二磨牙通常每个牙根中有1个根管，但可能出现2个或3个近中颊根管、1个或2个远中颊根管或2个腭侧根管（见Expert Consult网

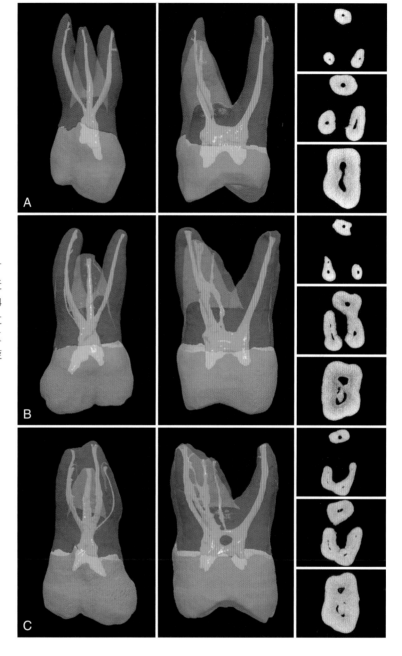

图5-104　上颌第一磨牙的显微CT扫描图。**A**，有侧/副根管的解剖结构。**B**，四根管的第一磨牙，近中颊和近中腭根管在根中部吻合。**C**，上颌磨牙有4个髓角，5个根管，根管间吻合明显。所有牙齿通过颊面（前庭沟侧）、邻面，及冠方、中部、根尖区的横断面来展示其解剖结构。（有关这些牙齿的旋转视图，见Expert Consult网站上的视频5-6）

图5-105　**A**、**B**，上颌第一磨牙近中颊第二个根管（MB-2）口的定位。B：颊侧；D：远中；M：近中；P：腭侧。

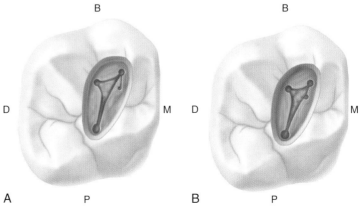

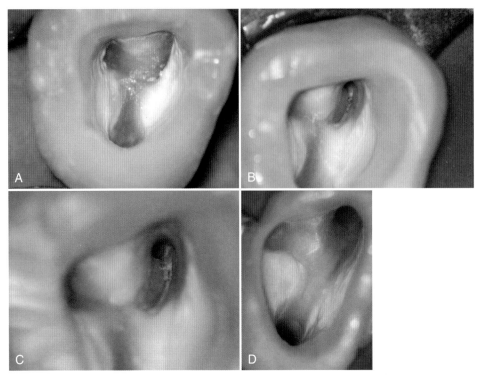

图5-106 根管显微镜观察上颌第一磨牙的开髓洞形。A，4个明显的根管口，牙本质覆盖在近中沟（×3.4）。B，去除近中沟牙本质突起，定位第二近中颊根管（MB-2）口（×5.1）。C，尽管加深近中沟，但MB-2根管口仍不能定位。（×8.5）。D，即使在去除近中沟的牙本质突起后也找不到MB-2根管口（×13.6）。

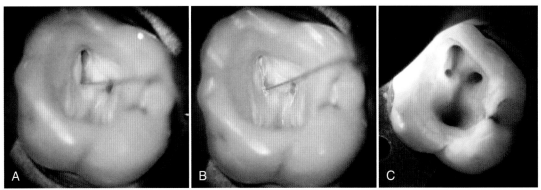

图5-107 通过根管显微镜观察上颌第一磨牙的开髓洞形。A，×3.4倍放大下可见4个明显的根管口。B，通过加深近中沟来定位近中颊第二根管（×5.1）。C，可以看到4个独立的根管口（×5.1倍放大并在牙颈部进行光纤透照）。

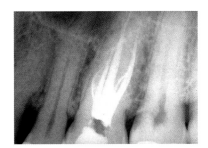

图5-108 4个根管，伴有根管内环和副根管。

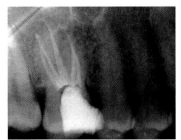

图5-109 两颊根各有两根管，每根根尖有一个共同的根尖孔。

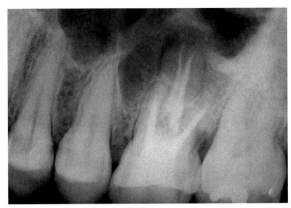

图5-110　腭根分为2个根管。（由Dr. Paulo Nogueira提供，São Paulo，Brazil）

站上的表5-16~表5-18）。与第一磨牙相比，第二磨牙存在4个根管的情况较少。上颌第二磨牙的显微CT扫描见图5-113（有关这些牙齿的旋转视图，见Expert Consult网站上的视频5-7）。3个主根管口形成一个扁平三角形，有时几乎是一条直线（图5-114~图5-118）。近中颊根管口的位置较第一磨牙更趋于颊侧和近中，远中颊根管口接近近中颊根管口和腭侧根管口的中点[250]，腭侧根管口通常位于牙根最腭侧。通常，与上颌第一磨牙相比，上颌第二磨牙各根管口更靠近近中侧。

髓底明显突起，这使得根管口呈现轻微的漏斗形。有时根管与髓室的角度较大，需要去除更多牙本质突起才能使根管在轴向建立直线通路。当只存在两根管时，颊根与腭根通常长度和直径是相同的（图5-114B）。X线片上，这些平行的根管经常重叠在一起，但是它们可以在远中偏移投照X线片上显影。为

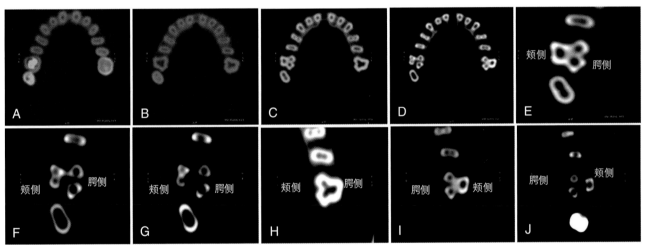

图5-111　A~D，上颌牙弓螺旋CT（SCT）的轴向断层图像。E~G，放大的16轴位SCT图像，显示有两个腭侧根管和一个融合的颊侧根管。H~J，放大的26轴面SCT图像，显示有两个腭侧根管和一个融合的颊侧根管。（摘自Gopikrishna V, Reuben J, Kandaswamy a case report, *Oral Surg Oral Med Oral Pathol Oral Radiol Endod* 105:e74, 2008）

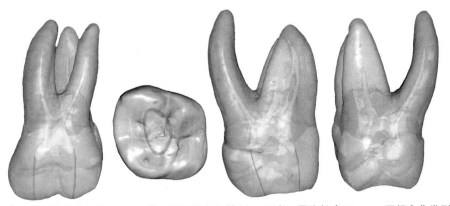

图5-112　上颌第二磨牙。平均萌出年龄11~13岁，平均钙化年龄14~16岁，平均长度20mm。牙根弯曲类型（从最常见至最少见）：近中颊根：远中弯曲、直根管；远中颊根：直根管、近中弯曲、远中弯曲；腭根：直根管、颊侧弯曲。

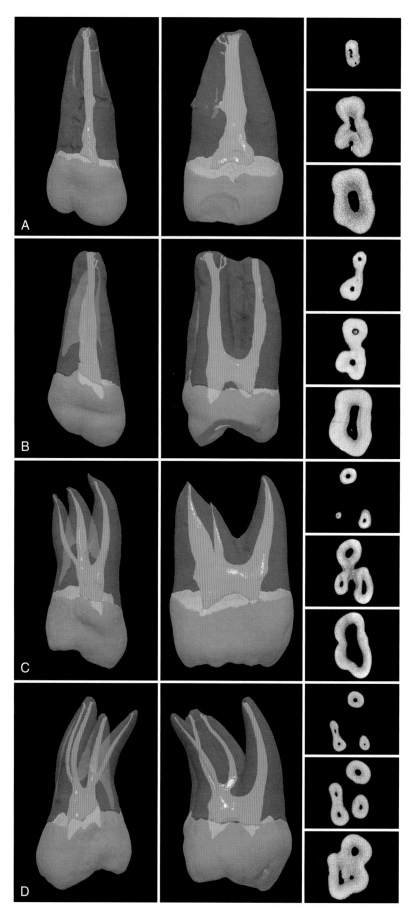

图5-113　上颌第二磨牙的显微CT扫描图；可能存在4种变异。A，只有1个根管，这种解剖结构不常见。B，有2个根管的第二磨牙。C，有3个根管的第二磨牙。D，有4个根管的第二磨牙。所有牙齿通过颊面（前庭沟侧）、邻面，及冠方、中部、根尖区的横断面来展示其解剖结构。（有关这些牙齿的旋转视图，见Expert Consult网站上的视频5-7）

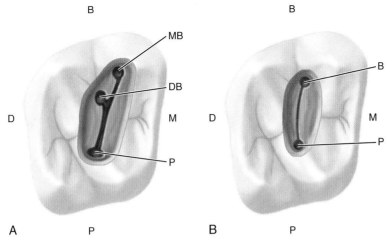

图5-114 A，上颌第二磨牙有3个根管口。B，上颌第二磨牙有2个根管口。B：颊侧；P：腭侧；D：远中，DB：远中颊侧；M：近中；MB：近中颊侧。

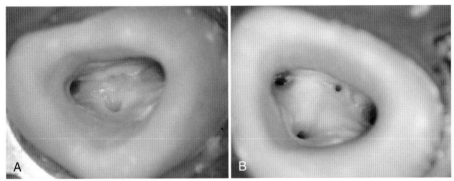

图5-115 通过根管显微镜观察上颌第二磨牙的开髓洞形。A，牙本质覆盖在髓室底近中侧（×8.4）。B，第四根管口（近中颊第二根管，MB-2），其在去除牙本质突起与探查连接MB-1根管口和腭（P）根管口的连线之后被识别（×8.4）。

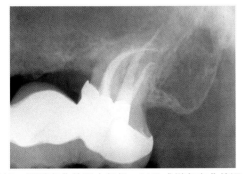

图5-116 严重弯曲的近中颊根，以及成锐角弯曲的远中颊根（DB）。

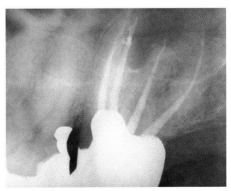

图5-117 可以看到4个根管（MB-1、MB-2、DB和P）。

了提高X线片的可见度，特别是当颧骨影像产生干扰时，可通过更垂直和偏远中的角度进行投照。当存在2个牙根时，每个根可以只有1个根管，或者颊根内可走行2个根管并融合至1个根尖孔。一项研究发现，1.47%的上颌第二磨牙出现2个腭根和2个腭根管[166]。

当存在4个根管时，上颌第二磨牙的开髓洞形是菱形，并且是上颌第一磨牙的开髓洞形的缩小版（图5-115）。如果仅存在3个根管，则开髓洞形是圆三角形，其底边与颊面平行。与上颌第一磨牙一样，不要破坏近中边缘嵴。因为上颌第二磨牙的远中颊根管口向近中颊和腭根管口的连线靠拢，所以三角形变得更钝，斜嵴通常不会被破坏。

如果仅存在2个根管，则开髓洞形是颊舌径宽的卵圆形。其宽度与髓室的近远中宽度相对应，椭圆形通常位于近中窝和斜嵴的近中边缘之间。

上颌第三磨牙

上颌第一磨牙或第二磨牙的缺失通常是第三磨牙必须被视为功能牙的原因（图5-119）。在决定治疗之前，一定要仔细检查牙根形态。第三磨牙的牙根解剖结构是完全不可预测的，并且建议仔细探查根管形态以评估治疗成功的可能性和程度。即便如此，许多第三磨牙仍有适宜的牙根条件，在合理的髓腔入路下，可以在根管治疗后作为功能性牙齿使用。

上颌第三磨牙的牙根解剖结构差异很大。该牙可具有1～4个牙根及1～6个根管，并且还可以出现C形根管。第三磨牙通常有3个牙根和3个根管（见Expert Consult网站表5-19）。牙齿可能明显向远中或颊侧或两个方向同时倾斜，使得开髓难度比第二磨牙更严峻。该牙的显微CT扫描可见图5-120（有关这些牙齿的旋转视图，见Expert Consult网站上的在线视频5-8）。

第三磨牙的开髓洞形可以变化很大。因为该牙通常有1～3个根管，所以开髓洞形可以是颊舌向宽的椭圆形，类似于上颌第二磨牙的圆三角形。所有的根管口通常几乎直线排列，因为远中颊根管口更靠近近中颊根管口与腭根管口的连线。最终开髓洞形通常是椭圆形或钝角三角形（图5-121和图5-122）。

下颌中切牙和侧切牙

下颌中切牙与侧切牙的根管系统和开髓洞形非常相似，可以放在一起讨论（图5-123）。与上颌切牙一样，必须去除舌侧牙本质领以获得直线入路。如果存在第二个根管，根管口可能隐藏在舌侧牙本质领下方。与上颌切牙不同，下颌切牙的开髓洞形唇舌向更宽。在CEJ水平，髓腔形态呈唇舌向宽、近远中向窄的椭圆形。在牙根中部，根管轮廓仍然是椭圆形的，但是更缩窄，并且唇舌径也变窄。

大多数下颌切牙都有一个牙根，其X线片上显示为一条窄长的根管，但其实是唇舌向宽的扁根。通常

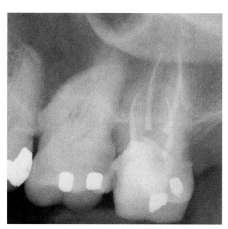

图5-118 4个根管，有2个清晰的腭根和根管。

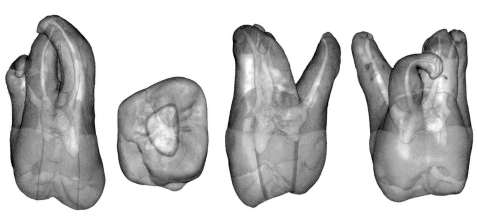

图5-119 上颌第三磨牙。平均萌出年龄17～22岁；平均钙化年龄18～25岁；平均长度17mm。

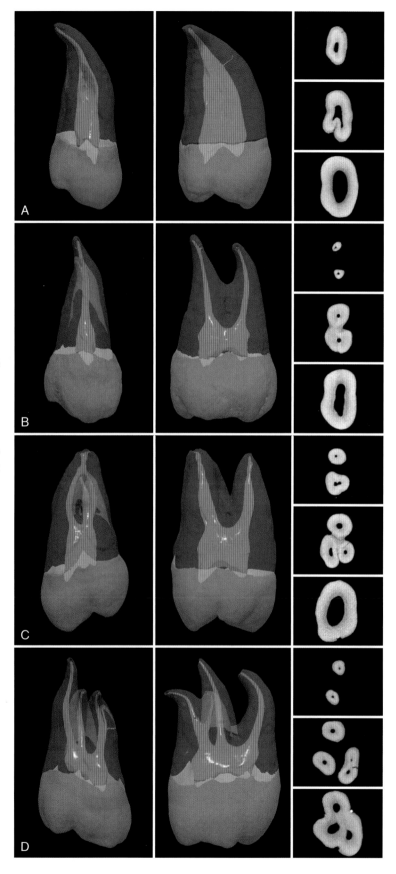

图5-120 上颌第三磨牙的显微CT扫描图显示出解剖结构的变异。A，只有1个根管。B，有2个根管的第三磨牙。C，有3个牙根、3个根管的第三磨牙，每个牙根的弯曲角度不同。D，有3个牙根、4个根管的第三磨牙。所有的牙齿都从颊面（前庭沟侧）、邻面，以及冠方、中部、根尖区的横断面来展示其解剖结构。（有关这些牙齿的旋转视图，见Expert Consult网站上视频5-8）

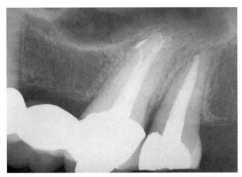

图5-121 融合成单根管。在第二磨牙中可以看到多个副根管。

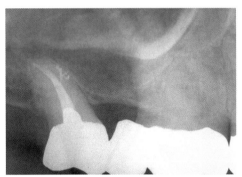

图5-122 远中桥基牙有一粗大的副根管。

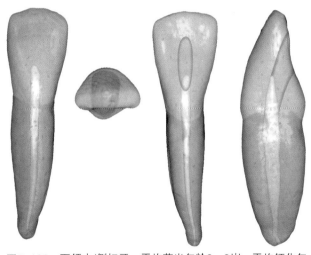

图5-123 下颌中/侧切牙。平均萌出年龄6~8岁；平均钙化年龄9~10岁；平均长度20.7mm。牙根弯曲类型（从最常见至最不常见）：直根管、远中弯曲、唇侧弯曲。

会在牙髓腔中存在牙本质桥，其将牙根分成两个根管，两条根管通常融合后从一个根尖孔穿出，但也可能作为两个独立的根管存在。有时是由一个根管分成两个，然后在到达根尖之前重新融合成一个（见Expert Consult网站的表5-20）。下颌中切牙的扫描图可见图5-124。下颌侧切牙的扫描结果见图5-125（有关这些牙齿的旋转视图，见Expert Consult网站上的视频5-9和视频5-10）。

一项研究发现牙冠的大小与双根管发生率之间存在关系[234-235]，牙冠小的牙齿双根管发生率更高。

下颌切牙由于其牙冠和内部解剖结构较小，可能是预备开髓洞形最困难的牙位。开髓洞形的外部轮廓形状可以是三角形或椭圆形，这取决于近远中髓角的突出程度（图5-126~图5-128）。当形状为三角形时，靠近切缘的底较短，近远中边的切龈径更长，形成一个长而窄的三角形。在近远中髓角不明显的情况下，外部轮廓是近远中向窄、切龈向长的卵圆形。一项研究[152]表明，到40岁时，下颌切牙髓室的尺寸已经缩小到常规卵圆形开髓洞形。由于这些牙齿唇舌向通常有2个根管，完全去除舌侧牙本质领是至关重要的，以免遗漏舌侧根管。为了避免遗漏这一根管，开髓洞形可以向龈方延伸至舌隆突内。由于该牙齿的舌面不涉及咬合功能，开髓孔的充填修复不要求内侧壁和舌面呈端端对接形式。

下颌尖牙

下颌尖牙的根管系统与上颌尖牙非常相似，只是尺寸较小，牙根和根管在近远中向上更窄，并且偶尔在唇舌向上存在2个牙根或2个根管（图5-129）（可在Expert Consult网站上查看表5-21）。下颌尖牙的显微CT扫描见图5-130（有关这些牙齿的旋转视图，见Expert Consult网站上的在线视频5-11）。第四种类型可见图5-131~图5-135[222]。

下颌尖牙根管近远中向狭窄，唇舌向非常宽大。必须移除舌侧牙本质领才能达到根管的舌侧壁或舌侧第二根管的入口。与宽大的唇侧壁相比，舌壁几乎是狭缝状的，这给根管的成形和清理造成了很大难度。

下颌尖牙的开髓洞形为椭圆形或条带形（图5-131）。开髓洞形的近远中宽度对应于髓室的近远中宽度。切壁可延伸至切缘以便形成直线入路，龈方必须延伸至舌侧隆突内，以便寻找舌侧根管。

下颌第一前磨牙

下颌前磨牙由于其根管形态变化多端，其解剖结构对治疗很有挑战（图5-136）[123,157,252]。下颌第一前磨牙的根管系统颊舌向比近远中向宽[253]，存在两个髓角：一个大而尖的颊侧髓角和一个小而圆的舌侧髓角。在颈缘处，牙根和根管是椭圆形的，当根管接近根中部时趋于圆形。如果存在2个根管，它们往往

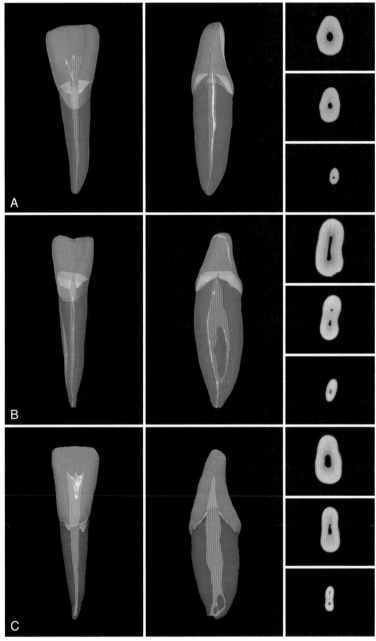

图5-124 下颌中切牙的显微CT扫描图。A，常见的解剖结构。B，有2个根管的中切牙。C，有根尖三角区的中切牙。所有的牙齿都从唇面（前庭沟侧）、邻面，以及冠方、中部、根尖区的横断面来展示其解剖结构。（有关这些牙齿的旋转视图，见Expert Consult 网站上视频5-9）

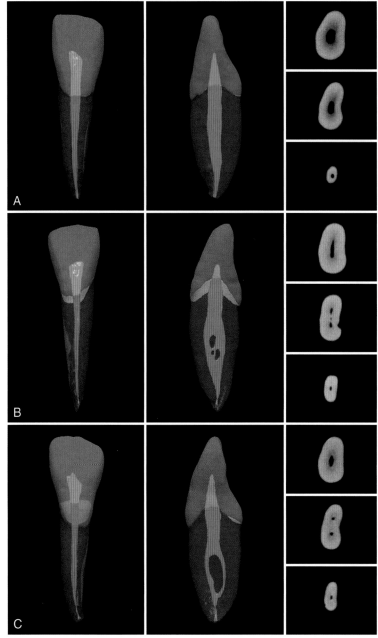

图5–125 下颌侧切牙的显微CT扫描图。A，常见的解剖结构。B，侧切牙具有宽而薄的颊舌侧解剖结构。C，侧切牙，根管分成2个但在根尖区融合成1个根管。所有的牙齿都从唇面（前庭沟侧）、邻面，以及冠方、中部、根尖区的横断面来展示其解剖结构。（有关这些牙齿的旋转视图，见Expert Consult网站上视频5–10）

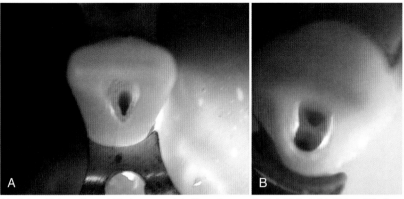

图5-126　通过根管显微镜观察下颌切牙的开髓洞形。A，1个根管口（×8.5倍放大并有光纤透照牙颈部）。B，2个根管口（×8.5倍放大并在牙颈部进行光纤透照）。

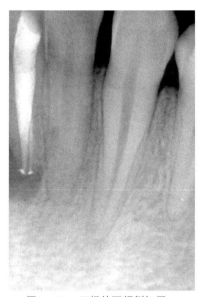

图5-127　双根的下颌侧切牙。

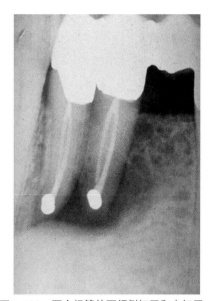

图5-128　两个根管的下颌侧切牙和中切牙。

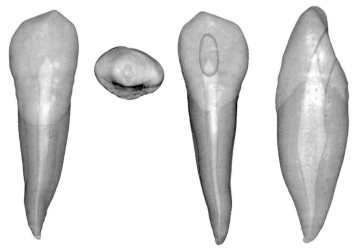

图5-129　下颌尖牙。平均萌出年龄9~10岁；平均钙化年龄13岁；平均长度25.6mm。牙根弯曲类型（从最常见至最不常见）：直根管、远中弯曲、唇侧弯曲。

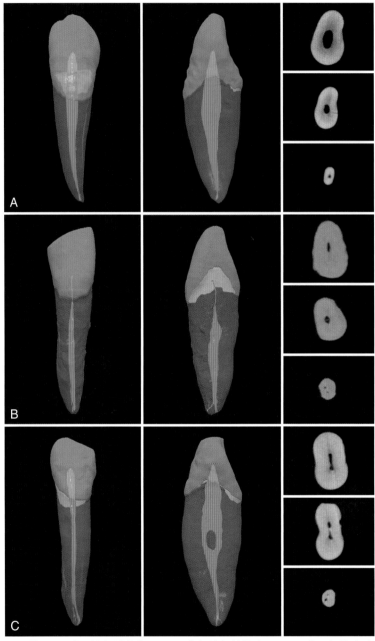

图5-130 下颌尖牙的显微CT扫描。A，常见的解剖学表现。B，有额外根管的尖牙。C，尖牙根管分成2个但在根尖区融合为1个的根管。所有的牙齿都从唇面（前庭沟侧）、邻面，以及冠方、中部、根尖区的横断面来展示其解剖结构。第四种类型见图5-131～图5-135。（有关这些牙齿的旋转视图，见Expert Consult网站上视频5-11）

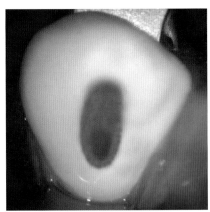

图5-131　通过根管显微镜观察下颌尖牙的开髓洞形（×5.1）。

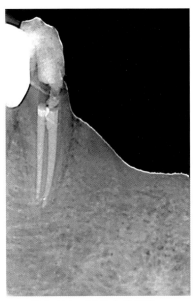

图5-134　2个独立的根管。

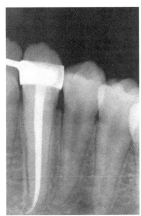

图5-132　有1个根管，在根尖部存在近中向急弯。

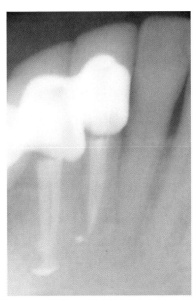

图5-135　下颌尖牙和侧切牙存在2个根管。

从髓室到根尖孔都是圆形。在另一种解剖学变异中，单个、宽大的根管可以分成两个独立的根管。通常可以顺利地直接进入颊侧根管，而舌侧根管可能很难找到。舌侧根管通常是以锐角从主根管分出。另外，牙冠的舌侧倾斜使根管锉更易进入颊侧根管，使得舌侧根管口定位更加困难。为了解决这种情况，临床医生可能需要进一步向舌侧扩展开髓洞形的舌侧壁，使舌侧根管更容易定位。下颌第一前磨牙有时可能存在3个牙根和3个根管（在Expert Consult网站上在线查看表5-22）。多项研究报道了该牙的C形根管的解剖结构[13,65,67]。下颌第一前磨牙的显微CT扫描见图5-137（有关这些牙齿的旋转视图，见Expert Consult网站上

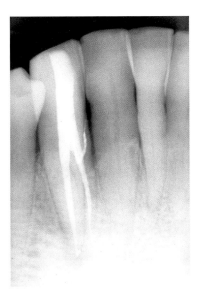

图5-133　2个根管，侧支根管在牙槽嵴顶上方分出，这可能是形成深周袋的原因。

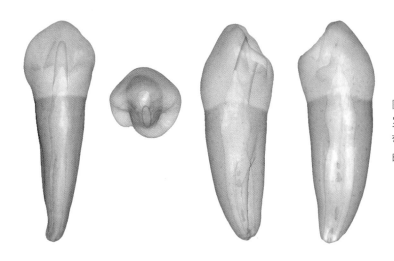

图5-136 下颌第一前磨牙。萌出的平均年龄10~12岁；平均钙化年龄12~13岁；平均长度21.6mm。牙根弯曲类型（从最常见至最不常见）：直根管、远中弯曲、颊侧弯曲。

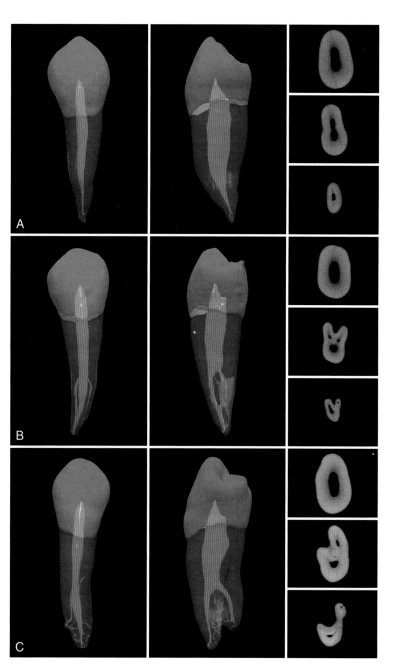

图5-137 下颌第一前磨牙的显微CT扫描图。A，常见的解剖学表现。B，第一前磨牙在从根中部至根尖1/3有明显的近中弯曲，在融合成一个粗大根管之前，一个小的根管向邻面延伸。C，第一前磨牙，主根管舌侧分支以及多个副根管。所有的牙齿都从颊面（前庭沟侧）、邻面，以及冠方、中部、根尖区的横断面来展示其解剖结构。（有关这些牙齿的旋转视图，见Expert Consult网站上的在线视频5-12）

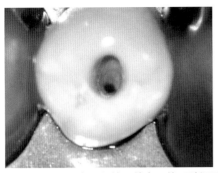

图5-138　根管显微镜观察下颌第一前磨牙的开髓洞形：1个根管口（×5.1）。

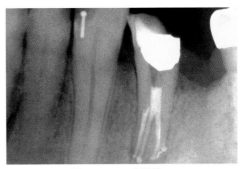

图5-141　3个根管。

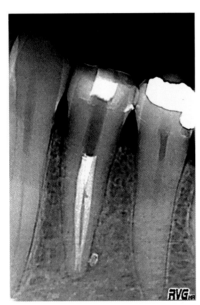

图5-139　2个根管。（由Dr. Raed Kasem提供，Clearwater，FL）

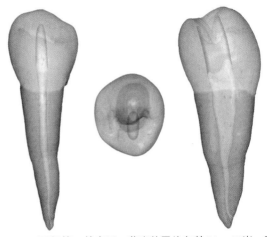

图5-142　下颌第二前磨牙。萌出的平均年龄11~12岁；平均钙化年龄13~14岁；平均长度22.3mm。牙根弯曲类型（从最常见至最不常见）：直根管、远中弯曲、颊侧弯曲。

的在线视频5-12）。

　　下颌第一前磨牙开髓洞形轮廓是椭圆形的，其近远中径比对应的上颌同名牙宽，使其更趋于宽椭圆形（图5-138~图5-141）。由于牙冠向舌侧倾斜，开髓洞形颊侧可以扩展至接近颊尖顶以实现直线入路。舌侧范围基本不会扩展到发育较小的舌尖斜面。在近远中向上，预备的开髓洞形在牙尖之间居中的位置。一般情况下，必须调整开髓洞形以便能够进入解剖结构复杂的根管内，这些复杂根管解剖常见于牙根根尖1/2。

下颌第二前磨牙

　　下颌第二前磨牙与第一前磨牙类似，但有以下不同之处：舌侧髓角通常更大，牙根和根管通常是椭圆形而不是圆形，髓室颊舌向较宽。与第一前磨牙更规则的锥形移行相比，第二前磨牙的髓室和根管通常更易区分（图5-142）。下颌第二前磨牙根管形态类似于第一前磨牙，但也有许多不同，可能存在2个、3个或4个根管，并且牙冠更加舌倾。幸运的是，在第二前

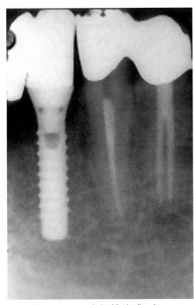

图5-140　1个根管分成2个。

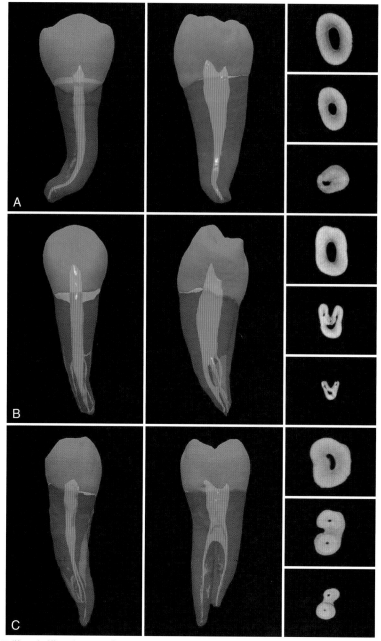

图5-143　下颌第二前磨牙的显微CT扫描图片。A，常见的解剖学表现。B，第二前磨牙，根中到根尖1/3有明显的分叉。C，具有融合根的第二前磨牙有2个根管。所有的牙齿都从颊面（前庭沟侧）、邻面，以及冠方、中部、根尖区的横断面来展示其解剖结构。（有关这些牙齿的旋转视图，见Expert Consult网站上视频5-13）

磨牙中这些变异的发生率较低（见Expert Consult网站表5-23）。下颌第二前磨牙的显微CT扫描见图5-143（有关这些牙齿的旋转视图，见Expert Consult网站上的在线视频5-13）。下颌第二前磨牙根据其外部解剖结构，开髓洞形至少有两种方式。第一种，因为牙冠通常具有较小的舌侧倾斜度，所以开髓洞形需要少量颊向倾斜以实现直线入路。第二种，牙齿的舌尖充分发育，因此开髓洞形要向舌侧扩展至舌尖的一半[54]。下颌第二前磨牙可能有2个舌尖，有时大小相等。当出现这种情况时，开髓洞形位于近远中向的中心，颊尖和两舌尖间舌沟的连线上。当近中舌尖比远中舌尖大时，椭圆形洞形轮廓的舌侧须延伸至近中舌尖的远中面（图5-144～图5-149）。

下颌第一磨牙

最早萌出的恒磨牙是下颌第一磨牙，它似乎是最常需要牙髓治疗的牙齿（直接盖髓术、牙髓切断术、根管治疗）。因此，它的形态受到了极大的关注（图

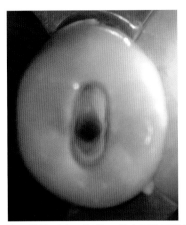

图5-144 根管显微镜观察下颌第二前磨牙的开髓洞形：1个根管口（×5.1倍放大并在牙颈部进行光纤透照）。

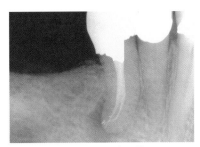

图5-147 在根尖处分开并交叉的单根管。

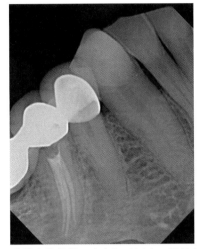

图5-148 3个独立的根管。（由Dr. Haider Al Zubaidi提供，Ocala，FL）

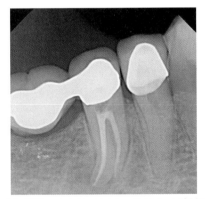

图5-145 2个根管。（由Dr. Haider Al Zubaidi提供，Ocala，FL）

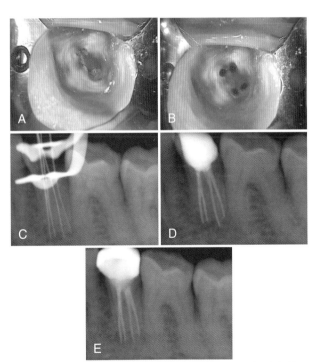

图5-149 A，初始开髓洞形。B，开髓洞形显示有4个根管。C，确定工作长度。D，治疗后即刻X线片。E，术后1年复查的X线片。（摘自Sachdeva GS, Ballal S, Gopikrishna V, Kandaswamy D: Endodontic management of a mandibular second premolar with four roots and four root canals with the aid of spiral computed tomography: a case report, *J Endod* 34:104, 2008）

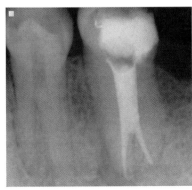

图5-146 在根尖处分开的单根管。（由Dr. Haider Al Zubaidi提供，Ocala，FL）

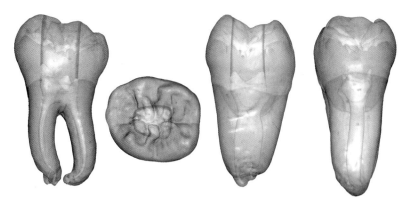

图5-150　下颌第一磨牙。萌出的平均年龄6岁；平均钙化年龄9～10岁；平均长度21mm，牙根弯曲类型（从最常见至最不常见）：近中根：远中弯曲、直根管；远中根：直根管、远中弯曲。

5-150）[261]。由于经常存在大范围修复体，并且承受较大的咬合应力，因此该牙髓室经常出现狭窄或钙化。下颌第一磨牙通常有2个根，但有时会有3个。近中根内有2个或3个根管，远中根内有1个、2个或3个根管（见Expert Consult网站上的表5-24和表5-25）。下颌第一磨牙的显微CT扫描见图5-151（有关这些牙齿的旋转视图，见Expert Consult网站上的在线视频5-14）。

近中根内的根管包括近中颊根管和近中舌根管。近中中央（MM）根管有时存在于近中另外两个根管之间的发育沟中[148]，但它可能仅代表两条近中根管之间的广泛吻合[54]。近中中央（MM）根管的发生率为1%[223]～15%[77,209]。远中根内存在远中根管（如果只有一个根管）或远中颊根管、远中舌根管和远中中央根管（如果存在多个根管）[75]。这些根管的根管口通过发育沟相互连接。所有根管口通常位于牙冠近中2/3范围内，牙髓室底部大致为梯形或菱形，通常存在4个髓角。

两个独立的远中根比较罕见，但确实会发生这种情况。在这种情况下，远中舌根比远中颊根细小，通常更弯曲。此外，远中舌根根尖段通常有朝向颊侧尖锐的小钩，在X线片上难以察觉（图5-152）。近中根，即两个根中较粗大者，从颈缘线到根中1/3向近中弯曲，然后在根尖区向远中弯曲。牙根的颊面和舌面在其整个长度上是凸出的，而近中根的远中面和远中根的近中面具有根部凹陷，此处牙本质壁非常薄。

近中根管口通常在髓腔中分隔明显，并通过发育沟连接[40]。近中颊根管口通常在近中颊尖下方，而近中舌根管口通常位于中央沟舌侧。有时，在两个近中根管口之间的发育沟内还会存在近中中央根管（图

5-152～图5-159）。在清理和成形主根管之后，临床医生必须检查是否存在这个根管口。可以用车针去除两个近中根管口之间的近中轴壁上阻碍建立直线通路的牙本质突起。放大技术在使用尖锐根管探针探查发育沟时有巨大的帮助。如果定位到凹陷或根管口，则可以用超声工作尖扩大凹陷，去除近中面牙本质突起，直到小号锉可以进入。

当远中仅存在一个根管时，根管口颊舌向呈椭圆形，并且开口通常位于颊沟远中。这个根管口可以通过根管探针或小号K锉从近中探查。如果锉尖向远中颊或远中舌方向有急弯，临床医生应该寻找另一个根管口。在极少数情况下，存在近远中根管口。

如果下颌第一磨牙中存在3个主根管，则每一根管的根中上2/3呈椭圆形，而根尖1/3呈圆形。如果远中存在两个根管（远颊和远舌），那么根管整体更趋于圆形。近中根管通常是弯曲的，其中近中颊根管弯曲程度最大。此根管可能在颊舌向有明显的弯曲，但在X线片上可能不明显。通常可以使用预弯过的通畅工具来探查这种弯曲。

下颌磨牙根分叉区可存在多个副根管孔。这些孔通常不能直接清理和成形，且几乎无法看到，除了偶尔在已经充填过根管封闭剂或热塑性充填材料的术后X线片上会显示出来。因为次氯酸钠溶液可以溶解有机碎屑，所以髓室应该彻底暴露，以使溶液渗入微小开口。裂纹有时会在近中边缘嵴上向根部延伸或在舌尖下方发生，通常在放大条件下可非常明显地观察到。

下颌第一磨牙的开髓洞形通常呈梯形或菱形，无论有几个根管[247]。当存在4个或更多根管时，梯形或菱形的角应对应于主根管口的位置。开髓洞形的近中壁不应破坏边缘嵴，除非牙齿本身被破坏。远中壁必

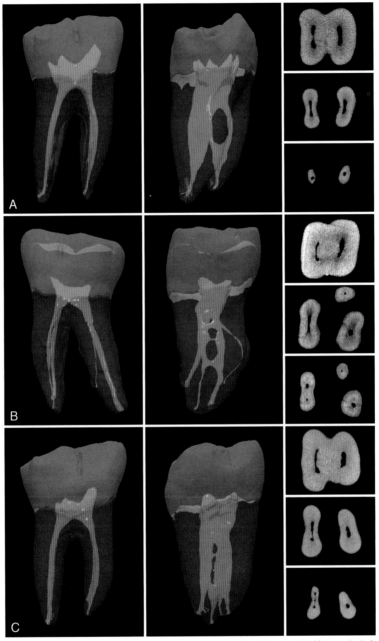

图5-151　下颌第一磨牙的显微CT扫描图。A，常见的解剖学表现。B，第一磨牙有3个主根管和一个分离的第四根管/第四牙根。C，第一磨牙，在近中根管之间有宽的连接或吻合，由此说明根管有多个孔隙。所有的牙齿都从颊面（前庭沟侧）、邻面，以及冠方、中部、根尖区的横断面来展示其解剖结构。（有关这些牙齿的旋转视图，见Expert Consult网站上视频5-14）

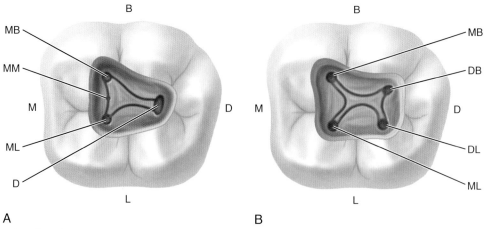

图5-152　下颌第一磨牙的开髓洞形。A，近中3个根管口和远中1个根管口。B，2个近中根管口和2个远中根管口。B：颊侧；D：远中，远中根管口；DB：远中颊根管口；DL：远中舌根管口；L：唇侧；M：近中；MB：近中颊根管口；ML：近中舌根管口；MM：近中中央根管口。

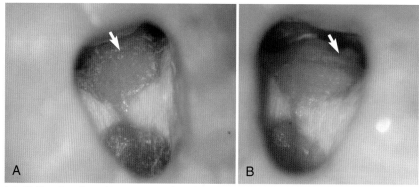

图5-153　根管显微镜观察下颌第一磨牙的开髓洞形。A，3个根管口（MB、ML和D）和牙本质突起（箭头所示）（×5.1）。沿着近中凹槽可能探查到近中中央（MM）根管口。B，近中沟内探查可以识别MM根管口（箭头所示）（×5.1）。

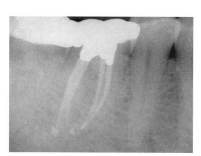

图5-154　2个近中和2个远中根管。

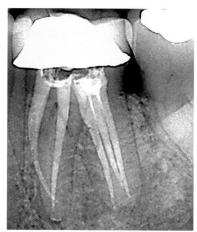

图5-155　远中根有3个根管。（由Dr. Raed Kasem提供，Clearwater，FL）

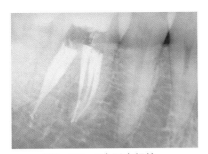

图5-156　3个近中根管。

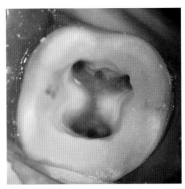

图5-157　近中根有3个根管口，远中根有3个根管口。（由Dr. Haider Al Zubaidi提供，Ocala，FL）

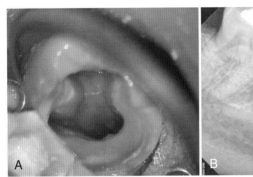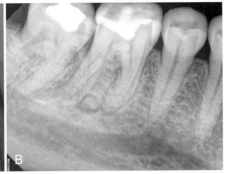

图5-158　A，远舌额外根。注意其根管口位于远中2个根管口的舌侧。B，在下颌第一磨牙X线片上明显可见有远中舌根并向颊侧弯曲。读者可以参考详细描述了这种类型解剖结构的出版物（见B部分）。（摘自Dr. William J. Aippersbach，Venice，Fla；B from Abella F, Patel S, Durán-Sindreu F et al: Mandibular first molars with disto-lingual roots: review and clinical management, *Int Endod J* 45:963, 2012）

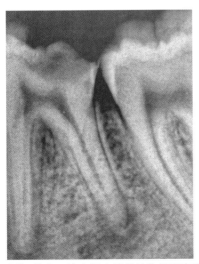

图5-159　术前X线片。注意远中舌根的位置和表现。（由Dr. William J. Aippersbach提供，Venice，FL）

须扩展至允许直线进入远中根管口。颊侧壁形成了近中颊和远中颊根管口之间的直线连接，舌侧壁形成了近中舌和远中舌根管口之间的直线连接。

　　牙根形态的变化提示可能存在额外的远中舌根[203]，通常这个根为Ⅰ型根管结构。在中国人群中发现2/3的下颌第一磨牙存在这种变异[251]。同样的，在科威特人群中，下颌第一磨牙的远中舌根发生率为4%[159]。这些结果证实了东亚人与其他种族群体相比，下颌第一磨牙超过3个根的发生率更高。

　　下颌磨牙，主要是第一磨牙，也可能存在位于舌侧或颊侧的额外牙根。虽然这在高加索人群中很少见，但在亚洲人群中更为常见[220]。远舌额外根（radix entomolaris，RE）是位于下颌磨牙远中舌侧的额外牙根（图5-158）[10,32]，而近颊额外根（radix paramolaris，RP）是位于近中颊侧的额外牙根，每个根通常包含一个根管。RE根管口定位时可以从远中根管口的远中舌侧向近中舌侧探查，RP根管口定位时可

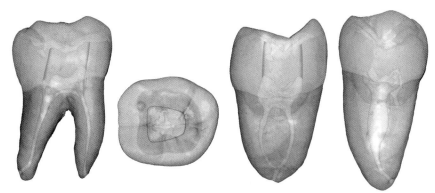

图5-160 下颌第二磨牙。平均萌出年龄11~13岁；平均钙化年龄14~15岁；平均长度19.8mm。牙根弯曲类型（从最常见至最少见）：近中根：远中弯曲、直根管；远中根：直根管、远中弯曲、近中弯曲、颊侧弯曲；单根：直根管、远中弯曲、刺刀样弯曲、舌侧弯曲。

以从近中根管口的近中颊侧向远中颊侧探查。髓室底主根管之间的暗线或凹槽可以引导定位这些根管口[32]。这些解剖学变化由于其根管口倾斜和根管弯曲而对治疗造成了一定难度。这些根管可能是直的，可能存在冠方弯曲，或者可能同时存在冠方和根尖区弯曲。

下颌第二磨牙

下颌第二磨牙牙冠比第一磨牙略小，并且更趋于对称（图5-160）。该牙的特征是牙根相邻较近。这两个根通常呈曲度逐渐向远中延伸，根尖靠近在一起。某些情况下只存在一个牙根。在100个随机选择的下颌第一磨牙和第二磨牙近中根管弯曲程度和形态的研究显示，100%的样本在颊舌向和近远中向上都存在弯曲[45]。

下颌第二磨牙的髓室和根管口通常不如第一磨牙明显。该牙可能有1个、2个、3个或4个根管（见Expert Consult网站上的表5-26）。下颌第二磨牙的显微CT扫描见图5-161（有关这些牙齿的旋转视图，见Expert Consult网站上的在线视频5-15）。图5-162~图5-166提供了该牙的其他变异和视图。

两个近中根管口距离较近。在具有单根或融合根的下颌第二磨牙中，放置在近中颊根管中的根管锉可能看起来像是在远中根管中的。发生这种情况是因为两个根管有时通过半圆形狭缝连接，即下颌第二磨牙常出现的C形根管变异[137,234,262]。近中根的远中面和远中根的近中面具有凹陷。

下颌第二磨牙可能存在1~6个根管，但最常见的是2个、3个或4个根管（图5-162）。当存在3个根管时，开髓洞形类似下颌第一磨牙，不过可能更趋于三角形而不太像菱形。远中根管口颊舌向通常较少呈带状，因此颊侧壁和舌侧壁向远中聚拢明显，最终呈三角形。第二磨牙可能仅存在两个根管，即一个近中和一个远中根管，在这种情况下，根管口的尺寸几乎相等并且位于牙齿颊舌向的中心线上。第二磨牙双根管的开髓洞形是矩形的，近远中向宽而颊舌向狭窄。单根管的下颌第二磨牙开髓洞形是椭圆形的，位于咬合面中心。

下颌第三磨牙

下颌第三磨牙的解剖结构是不可预测的，必须根据其根部形成过程进行评估（图5-167）[110]。融合短根、严重弯曲或畸形的根通常支持着外形良好的牙冠。该牙可能存在1~4个牙根和1~6个根管（在Expert Consult网站上可以查看表5-27）。下颌第三磨牙的显微CT扫描见图5-168（有关这些牙齿的旋转视图，见Expert Consult网站上的在线视频5-16）。其他变异可见图5-169~图5-171。

第三磨牙也可能出现C形根管（图5-172）。无论这些牙根解剖上如何不规则，大多数牙根都可以进行良好的治疗。然而，长期预后取决于与牙槽骨接触的牙根面积。临床医生必须权衡治疗的益处与预后。

下颌第三磨牙的解剖结构是不可预测的，因此开髓洞形可能是任意形状。当存在3个或更多个根管时，可以采用典型的圆三角形或菱形。当存在两个根管时，可以是矩形。对于单根管磨牙，通常采用椭圆形。

C形根管系统的牙齿

C形根和根管形成的主要原因是Hertwig上皮根鞘未能在颊侧或舌侧根面融合（图5-173）。C形根管系统呈现出多变性（图5-174）。在图5-174中可以看到

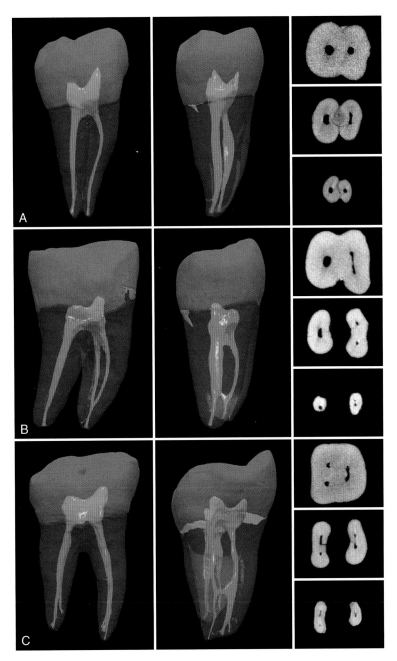

图5-161 下颌第二磨牙的显微CT扫描图。A，第二磨牙双根管融合根。B，第二磨牙，有3个初始根管，分别在各自的牙根内融合成1个根尖孔。C，第二磨牙，有4个独立的根管。所有的牙齿都从颊面（前庭沟侧）、邻面，以及冠方、中部、根尖区的横断面来展示其解剖结构。（有关这些牙齿的旋转视图，见Expert Consult网站上视频5-15）

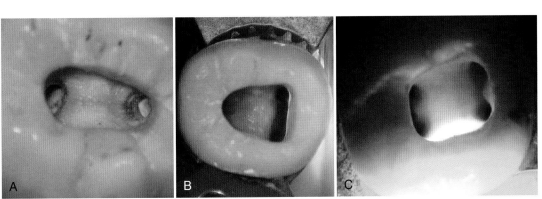

图5-162 根管显微镜观察下颌第二磨牙的开髓洞形。A，两个根管口（M和D）（×5.1）。B，3个根管口（MB、ML和D）（×3.4倍放大并在颈部进行光纤透照）。C，探到4个根管口（MB、ML、DB和DL）（×5.1倍放大并在颈部进行光纤透照）。

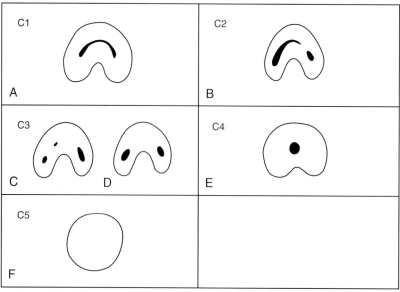

图5-163 A~F, C形根管结构的分型。（摘自Fan B, Cheung G, Fan M, Gutmann J:C-shaped canal system in mandibular second molars. I. Anatomical fractures, J Endod 30:899, 2004）

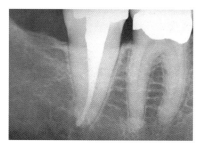

图5-164 所有根管融合成一个。

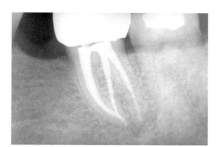

图5-166 近中根管在根尖处融合。

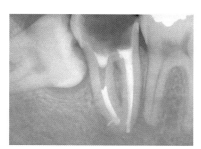

图5-165 2个根管，在远中根尖有1个副根管。

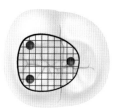

图5-167 下颌第三磨牙。平均萌出年龄17~21岁，钙化年龄18~25岁；平均长度18.5mm。

Ⅰ型、Ⅱ型和Ⅲ型根管的横断面。原始分类[133]经过改良后，对C形根和根管形态有了更详细的描述。C形根管结构可以随着根部深度变化而变化，因此根管口的外观不能预测实际根管解剖结构[62,64,137,234,262]。

Ⅰ型（C1）：形状是连续的"C"形，没有分隔或分支（图5-163A）。

Ⅱ型（C2）：根管形状由于"C"轮廓的中断而类似于分号（图5-163B），但角α或β应不小于60°。

Ⅲ型（C3）：2个或3个单独的根管（图5-163C、D），角α和β均小于60°。

Ⅳ型（C4）：只有1个根管，横断面为圆形或椭圆形（图5-163E）。

Ⅴ型（C5）：无法观察到管腔结构（通常仅在根尖附近可见）（图5-163F）。

1979年，首次在上颌磨牙中报道了C形根管[43]。大多数C形根管发生在下颌第二磨牙（图5-175~图5-180）[234]，但有时也出现在下颌第一磨牙[146]、上颌第一磨牙和第二磨牙、下颌第一前磨牙*。一项研

*参考文献：62-63,65-66,146,150,252-253,261-262

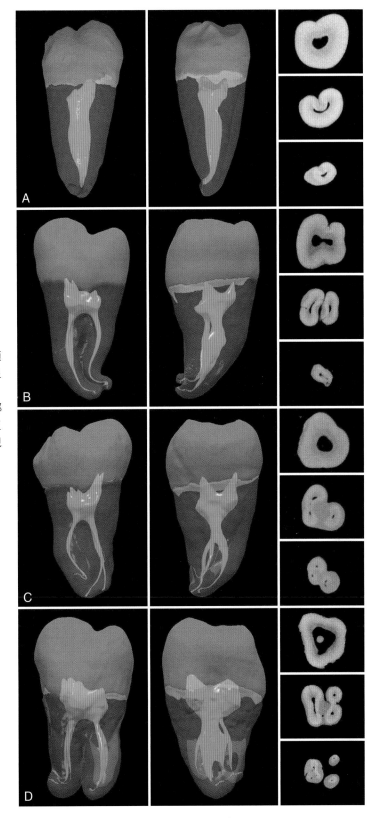

图5-168 下颌第三磨牙的显微CT扫描图片代表这颗牙的多种变化。A，单个C形根管。B，根管根尖明显弯曲的复杂解剖结构。C，3个根管多个方向弯曲。D，扁平、带状根管，具有明显的根尖弯曲。所有的牙齿都从颊面（前庭沟侧）、邻面，以及冠方、中部、根尖区的横断面来展示其解剖结构。（有关这些牙齿的旋转视图，见Expert Consult网站上视频5-16）

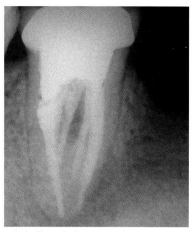

图5-169 5个根管。（由Dr. Paulo Nogueira提供，São Paulo，Brazil）

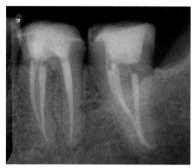

图5-170 复杂牙根解剖结构。（由Dr. Paulo Nogueira提供，São Paulo，Brazil）

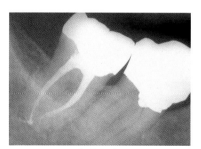

图5-171 复杂根尖解剖结构。

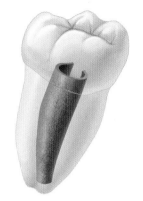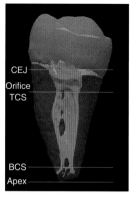

A 近中舌面观 B

图5-172 A，C形根管解剖图：从髓室底到根尖的一条连续根管。B，从C形根管顶（TCS）到C形根管底（BCS）是一个宽大的根管，包含大部分管腔。CEJ：釉牙骨质界；Orifice：根管口；TCS：C形根管顶；BCS：C形根管底；Apex：根尖孔。

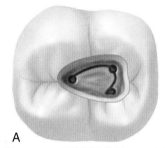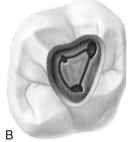

A B

图5-173 C形根管解剖。A，下颌第二磨牙。B，上颌第一磨牙。

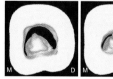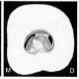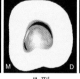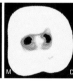

Ⅰ型　　Ⅱ型　　Ⅲ型　　Ⅳ型

图5-174 髓室底的类型。M：近中；D：远中。（摘自Min Y, Fan B, Cheung G, Gutmann J, Fan M: C-shaped canal system in mandibular second molars. III. The morphology of the pulp chamber floor, *J Endod* 32:1155, 2006）

究表明，上颌第一磨牙C形根管的发生率为2/2175（0.092%），此外还提到远中颊根管口和腭侧根管口之间通过一个沟槽连接（图5-176B）[53]。有研究者对309颗中国人的上颌第二磨牙进行检查，发现C形根管的发生率为4.9%[254]。

从横断面上看，下颌磨牙牙根和根管融合，下颌磨牙C形根由此得名。具有C形根管系统的磨牙，髓室内不存在多个独立的根管口，而是180°或更大弧度的单个带状根管口。它从近中舌侧线角开始，环绕颊侧或舌侧，终止在髓室远中侧（图5-176A）。在根管口下方，牙根解剖结构变化多端。可以分为两种基本类型：从根管口到根尖是单个带状C形根管和C形根管口

下方具有3个或3个以上独立的根管。幸运的是，只有一个根管的磨牙并不常见，更常见的是第二种类型，且各条分散的根管形状各自不同[43]。另有研究者发现，下颌第二磨牙的C形根管的形状和数量在牙根不同长度处可以不同。

一项研究中报告了一个病例，下颌第一磨牙具有一个正常的近中舌根管口和一个C形沟，该C形沟从近中颊根管口沿着颊侧壁，延伸至远中根管口[18]。这条沟向下延伸至根尖1/3，在此处分为2个根管。另有研

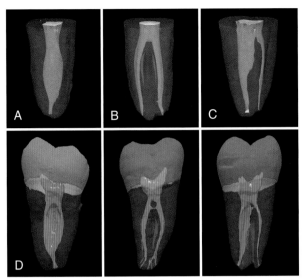

图5-175 C形根管结构的3D分类。A，融合型。B，对称型。C，不对称型。D，额外C形根管变异。（摘自Gao Y, Fan B, Cheung G, Gutmann J, Fan M: C-shaped canal system in mandibular second molars. IV. Morphologi-cal analysis and transverse measurement, *J Endod* 32:1062, 2006）

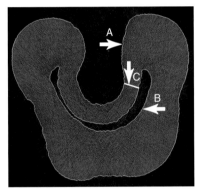

图5-176 显微计算机断层扫描图像中测量最小壁厚。A，牙根外表面。B，根管内壁。C，最薄壁厚。（摘自Gao Y, Fan B, Cheung G, Gutmann J, Fan M: C-shaped canal system in mandibular second molars. IV. Morphological analysis and transverse measurement, *J Endod* 32:1062, 2006）

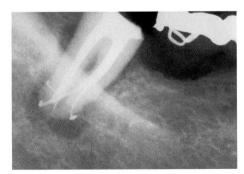

图5-177 下颌第二磨牙有多个根尖孔（图5-172D）。

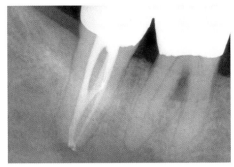

图5-178 下颌第二磨牙根管解剖结构之间互相连接。

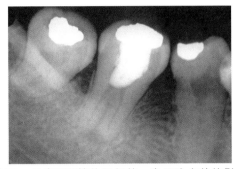

图5-179 具有C形管的下颌第一磨牙治疗前的影像（图5-175D）。

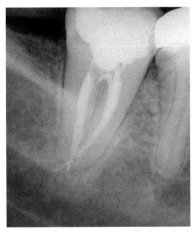

图5-180 根管充填后可见根管呈带状。（由Dr. Paulo Nogueira提供，São Paulo，Brazil）

究者报告了一个下颌第一磨牙C形沟的病例，该C形沟口从远中舌根管口延伸到远中颊根管口，并通过颊面到达近中颊根管口[26]，近中舌根管口仍是独立的，4个根尖孔也是分开的。一位研究者评估了811颗牙髓治疗后的下颌第二磨牙，发现7.6%患牙是C形根管[239]。应该注意的是C形根管形态的几种变异，最常见的是2个或3个根管合并为一个根管[239]。

C形根管系统的发病率有显著的种族差异，这种解剖结构在亚洲人中比在高加索人中更常见。调查发现，日本人[106]和中国人[254]C形根管的发生率为32%。

其他研究发现，中国人中下颌第一磨牙C形根管发生率为23%，下颌第二磨牙为32%[244,255,257]。另一项研究发现，黎巴嫩人下颌第二磨牙C形根管发生率为19%[95]，沙特阿拉伯人为11%[6]，缅甸人下颌磨牙发生率为22%[82]。其他调查发现，韩国人下颌第二磨牙C形根管的发生率为33%[105,189]。

下颌第二磨的髓室底目前发现有4种类型[137]：

Ⅰ型：半岛状髓室底，根管口为连续的C形（图5-174）。

Ⅱ型：半岛状髓室底和颊侧壁之间有带状牙本质连接，将C形根管口分为近中根管口（M）和远中根管口（D）。有时，近中壁与半岛状髓室底之间另一条带状牙本质将近中根管口分为近中颊根管口（MB）和近中舌根管口（ML）（最常见）（图5-174）。

Ⅲ型：在近中壁和半岛状髓室底之间只有一条带状牙本质连接，它将C形根管口分成小的近中舌根管口（ML）和大的近中颊-远中根管口（MB-D）。MB-D根管口由MB根管口和D根管口合并形成（次常见）（图5-174）。

Ⅳ型：非C形髓室底。存在一个远中根管口和一个椭圆形或两个圆形近中根管口（最不常见）（图5-174）。

并非所有具有C形根管系统的下颌第二磨牙都具有C形髓室底，导致诊断变得更困难。然而，在影像学上，具有C形根管系统的牙齿常表现为融合根，并且在根部中间有纵向沟槽[63]。此外，在下颌第二磨牙中存在3种类型的C形根管系统（图5-175）[73]。

Ⅰ型（融合型）：在到达根尖孔之前，根管合并成一个主根管。

Ⅱ型（对称型）：近中根管和远中根管分开，在各自的牙根内独立存在。

Ⅲ型（不对称型）：近中根管和远中根管分开，远中根管在根分叉区存在长的峡部。

Ⅲ型根管的中部和根尖部、Ⅱ型根管的根尖部，根管壁最薄，从而成为根管扩大过程中的危险区域（图5-176）[73]。

关于下颌磨牙的另一项研究发现，在根管成形和预备过程中，C形根管较薄的舌侧壁处存在较高的根管侧穿风险。颊侧和舌侧根管壁通常在近中部分更狭窄[36]。

C形根管系统的开髓洞形变化很大，并且取决于特定牙齿的牙髓形态。具有C形根管系统解剖结构的牙齿具有相当大的技术挑战。因此，建议在所有治疗阶段都使用牙科手术显微镜。

参考文献

[1] Abbott PV: Assessing restored teeth with pulp and periapical diseases for the presence of cracks, caries, and marginal breakdown, *Aust Dent J* 49:33, 2004.

[2] Acosta Vigouraux SA, Trugeda Bosaans SA: Anatomy of the pulp chamber floor of the permanent maxillary first molar, *J Endod* 4:214, 1978.

[3] al Shalabi RM, Omer OE, Glennon J, et al: Root canal anatomy of maxillary first and second permanent molars, *Int Endod J* 33:405, 2000.

[4] Alapati S, Zaatar EI, Shyama M, Al-Zuhair N: Maxillary canine with two root canals, *Med Princ Pract* 15:74, 2006.

[5] Alavi AM, Opasanon A, Ng Y-L, Gulabivala K: Root and canal morphology of Thai maxillary molars, *Int Endod J* 35:478, 2002.

[6] Al-Fougan KS: C-shaped root canals in mandibular second molars in a Saudi Arabian population, *Int Endod J* 34:499, 2002.

[7] Al-Nazhan S: Two root canals in a maxillary central incisor with enamel hypoplasia, *J Endod* 17:469, 1991.

[8] Al-Nazhan S: Incidence of fourth canal in root canal treated mandibular first molars in a Saudi Arabian sub-population, *Int Endod J* 32:49, 1999.

[9] Al-Qudah AA, Awawdeh LA: Root canal morphology of mandibular incisors in a Jordanian population, *Int Endod J* 39:873, 2006.

[10] Attam K, Nawal RR, Utneja S, Talwar S: Radix entomolaris in mandibular first molars in Indian population: a review and case reports, *Case Rep Dent* 1-7, article ID 595494, 2012.

[11] Awawdeh LA, Al-Qudah AA: Root form and canal morphology of mandibular premolars in a Jordanian population, *Int Endod J* 41:240, 2008.

[12] Bahcall JK, Barss JT: Fiberoptic endoscope usage for intracanal visualization, *J Endod* 27:128, 2001.

[13] Baisden MK, Kulilid JC, Weller RN: Root canal configuration of the mandibular first premolar, *J Endod* 18:505, 1992.

[14] Baldassari-Cruz LA, Lilly JP, Rivera EM: The influence of dental operating microscopes in locating the mesiolingual canal orifice, *Oral Surg Oral Med Oral Pathol Oral Radiol Endod* 93:190, 2002.

[15] Baratto-Filho F, Fariniuk LF, Ferreira EF, et al: Clinical and macroscopic study of maxillary molars with two palatal roots, *Int Endod J* 35:796, 2002.

[16] Barbizam JVB, Ribeiro RG, Filho MT: Unusual anatomy of permanent maxillary molars, *J Endod* 30:668, 2004.

[17] Barkhordar RA, Sapone J: Surgical treatment of a three-rooted maxillary second premolar: report of a case, *Oral Surg Oral Med Oral Pathol* 63:614, 1987.

[18] Barnett F: Mandibular molar with C-shaped canal, *Dent Traumatol* 2:79, 1986.

[19] Baugh D, Wallace J: Middle mesial canal of the mandibular first molar: a case report and literature review, *J Endod* 30:185, 2004.

[20] Beatty RG: A five-canal maxillary first molar, *J Endod* 10:156, 1984.

[21] Beatty RG, Interian CM: A mandibular first molar with five canals: report of case, *J Am Dent Assoc* 111:769, 1985.

[22] Beatty RG, Krell K: Mandibular molars with five canals: report of two cases, *J Am Dent Assoc* 114:802, 1987.

[23] Benenati FW: Maxillary second molars with two palatal canals and a palatogingival groove, *J Endod* 11:308, 1985.

[24] Benjamin KA, Dowson J: Incidence of two root canals in human mandibular incisor teeth, *Oral Surg Oral Med Oral Pathol* 38:122, 1974.

[25] Bjørndal L, Carlsen O, Thuesen G, et al: External and internal macromorphology in 3D reconstructed maxillary molars using computerized x-ray microtomography, *Int Endod J* 32:3, 1999.

[26] Bolger WL, Schindler WG: A mandibular first molar with a C-shaped root configuration, *J Endod* 14:515, 1998.

[27] Bond JL, Hartwell G, Portell FR: Maxillary first molar with six canals, *J Endod* 14:258, 1988.

[28] Bram SM, Fleisher R: Endodontic therapy in a mandibular second bicuspid with four canals, *J Endod* 17:513, 1991.

[29] Buhrley LJ, Barrows MJ, BeGole EA, Wenckus CS: Effect of magnification on locating the MB-2 canal in maxillary molars, *J Endod* 28:324, 2002.

[30] Burch JG, Hulen S: The relationship of the apical foramen to the anatomic apex of the tooth root, *Oral Surg Oral Med Oral Pathol* 34:262, 1972.

[31] Cabo-Valle M, Gonzalez-Gonzalez JM: Maxillary central incisor with two root canals: an unusual presentation, *J Oral Rehabil* 28:797, 2001.

[32] Calberson FL, DeMoor RJ, Deroose CA: The radix entomolaris and paramolaris: a clinical approach in endodontics, *J Endod* 33:58, 2007.

[33] Caliskan MK, Pehlivan Y, Sepetçioğlu F, et al: Root canal morphology of human permanent teeth in a Turkish population, *J Endod* 21:200, 1995.

[34] Carnes EJ, Skidmore AE: Configurations and deviation of root canals of maxillary first premolars, *Oral Surg Oral Med Oral Pathol* 36:880, 1973.

[35] Cecic P, Hartwell G, Bellizzi R: The multiple root canal system in the maxillary first molar: a case report, *J*

Endod 8:113, 1982.

[36] Chai WL, Thong YL: Cross-sectional morphology and minimum canal wall widths in C-shaped roots of mandibular molars, *J Endod* 30:509, 2004.

[37] Chan K, Yew SC, Chao SY: Mandibular premolars with three root canals: two case reports, *Int Endod J* 25:261, 1992.

[38] Christie WH, Peikoff MD, Acheson DW: Endodontic treatment of two maxillary lateral incisors with anomalous root formation, *J Endod* 7:528, 1981.

[39] Christie WH, Peikoff MD, Fogel HM: Maxillary molars with two palatal roots: a retrospective clinical study, *J Endod* 17:80, 1991.

[40] Cimilli H, Mumcu G, Cimilli T, et al: Correlation between root canal patterns, *Oral Surg Oral Med Oral Pathol Oral Radiol Endod* 102:e16, 2006.

[41] Coelho de Carvalho MC, Zuolo ML: Orifice locating with a microscope, *J Endod* 26:532, 2000.

[42] Collins IJ: Maxillary lateral incisor with two roots, *Aust Endod J* 27:37, 2001.

[43] Cooke HG, Cox FL: C-shaped canal configurations in mandibular molars, *J Am Dent Assoc* 99:836, 1979.

[44] Coolidge ED: Anatomy of the root apex in relation to treatment problems, *J Am Dent Assoc* 16:1456, 1929.

[45] Cunningham CJ, Senia ES: A three-dimensional study of canal curvature in the mesial roots of mandibular molars, *J Endod* 18:294, 1992.

[46] Cutright DE, Bhaskar SN: Pulpal vasculature as demonstrated by a new method, *Oral Surg Oral Med Oral Pathol* 27:678, 1969.

[47] da Costa LF, Sousa Neto MD, Fidel SR: External and internal anatomy of mandibular molars, *Braz Dent J* 7:33, 1996.

[48] Dankner E, Friedman S, Stabholz A: Bilateral C-shape configuration in maxillary first molars, *J Endod* 16:601, 1990.

[49] D'Arcangelo C, Varvara G, De Fazio P: Root canal treatment in mandibular canines with two roots: a report of two cases, *Int Endod J* 34:331, 2001.

[50] Degerness RA, Bowles WR. Dimension, anatomy and morphology of the mesiobuccal root canal system in maxillary molars, *J Endod* 36:985, 2010.

[51] DeGrood ME, Cunningham CJ: Mandibular molar with five canals: report of a case, *J Endod* 23:60, 1997.

[52] DeMoor RJ, Calberson FL: The radix entomolaris in mandibular first molars: an endodontic challenge, *Int Endod J* 37:789, 2004.

[53] DeMoor RJG: C-shaped root canal configuration in maxillary first molars, *Int Endod J* 35:200, 2002.

[54] DeMoor RJG, Calberson FLG: Root canal treatment in a mandibular second premolar with three root canals, *J Endod* 31:310, 2005.

[55] Dummer PMH, McGinn JH, Rees DG: The position and topography of the apical canal constriction and apical foramen, *Int Endod J* 17:192, 1984.

[56] El Deeb ME: Three root canals in mandibular second premolars: literature review and a case report, *J Endod* 8:376, 1982.

[57] England MC Jr, Hartwell GR, Lance JR: Detection and treatment of multiple canals in mandibular premolars, *J Endod* 17:174, 1991.

[58] Eskoz N, Weine FS: Canal configuration of the mesiobuccal root of the maxillary second molar, *J Endod* 21:38, 1995.

[59] Fabra-Campos H: Unusual root anatomy of mandibular first molars, *J Endod* 11:568, 1985.

[60] Fabra-Campos H: [Upper lateral incisor with two canals], *Endodoncia* 9:104, 1991.

[61] Fahid A, Taintor JF: Maxillary second molar with three buccal roots, *J Endod* 14:181, 1988.

[62] Fan B, Cheung GSP, Fan M, et al: C-shaped canal system in mandibular second molars. I. Anatomical fractures, *J Endod* 30:899, 2004.

[63] Fan B, Cheung GSP, Fan M, et al: C-shaped canal system in mandibular second molars. II. Radiographic features, *J Endod* 30:904, 2004.

[64] Fan B, Pan Y, Gao Y, et al: Three-dimensional morphologic analysis of isthmuses in the mesial roots

of mandibular molars, *J Endod* 36:1866, 2010.

[65] Fan B, Yang J, Gutmann JL, Fan M: Root canal systems in mandibular first premolars with C-shaped root configurations. I. Microcomputed tomography mapping of the radicular groove and associated root canal cross sections, *J Endod* 34:1337, 2008.

[66] Fan B, Ye WH, Xie EZ, et al: Three-dimensional morphological analysis of C-shaped canals in mandibular first premolars in a Chinese population, *Int Endod J* 45:1035,2012.

[67] Fasoli G, Arlotta A: Su ll' anatomia del canali radicolari del denti umani, *L Stomatol* 11, 1913.

[68] Ferreira CM, de Moraes IG, Bernardineli N: Three-rooted maxillary second premolar, *J Endod* 26:105, 2000.

[69] Fischer GM, Evans CE: A three rooted mandibular second premolar, *Gen Dent* 40:139, 1992.

[70] Fogel HM, Peikoff MD, Christie WH: Canal configuration in the mesiobuccal root of the maxillary first molar: a clinical study, *J Endod* 20:135, 1994.

[71] Friedman S, Moshonov J, Stabholz A: Five root canals in a mandibular first molar, *Dent Traumatol* 2:226, 1986.

[72] Funato A, Funato H, Matsumoto K: Mandibular central incisor with two root canals, *Dent Traumatol* 14:285, 1998.

[73] Gao Y, Fan B, Cheung GSP, et al: C-shaped canal system in mandibular second molars. IV. Morphological analysis and transverse measurement, *J Endod* 32:1062, 2006.

[74] Genovese FR, Marsico EM: Maxillary central incisor with two roots: a case report, *J Endod* 29:220, 2003.

[75] Ghoddusi J, Naghavi N, Zarei M, Rohani E: Mandibular first molar with four distal canals, *J Endod* 33:1481, 2007.

[76] Gilles J, Reader A: An SEM investigation of the mesiolingual canal in human maxillary first and second molars, *Oral Surg Oral Med Oral Pathol* 70:638, 1990.

[77] Goel NK, Gill KS, Taneja JR: Study of root canal configuration in mandibular first permanent molars, *J Indian Soc Pedod Prev Dent* 8:12, 1991.

[78] Gonzalez-Plata RR, Gonzalez-Plata EW: Conventional and surgical treatment of a two-rooted maxillary central incisor, *J Endod* 29:422, 2003.

[79] Gopikrishna V, Reuben J, Kandaswamy D: Endodontic management of a maxillary first molar with two palatal roots and a fused buccal root diagnosed with spiral computed tomography: a case report, *Oral Surg Oral Med Oral Pathol Oral Radiol Endod* 105:e74, 2008.

[80] Görduysus MO, Görduysus M, Friedman S: Operating microscope improves negotiation of second mesiobuccal canals in maxillary molars, *J Endod* 27:683, 2001.

[81] Green D: Double canals in single roots, *Oral Surg Oral Med Oral Pathol* 35:689, 1973.

[82] Gulabivala K, Aung TH, Alavi A, Mg Y-L: Root and canal morphology of Burmese mandibular molars, *Int Endod J* 34:359, 2001.

[83] Gutierrez JH, Aguayo P: Apical foraminal openings in human teeth: number and location, *Oral Surg Oral Med Oral Pathol Oral Radiol Endod* 79:769, 1995.

[84] Gutmann JL, Lovdahl PE: *Problem solving in endodontics*, ed 5, St Louis, 2011, Elsevier.

[85] Haddad GY, Nehma WB, Ounsi HF: Diagnosis, classification and frequency of C-shaped canals in mandibular second molars in the Lebanese population, *J Endod* 25:268, 1999.

[86] Hartwell G, Bellizzi R: Clinical investigation of in vivo endodontically treated mandibular and maxillary molars, *J Endod* 8:555, 1982.

[87] Haznedaroglu F, Ersev H, Odaba H, et al: Incidence of patent furcal accessory canals in permanent molars of a Turkish population, *Int Endod J* 36:515, 2003.

[88] Heling B: A two-rooted maxillary central incisor, *Oral Surg Oral Med Oral Pathol* 43:649, 1977.

[89] Heling I, Gottlieb-Dadon I, Chandler NP: Mandibular canine with two roots and three root canals, *Dent Traumatol* 11:301, 1995.

[90] Hess W, Zurcher E: *The anatomy of root canals of the teeth of the permanent and deciduous dentitions*, New York, 1925, William Wood.

[91] Holtzman L: Root canal treatment of mandibular second premolar with four root canals: a case report, *Int Endod J* 31:364, 1998.

[92] Hülsman M: Mandibular first premolars with three root canals, *Endod Dent Traumatol* 6:189, 1990.

[93] Hülsmann M: A maxillary first molar with two distobuccal root canals, *J Endod* 23:707, 1997.

[94] Imura N, Hata GI, Toda T: Two canals in mesiobuccal roots of maxillary molars, *Int Endod J* 31:410, 1998.

[95] Jacobsen EL, Dick K, Bodell R: Mandibular first molars with multiple mesial canals, *J Endod* 20:610, 1994.

[96] Jenkins S, Kulild J, Williams K, et al: Sealing ability of three materials in the orifice of root canal systems obturated with gutta-percha, *J Endod* 32:225, 2006.

[97] Joseph I, Varma BR, Bhat KM: Clinical significance of furcation anatomy of the maxillary first premolar: a biometric study on extracted teeth, *J Periodontol* 67:386, 1996.

[98] Karagöz-Kucukay I: Root canal ramifications in mandibular incisors and efficacy of low-temperature injection thermoplasticized gutta-percha filling, *J Endod* 20:236, 1994.

[99] Kartal N, Ozcelik B, Cimilli H: Root canal morphology of maxillary premolars, *J Endod* 24:417, 1998.

[100] Kartal N, Yanikoglu FC: Root canal morphology of mandibular incisors, *J Endod* 18:562, 1992.

[101] Kasahara E, Yasuda E, Yamamoto A, Anzai M: Root canal systems of the maxillary central incisor, *J Endod* 16:158, 1990.

[102] Kerekes K, Tronstad L: Long-term results of endodontic treatment performed with a standardized technique, *J Endod* 5:83, 1979.

[103] Kerekes K, Tronstad L: Morphometric observations in root canals of human premolars, *J Endod* 3:74, 1997.

[104] Kerekes K, Tronstad L: Morphometric observations on root canals of human premolars, *J Endod* 3:417, 1998.

[105] Kim Y, Lee SJ, Woo J: Morphology of maxillary first and second molars analyzed by cone-beam computed tomography in a Korean population: variations in the number of roots and canals and the incidence of fusion, *J Endod* 38:1063, 2012.

[106] Kotoku K: Morphological studies on the roots of the Japanese mandibular second molars, *Shika Gakuho* 85:43, 1985.

[107] Krasner P, Rankow HJ: Anatomy of the pulp chamber floor, *J Endod* 30:5, 2004.

[108] Kulild JC, Peters DD: Incidence and configuration of canal systems in the mesiobuccal root of maxillary first and second molars, *J Endod* 16:311, 1990.

[109] Kuttler Y: Microscopic investigation of root apexes, *J Am Dent Assoc* 50:544, 1955.

[110] Kuzekanani M, Haghani J, Nosrati H: Root and canal morphology of mandibular third molars in an Iranian population, *J Dent Res Dent Clin Dent Prospects* 6:85, 2012.

[111] Lambruschini GM, Camps J: A two-rooted maxillary central incisor with a normal clinical crown, *J Endod* 19:95, 1995.

[112] Lammertyn PA, Rodfigo SB, Brunotto M, Crosa M: Furcation groove of maxillary first premolar, thickness, and dentin structures, *J Endod* 35:814, 2009.

[113] Langeland K: *Tissue changes in the dental pulp: an experimental histologic study*, Oslo, 1957, Oslo University Press.

[114] Langeland K: The histopathologic basis in endodontic treatment, *Dent Clin North Am* 11:49, 1967.

[115] Langeland K: Tissue response to dental caries, *Dent Traumatol* 3:149, 1987.

[116] Langeland K: Reacción tisular a los materiales de obturación del conducto. In Guldener PHA, Langeland K, editors: *Endodoncia*, Barcelona, 1995, Springer-Verlag Ibérica.

[117] Leeb J: Canal orifice enlargement as related to biomechanical preparation, *J Endod* 9:463, 1983.

[118] Li J, Li L, Pan Y: Anatomic study of the buccal root with

furcation groove and associated root canal shape in maxillary first premolars by using microcomputed tomography, *J Endod* 9:265, 2013.

[119] Lin W-C, Yang S-F, Pai S-F: Nonsurgical endodontic treatment of a two-rooted maxillary central incisor, *J Endod* 32:478, 2006.

[120] Loh HS: Root morphology of the maxillary first premolar in Singaporeans, *Aust Endod J* 43:399, 1998.

[121] Low D: Unusual maxillary second premolar morphology: a case report, *Quintessence Int* 32:626, 2001.

[122] Lu T-Y, Yang S-F, Pai S-F: Complicated root canal morphology of mandibular first premolars in a Chinese population using cross section method, *J Endod* 32:932, 2006.

[123] Lui N, Li X, Liu N, et al: A micro-computed tomography study of the root canal morphology of the mandibular first premolar in a population from southwestern China, *Clin Oral Investig* 7:999, 2012 (Epub ahead of print).

[124] Lumley PJ, Walmsley AD, Walton RE, Rippin JW: Cleaning of oval canals using ultrasonics and sonic instrumentation, *J Endod* 19:453, 1993.

[125] Macri E, Zmener O: Five canals in a mandibular second premolar, *J Endod* 26:304, 2000.

[126] Madeira MC, Hetem S: Incidence of bifurcations in mandibular incisors, *Oral Surg Oral Med Oral Pathol* 36:589, 1973.

[127] Mader CL, Konzelman JL: Double-rooted maxillary central incisors, *Oral Surg Oral Med Oral Pathol* 50:99, 1980.

[128] Maggiore F, Jou YT, Kim S: A six canal maxillary first molar: case report, *Int Endod J* 35:486, 2002.

[129] Mangani F, Ruddle CJ: Endodontic treatment of a "very particular" maxillary central incisor, *J Endod* 20:560, 1994.

[130] Manning SA: Root canal anatomy of mandibular second molars. I, *Int Endod J* 23:34, 1990.

[131] Manning SA: Root canal anatomy of mandibular second molars. II. C-shaped canals, *Int Endod J* 23:40, 1990.

[132] Martinez-Berná A, Ruiz-Badanelli P: Maxillary first molars with six canals, *J Endod* 9:375, 1983.

[133] Martinez-Berná A, Badanelli P: Mandibular first molars with six root canals, *J Endod* 11:348, 1985.

[134] Martinez-Lozano MA, Forner-Navarro L, Sanchez-Cortes JL: Analysis of radiologic factors in determining premolar root canal systems, *Oral Surg Oral Med Oral Pathol Oral Radiol Endod* 88:719, 1999.

[135] Mauger MJ, Waite RM, Alexander JB, Schindler WG: Ideal endodontic access in mandibular incisors, *J Endod* 25:206, 1999.

[136] Melton DC, Krell KV, Fuller MW: Anatomical and histological features of C-shaped canals in mandibular second molars, *J Endod* 17:384, 1991.

[137] Min Y, Fan B, Cheung GSP, et al: C-shaped canal system in mandibular second molars. III. The morphology of the pulp chamber floor, *J Endod* 32:1155, 2006.

[138] Miyashita M, Kasahara E, Yasuda E, et al: Root canal system of the mandibular incisor, *J Endod* 23:479, 1997.

[139] Mizutani T, Ohno N, Nakamura H: Anatomical study of the root apex in the maxillary anterior teeth, *J Endod* 18:344, 1992.

[140] Mjör IA, Nordahl I: The density and branching of dentinal tubules in human teeth, *Arch Oral Biol* 41:401, 1996.

[141] Mjör IA, Smith MR, Ferrari M, Mannocei F: The structure of dentin in the apical region of human teeth, *Int Endod J* 34:346, 2001.

[142] Moayedi S, Lata D: Mandibular first premolar with three canals, *Endodontology* 16:26, 2004.

[143] Monnan G, Smallwood ER, Gulabivala K: Effects of access cavity location and design on degree and distribution of instrumented root canal surface in maxillary anterior teeth, *Int Endod J* 34:176, 2001.

[144] Moreinis SA: Avoiding perforation during endodontic access, *J Am Dent Assoc* 98:707, 1979.

[145] Morfis A, Sylaras SN, Georgopoulou M, et al: Study of the apices of human permanent teeth with the use of a scanning electron microscope, *Oral Surg Oral Med Oral Pathol* 77:172, 1994.

[146] Nallapati S: Three canal mandibular first and second premolars: a treatment approach—a case report, *J Endod* 31:474, 2005.

[147] Nattress BR, Martin DM: Predictability of radiographic diagnosis of variations in root canal anatomy in mandibular incisor and premolar teeth, *Int Endod J* 24:58, 1991.

[148] Navarro LF, Luzi A, Garcia AA, Garcia AH: Third canal in the mesial root of permanent mandibular first molars: review of the literature and presentation of 3 clinical reports and 2 in vitro studies, *Med Oral Patol Oral Cir Bucal* 12:E605, 2007.

[149] Neaverth EJ, Kotler LM, Kaltenbach RF: Clinical investigation (in vivo) of endodontically treated maxillary first molars, *J Endod* 13:506, 1987.

[150] Newton CW, McDonald S: A C-shaped canal configuration in a maxillary first molar, *J Endod* 10:397, 1984.

[151] Ng YL, Aung TH, Alavi A, Gulabivala K: Root and canal morphology of Burmese maxillary molars, *Int Endod J* 34:620, 2001.

[152] Nielsen CJ, Shahmohammadi K: The effect of mesio-distal chamber dimension on access preparation in mandibular incisors, *J Endod* 31:88, 2005.

[153] Nosonowitz DM, Brenner MR: The major canals of the mesiobuccal root of the maxillary first and second molars, *NY J Dent* 43:12, 1973.

[154] Okumura T: Anatomy of the root canals, *Trans Seventh Int Dent Cong* 1:170, 1926.

[155] Orguneser A, Kartal N: Three canals and two foramina in a mandibular canine, *J Endod* 24:444, 1998.

[156] Özcan E, Çolak H, Hamid M: Root and canal morphology of maxillary first premolars in a Turkish population, *J Dent Sci* 7:390, 2012.

[157] Park J-B, Kim N, Park S, et al: Evaluation of root anatomy of permanent mandibular premolars and molars in a Korean population with cone-beam computed tomography, *Eur J Dent* 7:94, 2013.

[158] Patel S, Wilson R, Dawood A, et al: The detection of periapical pathosis using digital periapical radiography and cone beam computed tomography. Part 2. A 1-year post-treatment follow-up, *Int Endod J* 45:711, 2012.

[159] Pattanshetti N, Gaidhane M, Al Kandari AM: Root and canal morphology of the mesiobuccal and distal roots of permanent first molars in a Kuwait population: a clinical study, *Int Endod J* 41:755, 2008.

[160] Patterson JM: Bifurcated root of upper central incisor, *Oral Surg Oral Med Oral Pathol* 29:222, 1970.

[161] Pecora JD, Santana SVS: Maxillary lateral incisor with two roots: case report, *Braz Dent J* 2:151, 1991.

[162] Pecora JD, Saquy PC, Sousa Neto MD, Woelfel JB: Root form and canal anatomy of maxillary first premolars, *Braz Dent J* 2:87, 1991.

[163] Pecora JD, Sousa Neto MD, Saquy PC, Woelfel JB: In vitro study of root canal anatomy of maxillary second premolars, *Braz Dent J* 3:81, 1992.

[164] Pecora JD, Sousa Neto MD, Saquy PC: Internal anatomy, direction and number of roots and size of mandibular canines, *Braz Dent J* 4:53, 1993.

[165] Pecora JD, Woelfel JB, Sousa Neto MD, Issa EP: Morphologic study of the maxillary molars. II. Internal anatomy, *Braz Dent J* 3:53, 1992.

[166] Peikoff MD, Christie WH, Fogel HM: The maxillary second molar: variations in the number of roots and canals, *Int Endod J* 29:365, 1996.

[167] Peters OA, Laib A, Gohring TN, Barbakow F: Changes in root canal geometry after preparation assessed by high-resolution computed tomography, *J Endod* 27:1, 2001.

[168] Peters OA, Laib A, Rüegsegger P, Barbakow F: Three-dimensional analysis of root canal geometry by high resolution computed tomography, *J Dent Res* 79:1405, 2000.

[169] Peters OA, Peters CI, Schonenberger K, Barbakow F: ProTaper rotary root canal preparation: assessment of torque force in relation to canal anatomy, *Int Endod J* 36:93, 2003.

[170] Pineda F, Kuttler Y: Mesiodistal and buccolingual roentgenographic investigation of 7275 root canals, *Oral Surg Oral Med Oral Pathol* 33:101, 1972.

[171] Plotino G: A mandibular third molar with three mesial roots: a case report, *J Endod* 34:224, 2008.

[172] Pomeranz H, Eidelman DL, Goldberg MG: Treatment considerations of the middle mesial canal of mandibular first and second molars, *J Endod* 7:565, 1981.

[173] Pomeranz H, Fishelberg G: The secondary mesiobuccal canal of maxillary molars, *J Am Dent Assoc* 88:119, 1974.

[174] Ponce EH, Vilar Fernandez JA: The cemento-dentino-canal junction, the apical foramen, and the apical constriction: evaluation by optical microscopy, *J Endod* 29:214, 2003.

[175] Preiswerk G. *Lehrbuch und Atlas der Konservierdnden Zahnheilkunde*, München, 1912, JF Lehmann's Verlag.

[176] Rankine-Wilson RW, Henry P: The bifurcated root canal in lower anterior teeth, *J Am Dent Assoc* 70:1162, 1965.

[177] Reeh ES: Seven canals in a lower first molar, *J Endod* 24:497, 1998.

[178] Rhodes JS: A case of an unusual anatomy of a mandibular second premolar with four canals, *Int Endod J* 34:645, 2001.

[179] Ricucci D: Three independent canals in the mesial root of a mandibular first molar, *Dent Traumatol* 13:47, 1997.

[180] Ricucci D, Langeland K: Apical limit of root canal instrumentation and obturation. Part 2. A histologic study, *Int Endod J* 31:394, 1998.

[181] Rödig T, Hülsmann M: Diagnosis and root canal treatment of a mandibular second premolar with three root canals, *Int Endod J* 36:912, 2003.

[182] Rubinstein R, Kim S: Long-term follow-up of cases considered healing 1 year after apical microsurgery, *J Endod* 28:378, 2002.

[183] Rwenyonyi CM, Kutesa AM, Muwazi LM, Buwembo W: Root and canal morphology of maxillary first and second permanent molar teeth in a Ugandan population, *Int Endod J* 40:679, 2007.

[184] Saad AY, Al-Yahya AS: The location of the cementodentinal junction in single-rooted mandibular first premolars from Egyptian and Saudi patients: a histologic study, *Int Endod J* 36:541, 2003.

[185] Sachdeva GS, Ballal S, GopiKrishna V, Kandas Wamy D: Endodontic management of a mandibular second premolar with four roots and four root canals with the aid of spiral computed tomography: a case report, *J Endod* 34:104, 2008.

[186] Schilder H: Filling root canals in three dimensions, *Dent Clin North Am* 11:723, 1967.

[187] Schwarze T, Baethge C, Stecher T, Geurtsen W: Identification of second canals in the mesiobuccal root of maxillary first and second molars using magnifying loupes or an operating microscope, *Aust Endod J* 28:57, 2002.

[188] Seidberg BH, Altman M, Guttuso J, Suson M: Frequency of two mesiobuccal root canals in maxillary first molars, *J Am Dent Assoc* 87:852, 1973.

[189] Seo MS, Park DS: C-shaped root canals of mandibular second molars in a Korean population: clinical observation and in vitro analysis, *Int Endod J* 37:139, 2004.

[190] Sert S, Bayirli GS: Evaluation of the root canal configurations of the mandibular and maxillary permanent teeth by gender in the Turkish population, *J Endod* 30:391, 2004.

[191] Shin SJ, Park JW, Lee JK, Hwang SW: Unusual root canal anatomy in maxillary second molars: two case reports, *Oral Surg Oral Med Oral Pathol Oral Radiol Endod* 104:e61, 2007.

[192] Sidow SJ, West LA, Liewehr FR, Loushine RJ: Root canal morphology of human maxillary and mandibular third molars, *J Endod* 26:675, 2000.

[193] Simon JHS: The apex: how critical is it? *Gen Dent* 42:330, 1994.

[194] Sinai IH, Lustbader S: A dual-rooted maxillary central

incisor, *J Endod* 10:105, 1984.

[195] Sjögren U, Hägglund B, Sundqvist G, Wing K: Factors affecting the long-term results of endodontic treatment, *J Endod* 16:498, 1990.

[196] Skidmore AE, Bjørndal AM: Root canal morphology of the human mandibular first molar, *Oral Surg Oral Med Oral Pathol* 32:778, 1971.

[197] Slowey RE: Root canal anatomy: road map to successful endodontics, *Dent Clin North Am* 23:555, 1979.

[198] Smadi L, Khraisat A: Detection of a second mesiobuccal canal in the mesiobuccal roots of maxillary first molar teeth, *Oral Surg Oral Med Oral Pathol Oral Radiol Endod* 103:e77, 2007.

[199] Smith AJ: Dentin formation and repair. In Hargreaves KM, Goodis HE, editors: *Seltzer and Bender's dental pulp*, Chicago, 2002, Quintessence.

[200] Smulson MH, Hagen JC, Ellenz SJ: Pulpoperiapical pathology and immunologic considerations. In Weine FS, editor: *Endodontic therapy*, ed 5, St Louis, 1996, Mosby.

[201] Soares JA, Leonardo RT: Root canal treatment of three-rooted maxillary first and second premolars: a case report, *Int Endod J* 36:705, 2003.

[202] Spagnuolo G, Ametrano G, D'Antò V, et al: Microcomputed tomography analysis of mesiobuccal orifices and major apical foramen in first maxillary molars, *Open Dent J* 6:118, 2012.

[203] Sperber GH, Moreau JL: Study of the number of roots and canals in Senegalese first permanent mandibular molars, *Int Endod J* 31:117, 1998.

[204] Sponchiado EC, Ismail HAA, Braga MRL, et al: Maxillary central incisor with two-root canals: a case report, *J Endod* 32:1002, 2006.

[205] Stabholz A, Goultschin J, Friedman S, Korenhouser S: Crown-to-root ratio as a possible indicator of the presence of a fourth root canal in maxillary first molars, *Israel J Dent Sci* 1:85, 1984.

[206] Stroner WF, Remeikis NA, Carr GB: Mandibular first molar with three distal canals, *Oral Surg Oral Med Oral Pathol* 57:554, 1984.

[207] Stropko JJ: Canal morphology of maxillary molars: clinical observations of canal configurations, *J Endod* 25:446, 1990.

[208] Subay RK, Kayatas M: Dens invaginatus in an immature lateral incisor: a case report of complex endodontic treatment, *Oral Surg Oral Med Oral Pathol Oral Radiol Endod* 102:e37, 2006.

[209] Sundaresh KJ, Srinivasan R, Mallikarjuna R, Rajalbandi S. Endodontic management of middle mesial canal of the mandibular molar, *BMJ Case Rep* 2013. pii: bcr2012008261, doi: 10.1136/br-2012-008261

[210] Sykaras S, Economou P: [Root canal morphology of the mesio-buccal root of the maxillary first molar], *Odontostomatol Proodos* 24:99, 1970.

[211] Tamse A, Katz A, Pilo R: Furcation groove of buccal root of maxillary first premolars: a morphometric study, *J Endod* 26:359, 2000.

[212] Taylor GN: Techniiche per la preparazione e l'otturazione intracanalare, *La Clinica Odontoiatrica del Nord America* 20:566, 1988.

[213] Teixeira FB, Sano CL, Gomes BP, et al: A preliminary in vitro study of the incidence and position of the root canal isthmus in maxillary and mandibular first molars, *Int Endod J* 36:276, 2003.

[214] Thews ME, Kemp WB, Jones CR: Aberrations in palatal root and root canal morphology of two maxillary first molars, *J Endod* 5:94, 1979.

[215] Thomas RP, Moule AJ, Bryant R: Root canal morphology of maxillary permanent first molar teeth at various ages, *Int Endod J* 26:257, 1993.

[216] Thompson BH, Portell FR, Hartwell GR: Two root canals in a maxillary lateral incisor, *J Endod* 11:353, 1985.

[217] Tian Y-Y, Guo B, Zhang R, et al: Root and canal morphology of maxillary first premolars in a Chinese subpopulation evaluated using cone-beam computed tomography, *Int Endod J* 45:996, 2012.

[218] Todd HW: Maxillary right central incisor with two root canals, *J Endod* 2:227, 1976.

[219] Trope M, Elfenbein L, Tronstad L: Mandibular premolars with more than one root canal in different race groups, *J Endod* 12:343, 1986.

[220] Tu M-G, Tsai C-C, Jou M-J, et al: Prevalence of three rooted mandibular first molars among Taiwanese individuals, *J Endod* 33:1163, 2007.

[221] Ulusoy OI, Görgül G: Endodontic treatment of a maxillary second molar with two palatal roots: a case report, *Oral Surg Oral Med Oral Pathol Oral Radiol Endod* 104:e95, 2007.

[222] Versiani MA, Pécora JD, Sousa-Neto MD: The anatomy of two-rooted mandibular canines determined using micro-computed tomography, *Int Endod J* 44:682, 2011.

[223] Vertucci FJ: Root canal anatomy of the human permanent teeth, *Oral Surg Oral Med Oral Pathol* 58:589, 1984.

[224] Vertucci FJ, Anthony RL: A scanning electron microscopic investigation of accessory foramina in the furcation and pulp chamber floor of molar teeth, *Oral Surg Oral Med Oral Pathol* 62:319, 1986.

[225] Vertucci FJ, Seelig A, Gillis R: Root canal morphology of the human maxillary second premolar, *Oral Surg Oral Med Oral Pathol* 38:456, 1974.

[226] Vertucci FJ, Williams RG: Furcation canals in the human mandibular first molar, *Oral Surg Oral Med Oral Pathol* 38:308, 1974.

[227] Von der Lehr WN, Marsh RA: A radiographic study of the point of endodontic egress, *Oral Surg Oral Med Oral Pathol Oral Radiol Endod* 35:705, 1973.

[228] Von der Vyver PJ, Traub AJ: Maxillary central incisor with two root canals: a case report, *J Dent Assoc South Afr* 50:132, 1995.

[229] Walker RT: Root form and canal anatomy of maxillary first premolars in a southern Chinese population, *Dent Traumatol* 3:130, 1987.

[230] Walker RT: Root form and canal anatomy of mandibular first molars in a southern Chinese population, *Dent Traumatol* 4:19, 1988.

[231] Walker RT: Root form and canal anatomy of mandibular first premolars in a southern Chinese population, *Dent Traumatol* 4:226, 1988.

[232] Walker RT: The root canal anatomy of mandibular incisors in a southern Chinese population, *Int Endod J* 21:218, 1988.

[233] Walvekar SV, Behbehani JM: Three root canals and dens formation in a maxillary lateral incisor: a case report, *J Endod* 23:185, 1997.

[234] Wang Y, Guo J, Yang HB, et al: Incidence of C-shaped root canal systems in mandibular second molars in the native Chinese population by analysis of clinical methods, *Int J Oral Sci* 4:161, 2012.

[235] Warren EM, Laws AJ: The relationship between crown size and the incidence of bifid root canals in mandibular incisor teeth, *Oral Surg Oral Med Oral Pathol* 52:425, 1981.

[236] Wasti F, Shearer AC, Wilson NH: Root canal systems of the mandibular and maxillary first permanent molar teeth of South Asian Pakistanis, *Int Endod J* 34:263, 2001.

[237] Webber RT, del Rio CE, Brady JM, Segall RO: Sealing quality of a temporary filling material, *Oral Surg Oral Med Oral Pathol* 46:123, 1978.

[238] Weine FS, editor: *Endodontic therapy*, p 243, ed 5, St Louis, 1996, Mosby.

[239] Weine FS; Members of the Arizona Endodontic Association: The C-shaped mandibular second molar: incidence and other considerations, *J Endod* 24:372, 1998.

[240] Weine FS, Hayami S, Hata G, Toda T: Canal configuration of the mesiobuccal root of the maxillary first molar of a Japanese subpopulation, *Int Endod J* 32:79, 1999.

[241] Weine FS, Healy HJ, Gerstein H, Evanson L: Canal configuration in the mesiobuccal root of the maxillary first molar and its endodontic significance, *Oral Surg Oral Med Oral Pathol* 28:419, 1969.

[242] Weine FS, Pasiewicz RA, Rice RT: Canal configuration of the mandibular second molar using a clinically oriented in vitro method, *J Endod* 14:207, 1988.

[243] Weisman MI: A rare occurrence: a bi-rooted upper canine, *Aust Endod J* 26:119, 2000.

[244] Weller NR, Niemczyk SP, Kim S: Incidence and position of the canal isthmus. Part 1. Mesiobuccal root of the maxillary first molar, *J Endod* 21:380, 1995.

[245] Weller RN, Hartwell G: The impact of improved access and searching techniques on detection of the mesiolingual canal in maxillary molars, *J Endod* 15:82, 1989.

[246] Wells DW, Bernier WE: A single mesial canal and two distal canals in a mandibular second molar, *J Endod* 10:400, 1984.

[247] Wilcox LR, Walton RE, Case WB: Molar access: shape and outline according to orifice location, *J Endod* 15:315, 1989.

[248] Wong M: Maxillary first molar with three palatal canals, *J Endod* 17:298, 1991.

[249] Wu M-K, Barkis D, R'oris A, Wesselink PR: Does the first file to bind correspond to the diameter of the canal in the apical region? *Int Endod J* 35:264, 2002.

[250] Wu M-K, Wesselink P, Walton R: Apical terminus location of root canal treatment procedures, *Oral Surg Oral Med Oral Pathol Oral Radiol Endod* 89:99, 2000.

[251] Xuan H, Haibing Y, Guoju LI, et al: A study of the distobuccal root canal orifice of the maxillary second molars in Chinese individuals evaluated by cone-beam computed tomography, *J Appl Oral Sci* 20:563, 2012.

[252] Xuan Y, Bin G, Ke-Zeng L, et al: Cone-beam computed tomography study of root and canal morphology of mandibular premolars in a western Chinese population, *BMC Med Imag* 12:18, 2012.

[253] Yang H, Cheng Tian C, Li G, et al: A cone-beam computed tomography study of the root canal morphology of mandibular first premolars and the location of root canal orifices and apical foramina in a Chinese subpopulation, *J Endod* 39:435, 2013.

[254] Yang Z-P, Yang S-F, Lee G: The root and root canal anatomy of maxillary molars in a Chinese population, *Dent Traumatol* 4:215, 1998.

[255] Yang Z-P, Yang S-F, Lin YL: C-shaped root canals in mandibular second molars in a Chinese population, *Dent Traumatol* 4:160, 1988.

[256] Yang ZP: Multiple canals in a mandibular first premolar: case report, *Aust Dent J* 39:18, 1994.

[257] Yew SC, Chan K: A retrospective study of endodontically treated mandibular first molars in a Chinese population, *J Endod* 19:471, 1993.

[258] Yoshioka T, Villegas JC, Kobayashi C, Suda H: Radiographic evaluation of root canal multiplicity in mandibular first premolars, *J Endod* 30:73, 2004.

[259] Zaatar EI, al Anizi SA, al Duwairi Y: A study of the dental pulp cavity of mandibular first permanent molars in the Kuwait population, *J Endod* 24:125, 1998.

[260] Zaatar EI, Al-Kandari AM, Alhomaidah S, Al Yasin IM: Frequency of endodontic treatment in Kuwait: radiographic evaluation of 846 endodontically treated teeth, *J Endod* 23:453, 1997.

[261] Zhang R, Wang H, Tian YY, et al: Use of cone-beam computed tomography to evaluate root and canal morphology of mandibular molars in Chinese individuals, *Int Endod J* 44:990, 2011.

[262] Zheng Q, Zhang L, Zhou X, et al: C-shaped root canal system in mandibular second molars in a Chinese population evaluated by cone-beam computed tomography, *Int Endod J* 44:857, 2011.

[263] Zillich R, Dowson J: Root canal morphology of mandibular first and second premolars, *Oral Surg Oral Med Oral Pathol* 36:738, 1973.

第6章

根管清理和成形
Cleaning and Shaping the Root Canal System

OVE A. PETERS | CHRISTINE I. PETERS | BETTINA BASRANI

临床牙髓病学包括一系列治疗方法，其共同目标是预防和治疗牙髓及根管系统的微生物感染。牙外伤治疗、预防性牙髓治疗与牙髓感染牙齿的牙髓摘除术和根管治疗具有本质区别（诊断内容见第1章）。

根管治疗的特定目标是：治疗和预防根尖周炎[355,526]。最终目标是为患者保存天然牙的功能和美观。

迄今为止，很多治疗方法（包括使用镍钛旋转器械）与治疗效果并不总是显著相关[375]。这在循证医学时代令人疑惑，因为新的治疗技术应该比传统方法产生更好的临床效果。无论如何，为数不多的相关临床实验[99,375,387]和众多体外研究提示，在根管预备和消毒方面，某些方法确实优于其他方法。本章将汇总相关信息。

在相对简单的（图6-1）或是复杂的（图6-2）病例中，冠根向根管治疗都是可靠的、一般情况下成功率很高的治疗方法。研究和综述报道，不可复性牙髓炎患牙治疗满意率高达95%[39,103,157]，感染坏死患牙治疗良好率高达85%[102,158,345,375,408]。

微生物可以通过多种途径破坏牙硬组织屏障，最常见为龋损（图6-3）。根管治疗中成形和清理过程（框6-1）就是为了抵抗微生物对根管系统的侵袭。然而，消毒本身并不能保证根管治疗牙齿的长期存留；充分证据表明，牙齿存留率与恰当的冠部修复密切相关[21,346,400,425]。此外，保存牙根结构强度的作用也不应被低估[172]。

清理和成形的原则

牙髓病学专科医生共识，根管治疗的主要生物学目标是，通过对根管系统消毒和随后的封闭，来处理根尖周炎。然而，对于如何实现这一目标存在相当分歧。尽管在描述根管治疗步骤时常使用"清理"和"成形"[417]，但是将其顺序反转为"成形"和"清理"更符合实际情况，即扩大的根管有助于冲洗液的清理作用以及感染牙本质的去除。

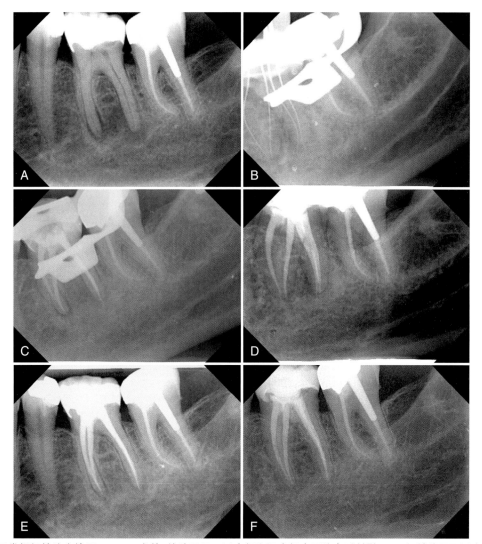

图6-1　下颌磨牙常规根管治疗效果。A，36术前X线片显示，近中根和远中根尖周均有透射影。B，初锉片显示近中根有两个独立根管，远中根有两个融合根管。C，旋转镍钛锉根管预备以及热牙胶根充后的术后片。D，粘接固位全瓷冠修复6个月后复查X线片，可见根尖周有部分新骨生成。E，1年后复查X线片显示根尖周病变进一步愈合。F，5年后复查X线片，该牙不仅根尖周组织健康，而且无临床症状，功能良好。

<table>
<tr><td>

框6-1

根管清理和成形的基本目标

根管清理和成形的首要目标是以下几个方面：

◆ 去除感染的软硬组织
◆ 使消毒冲洗液能进入根管的根尖区域
◆ 为根管封药以及后续根管充填创造输送空间
◆ 保持根管结构完整
</td></tr>
</table>

髓室和根管冠部的浮游微生物在治疗早期即可被冲洗液杀灭，但是在不易到达的根管区域或者存在于生物膜中的细菌，仍然可以导致根尖周炎症或使之不愈。在日常治疗中，这些细菌只能在根管机械预备后才可能被杀灭。

机械学目标

根管预备的理想机械学目标是居中地、完全地把原始根管预备成形，意即所有根管表面均被机械预备到（图6-4A、B中绿色区域）。这一目标在现有技术下难以达成[359,386]。

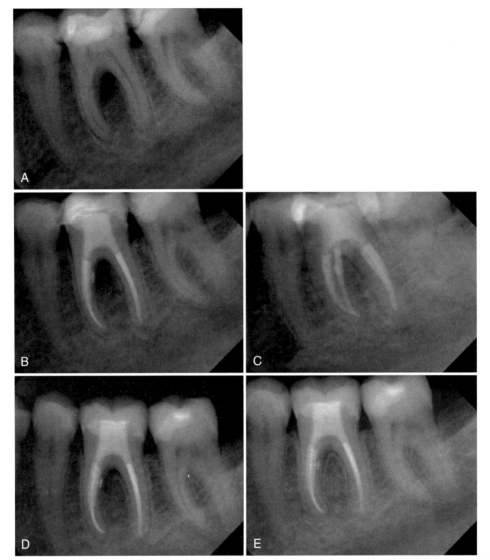

图6-2 有根尖周和根分叉病变患牙行根管治疗。A，36术前X线片显示有根分叉病变。B、C，根管预备和充填后的术后片。注意根管冠1/3的侧支根管。D、E，2个月复查X线片显示病变快速愈合。（由Dr. H. Walsch提供）

应该避免预备差错，如根管偏移、根尖拉开和穿孔。尽管这些根管成形中的不良结果和其他并发症（讨论见后）本身可能不会对达成满意疗效产生影响[290]，但是确实会导致部分根管区域无法消毒，这毕竟不是理想情况。

另一个重要的机械学目标是尽可能地保存颈部和牙根的牙本质，不致削弱牙根结构，从而预防根折。解剖学研究显示，在根管成形前，牙本质壁就可能存在厚度仅为1mm甚至更薄的区域[127,164]。弯曲根管拉直可导致根管壁更薄（图6-5）。尽管最薄根管壁厚度尚未确定，一些学者认为0.3mm是临界值[287]。为了避免过度预备和穿孔，应制备充分的髓腔入路，并对根

管冠1/3进行最适开敞（讨论见后）。

生物学目标

Schilder提出根管应预备成均匀的连续锥形[445]；但是该提议旨在便于根管充填而非着眼于抗微生物效果。为了实现理想的消毒效果，应去除感染的牙髓和牙本质（图6-6），同时为冲洗液创造流动空间，该过程中预备成形和抗微生物效力应紧密联系、相辅相成。

传统治疗中，冲洗液通过冲洗器和针头被动地送入根管内（图6-7）。当使用针头被动冲洗时，冲洗液只能达到针尖前方1mm处[189,396,426]。扩大根尖1/3和使

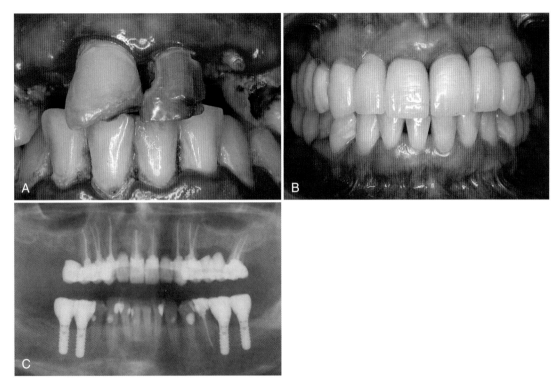

图6-3　根管治疗作为复杂治疗计划的一部分。一位静脉注射吸毒康复期患者，要求行口腔修复治疗。由于大量龋坏，拔除多颗牙齿，9颗牙齿行根管治疗。根管治疗采用旋转镍钛器械预备、侧方加压及AH26根管封闭剂根管充填。11行显微根尖手术，26远颊根行截根术。粘接固位无金属修复体，种植修复缺失下颌牙齿。A，术前口内照片显示患者对口腔健康的忽视。B，术后4年复查口内照片显示与牙色一致、无金属、功能良好的牙列修复。C，术后4年复查曲面断层片显示，根管治疗牙根尖周组织健康。（由Till N. Göhring医生完成修复治疗）

用更细的针头，可以使针头置入更深，从而提高根管清理和消毒效果[5,12,147,532]。然而，彻底清理根管的根尖部分仍然十分困难[5561]，尤其是细窄和弯曲根管[16,211,404]。

技术目标

尽管根管治疗的公认目标是形成保持根管原始形态和弯曲度的连续锥形，但是根尖终末预备宽度和终末预备锥度仍然存在很大争议[47]。有观点认为，为了达到更好消毒效果，应该预备到更大尺寸（即#50或更大）[89,415]，结合以相对较小的锥度（0.02～0.05锥度）。也有人认为终末预备尺寸大小对消毒的影响并无差异[105,570]。自适应根管锉（self-adjusting file）已经面市[327]，不会将根管预备为一个规整形态；其清理作用是通过更充分的根管壁接触实现，在颊舌向宽的扁根管内尤为明显[361]。

临床问题

为了实现清除根管内容物和消除感染的目标，存在一系列可能的策略。Lussi等介绍了一种不使用根管锉的根管内容物去除及消毒方法：非机械扩锉预备技术[303-304]。该系统包括一个泵、软管和一个特殊阀门，接入髓腔入口（图6-8A），在低压下振荡冲洗液（1%～3% NaClO）。尽管一些体外研究提示，这种微创系统可以清理根管并随后完成根管充填（图6-8B、C）[304-305]，但是初步临床效果并不令人信服（图6-8D）[25]。

上述一系列策略的另一个极端是通过拔除患牙来实现清除根管内感染的治疗技术（图6-8E、F）。几乎可以确定，在患牙拔除后，根尖周病变将愈合。

临床根管治疗也属于上述保守到激进的一系列治疗策略之一。根管治疗中围绕清理和成形过程，同样存在保守和激进的争议，例如，根尖应该预备到多大、恰当的直径、长度和锥度应该是多少[250]。一旦决定进行根管治疗，临床医生必须将牙体解剖学、免疫学、生物工程学知识，与临床实际信息综合考虑。

根管治疗曾被比作一个事件链，链条的强度取决于每个独立环节。本章所涉及的根管系统成形和清理是决定性的一环，因为成形决定了后续操作的效果。成形包括机械性清创，为输送药物创造空间，以及为

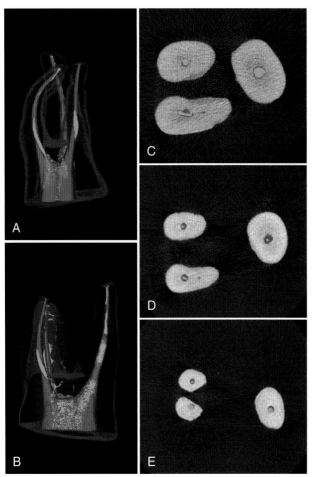

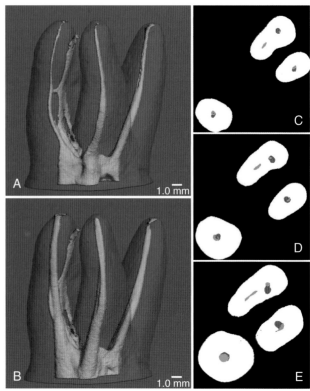

图6-5 根管治疗中过度削薄牙体结构示例。A、B，显微CT影像显示上颌磨牙根管预备前后的形态。C～E，根管冠1/3、中1/3、根尖1/3横截面形态，注意根管偏移和根管壁过薄，尤其是远颊根管。

图6-4 理想根管预备示例，原始根管完全包括在预备形范围内。A、B，上颌磨牙旋转镍钛器械预备后，颊舌向和近远中向显微CT重建影像。绿色区域代表术前形态，红色区域代表术后形态。绿色和红色重叠区域代表无变化（即未去除根管壁牙本质）。C～E，根管冠1/3、中1/3、根尖1/3的横截面；在大部分根管区域，术前横截面（绿色）包绕在术后轮廓（红色）内。（图A、图B摘自Hübscher W, Barbakow F, Peters OA: Root-canal preparation with FlexMaster: canal shapes analysed by micro-computed tomography, *Int Endod J* 36:740, 2003）

严密充填提供理想形态[373]。这些工作都是在复杂的网状解剖系统中进行，Walter Hess早在20世纪早期就已经认识到这个问题[218]（图6-9；根管解剖的完整描述见第5章）。

临床医生必须选择恰当的治疗策略、器械和设备，来应对挑战，将根管精确预备到一定形态、长度和宽度。这样的根管治疗可以应对前述各种疾病病程（图6-10）。如果遵循系统的根管成形方法（框6-1），按期拍摄复查X线片，将显示治疗的长期成功疗效（图6-1，图6-2及图6-11）。

传统的根管治疗器械是根据经验设计的，大多数器械仍然基于临床医生的个人理念而不是基于循证方法研发。与牙体修复领域的复合树脂的研发类似，新型根管锉的研发是一个快速的、由市场驱动的过程。随着新器械的不断涌现，临床医生处理每一个病例时，可能会发现不知如何选择锉和技术。临床医生必须牢记所有根管锉系统有优点也有缺点。最终决定一支锉的命运的，应该是临床表现、操作性能、使用安全性和病例疗效，而不是市场营销或者发明者的名字。后文介绍根管成形的常用器械。

根管器械

一般特点
设计要素

根管预备器械，例如K锉和镍钛旋转器械，与在木头和金属上使用的车针与钻头的设计原理类似，但是另外一些器械，例如拔髓针和H锉，则未见直接相关技术。旋转根管锉或者扩大器的设计要素，需要考虑尖端、切割刃和截面形态等。下面将简要介绍这些

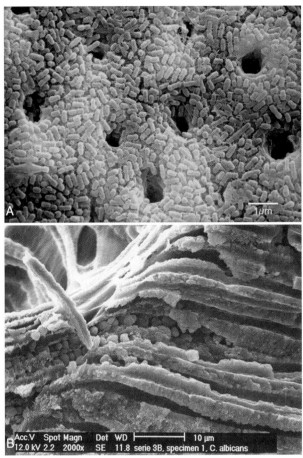

图6-6　主根管和牙本质小管内存在微生物。A，根管内表面扫描电镜图片显示杆状微生物致密层（×3000）。B，牙根劈断面扫描电镜图片显示厚玷污层以及主根管和牙本质小管内存在真菌。（图A由C. Koçkapan教授提供，图B由T. Waltimo教授提供）

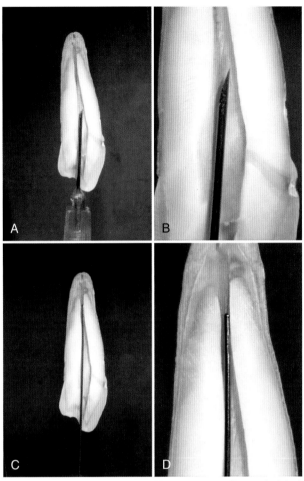

图6-7　冲洗针头进入预备后根管。A、B，#27针头最多达根中1/3。C、D，#30侧方开口针头达预备后根管的根尖1/3。

相关内容；如需了解详情，参阅文献[181,420,427,483]。

尖端设计

在根管预备中，器械尖端具有两个主要功能：引导器械通达全长和辅助器械切削根管。如果临床医生不熟悉器械（尤其是旋转器械）的尖端设计，则可能出现以下情况：（1）根管偏移（有切割能力的尖端在弯曲根管的某个位置使用时间过长）；（2）遇到过大扭矩而器械断离（非切割尖端被用力挤入直径细于锉尖的根管中）。

锉的切割刃角度和半径，以及切槽与其尖端顶点的毗邻程度，决定了锉尖的切割能力。锉尖的切割能力和锉的刚性决定了根管偏移的倾向。临床医生必须记住，只要使用非切割尖端的柔软的锉，就不太可能

发生严重根管偏移[410]。

研究确实证明，尖端设计影响锉的控制、根管成形效率和结果[330-331]。K锉最初的尖端设计类似于金字塔形；器械尖端设计常被描述为切割、非切割和部分切割，三者间没有明确区别（图6-12）。

非切割尖端又称Batt尖，通过车磨和抛光器械尖端形成（图6-12A）。尖端的改良见于Flex-R锉，完全通过车磨技术制造，侧面观可见锉尖和工作刃部分平滑过渡[411]。类似技术见于制造镍钛K锉[512]。

镍钛旋转器械通常采用圆钝的非切割尖端（图6-12B），有效预防预备差错，早期的所谓安全切削尖则可能导致预备差错[236]。专门用于再治疗的旋转器械是个例外；其切割尖端有助于去除根管内充填材料，并且足够安全。

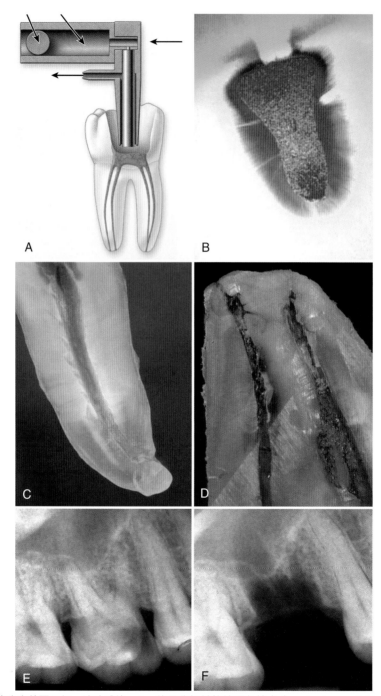

图6-8 多种策略达成根管治疗首要目标：清除感染。A，使用非机械扩锉预备技术（noninstrumentation technique，NIT）的微创治疗方法示意图。B，NIT技术清理离体牙示例。注意清洁的根管内表面，无残余组织黏附。C、D，口内使用NIT方法清洁后拔除患牙以检测NIT方法的临床效果。注意图C显示管腔相对清洁、无组织残留，图D显示经罗丹明B染色后可见明显组织残留。E、F，创伤最大的治疗方法；拔除伴有根尖周病变的16，有效根除根尖周炎症。（图A、图B由A. Lussi教授提供。图C、图D由T. Attin教授提供。图E、图F由Dr. T. Kaya提供）

年龄
35~45

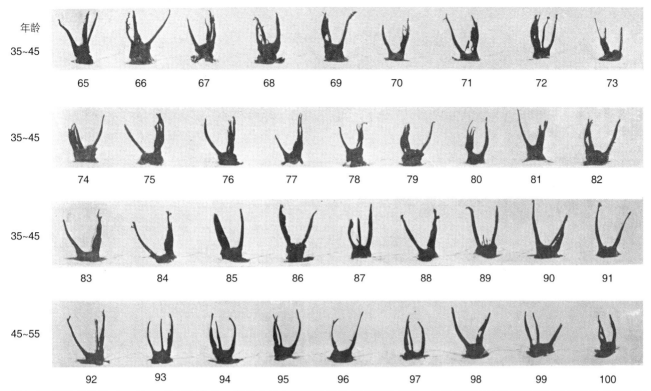

图6-9 苏黎世的Walter Hess教授制作的一套经典的上颌磨牙36种解剖形态模型。注意根管系统千差万别以及增龄性根管体积减小。（摘自Hess W: *The anatomy of the root canals of teeth of the permanent dentition*, London, 1925, John Bale, Sons & Danielsson）

纵截面和横截面设计

锉的切槽，即工作刃部分的沟，用于容纳软组织和根管壁上剥离的牙本质碎屑。切槽的有效性取决于其深度、宽度、形态和表面光洁度。在器械转动时，沟的最大直径处（切槽与表面交界处）形成锉的切割刃或锉刃。切割刃沿根管壁切下并挤压碎屑，切割或钩断软组织。其有效性取决于切割刃的角度和锋利程度。

一些器械在切割刃前缘和后缘之间设计了特征性的、与根管壁接触面积更大的区域，称为导平面（图6-13）。该区域被认为可以降低器械旋入根管的倾向。同时也支撑切割刃并限制切入深度；其位置与对侧切割刃有关，其宽度决定其有效性。另一方面，与三角形截面的锉相比，导平面锉的切割效率较低[380]。

为了降低摩擦阻力，把旋转时与根管壁接触的导平面的表面积适当减小，以起到舒缓作用。切割刃与锉长轴所形成的角度称为螺旋倾角（图6-13）。

如果垂直于长轴将锉横断，通过切割刃与根管壁接触点的半径与切割刃所成的角称为刀面角。如果切割刃与切割表面成角为90°，刀面角为中性。刀面角可能为负向（刮削作用）（图6-14A）或者为正向（切割作用）（图6-14C）。

切割角是衡量锉切割能力的更优指标，它是指锉的切割刃与根管壁接触点处的切线所呈的角度。后角指切割刃后缘的切割角，在往复运动的反向旋转的情况下，也成为切割角。切割角和刀面角之和为90°。

锉的螺距是切割刃上的一个点到相邻切割刃缘上的对应点之间的距离（从一个"螺纹"到下一个"螺纹"的距离）（图6-13）。螺距越小，或者对应点之间的距离越小，则该锉的螺纹数目越多，螺旋倾角越大。尽管K锉的螺距常为固定的1mm，但是很多镍钛旋转器械具有工作刃部分可变螺距。变螺距设计

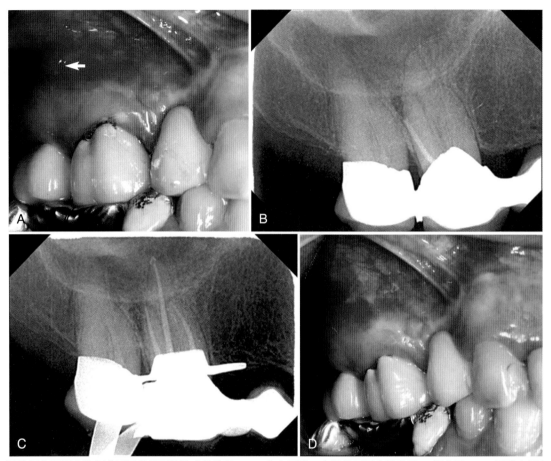

图6-10　慢性根尖周脓肿的窦道以及常规根管治疗的效果。A，右上区域口内照片显示窦道位于16根尖区。B，牙胶尖插入窦道的术前窦道诊断丝片显示指向16的远颊根。C，氢氧化钙封药2周后完成根管充填。D，与图A相同区域的口内照片显示在根管充填时窦道已经愈合。

时，通常在近锉尖处的螺纹更密集，而靠近锉手柄部的切槽之间有更大空间。锉的纵截面显示其核心（图6-13）。锥形器械的外径从锉尖向手柄方向逐渐增大；由于核心形态不同，切槽可能成比例地加深，导致核心锥度与锉的外锥度不一致。

切割角、螺旋倾角、外锥度和核心锥度可能沿锉的工作刃部分变化，这些量的比例可能在同一系列的不同锉上有所不同。这些参数的任何变化可能影响锉的有效性，或者影响锉在根管内推进时的断离风险。

锥度

锥度通常被表述为在锉工作刃部分，从锉尖向手柄方向每增加1mm，锉的直径增加量。如#25/0.02锥度器械，在距离锉尖1mm处直径为0.27mm，距锉尖2mm处直径为0.29mm，距锉尖3mm处直径为0.31mm，以此类推。器械可以为固定锥度或者为变锥度：一些生产厂家以百分数表述锥度（例如，0.02锥度器械被标为2%锥度；图6-15）。目前的器械研发方向包括器械

切割刃部分的螺旋倾角、螺距和锥度的变化，这些与器械合金和旋转速度（r/min）的变化一起影响器械的切削行为[380]。如果临床医生可以确定器械任一横截面直径，则有助于确定器械在弯曲点的尺寸及器械上产生的相关应力。大锥度器械的锉尖常被设计为引导功能，而锉工作段的中部和冠部常用于切削根管壁。

ISO标准

为了提高根管器械的质量，已建立了标准化规范[238]。如国际标准化组织（International Standards Organization，ISO）与国际牙科联盟（Fédération Dentaire Internationale，FDI）共同确立了规范。这些标准以ISO数字标识。美国牙医协会（American Dental Association，ADA）与美国国家标准化协会（American National Standards Institute，ANSI）也开展了工作；这些标准以ANSI数字标识。然而，新的器械设计使得这些标准需要重新考量。

有两种根管治疗器械的ISO标准。ISO 3630-1适用

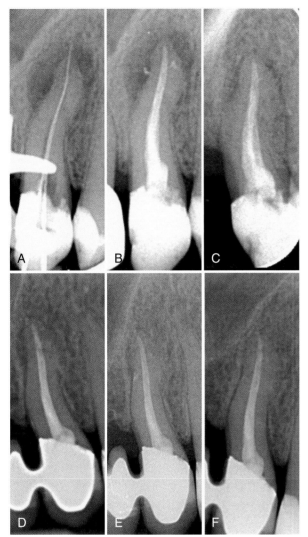

图6-11　充填副根管揭示根管解剖和牙髓疾病的关系。A，初锉片显示25牙根的近中和远中有病变，但是病变不在根尖区。B，术后片显示存在副根管。C，6个月后修复前复查片。D，在26近颊根截根并且固定桥修复后2年复查。超充的根管封闭剂已吸收，远中仍有病变。E，4年复查片显示病变基本愈合。F，7年复查片；25影像学正常、临床检查正常。

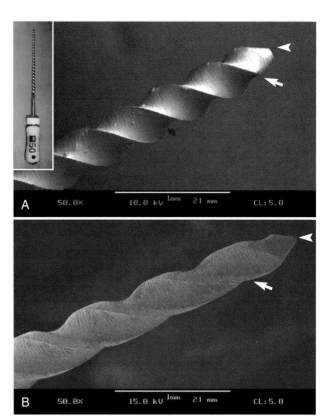

图6-12　比较手用锉（插图）和镍钛旋转锉的切槽形态、尖端外形。A，K锉具有尖锐切削刃（箭头）和Batt尖（三角形）。B，GT旋转锉具有圆钝非切割尖（三角形）、光滑移行以及导平面（箭头）。

于K锉（ANSI 28）、H锉（ANSI 58）以及拔髓针和鼠尾锉（ANSI 63）。ISO 3630-3适用于充填器、垂直加压器、侧方加压器（ANSI 71）；然而，ISO标准器械一词，常被用作K锉的同义词（图6-15）。

ISO标准手用器械的一个重要特征是锉尖直径以固定的0.05mm或0.1mm递增，具体递增数值取决于器械号数（图6-16）。ISO标准K锉和H锉（图6-17）具有不同长度（21mm、25mm和31mm），但是所有器械的切割刃长度均为16mm（图6-12和图6-15）。所有锉的第一个刀面角处的横断面直径被标定为D0。D0冠方1mm处为D1，D0冠方2mm处为D2，以此类推，直到

D16。D16是ISO标准器械的最大直径。每支器械依据D0直径命名号数，并通过颜色标识（图6-15）。

ISO标准器械的另一特点是标准锥度，16mm长工作刃段，直径增加量统一为0.32mm，也即切槽段每增加1mm，直径增加0.02mm（0.02锥度）。因此，#10器械在D0处直径为0.1mm，在D16处直径为0.42mm［0.1mm+（16×0.02mm）］。#50器械则在D0处直径为0.5mm，D16处直径为0.82mm。

ISO标准设计是一种简单化处理，具有一定缺点，这可能解释临床使用上的一些感受，如将根管从#10扩大到#15比从#55扩大到#60更困难。引入尖端尺寸在ISO标准直径之间的K锉，似乎能解决这一问题。然而，并不推荐广泛使用这些锉，或许是因为±0.02mm的允许加工精度差可能抵消这些锉的设计优势。而且，尽管ISO标准规定±0.02mm的精度差，大多数生产厂家并未严格遵守[253,449,499,581]。

另一个改进措施是锉尖端直径增幅恒定为29%。这种设计可以生产出更细的锉，受力更小。然而，随

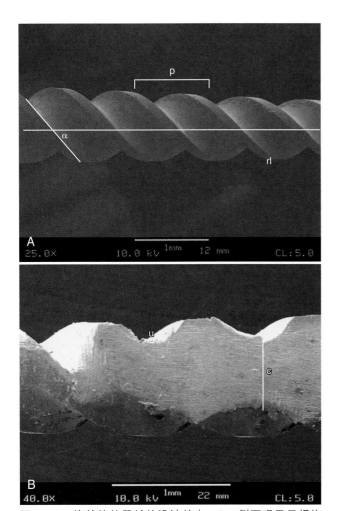

图6-13　旋转镍钛器械的设计特点。A，侧面观显示螺旋倾角、螺距（p），引导区域即导平面（rl）［扫描电镜（SEM），×25］。B，图A中器械的工作段剖面，显示U形凹陷切槽和镍钛锉核心直径（c）。

着号数增大，其优势降低，因为29%增幅相较于ISO标准序列增幅更大。

一些厂家进一步改进锉的型号系统，出现不同锉尖尺寸。例如，从#15到#60增加"半号"尺寸锉，使得器械序列变为#15、#17.5、#20、#22.5等。

合金

目前根管器械主要有两种合金，不锈钢和镍钛。大多数手用器械由不锈钢制造，具有较好的抗折断性能。临床医生小心施力且遵循严格的器械丢弃原则，器械折断率应很低。不锈钢器械相对比较便宜，因此对#60以下器械进行充分清理和消毒以便再使用，似乎无助经济效益。据此考虑，#60以下器械可一次性使用[490]。

很多低速手机用车针和器械，例如GG钻、P钻和桩道预备用先锋钻，也由不锈钢材质制成。然而，旋转根管预备器械通常为镍钛合金材质[454]。该合金性能独特，弹性和抗腐蚀性能尤甚。

不锈钢和镍钛合金的物理化学性能

基本的机械术语适用于制作根管器械的金属。应力–应变曲线图描述了金属丝加载后的反应，这与其晶体结构有关（图6-18）。

等原子比镍钛合金（nitinol）［这一缩写取自美国海军武器实验室所研究的镍钛（nickel-titanium）首字母］［55%（重量）镍和45%（重量）钛］的研发过程中，发现基于其特殊的晶体排布而具有两个主要的稳定相，奥氏体相和马氏体相（图6-19），该合金显示很多特性：形状记忆性能作为温度和应力依赖的伪弹性，都源于该新型合金的特殊热力学

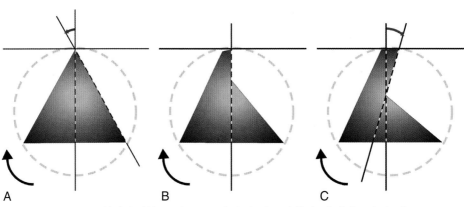

图6-14　根管治疗锉的刀面角可以是负向（A）、中性（B）或者正向（C）。

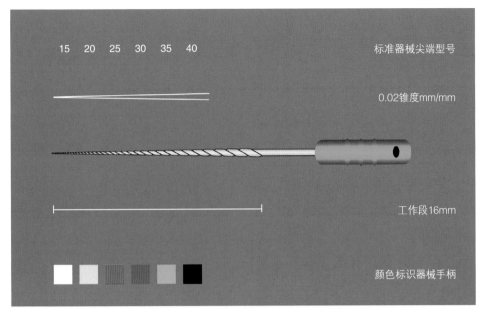

图6-15 ISO标准#35手用锉示意图,锉尖型号、锥度、手柄颜色由ISO/ANSI/ADA标准规定。

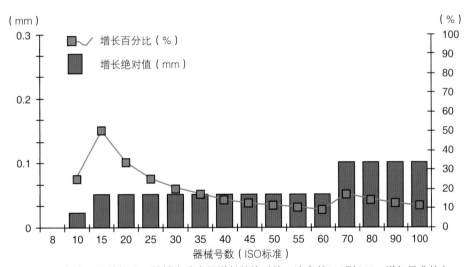

图6-16 与小一号锉相比,器械尖端直径增长的绝对值。注意从#10到#15,增加量尤其大。

性能[77,133,356,517]。

Walia等认为含镍55%镍钛合金的伪弹性在根管治疗中具有优势,并最先在手用镍钛器械上进行测试[542]。他们发现#15镍钛器械比不锈钢器械弹性增强2~3倍;同时,镍钛器械显示优越的抗扭转变形能力[542]。

此外,当镍钛器械弯曲到90°时,切割刃几乎未见任何塑性变形,弯曲到45°所需的力减少50%[454,542]。Serene等推测,可能在高温消毒过程中,热甚至可能修复使用过的镍钛锉的分子结构,使其抗折断性能增加[454]。目前的马氏体器械据称具有这种表现[377]。

这些不寻常的性能,来源于该合金的特殊的奥氏体和马氏体晶体结构相之间的相变[517]。外部应力将镍钛合金的奥氏体晶体结构转变为马氏体晶体结构,从而可以在不增加应变的情况下承受更大应力。因此,镍钛锉具有相变弹性,也称"伪弹性",即在形变后能够恢复到原始形状(图6-19B)。这一特性决定了通常镍钛器械是切削制成而非拧制;拧制过程需要塑性变形,用来生产诸如不锈钢K锉。

与施加形变力相似,热也能导致奥氏体向马氏体相变(图6-19A),以及马氏体向奥氏体的回复相变[209,329]。而且,原丝生产过程中进行热处理可用于改

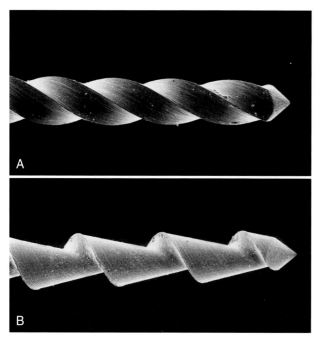

图6-17　拧制方法（K锉#40，A）和磨切方法（Hedström锉#50，B）制造的手用锉扫描电镜图。（由Dentsply Maillefer提供，Ballaigues，Switzerland）

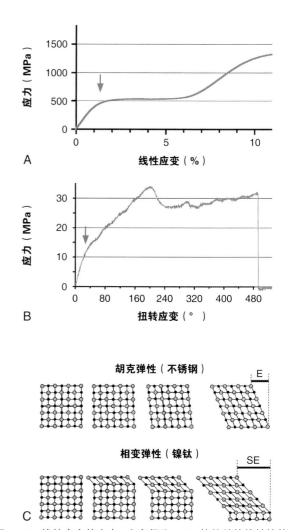

图6-18　镍钛合金的应力-应变行为。A，镍钛丝的线性拉伸示意图。B，#60/0.04锥度ProFile镍钛锉的扭转折断测试。注意图A、图B中箭头所示两相变形。C，比较载荷下的不锈钢和镍钛合金晶格结构。胡克弹性代表不锈钢的弹性（比）行为，而镍钛合金伪弹性（PE）行为来自马氏体向奥氏体相变和回复相变。（图C改编自Thompson SA: An overview of nickel-titanium alloys used in dentistry, *Int Endod J* 33:297, 2000）

善其性能，最重要的是其弹性[192,461]。对于奥氏体根管器械，可恢复的弹性响应有望高达7%（图6-20）。同时，器械含有更多马氏体将减小弹性范围，在使用中更易于塑性变形[377,461]。

旨在检测抗折断性能的实验，显示了根管器械的物理性能；遵照ISO相关标准3630-1，产生如图6-20所示的曲线，用于比较不同形态设计的器械。

改进镍钛合金的尝试仍在继续，报道指出新型镍钛合金的弹性可能高于现有合金5倍[225,461]。镍钛器械可能具有缺陷，如磨痕、金属光点或者卷边[135,454,524,542]。一些研究者推测镍钛器械折断源于这些表面缺陷[11]。

表面不规则区域可能给腐蚀性物质提供潴留空间，最主要的是次氯酸钠（NaClO）。氯腐蚀可能导致镍钛器械出现微小空隙[428]，随后器械折断[202]。镍钛器械在不同消毒液中长时间浸泡（如浸泡过夜），会发生腐蚀进而降低抗扭转强度[350,486]。对ProTaper锉[52]、RaCe锉和ProFile锉[385]而言，2小时浸泡将破坏其合金的完整性。其他研究没有发现K3锉[36]或ProFile锉[120]的腐蚀效果。

常规的临床使用步骤似乎不会显著影响旋转镍钛器械[293,330,503]。在一项研究中，当LightSpeed镍钛锉浸泡于1%和5%的NaClO 30~60分钟时，器械仅出现少量物质丧失[84]。因此，镍钛器械在临床使用中产生的

腐蚀，不会显著增加其折断风险，除非将镍钛器械浸泡于加热的NaClO超过60分钟。研究显示，消毒步骤不会降低大多数镍钛器械的扭转强度[221,464]或者抗疲劳强度[79,220]：奥氏体[538]和马氏体[92]合金在这方面极其相似。

临床使用的其他方面对旋转镍钛锉机械性能的影响，仍在讨论中。最有可能的是，临床使用可能通过工作硬化机制，导致合金产生一些变化[10,254]。

另一种提高表面性能的策略是电子抛光；也曾尝试表面涂层和离子植入。电子抛光是一种去除表面不规则（如光点和磨痕）的工艺。认为其可以改善材料性能，特别是抗疲劳和耐腐蚀性能；然而这两种说法的证据并不一致。有研究发现，电子抛光器械的抗疲

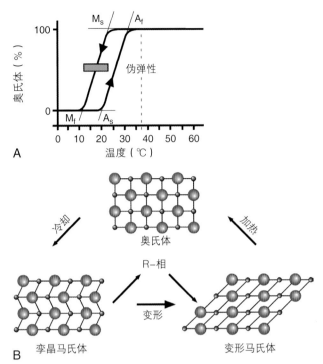

A

B

图6-19 镍钛合金的伪弹性行为来源于两种主要晶体结构,马氏体和奥氏体,两者由温度(A)和施加应变(B)控制。达到相变开始温度Ms和As,启动相应晶体结构的形成。

劳寿命延长[20],而其他研究发现电子抛光器械抗疲劳性能未见改善[78,100,217]。Boessler等发现电子抛光后,器械切削行为变化,扭转载荷增加[59]。

电子抛光镍钛旋转器械的耐腐蚀性能同样存在争议。一项研究发现电子抛光的RaCe锉具有优越的耐腐蚀性能[63],而另一项研究发现RaCe与未经电子抛光的ProFile锉,易腐蚀性能相似[385]。曾有尝试氮化钛涂层来改善表面质量[398,438]。后者似乎提升器械切割效率[438]。

比表面处理更具价值的,也许是改良基础合金,通过原子比来显著改变材料性能[369]。第一款上市的新型合金是M-Wire(SportsWire,Langley,俄克拉荷马州),抗扭转强度相似,而抗疲劳性能提高[249]。最近,器械生产过程中包括退火和冷却步骤,在生产过程中进行这些冷加工后,器械在临床使用时含有更多马氏体,由其Ms温度(martensitic starting,Ms,马氏体相变开始温度)决定(图6-19A)。在临床条件下,这些合金更具弹性[510]且抗疲劳性能更好[377],例如,新推出的金合金和蓝合金(Dentsply Tulsa Dental Specialties,Tulsa,OK)或者Hyflex锉所用的控制记忆合金(Coltene Endo,Cuyahoga Falls,OH)。

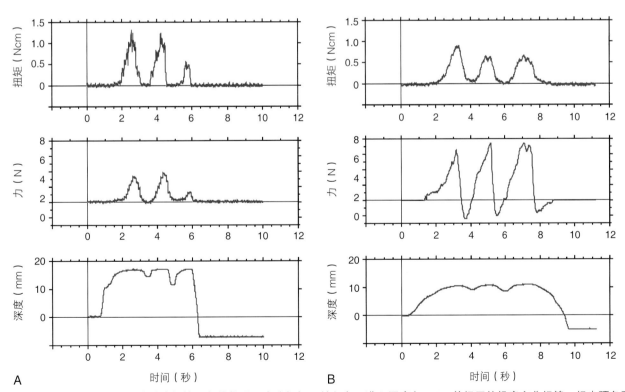

A   B

图6-20 扭矩测试平台记录的影响根管预备的物理因素(扭矩、轴向力、进入深度)。A,单根牙的轻度弯曲根管,根尖预备到#40后,使用#45/0.04锥度ProFile锉步退法预备。B,上颌第一磨牙弯曲的远颊根管,在根管预备初始阶段,使用#35/0.06锥度FlexMaster锉冠向下法预备。

手用器械

牙髓治疗器械盘内包含许多与一般牙科治疗相似的物品，但某些手用器械专门用于牙髓治疗。这包括用于髓腔内操作的器械，如用于根管预备的手用和机用器械，以及用于根管成形的电动器械。还包括用于根管充填的专用器械和仪器来充填预备好的管腔。

K型根管器械

手用器械通常称为锉。顾名思义，锉是通过冠根向进出运动来扩大根管的器械。

历史上，根管器械由碳钢制成。随后，不锈钢的使用极大提高了器械质量。最近，镍钛制造的K锉面市（NiTi-Flex，Dentsply Maillefer，Ballaigues，Switzerland）。

位于密歇根州罗穆卢斯的Kerr公司，首先在20世纪初批量生产根管锉，因此命名为"K型"锉（或K锉）和K型根管扩大器（K扩大针）。K锉和扩大器以相同工艺制造——通过沿长轴拧转方形或三角形截面的金属丝，产生倾斜的切割刃（图6-17A）。首先使用3块或者4块等边平面碾磨金属原丝，逐渐加深碾磨深度，制造出金字塔样锥度丝。随后将金属丝一端固定，旋转远端以形成螺纹器械。截面边数和螺纹数目决定了器械是否最适合于锉法或钻法。通常，具有较少螺纹的三角形截面器械（如16mm工作刃部分16个螺纹）用于钻法（即通过旋转运动切削和扩大根管）。锉的单位长度内切槽数目多于扩大器（如20个），同

时，三边或三角形截面通常比四边形更具弹性[437]。

K型器械可用于疏通和扩大根管。通常，钻法（即锉持续旋转）比锉法（平移或"进出"运动）产生偏移更少[171,482]。（偏移在此定义为，弯曲根管根尖部分外弯侧壁丧失过多牙本质，见后文）

不锈钢K锉可以通过过度弯曲来进行预弯。该过程使锉承受很大形变，因此应小心操作。当切槽受损、变密或松解时，即发生永久变形（图6-21）。发生这种变形时，该器械不应继续使用；器械塑性变形后顺时针旋转易于发生断离[456]。

尽管在两个旋转方向上折断锉所需的力相同[271,278]，但是在逆时针方向折断所需的旋转圈数却是顺时针的一半。因此，对K锉施以逆时针方向压力时应更加小心。

小心使用K锉，既可以顺-逆时针捻转运动，又可以进出提拉运动，其横截面分析揭示了原因：截面形态对称，具有负向刀面角，从而在顺、逆时针方向均可以充分切削牙本质。

扩大器的整体设计类似于K锉，但每毫米工作刃段的切槽数目更少。更适合于捻转运动，目前已较少使用[437]。

H型根管器械

H型锉，也称为Hedström锉（或H锉）（图6-17B），由圆柱形不锈钢原丝磨削而成。这些锉具有正向刀面角，切割刃具有切割而不是刮削角度，因此用于提拉运动非常有效[437]。强烈建议不要进行旋转

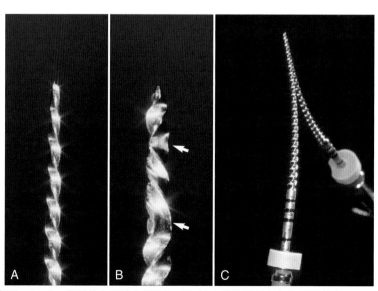

图6-21 镍钛根管器械的变形。A、B，完好的和塑性变形的ProFile锉（箭头指示永久变形区域）。C，ProFile置于镜面上以显示弹性行为。

动作,很可能断离。H锉#25以下者用于修整根管口十分有效,充分提拉以去除悬突。同样的,宽椭圆形根管既可以使用H锉预备,也可以使用旋转器械。另一方面,H锉过度提拉可导致根管壁明显变薄和带状穿孔(图6-22)。与不锈钢K锉一样,H锉归为一次性器械[490]。

弯曲H锉产生应力集中点的应力值高于K锉。这些预应力区域可能导致裂纹扩展及最终疲劳断裂[200]。临床上注意,疲劳折断前可能无可见变形迹象。

H锉由在锥形原丝上磨出一条连续切槽而制成。计算机辅助加工技术可以制造出复杂形状的H型器械。该工艺称为多轴磨削,可以调整刀面角、螺旋倾角、多条切槽和变锥度,大多数镍钛器械也由该工艺制造。H锉的刃缘通常比K锉更尖锐,特别是切割刃设计成几乎平行的情况下,转动时易于旋入根管壁。警惕旋入力,对于避免器械断离非常重要。

器械的有效性和磨损

手用根管器械切削牙本质和成形根管的能力至关重要;但是,此两项能力的有效性尚无标准,对耐磨性也无明确要求。任何器械有效性的研究中,必须研究两个因素:(1)切割或破坏脱矿牙本质的有效性;(2)根管成形的有效性。

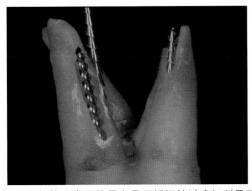

图6-22 上颌第二磨牙使用大号不锈钢锉过度切削导致的结果。发生多处带状穿孔;最终只能拔除该牙。

曾有尝试评测器械线性提拉运动的有效性[437,442]。总而言之,这些研究表明,器械之间可能差异显著,不同品牌不同类型锉如是,同一品牌相同类型锉也如是。就K锉而言,相同品牌不同型号锉的有效性相差2~12倍。H锉差异更大,从2.5到超过50倍[498]。H锉之间差异更大,易于理解,因为H锉制造过程比传统K锉进行更多的个性磨削,K锉在制造过程中很难进行较多改变。如在磨削H锉时,刀面角可以调整为中性甚至略微正向;K锉则无法实现这一点。

在根管预备时,锉刃切削下来牙本质并积聚于切割刃之间的切槽内。切槽空间越深越大,器械被碎屑包裹而失效所需要经历的时间就越长。

以上设计差异和刃缘的刀面角决定了H锉的有效性。在混合设计锉中,K-Flex锉(SybronEndo,Orange,CA)与K锉性能相似。Flex-R锉(Integra Miltex,York,PA)磨削制造、具有类似于K锉的三角形截面,在切削行为上更像H锉。其在组织去除方面比K锉更有效,可媲美H锉根管成形能力[498]。

拔髓针

拔髓针(图6-23)具有多种尺寸和颜色标识。通过在金属原丝上切割出锋利的、朝向冠方的倒刺而制成。拔髓针用来从根管中去除活髓,牙髓轻度炎症时,可有效地从根尖狭窄部水平断离整条牙髓。自镍钛旋转器械问世以来,拔髓针的使用已经减少,但是偶尔可能有助于加快应急处理(见第18章)以及从根管中去除材料(如棉球或吸湿纸尖)。

慢速手机用器械
车针

髓腔入路制备有专门的车针。这些车针不锈钢材质,用于高速或慢速手机。髓腔入口洞形的制备和所用材料,见第5章。

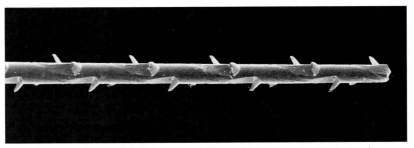

图6-23 拔髓针的扫描电镜图。(Moyco Union Broach,York,PA)

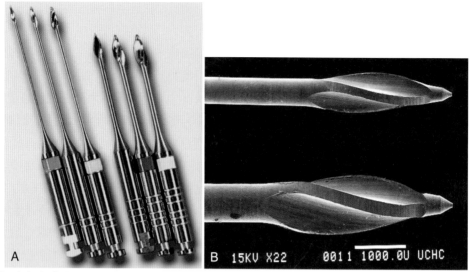

图6-24 A，多种不锈钢制成的Gates-Glidden（GG）车针以及扫描电镜图片（B，工作尖）。（图A摘自Johnson WT: *Color atlas of endodontics*, St Louis, 2002, Saunders）

G型扩孔钻

Gates-Glidden（GG）钻（图6-24）已经使用了逾百年，设计上没有很大变化。G型扩孔钻通常用于扩大根管冠部[119]。如果使用不当，GG钻可能显著削弱根管壁厚度[173,242]。

GG钻型号#1～#6（相应直径0.5～1.5mm）；柄部的环数或颜色编码标识了钻头尺寸。GG钻有多种长度，多个制造商。每支器械都有细长平行的颈部，以及安全尖端的短椭圆形切割头（图6-24B）；这些车针由不锈钢或镍钛材质制造。由于GG钻的设计形态和物理性能[68]，其为侧切器械；从根管内抽出时（即向外提拉）切削牙本质[417]。这种使用方式可以控制切割部位，避开单根或多根牙的牙根外表面凹陷。GG钻只能在根管的直线部分使用[522]。

推荐两种操作顺序：步进法，临床医生从大号车针开始进展到较小车针；相反，步退法，从小号车针开始进展到更大车针。采用步进法时，临床医生必须选择直径可以进入根管口内约1mm的GG钻。随后较小器械进入根管更深，直到冠1/3完成预敞。这种技术有效开敞根管口，当根管口与髓室侧壁没有较大角度时，效果最佳。开敞的根管口可简化随后的清洁和成形操作，并有助于建立从髓室延伸入根管系统的光滑的通畅通道。

采用步退法时，使用小号GG钻进入根管，提拉过程中去除牙本质。使用大一号GG钻重复此操作，该钻进入深度短于前一支细钻。如此开敞根管冠1/3并去除牙本质悬突。

如果使用得当，GG钻是价廉、安全且有助于临床的工具。GG钻可以在750～1500r/min下安全使用并发挥最大潜力。转速（rpm，revolutions per minute，r/min）过高、用力按压、不正确的插入角度、钻入根管过深，都会导致诸如带状穿孔等并发症。GG钻的优选作用方式是抵靠根管外侧壁、远离根管弯曲。此外，当在弯曲根管区域使用时，循环疲劳可能导致GG钻断离，并且短切割头在高扭矩下也可断离。与镍钛旋转器械一样，GG钻连接电动齿轮减速手机效果最佳，优于气动装置。

Peeso 钻（P钻）

Peeso钻通常用于根管预备的冠方开敞或根管预备后处理。目前这些车针主要由不锈钢磨削制成，类似于GG钻。P钻也用于电动慢速手机；转速范围800～1200r/min；与GG钻相比，切槽更平行，工作刃长度更长，但比ISO标准手用锉的16mm更短。根据ISO标准3630-2的定义[299]，Peeso钻分为P型和B-1型。型号也是#1～#6，类似于GG钻。P钻有切割和非切割尖端，应谨慎使用，以避免过度预备和根管壁过薄[4]。

根管预备的机用器械
器械类型

机用不锈钢根管预备器械，已经使用了半个多世纪——在最初的几十年间，主要用于往复运动手机（顺时针-逆时针交替运动）。这类器械的两个主要问题是根管偏移（讨论见后）和器械断离。随着20世

表6-1

根管预备器械按照切削模式和具体性能分组				
组	扩大能力	产生预备失误	抗折断能力	临床使用效果
第一组ProFile[1], ProSystem GT, GTX[1], Quantec[2], Pow-R[3], Guidance[4], K3[2] LightSpeed系列[2]	+，依器械型号而不同，通常较慢	++，发生率低，一般根管偏移<150 μm	+/- 抗疲劳折断 + 扭矩载荷，依系统决定	++好，由临床情况决定；目前未见器械之间差异，仅见于没有经验医生，使用有导平面锉更好
第二组 ProTaper 系列[1], RaCe[5], HERO 642[6], FlexMaster[7], Mtwo[7], Sequence[8], Alpha[9]等 ProFile Vortex[1] Twisted File[1]	+/-，使用混合技术效果好	+/-，总体来说更依赖于临床医生的能力	+ 抗疲劳折断 +/- 扭矩载荷，依锥度，操作手法决定	
第三组 EndoEZE AET[12], Liberator[11]等 WaveOne[1], Reciproc[7] OneShape[6] SAF	有限	有差别，Liberator— EndoEZE AET— WaveOne, Reciproc+	有差别 + WaveOne, Reciproc	有差别

说明：根管预备器械按照切削模式和具体性能分组。第一组导平面锉，以扩法切削。第二组三角形截面锉，切割方式。第三组非常规形态、运传方式和使用顺序的锉。

纪90年代初镍钛旋转器械的出现，情况发生了变化；与早期的机用技术相比，弹性明显提高的镍钛合金可实现连续旋转并减少预备差错和器械断离。

目前已有50余种类型的旋转器械系统，并且还在继续开发。这些器械在形态设计、所用合金、推荐的切削方式等方面千差万别（表6-1）。各种自身设计特点可能有助于防止操作失误，提高效率，并提高根管成形质量。

如设计成更长的引导尖端可能引导器械并有助于保持在根管长轴中心。或者锉的不对称截面设计有助于维持根管中心轴。

器械研发的另一个方向是预防器械断离（图6-25）。有几种方法可以改良器械，使其不易折断；例如，增加核心直径可提高抗扭转性能。另一种方法是使用扭矩限制马达（讨论见后）。或者，对于弯曲根管，可以使用工作刃部分零锥度或者小锥度的锉预备，使得根尖部分扩大过程中，器械不会产生过大应力，也不会有碎屑塞积。最近，往复运动模式被重新应用于镍钛旋转器械，以防止旋入和器械断离。

与此同时，近年来另一个器械研发方向是改善器械成形能力，即器械与根管壁四周充分接触能力。此策略的一个例子是由可膨胀的弹性空心镍钛管制造的锉，称作自适应锉（self-adjusting file）（ReDent-Nova，Ra'anana，Israel）（图6-26）。最近，弹性镍钛旋转锉叠加S形设计，在维持器械直径不增大的情况下，产生更大包绕运动（TRUShape，Dentsply Tulsa Dental Specialties）。

市售锉在某些设计形态方面差异很大，例如尖端尺寸、锥度、截面、螺旋倾角和螺距（图6-13）。一些早期系统已从市场上消失或降级为次要角色；其他器械则仍在使用，如ProFile锉（Dentsply Tulsa Dental Specialties）。最近出现的器械，截面和纵向设计各不相同（图6-27）。然而，很难预测这些设计特点对临床疗效变化（如果有的话）的影响[375,381]。

后文述及的大多数器械都通过磨削工艺制造，有些通过激光蚀刻生产，还有一些是在特定的加热和冷却过程中通过塑性变形生产。表面质量是一个重要细节，因为源于表面缺陷的裂纹可能在器械断离中起作用[11]。在未使用的镍钛器械中，常见金属光点和卷边等表面缺陷[135,314]。

许多变量和物理性能影响镍钛旋转器械的临床表现[272,374,454,512]。临床实践产生了大量关于镍钛器械的知识，包括器械断离的原因[33]和器械使用顺序。镍钛器械预备差错的发生率已经大大降低[387]，但是它们仍被认为比手用器械更容易断离。

表6-1和后文描述了目前应用最广泛的各组根管预备器械。无论具体设计或品牌，大多数基本策略都适用于所有镍钛旋转器械。但是，需要分别对3个设计

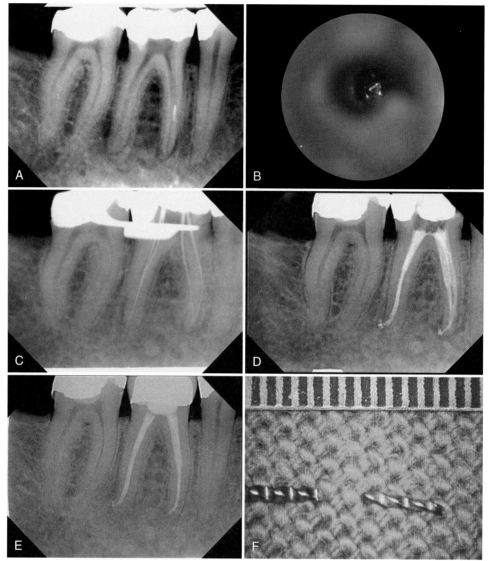

图6-25 从下颌磨牙近舌根管取出断离镍钛器械。A，折断段位于根中1/3。B，使用改良Gates-Glidden牛针扩大根管冠1/3后，临床手术显微镜（×25）下见到断端。C，断离器械取出后的X线片，4支手用锉插入各根管。D，根充X线片显示近舌根管冠1/3稍扩宽、整个根管系统根充严密。根管充填后即刻全冠修复。E，根充后5年复查X线片显示根尖周组织完好。F，取出的断离部分和折断的锉（尺的刻度0.5mm）。

组进行分析：第一组，被动预备设计器械；第二组，主动切割设计的旋转器械；第三组，独特的设计，不适合第一组或第二组。

第一组：被动预备；存在导平面

第一批商业上成功的旋转器械是ProFile（Dentsply Tulsa Dental Specialties）、LightSpeed（现在的LightSpeed由SybronEndo推出）和GT旋转锉（Dentsply Tulsa Dental Specialties），三者都具有称作导平面的截面形态。导平面由3个圆弧形凹槽形成，也称为U形。器械尖端设计形态以及侧方表面（导平面），引导器械向根尖方向深入。这使得第一组中列出的旋转锉不易出现预备差错，较为安全。但是，这种设计导致形成钻磨而不是切割牙本质，效率低下。此外，与通过切割产生的碎屑和玷污层相比，由导平面旋转锉产生的玷污层在均匀性和量方面均有不同[366,573]。

LightSpeed

LightSpeed锉，20世纪90年代早期由Steve Senia医生和William Wildey医生开发，现在也称作LS1，因其细长的非切割颈部和短切割头而独树一帜。目前市售LSX器械（SybronEndo）秉持相同设计原则，该器械由冲压工艺而非磨削工艺制造。全套25支LightSpeed LS1锉，型号#20～#100，包括半号锉（如#22.5、#27.5）；LSX没有半号锉，一套包括#20～#80。

LightSpeed初始款的研究很多[50,392,394,459,513-514]，大

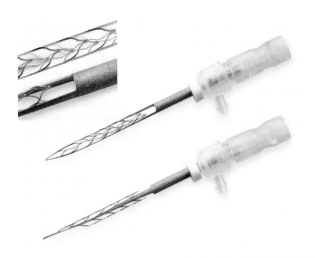

图6-26　自适应锉。该锉圆柱形空心形态，镍钛薄片构成网格。插入根管时锉被压缩以适应根管横截面。连接振动手机。锉手柄特制成中空，开口于手柄侧面，通过中空结构进行持续冲洗。插图显示锉的粗化表面。（由ReDent-Nova提供，Ra'anana, Israel）

多数研究发现该系统的总体和特定预备差错的发生率较低。有报告显示，采用双曝光技术评价，LSX和LightSpeed LS1成形能力相似[240]。

ProFile

ProFile系统（Dentsply Tulsa Dental Specialties）由Ben Johnson医生于1994年推出。与传统手用器械相比，ProFile的锥度增加。ProFile系统最初名为"Series 29" 0.02锥度手用器械，但很快推出0.04和0.06锥度。ProFile Series 29旋转器械的尖端直径以恒定比例增加（29%）。随后，具有ISO标准尖端直径的ProFile系列（Dentsply Maillefer）在欧洲生产并销售。

ProFile锉的截面为U形设计、带有导平面（图6-28），具有平行核心。侧面观可见20°螺旋倾角、恒定螺距和子弹形非切割尖端（图6-12）。这些形态结合略微负向的刀面角，有利于对牙本质的钻磨作用而非切割作用。此外，碎屑向冠方输送并有效地从根管中排出。

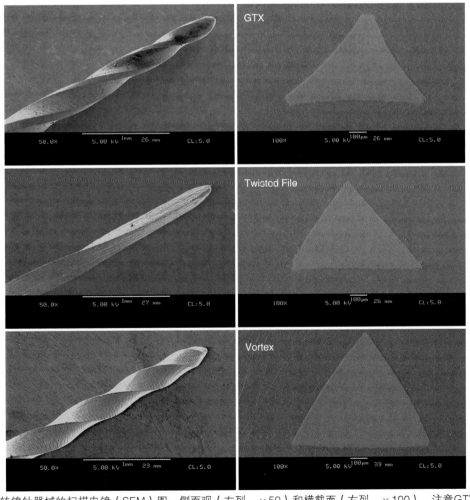

图6-27　现代旋转镍钛器械的扫描电镜（SEM）图，侧面观（左列，×50）和横截面（右列，×100）。注意GTX横截面显示导平面。

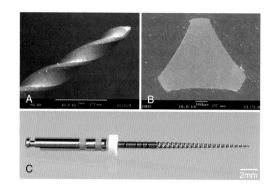

锉数目/套系	尖端型号	尖端型号增幅	推荐转速	长度
根管口成形锉：6支	#20~#80	10；#60以上：20	150~350r/min，根尖轻用力，折断扭矩和工作扭矩依器械型号而变化	19mm
0.06锥度ProFile：6支	#15~#40	5		21mm，25mm，有些31mm
0.04锥度ProFile：9支	#15~#90	5；#45以上：15；#60以上：30		
0.02锥度ProFile：6支	#15~#45	5		
ProFile Series 29 套系	#13~#100	29%增幅		21mm，25mm

图6-28 ProFile锉的设计特点。A，侧面观［扫描电镜（SEM），×50］。B，横截面（SEM，×200）。C，侧面观。D，设计特点。

许多体外研究中，ProFile锉成形根管未见明显预备差错[74-75,515-516]。当交替使用0.04和0.06锥度锉时，根管预备形略有改善[73]。工作长度损失不超过0.5mm[73-75,515-516]并且使用0.06锥度锉也无影响[73]。体外对比评价研究显示，ProFile预备下颌磨牙近中根管，偏移量少于K3和RaCe[9]。

ProFile系列的最新成员是Vortex（Dentsply Tulsa Dental Specialties）。主要变化在于截面无导平面，而尖端尺寸和锥度与现有ProFile类似，因此这些锉归于第二组（讨论见后）。

GT和GTX

Greater Taper，或GT锉，由Steve Buchanan医生于1994年推出。该器械采用导平面截面设计，市场名ProFile GT（Dentsply Tulsa Dental Specialties）。该系统最初为一组4支手用锉，后来为机用锉。该锉有4个锥度（0.06、0.08、0.10和0.12），工作端最大直径1mm。该设计限制了最大手柄部直径，并且随着锥度增加需要减小切槽长度。螺距可变，越靠近锉尖切槽数目越多；尖端直径为0.2mm。器械尖端为圆钝的非切割尖；这些设计原则大部分保留于当前款型（GTX锉）。主要区别在于使用的M-Wire合金、微小的形态设计和使用方法变化。

GT锉研究发现，预备形保持居中并且几乎未见预备差错[173,208]。使用显微CT进行成形能力评价（μCT；例见图6-4），显示GT锉与ProFile和LightSpeed锉预备到的根管壁面积相似[386]。预备到的管壁均匀且光滑[366,573]。最近推出的GTX由M-Wire制造，物理性能似乎未见显著改善[254]，成形能力亦然[241]。GT锉可用于细窄根管（尖端#20）、中等根管（尖端#30）和宽大根管（尖端#40）。

K3

在发明者McSpadden医生的一系列设计开发中，Quantec 2000锉之后是Quantec SC、Quantec LX和当前的K3系统（均由SybronEndo生产）。K3的整体设计类似于ProFile，包括0.02、0.04和0.06锥度。Quantec和K3之间最明显的区别是K3独特的截面设计：略微正向的刀面角以提高切割效率，宽的导平面和毗邻的缓冲区以减少摩擦。与Quantec（双切槽锉）不同，K3具有3

个导平面，有助于防止旋入。

侧面观，K3具有变螺距和变核心直径，以加强锉尖强度。这种复杂设计制造比较困难，会导致一些金属光点。

与大多数其他现有器械一样，K3具有圆钝安全尖端，但由于特殊设计的Axxess手柄，K3锉比其他锉短4mm（刃部长度相同）。锉以环颜色和数字标识。

体外实验中，K3的成形能力似乎与ProTaper相似[51]，优于手用器械[440]。最近一项研究使用改良Bramante模型，把下颌磨牙的弯曲根管预备到#30/0.06锥度[14]，K3锉的根管偏移少于RaCe，但多于ProFile。

总结

导平面旋转器械非常安全，即使意外超出根尖也较为安全。抗扭转折断和抗循环疲劳折断性能，依具体器械设计而不同。有限的切割效率是其缺点，也为市场份额减少的原因[55]。然而，第一组所列旋转锉，在临床应用和实验研究中表现出色，这些证据支持其继续应用。

第二组：主动切割；三角形截面

第二组中的旋转器械均具有更为主动切割的刃槽设计。无导平面（图6-13），直接导致切割效率提高。但也意味着预备差错可能更高（特别是器械穿出根尖孔时），从而抵消源自非切割尖端的引导作用。

ProTaper Universal

ProTaper系统最初包含6支锉：3支成形锉和3支完成锉。现在，这套器械补充进2支更粗的完成锉以及独立的一套3支再治疗旋转锉。这些器械由Cliff Ruddle医生、John West医生和Pierre Machtou医生设计。截面方面，ProTaper为凸三角形，切割刃锋利，无导平面。完成锉F3、F4和F5的截面面积略微减小以增加弹性。3支成形锉的锥度向冠方逐渐增大，在5支完成锉中趋势相反。

成形锉S1和S2的尖端直径分别为0.185mm和0.2mm，切割刃段14mm长，具有部分切割尖端。完成锉（F1～F5）的尖端直径分别为0.2mm、0.25mm、0.3mm、0.4mm和0.5mm。D0～D3的锥度分别为0.07、0.08、0.09、0.05和0.04。完成锉具有圆钝的非切割尖端。

ProTaper使用中有两个要点。第一个是制备通畅通道，可采用手用器械[368]，也可采用特殊旋转器械[53]。扩大到接近后续旋转器械尖端的型号，至少要大于后续锉的核心直径，可预防断离[368]。这意味着通畅通道应制备到#15或#20。第二个具体建议是使用侧向用力的"刷"的工作方式。该方式使得临床医生使用较粗器械向冠方移动时避开危险区，以及抵抗"旋入"效应[58]。这两项使用要点应作为其他器械使用的原则，特别是主动切割器械[391]。

一项使用树脂块的研究中，ProTaper制备良好根管预备形，快于GT锉、ProFile锉和Quantec锉[573]，但是预备不良的情况也较多。这在最近一项研究中得到了证实，该研究比较了ProTaper Universal与Alpha锉（Gebr. Brasseler GmbH & Co.KG-Komet，Lemgo，Germany）在体外下颌磨牙近中根管的预备成形能力[536]。Bergmans等对比了ProTaper和K3锉（SybronEndo），除了ProTaper导致一些根管向根分叉区偏移，总体而言几乎未见差异[51]。使用μCT的研究表明，ProTaper可将细窄根管制备成一致形态，未见明显预备不良，但是宽大根管可能预备不充分[384]。建议将ProTaper与小锥度、弹性更好的旋转器械结合使用，以减少根尖偏移[244]。

该系统的更新款称为ProTaper Next，于2013年推出。目前研究显示，该器械的机械性能（由M-Wire制造）优于ProTaper Universal[23,138,370]。

目前未见ProTaper Next成形效果或临床疗效的数据。

HERO 642，HERO Shaper

第二组中的很多系统（表6-1）设计为正向切割角度，切削效率更高。HERO锉（MicroMega，Besançon，France）就是一个例子。最初版本称为HERO 642（缩写词HERO，high elasticity in rotation，意指旋转时具有高弹性），现在该名称已改为HERO Shaper，在器械设计方面无明显差异。

HERO锉的截面形态类似于无导平面的H锉。具有0.02、0.04和0.06锥度，#20～#45。这些锉相对柔软，而且在切割刃区域可保持力的均匀分布[528-529]。HERO锉具有渐进的切槽间距和非切割被动尖端，类似于其他镍钛旋转系统。锉由手柄颜色编码。

HERO锉的研究显示，其与FlexMaster锉[230]（VDW，Munich，Germany）和ProFile锉[164]具有相似

的成形潜力，但在一项研究中，HERO锉导致根管横断面形态偏移更多[179]。HERO锉用于具有急弯的模拟根管时，也产生了一些预备不良[517]，但比Quantec SC锉（SybronEndo）更安全[236]。最近的树脂块研究发现，HERO Shapers中心定位能力优于RaCe[28]。体外使用改良Bramante技术研究发现，早期的HERO 642和目前的HERO Shaper锉在根管预备前后的横断面变化上没有差异[28]。

FlexMaster

FlexMaster锉目前在美国市场没有销售，但在欧洲很流行。它具有0.02、0.04和0.06锥度。三角形截面，切割刃锋利，无导平面。这构成了相对坚固的器械核心和主动切割能力。整体制造质量似乎很高，少见金属光点和卷边。

FlexMaster锉具有圆钝的被动尖端；0.02锥度锉，尖端直径0.15～0.7mm；0.04和0.06锥度锉，尖端直径0.15～0.4mm。除了标准套装外，还提供了Intro锉，具有0.11锥度和9mm长的切割刃长度。器械颈部刻环以区分，生产厂家提供了一个配套器械盒，用于指示细窄、中等、宽大根管的预备顺序。

多项研究显示，FlexMaster在细窄和宽大根管均可进行居中预备[227]，与其他系统表现相当[230,550]。临床研究证实，与K锉相比，FlexMaster表现出优越的成形能力[441]。此外，新手牙科学生经过短期训练后，能够使用FlexMaster成功预备树脂块[484-485]。使用一种常用的模拟根管模型检测，FlexMaster锉几乎未见预备不良，但预备时间长于RaCe锉[325]。此外，模拟根管预备到#30时，FlexMaster去除根管壁染色的效率似乎不如RaCe，但比ProFile更有效[446]。

RaCe、BioRaCe、BT RaCe

RaCe锉于1999年由FKG制造，随后由Brasseler（Savannah，GA）在美国销售。该名称（reamer with alternating cutting edges）意指具有正反向交替变化切割刃，仅描述了该器械的一个设计特征。光学显微镜下观察该锉，显示切槽和反向切槽与直杆区域交替；此设计旨在减少锉旋入根管的趋势。大多的三角形截面，#15/0.02锥度和#20/0.02锥度者截面为正方形。切割刃长度9～16mm。

RaCe锉的表面通过电子抛光进行改善，最粗的2支锉（#35/0.08锥度和#40/0.10锥度）也有不锈钢材

质。圆钝非切割尖端，锉手柄采用颜色编码，并由刻环标记。市售RaCe锉有各种套装，用于处理细窄和宽大根管；最新款是BioRaCe，据称可预备到更大号数，强调使用其中0.02锥度锉。

RaCe与其他现代旋转系统的体外对比研究较少[443-444]，RaCe系统在树脂块根管和离体牙根管的预备偏移量少于ProTaper锉[443]。另一项研究中，ProTaper和RaCe预备根管到#30时，预备效果相似[360]。预备到#40时，RaCe锉预备速度快，并且几乎未见预备不良或器械变形[397]。新款BioRaCe锉使用0.02锥度器械来预备到更大根尖宽度。与任何旋转系统一样，采用手用机用混合技术也可实现。BioRace锉预备树脂块S形根管到#40，与ProTaper和MTwo表现相当，但与S-Apex结合使用时效果最好[62]。一项临床研究中，Rocas等发现镍钛手用锉和BioRace在减少细菌量方面没有显著差异[413]。最近出现了新款的BT RaCe，结合了不同尖端设计以及不同使用顺序。

EndoSequence

EndoSequence旋转器械由FKG在瑞士生产，由Brasseler在美国销售。该器械遵循传统的16mm切割刃长度，具有0.04和0.06锥度，冠向下方法预备根管。整体设计沿用已有锥度和截面形态，因此类似于许多其他锉；然而，生产厂家声称独特的纵向设计［称为交替根管壁接触点（alternating wall contact points，ACP）］，降低扭矩并使锉保持在根管中心。它还具有相对较小的可变的螺旋倾角。EndoSequence另一个设计特点是制造成形后的电化学处理，类似于RaCe锉，产生平滑抛光表面。据信可提高抗疲劳性能，因此EndoSequence推荐转速为600r/min[264]。然而，大多数体外研究结果提示，EndoSequence在抗循环疲劳方面，并不优于其他锉[217,277,401]。

Twisted File

2008年，SybronEndo推出第一款由塑性变形制造的镍钛锉TF，其过程类似于用于生产不锈钢K锉的控制过程。生产厂家称，热处理使得镍钛合金相变成R-相时，可以进行控制。目前该器械尖端型号#25～#50，0.04～0.12锥度。

独特制造过程被认为会产生优越物理性能；早期研究确实显示，#25/0.06锥度TF锉与相同型号K3锉比较，前者抗疲劳能力显著提高[163]。此外，根据ISO标

准中手用器械的弯曲实验标准（3630-1），#25/0.06锥度TF锉比相同型号ProFile弹性更好[162]。其他研究发现，TF与类似型号ProFile的抗疲劳水平相似[277]。

TF的最新发展是配合具有不同运转方式的电动马达，包括连续旋转和往复运动，不同根管形态以不同方式运转（TF Adaptive，SybronEndo）。

ProFile Vortex

ProFile Vortex锉由镍钛材质制造。市场上有两个款型，一款由M-Wire制造，另一款由称为"蓝色丝"制造（Vortex Blue锉，显示更强的抗循环疲劳和抗扭转折断能力），两款均具有变化的螺旋倾角以抵抗无导平面锉旋入根管的趋势。Vortex锉建议转速500r/min；更高转速导致扭矩减小[37]。ProFile Vortex体外预备根管效果与其他旋转器械相似[83,563]。Vortex锉尖端型号#15～#50，锥度0.04和0.06。

MTwo

该器械由Sweden e Martina在意大利首发，2004年投放欧洲市场。具有双切槽S形截面。在最初的使用建议中，先使用基本序列锉，#10～#25，0.04～0.06锥度；随后有3种截然不同的根管预备方法。这些进一步根管扩大意味着根尖扩大到#40/0.04锥度，或者扩大到#25/0.07锥度，或者使用所谓的根尖锉预备到更大根尖型号。MTwo锉经过精心研究、切割高效；临床上它是被称作"单一工作长度技术"的范例。MTwo预备的根管形态与其他现代的、连续旋转或往复运动的根管锉类似[80]。

总结

无导平面旋转锉由于切割效率更高，其市场份额持续扩大。尽管无导平面锉进行更主动切割，但是临床相关预备不良（见后文）的总体发生率似乎较低。器械断离仍然是一个问题，接近工作长度时、连续旋转器械旋入或拉入根管的趋势也是一个问题。

第三组：特殊情况

WaveOne，Reciproc

缓解连续旋转相关问题（如锥形套锁，疲劳断裂，旋入）的方法之一是回到几十年前使用的往复运动模式（如Giromatic手机）[233]。一份病例报告[566]描述了使用ProTaper F2进行往复运动根管预备。该文章根据F2塑性变形前的最大旋转角度实验结果，建议顺时针旋转144°，随后反向旋转72°[566]。此循环在400r/min下进行，直到达到工作长度。

此后，两种专门用于往复运动的器械面市：WaveOne（Tulsa Dentsply Dental Specialties）和Reciproc（VDW，目前在美国尚未销售）。WaveOne有3种尖端型号，分别为#21/0.06锥度、#25/0.08锥度和#40/0.08锥度。Reciproc的相应尖端型号为#25/0.08锥度、#40/0.06锥度、#50/0.05锥度。两种器械均为变锥度，越靠近尖端锥度越大。WaveOne主要为三角形截面，类似于ProTaper，而Reciproc为双切槽锉，其设计类似于MTwo。

两系统均使用特殊马达提供往复运动，逆时针旋转150°～170°、顺时针旋转30°～50°交替进行[151]。

两款锉均为左倾切槽；因此，两者切割方向均为顺时针方向。这种设计可能出现一个问题，将牙本质碎屑输送到根尖区域，而不是冠向排出。体外研究结果莫衷一是[81,124]。临床使用时，建议用湿纱布频繁仔细清洁切割刃。

根据目前体外研究数据，两种锉的成形能力似乎与常用的连续旋转锉类似[80,324,537]。

自适应锉

自适应锉（self-adjusting file，SAF；ReDent-Nova）在设计和运转模式方面独树一帜[327]。设计成圆柱形空心形态，表面粗化的镍钛薄片构成网格（图6-26）。首先制备通畅通道到#20K锉，以插入SAF锉。建议将锉从1.5mm直径压缩到与#25K锉相当的直径。配套手机产生0.4mm振幅的进出振动（4000次/min）。如上所述，该锉中空，在根管中操作时可通过中空空间进行持续冲洗。

该系统的体外研究数据表明，与旋转锉相比，确实根管壁接触面积增加[361,382]，清创和抗菌效力更佳[289,472]。成形效果也与旋转锉相当[382,537]。

Endo-Eze

Giromatic手机（MicroMega）是一种自1969年开始使用的旋转器械系统，每分钟3000次往复90°旋转。特殊的不锈钢材质鼠尾锉和拔髓针最常配合Giromatic手机使用，也可使用K型和H型锉。成形效果在弯曲根管表现不佳，已不再使用[233]。

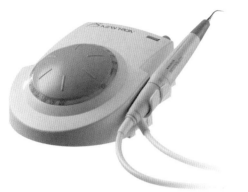

图6-29　超声设备示例。（P5压电超声，来自Acteon Satelec，Merignac Cedex，France）

Endo-Eze根管锉系统（Ultradent，South Jordan，UT）是最近推出的类似旋转模式的新款产品，连接特殊设计手机或者连接原始Giromatic手机。该套装有4支机用锉，用于清洁根管中1/3。尖端#10和#13，0.02~0.04锥度。该系统建议使用不锈钢手用锉预备根尖1/3。

弯曲根管的预备质量似乎不如镍钛旋转锉[349,358]。直根管中，Endo-Eze的表现类似于FlexMaster[419]。

声波和超声波器械

随着临床医生能够通过电磁超声能量激活根管锉，出现了另一种根管预备方法。压电超声波设备也可用于此目的。这些设备使根管锉产生振荡正弦波，频率约为30kHz。

市场上销售两种类型设备：超声和声波。超声设备频率25~30KHz，包括磁致伸缩类Cavi-Endo（Dentsply Caulk，Milford，DE）、压电类ENAC（Osada，Tokyo）、EMS Piezon Master 400（Electro Medical Systems，Vallée de Joux，Switzerland）和P5 Neutron（Acteon Satelec，Merignac Cedex，France）（图6-29）。声波设备频率2~3kHz，包括Sonic Air MM 1500（MicroMega）、Megasonic 1400（Megasonic Corp，House Springs，MO）和Endostar（Syntex Dental Products，Valley Forge，PA）。

超声设备锉夹可以适用于常规类型器械手柄（如K锉），而声波设备使用称为Rispi-Sonic、Shaper-Sonic、Trio-Sonic或者Heli-Sonic等特制锉。

尽管压电和磁致伸缩设备功能类似，但是压电设备具有一些优势。如压电设备产热很少，因此手机不需要冷却。磁致伸缩设备则产热较多，除了根管冲洗提供的冷却作用之外，还需要特殊的冷却系统。使用手术显微镜时，这种设备操作不便，因为喷水会妨碍显微镜视野，所以无水冷却下工作非常重要。

压电传感器向锉传递更多能量，使其切割效率更高，优于磁致伸缩设备。超声波设备连接的锉以窦波样方式振动。驻波具有最大位移区域（即波腹）和无位移区域（即节点）。器械尖端呈现波腹位移。如果功率过高，特别是未与根管壁接触时，器械可能因强烈振动而断离。因此，锉必须短期使用，必须在根管内保持被动，并且必须小心控制功率。使用超过10分钟的锉，断离概率可能高达10%，并且断离通常发生在振动的节点[7]。超声波设备预备不良的发生率较高，并且削弱根管壁厚度[298,321,582]。

总结

目前市场上有众多镍钛系统。表6-1系统地列出了这些器械并说明其最重要特性。表6-1中的大多数系统均含有大于ISO标准0.02锥度的锉。区别在于尖端设计、截面形态和制造过程。体外实验不断论证各种设计形态对成形能力和抗折断性能的影响。理想目标是预备到更多根管表面积，力求使生物膜更易于被随后化学消毒。同时，保留更多牙本质的根管预备策略似乎有利于促进长期功能[172]。各种设计形态对临床疗效的意义尚需进一步研究[187,375,443]。

马达

20世纪90年代初，第一代旋转器械用、简单电动马达问世（图6-30A），此后马达变得愈加复杂。齿轮减速电动马达最适用于旋转镍钛系统，因为其可确保恒定转速水平和恒定扭矩。也可以自行设计旋转方式，如可自由选择旋转角度的往复运动[151]。电动马达通常预设转速和扭矩，并且能够提供比尖端折断扭矩高得多的扭矩。一些学者认为，扭矩控制马达（图6-30B~D）提高操作安全性[160]。其他学者认为，这些马达可能主要有益于无经验临床医生[569]。这些马达可能不会降低循环疲劳折断风险，扭转折断方面，即使扭矩设置低于D3处的折断扭矩，在更小直径（D2）处仍然可能发生折断。

更复杂的是，D3折断扭矩与锉有效旋转所需的工作扭矩，两者之间有差异（图6-31和框6-2）[57,374,383,432]。许多情况下，工作扭矩大于锉尖折断扭矩。

对于0.06或以上锥度锉，工作扭矩与尖端折断扭矩之间相差很大；因此，这些锉配合大多数扭矩控制马达工作时效率较低。未来的马达可能具有更多微处

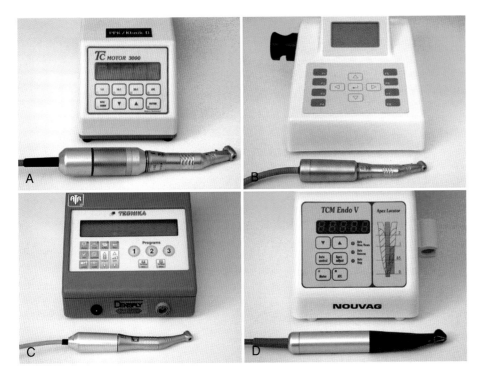

图6-30 旋转镍钛器械用马达示例。A，第一代无扭矩控制马达。B，全电子控制的第二代马达具有灵敏的扭矩限制。C，常用的简单扭矩控制马达。D，最新一代马达具有内置根尖定位仪和扭矩控制。

理器控制功能，如所使用的每种器械的预设和使用历史等信息。

某些马达具有内置根尖定位仪（图6-30D）。此类马达可以设置成锉达到工作长度时停止旋转或者反转。在自适应运转模式下，可出现相似旋转变化，随锉在根管内承受扭矩值而停转或者反转。TF Adaptive马达（SybronEndo）即为该技术的实例。

除了马达本身之外，其他可能影响机用镍钛锉断离的因素为：润滑剂、某种器械使用手法、转速。如何强调都不为过，镍钛旋转器械只能用于冲洗液灌注的根管。尽管过去推荐使用RC-Prep（Premier Dental Products Co., Plymouth Meeting, PA）和Glyde（Dentsply Maillefer）等润滑剂，但其作用可能仅限于树脂块[19]，而当旋转器械切削牙本质时，作用似乎不大。此外，模拟的根管预备实验中，切削牙本质使用润滑剂未能降低扭矩值[61,376]。最后，由于NaClO与乙二胺四乙酸（EDTA）的相互化学反应[183]，交替冲洗和使用含有EDTA的润滑剂，甚至可能适得其反。冲洗液相互反应见本章后文。

器械使用手法方面，一些生产厂家建议上下啄击

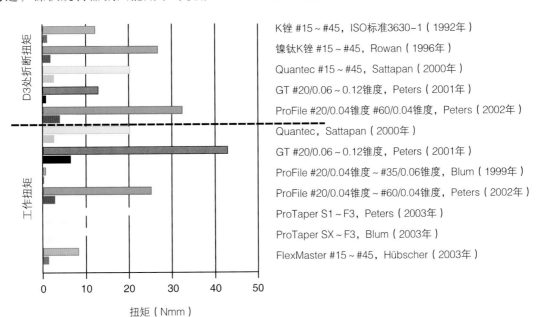

图6-31 对比D3处的折断扭矩（图表的上面部分）和根管预备转矩（图表的下面部分）。浅色柱代表每组最粗的锉，深色柱代表最易折断锉的数值。（见本章内容及框6-3）

旋转器械尖端易折断性，取决于折断扭矩除以工作扭矩的商。简单来说，这个商越大，这支锉越安全

手法。不仅预防锉的旋入，还可以将锉最大弯曲点的应力转移，以降低疲劳折断[285,394]。然而，0.04锥度ProFile或GT在弯曲半径5mm、弯曲角度90°的圆柱形模拟根管内旋转，配合进出运动并未显著延长其寿命[374,379]。此外，该手法的折断段长度差异很大[226,530]。提示韧性折断可能起源于器械表面缺陷点。含更多马氏体合金制成的锉，用比啄击更大幅度的扫或刷的手法，似乎效果更好。"刷"（brush）一词与画笔（paintbrush）的使用手法没有直接关系，后者会使锉弯曲以及折断[391]。"刷"指的是提刷远离危险区的根管壁，危险区指弯曲根管的内侧壁。

转速可能影响器械变形和折断。一些研究显示，具有ISO标准尖端直径的ProFile锉在更高转速下更易折断[131,159]，而其他研究没有发现速度是影响因素之一[116,252]。对于Vortex锉，300r/min使产生的扭矩和力减少；体外实验中这种增高的预设转速未导致折断增加[37]。

临床医生必须充分了解，施加于连续旋转镍钛锉上的力受何因素控制（框6-3）。为了尽力降低折断风险并预防锥形套锁，机用旋转锉不应向根尖方向用力。同样的，为了降低疲劳折断风险，根尖急弯处谨慎使用大锥度锉。如果临床医生参照设计良好的扭矩和应力实验数据，那么器械断离的发生率可以降至极低。周全的治疗策略，如充分的通畅通道和解剖结构的详细知识，以及规避极端根管形态和特定根管预备顺序，也可能改善成形效果。

从根管中取出断离器械已经形成一定流程（图6-25）；见本书其他章节（见第8章和第19章）。这些方法大多数需要使用额外设备，例如牙科手术显微镜和超声装置。然而，应对器械断离的最佳方法是预防。了解根管系统解剖形态，以及选择、排序和使用成形器械的明确计划，一定有助于预防根管预备并发症。

清理和成形步骤

髓腔入口制备：原则

髓腔入口制备在根管治疗中十分重要，见本书

- 临床医生手法（最重要）
- 扭矩载荷、器械弯曲度、轴向疲劳的综合作用
- 根管解剖
- 生产制造过程和锉的质量

其他章节（第5章）。此处需要强调，在髓腔入口制备中的并发症（如穿孔）显著影响根管治疗牙的长期疗效。髓腔入口过度扩大或者髓室侧壁被掏成"啤酒桶"状凹陷，显著降低结构强度[402]，并可能导致根折和患牙无法修复。

推荐使用柱状金刚砂车针，随后使用非切割尖端的锥形车针或者小球钻（图6-32）。一项实验显示，更加保守的髓腔入口洞形，尤其在前磨牙，可能增加牙齿抗折断能力，同时保证相似的根管成形效果[270]。在放大设备下使用超声工作尖，有助于获得理想的髓腔入路（图6-33），包括定位根管口以及修整根管口。

冠方预敞

将髓腔入路延伸至根管的冠方部分，称为冠方开敞。如果根管细窄、钙化或者难以进入，在探查根管更深部前，开敞冠方部分是有益的。该根管修整过程首先为探查步骤，使用小号K锉（如#10）轻柔地探入根管内几个毫米。随后的根管预敞器械，包括GG钻（图6-34）和特殊镍钛器械（图6-35）。GG钻以步退顺序和步进顺序都可以使用，而镍钛旋转锉通常使用冠向下顺序。最近出现了一些专门用于根管口成形的旋转镍钛开口锉，单支而非多支设计。

临床医生使用侧方切削旋转镍钛开口锉，可以将根管口修整为便于后续根管预备的锥状形态。即通过去除冠方钙化组织以及牙本质悬突，来修整根管通路。如MB-2根管常起自髓室侧壁突起的下方，向近中走行，随后向远中弯曲。正是在细窄根管中的这种弯曲，常导致台阶形成，妨碍根管预备达到工作长度。

预敞根管冠1/2～2/3，可使锉无阻力地进入根尖1/3，同时使医生使用小号预弯锉疏通根管时，手感掌控更好（图6-36）。

有观点认为早期冠部开敞便于消毒冲洗液深入根管，但尚未被实验证实。经实验证实的冠部开敞的优势是，可减少根管预备过程中工作长度的变化[496]。

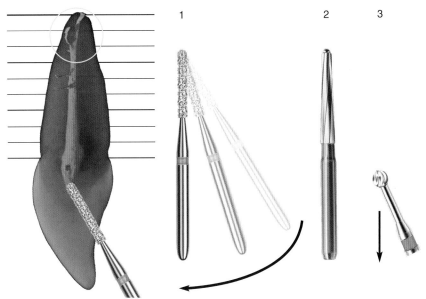

图6-32 制备最佳髓腔入口洞形的车针使用顺序（以切牙为例）。先用平行金刚砂或者钨钢钻垂直釉质表面钻入、去除表面釉质（1）。随后车针直立以形成根管直线入路（箭头）。继而非切割尖端车针（如Endo-Z车针或者球形尖端金刚砂车针）修整髓腔入口洞形（2）。最后球钻以提拉方式，清除悬突或者有软组织存在的髓角（3）。

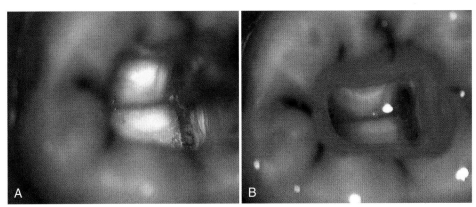

图6-33 临床下颌磨牙的髓腔入口洞形。A，手术显微镜下所见（×20）。B，超声工作尖修整后。

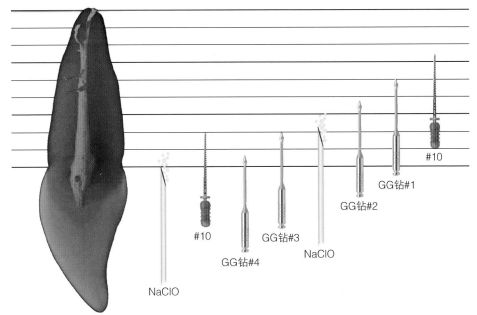

图6-34 上颌前牙根管冠部扩大示意图。制备髓腔入口洞形（图6-32）和大量冲洗后，使用GG钻以步进法扩大根管口、形成通达根管中1/3的直线入路。预弯#10K锉探查根管通路及根管宽度。

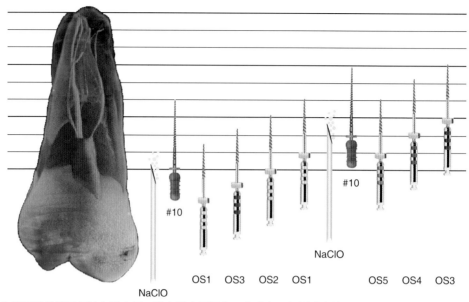

图6-35 复杂的上颌后牙根管冠部扩大示意图。该上颌磨牙具有几个难点，包括狭窄的近颊根管以一定角度从髓室伸出。对于难以进入的根管，可以使用K锉疏通冠部通道，随后使用小号根管口成形锉（orifice shaper, OS1）。顺序使用根管口成形锉（OS3到OS1）后，可以通达根管中1/3。根管增宽后可以再次顺序使用根管口成形锉。使用镍钛旋转器械，必须伴随大量冲洗以及#10K锉探查通道。

各种开敞器械的切削效率数据相对较少。一项研究对比了有导平面和三角形截面开敞锉的切削效率[338,380]。三角形优于导平面设计；有些出人意料的是，柔软的马氏体合金比传统镍钛合金切削更快速。

通畅锉

通畅锉是用来轻柔地轻微超出根尖孔的小号K锉（常为#10或#15）。大多数旋转器械预备技术都推荐使用通畅锉。该步骤可以去除堆积的牙本质碎屑，有助于维持工作长度，从而获得更多临床治疗成功结果[345]。关于通畅锉的顾虑是，与其说它具有清理效果，不如说它可能将感染碎屑推出根尖孔。然而，一项体外研究显示，如果根管内充满NaClO溶液，则细菌接种至根尖周区域的风险很小[243]。在根管治疗过程中保持根管通畅，不会导致术后症状加重[22]。尽管只有较早的临床证据支持通畅锉的使用；但是临床经验提示该技术风险相对很低，只要小心使用小号锉，有益于临床效果。

确定工作长度
仪器

X线片、手感、纸尖吸湿状况、牙根形态知识，都曾被用于确定根管系统工作长度。根据Custer[110]早期的实验，Sunada发明了第一代商品化的根尖定位仪[501]，提示使用直流电可以定位根尖孔。目前，根尖定位仪成为确定工作长度的精准工具[153]。有研究报道，在学生诊室使用根尖定位仪，显著提升根管充填的长度控制质量，并且总体降低X线片的拍摄数量[152]。然而，该仪器绝非完美无瑕，因为已知一些变量可以影响其准确性。如用于未发育完成牙根可能有问题[234]。一旦牙根发育成熟（即形成狭窄根尖孔）且器械粗度与根管壁匹配，根尖定位仪的准确性显著增加。一些研究者发现，根尖定位仪在含有活髓或者坏死组织的牙根中无显著差异[175,319]。由于长期根尖周病变的牙髓坏死患牙常伴有根尖吸收[541]，或许可以得出结论，根尖吸收对根尖定位仪的准确性无显著影响。

一些临床医生曾主张，使用根尖定位仪代替根管锉X线片估测法。然而，两种方法结合使用的准确度更高[136]。而且，X线片可以提供根管主要解剖结构信息，单纯使用根尖定位仪则难以获得。

最早的两代根尖定位仪对于根管内容物和治疗用冲洗液敏感。第三代根尖定位仪发展了一种新算法，比值测量法[263]。该方法中，通过不同频率的两种电流测出根管阻抗，使用电势除以不同阻抗得到商[263]。该研究发现，电解液对仪器准确性无显著影响。这意味着临床操作中不必干燥根管，但与金属全冠或者冠部金属修复体接触的液体会导电，从而导致错误结果。

第三代根尖定位仪包括，Endex Plus，又称Apit（Osada, Los Angeles, CA），Root ZX（J. Morita, Kyoto, Japan）[153,276]，Neosono Ultima EZ（Acteon

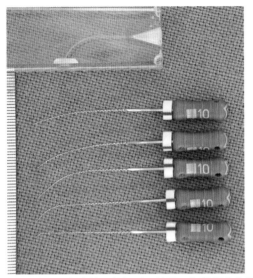

图6-36 各种预弯角度的不锈钢手用锉用于根管探查和测量。比较器械的弯曲角度和练习用树脂块根管的弯曲角度（尺的刻度0.5mm）。

Satelec）。Endex Plus使用1kHz和5kHz频率电流，根据减法标定根尖位置。Root ZX使用8kHz和0.4kHz频率电流，通过求商标定根尖位置。除了根尖定位仪推陈出新，一些生产厂家还推出了小型化产品（图6-37B）。

根尖定位仪通常使用安全；但是生产厂家建议，对于佩戴有心脏起搏器的患者，在未经咨询心脏科医生之前不能使用根尖定位仪。然而，在体外环境下根尖定位仪直接接触心脏起搏器，并不会干扰起搏器功能[165]，在一项临床研究中，使用心电图进行监测，根尖定位仪不会干扰所检测心脏仪器的功能[556]。

使用策略

解剖学研究和临床经验提示，牙齿一般长度19～25mm。大多数临床牙冠长约10mm，大多数牙根长度9～15mm。因此，可将牙根三等分，每段3～5mm。根管治疗的一个关键点是，根管预备形的根尖顶点与解剖根尖孔的关系。传统治疗观点是，根管预备和随后的根管充填应该止于根尖狭窄部，即根管最窄径（图6-38）。该点基于组织学切片和磨片样本得到，也被认为与牙本质牙骨质界（cementodentinal junction，CDJ）一致（见第12章）。然而，CDJ的位置和解剖形态在不同牙、不同牙根、每个根管的不同根管壁之间均有不同。而且，CDJ不能在X线片上精确定位。有鉴于此，一些学者曾建议在牙髓坏死病例中，根管预备止于X线像根尖0.5～1mm处，在不可复性牙髓炎病例中，止于X线像根尖1～2mm处[206,407,562]。尽管目前尚无该策略的确证[435]，但是严格对照的随访研究似乎支持这一策略[476,478]。

长度预备不足可能导致碎屑堆积和滞留，从而可导致根尖阻塞（图6-39）。如果通达根尖的通路被阻塞，长度预备不足，则有可能导致操作失误，例如根尖穿孔和器械断离。这些根尖区阻塞物（含有胶原纤维、牙本质泥，以及最为关键的残余细菌微生物）是持续性或复发性根尖周炎[196,342,466]，或者根管治疗后疾病[156,559]（见第14章和第15章）的主要原因。

借助根尖定位仪，临床医生更为准确地确定根尖孔位置，可以进行近达根尖顶点0.5mm的安全的

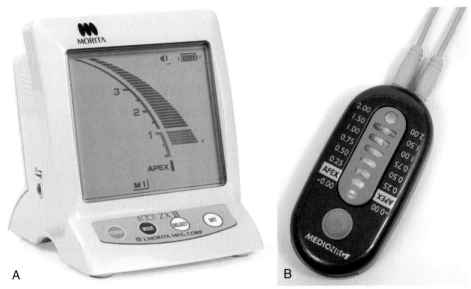

图6-37 A，Root ZX根尖定位仪有唇钩和锉夹。B，NRG小型电子根尖定位仪。（图A由J Morita，Irvine，CA；图B由MedicNRG提供，Kibutz Afikim，Israel）

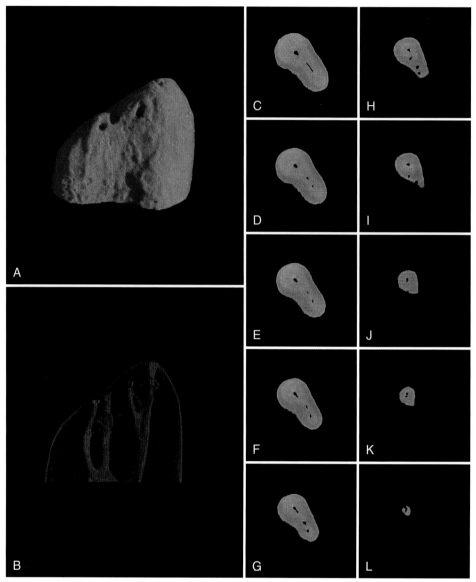

图6-38 显微CT扫描近颊牙根根尖5mm的解剖形态（分辨率8μm）。A、B，3D重建牙根外表面和根管系统。C～L，牙根每间隔0.5mm的截面。

根管成形。

根管扩大/预备
原理阐述

同根尖狭窄部的位置难以确定一样，临床上难以确定根尖直径[274]。有人建议，从小号锉开始逐号深达根尖区，直到某一支恰在根尖点紧密贴合。然而，此方法可能低估实际直径[555]。这是个关键点，因为初始根管尺寸是确定终末根尖宽度的主要决定因素。

下述两方仍然在争论，一方倾向于小号大锥度根管预备，另一方倾向于根尖备到更大号，以利于更好地清除感染牙本质并使冲洗液进入根尖区（表6-2）。两方都强调预备过程中保持根管原有形态的重要性；否则，根尖1/3的细菌可能无法被足量抗菌剂触及[335]。研究者证明，在单根管系统，根尖1/3扩到更大号配合NaClO冲洗，则细菌杀灭率提高[89]。但是，根尖预备到更大号可能导致根管预备差错（如根尖拉开、根管偏移），无论使用不锈钢还是镍钛器械皆然（图6-40）。

充分消毒根管的根尖区至关重要，因为该区域最有可能存留残余根管内细菌[343]。根尖预备到更大号可清除感染牙本质，使冲洗针头及后续抗菌冲洗液进入根管更深部[101,147]。

一项针对3种锥度（0.06、0.08、0.10）和锉尖型号（#20、#30、#40）的旋转镍钛锉研究显示，#20锉在根尖1/3处余留碎屑显著多于#40锉[532]。另一方面，有研究中一半样本预备至#25，另一半预备至#40，两组预备后的细菌生长无统计学差异，Ca(OH)$_2$封药1周

表6-2

大/小根尖预备宽度的特点		
根管预备	优点	缺点
小根尖预备宽度	根管偏移小，冲洗液推出根尖孔和根充材料超填风险小 可联合大锥度预备来克服缺点 牙硬组织碎屑堵塞情况少	去除感染牙本质少 冲洗过程中对根尖区域的冲洗效果恐不佳 诊间封药消毒效果受限 不利于侧方加压充填
大根尖预备宽度	去除感染牙本质 冲洗液和封药可到达根尖1/3	有预备失误、冲洗液推出根尖孔、根充材料超填风险 不利于热牙胶充填

后未观察到细菌生长[570]。步进法根管预备配合根尖终末扩大至#35，与不扩大根尖的步退法进行比较，两者均采用NaClO和EDTA溶液冲洗。发现无论根尖是否扩大，菌落形成单位计数无显著差异[105]。这些研究者得出结论，如果冠部锥度适宜，则根尖1/3额外去除牙本质可能并无必要。

尽管恰当的根管预备宽度存在争议（表6-2），但是以上研究认为根管预备应限定在根管范围内，应该足够宽，并且应该包含原始根管横断面（图6-4）。

传统的清理和成形策略（例如步退法）首先预备根管系统根尖1/3，随后配合不同开敞技术开敞中上段以便于充填[180,436,518]。为了达到根尖点，临床医生首先选择一支小号锉，恰当预弯，随后疏通根管达全长。如果无法达到根尖点，退出这支锉，冲洗，随后仍用这支锉或更细的锉插入根管。然而，由于根管堵塞或冠部阻碍，无法达到全长的情况时有发生。

冠部阻碍来源于根管口水平存在牙本质悬突以及根管锥度小于器械锥度导致的器械在冠方受阻。此外，直牙根中常有弯曲根管，如在X线片上不可见的颊舌向弯曲[109,389]。进一步，预弯的疏通锉通过冠部紧缩的根管时，会拉直器械，从而妨碍其达到根尖[487]。

有很多手用和机用器械的预备顺序；见本章后文。然而，充分修整髓腔入口洞形是在开始任何根管预备前必需的先决条件（见第5章）。

如前所述，充分修整髓腔入口洞形（图6-32）包括使用柱状金刚砂钻或裂钻，使用安全车针进一步扩大，使用球钻向外提拉方式去除悬突。髓腔入口洞形必须保证器械无阻碍地进入到根管中1/3。手术显微镜配合超声器械，非常有助于去除下颌磨牙和其他牙齿的近中面牙本质悬突（图6-33A、B）。旧充填体可以作为髓腔入口洞形的一部分，以容纳冲洗液。

根管预备中基本的清理和成形策略可以分为冠向下技术、步退技术、根尖扩大技术和混合技术。冠向下技术中，临床医生使用一支大号器械轻柔地顺入根管，能够顺畅到达的深度即止。随后使用小一号器械深入根管更深处；第3支器械继续深入，以此类推，直至到达根尖。手用和机用器械都可以使用冠向下技术。此外，很多器械套装包含不同尖端直径和锥度器械，因此，向根尖推进过程中，可以锥度顺序变小，也可以尖端直径顺序变小。这两种策略，哪种更利于避免锥形套锁，争论不一；目前尚无令人信服的证据。

步退技术中，随着器械型号的逐步增大，工作长度逐步减小。以防止弹性不佳的器械在根尖弯曲处产生台阶，同时为根管充填提供良好锥度。

如前所述，根尖扩大的目的是充分预备根管根尖区，以获得最佳冲洗效力和全面抗微生物活性。根尖扩大分为3个步骤：冠部预敞、根尖扩大和根尖完成[545]。

大多数旋转器械预备技术需用冠向下方法，以减小锉的扭矩载荷[57]，从而降低器械断离风险。循序使用冠向下技术，有助于进一步扩大根管。以上介绍的所有基本技术都可以结合成混合技术，以规避或减少各种器械的缺点。

根管预备可以按照每支器械进入深度，分成一系列步骤。解剖学研究和临床经验显示，大多数牙齿19~25mm长。大多数临床冠长约10mm，大多数牙根长9~15mm。因此，牙根可以三等分，每段3~5mm。

使用合适器械，并且髓腔入口形态适宜，可以避免过度削薄牙根组织（图6-5）。如果在名为危险区的牙根部位，牙本质去除过多，可能导致牙根纵裂和穿孔[15]。例如，过度提拉锉动根管壁可能导致更多操作失误（图6-22和图6-40）。相反，恰当的预备技术有助于获得理想的根管预备形，无任何预备差错且环

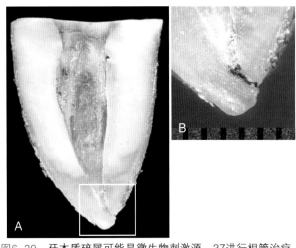

图6-39 牙本质碎屑可能是微生物刺激源。37进行根管治疗，临床医生发现根尖阻塞但是未能旁路通过。然而，患牙持续剧痛，应患者要求，1周后拔除该牙。A，37的近中牙根，去除近中侧牙本质。B，图A中矩形框放大图（×125）显示根尖阻塞（尺的刻度0.5mm）。

绕原始根管横断面（图6-4）。

　　有专门用于或者适用于冠部预敞的镍钛器械，例如，ProFile根管口成形锉、GT辅助锉、ProTaper SX、FlesMaster Intro锉、#40/0.10锥度或#35/0.08锥度的RaCe锉。在困难病例中，这些锉比GG钻更适合且更安全（图6-34和图6-35）。

技术

标准技术

　　在标准技术中，所有进入根管的器械都采取相同工作长度。因此，依赖于器械固有形态赋予根管终末形态。疏通细窄根管，首先使用配合润滑的小号锉，以捻转法进行。疏通至工作长度后，继续上述手法或者使用"旋转提拉法"操作，直至可以使用下一号锉。理论上，最后一支锉可预测根管终末形态（图6-41）。随后，与之匹配的主牙胶尖可用于根管充填。而在实际中，常与理论不符：使用标准技术预备的弯曲根管，比终末器械更宽[14]，手的提拉动作加重这一趋势。而且，对如此小锥度（0.02）的牙胶尖进行充分侧压，也是困难或不可能的[13]（见第7章）。

　　标准化的技术常受限于执行该技术的器械的标准化。具体来说，标准器械尖端直径以恒定0.05mm增加，直至#55，但是临床上，与从#40扩大到#45相比，由#10扩大到#15更加困难。在非常细的器械中（#6～#10），以下要点可供尝试：（1）除非严重钙化根管，#6锉不会去除过多牙本质、改变根尖直径；（2）#8锉超出根尖孔0.5～1mm以疏通根管（见本

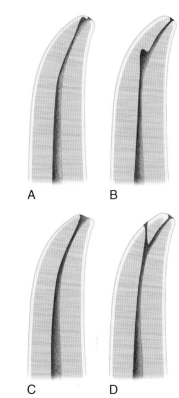

图6-40 最常见根管预备失误的示意图。A，根尖拉开。B，台阶。C，根尖拉开伴穿孔。D，台阶伴穿孔。

章后文），形成的根尖止点直径与#10锉尖端相近；（3）类似地，#10锉极少量穿出根尖孔，有助于随后的#15锉轻柔地到达全长[417]。

步退技术

　　有学者认识到，应制备比标准技术根管形态更粗的根管预备形，提出了步退技术[552]，大号锉逐步减少工作长度，一般1mm或0.5mm步退，分别形成0.05锥度或0.10锥度的开敞形态（图6-42）。更大号、更坚硬器械逐步减少工作长度，也减少了预备差错的发生，尤其在弯曲根管。该理念临床应用十分有效[339]。

　　最初设计步退法，是为了避免弯曲根管预备差错[109,439]，但其也用于预备较直根管。多年来，步退技术有很多改良。另一位研究者提倡，在达到工作长度前，使用逐号增大的大号手用锉，被动地对能深入的根管区域进行一定程度开敞[518]。

步进技术

　　其他研究者提出了不同方法[174]。建议在根尖段预备开始前，先预备根管冠部。该技术旨在减少或去除坏死组织碎屑，以防在根管预备过程中被推出根尖孔[146]。而且，通过首先开敞根管冠方2/3，根尖预

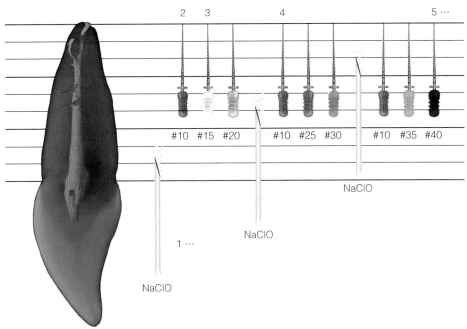

图6-41 手用锉根管预备：第一部分。探及根管口以及大量冲洗后（1），确定工作长度（WL）。根尖定位仪辅助#10或#15K锉推进达理想的根尖预备止点（2）。K锉结合平衡力技术（图9-43）扩大根尖区域（3）。必须频繁大量NaClO冲洗以辅助灭菌。建议K锉经常回锉以防止根尖堵塞（4）。根尖扩大到主锉（master apical file，MAF）号数（5），由术前根管宽度和具体预备策略决定。前牙通常预备到#40或者更大。可能使用#20以上的镍钛手用锉（如NiTiFlex锉）。

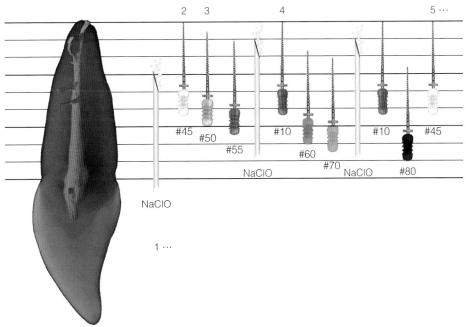

图6-42 手用锉根管预备：第二部分。根管预备达到工作长度（WL）后，冲洗针头可进入根管更深，因此频繁NaClO冲洗（1）更加有效。扩大根管锥度以进一步提高抗菌效率并且简化随后的根管充填。手用锉设置为主锉（master apical file，MAF）以后，每支锉工作长度递减0.5mm（步退法）（2和3）。过程中小号K锉回锉至WL（4），MAF最终回锉（5）以保证清除剩余牙本质碎屑。

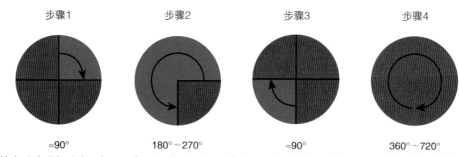

步骤1　步骤2　步骤3　步骤4

≈90°　180°~270°　≈90°　360°~720°

图6-43　平衡力技术手动预备手法示意图。步骤1：将Flex-R锉或者NiTiFlex K锉无压力送入根管后，轻微向根尖方向加压的同时顺时针旋转90°。步骤2：锉逆时针旋转180°~270°；此步骤向根尖向施压以保证锉在根管中深度不变。可以听到特征性的牙本质碎屑切削的咔嗒声。步骤3：与步骤1相似，使锉向根尖方向推进。步骤4：2~3个循环后，锉上载满牙本质碎屑，持续顺时针旋转锉、退出根管。

备器械在通达全长的大部分阻力被消除。从而有助于更好掌控器械，并降低靠近根尖狭窄部根尖拉开的发生率[280]。

冠向下技术

初始的步进技术有很多改良，冠向下技术即为其中之一[150,317,433]。经典的步进技术，包括使用不锈钢K锉探查根尖狭窄部，并确定工作长度。相反，冠向下技术更多依靠冠方开敞，之后再确定工作长度。

为了确保在步进过程中的器械深入，可能必须通过逐号减小的GG钻或其他旋转器械来开敞根管冠1/3。每支器械使用后都应冲洗，每换一号器械之后的回锉以后也要冲洗。为了恰当地扩大根尖1/3，应对椭圆形根管形态以及打开侧支根管口，可以使用相反顺序，例如，从#20器械开始，将根尖区域扩大至#40或#50。这个锥度形态可以通过大号器械逐步后退进行修整，始终需要牢记的就是冲洗和回锉十分重要。

更经典的冠向下技术，又称双敞技术[150]，使用小号锉探查，递减型号K锉冠向下预备，根尖扩大到约#40。最初，该技术包括每增大一号锉步退1mm，小号K锉频繁回锉和大量冲洗。同时强调，在冠向下预备阶段应避免锉与根管壁大面积接触，以降低流体静压和根管堵塞的可能性。多项研究显示，就弯曲根管预备的中心性而言，Flex-R锉配合改良双敞技术优于K锉配合步退技术[433-434]。也有建议对ProFile旋转锉采用双敞技术[447]。

平衡力技术

各种手法中，一致观点是平衡力技术配合K锉产生根管偏移最小。该技术曾用来描述Flex-R锉的一系列旋转运动[412]，也可用于K锉和其他手用器械，例如GT手用锉。平衡力法效果明显，有很多机制解释[94,275,439]，一致认为其提供优越的根管中心定位能力，优于其他手用器械技术[30,71,283]。

平衡力技术包括3个主要步骤[412]。第一步（在根管内轻柔地插入一支器械之后）顺时针旋转大约90°以切入牙本质（图6-43）。第二步，施加充分轴向力使器械保留在根管内，同时逆时针旋转器械将切入的牙本质碎片自根管壁上断离松解下来，这一过程产生特征性的咔嗒声。一般而言，在第三步，顺时针旋转、移出并清洁器械；然而，由于使用平衡力技术的器械没有预弯，每次直行向外提拉本质上是锉法，可能一定程度上拉直根管通路。因此，在许多不是十分困难的病例，临床医生倾向于向根尖方向再次推进，而不是将锉拉出。

旋转器械预备

镍钛旋转器械是根管预备的极为重要的辅助手段，尽管手用器械预备某些根管，如果使用得当也可以同样高效。冠方预敞（如使用GG钻）之后，髓腔入口和根管内灌注冲洗液，预弯的探查锉深入根管。在此早期阶段，手用器械辅以润滑剂，有助于预防根尖阻塞。一旦确定工作长度（根尖定位仪测量并通过X线片确认），即开始根尖区预备以形成通畅通道，便于后续的旋转器械预备（图6-44）。

通畅通道这个词从21世纪早期开始用于根管治疗学[384]，意指确立一个通达根尖的开放通路，用于引导后续机用器械。典型的最细通畅通道是使用#15~#20K锉建立。为了简化该步骤，很多小号机用器械面市，如PathFile（Dentsply Maillefer）[53]、Scout RaCe（FKG Dentaire SA，Switzerland）[344]、G-File（MicroMega）[112]。预备过程中，大量冲洗以及频繁

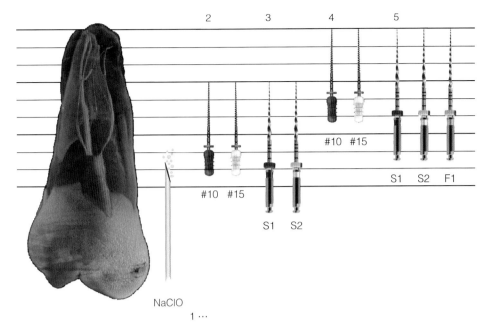

图6-44　ProTaper锉根管预备。根管冲洗和探查（1和2）后，使用成形锉S1和S2扩大冠1/3。随后手用锉确定WL以及制备通畅通道。S1和S2完成根尖预备。完成锉用于制备终末根尖宽度。

使用比以上锉更细的锉回锉至工作长度，可能是必需的，且在一些情况下，临床医生必须利用冠向下或者步退理念来设计创新性通道预备方法。

图6-45展示下颌磨牙近中根管的两种不同根管预备形，明显看出两根管均有大量根管表面积未被预备到，尽管根尖预备到#50或者0.09锥度（图6-45，G和I中的红色区域）。

镍钛器械特有预备技术

冠向下

这是多年来的主流方法并且仍在使用，例如，ProFile和其他很多器械（ProFile Vortex，HERO 642，K3，FlexMaster）。必须注意，这些器械生产厂家的使用说明略有不同，GT旋转锉、RaCe和Twisted File差异更大。临床医生使用这些器械时，应仔细阅读使用说明。

在冠方预敞后确定工作长度，随后根据根管解剖形态，使用K锉制备通达根尖孔的通畅通道至#15或者#20。如果根管直径较大，使用尖端直径递减的0.06锥度锉开始根管预备[57]。在更困难的细窄根管，0.06锥度之后使用0.04锥度器械，也是尖端直径递减。根尖段预备可以使用多次成形方法，见于GT旋转锉[76]，或者使用步退法[445]。整个预备过程建议小号手用锉回锉。

单一长度

ProTaper Universal和ProTaper Next的使用方法与其他很多旋转镍钛锉不同（除了MTwo，WaveOne，Reciproc），原因在于没有使用传统的冠向下步骤（图6-44）。

#10或#15手用锉作为通道探查锉，轻柔地进入根管冠方2/3，以形成顺滑、可重复的通路。该步骤对于ProTaper成形锉十分重要，因为这些锉大多侧方切割，且尖端较细易断离。

成形锉S1和S2轻柔地进入已经探查的根管通路，根管内充满冲洗液（最好是NaClO）。如果有必要，此时可使用SX锉，以修整根管口或去除有阻碍的牙本质。每支成形锉之后，再次冲洗根管，#10锉回锉，以搅散碎屑并使之混入冲洗液。重复以上步骤直至达到#10或#15通道探查锉达到的深度。

冲洗根管，随后充分疏通根尖1/3并扩大到最小#15K锉，确定工作长度（图6-44）。根据根管解剖形态，根尖段预备采用机用ProTaper成形锉和手用ProTaper完成锉。或者，在这些锉上加一个手用手柄以采用平衡力技术预备。

ProTaper S1和S2达到工作长度全长，仍然采用向外提刷动作。冲洗并用K锉回锉，根尖定位仪或X线片核对工作长度。由于ProTaper设计向手柄方向、锥度递增且切槽更加主动，因此，在此阶段根管中1/3和冠1/3的阻碍被去除。

使用一支或多支ProTaper完成锉，以非刷动方式完成根管预备；由于这些锉向尖端锥度递减，因此可

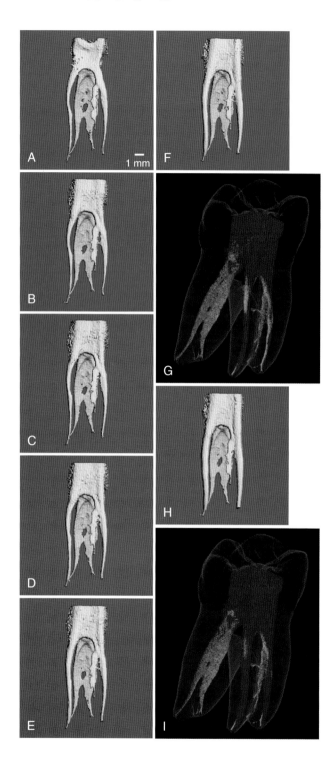

1 mm

图6-45　离体下颌磨牙序列预备近中两根管效果的显微CT（μCT）重建。颊侧根管（左边）使用LightSpeed（LS）预备，舌侧根管（右边）使用ProTaper（PT）预备。A，近中观术前形态。注意存在额外一个中间根管分支汇集到舌侧根管冠1/3。B，初步预备以及超声设备开敞根管口。C，根管预备第一步，预备到LightSpeed #20和ProTaper S1。D，进一步扩大到LS #30和PT S2。E，根尖区预备到LS #40和PT F1。F，进一步扩大到LS #50和PT F2。G，重叠μCT重建图，比较初始根管形态（绿色）和F图中器械预备后的根管形态。H，使用LS锉和PT F3锉步退法完成终预备形。I，重叠μCT重建图，比较初始根管形态和终预备形。注意LS预备颊侧根管导致轻度台阶，PT预备舌侧根管导致一定拉直。

确定工作长度，根尖扩大至最小#15K锉能够轻松到达。随后LSX锉缓慢推进达工作长度，随时注意手感。第一支在距工作长度4mm处遇到阻力的器械为根尖终末型号；这支器械像之前的小号器械一样，推进到工作长度。下一支更大号器械预备到距工作长度4mm处。这样预备的根尖5mm区域适配SimpliFill充填（SybronEndo）。随后，根中段成形，逐号增大LSX器械完成。最后，使用主根尖旋转器械（master apical rotary，MAR）回锉至工作长度。

所有LightSpeed器械使用方式如下：缓慢、持续向根尖推进直至切割刃受到阻力；短暂停滞后，使用间断"啄击"动作继续推进。

自适应锉技术

对于这种非常规锉，冠方开敞步骤（如使用GG钻）应在小号K锉探查根管前进行，探查根管包括确认根管通畅和确定工作长度。建议制备至#20通畅通道；随后选择合适的自适应锉进入根管预备，同时伴随从锉的中空部分以5mL/min速率进行持续冲洗。这就保证了持续的活性冲洗液流，将锉切割产生的组织碎屑和牙本质泥带出根管。一支锉完成全部根管预备。锉最初呈压缩状态进入根管，随着根管清理和成形，该锉逐渐膨大。

器械可以围绕其长轴被动旋转，由术者送达工作长度。最初器械被压缩进入根管，随着根管清理和成形而逐渐膨大。每个根管预备时长决定根管终末形态，建议3～4分钟[60]。随后的根管充填可以选用多种塑形牙胶的充填技术（见第7章）。

混合技术

多种镍钛预备系统结合使用[89,545]来克服现有器械

以被动地到达工作长度。最终，回锉并冲洗，结束预备（图6-44）。

LightSpeed技术

随着LightSpeed器械出现，生产厂家的建议策略发生变化。此处介绍初始LightSpeed锉的一种使用方法，而非LS等锉（图6-46）。

使用适宜器械完成髓腔入路和冠部预敞之后，

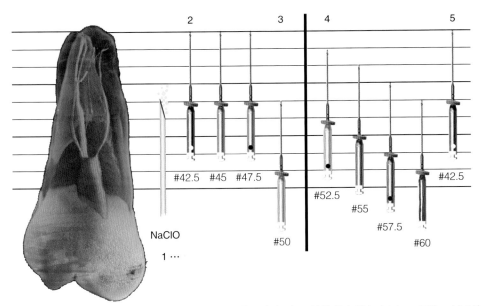

图6-46 LightSpeed根管最终成形以利根管充填。冲洗液灌注根管系统（1），继续根尖预备（2），直到一支LS锉12次啄击到达工作长度（WL）。下一号LS锉（3）随后预备到比WL短4mm处，以适用LightSpeed的SimpliFill根管充填系统。此外，还可以进一步逐号递减1mm，敞开根管，以适用其他根管充填系统（4和5）。

框6-4

混合器械根管治疗的优点

◆ 可以发挥每支器械的特长，规避其不足（最重要）

◆ 手用器械建立根管通路

◆ 大锥度旋转系统高效扩大根管冠部

◆ 小锥度器械进一步扩大根尖区

的某些缺点，即混合技术，其提出已经有一段时间（框6-4）。尽管可能有很多种组合，最常用且最有效的是，冠方预敞配合各种根尖预备器械。然而，临床医生必须牢记，需要具体分析每个根管解剖形态，有针对性地使用不同器械套装预备。最重要的是，椭圆形根管形态深达根尖区[505,551,560]，其根尖孔大多数也为椭圆形[70]。正常情况下，旋转根管锉最多可以形成圆形根管（图6-47）；因此必须制订一种能够充分预备椭圆形根管的策略，以避免过度削弱牙根结构（比较图6-4和图6-5）。一种混合预备方法预备此类根管，可以完整地预备95%以上区域，且形成宽扁的根尖预备形态，大多数器械系统单独使用可能难以达到[255-257]。

组织学切片（图6-47）和显微CT重建图像显示，单独使用多种预备系统，一些根管的关键区域未被预备到。因此，混合镍钛旋转技术旨在通过一种快速、安全的临床策略，来实现根尖区域的有效预备。

很多临床医生在临床实践中使用混合预备技术

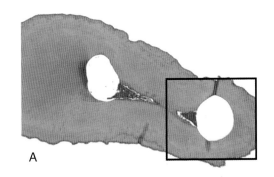

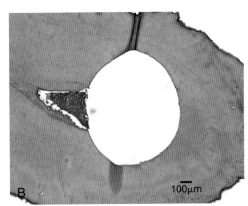

图6-47 旋转器械预备后，根尖鳍状或者峡部内残余潜在感染组织。A，下颌磨牙近中根、中上1/3交界处的牙根横截面。两个根管都完成预备；左侧根管向近中偏移（×10）。B，图A中矩形框的放大图。注意峡部存在软组织（×63）。（由H. Messer教授提供）

（图6-2和图6-10）。原则包括使用多种器械：例如，GG钻和K锉建立直线通路；ProTaper进行根管体部成形和根尖预开敞；镍钛K锉或者LightSpeed锉进行根尖扩大；多种器械可以用于最后的根管壁平整[545]。

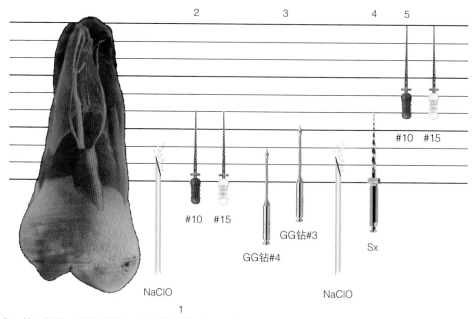

图6-48　混合技术：第一部分。根管冲洗（1）和探查（2）后，使用GG钻（3）或者ProTaper SX锉（4）进行冠部预敞、建立通达中1/3的直线通路。随后使用预弯K锉探查根管并确定工作长度（5）。

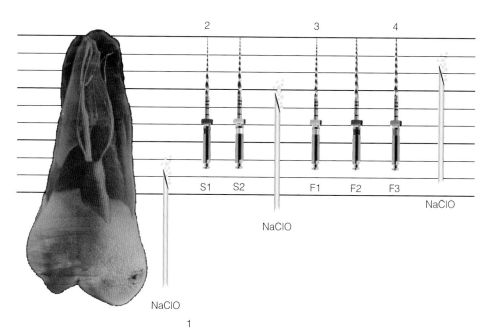

图6-49　混合技术：第二部分。冲洗液灌注根管系统（1），使用ProTaper S1和S2（2）以及F1和F2（3）预扩大根尖1/3，使冲洗液深入根管。如果需要可以使用F3（4）。

　　不锈钢锉确认冠方2/3已形成光滑的根管通路之后，根管冲洗结合顺序使用ProTaper成形锉进行机械预备，以进入并预敞根尖1/3（图6-48）。一旦确定工作长度，使用NaClO灌注根尖1/3，并使用ProTaper完成锉F1和F2进一步扩大根尖1/3。ProTaper F3弹性相对较差，且因其侧方切割功能，在弯曲根管应谨慎使用（图6-49）。如需进一步扩大，可用F4和F5，但这些器械不能用于急弯根管。最近，使用叠加根管横断面的方法，评测了结合不同镍钛旋转锉的技术用于扩大根管的有效性（图6-50）。这种评测方法有助于识别预备不足的根管区域以及牙根结构的削弱。

　　如果需要预备到较大型号，有另外一种方法也有优势，该方法使用诸如镍钛K锉、0.02锥度旋转锉（如RaCe）、LightSpeed LSX锉（图6-51）。根管预备的最终步骤是平滑整个根管壁，机用或手用器械均有使用。手用ProTaper或GT锉可助于去除根尖急弯或台

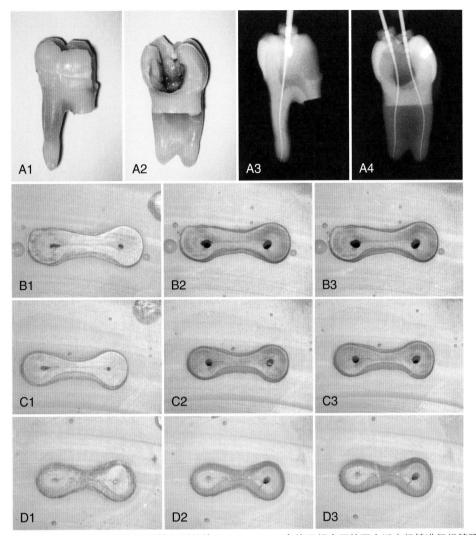

图6-50 Bramante模型上研究混合技术预备对根管解剖的效果。A1～A4，离体下颌磨牙的两个近中根管进行根管预备。术前根管横截面如图（B1、C1、D1）。B2、C2、D2，使用ProTaper F3（左侧根管）和#45/0.02锥度器械（右侧根管）根尖预扩大后的根管横截面。B3、C3、D3，终末根尖形态分别为LightSpeed（LS）#50（左侧根管）和#50/0.02锥度（右侧根管）。（由Dr. S. Kuttler、Dr. M. Gerala和Dr. R. Perez提供）

阶，以使冲洗液进入根尖区域。各种混合预备系统似乎各有优势，决定性因素在于根管解剖和合理的根管预备目标。

大多数需要进行根管治疗的病例适合多种预备系统。根据患牙的根管解剖特点以及临床医生的预备策略，可以使用不同的预备顺序。上颌磨牙近颊根管可能有明显弯曲；旋转器械预备或混合技术可维持弯曲同时进行适当的根管扩大。此类病例，有时会使用非ISO标准手用锉，以形成平滑锥形的根管预备形或者用于去除台阶。

终末根尖扩大

从概念上讲，根管预备锉的型号可定义为初锉（initial apical file，IAF）、主锉（master apical file，MAF）和终锉（final file，FF）。第一支有紧缩感的锉，即初锉，引导临床医生确定根管预备的终末宽度。与此同时，很多现有的根管预备技术，基于其设计，预先确定终末型号，如WaveOne锉根管预备终末型号为#25/0.08锥度和#40/0.08锥度。

无论如何确定根尖预备型号，将根管预备成锥度形态后，应进行根尖复测，来评估此时根尖形态。该步骤常推荐使用K锉或K-Flexo锉；将锉轻柔地向工作长度（working length，WL）推进，标记锉有紧缩感的位点。使用根尖预备终末型号锉，无须扩锉、顺利到达WL，且换大一号锉距离WL一小段距离即被卡住，则说明根尖形成缩窄的锥度。最后，需要确认根管保持通畅。

如果根尖复测提示根管预备不足，任一适合于该

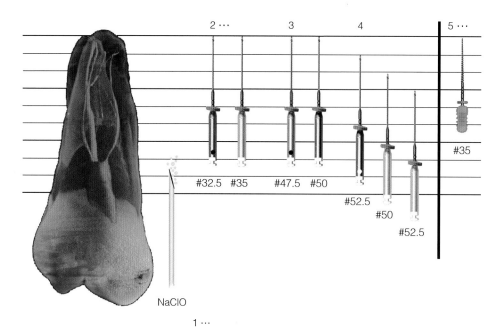

图6-51 混合技术：第三部分。伴随冲洗（1），LightSpeed可以用来显著扩大根管（2和3）和敞开根尖部分（4）。镍钛手用器械（5）同理可用（见本章内容）。

根管形态的技术方法都可用于进一步根管扩大，通常需要混合技术。

根管系统的消毒

冲洗液的流体动力学

冲洗动力学指的是冲洗液如何在根管系统内流动、渗透和迅速交换以及其产生的冲刷力。更好地了解不同冲洗模式的流体动力学有助于实现根管系统可靠的消毒效果。因此，在根管消毒中，冲洗液的输送与冲洗液的抗菌性能一样重要[65]。

冲洗的定义是"用水或药液冲洗体腔或伤口"，吸引的定义是"用抽吸装置从体内清除液体或气体的过程"。同时，消毒剂被定义为"一种破坏或抑制致病微生物活性的药剂"[106]。

在根管治疗领域，冲洗的目标包括机械学、化学和生物学目标。机械学和化学目标如下：（1）冲出碎屑；（2）润滑根管；（3）溶解有机和无机组织；（4）在根管预备过程中预防形成玷污层或者在其形成时予以溶解[42]。冲洗的机械作用效果主要取决于冲洗在整个根管系统内产生理想的流体力的能力。冲洗的化学作用效果主要取决于抗菌剂的浓度、接触面积、冲洗液与感染物质的相互作用时间[65]。根管最终的消毒效果取决于冲洗的化学和机械作用[190]。

冲洗液的生物学作用与其抗菌效果相关。原则上，冲洗液应该：（1）对浮游态与生物膜中的厌氧菌和兼性微生物具有强效杀灭作用；（2）灭活内毒素；（3）与活体组织接触无毒性；（4）不会产生过敏反应[42]。

根管冲洗在清理碎屑和杀灭细菌方面的效率取决于一些因素：针头进入深度、根管直径、针头的内径和外径、冲洗压力、冲洗液黏稠度、冲洗液在针头尖端的流速、针头尖端的开口类型和开口方向（图6-52）。

针头进入深度

针头的型号和长度（与根管管径相比）对冲洗有效性最为重要。

根管直径

根尖区的根管直径会影响冲洗针头的进入深度［见本章前文根尖预备型号相关内容（图6-7，表6-2）］[72,578]。

针头的内径和外径（图6-53A、B）

冲洗针头外径与其进入根管的深度和针头尖端的刚性有关，后者是弯曲根管冲洗的重要考虑因素。常见的#27注射针头的外径为0.42mm，但也有更小的针

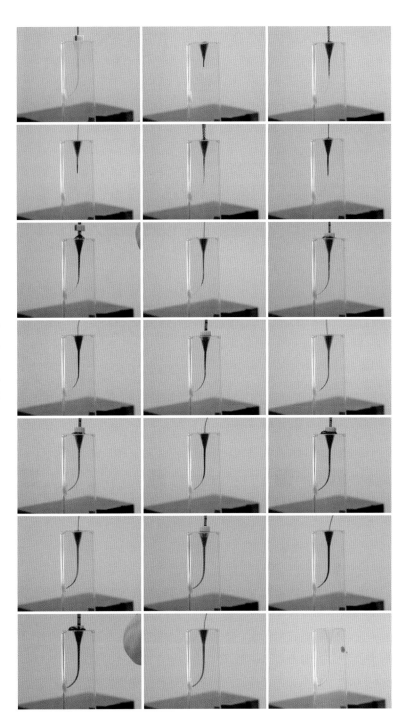

图6-52 冲洗效果和冲洗液流动取决于根管形态。使用ProFile锉，按照厂家建议序列预备、逐步扩大透明树脂块中的根管。每一步预备完成后，使用蓝色和红色液体交替冲洗。注意根管预备形足够大以后，冲洗液进入根尖区。注意#30针头冲洗后，液体迅速流布根管。

头，尖端外径为0.32mm（#30）[235]。Stropko Flexi-Tip（#30）针头由镍钛制成，以提高进入弯曲根管的能力[205]。

冲洗压力

冲洗针头的内径决定了推注所需压力。推注速度决定了冲洗液的出口流速。细针头需要更大推注压力，冲洗液的出口流速也更快，与之相比，粗针头可以推出更多冲洗液，但是进入深度较浅。

针头尖端的开口类型和开口方向

为了提高冲洗的安全性并预防冲洗液推出根尖孔，一些冲洗针头采用侧方开口，尖端为封闭的安全头。针头开口方向对于产生作用于根管牙本质壁的湍

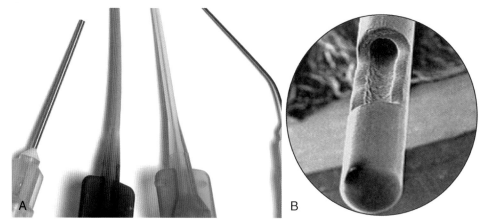

图6-53 A，各种类型根管冲洗用针头。示例为尖端开口、尖端封闭伴侧方开口。均为塑料和不锈钢制造。B，#30安全针头的SEM图。（由Dr. F. Tay提供）

框6-5

冲洗液在根管治疗中的作用

- 去除颗粒状碎屑，湿润根管壁
- 破坏微生物
- 溶解有机碎屑
- 去除玷污层，暴露牙本质小管口
- 消毒并清理根管器械无法到达的区域

框6-6

理想根管冲洗液的性能

理想的根管冲洗液应具有以下性能：
- 有效的杀菌剂和杀真菌剂
- 不刺激根尖周组织
- 溶液性能稳定
- 长效抗微生物作用
- 血液、血清、组织蛋白衍生物存在下有效
- 表面张力低
- 不干扰根尖周组织愈合
- 不使牙体组织染色
- 在培养基中也具有失活作用
- 不引发细胞介导的免疫反应
- 能完全去除玷污层，并能消毒下方牙本质和牙本质小管
- 对牙齿周围组织细胞无抗原性、无毒性、无致癌性
- 对暴露牙本质的物理性能无不良影响
- 对根充材料的封闭性无不良影响
- 使用方便
- 价格较为便宜

流效应十分重要。侧方开口和双侧方开口针头对开口正对的根管壁产生最大剪切应力（双侧方开口的近端出口）[67]。

冲洗液

理想的冲洗液应该具有根管治疗所需的一切优点并摒除一切不利的或有害的性能。目前，尚无一种冲洗液可以达到理想标准。然而，联合使用精心挑选的冲洗产品非常有利于治疗的成功效果（框6-5和框6-6）。

次氯酸钠

NaClO是最常用的冲洗液[332]，因为其具有快速的抗菌能力，溶解坏死组织、活髓组织和牙本质有机成分和生物膜的能力[453]。

NaClO溶液常被用作消毒剂或漂白剂。由于其抗病原微生物和溶解牙髓的效力，以及其满足大多数前述冲洗液的理想特性，成为根管治疗的首选冲洗液[332]。

历史

1789年，法国首次生产出次氯酸。次氯酸溶液以"Eusol溶液"和"Dakin溶液"的商品名被用于医院消毒。在第一次世界大战期间，Dakin建议使用0.5%NaClO缓冲溶液冲洗伤口[114]。Coolidge[108]随后将NaClO引入根管治疗中作为根管内冲洗液[575]。

反应模式

NaClO接触组织蛋白形成氮、甲醛和乙醛。肽链断裂，蛋白质分解，氨基（-NH-）中的氢被氯取代（-NCl-），形成氯胺；这具有重要抗菌作用。坏死组织和脓液溶解后，抗菌剂更易到达和清洁感染区域。

2002年，Estrela报道NaClO表现出动态平衡（图6-54）[142]：

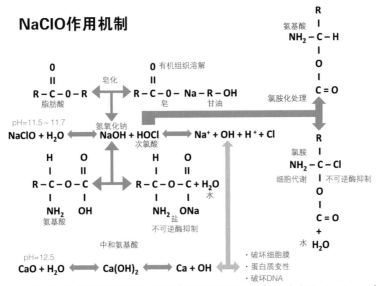

图6-54 NaClO作用机制示意图，强调主要相互反应和性能。（由Dr. A. Manzur提供）

1. 皂化反应：NaClO作为有机溶剂和脂肪溶剂，可降解脂肪酸并将其转化为脂肪酸盐（皂）和甘油（醇），从而降低剩余溶液的表面张力。

2. 中和反应：NaClO通过形成水和盐来中和氨基酸。随着氢氧根离子减少，pH降低。

3. 形成次氯酸：当氯溶解于水中并与有机物质接触，形成次氯酸。其化学分子式为HClO，弱酸，具有氧化剂作用。次氯酸（HClO⁻）和次氯酸根离子（ClO⁻）导致氨基酸降解和水解。

4. 溶剂作用：NaClO也具有溶剂作用，通过释放氯，与蛋白质氨基（NH）结合形成氯胺（氯胺化反应）。氯胺阻碍细胞代谢；氯是一种强氧化剂，通过SH基团（巯基）的不可逆氧化抑制细菌基酶[142]。

5. 高pH：NaClO是强碱（pH>11）。基于其高pH（羟基离子作用），NaClO的抗微生物作用类似于Ca(OH)₂的作用机制。高pH干扰细胞质膜的完整性，机制为不可逆的酶抑制，改变细胞代谢中的生物合成以及脂质过氧化中的磷脂降解[142]。

对NaClO的过敏反应

尽管有少量关于NaClO的过敏反应报道[144,198]，但真正对NaClO过敏不太可能发生，这是由于Na和Cl都是人体生理过程的必需元素。必须记住，次氯酸（NaClO的活性成分）是一种化学物质，由中性粒细胞在吞噬过程中产生；当其过量时，可能会造成局部组织损伤（液化坏死：化脓性渗出），但不会引起过敏反应。然而，在极少数情况下可能会出现超敏反

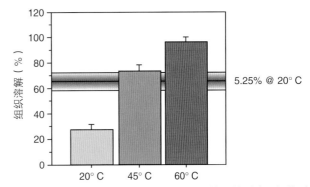

图6-55 加热对0.5%NaClO溶解牙髓组织作用的影响：加热到113℉（45℃），溶解牙髓组织可媲美阳性对照5.25%NaClO。加热到140℉（60℃），几乎完全溶解牙髓组织。（修编自Sirtes G, Waltimo T, Schaetzle M, Zehnder M: The effects of temperature on sodium hypochlorite short-term stability, pulp dissolution capacity, and antimicrobial efficacy, *J Endod* 31:669, 2005）

和接触性皮炎。有病例报告描述了一位牙髓科医生由于根管冲洗用3.5%NaClO意外接触眼睛，引起严重化学灼伤[403]。

当怀疑或确认对NaClO存在超敏反应时，也不应使用氯己定，因为其含氯。对于遗传性对多种元素（对食物或乳胶过敏）过敏可能性高于一般人群的人，可能需要对NaClO和氯己定做皮肤测试。应考虑使用具有高抗菌效力的替代冲洗液，如碘化钾碘酒，对该冲洗剂尚无过敏反应报道。乙醇或自来水等溶液，抗微生物作用较弱，且不能溶解活髓组织或坏死组织；Ca(OH)₂可以用作诊间封药，因为其可以溶解活髓组织和坏死组织[18,207]。

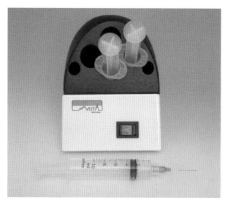

图6-56　充满冲洗液（如NaClO）的冲洗器在使用前置于加热设备。（来自Vista Dental Products, Racine, WI）

温度

提高低浓度NaClO溶液的温度，可增加其对组织的即刻溶解能力（图6-55）[575]。此外，加热的次氯酸盐溶液能够更快地去除牙本质碎屑中的有机成分。一些研究详述了NaClO溶液的杀菌率、溶解人牙髓能力和加热后效力的提升[475]。多种装置可预热NaClO冲洗器（图6-56）；然而，有证明表明，一旦冲洗液接触根管系统，温度就会达到体温[579]。因此，一些学者建议原位加热NaClO。可以使用超声或声波工作尖活化根管内的NaClO几分钟（见后文的冲洗时间）。Macedo等表示，提高NaClO对牙本质作用效力的因素是更新溶液、超声活化和延长暴露时间[307]。该研究中，超声活化产生温度升高10℃，不足以提高反应速率。然而，目前尚无临床研究支持使用加热的NaClO[42,104]。

浓度

NaClO作为根管冲洗液的浓度为0.5%~6%。根管治疗中NaClO的推荐浓度存在争议。一些体外研究显示，高浓度NaClO对粪肠球菌和白色念珠菌更有效[177,395,547]。然而，临床研究提示，低浓度和高浓度在减少根管系统中细菌方面，同样有效[87,111]。高浓度NaClO组织溶解能力更好[204]。但是，低浓度进行大量冲洗时，同样有效[336,470]。高浓度NaClO比低浓度者的毒性更大[491]。然而，由于根管系统解剖形态的限制，在根管治疗中使用高浓度是可行的，发生意外的可能性较低。

总之，如果使用低浓度进行根管冲洗，建议提高冲洗液量和冲洗频率以补偿有效性的限制[470]。

与仅进行机械预备相比，机械预备联合使用抗菌冲洗剂（如NaClO）得到更多阴性培养结果[86,323,364,372,463]。然而，即使使用了NaClO，在机械预备后从根管系统中完全去除细菌仍然是难以实现的目标。

Grossman观察到溶解牙髓组织能力，并报告5%NaClO能在20分钟至2小时内溶解该组织[185]。体外研究在不同情况下NaClO（浓度为0.5%、1.0%、2.5%和5.0%）溶解牛牙髓组织的能力[142]，得出如下结论：

1. 牛牙髓碎片的溶解速度与NaClO溶液的浓度成正比，没有表面活性剂时溶解更快。
2. 从牙髓溶解开始到结束，表面张力的变化与NaClO溶液的浓度成正比，在没有表面活性剂的溶液中表面张力变化更大。没有表面活性剂的溶液表面张力降低，有表面活性剂则升高。
3. 加热的NaClO溶液中，牛牙髓组织溶解更快。
4. NaClO溶液初始浓度越大，其pH的降低就越小[142]。

时长

目前关于NaClO抗菌效应的作用时长存在相互矛盾的证据[42,195]。在一些文章中，次氯酸盐即使在低浓度下，能在几秒钟内杀死目标微生物，而其他报道中需要较长时间杀死相同细菌[185]。这种差异很可能是几个因素的结果：实验过程中有机物质的存在对NaClO的抗菌活性产生了不利影响。Haapasalo等表明，牙本质的存在导致1%NaClO杀灭粪肠球菌明显延迟[193]。Morgental等报告了类似发现[337]。

许多早期研究中混杂了不明剂量的有机物质。去除这些混淆因素后，已经证明NaClO即使在小于0.1%的低浓度时也能迅速杀死目标微生物[195,539]。然而，体内存在的有机物质（炎性渗出物、残余组织和微生物量）可以消耗NaClO并削弱其作用。因此，连续补充冲洗液并保证足够接触时间是NaClO有效性的重要因素[195]。

NaClO发挥溶解和抗菌作用的氯离子并不稳定，在组织溶解的第一阶段（可能几分钟内）便会迅速消耗[336]，这是连续补充冲洗液的另一个原因。考虑到旋转根管预备技术加速了根管成形过程，应该特别注意此点。每一浓度的次氯酸盐冲洗剂，需要在根管系统中停留的最佳时间，是一个尚待解决的问题[575]。

毒性

如果NaClO不小心被推出根尖孔，可能发生严重并发症（图6-57）。识别症状并采取相应对策非常重要。发生NaClO相关并发症后，可能会出现以下情

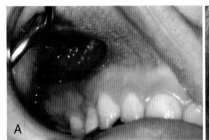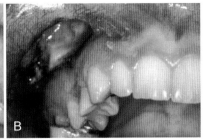

图6-57 NaClO对根尖周组织的毒性作用。16根管治疗后，患者诉疼痛。A，复诊时，诊断脓肿形成并切开。B，3周后可见骨坏死。

图6-58 氯己定的分子示意图。

况：严重疼痛，邻近软组织水肿，水肿蔓延到伤侧面部和上唇，根管大量出血，大量间隙出血伴皮肤和黏膜出血（瘀斑），误注入上颌窦会导致氯味和咽喉刺激，可能发生继发感染，可复性麻木或感觉异常。为了控制这些病变，临床医生应告知患者病情并通过局部麻醉和镇痛药控制疼痛。应用口外冷敷来减少肿胀也有效。1天后，应使用热敷和频繁温热液漱口，以刺激局部系统循环。应每天让患者复诊以监测康复情况。抗生素不是必须使用，仅在有高风险或者已经继发感染的情况下建议使用。抗组胺药也非必须使用，皮质类固醇的使用尚存争议。建议后续根管治疗中使用无菌生理盐水或氯己定作为根管冲洗液，如症状加重应转诊至综合医院[260]。

氯己定
历史

氯己定（chlorhexidine，CHX）是在英国首创，最初做成抗菌药膏面市[148]。已被用于一般消毒目的和治疗人类和动物的皮肤、眼睛和咽喉感染[148,294]。作为牙髓治疗的冲洗剂和药剂，已有十余年[309,333,363]。

分子结构

CHX为强碱性分子，pH5.5～7，属于聚双胍类，由2个对称的四氯苯环和2个双胍基团组成，中心六亚甲基链连接。氯己定葡萄糖酸盐易溶于水，非常稳定[184]（图6-58）。

反应模式

氯己定带有阳离子电荷，能够以静电结合的方式吸附于带负电荷的细菌表面[117]，破坏细胞壁的外层并使之渗漏[214,228-229]。CHX为广谱抗菌剂，具有抗革兰阳性菌、革兰阴性菌和酵母菌的作用[129]。

CHX在不同浓度下，具有抑菌或杀菌作用。高浓度下，CHX充当洗涤剂；通过破坏细胞膜发挥杀菌作用，并导致细胞质沉淀。低浓度下，CHX具有抑菌作用，导致低分子量物质（即钾和磷）泄漏而细胞不会被永久性破坏[43]。

长效性

由于CHX分子的阳离子特性，它可被阴离子底物吸附，例如口腔黏膜和牙齿结构[308,312,414,527]。CHX易于吸附在羟基磷灰石和牙齿表面。研究表明，牙齿对CHX的吸附是可逆的[222]。这种摄取和释放的可逆反应，产生了长效的抗菌活性。这种效果取决于CHX的浓度。在0.005%～0.01%的低浓度下，只有恒定单层的CHX吸附在牙齿表面，但在较高浓度（>0.02%）时，在牙齿表面形成多层CHX，即CHX储留，当周围环境中的CHX浓度降低时，可迅速将潴留的CHX释放到环境中[139]。CHX作用时间和浓度会影响抗菌长效性，具体结论尚不一致。一些研究表明，作用5分钟后，4%CHX比0.2%者有更强抗菌长效性[333]。其他研究显示CHX应在根管中放置超过1小时，以被牙本质吸附[291]。Komorowski等认为CHX作用5分钟，不能诱导其长效性，牙本质应该用CHX处理7天[265]。然而，Paquette和Malkhassian[364]进行体内研究发现，无论用液体或凝胶形式CHX处理根管1周，均不能达到完全消毒。因此，体内CHX长效抗微生物效力仍有待证实。

细胞毒性

CHX通常使用浓度为0.12%~2%。Löe等[294]报告，在这些浓度下，CHX对局部和全身都具有低水平组织毒性。当使用2%CHX进行龈下冲洗时，牙龈组织未见明显毒性[295,488]。此外，CHX含漱有助于促进手术后牙周创口愈合[24]。许多研究基于以上报告，认为根尖周组织对CHX的耐受性与牙龈组织相似[245]。CHX和NaClO在豚鼠和大鼠皮下组织，都会产生炎症反应；然而，CHX的毒性反应小于NaClO[352,571]。此外，在第三磨牙拔除术当天和术后7天时间内，用CHX冲洗拔牙位点，干槽症的发生率降低[91]。CHX的过敏变态反应报道极少[166,351]。需要重点指出的是，对NaClO过敏的患者也可能对CHX过敏。

与此同时，也有报道不同结果。有研究显示，CHX对培养的某些人皮肤成纤维细胞系具有细胞毒性[219]。据报道，CHX对人牙槽骨成骨细胞的细胞毒性高于聚维酮碘[88]。此外，对小鼠后爪注射CHX，可诱发严重毒性反应[149]。

最后，CHX与NaClO混合形成氯苯胺（parachloroaniline，PCA）[46]。氯己定用于根管内，特别是与其他冲洗剂联合使用时，其对根尖周组织的毒性水平需要进一步研究。

氯己定用作根管冲洗液

CHX用作根管冲洗液和根管内封药，已经有很多体内[35,292,311,364,564]和体外[41,44-45,141,245,265,273,281-282,469,471,506,540,574]研究。

CHX冲洗液的抗菌效能取决于其浓度。体外研究显示，2%CHX比0.12%CHX抗菌功效更好[45]。CHX与NaClO有效性的对比研究结果，尚存争议。NaClO有一项明显优势，即具有溶解有机物能力，CHX则没有；因此，即使体外研究表明使用CHX有一定优点，但是只要考虑到有机物和牙齿组织，NaClO显然是更好的选择。

多项体内研究评价了CHX在感染根管中的抗菌有效性。结果显示，使用2.5%NaClO或者0.2%CHX冲洗感染根管30分钟，前者比后者更为有效[409]。

一项随机对照临床试验，使用培养技术对比2%CHX溶液和生理盐水的冲洗效力。所有受试牙首先根管预备并使用1%NaClO冲洗，随后使用2%CHX溶液或者生理盐水进行终末冲洗。研究发现，CHX组阳性培养结果比例进一步降低。结果表明，终末冲洗使用

CHX，消毒效果优于生理盐水[574]。

有研究对比了2%CHX凝胶与2.5%NaClO在根尖周炎患牙的抗菌效力，使用实时定量聚合酶链反应（real-time quantitative polymerase chain reaction，RTQ-PCR）和菌落形成单位（colomy forming units，CFUs）评估细菌量。RTQ-PCR测量结果显示，NaClO组中的细菌减少量显著多于CHX组。基于培养技术的结果显示，CHX组病例中50%检测到细菌生长，而在NaClO组中为25%[540]。然而，基于该培养技术的另一项研究显示，当2.5%NaClO和0.12%CHX溶液用作感染根管预备中的冲洗液时，其抗菌效力无显著差异[469,471]。

在一项系统综述中，Ng等认为，避免将2%CHX作为NaClO的辅助冲洗液，可能根尖周愈合更好[345]。与NaClO不同，CHX缺乏组织溶解性能。因此，NaClO仍被认为是根管治疗中的首选冲洗液。

氯己定用作根管内封药

CHX用作根管内封药是许多体外研究的焦点[38,128,265,281,468]。其抗菌效力至少媲美Ca(OH)$_2$甚至更好[468]，并且已证明它对去除粪肠球菌生物膜非常有效[288]。

分析体内研究结果[35,115,123,140,292,311,364,580]，结论不一。一方面，CHX封药4周能够抑制实验诱导的炎症性牙根外吸收[292]。在感染根管，封药1周，细菌减少的有效性与Ca(OH)$_2$一样[34]。由于其长效性，CHX有可能长时间阻止细菌定植在根管壁[245,265]。研究证实，CHX的效果取决于其浓度，而非液体或凝胶剂型[44]。

体内试验结果不一致，原因之一，研究者[193]建立了一个使用牙本质粉末颗粒的实验模型，来研究一些抗菌药物与牙本质接触时可能发生的失效。研究发现，牙本质粉末对所有测试的药物都有抑制作用。作用强度取决于药物浓度和接触时间。Ca(OH)$_2$的抗菌作用被牙本质粉末完全消除。0.05%CHX和1%NaClO的抗菌作用被降低，但未完全消除。当使用CHX和IKI（iodine potassium iodide，碘-碘化钾）的未稀释溶液时，未检测到抑制现象。

一项体内研究评估了3种不同的根管内封药的抗菌效力：分别使用樟脑对氯酚、Ca(OH)$_2$和0.12%CHX溶液，对单根牙根尖周炎患者封药1周。各组阳性培养比例没有显著差异，但是CHX（0.12%）溶液组比例略低于樟脑对氯酚或Ca(OH)$_2$组[35]。另一项体内研究评价了2%CHX溶液用于根尖周炎患牙封药的抗菌有效

性。作者得出结论，在封药7～14天，细菌计数有所增加，这与Peters等观察到的Ca(OH)₂结果相似[364,372]。与此同时，也有研究[311]显示封药各组之间无显著差异。与使用1%NaClO机械化学预备后的细菌浓度相比，根管内封入Ca(OH)₂、2%CHX凝胶或者Ca(OH)₂/CHX混合物7天，未能进一步降低根管内细菌浓度。另一项研究发现，与使用NaClO冲洗的机械化学预备后相比，使用MTAD终末冲洗和2%CHX凝胶根管内封药，并不能进一步降低细菌计数水平[310]。

氯己定与氢氧化钙混合

为了增强CHX和Ca(OH)₂的性能，几项体外和体内实验研究了其混合物。Ca(OH)₂与CHX混合，其高pH不受影响[46]。但是，结果并未确定。一些体外研究报道，当两种药物合用时，抗菌作用得到提高[45,145,575]，而其他研究报道了相反结果[199]。

在动物实验中，CHX和Ca(OH)₂混合显示良好抗微生物性能[480]。对根尖周炎患者的体内研究结果显示，两种药物单独或联合使用时，抗菌效力相似[311]。另一项临床研究中，在根管清理和成形中使用0.12%CHX冲洗，使用Ca(OH)₂/0.12%CHX根管内封药7天，发现0.12%CHX溶液作为冲洗液显著降低根管内细菌数量，但是无法达到完全无菌[465]。因此，混合使用Ca(OH)₂和CHX的有效性似乎尚存争议。

氯己定与细菌的冠方侵入

一些研究考查了其抗菌长效性和细菌侵入[178]。有报道，由于根管内封药的物理屏障作用以及药物的抗菌作用，可延缓细菌侵入。Gomes等[178]在一项实验室研究中，分别在根管内封Ca(OH)₂、2%CHX凝胶或两者混合物后，冠方充填，研究根管再感染所需时间，结论是根管内封药可延缓细菌侵入。总体而言，由于CHX长效性，其作为根管内封药/冲洗液可能延缓根管

系统的冠方再感染，但需要更多体内研究以证实这些结果。

CHX、NaClO和EDTA的相互作用

NaClO和CHX相接触时，产生颜色变化和沉淀（图6-59A、B）。该反应取决于NaClO浓度，浓度越高，与2%CHX反应产生的沉淀物越多[46]。此外，有人担心颜色变化可能导致染色等临床问题，而且反应产生的沉淀物有可能干扰根管充填的封闭性。Basrani等检测了这种沉淀物的化学成分，并报告有4-氯苯胺（PCA）形成[46]。此外，一项研究使用飞行时间二次离子质谱法（time-of-flight secondary ion mass spectrometry，TOF-SIMS）分析，显示PCA渗透进入牙本质小管。PCA短期暴露即对人体产生毒性，导致发绀，这是形成高铁血红蛋白的体征。NaClO和CHX混合导致颜色变化并形成很可能有毒的不溶性沉淀，后者可能干扰根管充填的封闭性。应对方法是使用CHX终末冲洗之前，需用纸尖拭干根管[575]。

CHX和EDTA混合产生白色沉淀，有学者研究了这种沉淀物是否涉及CHX的化学降解[399]。将产生的沉淀重新溶解在已知量的三氟乙酸稀释液中。结果显示，CHX与EDTA形成一种盐，而没有发生化学反应。

氯己定与牙本质粘接

有研究评价了CHX对体外树脂-牙本质粘接稳定性的影响[90]。结果发现，在树脂渗透的牙本质层中可能发生胶原基质自动降解，但这可能通过使用合成蛋白酶抑制剂（如CHX）来预防[90]。由于CHX具有广谱基质金属蛋白酶（matrix metalloproteinase，MMP）抑制作用，可能显著提高树脂-牙本质粘接稳定性[90]。

对氯己定的过敏反应

对CHX过敏反应报道极少，而且未见CHX根管

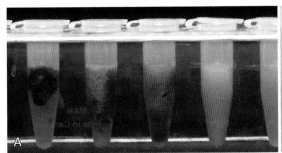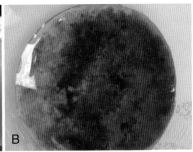

图6-59 NaClO和氯己定（CHX）接触后形成红色沉淀。A，2% CHX与不同浓度NaClO混合，发生颜色改变和沉淀形成。NaClO浓度越高，沉淀物越大。B，2% CHX和5% NaClO相互反应的细节。

H₂O 17% EDTA

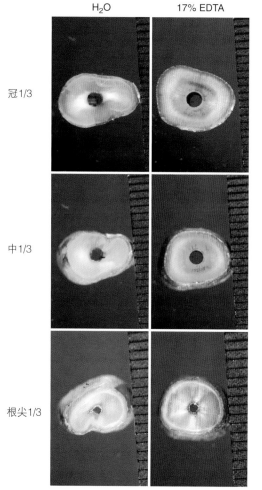

冠1/3

中1/3

根尖1/3

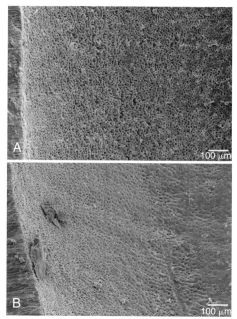

图6-61 基本没有玷污层的根管壁示例。A，17% EDTA和2.5% NaClO冲洗后的根中1/3根管壁。B，根尖1/3有少量颗粒状碎屑。

方面，其他研究者关注玷污层的保护作用，抵抗细菌入侵、抵抗根尖和冠方微渗漏、抵抗细菌侵入牙本质小管、弥补根管充填材料适应性。大多数玷污层结论源自体外研究。Ng等[345]的临床研究发现，EDTA使再治疗病例成功率显著提高2倍。

乙二胺四乙酸

乙二胺四乙酸，一般缩写为EDTA，为一种氨基多羧酸，无色水溶性固体EDTA常用作根管冲洗液，因为其可以螯合并去除玷污层中的矿化部分（图6-61）。分子式为$[CH_2N(CH_2CO_2H)_2]_2$。作为一种螯合剂，其突出特点为螯合二价和三价金属阳离子的能力，例如，Ca^{2+}和Fe^{3+}。金属离子被EDTA结合后，保留在溶液中但反应性骤减[494]。

历史

1935年，Ferdinand Munz首次描述该化合物，其使用乙二胺和氯乙酸制备。1957年，Nygaard–Østby将螯合剂引入根管治疗，作为预备狭窄钙化根管的辅助手段[232]。现今，EDTA主要由乙二胺（1,2-二氨基乙烷）、福尔马林（甲醛）和氰化钠合成[232,494]。

反应模式

长时间直接暴露时，EDTA通过与细菌胞外被膜的金属离子结合，摄取细菌表面蛋白，最终导致细菌

图6-60 不同的牙本质预处理及根管治疗后，冲洗液渗入牙本质小管情况。左列：自来水冲洗后蓝色染液冲洗。右列：#30针头大量17% EDTA冲洗，去除玷污层，随后蓝色染液冲洗。注意冠、中1/3，染液渗入牙本质小管更深，但是根尖部分，染液扩散相似。

冲洗后过敏反应报道[27,235]。一些研究报道致敏率约为2%[268]。然而，有一些过敏反应，例如变态反应、接触性皮炎和荨麻疹，是在直接接触黏膜组织或开放性伤口之后发生的[134,388,451,479]。

脱钙剂

碎屑是牙本质碎片或附着于根管壁的残余活髓或坏死牙髓组织。2003年美国牙髓病学会将玷污层定义为机用旋转器械或根管锉预备后，牙本质或其他表面上残留的碎屑表面膜；由牙本质颗粒、活髓或坏死牙髓组织残余物、细菌成分和残留冲洗液组成。虽然玷污层被视为冲洗液渗入牙本质小管的阻碍（图6-60），但是其对根管治疗疗效的影响尚存争议。一些研究者强调去除玷污层的重要性，使冲洗液、药物和根管封闭剂渗入牙本质小管，提高消毒效果。另一

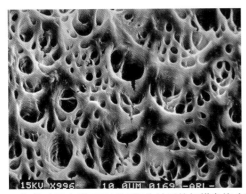

图6-62 根管壁牙本质EDTA处理2分钟后的扫描电镜（SEM）图。

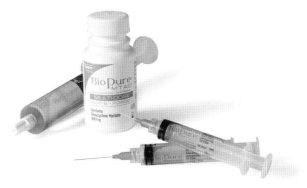

图6-63 BioPure MTAD的容器。（由Dentsply Tulsa Dental Specialties提供，Tulsa，OK）

死亡[232]。EDTA等螯合剂与钙形成稳定复合物。当所有可用离子都已结合时，平衡形成，不再发生溶解；因此，EDTA具有自限性[232]。

在牙髓病学中的应用

单独使用EDTA通常不能有效去除玷污层；必须加入蛋白水解成分，例如NaClO，以去除玷污层中的有机成分[176]。根管预备过程，EDTA单独作为根管冲洗液的价值有限[176]。EDTA使用浓度常为17%，与根管壁直接接触不到1分钟就可去除玷污层。尽管EDTA反应具有自限性，但是如果将其留在根管中较长时间或者在EDTA后使用NaClO，会腐蚀牙本质（图6-62）。

尽管柠檬酸在相似浓度下，似乎反应能力略强于EDTA，但是两者在去除玷污层方面效率都很高。除了清洁能力之外，螯合剂还可分离黏附在根管壁上的生物膜[188]。有鉴于此，其实尽管EDTA抗菌能力很有限，但是在降低根管内微生物方面，明显优于生理盐水[188]。在EDTA和柠檬酸冲洗液中，分别加入诸如季铵化合物（EDTAC）抗菌剂或者四环素抗生素（MTAD）（见后文冲洗液联合使用），以增加其抗菌能力。然而，临床价值存在争议。EDTAC去除玷污层效果与EDTA相似，但更具腐蚀性。

螯合剂在通畅狭窄、弯曲、钙化根管中的作用取决于根管宽度和有效活性组分的量，因为脱矿过程持续到所有螯合剂与钙形成复合物[232,452,577]。因此，需要仔细阅读文献，一项研究可能显示EDTA牙本质脱矿深度最高仅达50μm[236]，但其他研究显示EDTA冲洗后发生明显腐蚀[519]。

EDTA对细菌生长的抑制作用强于柠檬酸和0.5%NaClO，但弱于2.5%NaClO和0.2%CHX[467]。EDTA抗菌效果显著优于生理盐水。当与NaClO协同使用时，发挥最强作用，但对于牙本质上定植细菌未见消毒效果[212]。

EDTA和NaClO的相互作用

EDTA与NaClO的相互作用研究[183]的结论为，与NaClO混合时，EDTA保留其对钙的螯合能力，但是，EDTA使NaClO失去组织溶解能力，在混合物中几乎未检测到游离氯。临床上EDTA和NaClO应单独使用。在交替冲洗方案中，应使用大量NaClO以洗去EDTA残余。现代根管治疗中，根管清理和成形完成后，EDTA作用约1分钟。可以超声设备活化，以更好渗入牙本质小管。应该注意，EDTA不宜加热。螯合剂具有最佳作用温度范围。当EDTA从20℃加热到90℃时，钙的结合能力降低[576]。

HEBP

HEBP（1-羟基亚乙基-1,1-二磷酸盐；也称为羟乙磷酸），为弱螯合剂[575]。它是EDTA可能的替代品，因为与NaClO没有短期反应性。可与NaClO联合使用，而不影响NaClO的蛋白水解性能或抗菌性能[575]。其无毒[26,125]，用于骨骼疾病药物[362]。

冲洗液和洗涤剂的联合使用

表面张力

低表面张力的冲洗液具有更好的可润湿性，认为可以更好地渗入牙本质小管和不规则解剖区域。冲洗液中加入洗涤剂（如Tween80），以降低表面张力。但是，Boutsioukis和Kishen未发现支持证据[65]，也许是因为表面张力的影响仅在两种互不相溶的流体界面上很重要（如在冲洗液和气泡之间，但不在冲洗液和牙本质液之间）。研究还证实，表面活性剂不会增强

NaClO溶解牙髓组织的能力[251]，也不会增强普通螯合剂去除钙或玷污层的效力[65,125,300,577]。

BioPure MTAD和Tetraclean

两种新型冲洗液已面市，是基于抗生素、柠檬酸和一种洗涤剂的混合液。这些冲洗液能够从感染根管系统中去除玷污层和有机组织[520]。MTAD（图6-63）于2003年、由Loma Linda大学的Torabinejad和Johnson推出[520]，为3%多西环素（广谱抗生素）、4.25%柠檬酸（脱钙剂）和0.5%聚山梨醇酯80洗涤剂（Tween 80）的水溶液[520]。使用前将其液体和粉末混合。临床建议在常规机械化学预备后，使用MTAD进行终末冲洗[48,248,457-458,520-521]。

Tetraclean（Ogna Laboratori Farmaceutici, Muggio, Italy）也为混合产品，与MTAD类似。区别在于抗生素浓度（多西环素150mg/5mL用于MTAD，50mg/5mL用于Tetraclean）和洗涤剂种类（Tween 80用于MTAD，聚丙二醇用于Tetraclean）。

反应模式

所有四环素都是4个环状核的衍生物，区别在于其结构上2、5、6和7位点的化学基团不同。这些衍生物表现不同特性，例如吸收、蛋白结合、代谢、排泄和对易感生物的活性度[210]。对易感细菌，四环素通过可逆地、细菌核糖体的30S亚基结合，来抑制蛋白质合成。其对伴放线放线杆菌二氧化碳噬纤维菌属、牙龈卟啉单胞菌和中间普氏菌有效，对革兰阳性和革兰阴性菌（更多革兰阴性效应）均产生作用。四环素是抑菌抗生素，但在高浓度，也可能具有杀菌作用。多西环素、柠檬酸和Tween 80一起，在破坏细菌细胞壁和细胞膜方面可能具有协同作用。

去除玷污层

两项研究证实了MTAD或者EDTA去除玷污层的功效，但两者之间无显著差异[507-508]。

抗菌功效

早期MTAD的体外研究显示，其抗菌功效优于常规冲洗液[118,267,507-508,521]。Torabinejad等发现，MTAD在最高200倍稀释下有效杀灭粪肠球菌[117]。Shabahang和Torabinejad报道，联合使用1.3%NaClO作为冲洗液和MTAD作为终末冲洗，抗粪肠球菌效果显著优于其他

冲洗方案[458]。拔除的人牙在唾液污染后，MTAD的消毒有效性优于5.25%NaClO。与前述研究相反，后来的研究显示MTAD的抗菌活性低于最佳水平[170,248,258]。Krause等[267]使用牛牙切片接种粪肠球菌，5.25%NaClO的消毒有效性优于MTAD[458,468]。

临床试验

Malkhassain等纳入30名患者的临床对照试验，感染根管机械化学预备中使用NaClO冲洗，增加MTAD终末冲洗，并不会降低细菌计数水平[310]。

使用策略

MTAD作为终末冲洗液，消毒根管系统并去除玷污层。为了增强MTAD完全去除玷污层的能力，将低浓度NaClO（1.3%）用作根管冲洗液，随后将1mL MTAD置于根管中5分钟，另外4mL MTAD用作终末冲洗[457]。

QMiX

QMiX于2011年推出，是根管冲洗用新型混合产品之一（图6-64）。推荐在器械预备终末、NaClO之后使用。专利信息显示[194]，QMiX含有CHX-类似物、三氯生（N-十六烷基-N，N，N-三甲基溴化铵）、EDTA作为脱钙剂；旨在作为抗菌、去除玷污层和碎屑的冲洗液。

使用策略

QMiX推荐为终末冲洗液。如果在清理和成形中使用了NaClO，用生理盐水冲出NaClO，以避免形成PCA。

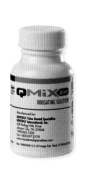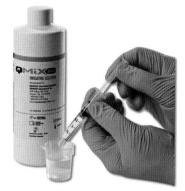

图6-64 QMiX 二合一。CHX类似物、EDTA和洗涤剂的混合液。QMiX冲洗液为单一终末冲洗液，一步去除玷污层并消毒根管。（由Dentsply Tulsa Dental Specialties提供, Tulsa, OK）

去除玷污层

Stojic等使用扫描电子显微镜研究了QMiX去除玷污层的有效性[500]。QMiX可媲美EDTA去除玷污层能力。Dai等使用开放式根管设计,检测2种pH版本QMiX去除根管壁玷污层和碎屑的能力[113]。在实验条件下,2种QMiX显示出等价于17%EDTA冲洗(5.25%NaClO之后)去除玷污层的效果。

抗菌功效和对生物膜的作用

Stojic等[500]使用实验室模型,评价了QMiX抗浮游态和生物膜中粪肠球菌和混合菌斑细菌的功效。QMiX和1%NaClO,均在5秒内杀灭所有浮游态粪肠球菌和菌斑细菌。QMiX和2%NaClO比1%NaClO($P<0.01$)或2%CHX($P<0.05$;$P<0.01$)多杀灭高达12倍的生物膜细菌。Wang等使用新型牙本质感染模型和共聚焦激光扫描显微镜,比较了不同消毒溶液对牙本质小管中新生和陈旧的粪肠球菌生物膜的抗菌作用[548]。6%NaClO和QMiX是抗新生生物膜最有效的消毒液,而对于3周的生物膜,6%NaClO最有效,其次是QMiX。两者都比2%NaClO和2%CHX更有效。Morgental等报道,QMiX杀菌效果不如6%NaClO,而类似于1%NaClO[337]。根据他们的体外研究,牙本质碎屑的存在似乎有可能抑制目前大多数抗菌剂在根管系统的作用。

此外,Ordinola等发现,对于口腔内感染的牙本质,几种含有抗菌化合物的冲洗液,如含有氯己定(QMiX)、西曲亚胺、马来酸、碘化合物、抗生素(MTAD)冲洗液,均缺乏有效的抗生物膜活性[353]。但是,4%过乙酸和2.5%~5.25%NaClO冲洗液显著降低生物膜中活菌数量,使牙本质表面更清洁($P<0.05$)。结论:几种含有抗菌剂的螯合剂,除了NaClO和4%过乙酸,均不能去除或杀灭口腔内感染的牙本质上产生的生物膜。为了去除附着于牙本质上的生物膜,必然需要溶解能力。

临床试验

QMiX的功效和生物相容性已经在非临床的离体实验和体外实验证实。需要独立研究者的进一步临床试验来验证。

碘化碘钾溶液

碘化碘钾(iodine potassium iodide,IKI)为根管消毒剂,使用浓度2%~5%。IKI杀灭根管中发现的多种微生物,且在组织培养实验中显示较低毒性[491]。碘通过与细菌酶的游离巯基反应、裂解二硫键,发挥氧化剂作用。粪肠球菌通常与难治性根尖周感染有关(见第15章),IKI和CHX联合使用可能更有效地杀灭耐Ca(OH)$_2$细菌。有研究使用感染的牛牙本质块,评价Ca(OH)$_2$与IKI联合或者与CHX联合的抗菌活性[473]。虽然单独使用Ca(OH)$_2$无法破坏牙本质小管内的粪肠球菌,但是联合了IKI或者CHX的Ca(OH)$_2$,能有效消毒牙本质。其他研究显示,IKI接触15分钟,能够从牛牙根牙本质中消除粪肠球菌[32]。碘的明显缺点是一些患者可能过敏。碘通常不是过敏原,但是一些患者对该化合物超敏,可认为具有碘"过敏"。

根管内封药

一次就诊无法完成治疗时(见第3章和第14章),根管内存活细菌可能在诊间繁殖[85,546]。因此,需要根管内封药、限制细菌再生长、提供持续消毒、建立物理屏障。

氢氧化钙

Ca(OH)$_2$是最常用的根管内封药。1920年,Hermann首创[215-216]。尽管在当时就记载了这种药物的有效性,但其在临床牙髓病学中的有效性的证据仍存争议。一系列文章证实了Ca(OH)$_2$在人根管中的抗菌功效[85,87]。随后的研究也证实了这些报道[354,477],Ca(OH)$_2$成为了一种广泛使用的常规根管内诊间封药[429]。

然而,最新的临床研究和系统综述未能明确证实Ca(OH)$_2$具有进一步消除根管内细菌的优点[372,429]。Ca(OH)$_2$主要以水基Ca(OH)$_2$浆液的形式使用;体温下,小于0.2%的Ca(OH)$_2$溶解为Ca^{2+}和OH$^-$离子。因为Ca(OH)$_2$需要水溶解,所以应该使用水作为Ca(OH)$_2$糊剂的载体。Ca(OH)$_2$与空气接触,形成碳酸钙(CaCO$_3$)。反应极其缓慢,临床意义不大。Ca(OH)$_2$糊剂含有大量CaCO$_3$,由于碳酸盐溶解度很低,因此糊剂呈颗粒状[422,477]。

Ca(OH)$_2$是作用缓慢的消毒剂;体外直接接触实验显示,完全杀死肠球菌需要24小时接触时间[422,477]。另一项包含42名患者的研究发现,NaClO根管冲洗仅使细菌水平降低61.9%,但是Ca(OH)$_2$根管内封药1周,可使细菌减少92.5%[463]。该研究者认为,应该在感染根管使用Ca(OH)$_2$,以获得更可靠的消毒效果。

除了杀灭细菌外,Ca(OH)$_2$还具有水解细菌脂多糖

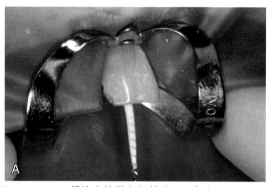
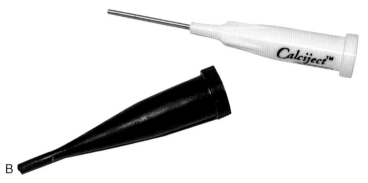

图6-65 A，螺旋充填器向根管内导入氢氧化钙糊剂。B，Calciject为预载单次氢氧化钙剂量的注射系统，操作简单。可连接于Centrix Needle Tube把氢氧化钙直接注射入根管。（图A由Dr. S. Friedman提供；图B由Centrix，Shelton提供，CT）

（lipopolysaccharides，LPS）脂质部分的能力，从而钝化脂多糖生物活性并降低其作用[423-424]。这是Ca(OH)₂的优点，因为细胞壁在细菌被杀死后仍然存在，并且可以继续刺激根尖周组织的炎症反应。

Ca(OH)₂的主要特点包括：有限的溶解度、高pH、可用作广谱抗微生物剂、长期维持抗微生物活性的能力。

氢氧化钙的其他用途

Ca(OH)₂长期封药，可用于牙髓坏死的未发育完成牙的根尖诱导成形术，随后使用牙胶等充填材料根管充填[155]。此外，行血运重建病例，Ca(OH)₂可用来替代抗生素糊剂（见本章后文和第10章）。

临床策略

Ca(OH)₂应与组织接触以发挥作用。把Ca(OH)₂粉末与无菌水或者生理盐水混合，并使用螺旋充填器导入根管[371]。或者，使用Ca(OH)₂无菌单剂量包装［如Calasept（J.S. Dental，Ridgefield，CT）、Calcijet（Centrix，Shelton，CT）和DT Temporary Dressing（Global Dental Products，North Bellmore，NY）］（图6-65）。这种制剂应浓稠，以携带尽可能多的Ca(OH)₂颗粒；但是，不应过度干燥、应保持足够水分以促进持续解离、产生高pH。为了获得最大有效性，应均匀地充填根管达工作长度。

氢氧化钙的局限性

关于Ca(OH)₂的使用存在一些顾虑。普通临床医生不太容易调制和正确地填充Ca(OH)₂[296,474]。此外，Ca(OH)₂常不易完全取出[306]，即使用盐水、NaClO或者EDTA大量冲洗后，剩余Ca(OH)₂仍然覆盖20%~45%根管壁表面积[276]。剩余Ca(OH)₂可缩短氧化锌丁香油类根管封闭剂的凝固时间[315]。最值得注意的是，它可能干扰根管充填的封闭性并降低根管治疗质量。另一个问题是Ca(OH)₂对几种根管内病原体（包括粪肠球菌和白色念珠菌）不完全有效[547]。Ca(OH)₂根除根管内细菌的能力一直受到质疑。如体外研究显示牙本质可以使Ca(OH)₂的抗菌能力失效[193,393]，一项临床研究显示，Ca(OH)₂封药后细菌阳性根管的数量确实有所增加[372]。其他研究也提示Ca(OH)₂无法可靠地杀灭细菌，Ca(OH)₂封药后、根管细菌培养结果从阴性变为阳性[372,546]。

当不同研究结果莫衷一是，系统综述和Meta分析可以梳理不一致的研究数据、廓清该问题的现有认识。根据目前最好的证据，通过培养技术评估，Ca(OH)₂杀灭人根管中细菌的效果有限。需要继续探寻更好的抗菌策略和取样技术，以确保充填前的根管已充分灭菌。

酚类制剂

苯酚（C₆H₅OH）和酚类制剂过去通常用于根管内封药。过去认为，由于其具有挥发性，可以进入牙本质小管和不规则解剖区域。然而，后来证明这些化合物有效时间较短，并且其挥发性可以通过暂封物扩散入口腔、还可扩散入根尖周组织，引起毒性。尽管酚类制剂具有严重毒性，但是苯酚衍生物［如对氯酚（C₆H₄OHCl）、麝香草酚（C₆H₃OHCH₃C₃H₇）、甲酚（C₆H₄OHCH₃）］仍然用于临床。目前认为Ca(OH)₂封药或者不进行根管封药是更好选择[167]。苯酚为非特异性细胞质毒物，最佳抗菌浓度1%~2%。许多牙科制剂使用过高浓度苯酚（如30%范围内）[167]。该浓度下，苯酚的体内抗菌作用低于最佳效果且持续时间很短[326]。苯酚衍生物是更强的抗菌剂且毒性更大。酚类化合物溶于樟脑溶液[491-492]。樟脑溶液减缓毒素向周围组织释放，因此降低酚类化合物毒性。体外研究显示，苯酚和苯酚衍生物对哺乳动物细胞具有高毒性，其抗菌效果不足以平衡其毒性[491-492]。苯酚在临床条件下是无效的抗菌剂[85,137]。

甲醛

甲醛，以甲醛甲酚形式使用，具有高毒性、致突变性和致癌性；然而，其曾在牙髓治疗中广泛应用[284]。目前，该配方仍然在儿童口腔科中用于乳牙治疗。甲醛甲酚中，甲醛组分含量19%～37%。三甲酚福尔马林，为另一种甲醛制剂，含有甲醛90%、三甲酚10%[284]。所有这些制剂的甲醛含量远高于通常用于固定病理标本的10%。甲醛具有挥发性，甲醛棉球置于髓室，释放抗菌蒸汽消毒。所有甲醛制剂均为强效毒素，其抗菌效果远低于毒性[492-493]。基于目前已知的情况，不应将甲醛甲酚用作临床根管治疗的抗菌剂。其替代品是具有更低毒性的更好的消毒剂[492-493]。

卤素

多年来，氯化物溶液用于根管冲洗。还以氯胺-T（N-氯-甲苯酰胺钠盐）形式用于根管封药。IKI形式的碘制剂是非常有效的抗菌溶液，具有低组织毒性。IKI是感染牙本质的有效消毒剂，体外5分钟内杀灭感染牙本质中的细菌[422]。IKI释放强抗菌作用蒸汽。该溶液制备方法为：将2g碘混入4g碘化钾；然后将该混合物溶于94mL蒸馏水。碘酊（5%）已证明是为数不多的橡皮障和牙齿表面的可靠消毒剂，用于根管治疗术区消毒[334]。

氯己定

CHX也用于根管封药，本章前文已详述。

类固醇

类固醇用于根管系统中，以减轻疼痛和炎症。商品名Ledermix（Riemser Arzneimittel AG，Insel Riems，Germany），由André Schroeder教授于1960年左右开发[450]。活性成分是强效抗炎皮质激素丙炎松，联合广谱抗生素去甲金霉素。用作根管内封药糊剂，在一些国家广泛使用。有人建议Ledermix糊剂作为初始根管封药，有牙髓症状的患者尤其适合[450]。

Ledermix糊剂含有丙炎松作为抗炎剂，浓度为1%[261]。可迅速缓解牙髓和牙周组织急性炎症相关疼痛。

Ledermix糊剂为非固化的水溶性糊剂，用于根管内封药或者直接/间接盖髓剂。该物质的作用机制是抑制细菌中核糖体蛋白质合成。Ledermix糊剂用作根管封物时，在不同条件下，丙炎松的释放以及在牙本质中的扩散特性，已有报道[1-3]。概而言之，丙炎松从根管中的Ledermix糊剂中释放，可通过牙本质小管、侧支根管和根尖孔扩散进入全身循环。此外，由于其抑制牙根吸收的特性，研究在犬体内进行了牙再植的试验。结果显示，Ledermix、丙炎松、去甲金霉素组与牙胶+封闭剂组（阳性对照）相比，具有良好愈合和更多的剩余牙根结构[95]。

三联抗生素糊剂

三联抗生素糊剂由甲硝唑、环丙沙星和米诺环素组成，首次体外研究[430]检测其对大肠埃希菌感染牙本质的抗菌有效性。同一研究组还检测了其对龋源性感染牙本质和感染牙髓的微生物的杀菌效果。发现抗生素混合物足以强力杀灭细菌[511]。有报道三联抗生素糊剂对伴根尖周炎的未发育完成牙的临床消毒效果[557]。使用根管内抗生素糊剂的顾虑是可能导致细菌耐药。此外，根管内使用米诺环素可导致牙齿变色，可能产生美学并发症。因此，考虑使用两联糊剂（甲硝唑，环丙沙星），或者用$Ca(OH)_2$替代该方案[279]。这种变化的另一原因可能在于，有报道抗生素粉末制成糊剂对干细胞有高毒性[418]。

生物活性玻璃

目前正在研究生物活性玻璃作为根管内封药。一项研究中[578]，所用玻璃由53%SiO_2（w/w）、23%Na_2O、20%CaO和4%P_2O_5组成，从生物试剂级Na_2CO_3、$CaHPO_4$、$2H_2O$、$CaCO_3$和比利时沙制备而成。生物活性玻璃用于根管中，显示杀菌作用，其作用机制与pH无关，且牙本质似乎不会影响其作用效果[578]。一些较新的充填材料中含有生物活性玻璃（如Resilon；Pentron Clinical Technologies，Wallingford，CT）。

润滑剂

根管治疗中，润滑剂主要用于对机械预备所产生碎屑的溶解以及使之混入根管冲洗液。尽管手用器械预备中，根管冲洗液即可用作润滑剂，但是，市场上也有专门的凝胶型润滑剂。其中的两种为：蜡基的RC-Prep（含有EDTA和过氧化脲），乙二醇基的Glyde。据称润滑剂的另一个功能是促进手用或旋转锉的切削作用。有研究评价润滑对切削效率影响，发现自来水和2.5%NaClO溶液下切削效率高于干燥条件[572]。该研究者援引冲洗液具有去除碎屑能力，作为切削效率提高的原因。类似地，冲洗液作用下，ProFile和ProTaper预备标准牙本质盘上的根管，扭矩值下降，但是配合凝胶型润滑剂，扭矩值与干燥、未润滑根管相似[61,376]。

总之，为了确保消毒，冲洗是根管治疗中不可或缺的步骤。NaClO因其组织溶解和消毒性能，成为首选冲洗液。EDTA或其他螯合剂，应在根管预备后使用，以去除玷污层，然后NaClO终末冲洗1分钟，清洁效率最高，牙本质侵蚀最小。该策略也最大限度减小由于相互化学反应导致的NaClO失活。

消毒设备和技术
注射器冲洗

通过注射器和针头将冲洗液注入根管，注射位置精准，可用于置换根管内冲洗液、冲出根管内较大碎屑颗粒、冲洗液与针尖附近微生物直接接触。被动注射器冲洗中，冲洗液的有效置换仅限于针尖前方1~1.5mm处，流体动力学作用仅在靠近针尖出口处有效果[66,575]。根管内冲洗液流体的流量和流速与清理效果成正比[66]。因此，冲洗针头开口的直径和位置决定机械化学清创是否成功；需要将针尖置于靠近工作长度的位置，以保证流体在根尖区的有效交换，但需密切控制以避免冲洗液推出根尖[66,224,322]。因此，选择合适的冲洗针头十分重要。尽管粗大针头使液体置换更快、量更大，但是直径更大不能使根尖区和根管狭窄部分得到清理（见本章前文"流体动力学"部分）（图6-7）。在任何情况下，都应避免冲洗中过大压力或者针头卡在根管内，造成冲洗液无法回流[231]，这是为了预防冲洗液推入根尖周区域。在根尖孔宽大的未发育完成牙或者根尖狭窄部被破坏的牙，应该特别注意防止冲洗液推出以及可能的不良事件[111]。

冲洗针头有不同尺寸和类型。应按照根管宽度和锥度[89,328,347]来选择冲洗针头的尺寸[101]。大部分根管在未预备时都较为细小，即使使用细针头都无法使消毒药液有效进入（图6-7和图6-52）。因此，有效的根

管清理必须包括使用小号器械间歇性搅动根管内容物[320,535]，以避免碎屑在根尖区堆积（图6-47）。

根管预备宽度[328]和锥度[105]最终决定了冲洗针头放置于根管内距离终末根尖区多少毫米的位置。相比于末端开放针头，更推荐使用末端封闭针头以防止冲洗液推出。一些针头和吸引器头可以连接于气/水注射器，以提高冲洗液流速和流量。如Stropko Irrigator（Vista Dental Products），连接于气/水注射器的转换接头，可适配标准的Luer-lock针头，以吸引和注射冲洗液并吹干根管。

手动活化荡洗

根管内的冲洗液，在搅动下更有效地到达缝隙和机械预备难以到达的区域。建议手动活化，如冲洗针头冠根向运动[231]、小号根管治疗器械搅动[320,535]、合适的主牙胶尖手动推拉运动[225]。

除了传统冲洗方式，出现其他根管消毒方式，包括激光系统和气态臭氧。很多新型根管冲洗和消毒设备面市，其中包括EndoActivator系统（Dentsply Tulsa Dental Specialties）、被动超声冲洗、EndoVac（Discus Dental Inc.，Culver City，CA）、安全冲洗器（Vista Dental Products，Racine，WI）、自适应锉（见前文）、光活化消毒、臭氧。这些新型设备基于压力、真空、振荡或者与根管内吸引结合。

声波活化荡洗

EndoActivator系统使用安全、非切割聚合体工作尖和易操作的亚声波手机，用于根管治疗中快速强力地振荡冲洗液（图6-66）。

一项研究中[130]，测量冲洗液根尖推出量，以分析不同根管内冲洗系统的安全性。结论是，EndoActivator推出根尖的冲洗液量最少，显著少于手动、超声和Rinsendo（Dürr Dental，Bietigheim-Bissingen，Germany）组[130]。

通过分析根管壁清洁度[421]，研究者报道，被动声波荡洗和超声荡洗都显著优于手动针头冲洗[82,533]。比较声波和超声荡洗时，结果存在争议。大多数研究结果利于超声荡洗[246,421]。两者差别在于振动频率：声波设备1500~6000Hz，超声设备超过20000Hz[246,302,497]。如果延长声波设备在根管内作用时间，可见更好清洁效果。声波和超声荡洗可通过光滑丝或塑料尖、根管器械、活化荡洗针头进行。如EndoSonor（Dentsply

Maillefer）和EndoSoft ESI（EMS Electro Medical Systems，Nyon，Switzerland）工作尖、IrriSafe（Acteon Satelec）、EndoActivator系统（Dentsply Tulsa Dental Specialties）、Vibringe声波注射器（Vibringe BV，Amsterdam，Netherlands）。声波荡洗未见根管壁意外空穴作用[320]。

被动超声荡洗

Richman将超声设备首次用于根管治疗[405]。超声驱动根管锉振荡频率25～30kHz，以机械预备根管壁[543,544]（见本章前文）。超声驱动根管锉，通过声流和空穴作用，有效活化根管内冲洗液。

文献显示有两类超声荡洗：一类为荡洗同时进行超声根管预备（ultrasonic instrumentation，UI），另一类不伴同期预备，称为被动超声荡洗（passive ultrasonic irrigation，PUI）[8,554]。在UI中，锉与根管壁主动接触。但由于根管解剖复杂，超声预备不能接触所有根管壁，可能导致根管壁不良切割，消毒效果不佳[8,373,560]。Macedo的研究中[307]，器械振动频率、超声功率、超声锉锥度，决定空穴作用的发生及扩展范围。在锉和根管表面之间发生一定的空穴作用，可以到达侧支根管和峡区。

被动超声荡洗（PUI）由Weller等首次提出[554]。"被动"意指超声活化锉的非切割作用[8]。PUI将声波能量从振荡锉或光滑丝传递到根管内冲洗液。

在根管系统形成终末宽度和锥度之后，PUI进入根管。根管充满新鲜冲洗液，使用小号锉或光滑丝（如#15）进行超声活化。由于根管已经预备成形，锉或者丝可以较为自由运动[416,534-535]，冲洗液可以进入根尖段[269]，清理效果更好[301]。使用非切割方法，造成根管不良形态的可能性降到最低。显然，大于#15或#20的锉用于粗大根管，以降低与根管壁接触的振荡衰减。

超声荡洗在体外研究显示可能提升根管清创效果，但是体内研究存在争议。因此，关于其风险和收益的客观指南尚未确定[286,575]。超声荡洗可以间断进行，也可以连续进行。ProUltra PiezoFlow（Dentsply Tulsa Dental Specialties）已面市，可以同时进行冲洗和活化。该装置主要包括超声驱动针头连接于NaClO液体罐。这种连续超声荡洗（continuous ultrasonic irrigation，CUI）系统同时进行连续冲洗和超声活化；与PUI不同，不需要超声锉间断活化以补充冲洗液。研究显示，CUI更好地去除碎屑，冲洗液渗入牙本质小管也更好[6,93,247]。

根尖负压冲洗

另一种使冲洗液更好进入根尖段的方法称为负压冲洗（图6-67）。冲洗液注入髓腔入口，连接于牙科吸引装置的极细针头置入根管。冲洗液从髓室引入根尖，最终被吸引出来。首先，使用大号插管，相当于ISO #55/0.02锥度器械，去除冠部碎屑，随后，使用小号插管，相当于#32/0.02锥度，去除靠近工作长度的堆积碎屑。该系统已面市（EndoVac，Discus Dental）可能成为有价值的根管消毒辅助工具[348]。该系统主要特点在于安全性。很多研究证实EndoVac系统不会将冲洗液推出根尖。但是，由于冲洗液首先注入冠部，因此到达根尖几毫米处的冲洗液流动十分微弱，有人提出根尖区域的液体流动实际为被动层流。一项研究显示，根尖负压冲洗模式下，冲洗液对根管壁的剪切应力最低[96]。

另一个结合了负压-吸引技术的设备是RinsEndo系统（Dürr Dental，Bietigheim-Bissingen，Germany）。可以根管内抽吸出冲洗液再注入置于毗邻工作长度的冲洗针头，同时，以1.6Hz频率振动冲洗针头[69,322]。

安全冲洗器

Safty-Irrigator（Vista Dental Products）为冲洗/吸引系统，通过侧方开口细针头、根尖方向正压推送冲洗液，粗针头在根管口吸引冲洗液（图6-68）。Safty-Irrigator的特点是冠部大号吸引管，使得术者可以进行安全冲洗并同步排空冲洗液。适配任意Luer-lock型冲洗器。为了降低NaClO渗出风险，该"负压"冲洗设

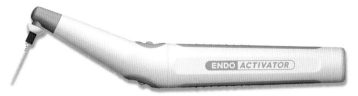

图6-66　EndoActivator，为声频系统。（由Dentsply Tulsa Dental Specialties提供，Tulsa，OK）

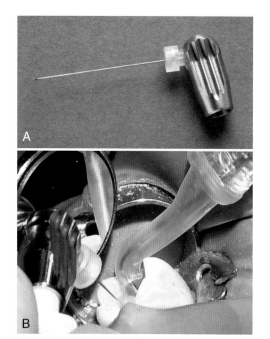

图6-67　EndoVac系统：末端封闭的显微套管放大图（A），临床上EndoVac系统与安全冲洗器联合使用（B）。（图A由Discus Dental Inc提供，Culver City，CA；图B由Dr. A. Azarpazhooh提供）

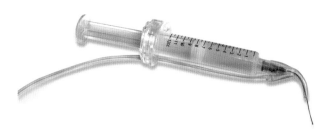

图6-68　安全冲洗器。（由Vista Dental Products提供，Racine，WI）

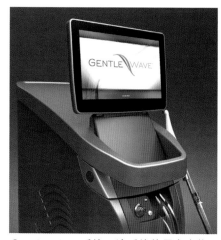

图6-69　Gentle Wave系统。该系统使用多声能量在冲洗液中形成波的宽截面，以清洁根管系统。该系统有两个主要部分：手机和控制台（如图所示）。（由Sonendo，Inc提供，Laguna Hills，CA）

备整套销售、自带侧方开口冲洗针头以增加安全性。有体外研究，以标准根管内人工制作沟，来评价去除牙本质碎屑能力，结果显示，无锥度牙胶尖手动活化（manual dynamic activation，MDA）、Safty-Irrigator、根尖负压冲洗之间未见显著差异。以上3种技术的清洁效果显著优于注射器冲洗（$P<0.005$），但是显著低于锥形牙胶尖的MDA（$P<0.05$）。连续超声荡洗法显著优于该研究检测的其他技术（$P<0.001$）[247]。

Gentle Wave系统

　　Sonendo公司开发了一种称为多声波清洁的技术（Gentle Wave，图6-69），仅需要制备髓腔入口洞形，无须根管预备。该公司称临床测试结果显示很有前景。该系统似乎具有达到根管系统难以触及区域的潜力，清洁表面积显著多于其他系统。第一项体外研究显示，该系统清创效果可能优于传统针头冲洗或者超声活化荡洗[197]。

激光活化荡洗

　　激光广泛用于牙科治疗，包括半导体激光、Nd:YAG激光、铒激光、CO_2激光，其产生射线涵盖近红外和远红外波谱[186]。激光装置曾用于提高冲洗液效力[186]。激光清洁和有效消毒根管的能力，也有研究。

Er:YAG激光的波长（2940nm）具有最高的水吸收和对羟基磷灰石的高亲和力，因此适用于根管治疗[107]。

　　激光能量可以不同方式激活冲洗液——如光活化消毒（photoactivated disinfection，PAD）是分子水平，激光活化荡洗（laser-activated irrigation，LAI）是大量流体水平。很多体内和离体研究显示，激光活化冲洗具有前景，去除玷污层[168]和牙本质碎屑[121-122]用时短于PUI。作用机制[56]源于继发空穴效应，伴随液体膨胀和连续内爆[56]。

　　以上结果，与新型的使用光诱导光声流（photon-induced photoacoustic streaming，PIPS）冲洗的铒激光技术的数据一致。PIPS技术中，激光尖端仅置于冠部髓腔入口内，保持静止，无须进入根管口[132]。需要使用新型设计的锥形剥离尖端以及特定的最小烧蚀激光设置，从而产生较低能量（20mJ）、脉冲重复频率15Hz、非常短的脉冲持续时间（50μs）。激光穿入深度和细菌杀灭效果的差异，来源于不同波长光在牙本质内不同的吸收程度。Bergmans等的体内研究结论，

Nd:YAG激光照射不是替代方案，而可能是现有根管消毒方案的补充，因为激光的特性有望杀灭深达牙本质内1mm以上的细菌[49]。然而，形成生物膜的牙髓病原体，即使直接激光照射，也难于根除[65]。

光活化消毒

光动力疗法（photodynamic therapy，PDT）或光活化疗法（light-activated therapy，LAT）具有抗菌效果，可能用于牙髓治疗领域[203]。原则上，抗菌光动力疗法（antimicrobial photodynamic therapy，APDT）包含两个步骤，引入光敏剂（步骤1：感染组织的光敏化），随后光照（步骤2：光敏组织的照射），对靶细胞产生光化学毒性，导致细胞裂解。单独使用这些元素中的每一种都不具有任何作用，但结合起来则产生协同抗菌作用。体外实验确实显示，该技术作为辅助消毒设备，具有前景。Shresta和Kishen的研究结论，根管内存在的组织抑制剂在不同程度上影响PDT抗菌活性[462]，需要进一步研究以提高其在根管环境中的抗菌效力。

抗菌纳米粒子

纳米粒子是一个或多个维度上直径1~100nm的微观颗粒。已经认识到，纳米粒子具有与其大块或粉末对应物截然不同的特性。抗菌纳米粒子具有广谱抗微生物活性，诱导微生物耐药性倾向远低于抗生素。纳米粒子在牙髓治疗中的各种应用研究方兴未艾，例如，与冲洗液、光敏剂、封闭剂混合应用[259]。目前的共识是，如希望纳米粒子在牙髓治疗中成功应用，取决于纳米粒子的抗菌有效性和将粒子分布到根管系统解剖复杂区域的输送方法。

超氧化水

超氧化水[191]，也称电化学活化水[313,481]或氧化电位水[208,455]，是经过电解的有功效盐水，电解形成超氧化水、次氯酸、游离氯自由基。商品名Sterilox（Sterilox Technologies，Radnor，PA）。对生物组织无毒，但能够杀灭微生物。该溶液通过电解盐水溶液产生，过程与NaClO的商业生产过程相差无几[154]。不同之处在于，在阳极处积聚的溶液，收集为阳极电解液，在阴极处为阴极电解液。这些溶液的性能取决于初始盐水溶液强度、施加的电位差、生产速率。分别收集溶液技术的关键在于阳极和阴极的设计，源自俄罗斯（电

化学活化水）或日本（氧化电位水）[312-313]。虽然名称各异，但是制造原理相似。

超氧化水用于牙髓治疗的文献稀少，但曙光初现。以上两种技术生产的溶液，已有研究涉及清理根管[208,313]、去除玷污层[455,481]、杀灭细菌[223]和细菌孢子[297]。结果良好，并具有活体系统的生物相容性[237]。

该技术生产的阳极和阴极电解液（Radical Waters Halfway House 1685，South Africa），具有抗菌剂前景，可抗实验室生长的单菌种生物膜[169]。该溶液推荐用于去除牙科诊疗椅水路中的生物膜[312]，甚至已有商品面市。在采用新型、未经充分检测的冲洗溶液之前，谨慎的临床医生可能倾向于等待进一步研究、证明其在日常临床环境下的安全性和有效性。

清理和成形的评价标准

良好的根管预备形

根管成形的主要目的是直接去除组织和微生物刺激物，并为随后根管充填提供足够的空间形态（表6-2）。为了实现这些目标，根管预备形应包括原始根管（图6-4中红色区域）；应向根尖方向缩窄，根管呈锥形。这些概念由Schilder[445]推广，沿用至今[17,258]。

因此，成形良好的根管更具体的定义为，无操作失误（见后文）和完成消毒；最近，添加了另一个要素，尽可能多地保留牙齿结构[172]。

临床医生通常通过X线片及临床经验，确定根管是否充分成形，临床经验诸如试主尖手感。此时应有轻微回拉阻力；X线片应显示主尖居于根管中央，根尖狭窄部完整无破坏，并且根管壁无过度削薄区域。

医生应使用放大设备检查每个根管口和根管冠1/3，确认根管壁清洁[367]。NaClO冲洗后即刻，无可见浑浊和发泡。如果存在这些现象，以及根管壁可见沉积物，提示有机物质仍然悬浮于冲洗液或者黏附于根管壁。

根管预备并发症
器械断离

大多数报道中，手用或者旋转器械断离的发生率，分别为1%~6%和0.4%~5%[365,495,531]。器械断离是偶发事件，已为临床医生接受[55]。显然，断离器械的存在限制消毒冲洗液达到全根管系统，可能阻碍充分

杀灭微生物[196]。但是，目前的临床证据显示，断离器械的存在，不一定导致牙髓专科医生根管治疗失败率显著提高[495]。

通常，旋转运动器械以两种不同模式折断：扭转折断和疲劳折断[374,431,530]。当器械尖端卡在根管中，而手柄继续旋转时，过大扭矩足以使尖端折断，即为扭转折断。有时器械转速已经大大减慢，但是仍然可能发生扭转折断。与之不同的是，当循环加载导致金属疲劳时，发生疲劳折断。这一机制妨碍了制作连续旋转的不锈钢根管器械，因为钢仅在几次循环后就产生致命疲劳[454]。镍钛器械可以承受几百次挠曲循环才折断[201,285,394,530,567]，但是其仍然可在根管治疗时发生低周循环疲劳折断（即低于10000次循环）[97]。

相关规范中尚无根管器械重复加载和循环疲劳测试的标准。最初，旋转器械，如GG钻和Peeso钻，使用叠加弯曲测试[68]。GG钻尖下压2mm形成弯曲，疲劳寿命周期为21000转（#1）～400转（#6）[68]。另一项研究，使用90°急弯的钢管（未说明弯曲半径），将不锈钢和镍钛手用锉在钢管中旋转到折断[454]。#40不锈器械旋转不到20转即折断，而#40的各种镍钛锉则可承受高达450转。

使用相似装置对0.06锥度ProFile也进行了循环疲劳测试[567-568]。对照组的未使用新锉的疲劳折断圈数1260转（#15锉）～900转（#40锉）。模拟临床条件（如多次高温灭菌和与2.5%NaClO接触），以上结果没有变化。随后，对照组与临床预备了5颗磨牙的镍钛锉的疲劳折断圈数进行比较[568]，仍然未发现显著差异。

有研究使用了不同测试方法，将弯曲半径为5mm和10mm的金属管热处理形成90°弯曲[201]。弯曲半径10mm金属管中，#15/0.04锥度ProFile在大约2800转后疲劳折断。弯曲半径5mm金属管中，#40/0.04锥度ProFile在大约500转后折断。相比之下，弯曲半径10mm金属管中，#15/0.06锥度ProFile也在大约2800转后折断，但是在弯曲半径5mm金属管中，#40/0.06锥度ProFile仅能旋转223转。

较大锥度和尖端号数的旋转镍钛锉，总是疲劳折断圈数更少[390]，弯曲半径仅减小50%，但是疲劳寿命减少了400%。另一项HERO锉的研究结果相似[201]，GT旋转锉的研究也证实该发现。在弯曲半径5mm弯曲角度90°下，#20/0.06锥度GT锉530转后折断；而#20/0.12锥度GT锉在相同条件下旋转56转即折断[378]。

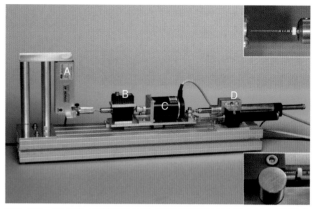

图6-70　用于分析旋转器械在模拟根管预备过程中的各种影响因素的测试台。字母标记的组分为力转换器（A）、扭矩感受器（B）、驱动马达（C）、自动送入装置（D）。特别的，可加载循环疲劳装置、符合ISO No. 3630-1标准的铜制配件（插图）。

重复使用旋转器械应考虑其安全性，特别是疲劳折断圈数，以及是否可以完善清洁镍钛表面[36,63,350,357,460,486,489,525]。不同器械在安全性方面表现不同，因为疲劳更多地取决于横截面上应力集中点的金属量[182,523]，而非器械的具体设计[98]。

另一方面，生产厂家总是声称其器械的设计元素使之抗疲劳折断性能更佳。如LightSpeed LSX无磨削过程制造。但是，未见其抗疲劳折断数据。GTX由新型镍钛合金（M-Wire）制造，以提高其抗疲劳性能[249]。然而，研究者无法证实该观点[266]。同样的，非磨削制造的Twisted File[277]，据信可抗疲劳折断[163]，却未见比传统方法制造的ProFile锉表现更好。另一个特征是电子抛光（见前文），未见显著增加EndoSequence[277,401]和RaCe[523,525,565]的抗疲劳性能。出现这些不同结果的可能原因之一，体外实验使用了不同测试环境[100]；临床上应有更大差异。

尚未建立连续旋转器械检测的标准，曾有人尝试沿用不锈钢手用器械（例如K锉和H锉）检测的标准和规范[239]。因此，设计了许多模型来评价镍钛旋转器械的特定性能，包括折断扭矩、抗疲劳折断性能等（图6-70）。这些系统可以同时测定折断扭矩、工作扭矩、轴向力和疲劳折断性能。

根据前述标准，器械尖段3mm牢固固定于测试仪器，器械手柄旋转，记录折断扭矩。很多旋转镍钛器械以这种方式进行了检测，如ProFile #25、#30、#35（均为0.04锥度）分别在0.78、1.06、1.47Ncm时折断[503]。

使用器械在模拟弯曲根管树脂块中强行折断的方

法，研究者报告了相似结果[504]。在不同的设置中，GT旋转锉（#20/0.06锥度和#20/0.12锥度）分别在0.51Ncm和1.2Ncm时折断[378]。这些数值略低于大体相似的扭矩台获得的数据[254]，表明实验条件对扭矩和疲劳测试的重要性。

与具有切槽的锥形镍钛器械相比，LightSpeed的折断扭矩（0.23～2Ncm）更低[318]。目前尚无LightSpeed LSX的数据。

分析器械断离的临床因素，必须同时考虑扭转载荷和循环疲劳[431]。然而，两者并非独立存在，特别是在弯曲根管中[64]。高扭矩下使用器械可降低抗循环疲劳能力[161]。反过来，循环预应力可降低ProTaper完成锉[530]、K3[31]和MTwo[390]的抗扭转折断能力。此外，当器械在弯曲根管中旋转时，不仅在横向方面发生循环疲劳，而且当器械在不规则区域卡住/释放时，也会有轴向疲劳[54]。

根管预备中产生的扭矩取决于多种因素，重要的是接触面积[57]。根管锉接触的牙硬组织表面积的大小，受器械使用顺序影响，或者套系中含有不同锥度器械，也有影响[448]。建议采用冠状下预备方法，防止锥形旋转器械与牙本质的大面积切削接触（称为锥形套锁），以减少扭转载荷（从而降低断离风险）[57,569]。

临床医生可以通过改变轴向压力，来进一步调整扭矩，因为这两者相辅相成[448]（图6-20）。事实上，现在所有镍钛器械均建议使用轻力，以避免器械挤入锥形套锁。某些解剖形态中，也可能出现锥形套锁效果，例如根管融合、侧支和分叉处。

如果没有先进的测量系统和一套新的规范，就无法正确描述镍钛旋转根管锉的扭矩行为。然而，临床医生必须能够正确解释临床使用的所有旋转镍钛锉的应力-应变曲线，以便能够选择合适的工作扭矩和轴向力。

在尝试取出任何断离物之前，应仔细评估（图6-25）。事实上，Ward等提出，只有当断离段位于根管明显弯曲的冠方、借助放大设备可见时，才能尝试进行断离段取出[549]。

有一些取出断离器械的复杂方法和策略，见第19章。

值得注意的是，评价旋转器械根管预备过程的主要物理参数十分重要，因为在体外实验中，镍钛旋转锉折断风险高于K锉。一些临床医生也将器械断离作

为主要并发症[55]。

一项使用树脂块的研究中，多达52支ProFile Series 29器械永久变形[515]。随后有研究使用0.04锥度ProFile，3支折断，3支变形[75]。在特制测试仪器上，使用树脂块，旋转器械的折断率更高[509]。有两项研究在临床环境中，LightSpeed和Quantec旋转锉的折断率确实较高[33,431]，支持了以上研究结果。

另一方面，如前所述，一项回顾性临床研究显示，有或无断离器械，临床疗效相似[495]；此外，其他医生的经验提示，现在的旋转器械断离数量低于先前估计的数量[126,262,558]。在许多情况下，是可以取出这些断离器械的，但是也有可能造成进一步破坏（例如，穿孔）却未能取出[502,558]。因此，在尝试掏取镍钛断离器械之前，应权衡利弊，并分析器械断离原因以及可能的后果。

根管偏移

根管成形过程中，最常见的不良后果可能是偏离原始根管通路。有很多关于根管偏移的描述，用词诸如：拉开和肘部形成、台阶、穿孔、带状穿孔等[553]。

根管偏移是以上所有临床并发症的根源，可以定义为"在根管预备过程中，由于根管锉具有恢复其原始直线形状的倾向，去除了根尖1/2的弯曲外弯侧壁牙体组织"[17]。

由于锉倾向于在根管中伸直，偏移通常发生在根中部的内弯侧壁的对侧。这种成形过程中，根管中心线的偏移，导致丧失过多根管壁牙本质，最终可能穿孔；尖端偏移可能导致根尖拉开或者根尖穿孔（图6-40）。

理论上，任何根管预备都会使中心线偏移，通常由横截面的重心决定。临床可接受偏移100～150μm[233]。

如果根管偏移导致台阶形成，那么后续器械只有在充分预弯时才能绕过台阶。如果使用旋转器械预备，此时建议改用相同尺寸的手用器械（图6-71）。

穿孔

如前所述，穿孔可能是根管偏移的最终结果。其他穿孔见于髓腔入路预备过程；见第5章。显然，钙化根管的预备需要高超的操作技巧，并辅以放大设备（图6-72）。

穿孔分为3种类型：多根牙根分叉区（也称"危险区"[15]）发生的带状穿孔，弯曲根管相关的穿孔，穿出根尖孔的穿孔。

根管阻塞

在清洁和成形过程中，两个原因可能导致根管阻塞，两者截然不同、却常常相互关联。台阶来源于根管预备器械在根管内伸直、导致根管外弯侧壁上钻出的牙本质台。尽管在不太严重的情况下，可以使用预弯器械绕过、去除台阶，平滑根管壁。但是，台阶可造成错误根管通路，主尖无法达到工作长度，影响完善根管充填。

阻塞主要指部分根管充满紧密压实的碎屑或胶原性牙髓残留物（图6-39）。也可能由其他阻塞物引起，例如，断离器械、残余的旧充填材料或旧根充材料。临床上，台阶或阻塞的表现是未预弯的弹性锉在根管内受阻；然而，需要与细窄或钙化根管相鉴别，后者伴有锉与根管壁接触的切割刃部分更长。

显然，根管阻塞阻碍了根管根尖部分的消毒。关于台阶和阻塞的处理，见第19章。

手感根管阻塞，还有一种可能是根管急弯。

当代根管治疗中清理和成形步骤示例

- 使用投照角度良好的术前X线片，获得科学的评价数据，分析病例难度。
- 放置橡皮障，预估工作长度。
- 制备保守但又足以显露所有根管口的髓腔入口洞形。

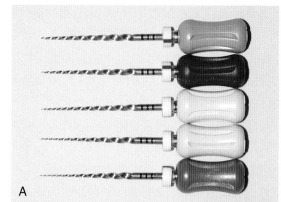
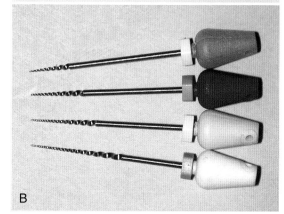

图6-71　手用大锥度器械。**A**，手用手柄连接于ProTaper旋转锉手柄。**B**，GT手用锉。

- #10K锉配合润滑剂探查根管。
- 如果所选用的旋转器械轻易达到预估工作长度（working length，WL），需确认根管通畅并使用根尖定位仪确定WL。
- 如果器械遇到阻力，不能轻柔到达WL，使用镍钛根管口开敞锉；谨慎起见，修整根管口，建立锥形形态，为后续旋转器械的进入做准备。疏通根管、确认通畅、确定WL。

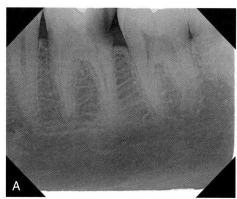
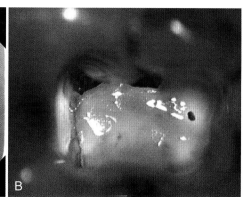

图6-72　髓腔冠部硬组织钙化。**A**，36根尖片显示，髓腔冠部和根部空间减小。**B**，手术显微镜（×25）拍摄口内照，为图A患牙的髓腔入口；注意因钙化严重导致形态改变。

· 使用适当器械形成通达WL的通畅通道。

· 整个成形过程使用NaClO冲洗。

· 基于根管解剖，选择一套旋转镍钛锉，伴随NaClO冲洗，轻柔地推进旋转锉，根管中1/3预备成形。当根管颊舌径较大时，当作两个根管来预备。

· 根管锉每次出根管后，都要用乙醇纱布清洁切槽，擦去碎屑。如果所选择的旋转锉无法轻松推进，#10K锉回锉，换另一支旋转锉（通常是更小号锉）。

· 大量冲洗，在整个成形过程中以及预备完成后，复核根管通畅，复测工作长度。用适当的手用锉测量根尖宽度。

· 冲洗策略：

　· 使用大量NaClO冲洗。

　· 活化冲洗液。

　· 选择去除玷污层的冲洗液。

　· 进行终末冲洗。

· 充分拭干根管，采用能够3D封闭的充填技术。

· 及时修复根管治疗后牙齿。

总结

　清理和成形是根管治疗中重要的、相互依赖的步骤。清理，即根管内表面无玷污层，只有在根管已经充分扩大以适应合适的冲洗针头之后才能完成。根管适当扩大，实现机械目标，则根管预备最理想；机械目标包括避免严重的预备失误和过度削弱牙根结构，后者可导致根折。

　本章描述的步骤如果都能高标准完成，对于简单（图6-73）和复杂（图6-74）病例都将奠定生物学成功的基础。多年后的X线复查片证实疗效良好或生物学成功（即预防或治愈根尖周炎症）。同样的，坚持上述原则可以使根管治疗具有可预测的疗效。

致谢

　本章作者感谢Paul Singh（DDS）；Ana Arias（DDS，PhD）；Gevik Malkhassian医生［DDS，MSc FRCD（C）］；Nicholas Epelbaum先生（BSc）在撰写本章中的重要贡献。

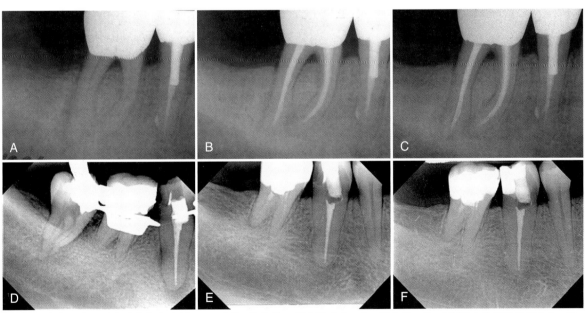

图6-73 按照本章所述原则完成的临床病例。A，术前X线片见46根尖周病变。B，根充片。C，2年复查片显示骨质愈合。D，45根充即刻片显示，根尖周和根侧方有骨质病变。E、F，1年和3年复查片显示骨质持续愈合。注意46根管充填不尽完善。

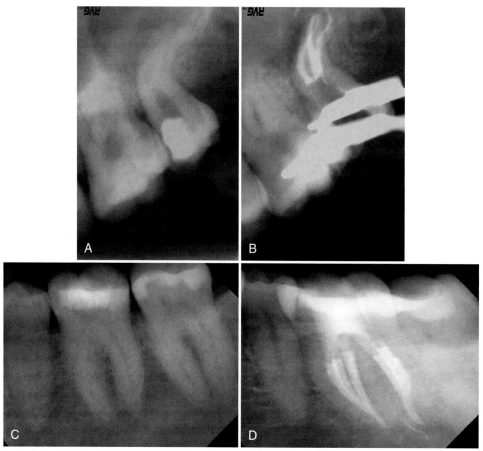

图6-74 使用混合技术完成的复杂病例。A，28术前片显示所有牙根均有重度弯曲。B，术后片显示多个弯曲。C，36术前片，诊断为不可复性牙髓炎。D，偏移投照术后片显示近中具有3个根管，这些根管都预备到根尖#50。（图A、图B由T. Clauder提供；图C、图D由Dr. H. Walsch提供）

参考文献

[1] Abbott PV, Heithersay GS, Hume WR: Release and diffusion through human tooth roots in vitro of corticosteroid and tetracycline trace molecules from Ledermix paste, *Endod Dent Traumatol* 4:55, 1988.

[2] Abbott PV, Hume WR, Heithersay GS: Barriers to diffusion of Ledermix paste in radicular dentine, *Endod Dent Traumatol* 5:98, 1989.

[3] Abbott PV, Hume WR, Heithersay GS: Effects of combining Ledermix and calcium hydroxide pastes on the diffusion of corticosteroid and tetracycline through human tooth roots in vitro, *Endod Dent Traumatol* 5:188, 1989.

[4] Abou-Rass M, Jann JM, Jobe D, Tsutsui F: Preparation of space for posting: effect on thickness of canal walls and incidence of perforation in molars, *J Am Dent Assoc* 104:634, 1982.

[5] Abou-Rass M, Piccinino MV: The effectiveness of four clinical irrigation methods on the removal of root canal debris, *Oral Surg Oral Med Oral Pathol* 54:323, 1982.

[6] Adcock J, Sidow S, Looney S, et al: Histologic evaluation of canal and isthmus debridement efficacies of two different irrigant delivery techniques in a closed system, *J Endod* 37:544, 2011.

[7] Ahmad M: An analysis of breakage of ultrasonic files during root canal instrumentation, *Endod Dent Traumatol* 5:78, 1989.

[8] Ahmad M, Pitt Ford TJ, Crum LA: Ultrasonic debridement of root canals: acoustic streaming and its possible role, *J Endod* 13:490, 1987.

[9] Al-Sudani D, Al-Shahrani S: A comparison of the canal centering ability of ProFile, K3, and RaCe nickel-titanium rotary systems, *J Endod* 32:1198, 2006.

[10] Alapati SB, Brantley WA, Nusstein JM, et al: Vickers hardness investigation of work-hardening in used NiTi rotary instruments, *J Endod* 32:1191, 2006.

[11] Alapati SB, Brantley WA, Svec TA, et al: Scanning electron microscope observations of new and used nickel-titanium rotary files, *J Endod* 29:667, 2003.

[12] Albrecht LJ, Baumgartner JC, Marshall JG: Evaluation of apical debris removal using various sizes and tapers of ProFile GT files, *J Endod* 30:425, 2004.

[13] Allison DA, Weber CR, Walton RE: The influence of the method of canal preparation on the quality of apical and coronal obturation, *J Endod* 5:298, 1979.

[14] Alodeh MH, Doller R, Dummer PM: Shaping of simulated root canals in resin blocks using the step-back technique with K-files manipulated in a simple in/out filling motion, *Int Endod J* 22:107, 1989.

[15] Alodeh MH, Dummer PM: A comparison of the ability of K-files and Hedstrom files to shape simulated root canals in resin blocks, *Int Endod J* 22:226, 1989.

[16] Amato M, Vanoni-Heineken I, Hecker H, Weiger R: Curved versus straight root canals: the benefit of activated irrigation techniques on dentin debris removal, *Oral Surg Oral Med Oral Pathol Oral Radiol Endod* 111:529, 2011.

[17] Amercian Association of Endodontists: Glossary of endodontic terms, 2012. Available at: www.aae.org/glossary.

[18] Andersen M, Lund A, Andreasen JO, Andreasen FM: In vitro solubility of human pulp tissue in calcium hydroxide and sodium hypochlorite, *Endod Dent Traumatol* 8:104, 1992.

[19] Anderson DN, Joyce AP, Roberts S, Runner R: A comparative photoelastic stress analysis of internal root stresses between RC Prep and saline when applied to the Profile/GT rotary instrumentation system, *J Endod* 32:222, 2006.

[20] Anderson MA, Price JW, Parashos P: Fracture resistance of electropolished rotary nickel-titanium endodontic instruments, *J Endod* 33:1212, 2007.

[21] Aquilino SA, Caplan DJ: Relationship between crown placement and the survival of endodontically treated teeth, *J Prosthet Dent* 87:256, 2002.

[22] Arias A, Azabal M, Hidalgo JJ, de la Macorra JC: Relationship between postendodontic pain, tooth diagnostic factors, and apical patency, *J Endod* 35:189, 2009.

[23] Arias A, Singh R, Peters OA: Torque and force induced by ProTaper Universal and ProTaper Next during shaping of large and small root canals in extracted teeth, *J Endod* 40:973, 2014.

[24] Asboe-Jorgensen V, Attstrom R, Lang NP, Loe H: Effect of a chlorhexidine dressing on the healing after periodontal surgery, *J Periodontol* 45:13, 1974.

[25] Attin T, Buchalla W, Zirkel C, Lussi A: Clinical evaluation of the cleansing properties of the noninstrumental technique for cleaning root canals, *Int Endod J*, 35:929, 2002.

[26] Aubut V, Pommel L, Verhille B, et al: Biological properties of a neutralized 2.5% sodium hypochlorite solution, *Oral Surg Oral Med Oral Pathol Oral Radiol Endod* 109:e120, 2010.

[27] Autegarden JE, Pecquet C, Huet S, et al: Anaphylactic

shock after application of chlorhexidine to unbroken skin, *Contact Derm* 40:215, 1999.

[28] Aydin C, Inan U, Yasar S, et al: Comparison of shaping ability of RaCe and Hero Shaper instruments in simulated curved canals, *Oral Surg Oral Med Oral Pathol Oral Radiol Endod* 105:e92, 2008.

[29] Azarpazhooh A, Limeback H: The application of ozone in dentistry: a systematic review of literature, *J Dent* 36:104, 2008.

[30] Backman CA, Oswald RJ, Pitts DL: A radiographic comparison of two root canal instrumentation techniques, *J Endod* 18:19, 1992.

[31] Bahia MG, Melo MC, Buono VT: Influence of cyclic torsional loading on the fatigue resistance of K3 instruments, *Int Endod J* 41:883, 2008.

[32] Baker NE, Liewehr FR, Buxton TB, Joyce AP: Antibacterial efficacy of calcium hydroxide, iodine potassium iodide, Betadine, and Betadine scrub with and without surfactant against *E faecalis* in vitro, *Oral Surg Oral Med Oral Pathol Oral Radiol Endod* 98:359, 2004.

[33] Barbakow F, Lutz F: The "Lightspeed" preparation technique evaluated by Swiss clinicians after attending continuing education courses, *Int Endod J* 30:46, 1997.

[34] Barbosa CA, Goncalves RB, Siqueira JF Jr, De Uzeda M: Evaluation of the antibacterial activities of calcium hydroxide, chlorhexidine, and camphorated paramonochlorophenol as intracanal medicament. A clinical and laboratory study, *J Endod* 23:297, 1997.

[35] Barbosa CAM, Goncalves RB, Siqueira JF, DeUzeda M: Evaluation of the antibacterial activities of calcium hydroxide, chlorhexidine, and camphorated paramonochlorophenol as intracanal medicament. A clinical and laboratory study, *J Endod* 23:297, 1997.

[36] Barbosa FO, Gomes JA, de Araujo MC: Influence of sodium hypochlorite on mechanical properties of K3 nickel-titanium rotary instruments, *J Endod* 33:982, 2007.

[37] Bardsley S, Peters CI, Peters OA: The effect of three rotational speed settings on torque and apical force with vortex rotary instruments in vitro, *J Endod* 37:860, 2011.

[38] Barthel CR, Zimmer S, West G, Roulet JF: Bacterial leakage in obturated root canals following the use of different intracanal medicaments, *Endod Dent Traumatol* 16:282, 2000.

[39] Basmadjian-Charles CL, Farge P, Bourgeois DM, Lebrun T: Factors influencing the long-term results of endodontic treatment: a review of the literature, *Int Dent J* 52:81, 2002.

[40] Reference deleted in proofs.

[41] Basrani B, Ghanem A, Tjaderhane L: Physical and chemical properties of chlorhexidine and calcium hydroxide-containing medications, *J Endod* 30:413, 2004.

[42] Basrani B, Haapasalo M: Update on endodontic irrigating solutions, *Endod Topics* 27:74, 2012.

[43] Basrani B, Lemonie C: Chlorhexidine gluconate, *Aust Endod J* 31:48, 2005.

[44] Basrani B, Santos JM, Tjäderhane L, et al: Substantive antimicrobial activity in chlorhexidine-treated human root dentin, *Oral Surg Oral Med Oral Pathol Oral Radiol Endod* 94:240, 2002.

[45] Basrani B, Tjaderhane L, Santos JM, et al: Efficacy of chlorhexidine- and calcium hydroxide-containing medicaments against *Enterococcus faecalis* in vitro, *Oral Surg Oral Med Oral Pathol Oral Radiol Endod* 96:618, 2003.

[46] Basrani BR, Manek S, Sodhi RN, et al: Interaction between sodium hypochlorite and chlorhexidine gluconate, *J Endod* 33:966, 2007.

[47] Baugh D, Wallace J: The role of apical instrumentation in root canal treatment: a review of the literature, *J Endod* 31:330, 2005.

[48] Beltz RE, Torabinejad M, Pouresmail M: Quantitative analysis of the solubilizing action of MTAD, sodium hypochlorite, and EDTA on bovine pulp and dentin, *J Endod* 29:334, 2003.

[49] Bergmans L, Moisaidis P, Teughels W, et al: Bactericidal effect of Nd:YAG laser irradiation on some endodontic pathogens ex vivo, *Int Endod J* 39:547, 2006.

[50] Bergmans L, Van Cleynenbreugel J, Beullens M, et al: Smooth flexible versus active tapered shaft design using NiTi rotary instruments, *Int Endod J* 35:820, 2002.

[51] Bergmans L, Van Cleynenbreugel J, Beullens M, et al: Progressive versus constant tapered shaft design using NiTi rotary instruments, *Int Endod J* 36:288, 2003.

[52] Berutti E, Angelini E, Rigolone M, et al: Influence of sodium hypochlorite on fracture properties and corrosion of ProTaper rotary instruments, *Int Endod J* 39:693, 2006.

[53] Berutti E, Cantatore G, Castellucci A, et al: Use of nickel-titanium rotary PathFile to create the glide path: comparison with manual preflaring in simulated root canals, *J Endod* 35:408, 2009.

[54] Best S, Watson P, Pilliar R, et al: Torsional fatigue and endurance limit of a size 30.06 ProFile rotary instrument, *Int Endod J* 37:370, 2004.

[55] Bird DC, Chambers D, Peters OA: Usage parameters of nickel-titanium rotary instruments: a survey of endodontists in the United States, *J Endod* 35:1193, 2009.

[56] Blanken J, De Moor RJ, Meire M, Verdaasdonk R: Laser induced explosive vapor and cavitation resulting in effective irrigation of the root canal. Part 1: a visualization study, *Lasers Surg Med* 41:514, 2009.

[57] Blum JY, Cohen A, Machtou P, Micallef JP: Analysis of forces developed during mechanical preparation of extracted teeth using Profile NiTi rotary instruments, *Int Endod J* 32:24, 1999.

[58] Blum JY, Machtou P, Ruddle C, Micallef JP: Analysis of mechanical preparations in extracted teeth using ProTaper rotary instruments: value of the safety quotient, *J Endod* 29:567, 2003.

[59] Boessler C, Paqué F, Peters OA: The effect of electropolishing on torque and force during simulated root canal preparation with ProTaper shaping files, *J Endod* 35:102, 2009.

[60] Boessler C, Paqué F, Peters OA: Root canal preparation with a novel nickel-titanium instrument evaluated with micro-computed tomography: canal surface preparation over time, *J Endod* 36:1068, 2010.

[61] Boessler C, Peters OA, Zehnder M: Impact of lubricant parameters on rotary instrument torque and force, *J Endod* 33:280, 2007.

[62] Bonaccorso A, Canatatore G, Condorelli GG, et al: Shaping ability of four nickel-titanium rotary instruments in simulated S-shaped canals, *J Endod* 35:883, 2009.

[63] Bonaccorso A, Tripi TR, Rondelli G, et al: Pitting corrosion resistance of nickel-titanium rotary instruments with different surface treatments in seventeen percent ethylenediaminetetraacetic acid and sodium chloride solutions, *J Endod* 34:208, 2008.

[64] Booth JR, Scheetz JP, Lemons JE, Eleazer PD: A comparison of torque required to fracture three different nickel-titanium rotary instruments around curves of the same angle but of different radius when bound at the tip, *J Endod* 29:55, 2003.

[65] Boutsioukis C, Kishen A: Fluid dynamics of syringe-based irrigation to optimise anti-biofilm efficacy in root-canal disinfection, *Roots: Int Mag Endod* 2012:22, 2012.

[66] Boutsioukis C, Lambrianidis T, Kastrinakis E: Irrigant flow within a prepared root canal using various flow rates: a computational fluid dynamics study, *Int Endod J* 42:144, 2009.

[67] Boutsioukis C, Lambrianidis T, Verhaagen B, et al: The effect of needle-insertion depth on the irrigant flow in the root canal: evaluation using an unsteady computational fluid dynamics model, *J Endod* 36:1664, 2010.

[68] Brantley WA, Luebke NH, Luebke FL, Mitchell JC: Performance of engine-driven rotary endodontic instruments with a superimposed bending deflection:

V. Gates Glidden and Peeso drills, *J Endod* 20:241, 1994.

[69] Braun A, Kappes D, Kruse F, Jepsen S: Efficiency of a novel rinsing device for the removal of pulp tissue in vitro, *Int Endod J* 38, 2005.

[70] Briseno Marroquin B, El-Sayed MA, Willershausen-Zönnchen B: Morphology of the physiological foramen: I. Maxillary and mandibular molars, *J Endod* 30:321, 2004.

[71] Briseno Marroquin B, Pistorius A, Willershausen-Zönnchen B: Canal transportation caused by a new instrumentation technique and three standard techniques, *J Endod* 22:406, 1996.

[72] Brunson M, Heilborn C, Johnson DJ, Cohenca N: Effect of apical preparation size and preparation taper on irrigant volume delivered by using negative pressure irrigation system, *J Endod* 36:721, 2010.

[73] Bryant ST, Dummer PMH, Pitoni C, et al: Shaping ability of .04 and .06 taper ProFile rotary nickel-titanium instruments in simulated root canals, *Int Endod J* 32:155, 1999.

[74] Bryant ST, Thompson SA, Al-Omari MA, Dummer PM: Shaping ability of ProFile rotary nickel-titanium instruments with ISO sized tips in simulated root canals: Part 1, *Int Endod J* 31:275, 1998.

[75] Bryant ST, Thompson SA, Al-Omari MA, Dummer PM: Shaping ability of ProFile rotary nickel-titanium instruments with ISO sized tips in simulated root canals: Part 2, *Int Endod J* 31:282, 1998.

[76] Buchanan LS: The standardized-taper root canal preparation: Part 2, GT file selection and safe handpiece-driven file use. *Int Endod J* 34:63, 2001.

[77] Buehler WH, Gilfrich JV, Wiley RC: Effect of low temperature phase changes on the mechanical properties of alloys near composition NiTi, *J Appl Phys* 34:1475, 1963.

[78] Bui T, Mitchell JC, Baumgartner JC: Effect of electropolishing ProFile nickel-titanium rotary instruments on cyclic fatigue resistance, torsional resistance, and cutting efficiency, *J Endod* 34:190, 2008.

[79] Bulem ÜK, Kecici AD, Guldass HE: Experimental evaluation of cyclic fatigue resistance of four different nickel-titanium instruments after immersion in sodium hypochlorite and/or sterilization, *J Appl Oral Sci* 21:505, 2013.

[80] Bürklein S, Hinschitza K, Dammaschke T, Schäfer E: Shaping ability and cleaning effectiveness of two single-file systems in severely curved root canals of extracted teeth: Reciproc and WaveOne versus Mtwo and ProTaper, *Int Endod J* 45:449, 2012.

[81] Bürklein S, Schäfer E: Apically extruded debris with reciprocating single-file and full-sequence rotary instrumentation systems, *J Endod* 38:850, 2012.

[82] Burleson A, Nusstein J, Reader A, Beck M: The in vivo evaluation of hand/rotary/ultrasound instrumentation in necrotic, human mandibular molars, *J Endod* 33:782, 2007.

[83] Burroughs JR, Bergeron BE, Roberts MD, et al: Shaping ability of three nickel-titanium endodontic file systems in simulated S-shaped root canals, *J Endod* 38:1618, 2012.

[84] Busslinger A, Sener B, Barbakow F: Effects of sodium hypochlorite on nickel-titanium Lightspeed instruments, *Int Endod J* 31:290, 1998.

[85] Byström A, Claesson R, Sundqvist G: The antibacterial effect of camphorated paramonochlorophenol, camphorated phenol and calcium hydroxide in the treatment of infected root canals, *Endod Dental Traumatol* 1:170, 1985.

[86] Byström A, Sundqvist G: Bacteriologic evaluation of the effect of 0.5 percent sodium hypochlorite in endodontic therapy, *Oral Surg Oral Med Oral Pathol* 55:307, 1983.

[87] Byström A, Sundqvist G: The antibacterial action of sodium hypochlorite and EDTA in 60 cases of endodontic therapy, *Int Endod J* 18:35, 1985.

[88] Cabral CT, Fernandes MH: In vitro comparison of chlorhexidine and povidone-iodine on the long-term

proliferation and functional activity of human alveolar bone cells, *Clin Oral Invest* 11:155, 2007.

[89] Card SJ, Sigurdsson A, Ørstavik D, Trope M: The effectiveness of increased apical enlargement in reducing intracanal bacteria, *J Endod* 28:779, 2002.

[90] Carrilho MR, Carvalho RM, de Goes MF, et al: Chlorhexidine preserves dentin bond in vitro, *J Dent Res* 86:90, 2007.

[91] Caso A, Hung LK, Beirne OR: Prevention of alveolar osteitis with chlorhexidine: a meta-analytic review, *Oral Surg Oral Med Oral Pathol Oral Radiol Endod* 99:155, 2005.

[92] Casper RB, Roberts HW, Roberts MD, et al: Comparison of autoclaving effects on torsional deformation and fracture resistance of three innovative endodontic file systems, *J Endod* 37:1572, 2011.

[93] Castelo-Baz P, Martín-Biedma B, Cantatore G, et al: In vitro comparison of passive and continuous ultrasonic irrigation in simulated lateral canals of extracted teeth, *J Endod* 38:688, 2012.

[94] Charles TJ, Charles JE: The "balanced force" concept for instrumentation of curved canals revisited, *Int Endod J* 31:166, 1998.

[95] Chen H, Teixeira FB, Ritter AL, et al: The effect of intracanal anti-inflammatory medicaments on external root resorption of replanted dog teeth after extended extra-oral dry time, *Dent Traumatol* 24:74, 2008.

[96] Chen JE, Nurbaksh B, Layton G, et al: Irrigation dynamics associated with positive pressure, apical negative pressure and passive ultrasonic irrigations: a computational fluid dynamics analysis, *Aust Endod J* 40:54, 2014.

[97] Cheung GS: Instrument fractures: mechanisms, removal of fragments, and clinical outcomes, *Endod Topics* 16:1, 2009.

[98] Cheung GS, Darvell BW: Low-cycle fatigue of NiTi rotary instruments of various cross-sectional shapes, *Int Endod J* 40:626, 2007.

[99] Cheung GS, Liu CS: A retrospective study of endodontic treatment outcome between nickel-titanium rotary and stainless steel hand filing techniques, *J Endod* 35, 2009.

[100] Cheung GS, Shen Y, Darvell BW: Does electropolishing improve the low-cycle fatigue behavior of a nickel-titanium rotary instrument in hypochlorite? *J Endod* 33:1217, 2007.

[101] Chow TW: Mechanical effectiveness of root canal irrigation, *J Endod* 9:475, 1983.

[102] Chugal N, Clive JM, Spångberg LSW: Endodontic infection: some biologic and treatment factors associated with outcome, *Oral Surg Oral Med Oral Pathol Oral Radiol Endod* 96:81, 2003.

[103] Chugal NM, Clive JM, Spångberg LS: A prognostic model for assessment of the outcome of endodontic treatment: effect of biologic and diagnostic variables, *Oral Surg Oral Med Oral Pathol Oral Radiol Endod* 91:342, 2001.

[104] Cohenca N: *Disinfection of root canal systems: the treatment of apical periodontitis*, Hoboken, NJ, 2014, Wiley Blackwell.

[105] Coldero LG, McHugh S, MacKenzie D, Saunders WP: Reduction in intracanal bacteria during root canal preparation with and without apical enlargement, *Int Endod J* 35:437, 2002.

[106] *Collins English Dictionary*, ed 11, England, 2003, HarperCollins.

[107] Coluzzi DJ: Fundamentals of dental lasers: science and instruments, *Dent Clin North Am* 48:751, 2004.

[108] Coolidge ED: The diagnosis and treatment of conditions resulting from diseased dental pulps, *J Natl Dent Assoc* 6:337, 1919.

[109] Cunningham CJ, Senia ES: A three-dimensional study of canal curvatures in the mesial roots of mandibular molars, *J Endod* 18:294, 1992.

[110] Custer C: Exact methods for locating the apical foramen, *J Natl Dent Assoc* 5:815, 1918.

[111] Cvek M, Nord CE, Hollender L: Antimicrobial effect of root canal debridement in teeth with immature root: a

clinical and microbiologic study, *Odontol Revy* 27:1, 1976.

[112] D'Amario M, Baldi M, Petricca R, et al: Evaluation of a new nickel-titanium system to create the glide path in root canal preparation of curved canals, *J Endod* 39:1581, 2013.

[113] Dai L, Khechen K, Khan S, et al: The effect of QMix, an experimental antibacterial root canal irrigant, on removal of canal wall smear layer and debris, *J Endod* 37:80, 2011.

[114] Dakin HD: On the use of certain antiseptic substances in the treatment of infected wounds, *Br Med J* 28:318, 1915.

[115] Dammaschke T, Schneider U, Stratmann U, et al: Effect of root canal dressings on the regeneration of inflamed periapical tissue, *Acta Odontol Scand* 63:143, 2005.

[116] Daugherty DW, Gound TG, Comer TL: Comparison of fracture rate, deformation rate, and efficiency between rotary endodontic instruments driven at 150 rpm and 350 rpm, *J Endod* 27:93, 2001.

[117] Davies A: The mode of action of chlorhexidine, *J Periodont Res Suppl* 12:68, 1973.

[118] Davis JM, Maki J, Bahcall JK: An in vitro comparison of the antimicrobial effects of various endodontic medicaments on *Enterococcus faecalis*, *J Endod* 33:567, 2007.

[119] Davis RD, Marshall JG, Baumgartner JC: Effect of early coronal flaring on working length change in curved canals using rotary nickel-titanium versus stainless steel instruments, *J Endod* 28:438, 2002.

[120] de Castro Martins R, Bahia MG, Buono VT, Horizonte B: The effect of sodium hypochlorite on the surface characteristics and fatigue resistance of ProFile nickel-titanium instruments, *Oral Surg Oral Med Oral Pathol Oral Radiol Endod* 102:99, 2006.

[121] de Groot SD, Verhaagen B, Versluis M, et al: Laser-activated irrigation within root canals: cleaning efficacy and flow visualization, *Int Endod J* 42:1077, 2009.

[122] De Moor RJ, Blanken J, Meire M, Verdaasdonk R: Laser induced explosive vapor and cavitation resulting in effective irrigation of the root canal. Part 2: evaluation of the efficacy, *Lasers Surg Med* 41:520, 2009.

[123] De Rossi A, Silva LA, Leonardo MR, et al: Effect of rotary or manual instrumentation, with or without a calcium hydroxide/1% chlorhexidine intracanal dressing, on the healing of experimentally induced chronic periapical lesions, *Oral Surg Oral Med Oral Pathol Oral Radiol Endod* 99:628, 2005.

[124] De-Deus G, Brandão MC, Barino B, et al: Assessment of apically extruded debris produced by the single-file ProTaper F2 technique under reciprocating movement, *Oral Surg Oral Med Oral Pathol Oral Radiol Endod* 110:390, 2010.

[125] De-Deus G, Namen F, Galan J, Zehnder M: Soft chelating irrigation protocol optimizes bonding quality of Resilon/Epiphany root fillings, *J Endod* 34:703, 2008.

[126] DeFiore PM, Genov KA, Komaroff E, et al: Nickel-titanium rotary instrument fracture: a clinical practice assessment, *Int Endod J* 39:700, 2006.

[127] Degerness RA, Bowles WR: Dimension, anatomy and morphology of the mesiobuccal root canal system in maxillary molars, *J Endod* 36:985, 2010.

[128] Delany GM, Patterson SS, Miller CH, Newton CW: The effect of chlorhexidine gluconate irrigation on the root canal flora of freshly extracted necrotic teeth, *Oral Surg Oral Med Oral Pathol* 53:518, 1982.

[129] Denton GW: Chlorhexidine. In Block SS, editor: *Disinfection, sterilization and preservation*, ed 4, Philadelphia, 1991, Lea & Febiger, p 274.

[130] Desai P, Himel V: Comparative safety of various intracanal irrigation systems, *J Endod* 35:545, 2009.

[131] Dietz DB, Di Fiore PM, Bahcall JK, Lautenschlager EP: Effect of rotational speed on the breakage of nickel-titanium rotary files, *J Endod* 26:68, 2000.

[132] DiVito E, Peters OA, Olivi G: Effectiveness of the erbium: YAG laser and new design radial and stripped tips in removing the smear layer after root canal instrumentation, *Lasers Med Sci* 27:273, 2012.

[133] Duerig TW: Some unresolved aspects of nitinol, *Med Sci Eng A* 438-440:69, 2006.

[134] Ebo DG, Stevens WJ, Bridts CH, Matthieu L: Contact allergic dermatitis and life-threatening anaphylaxis to chlorhexidine, *J Allergy Clin Immunol* 101:128, 1998.

[135] Eggert C, Peters O, Barbakow F: Wear of nickel-titanium Lightspeed instruments evaluated by scanning electron microscopy, *J Endod* 25:494, 1999.

[136] ElAyouti A, Weiger R, Lost C: The ability of root ZX apex locator to reduce the frequency of overestimated radiographic working length, *J Endod* 28:116, 2002.

[137] Ellerbruch ES, Murphy RA: Antimicrobial activity of root canal medicament vapors, *J Endod* 3:189, 1977.

[138] Elnaghy AM: Cyclic fatigue resistance of ProTaper Next nickel-titanium rotary files, *Int Endod J* 47:1034, 2014.

[139] Emilson CG, Ericson T, Heyden G, Magnusson BC: Uptake of chlorhexidine to hydroxyapatite, *J Periodont Res Suppl* 12:17, 1973.

[140] Ercan E, Dalli M, Duulgergil CT, Yaman F: Effect of intracanal medication with calcium hydroxide and 1% chlorhexidine in endodontic retreatment cases with periapical lesions: an in vivo study, *J Formos Med Assoc* 106:217, 2007.

[141] Ercan E, Ozekinci T, Atakul F, Gül K: Antibacterial activity of 2% chlorhexidine gluconate and 5.25% sodium hypochlorite in infected root canal: in vivo study, *J Endod* 30:84, 2004.

[142] Estrela C, Estrela CR, Barbin EL, et al: Mechanism of action of sodium hypochlorite, *Braz Dent J* 13:113, 2002.

[143] Estrela C, Estrela CR, Decurcio DA, et al: Antimicrobial efficacy of ozonated water, gaseous ozone, sodium hypochlorite and chlorhexidine in infected human root canals, *Int Endod J* 40:85, 2007.

[144] Eun HC, Lee AY, Lee YS: Sodium hypochlorite dermatitis, *Contact Dermatitis* 11:45, 1984.

[145] Evans MD, Baumgartner JC, Khemaleelakul SU, Xia T: Efficacy of calcium hydroxide: chlorhexidine paste as an intracanal medication in bovine dentin, *J Endod* 29:338, 2003.

[146] Fairbourn DR, McWalter GM, Montgomery S: The effect of four preparation techniques on the amount of apically extruded debris, *J Endod* 13:102, 1987.

[147] Falk KW, Sedgley CM: The influence of preparation size on the mechanical efficacy of root canal irrigation in vitro, *J Endod* 31:742, 2005.

[148] Fardal O, Turnbull RS: A review of the literature on use of chlorhexidine in dentistry, *J Am Dent Assoc* 112:863, 1986.

[149] Faria G, Celes MR, De Rossi A, et al: Evaluation of chlorhexidine toxicity injected in the paw of mice and added to cultured l929 fibroblasts, *J Endod* 33:715, 2007.

[150] Fava LR: The double-flared technique: an alternative for biomechanical preparation, *J Endod* 9:76, 1983.

[151] Fidler A: Kinematics of 2 reciprocating endodontic motors: the difference between actual and set values, *J Endod* 40:990, 2014.

[152] Fouad AF, Hopson JR, Martins JB, et al: Effects of electronic dental instruments on patients with cardiac pacemakers, *J Endod* 16:188, 1990.

[153] Fouad AF, Krell KV, McKendry DJ, et al: Clinical evaluation of five electronic root canal length measuring instruments, *J Endod* 16:446, 1990.

[154] Frais S, Ng YL, Gulabivala K: Some factors affecting the concentration of available chlorine in commercial sources of sodium hypochlorite, *Int Endod J* 34:206, 2001.

[155] Frank AL: Therapy for the divergent pulpless tooth by continued apical formation, *J Am Dent Assoc* 72:87, 1966.

[156] Friedman S: Management of post-treatment endodontic disease: a current concept of case selection, *Aust Endod J* 26:104, 2000.

[157] Friedman S: Prognosis of initial endodontic therapy, *Endod Topics* 2:59, 2002.

[158] Friedman S, Abitbol T, Lawrence HP: Treatment outcome in endodontics: the Toronto study. Phase 1:

Initial treatment, *J Endod* 29:787, 2003.

[159] Gabel WP, Hoen M, Steiman HR, et al: Effect of rotational speed on nickel-titanium file distortion, *J Endod* 25:752, 1999.

[160] Gambarini G: Rationale for the use of low-torque endodontic motors in root canal instrumentation, *Endod Dental Traumatol* 16:95, 2000.

[161] Gambarini G: Cyclic fatigue of nickel-titanium rotary instruments after clinical use with low- and high-torque endodontic motors, *J Endod* 27:772, 2001.

[162] Gambarini G, Gerosa R, De Luca M, et al: Mechanical properties of a new and improved nickel-titanium alloy for endodontic use: an evaluation of file flexibility, *Oral Surg Oral Med Oral Pathol Oral Radiol Endod* 105:798, 2008.

[163] Gambarini G, Grande NM, Plotino G, et al: Fatigue resistance of engine-driven rotary nickel-titanium instruments produced by new manufacturing methods, *J Endod* 34:1003, 2008.

[164] Garala M, Kuttler S, Hardigan P, et al: A comparison of the minimum canal wall thickness remaining following preparation using two nickel-titanium rotary systems, *Int Endod J* 36:636, 2003.

[165] Garofalo RR, Ede EN, Dorn SO, Kuttler S: Effect of electronic apex locators on cardiac pacemaker function, *J Endod* 28:831, 2002.

[166] Garvey LH, Roed-Petersen J, Husum B: Anaphylactic reactions in anaesthetised patients: four cases of chlorhexidine allergy, *Acta Anaesthesiol Scand* 45:1290, 2001.

[167] Gatewood RS, Himel VT, Dorn SO: Treatment of the endodontic emergency: a decade later, *J Endod* 16:284, 1990.

[168] George R, Meyers IA, Walsh LJ: Laser activation of endodontic irrigants with improved conical laser fiber tips for removing smear layer in the apical third of the root canal, *J Endod* 34:1524, 2008.

[169] Ghori S, Gulabivala K, Premdas C, Spratt DA: Evaluation of the antimicrobial efficacy of electrochemically activated water on selected isolates from the root canal, *Int Endod J* 85, 2002.

[170] Giardino L, Ambu E, Savoldi E, et al: Comparative evaluation of antimicrobial efficacy of sodium hypochlorite, MTAD, and Tetraclean against Enterococcus faecalis biofilm, *J Endod* 33:852, 2007.

[171] Glosson CR, Haller RH, Dove B, del Rio CE: A comparison of root canal preparations using Ni-Ti hand, Ni-Ti engine-driven, and K-Flex endodontic instruments, *J Endod* 21:146, 1995.

[172] Gluskin A, Peters CI, Peters OA: Minimally invasive endodontics: challenging prevailing paradigms, *Br Dent J* 216:347, 2014.

[173] Gluskin AH, Brown DC, Buchanan LS: A reconstructed computerized tomographic comparison of Ni-Ti rotary GT files versus traditional instruments in canals shaped by novice operators, *Int Endod J* 34:476, 2001.

[174] Goerig AC, Michelich RJ, Schultz HH: Instrumentation of root canals in molar using the step-down technique, *J Endod* 8:550, 1982.

[175] Goldberg F, De Silvio AC, Manfre S, Nastri N: In vitro measurement accuracy of an electronic apex locator in teeth with simulated apical root resorption, *J Endod* 28:461, 2002.

[176] Goldman M, Kronman JH, Goldman LB, et al: New method of irrigation during endodontic treatment, *J Endod* 2:257, 1976.

[177] Gomes BP, Ferraz CC, Vianna ME, et al: In vitro antimicrobial activity of several concentrations of sodium hypochlorite and chlorhexidine gluconate in the elimination of Enterococcus faecalis, *Int Endod J* 34:424, 2001.

[178] Gomes BP, Sato E, Ferraz CC, et al: Evaluation of time required for recontamination of coronally sealed canals medicated with calcium hydroxide and chlorhexidine, *Int Endod J* 36:604, 2003.

[179] Gonzalez-Rodriguez MP, Ferrer-Luque CM: A comparison of Profile, Hero 642, and K3 instrumentation systems in teeth using digital imaging analysis, *Oral Surg Oral Med Oral Pathol Oral Radiol Endod* 97:112, 2004.

[180] Goodman A, Reader A, Beck M, et al: An in vitro comparison of the efficacy of the step-back technique versus a step-back/ultrasonic technique in human mandibular molars, *J Endod* 11:249, 1985.

[181] Grande NM, Plotino G, Butti A, et al: Modern endodontic NiTi systems: morphological and technical characteristics. Part I: "new generation" Ni-Ti systems, *Endod Ther* 5:11, 2005.

[182] Grande NM, Plotino G, Pecci R, et al: Cyclic fatigue resistance and three-dimensional analysis of instruments from two nickel-titanium systems, *Int Endod J* 39:755, 2006.

[183] Grawehr M, Sener B, Waltimo T, Zehnder M: Interactions of ethylenediamine tetraacetic acid with sodium hypochlorite in aqueous solutions, *Int Endod J* 36:411, 2003.

[184] Greenstein G, Berman C, Jaffin R: Chlorhexidine: an adjunct to periodontal therapy, *J Periodontol* 57:370, 1986.

[185] Grossman L, Meiman B: Solution of pulp tissue by chemical agent, *J Am Dent Assoc* 28:223, 1941.

[186] Gu LS, Kim JR, Ling J, et al: Review of contemporary irrigant agitation techniques and devices, *J Endod* 35:791, 2009.

[187] Guelzow A, Stamm O, Martus P, Kielbassa AM: Comparative study of six rotary nickel-titanium systems and hand instrumentation for root canal preparation, *Int Endod J* 38:743, 2005.

[188] Gulabivala K: *personal communication*, 2009.

[189] Gulabivala K, Ng Y-L, Gilbertson M, Eames I: The fluid mechanics of root canal irrigation, *Physiol Meas* 31:R49, 2010.

[190] Gulabivala K, Patel B, Evans G, Ng Y-L: Effects of mechanical and chemical procedures on root canal surfaces, *Endod Topics* 10:103, 2005.

[191] Gulabivala K, Stock CJ, Lewsey JD, et al: Effectiveness of electrochemically activated water as an irrigant in an infected tooth model, *Int Endod J* 37:624, 2004.

[192] Gutmann JL, Gao Y: Alteration in the inherent metallic and surface properties of nickel-titanium root canal instruments to enhance performance, durability and safety: a focused review, *Int Endod J* 45:113, 2011.

[193] Haapasalo HK, Sirén EK, Waltimo TMT, et al: Inactivation of local root canal medicaments by dentine: an in vitro study, *Int Endod J* 22:126, 2000.

[194] Haapasalo M, inventor: The University Of British Columbia, assignee. Composition and method for irrigation of a prepared dental root canal. USA, 2008.

[195] Haapasalo M, Shen Y, Qian W, Gao Y: Irrigation in endodontics, *Dent Clin North Am* 54:291, 2010.

[196] Haapasalo M, Udnaes T, Endal U: Persistent, recurrent, and acquired infection of the root canal system post-treatment, *Endod Topics* 6:29, 2003.

[197] Haapasalo M, Wang Z, Shen Y, et al: Tissue dissolution by a novel multisonic ultracleaning system and sodium hypochlorite, *J Endod* 40:1178, 2014.

[198] Habets JM, Geursen-Reitsma AM, Stolz E, van Joost T: Sensitization to sodium hypochlorite causing hand dermatitis, *Contact Dermatitis* 15:140, 1986.

[199] Haenni S, Schmidlin PR, Müller B, et al: Chemical and antimicrobial properties of calcium hydroxide mixed with irrigating solutions, *Int Endod J* 36:100, 2003.

[200] Haikel Y, Gasser P, Allemann C: Dynamic fracture of hybrid endodontic hand instruments compared with traditional files, *J Endod* 17:217, 1991.

[201] Haikel Y, Serfaty R, Bateman G, et al: Dynamic and cyclic fatigue of engine-driven rotary nickel-titanium endodontic instruments, *J Endod* 25:434, 1999.

[202] Haikel Y, Serfaty R, Wilson P, et al: Mechanical properties of nickel-titanium endodontic instruments and the effect of sodium hypochlorite treatment, *J Endod* 24:731, 1998.

[203] Hamblin MR, Hasan T: Photodynamic therapy: a new antimicrobial approach to infectious disease? *Photochem Photobiol Sci* 3:436, 2004.

[204] Hand RE, Smith ML, Harrison JW: Analysis of the effect of dilution on the necrotic tissue dissolution property of sodium hypochlorite, *J Endod* 4:60, 1978.

[205] Hargreaves KM: *Cohen's pathways of the pulp expert consult*, St. Louis, 2010, Mosby.

[206] Hasselgren G: Where shall the root filling end? *NY St Dent J* 60:34, 1994.

[207] Hasselgren G, Olsson B, Cvek M: Effects of calcium hydroxide and sodium hypochlorite on the dissolution of necrotic porcine muscle tissue, *J Endod* 14:125, 1988.

[208] Hata G, Hayami S, Weine FS, Toda T: Effectiveness of oxidative potential water as a root canal irrigant, *Int Endod J* 34:308, 2001.

[209] Hayashi Y, Yoneyama T, Yahata Y, et al: Phase transformation behaviour and bending properties of hybrid nickel-titanium rotary endodontic instruments, *Int Endod J* 40:247, 2007.

[210] Haznedaroglu F, Ersev H: Tetracycline HCl solution as a root canal irrigant, *J Endod* 27:738, 2001.

[211] Heard F, Walton RE: Scanning electron microscope study comparing four root canal preparation techniques in small curved canals, *Int Endod J* 30:323, 1997.

[212] Heling I, Chandler NP: Antimicrobial effect of irrigant combinations within dentinal tubules, *Int Endod J* 31:8, 1998.

[213] Hems RS, Gulabivala K, Ng YL, et al: An in vitro evaluation of the ability of ozone to kill a strain of *Enterococcus faecalis, Int Endod J* 38:22, 2005.

[214] Hennessey TS: Some antibacterial properties of chlorhexidine, *J Periodont Res Suppl* 12:61, 1973.

[215] Hermann B: *Calciumhydroxyd als Mittel zum Behandeln und Füllen von Zahnwurzelkanälen*, Germany, 1920, University of Würzburg.

[216] Hermann BW: Dentin obliteration der wurzelkanäle nach behandlung mit calcium, *Zahnärtzl Rundschau* 888, 1930.

[217] Herold KS, Johnson BR, Wenckus CS: A scanning electron microscopy evaluation of microfractures, deformation and separation in EndoSequence and Profile nickel-titanium rotary files using an extracted molar tooth model, *J Endod* 33:712, 2007.

[218] Hess W: Formation of root canals in human teeth, *J Natl Dent Assoc* 3:704, 1921.

[219] Hidalgo E, Dominguez C: Mechanisms underlying chlorhexidine-induced cytotoxicity, *Toxicol In Vitro* 15:271, 2001.

[220] Hilfer PB, Bergeron BE, Mayerchak MJ, et al: Multiple autoclave cycle effects on cyclic fatigue of nickel-titanium rotary files produced by new manufacturing methods, *J Endod* 37:72, 2011.

[221] Hilt BR, Cunningham CJ, Shen C, Richards N: Torsional properties of stainless-steel and nickel-titanium files after multiple autoclave sterilizations, *J Endod* 26:76, 2000.

[222] Hjeljord LG, Rolla G, Bonesvoll P: Chlorhexidine-protein interactions, *J Periodont Res Suppl* 12:11, 1973.

[223] Horiba N, Hiratsuka K, Onoe T, et al: Bactericidal effect of electrolyzed neutral water on bacteria isolated from infected root canals, *Oral Surg Oral Med Oral Pathol Oral Radiol Endod* 87:83, 1999.

[224] Hsieh YD, Gau CH, Kung Wu SF, et al: Dynamic recording of irrigating fluid distribution in root canals using thermal image analysis, *Int Endod J* 40:11, 2007.

[225] Huang TY, Gulabivala K, Ng YL: A bio-molecular film ex-vivo model to evaluate the influence of canal dimensions and irrigation variables on the efficacy of irrigation, *Int Endod J* 41:60, 2008.

[226] Hübscher W, Barbakow F, Peters OA: Root canal preparation with FlexMaster: asessment of torque and force in relation to canal anatomy, *Int Endod J* 36:883, 2003.

[227] Hübscher W, Barbakow F, Peters OA: Root canal preparation with FlexMaster: canal shapes analysed by micro-computed tomography, *Int Endod J* 36:740, 2003.

[228] Hugo WB, Longworth AR: Some aspects of the mode of action of chlorhexidine, *J Pharmacol* 16:655, 1964.

[229] Hugo WB, Longworth AR: The effect of chlorhexidine on

the electrophoretic mobility, cytoplasmic constituents, dehydrogenase activity and cell walls of *Escherichia coli* and *Staphylococcus aureus*, *J Pharm Pharmacol* 18:569, 1966.

[230] Hülsmann M, Gressmann G, Schäfers F: A comparative study of root canal preparation using FlexMaster and HERO 642 rotary Ni-Ti instruments, *Int Endod J* 36:358, 2003.

[231] Hülsmann M, Hahn W: Complications during root canal irrigation–literature review and case reports, *Int Endod J* 33:186, 2000.

[232] Hülsmann M, Heckendorff M, Lennon A: Chelating agents in root canal treatment: mode of action and indications for their use, *Int Endod J* 36:810, 2003.

[233] Hülsmann M, Peters OA, Dummer PMH: Mechanical preparation of root canals: shaping goals, techniques and means, *Endod Topics* 10:30, 2005.

[234] Hülsmann M, Pieper K: Use of an electronic apex locator in the treatment of teeth with incomplete root formation, *Endod Dent Traumatol* 5:238, 1989.

[235] Hülsmann M, Rödig T, Nordmeyer S: Complications during root canal irrigation, *Endod Topics* 16:27, 2007.

[236] Hülsmann M, Schade M, Schäfers F: A comparative study of root canal preparation with HERO 642 and Quantec SC rotary Ni-Ti instruments, *Int Endod J* 34:538, 2001.

[237] Ichikawa K, Nakamura HK, Ogawa N, et al: R&D of long-term life support system by using electrochemically activated biofilm reactor of aquatic animals for space examinations, *Biol Sci Space* 13:348, 1999.

[238] Ingle JI: A standardized endodontic technique using newly development instruments and filling materials, *Oral Surg Oral Med Oral Pathol* 14:83, 1961.

[239] International Organization for Standardization: Dental root-canal instruments. Part 1: Files, reamers, barbed broaches, rasps, paste carriers, explorers and cotton broaches, Geneva, 1992.

[240] Iqbal MK, Banfield B, Lavorini A, Bachstein B: A comparison of LightSpeed LS1 and LightSpeed LSX root canal instruments in apical transportation and length control in simulated root canals, *J Endod* 33:268, 2007.

[241] Iqbal MK, Floratos S, Hsu YK, Karabucak B: An in vitro comparison of Profile GT and GTX nickel-titanium rotary instruments in apical transportation and length control in mandibular molar, *J Endod* 36:302, 2010.

[242] Isom TL, Marshall JG, Baumgartner JC: Evaluation of root thickness in curved canals after flaring, *J Endod* 21:368, 1995.

[243] Izu KH, Thomas SJ, Zhang P, et al: Effectiveness of sodium hypochlorite in preventing inoculation of periapical tissue with contaminated patency files, *J Endod* 30:92, 2004.

[244] Javaheri HH, Javaheri GH: A comparison of three Ni-Ti rotary instruments in apical transportation, *J Endod* 33:284, 2007.

[245] Jeansonne MJ, White RR: A comparison of 2.0% chlorhexidine gluconate and 5.25% sodium hypochlorite as antimicrobial endodontic irrigants, *J Endod* 20:276, 1994.

[246] Jensen SA, Walker TL, Hutter JW, Nicoll BK: Comparison of the cleaning efficacy of passive sonic activation and passive ultrasonic activation after hand instrumentation in molar root canals, *J Endod* 25:735, 1999.

[247] Jiang LM, Lak B, Eijsvogels LM, et al: Comparison of the cleaning efficacy of different final irrigation techniques, *J Endod* 38:838, 2012.

[248] Johal S, Baumgartner JC, Marshall FJ: Comparison of the antimicrobial efficacy of 1.3% NaClO/BioPure MTAD to 5.25% NaClO/15% EDTA for root canal irrigation, *J Endod* 33:48, 2007.

[249] Johnson E, Lloyd A, Kuttler S, Namerow K: Comparison between a novel nickel-titanium alloy and 508 nitinol on the cyclic fatigue life of ProFile 25/.04 rotary instruments, *J Endod* 34:1406, 2008.

[250] Jou YT, Karabucak B, Levin J, Liu D: Endodontic working width: current concepts and techniques, *Dent Clin North Am* 48:323, 2004.

[251] Jungbluth H, Peters C, Peters O, et al: Physicochemical and pulp tissue dissolution properties of some household bleach brands compared with a dental sodium hypochlorite solution, *J Endod* 38:372, 2012.

[252] Karagöz-Küçükay I, Ersev H, Engin-Akkoca E, et al: Effect of rotational speed on root canal preparation with Hero 642 rotary Ni-Ti instruments, *J Endod* 29:447, 2003.

[253] Keate KC, Wong M: Comparison of endodontic file tip quality, *J Endod* 16:486, 1990.

[254] Kell T, Arzarpazhooh A, Peters OA, et al: Torsional profiles of new and used 20/.06 GT series X and GT rotary endodontic instruments, *J Endod* 35:1278, 2009.

[255] Kerekes K, Tronstad L: Morphometric observations on root canals of human anterior teeth, *J Endod* 3:24, 1977.

[256] Kerekes K, Tronstad L: Morphometric observations on the root canals of human molars, *J Endod* 3:114, 1977.

[257] Kerekes K, Tronstad L: Morphometric observations on root canals of human premolars, *J Endod* 3:74, 1977.

[258] Kho P, Baumgardner JC: A comparison of the antimicrobial efficacy of NaClO/Biopure MTAD versus NaClO/EDTA against Enterococcus faecalis, *J Endod* 32:652, 2006.

[259] Kishen A: Advanced therapeutic options for endodontic biofilms, *Endod Topics* 22:99, 2012.

[260] Kishor N: Oral tissue complications during endodontic irrigation-a literature review, *NY St Dent J* 79, 2013.

[261] Klotz MD, Gerstein H, Bahn AN: Bacteremia after topical use of prednisolone in infected pulps, *J Am Dent Assoc* 71:871, 1965.

[262] Knowles KI, Hammond NB, Biggs SG, Ibarrola JL: Incidence of instrument separation using LightSpeed rotary instruments, *J Endod* 32:14, 2006.

[263] Kobayashi C, Suda H: New electronic canal measuring device based on the ratio method, *J Endod* 20:111, 1994.

[264] Koch KA, Brave DG: Real World Endo Sequence file, *Dent Clin North Am* 48:159, 2004.

[265] Komorowski R, Grad H, Wu XY, Friedman S: Antimicrobial substantivity of chlorhexidine-treated bovine root dentin, *J Endod* 26:315, 2000.

[266] Kramkowski TR, Bahcall J: An in vitro comparison of torsional stress and cyclic fatigue resistance of ProFile GT and ProFile GT Series X rotary nickel-titanium files, *J Endod* 35:404, 2009.

[267] Krause TA, Liewehr FR, Hahn CL: The antimicrobial effect of MTAD, sodium hypochlorite, doxycycline, and citric acid on *Enterococcus faecalis*, *J Endod* 33:28, 2007.

[268] Krautheim AB, Jermann TH, Bircher AJ: Chlorhexidine anaphylaxis: case report and review of the literature, *Contact Dermatitis* 50:113, 2004.

[269] Krell KV, Johnson RJ: Irrigation patterns of ultrasonic endodontic files. Part II. Diamond coated files, *J Endod* 14:535, 1988.

[270] Krishan NR, Paque F, Ossareh A, et al: Impacts of conservative endodontic cavity on root canal instrumentation efficacy and resistance to fracture assessed in incisors, premolars, and molars, *J Endod* 40:8, 1160-1166, 2014.

[271] Krupp JD, Brantley WA, Gerstein H: An investigation of the torsional and bending properties of seven brands of endodontic files, *J Endod* 10:372, 1984.

[272] Kuhn G, Jordan L: Fatigue and mechanical properties of nickel-titanium endodontic instruments, *J Endod* 28:716, 2002.

[273] Kuruvilla JR, Kamath MP: Antimicrobial activity of 2.5% sodium hypochlorite and 0.2% chlorhexidine gluconate separately and combined, as endodontic irrigants, *J Endod* 24:472, 1998.

[274] Kuyk JK, Walton RE: Comparison of the radiographic appearance of root canal size to its actual diameter, *J Endod* 16:528, 1990.

[275] Kyomen SM, Caputo AA, White SN: Critical analysis of the balanced force technique in endodontics, *J Endod* 20:332, 1994.

[276] Lambrianidis T, Margelos J, Beltes P: Removal efficiency of calcium hydroxide dressing from the root canal, *J Endod* 25:85, 1999.

[277] Larsen CM, Watanabe I, Glickman GN, He J: Cyclic fatigue analysis of a new generation of nickel titanium rotary instruments, *J Endod* 35:401, 2009.

[278] Lautenschlager EP, Jacobs JJ, Marshall GW Jr, Heuer MA: Brittle and ductile torsional failures of endodontic instruments, *J Endod* 3:175, 1977.

[279] Law A: Considerations for regeneration procedures, *J Endod* 39:S44, 2013.

[280] Leeb J: Canal orifice enlargement as related to biomechanical preparation, *J Endod* 9:463, 1983.

[281] Lenet BJ, Komorowski R, Wu XY, et al: Antimicrobial substantivity of bovine root dentin exposed to different chlorhexidine delivery vehicles, *J Endod* 26:652, 2000.

[282] Leonardo MR, Tanomaru Filho M, Silva LA, et al: In vivo antimicrobial activity of 2% chlorhexidine used as a root canal irrigating solution, *J Endod* 25:167, 1999.

[283] Leseberg DA, Montgomery S: The effects of Canal Master, Flex-R, and K-Flex instrumentation on root canal configuration, *J Endod* 17:59, 1991.

[284] Lewis BB, Chestner SB: Formaldehyde in dentistry: a review of mutagenic and carcinogenic potential, *J Am Dent Assoc* 103:429, 1981.

[285] Li UM, Lee BS, Shih CT, et al: Cyclic fatigue of endodontic nickel titanium rotary instruments: static and dynamic tests, *J Endod* 28:448, 2002.

[286] Liang YH, Jiang LM, Jiang L, et al: Radiographic healing after a root canal treatment performed in single-rooted teeth with and without ultrasonic activation of the irrigant: a randomized controlled trial, *J Endod* 39:1218, 2013.

[287] Lim SS, Stock CJ: The risk of perforation in the curved canal: anticurvature filing compared with the stepback technique, *Int Endod J* 20:33, 1987.

[288] Lima KC, Fava LR, Siqueira JF Jr: Susceptibilities of Enterococcus faecalis biofilms to some antimicrobial medications, *J Endod* 27:616, 2001.

[289] Lin J, Shen Y, Haapasalo M: A comparative study of biofilm removal with hand, rotary nickel-titanium, and self-adjusting file instrumentation using a novel in vitro biofilm model, *J Endod* 39:658, 2013.

[290] Lin LM, Rosenberg PA, Lin J: Do procedural errors cause endodontic treatment failure? *J Am Dent Assoc* 136:187, 2005.

[291] Lin S, Zuckerman O, Weiss EI, et al: Antibacterial efficacy of a new chlorhexidine slow release device to disinfect dentinal tubules, *J Endod* 29:416, 2003.

[292] Lindskog S, Pierce AM, Blomlof L: Chlorhexidine as a root canal medicament for treating inflammatory lesions in the periodontal space, *Endod Dent Traumatol* 14:186, 1998.

[293] Linsuwanont P, Parashos P, Messer HH: Cleaning of rotary nickel-titanium endodontic instruments, *Int Endod J* 37:19, 2004.

[294] Loe H: Does chlorhexidine have a place in the prophylaxis of dental diseases? *J Periodont Res Suppl* 12:93, 1973.

[295] Loe H, Schiott CR: The effect of mouthrinses and topical application of chlorhexidine on the development of dental plaque and gingivitis in man, *J Periodont Res* 5:79, 1970.

[296] Lohbaur U, Dahl U, Dasch W, Petschelt A: Calcium release and pH of gutta-percha points containing calcium hydroxide, *J Dent Res* 272, 2001.

[297] Loshon CA, Melly E, Setlow B, Setlow P: Analysis of the killing of spores of Bacillus subtilis by a new disinfectant, Sterilox, *J Appl Microbiol* 91:1051, 2001.

[298] Loushine RJ, Weller RN, Hartwell GR: Stereomicroscopic evaluation of canal shape following hand, sonic, and ultrasonic instrumentation, *J Endod* 15:417, 1989.

[299] Luebke NH, Brantley WA, Sabri ZI, Luebke JH: Physical dimensons, torsional performance and metallurgical properties of rotary endodontic instruments. III. Peeso drills, *J Endod* 18:13, 1992.

[300] Lui JN, Kuah HG, Chen NN: Effect of EDTA with and

[301] Lumley PJ, Walmsley AD: Effect of precurving on the performance of endosonic K files, *J Endod* 18:232, 1992.

[302] Lumley PJ, Walmsley AD, Walton RE, Rippin JW: Cleaning of oval canals using ultrasonic or sonic instrumentation, *J Endod* 19:453, 1993.

[303] Lussi A, Messerli L, Hotz P, Grosrey J: A new non-instrumental technique for cleaning and filling root canals, *Int Endod J* 28:1, 1995.

[304] Lussi A, Nussbacher U, Grosrey J: A novel noninstrumented technique for cleansing the root canal system, *J Endod* 19:549, 1993.

[305] Lussi A, Portmann P, Nussbacher U, et al: Comparison of two devices for root canal cleansing by the noninstrumentation technology, *J Endod* 25:9, 1999.

[306] Ma JZ, Shen Y, Al-Ashaw AJ, et al: Micro-computed tomography evaluation of the removal of calcium hydroxide medicament from C-shaped root canals of mandibular second molars, *Int Endod J* in press, 2014.

[307] Macedo R, Verhaagen B, Rivas DF, et al: Cavitation measurement during sonic and ultrasonic activated irrigation, *J Endod* 40:580, 2014.

[308] Magnusson B, Heyden G: Autoradiographic studies of 14C-chlorhexidine given orally in mice, *J Periodont Res Suppl* 12:49, 1973.

[309] Malkhassian G: Antibacterial effectiveness of a final rinse with MTAD and intracanal medication with 2% chlorhexidine gel in teeth with apical periodontitis: University of Toronto, Canada, 2007.

[310] Malkhassian G, Manzur AJ, Legner M, et al: Antibacterial efficacy of MTAD final rinse and two percent chlorhexidine gel medication in teeth with apical periodontitis: a randomized double-blinded clinical trial, *J Endod* 35:1483, 2009.

[311] Manzur A, González AM, Pozos A, et al: Bacterial quantification in teeth with apical periodontitis related to instrumentation and different intracanal medications: a randomized clinical trial, *J Endod* 33:114, 2007.

[312] Marais JT, Brozel VS: Electro-chemically activated water in dental unit water lines, *Br Dent J* 187:154, 1999.

[313] Marais JT, Williams WP: Antimicrobial effectiveness of electro-chemically activated water as an endodontic irrigation solution, *Int Endod J* 34:237, 2001.

[314] Marending M, Lutz F, Barbakow F: Scanning electron microscope appearances of Lightspeed instruments used clinically: a pilot study. *Int Endod J* 31:57, 1998.

[315] Margelos J, Eliades G, Verdelis C, Palaghias G. Interaction of calcium hydroxide with zinc oxide-eugenol type sealers: a potential clinical problem, *J Endod* 23:43, 1997.

[316] Margolis HC, Moreno EC, Murphy BJ: Importance of high pKA acids in cariogenic potential of plaque, *J Dent Res* 64:786, 1985.

[317] Marshall FJ, Pappin JB: *A crown-down pressureless preparation root canal enlargement technique*, Technique Manual, Portland, OR, 1980, Oregon Health Sciences University.

[318] Marsicovetere ES, Burgess JO, Clement DJ, del Rio CE: Torsional testing of the Lightspeed nickel-titanium instrument system, *J Endod* 22:681, 1996.

[319] Mayeda DL, Simon JH, Aimar DF, Finley K: In vivo measurement accuracy in vital and necrotic canals with the Endex apex locator, *J Endod* 19:545, 1993.

[320] Mayer BE, Peters OA, Barbakow F: Effects of rotary instruments and ultrasonic irrigation on debris and smear layer scores: a scanning electron microscopic study, *Int Endod J* 35:582, 2002.

[321] McCann JT, Keller DL, LaBounty GL: Remaining dentin/cementum thickness after hand or ultrasonic instrumentation, *J Endod* 16:109, 1990.

[322] McGill S, Gulabivala K, Mordan N, Ng YL: The efficacy of dynamic irrigation using a commercially available system (RinsEndo) determined by removal of a collagen "bio-molecular film" from an ex vivo model, *Int Endod J* 41:602, 2008.

[323] McGurkin-Smith R, Trope M, Caplan D, Sigurdsson A:

Reduction of intracanal bacteria using GT rotary instrumentation, 5.25% NaClO, EDTA, and Ca(OH)2, *J Endod* 31:359, 2005.

[324] McRay B, Cox TC, Cohenca N, et al: A micro-computed tomography-based comparison of the canal transportation and centering ability of ProTaper Universal rotary and WaveOne reciprocating files, *Quintessence Int* 45:101, 2014.

[325] Merrett SJ, Bryant ST, Dummer PM: Comparison of the shaping ability of RaCe and FlexMaster rotary nickel-titanium systems in simulated canals, *J Endod* 32:960, 2006.

[326] Messer HH, Feigal RJ: A comparison of the antibacterial and cytotoxic effects of parachlorophenol, *J Dent Res* 64:818, 1985.

[327] Metzger Z, Teperovich E, Zary R, et al: The Self-adjusting File (SAF). Part 1: respecting the root canal anatomy—a new concept of endodontic files and its implementation, *J Endod* 36:679, 2010.

[328] Mickel AK, Chogle S, Liddle J, et al: The role of apical size determination and enlargement in the reduction of intracanal bacteria, *J Endod* 33:21, 2007.

[329] Miyai K, Ebihara A, Hayashi Y, et al: Influence of phase transformation on the torsional and bending properties of nickel-titanium rotary endodontic instruments, *Int Endod J* 39:119, 2006.

[330] Mize SB, Clement DJ, Pruett JP, Carnes DL Jr: Effect of sterilization on cyclic fatigue of rotary nickel-titanium endodontic instruments, *J Endod* 24:843, 1998.

[331] Mizutani T, Ohno N, Nakamura H: Anatomical study of the root apex in the maxillary anterior teeth, *J Endod* 18:344, 1992.

[332] Mohammadi Z: Sodium hypochlorite in endodontics: an update review, *Int Dent J* 58:329, 2008.

[333] Mohammadi Z, Abbott PV: The properties and applications of chlorhexidine in endodontics, *Int Endod J* 42:288, 2009.

[334] Möller AJ: Microbiological examination of root canals and periapical tissues of human teeth. Methodological studies, *Odont Tids* 74(suppl):1, 1966.

[335] Möller AJ, Fabricius L, Dahlén G, et al: Influence on periapical tissues of indigenous oral bacteria and necrotic pulp tissue in monkeys, *Scan J Dent Res* 89:475, 1981.

[336] Moorer WR, Wesselink PR: Factors promoting the tissue dissolving capability of sodium hypochlorite, *Int Endod J* 15:187, 1982.

[337] Morgental RD, Singh A, Sappal H, et al: Dentin inhibits the antibacterial effect of new and conventional endodontic irrigants, *J Endod* 39, 2013.

[338] Morgental RD, Vier-Pelisser FV, Kopper PMP, et al: Cutting efficiency of conventional and martensitic nickel-titanium instruments for coronal flaring, *J Endod* 39:1634, 2013.

[339] Mullaney TP: Instrumentation of finely curved canals, *Dent Clin North Am* 23:575, 1979.

[340] Müller P, Guggenheim B, Schmidlin PR: Efficacy of gasiform ozone and photodynamic therapy on a multispecies oral biofilm in vitro, *Eur J Oral Sci* 115:77, 2007.

[341] Nagayoshi M, Kitamura C, Fukuizumi T, et al: Antimicrobial effect of ozonated water on bacteria invading dentinal tubules, *J Endod* 30:778, 2004.

[342] Nair PN: On the causes of persistent apical periodontitis: a review. *Int Endod J* 39:249, 2006.

[343] Nair PN, Sjögren U, Krey G, et al: Intraradicular bacteria and fungi in root-filled, asymptomatic human teeth with therapy-resistant periapical lesions: a long-term light and electron microscopic follow-up study, *J Endod* 16:580, 1990.

[344] Nakagawa RK, Alves JL, Buono VT, Bahia MGA: Flexibility and torsional behaviour of rotary nickel-titanium PathFile, RaCe ISO 10, Scout RaCe and stainless steel K-File hand instruments, *Int Endod J* 47:290, 2014.

[345] Ng YL, Mann V, Gulabivala K: A prospective study of the factors affecting outcomes of nonsurgical root canal treatment: part 1: periapical health, *Int Endod J* 44:583,

2011.

[346] Ng YL, Mann V, Gulabivala K: A prospective study of the factors affecting outcomes of non-surgical root canal treatment: part 2: tooth survival, *Int Endod J* 44:610, 2011.

[347] Nguy D, Sedgley C: The influence of canal curvature on the mechanical efficacy of root canal irrigation in vitro using real-time imaging of bioluminescent bacteria, *J Endod* 32:1077, 2006.

[348] Nielsen BA, Baumgartner JC: Comparison of the EndoVac system to needle irrigation of root canals, *J Endod* 33:611, 2007.

[349] Nordmeyer S, Schnell V, Hülsmann M: Comparison of root canal preparation using Flex Master Ni-Ti and Endo-Eze AET stainless steel instruments, *Oral Surg Oral Med Oral Pathol Oral Radiol Endod* 2010.

[350] O'Hoy PY, Messer HH, Palamara JE: The effect of cleaning procedures on fracture properties and corrosion of NiTi files, *Int Endod J* 36:724, 2003.

[351] Okano M, Nomura M, Hata S, et al: Anaphylactic symptoms due to chlorhexidine gluconate, *Arch Dermatol* 125:50, 1989.

[352] Oncag O, Hosgor M, Hilmioglu S, et al: Comparison of antibacterial and toxic effects of various root canal irrigants, *Int Endod J* 36:423, 2003.

[353] Ordinola-Zapata R, Bramante CM, Brandao Garcia R, et al: The antimicrobial effect of new and conventional endodontic irrigants on intra-orally infected dentin, *Acta Odontol Scand* epub ahead of print, 2012.

[354] Ørstavik D, Haapasalo M: Disinfection by endodontic irrigants and dressings of experimentally infected dentinal tubules, *Endod Dental Traumatol* 6:142, 1990.

[355] Ørstavik D, Pitt Ford TR: *Essential endodontology: prevention and treatment of apical periodontitis*, Oxford, UK, 1998, Blackwell Science.

[356] Otsuka K, Ren X: Physical metallurgy of Ti–Ni-based shape memory alloys, *Progr Mat Sci* 50:511, 2005.

[357] Ounsi HF, Salameh Z, Al-Shalan T, et al: Effect of clinical use of the cyclic fatigue resiatance of ProTaper nickel-titanium rotary instruments, *J Endod* 33:737, 2007.

[358] Paqué F, Barbakow F, Peters OA: Root canal preparation with Endo-Eze AET: changes in root canal shape assessed by micro-computed tomography, *Int Endod J* 38:456, 2005.

[359] Paqué F, Ganahl D, Peters OA: Effects of root canal preparation on apical geometry assessed by micro-computed tomography, *J Endod* 35:1056, 2009.

[360] Paqué F, Musch U, Hülsmann M: Comparison of root canal preparation using RaCe and ProTaper rotary Ni-Ti instruments, *Int Endod J* 38:8, 2005.

[361] Paqué F, Peters OA: Micro-computed tomography evaluation of the preparation of long oval root canals in mandibular molars with the Self-Adjusting File, *J Endod* 37:517, 2011.

[362] Paqué F, Rechenberg DK, Zehnder M: Reduction of hard-tissue debris accumulation during rotary root canal instrumentation by etidronic acid in a sodium hypochlorite irrigant, *J Endod* 38:692, 2012.

[363] Paquette L. The effectiveness of chlorhexidine gluconate as an intracanal medication in endodontics: an in vivo microbiological study, University of Toronto, Canada; 2004.

[364] Paquette L, Legner M, Fillery ED, Friedman S: Antibacterial efficacy of chlorhexidine gluconate intracanal medication in vivo, *J Endod* 33:788, 2007.

[365] Parashos P, Messer H: Rotary NiTi instrument fracture and its consequences, *J Endod* 32:1031, 2006.

[366] Park H: A comparison of Greater Taper files, ProFiles, and stainless steel files to shape curved root canals, *Oral Surg Oral Med Oral Pathol Oral Radiol Endod* 91:715, 2001.

[367] Parris J, Wilcox L, Walton R: Effectiveness of apical clearing: histological and radiographical evaluation, *J Endod* 20:219, 1994.

[368] Patino PV, Biedma BM, Liebana CR, et al: The influence of a manual glide path on the separation of NiTi rotary instruments, *J Endod* 31:114, 2005.

[369] Pereira EJ, Gomes RO, Leroy AM, et al: Mechanical behavior of M-Wire and conventional NiTi wire used to manufacture rotary endodontic instruments, *Dent Mater* 29:e318, 2013.

[370] Pereira ESJ, Singh R, Arias A, Peters OA: In vitro assessment of torque and force generated by novel ProTaper Next Instruments during simulated canal preparation, *J Endod* 39:1615, 2013.

[371] Peters CI, Koka RS, Highsmith S, Peters OA: Calcium hydroxide dressings using different preparation and application modes: density and dissolution by simulated tissue pressure, *Int Endod J* 38:889, 2005.

[372] Peters LB, van Winkelhoff AJ, Buijs JF, Wesselink PR: Effects of instrumentation, irrigation and dressing with calcium hydroxide on infection in pulpless teeth with periapical bone lesions, *Int Endod J* 35:13, 2002.

[373] Peters OA: Current challenges and concepts in the preparation of root canal systems: a review, *J Endod* 30:559, 2004.

[374] Peters OA, Barbakow F: Dynamic torque and apical forces of ProFile .04 rotary instruments during preparation of curved canals, *Int Endod J* 35:379, 2002.

[375] Peters OA, Barbakow F, Peters CI: An analysis of endodontic treatment with three nickel-titanium rotary root canal preparation techniques, *Int Endod J* 37:849, 2004.

[376] Peters OA, Boessler C, Zehnder M: Effect of liquid and paste-type lubricants on torque values during simulated rotary root canal instrumentation, *Int Endod J* 38:223, 2005.

[377] Peters OA, Gluskin AK, Weiss RA, Han JT: An in vitro assessment of the physical properties of novel Hyflex nickel-titanium rotary instruments, *Int Endod J* 45:1027, 2012.

[378] Peters OA, Kappeler S, Bucher W, Barbakow F: Maschinelle Aufbereitung gekrümmter Wurzelkanäle: Messaufbau zur Darstellung physikalischer Parameter, *Schw Monatsschr Zahnmed* 111:834, 2001.

[379] Peters OA, Kappeler S, Bucher W, Barbakow F: Engine-driven preparation of curved root canals: measuring cyclic fatigue and other physical parameters, *Aust Endod J* 28:11, 2002.

[380] Peters OA, Morgental RD, Schulze KA, et al: Determining cutting efficiency of nickel-titanium coronal flaring instruments used in lateral action, *Int Endod J* 47:505, 2014.

[381] Peters OA, Paqué F: Current developments in rotary root canal instrument technology and clinical use: a review, *Quintessence Int* 41:479, 2010.

[382] Peters OA, Paqué F: Root canal preparation of maxillary molars with the self-adjusting file: a micro-computed tomography study, *J Endod* 37:53, 2011.

[383] Peters OA, Peters CI, Schönenberger K, Barbakow F: ProTaper rotary root canal preparation: assessment of torque and force in relation to canal anatomy, *Int Endod J* 36:93, 2003.

[384] Peters OA, Peters CI, Schönenberger K, Barbakow F: ProTaper rotary root canal preparation: effects of canal anatomy on final shape analysed by micro CT, *Int Endod J* 36:86, 2003.

[385] Peters OA, Roelicke JO, Baumann MA: Effect of immersion in sodium hypochlorite on torque and fatigue resistance of nickel-titanium instruments, *J Endod* 33:589, 2007.

[386] Peters OA, Schönenberger K, Laib A: Effects of four NiTi preparation techniques on root canal geometry assessed by micro computed tomography, *Int Endod J* 34:221, 2001.

[387] Pettiette MT, Delano EO, Trope M: Evaluation of success rate of endodontic treatment performed by students with stainless-steel K-files and nickel-titanium hand files, *J Endod* 27:124, 2001.

[388] Pham NH, Weiner JM, Reisner GS, Baldo BA: Anaphylaxis to chlorhexidine. Case report. Implication of immunoglobulin E antibodies and identification of an allergenic determinant, *Clin Exp Allergy* 30:1001, 2000.

[389] Pineda F, Kuttler Y: Mesiodistal and buccolingual roentgenographic investigation of 7,275 root canals, *Oral Surg Oral Med Oral Pathol* 33:101, 1972.

[390] Plotino G, Grande NM, Sorci E, et al: A comparison of cyclic fatigue between used and new Mtwo Ni–Ti rotary instruments, *Int Endod J* 39:716, 2006.

[391] Plotino G, Grande NM, Sorci E, et al: Influence of a brushing working stroke on the fatigue life of NiTi rotary instruments, *Int Endod J* 40:45, 2007.

[392] Portenier I, Lutz F, Barbakow F: Preparation of the apical part of the root canal by the Lightspeed and step-back techniques, *Int Endod J* 31:103, 1998.

[393] Portenier I, Waltimo T, Ørstavik D, Haapasalo H: Killing of Enterococcus faecalis by MTAD and chlorhexidine digluconate with or without cetrimide in the presence or absence of dentine powder or BSA, *J Endod* 32:138, 2006.

[394] Pruett JP, Clement DJ, Carnes DL Jr: Cyclic fatigue testing of nickel-titanium endodontic instruments, *J Endod* 23:77, 1997.

[395] Radcliffe CE, Potouridou L, Qureshi R, et al: Antimicrobial activity of varying concentrations of sodium hypochlorite on the endodontic microorganisms *Actinomyces israelii, A. naeslundii, Candida albicans* and *Enterococcus faecalis, Int Endod J* 37:438, 2004.

[396] Ram Z: Effectiveness of root canal irrigation, *Oral Surg Oral Med Oral Pathol* 44:306, 1977.

[397] Rangel S, Cremonese R, Bryant S, Dummer PM: Shaping ability of RaCe rotary nickel-titanium instruments in simulated root canals, *J Endod* 31:460, 2005.

[398] Rapisarda E, Bonaccorso A, Tripi TR, et al: The effect of surface treatments of nickel-titanium files on wear and cutting efficiency, *Oral Surg Oral Med Oral Pathol Oral Radiol Endod* 89:363, 2000.

[399] Rasimick BJ, Nekich M, Hladek MM, et al: Interaction between chlorhexidine digluconate and EDTA, *J Endod* 34:1521, 2008.

[400] Ray HA, Trope M: Periapical status of endodontically treated teeth in relation to the technical quality of the root filling and the coronal restoration, *Int Endod J* 28:12, 1995.

[401] Ray JJ, Kirkpatrick TC, Rutledge RE: Cyclic fatigue of EndoSequence and K3 rotary files in a dynamic model, *J Endod* 33:1469, 2007.

[402] Reeh ES, Messer HH: Long-term paresthesia following inadvertent forcing of sodium hypochlorite through perforation in maxillary incisor, *Endod Dental Traumatol* 5:200, 1989.

[403] Regalado Farreras DC, Garcia Puente C, Estrela C: Chemical burn in an endodontist's eye during canal treatment, *J Endod* 40:1275, 2014.

[404] Reynolds MA, Madison S, Walton RE, et al: An in vitro histological comparison of the step-back, sonic, and ultrasonic instrumentation techniques in small, curved root canals, *J Endod* 13:307, 1987.

[405] Richman MJ: The use of ultrasonics in root canal therapy and root resection, *J Dent Med* 12:12, 1957.

[406] Rickard GD, Richardson R, Johnson T, et al: Ozone therapy for the treatment of dental caries, *Cochrane Database Syst Rev* Cd004153, 2004.

[407] Ricucci D, Langeland K: Apical limit of root canal instrumentation and obturation, part 2. A histological study, *Int Endod J* 31:394, 1998.

[408] Ricucci D, Russo J, Rutberg M, et al: A prospective cohort study of endodontic treatments of 1,369 root canals: results after 5 years, *Oral Surg Oral Med Oral Pathol Oral Radiol Endod* 112:825, 2011.

[409] Ringel AM, Patterson SS, Newton CW, et al: In vivo evaluation of chlorhexidine gluconate solution and sodium hypochlorite solution as root canal irrigants, *J Endod* 8:200, 1982.

[410] Roane JB: Principles of preparation using the balanced force technique. In Hardin J, editor: *Clark's clinical dentistry*, Philadelphia, 1991, JB Lippincott, p 1.

[411] Roane JB, Powell SE: The optimal instrument design for canal preparation, *J Am Dent Assoc* 113:596, 1986.

[412] Roane JB, Sabala CL, Duncanson MG Jr: The "balanced force" concept for instrumentation of curved canals, *J Endod* 11:203, 1985.

[413] Rocas IN, Lima KC, Siqueira JF Jr: Reduction in bacterial counts in infected root canals after rotary or hand nickel-titanium instrumentation—a clinical study, *Int Endod J* 46:681, 2013.

[414] Rolla G, Loe H, Schiott CR: The affinity of chlorhexidine for hydroxyapatite and salivary mucins, *J Periodont Res* 5:90, 1970.

[415] Rollison S, Barnett F, Stevens RH: Efficacy of bacterial removal from instrumented root canals in vitro related to instrumentation technique and size, *Oral Surg Oral Med Oral Pathol Oral Radiol Endod* 94:366, 2002.

[416] Roy RA, Ahmad M, Crum LA: Physical mechanisms governing the hydrodynamic response of an oscillating ultrasonic file, *Int Endod J* 27:197, 1994.

[417] Ruddle C: Cleaning and shaping the root canal system. In Cohen S, Burns RC, editors: *Pathways of the pulp, ed 8*, St. Louis MO, 2002, Mosby, p 231.

[418] Ruparel NB, Teixeira FB, Ferraz CC, Diogenes A: Direct effect of intracanal medicaments on survival of stem cells of the apical papilla, *J Endod* 38:1372, 2012.

[419] Rüttermann S, Virtej A, Janda R, Raab WH: Preparation of the coronal and middle third of oval root canals with a rotary or an oscillating system, *Oral Surg Oral Med Oral Pathol Oral Radiol Endod* 104:852, 2007.

[420] Rzhanov EA, Belyeva TS: Design features of rotary root canal instruments, *ENDO (Lond)* 6:29, 2012.

[421] Sabins RA, Johnson JD, Hellstein JW: A comparison of the cleaning ability of short-term sonic and ultrasonic passive irrigation after hand instrumentation in molar root canals, *J Endod* 29:674, 2003.

[422] Safavi E, Spångberg LS, Langeland K: Root canal dentinal tubule disinfection, *J Endod* 16:207, 1990.

[423] Safavi KE, Nichols FC: Effect of calcium hydroxide on bacterial lipopolysaccharide, *J Endod* 19:76, 1993.

[424] Safavi KE, Nichols FC: Alteration of biological properties of bacterial lipopolysaccharide by calcium hydroxide treatment, *J Endod* 20:127, 1994.

[425] Salehrabi R, Rotstein I: Endodontic treatment outcomes in a large patient population in the USA: an epidemiological study, *J Endod* 30:846, 2004.

[426] Salzgeber RM, Brilliant JD: An in vivo evaluation of the penetration of an irrigating solution in root canals, *J Endod* 3:394, 1977.

[427] Sanghvi Z, Mistry K: Design features of rotary instruments in endodontics, *J Ahmedabad Dent Coll* 2:6, 2011.

[428] Sarkar NK, Redmond W, Schwaninger B, Goldberg AJ: The chloride corrosion behaviour of four orthodontic wires, *J Oral Rehab* 10:121, 1983.

[429] Sathorn C, Parashos P, Messer HH: Effectiveness of single- versus multiple-visit endodontic treatment of teeth with apical periodontitis: a systematic review and meta-analysis, *Int Endod J* 38:347, 2005.

[430] Sato I, Ando-Kurihara N, Kota K, Iwaku M, et al: Sterilization of infected root-canal dentine by topical application of a mixture of ciprofloxacin, metronidazole and minocycline in situ, *Int Endod J* 29:118, 1996.

[431] Sattapan B, Nervo GJ, Palamara JE, Messer HH: Defects in rotary nickel-titanium files after clinical use, *J Endod* 26:161, 2000.

[432] Sattapan B, Palamara JE, Messer HH: Torque during canal instrumentation using rotary nickel-titanium files, *J Endod* 26:156, 2000.

[433] Saunders WP, Saunders EM: Effect of noncutting tipped instruments on the quality of root canal preparation using a modified double-flared technique, *J Endod* 18:32, 1992.

[434] Saunders WP, Saunders EM: Comparison of three instruments in the preparation of the curved root canal using the modified double-flared technique, *J Endod* 20:440, 1994.

[435] Schaeffer MA, White RR, Walton RE: Determining the optimal obturation length: a meta-analysis of literature, *J Endod* 31:271, 2005.

[436] Schäfer E: Effects of four instrumentation techniques on curved canals: a comparison study, *J Endod* 22:685,

1996.

[437] Schäfer E: Root canal instruments for manual use: a review, *Endod Dental Traumatol* 13:51, 1997.

[438] Schäfer E: Effect of physical vapor deposition on cutting efficiency of nickel-titanium files, *J Endod* 28:800, 2002.

[439] Schäfer E, Diey C, Hoppe W, Tepel J: Roentgenographic investigation of frequency and degree of canal curvatures in human permanent teeth, *J Endod* 28:211, 2002.

[440] Schäfer E, Florek H: Efficiency of rotary nickel-titanium K3 instruments compared with stainless steel hand K-flexofile. Part 1. Shaping ability in simulated curved canals, *Int Endod J* 36:199, 2003.

[441] Schäfer E, Schulz-Bongert U, Tulus G: Comparison of hand stainless steel and nickel titanium rotary instrumentation: a clinical study, *J Endod* 30:432, 2004.

[442] Schäfer E, Tepel J: Cutting efficiency of Hedstrom, S and U files made of various alloys in filing motion, *Int Endod J* 29:302, 1996.

[443] Schäfer E, Vlassis M: Comparative investigation of two rotary nickel-titanium instruments: ProTaper versus RaCe. Part 1. Shaping ability in simulated curved canals, *Int Endod J* 37:229, 2004.

[444] Schäfer E, Vlassis M: Comparative investigation of two rotary nickel-titanium instruments: ProTaper versus RaCe. Part 2. Cleaning effectiveness and shaping ability in severely curved root canals of extracted teeth, *Int Endod J* 37:239, 2004.

[445] Schilder H: Cleaning and shaping the root canal, *Dent Clin North Am* 18:269, 1974.

[446] Schirrmeister JF, Strohl C, Altenburger MJ, et al: Shaping ability and safety of five different rotary nickel-titanium instruments compared with stainless steel hand instrumentation in simulated curved root canals, *Oral Surg Oral Med Oral Pathol Oral Radiol Endod* 101:807, 2006.

[447] Schrader C, Ackermann M, Barbakow F: Step-by-step description of a rotary root canal preparation technique, *Int Endod J* 32:312, 1999.

[448] Schrader C, Peters OA: Analysis of torque and force during step-back with differently tapered rotary endodontic instruments in vitro, *J Endod* 31:120, 2005.

[449] Schrader C, Sener B, Barbakow F: Evaluating the sizes of Lightspeed instruments, *Int Endod J* 31:295, 1998.

[450] Schroeder A: [Ledermix 1962—Ledermix today. Evaluation after 13 years of experience], *Zahnarztl Prax* 28.195, 1975.

[451] Scully C, Ng YL, Gulabivala K: Systemic complications due to endodontic manipulations, *Endod Topics* 4:60, 2003.

[452] Seidberg BH, Schilder H: An evaluation of EDTA in endodontics, *Oral Surg Oral Med Oral Pathol* 37:609, 1974.

[453] Senia ES, Marshall FJ, Rosen S: The solvent action of sodium hypochlorite on pulp tissue of extracted teeth, *Oral Surg Oral Med Oral Pathol* 31:96, 1971.

[454] Serene TP, Adams JD, Saxena A: *Nickel-titanium instruments: applications in endodontics*, St. Louis, 1995, Ishiaku EuroAmerica.

[455] Serper A, Calt S, Dogan AL, et al: Comparison of the cytotoxic effects and smear layer removing capacity of oxidative potential water, NaClO and EDTA, *J Oral Sci* 43:233, 2001.

[456] Seto BG, Nicholls JI, Harrington GW: Torsional properties of twisted and machined endodontic files, *J Endod* 16:355, 1990.

[457] Shabahang S, Pouresmail M, Torabinejad M: In vitro antimicrobial efficacy of MTAD and sodium hypochlorite, *J Endod* 29:450, 2003.

[458] Shabahang S, Torabinejad M: Effect of MTAD on Enterococcus faecalis-contaminated root canals of extracted human teeth, *J Endod* 29:576, 2003.

[459] Shadid DB, Nicholls JI, Steiner JC: A comparison of curved canal transportation with balanced force versus lightspeed, *J Endod* 24:651, 1998.

[460] Shen Y, Cheung GS, Bian Z, Peng B: Comparison of

defects in ProFile and ProTaper systems after clinical use, *J Endod* 32:61, 2006.

[461] Shen Y, Zhou HM, Zheng Y-F, et al: Current challenges and concepts of the thermomechanical treatment of nickel-titanium instruments, *J Endod* 39:163, 2013.

[462] Shresta A, Kishen A: The effect of tissue inhibitors on the antibacterial activity of chitosan nanoparticles and photodynamic therapy, *J Endod* 38:1275, 2012.

[463] Shuping GB, Ørstavik D, Sigurdsson A, Trope M: Reduction of intracanal bacteria using nickel-titanium rotary instrumentation and various medications, *J Endod* 26:751, 2000.

[464] Silvaggio J, Hicks ML: Effect of heat sterilization on the torsional properties of rotary nickel-titanium endodontic files, *J Endod* 23:731, 1997.

[465] Sipert CR, Hussne RP, Nishiyama CK, Torres SA: In vitro antimicrobial activity of Fill Canal, Sealapex, Mineral Trioxide Aggregate, Portland cement and EndoRez, *Int Endod J* 38:539, 2005.

[466] Siqueira JF Jr: Aetiology of root canal treatment failure: why well-treated teeth can fail, *Int Endod J* 34:1, 2001.

[467] Siqueira JF Jr, Batista MM, Fraga RC, de Uzeda M: Antibacterial effects of endodontic irrigants on black-pigmented gram-negative anaerobes and facultative bacteria, *J Endod* 24:414, 1998.

[468] Siqueira JF Jr, de Uzeda M: Intracanal medicaments: evaluation of the antibacterial effects of chlorhexidine, metronidazole, and calcium hydroxide associated with three vehicles, *J Endod* 23:167, 1997.

[469] Siqueira JF Jr, Paiva SS, Rocas IN: Reduction in the cultivable bacterial populations in infected root canals by a chlorhexidine-based antimicrobial protocol, *J Endod* 33:541, 2007.

[470] Siqueira JF Jr, Rocas IN, Favieri A, Lima KC: Chemomechanical reduction of the bacterial population in the root canal after instrumentation and irrigation with 1%, 2.5%, and 5.25% sodium hypochlorite, *J Endod* 26:331, 2000.

[471] Siqueira JF Jr, Rocas IN, Paiva SS, et al: Bacteriologic investigation of the effects of sodium hypochlorite and chlorhexidine during the endodontic treatment of teeth with apical periodontitis, *Oral Surg Oral Med Oral Pathol Oral Radiol Endod* 104:122, 2007.

[472] Siqueira JFJ, Alves FR, Almeida BM, et al: Ability of chemomechanical preparation with either rotary instruments or self-adjusting file to disinfect oval-shaped root canals, *J Endod* 36:1860, 2010.

[473] Siren EK, Haapasalo MPP, Waltimo TMT, Ørstavik D: In vitro antibacterial effect of calcium hydroxide combined with chlorhexidine or iodine potassium iodide on Enterococcus faecalis, *Eur J Oral Sci* 112:326, 2004.

[474] Siren EK, Lavonious E, Kontakiotis E: Effects of Ca(OH)2 gutta-percha points on bacteria in root canals, *J Dent Res* 543, 2000.

[475] Sirtes G, Waltimo T, Schaetzle M, Zehnder M: The effects of temperature on sodium hypochlorite short-term stability, pulp dissolution capacity, and antimicrobial efficacy, *J Endod* 31:669, 2005.

[476] Sjögren U, Figdor D, Persson S, Sundqvist G: Influence of infection at the time of root filling on the outcome of endodontic treatment of teeth with apical periodontitis, *Int Endod J* 30:297, 1997.

[477] Sjögren U, Figdor D, Spångberg L, Sundqvist G: The antimicrobial effect of calcium hydroxide as a short-term intracanal dressing, *Int Endod J* 24:119, 1991.

[478] Sjögren U, Hagglund B, Sundqvist G, Wing K: Factors affecting the long-term results of endodontic treatment, *J Endod* 16:498, 1990.

[479] Snellman E, Rantanen T: Severe anaphylaxis after a chlorhexidine bath, *J Am Acad Dermatol* 40:771, 1999.

[480] Soares JA, Leonardo MR, da Silva LA, et al: Effect of rotary instrumentation and of the association of calcium hydroxide and chlorhexidine on the antisepsis of the root canal system in dogs, *Braz Oral Res* 20:120, 2006.

[481] Solovyeva AM, Dummer PM: Cleaning effectiveness of

root canal irrigation with electrochemically activated anolyte and catholyte solutions: a pilot study, *Int Endod J* 33:494, 2000.

[482] Song YL, Bian Z, Fan B, et al: A comparison of instrument-centering ability within the root canal for three contemporary instrumentation techniques, *Int Endod J* 37:265, 2004.

[483] Sonntag D: Schneidengeometrie und Efficienz vollrotierender Nickel-Titan-Feilen (in German), *Endodontie* 12:229, 2003.

[484] Sonntag D, Delschen S, Stachniss V: Root-canal shaping with manual and rotary Ni-Ti files performed by students, *Int Endod J* 36:715, 2003.

[485] Sonntag D, Guntermann A, Kim SK, Stachniss V: Root canal shaping with manual stainless steel files and rotary Ni-Ti files performed by students, *Int Endod J* 36:246, 2003.

[486] Sonntag D, Peters OA: Effect of prion decontamination protocols on nickel-titanium rotary surfaces, *J Endod* 33:442, 2007.

[487] Southard DW, Oswald RJ, Natkin E: Instrumentation of curved molar root canals with the Roane technique, *J Endod* 13:479, 1987.

[488] Southard SR, Drisko CL, Killoy WJ, et al: The effect of 2% chlorhexidine digluconate irrigation on clinical parameters and the level of Bacteroides gingivalis in periodontal pockets, *J Periodontol* 60:302, 1989.

[489] Spanaki-Voreadi AP, Kerezoudis NP, Zinelis S: Failure mechanism of ProTaper Ni-Ti rotary instruments during clinical use: fractographic analysis, *Int Endod J* 39:171, 2006.

[490] Spångberg L: Instruments, materials, and devices. In Cohen S, Burns RC, editors: *Pathways of the pulp*, ed 7, St. Louis, MO, 1998, Mosby, p 476.

[491] Spångberg L, Engström B, Langeland K: Biologic effects of dental materials. 3. Toxicity and antimicrobial effect of endodontic antiseptics in vitro, *Oral Surg Oral Med Oral Pathol* 36:856, 1973.

[492] Spångberg L, Rutberg M, Rydinge E: Biologic effects of endodontic antimicrobial agents, *J Endod* 5:166, 1979.

[493] Spångberg LS, Barbosa SV, Lavigne GD: AH 26 releases formaldehyde, *J Endod* 19:596, 1993.

[494] Spencer NCO, Sunday JJ, Georgina OKEO, et al: Comparative stabilizing effects of some anticoagulants on fasting blood glucose of diabetics and non-diabetics, determined by spectrophotometry (glucose oxidase), *Asian J Med Sc* 3:234, 2011.

[495] Spili P, Parashos P, Messer HH: The impact of instrument fracture on outcome of endodontic treatment, *J Endod* 31:845, 2005.

[496] Stabholz A, Rotstein I, Torabinejad M: Effect of preflaring on tactile detection of the apical constriction, *J Endod* 21:92, 1995.

[497] Stamos DE, Squitieri ML, Costas JF, Gerstein H: Use of ultrasonics in single-visit endodontic therapy, *J Endod* 13:246, 1987.

[498] Stenman E, Spångberg LS: Machining efficiency of Flex-R, K-Flex, Trio-Cut, and S Files, *J Endod* 16:575, 1990.

[499] Stenman E, Spångberg LS: Root canal instruments are poorly standardized, *J Endod* 19:327, 1993.

[500] Stojic S, Shen Y, Qian W, et al: Antibacterial and smear layer removal ability of a novel irrigant, QMiX, *J Endod* 45:363, 2012.

[501] Sunada I: New method for measuring the length of the root canal, *J Dent Res* 41:375, 1962.

[502] Suter B, Lussi A, Sequiera P: Probability of removing fractured instruments from root canals, *Int Endod J* 38:112, 2005.

[503] Svec TA, Powers JM: Effects of simulated clinical conditions on nickel-titanium rotary files, *J Endod* 25:759, 1999.

[504] Svec TA, Powers JM: A method to assess rotary nickel-titanium files, *J Endod* 26:517, 2000.

[505] Tan BT, Messer HH: The quality of apical canal preparation using hand and rotary instruments with specific criteria for enlargement based on initial apical file size, *J Endod* 28:658, 2002.

[506] Tanomaru Filho M, Leonardo MR, da Silva LA: Effect of irrigating solution and calcium hydroxide root canal dressing on the repair of apical and periapical tissues of teeth with periapical lesion, *J Endod* 28:295, 2002.

[507] Tay FR, Hosoya Y, Loushine RJ, et al: Ultrastructure of intraradicular dentin after irrigation with BioPure MTAD. II. The consequence of obturation with an epoxy resin-based sealer, *J Endod* 32:473, 2006.

[508] Tay FR, Pashley DH, Loushine RJ, et al: Ultrastructure of smear layer-covered intraradicular dentin after irrigation with BioPure MTAD, *J Endod* 32:218, 2006.

[509] Tepel J: *Experimentelle Untersuchungen über die maschinelle Wurzelkanalaufbereitung*, Berlin, Germany, 2000, Quintessenz Verlags-GmbH.

[510] Testarelli L, Plotino G, Al-Sudani D, et al: Bending properties of a new nickel-titanium alloy with a lower percent by weight of nickel, *J Endod* 37:1293, 2011.

[511] Thibodeau B, Teixeira F, Yamauchi M, et al: Pulp revascularization of immature dog teeth with apical periodontitis, *J Endod* 33:680, 2007.

[512] Thompson SA: An overview of nickel-titanium alloys used in dentistry, *Int Endod J* 33:297, 2000.

[513] Thompson SA, Dummer PM: Shaping ability of Lightspeed rotary nickel-titanium instruments in simulated root canals. Part 1, *J Endod* 23:698, 1997.

[514] Thompson SA, Dummer PM: Shaping ability of Lightspeed rotary nickel-titanium instruments in simulated root canals. Part 2, *J Endod* 23:742, 1997.

[515] Thompson SA, Dummer PM: Shaping ability of ProFile.04 Taper Series 29 rotary nickel-titanium instruments in simulated root canals. Part 1, *Int Endod J* 30:1, 1997.

[516] Thompson SA, Dummer PM: Shaping ability of ProFile.04 Taper Series 29 rotary nickel-titanium instruments in simulated root canals. Part 2, *Int Endod J* 30:8, 1997.

[517] Thompson SA, Dummer PM: Shaping ability of Hero 642 rotary nickel-titanium instruments in simulated root canals: Part 2, *Int Endod J* 33:255, 2000.

[518] Torabinejad M: Passive step-back technique: a sequential use of ultrasonic and hand instruments, *Oral Surg Oral Med Oral Pathol Oral Radiol Endod* 77:402, 1994.

[519] Torabinejad M, Cho Y, Khademi AA, et al: The effect of various concentrations of sodium hypochlorite on the ability of MTAD to remove the smear layer, *J Endod* 29:233, 2003.

[520] Torabinejad M, Johnson WB, inventors; Torabinejad, M, Johnson WB, assignee: Irrigation solution and methods for use, December 25, 2003.

[521] Torabinejad M, Shabahang S, Aprecio RM, Kettering JD: The antimicrobial effect of MTAD: an in vitro investigation, *J Endod* 29:400, 2003.

[522] Torabinejad M, Walton R: *Principles and practice of endodontics*, ed 4, St. Louis, 2008, Saunders.

[523] Tripi TR, Bonaccorso A, Condorelli GG: Cyclic fatigue of different nickel-titanium endodontic rotary instruments, *Oral Surg Oral Med Oral Pathol Oral Radiol Endod* 102:e106, 2006.

[524] Tripi TR, Bonaccorso A, Tripi V, et al: Defects in GT rotary instruments after use: an SEM study, *J Endod* 27:782, 2001.

[525] Troian CH, So MV, Figueiredo JA, Oliveira EP: Deformation and fracture of RaCe and K3 endodontic instruments according to the number of uses, *Int Endod J* 39:616, 2006.

[526] Trope M: The vital tooth: its importance in the study and practice of endodontics, *Endod Topics* 5:1, 2003.

[527] Turesky S, Warner V, Lin PS, Soloway B: Prolongation of antibacterial activity of chlorhexidine adsorbed to teeth: effect of sulfates, *J Periodontol* 48:646, 1977.

[528] Turpin YL, Chagneau F, Bartier, et al: Impact of torsional and bending inertia on root canal instruments, *J Endod* 27:333, 2001.

[529] Turpin YL, Chagneau F, Vulcain JM: Impact of two theoretical cross-sections on torsional and bending stresses of nickel-titanium root canal instrument

[530] Ullmann CJ, Peters OA: Effect of cyclic fatigue on static fracture loads in ProTaper nickel-titanium rotary instruments, *J Endod* 31:183, 2005.

[531] Ungerechts C, Bårdsen A, Fristad I: Instrument fracture in root canals: where, why, when and what? A study from a student clinic, *Int Endod J* 47:183, 2014.

[532] Usman N, Baumgartner JC, Marshall JG: Influence of instrument size on root canal debridement, *J Endod* 30:110, 2004.

[533] van der Sluis LW, Versluis M, Wesselink PR: Passive ultrasonic irrigation of the root canal: a review of the literature, *Int Endod J* 40:415, 2007.

[534] van der Sluis LW, Wu MK, Wesselink PR: A comparison between a smooth wire and a K-file in removing artificially placed dentine debris from root canals in resin blocks during ultrasonic irrigation, *Int Endod J* 38:593, 2005.

[535] van der Sluis LW, Wu MK, Wesselink PR: The efficacy of ultrasonic irrigation to remove artificially placed dentine debris from human root canals prepared using instruments of varying taper, *Int Endod J* 38:764, 2005.

[536] Vaudt J, Bitter K, Neumann K, Kielbassa AM: Ex vivo study on root canal instrumentation of two rotary nickel-titanium systems in comparison to stainless steel hand instruments, *Int Endod J* 42:22, 2009.

[537] Versiani MA, Leoni GB, Steier L, et al: Micro-computed tomography study of oval-shaped canals prepared with the self-adjusting file, Reciproc, WaveOne, and ProTaper universal systems, *J Endod* 39:1060, 2013.

[538] Viana AC, Gonzales BM, Buono VT, Bahia MG: Influence of sterilization on mechanical properties and fatigue resistance of nickel-titanium rotary endodontic instruments, *Int Endod J* 39:709, 2006.

[539] Vianna ME, Gomes BP, Berber VB, et al: In vitro evaluation of the antimicrobial activity of chlorhexidine and sodium hypochlorite, *Oral Surg Oral Med Oral Pathol Oral Radiol Endod* 97:79, 2004.

[540] Vianna ME, Horz HP, Gomes BP, Conrads G: In vivo evaluation of microbial reduction after chemo-mechanical preparation of human root canals containing necrotic pulp tissue, *Int Endod J* 39:484, 2006.

[541] Vier FV, Figueiredo JA: Prevalence of different periapical lesions associated with human teeth and their correlation with the presence and extension of apical external root resorption, *Int Endod J* 35:710, 2002.

[542] Walia HM, Brantley WA, Gerstein H: An initial investigation of the bending and torsional properties of nitinol root canal files, *J Endod* 14:346, 1988.

[543] Walmsley AD: Ultrasound and root canal treatment: the need for scientific evaluation, *Int Endod J* 20:105, 1987.

[544] Walmsley AD, Williams AR: Effects of constraint on the oscillatory pattern of endosonic files, *J Endod* 15:189, 1989.

[545] Walsch H: The hybrid concept of NiTi rotary instrumentation, *Dent Clin North Am* 48:183, 2004.

[546] Waltimo T, Trope M, Haapasalo M, Ørstavik D: Clinical efficacy of treatment procedures in endodontic infection control and one year follow-up of periapical healing, *J Endod* 31:863, 2005.

[547] Waltimo TM, Ørstavik D, Siren EK, Haapasalo MP: In vitro susceptibility of Candida albicans to four disinfectants and their combinations, *Int Endod J* 32:421, 1999.

[548] Wang Z, Shen Y, Haapasalo M: Effectiveness of endodontic disinfecting solutions against young and old Enterococcus faecalis biofilms in dentin canals, *J Endod* 38:1376, 2012.

[549] Ward JR, Parashos P, Messer HH: Evaluation of an ultrasonic technique to remove fractured rotary nickel-titanium endodontic instruments from root canals: clinical cases, *J Endod* 29:764, 2003.

[550] Weiger R, Bruckner M, ElAyouti A, Löst C: Preparation of curved root canals with rotary FlexMaster instruments compared to Lightspeed instruments and NiTi hand files, *Int Endod J* 36:483, 2003.

[551] Weiger R, El Ayouti A, Löst C: Efficiency of hand and rotary instruments in shaping oval root canals, *J Endod* 28:580, 2002.

[552] Weine FS, Healey HJ, Gerstein H, Evanson L: Pre-curved files and incremental instrumentation for root canal enlargement, *J Can Dent Assoc* 36:155, 1970.

[553] Weine FS, Kelly RF, Lio PJ: The effect of preparation procedures on original canal shape and on apical foramen shape, *J Endod* 1:255, 1975.

[554] Weller RN, Brady JM, Bernier WE: Efficacy of ultrasonic cleaning, *J Endod* 6:740, 1980.

[555] West JD, Roane JB: Cleaning and shaping the root canal system. In Cohen S, Burns RC, editors: *Pathways of the pulp*, ed 7, St. Louis, MO, 1998, Mosby, p 203.

[556] Wilson BL, Broberg C, Baumgardner JC, et al: Safety of electronic apex locators and pulp testers in patients with implanted cardiac pacemakers or cardioverter/defibrillators, *J Endod* 32:847, 2006.

[557] Windley W 3rd, Teixeira F, Levin L, et al: Disinfection of immature teeth with a triple antibiotic paste, *J Endod* 31:439, 2005.

[558] Wolcott S, Wolcott J, Ishley D, et al: Separation incidence of ProTaper rotary instruments: a large cohort clinical evaluation, *J Endod* 32:1139, 2006.

[559] Wu MK, Dummer PM, Wesselink PR: Consequences of and strategies to deal with residual post-treatment root canal infection, *Int Endod J* 39:343, 2006.

[560] Wu MK, van der Sluis LW, Wesselink PR: The capability of two hand instrumentation techniques to remove the inner layer of dentine in oval canals, *Int Endod J* 36:218, 2003.

[561] Wu MK, Wesselink PR: Efficacy of three techniques in cleaning the apical portion of curved canals, *Oral Surg Oral Med Oral Pathol Oral Radiol Endod* 79:492, 1995.

[562] Wu MK, Wesselink PR, Walton RE: Apical terminus location of root canal treatment procedures, *Oral Surg Oral Med Oral Pathol Oral Radiol Endod* 89:99, 2000.

[563] Yamamura B, Cox TC, Heddaya B, et al: Comparing canal transportation and centering ability of endosequence and vortex rotary files by using micro-computed tomography, *J Endod* 38:1121, 2012.

[564] Yamashita JC, Tanomaru Filho M, Leonardo MR, et al: Scanning electron microscopic study of the cleaning ability of chlorhexidine as a root-canal irrigant, *Int Endod J* 36:391, 2003.

[565] Yao JH, Schwartz SA, Beeson TJ: Cyclic fatigue of three types of rotary nickel-titanium files in a dynamic model, *J Endod* 32:55, 2006.

[566] Yared G: Canal preparation using only one Ni-Ti rotary instrument: preliminary observations, *Int Endod J* 41:339, 2008.

[567] Yared GM, Bou Dagher FE, Machtou P: Cyclic fatigue of Profile rotary instruments after simulated clinical use, *Int Endod J* 32:115, 1999.

[568] Yared GM, Bou Dagher FE, Machtou P: Cyclic fatigue of Profile rotary instruments after clinical use, *Int Endod J* 33:204, 2000.

[569] Yared GM, Bou Dagher FE, Machtou P: Failure of ProFile instruments used with high and low torque motors, *Int Endod J* 34:471, 2001.

[570] Yared GM, Dagher FE: Influence of apical enlargement on bacterial infection during treatment of apical periodontitis, *J Endod* 20:535, 1994.

[571] Yesilsoy C, Whitaker E, Cleveland D, et al: Antimicrobial and toxic effects of established and potential root canal irrigants, *J Endod* 21:513, 1995.

[572] Yguel-Henry S, Vannesson H, von Stebut J: High precision, simulated cutting efficiency measurement of endodontic root canal instruments: influence of file configuration and lubrication, *J Endod* 16:418, 1990.

[573] Yun HH, Kim SK: A comparison of the shaping abilities of 4 nickel-titanium rotary instruments in simulated root canals, *Oral Surg Oral Med Oral Pathol Oral Radiol Endod* 95:228, 2003.

[574] Zamany A, Safavi K, Spångberg LS: The effect of chlorhexidine as an endodontic disinfectant, *Oral Surg Oral Med Oral Pathol Oral Radiol Endod* 96:578, 2003.

[575] Zehnder M: Root canal irrigants, *J Endod* 32:389, 2006.

[576] Zehnder M, Paqué F: Disinfection of the root canal system during root canal re-treatment, *Endod Topics*, 19, 2008.

[577] Zehnder M, Schmidlin PR, Sener B, Waltimo TM: Chelation in root canal therapy reconsidered, *J Endod* 31:817, 2005.

[578] Zehnder M, Soderling E, Salonen J, Waltimo T: Preliminary evaluation of bioactive glass S53P4 as an endodontic medication in vitro, *J Endod* 30:220, 2004.

[579] Zeltner M, Peters OA, Paqué F: Temperature changes during ultrasonic irrigation with different inserts and modes of activation, *J Endod* 35:573, 2009.

[580] Zerella JA, Fouad AF, Spångberg LS: Effectiveness of a calcium hydroxide and chlorhexidine digluconate mixture as disinfectant during retreatment of failed endodontic cases, *Oral Surg Oral Med Oral Pathol Oral Radiol Endod* 100:756, 2005.

[581] Zinelis S, Magnissalis EA, Margelos J, Lambrianidis T: Clinical relevance of standardization of endodontic files dimensions according to the ISO 3630-1 specification, *J Endod* 28:367, 2002.

[582] Zmener O, Banegas G: Comparison of three instrumentation techniques in the preparation of simulated curved root canals, *Int Endod J* 29:315, 1996.

第7章

根管充填
Obturation of the Cleaned and Shaped Root Canal System

WILLIAM JOHNSON | JAMES C. KULILD | FRANKLIN TAY

章节概述

有效封闭根管系统的重要性

最初的观念认为，牙髓治疗的成功基于清创、彻底的消毒和充填这三联因素，每一项都同等重要。现今，成功的牙髓治疗基于更广泛的原则，包括：诊断和治疗计划，对解剖和形态的认识，清创、彻底消毒和充填这样的传统概念，冠方修复，以及3D影像观察患牙根尖疾病的愈合。Meta分析研究发现，以下4个因素影响初次根管治疗成功率：术前无根尖病损，根管充填无气泡，根充止点距根尖小于2mm，适当的冠方修复[265]。

Ingle等[179]在早期一项针对治疗成败的影像学研究中指出，58%的治疗失败源于不完善的根管充填。同时，根管充填较差的患牙，根管预备常常也较差。操作中可能出现的一些问题，诸如工作长度丧失、偏移、侧穿、冠方封闭不足、牙根纵裂等，对根尖封闭

有负面影响[420]。

在Ingle等的经典研究之后，用以充填根尖区域的材料与技术得到重视和发展。多种实验技术应用于评估根管充填后的微渗漏，包括放射性同位素[102]、染色[188]、细菌[68]、蛋白[248]、内毒素[68]、糖渗透[276]和计算机控制流体过滤[385]等。这些方法应用于一系列不同的体外条件，实验结果常彼此冲突，临床意义尚不明确[113,426]。体外染色渗漏模型的结果不能预测治疗预后，这一点已达成普遍共识[268,296,373]。甚至细菌渗漏研究也因实验设计的缺陷受到了质疑[306-307]。幸运的是，不同情况下，应用不同技术和材料进行根管治疗后，患牙留存率仍较为可观[74,218,322]。详尽的证据表明通过根管清理和成形，可形成无菌的环境，消除病源后，充填的方法变得没那么重要了。

研究显示，根尖感染的患牙在经过根管清理和成形后，如无细菌存在，不愈合率为28%，而如有细菌

存在，不愈合率为79%[119]。当根管内无细菌存在时，无论充填的质量如何，根尖病变均可愈合。当根管充填时存在细菌，充填质量和不愈合之间存在关联。这些结果突显了细菌在根尖病损中的角色和清理成形的重要性。

在对照动物实验中[318]，以去除牙髓、开放髓腔于口腔环境之中的方法形成根尖病损。在对照组，对根管进行清理和成形，随后用牙胶和树脂基封闭剂充填。实验组也予清理成形，但未充填。190天时，处死动物，并进行组织学评估。根管预备后，充填和未充填的两组，愈合率并无不同。这一结果强调了清理成形在消除细菌上的重要性。虽然充填可能不影响短期治疗成功率，但如果发生冠方渗漏，长期的结果可能会不同[314]。

至今，没有有效的方法检测根管清理和成形是否有效。已证实以牙本质碎屑的清洁度或以初锉为基准进行根管预备是不可靠的[402]。虽然预备长度也被强调，不规则的根管直径可能是影响成败更为重要的因素[181]。证据表明根尖1/3常常预备不足[67]。历史上，曾经要等到细菌培养为"阴性"之后再进行根充。当代牙髓治疗中，常规操作已经剔除了细菌培养这一步[329]。对于活髓牙，细菌并不是影响治疗成败的主要问题。对于感染根管，参与疾病进程的是兼性厌氧菌或专性厌氧菌，它们可能不会在培养基中生长。分子生物学技术（聚合酶链式反应）揭示很多存在的微生物都不在培养中生长[10,315,362]。这些微生物在疾病进程中的作用尚不清楚[237]。读者可阅第14章和第15章，其中有更详尽的讨论。

清理和成形决定了清除感染的程度和充填根尖区的能力。因此，充填是清理和成形的反映，而充填的评价内容包括长度、锥度、密度、牙胶清除程度和冠方封闭（即合适的临时充填）等，根据影像学检查来评估根管充填时的封闭质量是不可能的（图7-1）。需要谨记的重要一点是，没有材料或技术能预防渗漏[2,153]。事实上，因为牙本质的多孔小管结构[2]和根管的不规则性，想要获得完全不渗漏的封闭是不可行的。

正如第15章所详述的那样，牙髓和根尖周病变的首要感染因素是细菌[191,253]。清理成形之后的根管系统中，治疗不可及的区域存留的残髓、坏死组织、细菌及其副产物能引发疾病，或使现有的疾病持续下去，因为宿主防御系统不能清除它们。研究表明，根管系统很难被彻底清洁和消毒[165,359,425]。对根尖区进行充填

是消除渗漏的必要环节。根管充填减少了冠方渗漏和细菌污染，将根尖与根尖周组织液隔绝，并将根管内残余的感染包裹起来[412]。

体外渗漏实验表明，冠方渗漏也是治疗失败的原因之一[389,392]。临床上，根管治疗后超过3个月未行永久修复的牙应行再治疗。这一观点近来屡受挑战[33,310-311]。虽然良好的根管充填和能阻止细菌穿透的冠方修复都可形成冠方封闭，回顾性临床试验的数据表明，即使是根充不完善的根管，冠方修复良好者，仍能取得较满意的疗效[305]。这项回顾性研究的数据极大挑战了牙体牙髓学科的理论基础。数据引发了将近20年的密集研究和讨论，争议对于治疗根尖周炎而言，冠方修复质量是否比根管治疗质量更为重要。最近对来自9项类似研究的结果进行的系统评价和Meta分析表明，质量差的根管治疗和质量差的冠方修复，对根尖周炎愈合产生不利影响的概率相似（即非统计学术语中的可能性）[137]。根据现有的最佳证据，根管治疗和恰当的修复可以增加根尖周炎的愈合率[137]。须强调的是，在这些研究中，这两个因素为单独研究。这些预后因素固然很重要，正如前瞻性临床研究得出的数据所示[262-263]，其他术前和术中预后因素也对初次和再次根管治疗后的根尖周愈合有显著作用。尽管如此，如第22章所述，有效充填根尖区，并维持有效的冠方封闭，进行适当的修复，应被视为成功根管治疗的重要组成部分[168,180]。

临床医生关心的是，为了防止渗漏，是否应永久修复而非暂时修复[234,393]。这是一个有争议的问题，因为以前的研究未能提供明确的证据证明，在根充恰当的情况下，永久修复体有助于根管治疗的长期成功[76,321]。这些结果得到了最近一项前瞻性临床研究的支持，这一研究考察了非手术根管治疗的预后影响因素[262]。作者发现只要修复体质量较好，冠方修复的类型对根尖周愈合没有显著影响。矛盾的是，同一组作者在一项单独的研究中报告，与临时修复相比，铸造修复显著改善了初次或再次根管治疗后的患牙的存留率[263]。这可能是由于全覆盖的铸造修复体保护了剩余的、被削弱的牙齿结构，使它们能更久地行使功能。对于未进行永久修复超过3个月的根管治疗后患牙，尚未有证据证明是否需要进行根管再治疗，而进行再治疗的原因可能仅仅是因为怀疑存在微渗漏[195]。可以考虑在永久修复之前用新的冠方修复体替换临时修复体，并至少观察3个月[195]。

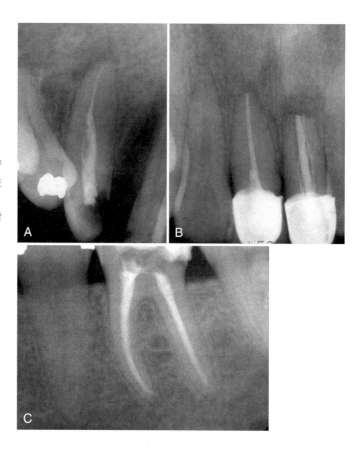

图7-1　不完善根管充填示例。**A**，13根充达根尖，但不严密，且没有形成冠方封闭。**B**，上颌中切牙。11其充填致密性和锥度不足。21存在气泡且充填物和根管壁之间有间隙。**C**，36充填良好；但远中未能去净腐质，临时充填体远中边缘封闭性较差。

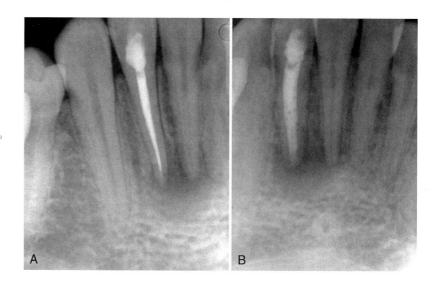

图7-2　**A**，42治疗后X线片，显示根充完善。**B**，调整投射角度后可见气泡。

　　根尖区的3D充填对于长期成功而言是至关重要的。根管系统的根方、冠方和侧方均需要封闭。已有很多根管充填的方法，但是，所有材料和方法都存在一定程度的渗漏[426]。虽然充填较差的根管和渗漏相关，但影像学评估的结果与是否渗漏关联性不强[154,199]。2D影像上的恰当充填并不代表恰当封闭（图7-2）[110]。临床医生对影像的不同解读，上覆的骨性结构以及根充材料的不一致都是重要的变量[36,106-107,199,388]。

　　根管治疗的预后基于临床和影像学检查。在一系列的前瞻性研究中，Toronto团队评估了根管治疗4～6年后的成功和失败率。对于首次根管治疗[91,121,127,241]，术前存在根尖周病变的患牙成功率（82%）相比术前不存在根尖周病变的患牙成功率（93%）较低。无根尖周病变、单根、无术中并发症（如侧穿）的患牙预后更好。该研究中的牙使用冠向下法预备和热牙胶垂直加压充填或步退式预备和侧方加压充填。治疗方法不同，根充充分性不同。长度合适者成功率（87%）比长度不合适者的成功率（77%）更高。使用冠向下法预备和热牙胶垂直加压充填的成功率更高（90%），步退式预备和侧方加压充填的成功率相对较低（80%）。对于非手术根管再治疗的患牙[92,120]，术前存在根尖周病变的患牙愈合率（80%）相比术前不存在根尖周病变的患牙愈合率较低（93%）。患牙前次治疗根充不完善、无侧穿、无根尖周病变的预后更好。近期的一项临床研究检测了初次或再次根管治疗对根尖周病变愈合的效果，也获得了相似的结果[262]。初次根管治疗（83%）或再次根管治疗（80%）后根尖周完全愈合的概率类似。术前无根尖周病变是一个影响初次或再次根管治疗预后的因素。当根尖周病变存在时，若这一病变较小，治疗预后将显著提升。这些研究的结果和早先的研究结论一致[364,374]，表明术前存在根尖周病变是预后不良的重要因素，而且强调了充填技术是影响成功率的因素[364]。

尽管自1922年以来[264]根尖片就用于检查治疗后根尖周炎的愈合情况，但近期使用根尖片评估根管治疗结果的效果遭到质疑，因为结果可能高估了根尖周病变的治愈率[97,118,423]。用根尖片成像产生了3D结构的2D叠加，根尖片通常检测不到仅限于松质骨内部分愈合的根尖周病变[37]。锥形束计算机断层扫描（CBCT）可以更好地诊断松质骨内的根尖周病变。这是因为CBCT软件可以从检查对象的任何平面和位置的数据切片重建图像，因此解决了根尖片的3D评估不足和解剖学噪声问题，从而实现了更高的信噪比和图像对比度，并改善了根尖周射线检测的效果[283,335]。尽管CBCT的使用并不适用于每一个临床病例，但最近1年的随访显示，采用CBCT评估初次治疗后根尖周病变愈合情况有其重要性[284]。使用CBCT诊断评估初次根管治疗的愈合率，与使用根尖片评估的愈合率相比更低。使用根尖片评估根尖周低密度影完全消失的概率为93%，CBCT为74%。对于那些术前存在根尖周低密度影的牙齿，与使用根尖片评估（10%）相比，重建的CBCT图像也显示出更多的治疗失败病例（14%）。另一项随访研究使用根尖片和CBCT对治疗2年后根管充填的技术质量和相关的治疗结果进行评估[226]。使用CBCT评估，81%的完善根充和49%的不完善根充的患牙中根尖周低密度影完全消失，使用根尖片评估时，这一数据分别为87%和61%。根尖片和CBCT均表明根尖周病变和根充质量是影响治疗预后的重要因素。联合使用根尖片和CBCT证实满意的根管充填与较好的预后有关。这一结果强调不应低估提高根管充填技术的重要性，应发展合适的根管充填方法，使根管能在合适的长度得到更致密、无气泡的充填。

历史观点

实现"严密封闭"通常被认为是根管治疗的主要目标。根据公认的字典定义，"气密的"一词是指封闭以防止空气逸出或进入，或通过融合或封闭而达到密闭。然而，根管封闭通常用于评估液体微渗漏——用于评价充填材料和技术优劣的参数。微渗漏在冠方和根方都会发生。不知何故，密封这一术语已经被悄悄引入牙髓命名法，可能以一种与空气密闭的发明非常类似的方式。作为古埃及的智慧、学识和魔法之神Thoth，更广为人知的称谓是Hermes Trismegistus（Hermes thrice greatest），被认为是这项发明的功臣[343]。他对人类文明的重大贡献，使得在以前多孔的陶制器皿中保存了油、调料、香料、谷物和其他必需品。容器壁的简单蜡封有助于形成"空气密闭"。从牙髓学角度而言，"气密的"这一术语是不恰当的；相反，像液密的、不渗透液体的或细菌密闭的封闭更具有现代性。

1924年，Hatton指出："在牙科或外科，也许没有什么技术操作像根管充填这般依赖对高质量的追求[162]。"该陈述的本质受到根管充填的技术和材料多年反复试验的显著影响。但是，许多挫折和挑战也源于此，是由于根管预备技术发展不足，加之那个时代对"病灶感染"的狂热[178]。

1800年之前，根管充填材料局限于金。随后用各种金属、氯氧化锌、石蜡和银汞合金进行充填，取得了不同程度的成功率和满意度[203]。1847年，Hill开发了第一种牙胶根管充填材料，称为"Hill's stopping"[203]。该材料主要由漂白的牙胶、碳酸钙和石英组成，于1848年获得专利并被引入牙科专业。1867年，Bowman声称（St. Louis Dental Society之前）首次用牙胶充填拔除的第一磨牙[12]。

20世纪之前，使用牙胶进行根管充填的参考文献很少且模糊不清。1883年，Perry声称他一直使用尖头金线包裹一些柔软的牙胶（当今核心载体技术的起源？）[289]。他也开始将牙胶制成尖头并放入根管中。这些牙胶尖的制备是通过将牙胶基底切成细条，用灯加热，将其放在手术箱上，然后用另一个平面使其滚动（仍有少数人用此方法来个性化制作一个较大牙胶尖？）。然后Perry在灯上加热牙胶，并根据根管的形状和长度将圆锥体卷成所需尺寸的牙胶尖。在放置最终的牙胶尖之前，他使用乙醇充满髓腔；毛细引力让乙醇进入根管，软化牙胶，以便牙胶充满根管（化学软化技术的先驱？）。

1887年，SS White公司开始制造牙胶尖[193]。1893年，Rollins推出了一种添加朱砂的新型牙胶[405]。朱砂是纯汞氧化物，剂量大时存在危险，很多人因此批评这一技术。

随着用于评估根管充填的影像学检查的引入，很明显，根管并非只像之前想象的那样是圆柱形的，而且需要额外的充填材料来充填所观察到的空隙。起初，使用硬质的牙科水门汀，但并不能令人满意。同时人们认为所用的水门汀应具有强的抗菌作用，因此开发了许多酚醛类或福尔马林类水门汀糊剂。Callahan在1914年推出了通过使用树脂软化和溶解牙胶作为黏合剂的方法[60]。随后，为了找到适用于牙胶的最佳封闭剂，发展出了多种不同的糊剂、封闭剂和水门汀。

在过去的70~80年间，牙科界已经尝试用这些水门汀和牙胶放入预备过的根管系统来改善根管充填的性质。在这个时代，这些发展的动力很大程度上是基于对病灶感染、选择性定位和空管理论概念的持续信念，以及根管治疗失败的主要原因是根尖区液体和微生物渗透进入封闭不全的根管系统[102,317]。从技术和科学思考的编年史角度，本章阐明并编纂了充填清理成形后的根管系统的现代概念。

根充的时机

影响根充时机的因素包括患者的体征和症状、牙髓与根尖周组织的状态、治疗难度和患者管理。

活髓组织

当牙髓活力仍存时，可一次完成根管治疗，目前这一点已形成共识[123,328,372]。将正常或发炎的牙髓组织去除，在无菌条件下完成治疗，理应有成功的预后，因为相对来说不存在细菌感染。首次就诊时根充也能避免诊间渗漏带来感染。

如果牙髓是有活力且时间允许的话，因修复需要进行的根管治疗可一次性完成。对于条件紧急的患者，根充取决于术前诊断。如疼痛是不可复性牙髓炎造成的，可在首次就诊进行根管充填，因为普遍而言将活髓组织去除可缓解患者的疼痛。

坏死牙髓组织

如患者牙髓坏死，伴有或不伴有无症状根尖周疾病（无症状根尖周炎、慢性根尖脓肿、致密性骨炎）者，可以根据现有的最佳信息，酌情一次完成治疗。当患者伴有牙髓坏死或急性根尖脓肿带来的急性症状时，普遍来说充填将会延迟至患者无症状时完成。但是，20多年前，研究者揭示伴有软组织肿胀的病例，可由恰当的牙髓治疗联合切开引流与使用抗生素一次完成治疗[366]。但是，如果治疗结束后症状持续或者恶化，对这些患者的管理可能会很困难。

在20世纪70年代，充填的时机受到关注。一次完成根管治疗是有争议的。传统观点认为那样的话患者术后疼痛的风险可能更高。但是，新近的临床研究[252,285,292]和系统回顾[123,328,372]表明，一次完成和多次完成根管治疗，根尖病变的愈合率没有显著差异。一次完成根管治疗的患者，根充术后短期疼痛比多次完成根管治疗者频率更低[372]。

相比有活髓组织的患牙，牙髓坏死的患牙常常伴有细菌感染，可能需要不同的治疗方法。对牙髓坏死和根尖病变的患牙，以一次根管治疗完成，Sjogren等对其长期预后提出一些问题[363]。在他们的临床研究中，对55个根尖周炎患牙进行彻底的根管预备，只用0.5%浓度的次氯酸钠（编辑备注：当下普遍使用更高浓度的次氯酸钠。就此话题读者可查阅第14章）。根充之前，进行厌氧菌培养。在清理和成形之后，有22个患牙检测到细菌。培养阴性的患牙愈合率为94%，培养阳性的患牙愈合率为68%，两者有显著差异。

生物膜的概念引进后，其他研究者检测16个一次完成根管治疗后带有根尖病变的下颌第一磨牙近中根的根管内细菌状态[258]。在那个研究中，预备后的根管用5.25%次氯酸钠和17%EDTA冲洗，然后用牙胶和氧化锌丁香油水门汀充填。每颗牙齿的牙根根尖段经翻瓣手术取出，进行相关光与透射电镜检查。在根管预备、冲洗和充填后，16颗治疗后的牙中有14颗存在残余根管内感染。微生物多数以生物膜的形式存在于对主根管预备所不可及的部位、管间峡区和副根管。

在一个更为近期的组织细菌学研究中，对根尖周炎下颌磨牙进行一次完成的根管治疗，或两次完成的根管治疗，并在之后对近中根的细菌状态进行检测[397]。这些患牙经过根管预备，并用5%次氯酸钠、17%EDTA和2%氯己定进行冲洗。单次完成根管治疗组内，根管被即刻充填，而两次完成根管治疗组内，充填之前在根管内封氢氧化钙1周。在单次完成根管治疗组，6个根管中没有任何一个是完全没有细菌的。主根管、峡部、根尖分叉区、牙本质小管内，都检测出残余生物膜。在两次完成根管治疗组，7个根管中有2个未检测出细菌。残余生物膜主要存在于峡部和根分叉区内，与坏死组织和碎屑混合。综上，这3个研究揭示，在复杂的根管系统内，彻底清除微生物是极其困难的。相比单次完成根管治疗，诊间封抗菌药物有利于改善根管系统内的微生物状态。

主张将氢氧化钙作为抗菌药物和暂时封药，用于无法一次完成治疗的坏死病例中[363]，因研究人员发现细菌在已经预备、尚未充填的根管内，仅需2～4天就可以增殖到治疗前的数量[57]。尽管如此，近期部分研究人员质疑氢氧化钙在根管内彻底根除细菌的能力。体外研究表明，氢氧化钙的抗菌作用可被牙本质影响[156,297]。另一些临床研究显示，诊间封药氢氧化钙后，检测出细菌的根管数量并未减少[291,401]。对8项临床研究进行系统回顾研究和Meta分析，氢氧化钙是有效的，但用培养技术评估来看，对于彻底清除根管内细菌仍效果有限[330]。虽然氢氧化钙抗菌谱较广，足以应对常见的牙髓病原，但在对抗粪肠球菌和白色念珠菌时效果十分有限[251]。还有人提出用氯己定凝胶，含氢氧化钙的氯己定凝胶，或三联糊剂（甲硝唑、米诺环素、环丙沙星）作为诊间封药，但结果不一[95,271,361,403]。虽然有临床试验支持使用氢氧化钙或其他制剂作为诊间封药，但并不能减少次氯酸钠冲洗和根管预备后根管内的细菌含量[238,240,360]。对于不能在单次完成的病例，临床医生普遍接受诊间封抗菌药物。

总体而言，根管清理和成形之后，如能干燥根管，患者无肿胀表现，即可进行根管充填。如果根管内存在持续渗出，不能干燥根管，则是根管充填的禁忌证。根管充填的耗时也是治疗程序中值得关注的一点。此外，复杂的病例根管预备所需时间更长，多次

复诊可更从容地处理。患者也可能因全身状况、心理状态和疲劳而需要多次、每次时长较短的就诊安排。

根管充填的长度

牙髓治疗中一个仍未平息的争议是根管治疗和充填的根尖止点[33,309]。早期研究将牙本质牙骨质界作为充填的根尖止点。然而，这一组织学标志在临床上是很难确定的，而且也是不规则的。牙本质牙骨质界在近中根管壁上的位置可能比在远中根管壁上高数毫米。另外，牙本质牙骨质界并不一定与根管最窄处或根尖狭窄区重合。对此读者可查阅第5章获得更详细的信息。

传统观点认为，根尖止点位于距牙根影像学根尖1mm处。Kuttler注意到根尖区解剖结构包括较大直径的根尖孔和较小直径的狭窄区（图7-3）[212]。根尖孔到根尖狭窄区的平均距离约为0.5mm，根尖孔到根尖的距离不定，最远可达2.5mm。Kuttler同时注意到，随着年龄增长而发生牙骨质沉积，根尖孔与根尖狭窄区的距离增加。另一些研究者也发现根尖孔与根尖的位置并不一致，佐证了这一结论。该研究中92%的牙根根尖孔与根尖不在同一位置，平均相距0.6mm[56]。另一研究指出根尖和根尖狭窄区的平均距离为0.9mm，95%的根尖狭窄区直径介于0.5～1mm之间[108]。研究同时表明，Kuttler所表述的经典根尖解剖，只存在于46%的牙齿中。其他变异还包括锥形狭窄区、多处狭窄区和平行狭窄区。另一些研究者用立体显微镜和X线片检查了230个恒牙牙根[37]。这些研究的结果中，显微镜下76%牙根根尖孔偏离根尖，X线片中这一比例为57%，根尖孔与根尖的平均距离为1mm。

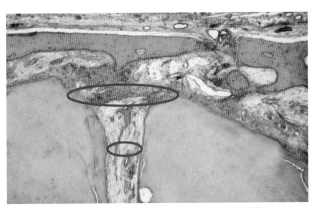

图7-3 组织学切片显示根尖区根尖孔及根尖狭窄结构。

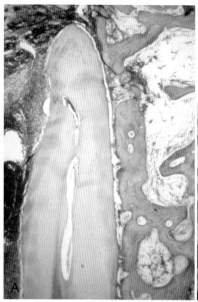
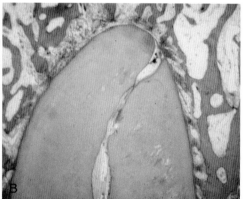

图7-4 组织学切片显示根尖孔位于根尖侧方。

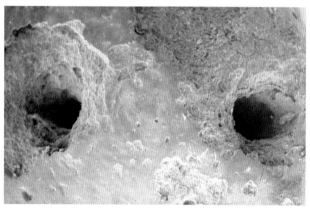

图7 5 扫描电镜显示牙髓坏死、根尖周病变及外吸收的患牙表现。

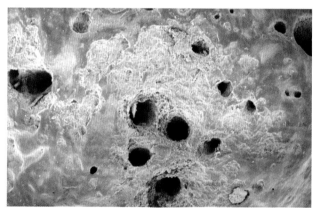

图7-6 扫描电镜显示因牙髓坏死而拔除的患牙根尖结构。注意多个侧副根管孔及外吸收影像。

　　一项更新的研究发现，没有根尖孔与牙根长轴重合，两者相隔的距离为0.2mm至3.8mm不等（图7-4）[152]。确定长度时，牙根吸收也是一项附加因素。牙髓坏死及根尖区骨吸收时更容易伴发牙根吸收，同时可能导致根尖狭窄区丧失（图7-5）[122,239]。基于这些发现，如根充到影像学根尖处，实为超充。如果超充不能被改善，同时又可能会导致神经损伤时，术者有义务将患者转诊至具备处理技术的医生[139]。

　　Toronto组的研究发现[92]，侧穿、术前存在根尖病变以及根充长度达根尖是显著影响再治疗预后的因素。作者推测根充欠填逾2mm的根管藏有坏死组织、细菌和其他刺激物，通过再治疗可被清理和封闭。疏通根尖未充填的根管成功率为74%。

　　副根管在治疗成功和失败中的作用也存在争议（图7-6）。对除第三磨牙外的其他牙根尖解剖进行电镜研究，发现根尖孔开口并无规律[151]，副根管数量从1至16不等。虽然侧支根管可与病变联系，但一项研究对人类尸体进行检查，报告未充填的侧支根管与根尖病损没有关联[20]。副根管或侧支根管常偶然在术后根尖片中发现被充填（图7-7）。

　　更近的组织细菌学研究同样发现，没有证据支持必须充填侧支根管才能达到长期成功的治疗预后（图7-8）[313]。在活髓病例中，强行将材料根充入侧支根管会导致对根尖周不必要的损伤，随之导致炎症。对于感染的死髓病例，根尖片上显示侧支根管充填者，其实并未被封闭或消毒，分叉区内的残余组织处于炎

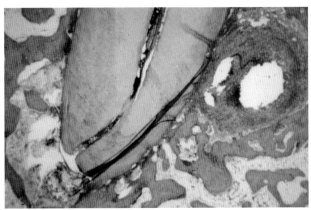

图7-7 组织学切片显示下颌磨牙近中根存在侧支根管，且相应位置存在病变。去除主根管内容物后病变是否愈合？如果不愈合是否与侧支根管内残留坏死牙髓相关？这些问题的答案尚不能明确。

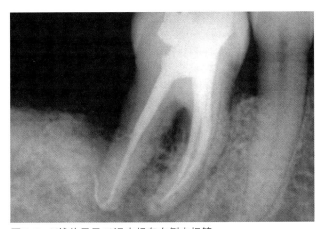

图7-8 X线片显示46远中根存在侧支根管。

症状态，仅仅被根充材料包裹。但这并不意味着根充之前不需要使用现代冲洗和震荡技术充分清理成形侧支根管，以减少这些区域内的细菌及生物膜。

充填时长度控制的重要性与充填材料超出有关。文献系统回顾中[338]，作者分析了12个满足如下条件的研究：（1）随访大于2年；（2）根充/根备结束时可提供数据；（3）对治疗失败有明确的定义；（4）与根充/根备长度相关的根管治疗成功/失败，可提供数据；（5）存在或不存在根尖周低密度影。根据根充长度与影像学根尖的关系，这12个研究被分为3类：（A）0~1mm；（B）大于1mm，小于3mm；（C）超出根尖孔（包括糊剂在内）。12个研究中只有4个能被分到这3类，从而纳入Meta分析。Meta分析的结果表明，A组（根充距根尖0~1mm）的成功率比C组（根充超出根尖孔）高29%。虽然A组相比B组（根充距根尖大于1mm）有更高的成功率，但差异并无统计学

差异。作者归纳道，根充未超根尖时，治疗成功率更高。

从多个研究中经复杂的Meta分析提炼出的前述结果，印证了Sjögren等的经典研究，即研究坏死牙髓和根尖病变的牙治疗后8~10年的愈合率[364]。如根充在距根尖2mm内，用根尖片评估时94%患牙根尖区正常。相反，根充超出根尖或距根尖超过2mm者，成功率显著下降，分别为76%和68%。

一项前瞻性临床试验，研究经初次或再次根管治疗后2~4年的愈合率[262]和存留率[263]也得到了相似的结果。根充不超填是初次或再次根管治疗的重要预后影响因素[262]。对于患牙存留率，牙胶超充在前22个月没有影响，但显著增加了22个月后患牙缺失的风险[263]。这一预后因素同时适用于初次和再次根管治疗。关于超充对牙齿存留的延迟影响，作者归因于充填过程中过度的力造成的次临界裂纹，在患牙行使功能时裂纹扩展，导致最终灾难性的失败。

基于生物和临床原则，这些近20多年来研究中得到的结论依然适用，即预备和充填不应超过根尖孔[259]。评价了36位患者的41颗患牙根管充填后的组织学研究也证明了这一结论[312]。在6个超充的案例中，组织学检查表明有严重的炎症。

X线片上，根充应距离影像学根尖1mm，尽管这一指导方针有其合理性，但预备和充填的根尖止点仍然是经验性的，联合使用根尖定位仪和X线片进行临床判断更为合理。将牙胶和封闭剂压向根充挡（根尖狭窄区）是必要的，以防止材料超出到根尖周组织。对根尖狭窄区的位置判断基于临床医生对根尖解剖的认识、触感、影像学解读、根尖定位仪、根尖出血和（如未麻醉时的）患者的反应。

根管充填前的准备

在清理和成形过程中，有机牙髓组织和无机牙本质碎屑积聚在管壁上，产生无定形的不规则玷污层（图7-9）[25,244,281]。如其中一项研究所示，玷污层位于表层，厚度为1~5μm[244]。这种浅表碎屑可以不同深度进入到牙本质小管中[1]。

在牙髓坏死时，该层也可能被细菌及其副产物污染。如一项研究发现，牙髓坏死的牙内，细菌可以进入坏死牙本质小管深达10~150μm[346]。另一项研究指出，毛细管作用和液体动力学可能在碎屑进入牙本

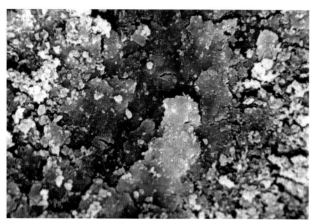

图7-9 扫描电镜显示预备后的根管壁。牙本质小管表面覆盖有机物与无机物混合而成的玷污层。

质小管的过程中发挥作用[3]。另一项研究指出，28天后，平均侵入深度为479μm[287]。

玷污层不能完全屏障细菌，但可以作为物理屏障，减少细菌渗入牙本质小管。研究表明，与将玷污层留在原位相比，去除玷污层后，细菌定植牙本质小管的速度明显提高[104]。

玷污层也可能干扰封闭剂和牙本质小管的粘接与渗透[410]。证据表明，当存在玷污层时，封闭剂不能渗入牙本质小管[132,277]。如一项研究发现去除玷污层，Roth 811（Roth International，Ltd.，Chicago，IL）、Calciobiotic根管封闭剂（CRCS；Coltène/Whaledent，Cuyahoga Falls，Ohio）和Sealapex（SybronEndo，Orange，CA）能渗透至35~80μm，而玷污层存在时，所有封闭剂的渗透受到阻碍[208]。其他研究发现，使用AH-26（Dentsply Maillefer，Ballaigues，Switzerland）充填时，去除玷污层增加了粘接强度，并减少了微渗漏[111,133]。另一项调查发现，当结合使用AH-26作为封闭剂、去除玷污层、垂直压实牙胶时，对减少渗漏有累积效应[386]。

对是否在根充前去除玷污层，似乎还未达成共识[70,347,353]。玷污层的优点和缺点仍然存在争议；然而，越来越多的证据支持在根充前去除玷污层[177,353]。玷污层中存在的有机碎屑可能成为存活细菌生长的基质[281]。有人认为玷污层阻止封闭剂与管壁接触，导致渗漏[29]。在使用热塑性牙胶和封闭剂充填的根管中，玷污层存在时相比去除玷污层，细菌渗漏率明显升高[281]。另外一个考虑因素是，牙本质小管中存在的细菌可利用玷污层维持生长和活动[49]。如果发生渗漏，玷污层去除后牙本质小管可能会再次被感染[347]。然而，一项研究表明，根充前存在的细菌，在根充后不能存活[99]。

玷污层也可能干扰冲洗剂的消毒作用[272]。当玷污层未被去除时，它可能会在渗漏的充填材料周围缓慢降解和溶解，或者可能被细菌副产物，如酸和酶除去[347]。

玷污层可能干扰根管封闭剂的黏附和渗透。它还可阻碍热塑性技术中牙胶的渗透[155]。据报道，在热塑性充填[155]和牙本质粘接复合树脂[221]中，牙胶和封闭剂具有显著的牙本质小管渗透性。去除玷污层能增强封闭剂与牙本质的粘接和对牙本质小管的渗透[221,267,347,409]。去除玷污层后，根管充填材料对管壁的适应性更强[101,267,409,410-411]。

一项调查研究了3种不同的根管封闭剂在有和没有玷污层的牙本质小管中的渗透深度。以侧方加压法充填单根牙，AH Plus（Dentsply Maillefer）、Apexit（Ivoclar Vivadent，Schaan，Liechtenstein）和Roth 811作为糊剂，扫描电子显微镜检查表明玷污层阻碍封闭剂渗入牙本质小管，而去除玷污层可使所有封闭剂渗透到不同的深度[205]。另一项研究发现，无论使用哪种封闭剂，去除玷污层都能减少冠方和根尖的渗漏[79]。

另一项研究使用牙胶和AH-26充填人类上颌切牙，研究了玷污层和细菌的渗透能力[77]。使用含有上下室的渗漏模型，让牙齿暴露于标准的细菌悬浊液60天，包括梭杆菌，直肠弯曲杆菌和消化链球菌。结果表明，60%未去除玷污层的样本出现细菌渗漏，去除玷污层的样本中则没有渗漏。

另一种去除玷污层的方法为声波和超声波。超声波的早期研究指出该技术可有效去除玷污层[84]。另一位研究者还证实了超声波和NaClO可去除玷污层[63]。一项研究对比上颌磨牙根管根尖3~6mm，使用5.25%NaClO进行普通冲洗和超声冲洗后的效果[319]。发现超声冲洗30秒，与单独手用锉相比，根管明显更清洁，且超声冲洗比普通冲洗使根管明显更清洁。然而，其他研究发现超声波和NaClO在去除玷污层上无效[24,400]。在最近的一项研究中显示，与传统冲洗相比，使用Vibringe、EndoActivator或针管冲洗并未显著改善封闭剂的渗透性[43]。

清理和成形后，通常用17%乙二胺四乙酸（EDTA）和5.25%NaClO（图7-10）冲洗去除玷污层[25]。螯合剂去除无机组分，剩余有机组织仍存在，需用NaClO去除。柠檬酸[16,23,170,337]和四环素也被证明是去除玷污层的有效方法[19,164]。

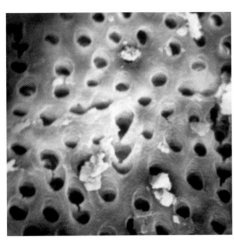

图7-10 扫描电镜显示使用17%EDTA和5.25%NaClO去除玷污层后的根管壁。

1957年，Nygaard-Østby将螯合剂引入牙髓治疗，用于治疗钙化的狭窄根管[266]。乙二胺四乙酸是常用于牙髓治疗的螯合溶液。它有液体和糊状两种形式，常见浓度在15%～17%之间[177]。常在其中加入清洁剂，以降低表面张力，增加清洁能力，并增强溶液的杀菌作用[399]。EDTA的有效性与作用时间、pH和浓度有关[254,266]。

脱矿去除玷污层和栓塞，扩大小管，使牙本质渗透性增加[150]。牙本质小管的扩大似乎是由于选择性去除了管周牙本质[175]。螯合剂和酸的作用似乎在牙根的冠1/3和中部1/3更为有效，在根尖区作用降低[177,228]。这种作用强度的降低可能与根管的直径大小相关[210]。这是一个临床关注的问题，因为根尖1/3牙本质结构更加不规则。另一项调查显示根尖区有显著的变异[250]包括侧支根管、吸收和修复后的吸收区域、髓石、主根管不规则或不存在、不规则的继发性牙本质和排列在根尖区根管壁的牙骨质样组织。人类牙齿根尖区的多变复杂结构对需要粘接剂的根管充填技术提出了挑战，因为根尖区的牙本质粘接能力可能受到影响[250]。

用于临床的乙二胺四乙酸似乎具有生物相容性[266]；然而，应注意其对根尖周骨质的不可逆脱钙和神经免疫紊乱现象的发生[342]。临床治疗中应避免推出NaClO和EDTA[163,282,380]。

去除玷污层的推荐时间为1～5分钟[62,177,337]。玷污层的小颗粒主要是无机的，具有较高的表面积–质量比，便于通过酸和螯合剂去除。研究人员发现，10mL EDTA作用1分钟足以清除玷污层，10分钟会导致管周和管间牙本质的过度去除[62]。

建议联合使用EDTA与NaClO[371,381]，因为相比单独使用，可以提高清洁[228]和抗菌效果[58]。虽然单独使用EDTA不会导致根管壁牙本质的侵蚀，但应该注意NaClO与EDTA联合使用可能导致管间牙本质的侵蚀，这取决于所用冲洗剂的时间和浓度[236,300,345,433]。

去除玷污层的新型冲洗剂已有商用产品，结合了钙螯合去除玷污层无机成分和抗菌的作用，如BioPure MTAD（DENSPLY Tulsa Dental Specialties）[349]和QMix 2in1 Irrigating Solution（DENSPLY Tulsa Dental Specialties）[86]。

理想的根管充填

封闭根尖区已有很多可选用的材料。大多数技术包括核心材料和封闭剂。无论采用何种核心材料，各种技术中，封闭剂都至关重要，并有助于实现防水封闭。

美国牙髓病学会《临床牙髓病学指南》概述了当代牙髓治疗[8]。对恒牙的非手术根管治疗"涉及使用生物学上可接受的化学和机械根管治疗来促进根尖周组织的愈合与修复。"该过程用橡皮障隔离，在无菌条件下完成。关于根管充填，指南指出，"根管封闭剂与生物学上可接受的半固体或固体根充材料一起使用，以建立足够的根管系统封闭。"在该领域，指南指出"含有多聚甲醛的糊剂或封闭材料已被证明是不安全的。使用含多聚甲醛的材料进行根管充填未达到牙髓治疗的标准"（图7-11）。第29章提供了有关此问题的更多信息。

非手术治疗的评估主要基于治疗后的影像学检查。用于评估根管充填的影像学标准包括以下几个方面：长度、锥度、密度、牙胶和糊剂的上界位于前牙的唇侧釉牙骨界和后牙的根管口，以及恰当的临时或最终修复（图7-12）。

通过仔细评估治疗程序来确保质量。只有如此才能识别和纠正缺陷。尽管根尖区的解剖和形态变异很大，但是充填后的根管应该反映原始的根管形态。根管预备中的错误，如长度丧失、台阶、根尖偏移、根尖穿孔、带状侧穿和器械分离等，可能无法纠正。根管充填中的错误，如长度不合适、气泡、根充材料去除不充分，可能是可纠正的。

临床医生对X线片的解读或有差异，这可能归因于不同根管封闭剂/水门汀的阻射性不同，不同品牌牙

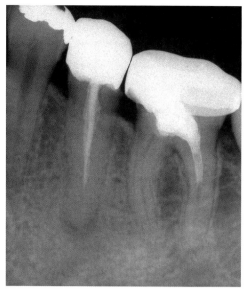

图7-11 根尖片显示35和36使用Sargenti糊剂进行根管治疗后。除含有有毒物质外，该技术通常伴有不完善的根管清理和成形。

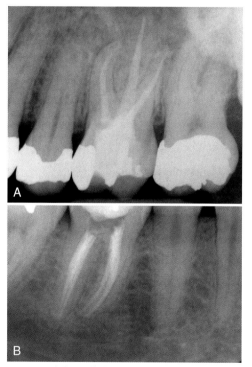

图7-12 A，26治疗后X线片，显示根充恰填，根充物密度和锥度均较好。B，46X线片示根充完善。

胶的成分不同，空隙在体内和体外的解读不同[431]，上覆骨结构的遮挡，以及摄片角度和2D视图观察根管的局限性等。

根管充填评估中，常忽视根尖区充填的密度[153]。根尖区的根管充填可能是一个单尖和大量水门汀封闭剂或加压不佳的牙胶。影像学上，根管根尖区阻射程度稍弱。根管壁形态明显不佳，根充材料中有明显的空

框7-1

理想封闭剂应该具备的性能

◆ 混合后有黏性使其固化后与根管壁有良好的粘接性
◆ 提供严密的封闭
◆ 阻射性，在X线片上可显影
◆ 颗粒细小，容易和液体混合
◆ 固化时无收缩
◆ 不使牙体组织染色
◆ 有抑菌性，至少不会促进细菌生长
◆ 缓慢硬固
◆ 不会溶解在组织液中
◆ 生物相容性，至少不会刺激根尖周组织
◆ 需取出时能溶解在常见溶剂中

隙，或其对根管的适应性不佳。由于使用高度阻射的根管封闭剂/水门汀，根尖区仅由封闭剂充填时，会给临床医生造成牙胶3D封闭的错误印象。

根管封闭剂的阻射性不同[304,379]。有的含有银颗粒或大量的硫酸钡以增强其阻射性。虽然这些成分或可增强诸如侧支根管的解剖结构的可视化，但重要的是，要认识到它们不会增加封闭剂的封闭能力和充填质量。当空隙因封闭剂密度高而被掩盖时，还可能给人一种根管封闭良好的印象。使用高阻射性封闭剂比低阻射性材料更好的说法是错误的。这种比较和结论是毫无根据的。根管系统的根充影像，是细致的清理和成形的体现。尽管对根管充填的评估是基于影像学检查，但不必要求根管封闭剂具有高度阻射性。

封闭剂的种类

根管封闭剂主要用于封闭牙本质壁和核心材料之间的缝隙，也可充填根管中空隙和不规则区、侧支和副根管，以及侧方加压时牙胶间的空隙。封闭剂还可在充填过程中作为润滑剂。Grossman曾列举了理想根管封闭剂的特性（框7-1）[149]。但目前尚无封闭剂能满足所有标准。

封闭剂应当具备良好的生物相容性，能被根尖周组织耐受[367]。所有封闭剂在刚混合的时候都有一定的毒性，但毒性会在固化后显著降低[214]。当暴露在组织和组织液中，封闭剂也可被吸收[14]。只要随着时间推移，封闭剂不会产生有副作用的分解物[42,50-52,54]，组织的愈合和修复一般不受封闭剂的影响。封闭剂的分解产物可能会对根尖周细胞的增殖能力产生不利影响[146]。因

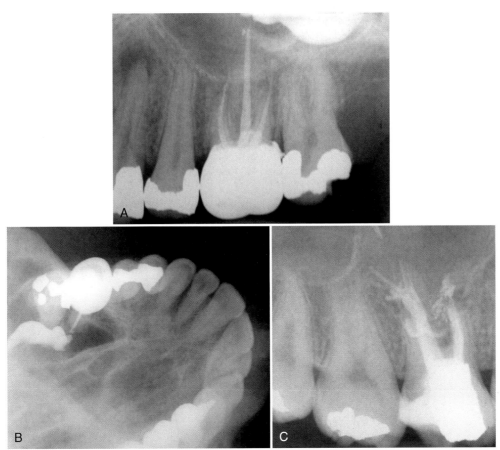

图7-13　A，X线片示上颌第一磨牙根充后封闭剂超填。近颊根内分离的螺旋充填器提示了当时可能使用的封闭剂输送方法。B，上颌骀片显示封闭剂位于上颌窦内。无法通过非手术方法修正。C，16封闭剂和牙胶超填。

此，封闭剂不应作为封闭技术的一部分常规置于根尖周组织中[214]。尽管已经观察到氢氧化钙根管封闭剂的成骨反应[172,365,376,390]，但是这些封闭剂随时间推移维持高pH的能力受到质疑[207]。

现市场上最受欢迎的封闭剂是氧化锌丁香油糊剂、氢氧化钙封闭剂、玻璃离子封闭剂、树脂基（环氧树脂或甲基丙烯酸酯树脂）封闭剂，以及最近推出的硅酸钙基封闭剂。尽管制造商声称每类封闭剂都有其优点，但并无随机临床试验的数据可证明某一类封闭剂优于另一种。无论选择哪种封闭剂，固化前都会有一定毒性。因此，应避免将封闭剂推出至根尖周组织中（图7-13）。

氧化锌丁香油

氧化锌丁香油糊剂长期以来应用成功。如果推出至根尖周组织中，氧化锌丁香油糊剂可被吸收[14]。该糊剂固化时间长[6]，固化时收缩[192]，具有一定溶解性[290]，且它们会使牙齿结构染色[90,209,394]。该封闭剂的优点是具有良好的抗菌性[4,18,167,249]。

早期的氧化锌丁香油由Rickert和Dixon引入[308]。

该粉末/液体封闭剂含有用于阻射的银颗粒。虽然有可能提示侧支根管和副根管的存在，但是如果清除不彻底，这类封闭剂仍具有使牙齿结构染色的明显缺点。市场上现有的封闭剂，如Pulp Canal Sealer（SybronEndo）和Pulp Canal Sealer EWT（延长工作时间，extended working time），受到使用热塑性技术的临床医生的欢迎。Procosol（Procosol，Inc.，Philadelphia，PA）在Rickert制剂基础上进行了改良，去除了银颗粒（氧化锌、氢化树脂、碱式碳酸铋和硫酸钡；液体丁香油）。

Grossman对该配方进行了进一步改良，并在1958年引入了一种无染色的配方（表7-1）[148]，即为Roth's封闭剂（Roth International）中的配方。Tubli-Seal（SybronEndo），是一种易于混合的催化剂/碱性氧化锌丁香油封闭剂，但与液体/粉末密封剂相比具有更快的固化时间。Tubli-Seal EWT的工作时间更长。Wach's Sealer（Balas Dental，Chicago，IL）含有加拿大香脂，这种材料具有黏性，使用侧方加压充填技术时，可使牙胶软化，成为更加均匀的整体。

尽管氧化锌丁香油糊剂在体外细胞培养研究中表

表7-1

氧化锌根管封闭剂的成分	
粉	液
氧化锌	42%
氢化松香树脂	27%
次碳酸铋	15%
硫酸钡	15%
无水硼酸钠	1%

现出显著的细胞毒性和组织刺激性[134]，但它们的临床实用性已在动物实验[129]以及回顾性人体临床研究中得到充分证明[83]。体外和体内细胞毒性试验结果之间的差异可解释为：大多数细胞培养系统仅有一种类型的细胞（即没有细胞间相互作用），其通常是单克隆的。另一个需要考虑到的重要问题是，培养条件不是自我平衡的，并且不能像体内一样消除有毒物质。相反，人体存在淋巴系统和根尖周防御，如多形核白细胞、浆细胞和巨噬细胞，以帮助消除有毒物质[61]。因此解读牙髓病学文献中报道的基于细胞培养的细胞毒性研究结果时，必须考虑到这些机制不存在于培养皿中。

氢氧化钙封闭剂

人们开发了具有治疗效用的氢氧化钙封闭剂。这些封闭剂被认为具有抗菌活性和成骨-成牙骨质潜力。然而，这些想法尚未得到证实[100,251]。溶解性是氢氧化钙释放和维持活性所必需的，这与封闭剂的目的有所冲突。Calciobiotic根管封闭剂（CRCS）是一种含氢氧化钙的氧化锌丁香油糊剂。Sealapex（SybronEndo）是一种基质催化剂，含有氧化锌、氢氧化钙、丁基苯、磺酰胺和硬脂酸锌。除树脂、水杨酸异丁酯和气溶胶R972外，该催化剂还含有硫酸钡和二氧化钛作为阻射剂。Apexit和Apexit Plus（Ivoclar Vivadent）由催化剂（二水杨酸盐，氢氧化铋/碳酸铋和充填剂）和基质〔氢氧化钙、水合松香（即松树脂）和充填剂〕组成。

无丁香油类封闭剂

Nogenol（GC America，Alsip，IL）是一种根管封闭剂，由牙周敷料发展而来，没有丁香油的刺激作用。这类封闭剂含有氧化锌、硫酸钡和氯氧化铋。

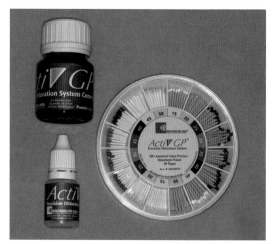

图7-14 Activ GP（Brasseler USA）玻璃离子聚合物包被的牙胶尖和封闭剂。

玻璃离子类封闭剂

玻璃离子由于其牙本质粘接性能而提倡用于根管充填。Ketac-Endo（3M ESPE，St. Paul，MN）能够使材料和根管壁黏合[128]。根尖和根中1/3的牙本质壁很难用处理剂处理以适应玻璃离子封闭剂。玻璃离子的缺点是，如果需要再治疗，则必须先清除它们[229]；其抗菌活性也较低[167]。

Activ GP（Brasseler USA，Savannah，GA）由玻璃离子浸渍并包裹的牙胶尖和玻璃离子封闭剂组成（图7-14）。牙胶尖有0.04和0.06两种锥度，激光验证确保尺寸精确，更加贴合。这种单尖技术意图使管壁牙本质和主牙胶尖之间能够结合。细菌渗漏研究发现，Activ GP/玻璃离子封闭剂、Resilon/Epiphany和牙胶尖（GP）/AH Plus经65天观察，3组之间未发现统计学差异[125]。

树脂类封闭剂

树脂类封闭剂使用已久，它具有黏合性，并且不含丁香油。它包括两大类：环氧树脂和甲基丙烯酸树脂类封闭剂。

环氧树脂封闭剂

AH-26（Dentsply DeTrey，Konstanz，Germany）是一种缓凝型环氧树脂，固化时会释放甲醛[204,368]。AH Plus（Dentsply DeTrey）是AH-26的改良制剂，固化时不会释放甲醛（图7-15）[222]。AH-26和AH Plus的封闭性能差异不大[96]。AH Plus是一种环氧树脂胺基系统，从两个管道挤出。环氧化物糊剂管以二环氧化物（双酚A二缩水甘油醚）和充填剂作为主要成分，而胺糊

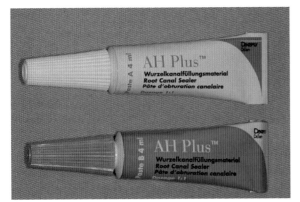

图7-15 AH Plus封闭剂是树脂类封闭剂。（由Dentsply DeTrey提供，Konstanz，Germany）

剂管以伯胺、仲二胺、次级二胺、硅油和充填剂作为主要成分。它的工作时间约为4小时。

甲基丙烯酸树脂类封闭剂

第四代甲基丙烯酸酯树脂的根管封闭剂已经上市[200,278]。第一代亲水性甲基丙烯酸酯树脂基材料（Hydron；Hydron Technologies，Inc.，Boca Raton，FL）用于整体根部充填，其出现于20世纪70年代中期，此时牙本质粘接的研究尚处于初期阶段。Hydron的主要成分是聚甲基丙烯酸2-羟乙酯［poly（HEMA）］，将其注入根管并在管腔内原位聚合，无须辅助使用充填材料。但这一材料的临床表现不可接受，因此Hydron在20世纪80年代就已被弃用[215]。

在专门用于牙髓治疗的现代甲基丙烯酸树脂类封闭剂出现之前，低黏度树脂复合材料（即树脂水门汀）和牙本质粘接剂曾不时被尝试作为根管充填的封闭剂。Leonard和他的同事首次使用酸蚀和冲洗技术（柠檬酸-氯化铁酸蚀剂，称为10：3溶液），用C&B-Metabond在牙根牙本质中能形成混合层（Parkell Inc.，Edgewood，NY）。这是一种用于间接修复的粘接树脂水门汀[221]。从自预处理、自酸蚀和自粘接树脂水门汀技术在修复牙科中推广以后，功能类似的低黏度甲基丙烯酸树脂基根管封闭剂也用在了根管治疗。这种类型的可粘接根管封闭剂由于其在根管内能形成整体的理想特性而被大力推广[383]。一体化是指理想化情况下，管腔空间完全由无间隙的不同固体物质充填，理论上具有同时改善封闭性和抗折能力的优点。

第二代粘接性封闭剂不需酸蚀，带有亲水性，不需要牙本质粘接剂辅助。将封闭剂设计成能够流入侧副根管和牙本质小管的结构，以便在用NaClO和EDTA冲洗去掉玷污层后，形成树脂突结构以固位和封闭。

EndoREZ（Ultradent Products Inc.，South Jordan，UT）是一种双重固化、阻射、亲水的甲基丙烯酸酯封闭剂，含有非酸性二氨基甲酸二甲酯。向封闭剂组合物中加入三甘醇二甲基丙烯酸酯使其具有亲水性，因此它可用于湿润的根管环境中并有效地渗透牙本质小管形成长树脂突[34,382]。当封闭剂应用于轻度潮湿的根管内牙本质时，封闭效果最佳[440]。建议将EndoREZ与常规牙胶尖或特定EndoREZ尖（树脂涂层牙胶）一起使用。一项回顾性临床和放射学研究评估了使用牙胶和EndoREZ封闭剂一次性根管治疗的10年治疗结果，报告显示10年后累积成功率为92.1%[439]。因此研究人员得出结论，EndoREZ可被推荐作为其他常用根管封闭剂的替代品。然而，在该研究中没有设置其他根管封闭剂作为对比。

为简化粘接步骤，新一代的自酸蚀（第三代）和自粘接（第四代）树脂水门汀被引入牙齿修复，引入不久即进入市场。第三代自酸蚀封闭剂含有自酸蚀预处理剂和双重固化的复合树脂根管封闭剂。自酸蚀处理剂的使用再次引入了与玷污层结合的概念。玷污层源于手用/机用器械预备，存在于封闭剂和牙本质交界。酸蚀剂应用于牙本质表面，渗透入玷污层，使牙本质表面脱矿。将酸蚀剂吹干以去除挥发性载体后，置入双重固化的流动复合树脂封闭剂使之聚合。如果这些材料能酸蚀厚的玷污层，那么对根尖1/3遗留玷污层的情况，根管粘接技术的敏感性可能会降低。

在引入Resilon（Resilon Research LLC，Madison，CT）后，第三代甲基丙烯酸酯树脂封闭剂结合自酸蚀处理剂的应用得以推广，Resilon是一种含二甲基丙烯酸酯的聚己内酯的热塑性根充材料[355]。在RealSeal（SybronEndo）中，自酸蚀处理系统进一步从2瓶系统简化为1瓶系统。这些自酸蚀处理剂大部分含有2-丙烯酰胺-2-甲基丙磺酸（AMPS）作为功能性酸性单体。功能性酸性单体、溶剂、离子化的酸性单体、必要的水和催化剂混合形成"单一成分"的1瓶型自酸蚀处理剂（即混合到1个瓶中）。这与目前牙科修复中使用的单一组分型粘接剂类似。在加入自酸蚀处理剂之后使用的封闭剂由双酚A-甲基丙烯酸缩水甘油酯（BisGMA），乙氧基BisGMA，氨基甲酸酯二甲基丙烯酸酯（UDMA）和亲水性甲基丙烯酸酯与氢氧化钙、硫酸钡、钡玻璃、氯氧化铋和二氧化硅组成[186]。基于乙氧基双酚-A-二甲基丙烯酸（EBPADMA）的树脂溶剂（如RealSeal Thinning Resin，SybronEndo）也可用于调节封闭剂黏度[301]。

第四代甲基丙烯酸酯树脂基封闭剂（如MetaSEAL，Parkell Inc.；RealSeal SE，SybronEndo）与近期引入的自粘接型树脂功能类似，进一步减少了酸蚀/粘接步骤[302]。酸性树脂单体原本存在于牙本质粘接预处理剂中，现在与树脂封闭剂/粘接剂混合使其能与牙本质自粘接。酸蚀剂、处理剂和封闭剂混合成一种自酸蚀自粘接封闭剂，进一步降低了操作时间和可能在粘接步骤中犯的错误。MetaSEAL是第一款商用的第四代自粘接双重固化封闭剂[217]。MetaSEAL的液体组分包含4-META、HEMA和双功能的甲基丙烯酸酯单体。该粉末含有氧化锆作为球形阻射填料，纳米二氧化硅填料和亲水性引发剂。包含酸性树脂单体——4-甲基丙烯酰氧基乙基偏苯三酸酐（4-META），使得封闭剂具有自酸性和亲水性，并增强单体渗透入牙本质的能力，从而在聚合后形成混合层。制造商建议将MetaSEAL专门用于冷侧压和单尖技术，并且适配Resilon或牙胶。据称封闭剂与热塑性根充材料的粘接和与根部牙本质的粘接，是通过在这两者表面形成混合层实现的。MetaSEAL在日本被称为混合粘接封闭剂（Sun Medical Co.Ltd，Shiga，Japan），据报道其与传统的非粘合性环氧树脂封闭剂有相当或稍差的封闭能力[30,269]。

RealSeal SE是RealSeal的简化双重固化形式，使用可聚合的4-甲基丙烯酰氧基乙基偏苯三酸酐（即4-META）作为酸性树脂单体[15,201,237]。它含有EBPADMA、HEMA、BisGMA、过氧化苯甲酰、叔胺、光引发剂、硅烷处理的钡硼硅酸盐玻璃、二氧化硅、氯氧化铋、Ca-Al-F硅酸盐和磷酸三钙作为附加组分。它可以与冷侧压法或热垂直技术的树脂牙胶尖或颗粒一起使用，或者与RealSeal 1（基于载体的树脂充填系统）一起使用[166]。

硅酮类封闭剂

RoekoSeal（Coltène/Whaledent）是一种聚二甲基硅氧烷，据报道固化时略有膨胀[273]。

GuttaFlow和GuttaFlow2（Coltène/Whaledent）是经过研磨的冷流动基质。颗粒形式（<30μm）的牙胶加入RoekoSeal构成这种材料（图7-16）。以胶囊形式提供，用于研磨。该技术是将材料注入根管，然后放置单个主牙胶尖。该材料工作时间15分钟，并在25～30分钟内固化。证据表明该材料能将根管不规

则区均匀地充填[435]并具有生物相容性[45,116]，但是固化时间不一致，并且可能会因次氯酸钠的最终冲洗而延迟[45]。在一些研究中，该材料的封闭能力似乎与其他技术相当，但在一些其他的研究中又显示出较差的效果[45,47,206,276,396]。

硅酸钙封闭剂

最近基于三氧化矿物聚合物（MTA）的新型根管封闭剂已经进入市场。这些封闭剂是MTA材料普及的产物，MTA材料基于硅酸三钙，一种用于各种外科和活髓治疗的液压粉末（水固化）[279-280]。这一类的根管封闭剂由于MTA材料的生物活性而具有吸引力[131,384]，也以亲水性而闻名[65]。

硅酸钙封闭剂包括同样存在于硅酸盐水门汀（波特兰水门汀，Portland cement）的水硬性化合物，主要是硅酸三钙和硅酸二钙粉末[65]。在牙科首次使用水硬性硅酸钙材料的时间可追溯到1878年，当时德国的Witte博士发表了一份关于使用硅酸盐粘接剂充填根管的病例报告[103]。直到20世纪90年代，当引入三氧化矿物聚合物（MTA）后，硅酸三钙材料才开始普及。MTA是一种活性粉末，主要含有硅酸三钙、硅酸二钙和阻射性粉末，通常是氧化铋。氧化铋成分可以使冠部牙本质染色，可能呈棕色（遇NaClO）、灰色（遇醋酸氯己定）甚至黑色（遇戊二醛），因此阻射性物质现已被其他材料如二氧化锆（氧化锆）取代。阻射剂（氧化铋、氧化锆或氧化钽）有其作用，否则MTA就不能在X线上显影。通常MTA型产品含有少量的铝酸三钙和硫酸钙。还有一些MTA型产品含有碳酸钙或铁铝酸四钙。MTA在此用于表示所有硅酸三钙和硅酸二钙产品。

硅酸三钙水门汀/封闭剂通过与水反应而固化，并形成由硅酸钙水合物刚性基质和氢氧化钙组成的高碱

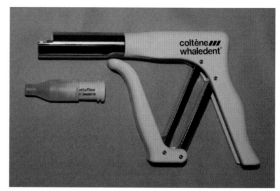

图7-16 GuttaFlow胶囊和注射器（Coltène/Whaledent）。

表7-2

硅酸三钙根管封闭剂的成分

Generex B ProRoot Endo Sealer	MTA Fillapex	Endosequence BC Sealer（iRoot SP）	Endo CPM Sealer	MTA Plus
粉/凝胶	双糊剂	单糊剂	粉/凝胶	粉/凝胶
三氧化矿物聚合物（MTA）增强阻射型粉 水基凝胶	水杨酸树脂 稀释剂树脂 天然树脂 氧化铋 二氧化硅 MTA 颜料	氧化锆硅酸钙过磷酸钙（$CaH_4P_2O_8$） 氢氧化钙 填料 增稠剂	MTA粉剂 二氧化硅 碳酸钙 氧化铋 硫酸钡 海藻酸丙二醇酯 丙二醇 柠檬酸钠 氯化钙 活性成分	MTA粉 水基质凝胶

性混合物（pH约12）[89]。这些水合物在原始硅酸钙颗粒的表面上形成，并通过水合作用逐渐向内部渗透。当硅酸三钙水门汀固化时，膨胀率小于0.1%，这有助于形成屏障，并且对于治疗牙髓病尤其重要。硅酸三钙粘接剂的固化时间很长，初始固化时间约为165分钟，最终固化时间不超过6小时，这在某些情况下是它的主要缺点，但作为封闭剂时没有影响。MTA产品与水结合后的稠度不适合用作封闭剂。此外，用于外科手术的第一批MTA产品，由于其粗糙度导致厚度过大（>50μm）从而不适合用作封闭剂。

目前市售有4种硅酸三钙封闭剂：MTA Fillapex（Ângelus Indústria de Produtos Odontlógicos Ltda；Londrina，Paraná，Brazil）[44,143,255,438]、iRoot SP（Innovative BioCeramix Inc.，Vancouver，Canada；也称为Endosequence BC Sealer；Brasseler USA）[44,66,231,432,434]、Endo CPM Sealer（EGEO SRL，Buenos Aires，Argentina）[141,142,255,336,378]和MTA Plus（Avalon Biomed，Bradenton，FL）。MTA Plus可通过调节水粉比用作水门汀[220,334]或封闭剂。表7-2中列出了这些封闭剂的组成部分。其他实验性硅酸三钙封闭剂包括Generex B（又名ProRoot Endo Sealer）[404]、MTAS[64]和MTA Flow[130]。iRoot SP为预混合，MTA Fillapex两种成分在混合头中混合。Endo CPM和MTA Plus封闭剂是粉末/凝胶系统，使用者可以将其混合到所需的稠度。现今对一些材料的描述是含糊不清的，如有些描述MTA Fillapex含有"自然状态或稀释树脂"和"填料或增稠剂"。然而，硅酸三钙粉末是所有4种封闭剂的共有组分。

MTA Fillapex和iRoot SP封闭剂含有非水性载体，其中粉末是分散的。为使硅酸三钙颗粒有助于密封，必须通过将非水性载体交换根管中的水而发生水合反应。Endo CPM Sealer和MTA Plus封闭剂在使用前与水性凝胶混合，而不使用非水性树脂。硅酸三钙粉末的比例在这些材料中未知，但在MTA Plus中可能是最高的，因为其不包括惰性载体。惰性载体是MTA Fillapex和iRoot SP糊剂中的液体介质，不与粉末反应。MTA型材料的生物活性使得硅酸三钙粉末在封闭剂中的应用成为热点。因生物活性材料推出根尖孔的可能性导致如下假设，即硅酸三钙产品在根尖周区域更容易发生愈合。然而，两种封闭剂具有分散在非反应性有机介质中的硅酸三钙粉末，这可能降低生物活性粉末的潜在益处。到目前为止，尚未有同行审查的文章发表以确定人类临床研究中硅酸三钙粉末的益处，所有研究和报告均基于体外实验与体内动物模型。将碳酸钙加入Endo CPM封闭剂中，固化后将pH从12.5降至10.0。通过这种操作，制造商声称与材料接触的表面组织坏死减少，从而优化了碱性磷酸酶的酶促作用条件[142]。

其中一些封闭剂的物理性能已经发表。表7-3包含了ISO 6876/ADA 57和AH Plus封闭剂的参数。新型封闭剂的流动性、厚度、溶解度、尺寸稳定性和阻射性等都符合ISO 6876的要求。这些封闭剂的流动性各不相同，但AH Plus的研究结果也不尽相同。尺寸稳定性结果均非常好。其他封闭剂的溶解度均高于AH Plus，这可能归因于固化的硅酸三钙中形成了部分可溶的氢氧化钙。而其阻射性小于AH Plus，后者以其阻射性而闻名。

iRoot SP和MTA Plus封闭剂的工作与固化时间比MTA Fillapex封闭剂长。iRoot SP固化时间最长，并且需要水从牙质小管扩散到封闭剂中才能固化[256]。在将

表7–3

硅酸三钙根管封闭剂的物理性能

性能	ISO 6876–2001 ADA 57 要求	AH Plus*†	MTA Fillapex†	Endosequence BC Sealer	MTA Plus White, Gray‡
流动性（mm）	>20	21, 40	25, 29	23	31
膜厚度（μm）	<50	16	24	22	47
溶解性	<3%	0.1	1.1	2.9	1.9
尺寸稳定性	−1% ~ +0.1%	−0.04	−0.7	+0.09	+0.05
阻射性	>3mm Al				4.9, 5.5
工作时间（小时）	没有要求	4:00, 5:30	0:45, 0:30	2:40	0:20
固化时间（小时）	没有要求	11:30, 5:10	2:30, 2:15	>24	10:00

*一种环氧树脂为基质的封闭剂在其中用作对照。
†由两个作者测量。
‡如果只有一个数值，白色和灰色的MTA数值一样。

水加入EndoSequence BC封闭剂（即iRoot SP）的实验中，固化时间减少至150小时左右，但硬度显著降低[231]。体外试验中发现Endosequence BC封闭剂与玻璃离子涂层牙胶尖一起使用时可以增加牙齿强度[135]。

另外，对一部分封闭剂的生物相容性进行了检测。Endosequence BC封闭剂比AH Plus根管封闭剂细胞毒性更强。从线粒体酶（琥珀酸脱氢酶）活性判断，达到非细胞毒性状态，Endosequence BC封闭剂需5周，AH Plus封闭剂需3周[231]。另一项研究发现，MTA Fillapex固化后的细胞毒性降低，并且呈现适宜的生物活性可刺激羟基磷灰石成核[323]。

医药封闭剂

含多聚甲醛的封闭剂禁用于牙髓治疗（图7–17）。尽管随着时间的推移，氧化锌丁香油制剂中已经不含铅和汞的成分，但是多聚甲醛这种强毒性物质依然存在。这些封闭剂没有得到美国食品药品监督管理局[12]的批准，同时由于其对根尖周组织的毒性作用强效而持久，在任何情况下，该封闭剂都不能用于临床治疗[348]。Sargenti提倡使用含6.5%多聚甲醛以及铅和汞的糊剂[325-327]，该封闭剂最初是作为N–2上市的。据报道，当使用N–2充填根尖区时，远端器官系统检测出铅的存在[274]。在另一项研究中，研究人员也证实了N–2中多聚甲醛成分可全身分布[38]。去除重金属成分后，研发出了RC2B这一新的配方。其他多聚甲醛封闭剂包括Endomethasone、SPAD和Reibler糊剂。随着时间的推移，这些材料对牙髓和根尖周组织的毒性已经

得到了证实[80,261]。

除了材料本身的毒性外，临床医生还要使用螺旋充填器充填，超出根尖将引发骨髓炎和感觉异常[117,202]。其中有一项研究证明多聚甲醛封闭剂通过根尖孔进入根尖周组织后具有不可逆的神经毒性，表现为感觉迟钝[202]。想要进一步了解这种有害材料和技术，可参阅第29章。

封闭剂放置

放置封闭剂有多种方法，包括使用主尖、螺旋充填器、锉和根管扩大器以及超声器械。研究人员比较了几种放置封闭剂的方法：逆时针旋转的锉、螺旋充填器（图7–18）、超声根管锉以及主牙胶尖[413]。放置封闭剂不会因技术的不同而产生差别；然而，研究者注意到根尖区域封闭剂涂层变化最大[413]。另一项研究比较使用K锉、螺旋充填器和牙胶涂布弯曲根管的封闭剂效果。结果显示并无明显差异，且没有任何一组能覆盖超过62.5%的根管壁表面[158]。其他研究者报道环周使用超声设备能使封闭剂分布最好[369]。另一项研究也证实超声技术优于手动技术[1]。

过去，人们一直认为根管充填之前，需要彻底干燥根管。确实，渗漏研究指出在根管充填之前用95%的乙醇干燥根管可以使根尖更好地封闭[370]。最近有研究表明如果根管略微潮湿，有些根管充填材料（如iRoot SP、AHPlus、Epiphany和MTA Fillapex）对牙本质壁的黏附可能更好（即使用Luer-Lok适配器在低

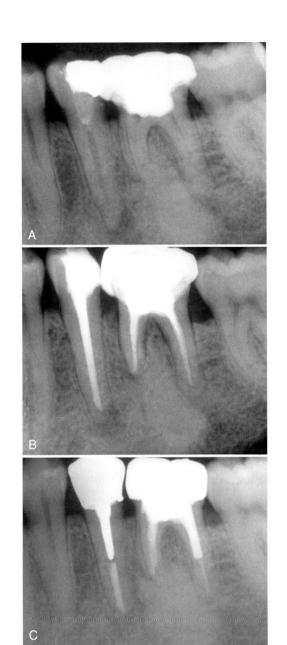

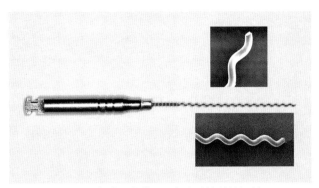

图7-18　螺旋型充填用于根充时输送封闭剂。

框7-2

理想根管充填材料应该具备的性能

◆ 操作简单且操作时间充裕
◆ 尺寸稳定，放置后无收缩
◆ 封闭根尖孔及根管根尖段，与根管解剖结构相适宜
◆ 对根尖周组织无刺激
◆ 不受潮湿影响且无气泡
◆ 不受组织液影响——不易腐蚀及氧化
◆ 抑制细菌作用
◆ 阻射性，X线片上易被识别
◆ 不使牙体组织染色
◆ 无菌
◆ 易于从根管内去除

研究报告指出，热塑性技术会使封闭剂更加深入地渗透牙本质小管[94]。去除玷污层可促进封闭剂渗透牙本质小管[93]。

核心充填材料

虽然有多种核心充填材料可配合根管糊剂使用，但牙胶还是最常见的核心充填材料。无论采用何种充填技术，都应重视根管清理和成形。已有的充填材料和技术通常都不可能完全封闭根管；所有材料都有一定程度的渗漏[2]。充填技术的选择需要具体情况具体分析。

Grossman阐述了理想根管充填材料的性能（框7-2）[149]。历史上曾使用过多种根充材料，包括固体、半固体材料和糊剂。银尖是过去常用的固体材料。

银尖

Jasper引入了一种由银制成的尖，他声称，使用银尖充填的成功率与牙胶尖并无区别，而且更容易操作[183]。银尖十分坚硬，易于充填，长度也更加可控。

图7-17　35和36使用Sargenti糊剂进行治疗。A，治疗前X线片显示前磨牙根尖区骨密度减低影像和磨牙根尖区骨密度增高影像。B，治疗后X线片。C，1年后随访X线片显示35根尖区牙槽骨再生。

真空状态下干燥根管5秒，然后用吸水纸尖干燥1秒钟）[256]。还有研究表明使用EndoREZ封闭剂也会产生类似的结果[440]。然而，这并不意味着在根充之前可以保持水浸没根管的状态，因为残留的水分会降低封闭剂对根管内牙本质的黏附性[256]。

充填方法似乎不影响封闭剂在根尖段根管壁的分布。然而，比起热牙胶垂直加压技术，侧压法会让封闭剂在根管的冠段和中段的分布更均匀[422]。一项设计严格的对照研究显示，5种充填技术均不能使封闭剂沿核心充填材料全长均匀分布[176]。还有证据表明充填方法会影响封闭剂对牙本质小管的渗透程度。比如一项

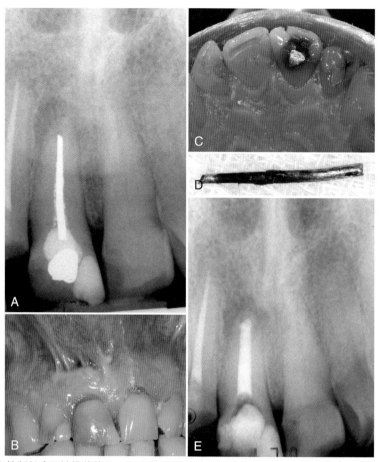

图7-19　银尖因易于放置和控制长度而被推荐使用。A，X线片示11使用银尖充填。B，组织变色表明存在腐蚀和渗漏。C，舌侧观显示冠方渗漏。D，取出腐蚀的银尖。E，再治疗后X线片。

然而，它们无法充填根管系统的不规则区，可能会造成渗漏（图7-19）。银尖常被认为具有微动力作用，能破坏根管系统内的微生物。然而，银尖并不具备这种作用。此外，当银尖接触组织液或唾液时，它们会被腐蚀[48]。腐蚀产物产生细胞毒性，会造成根尖周病变形成或影响组织愈合[344]。

　　坚硬的银尖可以较容易地放置达工作长度。这导致临床医生在充填之前，往往没有充分地对根管进行清理和成形。根管治疗失败往往同渗漏以及未能将刺激物从根管系统中去除有关。现如今，银尖的使用并不能满足当代牙髓病临床规定的标准。想要进一步了解该材料和技术，可参阅第29章。

牙胶尖

　　牙胶尖是最常用的核心充填材料。牙胶尖的主要优点是可塑性好、易操作、毒性小、具有良好的X线阻射性、加热或利用溶剂易取出。缺点则是对牙本质的黏附性弱，加热后冷却收缩。牙胶是聚异戊二烯（橡胶）的一种反式异构体，以两种晶体形式存在

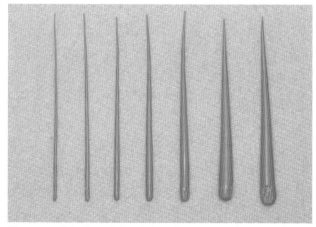

图7-20　非标准牙胶尖：超细、极细、细、中细、细中、中等、大、超大。

（α和β）[144]。不受热时，以β晶体形态存在，牙胶呈固态可压实。当加热后，转变为α晶体形态，牙胶变得柔韧且具有黏性，且可在压力作用下流动。α晶体存在牙胶固化时收缩的缺点[340]。

　　牙胶尖由约20%的古塔液胶、65%的氧化锌、10%的显影剂和5%的增塑剂构成[126]。人们试图添加碘仿[75]、氢氧化钙[230]、氯己烯[233]和四环素[247]等物质，使

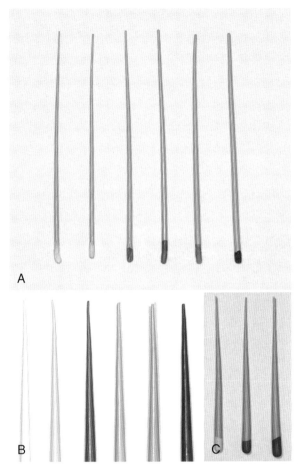

图7-21 A，标准牙胶尖#15~#40。B，标准牙胶尖0.06锥度 #15~#40。C，标准牙胶尖Protaper F1、F2、F3。

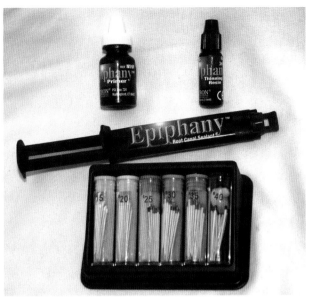

图7-23 Epiphany系统，带有预处理剂，稀释树脂，封闭剂 和标准Resilon尖。（由Pentron Clinical Technologies提供，Wallingford，Conn）

流动。加压的力会等量传导至材料和牙根上，这可能 导致牙根折裂。如果加热或使用溶剂，如氯仿，就可 以使牙胶流动。因此牙胶能够适应不规则的管壁。

当温度超过65℃时，以α晶体形态存在的牙胶 会熔化，缓慢冷却后，α相的牙胶会重新结晶。常规 冷却也会导致成为β相的牙胶重新结晶。虽然两种形 态存在的牙胶力学性能相同，但是当α相的牙胶受热 和冷却时，收缩较少，使其在热塑性充填中尺寸更稳 定。随着热塑性技术的日益普及，α相的牙胶在根管 充填中的应用越来越广泛。

牙胶尖有标准化和非标准化两种尺寸。标准尺寸 符合国际标准化组织（ISO）或ADA美国国家标准协 会（ADA ANSI）规格中的要求。非标准尺寸指的是 牙胶尖尖端和体部的尺寸（图7-20）。"fine-medium cone"指的是尖端较细、体部中等的牙胶尖。标准牙胶 与不锈钢和镍钛锉的锥度匹配（图7-21和图7-22）。 尺寸为#40、0.04的牙胶尖，即尖端直径0.4mm，锥度 0.04。然而，ISO和ADA ANSI标准允许公差，加上并不 完全精确的制作过程，实际的牙胶尺寸有一定不同， 正如主锉的尖端和锥度也有一定不同[140,243]。

虽然牙胶尖不能加热消毒，但有一项研究报告指 出，将牙胶尖放入5.25%次氯酸钠1分钟即可消毒。研 究还发现，2%戊二醛、2%氯己定和70%乙醇对枯草芽 孢杆菌没有杀灭作用，枯草芽孢杆菌是用于检测有效

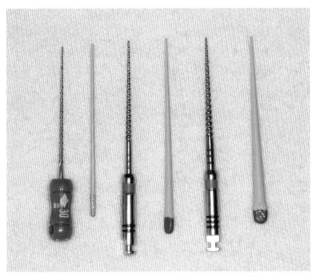

图7-22 #30标准牙胶尖包括0.02、0.04和0.06锥度。

牙胶具有更强的抗菌性，但添加这些材料的临床有效 性尚未得到证实。此外，为了发挥抗菌药理作用，这 些添加物将从牙胶中溢出，可能不利于长期封闭。

与橡胶不同，室温状态下牙胶不会被压缩也不会

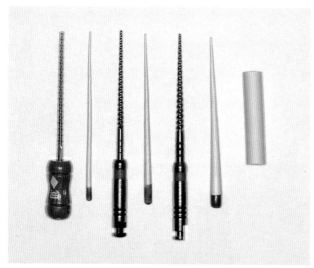

图7-24　Resilon 0.02、0.04和0.06锥度的牙胶尖以及用于Obtura系统的热塑性牙胶颗粒。

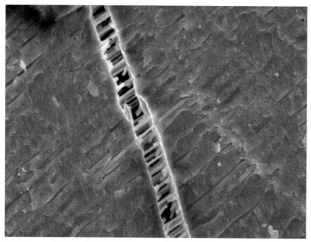

图7-25　扫描电镜观察到Resilon突起并延伸至牙本质小管。

抗菌效果的标志性微生物之一[359]。

玻璃离子类充填材料Activ GP

Activ GP（Braseler USA）是指表层被玻璃离子包裹的牙胶尖（图7-14）。单尖与玻璃离子封闭剂一起使用。有0.04和0.06两种锥度可用，尺寸由激光验证以确保精确性。单尖充填技术的目的是提供牙本质壁和主尖之间的粘接。有研究比较了玻璃离子牙胶/玻璃离子封闭剂、Resilon/Epiphany和牙胶尖/AH Plus3种根充系统65天的封闭效果，发现并无统计学差异[125]。

树脂类充填材料Resilon

以树脂基的充填系统RealSeal（SybronEndo）和Resinate（Obtura Spartan, Algonquin, IL）已被引入作为牙胶尖的替代品（图7-23和图7-24）。Resilon是一种用于牙科治疗的高性能工业聚酯。

树脂类封闭剂会粘接在根管核心充填材料Resilon上，并附着在被酸蚀的牙根表面。生产商称如此能形成"一体化"结构（图7-25）。传统的充填技术存在牙胶-封闭剂界面和牙-封闭剂界面，而树脂封闭剂可以同时将牙本质和Resilon封闭剂粘接起来。然而，"一体化"能否实现仍有争议[303]。一篇关于"一体化"的综述指出，以现有的材料和技术来看，"一体化"尚未实现[383]。

Resilon类似牙胶尖，可以通过冷侧压、热侧压或热垂直加压、热塑性注射或载核热牙胶技术充填。它由核心充填材料Resilon和树脂封闭剂组成，包含聚酯、二官能甲基丙烯酸树脂、活性玻璃、阻射材料。Resilon无毒，无诱变性，具有生物相容性。Resilon可提供标准尖、非标准尖和适用于热塑性技术的牙胶颗粒（图7-24）。

根管清理成形之后，将合适的主尖放入根管中，通过X线片确定其在根尖的位置。由于次氯酸钠可能影响预处理剂的粘接强度，所以应该先用乙二胺四乙酸（EDTA）冲洗，再用无菌水、盐水或氯己定冲洗根管。

干燥根管后，使用自酸蚀预处理剂［磺酸基端功能性单体、甲基丙烯酸2-羟乙酯（HEMA）、水和聚合引发剂］处理根管壁，以备树脂封闭剂［双酚A-甲基丙烯酸缩水甘油酯树脂基质（BisGMA）、乙氧基化BisGMA、聚氨酯二甲基丙烯酸酯（UDMA）、亲水性双功能甲基丙烯酸酯和氢氧化钙、硫酸钡、钡玻璃、氯化铋和二氧化硅的填料（70%）］粘接。用吸管、注射器或纸尖将2~3滴预处理剂滴至根管中，利用毛细作用使材料到达工作长度。除去多余的预处理剂，将树脂封闭剂混合，通过稀释树脂来调整黏稠度。用纸尖、Resilon尖或螺旋充填器输送封闭剂。然后通过侧压、热垂直加压或热塑性注射充填根管。封闭剂大约需要25分钟来固化，因此建议光固化冠部表面材料40秒。

使用System B（SybronEndo）热垂直加压时，温度设为150℃，功率设到10。使用Obtura Ⅱ热塑注射系统（Obtura Spartan）时，温度设置根据所使用的针头而变化。#25针头，温度应设定为160℃；#23针头，温度应设定为140℃；#20针头，温度应设定在120~130℃之间。

在根尖封闭方面，Resilon与牙胶尖似乎并无区别[22]。研究人员分别用牙胶/AH-26和Resilon/

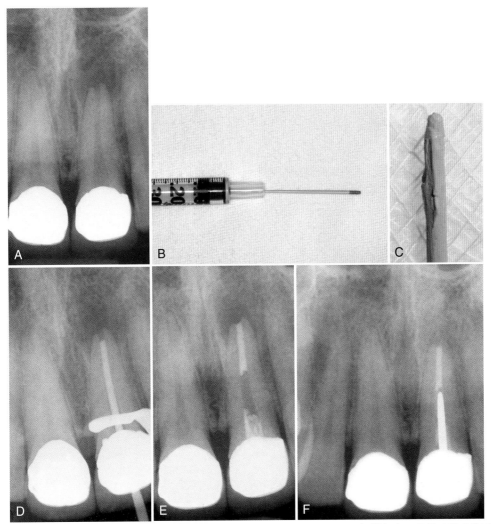

图7-26　根尖区吸收通常导致根尖孔开放，需要制作个性化牙胶尖。A，存在牙髓坏死和慢性根尖周炎的21治疗前X线片，显示存在根尖吸收。B，制作个性化主尖时，应考虑到在溶剂软化牙胶尖前，牙胶尖距离根尖孔需要预留几毫米空间。C，使用装在注射器中的氯仿来软化牙胶尖的尖端2~3mm。D，完成制作的牙胶尖代表根管尖端的形状。E，治疗后X线片，桩道预备已完成。F，1年随访X线片显示牙槽骨再生。

Epiphany两种系统进行侧压和垂直加压充填，通过比较牙根中的变形链球菌和粪肠球菌来评估Resilon的冠部微渗漏[355]。相比牙胶尖，Resilon冠部微渗漏显著减少。在另一项研究中，研究者利用犬根管病变模型来评估Resilon，牙胶尖/AH-26在接种微生物的牙齿中预防根尖周炎的效果。结果表明在牙胶尖和AH-26组中，22颗牙齿中有18颗（82%）发生根尖周炎，而在Resilon组中，21颗牙齿中只有4颗（19%）发生根尖周炎[356]。另一项研究表明用Resilon充填的根管在抗折能力方面，强于牙胶尖和AH-26充填组[387]。但是近年来，越来越多的证据表明Resilon不会增强牙根强度[147,416]。

　　Resilon似乎具有生物相容性，在大鼠皮下组织埋入60天后出现纤维包裹和可忽略的轻微炎症[41]。一项回顾性研究比较了用牙胶尖和Kerr Pulp Canal Sealer充填与用Resilon/Epiphany充填的成功率和失败率，充填后12~25个月进行回顾性检查。统计分析结果显示两者并无明显差异[83]。另一项研究中，随机选择82例使用Resilon治疗的患者，1年成功率与使用牙胶尖治疗的病例相当[82]。最近一篇关于Resilon作为根管充填材料的综述表明，由于缺乏长期临床研究结果来证明其临床优越性，目前尚不能将Resilon作为现有核心材料牙胶尖的替代品[354]。

个性化主尖

　　当根尖孔或预备后的根管过大时，可能需要个性化充填材料（图7-26），使根尖充填材料与管壁相适应，减少充填材料超出根尖的风险，并增强封闭性[28,194]。该项技术选择的主尖，应在比预备长度短2~4mm处有摩擦阻力。用锁镊或止血钳夹住主尖，保证每次都以相同的位置和角度放入根管中。根据临

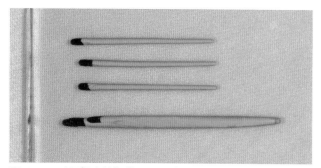

图7-27 对于粗大的根管，可以使用调刀或两块玻璃板将几个加热的牙胶尖混在一起。

床需要，用氯仿、桉树醇或氟烷软化1秒或2秒主尖尖端。只软化主尖外表面。主尖中心应保持半刚性。然后将材料放入根管中，达工作长度。此过程可一直重复，直到充填达工作长度。通过X线片以确定合适和位置准确。除溶剂以外，也可以通过加热的方式来软化[196]。

粗大的根管系统可能需要个性化充填材料。可以把两个或多个主尖加热并用两个玻璃板夹住，搓到大小合适（图7-27）。调刀也可以用来塑形个性化主尖。

根管充填方法

迄今为止，基于预后评估调查，几乎没有证据支

图7-28 36。A，治疗前X线片。B，X线片确定工作长度。C，冠方通路开畅，显示预备好的近颊根管。D，带有冠方标志点的标准主尖。E，标准主尖适合工作长度，因为它们具有最小的锥度并允许侧压器进入更深的位置。F，主尖片。

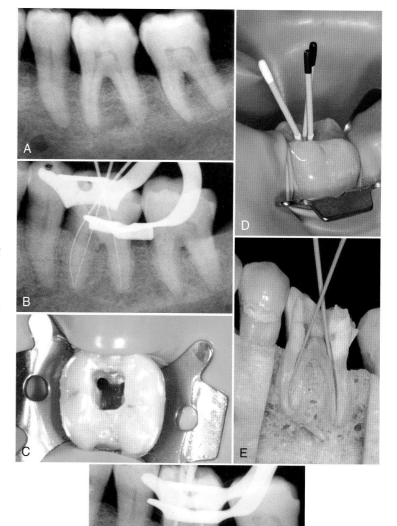

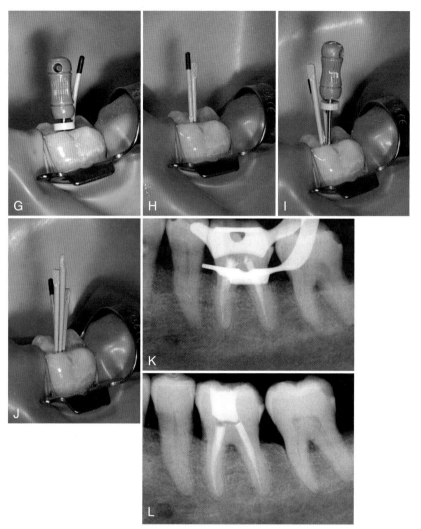

图7-28（续） G，手用侧压器放置到位。H，辅尖放置于侧压器压出的空间中。I，手用侧压器进行加压，继续为辅尖创造空间。J，继续放置牙胶尖，直到侧压器只能进入根管冠方1/3处。然后加热移除根管口上方的牙胶，并用垂直加压器压实。K，治疗中X线片评估充填质量。L，治疗后X线片显示完善的长度、密度和锥度。去除根管口上方的牙胶，建立冠方封闭，并进行适当的临时修复。

持一种根充方法优于另一种[13,264]。一项来自多伦多的前瞻性研究表明，热牙胶垂直加压可能优于侧方加压[92]；但是，仍缺乏明确的证据[286]。

侧方加压

侧方加压是一种常见的充填方法（图7-28）[59]。该技术可用于大多数临床情况，压实过程中长度控制较好[136]。缺点是该技术可能无法像热牙胶垂直加压或其他热塑性技术一样较好充填根管不规则区[427,424]。该操作可以配合任何可接受的封闭剂完成。

在根管预备之后，选择标准牙胶尖，其直径与根管预备的根尖直径一致。与非标准牙胶尖相比，标准牙胶尖通常锥度更小，容许侧压器进入更深，从而封闭性更佳[288]。另外，可以将尖端剪去一小段形成合适的非标准牙胶尖，用镊子夹住该"主牙胶尖"，使得从牙胶尖尖端到镊子上参考点的距离等于工作长度。牙胶上的参考点可以通过弯折牙胶来形成。将牙胶置于根管中，若尺寸恰当，则会有回拉阻力或"嵌住感"。如果牙胶松动，可以少量截除尖端来调整。如果主牙胶不能达到工作长度，则可以选择较小号的牙胶。目前已有设备可用于以预定长度精确切割牙胶（Tip Snip；SybronEndo）。当牙胶超出工作长度时，必须使用更大的牙胶或缩短现有的牙胶，直到在合适的工作长度处有回拉阻力感。

通过X线片确认主尖的位置。冲洗根管并用纸尖干燥。糊剂涂布根管壁，预先准备能插入距工作长度1~2mm的侧压器。还应选择尺寸适宜的辅尖，使其与侧压器的尺寸相匹配。侧压器尺寸和非标准牙胶尖之间的相关性变异较大[53,437]。对于细小弯曲根管，使用标准锥度牙胶尖和非标准锥度牙胶尖，充填质量未呈

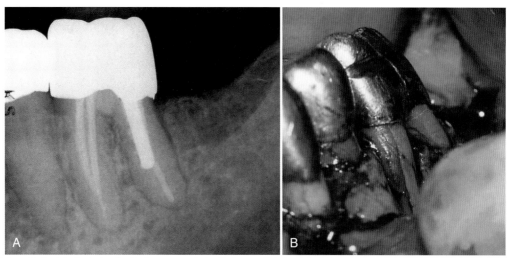

图7-29 垂直加压施力过大会导致牙根纵裂。A，36随访X线片。近中颊根的颊侧存在窄深的孤立牙周袋。B，翻瓣显示牙根纵裂。

现明显差异[169,395]。

指用侧压器触感更佳，与更传统的D-11T手用侧压器相比，也更不容易导致牙根折裂[88,223-224]。除了侧压器的类型，施加的力量、去除牙本质的量、侧压器尺寸（较大尺寸带来更大的应力）都可能是牙根折裂的因素[294]。与不锈钢器械相比，镍钛合金制作的侧压器，柔韧性更佳[35]，能减少应力[109]，穿透能力更强[189,341,417]。侧压器应能到达距工作长度1~2mm处，当主牙胶在根管中就位时，它应在距工作长度的2mm内[7]。侧压器进入深度和封闭质量之间似乎存在相关性[7,352]。

在将侧压器放置到最深处后，抽出时应使用往复旋转的手法。然后将辅尖放置在移出侧压器而腾出的空间中。重复该过程，直到侧压器只能进入根管冠段。加热去除过量的牙胶，并用适当的未加热加压器压实。侧压时轻微的力量即可，因为牙胶不会压缩，而且仅1.5kg的力就能导致牙根折断（图7-29）。研究人员指出，除了施力，去除过量的牙本质是牙根折裂的重要因素[415]。

侧方加压的缺点是不能产生均一的整体。主牙胶和辅牙胶是分层的，并保持分离。可以设想，牙胶之间的空间依靠封闭剂充填，以辅助达到严密封闭。

在后牙，将髓腔中过量的牙胶经加热去除，并使用预热的加压器垂直加压，使牙胶平齐于根管口或位于其下方1mm。冠段使用热垂直加压增强了封闭效果[429]。在前牙中，这一平面位于唇侧的釉牙骨质界，以避免带来美学问题。使用超声波或可替代指用侧压器进行侧方加压[21]，有研究发现该技术能进行恰当的根管充填，临床成功率为93%[436]。

另一项研究发现，使用超声锉进行热侧方加压充填，相比冷侧压，牙胶量增重33%[98]。然而，研究人员发现在6mm水平根内平均升温29℃，而根外升温超过10℃这一安全限值。

热垂直加压

Schilder创立了热垂直加压技术，以3D充填根管系统[339]。该技术要求根管预备为连续的锥形漏斗形态，并保持根尖孔尽可能小。

需要使用的工具包括各种加压器和热源。Schilder加压器有各种尺寸，直径递增（#8=0.4mm、#8$\frac{1}{2}$=0.5mm等，尺寸为#9、#9$\frac{1}{2}$、#10、#10$\frac{1}{2}$、#11、#11$\frac{1}{2}$、#12）。器械每间隔5mm标记。也提供不同的ISO标准化器械（图7-30）。

该技术中，放置一根主牙胶尖，短于工作长度0.5~2mm，回拉有阻力（图7-31）。这确保了牙胶直径大于根尖止点处的直径。锥度与根管锥度匹配的非标准牙胶尖是最佳的，因为这样允许在压实过程中产生液压。试主尖后，将封闭剂涂布到牙胶和根管壁上。将牙胶置于根管中，并用加热的器械移除冠部。使用加热的侧压器或加压器连续去除冠部牙胶，并软化根管中剩余的牙胶。Touch'n Heat（SybronEndo）（图7-32）、DownPak（Hu-Friedy，Chicago，IL）和System B（SybronEndo）（图7-33）可以替代火焰加热的方法，对温度控制更佳。加压器伸入根管中，将牙胶压实，将塑性材料推向根方。重复该过程直到达到根尖部分。使用小的预热牙胶回填冠部管腔。将

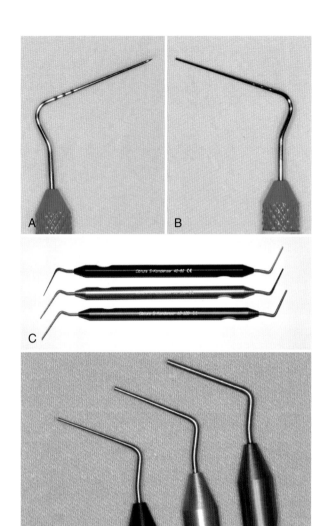

图7-30 热牙胶垂直加压器。A，ISO标准侧压器。B，ISO标准垂直加压器。C，Obtura S Kondensers。D，Obtura S-Kondensers近景照片。（由Obtura Spartan提供，Algonquin, IL）

3~4mm约等同根管尺寸的牙胶放入根管中，加热，并用加压器压实。

一项研究测量了热垂直加压中，根管系统的温度变化[40]。冠部温度最高，向根方温度逐渐递减。作者报告，距离根尖8mm处最高温度为118℃。距离根尖止点0~2mm处，最高温度降至44℃。另一项研究比较使用System B热源、Touch'n Heat装置和火焰加热器械作为热源，在上下颌切牙、前磨牙釉牙骨质界下方2mm的牙根面温度。对所有上颌切牙和前磨牙，System B和Touch'n Heat产生的表面温度升高小于10℃。Touch'n Heat使下颌切牙的温度上升幅度超过10℃。对所有实验牙样本，火焰加热器械导致的升温都大于10℃。由于产生不可逆骨损伤所需的牙根表面温度临界水平为10℃，这一研究结果表明，使用System B的

热垂直加压不损害牙周支持组织；而使用Touch'n Heat和火焰加热器械则应谨慎[219]。火焰加热的侧压器没有加热控制装置，而Touch'n Heat控制装置只向尖端传递热量，并且不接受临床情况的反馈。System B内置计算机，可以接收来自尖端的反馈，并根据临床条件调整尖端温度，使尖端保持在设置的温度。

热牙胶垂直加压也存在牙根纵裂的风险[39]。所产生的力似乎与侧方加压等同。研究人员将牙胶垂直加压和侧方加压进行比较。结果表明，两种技术产生的力没有显著差异。后续研究表明，热牙胶垂直加压的楔力平均值为（0.65±0.07）kg，而侧方加压的平均值为（0.8±0.1）kg。

热塑性技术能推动可塑性牙胶在根管内移动，能形成更均匀的牙胶，在充填根管不规则区和副根管时比侧方加压更好[105,421]。有学者研究了根充适合性与加热深度和根管尺寸之间的相关性。加热深度靠近根尖区时效果最好；与粗的根管相比，细根管的根充适合性更好[420]。然而，热塑性技术导致更多的根充材料超充[213]。不同方法封闭根管的效果似乎没有稳定的差异[421]。

热垂直加压的优点包括充填根管不规则区和副根管。缺点包括压力致牙根纵裂的轻度风险，与侧方加压相比较差的长度可控性，以及材料超出到根尖周组织的可能。在更弯曲的根管中，热牙胶垂直加压较为困难，刚性加压器可能无法深入必要的深度。有时根管必须进一步扩大并形成锥度，以使刚性加压器能深入到距根尖4~5mm处。额外去除根管牙本质会削弱牙根，使其更容易折裂。

连续波加压技术

热垂直加压的一种变体是连续波加压技术[55]。镍钛旋转预备器械和大锥度标准牙胶尖的广泛应用，使得更多的临床医生使用热塑性技术。生产的牙胶与根管预备形成的锥度匹配，使得在应用合适锥度的加压器时，充填时能形成更大的液压力。连续波加压技术采用System B，与0.04、0.06、0.08、0.10或0.12锥度的不锈钢退火加压器连接（图7-33）。0.06锥度加压器近似于小号的非标准牙胶尖，0.08锥度加压器近似于小-中号牙胶尖，0.10锥度加压器近似于中号牙胶尖，0.12锥度加压器近似于中-大号牙胶尖。加压器与ProFile GT器械（Dentsply Tulsa Dental Specialties）尺寸匹配，而Autofit牙胶尖（SybronEndo）已有供应。

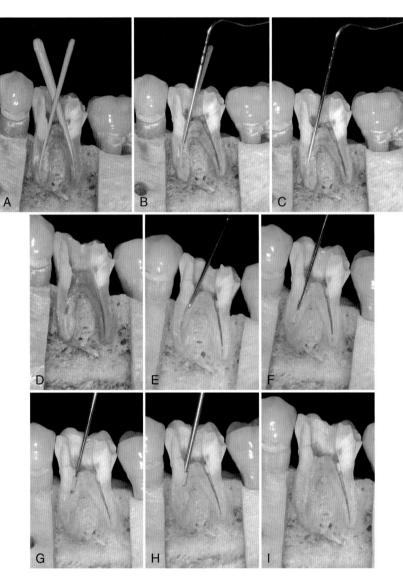

图7-31 热牙胶垂直加压技术采用加热与压实方式。A，选择非标准并且短于预备长度的牙胶，因为它们能更紧密贴合于经预备后的根管。B，预热的垂直加压器或侧压器用于加热主牙胶尖并去除多余的冠方材料。C，室温的垂直加压器用于压紧经加热的牙胶。D，根尖段充填完成。E，将牙胶放于根管中并加热。F，牙胶经加热后被压实。G，在根管冠方继续重复放置和加热牙胶这一过程。H，再次使用垂直加压器压实加热的牙胶。I，根管充填完成。

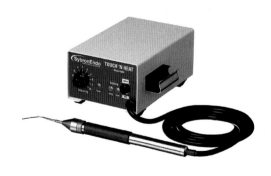

图7-32 Touch'n加热装置。（由SybronEndo提供，Orange，CA）

电热源可以设置不同的温度。System B装置的推荐温度为200℃。一项研究评估System B装置内外温度变化，使用不同的尖端和温度设置，分别为200℃、250℃和300℃。在距离根尖6mm处，System B设置在300℃，使用小−中号的加压器，产生的平均内部温度最高（74℃）。然而，作者指出，在任何温度设定或尖端配置下，外部温度设定从未超过PDL的临界10℃[375]。这在另一项研究中得到证实，该研究测量了釉牙骨质界根方2mm处和距根尖1.5mm处的温度变化。结果表明，根尖的温度变化可以忽略不计。釉牙骨质界处附近的平均温度变化为4.1℃[398]。

另一项研究报告称，使用Syestem B进行根充，温度升高的程度明显低于传统的热垂直加压。垂直加压

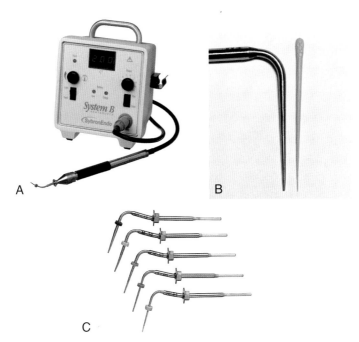

图7-33 使用System B进行连续波充填。A，System B系统。B，System B充填器及相应锥度的非标准牙胶尖。C，System B充填器。（由SybronEndo提供，Orange，CA）

时牙根外表面温度可升高超过10℃[357]。研究人员使用System B热源，设置250~600℃的不同温度，测量牙根表面温度。结果表明，温度最高处位于距根尖5mm处，这也是唯一升温超过10℃的部位。基于此研究，250℃或更高的温度可能具有潜在的危险性[101]。例如，研究人员使用热电偶配合红外温度分析发现牙根表面温度平均上升13.9℃，而红外技术表明在同一位点上升28.4℃[246]。

选择合适的主牙胶尖后，携热器应能到达距工作长度5~7mm处（图7-34）。据一位研究人员称，将携热器放入根管更深处或可增强牙胶的流动[5]。应注意携热器卡住的位置，当携热器卡住时，牙胶受到的压力会减小，而牙根受到的压力会增大。携热器进入的深度和充填的质量以及对根管不规则区的充填似乎存在相关性[46,190,424]。而提高温度似乎不会提高充填效果[190]。

System B在触摸模式下设置为200℃。将携热器插入根管口下方，并启动以去除多余的冠部材料。将冷加压头放在根管口处的牙胶上，开始压实。稳定施力，并启动仪器加热。携热器快速移动（1~2秒）到止点3mm以内（图7-35）。停止加热，持续施力，保持5~10秒。在牙胶冷却后，加热携热器1秒，使携热器与牙胶分离，并取出携热器。携热器的加热模式设计为从尖端到颈部，这样能降低带出牙胶的可能，也

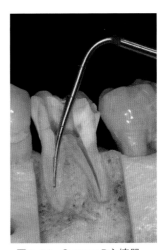

图7-34 System B充填器。

避免对材料进行二次加热。通过手用加压器和/或X线片确认根尖段牙胶仍存留于根管中。手用加压器的尖端直径分为0.4mm和0.9mm，以及0.7mm和1.4mm。应该注意的是，利用连续波技术，热源仅放置在距离牙胶尖端5~7mm的范围内；牙胶的尖端基本上是一种单尖技术，因为热量不会传递到牙胶的尖端2~5mm处[145]。

在椭圆形根管中，根管形态可能阻碍压力的传递，可将辅牙胶尖放置在主牙胶旁边，再予加压。对于Ⅱ型根管，将主牙胶分别放在两个根管中，再压实。可使用手用加压器稳定一个根管中的牙胶后，再充填另一个根管。

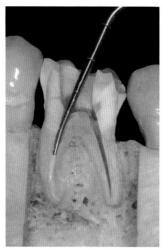

图7-35　System B加热及加压。

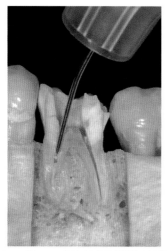

图7-36　Obtura Ⅱ注射式热牙胶回填技术。

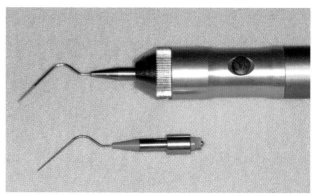

图7-37　Endotec Ⅱ装置（Medidenta）用于加热后侧方加压。

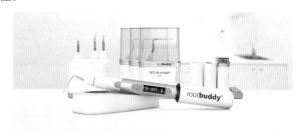

图7-38　Rootbuddy装置（以前称为DownPak装置）用于加热软化和振动牙胶。（由Nikinc Dental提供，Eindhoven，The Netherlands）

回填可以通过热塑性注射技术〔Obtura或Ultrafil 3D（Coltène/Whaledent）、Calamus（Dentsply Tulsa Dental Specialties）、Elements（SybronEndo）或HotShot（Discus Dental，Los Angeles，CA）〕来完成（图7-36）[187]，或通过放置涂布了封闭剂的辅尖后，加热，并通过短时间施加热量和垂直压力压实。

热侧方加压

热侧方加压提供了可预测的长度控制，这是其优于其他热塑性技术之处。Endotec Ⅱ装置（Medidenta，Las Vegas，NV）为临床医生提供了应用热牙胶技术控制长度的能力（图7-37）。研究人员证明，Endotec Ⅱ能将牙胶混合成均质固体[182]。一项研究使用细菌代谢物模型评估了3种热塑充填技术和侧方加压，并发现Endotec优于单纯的侧方加压，热侧方加压和Ultrafil 3D[197]。与传统的侧方加压相比，使用

Endotec进行热侧方加压，牙胶质量增加了14.63%[227]。另外一项研究发现，使用System B装置进行热侧方加压，牙胶质量增加了24%[260]。一项研究报告显示，使用Endotec Ⅱ，与冷侧方加压相比，热垂直加压和侧方加压能更好地充填牙模型上的人造根管不规则区，具有统计学差异[81]。另一组研究人员在类似实验中使用了EndoTwinn（Hu-Friedy）进行热侧压。EndoTwinn仪器还具有使电子加热尖端振动的能力。作者报告，同时利用热和振动的热侧方加压与热垂直加压，比冷侧压在充填不规则区时表现更佳[211]。Hu-Friedy引进了DownPak*（图7-38），是EndoTwinn的变体，可进行热牙胶侧方或热牙胶垂直加压充填。其他研究人员检测Endotec Ⅱ进行侧方加压和热侧方加压产生的应力，发现热侧方加压技术产生的应力较小[242]。另一个考虑因素是该技术产生的热量并评价热侧方加压和热垂直加压对牙周组织的影响，发现这两种技术均未产生与热相关的损伤[69]。

热侧方加压技术采用和传统侧方加压相同的方式安放主牙胶尖。选择适当大小的Endotec Ⅱ尖端。

---

*DownPak的产品和服务现由Nikinc Dental提供，Eindhoven，The Netherlands。现称为RootBuddy。

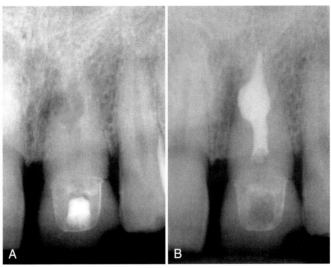

图7-39 根管不规则的患牙常使用热牙胶充填技术进行治疗。A，上颌中切牙治疗前X线片，显示根内吸收。B，治疗后X线片显示牙胶严密充填吸收部位。

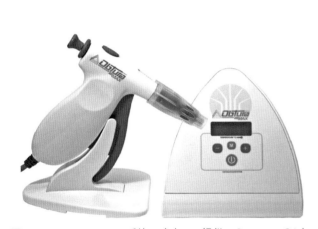

图7-40 Obtura Ⅲ Max系统。（由Kerr提供，Orange，CA）

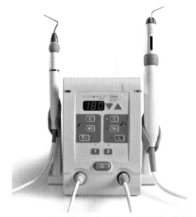

图7-41 Calamus热牙胶充填系统，用于加热和注射牙胶。（由Dentsply Tulsa Dental Specialties提供，Tulsa，OK）

EndotecⅡ尖端有各种锥度和尖端直径。尺寸包括0.02/#20和#0.02/#40。启动设备，使用轻微的压力将尖端插入主牙胶尖旁，深度位于距根尖2~4mm处。将尖端旋转5~8秒并移除。可以将未加热的侧压器放置在创建的通道中，以确保适应性，然后放置辅尖。该过程一直持续到根管充满为止。

热塑性注射技术

在牙齿外加热牙胶，并将其注入根管是热塑性技术的另一种方式（图7-39）。可以使用ObturaⅢ（图7-40）、Calamus（图7-41）、Elements（图7-42）、HotShot（图7-43）和Ultrafil 3D（图7-44）设备来完成。Obtura系统将牙胶加热至160℃，而Ultrafil 3D系统采用加热至90℃的低温牙胶。

ObturaⅢ

ObturaⅢ系统（Obtura Spartan）由一个手持式"枪"组成，其中包含一个腔室，由装有牙胶颗粒的加热元件包围（图7-40）。银针（#20、#23和#25规格）连接其上以将热塑性材料输送到根管。控制单元允许操作者调节温度，从而调节牙胶的黏度。研究发现使用Obtura系统时，距离根尖6mm处的最高内部温度为27℃[375]。

对根管预备的要求与其他根管充填技术相似。根尖直径应尽可能小，以防止推出牙胶。该技术需要使用封闭剂，根管干燥后，用能到工作长度的最后一根锉或纸尖在根管壁上涂布封闭剂。随后预热牙胶，并将注射针定位在根管中，使其达到距根尖的3~5mm内。然后通过压动"枪"的扳机缓慢地、被动地注射

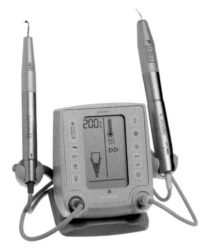

图7-42 用于注射和压实牙胶的Elements充填装置。（由Kerr提供，Orange, CA）

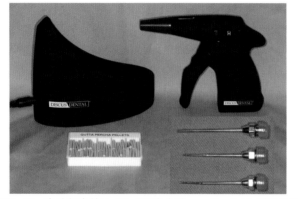

图7-43 电池供电的HotShot系统（Discus Dental）用于加热和注射牙胶。

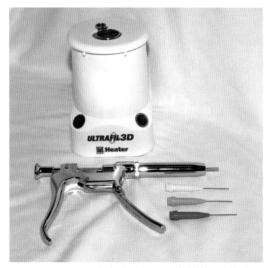

图7-44 Ultrafil 3D系统由注射器、牙胶套管和加热装置组成（Coltène/ Whaledent）。

牙胶。根尖充填后，注射针退出根管。使用浸泡在乙醇中的加压器压紧牙胶。还可以使用分段技术，分次注射和压缩3~4mm的牙胶段。在任一种情况下，应该持续压实直到牙胶冷却并固化，以补偿冷却时的收缩。

缺乏长度控制是该系统的缺点。超填和欠填都是常见的结果。为了克服这一缺点，可以使用混合技术，临床医生首先通过侧方加压技术充填根管。当置入主牙胶尖和辅尖后，牙胶牢固地嵌入根管的根尖部分时，放入携热头，将牙胶从距根尖4~5mm处去除。轻度垂直压实，使根尖区牙胶成为整体。然后用如前所述的注射热塑性牙胶充填根管的其余部分。

研究人员研究用Obtura系统充填的236颗牙齿在治疗后3个月、6个月和12个月的成功率。结果显示，96%的病例成功，与超填（93%）和欠填（93%）相比，成功率最高的是充填平齐根尖的牙齿（97%）[377]。另一项研究比较使用Thermafil（Dentsply Tulsa Dental Specialties）和Obtura侧方加压充填根管模型的表现，发现Obtura对根管壁的适应性最佳[408]。其他研究人员通过双侧同名牙和厌氧菌渗漏模型，发现相比侧方加压，连续波充填技术和Obtura回填能在初期达到更佳的封闭效果[182]。

Ultrafil 3D

Ultrafil 3D（Coltène/Whaledent）是一种热塑性牙胶注射技术，包括牙胶套管、加热装置和注射器（图7-44）。该系统使用3种类型的牙胶套管。常规套装是一种低黏度材料，需要30分钟固化。Firm Set也是一种低黏度材料，不同之处在于它固化仅需4分钟。制造商建议使用两种材料时，在初始固化后进行压实。Endoset具有更高的黏度，流动性较弱。建议在使用压实的技术中使用，其在2分钟内可固化。加热器预设为90℃，无须调整。

每个套管都有一个#22不锈钢针，长度为21mm。针可以预弯。套管可以消毒，但不适用于高温灭菌程序。加热时间要看情况，对于冷机需要10~15分钟。在加热器中，推荐时间是3分钟。从加热器中取出套管后，应将针头放在加热器的热部件上几秒钟。根据黏度，牙胶在45~60秒内仍具有流动性。

Calamus

Calamus流动充填输送系统（Dentsply Tulsa Dental

Specialties）是一种热塑性设备，配有带#20和#23针头的盒式系统（图7-41）。该装置可以控制温度和流速。此系统也提供加压器。360° 旋钮开关在操作过程中可提供极佳的触感。

Elements

Elements充填系统（SybronEndo）由一个System B热源和加压器以及一个手持式注射器组成。注射器用于从一次性盒子中输送热塑性牙胶或RealSeal（图7-42）。盒子配有#20、#23和#25针头，适用于牙胶；#20和#23针头适用于RealSeal。

HotShot

HotShot输送系统［Discus Dental（现为飞利浦口腔医疗保健的一部分）］是一种无线热塑性设备，其加热范围为150～230℃（图7-43）。该装置无线，可与牙胶或Resilon一起使用。注射针有#20、#23和#25规格可供选择。

载核牙胶

Thermafil、Profile GT Obturators、GT Series X Obturators和ProTaper Universal Obturators

Thermafil（Dentsply Tulsa Dental Specialties）是一种带核的牙胶充填材料（图7-45）。最初由金属核

和牙胶涂层制成，载体在明火上加热。该技术很受欢迎，因为刚性核心便于牙胶放置。牙胶易于放置和弯曲是它的优点。缺点是金属芯使得桩核修复和再治疗都变得困难。另外，牙胶经常从载体上剥离，使载体成为根尖区的充填材料。报告指出，基于载体的系统能使最终封闭材料的间隙和气泡最少[441]。其他报告指出，基于载体的系统与侧方加压方法之间的愈合率没有差异[157]。

载体系统的变化包括开发涂有α相牙胶的塑料芯（图7-46）和控制温度的加热装置（图7-47）。充填器的设计与ISO标准尺寸、变锥度镍钛旋转锉以及ProFile GT和GT系列镍钛旋转锉（Dentsply Tulsa Dental Specialties）相匹配（图7-46）。尺寸检验器可辅助选择合适的载体，使之能被动达到正确的工作长度（图7-45）。

与其他技术一样需要封闭剂。Grossman封闭剂与AH-26和AH Plus一致的树脂封闭剂可供选择；但是，不建议使用Tubli-Seal和Wach's paste。

强烈建议去除玷污层（见第5章和第7章），已经证明去除玷污层可以增强使用Thermafil时的封闭效果[29]。在干燥根管后，涂上一层薄薄的封闭剂，并标记载体，设定为预定长度。可通过载体上的毫米校准标记。标记为18、19、20、22、24、27和29mm。可以用手术刀片移除可能使校准环模糊的牙胶。将载体用

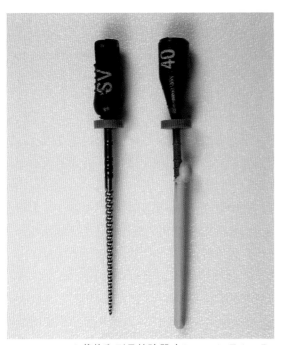

图7-45　Thermafil载体和型号检验器（Dentsply Tulsa Dental Specialties）。

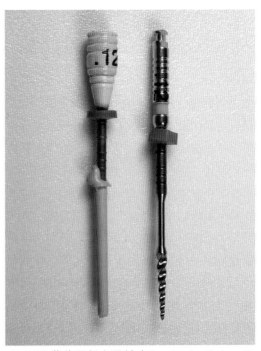

图7-46　GT载体及相应器械（Dentsply Tulsa Dental Specialties）。

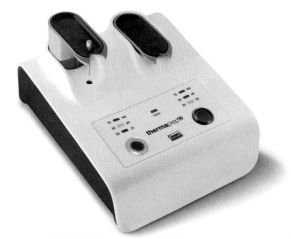

图7-47 带有载体的Thermafil加热装置（Thermaprep2加热装置，由Dentsply Maillefer提供，Ballaigues，Switzerland）。

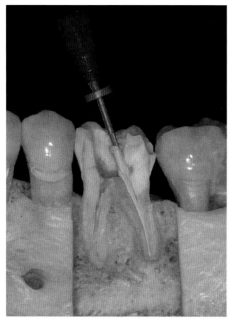

图7-48 Thermafil载体放置于远中根管。

5.25%NaClO消毒1分钟，并在70%乙醇中漂洗。

然后将载体放入加热装置中。当载体被加热到适当的温度时，临床医生有大约10秒的时间将其取出并将其插入根管（图7-48）。无须旋转或扭曲。证据表明插入速率会影响充填。充填长度和不规则区的充填随着插入速率的增加而增加[225]，快速插入提高了充填效果[225]。

通过X线片确认载体的位置。在切除载体的冠部之前，根管口上方数毫米的牙胶可冷却2～4分钟。这是通过向载体施加稳定压力，并用倒锥形、圆形钻或特殊设计的Prepi车针（Dentsply Tulsa Dental Specialties）切割装置实现。不建议使用加热仪器，因为这可能会造成移动。

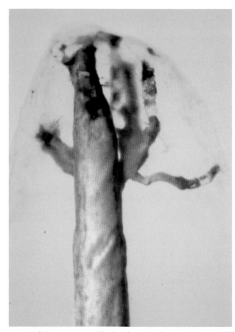

图7-49 通过Thermafil技术封闭根尖区的侧支根管。（由Dentsply Tulsa Dental Specialties提供，Tulsa，OK）

冠部牙胶的垂直加压就此可以完成。必要时，可再添加牙胶，将其加热软化并压实。这种技术的一个优点是牙胶有移动到侧支和副根管中的可能（图7-49）[419]；然而，一个缺点是材料可能被挤出至根尖孔外[78,85,213]。

如果需桩修复，建议使用Pro-Post钻头（Dentsply Tulsa Dental Specialties）。独特的切割尖端使之保持在根管中心，通过摩擦软化和去除牙胶与塑料载体。

当需要再治疗时，塑料载体沿其长轴备有凹槽，以提供根管锉进入的接入点。氯仿和手用锉可用于去除载体周围的牙胶。0.04和0.06旋转镍钛锉也可用于去除充填材料。再治疗旋转镍钛锉有3种不同的尺寸用于去除牙胶和载体。

塑料载体由两种无毒材料组成。#20～#40的载体由液晶塑料制成。#40～#90的载体由聚砜聚合物组成。两者都具有相似的物理特性，其中聚砜载体易溶于氯仿。

最新一代核心载体GuttaCore（Dentsply Tulsa Dental Specialties）使用交联牙胶作为外部热塑性牙胶的载体。这使得再治疗更简单，因为临床医生可以简单地钻穿载体以进入根管。最近的一项体外研究比较了使用ProTaper再治疗锉从中等弯曲的根管内去除GuttaCore、Thermafil Plus和热塑性牙胶的时间，与其他两种牙胶相比，GuttaCore的移除时间明显缩短[26]。

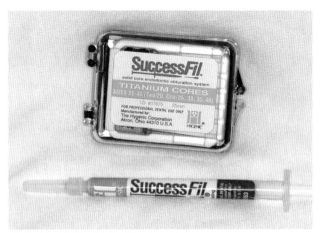

图7-50　SuccessFil载体系统（Coltène/ Whaledent）。

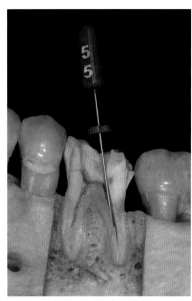

图7-52　SimpliFill与预备后根管根尖区1～3mm相适应。

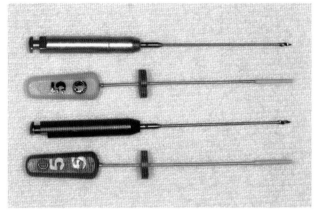

图7-51　SimpliFill载体（SybronEndo）和LightSpeed锉。（由LightSpeed Technology提供，San Antonio, Texas）

SuccessFil

SuccessFil（Coltène/Whaledent）是一个与Ultrafil 3D相关的载核系统（图7-50）；然而，这种技术中使用的牙胶放置于注射器中。将载体（钛或阻射性塑料）插入注射器中，至根管工作长度。牙胶的量和形状由注射器中取出的速率确定。将封闭剂在根管壁上涂薄层，并将携有牙胶的载体放置在根管中达工作长度。根据根管形态可以选用各种加压器，压实载体周围的牙胶。之后，用车针将载体在根管口上方切除。

SimpliFill

SimpliFill（SybronEndo）是使用LightSpeed预备后的根管充填牙胶（图7-51）。载体尖端覆盖5mm牙胶。选取适合的载体，与主锉（SybronEndo）匹配，能达距工作长度的1～3mm内（图7-52）。如尖端号数过小，可以剪去末端1mm。牙胶选好后，将其取出，并将封闭剂涂布于管壁上，建议使用AH Plus。

SimpliFill载体缓慢置入达工作长度。这可能需要一定的压力。当载体置于正确的工作长度时，手柄沿逆时针方向快速旋转至少4圈，将轴柄与根尖段牙胶分开。然后可以使用侧方加压或热塑性技术，用牙胶充填冠方空间。使用侧方加压时，建议第一根牙胶与SimpliFill载体的尺寸相同。这种截面技术效率较高，渗漏的可能性与其他常用技术类似[324]。

热机械加压

McSpadden推出了一种器械，McSpadden Compactor，带有类似于Hedstrom锉的螺旋槽，但方向相反。在慢速手机中使用，器械通过产生摩擦软化牙胶并将它向根方移动。类似设计的旋转式加压设备已经得到开发和推广。为了增加弹性，该器械采用镍钛合金。

该技术选用一个短于工作长度的主牙胶尖，并应用封闭剂。根据根管的尺寸选择加压器，并沿着牙胶尖间隙插入，达到距工作长度3～4mm处。打开手柄开关，旋转钻头产生摩擦力并加热牙胶。器械从根管中退出后，软化的牙胶被压向根方和侧方。

该技术优点包括设备简单，能充填根管不规则区[161,198,232,331-332]，节省时间。缺点包括可能将材料推出、器械折断[270]、破坏根管壁结构、无法在弯曲的根管中使用以及可能产生过多的热量[27,124,159,245,332-333]。Microseal加压器（SybronEndo）和Gutta加压器（Dentsply Tulsa Dental Specialties）是该产品的变体。

溶剂技术

牙胶可以用溶剂塑形，如氯仿、桉油素或二甲苯。缺点包括由蒸发引起的收缩并产生空隙、难以控制根充材料的充填长度，以及对根周组织的刺激。Callahan和Johnston技术包括将牙胶溶解在氯仿中，并用注射器将混合物置入根管中[60]。将一根牙胶尖浸于混合物中，放入根管，随着溶剂蒸发，牙胶固化。然而，蒸发过程中会发生收缩[299]。使用溶剂的根充技术已被废弃，取而代之的是收缩较小的材料和方法。

糊剂

糊剂满足Grossman所提出标准中的一部分[149]，可以适应复杂的根管内部解剖结构；然而，其流动性可导致超填或充填不密实。不能控制材料是一个显著的缺点，超填时，只能通过外科手术补救。此外，糊剂有时用于根管清理和成形过程中，如加入多聚甲醛则会产生严重的毒性。

即刻充填

在根尖发育未完成、根尖外吸收、根管预备超出根尖范围的病例中，根尖屏障可能是必要的。牙本质片、氢氧化钙、脱矿牙本质、冻干骨、磷酸三钙、羟基磷灰石和胶原都可作为根尖屏障的材料。使用这些屏障是为了避免根充材料超填至根尖周组织内，但效果一般，且不能封闭根管[320]。

在根管预备或充填期间，牙本质片似乎将材料限制在管腔内，并可能促进生物封闭的形成[115,320]。组织学研究发现有促进愈合、减小炎症反应和促进根尖牙骨质沉积等表现[275]。这种技术的一个问题是牙本质可受细菌或其他非宿主材料污染，研究人员发现感染的牙本质对愈合有不利影响[173]。

氢氧化钙也是广泛使用的根尖屏障材料。已表明氢氧化钙能在根尖屏障术中诱导根尖封闭产生。根尖孔处出现了类似于牙本质栓的钙化物[295]。氢氧化钙具有不受细菌污染的优点，并且可以提供更好的、尽管还不能称为完美的根尖封闭[406]。

牙髓坏死而牙根未发育完成的患牙或根尖吸收的患牙，传统上可用氢氧化钙形成根尖挡（根尖封闭），之后再进行根管充填。研究表明，用氢氧化钙长期治疗的患牙更容易发生根折[11,316]。立即根充是根尖封闭的替代方法。用于充当根尖挡的材料可将根充材料限制于根管内[115]，并通过诱导牙骨质和骨的形

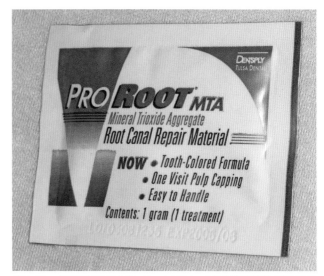

图7-53 MTA商用品为ProRoot MTA。该材料被推荐用于根尖诱导成形术、修补穿孔、修复牙根吸收、根管倒充填和盖髓术。（由Dentsply Tulsa Dental Specialties提供，Tulsa，OK）

成来增强愈合[172,275,295]。三氧化矿物聚合物（MTA）（ProRoot MTA；Dentsply Tulsa Dental Specialties）是成功用于根尖屏障的材料（图7-53）[350]。

清理成形之后，干燥根管系统，并将少量MTA置于影像学根尖处，通过根尖片验证位置。如果材料超出，可以用无菌盐水较为容易地将其冲出。如果未达到影像学根尖，可以使用预先试好的加压器加压，将MTA压至影像学根尖，并压实以形成屏障。在材料凝固后，可用热塑性技术回填牙胶，而不用担心超填（图7-54）。有研究人员报告，与超声相比，手压MTA能更好地适应管壁，空隙更少[9]。另一项研究显示，超声辅助MTA充填根尖区4mm可改善封闭性[430]，使用复合树脂作为回填材料可增强封闭能力及牙根抗折能力[216]。

三氧化矿物聚合物无菌、生物相容性好，并能诱导硬组织形成[112,174]。该技术在临床上已成功应用，并且可以快速完成，从而免去患者多次就诊，也能预防在根尖封闭所需的数个月中发生潜在的冠方再感染[73,87,138]。

临床数据支持这项技术。一项研究选取15名儿童，每人都有因牙髓坏死而牙根未发育完成的成对患牙。比较氢氧化钙和MTA的疗效，发现有两例用Ca(OH)$_2$治疗的患牙回访时仍有病损表现，而所有用MTA治疗的患牙临床和影像学评估都是成功的[114]。一项临床前瞻性研究发现，43例MTA根尖屏障术后即刻充填的成功率为81%[358]。在另一项研究中，20例根尖未发育完成的患牙，根尖屏障术后，85%完全愈合，5%处

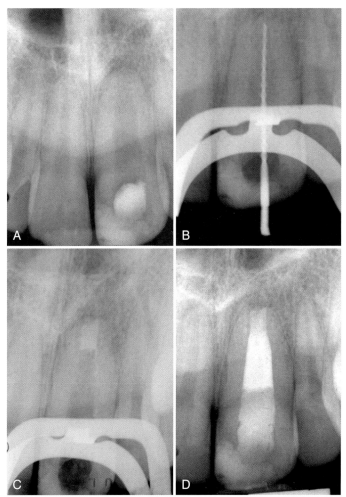

图7-54　使用屏障技术，以防根尖敞开患牙充填时超填。21因外伤导致牙髓坏死。A，治疗前X线片显示根尖孔开放，根管粗大。B，确定工作长度并预备根管。C，根尖区MTA屏障。D，牙胶回填根管。

于愈合中[171]。愈合所需的时间与传统的Ca(OH)₂根尖封闭相当，但治疗用时缩短[298]。

另一种治疗牙髓坏死且未发育完全患牙的技术为牙髓再生（见第10章）[160,184,391,414]。其优点包括能继续增加根管壁厚度，促进根尖继续发育和根尖闭合[351]。该技术包括充分冲洗、较少的根管预备，以及封抗生素糊剂。复诊时，将锉超出根尖，刺破出血。当出血达到距根管口3mm内时，在血凝块上方衬以可吸收膜，然后用MTA覆盖。MTA固化后，可以进行最终修复，以确保冠方封闭[17]。

根管口封闭

无论采用哪种技术封闭根管，冠方微渗漏都可以在短时间内发生于看似根充完善的根管中[68,389]，从而导致根尖周区域的感染。早期的研究工作集中于根管根尖部分的封闭质量，以防止根尖区液体的渗透。然而，当代的研究工作已经证实，维持冠方封闭以防止细菌渗漏更为重要[185]。渗漏研究表明，在根管口上应用充填修复材料[293,407,418]，并尽快完成冠方修复[305]能加强冠方封闭。

Cavit（3M ESPE）是一种可选择的封闭材料。一项研究表明，与未封闭的对照组相比，放置3.5mm的Cavit或Super EBA水门汀（Bosworth，Skokie，IL）分别使细菌渗漏减少了85%和65%，但在45天时均可发生渗漏[293]。动物研究中，将牙本质粘接复合树脂或IRM置于根管口，将髓腔开放8个月，使根尖周炎症减少到39%，而根管口未封闭者根尖周炎症为89%[428]。另一项研究使用犬模型，证实MTA放置于根管口可降低接种细菌的牙发生炎症的可能[235]。

如果冠方修复失败，还有另一种方法延迟根充后的根管渗漏，即在去除多余的牙胶和糊剂后，将髓室底用一层树脂充填[31,71,221]。如此能形成一层混合层，树脂和牙本质小管形成微锁结。可将约1mm厚的树脂改性玻璃离子水门汀置于髓室底，也可使用自酸蚀牙本质粘接剂和流动复合树脂并通过光照使之聚合。

研究人员发现，如此操作后60天后未发现根管内细菌渗漏[72]。可以选用与牙本质颜色不同的材料，以供辨别，为后期桩核修复提供便利。

参考文献

[1] Aguirre AM, el-Deeb ME, Aguirre R: The effect of ultrasonics on sealer distribution and sealing of root canals, *J Endod* 23:759, 1997.

[2] Ainley JE: Fluorometric assay of the apical seal of root canal fillings, *Oral Surg Oral Med Oral Pathol* 29:753, 1970.

[3] Aktener BO, Cengiz T, Pişkin B: The penetration of smear material into dentinal tubules during instrumentation with surface-active reagents: a scanning electron microscopic study, *J Endod* 15:588, 1989.

[4] al-Khatib ZZ, Baum RH, Morse DR, et al: The antimicrobial effect of various endodontic sealers, *Oral Surg Oral Med Oral Pathol* 70:784, 1990.

[5] Alicia Karr N, Baumgartner JC, Marshall JG: A comparison of gutta-percha and Resilon in the obturation of lateral grooves and depressions, *J Endod* 33:749, 2007.

[6] Allan NA, Walton RC, Schaeffer MA: Setting times for endodontic sealers under clinical usage and in vitro conditions, *J Endod* 27:421, 2001.

[7] Allison DA, Michelich RJ, Walton RE: The influence of master cone adaptation on the quality of the apical seal, *J Endod* 7:61, 1981.

[8] American Association of Endodontists: *Guide to clinical endodontics*, ed 5, Chicago, 2013, The Association.

[9] Aminoshariae A, Hartwell GR, Moon PC: Placement of mineral trioxide aggregate using two different techniques, *J Endod* 29:679, 2003.

[10] Anderson AC, Hellwig E, Vespermann R, et al: Comprehensive analysis of secondary dental root canal infections: a combination of culture and culture-independent approaches reveals new insights, *PLoS One* 7:e49576, 2012.

[11] Andreasen JO, Farik B, Munksgaard EC: Long term calcium hydroxide as a root canal dressing may increase risk of root fracture, *Dent Traumatol* 18:134, 2002.

[12] Anonymous: FDA explains status of N2 material, *J Am Dent Assoc* 123:236, 1992.

[13] Aqrabawi JA: Outcome of endodontic treatment of teeth filled using lateral condensation versus vertical compaction (Schilder's technique), *J Contemp Dent Pract* 7:17, 2006.

[14] Augsburger RA, Peters DD: Radiographic evaluation of extruded obturation materials, *J Endod* 16:492, 1990.

[15] Babb BR, Loushine RJ, Bryan TE, et al: Bonding of self-adhesive (self-etching) root canal sealers to radicular dentin, *J Endod* 35:578, 2009.

[16] Ballal NV, Kumar SR, Laxmikanth HK, et al: Comparative evaluation of different chelators in removal of calcium hydroxide preparations from root canals, *Aust Dent J* 57:344, 2012.

[17] Banchs F, Trope M: Revascularization of immature permanent teeth with apical periodontitis: new treatment protocol? *J Endod* 30:196, 2004.

[18] Barkhordar RA: Evaluation of antimicrobial activity in vitro of ten root canal sealers on *Streptococcus sanguis* and *Streptococcus mutans*, *Oral Surg Oral Med Oral Pathol* 68:770, 1989.

[19] Barkhordar RA, Watanabe LG, Marshall GW, et al: Removal of intracanal smear by doxycycline in vitro, *Oral Surg Oral Med Oral Pathol Oral Radiol Endod* 84:420, 1997.

[20] Barthel CR, Zimmer S, Trope M: Relationship of radiologic and histologic signs of inflammation in

human root-filled teeth, *J Endod* 30:75, 2004.

[21] Baumgardner KR, Krell KV: Ultrasonic condensation of gutta-percha: an in vitro dye penetration and scanning electron microscopic study, *J Endod* 16:253, 1990.

[22] Baumgartner G, Zehnder M, Paqué F: *Enterococcus faecalis* type strain leakage through root canals filled with gutta-percha/AH Plus or Resilon/Epiphany, *J Endod* 33:45, 2007.

[23] Baumgartner JC, Brown CM, Mader CL, et al: A scanning electron microscopic evaluation of root canal debridement using saline, sodium hypochlorite, and citric acid, *J Endod* 10:525, 1984.

[24] Baumgartner JC, Cuenin PR: Efficacy of several concentrations of sodium hypochlorite for root canal irrigation, *J Endod* 18:605, 1992.

[25] Baumgartner JC, Mader CL: A scanning electron microscopic evaluation of four root canal irrigation regimens, *J Endod* 13:147, 1987.

[26] Beasley RT, Williamson AE, Justman BC, et al: Time required to remove GuttaCore, Thermafil plus, and thermoplasticized gutta-percha from moderately curved root canals with ProTaper files, *J Endod* 39:125, 2013.

[27] Beatty RG, Vertucci FJ, Hojjatie B: Thermomechanical compaction of gutta-percha: effect of speed and duration, *Int Endod J* 21:367, 1988.

[28] Beatty RG, Zakariasen KL: Apical leakage associated with three obturation techniques in large and small root canals, *Int Endod J* 17:67, 1984.

[29] Behrend GD, Cutler CW, Gutmann JL: An in-vitro study of smear layer removal and microbial leakage along root-canal fillings, *Int Endod J* 29:99, 1996.

[30] Belli S, Ozcan E, Derinbay O, et al: A comparative evaluation of sealing ability of a new, self-etching, dual-curable sealer: hybrid root SEAL (MetaSEAL), *Oral Surg Oral Med Oral Pathol Oral Radiol Endod* 106:45, 2008.

[31] Belli S, Zhang Y, Pereira PN, et al: Adhesive sealing of the pulp chamber, *J Endod* 27:521, 2001.

[32] Bender IB: Factors influencing the radiographic appearance of bony lesions, *J Endod* 23:5, 1997.

[33] Bergenholtz G, Spångberg L: Controversies in endodontics, *Crit Rev Oral Biol Med* 15:99, 2004.

[34] Bergmans L, Moisiadis P, De Munck J, et al: Effect of polymerization shrinkage on the sealing capacity of resin fillers for endodontic use, *J Adhes Dent* 7:321, 2005.

[35] Berry KA, Loushine RJ, Primack PD, et al: Nickel-titanium versus stainless-steel finger spreaders in curved canals, *J Endod* 24:752, 1998.

[36] Beyer-Olsen EM, Ørstavik D: Radiopacity of root canal sealers, *Oral Surg Oral Med Oral Pathol* 51:320, 1981.

[37] Blasković-Subat V, Maricić B, Sutalo J: Asymmetry of the root canal foramen, *Int Endod J* 25:158, 1992.

[38] Block RM, Lewis RD, Hirsch J, et al: Systemic distribution of N2 paste containing ¹⁴C paraformaldehyde following root canal therapy in dogs, *Oral Surg Oral Med Oral Pathol* 50:350, 1980.

[39] Blum JY, Esber S, Micallef JP: Analysis of forces developed during obturations: comparison of three gutta-percha techniques, *J Endod* 23:340, 1997.

[40] Blum JY, Parahy E, Machtou P: Warm vertical compaction sequences in relation to gutta-percha temperature, *J Endod* 23:307, 1997.

[41] Bodrumlu E, Muglali M, Sumer M, et al: The response of subcutaneous connective tissue to a new endodontic

filling material, *J Biomed Mater Res B Appl Biomater* 84:463, 2008.

[42] Boiesen J, Brodin P: Neurotoxic effect of two root canal sealers with calcium hydroxide on rat phrenic nerve in vitro, *Endod Dent Traumatol* 7:242, 1991.

[43] Bolles JA, He J, Svoboda KK, et al: Comparison of Vibringe, EndoActivator, and needle irrigation on sealer penetration in extracted human teeth, *J Endod* 39:708, 2013.

[44] Borges RP, Sousa-Neto MD, Versiani MA, et al: Changes in the surface of four calcium silicate-containing endodontic materials and an epoxy resin-based sealer after a solubility test, *Int Endod J* 45:419, 2012.

[45] Bouillaguet S, Wataha JC, Tay FR, et al: Initial in vitro biological response to contemporary endodontic sealers, *J Endod* 32:989, 2006.

[46] Bowman CJ, Baumgartner JC: Gutta-percha obturation of lateral grooves and depressions, *J Endod* 28:220, 2002.

[47] Brackett MG, Martin R, Sword J, et al: Comparison of seal after obturation techniques using a polydimethylsiloxane-based root canal sealer, *J Endod* 32:1188, 2006.

[48] Brady JM, del Rio CE: Corrosion of endodontic silver cones in humans: a scanning electron microscope and x-ray microprobe study, *J Endod* 1:205, 1975.

[49] Brännström M: Smear layer: pathological and treatment considerations, *Oper Dent Suppl* 3:35, 1984.

[50] Briseño BM, Willershausen B: Root canal sealer cytotoxicity on human gingival fibroblasts. I. Zinc oxide–eugenol-based sealers, *J Endod* 16:383, 1990.

[51] Briseño BM, Willershausen B: Root canal sealer cytotoxicity on human gingival fibroblasts. II. Silicone- and resin-based sealers, *J Endod* 17:537, 1991.

[52] Briseño BM, Willerhausen B: Root canal sealer toxicity on human gingival fibroblasts. III. Calcium hydroxide–based sealers, *J Endod* 18:110, 1992.

[53] Briseño Marroquin B, Wolter D, Willershausen-Zonnchen B: Dimensional variability of nonstandardized greater taper finger spreaders with matching gutta-percha points, *Int Endod J* 34:23, 2001.

[54] Brodin P, Roed A, Aars H, et al: Neurotoxic effects of root filling materials on rat phrenic nerve in vitro, *J Dent Res* 61:1020, 1982.

[55] Buchanan L: Continuous wave of condensation technique, *Endod Prac* 1:7, 1998.

[56] Burch JG, Hulen S: The relationship of the apical foramen to the anatomic apex of the tooth root, *Oral Surg Oral Med Oral Pathol Oral Radiol Endod* 34:262, 1972.

[57] Byström A, Sundqvist G: Bacteriologic evaluation of the efficacy of mechanical root canal instrumentation in endodontic therapy, *Scand J Dent Res* 89:321, 1981.

[58] Byström A, Sundqvist G: The antibacterial action of sodium hypochlorite and EDTA in 60 cases of endodontic therapy, *Int Endod J* 18:35, 1985.

[59] Cailleteau JG, Mullaney TP: Prevalence of teaching apical patency and various instrumentation and obturation techniques in United States dental schools, *J Endod* 23:394, 1997.

[60] Callahan JR: Rosin solution for the sealing of the dental tubuli as an adjuvant in the filling of root canals, *J Allied Dent Soc* 9:110, 1914.

[61] Camps J, About I: Cytotoxicity testing of endodontic sealers: a new method, *J Endod* 29:583, 2003.

[62] Çalt S, Serper A: Smear layer removal by EGTA, *J Endod* 26:459, 2000.

[63] Cameron JA: The synergistic relationship between ultrasound and sodium hypochlorite: a scanning electron microscope evaluation, *J Endod* 13:541, 1987.

[64] Camilleri J: Evaluation of selected properties of mineral trioxide aggregate sealer cement, *J Endod* 35:1412, 2009.

[65] Camilleri J, Pitt Ford TR: Mineral trioxide aggregate: a review of the constituents and biological properties of the material, *Int Endod J* 39:747, 2006.

[66] Candeiro GT, Correia FC, Duarte MA, et al: Evaluation of radiopacity, pH, release of calcium ions, and flow of a bioceramic root canal sealer, *J Endod* 38:842, 2012.

[67] Card SJ, Sigurdsson A, Ørstavik D, et al: The effectiveness of increased apical enlargement in reducing intracanal bacteria, *J Endod* 28:779, 2002.

[68] Carratù P, Amato M, Riccitiello F, et al: Evaluation of leakage of bacteria and endotoxins in teeth treated endodontically by two different techniques, *J Endod* 28:272, 2002.

[69] Castelli WA, Caffesse RG, Pameijer CH, et al: Periodontium response to a root canal condensing device (Endotec), *Oral Surg Oral Med Oral Pathol* 71:333, 1991.

[70] Chailertvanitkul P, Saunders WP, MacKenzie D: The effect of smear layer on microbial coronal leakage of gutta-percha root fillings, *Int Endod J* 29:242, 1996.

[71] Chailertvanitkul P, Saunders WP, MacKenzie D: Coronal leakage in teeth root-filled with gutta-percha and two different sealers after long-term storage, *Endod Dent Traumatol* 13:82, 1997.

[72] Chailertvanitkul P, Saunders WP, Saunders EM, MacKenzie D: An evaluation of microbial coronal leakage in the restored pulp chamber of root-canal treated multirooted teeth, *Int Endod J* 30:318, 1997.

[73] Chala S, Abouqal R, Rida S: Apexification of immature teeth with calcium hydroxide or mineral trioxide aggregate: systematic review and meta-analysis, *Oral Surg Oral Med Oral Pathol Oral Radiol Endod* 112:e36, 2011.

[74] Chen SC, Chueh LH, Hsiao CK, et al: An epidemiologic study of tooth retention after nonsurgical endodontic treatment in a large population in Taiwan, *J Endod* 33:226, 2007.

[75] Chogle S, Mickel AK, Huffaker SK, et al: An in vitro assessment of iodoform gutta-percha, *J Endod* 31:814, 2005.

[76] Chugal NM, Clive JM, Spångberg LS: Endodontic treatment outcome: effect of the permanent restoration, *Oral Surg Oral Med Oral Pathol Oral Radiol Endod* 104:576, 2007.

[77] Clark-Holke D, Drake D, Walton R, et al: Bacterial penetration through canals of endodontically treated teeth in the presence or absence of the smear layer, *J Dent* 31:275, 2003.

[78] Clinton K, Van Himel T: Comparison of a warm gutta-percha obturation technique and lateral condensation, *J Endod* 27:692, 2001.

[79] Cobankara FK, Adanr N, Belli S: Evaluation of the influence of smear layer on the apical and coronal sealing ability of two sealers, *J Endod* 30:406, 2004.

[80] Cohler CM, Newton CW, Patterson SS, et al: Studies of Sargenti's technique of endodontic treatment: short-term response in monkeys, *J Endod* 6:473, 1980.

[81] Collins J, Walker MP, Kulild J, et al: A comparison of three gutta-percha obturation techniques to replicate canal irregularities, *J Endod* 32:762, 2006.

[82] Conner DA, Caplan DJ, Teixeira FB, et al: Clinical outcome of teeth treated endodontically with a nonstandardized protocol and root filled with Resilon, *J Endod* 33:1290, 2007.

[83] Cotton TP, Schindler WG, Schwartz SA, et al: A retrospective study comparing clinical outcomes after obturation with Resilon/Epiphany or gutta-percha/Kerr sealer, *J Endod* 34:789, 2008.

[84] Cunningham WT, Martin H: A scanning electron microscope evaluation of root canal debridement with the endosonic ultrasonic synergistic system, *Oral Surg Oral Med Oral Pathol* 53:527, 1982.

[85] Da Silva D, Endal U, Reynaud A, et al: A comparative study of lateral condensation, heat-softened gutta-percha, and a modified master cone heat-softened backfilling technique, *Int Endod J* 35:1005, 2002.

[86] Dai L, Khechen K, Khan S, et al: The effect of QMix, an experimental antibacterial root canal irrigant, on removal of canal wall smear layer and debris, *J Endod* 37:80, 2011.

[87] Damle SG, Bhattal H, Loomba A: Apexification of anterior teeth: a comparative evaluation of mineral trioxide aggregate and calcium hydroxide paste, *J Clin Pediatr Dent* 36:263, 2012.

[88] Dang DA, Walton RE: Vertical root fracture and root distortion: effect of spreader design, *J Endod* 15:294, 1989.

[89] Darvell BW, Wu RC: "MTA"—a hydraulic silicate cement: review update and setting reaction, *Dent Mater* 27:407, 2011.

[90] Davis MC, Walton RE, Rivera EM: Sealer distribution in coronal dentin, *J Endod* 28:464, 2002.

[91] de Chevigny C, Dao TT, Basrani BR, et al: Treatment outcome in endodontics: the Toronto study—phase 4: initial treatment, *J Endod* 34:258, 2008.

[92] de Chevigny C, Dao TT, Basrani BR, et al: Treatment outcome in endodontics: the Toronto study—phases 3 and 4: orthograde retreatment, *J Endod* 34:131, 2008.

[93] de Deus G, Gurgel Filho ED, Ferreira CM, et al: [Intratubular penetration of root canal sealers], *Pesquisa Odontologica Brasileira [Braz Oral Res]* 16:332, 2002.

[94] de Deus GA, Gurgel-Filho ED, Maniglia-Ferreira C, et al: The influence of filling technique on depth of tubule penetration by root canal sealer: a study using light microscopy and digital image processing, *Aust Endod J* 30:23, 2004.

[95] de Lucena JM, Decker EM, Walter C, et al: Antimicrobial effectiveness of intracanal medicaments on *Enterococcus faecalis*: chlorhexidine versus octenidine, *Int Endod J* 46:53, 2013.

[96] De Moor RJ, De Bruyne MA: The long-term sealing ability of AH 26 and AH Plus used with three gutta-percha obturation techniques, *Quintessence Int* 35:326, 2004.

[97] de Paula-Silva FW, Santamaria M Jr, Leonardo MR, et al: Cone-beam computerized tomographic, radiographic, and histologic evaluation of periapical repair in dogs' post-endodontic treatment, *Oral Surg Oral Med Oral Pathol Oral Radiol Endod* 108:796, 2009.

[98] Deitch AK, Liewehr FR, West LA, et al: A comparison of fill density obtained by supplementing cold lateral condensation with ultrasonic condensation, *J Endod* 28:665, 2002.

[99] Delivanis PD, Mattison GD, Mendel RW: The survivability of F43 strain of *Streptococcus sanguis* in root canals filled with gutta-percha and Procosol cement, *J Endod* 9:407, 1983.

[100] Desai S, Chandler N: Calcium hydroxide-based root canal sealers: a review, *J Endod* 35:475, 2009.

[101] Diamond A, Carrel R: The smear layer: a review of restorative progress, *J Pedod* 8:219, 1984.

[102] Dow PR, Ingle JI: Isotope determination of root canal failure, *Oral Surg Oral Med Oral Pathol* 8:1100, 1955.

[103] Dr. Witte: The filling of a root canal with Portland cement. In: German Quarterly for Dentistry; Journal of the Central Association of German Dentists. Ed. Dr. Robert Baume. Arthur Felix Publisher 18:153, 1878.

[104] Drake DR, Wiemann AH, Rivera EM, et al: Bacterial retention in canal walls in vitro: effect of smear layer, *J Endod* 20:78, 1994.

[105] DuLac KA, Nielsen CJ, Tomazic TJ, et al: Comparison of the obturation of lateral canals by six techniques, *J Endod* 25:376, 1999.

[106] Dummer PM, Kelly T, Meghji A, et al: An in vitro study of the quality of root fillings in teeth obturated by lateral condensation of gutta-percha or Thermafil obturators, *Int Endod J* 26:99, 1993.

[107] Dummer PM, Lyle L, Rawle J, et al: A laboratory study of root fillings in teeth obturated by lateral condensation of gutta-percha or Thermafil obturators, *Int Endod J* 27:32, 1994.

[108] Dummer PM, McGinn JH, Rees DG: The position and topography of the apical canal constriction and apical foramen, *Int Endod J* 17:192, 1984.

[109] Dwan JJ, Glickman GN: 2-D photoelastic stress analysis of NiTi and stainless steel finger spreaders during lateral compaction, *J Endod* 21:221, 1995.

[110] Ebert J, Pawlick H, Petschelt A: Relation between dye penetration and radiographic assessment of root canal fillings in vitro, *Int Endod J* 29:198, 1996.

[111] Economides N, Liolios E, Kolokuris I, et al: Long-term evaluation of the influence of smear layer removal on the sealing ability of different sealers, *J Endod* 25:123, 1999.

[112] Economides N, Pantelidou O, Kokkas A, et al: Short-term periradicular tissue response to mineral trioxide aggregate (MTA) as root-end filling material, *Int Endod J* 36:44, 2003.

[113] Editorial Board of the Journal of Endodontics: Wanted: a base of evidence, *J Endod* 33:1401, 2007.

[114] El-Meligy OA, Avery DR: Comparison of apexification with mineral trioxide aggregate and calcium hydroxide, *Pediatr Dent* 28:248, 2006.

[115] ElDeeb ME, Thuc-Quyen NT, Jensen JR: The dentinal plug: its effect on confining substances to the canal and on the apical seal, *J Endod* 9:355, 1983.

[116] Eldeniz AU, Mustafa K, Ørstavik D, et al: Cytotoxicity of new resin-, calcium hydroxide- and silicone-based root canal sealers on fibroblasts derived from human gingiva and L929 cell lines, *Int Endod J* 40:329, 2007.

[117] Erişen R, Yücel T, Küçükay S: Endomethasone root canal filling material in the mandibular canal: a case report, *Oral Surg Oral Med Oral Pathol* 68:343, 1989.

[118] Estrela C, Bueno MR, Leles CR, et al: Accuracy of cone beam computed tomography and panoramic and periapical radiography for detection of apical periodontitis, *J Endod* 34:273, 2008.

[119] Fabricius L, Dahlén G, Sundqvist G, et al: Influence of residual bacteria on periapical tissue healing after chemomechanical treatment and root filling of experimentally infected monkey teeth, *Eur J Oral Sci* 114:278, 2006.

[120] Farzaneh M, Abitbol S, Friedman S: Treatment outcome in endodontics: the Toronto Study. Phases I and II: orthograde retreatment, *J Endod* 30:627, 2004.

[121] Farzaneh M, Abitbol S, Lawrence HP, et al: Treatment outcome in endodontics—the Toronto Study. Phase II: initial treatment, *J Endod* 30:302, 2004.

[122] Felippe WT, Ruschel MF, Felippe GS, et al: SEM evaluation of the apical external root surface of teeth with chronic periapical lesion, *Aust Endod J* 35:153, 2009.

[123] Figini L, Lodi G, Gorni F, et al: Single versus multiple visits for endodontic treatment of permanent teeth: a Cochrane systematic review, *J Endod* 34:1041, 2008.

[124] Fors U, Jonasson E, Berquist A, et al: Measurements of the root surface temperature during thermo-mechanical root canal filling in vitro, *Int Endod J* 18:199, 1985.

[125] Fransen JN, He J, Glickman GN, et al: Comparative assessment of Activ GP/glass ionomer sealer, Resilon/Epiphany, and gutta-percha/AH Plus obturation: a bacterial leakage study, *J Endod* 34:725, 2008.

[126] Friedman CE, Sandrik JL, Heuer MA, et al: Composition and physical properties of gutta-percha endodontic filling materials, *J Endod* 3:304, 1977.

[127] Friedman S, Abitbol S, Lawrence HP: Treatment outcome in endodontics: the Toronto Study. Phase 1: initial treatment, *J Endod* 29:787, 2003.

[128] Friedman S, Löst C, Zarrabian M, et al: Evaluation of success and failure after endodontic therapy using a glass ionomer cement sealer, *J Endod* 21:384, 1995.

[129] Friedman S, Torneck CD, Komorowski R, et al: In vivo model for assessing the functional efficacy of

endodontic filling materials and techniques, *J Endod* 23:557, 1997.

[130] Gandolfi MG, Parrilli AP, Fini M, et al: 3D micro-CT analysis of the interface voids associated with Thermafil root fillings used with AH Plus or a flowable MTA sealer, *Int Endod J* 46:253, 2013.

[131] Gandolfi MG, Taddei P, Tinti A, et al: Apatite-forming ability (bioactivity) of ProRoot MTA, *Int Endod J* 43:917, 2010.

[132] Gençoğlu N, Samani S, Gunday M: Dentinal wall adaptation of thermoplasticized gutta-percha in the absence or presence of smear layer: a scanning electron microscopic study, *J Endod* 19:558, 1993.

[133] Gettleman BH, Messer HH, ElDeeb ME: Adhesion of sealer cements to dentin with and without the smear layer, *J Endod* 17:15, 1991.

[134] Geurtsen W: Biocompatibility of root canal filling materials, *Aust Endod J* 27:12, 2001.

[135] Ghoneim AG, Lutfy RA, Sabet NE, et al: Resistance to fracture of roots obturated with novel canal-filling systems, *J Endod* 37:1590, 2011.

[136] Gilhooly RM, Hayes SJ, Bryant ST, et al: Comparison of lateral condensation and thermomechanically compacted warm alpha-phase gutta-percha with a single cone for obturating curved root canals, *Oral Surg Oral Med Oral Pathol Oral Radiol Endod* 91:89, 2001.

[137] Gillen BM, Looney SW, Gu LS, et al: Impact of the quality of coronal restoration versus the quality of root canal fillings on success of root canal treatment: a systematic review and meta-analysis, *J Endod* 37:895, 2011.

[138] Giuliani V, Baccetti T, Pace R, et al: The use of MTA in teeth with necrotic pulps and open apices, *Dent Traumatol* 18:217, 2002.

[139] Givol N, Rosen E, Bjørndal L, et al: Medico-legal aspects of altered sensation following endodontic treatment: a retrospective case series, *Oral Surg Oral Med Oral Pathol Oral Radiol Endod* 112:126, 2011.

[140] Goldberg F, Gurfinkel J, Spielberg C: Microscopic study of standardized gutta-percha points, *Oral Surg Oral Med Oral Pathol* 47:275, 1979.

[141] Gomes-Filho JE, Moreira JV, Watanabe S, et al: Sealability of MTA and calcium hydroxide containing sealers, *J Appl Oral Sci* 20:347, 2012.

[142] Gomes-Filho JE, Watanabe S, Bernabé PF, et al: A mineral trioxide aggregate sealer stimulated mineralization, *J Endod* 35:256, 2009.

[143] Gomes-Filho JE, Watanabe S, Lodi CS, et al: Rat tissue reaction to MTA FILLAPEX®, *Dent Traumatol* 28:452, 2012.

[144] Goodman A, Schilder H, Aldrich W: The thermomechanical properties of gutta-percha. Part II. The history and molecular chemistry of gutta-percha, *Oral Surg Oral Med Oral Pathol* 37:954, 1974.

[145] Goodman A, Schilder H, Aldrich W: The thermomechanical properties of gutta-percha. Part IV. A thermal profile of the warm gutta-percha packing procedure, *Oral Surg Oral Med Oral Pathol* 51:544, 1981.

[146] Granchi D, Stea S, Ciapetti G, et al: Endodontic cements induce alterations in the cell cycle of in vitro cultured osteoblasts, *Oral Surg Oral Med Oral Pathol Oral Radiol Endod* 79:359, 1995.

[147] Grande NM, Plotino G, Lavorgna L, et al: Influence of different root canal-filling materials on the mechanical properties of root canal dentin, *J Endod* 33:859, 2007.

[148] Grossman L: An improved root canal cement, *J Am Dent Assoc* 56:381, 1958.

[149] Grossman L: *Endodontics*, ed 11. Philadelphia, 1988, Lea & Febiger.

[150] Guignes P, Faure J, Maurette A: Relationship between endodontic preparations and human dentin permeability measured in situ, *J Endod* 22:60, 1996.

[151] Gutiérrez JH, Aguayo P: Apical foraminal openings in human teeth: number and location, *Oral Surg Oral Med Oral Pathol Oral Radiol Endod* 79:769, 1995.

[152] Gutiérrez JH, Brizuela C, Villota E: Human teeth with periapical pathosis after overinstrumentation and overfilling of the root canals: a scanning electron microscopic study, *Int Endod J* 32:40, 1999.

[153] Gutmann JH, Hovland EJ: Problems in root canal obturation. In Gutmann J, Dumsha T, Lovdahl P, Hovland E, editors: *Problem Solving in Endodontics*, ed 2, St. Louis, MO, 1997, Mosby, pp 92–116.

[154] Gutmann JL: Clinical, radiographic, and histologic perspectives on success and failure in endodontics, *Dent Clin North Am* 36:379, 1992.

[155] Gutmann JL: Adaptation of injected thermoplasticized gutta-percha in the absence of the dentinal smear layer, *Int Endod J* 26:87, 1993.

[156] Haapasalo HK, Sirén EK, Waltimo TM, et al: Inactivation of local root canal medicaments by dentine: an in vitro study, *Int Endod J* 33:126, 2000.

[157] Hale R, Gatti R, Glickman GN, et al: Comparative analysis of carrier-based obturation and lateral compaction: a retrospective clinical outcomes study, *Int J Dent* 2012:954675, 2012.

[158] Hall MC, Clement DJ, Dove SB, et al: A comparison of sealer placement techniques in curved canals, *J Endod* 22:638, 1996.

[159] Hardie EM: Further studies on heat generation during obturation techniques involving thermally softened gutta-percha, *Int Endod J* 20:122, 1987.

[160] Hargreaves KM, Giesler T, Henry M, et al: Regeneration potential of the young permanent tooth: what does the future hold? *J Endod* 34:S51, 2008.

[161] Harris GZ, Dickey DJ, Lemon RR, et al: Apical seal: McSpadden vs lateral condensation, *J Endod* 8:273, 1982.

[162] Hatton EH: Changes produced in the pulp and periapical regions, and their relationship to pulp-canal treatment and to systemic disease, *Dental Cosmos* 66:1183, 1924.

[163] Hauman CH, Love RM: Biocompatibility of dental materials used in contemporary endodontic therapy: a review. Part 2. Root-canal-filling materials, *Int Endod J* 36:147, 2003.

[164] Haznedaroğlu F, Ersev H: Tetracycline HCl solution as a root canal irrigant, *J Endod* 27:738, 2001.

[165] Heard F, Walton RE: Scanning electron microscope study comparing four root canal preparation techniques in small curved canals, *Int Endod J* 30:323, 1997.

[166] Heeren TJ, Levitan ME: Effect of canal preparation on fill length in straight root canals obturated with RealSeal 1 and Thermafil Plus, *J Endod* 38:1380, 2012.

[167] Heling I: The antimicrobial effect within dentinal tubules of four root canal sealers, *J Endod* 22:257, 1996.

[168] Heling I, Gorfil C, Slutzky H, et al: Endodontic failure caused by inadequate restorative procedures: review and treatment recommendations, *J Prosthet Dent* 87:674, 2002.

[169] Hembrough MW, Steiman HR, Belanger KK: Lateral condensation in canals prepared with nickel titanium rotary instruments: an evaluation of the use of three different master cones, *J Endod* 28:516, 2002.

[170] Herrera DR, Santos ZT, Tay LY, et al: Efficacy of different final irrigant activation protocols on smear layer removal by EDTA and citric acid, *Microsc Res Tech* 76:364, 2013.

[171] Holden DT, Schwartz SA, Kirkpatrick TC, et al: Clinical outcomes of artificial root-end barriers with mineral trioxide aggregate in teeth with immature apices, *J Endod* 34:812, 2008.

[172] Holland GR: Periapical response to apical plugs of dentin and calcium hydroxide in ferret canines, *J Endod* 10:71, 1984.

[173] Holland R, de Souza V, Murata SS, et al: Healing process of dog dental pulp after pulpotomy and pulp covering with mineral trioxide aggregate or Portland cement, *Braz Dent J* 12:109, 2001.

[174] Holland R, de Souza V, Nery MJ, et al: Reaction of dogs' teeth to root canal filling with mineral trioxide aggregate or a glass ionomer sealer, *J Endod* 25:728, 1999.

[175] Hottel TL, el-Refai NY, Jones JJ: A comparison of the effects of three chelating agents on the root canals of extracted human teeth, *J Endod* 25:716, 1999.

[176] Hugh CL, Walton RE, Facer SR: Evaluation of intracanal sealer distribution with 5 different obturation techniques, *Quintessence Int* 36:721, 2005.

[177] Hülsmann M, Heckendorff M, Lennon A: Chelating agents in root canal treatment: mode of action and indications for their use, *Int Endod J* 36:810, 2003.

[178] Hunter W: The role of sepsis and antisepsis in medicine, *Lancet* 79, 1911.

[179] Ingle JI, Beveridge E, Glick D, et al: The Washington Study. In: Ingle I, Taintor JF, editors. *Endodontics*, Philadelphia, 1994, Lea & Febiger, pp 1–53.

[180] Iqbal MK, Johansson AA, Akeel RF, et al: A retrospective analysis of factors associated with the periapical status of restored, endodontically treated teeth, *Int J Prosthodont* 16:31, 2003.

[181] Iqbal MK, Ku J: Instrumentation and obturation of the apical third of root canals: addressing the forgotten dimension, *Compend Contin Educ Dent* 28:314, 2007.

[182] Jacobsen EL, BeGole EA: A comparison of four root canal obturation methods employing gutta-percha: a computerized analysis of the internal structure, *Endod Dent Traumatol* 8:206, 1992.

[183] Jasper E: Adaptation and tolerance of silver point canal filling, *J Dent Res* 4:355, 1941.

[184] Jeeruphan T, Jantarat J, Yanpiset K, et al: Mahidol study 1: comparison of radiographic and survival outcomes of immature teeth treated with either regenerative endodontic or apexification methods: a retrospective study, *J Endod* 38:1330, 2012.

[185] Jenkins S, Kulild J, Williams K, et al: Sealing ability of three materials in the orifice of root canal systems obturated with gutta-percha, *J Endod* 32:225, 2006.

[186] Jia ET: Self-etching primer adhesive and method of use thereof. *United States Patent & Trademark Office.* Patent Number 7,226,900, June 5, 2007.

[187] Johnson BT, Bond MS: Leakage associated with single or multiple increment backfill with the Obtura II gutta-percha system, *J Endod* 25:613, 1999.

[188] Johnson WT, Zakariasen KL: Spectrophotometric analysis of microleakage in the fine curved canals found in the mesial roots of mandibular molars, *Oral Surg Oral Med Oral Pathol* 56:305, 1983.

[189] Joyce AP, Loushine RJ, West LA, et al: Photoelastic comparison of stress induced by using stainless-steel versus nickel-titanium spreaders in vitro, *J Endod* 24:714, 1998.

[190] Jung IY, Lee SB, Kim ES, et al: Effect of different temperatures and penetration depths of a System B plugger in the filling of artificially created oval canals, *Oral Surg Oral Med Oral Pathol Oral Radiol Endod* 96:453, 2003.

[191] Kakehashi S, Stanley HR, Fitzgerald RJ: The effects of surgical exposures of dental pulps in germfree and conventional laboratory rats, *J South Calif Dent Assoc* 34:449, 1966.

[192] Kazemi RB, Safavi KE, Spångberg LS: Dimensional changes of endodontic sealers, *Oral Surg Oral Med Oral Pathol* 76:766, 1993.

[193] Keane HC: *A century of service to dentistry*, Philadelphia, 1944, SS White Dental Manufacturing.

[194] Keane KM, Harrington GW: The use of a chloroform-softened gutta-percha master cone and its effect on the apical seal, *J Endod* 10:57, 1984.

[195] Keinan D, Moshonov J, Smidt A: Is endodontic re-treatment mandatory for every relatively old temporary restoration? A narrative review, *J Am Dent Assoc* 142:391, 2011.

[196] Kerezoudis NP, Valavanis D, Prountzos F: A method of adapting gutta-percha master cones for obturation of open apex cases using heat, *Int Endod J* 32:53, 1999.

[197] Kersten HW: Evaluation of three thermoplasticized gutta-percha filling techniques using a leakage model in vitro, *Int Endod J* 21:353, 1988.

[198] Kersten HW, Fransman R, Thoden van Velzen SK: Thermomechanical compaction of gutta-percha. I. A comparison of several compaction procedures, *Int Endod J* 19:125, 1986.

[199] Kersten HW, Wesselink PR, Thoden van Velzen SK: The diagnostic reliability of the buccal radiograph after root canal filling, *Int Endod J* 20:20, 1987.

[200] Kim YK, Grandini S, Ames JM, et al: Critical review on methacrylate resin-based root canal sealers. *J Endod* 36:383, 2010.

[201] Kim YK, Mai S, Haycock JR, et al: The self-etching potential of Realseal vs RealSeal SE, *J Endod* 35:1264, 2009.

[202] Kleier DJ, Averbach RE: Painful dysesthesia of the inferior alveolar nerve following use of a paraformaldehyde-containing root canal sealer, *Endod Dent Traumatol* 4:46, 1988.

[203] Koch CRE, Thorpe BLT: *A history of dentistry*, vols. 2 and 3, Fort Wayne, IN, 1909, National Art Publishing Company.

[204] Koch MJ: Formaldehyde release from root-canal sealers: influence of method, *Int Endod J* 32:10, 1999.

[205] Kokkas AB, Boutsioukis A, Vassiliadis LP, et al: The influence of the smear layer on dentinal tubule penetration depth by three different root canal sealers: an in vitro study, *J Endod* 30:100, 2004.

[206] Kontakiotis EG, Tzanetakis GN, Loizides AL: A 12-month longitudinal in vitro leakage study on a new silicon-based root canal filling material (Gutta-Flow), *Oral Surg Oral Med Oral Pathol Oral Radiol Endod* 103:854, 2007.

[207] Kontakiotis EP: pH of root canal sealers containing calcium hydroxide, *Int Endod J* 29:202, 1996.

[208] Kouvas V, Liolios E, Vassiliadis L, et al: Influence of smear layer on depth of penetration of three endodontic sealers: an SEM study, *Endod Dent Traumatol* 14:191, 1998.

[209] Krastl G, Allgayer N, Lenherr P, et al: Tooth discoloration induced by endodontic materials: a literature review, *Dent Traumatol* 29:2, 2013.

[210] Krell KV, Johnson RJ, Madison S: Irrigation patterns during ultrasonic canal instrumentation. I. K-type files, *J Endod* 14:65, 1988.

[211] Kulild J, Lee C, Dryden J, et al: A comparison of 5 gutta-percha obturation techniques to replicate canal defects, *Oral Surg Oral Med Oral Pathol Oral Radiol Endod* 103:e28, 2007.

[212] Kuttler Y: Microscopic investigation of root apexes, *J Am Dent Assoc* 50:544, 1955.

[213] Kytridou V, Gutmann JL, Nunn MH: Adaptation and sealability of two contemporary obturation techniques in the absence of the dentinal smear layer, *Int Endod J* 32:464, 1999.

[214] Langeland K: Root canal sealants and pastes, *Dent Clin North Am* 18:309, 1974.

[215] Langeland K, Olsson B, Pascon EA: Biological evaluation of Hydron, *J Endod* 7:196, 1981.

[216] Lawley GR, Schindler WG, Walker WA, III, et al: Evaluation of ultrasonically placed MTA and fracture resistance with intracanal composite resin in a model of apexification, *J Endod* 30:167, 2004.

[217] Lawson MS, Loushine B, Mai S, et al: Resistance of a 4-META-containing, methacrylate-based sealer to dislocation in root canals, *J Endod* 34:833, 2008.

[218] Lazarski MP, Walker WA, III, Flores CM, et al: Epidemiological evaluation of the outcomes of nonsurgical root canal treatment in a large cohort of insured dental patients, *J Endod* 27:791, 2001.

[219] Lee FS, Van Cura JE, BeGole E: A comparison of root surface temperatures using different obturation heat sources, *J Endod* 24:617, 1998.

[220] Leiendecker AP, Qi YP, Sawyer AN, et al: Effects of calcium silicate-based materials on collagen matrix integrity of mineralized dentin, *J Endod* 38:829, 2012.

[221] Leonard JE, Gutmann JL, Guo IY: Apical and coronal seal of roots obturated with a dentine bonding agent and resin, *Int Endod J* 29:76, 1996.

[222] Leonardo MR, Bezerra da Silva LA, Filho MT, et al: Release of formaldehyde by 4 endodontic sealers, *Oral Surg Oral Med Oral Pathol Oral Radiol Endod* 88:221, 1999.

[223] Lertchirakarn V, Palamara JE, Messer HH: Load and strain during lateral condensation and vertical root fracture, *J Endod* 25:99, 1999.

[224] Lertchirakarn V, Palamara JE, Messer HH: Patterns of vertical root fracture: factors affecting stress distribution in the root canal, *J Endod* 29:523, 2003.

[225] Levitan ME, Himel VT, Luckey JB: The effect of insertion rates on fill length and adaptation of a thermoplasticized gutta-percha technique, *J Endod* 29:505, 2003.

[226] Liang YH, Li G, Shemesh H, et al: The association between complete absence of post-treatment periapical lesion and quality of root canal filling, *Clin Oral Investig* 16:1619, 2012.

[227] Liewehr FR, Kulild JC, Primack PD: Improved density of gutta-percha after warm lateral condensation, *J Endod* 19:489, 1993.

[228] Lim TS, Wee TY, Choi MY, et al: Light and scanning electron microscopic evaluation of Glyde File Prep in smear layer removal, *Int Endod J* 36:336, 2003.

[229] Loest C, Trope M, Friedman S: Follow-up of root canals obturated with glass ionomer and epoxy resin root canal sealer, *J Endod* 19:201, 1993.

[230] Lohbauer U, Gambarini G, Ebert J, et al: Calcium release and pH-characteristics of calcium hydroxide plus points, *Int Endod J* 38:683, 2005.

[231] Loushine BA, Bryan TE, Looney SW, et al: Setting properties and cytotoxicity evaluation of a premixed bioceramic root canal sealer, *J Endod* 37:673, 2011.

[232] Lugassy AA, Yee F: Root canal obturation with gutta-percha: a scanning electron microscope comparison of vertical compaction and automated thermatic condensation, *J Endod* 8:120, 1982.

[233] Lui JN, Sae-Lim V, Song KP, et al: In vitro antimicrobial effect of chlorhexidine-impregnated gutta percha points on *Enterococcus faecalis*, *Int Endod J* 37:105, 2004.

[234] Lynch CD, Burke FM, Ní Ríordáin R, et al: The influence of coronal restoration type on the survival of endodontically treated teeth, *Eur J Prosthodont Restor Dent* 12:171, 2004.

[235] Mah T, Basrani B, Santos JM, et al: Periapical inflammation affecting coronally-inoculated dog teeth with root fillings augmented by white MTA orifice plugs, *J Endod* 29:442, 2003.

[236] Mai S, Kim YK, Arola DD, et al: Differential aggressiveness of ethylenediamine tetraacetic acid in causing canal wall erosion in the presence of sodium hypochlorite, *J Dent* 38:201, 2010.

[237] Mai S, Kim YK, Hiraishi N, et al: Evaluation of the true self-etching potential of a fourth generation self adhesive methacrylate resin-based sealer, *J Endod* 35:870, 2009.

[238] Malkhassian G, Manzur AJ, Legner M, et al: Antibacterial efficacy of MTAD final rinse and two percent chlorhexidine gel medication in teeth with apical periodontitis: a randomized double-blinded clinical trial, *J Endod* 35:1483, 2009.

[239] Malueg LA, Wilcox LR, Johnson W: Examination of external apical root resorption with scanning electron microscopy, *Oral Surg Oral Med Oral Pathol Oral Radiol Endod* 82:89, 1996.

[240] Manzur A, González AM, Pozos A, et al: Bacterial quantification in teeth with apical periodontitis related to instrumentation and different intracanal medications: a randomized clinical trial, *J Endod* 33:114, 2007.

[241] Marquis VL, Dao T, Farzaneh M, et al: Treatment outcome in endodontics: the Toronto Study. Phase III: initial treatment, *J Endod* 32:299, 2006.

[242] Martin H, Fischer E: Photoelastic stress comparison of warm (Endotec) versus cold lateral condensation techniques, *Oral Surg Oral Med Oral Pathol* 70:325, 1990.

[243] Mayne JR, Shapiro S, Abramson II: An evaluation of standardized gutta-percha points. I. Reliability and validity of standardization, *Oral Surg Oral Med Oral Pathol* 31:250, 1971.

[244] McComb D, Smith DC: A preliminary scanning electron microscopic study of root canals after endodontic procedures, *J Endod* 1:238, 1975.

[245] McCullagh JJ, Biagioni PA, Lamey PJ, et al: Thermographic assessment of root canal obturation using thermomechanical compaction, *Int Endod J* 30:191, 1997.

[246] McCullagh JJ, Setchell DJ, Gulabivala K, et al: A comparison of thermocouple and infrared thermographic analysis of temperature rise on the root surface during the continuous wave of condensation technique, *Int Endod J* 33:326, 2000.

[247] Melker KB, Vertucci FJ, Rojas MF, et al: Antimicrobial efficacy of medicated root canal filling materials, *J Endod* 32:148, 2006.

[248] Messing JJ: An investigation of the sealing properties of some root filling materials, *J Br Endod Soc* 4:18, 1970.

[249] Mickel AK, Nguyen TH, Chogle S: Antimicrobial activity of endodontic sealers on *Enterococcus faecalis*, *J Endod* 29:257, 2003.

[250] Mjör IA, Smith MR, Ferrari M, et al: The structure of dentine in the apical region of human teeth, *Int Endod J* 34:346, 2001.

[251] Mohammadi Z, Dummer PM: Properties and applications of calcium hydroxide in endodontics and dental traumatology, *Int Endod J* 44:697, 2011.

[252] Molander A, Warfvinge J, Reit C, et al: Clinical and radiographic evaluation of one- and two-visit endodontic treatment of asymptomatic necrotic teeth with apical periodontitis: a randomized clinical trial, *J Endod* 33:1145, 2007.

[253] Möller ÅJ, Fabricius L, Dahlén G, et al: Influence on periapical tissues of indigenous oral bacteria and necrotic pulp tissue in monkeys, *Scand J Dent Res* 89:475, 1981.

[254] Morgan LA, Baumgartner JC: Demineralization of resected root-ends with methylene blue dye, *Oral Surg Oral Med Oral Pathol Oral Radiol Endod* 84:74, 1997.

[255] Morgental RD, Vier-Pelisser FV, Oliveira SD, et al: Antibacterial activity of two MTA-based root canal sealers, *Int Endod J* 44:1128, 2011.

[256] Nagas E, Uyanik MO, Eymirli A, et al: Dentin moisture conditions affect the adhesion of root canal sealers, *J Endod* 38:240, 2012.

[257] Nair PN: Abusing technology? Culture-difficult microbes and microbial remnants, *Oral Surg Oral Med Oral Pathol Oral Radiol Endod* 104:569, 2007.

[258] Nair PN, Henry S, Cano V, et al: Microbial status of apical root canal system of human mandibular first molars with primary apical periodontitis after "one-visit" endodontic treatment, *Oral Surg Oral Med Oral Pathol Oral Radiol Endod* 99:231, 2005.

[259] Naito T: Better success rate for root canal therapy when treatment includes obturation short of the apex, *Evid Based Dent* 6:45, 2005.

[260] Nelson EA, Liewehr FR, West LA: Increased density of gutta-percha using a controlled heat instrument with lateral condensation, *J Endod* 26:748, 2000.

[261] Newton CW, Patterson SS, Kafrawy AH: Studies of Sargenti's technique of endodontic treatment: six-month and one-year responses, *J Endod* 6:509, 1980.

[262] Ng YL, Mann V, Gulabivala K: A prospective study of the factors affecting outcomes of nonsurgical root canal treatment: part 1: periapical health, *Int Endod J* 44:583, 2011.

[263] Ng YL, Mann V, Gulabivala K: A prospective study of the factors affecting outcomes of non-surgical root canal treatment: part 2: tooth survival, *Int Endod J* 44:610, 2011.

[264] Ng YL, Mann V, Rahbaran S, et al: Outcome of primary root canal treatment: systematic review of the literature. 1. Effects of study characteristics on probability of success, *Int Endod J* 40:921, 2007.

[265] Ng YL, Mann V, Rahbaran S, et al: Outcome of primary root canal treatment: systematic review of the literature. 2. Influence of clinical factors, *Int Endod J* 41:6, 2008.

[266] Nygaard-Østby B: Chelation in root canal cleansing and widening of root canals, *Odontol Tidskr* 65:3, 1957.

[267] Okşan T, Aktener BO, Sen BH, et al: The penetration of root canal sealers into dentinal tubules: a scanning

electron microscopic study, *Int Endod J* 26:301, 1993.

[268] Oliver CM, Abbott PV: Correlation between clinical success and apical dye penetration, *Int Endod J* 34:637, 2001.

[269] Onay EO, Ungor M, Unver S, et al: An in vitro evaluation of the apical sealing ability of new polymeric endodontic filling systems, *Oral Surg Oral Med Oral Pathol Oral Radiol Endod* 108:49, 2009.

[270] O'Neill KJ, Pitts DL, Harrington GW: Evaluation of the apical seal produced by the McSpadden compactor and the lateral condensation with a chloroform-softened primary cone, *J Endod* 9:190, 1983.

[271] Ordinola-Zapata R, Bramante CM, Minotti PG, et al: Antimicrobial activity of triantibiotic paste, 2% chlorhexidine gel, and calcium hydroxide on an intraoral-infected dentin biofilm model, *J Endod* 39:115, 2013.

[272] Ørstavik D, Haapasalo M: Disinfection by endodontic irrigants and dressings of experimentally infected dentinal tubules, *Endod Dent Traumatol* 6:142, 1990.

[273] Ørstavik D, Nordahl I, Tibballs JE: Dimensional change following setting of root canal sealer materials, *Dent Mater* 17:512, 2001.

[274] Oswald RJ, Cohn SA: Systemic distribution of lead from root canal fillings, *J Endod* 1:59, 1975.

[275] Oswald RJ, Friedman CE: Periapical response to dentin filings: a pilot study, *Oral Surg Oral Med Oral Pathol* 49:344, 1980.

[276] Ozok AR, van der Sluis LW, Wu MK, et al: Sealing ability of a new polydimethylsiloxane-based root canal filling material, *J Endod* 34:204, 2008.

[277] Pallares A, Faus V, Glickman GN: The adaptation of mechanically softened gutta-percha to the canal walls in the presence or absence of smear layer: a scanning electron microscopic study, *Int Endod J* 28:266, 1995.

[278] Pameijer CH, Zmener O: Resin materials for root canal obturation, *Dent Clin North Am* 54:325, 2010.

[279] Parirokh M, Torabinejad M: Mineral trioxide aggregate: a comprehensive literature review. I. Chemical, physical, and antibacterial properties, *J Endod* 36:16, 2010.

[280] Parirokh M, Torabinejad M: Mineral trioxide aggregate: a comprehensive literature review. III. Clinical applications, drawbacks, and mechanism of action, *J Endod* 36:400, 2010.

[281] Pashley DH: Smear layer: overview of structure and function, *Proc Finn Dent Soc* 88:215, 1992.

[282] Pashley EL, Birdsong NL, Bowman K, et al: Cytotoxic effects of NaClO on vital tissue, *J Endod* 11:525, 1985.

[283] Patel S, Dawood A, Whaites E, et al: New dimensions in endodontic imaging: part 1. Conventional and alternative radiographic systems, *Int Endod J* 42:447, 2009.

[284] Patel S, Wilson R, Dawood A, et al: The detection of periapical pathosis using digital periapical radiography and cone beam computed tomography—part 2: a 1-year post-treatment follow-up, *Int Endod J* 45:711, 2012.

[285] Penesis VA, Fitzgerald PI, Fayad MI, et al: Outcome of one-visit and two-visit endodontic treatment of necrotic teeth with apical periodontitis: a randomized controlled trial with one-year evaluation, *J Endod* 34:251, 2008.

[286] Peng L, Ye L, Tan H, et al: Outcome of root canal obturation by warm gutta-percha versus cold lateral condensation: a meta-analysis, *J Endod* 33:106, 2007.

[287] Perez F, Rochd T, Lodter JP, et al: In vitro study of the penetration of three bacterial strains into root dentine, *Oral Surg Oral Med Oral Pathol* 76:97, 1993.

[288] Pérez Heredia M, Clavero González J, Ferrer Luque CM, et al: Apical seal comparison of low-temperature thermoplasticized gutta-percha technique and lateral condensation with two different master cones, *Med Oral Patol Oral Cir Bucal* 12:E175, 2007.

[289] Perry SG: Preparing and filling the roots of teeth, *Dental Cosmos* 25:185, 1883.

[290] Peters DD: Two-year in vitro solubility evaluation of four gutta-percha sealer obturation techniques, *J Endod* 12:139, 1986.

[291] Peters LB, van Winkelhoff AJ, Buijs JF, et al: Effects of instrumentation, irrigation and dressing with calcium hydroxide on infection in pulpless teeth with periapical bone lesions, *Int Endod J* 35:13, 2002.

[292] Peters LB, Wesselink PR: Periapical healing of endodontically treated teeth in one and two visits obturated in the presence or absence of detectable microorganisms, *Int Endod J* 35:660, 2002.

[293] Pisano DM, DiFiore PM, McClanahan SB, et al: Intraorifice sealing of gutta-percha obturated root canals to prevent coronal microleakage, *J Endod* 24:659, 1998.

[294] Piskin B, Aydin B, Sarikanat M: The effect of spreader size on fracture resistance of maxillary incisor roots, *Int Endod J* 41:54, 2008.

[295] Pitts DL, Jones JE, Oswald RJ: A histological comparison of calcium hydroxide plugs and dentin plugs used for the control of gutta-percha root canal filling material, *J Endod* 10:283, 1984.

[296] Pommel L, Jacquot B, Camps J: Lack of correlation among three methods for evaluation of apical leakage, *J Endod* 27:347, 2001.

[297] Portenier I, Haapasalo H, Rye A, et al: Inactivation of root canal medicaments by dentine, hydroxylapatite and bovine serum albumin, *Int Endod J* 34:184, 2001.

[298] Pradhan DP, Chawla HS, Gauba K, et al: Comparative evaluation of endodontic management of teeth with unformed apices with mineral trioxide aggregate and calcium hydroxide, *J Dent Child (Chic)* 73:79, 2006.

[299] Price WA: Report of laboratory investigations on the physical properties of root canal filling materials and the efficiency of root canal fillings blocking infection from sterile tooth structure, *J Natl Dent Assoc* 5:1260, 1918.

[300] Qian W, Shen Y, Haapasalo M: Quantitative analysis of the effect of irrigant solution sequences on dentin erosion, *J Endod* 37:1437, 2011.

[301] Rached-Junior FJ, Souza-Gabriel AE, Alfredo E, et al: Bond strength of Epiphany sealer prepared with resinous solvent, *J Endod* 35:251, 2009.

[302] Radovic I, Monticelli F, Goracci C, et al: Self-adhesive resin cements: a literature review, *J Adhes Dent* 10:251, 2008.

[303] Raina R, Loushine RJ, Weller RN, et al: Evaluation of the quality of the apical seal in Resilon/Epiphany and gutta-percha/AH Plus-filled root canals by using a fluid filtration approach, *J Endod* 33:944, 2007.

[304] Rasimick BJ, Shah RP, Musikant BL, et al: Radiopacity of endodontic materials on film and a digital sensor, *J Endod* 33:1098, 2007.

[305] Ray HA, Trope M: Periapical status of endodontically treated teeth in relation to the technical quality of the root filling and the coronal restoration, *Int Endod J* 28:12, 1995.

[306] Rechenberg DK, De-Deus G, Zehnder M: Potential systematic error in laboratory experiments on microbial leakage through filled root canals: review of published articles, *Int Endod J* 44:183, 2011.

[307] Rechenberg DK, Thurnheer T, Zehnder M: Potential systematic error in laboratory experiments on microbial leakage through filled root canals: an experimental study, *Int Endod J* 44:827, 2011.

[308] Rickert U, Dixon C: The control of root surgery, Transactions of the 8th International Dental Congress, Section IIIA, No. 9.20:1458, 1933.

[309] Ricucci D: Apical limit of root canal instrumentation and obturation. Part 1. Literature review, *Int Endo J* 31:384, 1998.

[310] Ricucci D, Bergenholtz G: Bacterial status in root-filled teeth exposed to the oral environment by loss of restoration and fracture or caries—a histobacteriological study of treated cases, *Int Endod J* 36:787, 2003.

[311] Ricucci D, Grondahl K, Bergenholtz G: Periapical status of root-filled teeth exposed to the oral environment by loss of restoration or caries, *Oral Surg Oral Med Oral Pathol Oral Radiol Endod* 90:354, 2000.

[312] Ricucci D, Langeland K: Apical limit of root canal instrumentation and obturation. 2. A histological study, *Int Endod J* 31:394, 1998.

[313] Ricucci D, Siqueira JF Jr: Fate of the tissue in lateral canals and apical ramifications in response to pathologic conditions and treatment procedures, *J Endod* 36:1, 2010.

[314] Ricucci D, Siqueira JF Jr: Recurrent apical periodontitis and late endodontic treatment failure related to coronal leakage: a case report, *J Endod* 37:1171, 2011.

[315] Rôças IN, Siqueira JF. Identification of bacteria enduring endodontic treatment procedures by a combined reverse transcriptase–polymerase chain reaction and reverse-capture checkerboard approach, *J Endod* 36:45, 2010.

[316] Rosenberg B, Murray PE, Namerow K: The effect of calcium hydroxide root filling on dentin fracture strength, *Dent Traumatol* 23:26, 2007.

[317] Rosenow EC: Studies on elective localization: focal infection with special reference to oral sepsis, *J Dent Res* 1:205, 1919.

[318] Sabeti MA, Nekofar M, Motahhary P, et al: Healing of apical periodontitis after endodontic treatment with and without obturation in dogs, *J Endod* 32:628, 2006.

[319] Sabins RA, Johnson JD, Hellstein JW: A comparison of the cleaning efficacy of short-term sonic and ultrasonic passive irrigation after hand instrumentation in molar root canals, *J Endod* 29:674, 2003.

[320] Safavi K, Horsted P, Pascon EA, et al: Biological evaluation of the apical dentin chip plug, *J Endod* 11:18, 1985.

[321] Safavi KE, Dowden WE, Langeland K: Influence of delayed coronal permanent restoration on endodontic prognosis, *Endod Dent Traumatol* 3:187, 1987.

[322] Salehrabi R, Rotstein I: Endodontic treatment outcomes in a large patient population in the USA: an epidemiological study, *J Endod* 30:846, 2004.

[323] Salles LP, Gomes-Cornélio AL, Guimarães FC, et al: Mineral trioxide aggregate-based endodontic sealer stimulates hydroxyapatite nucleation in human osteoblast-like cell culture, *J Endod* 38:971, 2012.

[324] Santos MD, Walker WA, III, Carnes DL, Jr: Evaluation of apical seal in straight canals after obturation using the Lightspeed sectional method, *J Endod* 25:609, 1999.

[325] Sargenti A: *Endodontic course for the general practitioner,* ed 3. Bruxelles, Belgium, 1965, EES.

[326] Sargenti A: The endodontic debate ends? *CDS Rev* 70:28, 1977.

[327] Sargenti A: The Sargenti N-2 method, *Dent Surv* 54:55, 1978.

[328] Sathorn C, Parashos P, Messer HH: Effectiveness of single- versus multiple-visit endodontic treatment of teeth with apical periodontitis: a systematic review and meta-analysis, *Int Endod J* 38:347, 2005.

[329] Sathorn C, Parashos P, Messer HH: How useful is root canal culturing in predicting treatment outcome? *J Endod* 33:220, 2007.

[330] Sathorn C, Parashos P, Messer H: Antibacterial efficacy of calcium hydroxide intracanal dressing: a systematic review and meta-analysis, *Int Endod J* 40:2, 2007.

[331] Saunders EM: The effect of variation in thermomechanical compaction techniques upon the quality of the apical seal, *Int Endod J* 22:163, 1989.

[332] Saunders EM: In vivo findings associated with heat generation during thermomechanical compaction of gutta-percha. 1. Temperature levels at the external surface of the root, *Int Endod J* 23:263, 1990.

[333] Saunders EM: In vivo findings associated with heat generation during thermomechanical compaction of gutta-percha. 2. Histological response to temperature elevation on the external surface of the root, *Int Endod J* 23:268, 1990.

[334] Sawyer AN, Nikonov SY, Pancio AK, et al: Effects of calcium silicate-based materials on the flexural properties of dentin, *J Endod* 38:680, 2012.

[335] Scarfe WC, Levin MD, Gane D, et al: Use of cone beam computed tomography in endodontics, *Int J Dent* 2009:634567, 2009.

[336] Scarparo RK, Haddad D, Acasigua GA, et al: Mineral trioxide aggregate-based sealer: analysis of tissue reactions to a new endodontic material, *J Endod*

36:1174, 2010.

[337] Scelza MF, Teixeira AM, Scelza P: Decalcifying effect of EDTA-T, 10% citric acid, and 17% EDTA on root canal dentin, *Oral Surg Oral Med Oral Pathol Oral Radiol Endod* 95:234, 2003.

[338] Schaeffer MA, White RR, Walton RE: Determining the optimal obturation length: a meta-analysis of literature, *J Endod* 31:271, 2005.

[339] Schilder H: Filling root canals in three dimensions, *Dent Clin North Am* Nov:723, 1967.

[340] Schilder H, Goodman A, Aldrich W: The thermomechanical properties of gutta-percha. V. Volume changes in bulk gutta-percha as a function of temperature and its relationship to molecular phase transformation, *Oral Surg Oral Med Oral Pathol* 59:285, 1985.

[341] Schmidt KJ, Walker TL, Johnson JD, et al: Comparison of nickel–titanium and stainless-steel spreader penetration and accessory cone fit in curved canals, *J Endod* 26:42, 2000.

[342] Segura JJ, Calvo JR, Guerrero JM, et al: The disodium salt of EDTA inhibits the binding of vasoactive intestinal peptide to macrophage membranes: endodontic implications, *J Endod* 22:337, 1996.

[343] Seltzer S: *Endodontology: biologic considerations in endodontic practice*, ed 2. Philadelphia; 1988, Lea & Febiger.

[344] Seltzer S, Green DB, Weiner N, et al: A scanning electron microscope examination of silver cones removed from endodontically treated teeth, *Oral Surg Oral Med Oral Pathol* 33:589, 1972.

[345] Sen BH, Ertürk O, Pişkin B: The effect of different concentrations of EDTA on instrumented root canal walls, *Oral Surg Oral Med Oral Pathol Oral Radiol Endod* 108:622, 2009.

[346] Sen BH, Piskin B, Demirci T: Observation of bacteria and fungi in infected root canals and dentinal tubules by SEM, *Endod Dent Traumatol* 11:6, 1995.

[347] Sen BH, Wesselink PR, Türkün M: The smear layer: a phenomenon in root canal therapy, *Int Endod J* 28:141, 1995.

[348] Serper A, Uçer O, Onur R, et al: Comparative neurotoxic effects of root canal filling materials on rat sciatic nerve, *J Endod* 24:592, 1998.

[349] Shabahang S, Pouresmail M, Torabinejad M: In vitro antimicrobial efficacy of MTAD and sodium hypochlorite, *J Endod* 29:450, 2003.

[350] Shabahang S, Torabinejad M: Treatment of teeth with open apices using mineral trioxide aggregate, *Pract Periodontics Aesthet Dent* 12:315, 2000.

[351] Shah N, Logani A, Bhaskar U, et al: Efficacy of revascularization to induce apexification/apexogensis in infected, nonvital, immature teeth: a pilot clinical study, *J Endod* 34:919, 2008.

[352] Shahi S, Zand V, Oskoee SS, et al: An in vitro study of the effect of spreader penetration depth on apical microleakage, *J Oral Sci* 49:283, 2007.

[353] Shahravan A, Haghdoost AA, Adl A, et al: Effect of smear layer on sealing ability of canal obturation: a systematic review and meta-analysis, *J Endod* 33:96, 2007.

[354] Shanahan DJ, Duncan HF: Root canal filling using Resilon: a review, *Br Dent J* 211:81, 2011.

[355] Shipper G, Ørstavik D, Teixeira FB, et al: An evaluation of microbial leakage in roots filled with a thermoplastic synthetic polymer-based root canal filling material (Resilon), *J Endod* 30:342, 2004.

[356] Shipper G, Teixeira FB, Arnold RR, et al: Periapical inflammation after coronal microbial inoculation of dog roots filled with gutta-percha or Resilon, *J Endod* 31:91, 2005.

[357] Silver GK, Love RM, Purton DG: Comparison of two vertical condensation obturation techniques: Touch 'n Heat modified and System B, *Int Endod J* 32:287, 1999.

[358] Simon S, Rilliard F, Berdal A, et al: The use of mineral trioxide aggregate in one-visit apexification treatment: a prospective study, *Int Endod J* 40:186, 2007.

[359] Siqueira JF Jr, da Silva CH, Cerqueira M das D, et al: Effectiveness of four chemical solutions in eliminating *Bacillus subtilis* spores on gutta-percha cones, *Endod Dent Traumatol* 14:124, 1998.

[360] Siqueira JF Jr, Guimarães-Pinto T, Rôças IN: Effects of chemomechanical preparation with 2.5% sodium hypochlorite and intracanal medication with calcium hydroxide on cultivable bacteria in infected root canals, *J Endod* 33:800, 2007.

[361] Siqueira JF Jr, Paiva SS, Rôças IN: Reduction in the cultivable bacterial populations in infected root canals by a chlorhexidine-based antimicrobial protocol, *J Endod* 33:541, 2007.

[362] Siqueira JF, Rôças IN: Diversity of endodontic microbiota revisited, *J Dent Res* 88:969, 2009.

[363] Sjögren U, Figdor D, Persson S, et al: Influence of infection at the time of root filling on the outcome of endodontic treatment of teeth with apical periodontitis, *Int Endod J* 30:297, 1997.

[364] Sjögren U, Hagglund B, Sundqvist G, et al: Factors affecting the long-term results of endodontic treatment, *J Endod* 16:498, 1990.

[365] Sonat B, Dalat D, Gunhan O: Periapical tissue reaction to root fillings with Sealapex, *Int Endod J* 23:46, 1990.

[366] Southard DW, Rooney TP: Effective one-visit therapy for the acute periapical abscess, *J Endod* 10:580, 1984.

[367] Spångberg L: Biological effects of root canal filling materials. 7. Reaction of bony tissue to implanted root canal filling material in guinea pigs, *Odontologisk Tidskrift* 77:133, 1969.

[368] Spångberg LS, Barbosa SV, Lavigne GD: AH 26 releases formaldehyde, *J Endod* 19:596, 1993.

[369] Stamos DE, Gutmann JL, Gettleman BH: In vivo evaluation of root canal sealer distribution, *J Endod* 21:177, 1995.

[370] Stevens RW, Strother JM, McClanahan SB: Leakage and sealer penetration in smear-free dentin after a final rinse with 95% ethanol, *J Endod* 32:785, 2006.

[371] Stewart GG: A scanning electron microscopic study of the cleansing effectiveness of three irrigating modalities on the tubular structure of dentin, *J Endod* 24:485, 1998.

[372] Su Y, Wang C, Ye L: Healing rate and post-obturation pain of single- versus multiple-visit endodontic treatment for infected root canals: a systematic review, *J Endod* 37:125, 2011.

[373] Susini G, Pommel L, About I, et al: Lack of correlation between ex vivo apical dye penetration and presence of apical radiolucencies, *Oral Surg Oral Med Oral Pathol Oral Radiol Endod* 102:e19, 2006.

[374] Swartz DB, Skidmore AE, Griffin JA Jr: Twenty years of endodontic success and failure, *J Endod* 9:198, 1983.

[375] Reference deleted in proofs.

[376] Tagger M, Tagger E, Kfir A: Release of calcium and hydroxyl ions from set endodontic sealers containing calcium hydroxide, *J Endod* 14:588, 1988.

[377] Tani-Ishii N, Teranaka T: Clinical and radiographic evaluation of root-canal obturation with Obtura II, *J Endod* 29:739, 2003.

[378] Tanomaru JM, Tanomaru-Filho M, Hotta J, et al: Antimicrobial activity of endodontic sealers based on calcium hydroxide and MTA, *Acta Odontol Latinoam* 21:147, 2008.

[379] Tanomaru-Filho M, Jorge EG, Guerreiro Tanomaru JM, et al: Radiopacity evaluation of new root canal filling materials by digitalization of images, *J Endod* 33:249, 2007.

[380] Tanomaru-Filho M, Leonardo MR, Silva LA, et al: Inflammatory response to different endodontic irrigating solutions, *Int Endod J* 35:735, 2002.

[381] Tatsuta CT, Morgan LA, Baumgartner JC, et al: Effect of calcium hydroxide and four irrigation regimens on instrumented and uninstrumented canal wall topography, *J Endod* 25:93, 1999.

[382] Tay FR, Loushine RJ, Monticelli F, et al: Effectiveness of resin-coated gutta-percha cones and a dual-cured, hydrophilic methacrylate resin-based sealer in obturating root canals, *J Endod* 31:659, 2005.

[383] Tay FR, Pashley DH: Monoblocks in root canals: a hypothetical or a tangible goal, *J Endod* 33:391, 2007.

[384] Tay FR, Pashley DH, Rueggeberg FA, et al: Calcium phosphate phase transformation produced by the interaction of the portland cement component of white mineral trioxide aggregate with a phosphate-containing fluid, *J Endod* 33:1347, 2007.

[385] Tay KC, Loushine BA, Oxford C, et al: In vitro evaluation of a Ceramicrete-based root-end filling material, *J Endod* 33:1438, 2007.

[386] Taylor JK, Jeansonne BG, Lemon RR: Coronal leakage: effects of smear layer, obturation technique, and sealer, *J Endod* 23:508, 1997.

[387] Teixeira FB, Teixeira EC, Thompson JY, et al: Fracture resistance of endodontically treated roots using a new type of filling material, *J Am Dent Assoc* 135:646, 2004.

[388] Tewary S, Luzzo J, Hartwell G: Endodontic radiography: who is reading the digital radiograph?, *J Endod* 37:919, 2011.

[389] Torabinejad M, Ung B, Kettering JD: In vitro bacterial penetration of coronally unsealed endodontically treated teeth, *J Endod* 16:566, 1990.

[390] Tronstad L, Barnett F, Flax M: Solubility and biocompatibility of calcium hydroxide–containing root canal sealers, *Endod Dent Traumatol* 4:152, 1988.

[391] Trope M: Treatment of the immature tooth with a non-vital pulp and apical periodontitis, *Dent Clin North Am* 54:313, 2010.

[392] Trope M, Chow E, Nissan R: In vitro endotoxin penetration of coronally unsealed endodontically treated teeth, *Endod Dent Traumatol* 11:90, 1995.

[393] Uranga A, Blum JY, Esber S, et al: A comparative study of four coronal obturation materials in endodontic treatment, *J Endod* 25:178, 1999.

[394] van der Burgt TP, Mullaney TP, Plasschaert AJ: Tooth discoloration induced by endodontic sealers, *Oral Surg Oral Med Oral Pathol* 61:84, 1986.

[395] VanGheluwe J, Wilcox LR: Lateral condensation of small, curved root canals: comparison of two types of accessory cones, *J Endod* 22:540, 1996.

[396] Vasiliadis L, Kodonas K, Economides N, et al: Short- and long-term sealing ability of Gutta-flow and AH-Plus using an ex vivo fluid transport model, *Int Endod J* 43:377, 2010.

[397] Vera J, Siqueira JF Jr, Ricucci D, et al: One- versus two-visit endodontic treatment of teeth with apical periodontitis: a histobacteriologic study, *J Endod* 38:1040, 2012.

[398] Venturi M, Pasquantonio G, Falconi M, et al: Temperature change within gutta-percha induced by the System-B Heat Source, *Int Endod J* 35:740, 2002.

[399] on der Fehr F, Nygaard-Østby B: Effect of EDTAC and sulfuric acid on root canal dentine, *Oral Surg Oral Med Oral Pathol* 16:199, 1963.

[400] Walker TL, del Rio CE: Histological evaluation of ultrasonic debridement comparing sodium hypochlorite and water, *J Endod* 17:66, 1991.

[401] Waltimo T, Trope M, Haapasalo M, et al: Clinical efficacy of treatment procedures in endodontic infection control and one year follow-up of periapical healing, *J Endod* 31:863, 2005.

[402] Walton RE: Histologic evaluation of different methods of enlarging the pulp canal space, *J Endod* 2:304, 1976.

[403] Wang CS, Arnold RR, Trope M, et al: Clinical efficiency of 2% chlorhexidine gel in reducing intracanal bacteria, *J Endod* 33:1283, 2007.

[404] Washington JT, Schneiderman E, Spears R, et al: Biocompatibility and osteogenic potential of new generation endodontic materials established by using primary osteoblasts, *J Endod* 37:1166, 2011.

[405] Weinberger BW: *An introduction to the history of dentistry*, St. Louis, MO, 1948, Mosby.

[406] Weisenseel JA Jr, Hicks ML, Pelleu GB Jr: Calcium hydroxide as an apical barrier, *J Endod* 13:1, 1987.

[407] Welch JD, Anderson RW, Pashley DH, et al: An assessment of the ability of various materials to seal furcation canals in molar teeth, *J Endod* 22:608,

1996.

[408] Weller RN, Kimbrough WF, Anderson RW: A comparison of thermoplastic obturation techniques: adaptation to the canal walls, *J Endod* 23:703, 1997.

[409] Wennberg A, Ørstavik D: Adhesion of root canal sealers to bovine dentine and gutta-percha, *Int Endod J* 23:13, 1990.

[410] White RR, Goldman M, Lin PS: The influence of the smeared layer upon dentinal tubule penetration by plastic filling materials, *J Endod* 10:558, 1984.

[411] White RR, Goldman M, Lin PS: The influence of the smeared layer upon dentinal tubule penetration by endodontic filling materials. Part II, *J Endod* 13:369, 1987.

[412] Whitworth J: Methods of filling root canals: principles and practices, *Endo Topics* 12:2, 2005.

[413] Wiemann AH, Wilcox LR: In vitro evaluation of four methods of sealer placement, *J Endod* 17:444, 1991.

[414] Wigler R, Kaufman AY, Lin S, et al: Revascularization: a treatment for permanent teeth with necrotic pulp and incomplete root development, *J Endod* 39:319, 2013.

[415] Wilcox LR, Roskelley C, Sutton T: The relationship of root canal enlargement to finger-spreader induced vertical root fracture, *J Endod* 23:533, 1997.

[416] Williams C, Loushine RJ, Weller RN, et al: A comparison of cohesive strength and stiffness of Resilon and gutta-percha, *J Endod* 32:553, 2006.

[417] Wilson BL, Baumgartner JC: Comparison of spreader penetration during lateral compaction of .04 and .02 tapered gutta-percha, *J Endod* 29:828, 2003.

[418] Wolanek GA, Loushine RJ, Weller RN, et al: In vitro bacterial penetration of endodontically treated teeth coronally sealed with a dentin bonding agent, *J Endod* 27:354, 2001.

[419] Wolcott J, Himel VT, Powell W, et al: Effect of two obturation techniques on the filling of lateral canals and the main canal, *J Endod* 23:632, 1997.

[420] Wu MK, Fan B, Wesselink PR: Leakage along apical root fillings in curved root canals. I. Effects of apical transportation on seal of root fillings, *J Endod* 26:210, 2000.

[421] Wu MK, Kašťaková A, Wesselink PR: Quality of cold and warm gutta-percha fillings in oval canals in mandibular premolars, *Int Endod J* 34:485, 2001.

[422] Wu MK, Ozok AR, Wesselink PR: Sealer distribution in root canals obturated by three techniques, *Int Endod J* 33:340, 2000.

[423] Wu MK, Shemesh H, Wesselink PR: Limitations of previously published systematic reviews evaluating the outcome of endodontic treatment, *Int Endod J* 42:656, 2009.

[424] Wu MK, van der Sluis LW, Wesselink PR: A preliminary study of the percentage of gutta-percha–filled area in the apical canal filled with vertically compacted warm gutta-percha, *Int Endod J* 35:527, 2002.

[425] Wu MK, van der Sluis LW, Wesselink PR: The capability of two hand instrumentation techniques to remove the inner layer of dentine in oval canals, *Int Endod J* 36:218, 2003.

[426] Wu MK, Wesselink PR: Endodontic leakage studies reconsidered. I. Methodology, application and relevance, *Int Endod J* 26:37, 1993.

[427] Wu MK, Wesselink PR: A primary observation on the preparation and obturation of oval canals, *Int Endod J* 34:137, 2001.

[428] Yamauchi S, Shipper G, Buttke T, et al: Effect of orifice plugs on periapical inflammation in dogs, *J Endod* 32:524, 2006.

[429] Yared GM, Dagher FB, Machtou P: Influence of the removal of coronal gutta-percha on the seal of root canal obturations, *J Endod* 23:146, 1997.

[430] Yeung P, Liewehr FR, Moon PC: A quantitative comparison of the fill density of MTA produced by two placement techniques, *J Endod* 32:456, 2006.

[431] Youngson CC, Nattress BR, Manogue M, et al: In vitro radiographic representation of the extent of voids within obturated root canals, *Int Endod J* 28:77, 1995.

[432] Zhang H, Shen Y, Ruse ND, et al: Antibacterial activity of endodontic sealers by modified direct contact test against *Enterococcus faecalis*, *J Endod* 35:1051, 2009.

[433] Zhang K, Tay FR, Kim YK, et al: The effect of initial irrigation with two different sodium hypochlorite concentrations on the erosion of instrumented radicular dentin, *Dent Mater* 26:514, 2010.

[434] Zhang W, Li Z, Peng B. Effects of iRoot SP on mineralization-related genes expression in MG63 cells, *J Endod* 36:1978, 2010.

[435] Zielinski TM, Baumgartner JC, Marshall JG: An evaluation of Guttaflow and gutta-percha in the filling of lateral grooves and depressions, *J Endod* 34:295, 2008.

[436] Zmener O, Banegas G: Clinical experience of root canal filling by ultrasonic condensation of gutta-percha, *Endod Dent Traumatol* 15:57, 1999.

[437] Zmener O, Hilu R, Scavo R: Compatibility between standardized endodontic finger spreaders and accessory gutta-percha cones, *Endod Dent Traumatol* 12:237, 1996.

[438] Zmener O, Martinez Lalis R, Pameijer CH, et al: Reaction of rat subcutaneous connective tissue to a mineral trioxide aggregate-based and a zinc oxide and eugenol sealer, *J Endod* 38:1233, 2012.

[439] Zmener O, Pameijer CH: Clinical and radiographic evaluation of a resin-based root canal sealer: 10-year recall data, *Int J Dent* 2012:763248, 2012.

[440] Zmener O, Pameijer CH, Serrano SA, et al: Significance of moist root canal dentin with the use of methacrylate-based endodontic sealers: an in vitro coronal dye leakage study, *J Endod* 34:76, 2008.

[441] Zogheib C, Naaman A, Sigurdsson A, et al: Comparative micro-computed tomographic evaluation of two carrier-based obturation systems, *Clin Oral Investig* 17:1879, 2013.

第二部分

牙髓病学的高阶科学
The Advanced Science of Endodontics

第8章

非手术根管再治疗
Nonsurgical Retreatment

ROBERT S. RODA | BRADLEY H. GETTLEMAN

　　非手术根管治疗已成为现代牙科学的常规治疗手段。牙髓病学在技术和理念上的进步使得数百万颗原本需拔除的患牙得以保留。虽然外科及修复治疗方式的发展使得修复缺失牙变得简单易行，但预后良好的天然牙优于拔除后修复仍是普遍认可的观点。

　　然而，并非所有的治疗都能获得理想的长期疗效。鉴于临床上进行了大量的根管治疗，即便很小的治疗失败率也会导致大量患者需要接受根管再治疗。牙医应具备诊断根管治疗后持续性或复发性的牙髓疾病，并了解相应的治疗方案。如决定进行治疗，应具备合适的设备和器械，并能在最高水平进行专业技术的治疗（图8-1）。此外，牙医在做出治疗决定时，必须始终保持科学、理性、遵循循证医学的思维方式，方可保证为信任他们的患者提供最佳的治疗。本章的目的是帮助读者最大限度地提高难治性牙髓疾病的成功率。

根管治疗后疾病的病因

　　过去，根管治疗效果不理想称为根管治疗失败。临床医生引用的失败率均来自以"成功/失败"为标准的临床研究。使用"成功"和"失败"这样的词语是一个时代的产物，在那个时代，临床医生觉得他们需要为治疗成功而祝贺，为治疗失败而自责。这一思维方式并不能如实反映现实情况，且可能产生不利。许

多病例表明，即使最高水平完成的治疗也可能出现不理想的结果，而有些低于治疗标准的不良治疗也可获得长期成功[203]。因此，必须从科学命名开始，将科学的理念从情感和个人观点中分离出来。Friedman曾说过，"大多数患者认为疾病经治疗后将愈合，而不愿接受治疗失败的结论，且不说'失败'一词是负面且片面的，即使治疗失败也不意味着必须进一步治疗"[64]。他建议使用"治疗后疾病"这一术语描述那些此前被称为治疗失败的病例。我们将会在本章的后续内容中使用这一术语来描述持续性和复发性的牙髓疾病。

　　1999年，全球大约进行了1600万次根管治疗[29]，成功率在86%～98%之间[65-66]，根管治疗被证明是一种可靠的治疗手段。尽管根管治疗后疾病的发病率很低，考虑到庞大的基数，仍意味着有大量病例需要后续治疗。面临此类情况，临床医生必须判断病损持续存在的原因，并明确治疗的原则及方案。

　　牙髓病学文献中报道了许多初次根管治疗"失败"的原因（图8-2），包括医源性操作错误，例如开髓洞形设计不佳、遗漏根管（主根管和副根管）[266]、不良的根管清理及充填[37,112]、机械预备并发症（台阶、穿孔、器械分离）[231]以及根充超填[164]。此外，冠方微渗漏[131,147,196,236,248]、根管内外的持续感染[166,216,232]以及根尖周囊肿[162]也是常见的病因。对根管治疗后疾病进行诊断时，病因可能显而易见，也可能直至再治疗成功后也不

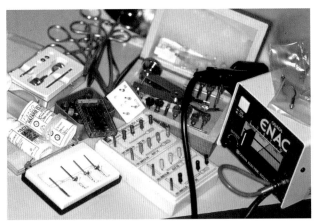

图8-1 进行高水平再治疗需要准备的部分设备和器械。

能确定病因。引起治疗后疾病的原因有时需数年时间才能辨认，也可能一直难以判断。对临床医生而言，最重要的病因是影响治疗计划和预后判断的因素。

为了有效地设计治疗方案，可以将病因分为4类（图8-3）[231]：

1. 持续或再次引入的根管内感染。
2. 根管外感染。
3. 异物反应。
4. 真性囊肿。

持续或再次引入的根管内感染

当根管和牙本质小管受微生物或其副产物污染，且感染物与根尖周组织接触时，可进一步引起根尖周炎。如前所述，不良的根管清理及成形、根管充填、

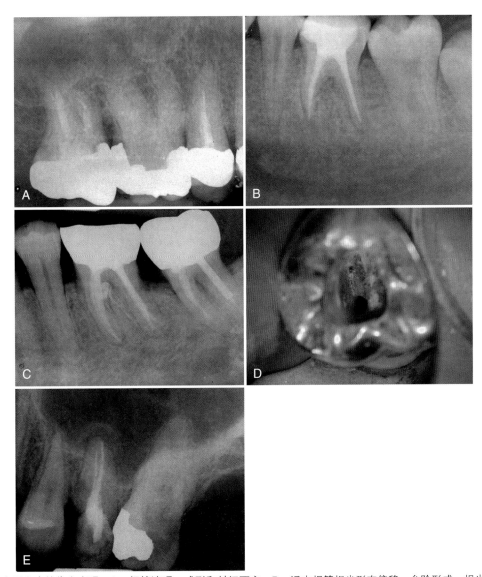

图8-2 根管治疗后疾病的临床表现。A，根管清理、成形和封闭不良。B，近中根管根尖形态偏移，台阶形成，根尖拉开以及穿孔。C，近中根穿孔。D，上颌磨牙遗漏MB-2根管。E，怀疑冠方微渗漏和器械分离。

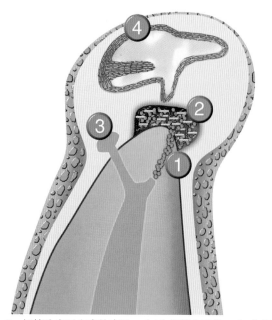

图8-3　根管治疗后疾病的病因。（1）根管内感染。（2）根管外感染。（3）异物反应。（4）真性囊肿。（改绘自Sundqvist G, Figdor D. In Orstavik D, Pitt-Ford TR, editors: *Essential Endodontology*, London, 1998, Blackwell Science, p 260）

修复体均会引起根管治疗后疾病的发生。如果初次牙髓治疗没有彻底清除根管内的微生物，或根管充填未能有效包裹残留的微生物，或新的微生物重新进入已被清理和封闭的根管空间内，则往往可能发生根管治疗后疾病。事实上，已有研究显示持续性或重新引入的微生物是引起根管治疗后疾病的首要病因[163]。许多医源性并发症，如台阶形成或器械分离，会导致根管系统内细菌的持续存在。然而，这些并发症本身并不是疾病病因，而是无法清除或有效包裹根管内致病微生物所致。未经治疗的感染根管中通常含有以厌氧菌为主的多种菌群[230]，而根充后的感染根管通常只能培养出很少甚至单一菌种（也可见第14章）。感染菌群主要为革兰阳性非厌氧菌，其中一种常见菌种为粪肠球菌[71,182]，已证实粪肠球菌对现有的根管消毒措施具有抵抗性[16,33]。如果前次根管治疗不完善，根尖1/2部分未见根管充填材料，则更符合未经治疗的感染坏死牙髓菌群特征，而非根管治疗失败的菌群特征[231]。尽管根管治疗后疾病主要由根管系统中的细菌感染所致，但在持续感染的牙髓中，也可见真菌感染，特别是白色念珠菌，可能是导致顽固病变的原因[214]。

根管外感染

　　细菌可能会侵入根尖周组织，感染可来自与根尖相通的牙周袋[212]、经根尖孔推出的感染牙本质碎屑[99]、器械超预备带出感染物质等途径[257]。通常宿主反应可消除感染，但一些微生物可以通过产生细胞外基质或形成保护性的菌斑抵挡免疫系统的防御作用，从而存活于根尖周组织[249]。有研究显示衣氏放线菌和丙酸丙酸杆菌可在根尖周组织中存活，并阻碍根管治疗后病变的愈合[166,216,232]。

异物反应

　　不存在微生物感染的情况下，牙髓疾病有时同样会持续，病因可能是根尖周存在异物。一些材料与炎症反应有关，包括纸尖中的扁豆类[211]和纤维素纤维[125]。根管充填方法更具优势一直是有争议的问题，相关研究中多数关注的是超充材料对根尖周组织愈合的影响。结果普遍显示，充填材料超填（溢出影像学根尖或大范围超出）会导致治愈率降低（见第7章）[63,215]。其中部分病例不仅存在超填，也存在根管预备不足和充填不严密，导致根管内细菌持续存在并渗出根管。根尖周组织对牙胶和封闭剂通常可以耐受，如果不存在超预备时引入的微生物，即使存在超填材料，根尖周组织仍可以愈合[63,70,137]。

真性囊肿

　　由于慢性炎症介质的存在，牙发育中保留的上皮细胞巢开始增殖，根尖周组织便形成囊肿。Malassez上皮剩余是囊壁衬里上皮细胞来源，而囊肿形成可能有助于将炎症刺激物与周围骨组织隔离[181]。据报道，根尖周囊肿占根尖病变的15%～42%[162,224]。但目前影像学检查尚无法确定根尖周低密度影是囊肿或是更常见的根尖周肉芽肿[23]。根尖周囊肿有两种类型：根尖周真性囊肿和根尖周袋状囊肿。真性囊肿囊腔内覆连续的上皮衬里，因此与牙结构分离；袋状囊肿囊腔则与受累牙的根管相通。真性囊肿因其具有自身维持特性，经非手术根管治疗[112,165]之后可能无法愈合，通常需要手术摘除（图8-4）。

　　当患者出现根管治疗后疾病时，医生要根据疾病持续的原因制订临床决策，并评估疾病治疗的最佳方法。以下部分将介绍牙髓疾病诊断的思路和方法，以期获得最佳的治疗效果。

根管治疗后疾病的诊断

　　曾有一种论断："治疗疾病可能有不同的方法，

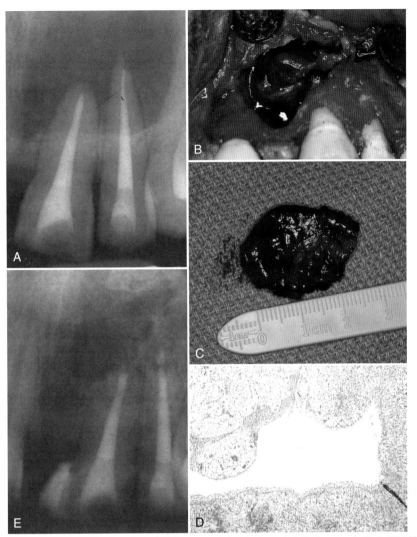

图8-4　A，良好的非手术根管再治疗伴随大范围持续性病变。B，手术暴露根尖病变部位。C，切除全部病灶。D，组织病理切片证实病变为囊肿。E，术后4年影像学检查显示，由于病变范围大，根尖周瘢痕形成。患牙无症状，功能正常。

然而正确的诊断只有一个[9]。"

正确的诊断也许是牙髓治疗过程中最重要的部分（见第1章）。基于错误的诊断进行治疗会给患者带来怎样的影响，这种现象并不夸张（图8-5）。为了做出正确的诊断，必须排除非牙源性病因，需要进行全面并适当的检查，正确分析患者对检查的反应，得出明确的诊断，并决定治疗方案。当诊断未经牙髓治疗的患牙时，牙髓和根尖周相关的诊断均是必要的。持续性疾病的诊断可能难以直接获得，因为涉及治疗不完善的根管、遗漏根管以及许多在初次根管治疗中出现的问题，但在诊断描述中应详细记录相关内容。

第1章对牙髓疾病的诊断进行了详细讨论，读者可以参考诊断流程中的细节。明确诊断需要收集患者主观信息，并进行客观检查，进而得出诊断和治疗计划。

患者主观信息的收集需要临床医生主动询问患者并聆听回答。面对疑似根管治疗后疾病的病例，应着重询问患者能否回忆起前次治疗中是否采用了无菌技术。如果患者前次治疗中未使用橡皮障（可通过联系前一位临床医生进行确认），则几乎肯定需要非手术再治疗。因为无论根尖片上显示前次根管充填如何完美，都可以假设根管处于污染状态。无论前次治疗多么不完善，临床医生都应避免或尽量减少患者对前次治疗产生负面情绪。这样能使患者对面前的临床医生以及需要再次治疗的情况感到更加放松。易怒的患者确实存在，消极情绪会影响患者的情绪状态、信任程度以及接受当前或未来治疗计划的能力。如果患者直接询问既往的治疗情况，医生有必要如实解答，但要

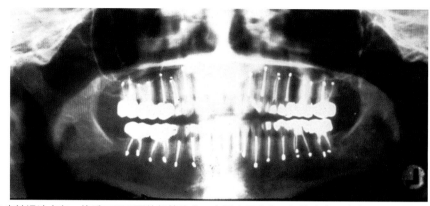

图8-5　患者被误诊多年，接受了不必要的根管治疗，真正病因为非牙源性疼痛。（由Dr. Ramesh Kuba提供）

避免通过贬低前一位临床医生来显示自己的优越性。应诚实而正确地陈述情况，不能带有煽动性。请使用诸如"这可能是您以前的牙医（牙髓专科医生）在处理这颗牙齿时面临一些困难。让我们看看是否可以找出问题所在"的用语。

回顾患者完整病史后，下一步要收集明确诊断所需的所有客观信息，包括临床检查和影像学检查。临床检查应包括口内外的视诊以及全面的牙周评估。放大和照明设备可以有效地辅助视诊，使临床医生获得肉眼无法识别的重要信息，如牙根表面的微小裂纹（图8-6）。牙龈退缩引起牙本质暴露和窄深牙周袋可能是根管内感染通过龈沟引流所致；但有时提示存在牙根纵裂[40]。咬合面磨损提示可能存在咬合创伤，导致易发牙隐裂，这与根管治疗后疾病相关[113]，从而使诊断和治疗结果复杂化[90]。对牙隐裂的诊断与处理将在第21章进行详细讨论。

X线检查是必要的，是重要的辅助手段，却不能仅凭X线检查进行确诊，只是寻找牙髓病病因的一个线索[58]。对于已接受根管治疗患牙，X线片可用于评估龋坏情况、不良修复体、牙周健康情况、根充效果、遗漏根管、根管阻塞情况、根尖周疾病、穿孔、牙隐裂[238]、牙内外吸收以及根管解剖形态。X线检查需要适宜的曝光量并形成边缘锐利、清晰的图像，显示出牙及其周围组织。可通过移动颊侧X线机头进行多角度投照以确定牙髓病病因（图8-7）[80]。咬合翼片可用于确定牙槽骨高度、显示龋坏或牙隐裂。如存在窦道，应插入牙胶尖等诊断丝，通过X线片定位来源[111]。

锥形束CT（CBCT）已应用于牙髓疾病，在根管再治疗中毋庸置疑起到了巨大作用。CBCT使医生能够

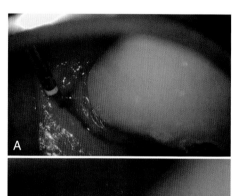

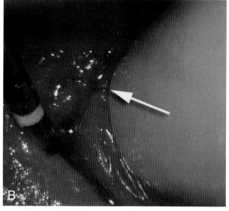

图8-6　A，前磨牙根管治疗后疾病颊侧观。B，放大后可见纵裂。

快捷、安全、廉价地获得牙及其周围结构的3D图像，进而在寻找根管治疗后根尖周炎的病因时取得了巨大进步。第2章详细讨论了CBCT在牙髓病学中的应用，其对于需要再治疗的患牙而言尤为重要。CBCT可协助临床医生确定根尖周炎和吸收性病变的真实大小、范围和位置，并提供牙隐裂、遗漏根管、根管解剖结构以及牙周围牙槽骨形态等更多相关信息[42]。CBCT技术极大辅助了术前诊断和治疗计划的确立，因其可清晰显示根尖与相邻解剖结构如上颌窦和下牙槽神经的关系。这有助于决定手术治疗或非手术根管再治疗的时机。相比根尖片，CBCT能够显示病变及邻近结构的细

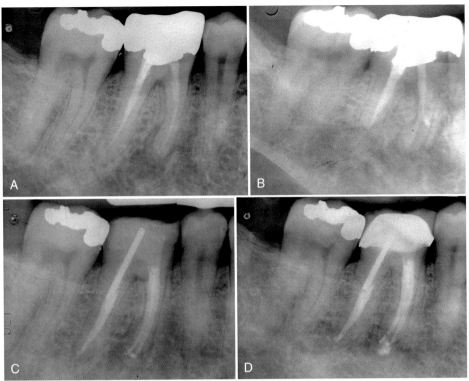

图8-7 A，根管治疗后疾病。3年前行根管治疗。B，偏移投照后显示近中根根充不对称，提示遗漏近颊根管。C，根充术后即刻X线片显示MB根管完善治疗。D，术后14个月复查。患者无症状。

节，在诊断根尖周炎时更为准确，协助临床医生进行临床诊断和制订治疗计划[42,175-176]。

目前市场上有许多CBCT机器制造商和品牌，但对根管再治疗而言需要图像清晰、最高分辨率的机器[155]，即小视野（FOV）机器。FOV机器成像体积小，使用最小的像素（体素），对患者的辐射范围为23~488μSv[142]。尽管辐量小，也应遵循辐射量"可接受的合理范围内尽可能低"（ALARA）的原则，应避免应用于所有病例。2010年，美国牙髓病学会和美国口腔颌面放射学会联合声明："只有当需要成像的问题无法通过低剂量的常规牙科X线检查或其他可选方法解决时，才可使用CBCT检查[1]。"尽管如此，在处理根管治疗后疾病时，几乎所有病例都能受益于3D成像技术的使用。

根管治疗后根尖周炎的主要病因之一是遗漏根管，而CBCT具有前所未有的发现能力（图8-8）。在一项研究中，相比使用CBCT成像技术，如果仅依靠传统的数字X线片，牙髓专科医生在10颗牙中无法鉴别遗漏根管的患牙约4颗，且每颗患牙至少遗漏1个根管[152]。

避免对无法保留的患牙进行治疗可使临床医生和患者均受益，获取患牙3D图像有助于避免上述问题发生。根裂因难以明确诊断、治疗结果可能不理想，经常困扰临床医生。尽管CBCT难以显示根充后患牙的牙根折裂影像[45,50,96,122]，但可显示牙根折裂处相应的骨缺损[275]，这有助于推测存在牙根折裂。牙根吸收的程度直接影响其治疗预后，常规X线片往往难以明确。然而，临床医生可使用小视野CBCT明确病变的程度和预后[54]，通常可避免患者进行可能注定失败的探查手术（图8-9）。

尽管多数临床医生认为并非每位患者都需要CBCT检查，但是对于再治疗患牙，CBCT获取的额外信息（相对于传统影像学检查）往往很有价值。未来会制订具体的CBCT使用指南，但就目前而言，建议使用这项新技术时应做出自己最合适的判断。

接下来进行其他临床检查，用于收集牙髓和根尖

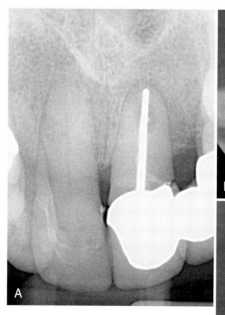

图8-8 A，术前X线片，患牙有症状。B，矢状面CT显示牙周膜增宽，对应的上颌窦底黏膜增厚。C，横断面CT显示遗漏未治疗的MB-2管（箭头所指）。D，再治疗后影像。

图8-9 A，术前X线片显示：根管治疗使用银尖充填后疑似引起小面积根内吸收。B，横断面显示金属根充物伪影使图像模糊。C，矢状面显示腭侧根面大面积吸收。保留患牙则预后差，患者选择拔除患牙。

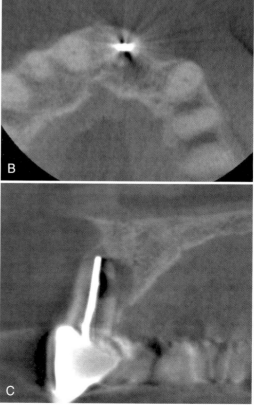

周状态的客观信息。最有效的是根尖周检查，包括叩诊、咬诊和扪诊[256]，能借此了解根尖周组织的状态，且在任何诊断牙髓疾病的情况下都至关重要。在评估根管治疗后患牙时，由于不能从牙髓活力测试中获得可靠且一致的证据，这些检查变得更为重要。如果患牙出现叩诊疼痛，可能是持续存在的牙髓根尖周疾病所致，也可是近期的外伤、咬合创伤[90]、牙周疾病所致[256]。

牙髓活力测试通常对根管治疗后患牙无诊断意义，如患者的主诉提示需要进行这些检查时则应当进行，因为疼痛可能来自附近的活髓牙而非根管治疗后的患牙。当根充后的患牙根管里残留活髓组织时，无论是存在遗漏根管还是对根管清理不彻底，患者都可能主诉冷热敏感[90]，此时应进行牙髓活力测试。相邻和对颌未经根管治疗的牙也要行牙髓活力测试，以排除难以定位疼痛的患牙。根管治疗后，即便根尖区残留牙髓，牙髓活力测试结果往往为无反应。因此，根管治疗后患牙牙髓活力测试无反应没有指导意义；但阳性结果通常意味着患牙仍存在有反应的牙髓组织[90]。由于可能出现假阳性和假阴性结果，判读牙髓活力测试结果时需要细心谨慎[204]。对于再治疗患牙牙髓活力测试的准确性而言，热测与冷测具有同样的局限性。

其他牙髓活力测试方法，如电活力测、龋洞探查以及机械刺激牙本质等，用于评估根管治疗后患牙的价值甚至比热测更低，且因患牙已经过修复或根管治疗而不再建议进行。

收集所有诊断相关信息后，须做出诊断。在病历中记录诊断相关信息非常重要，可为后续治疗明确当前治疗的依据。牙髓诊断通常记录为根管治疗后，但根尖周的诊断将视现有检查结果而定。对于根管治疗后的患牙，有必要简要记录现存持续性疾病的可疑病因。

治疗计划

明确诊断后，疾病持续的病因通常变得明显。此时，须向患者介绍可选的治疗方案及其可能的结果。患者可根据自己对治疗方案的了解做出决定，而不是选择临床医生认为"最佳"的治疗方案。应注意，如果根管治疗后疾病的病因经过完善的诊断流程后仍未明确，那么任何决策都属于经验性的"尝试性治疗"。如果条件允许，应在确定治疗前请牙髓专科医生或其他医生会诊，尽可能避免尝试性的治疗方法。会诊程序可以是简短的交流，也可将患者转诊至其他医生，在此情况下其他医生的专业建议非常有用。由于现代牙医学需要经过多学科综合考虑，请其他医生进行会诊往往对提高治疗成功率很有帮助。

有时，患者会持续存在类似根管治疗后疾病的症状，但症状实际是非牙髓来源，例如咬合创伤、并发牙周疾病或非牙源性疼痛。应通过适当的诊断流程逐一排除上述可能性，有针对性地进行治疗。

根管治疗后疾病的患牙有以下4种治疗选择：

1. 观察。
2. 拔除患牙。
3. 非手术根管再治疗。
4. 手术治疗。

第一种治疗方案是观察而不进行治疗，使疾病自

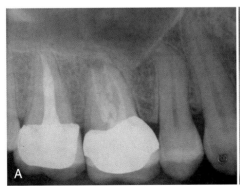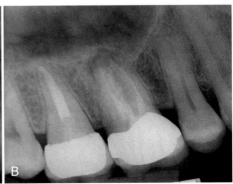

图8-10　A，根管治疗后7年，患牙无症状，但有持续性根尖周炎。患者当时选择随诊观察。B，6年随访，病变范围扩大，患牙出现症状。

然发展（图8-10）。对于患牙病因不明确，需要获得更多信息以明确诊断时，这是一种短期有效的选择。尽管大多临床医生认为这种方法在长期来看不够理想，但患者仍然有权决定不接受治疗，此时临床医生有责任让患者充分了解不治疗的后果。有必要告知患者疾病进展过程中可能发生的情况以及发生的时间，且相关信息应详细记录在病历中，避免患者后续因未进行治疗指控医生。临床医生须根据经验、个人判断和对患者的了解决定后续是否继续随访患者。

拔除患牙是可行方案，这得益于修复重建和口腔种植技术的发展，使得以往需要"激进治疗"（治疗费用高且预后不明确）才能"挽救"的患牙，转变为拔除后修复可能是更理想的治疗方案。但相比于保留天然牙，这种选择更为不理想，因其价格更高、耗时更长。根形钛种植体修复平均需要6个月完成，且不包括需要种植前位点保存额外花费的时间。尽管种植牙的长期成功率较高[4]，种植后疾病[4,85,86]（图8-11）仍然可能发生，此时则无更好治疗方案可选。种植治疗的成本较高，且通常不纳入保险范围，患者要承担

较高的经济压力。口腔美学区的种植修复体通常不如天然牙美观，且有患者并不适合种植修复。固定桥修复是另一种长期成功应用的可选方案，但仍可能出现不良后果。牙髓专科医生最关注的是基牙预备时可能造成牙髓疾病[154]，其发生率最高可达10%[150,253]（图8-12）。可摘局部义齿是相对不理想的治疗方案，其舒适度低，通常需要患者适应较长时间，若口腔卫生保持不佳则容易引起相邻组织（牙齿、牙龈、黏膜）的疾病。上述因素导致佩戴活动义齿的患者依从性较差，活动义齿的使用率也在逐渐下降。患者有时不选择修复缺失牙，这一方案通常对患者不利，但在某些情形下是合理的。病变的上颌第二磨牙，当其无对颌牙或安氏Ⅰ类、Ⅲ类咬合关系中对颌牙与上颌其他牙有稳定咬合关系时，拔除后可不修复，也不用担心余牙移位造成咬合和牙周损伤。多数情况下拔除的患牙需要义齿修复，因此当患牙具备保留条件时，通过根管治疗后修复的方式保留天然牙对患者更为有利。

许多情况可导致患牙不可修复（图8-13），但能否修复的界限可变，取决于评估患牙的医生，普遍

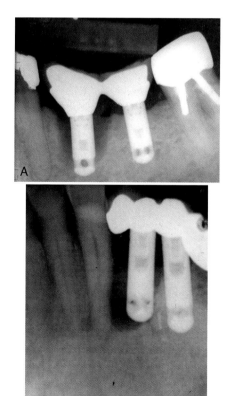

图8-11 A，典型的种植体周围炎，需要拔除植体。B，另一例种植体周围炎。注意位于种植体根方，根管治疗后的残根可能导致了持续性病变，可尝试进行根尖切除术。

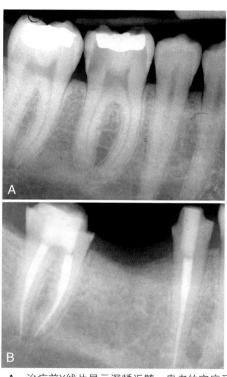

图8-12 A，治疗前X线片显示深龋近髓。患者的家庭牙医建议拔除患牙后修复，不建议根管治疗后保留患牙。B，固定义齿修复导致两颗基牙的不可复性牙髓炎，需要根管治疗。

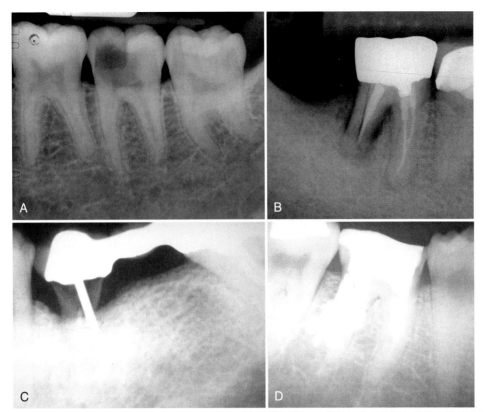

图8-13 A，深龋累及根分叉和并侵犯生物学宽度。牙冠延长术则会暴露根分叉，使得细菌易于侵入并发生持续性牙周炎症。B，远中牙根纵裂导致牙根劈裂。C，大范围龋坏以及桩穿孔。剩余牙根结构难以进行修复。D，远中根多处穿孔，牙根薄弱不可修复。应注意：病例A、病例B和病例D可以进行牙半切除术等，但长期预后不如拔除后修复[31,128]。

认为当患牙处于下列某种情况时则不可再修复。到达根分叉区或侵犯生物学宽度的大范围龋坏或冠折。这些情况可能导致修复前的牙周手术无效（如根分叉病变或冠根比不佳），更糟糕的是，术中会去除骨组织，而这可直接影响种植手术。尽管付出大量努力，晚期牙周疾病（广泛牙周袋或松动）或发生根折[39]通常会导致拔除患牙。如果患者患有危及生命的牙髓感染并伴有开口受限，大多数口腔外科医生会选择拔牙而不是保守治疗。根管充填后的患牙可能存在根管治疗并发症，如不可取出的分离器械或存在无法补救的台阶。若患牙与重要的解剖结构（如下牙槽神经管）毗邻，手术或非手术根管再治疗可能均不可行，此时拔牙可能是唯一的选择。幸运的是，这些情况比较少见，多数存在根管治疗后疾病的患牙可通过牙髓治疗保留下来。

当决定保留患牙，有几种治疗方案可供选择，总体上分为非手术治疗和手术治疗。手术可进一步细分为根尖搔刮术、根尖切除术（伴或不伴根管充填）、截根术或牙半切除术、意向性再植术（拔除/再植）[89,170]。非手术和手术治疗有时均需进行，美国牙髓病学会已发布指导医生做出临床决策的治疗指南[7]。尽管如此，方案制订需取决于临床医生的经验、知识、对患者的考虑以及术前诊断。如根管治疗后疾病的病因明确，治疗方案则易于决定。在前述章节中，介绍了4种基本病因。如怀疑第一组病因，即持续或重新引入了病原微生物，患牙的治疗方式则有多种选择。但如果根管治疗后疾病的原因是持续存在的根外感染、异物反应或真性囊肿，那么非手术根管再治疗几乎不可能治愈疾病，则应采用手术治疗[231]。然而大多数情况下无法确定病因种类，因此治疗方案更加依赖于临床经验。

多数情况下，治疗方案的选择多为非手术根管再治疗或根尖手术。评价治疗效果的相关研究可为治疗方案选择提供指导。研究显示非手术根管再治疗治愈

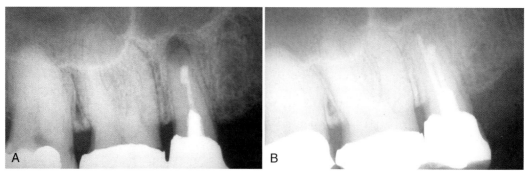

图8-14　A，根尖手术后发生根管治疗后疾病。根管充填影像偏离提示根管遗漏。B，非手术根管再治疗后1年复查显示病变完全愈合。

率在74% ~ 98%之间[66,136,208,221-222]，而单纯采用根尖手术治疗仅有59%治愈率[63]。然而在根尖手术前进行根管治疗时，患牙治愈率上升至80%[63]。一般而言，再治疗是治疗首选，因为它能以最低的风险收获最大的治疗效果，且是去除根管内感染的最佳方式，而这也是根管治疗后疾病的最常见病因。再治疗通常比手术治疗侵入性低、术后创伤小、对邻近的重要结构（如神经、邻牙和上颌窦）造成损害的可能性小。然而，再治疗可能比手术治疗花费更高，特别是对于再治疗之前需要拆除修复体的患牙。此外，再治疗所需时间通常比手术治疗更长。再治疗过程中有时无法清除根管内微生物，从而不能进行完善根充。当无法进行非手术根管再治疗或者手术治疗的风险收益比优于非手术再治疗时，可选择手术治疗[64,144]。

在决定进行手术或非手术再治疗时，需要考虑多种因素（见第9章）。患者必须充分了解治疗方案以及其他备选方案，并配合完成包括最终修复在内的全部治疗，同时还应准备足够的时间进行所需的治疗。如果时间有限，则可以考虑仅进行根尖手术，但必须告知患者这种治疗方案的后期问题。治疗前须配备良好的设备、掌握全面的知识，并进行严格的评估，以确定是否有能力完成复杂的治疗过程。还应考虑患牙再治疗以及后期修复的效果，如经治疗后，对患牙的改善与前次治疗相比并无提高则对患者没有益处。因此，如患牙根管充填完善且冠方无微渗漏是手术治疗的适应证。即使前次治疗没有达到认可的标准，如患牙无根尖周炎表现，也不是治疗干预的指征，除非患牙要重新行冠部修复。在这种情况下，患牙可以选择保守治疗，并且研究报告显示治疗成功率很高[63,66]。

如果患牙前次治疗存在并发症，例如无法绕过的台阶或无法取出的分离器械，手术可能是更好的选择。然而大多情况下，尝试进行再治疗仍然可行，因为在X线片上看起来难以绕过的台阶或分离器械往往能够旁路通过。即使不能旁路通过，非手术再治疗也能提高后续根尖手术的成功率。在处理前次根管治疗并发症时需谨慎小心，不要过度尝试，否则会造成穿孔、台阶扩大或器械分离。前次手术治疗失败的患牙应进行非手术根管再治疗后随诊观察，往往无须再次手术，因为手术失败常常是根管系统清理不彻底和不良根充所致[187]（图8-14）。如患牙有根裂表现（窄深牙周袋或X线片显示包绕根尖并向冠方扩展的"J"形透射影），则再治疗可能没有效果[237]（图8-15），必要时应进行探查性手术，最终可能需要截根甚至拔除患牙。

在确定治疗方案前，应针对每位患者特有的情况进行评估及综合考虑。即使已开始治疗，也应小心谨慎并时刻保持警惕，因为在治疗期间可能获得新的信息，并改变治疗计划。

非手术根管再治疗

对牙髓疾病与根管治疗后疾病进行非手术治疗，其最主要的区别是后者需要重新获得到达根尖的根管通路。此后，根管再治疗可按照首次根管治疗的所有原则完成即可。再治疗需要获得冠方通路，取出根充材料，疏通阻塞根管，最终获得根管工作长度。此后才能进行根管清理成形，并有效地充填根管以完成治疗。本章剩余部分将按照根管再治疗的流程，按顺序

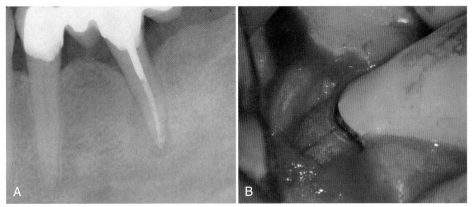

图8-15 A，"J"形低密度影提示可能存在根裂。B，手术探查证实存在牙根纵裂。

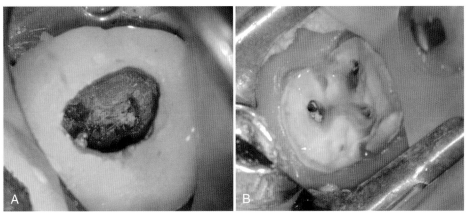

图8-16 A，当冠存在时，视野和髓腔入路受限。B，去除冠后，视野清晰，髓腔入路便宜。注意，应使用Silker-Glickman夹和密封材料进行术区隔离。

进行详细讲解。

冠方入路预备

再治疗冠方入路也可称为拆除冠方修复体[187-188]，因为冠部及根部的修复体往往需要拆除。多数患牙在初次根管治疗后已经完成全冠修复或桩核冠修复，此时与微创修复方式相比，重新建立冠根通路后才能进行根管再治疗则更加复杂。预备冠方入路的目标是获得进入根管的直线通路，并尽可能保留更多的健康牙体组织。理想的冠部预备能够使器械直接进入根管内而不被阻挡。当牙体组织完整且存在髓室结构时，牙表面和髓室内的解剖标志可以辅助定位根管，此时理想的冠部预备较容易做到。对于再治疗患牙，其结构多数已被改变，且通常与患牙的原始解剖形态差异较大。

再治疗患牙已经全冠修复时，需决定是否保留修复体。如修复体缺损或患牙龋坏或因治疗要求需重新修复，则可直接拆除原有修复体并在治疗后重新修复（图8-16）。如果冠部修复完好，治疗计划会相对复杂。保留原修复体可以避免重新修复费用，更容易进行术野隔离，保留原有的咬合关系且保证美观。即使修复体需要更换，也可选择在再治疗期间保留牙冠，以便使用橡皮障进行更好的隔离。在保留牙冠的情况下，无法直视牙体组织，医源性事故的发生率可能增加，使再治疗变得更加复杂。此外，也增加了去除桩等根管阻挡物的难度以及漏诊的发生率，如隐匿性继发龋坏，牙隐裂或根管遗漏。为了保留原修复体，可以采取两种方法：在原有牙冠上直接预备入路或再治疗完成后继续使用已拆除的牙冠。最简单的选择是在原有牙冠上直接入路，但是修复体损坏风险较大，可能需要重新修复[160]，因此应在治疗之前告知患者相关风险。如决定保留现有修复体，则可以在冠部入路时根据修复体的材料选择相应的车针。如果主要磨除金属（银汞合金或铸造金属）或复合树脂类材料，通常可选择如#1556的钨钢裂钻。对于其他种类修复体，建议联合使用车针。如烤瓷冠的入路可以使用圆头金刚砂车针切割瓷层，使用诸如Transmetal车针（Dentsply Maillefer，Ballaigues，Switzerland）或Great White车针（SS White，Piscataway，NJ）等来切割金属层。应考虑到在预备过程中或完成治疗后修复体可能会发生崩瓷，常见于烤瓷冠。随着全瓷修复体应用范围扩大，还应关注预备入路时瓷修复体表面裂纹形成的可能性。瓷是一种玻璃材料，钻磨过程中瓷内部会产生微裂，从而削弱修复体的结构，导致后期修复失败[94]。钻磨过程中使用金刚砂车针以及大量水冷却有助于减少微裂的发生[235]。Sabourin等学者发现[189]，空气喷砂相比于车针钻磨几乎不损伤全瓷冠结构，但这种方法进行冠部入路预备非常耗时。

如果决定完整拆除牙冠并在治疗后再次使用，可使治疗视野清晰，从而易于清除根管内阻塞物，减少操作失误概率；但放置橡皮障以及隔离患牙难度加大。另外，尽管拆除修复体的技术和器械种类繁多，拆冠的过程仍然不可预测，有时也会导致修复体损坏，或根本无法拆除。

治疗前需决定如何拆除冠修复体。如修复体无保留价值，即便是临时修复，也可通过简单磨除的方式进行拆除。如要保留修复体，则必须使用相对保守的方法。拆除冠或固定桥修复体的影响因素包括修复体的材料和粘接剂。传统的金属修复体，使用非粘接水门汀进行粘固，很难保守拆除。最近随着牙色修复材料的广泛应用，如全瓷冠或烤瓷全冠均通过粘接剂进行粘接固位。与金属材质修复体相比，更加不能承受过大的拆冠力量，而由于粘接剂的作用，修复体也更难拆除。随着美学修复技术的进步，每一代新型粘接剂的粘接效果会逐渐增强，拆除修复体会越来越困难。

许多器械专为保守拆冠而设计，其中常用的一类器械为拆冠钳，如KY Pliers（GC America，Alsip，IL）（图8-17），这种钳子的尖端使用可更换的橡胶头和金刚砂粉，确保能够夹紧且不损伤牙冠。该类型的其他器械还包括Wynman Crown Gripper（Integra Miltex，York，PA）、Trial Crown Remover（Hu-Friedy，Chicago，IL）和Trident Crown Placer/Remover（CK Dental，Orange，CA）。然而经永久水门汀或粘接剂固定的牙冠通常无法用这些器械拆除。还有拆冠钳使用邻牙作为支点，将钳喙与修复体边缘贴合，挤压手柄将其翘起。Roydent Bridge Remover（Roydent，Rochester Hills，MI）以这种方式工作，可以有效拆除牙冠，但必须小心操作，避免损坏精细易碎的冠边缘，特别是全瓷冠。另一种类型的拆冠器械可以放置于冠边缘下，随后在此位点产生冲击力将修复体拆除。Easy Pneumatic Crown & Bridge Remover（Dent Corp，White Plains，NY）和Coronaflex（KaVo，Lake Zurich，IL）通过压缩空气产生冲击力，而Morrell Remover（Henry Schein，Melville，NY）则通过滑动的手柄手动施加冲击力。ATD Automatic Crown & Bridge Remover（J. Morita，Irvine，CA）通过振动破坏修复体与预备体之间的粘接，而Crown-A-Matic（Peerless International，N. Easton MA）通过脉冲冲击使修复体松动。如患牙牙周情况差，拆冠时可能会导致患牙被意外拔出[183]（图8-17E）。拆冠的另一种保守方法是先在修复体表面钻磨小洞，再使用特定器械将螺丝旋入，这样会产生一种分离牙冠和基牙的力。这类工具有Metalift（Classic Practice Resources，Baton Rouge，LA）、Kline Crown Remover（Brassler，Savannah，GA）和Higa Bridge Remover（Higa Manufacturing，West Vancouver，BC，Canada）。这类器械对金属冠有效，但会损坏烤瓷修复体的瓷层，且禁止应用于前牙和全瓷修复体。

另一种技术是使用Richwil Crown & Bridge Remover（Almore，Portland OR）拆除牙冠且不造成损伤。这种材料是一种水溶性树脂，可用温水软化（图8-18）。将小块的树脂材料放置于将要拆除的冠修复体上，让患者咬住材料，直到树脂冷却、硬化，此时患者张口产生的力量足以把冠修复体取下。当对颌牙也为冠修复体时，则须小心使用，避免取下对颌牙修复体，影响对颌牙的修复。上述技术并非在每个病例中均有效，可能会对拆除的修复体或其他修复体造成损伤。但是如果治疗计划决定使用原有修复体，这些方法则可能行之有效。

拆桩

入口洞形预备完成后，可能出现桩修复材料，因为桩经常用于根管治疗后的患牙修复。在再治疗过程中，可能会遇到多种不同类型的桩（图8-19）。

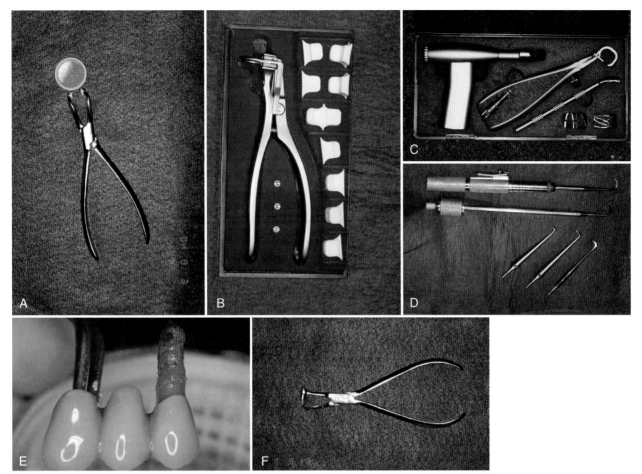

图8-17 A，KY Pliers（GC America）及提供的金刚砂粉。B，Roydent Bridge Remover（Roydent）。C，CoronaFlex Kit（KaVo）。D，（上图）Crown-A-Matic（Peerless International）；（下图）Morrell Crown Remover（Henry Schein）及可替换的工作尖。E，在使用冠/桥去除器时患牙被不小心拔除。手持下完成根管治疗，随后进行再植，这一过程被称为非意向性再植。F，Kline Crown Remover（Brasseler USA）。

桩可分为两类：预成桩和铸造桩。铸造桩在过去比预成桩更常用；但是自20世纪90年代以来，铸造桩的使用大量减少[201]。这主要因为预成桩可在桩道预备后即刻放入，临床使用更方便，且不需要等待技工室加工制作。使用预成桩发生诊间污染的可能性较小，而铸造桩核在制作中可能需要放置临时桩/核/冠，诊间污染不可避免。预成桩有不同的形状、设计和材质。这些形状可以细分为两组：平行组或锥形组。桩的设计也可以细分为主动（螺纹）就位、被动就位、有排溢通道、有凹槽、可酸蚀等。桩的材料也多种多样，有不锈钢、金、钛、陶瓷、锆和纤维增强型复合树脂桩等。铸造桩在技工室中制作完成，通常由贵金属合金或非贵金属合金制成。这些桩是根据根管形态定制的，也有不同的形状和结构。大多数金属桩都有一定锥度，也有修复体将桩核铸造为一体。

除了桩的形状、设计和材质外，还有两个非常重要的因素可影响拆桩，包括粘桩的粘接材料以及需要拆桩的患牙在牙弓中的位置。

在拆冠部分讨论的水门汀粘接剂同样会影响桩的拆除。主要考虑的是：桩的粘固是采用了传统水门汀粘接剂还是树脂-牙本质粘接剂。市场上还有几种桩系统，如ProPost（Dentsply，York，PA），使用可酸蚀的金属桩，可通过水门汀如Panavia（Kuraray America，New York，NY）或C&B Metabond（Parkell，Edgewood，NY）与根管粘接。但无论使用哪种技术，桩的拆除都是极其困难的，有时甚至无法拆除[84]。一项研究表明，超声振动产生的热量可降低树脂粘接剂的固位力[73]，但产热对牙周膜的损伤可能会妨碍其在临床中的应用[201]。

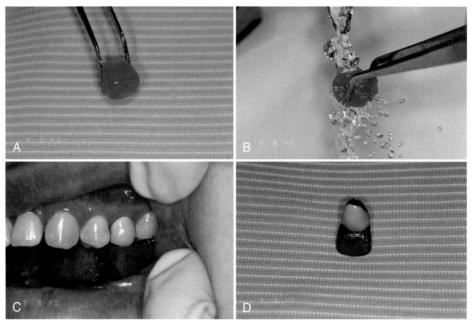

图8-18 **A**, Richwil Crown & Bridge Remover (Almore)。**B**, 使用热水软化材料。**C**, 将材料放在需要移除的修复体上, 嘱患者咬紧材料。**D**, 可见需去除的牙冠黏附在材料上。

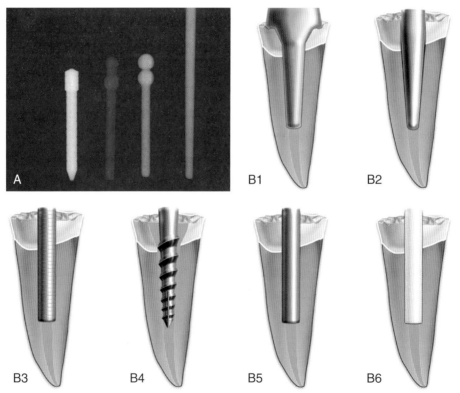

图8-19 **A**, 桩材料的相对阻射性: 从左到右依次为: 不锈钢、纤维桩、钛桩、牙胶。**B**, 不同桩类型的示意图:(B1)个性化铸造桩;(B2)锥形桩;(B3)平行桩;(B4)主动就位桩;(B5)被动就位/金属桩;(B6)被动就位/非金属桩。(示意图由Dentsply Endodontics提供)

在牙弓中，牙位越靠后，拆桩难度越大。这比较容易理解，患牙冠方入路越容易，可采用的方法和器械越多，桩则越容易取出[2]。另外，牙位越靠前，对颌牙对拆桩的干扰越少。

拆桩技术

髓腔入路初步完成并确定桩的位置后，则面临如何拆除的问题。目前有多种拆桩技术，无论选择哪种技术，须遵循一个简单但极其重要的原则：不能只关注于拆除的桩，剩余的牙体组织更重要。这项原则适用于任何涉及需要去除根管内阻塞物的治疗，其目的是确保清除根管阻塞物后剩余牙体组织仍可修复且有长期较好的预后。若拆桩成功，但剩余牙根薄弱且易于折断，则治疗毫无意义（图8-20）。

拆桩的第一步是去除桩周围的修复材料以暴露桩。对于预成桩，可使用高速涡轮手机配有圆柱形或锥形的钨钢/金刚砂车针，将桩周围以及髓室内的大部分核材料磨除。当大部分修复材料去除后，应换用更安全的器械，如慢速手机配合锥形车针，或是中号锥形的超声尖，将剩余核材料去除。这一步通常在放大和更强的照明设备下进行。剩余的修复材料较少时，应换用更小号的超声器械去除，避免去除过多牙体组织。剩余的桩越多，拆除方法越多；剩余的牙体组织越多，后期修复的方法越多，因此应避免使用高速手机。当桩核铸造为一体时，可以用高速手机将其磨成一定的形状以便更容易拆除。

当桩与周围修复材料分离后，可准备将其取出。市场上有多种拆桩器械和工具套装；在使用工具取桩前，应尽量降低桩的固位力。此时通常使用与上一步相同的中号超声尖，沿着桩和牙体组织（粘接线）的界面围绕桩持续移动以破坏粘接面，降低桩的固位力以便拆除[19,32,119]。但对于与根管壁贴合紧密，长度与直径较大的钛桩而言，难以用这种方式降低固位力[20]。钛的弹性模量低于不锈钢，会削弱超声振动的效果；但也有一项相关研究并不支持该结果[98]。操作时应避免将超声尖用力触及桩，因为这样会削弱超声振动效果，降低效率。去除桩冠部周缘少量牙本质并不会对牙根造成过大损伤，反而有助于降低桩的固位。但如牙根过细，粘接界面与牙根之间空间有限，只能选用较细的超声尖，其拆桩效率更低且更易折断，操作时应在充分的气水冷却条件下进行。超声器械使用时产热，应每隔10～15秒移开超声尖，用三用枪冲洗碎屑区域，降低局部温度，防止温度过高对根周组织造成创伤[201,274]。如果患牙使用橡皮障进行隔离，可在使用超声器械前用氯仿之类的溶剂冲洗桩的四周，辅助溶解桩周围的粘接剂。联合使用溶剂去除粘接剂更为有效，超声作用于溶剂可形成振动波，使溶剂渗入根管深部，加速粘接剂溶解[78]。

这样使用超声器械不仅降低了桩的固位，有时仅凭超声器械就可直接将桩取出。多数情况下超声器械可以将桩松解，甚至从预备的根管中旋出（图8-21）。即便超声器械不能完全取出桩，桩的暴露也会利于后续其他方法的使用，例如使用超声设备后，更有助于后续采用中空的车针对桩的冠端进行成形。Roto-Pro车针也可用于暴露或松解桩（Ellman International，Hicksville，NY）（图8-22）。该车针有3种不同的形状，这3种均为八边形、无切割性的锥状车针，需安装在高速手机上与桩接触，沿桩周围振动，从而降低桩的固位，有利于取出桩。

如果已经减弱桩的固位力但仍无法取出，可选

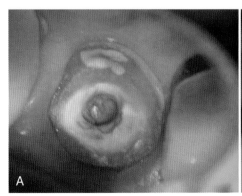
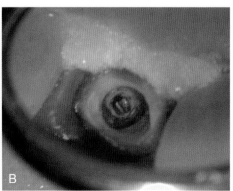

图8-20　A，桩折断（在移除前的切向观）。B，在去除桩的过程中，根管壁变薄弱，其修复价值值得商榷。

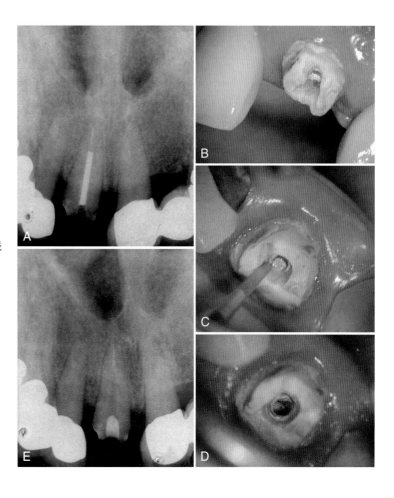

图8-21　A，X线片示桩折断。B，桩折断后唇面观。C，超声预备沟槽。D，单独使用超声去除桩。E，X线片示桩已经被完全去除。

用专用钳将其从桩道中取出。目前市场上有多种效率不同的拆桩套装。其中一种是Gonon Post Removing System（Thomas Extracteur De Pivots，FFDM-Pneumat，Bourge，France），可以有效地拆除平行和锥形预成桩[145,191]。该套装使用中空环钻，沿桩长轴放置于暴露的桩末端。环钻向根尖方向进行切割后，桩的外周层被切削掉，此时不仅切削了部分桩周围的牙体组织，桩的周径也会减少并且形成特定的尺寸和形状。接下来需用一种尺寸匹配的提拉轴柄，旋入固定于已暴露并经切削过的桩。此前应将垫圈/减震器连接于轴柄（图8-23），便可在牙和桩上放置专用钳，此时转动钳柄上的旋钮就会产生冠向拉力。这种方法类似于用开瓶器取下红酒瓶的木塞，十分有效。其产生的全部作用力集中于牙体与桩的结合部，并且理想状态下方向与牙根长轴一致。此方法的主要问题是钳子尺寸有限，难以放置于磨牙和拥挤的下切牙上。此外，如果提拉力与牙根长轴不一致，可能会造成牙根折断[35]。

Thomas Screw Post Removal Kit（Thomas Extracteur De Pivots，FFDM-Pneumat）（图8-24）是一种专门用来拆除螺纹桩的工具。其环钻车针与Gonon系统中所用车针完全一致，只是其提拉轴柄旋转方向与其相反。反向螺旋的轴柄以逆时针的方向在螺纹桩上旋转，这样所产生的连续扭力可以将桩旋出。

Ruddle Post Removal System（Sybron Dental Specialties）[187]（图8-25）和Universal Post Remover（Thomas Extracteur De Pivots，FFDM-Pneumat）的设计理念是将Gonon和Thomas两套工具的特点相结合。这两套设计相似的工具不仅可用于拆除平行桩或锥形桩等被动就位桩，也能用于拆除螺纹桩，甚至可用于取出粗大根管上段直线部分的分离器械。这些工具同样采用了中空环钻车针，将桩磨成一定尺寸，与对应的提拉轴柄配合使用。这些轴柄以逆时针方向旋转，既可用于非螺纹桩也可以用于螺纹桩。当轴柄旋入固定桩后，可以放置取出钳取出非螺纹桩，或者通过连续的逆时针旋转旋出螺纹桩。

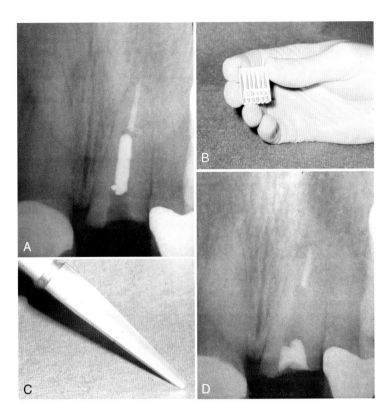

图8-22 **A**，X线片示桩折断。**B**，Roto-Pro Kit。**C**，Roto-Pro车针。**D**，仅通过器械振动去除桩。

另一种工具是JS Post Extractor（Roydent Dental Products），其操作原理与Gonon和Ruddle拆桩系统相似。它的最大优势在于尺寸，在采用提拉力取桩系统中其型号最小，可用于入路困难的患牙。然而这套工具也存在缺陷：与其他同类产品相比，该套装中空环钻和轴柄型号单一，因此桩的尺寸可能限制该套装的使用。

另一种拆桩工具是Post Puller，也称作Eggler Post Remover（Automaton-Vertriebs-Gesellschaft, Germany）[228]（图8-26），其工作方式与其他系统类似，但它没有配套的中空环钻和提拉轴柄。这种装置的设计使其在冠部牙体组织缺损的情况下更为有效。此外，该工具可用于桩核一体修复的患牙。这种装置由两套独立的夹钳构成，使用前需要磨除部分桩和牙体组织以固定桩牵引器。该工具套装没有中空环钻，需用高速手机进行钻磨。然后使用第一组夹钳夹在桩上，再将第二组夹钳沿着牙长轴方向推离，从而从根管中拆除桩[228]。操作时必须沿着牙长轴小心加力以防

止牙根折断[35]，该工具不适于拆除螺纹桩。一项由澳大利亚和新西兰牙髓病医生协会进行的调查发现，该方法在拆桩方面应用广泛[34]。然而美国牙髓病学会的调查却显示该方法是最少使用的方法之一[229]。由此可见，在一个国家里经常使用的技术，在另一个国家并不亦然。

美学修复的普及推动了牙色桩的广泛应用，这种桩可由瓷、锆、多种纤维强化的复合树脂构成。和其他桩一样，美学桩有时也需拆除。不论是Gonon工具套装还是超声装置都不适合拆除纤维桩，而使用高速车针磨除桩，牙根穿孔概率较高[178,201]。Largo车针（Dentsply）[75]和Peeso钻[178]可用于拆除纤维桩，而且多数制造商在桩的套装里都配有拆除车针[47]。制造商生产的拆桩套装用于拆除纤维桩时，比使用金刚砂车针和超声设备拆除效率更高[138]。此外，有一种新型GyroTip车针（MTI Precesion Products, Lakewood, NJ），专门用于拆除纤维桩（图8-27）。该车针尖端可以产热，软化纤维桩内连接纤维的基质。桩内的

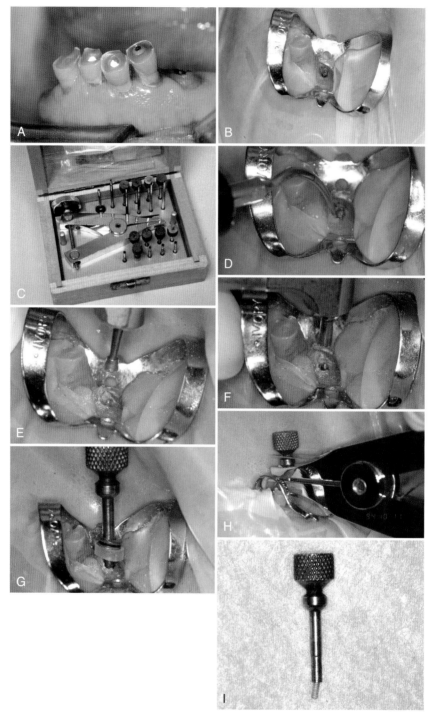

图8-23　Gonon拆桩技术。A，下颌切牙的桩折断。B，使用橡皮障隔离患牙。C，Gonon Kit。D，使用超声暴露桩的断面。E，Domer钻预备出环钻可以进入的形状。F，环钻切削桩。G，取出装置固定于桩上。注意应使用保护装置以免夹钳损伤患牙。H，使用夹钳。转动夹钳上的旋钮，撑开夹钳，产生脱位力。I，桩被取出。

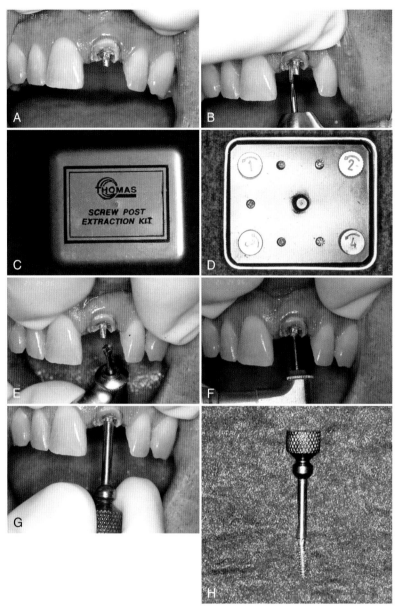

图8-24 Thomas螺旋式拆桩技术。A，折断的螺纹桩。B，将桩暴露的断面大致预备成圆柱状。C、D，Thomas Post Removal Kit。E，Domer钻预备出环钻可以进入的形状。F，环钻切削桩。G，对轴柄施加逆时针旋转力。H，桩被取出。

纤维平行排列，有利于车针沿桩的长轴方向进入。该车针的切割刃可以安全切削纤维，从而建立到达根充物的通路。切割刃上方是由等离子体连接的碳化硅构成，能够降低产热，否则钨钢车针的光滑表面与釉质和牙本质摩擦时会产生大量热。磨除的区域为进入根管提供了直线通路，也便于后期放置新桩。瓷桩和锆桩比金属桩更易断裂，通常不能直接取出。瓷桩可以用车针磨除，但存在较高的穿孔风险。锆桩硬度接近金刚石，用磨除方法不能将其拆除[201]。

不论桩的类型或拆除方法如何，在拆除后暴露下方根充物前要确定没有任何粘接剂残留。可采用放大和增加照明的方法观察是否有粘接剂残留，然后用超声器械暴露下方的根充物。

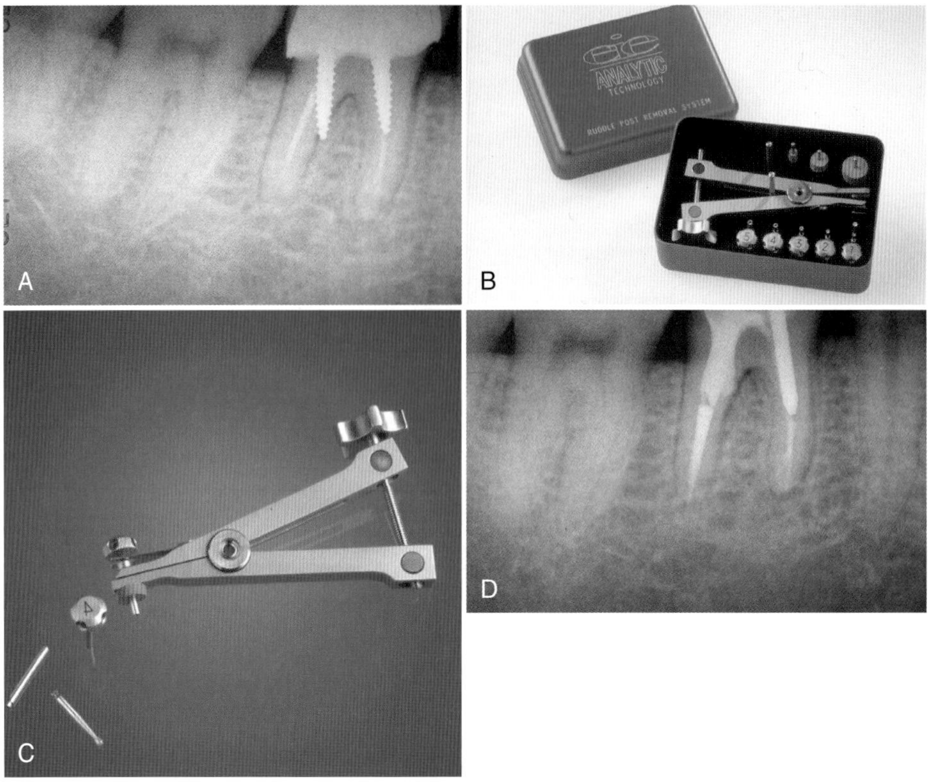

图8-25 A，发生穿孔，桩需要拆除。B、C，Ruddle拆桩套装。D，拆桩、修复穿孔。（图B和图C由Kerr提供，Orange，CA）

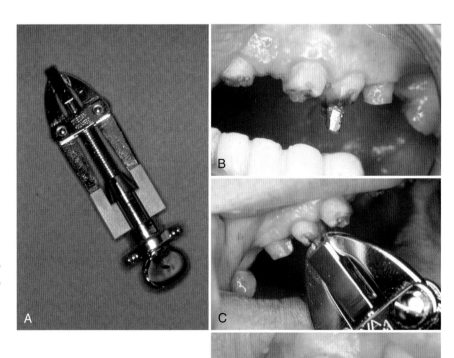

图8-26 A，Eggler Post Remover。B，使用高速车针预备出桩的大致轮廓。C，Eggler Post Remover夹持桩。D，拔出桩。（经许可转载，Stamos DE, Gutmann JL: Revisiting the post puller, *J Endod* 17:467, 1991）

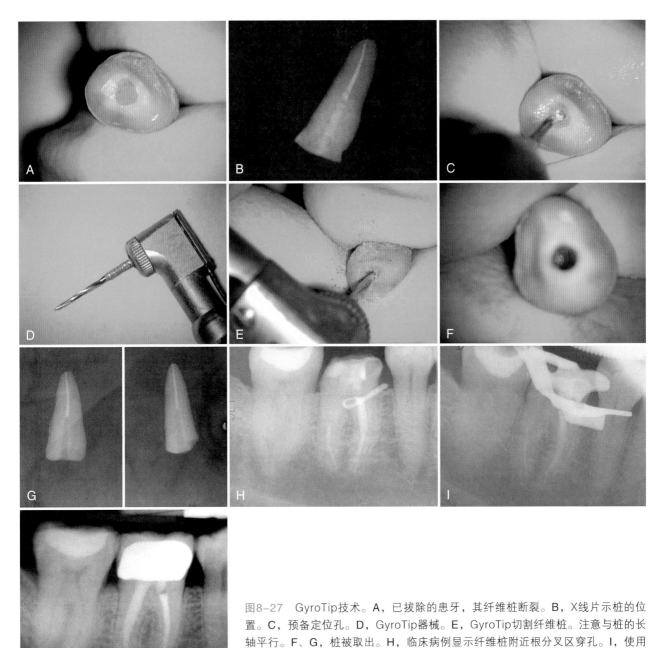

图8-27　GyroTip技术。A，已拔除的患牙，其纤维桩断裂。B，X线片示桩的位置。C，预备定位孔。D，GyroTip器械。E，GyroTip切割纤维桩。注意与桩的长轴平行。F、G，桩被取出。H，临床病例显示纤维桩附近根分叉区穿孔。I，使用GyroTip取出桩。J，MTA修补1年随访。

拆桩的并发症

　　与其他牙科操作一样，拆桩也同样存在风险，包括牙隐裂导致无法修复、牙根穿孔、桩断裂以及桩无法拆除[229]。此外还需注意超声产生的热量会损伤牙周组织[201]。

　　尽管有人认为桩能提高患牙的抗力，但恰恰相反[201]，事实上进行桩道预备只会降低患牙的强度[250]。

因此，任何需要去除更多牙体组织的操作，都会降低患牙的强度，增加折断风险。一项体外研究发现，在拆桩过程中使用Gonon工具和超声设备，患牙根尖区牙本质有裂纹形成。这两组工具之间比较无显著差异[6]。由此推断打桩后的患牙根纵裂的风险可能增加；但并不能明确是否存在临床意义。一项更新的研究严格按照标准纳入病例，显示拆桩是比较安全的操

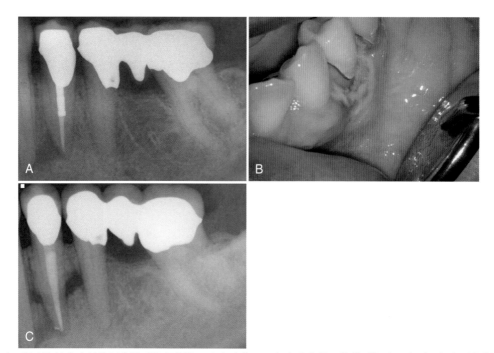

图8-28 操作时，超声取桩产生的热量会造成组织损伤。在高功率下，超声尖作用于桩的时间应不超过5分钟，辅助使用喷水降温。A，术前X线片。B、C，在再治疗后1个月临床影像及影像学表现。可见骨丧失，1个月后牙齿脱落。（经许可转载，Schwartz RS, Robbins JW: Post placement and restoration of endodontically treated teeth: a literature review, *J Endod* 30:289, 2004）

作，拆除后牙根折裂的发生率极低。如果治疗前判断拆桩后剩余牙体组织修复效果较差，可酌情选择手术治疗。

穿孔是另一种可能发生的并发症，尤其在简单地使用高速手机磨除桩时[178]。如果出现侧穿，应当立即进行穿孔修补，修补时间拖延越长，患牙的预后越差[24,206]。此外还须重新评估患牙的预后并决定是否保留患牙，应考虑拔除后行种植或固定修复是否优于继续再治疗。有人认为拔除穿孔患牙是最佳治疗方案，然而随着三氧化矿物聚合物（ProRoot MTA，Dentsply，York，PA）的出现，经过穿孔修补的患牙预后良好[184]。有关修补穿孔的技术要点和所需材料将在本章后续部分详细讨论。

另一并发症是桩折断，此时桩的冠方部分被去除，仅留下根管内小部分桩，使入路更为困难。桩折断会降低取出的可能性，该情况更多发生于取钛桩时[201]。

长时间使用超声器械会产生过量的热，进而损伤牙周膜[78,201]。这种损伤可能造成永久性骨丧失（图8-28）。因此，应间断操作并喷水降温，在后续章节会对此进行详细讨论。

当无法拆除桩时应明确后续治疗方案，可依据拆桩的目的是修复需求或是治疗持续性病变。如果是修复需求，且现有桩或剩余部分桩足够修复患牙，则可直接进行修复。如果患牙必须拆桩后重新打桩才能完成修复，则应考虑拔除后行种植或固定修复。如果拆桩是因患牙病变持续存在，则应手术治疗后再行患牙的修复。

重新建立到达根尖的根管通路

当拆除桩和其他修复材料后，则冠根通路建立，接下来应去除根管充填物，重新建立到达根尖的根管通路（图8-29）。这部分治疗因根充物种类繁多而变得非常困难。目前大多根管充填材料是不同种类的牙胶，但也存在其他类型的材料。20世纪70年代前，银尖是普遍使用的根充材料，而各种类型的根充糊剂至今仍在使用。本文作者曾见过有患牙使用苯酚浸泡的纸尖进行最终充填，有时甚至根本不进行根管充填。市场一直会推出新型根充材料，诸如Resilon（Resilon Research LLC），它是一种能够与根管壁粘接的软质聚酯材料。尽管所有的根管充填材料都有它们的拥护者和批判者，唯一确定的是无论使用任何根充材料充填根管，都有一定概率发生持续性疾病且需要进行再治疗。

在诊断时明确根管充填物的性质非常重要，避免再治疗时发生意料之外的情况。有时容易判断根充物的性质，但有时需要联系前次治疗的医生以明确根充材料。有时只有在进入根管后才能明确根充材料，因此入路时应当极度小心，避免去除有助于取出全部根充物的部分根充材料，如载核类根充物中的固体核材料。

牙胶的取出

使用牙胶进行根管充填的最大优点之一是其相对容易取出。当根充材料为牙胶和封闭剂或者氯仿牙胶充填物时，联合应用加热、溶剂以及机械方法取出根

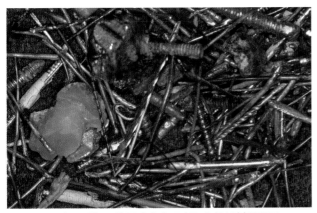

图8-29　3个月时间，从再治疗患牙中取出的材料累积量。

充物相对容易[69,187]。入路时，因为牙胶材料呈粉色易于辨识，使得根管口容易确认。使用根管探针进行初步探查，确认是否存在固核载体。如果存在塑料树脂载体，则不能使用加热的方法清除冠方牙胶（后面将详述）。如果无载体，将携热器通过火加热至樱桃红色，继而对牙胶进行加热。但携热器从火中移出后温度下降，所以可使用如Touch'n Heat（SybronEndo，Orange，CA）之类的加热源（图8-30A），提供稳定持续的热软化根管冠方的牙胶[141]。操作时应格外小心，避免过热导致牙周膜损伤[132,193,194]。因此，应采取间断瞬时加热的方式使器械进入牙胶，随后冷却，牙胶材料便会附着于携热器上从而被清除（图8-30B）。使用携热器尽可能将大部分牙胶清除后，可使用小号G型扩孔钻去除冠部剩余的根充材料，此时应避免过度扩大牙颈部根管。若前次治疗时根管颈1/3预备不足，则可使用G型扩孔钻进一步扩展，减少其弯曲程度，利于建立到达根管根尖1/3的直线通路，并为溶剂建立一个贮存空间[149]，接下来再使用#10或#15K锉探查根管。如果前次根管充填效果不佳，能够清除牙胶或旁路通过，则无须使用溶剂[223]，反之则必须使用牙胶溶剂来清除根尖段剩余的根充材料。

多种溶剂用于再治疗中溶解和清除牙胶（图8-31），包括氯仿[153]、甲基氯仿[259]、桉油精[273]、氟烷[105,127]、精馏过的松节油[120]以及二甲苯[93]。上述溶剂均有一定程度的毒性[14,38]，所以应尽量避免使用；但是充填致密的牙胶通常需要借助溶剂清除。氯仿是最常使用的溶剂，它可以快速溶解牙胶，临床应用历史悠久。1976年因报道怀疑氯仿具有致癌性，美国食品

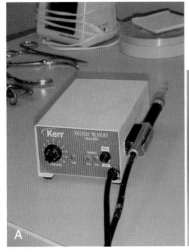

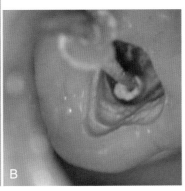

图8-30　A，Touch'n携热器。B，冷却后，Touch'n的携热器尖端可见牙胶黏附。

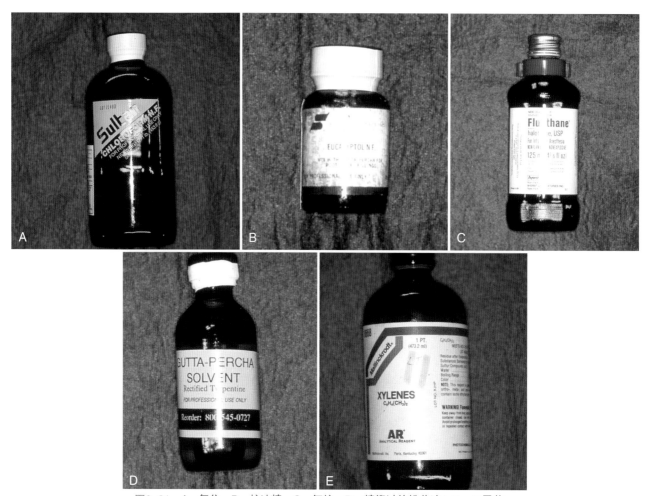

图8-31　A，氯仿。B，桉油精。C，氟烷。D，精馏过的松节油。E，二甲苯。

药品监督管理局（FDA）禁止在药物和化妆品中使用氯仿[251]，但在牙医学领域并没有相关的禁令[153]；这项报道的确引发医生寻找相关的替代产品，有些替代产品见前述。如果使用得当，氯仿是牙髓治疗中一种安全有效的溶剂[38,153]。其他溶剂通常效果较差或存在其他缺陷，临床应用相对受限。二甲苯和桉油精溶解牙胶的速度缓慢，只有通过加热，效果才能接近氯仿[269]。经处理的松节油毒性比氯仿高[14]，而且会产生刺鼻的气味。氟烷在多项研究中显示效率与氯仿相似[105,127]，但是一项更新的研究中表明其清除根管充填物所需的时间比氯仿长[263]。且氟烷价格高，挥发性更强，有可能导致肝脏坏死[259]，因此并不适合作为牙胶的理想溶剂。甲基氯仿的毒性小于氯仿，但作为牙胶溶剂的效率则不如氯仿。氟烷和氯仿均能改变牙本质的化学结构[51,121]，进而影响粘接剂与牙本质的粘接强度[52]，但其临床意义尚不明确。氯仿致癌性的证据

也尚存疑问[153]，只要使用得当，对患者[38]和医护[5]的毒性作用可以忽略不计。因此临床推荐继续使用氯仿作为牙胶的溶剂。

操作时可使用冲洗器将溶剂导入根管冠方，溶剂便可贮存于冠部空间。接下来用小号的手用锉（#15或#20）进入残余根充物内，以增大牙胶的暴露面积促进溶解。使用可预弯的硬度高的锉能够提高效率，比如C+锉（Dentsply Maillefer）（图8-32），它相较于弹性更好的K锉来说更容易穿透牙胶。新近推出的C+锉是一种尖端具有切割能力的不锈钢手用锉，将方形钢丝拧制而成。该锉是变锥度的，坚硬有力，能够高效穿通充填致密的牙胶。医生清除牙胶时必须谨慎小心，避免牙胶和溶剂的混合物超出根尖孔引起术后严重的疼痛[141]。根尖定位仪在根管治疗和再治疗时精确度较高[123]，但去除牙胶时工作长度的确定经常是不准确的。该现象可能是因为锉被氯仿牙胶混合物覆盖而影

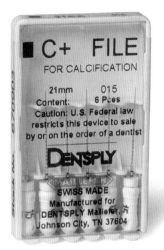

图8-32 C+锉。与更柔软的K锉相比，这些刚性器械能更有效地去除牙胶。（由Dentsply Maillefer提供，Ballaigues，Switzerland）

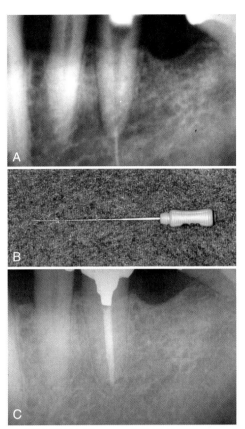

图8-33 去除超填的牙胶。A，术前X线片显示超填。B，使用小号的H锉穿过超充材料并取出。C，18个月后重新评估。患牙无症状。

响了导电性。有研究显示，再治疗过程中根尖定位仪精确度受限[258]，结果显示为工作长度过短。在随后一项研究中，根尖定位仪与回旋手机相连接，模拟再治疗则显示工作长度过长[252]。因此建议医生应在快到达根尖时对患牙拍摄X线片来初步估算工作长度，避免根充材料超出根尖孔进入牙周组织内。当根管充填物被彻底清除后，换用清洁的锉测量可以重新恢复根尖定位仪的精确性。一旦工作长度确认，应逐步更换大号手动锉，采用被动、无阻力、顺时针旋转的手法来清除大部分的牙胶，直至锉自根管取出时无任何附着物（即锉表面无粉色材料）。操作时应不断地注入溶剂，能够顺利进入根管的最大号器械取出后，其表面很清洁时，可用溶剂作为冲洗液冲洗根管，再用纸尖蘸干溶剂。吸水纸尖[187]的毛细作用能够清除覆盖在根管壁和不规则结构内剩余的牙胶与封闭剂[265]。最后不仅要用显微镜确认根管的洁净程度[12]，还应使用预弯的小号锉探查根管不规则结构中是否残存牙胶。不规则的解剖区域很难直视，只能通过手感感知，应采用上述方法进行清理[141]。

应当注意有一类玻璃离子类根管封闭剂（Ketac-Endo，ESPE，Seefeld，Germany）与牙胶联合使用[180]。这种封闭剂不溶于氯仿或氟烷[261]，必须在取出牙胶后用超声清理根管壁以达到清理效果。该情况下，根管清洁程度也可达到常规再治疗的水平，但是操作更困难且耗时[67,159]。

清除超填的牙胶时，可以用一支新H锉，轻柔地顺时针旋转至超出根尖狭窄部外0.5~1mm的位置，尝试并锚定超填的根充物。随后，将H锉缓慢稳定地移出根管，但不要旋转，进而取出超充的材料[156]（图8-33）。这种方法通常有效，但须避免将器械向根尖方向施力，否则会把超填的牙胶推向深处，还可能造成器械分离。此外，不应使用溶剂软化超充材料，否则会降低H锉锚定超充物的概率[227]。

有研究报道，机用旋转器械因其能够高效、快速清除根管内牙胶而被提倡使用[187]。目前有多种类型的机用旋转器械可供选择，如ProFile（Dentsply）（图8-34），是一种机械动力推拉式、直角回转根管锉系统；Canal Finder（Endo Technique Co.，Tustin CA）；专用于去除牙胶器械，如GPX（Brasseler，USA）、ProTaper Universal再治疗锉（Dentsply）（图8-35），以及Mtwo R（Sweden and Martina，Due Carrare，Italy）。机用器械可将牙胶和封闭剂切碎，并通过摩

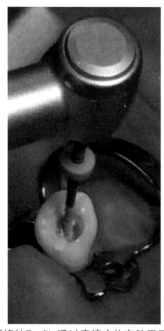

图8-34　机用镍钛Profile通过摩擦产热有助于牙胶去除，最佳转速为1500r/min。

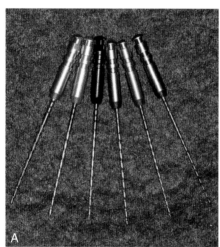

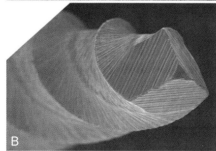

图8-35　机用牙胶去除器械。A，Brasseler GPX器械。B，ProTaper Universal再治疗锉的切割刃具有强效的穿透根充材料的能力。

擦产生的热使根充物变形，进而去除。一项对澳大利亚牙医的调查显示：54%的牙医使用旋转器械来去除牙胶，其中15%一直使用，而39%则偶尔使用。随着牙医使用这些器械的经验增加，他们就更可能考虑使用机械方法清除根充物[173]。体外实验的研究表明机用器械的效率很高，其去除大块牙胶充填物所需的时间低于手用器械[13,59,77,103-104,190,242]，仅有两项研究显示机械去除牙胶的速度慢于手用锉[15,108]。关于根管清洁程度和超出根尖碎屑量的评价显示，手用器械组与机用器械组整体表现无差异[15,59,103-104,109,168,190,218,242,277]。

然而，在一项使用Quantec SC器械（Kyocera Tycom Corporation，Irvine，CA）的研究中发现，手用锉结合溶剂在清理根管时更有效[22]。另一篇使用ProTaper再治疗锉的研究也得到同样结论[92]；但该杂志同一期的另一项研究表明，ProTaper再治疗锉治疗后的根管比手动锉清洁更彻底[77]，显然这方面仍需进一步研究。使用机用器械清除牙胶之后再用手用器械彻底清除残余的根充物是更推荐的做法。多项有关机用机械去除牙胶的研究里存在器械分离和根裂的现象[13,22,27,104,108,242]。有研究指出当器械转速由350r/min增加到1500r/min时可减少上述情况的发生[27]。另一项研究表明使用专用再治疗锉ProTaper Universal和Mtwo R并没有出现器械分离或其他治疗问题[220]。专用再治疗锉尖端具有切削能力，增强了其穿透和清除根管充填物的能力，从而提高工作效率[239]（图8-35B）。这种器械将切割刃设计与机用机械去除根充物的技术相结合，可能是降低器械分离风险的原因。机用机械去除牙胶可提高工作效率，但器械分离风险的提高、再治疗后发生更多的并发症可能使其得不偿失，而专用的再治疗锉可能会减少这种风险。

去除大部分牙胶后，机用器械也能够辅助清除残存的根充物。推荐使用一种新产品，自适应锉（Self-Adjusting File，SAF；ReDent，Ra'anana，Israel）可用于清除残存的根充物。使用机用再治疗锉后再使用自适应锉清理根管，与仅仅使用ProTaper Universal再治疗锉相比，根冠、根尖和根中1/3残存根充物分别减少了66%、68%和81%[3]。另一项研究比较了使用ProTaper Universal再治疗锉+ProTaper F1与F2锉与使用0.06锥度#25Profile锉+自适应锉清理根充物的效果[219]。该研究借助高分辨率micro-CT分析，将剩余根充物少于0.5%作为有效清除的标准。其中ProTaper组没有患牙能够符合此标准，而ProFile/SAF组中有

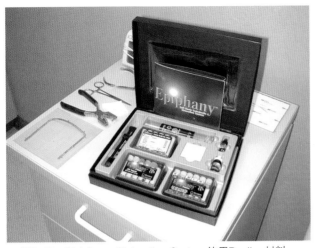

图8-36 Epiphany Obturation System使用Resilon材料。

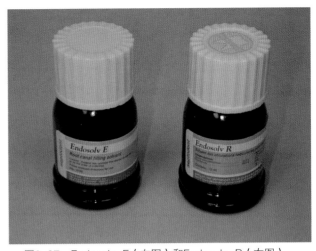

图8-37 Endosolv-E（左图）和Endosolv-R（右图）。

57%的患牙符合此标准。上述两项研究中，没有一种再治疗方法可以彻底去除根管充填物。

有体外实验研究使用Nd:YAG激光清除牙胶的效果[254]，其清除牙胶所用时间介于不同机械方法之间，并且辅助使用溶剂不能改善激光去除牙胶的效果。多数研究也证实采用激光去除会残留不等量牙胶。使用激光时牙根表面的温度也会增加，目前尚无进一步研究能够证明其安全性和高效性，因此还不推荐使用激光清除牙胶。

Resilon（Resilon Research LLC）（图8-36）是一种热塑性合成聚合物，通过无填料树脂粘接系统，（Epiphany，SybroEndo，Orange，CA）与根管壁粘接，商品名为Realseal（SybroEndo）。该材料封闭能力明显增强[210]，并且在牙根内部的粘接作用可增强牙根的抗折裂能力，因此曾被提倡替代传统的牙胶和封闭剂作为根管充填材料[241]。过去曾推荐使用基牙树脂粘接的根管充填系统[135]；但因难以进行再治疗，并未得到广泛应用。制造商声称Resilon聚合物与牙胶性质类似，可以溶于氯仿并能通过加热去除。研究也表明Resilon的聚己内酯聚合物易于清除，与牙胶和AH Plus封闭剂相比，根管侧壁更为清洁[44,46,56,199]，但此结论尚存争议。Hassanloo等发现，在去除牙胶/AH Plus封闭剂时，若根充材料在根管内存留时间较长，根管壁残留的根充物则较少[97]。其他研究也证实了这个观点[199,240]，这说明上述研究可能因时间因素差异而产生了方法学的偏倚。清除无填料Epiphany树脂封闭剂同样困难，因为封闭剂会渗透至牙本质小管的深部形成树脂突[210]，甚至进入根分叉区，而上述结构在再治疗时都需要清理。对于根充材料及方法，尤其是再治疗的最佳方式，仍需投入更多研究。使用加热法和氯仿清除Resilon材料后，建议使用诸如Endosolv-R（Septodont，Paris，France）（图8-37）之类的树脂溶剂在根管预备之前去除无填料树脂封闭剂。

载核热牙胶根充物的取出

载核热牙胶根管充填系统，诸如Thermafil、DensFil以及GT Obturator（Dentsply Tulsa Dental Specialties，Tulsa，OK）自从多年前进入市场后，逐渐得到普遍应用（见第7章）。根管清理和成形后，将载核热牙胶（Alpha-phase牙胶包绕于带柄的固体核上）进行加热，随后置于根管内。随着材料的冷却，固体核携带的牙胶进入根管将其压实。此方法虽然是一种快速、简单的热牙胶充填技术；但就像其他根充材料一样，也可能需要再治疗。

因牙胶中存在载体核，对此类患牙进行再治疗比仅仅清除牙胶者更为复杂和困难。载体核的特性影响再治疗的方法和根充物取出的难度。载体核分为3类：金属（不锈钢或钛）、塑料以及改性牙胶。塑料载体和某些品牌的金属载体边缘光滑；然而，多数的金属载体与手用锉相似并存在凹槽，表面附一层牙胶。临床操作时，因根管形态欠佳或对载核热牙胶型号确认不足，可能将带凹槽的金属载体不正确地楔入或者扭入根管，致其难以拆除，使再治疗难度增大。放置载

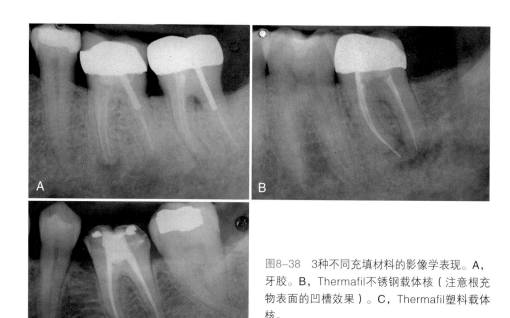

图8-38 3种不同充填材料的影像学表现。A，牙胶。B，Thermafil不锈钢载体核（注意根充物表面的凹槽效果）。C，Thermafil塑料载体核。

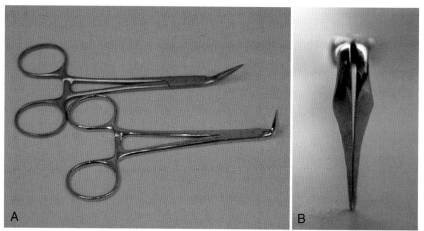

图8-39 A，尖端成45°角和90°角的Steiglitz钳。B，将Steiglitz钳的尖端打磨成更细的轮廓，以获得"改良"的器械。这样可以进入患牙更深的位置便于移除充填物。（图B由Dr. Daniel Erickson提供）

体后，需用车针将其在髓室内截去上段以完成充填。截断金属载体的位置对于其取出至关重要。如果在根管口处截断，则很难取出[141]。所以谨慎的医生会在髓底冠方保留2～3mm，方便再治疗时更容易去除。然而，并不是所有的医生都如此。一些医生会在载体的根管段中部刻痕，方便旋转载体柄以在根管深部将其扭断，为桩的置入预留空间；然而，旋转力会让金属载体的凹槽与根尖部的充填物卡连，导致其拆除时更为复杂[276]。

治疗之前如能确定患牙内有载核充填物对治疗很

有帮助。术前的影像学检查能辅助辨别，因为不锈钢载体核会在X线片上显示出凹槽影像（图8-38）；但是，钛类载体很难与牙胶区别，而塑料载体则不能分辨。在大多数患牙中，医生在髓腔入路之后才能发现需要处理带载体核的充填物。这也是一直强调形成直线入路后进入根管前探查充填物重要性的原因。若发现金属结构包埋于牙胶中即为金属载体，若发现黑色或灰色的圆点，说明其为塑料或者改性牙胶载体。偶尔载体会镶嵌于冠部核材料内，必要时应使用小号车针和直的锥形超声尖小心分离载体，保持其完整性，

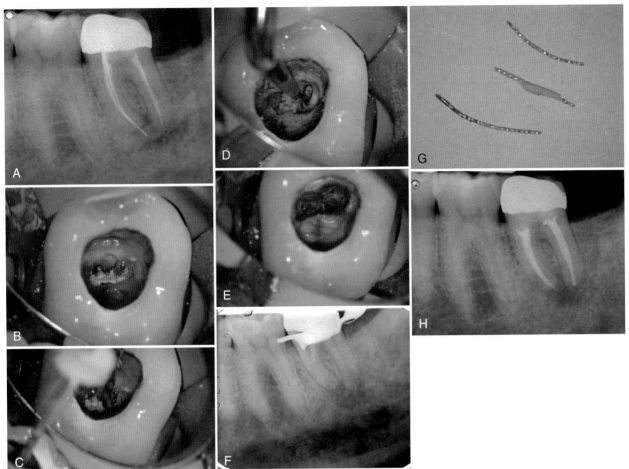

图8-40　载金属核根管再治疗。A，术前X线片。B，在小心去除牙胶后金属载核暴露。C，Touch'n携热器加热载核，软化牙胶。使用改良的Steiglitz钳取出其中一个载核。其他无法使用加热或溶剂去除。D，使用超声在载体核周围磨出沟槽，便于钳夹。E、F，取出载体核，X线片确认。G，金属载体核表面黏附牙胶。H，最终完成根管充填。

这对取出载体很有帮助[141]。

取出载体前首先加热软化载体周围的牙胶，以便借助Peet银尖钳（Silvermans，New York，NY）或者改良的Steiglitz钳（Union Broach，York，PA）[141,187,262,264]将载体取出（图8-39）。通常，载体所暴露的部分不足以用钳子进行钳夹，因此需要溶剂辅助及小号手用器械去除冠段牙胶，随后在载体周围用超声器械进行预备，类似于取出分离器械的操作[141,187]（图8-40），本章后续部分将对此详述。在操作时务必小心谨慎，避免产热过多。上述操作同样适用于为预留桩空间而将金属载体截断的情况。金属载体的去除远比塑料载体困难[62,276]，经常以失败告终。幸而其在根管治疗的使用已经逐渐减少。

塑料载体的去除与去除牙胶类根充物基本相似，但应避免加热载体以防将其破坏[141]。老式的Thermafil塑料载体根据大小由两种材料所制。小号载体（#40及以内）使用的材料是Vectra，不溶解于现有的溶剂，而大号载体则使用聚砜类材料，可溶于氯仿[174]。另外，溶剂似乎对新型的GT塑料载体没有作用，所以建议使用溶剂辅助取出载体周牙胶[21]（图8-41）。去除该根充物时，可将氯仿等溶剂注入根管，然后按照从大至小的顺序（#25、#20、#15等）用手用锉清除包绕载体的牙胶，使每支锉能进入更深的位置。清除过程中应保证溶剂充足，当#08锉可达根尖区、基本无残留牙胶时，使用大号H锉沿塑料载体插入根管，轻轻顺时针旋转使其卡住凹槽。提拉H锉时，载体也会一并带出，随后以之前所述的方法继续将剩余的牙胶和封闭剂一并清除。操作时务必细心，避免对H锉施加过

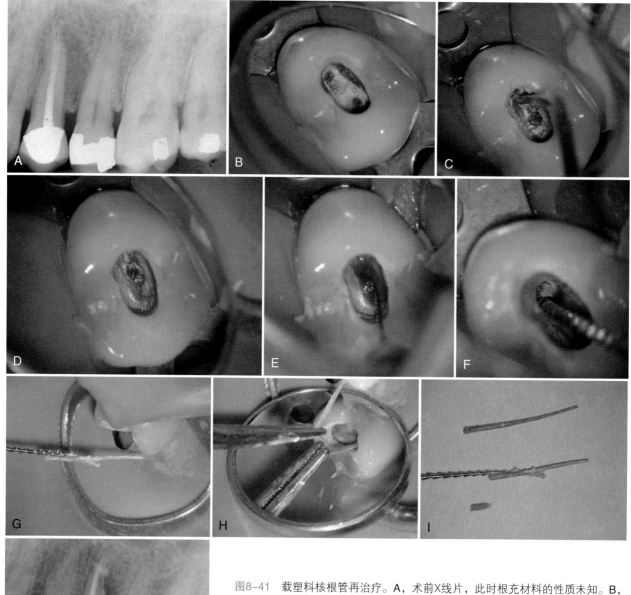

图8-41 载塑料核根管再治疗。A，术前X线片，此时根充材料的性质未知。B，髓腔入路后可见塑料载核位于牙胶中，表现为两个黑点。C，髓室内载体核周围的牙胶被小心地去除。D，载体核暴露。E，氯仿溶剂放入髓室内，沿载体核周围使用小号锉，以去除牙胶。F、G，将一只H锉沿着载体核轻柔旋入根管，在锉取出时带出载体核。H，使用止血钳取出另一载体核。I，取出载塑料核载体。J，使用Resilon和Epiphany封闭剂完成最终充填。

大压力，切勿进行"螺旋式转动"使器械卡进根管，否则会导致器械分离或载体折断[21]。去除牙胶后，如能触及载体，可使用夹持钳取出载体[110,187]。另一潜在问题是，载体经前次根管治疗后已超出根尖孔，超出的部分容易折断致无法取出，最终需要进行根尖手术[107]。

另一种取出塑料载体的方法是用System B携热器（SybronEndo）软化载体周围的牙胶，而不熔化载体本身[267]。携热器的温度设置在225℃，将加热头放置于载体颊舌侧，插入#50～#55的Flex-R手用锉，并与载体缠绕后将其取出。此方法取出载体的耗时远低于溶剂法[267]；然而其在根尖周的产热问题引起越来越多的关注[139]，并建议应用此方法时应小心谨慎。当其他方法失败，且塑料载体被截断在根管口根方，导致入

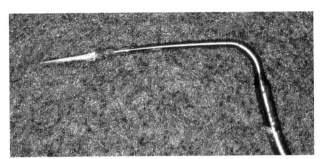

图8-42　黏附在System B携热器上的Thermafil载塑料核。

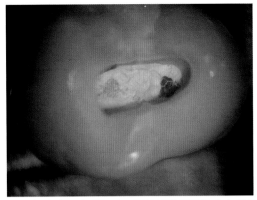

图8-43　在髓腔入路预备时，可见两种不同的实心载体核暴露。GuttaCore在左边，Thermafil Plus载塑料核在右边。与载塑料核相比，改良的牙胶呈浅灰色。

路受限时，可尝试直接将加热的System B携热器置于载体上，保持向根尖施加一定压力后停止加热，温度下降后塑料载体能够黏附于携热尖上，撤出携热器时可将载体带出（图8-42）。

机用器械也可用于去除塑料载体和牙胶，一项研究显示该方法除一例失败外，其余均可成功去除塑料载体[13]。而上述未成功取出的患牙最终根裂，而另外两例则出现了器械折断。与去除牙胶一样，必须认真权衡用旋转器械去除载体的利弊[186]。

改性牙胶也可用于载核根充材料的载体，此充填系统称为GuttaCore（Dentsply Tulsa Dental Specialties），看似与塑料载体系统相同。然而，GuttaCore载体是用交联的牙胶而不是塑料制造。聚合物链相互交联使其具有与塑料载体不同的特性。包绕载体的牙胶为Alpha-phase牙胶，其与包绕塑料载体的牙胶是同一类材料。

在了解如何有效去除此充填材料前，须先了解其如何使用。用GuttaCore及Plastic Thermafil进行充填的操作大致类似。即先在特定的容器里加热充填物，再将其轻轻地置入根管。尽管改性牙胶载体弹性较好，但其脆性也远比塑料载体大，置入根管时力量过大会导致其完全就位前发生折断。此类充填物很难置入预备不足的根管，因此常会导致欠填。这要求操作者接受欠填的结果，或者扩大根管预备量。但无论怎样，只要不将载体完全置入根管，再治疗时可容易地取出根充物。

根管充填时，改性牙胶载体与塑料载体在截断时有所不同。使用产热的Prepi钻（Dentsply Tulsa Dental Specialties）或System B携热器（SybronEndo）在预设位置切断塑料载体的效果较为可靠，但对GuttaCore载体没有任何作用。因此，不能通过加热

方法切断GuttaCore载体。即使医生将Touch'n Heat（SybronEndo）设置成最大功率，改性牙胶载体也不会熔化。

由于改性牙胶载体脆性大，将GuttaCore载体向髓室侧壁反方向弯曲即可将其折断。这种材料几乎不能抵抗侧向力，因此仅仅对载体柄稍侧向加压就可将载体柄与填入根管的根充物分离。这种方法常使载体在位于或接近根管口水平离断，因此几乎不能通过钳夹的方式将其取出。

GuttaCore充填物的去除直接受到改性牙胶特性的影响，因此与塑料载体的去除方法略有不同。非手术根管治疗时，如发现载体核为非金属类充填物时应能辨认其种类。有两种辨认方法。其一，塑料载体为黑色；而改性牙胶载体最初为灰色（图8-43），但制造商近期将其改为粉色。其二，GuttaCore载体耐热，可使用携热器轻触载体的冠方判断其是否熔化，熔化则为塑料载体，不熔化则为改性牙胶载体。一旦明确载体种类，便可开始去除过程。塑料载体可按照前文描述的方法去除，而GuttaCore载体的去除则需要不同的方法。

根管再治疗中常用的热取出和溶剂取出根充物的方法对GuttaCore载体均无效。目前尚未得知有任何已知的溶剂或椅旁热源能够软化交联的牙胶载体。此外，使用止血钳或其他钳夹取出的结果也并不一致。直线通路建立后，可尝试使用夹钳加持暴露的载体将其取出；但因GuttaCore脆性较大，取出时载体经常在夹持部位的根方断裂。尽管存在这些问题，通过手用、机用和再治疗器械等多种方法，能够简单有效地

去除GuttaCore。一项研究发现，使用ProTaper再治疗锉从中度弯曲根管内去除GuttaCore比去除热塑性牙胶和塑料载体更为高效[17]。然而研究者的经验表明，去除根管内载体后，超出根尖孔的载体将分离并残留在根尖周组织内，这种可能被污染的异物难以甚至无法去除。如果出现这种情况，患牙治疗后根尖周炎持续存在或在缓解后复发，则需考虑根尖手术或者拔除患牙。

另一种清除载体的方法类似处理硬质糊剂充填物，即此类材料无相应的溶剂，以类似清除糊剂的方法使用超声设备有助于去除此类根充物。当髓腔进入预备完成后，根管直段内可通过超声设备安全、容易地去除GuttaCore。在达根管弯曲段，建议使用手用锉或尖端非切削作用的安全机用锉，避免过度切削根管侧壁和侧穿发生。

一旦去除载体后，医生也必须将残留的牙胶和封闭剂清除，如前所述，但尚没有技术能够完全清除根管系统内的材料。载体核类根充物的清理可能更为困难，因为载体外层的牙胶经处理的程度越高，载体就比其他形式的材料更难去除。Wilcox和Juhlin描述了一种在清除金属载体充填物时附着于根管侧壁上、由牙胶和封闭剂形成的黏质膜，这种黏质膜相比侧压充填的根管更为多见[264]。但他们的研究未被证实，因为其他研究显示，在清除载体类根充物后残余材料并无异常[62,110,276]。将根管解剖结构中残留的牙胶和封闭剂尽可能地清除十分重要。对载核类热牙胶充填的根管进行再治疗时，同样建议使用溶剂浸泡根管及纸尖蘸干的方法[187]。

糊剂的取出

除北美洲外，多种类型的糊剂作为根管充填材料应用于临床。糊剂混合物种类繁多，无法全部分类。医生多数自己选择糊剂种类，因此再治疗时难以确认前次治疗时根管内糊剂的成分。应用于临床的多数糊剂，诸如N2或RC2B，含有甲醛和重金属氧化物，具有毒性。如果超出根尖孔，可能危及患者局部和全身健康[25,172]。没有一种糊剂能有效封闭根管[91]，且大部分糊剂反而使得再治疗无法进行[200]，因此强烈建议糊剂不可单独用于充填根管。在影像学检查上，糊剂因为缺乏阻射性、容易产生气泡而容易辨认，而且糊剂充填的根管经常显示出根管预备不足、工作长度控制不佳（图8-44）等。当怀疑或发现根管由糊剂充填，

应尽可能与前次治疗的医生联系并获取糊剂的准确成分，可能有助于糊剂的去除。

糊剂按再治疗考虑分类，可分为软质糊剂和硬质糊剂，同时应认为所有的糊剂都具有毒性。清除糊剂时要极度小心，避免糊剂超出根尖孔，引起严重的术后疼痛[87]以及糊剂的神经毒性导致感觉异常或迟钝[28,207]。软质糊剂通常较易清除，清除时可采用冠向下法并辅助大量次氯酸钠冲洗，最大限度地减少糊剂超填[141]。糊剂硬固后进行再治疗更为困难[200]，只能凭借经验去除性质不明的糊剂。髓腔进入预备完成并定位根管口后，可用牙髓探针和锉进行探查。如果糊剂质地坚硬无法穿透，可使用车针或锥形超声尖在放大照明设备辅助下清除根管冠端直段的糊剂[187]。到达根管弯曲段后，继续使用上述方法会破坏根管侧壁甚至侧穿。此时应使用预弯的小号锉探查根尖区，根尖区糊剂往往密度降低，可以直接疏通至根尖孔[187]。如果不能疏通至根尖孔，则须使用溶剂软化剩余的糊剂。首选氯仿进行尝试，若一段时间内材料未软化且小号锉不能疏通，则将氯仿吸出再换用另一种溶剂。有两种常用的溶剂溶解糊剂根充物，分别是Endosolv-E和Endosolv-R（Septodont，Paris，France）（图8-37）。如果糊剂中含氧化锌和丁香油则选用Endosolv-E，而树脂基糊剂则选用Endosolv-R。去除糊剂的主要困难在于难以明确其性质，因此应尽量与前次治疗的医生联系，可能有助于选择去除的方法，否则只能通过尝试进行操作。将选择的溶剂置于髓腔内，尝试通过手用锉或超声器械小心谨慎地穿透糊剂，避免在根管内形成台阶或其他问题妨碍再治疗的成功。溶解糊剂的进展缓慢[72]，医生可能会选择诊间在根管内封闭溶剂来软化糊剂[187]。此时应谨慎选择暂封材料，因为溶剂也可以软化暂封材料，导致诊间封闭不良[158]。

建议在根尖段弯曲根管使用超声器械去除硬固的糊剂[117,126]（图8-45）。到达根尖止点的过程中，超声可震碎糊剂，而冲洗剂可将碎屑冲向冠方[69]。据报道该操作时间较长，须格外小心避免器械分离、穿孔或根管形态改变。有时尽管竭尽全力也不能将糊剂完全清除，此时只能考虑根尖手术或拔除患牙[87]。

Biocalex 6.9（现称为Endocal 10）（图8-46）是一种硬固氧化钙糊剂，自20世纪80年代以来在欧洲广为使用，最近经过美国食品药品监督管理局的批准，已开始在北美洲使用[83]。这种糊剂的封闭效果良好，但其固化时大量膨胀导致根裂概率提高，从而

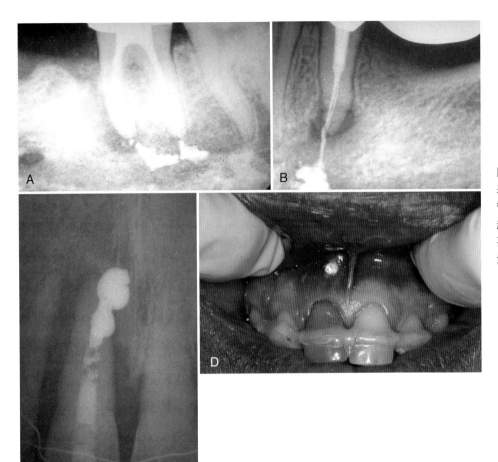

图8-44 使用糊剂充填根管超填表现。A，糊剂超填至下颌神经管。B，糊剂超填至颏孔。C，超填的糊剂通过上颌中切牙的穿孔处溢出。D，材料通过窦道外溢。

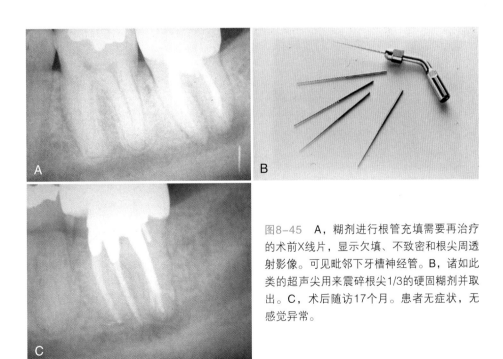

图8-45 A，糊剂进行根管充填需要再治疗的术前X线片，显示欠填、不致密和根尖周透射影像。可见毗邻下牙槽神经管。B，诸如此类的超声尖用来震碎根尖1/3的硬固糊剂并取出。C，术后随访17个月。患者无症状，无感觉异常。

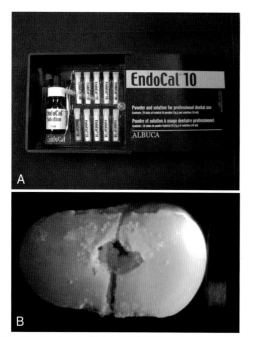

图8-46 A，Endocal 10（以前称为Biocalyx）。B，Endocal 10充填的患牙发生牙根纵裂。（出Dr. Rob Goldberg提供）

令人难以接受[83]。该材料的硬固特性使得再治疗更为复杂；但由于其成分为氧化钙，可以用乙二胺四乙酸（EDTA）软化处理，以利于清除。由于EDTA也能软化牙本质，再治疗时务必仔细操作，避免根管壁上形成沟或台阶，此外，根折可能为再治疗后的并发症。

银尖的取出

根管治疗中，银尖因易于操作和放置，韧性良好、阻射性佳，可能还有一定的抗菌作用[202]，曾广泛并成功的应用于临床。然而目前银尖的应用大幅度减少，因为银尖充填已不符合治疗标准[274]，主要原因是银尖长时间后会被腐蚀（图8-47），破坏根尖封闭效果[26]。此外银尖不能在根管系统内达到满意的3D封闭效果；准确地说银尖只是在根尖狭窄部起到塞子的作用，并不能封闭常见的副根管等解剖结构[143,198]（图8-48）。银尖与组织液以及根管治疗使用的某些化学试剂如次氯酸钠和某些封闭剂接触时会被腐蚀[88]。腐

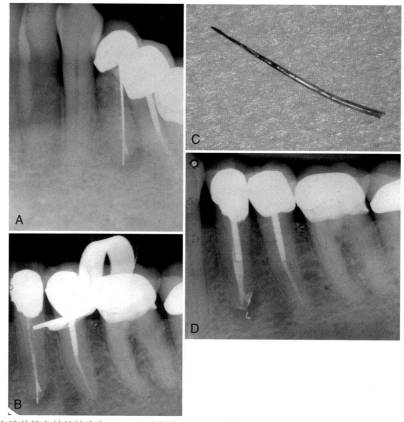

图8-47 A，患牙银尖充填并伴有持续性病变。B，取出银尖后可见根管系统的根尖段存在X线阻射性材料。这表明根管内残留腐蚀产物且银尖的根尖段可能发生分离。C，被移除的银尖尖端可见黑色的腐蚀产物附着。D，使用冠向下法进行根管预备，防止将大部分的腐蚀产物推至根尖周组织。

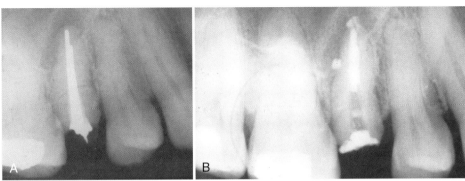

图8-48 A，银尖充填并伴有持续性病变的患牙术前X线片。可见根尖周的透射影从根尖远中面向冠方延伸，表明存在未充填的侧支根管。B，根管充填后X线片，显示侧支根管经清理和充填。

蚀产生的化学物质，如硫化银、硫酸银、碳酸银、银胺水合物[205]，在组织培养中表现出细胞毒性[202]。腐蚀现象主要出现在银尖的根尖部和冠部，提示可能由渗漏导致[205]。牙胶充填技术规避上述缺陷，因此取代了银尖进行根管充填。自从20世纪80年代以来，由于银尖使用减少，需要去除银尖的病例数量也同时减少，但有时仍能遇到须取出银尖的病例。

后面章节所述的分离器械取出技术也适用于银尖的取出。银尖锥度小，表面光滑，腐蚀可能会导致其在根管内的松动状态。因此，取出银尖比取出根管内的分离器械容易。银尖根管预备技术要求在尖端2~3mm预备出圆形凹槽结构，而在冠方，常可见圆形银尖和敞开的根管之间存在间隙，借此可利用手用锉疏通，以便取出银尖[187]。

拆除银尖的第一步是建立适当的髓腔入路。通常银尖冠段嵌于核材料中，使用车针或超声器械清除材料时应小心，在形成髓腔入路时不应破坏银尖。银尖在可操作空间中的部分越多，越易移除。一旦建立髓腔入路，应使用氯仿等溶剂进行冲洗浸泡，软化或溶解粘接剂以便拆除银尖。可用牙髓探针或小号锉顺着银尖方向将溶剂引入根管深部，尽可能溶解更多的粘接剂。应反复对髓室进行冲洗和干燥，新鲜的溶剂能够提高清除粘接剂的效率。最容易也是最有把握的方法是用Stieglitz钳（Henry Schein）（图8-39）或者其他合适的钳子夹住银尖暴露出的末端，轻轻提拉取出银尖。如果提拉力量过大，银尖可能折断，所以应缓慢施力。需准备不同尺寸和角度的钳子以应对各种可能的情况。有时，钳子因没有稳定夹持点而滑脱。这时应先用钳子夹住银尖，再用止血钳或持针器夹住钳子，使钳子能夹紧银尖以利于取出[141]（图8-49）。

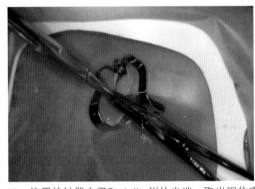

图8-49 使用持针器夹紧Stieglitz钳的尖端，取出固位牢固的银尖。这可以增加握持力来辅助取出银尖。

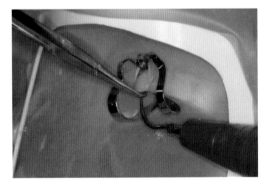

图8-50 将超声工作尖对准夹持银尖的镊子，对银尖施加间接超声振动。

如果银尖与根管壁紧密贴合保持不动，可以使用超声设备对其进行间接松解。用钳子夹住银尖，再用超声振动钳子而不是银尖（图8-50），能量可传递至银尖使其松解。如果髓室内暴露的银尖过少，可尝试用Caufield银尖取出器（Integra Miltex）将银尖取出。该器械呈勺状，顶端有一凹槽（图8-51），可夹持银尖暴露的末端将其提拉出根管，或将银尖提拉至能够用钳子夹住的位置[141]。Caufield银尖取出装置有#25、#35和#50这3种型号可供选择。

如果银尖仍不能取出，可考虑使用H锉。H锉取出法首先要求银尖冠部与根管壁之间有一定空间，使锉能够进入[140]。如前所述，先溶解封闭剂，然后在银尖周围2~3个位置用根管锉尽量向根尖区深入。即使只有一个位置可疏通进入的情况下，该方法也可能有效。将围绕银尖的间隙小心预备至#15，然后尽可能轻柔地根向施力并旋转H锉，注意不要卡紧导致器械折断。与其他类型根管锉相比，H锉的凹槽设计使得其能更好地与银尖啮合。最后将所有的H锉一并旋紧，沿根管走向向外取出（图8-52）。初次尝试失败后可重复进行，必要时更换大号H锉。如果该方法不能完整取出银尖，只能再尝试松解银尖至钳子能够夹持的位置，然后将其钳出。

若需要暴露更多的银尖以便取出，必要时可使用环钻配合显微套管或超声设备[69]。环钻的使用方式与取出分离器械的方式完全相同；但使用超声设备取银

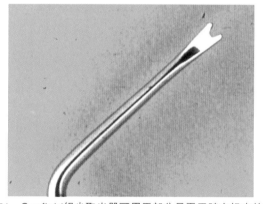

图8-51 Caufield银尖取出器可用于部分暴露于髓室银尖的夹持和取出。

尖时则需谨慎。医生使用超声设备拆桩或者取分离器械时，可将超声尖置于分离器械和根管壁交界处。直接振动桩或分离器械利于松解，但银尖非常软，直接进行机械振动可破坏银尖结构，导致其折断，使得折断处根方的银尖留于根管内[187]。因此超声器械只能作用于银尖周围的牙体组织，在显微镜或其他高倍放大设备下进行精细操作。使用超声设备可以小心安全地暴露银尖，同时震碎银尖周围的封闭剂。

对于桩修复的患牙，会在根管内截断银尖，因此银尖位于根管根尖段，可使用Gates-Glidden钻预备直线通路。采用刷动的手法，反根管弯曲方向轻轻加压，降低穿孔风险。随后选择中空的环钻磨除银尖周围的牙体组织，再用相应器械将其取出（图8-53）。多数工具套装按照上述原则操作，互相略有差异，包括Endo Extractor（Brasseler USA）[226]、Masserann Kit（Medidenta International，Woodside，NY）以及Extractor System（Roydent，Johnson City，TN）（图8-54）。其他用于取出银尖的器械，包括S.I.R.（Separated Instrument Retrieval）System（Vista Dental Products，Racine，WI）、牙科注射针头搭配0.14mm直径钢丝，不锈钢套管搭配H锉[187]以及Instrument Removal System（Dentsply Tulsa Dental Specialties）。

上述套装不仅能有效取出银尖，也能取出分离器械，这两项操作在根管治疗中有很多共同之处。上述方法将在后文涉及取出分离器械的内容中详述。

银尖取出后，应使用冠向下法进行根管预备，以减少将银尖腐蚀产物推入根尖周组织的可能性，以

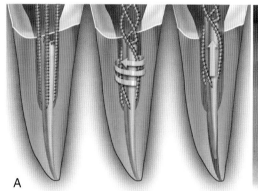
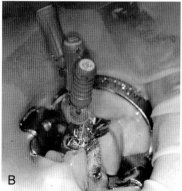
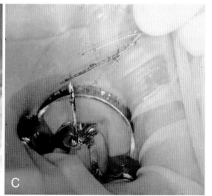

图8-52 A，图示H锉在银尖周围环绕排列，同时旋转锉，施加夹力，有助于取出银尖。B，小号锉围绕银尖。C，冠向提拉锉取出银尖。

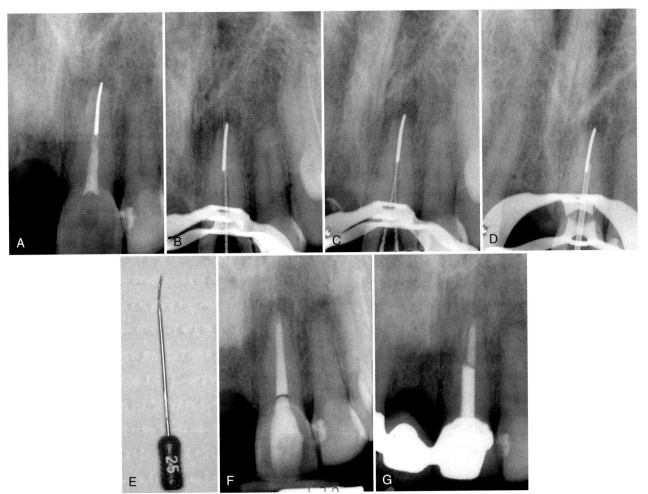

图8-53 取出截断银尖。A，术前线片显示根尖周炎及截断的银尖。B，根管锉可旁路通过但无法松解银尖。C，尝试使用H锉环绕旋转银尖将其取出，但未成功。D，Brasseler Endo Extractor使用氰基丙烯酸盐粘接剂将套管与银尖进行粘接。E，取出银尖。F，根充后即刻X线片。G，1年随访示根尖周组织愈合。（经许可转载，Gutmann JL, Dumsha TC, Lovdahl PE, Hovland EJ, editors: *Problem solving in endodontics*, ed 3, St. Louis, 1997, Mosby, pp 180–181）

降低诊间急症的发生率。随后根管预备的过程也是复杂的，因为在银尖充填前，会采用特殊的根管预备方式，从而在根尖区形成台阶。台阶的处理方法将在本章稍后部分中详述。

取出银尖时，其根尖部分可能发生分离。若分离部分不能旁路通过或取出，可继续完成治疗并对患牙随访观察（图8-55），后续可能需要根尖手术或拔除患牙（图8-56）。

分离器械的取出

器械分离原因

非手术根管治疗时，可能会发生器械分离，从而阻塞达到根尖的通路。分离的器械通常为根管锉，但也会有Gates-Glidden钻或者Peeso钻、螺旋充填器、垂直加压器，或者手用器械尖，如探针或牙胶侧压器。分离器械可在根管再治疗患牙诊断时明确，也可在根充材料清除后辨识（图8-57）。去除根充物后可通过影像学检查明确根管内是否存在金属阻挡物。无论是不锈钢器械还是镍钛器械，也无论是手用还是机用器械，都可能出现器械分离。据报道，手用器械分离发生率为0.25%[114]，而机用器械则介于1.68%～2.4%之间[114,268]。根管锉分离的常见原因有器械使用不规范、物理特性的限制、髓腔进入和冠部预备不足、根管解剖形态、加工制造缺陷等。

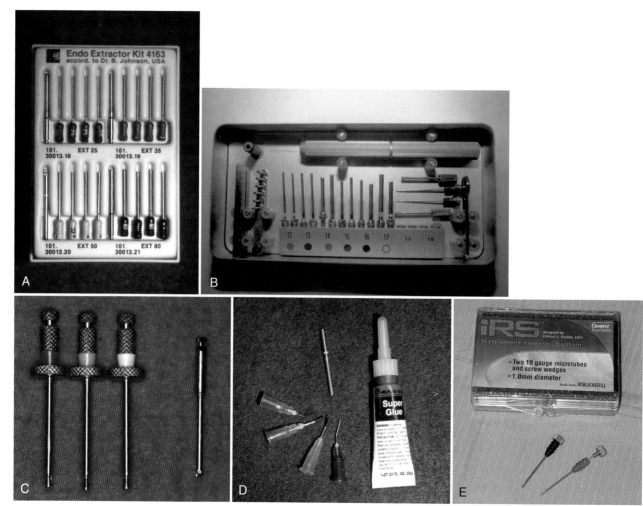

图8-54 **A**，Brasseler Endo Extractor Kit。**B**，Masserann Kit。**C**，Roydent Extractor System。**D**，Separated Instrument Retrieval System（SIR）。**E**，Instrument Removal System（RS）。（图B由Dr. Daniel Erickson提供）

　　器械分离常见的原因是使用不规范。其中一条就是器械疲劳，而没有及时更换新器械。下面列出应弃掉并更换器械的情况[79]：

1. 切割刃发现缺陷，如反光点或者解螺旋。
2. 过度使用造成器械弯曲或呈波浪形弯曲（常见于小号器械）。镍钛器械折断前几乎毫无征兆，应予以重视，使用前应反复检查。
3. 过度弯曲或经预弯过的器械。
4. 使用时发生器械弯曲。
5. 器械出现折点。
6. 器械上可见腐蚀痕迹。
7. 垂直加压器尖端缺陷或者经过度加热[79]。

　　另一种不规范使用是预备时向根方加压力量过大[247]，在使用旋转镍钛器械时容易发生。向根方加压可能会导致器械在根管系统内偏离方向，或者增大与根管壁的摩擦约束力，金属器械可能因压力过大而折断。任何根管锉都不能用于干燥的根管，否则会对器械产生过大的摩擦力[247]。根管预备时应不断用冲洗液或润滑剂润滑根管[79]以减少摩擦阻力，同时可增加根管预备效率。所有根管锉均带有切割刃，从而切割牙本质产生碎屑，降低机械预备效率，并产生更大的摩擦力，最终导致器械分离。因此在根管预备过程中，应定期取出器械并进行清理。

　　髓腔进入和冠部预备不充分可能会导致许多问

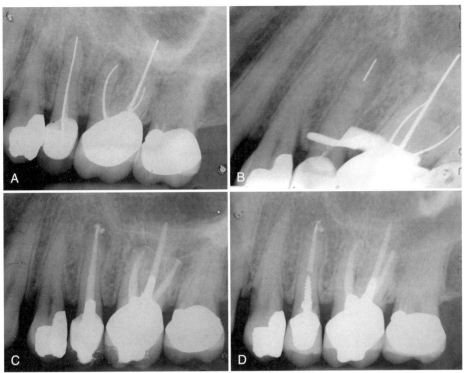

图8-55　银尖分离无法取出，根尖周病变愈合病例。A，术前X线片显示上颌前磨牙及磨牙根尖周存在持续性病变。B，术中X线片示根尖区有银尖分离，应用多种临床方法仍无法取出。C，经两次诊间封氢氧化钙后进行根管充填。D，4年后随访示根尖周组织愈合。

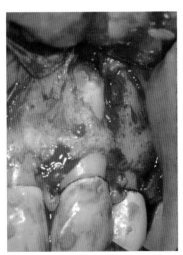

图8-56　对于银尖根充患牙再治疗失败后，需要进行根尖手术。注意切除的根尖可见银尖，如银尖不能沿反方向取出，则超声根尖预备会变得困难，可能需要机用锉进行根尖预备。

题，其中之一包括髓腔侧壁的预备，如预备不足，器械进入根管则遇阻力，继而产生过度或者不必要的外力。预备时根管锉与髓腔侧壁过度接触会增加其折断的可能性。髓腔进入和冠部预备不充分，根管锉预备

过程中弯曲的严重程度随之增加，医源性造成根管形态的"S"形弯曲，从而过度增加器械的应力。使用机用器械时，这种情况尤为危险，通过"S"形弯曲时根管锉应力过大可导致其折断（图8-58）。

根管解剖结构，如急弯或台阶，会增加器械分离的可能性。当锉前进受阻时，会自然加压使其前行。此时锉很少沿根管路径前行，反而可能会导致器械分离、穿孔或者台阶形成。一些医生可能会把器械的分离归咎于器械加工问题；但该情况非常少见，与临床无相关性[247]。

器械分离最好的治疗方式是预防其发生。若按照规范的操作进行根管清理和成形，器械分离发生率很低。当然，偶然事件也可能发生。当出现器械分离时，应立即拍摄X线片[247]，这不仅可以确诊器械分离，也可提供信息利于其取出，如分离器械的位置、尺寸、根管的解剖形态以及取出的可能性。应告知患者器械分离的风险以及对预后的影响[41]。另外，考虑到医疗法律相关问题与其他医疗操作并发症类似，器械分离后，应详细记录情况[247]。取出的分离器械不应丢弃，应存入相应容器并保存在患者病历中[41,274]。

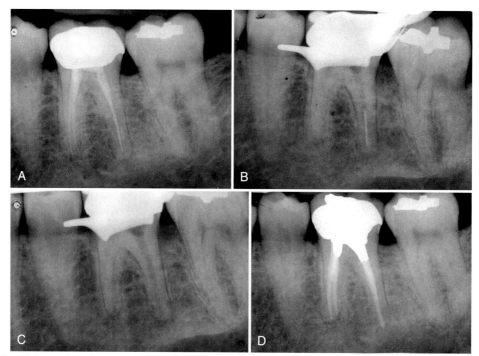

图8-57　A，根管再治疗后患牙仍有症状，术前X线片。B，术前X线片上显示不清，根充材料清除后远中根内可见分离的镍钛器械。C，超声取出分离器械后，X线片检查。D，13个月后随访进行X线检查，患者无症状。

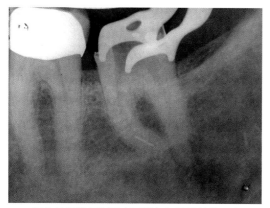

图8-58　复杂的根管解剖形态可增加机用器械的压力，导致器械分离，如X线所示"S"形根管。

预后

发生器械分离不是一定要手术治疗或拔牙。事实上患牙预后取决于器械分离发生在机械预备的哪个阶段，以及术前牙髓和根尖周情况，分离器械是否能取出或旁路通过等[225]，某些情况对预后并无影响。根管内分离器械本身并不会导致根管治疗的失败，而是根管根尖区残留的感染坏死牙髓组织决定了患牙的预后。根管预备后期发生的器械分离预后相对较好[247]。有研究报道，术前为活髓非严重感染根管（如不可复性牙髓炎）、无根尖周炎的患牙，出现器械分离应该不会影响其预后[43]。如能取出分离器械且未过度破坏根管或造成穿孔等医源性事故，预后不会受到影响。旁路通过分离器械后并将其作为一部分根管充填物对预后同样没有影响。但如患牙根管内存在坏死感染的牙髓或者根尖周炎，并且分离的器械不能取出，其预后则难以明确。医生应密切随访此类患牙，如患牙症状持续存在则应考虑进行根尖手术或者拔除[247,271]。

取出分离器械的可能性取决于多种因素，这些因素应在确诊过程中仔细考虑。分离器械所在的位置至关重要。位于根管直段冠方的分离器械易于取出，如果分离器械位于根管深部或者根管弯曲段的根方，则取出难度增加，强行尝试取出可能会导致更高概率的医源性并发症[209,223]。若患牙存在持续症状，且器械无法旁路通过时，有必要进行根尖手术或拔除患牙。取出器械时需切割根管侧壁，因此根管弯曲程度、根面凹陷程度以及根管壁厚度都是需要考虑的重要因素，综合评价后再确定预后最优的治疗方法。牙根较细、根外凹陷过度延伸的患牙在切割根管侧壁时，更容易出现穿孔，此时应考虑将根尖手术作为替代方案。分离器械的材质也会影响其取出。镍钛锉在超声作用下

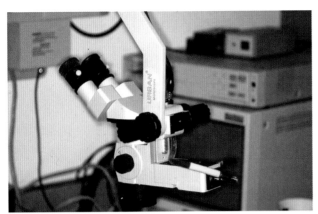

图8-59 显微镜不仅在取出分离器械方面十分重要，也是操作过程中必要的工具。

易被震碎，因而加大其取出难度，而不锈钢器械更为坚硬，使用超声器械更易将其取出[187]。

取出技术

本节将讨论多种重要的器械与技术，均是取出分离器械的重要部分。其中最重要的器械为手术显微镜（图8-59）。显微镜不仅能够通过放大和照明系统使术野清晰，还能提高几乎所有操作的效率和安全性。头灯和头戴放大镜的使用有助于疏通根管，但手术显微镜因其放大照明作用为获得术野清晰做出了巨大贡献[124]。如没有显微镜，许多技术和方法无法在临床开展[234]。

当建议并确定取出分离器械前，应根据器械所在的位置做出治疗决策。临床上如在冠方能直视分离器械，且能够使用止血钳或Stieglitz钳（Sullivan-Schein，Port Washington，NY）等（图8-39）器械夹紧，则将器械从根管中取出即可。如器械与根管壁贴合不紧，且髓腔入路良好，可选择适宜尺寸和弯角的钳子取出不同角度与位置水平的分离器械。有时若不去除一定量的牙体组织，很难用钳子紧紧夹住器械。一旦夹紧器械，最好采用轻轻逆时针旋转的手法将其取出，这会松解嵌入牙本质的根管锉。上述方法是器械取出最简便的手段；但大多数器械分离的位置，无法通过上述钳子取出。

器械分离常发生于根管深部无法直视的位置，因此须建立达分离器械的直线通路才能取出器械。拆冠或是扩大预备洞形，均是为了建立足够的髓腔入路以便使用合适的工具取出分离器械。改良的Gates-Glidden钻可用于预备形成根管的直线通路。使用之

前，可用车针在Gates-Glidden钻直径最大位置截断，此后预备根管时可以在分离器械周围形成一个平台，便于使用超声设备[187]（图8-60）。一项研究表明，相似方法改进的Lightspeed镍钛旋转器械（Lightspeed Technology Inc，San Antonio，TX）与Gates-Glidden钻相比，预备出的平台在弯曲根管内更居中[115]。

超声设备能有效清除根管阻塞物[36,163,187]。将超声尖置于暴露的锉尖与根管壁之间的平台上，逆时针方向沿着器械周围振动，对其产生振动并形成松解力。此方法适用于顺时针旋转切割器械的取出。若折断的器械为逆时针旋转切割模式（如手动的GT锉），则需将超声尖顺时针旋转以取出器械。超声能量有助于松解分离器械，有时分离器械会直接"跳出"根管。因此需要将邻近的根管口置入棉球或纸尖，防止取出的断锉落入邻近根管引起另外的问题[187]（图8-61）。治疗时可选择适宜尺寸和角度的超声尖，通常根管内阻塞物位置越深，就应选择更长更细的超声尖。应牢记长而细的超声尖必须在低功率下操作以防止折断（图8-62）。有时分离的器械可以旁路通过，随后使用超声器械可将其松解，但必须小心操作避免超声器械折断或穿孔[102]。前文提及，镍钛器械在超声能量作用下易碎。根据该特性，试图利用超声将分离的镍钛器械打碎后取出。该方法有时奏效，但也会增加将断针进一步推向根管深部甚至推出根尖孔的风险。

如果用超声不能松解并取出分离的器械，则必须采用夹持方法取出。取出方法中最常用的是不同种类的显微套管技术。操作时通过超声器械将平台进一步预备，直至分离器械暴露出足够的高度以便取出（2~3mm）[187]。预备时务必仔细操作以避免穿孔。较为简单的显微套管技术是用一小段不锈钢套管套于暴露的器械断端，再将一支小号H锉顺时针旋转插入套管与器械断端之间，产生机械锁合作用。三者结合后冠向提拉将分离器械取出[233]（图8-63）。

另一种技术使用#25牙科注射针头配合直径0.14mm结扎丝。首先将针头的尖端切断以去除末端斜面，另一端做同样处理。然后将结扎丝的两端从注射端穿入针头直至它们从针栓端滑出，这样就形成了一个从针头注射端伸出的套环。一旦套环绕住分离器械，用小止血钳上提结扎丝，拉紧环绕分离器械的套环，然后将其一并提拉出根管[185]。另外，用直径稍大的注射器和一根较细的结扎丝（0.11mm）进行组装会更方便（图8-64）。

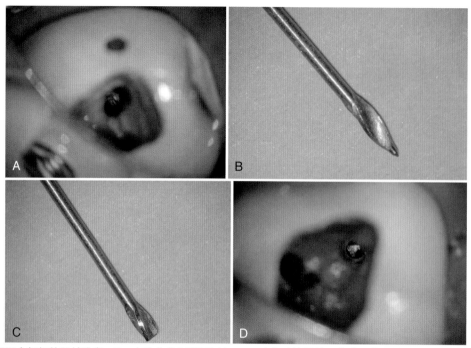

图8-60　A，磨牙近中颊根的器械分离。B，未改良的G型扩孔钻。C，改良后的器械，尖端已磨至切割头的最大径。D，在根管冠方直段建造平台，现可直视分离器械及其三角形横截面。

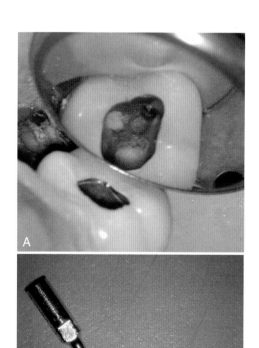

图8-61　A，超声用于取出分离器械时，用棉球保护其余根管口。B，在分离器械周围进行操作的过程中，超声尖离断。如不加以保护，可能导致不必要的并发症。

对于难以形成髓腔入路或预备时支点不稳的患牙有一种有效的方法。该方法采用一个尖端有切削功能的环钻磨除断针周围的牙体组织，然后用取出工具将其取出。多种品牌器械取出套装均利用此方法，包括Endo Extractor（Brasseler USA）、Masserann Kit（Medidenta International），以及Extractor System（Roydent）（图8-54）。

Endo Extractor工具套装中包含氰基丙烯酸酯粘接剂，可使中空套管与断针暴露末端形成粘接以取出断针。该套装中包含4种型号的中空环钻和取出器。该工具使用时的关键点是将取出器和分离器械紧密贴合。套管和分离器械之间推荐的重叠量为2mm，即使取出器和分离器械只有1mm的重叠，如二者能紧密贴合，氰基丙烯酸酯粘接剂的粘接作用也足以将器械取出。粘接剂需要一定时间固化以形成粘接力。若二者紧密贴合，粘接剂所需的固化时间为5分钟，若二者贴合不紧密则需10分钟[76,226]。该工具的缺点是它的环钻比ISO标准器械型号大，因此制造商新增一款小型号钻，与工具套装分开，并单独出售。该车针与小型号取出器配合更好，去除的牙本质更少，可以降低因削弱牙根抗力而导致根折的概率[61]。此工具另一缺点是新钻切割力强，但使用数次后则变钝。如果是新钻，高效的切割力可能会导致穿孔，甚至是分离器械的再次分

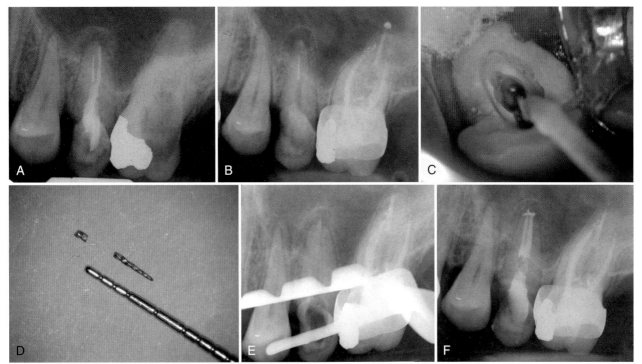

图8-62 A，术前X线片显示腭根内有器械分离，潜在冠部微渗漏和根尖周炎。B，去除牙胶后术中X线片示根管内器械分离。C，图示腭根内的分离器械和颊根内纸尖占位保护。D，取出分离镍钛锉，注意镍钛锉已分离为两部分，这是镍钛锉在超声能量作用下的结果。E，X线示分离器械已完全取出。F，完成根充。

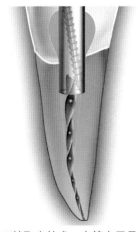

图8-63 套管和H锉取出技术。套管套于暴露的器械断端，H锉顺时针旋转插入套管与器械断端之间，同时冠向提拉套管和H锉，取出分离器械。（由Dentsply Tulsa Dental Specialties提供，Tulsa，OK）

离，因此使用时需细心谨慎（图8-65）。分离器械取出后，套管取出器可再次使用。可使用脱粘接剂从套管中取出粘住的分离器械，也可以将套管与分离器械结合的部分离断。

Masserann技术也可用于分离器械的取出[151]。该技术与Endo Extractor类似，即中空环钻配合特定的取出装置。该套装中有多种型号的环钻，以及专用的测量工具以辅助选取合适型号的环钻与取出器。该环钻切割时逆时针旋转，可提供将断针旋出的力。取出器内部有触针，可将断针与套管内壁楔紧后一并取出。

上述方法虽然有效，但可能需要磨除过多根部牙本质[69]，削弱牙根抗力，增加穿孔风险[272]；因此，使用这种器械时务必谨慎。

Roydent公司Extractor System仅包含1种车针及3种取出装置。该车针获得器械取出的直线通路时，需要磨除的牙体组织量较小。取出套管型号较小，只能用于小号分离器械的取出。取出器可伸出6个叉头围绕并卡紧器械，将其取出。其工作原理与钻头夹头夹住钻头的原理相同（图8-66）。这套工具的缺点是器械种类单一，使用车针时，分离器械可发生二次折断，且取出分离器械的过程中若取出器受到弯曲力而不是拉

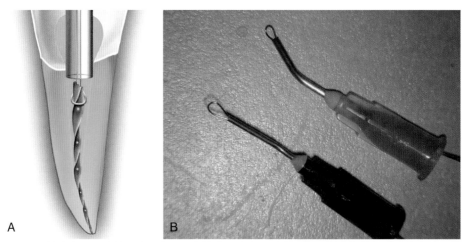

图8-64　A，图示套环和套管的方法取分离器械。套环小心地套于分离器械断端，拉紧后冠向提拉取出。B，大直径的注射针和细（0.11mm）的结扎丝有助于该技术的应用。（由Dentsply Tulsa Dental Specialties提供，Tulsa，OK）

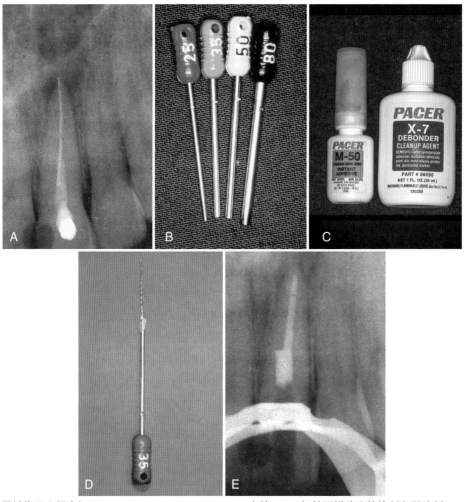

图8-65　A，分离器械位于上颌中切牙。B，Brasseler Endo Extractor套管。C，氰基丙烯酸酯粘接剂和脱胶剂。D，取出分离器械。E，完成根充。

力，则其叉头可能断裂。

目前能够与显微镜连接使用的分离器械取出系统有两种：Cancellier器械和Mounce取出器（SybronEndo）（图8-67）。Cancellier器械的工作方式与Brasseler Endo取出器的工作方式相似，即通过氰基丙烯酸酯粘接剂与分离器械末端粘接，与Brasseler取出器不同的是，Cancellier取出器与手柄相连，以

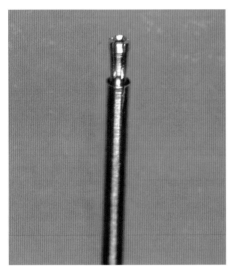

图8-66　Roydent Extractor尖端特写，尖端可放在分离器械末端，并卡住。

防在使用显微镜时阻挡视野。而Brasseler取出器则需使用手指操作，因而会干扰显微镜视野中的视线。Cancellier系统中没有环钻；它与超声设备联合使用，以暴露分离器械。取出器有4种型号可供选择，每一种都对应相应型号的断针。Mounce取出器同为手用工具，可以与显微镜联合使用。其外形类似于一个球状抛光器，球的末端有凹槽，这些凹槽设计成不同角度，以便在断针末端滑动。开始取出时用氰基丙烯酸酯粘接剂将断针与取出器进行粘接。这种设备可用于断针偏向根管壁一侧的情况；然而球的顶端相对较大，只有当断针位于容易进入的冠部根管时才能发挥较大作用。

另一种专为取出分离器械而设计的工具是Instrument Removal System（Dentsply Tulsa Dental Specialties）（图8-54）。该工具由两种不同型号的钳取装置组成，其管状的末端成45°斜面，并在侧方开口。每个套管包括相应的针夹及旋杆，使用前，先用超声设备在断针周围磨出沟槽，使其末端暴露2~3mm。随后，选择适当型号套管，使其滑动至断针之上。就位后，逆时针转动旋杆使断针冠端进入针头侧方开口处。最后将套管连同断针一并取出[187]。对于直径较大的断针，其冠端难以通过侧方开口，从而阻碍断针取出（图8-68）。

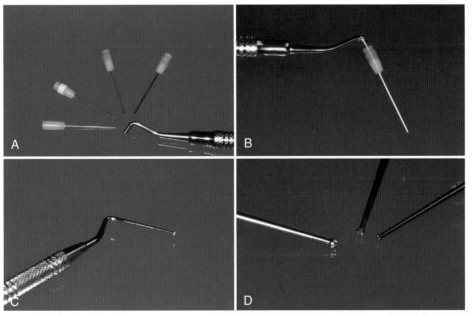

图8-67　A，Cancellier套装有4种套管型号。B，Cancellier器械用超强粘接剂粘到分离器械上，其设计在使用过程中有更好的可视性。C，Mounce器械。D，Mounce器械有多种尖端尺寸。

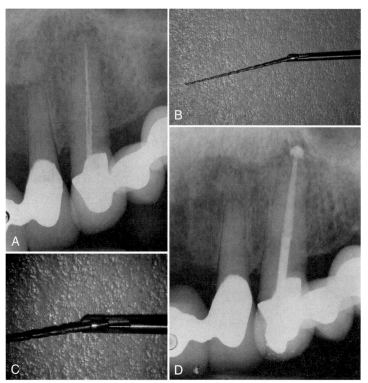

图8-68　A，术前X线片示患牙根管内存在两段分离器械。B，IRS器械及取出的分离器械。C，注意大号锉很难通过侧方开口。D，术后X线片。

S.I.R（Separated Instrument Retrieval）系统（Vista Dental Products）（图8-54）是另一种分离器械取出微型套管工具。和Cancellier系统相似，利用粘接剂将断针与取出器进行粘接并完成取出。使用超声设备或上述其他工具套装中的环钻暴露断针末端，柔软度良好的可弯曲细管套于其上，进行粘接后，沿预备的根管入路方向取出断针。此工具包括粘接剂、催化剂、5种不同型号套管、多种支架和一个止血钳，其中催化剂可催化粘接剂并立刻发挥作用。可弯曲的软管可以到达口内大部分位置。止血钳有助于形成稳定的支点，从而将粘接于套管上的断针提拉出根管。耐高温高压的乙烯基支架为患牙近中邻牙提供保护作用，同时可作为支点；当然，如果牙医可手持取出器将断针取出，那么止血钳则为非必需品。

根管再治疗过程中的产热问题

根管治疗方法中许多操作会产热，但非手术根管再治疗产热风险可能最大。加热并清除根管充填材料[132,139]，利用超声设备拆桩[192]和取出分离器械[95,146]，均能产生足以使牙根外表升温10℃甚至更多的热。如果牙周膜升温超过10℃，可能会对牙周附着组织产生损害[11,53,194-195]。

热损伤中危险性最高者为使用超声去除根管内阻碍物，以获得根尖的通路。如前所述，超声设备近来已成为牙科医疗设备中极为重要和实用的工具，因为超声能量在清除阻碍物的同时能够保护牙体组织。当确诊需进行根管再治疗时，超声使得牙医在治疗时更有把握。与多数牙科治疗设备一样，使用时必须谨慎，因为体外研究和临床病例报道表明超声器械使用时产热，可能会损伤牙周组织[30,78,201]。一项体外研究显示，在拆桩时如未冷却降温，超声振动仅仅在15秒之内就可以使牙根的表面温度上升近10℃[48]。对于根尖周组织，热损伤的危害可能会严重到造成拔牙或永久性骨缺损（图8-28）。这并不意味着去除根管内阻碍物时应避免使用超声设备，因为使用超声设备往往是获得根管通畅的唯一方法。

加剧热损伤的可能因素包括桩的长度、桩的直径、桩的材质以及玻璃离子粘接剂的种类。根据上述变量，如何设计一种降低热量的操作流程，仍需进一步研究。有学者提出桩与牙根表面之间牙本质的厚度，可能会影响牙根表面温度的上升[81-82]，另一项研究也证实了此结果[192]。然而，一项近期研究则表明，牙本质的厚度在牙根表面温度上升的影响因素中无统计学意义[101]。另一可能的影响因素是牙根周围的血供情况，血流起到散热作用，有助于防止损伤。这可能是同一超声设备应用于不同患者身上，却出现不同结果的原因。显然，在这一领域我们仍需进行更多的体内研究。

目前普遍认为，使用超声设备拆桩时，时间因素与热损伤相关[30,106]。有研究表明，对超声尖进行冷却处理可大大降低热量积累[30,106]，同时会降低树脂粘接桩的去除效率[48,73]。使用超声设备的安全时长难以确定，因为基于循证医学的体内研究尚无具体的研究方法。因此，在本书发表时，对于使用超声器械的时间间隔、监测热量累积的方法、连续操作的持续时间等问题，还不能根据现有研究提出明确建议。然而在使用超声器械去除根管内阻碍物方面，作者认为应该提出以下几项建议：

◆ 尽可能使用配有出水口的超声尖。

◆ 如超声尖无出水口，操作时，助手应持续使用气/水帮助降温[55]。

◆ 间断操作，冷却患牙。

◆ 避免功率过大[55]。

使用超声器械去除根管内阻碍物时，必须小心谨慎，因为即使在喷水冷却的情况下，牙根表面的温度也可能快速上升[48,192]。因此，基于循证医学的操作标准提出之前，使用对牙周膜产生热损伤的设备时需要谨慎。

根管内阻碍物的处理

清除根管充填材料后，如根尖区根管堵塞或存在台阶，可能会阻碍器械进入根尖狭窄区。阻碍形成的多数原因为操作时用力过大等医源性问题，从而使得后续无法疏通根管，继而无法获得工作长度。根管阻塞后，根尖区几毫米的根管系统内存有残髓组织（有时为坏死状态，通常为纤维化或钙化状态）和堆积的牙本质泥[187]。这些碎屑为感染物，具有持续致病性，应尽可能清除。台阶形成是因为在弯曲根管使用未经预弯、尖端有切削作用的器械，且施力过大所致[79,116]，是根管形态偏移的一种，即在根管弯曲的外侧壁形成凹凸不规则结构，从而使得器械无法通过。台阶根方的根管系统无法彻底清理和封闭，因此常导致根管治疗后疾病发生。与其他医源性问题一样，对于阻塞和形成台阶的根管，最好的治疗方法

是预防。如果在使用器械过程中小心谨慎，可将这种情况出现的可能性降至最低。如果使用粗心或操作慌乱，则可能出现问题。预防根管阻塞和台阶形成的策略见第19章。

在制订治疗方案时，通过影像学检查，如根管充填物未达理想工作长度，则可能发生了根管阻塞或台阶形成，此时应告知患者，如果无法顺利疏通，将来可能需要行根尖手术或者拔牙[68]。但这并不是阻止医生制订非手术再治疗计划的理由。在一项研究中，74%的根充未达工作长度的患牙，经疏通均可达到工作长度，因此该研究者指出，根充未达工作长度不应成为根管再治疗的技术禁忌证[57]。问题的发现通常出现于清除根管充填材料后，小号锉向根尖区前行受阻，此时尚不能确定原因，但采用常规方法继续进行处理是有意义的。即应扩大根管冠段以增强手感，并开敞根管颈1/3和中1/3部分。操作时应使用冲洗液对根管进行冲洗，在阻碍物水平应使用尖端非切割机用锉，如Lightspeed（Lightspeed Endodontics，San Antonio，TX）、Profile或GT器械（Dentsply，York，PA）、K-3器械（Sybron Endodontics，Orange，CA），以冠向下法进行。该操作将阻碍物水平上段的根管扩大并外展，同时将台阶形成或加重的概率降至最低。

随后，使用预弯的#8或#10锉，在遇阻力后轻轻探查，寻找"黏嗫"感并尝试以此疏通根管。用止动片标示锉尖预弯的方向，以此得知根管的弯曲方向并感受根管的3D结构。操作时频繁冲洗并使用润滑剂，如RC Prep（Premier，Plymouth Meeting，PA）或者Pro-Lube（Dentsply），这样有助于小号锉进入根尖段根管。如果重复进行，则轻轻向根尖施压，使用手用锉以"啄击"方式探查根管，当感受到回拉阻力（"黏嗫"感）时，继续沿"黏嗫"感方向啄击，直至向根尖区进一步深入[187]。该过程缓慢而枯燥，可使用硬度较强的C+锉（Maillefer，Baillagues，Switzerland），以增加工作效率，但也增加了偏离根管原本方向的风险，从而形成台阶、根尖拉开或穿孔[79]。当锉尖根尖向前行后，可通过影像学检查锉尖前行的方向，以确认和根管走行方向是否一致。操作时，不可大幅度旋转根管锉，当小号锉尖端探入根管阻塞区，通过啄击方式使锉尖被紧紧包裹，则器械容易在根尖区域发生折断，使病情复杂化[187]。分离的锉尖往往无法取出，后期很可能涉及手术治疗或者拔牙。换用小一号锉，

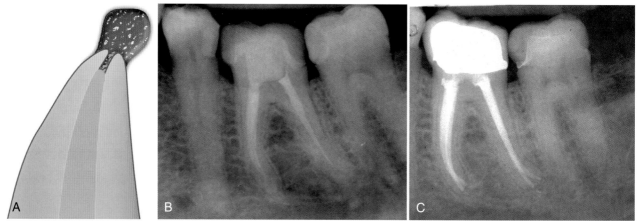

图8-69　A，根管阻塞示意图。当根测仪显示未达根尖狭窄时，可能仍有纤维化或钙化牙髓或碎屑残留于根尖段。B，术前X线片示根充未达理想工作长度。患者有症状，且根管阻塞。C，根管治疗后3个月。因通畅阻塞根管费时，3次预约共用了3.5个小时。（图A由Dentsply Tulsa Dental Specialties提供，Tulsa，OK）

做轻轻往复旋转运动（"捻转"）有助于疏通阻塞根管。疏通根管过程中，可采用电子根尖定位仪检测是否已接近根尖狭窄。但是，对于阻塞根管，根尖定位仪有时不能给出准确数据，即使在器械穿出根尖孔到达根尖周组织，也可能有持续的"黏嗒"感，导致过度预备。为了预防此并发症以及术后可能发生的诊间急症，当达到估算的工作长度后，有必要行影像学检查[149]。达到工作长度后，应确定根尖是否通畅，即轻轻进行1~2mm小幅度的往复提拉动作，确认锉尖是否可以通畅地穿过根尖狭窄区（图8-69）。

　　经一段时间尝试，未发现"黏嗒"点，即便术前影像学检查未发现台阶形成，也应考虑此因素。台阶形成后，尖端往往"杵"在台阶上，而不能找到根管原有的方向。手感感知像一块坚硬的砖墙，一旦因此无法达工作长度，应仔细辨认，防止过分施力，加重台阶形成[255]。处理台阶问题，可将#08或#10小号锉尖端1~2mm预弯[116,247]，与器械长轴形成45°左右。止动片标示指向锉尖弯曲的方向，使得锉尖小心到达台阶水平。台阶主要形成于根管弯曲部外侧壁，将指示片（即锉尖端弯曲的方向）转向根管可能的弯曲方向从而避开台阶（图8-70）。锉尖沿着根管弯曲的内壁滑行，由冠方向台阶水平[247]轻轻前行并试图寻找"黏嗒"感。如获取"黏嗒"感，则小心捻转，轻微加力，慢慢探查到达工作长度，再通过影像学检查进行确认。这个点将是根尖段根管的入口，轻轻地往复旋转通常能够使得锉针成功地穿行至根管终点，必要时通过影像学检查进行确认。一旦绕过台阶，则小幅度

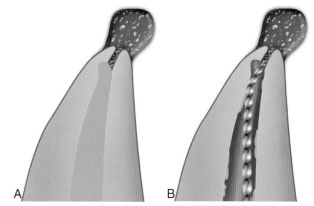

图8-70　根管内台阶形成示意图。A，残留在根尖区的潜在感染碎屑可能导致治疗后疾病发生。B，试图在小号锉尖端形成45°弯曲通过台阶，注意在台阶水平的冠方及根管内侧壁进行根尖区根管的开敞。（由Dentsply Tulsa Dental Specialties提供，Tulsa，OK）

提拉和旋转根管锉，以清理和成形根管根尖段。当锉尖可以顺利绕过台阶，反弯曲预备法有助于磨除台阶（图8-71）。然而台阶往往难以完全消除[255]，但只要根尖区根管可以清理成形并完成充填，预后一般不会受到影响。

　　目前提倡使用Greater Taper（GT）镍钛手用锉（Dentsply Tulsa牙科专业）磨除台阶[187]。该器械优势是尖端无切削作用，其尖端锥度变化率是传统0.02锥度锉的2~6倍，因此工作效率高于0.02锥度锉数倍。绕过台阶后，可用传统#15或#20K锉继续疏通根管，随后可选用GT手用锉。K锉能够形成到达根尖的通

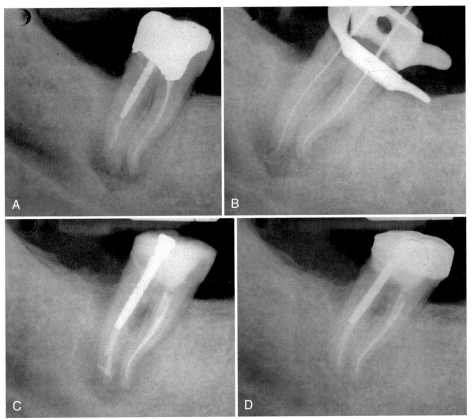

图8-71　A，术前X线片示远中根管台阶形成，少量封闭剂进入台阶。台阶可妨碍根管系统的清理和封闭，从而导致治疗后疾病发生。B，绕过台阶，尝试将台阶与预备完成的根管轮廓融合。C，完成根充后显示台阶及根尖段根管均被充填密实。D，13个月后随访示根尖周组织愈合，患者可直接进行冠修复。

道，GT锉尖端可以顺应这一通道绕过台阶。GT锉尖端直径为0.2mm（#20），其锥度可以根据根管预备的需求进行选择，应选用能够进入根尖区的最大锥度锉。GT锉须经预弯后使用，但它们由镍钛合金制成，对这种超弹性形状记忆合金进行预弯，需要弯锉工具，诸如Endo Bender Pliers（SybronEndo）。钳喙夹持锉尖，将锉过度弯曲达180°～270°之间，通过塑形改变合金形状。这时，将锥度适宜的GT锉伸入根管内，设置好指示片方向，使预弯的锉尖能绕过台阶，向根尖探入。然后控制GT锉达工作长度后进行预备，从而使台阶变小或消失（图8-72）。

如果根管因阻塞或台阶无法疏通，应在可疏通的根管范围进行清理、成形、根管充填和冠方封闭。同时必须告知患者相关并发症、预后不明确以及定期复查等内容（图8-73）。如根管治疗后疾病进一步发展，则需进行根尖手术或拔除患牙[187,247]。

完成根管再治疗

重新疏通根管后，应按常规的根管治疗程序完成

再治疗。寻找遗漏根管时，放大设备、微掘技术必不可少，在本书另一章节中讨论的根管解剖知识更是重中之重（图8-74）。也只有怀疑根管遗漏，才可能找到。应使用冠向下法进行根管清理和成形，以最大限度减少冲洗剂进入根尖周组织，另外强调应保证根管根尖区的开敞程度，以确保彻底清除根尖区碎屑。根管预备和成形时多种方法可组合应用，牢记根管再治疗的目标，才能达到好的效果。相关内容见第6章。完成根管清理和成形后，根管消毒至关重要。根管治疗后疾病的主要原因通常与微生物相关[64,163]。有些微生物（如粪肠球菌）对传统的消毒程序有抵抗力[16]，应尽一切努力将其从根管系统中清除。根管再治疗时，由于没有任何预备方法将全部根充物彻底清除，因此根管消毒的目的难以实现[12]。这导致微生物得以在残留根充物下方存活，并能抵抗根管冲洗剂（如次氯酸钠）的杀菌作用。单次完成治疗时根管内能否充分消毒，或者多次治疗时是否需要诊间封药，如氢氧化钙，仍值得探讨。对于以上细节问题，可参看本书其他适当章节。应牢记，需要根管再治疗的患牙

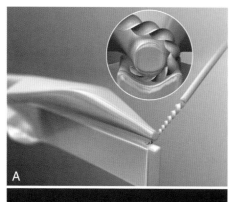

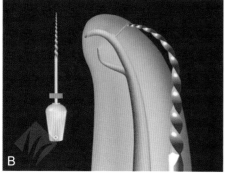

图8-72 **A**，Endo Bender Pliers（SybronEndo）用于弯曲手动GT镍钛锉。**B**，GT手用锉能进行预弯通过台阶。（由Dr. Steve Buchanan提供）

同样需要尽可能彻底的根管消毒，以确保最有利的治疗效果。

修补穿孔

有时根管治疗后疾病由穿孔所致[112]。牙根穿孔可由吸收或龋坏等病理因素造成，也可由根管治疗中（根尖拉开、侧穿、根分叉区穿孔）或之后（如桩道预备时穿孔）的医源性因素[184]（图8-75）造成。当存在穿孔时，影像学检查可见根充材料或桩等修复材料偏离根管形态并位于牙本质和牙周膜之间，这往往在诊断阶段即可发现。在确定是否存在穿孔以及定位穿孔时，投射角度至关重要，对确定治疗方案十分必要。牙颈部穿孔、部分根中部穿孔可能伴有上皮的根向生长，并造成牙周缺损，因此有必要对牙周情况进行全面评估[148,206]（图8-76）。如根管治疗后疾病与穿孔无关，则不建议对穿孔进行治疗。如果导致根尖周炎，以下两种方案可选其一，以非手术方式从根管内进入缺损区进行修补，或采用手术方式从牙周入路对缺损区进行修补[184]。通过综合比较，采用非手术方式对穿孔进行修补更具优势，因为与手术所造成的创伤

图8-73 **A**，术前X线片示近中根管阻塞，远中根潜在台阶形成并伴有治疗后疾病。**B**，完成治疗后X线片示疏通近中阻塞根管，但远中根管台阶未能通过。患者选择不再继续治疗。**C**，1年后随访。尽管没有达到传统根管治疗的目标，但根尖周组织明显愈合，患者无症状，将开始第5次修复，告知将来可能需要做根尖手术。

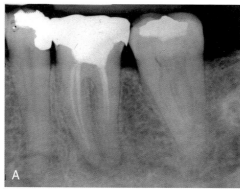

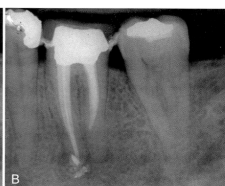

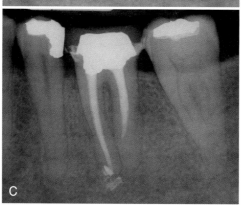

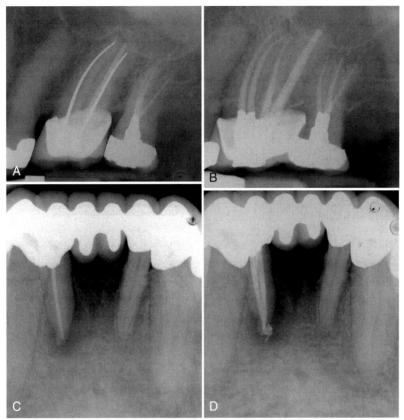

图8-74 遗漏根管通常会导致治疗后疾病。A，上颌磨牙遗漏近中颊根第二根管（MB-2）。B，完成根充X线片示清理、成形和完成根充的MB-2。C，下切牙舌侧根管遗漏导致治疗后疾病。D，完成根充后即刻X线片示遗漏根管的处理情况。

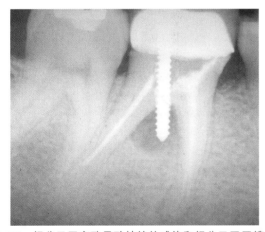

图8-75 根分叉区穿孔导致持续的感染和根分叉区牙槽骨吸收。

相比，非手术方式创伤较小，对根尖周组织的破坏也较小，而且能更好地隔离微生物并进行消毒。然而，如果通过手术方式更易于进入缺损部位，或者拆除现有的修复体会给患者带来难以接受的高昂费用以及过长的治疗时间，则可选择手术方式进行修补。如果已形成持久的牙周病变，则可能有必要进行引导组织再

生术。对于大多数此类病例，在手术治疗前，应首先考虑进行非手术再治疗从根管内进行穿孔修补，以获得更满意的治疗效果。这往往需要制订多学科治疗方案，建议请修复科医生、牙周科医生或许还要包括正畸科医生进行联合会诊[187,260]。

影响穿孔修补预后的因素包括穿孔所在的部位、穿孔修补前疾病的持续时间、材料封闭缺损的能力以及原有微生物感染的情况[129,206,213]。穿孔所在部位距离根尖越近，预后往往越为有利；然而对于修补的操作难度而言，则正好相反。修补的难度取决于穿孔所在的位置，如果穿孔处于多根牙根分叉区，或者根管的冠1/3（预备直线通路时穿孔），则修补操作较为容易。如果位于根管中段（侧穿或桩道预备时穿孔），则操作难度增加，如果为根尖1/3穿孔（机械预备问题），则难以达到预期的修补效果，通常需要进行根尖手术。

即刻修补的效果优于延迟修补，随时间延长，可能会有牙周组织破坏，导致难以处理的牙髓-牙周联合病变[118,212]，清除穿孔部位微生物感染，并将其完善

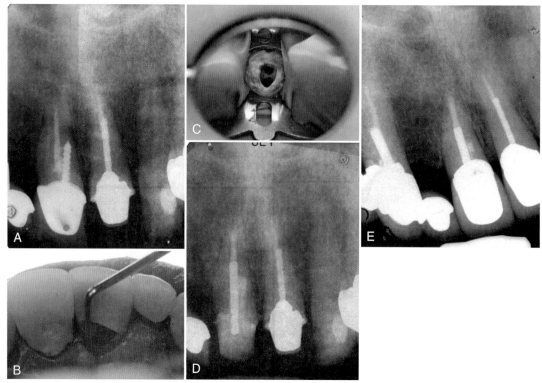

图8-76　**A**，术前X线片经偏移投照显示上颌切牙桩腭侧穿孔。**B**，患牙近中腭侧轴角处探诊可及8mm窄深袋。**C**，拆冠后，在已经预备的桩道唇侧见原有根管口。**D**，穿孔用Colla-Cote基质材料和MTA修补。随后，经牙周病专科医生采用牙周翻瓣术清除深袋内的牙周致病因素，并进行引导组织再生术。**E**，3年后复查，患牙无症状，近中腭侧探诊深度为4mm。

封闭，对于治疗成功尤为关键。近年来已出现多种材料用于修补穿孔；然而，尚没有任何一种材料在治疗后能达到确定的治疗效果。采用的修补材料包括银汞合金、Super EBA水门汀（Bosworth，Skokie，IL）、各类粘接复合材料，以及目前常用的三氧化矿物聚合物（ProRoot MTA，Dentsply Tulsa Dental Specialties）[187]（图8-77）。

　　自从近期开始使用三氧化矿物聚合物进行穿孔修补，对于穿孔修补材料的选择越来越明确[148,184]。在穿孔修补方面，MTA比其他许多修复材料更具优点。即使预备时存在血液污染，MTA仍具有良好的封闭性[167,270,243]。MTA也具有良好的生物相容性[171,179,244,246]，极少引发根尖周组织炎症反应，在使用MTA修补之后，牙骨质样的组织可良好地生长并附着于材料之上[100,179]。MTA作为修补穿孔的材料时，还表现了良好的远期临床疗效[148,184]。MTA主要的缺点是固化时间较长[245]，使得这种材料不适于连通牙龈的穿孔修补，如牙颈部吸收相关的穿孔。如果MTA与口腔内液体接触，在其固化之前会被冲出缺损区，因此对于连通牙龈的穿孔，建议使用快速固化的树脂玻璃离子材料，如Geristore（Den-Mat，

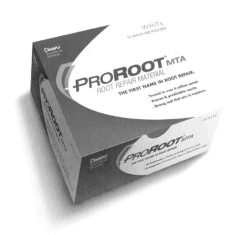

图8-77　ProRoot MTA是一种医用级波特兰水门汀，它无砷，因此可以在人体内使用，是根管穿孔修补的首选材料。

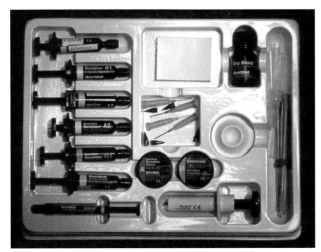

图8-78 Geristore Kit。由于良好的生物相容性和较短的固化时间，树脂改良的玻璃离子材料可用于牙颈部贯通牙龈的穿孔修补。

Lompoc，CA）[18,49,197]（图8-78）。目前市售的MTA包括最初的灰色剂型，以及新近的用于口腔美学区的白色剂型，但是目前对两种剂型之间差异的研究尚不多见。两种剂型的封闭性能基本一致[60]，但对于白色剂型的MTA是否和其较早的同类产品具有相同的生物相容性[177]以及相同的远期成功效果，目前还存在疑问。

如果穿孔需要非手术方式进行修补，应如前所述，预备直达穿孔的直线入路（图8-79）。首先定位根管，初步建立足够开敞的冠方形态，使根管结构易被修补。对穿孔进行清理，有时需要使用超声设备或者适当的器械诸如Gates-Glidden钻对穿孔进行扩大，以清除穿孔周围可能被污染的牙本质。如果穿孔直径较小，冲洗剂不会对根尖周组织造成明显的损伤，应考虑使用消毒冲洗剂，如次氯酸钠。如果穿孔直径较大，则用无菌盐水作为冲洗剂，采用机械方式清除感染牙本质，以达到清除感染的目的。Arens和Torabinejad推荐使用2.5%次氯酸钠对穿孔部位进行大量冲洗[10]，但应考虑到次氯酸钠可经穿孔渗出导致严重并发症[74]，操作时应当极为谨慎。穿孔经清理后，可能会出现明显的渗血。可使用胶原蛋白（Colla-Cote，Integra Life Sciences，Plainsboro，NJ）（图8-79B）、硫酸钙（Capset，Lifecore Biomedical，Chaska，MN）或者氢氧化钙进行止血[187]；应避免使用硫酸铁类的止血药，因其残留的凝结物可能会促进细菌生长，影响修补的封闭效果[134]。

控制出血后，在穿孔根方根管内置入易于去除的材料，以防修补材料进入根尖区导致根管阻塞。可用棉花、牙胶尖、纸尖或者切碎的胶原蛋白进行保护。不建议使用截断的锉，因为放置修补材料后，材料容易卡在器械凹槽中，导致取出锉较为困难（图8-79F）。保护根管后，对穿孔的部位进行视检，确定是否需要置入基质材料以保证穿孔区外形良好[133]。如果周围的骨质与穿孔周缘紧密相邻，则只需要极少量或不需要基质材料；如果与穿孔相通为较大骨质缺损，则需要置入基质材料进行填塞，最大限度减少修补材料的轮廓面积。基质材料应当具有生物相容性，通常为可吸收材料诸如胶原蛋白、同种异体冻干脱矿骨（FDDB）、羟基磷灰石、明胶海绵或者硫酸钙[184,187]。操作时需谨慎小心，避免暴力填塞基质材料从而损伤毗邻的重要结构，如颏神经或上颌窦底。

对穿孔进行预备后，需置入修补材料。可用小号注射器或者银汞合金输送器输送材料，使用垂直加压器或者调拌器压实。如使用MTA，且缺损部位易于操作，纸尖的末端是良好的压实工具，因为它可吸附材料中的部分水分，增加材料黏稠度，有助于固化。MTA充填后，在其上方放置一个潮湿的小棉球，使材料保持潮湿，然后严密封闭，等待MTA固化。复诊时检查穿孔部位，材料应当已经固化并稳固地保留在穿孔部位[217]（图8-79F）。如材料超填，似乎对修补的预后没有影响[10,184]。

如果穿孔位于根管深部，上述修补目标和原则均适用，但是到达穿孔部位的途径更为复杂（图8-80），且保护根管不被阻塞更为困难，此时置入修补材料需要配合使用显微镜以提供更佳的视野。理想的情况是，在尝试修补之前完整预备根管[187]，并且注意保护穿孔部位根尖段通畅。此时可尝试使用截断的锉来保护根管，尽管前文不建议如此操作，因为它不仅可以保护根管不被阻塞，当无法直接压实材料时，还可用它作为一个间接载体将超声能量传递给MTA，使MTA "陷" 入穿孔内。将锉置于缺损下方的根管内，随后置MTA于穿孔处。尽可能压实材料后，使用超声尖接触冠方锉针末端，对MTA进行振动，使其进入穿孔部位。操作完成后，使根管锉以1~2mm幅度、推-拉方式运动，使其从MTA中松解，这样在材料固化以后可以容易地将其取出[187]（图8-81）。有证据显示，利用超声辅助MTA充填可增强封闭细菌的效果，这在一项根尖诱导成形术实验中得到证实[130]，但其他

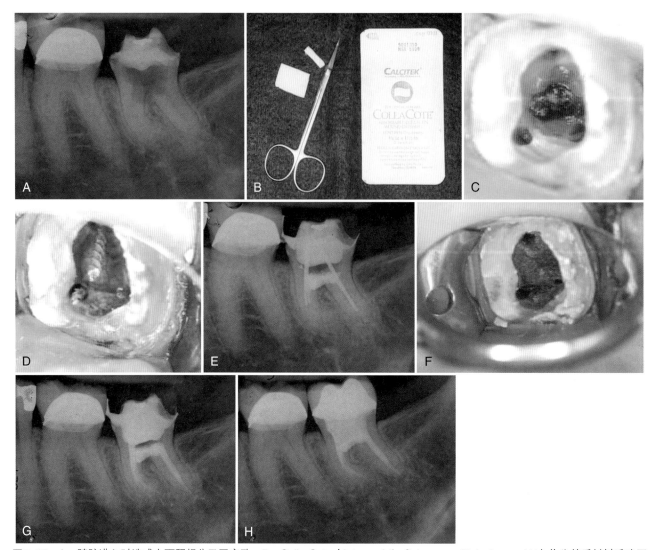

图8-79　A，髓腔进入时造成大面积根分叉区穿孔。B，Colla Cote（Integra Life Sciences, Plainsboro, NJ）作为基质材料重建牙根外部的形态。C，定位根管，进行初步预备后置入基质材料。D，在根管内置入根管锉并截断，用于防止根管阻塞，将MTA置入穿孔处。E，X线片显示MTA重建根分叉区结构。F，在第二次就诊取出根管锉时遇到阻力，因为MTA已经部分进入根管锉和根管之间的缝隙。取出后按照常规根管治疗步骤进行后续治疗。G，根管充填后X线片，注意根分叉区的低密度影为Colla Cote基质材料。H，19个月的重新评估，患者无症状，X线显示根分叉区组织愈合良好。

一些研究人员并未认同此结论，因为他们发现，与手动充填相比，采用超声的方法对根尖段进行充填，材料与根管壁的适合性反而更差[8]。超声辅助MTA充填的效果还需要进一步研究，但临床的观察结果已经证实该方法的有效性。

　　如果穿孔位于根管根尖段，通常是在弯曲的根管内，因器械操作不当所致，且伴有阻塞或台阶。这类穿孔在修补上最为困难，因为修补不仅涉及清理和封闭穿孔，同时还包括疏通、清理和充填根尖段根管，这需要前述所有用于处理根管阻塞和台阶的技

术。完成以上操作后，再决定用MTA或者牙胶和封闭剂充填根管。毫无疑问，MTA在封闭根管上更为有效（特别是无法进行干燥处理时），也具有更好的生物相容性，但是对于弯曲根管，在根管根尖段进行良好的MTA充填难度较大。如果预先在根管根尖段放置占位锉，在MTA修补材料固化后，为随后放置牙胶做准备，则锉的存在会阻碍MTA对穿孔部位的充填，即使辅以超声振动也无济于事。若不放置锉针，MTA则会进入预备完成的根尖段根管，导致无法达到3D密实的充填效果。因此，不论选择哪一种方法，预后往往不

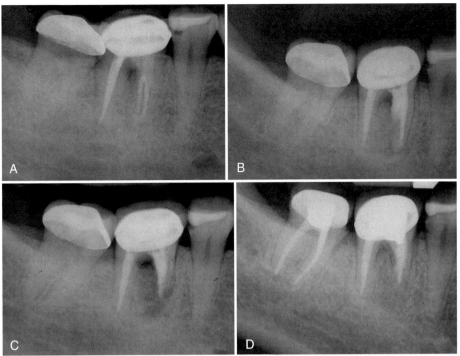

图8-80　根中部穿孔修补术。A，术前X线片显示根管壁带状穿孔伴随骨吸收。B，非手术再治疗无法疏通根管且MTA超填进入根分叉区。C，进行根尖手术和穿孔修补术。D，1年后随访显示完全愈合。

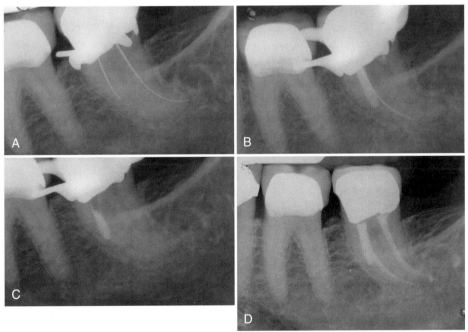

图8-81　A，患者在初次根管治疗后发生了急性疼痛，X线显示根中部侧穿。B，找到原有根管并插入根管锉进行保护。使用超声器械振动根管锉，将MTA输送至穿孔区。随后对根管锉进行小幅度提拉，将其从MTA中松解。备注：为了更易于进行MTA修补，穿孔需经适当地扩大。C，复诊时，可以比较轻松地取出根管锉，因其在上次操作时已经松解。后续的根管治疗可按照常规进行。患者初诊经治疗后已经无疼痛症状。D，27个月后随访可见愈合良好。

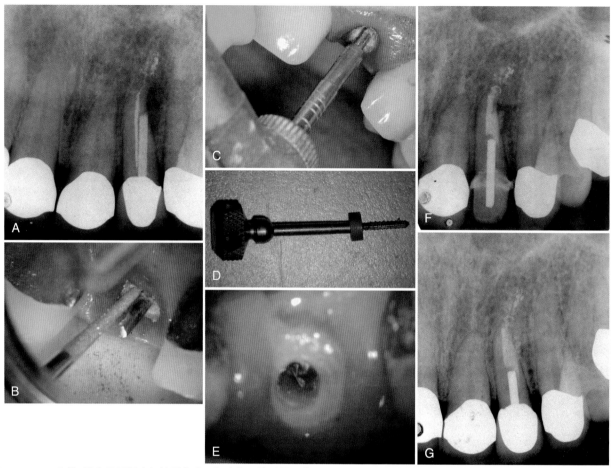

图8-82 A，术前X线片显示根中部桩道穿孔，相应位置伴随骨吸收。B，取冠后使用超声设备拆桩。C，使用Ruddle Post Removal套装中的环钻对桩末端进行修整。D，使用Ruddle套装中的轴柄固定桩后将其旋出。E，拆桩并去除牙胶后，可见载塑料核载体，按照前述方法进行取出。F，术后X线片可见穿孔修补使用MTA材料，根管内使用牙胶充填，修复方法采用桩核冠修复。G，13个月后随访发现愈合良好。

确定，有必要建议患者进行定期复查，最终有可能需要进行根尖手术或者拔除患牙。

根管再治疗的预后

当诊断明确，仔细实施了根管再治疗的程序步骤，根管再治疗可获得较高的成功率（图8-82）。根管再治疗的预后很大程度上取决于术前是否存在根尖周炎[169]。一项对治疗效果进行系统回顾的研究中[66]，Friedman和Mor报道，如果无根尖周炎，经初次治疗和根管再治疗之后，10年内治愈率介于92%～98%之间。如果存在根尖周炎，不论是进行初次治疗还是根管再治疗，治愈率均会下降至74%～86%。作者提出，初次治疗和根管再治疗后愈合率相近，认为后者比前者预后较差的传统观点受到挑战[66]。

即便如此，这仍然意味着可能有1/4的再治疗病例没有达到期望的结果。本文提及的多种用于根管再治疗的技术和器械能够辅助临床医生的治疗，然而，没有任何一种能确保绝对成功。即使遵循了严格的根管治疗原则和基本理论，仍可能出现治疗后持续不愈的病变。当疾病未愈合，临床医生要考虑下一步的治疗决策。可在以下4种治疗方案中做出选择：观察、牙髓外科手术、牙再植术或拔除患牙。

存在持续根尖周炎的患牙可能长期处于无症状、维持正常功能的状态，即牙功能保存状态[66]。如果患者的治疗目标并不是治愈患牙，而是保持功能且无

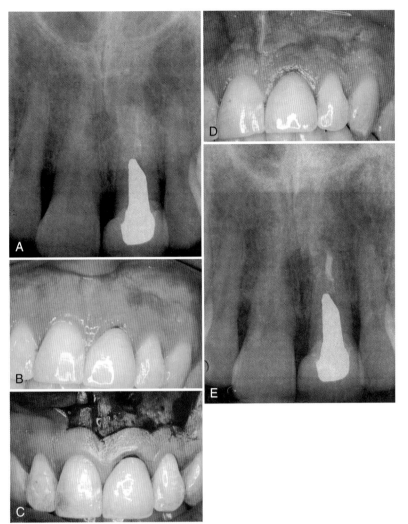

图8-83 A、B，术前X线片显示21存在根管治疗后疾病且根管内存在铸造金属桩。患者选择保留金属桩并进行根尖手术，以避免破坏牙冠。C，龈缘下切口设计进行翻瓣。D，3周后复诊软组织切口愈合良好。E，18个月后随访根尖周组织愈合良好。

疼痛，那么可以只对其进行定期评估。如果出现感染加重的症状和体征，如根尖周透射影范围增大、疼痛、牙周袋形成或者出现窦道，则可能需要进一步治疗。然而，许多预后不确定的患牙，仍然可以保留多年[157]。

根尖手术（图8-83）是一种预后可期的治疗方式[66,89]，可应用于多数患牙；然而其治疗计划需要考虑解剖学因素和全身因素，见第9章。牙再植术（图8-84），也称意向性再植术[170]，是另一种治疗选择。涉及拔除牙齿、患牙在口外进行根尖切除及根尖倒充填，随后进行牙再植，并视情况进行夹板固定，相关内容见第9章。当患牙无保留希望时，才能选择拔除后修复这一最后方式。如果决定拔除牙齿，后期通常须

进行修复，以防止牙列的改变以及后续其他问题。修复方法可选择种植、固定局部义齿或者可摘局部义齿等方式。

总结

根管治疗后失败并不意味着患牙已无法保留。事实上，大多此类患牙经根管再治疗可恢复健康状态并维持长期功能。对于多数病例，再治疗为患者提供了最大的益处，因为没有任何修复方式能够发挥与天然牙相同的功能。如能掌握前述的理论知识，选择适宜的治疗器械，站在为患者获得最大收益的角度，临床医生将会为患牙修复的长期成功奠定坚实基础。

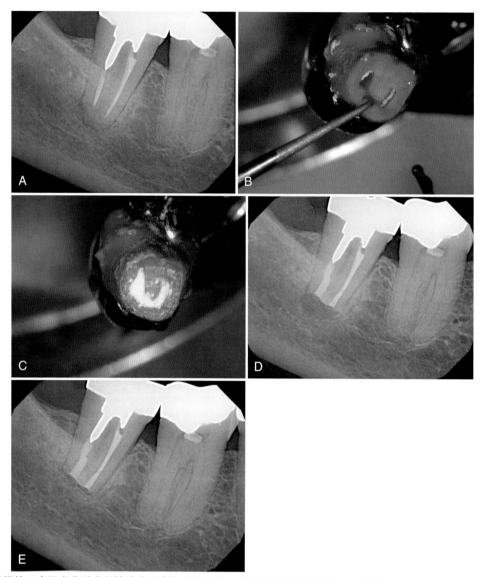

图8-84　A，下颌第二磨牙在非手术根管治疗后多年出现症状。非手术根管再治疗预后不确定，因为X线片可见铸造金属桩核，导致髓腔入路困难且牙根距离下颌神经管近。B，拔除患牙后进行超声倒预备。C，MTA倒充填，为C形根管。D，植入后即刻X线片。E，7个月复查显示根尖周组织愈合，患者无症状。

参考文献

[1] AAE/AAOMR: *Use of cone-beam-computed tomography in endodontics*, 2009.

[2] Abbott PV: Incidence of root fractures and methods used for post removal, *Int Endod J* 35:63, 2002.

[3] Abramovitz I, Relles-Bonar S, Baransi B, Kfir A: The effectiveness of a self-adjusting file to remove residual gutta-percha after retreatment with rotary files, *Int Endod J* 45:386, 2012.

[4] ADA Council on Scientific Affairs: Dental endosseous implants: an update, *J Am Dent Assoc* 135:92, 2004.

[5] Allard U, Andersson L: Exposure of dental personnel to chloroform in root-filling procedures, *Endod Dent Traumatol* 8:155, 1992.

[6] Altshul JH, Marshall G, Morgan LA, Baumgartner JC: Comparison of dentinal crack incidence and of post removal time resulting from post removal by ultrasonic or mechanical force, *J Endod* 23:683, 1997.

[7] American Association of Endodontists: *Guide to clinical endodontics*, Chicago, 2004, American Association of Endodontists.

[8] Aminoshariae A, Hartwell GR, Moon PC: Placement of mineral trioxide aggregate using two different techniques, *J Endod* 29:679, 2003.

[9] Amsterdam M: Periodontal prosthesis: twenty-five years in retrospect, *Alpha Omegan* 67:8, 1974.

[10] Arens DE, Torabinejad M: Repair of furcal perforations with mineral trioxide aggregate: two case reports, *Oral Surg Oral Med Oral Pathol Oral Radiol Endod* 82:84, 1996.

[11] Atrizadeh F, Kennedy J, Zander H: Ankylosis of teeth following thermal injury, *J Periodontal Res* 6:159, 1971.

[12] Baldassari-Cruz LA, Wilcox LR: Effectiveness of gutta-percha removal with and without the microscope, *J Endod* 25:627, 1999.

[13] Baratto Filho F, Ferreira EL, Fariniuk LF: Efficiency of the 0.04 taper ProFile during the re-treatment of gutta-percha-filled root canals, *Int Endod J* 35:651, 2002.

[14] Barbosa SV, Burkard DH, Spångberg LS: Cytotoxic effects of gutta-percha solvents, *J Endod* 20:6, 1994.

[15] Barrieshi-Nusair KM: Gutta-percha retreatment: effectiveness of nickel-titanium rotary instruments versus stainless steel hand files, *J Endod* 28:454, 2002.

[16] Basrani B, Tjaderhane L, Santos JM, et al: Efficacy of chlorhexidine- and calcium hydroxide-containing medicaments against *Enterocaucus faecalis* in vitro, *Oral Surg* 96:618, 2003.

[17] Beasley RT, Williamson AE, Justman BC, Qian F: Time required to remove GuttaCore, Thermafil Plus, and Thermoplasticized gutta-percha from moderately curved root canals with ProTaper files, *J Endod* 39:125, 2013.

[18] Behnia A, Strassler HE, Campbell R: Repairing iatrogenic root perforations, *J Am Dent Assoc* 131:196, 2000.

[19] Berbert A, Filho MT, Ueno AH, et al: The influence of ultrasound in removing intraradicular posts, *Int Endod J* 28:100, 1995.

[20] Bergeron BE, Murchison DF, Schindler WG, Walker WA 3rd: Effect of ultrasonic vibration and various sealer and

cement combinations on titanium post removal, *J Endod* 27:13, 2001.

[21] Bertrand MF, Pellegrino JC, Rocca JP, et al: Removal of Thermafil root canal filling material, *J Endod* 23:54, 1997.

[22] Betti LV, Bramante CM: Quantec SC rotary instruments versus hand files for gutta-percha removal in root canal retreatment, *Int Endod J* 34:514, 2001.

[23] Bhaskar SN: Periapical lesion: types, incidence, and clinical features, *Oral Surg* 21:657, 1966.

[24] Bhaskar SN, Rappaport HM: Histologic evaluation of endodontic procedures in dogs, *Oral Surg Oral Med Oral Pathol* 31:526, 1971.

[25] Block RM, Lewis RD, Hirsch J, et al: Systemic distribution of N2 paste containing 14C paraformaldehyde following root canal therapy in dogs, *Oral Surg Oral Med Oral Pathol* 50:350, 1980.

[26] Brady JM, del Rio CE: Corrosion of endodontic silver cones in humans: a scanning electron microscope and X-ray microprobe study, *J Endod* 1:205, 1975.

[27] Bramante CM, Betti LV: Efficacy of Quantec rotary instruments for gutta-percha removal, *Int Endod J* 33:463, 2000.

[28] Brodin P: Neurotoxic and analgesic effects of root canal cements and pulp-protecting dental materials, *Endod Dent Traumatol* 4:1, 1988.

[29] Brown LJ, Nash KD, Johns BA, Warren M: *The economics of endodontics*, Chicago, 2003, American Association of Endodontists.

[30] Budd JC, Gekelman D, White JM: Temperature rise of the post and on the root surface during ultrasonic post removal, *Int Endod J* 38:705, 2005.

[31] Buhler H: Evaluation of root-resected teeth: results after 10 years, *J Periodontol* 59:805, 1988.

[32] Buoncristiani J, Seto BG, Caputo AA: Evaluation of ultrasonic and sonic instruments for intraradicular post removal, *J Endod* 20:486, 1994.

[33] Bystrom A, Claesson R, Sundqvist G: The antibacterial effect of camphorated paramonochlorophenol, camphorated phenol and calcium hydroxide in the treatment of infected root canals, *Endod Dent Traumatol* 1:170, 1985.

[34] Castrisos T, Abbott PV: A survey of methods used for post removal in specialist endodontic practice, *Int Endod J* 35:172, 2002.

[35] Castrisos TV, Palamara JE, Abbott PV: Measurement of strain on tooth roots during post removal with the Eggler post remover, *Int Endod J* 35:337, 2002.

[36] Chenail BL, Teplitsky PE: Orthograde ultrasonic retrieval of root canal obstructions, *J Endod* 13:186, 1987.

[37] Chugal NM, Clive JM, Spangberg LS: Endodontic infection: some biologic and treatment factors associated with outcome, *Oral Surg Oral Med Oral Pathol Oral Radiol Endod* 96:81, 2003.

[38] Chutich MJ, Kaminski EJ, Miller DA, Lautenschlager EP: Risk assessment of the toxicity of solvents of gutta-percha used in endodontic retreatment, *J Endod* 24:213, 1998.

[39] Cohen AS, Brown DC: Orofacial dental pain emergencies: endodontic diagnosis and management. In Cohen S, Burns RC, editors: *Pathways of the pulp*, ed 8, St. Louis, 2002, Mosby, p 31.

[40] Cohen S, Liewehr F: Diagnostic procedures. In Cohen S, Burns RC, editors: *Pathways of the pulp*, ed 8, St. Louis, 2002, Mosby, p 1.

[41] Cohen S, Schwartz S: Endodontic complications and the law, *J Endod* 13:191, 1987.

[42] Cotton TP, Geisler TM, Holden DT, et al: Endodontic applications of cone-beam volumetric tomography, *J Endod* 33:1121, 2007.

[43] Crump MC, Natkin E: Relationship of broken root canal instruments to endodontic case prognosis: a clinical investigation, *J Am Dent Assoc* 80:1341, 1970.

[44] Cunha RS, De Martin AS, Barros PP, et al: In vitro evaluation of the cleansing working time and analysis of the amount of gutta-percha or Resilon remnants in the root canal walls after instrumentation for endodontic retreatment, *J Endod* 33:1426, 2007.

[45] da Silveira PF, Vizzotto MB, Liedke GS, et al: Detection of vertical root fractures by conventional radiographic examination and cone beam computed tomography: an in vitro analysis, *Dent Traumatol* 29:41, 2013.

[46] de Oliveira DP, Barbizam JV, Trope M, Teixeira FB: Comparison between gutta-percha and resilon removal using two different techniques in endodontic retreatment, *J Endod* 32:362, 2006.

[47] de Rijk WG: Removal of fiber posts from endodontically treated teeth, *Am J Dent* 13:19B, 2000.

[48] Dominici JT, Clark S, Scheetz J, Eleazer PD: Analysis of heat generation using ultrasonic vibration for post removal, *J Endod* 31:301, 2005.

[49] Dragoo MR: Resin-ionomer and hybrid-ionomer cements: part II, human clinical and histologic wound healing responses in specific periodontal lesions, *Int J Periodontics Restorative Dent* 17:75, 1997.

[50] Edlund M, Nair MK, Nair UP: Detection of vertical root fractures by using cone-beam computed tomography: a clinical study, *J Endod* 37:768, 2011.

[51] Erdemir A, Eldeniz AU, Belli S: Effect g-percha solvents on mineral contents of human root dentin using ICP-AES technique, *J Endod* 30:54, 2004.

[52] Erdemir A, Eldeniz AU, Belli S, Pashley DH: Effects of solvents on bonding to root canal dentin [abstract], *J Dent Res (Spec Iss A)* 81:241, 2002.

[53] Eriksson AR, Albrektsson T: Temperature threshold levels for heat-induced bone tissue injury: a vital-microscopic study in the rabbit, *J Prosthet Dent* 50:101, 1983.

[54] Estrela C, Bueno MR, De Alencar AH, et al: Method to evaluate inflammatory root resorption by using cone beam computed tomography, *J Endod* 35:1491, 2009.

[55] Ettrich CA, Labossiere PE, Pitts DL, Johnson JD: An investigation of the heat induced during ultrasonic post removal, *J Endod* 33:1222, 2007.

[56] Ezzie E, Fleury A, Solomon E, et al: Efficacy of retreatment techniques for a resin-based root canal obturation material, *J Endod* 32:341, 2006.

[57] Farzaneh M, Abitbol S, Friedman S: Treatment outcome in endodontics: the Toronto study. Phases I and II: orthograde retreatment, *J Endod* 30:627, 2004.

[58] Fava LR, Dummer PM: Periapical radiographic techniques during endodontic diagnosis and treatment, *Int Endod J* 30:250, 1997.

[59] Ferreira JJ, Rhodes JS, Ford TR: The efficacy of gutta-percha removal using ProFiles, *Int Endod J* 34:267, 2001.

[60] Ferris DM, Baumgartner JC: Perforation repair comparing two types of mineral trioxide aggregate, *J Endod* 30:422, 2004.

[61] Fors UG, Berg JO: Endodontic treatment of root canals obstructed by foreign objects, *Int Endod J* 19:2, 1986.

[62] Frajlich SR, Goldberg F, Massone EJ, et al: Comparative study of retreatment of Thermafil and lateral condensation endodontic fillings, *Int Endod J* 31:354, 1998.

[63] Friedman S: Treatment outcome and prognosis of endodontic therapy. In Orstavik D, Pitt-Ford TR, editors: *Essential endodontology: prevention and treatment of apical periodontitis*, London, 1998, Blackwell Science, p 367.

[64] Friedman S: Orthograde retreatment. In Walton RE, Torabinejad M, editors: *Principles and practice of endodontics*, ed 3, Philadelphia, 2002, Saunders, p 345.

[65] Friedman S, Abitbol S, Lawrence HP: Treatment outcome in endodontics: the Toronto study. Phase 1: Initial treatment, *J Endod* 29:787, 2003.

[66] Friedman S, Mor C: The success of endodontic therapy: healing and functionality, *Calif Dent Assoc J* 32:493, 2004.

[67] Friedman S, Moshonov J, Trope M: Efficacy of removing glass ionomer cement, zinc oxide eugenol, and epoxy resin sealers from retreated root canals, *Oral Surg Oral Med Oral Pathol* 73:609, 1992.

[68] Friedman S, Stabholz A: Endodontic retreatment—case selection and technique. Part 1: criteria for case selection, *J Endod* 12:28, 1986.

[69] Friedman S, Stabholz A, Tamse A: Endodontic retreatment—case selection and technique. 3. Retreatment techniques, *J Endod* 16:543, 1990.

[70] Fristad I, Molven O, Halse A: Nonsurgically retreated root-filled teeth: radiographic findings after 20-27 years, *Int Endod J* 37:12, 2004.

[71] Fukushima H, Yamamoto K, Hirohata K, et al: Localization and identification of root canal bacteria in clinically asymptomatic periapical pathosis, *J Endod* 16:534, 1990.

[72] Gambrel MG, Hartwell GR, Moon PC, Cardon JW: The effect of endodontic solutions on resorcinol-formalin paste in teeth, *J Endod* 31:25, 2005.

[73] Garrido ADB, Fonseca TS, Alfredo E, et al: Influence of ultrasound, with and without water spray cooling, on removal of posts cemented with resin or zinc phosphate cements, *J Endod* 30:173, 2004.

[74] Gernhardt CR, Eppendorf K, Kozlowski A, Brandt M: Toxicity of concentrated sodium hypochlorite used as an endodontic irrigant, *Int Endod J* 37:272, 2004.

[75] Gesi A, Magnolfi S, Goracci C, Ferrari M: Comparison of two techniques for removing fiber posts, *J Endod* 29:580, 2003.

[76] Gettleman BH, Spriggs KA, ElDeeb ME, Messer HH: Removal of canal obstructions with the Endo Extractor, *J Endod* 17:608, 1991.

[77] Giuliani V, Cocchetti R, Pagavino G: Efficacy of ProTaper universal retreatment files in removing filling materials during root canal retreatment, *J Endod* 34:1381, 2008.

[78] Glick DH, Frank AL: Removal of silver points and fractured posts by ultrasonics, *J Pros Dent* 55:212, 1986.

[79] Glickman GN, Dumsha TC: Problems in canal cleaning and shaping. In Gutmann JL, Dumsha TC, Lovdahl PE, Hovland EJ, editors: *Problem solving in endodontics: prevention, identification, and management*, ed 3, St. Louis, 1997, Mosby, p 91.

[80] Glickman GN, Pileggi R: Preparation for treatment. In Cohen S, Burns RC, editors: *Pathways of the pulp*, ed 8, St. Louis, 2002, Mosby, p 103.

[81] Gluskin AH, Peters CI, Wong RDM, Ruddle CJ: Retreatment of non-healing endodontic therapy and management of mishaps. In Ingle JI, Bakland LK, Baumgartner JC, editors: *Endodontics*, ed 6, Hamilton, 2008, BC Decker, p 1088.

[82] Gluskin AH, Ruddle CJ, Zinman EJ: Thermal injury through intraradicular heat transfer using ultrasonic devices: precautions and practical preventive strategies, *J Am Dent Assoc* 136:1286, 2005.

[83] Goldberg RA, Kuttler S, Dorn SO: The properties of Endocal 10 and its potential impact on the structural integrity of the root, *J Endod* 30:159, 2004.

[84] Gomes AP, Kubo CH, Santos RA, et al: The influence of ultrasound on the retention of cast posts cemented with different agents, *Int Endod J* 34:93, 2001.

[85] Goodacre CJ, Bernal G, Rungcharassaeng K, Kan JY: Clinical complications with implants and implant prostheses, *J Prosthet Dent* 90:121, 2003.

[86] Goodacre CJ, Kan JY, Rungcharassaeng K: Clinical complications of osseointegrated implants, *J Prosthet Dent* 81:537, 1999.

[87] Gound TG, Marx D, Schwandt NA: Incidence of flare-ups and evaluation of quality after retreatment of resorcinol-formaldehyde resin ("Russian Red Cement") endodontic therapy, *J Endod* 29:624, 2003.

[88] Gutierrez JH, Villena F, Gigoux C, Mujica F: Microscope and scanning electron microscope examination of silver points corrosion caused by endodontic materials, *J Endod* 8:301, 1982.

[89] Gutmann JL, Harrison JW: *Surgical endodontics*, ed 2, St. Louis, 1994, Ishiyaku EuroAmerica, p 468.

[90] Gutmann JL, Lovdahl PE: Problems in the assessment of success and failure, quality assurance, and their integration into endodontic treatment planning. In Gutmann JL, Dumsha TC, Lovdahl PE, Hovland EJ, editors: *Problem solving in endodontics. Prevention,*

identification, and management, ed 3, St. Louis, 1997, Mosby, p 1.

[91] Gutmann JL, Witherspoon DE: Obturation of the cleaned and shaped root canal system. In Cohen S, Burns RC, editors: *Pathways of the pulp*, St. Louis, 2002, Mosby, p 293.

[92] Hammad M, Qualtrough A, Silikas N: Three-dimensional evaluation of effectiveness of hand and rotary instrumentation for retreatment of canals filled with different materials, *J Endod* 34:1370, 2008.

[93] Hansen MG: Relative efficiency of solvents used in endodontics, *J Endod* 24:38, 1998.

[94] Haselton DR, Lloyd PM, Johnson WT: A comparison of the effects of two burs on endodontic access in all-ceramic high lucite crowns, *Oral Surg Oral Med Oral Pathol Oral Radiol Endod* 89:486, 2000.

[95] Hashem AA: Ultrasonic vibration: temperature rise on external root surface during broken instrument removal, *J Endod* 33:1070, 2007.

[96] Hassan B, Metska ME, Ozok AR, et al: Detection of vertical root fractures in endodontically treated teeth by a cone beam computed tomography scan, *J Endod* 35:719, 2009.

[97] Hassanloo A, Watson P, Finer Y, Friedman S: Retreatment efficacy of the Epiphany soft resin obturation system, *Int Endod J* 40:633, 2007.

[98] Hauman CHJ, Chandler NP, Purton DG: Factors influencing the removal of posts, *Int Endod J* 36:687, 2003.

[99] Holland R, De Souza V, Nery MJ, et al: Tissue reactions following apical plugging of the root canal with infected dentin chips: a histologic study in dogs' teeth, *Oral Surg Oral Med Oral Pathol* 49:366, 1980.

[100] Holland R, Filho JA, de Souza V, et al: Mineral trioxide aggregate repair of lateral root perforations, *J Endod* 27:281, 2001.

[101] Horan BB, Tordik PA, Imamura G, Goodell GG: Effect of dentin thickness on root surface temperature of teeth undergoing ultrasonic removal of posts, *J Endod* 34:453, 2008.

[102] Hulsmann M: Removal of fractured instruments using a combined automated/ultrasonic technique, *J Endod* 20:144, 1994.

[103] Hulsmann M, Bluhm V: Efficacy, cleaning ability and safety of different rotary NiTi instruments in root canal retreatment, *Int Endod J* 37:468, 2004.

[104] Hulsmann M, Stotz S: Efficacy, cleaning ability and safety of different devices for gutta- percha removal in root canal retreatment, *Int Endod J* 30:227, 1997.

[105] Hunter KR, Doblecki W, Pelleu GB Jr: Halothane and eucalyptol as alternatives to chloroform for softening gutta-percha, *J Endod* 17:310, 1991.

[106] Huttula AS, Tordik PA, Imamura G, et al: The effect of ultrasonic post instrumentation on root surface temperature, *J Endod* 32:1085, 2006.

[107] Ibarrola JL, Knowles KI, Ludlow MO: Retrievability of Thermafil plastic cores using organic solvents, *J Endod* 19:417, 1993.

[108] Imura N, Kato AS, Hata GI, et al: A comparison of the relative efficacies of four hand and rotary instrumentation techniques during endodontic retreatment, *Int Endod J* 33:361, 2000.

[109] Imura N, Zuolo ML, Ferreira MO, Novo NF: Effectiveness of the Canal Finder and hand instrumentation in removal of gutta-percha root fillings during root canal retreatment, *Int Endod J* 29:382, 1996.

[110] Imura N, Zuolo ML, Kherlakian D: Comparison of endodontic retreatment of laterally condensed gutta-percha and Thermafil with plastic carriers, *J Endod* 19:609, 1993.

[111] Ingle JI, Heithersay GS, Hartwell GR, et al: Endodontic diagnostic procedures. In Ingle JI, Bakland LK, editors: *Endodontics*, ed 5, Hamilton, 2002, BC Decker, p 203.

[112] Ingle JI, Simon JH, Machtou P, Bogaerts P: Outcome of endodontic treatment and retreatment. In Ingle JI, Bakland LK, editors: *Endodontics*, ed 5, Hamilton, 2002, BC Decker, p 747.

[113] Iqbal MK, Johansson AA, Akeel RF, et al: A retrospective analysis of factors associated with the periapical status of restored, endodontically treated teeth, *Int J Prosthodont* 16:31, 2003.

[114] Iqbal MK, Kohli MR, Kim JS: A retrospective clinical study of incidence of root canal instrument separation in an endodontics graduate program: a PennEndo database study, *J Endod* 32:1048, 2006.

[115] Iqbal MK, Rafailov H, Kratchman SI, Karabucak B: A comparison of three methods for preparing centered platforms around separated instruments in curved canals, *J Endod* 32:48, 2006.

[116] Jafarzadeh H, Abbott PV: Ledge formation: review of a great challenge in endodontics, *J Endod* 33:1155, 2007.

[117] Jeng HW, ElDeeb ME: Removal of hard paste fillings from the root canal by ultrasonic instrumentation [published erratum appears in *J Endod* 13:565, 1987], *J Endod* 13:295, 1987.

[118] Jew RC, Weine FS, Keene JJ Jr, Smulson MH: A histologic evaluation of periodontal tissues adjacent to root perforations filled with Cavit, *Oral Surg Oral Med Oral Pathol* 54:124, 1982.

[119] Johnson WT, Leary JM, Boyer DB: Effect of ultrasonic vibration on post removal in extracted human premolar teeth, *J Endod* 22:487, 1996.

[120] Kaplowitz GJ: Using rectified turpentine oil in endodontic retreatment, *J Endod* 22:621, 1996.

[121] Kaufman D, Mor C, Stabholz A, Rotstein I: Effect of gutta-percha solvents on calcium and phosphorus levels of cut human dentin, *J Endod* 23:614, 1997.

[122] Khedmat S, Rouhi N, Drage N, et al: Evaluation of three imaging techniques for the detection of vertical root fractures in the absence and presence of gutta-percha root fillings, *Int Endod J* 45:1004, 2012.

[123] Kim E, Lee SJ: Electronic apex locator, *Dent Clin North Am* 48:35, 2004.

[124] Koch K: The microscope. Its effect on your practice, *Dent Clin North Am* 41:619, 1997.

[125] Koppang HS, Koppang R, Solheim T, et al: Cellulose fibers from endodontic paper points as an etiological factor in postendodontic periapical granulomas and cysts, *J Endod* 15:369, 1989.

[126] Krell KV, Neo J: The use of ultrasonic endodontic instrumentation in the re-treatment of a paste-filled endodontic tooth, *Oral Surg Oral Med Oral Pathol* 60:100, 1985.

[127] Ladley RW, Campbell AD, Hicks ML, Li SH: Effectiveness of halothane used with ultrasonic or hand instrumentation to remove gutta-percha from the root canal, *J Endod* 17:221, 1991.

[128] Langer B, Stein SD, Wagenberg B: An evaluation of root resections: a ten-year study, *J Periodontol* 52:719, 1981.

[129] Lantz B, Persson PA: Periodontal tissue reactions after root perforations in dog's teeth: a histologic study, *Odontologisk Tidskrift* 75:209, 1967.

[130] Lawley GR, Schindler WG, Walker WA, Kolodrubetz D: Evaluation of ultrasonically placed MTA and fracture resistance with intracanal composite resin in a model of apexification, *J Endod* 30:167, 2004.

[131] Lazarski MP, Walker WA 3rd, Flores CM, et al: Epidemiological evaluation of the outcomes of nonsurgical root canal treatment in a large cohort of insured dental patients, *J Endod* 27:791, 2001.

[132] Lee FS, Van Cura JE, BeGole E: A comparison of root surface temperatures using different obturation heat sources, *J Endod* 24:617, 1998.

[133] Lemon RR: Nonsurgical repair of perforation defects: internal matrix concept, *Dent Clin North Am* 36:439, 1992.

[134] Lemon RR, Steele PJ, Jeansonne BG: Ferric sulfate hemostasis: effect on osseous wound healing: left in situ for maximum exposure, *J Endod* 19:170, 1993.

[135] Leonard JE, Gutmann JL, Guo IY: Apical and coronal seal of roots obturated with a dentine bonding agent and resin, *Int Endod J* 29:76, 1996.

[136] Li H, Zhai F, Zhang R, Hou B: Evaluation of

microsurgery with SuperEBA as root-end filling material for treating post-treatment endodontic disease: a 2-year retrospective study, *J Endod* 40:345, 2014.

[137] Lin LM, Skribner JE, Gaengler P: Factors associated with endodontic treatment failures, *J Endod* 18:625, 1992.

[138] Lindemann M, Yaman P, Dennison JB, Herrero AA: Comparison of the efficiency and effectiveness of various techniques for removal of fiber posts, *J Endod* 31:520, 2005.

[139] Lipski M, Wozniak K: In vitro infrared thermographic assessment of root surface temperature rises during thermafil retreatment using system B, *J Endod* 29:413, 2003.

[140] Lovdahl PE: Endodontic retreatment, *Dent Clin North Am* 36:473, 1992.

[141] Lovdahl PE, Gutmann JL: Problems in nonsurgical root canal retreatment. In Gutmann JL, Dumsha TC, Lovdahl PE, Hovland EJ, editors: *Problem solving in endodontics. Prevention, identification, and management*, ed 3, St. Louis, 1997, Mosby, p 157.

[142] Ludlow JB: Dose and risk in dental diagnostic imaging: with emphasis on dosimetry of CBCT, *Kor J Oral and Maxillofac Rad* 39:175, 2009.

[143] Luks S: Gutta percha vs. silver points in the practice of endodontics, *NY State Dent J* 31:341, 1965.

[144] Maalouf EM, Gutmann JL: Biological perspectives on the non-surgical endodontic management of periradicular pathosis, *Int Endod J* 27:154, 1994.

[145] Machtou P, Sarfati P, Cohen AG: Post removal prior to retreatment, *J Endod* 15:552, 1989.

[146] Madarati AA, Qualtrough AJ, Watts DC: Factors affecting temperature rise on the external root surface during ultrasonic retrieval of intracanal separated files, *J Endod* 34:1089, 2008.

[147] Madison S, Swanson K, Chiles SA: An evaluation of coronal microleakage in endodontically treated teeth. Part II. Sealer types, *J Endod* 13:109, 1987.

[148] Main C, Mirzayan N, Shabahang S, Torabinejad M: Repair of root perforations using mineral trioxide aggregate: a long-term study, *J Endod* 30:80, 2004.

[149] Mandel E, Friedman S: Endodontic retreatment: a rational approach to root canal reinstrumentation, *J Endod* 18:565, 1992.

[150] Martin JA, Bader JD: Five-year treatment outcomes for teeth with large amalgams and crowns, *Oper Dent* 22:72, 1997.

[151] Masserann J: Entfernen metallischer Fragmente aus Wurzelkanalen (Removal of metal fragments from the root canal), *J Br Endod Soc* 5:55, 1971.

[152] Matherne RP, Angelopoulos C, Kulild JC, Tira D: Use of cone-beam computed tomography to identify root canal systems in vitro, *J Endod* 34:87, 2008.

[153] McDonald MN, Vire DE: Chloroform in the endodontic operatory, *J Endod* 18:301, 1992.

[154] Messer HH: Permanent restorations and the dental pulp. In Hargreaves KM, Goodis HE, editors: *Seltzer and Bender's dental pulp*, Chicago, 2002, Quintessence Books, p 345.

[155] Metska ME, Aartman IH, Wesselink PR, Ozok AR: Detection of vertical root fractures in vivo in endodontically treated teeth by cone-beam computed tomography scans, *J Endod* 38:1344, 2012.

[156] Metzger Z, Ben-Amar A: Removal of overextended gutta-percha root canal fillings in endodontic failure cases, *J Endod* 21:287, 1995.

[157] Molven O, Halse A, Fristad I, MacDonald-Jankowski D: Periapical changes following root-canal treatment observed 20-27 years postoperatively, *Int Endod J* 35:784, 2002.

[158] Moshonov J, Peretz B, Ben-Zvi K, et al: Effect of gutta-percha solvents on surface microhardness of IRM fillings, *J Endod* 26:142, 2000.

[159] Moshonov J, Trope M, Friedman S: Retreatment efficacy 3 months after obturation using glass ionomer cement, zinc oxide-eugenol, and epoxy resin sealers, *J Endod* 20:90, 1994.

[160] Mulvay PG, Abbott PV: The effect of endodontic access

cavity preparation and subsequent restorative procedures on molar crown retention, *Aust Dent J* 41:134, 1996.

[161] Nagai O, Tani N, Kayaba Y, et al: Ultrasonic removal of broken instruments in root canals, *Int Endod J* 19:298, 1986.

[162] Nair PN: New perspectives on radicular cysts: do they heal? *Int Endod J* 31:155, 1998.

[163] Nair PN, Sjogren U, Krey G, et al: Intraradicular bacteria and fungi in root-filled, asymptomatic human teeth with therapy-resistant periapical lesions: a long-term light and electron microscopic follow-up study, *J Endod* 16:580, 1990.

[164] Nair PN, Sjogren U, Krey G, Sundqvist G: Therapy-resistant foreign body giant cell granuloma at the periapex of a root-filled human tooth, *J Endod* 16:589, 1990.

[165] Nair PN, Sjogren U, Schumacher E, Sundqvist G: Radicular cyst affecting a root-filled human tooth: a long-term post-treatment follow-up, *Int Endod J* 26:225, 1993.

[166] Nair PNR, Schroeder HE: Periapical actinomycosis, *J Endod* 10:567, 1984.

[167] Nakata TT, Bae KS, Baumgartner JC: Perforation repair comparing mineral trioxide aggregate and amalgam using an anaerobic bacterial leakage model, *J Endod* 24:184, 1998.

[168] Nearing MV, Glickman GN: Comparative efficacy of various rotary instrumentation systems for gutta-percha removal [Abstract], *J Endod* 24:295, 1999.

[169] Ng YL, Mann V, Gulabivala K: Outcome of secondary root canal treatment: a systematic review of the literature, *Int Endod J* 41:1026, 2008.

[170] Niemczyk SP: Re-inventing intentional replantation: a modification of the technique, *Pract Proced Aesthet Dent* 13:433, 2001.

[171] Osorio RM, Hefti A, Vertucci FJ, Shawley AL: Cytotoxicity of endodontic materials, *J Endod* 24:91, 1998.

[172] Ozgoz M, Yagiz H, Cicek Y, Tezel A: Gingival necrosis following the use of a paraformaldehyde-containing paste: a case report, *Int Endod J* 37:157, 2004.

[173] Parashos P, Messer HH: Questionnaire survey on the use of rotary nickel-titanium endodontic instruments by Australian dentists, *Int Endod J* 37:249, 2004.

[174] Parker H, Glickman GN: Solubility of plastic Thermafil carriers, *J Dent Res* 72:188, 1993.

[175] Patel S: New dimensions in endodontic imaging: part 2. Cone beam computed tomography, *Int Endod J* 42:463, 2009.

[176] Patel S, Dawood A, Ford TP, Whaites E: The potential applications of cone beam computed tomography in the management of endodontic problems, *Int Endod J* 40:818, 2007.

[177] Perez AL, Spears R, Gutmann JL, Opperman LA: Osteoblasts and MG-63 osteosarcoma cells behave differently when in contact with ProRoot MTA and White MTA, *Int Endod J* 36:564, 2003.

[178] Peters SB, Canby FL, Miller DA: Removal of a carbon-fiber post system [abstract PR35], *J Endod* 22:215, 1996.

[179] Pitt-Ford TR, Torabinejad M, McKendry DJ, et al: Use of mineral trioxide aggregate for repair of furcal perforations, *Oral Surg Oral Med Oral Pathol* 79:756, 1995.

[180] Ray H, Seltzer S: A new glass ionomer root canal sealer, *J Endod* 17:598, 1991.

[181] Regezi JA, Sciubba JJ: Cysts of the oral region. In Regezi JA, Sciubba JJ, editors: *Oral pathology: clinical pathologic correlations*, ed 3, Philadelphia, 1999, Saunders, p 288.

[182] Rocas IN, Siqueira JFJ, Santos KR: Association of enterococcus faecalis with different forms of periradicular diseases, *J Endod* 30:315, 2004.

[183] Roda R: Clinical showcase—unintentional replantation: a technique to avoid, *J Can Dent Assoc* 72:133, 2006.

[184] Roda RS: Root perforation repair: surgical and

nonsurgical management, *Pract Proced Aesthet Dent* 13:467, 2001.

[185] Roig-Greene JL: The retrieval of foreign objects from root canals: a simple aid, *J Endod* 9:394, 1983.

[186] Royzenblat A, Goodell GG: Comparison of removal times of Thermafil plastic obturators using ProFile rotary instruments at different rotational speeds in moderately curved canals, *J Endod* 33:256, 2007.

[187] Ruddle CJ: Non-surgical endodontic retreatment. In Cohen S, Burns RC, editors: *Pathways of the pulp*, ed 8, St. Louis, 2002, Mosby, p 875.

[188] Ruddle CJ: Nonsurgical retreatment, *J Endod* 30:827, 2004.

[189] Sabourin CR, Flinn BD, Pitts DL, et al: A novel method for creating endodontic access preparations through all-ceramic restorations: air abrasion and its effect relative to diamond and carbide bur use, *J Endod* 31:616, 2005.

[190] Sae-Lim V, Rajamanickam I, Lim BK, Lee HL: Effectiveness of ProFile .04 taper rotary instruments in endodontic retreatment, *J Endod* 26:100, 2000.

[191] Sakkal S, Gauthier G, Milot P, Lemian L: A clinical appraisal of the Gonon post-pulling system, *J Can Dent Assoc–Journal de l Association Dentaire Canadienne* 60:537, 1994.

[192] Satterthwaite JD, Stokes AN, Frankel NT: Potential for temperature change during application of ultrasonic vibration to intra-radicular posts, *Eur J Prosthodont Restor Dent* 11:51, 2003.

[193] Saunders EM: In vivo findings associated with heat generation during thermomechanical compaction of gutta-percha. 1. Temperature levels at the external surface of the root, *Int Endod J* 23:263, 1990.

[194] Saunders EM: In vivo findings associated with heat generation during thermomechanical compaction of gutta-percha. 2. Histological response to temperature elevation on the external surface of the root, *Int Endod J* 23:268, 1990.

[195] Saunders EM, Saunders WP: The heat generated on the external root surface during post space preparation, *Int Endod J* 22:169, 1989.

[196] Saunders WP, Saunders EM: Coronal leakage as a cause of failure in root-canal therapy: a review, *Endod Dent Traumatol* 10:105, 1994.

[197] Scherer W, Dragoo MR: New subgingival restorative procedures with Geristore resin ionomer, *Pract Periodontics Aesthet Dent* 7:1, 1995.

[198] Schilder H: Filling root canals in three dimensions, *Dent Clin North Am* Nov:723, 1967.

[199] Schirrmeister JF, Meyer KM, Hermanns P, et al: Effectiveness of hand and rotary instrumentation for removing a new synthetic polymer-based root canal obturation material (Epiphany) during retreatment, *Int Endod J* 39:150, 2006.

[200] Schwandt NW, Gound TG: Resorcinol-formaldehyde resin "Russian Red" endodontic therapy, *J Endod* 29:435, 2003.

[201] Schwartz RS, Robbins JW: Post placement and restoration of endodontically treated teeth: a literature review, *J Endod* 30:289, 2004.

[202] Seltzer S: *Endodontology: biologic considerations in endodontic procedures*, ed 2, Philadelphia, 1988, Lea & Febiger, p x.

[203] Seltzer S, Bender IB: Cognitive dissonance in endodontics, *Oral Surg Oral Med Oral Pathol* 20:505, 1965.

[204] Seltzer S, Bender IB, Ziontz BA: The dynamics of pulp inflammation: correlations between diagnostic data and actual histologic findings in the pulp, *Oral Surg* 16:846, 1963.

[205] Seltzer S, Green DB, Weiner N, DeRenzis F: A scanning electron microscope examination of silver cones removed from endodontically treated teeth, *Oral Surg Oral Med Oral Pathol* 33:589, 1972.

[206] Seltzer S, Sinai I, August D: Periodontal effects of root perforations before and during endodontic procedures, *J Dent Res* 49:332, 1970.

[207] Serper A, Ucer O, Onur R, Etikan I: Comparative

neurotoxic effects of root canal filling materials on rat sciatic nerve, *J Endod* 24:592, 1998.

[208] Setzer FC, Kohli MR, Shah SB, et al: Outcome of endodontic surgery: a meta-analysis of the literature—Part 2: comparison of endodontic microsurgical techniques with and without the use of higher magnification, *J Endod* 38:1, 2012.

[209] Shen Y, Peng B, Cheung GS: Factors associated with the removal of fractured NiTi instruments from root canal systems, *Oral Surg Oral Med Oral Pathol Oral Radiol Endod* 98:605, 2004.

[210] Shipper G, Orstavik D, Teixeira FB, Trope M: An evaluation of microbial leakage in roots filled with a thermoplastic synthetic polymer-based root canal filling material (Resilon), *J Endod* 30:342, 2004.

[211] Simon JH, Chimenti RA, Mintz GA: Clinical significance of the pulse granuloma, *J Endod* 8:116, 1982.

[212] Simon JH, Glick DH, Frank AL: The relationship of endodontic-periodontic lesions, *J Periodontol* 43:202, 1972.

[213] Sinai IH: Endodontic perforations: their prognosis and treatment, *J Am Dent Assoc* 95:90, 1977.

[214] Siqueira JF, Sen BH: Fungi in endodontic infections, *Oral Surg Oral Med Oral Pathol Oral Radiol Endod* 97:632, 2004.

[215] Sjogren U, Hagglund B, Sundqvist G, Wing K: Factors affecting the long-term results of endodontic treatment, *J Endod* 16:498, 1990.

[216] Sjogren U, Happonen RP, Kahnberg KE, Sundqvist G: Survival of Arachnia propionica in periapical tissue, *Int Endod J* 21:277, 1988.

[217] Sluyk SR, Moon PC, Hartwell GR: Evaluation of setting properties and retention characteristics of mineral trioxide aggregate when used as a furcation perforation repair material, *J Endod* 24:768, 1998.

[218] So MV, Saran C, Magro ML, et al: Efficacy of ProTaper retreatment system in root canals filled with gutta-percha and two endodontic sealers, *J Endod* 34:1223, 2008.

[219] Solomonov M, Paque F, Kaya S, et al: Self-adjusting files in retreatment: a high-resolution micro-computed tomography study, *J Endod* 38:1283, 2012.

[220] Somma F, Cammarota G, Plotino G, et al: The effectiveness of manual and mechanical instrumentation for the retreatment of three different root canal filling materials, *J Endod* 34:466, 2008.

[221] Song M, Chung W, Lee SJ, Kim E: Long-term outcome of the cases classified as successes based on short-term follow-up in endodontic microsurgery, *J Endod* 38:1192, 2012.

[222] Song M, Nam T, Shin SJ, Kim E: Comparison of clinical outcomes of endodontic microsurgery: 1 year versus long-term follow-up, *J Endod* 40:490, 2014.

[223] Souter NJ, Messer HH: Complications associated with fractured file removal using an ultrasonic technique, *J Endod* 31:450, 2005.

[224] Spatafore CM, Griffin JA Jr, Keyes GG, et al: Periapical biopsy report: an analysis of over a 10-year period, *J Endod* 16:239, 1990.

[225] Spili P, Parashos P, Messer HH: The impact of instrument fracture on outcome of endodontic treatment, *J Endod* 31:845, 2005.

[226] Spriggs K, Gettleman B, Messer HH: Evaluation of a new method for silver point removal, *J Endod* 16:335, 1990.

[227] Stabholz A, Friedman S: Endodontic retreatment—case selection and technique. Part 2: treatment planning for retreatment, *J Endod* 14:607, 1988.

[228] Stamos DE, Gutmann JL: Revisiting the post puller, *J Endod* 17:466, 1991.

[229] Stamos DE, Gutmann JL: Survey of endodontic retreatment methods used to remove intraradicular posts, *J Endod* 19:366, 1993.

[230] Sundqvist G: Ecology of the root canal flora, *J Endod* 18:427, 1992.

[231] Sundqvist G, Figdor D: Endodontic treatment of apical periodontitis. In Orstavik D, Pitt-Ford TR, editors: *Essential endodontology: prevention and treatment of*

apical periodontitis, London, 1998, Blackwell Science, p 242.

[232] Sundqvist G, Reuterving CO: Isolation of *Actinomyces israelii from* periapical lesion, *J Endod* 6:602, 1980.

[233] Suter B: A new method for retrieving silver points and separated instruments from root canals, *J Endod* 24:446, 1998.

[234] Suter B, Lussi A, Sequeira P: Probability of removing fractured instruments from root canals, *Int Endod J* 38:112, 2005.

[235] Sutherland JK, Teplitsky PE, Moulding MB: Endodontic access of all-ceramic crowns, *J Prosthodont Res* 61:146, 1989.

[236] Swanson K, Madison S: An evaluation of coronal microleakage in endodontically treated teeth. Part I. Time periods, *J Endod* 13:56, 1987.

[237] Tamse A, Fuss Z, Lustig J, Kaplavi J: An evaluation of endodontically treated vertically fractured teeth, *J Endod* 25:506, 1999.

[238] Tamse A, Kaffe I, Lustig J, et al: Radiographic features of vertically fractured endodontically treated mesial roots of mandibular molars, *Oral Surg Oral Med Oral Pathol Oral Radiol Endod* 101:797, 2006.

[239] Tasdemir T, Er K, Yildirim T, Celik D: Efficacy of three rotary NiTi instruments in removing gutta-percha from root canals, *Int Endod J* 41:191, 2008.

[240] Tasdemir T, Yildirim T, Celik D: Comparative study of removal of current endodontic fillings, *J Endod* 34:326, 2008.

[241] Teixeira FB, Teixeira EC, Thompson JY, Trope M: Fracture resistance of roots endodontically treated with a new resin filling material, *J Am Dent Assoc* 135:646, 2004.

[242] Teplitsky PE, Rayner D, Chin I, Markowsky R: Gutta percha removal utilizing GPX instrumentation, *J Can Dent Assoc–Journal de l Association Dentaire Canadienne* 58:53, 1992.

[243] Torabinejad M, Higa RK, McKendry DJ, Pitt Ford TR: Dye leakage of four root end filling materials: effects of blood contamination, *J Endod* 20:159, 1994.

[244] Torabinejad M, Hong C, Pitt Ford TR: Tissue reaction to implanted super-EBA and Mineral trioxide aggregate in the mandible of guinea pigs: a preliminary report, *J Endod* 21:569, 1995.

[245] Torabinejad M, Hong CU, McDonald F, Pitt Ford TR: Physical and chemical properties of a new root-end filling material, *J Endod* 21:349, 1995.

[246] Torabinejad M, Hong CU, Pitt Ford TR, Kettering JD: Cytotoxicity of four root end filling materials, *J Endod* 21:489, 1995.

[247] Torabinejad M, Lemon RR: Procedural accidents. In Walton RE, Torabinejad M, editors: *Principles and practice of endodontics*, ed 3, Philadelphia, 2002, Saunders, p 310.

[248] Torabinejad M, Ung B, Kettering JD: In vitro bacterial penetration of coronally unsealed endodontically treated teeth, *J Endod* 16:566, 1990.

[249] Tronstad L, Barnett F, Cervone F: Periapical bacterial plaque in teeth refractory to endodontic treatment, *Endod Dent Traumatol* 6:73, 1990.

[250] Trope M, Maltz DO, Tronstad L: Resistance to fracture of restored endodontically treated teeth, *Endod Dent Traumatol* 1:108, 1985.

[251] United States Drug Administration: *Chloroform used as an ingredient (active or inactive) in drug products. Federal Register No. 26845.* Washington DC, 1976, US Government Printing Office.

[252] Uzun O, Topuz O, Tinaz C, et al: Accuracy of two root canal length measurement devices integrated into rotary endodontic motors when removing gutta-percha from root-filled teeth, *Int Endod J* 41:725, 2008.

[253] Valderhaug J, Jokstad A, Ambjornsen E, Norheim PW: Assessment of the periapical and clinical status of crowned teeth over 25 years, *J Dent* 25:97, 1997.

[254] Viducic D, Jukic S, Karlovic Z, et al: Removal of gutta-percha from root canals using an Nd:YAG laser, *Int Endod J* 36:670, 2003.

[255] Walton RE, Rivera EM: Cleaning s. In Walton RE, Torabinjad M, editors: *Principles and practice of endodontics*, ed 3, Philadelphia, 2002, Saunders, p 206.

[256] Walton RE, Torabinejad M: Diagnosis and treatment planning. In Walton RE, Torabinejad M, editors: *Principles and practice of endodontics*, ed 3, Philadelphia, 2002, Saunders, p 49.

[257] Weiger R, Manncke B, Werner H, Lost C: Microbial flora of sinus tracts and root canals of non-vital teeth, *Endod Dent Traumatol* 11:15, 1995.

[258] Welk AR, Baumgartner JC, Marshall JG: An in vivo comparison of two frequency-based electronic apex locators, *J Endod* 29:497, 2003.

[259] Wennberg A, Orstavik D: Evaluation of alternatives to chloroform in endodontic practice, *Endod Dent Traumatol* 5:234, 1989.

[260] White C, Bryant N: Combined therapy of mineral trioxide aggregate and guided tissue regeneration in the treatment of external root resorption and an associated osseous defect, *J Periodontol* 73:1517, 2002.

[261] Whitworth JM, Boursin EM: Dissolution of root canal sealer cements in volatile solvents, *Int Endod J* 33:19, 2000.

[262] Wilcox LR: Thermafil retreatment with and without chloroform solvent, *J Endod* 19:563, 1993.

[263] Wilcox LR: Endodontic retreatment with halothane versus chloroform solvent, *J Endod* 21:305, 1995.

[264] Wilcox LR, Juhlin JJ: Endodontic retreatment of Thermafil versus laterally condensed gutta-percha, *J Endod* 20:115, 1994.

[265] Wilcox LR, Krell KV, Madison S, Rittman B: Endodontic retreatment: evaluation of gutta-percha and sealer removal and canal reinstrumentation, *J Endod* 13:453, 1987.

[266] Wolcott J, Ishley D, Kennedy W, et al: A 5 yr clinical investigation of second mesiobuccal canals in endodontically treated and retreated maxillary molars, *J Endod* 31:262, 2005.

[267] Wolcott JF, Himel VT, Hicks ML: Thermafil retreatment using a new "System B" technique or a solvent, *J Endod* 25:761, 1999.

[268] Wolcott S, Wolcott J, Ishley D, et al: Separation incidence of protaper rotary instruments: a large cohort clinical evaluation, *J Endod* 32:1139, 2006.

[269] Wourms DJ, Campbell AD, Hicks ML, Pelleu GB Jr: Alternative solvents to chloroform for gutta-percha removal, *J Endod* 16:224, 1990.

[270] Yatsushiro JD, Baumgartner JC, Tinkle JS: Longitudinal study of the microleakage of two root-end filling materials using a fluid conductive system, *J Endod* 24:716, 1998.

[271] Yeo JF, Loh FC: Retrograde removal of fractured endodontic instruments, *Ann Acad Med Singapore* 18:594, 1989.

[272] Yoldas O, Oztunc H, Tinaz C, Alparslan N: Perforation risks associated with the use of Masserann endodontic kit drills in mandibular molars, *Oral Surg Oral Med Oral Pathol Oral Radiol Endod* 97:513, 2004.

[273] Zakariasen KL, Brayton SM, Collinson DM: Efficient and effective root canal retreatment without chloroform, *J Can Dent Assoc–Journal de l Association Dentaire Canadienne* 56:509, 1990.

[274] Zinman EJ: Records and legal responsibilities. In Cohen S, Burns RC, editors: *Pathways of the pulp*, ed 8, St. Louis, 2002, Mosby, p 365.

[275] Zou X, Liu D, Yue L, Wu M: The ability of cone-beam computerized tomography to detect vertical root fractures in endodontically treated and nonendodontically treated teeth: a report of 3 cases, *Oral Surg Oral Med Oral Pathol Oral Radiol Endod* 111:797, 2011.

[276] Zuolo ML, Imura N, Ferreira MO: Endodontic retreatment of thermafil or lateral condensation obturations in post space prepared teeth, *J Endod* 20:9, 1994.

[277] Zuolo ML, Kherlakian N, Imura N: Effectiveness of nickel titanium rotary and hand instrumentation in endodontic retreatment [Abstract], *J Endod* 22:209, 1996.

第9章

根尖手术
Periradicular Surgery

BRADFORD R. JOHNSON | MOHAMED I. FAYAD*

章节概述

*作者在此感谢David Witherspoon对之前版本的贡献。

尽管在多数情况下非手术牙髓治疗是一种高度可预测的治疗选择，但对于具有持续性根尖周病变且对非手术治疗无效的患牙，可考虑进行手术治疗。至少从19世纪中期起，就已经开始实施包括根尖切除在内的牙髓外科治疗了[211]。1906年，Schamberg[473]记录了使用X线片辅助诊断，并使用手术车针进行快速骨切开和根尖"切除"的技术。

引入安全有效的局部麻醉也许是20世纪初牙科实践中最重要的发展，这使得手术治疗更加细致和舒适。牙髓病学于1963年被正式认定作为一项专科，开创了聚焦于预防和治疗牙髓根尖周病变的基础研究与临床研究的新时代。

自20世纪90年代以来，根尖手术技术持续发展，今天已成为一种精确的、基于生物学的非手术根管治疗的辅助治疗手段。新型仪器和材料的同时发展，以及对伤口愈合生物学特性的更好理解，使手术治疗成为拔牙和修复的可行性替代方案，而不是最后的治疗手段。

根尖外科手术应被视为非手术治疗的延续，因为两者所针对疾病的基本病因相同，并且治疗目标也相同：预防或消除根尖周炎。尽管两者使用的器械和技术完全不同，但不应将根尖手术治疗与非手术治疗分割开。手术治疗占典型牙髓专科治疗的3%～10%[1,75,374]。一项网络调查发现，91%的牙髓专科医生都实施过某种类型的根尖手术，几乎所有人都使用牙科治疗显微镜和超声器械[115]。近78%的根尖外科手术由牙髓专科医生开展，全科口腔医生和其他口腔专科医生分别占15.5%和6.6%[242]。虽然经过适当培训的全科口腔医生和其他口腔专科医生可以进行根尖外科手术，但是本章介绍的大部分现有的根尖外科手术技术和科学原理都是由那些在牙髓病学领域进行过高级培训的专科医生研发出来的。我们认为牙髓病学专科医生必须继续将根尖外科手术作为临床牙髓治疗中的常规治疗，并且不要将这种治疗方案的选择权交给那些可能不具备相同背景、技能或价值观的其他人[344,424,439]。当把患者的意愿和生活质量作为考虑因素时，患者自己一定会高度重视牙髓治疗和天然牙的保留[153,180]。

根尖手术的适应证

持续性根尖周病的病因

制订治疗方案的第一个也是最重要的步骤是尝试确定持续性根尖周病的病因。根管治疗的目的是消除病因，最常见的病因是根管系统中存在细菌和其他微生物刺激物[492]。在可能的情况下，非手术再治疗通常是尝试纠正之前明显治疗缺陷的首选方法（见第8章）[564]。然而，即使在经过完善治疗的牙齿中，微生物也能存活于牙本质小管、根管不规则区、根尖三角区和峡部等区域内[275,307,568]。如果残留的微生物完全封闭在根管系统中，才有可能发生根尖周愈合。密封所有微生物从根管系统内逃逸的潜在途径，是非手术治疗和外科手术治疗的共同目标。当进入根尖周组织的致病性微生物达到一定数量时，就会发生根尖周病变。

粪肠球菌通常可以从根管治疗失败的牙齿中分离出来，并且大家认为现阶段通过常规根管预备和根管冲洗技术难以将其消除[510]。和主要与混合型厌氧微生物群相关的原发性牙髓感染不同，现在普遍认为根管治疗失败常与一种或两种微生物相关[492]。然而，使用更复杂的技术（16S核糖体RNA基因克隆文库分析）进行的研究已经确定，在大多数具有持续性根尖周病变的牙齿中可以检测出多种先前无法培养的生物型[464]。真菌和病毒也是导致根管治疗失败的潜在因素，可能在持续性根尖周病变中起主要或次要作用[369,399,462,575]。

现已发现，根管外微生物菌落也可能是某些牙齿非手术治疗失败的原因。当微生物排列形成根管外生物膜时，它们可能能够特别耐受宿主防御机制和抗菌药物的清除作用[490]。持续性根管外的根面菌群定植不能通过非创伤性方法进行诊断，但可能存在于那些经过完善根管治疗却对非手术治疗耐受的病例中[166,218,465,495,511]。虽然对根管外微生物菌落的存在一直有争议，但使用DNA-DNA杂交技术的研究已经证实了，在一些根管治疗牙齿的根尖周组织中有微生物持续存在[187,509]。

充填材料超填可能导致治疗失败，据推测是慢性炎症反应的结果[369]。这种可能性或许与某些有毒物质（如含有甲醛的糊剂[376]）有关，而那些相对中性的材料如牙胶和糊剂所起的作用则并不清楚，只有微生物存在时，这些材料才可能成为一个重要的致病因素。如果根尖接近颊侧皮质骨板，可能会发生根尖区骨开窗，并导致持续性症状，尤其在根尖区触诊时可产生疼痛[72]。有人认为，充填材料超填可能会导致根管治疗失败，其原因是某些牙科材料可能会引起牙周膜（PDL）细胞凋亡[467]。充填材料和根尖周组织之间的特异性相互作用尚不完全清楚，值得进一步研究。有报道指出，根充材料超填而导致预后较差，这可能只与缺乏足够的根尖封闭和随之而来的根管系统内微生物逸出有关。不论哪种情况，充填材料的少量超填很少作为手术的唯一指征，除非出现症状或者根尖周病变继续发展。充填材料的严重超填，特别是当涉及重要的解剖区域并且可能有毒性物质存在时，可以转诊给牙髓专科医生或口腔外科医生进行评估，在可能的情况下进行治疗。在非手术根管治疗后，根尖周胆固醇晶体的存在可能会影响病变愈合[365]。虽然不常见，真性根尖周囊肿（完全封闭、囊腔有上皮衬里）可能不会在非手术治疗后消失[364]。与其他根管外病因引起的失败一样，此种情况也需要进行手术，因为明确诊断和治疗需要去除根尖周组织并进行活检。

牙根纵裂是治疗失败的重要原因，并且可能难以进行早期诊断[90]。通常需要进行探查性手术以确定是否根折。锥形束计算机断层扫描（CBCT）是一种非创伤性有前景的诊断根折的手段[155,165]，在本章后面的内容中和第2章中对此进行了更详细的讨论。虽然一些方法有希望治疗牙根纵裂[226,268,506]，但一般认为预后较差。通常选择的治疗方法是拔除，特别是如果有合适的牙齿可以移植时（见第21章）。如果剩余的牙齿结构不受影响并且存在足够的牙周支持，则可以在多根牙齿中考虑截根或牙半切术。

系统性疾病与根尖周愈合之间的关系尚不完全清楚。某些全身药物可能对伤口愈合造成的影响将在本章后半部分进行讨论。受损的宿主愈合能力可能是延迟愈合和一些根管治疗失败的促成因素。如在有根尖周病变的糖尿病患者中，非手术根管治疗后病变完全愈合的可能性较小[78,175]。接受免疫抑制治疗的患者极有可能发生延迟愈合、治疗失败或亚临床感染急性加重的情况，尽管有两项研究包含了免疫功能低下患者的亚组［骨髓移植和获得性免疫缺陷综合征（艾滋病）］，但未发现这些患者发生与牙髓治疗相关并发症的风险更高[197,406]。

手术治疗的基本原理

虽然通常认为非手术根管再治疗是持续性根尖周炎的治疗首选[77,492,510,564]，但是如果无法实施非手术再治疗或不能改善先前的治疗结果，那么建议选择根尖手术（见第8章）。特别是，当根管内有长的桩或者无法取出的分离器械、有无法通过的台阶、根管堵

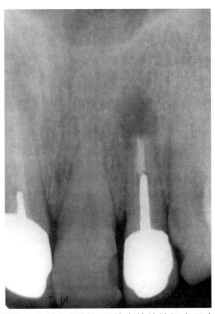

图9-1 既往治疗的上颌侧切牙伴有持续性根尖周病损。非手术再治疗是可行的，但需要拆除冠部相对密合的修复体。所以根尖手术是一种合理的治疗选择。

塞或偏移、有坚硬的水门汀充填材料、先前非手术治疗失败，以及有可疑的牙根纵裂，或需要活检时（图9-1～图9-4），根尖手术是首选。即使明确需要进行手术治疗，也建议在手术前进行非手术根管再治疗，以帮助减少根管系统中的微生物数量，并确保更有利的长期预后[230]。另一方面，如果认为再治疗的风险和成本过高，手术可能是首选。例如，拆除近期修复的固定桥后，基牙做牙髓再治疗在技术上也许是可行的，但是在经济上并不合算。一项研究发现，与非手术根管再治疗、拔牙后固定桥修复以及拔牙后单颗牙种植修复相比，根管显微外科手术可能是治疗持续性根尖周病的最节约成本的选择[284]。由于目前证据所支持的观点是手术治疗和非手术治疗的预后大致相同，因此对病例特殊多样性的临床判断是制订治疗方案的关键因素[127-128,135,293,468,577]。

临床决策

临床决策是一个结合了现有最佳证据、临床判断和患者意愿的过程。治疗方案的选择总是有一定的不确定性。牙髓外科治疗并不是唯一可行的选择方案。临床医生和患者必须权衡包括相对益处、风险和成本在内的两种或更多可接受的治疗方案。患者和临床医生可能会对潜在治疗结果的评估抱有不同的态度[269]。在单颗种植牙的预后研究中，Gibbard和Zarb[193]指出，一些医疗保健专业人员认为很重要的因素，可能患者

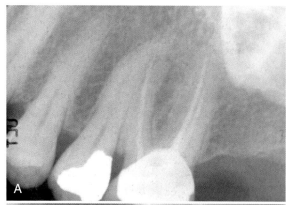

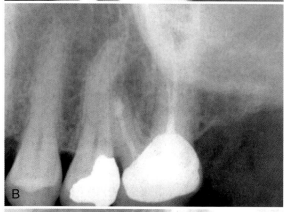

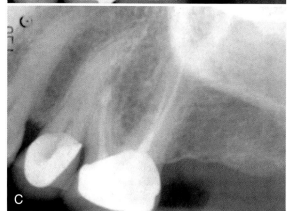

图9-2　A，既往治疗的26伴有持续性根尖周病损和近中颊根（MB-1）根尖偏移。非手术再治疗不太可能纠正这种医源性损伤，手术是首选。B，术后即刻X线片。根尖倒预备和倒充填从MB-1根管向腭侧延伸，包括了峡部区域和近中颊根第二根管（MB-2）。C，1年后随访检查：牙齿无症状，放射学检查显示有明显的根尖周愈合。虽然手术是这例病例的首选治疗方案，并且取得了良好的效果，但在手术前应对非手术再治疗进行良好的论证，以确保对根管进行消毒并尝试定位MB-2根管。

并不这么认为。即使在口腔全科和专科医生中，治疗门槛也各不相同，治疗建议可能更多地取决于个人价值观和经验，而不是客观地分析治疗费用、预后、风险和替代方案[56,343,439]。

患者和临床医生针对可能的治疗结果以及患者的意愿进行交流，并就适当的治疗方案达成一致，这样

的治疗方案优于临床医生直接决定的治疗方案[46,179]。这种双向交流可以给临床医生提供最佳的现有可行性依据以及针对病例的临床判断，同时形成顾及患者个人价值观和偏好的决定。已证明这种决策模型可以提高患者对治疗选择的认知和满意度[262,386-387]。一般来说，大多数患者更愿意积极参与决策过程，但希望将治疗细节留给临床医生[179]。也就是说，对于患者而言，治疗方案的风险、益处和费用都很重要，但治疗过程的细节通常并不重要。鉴于目前某些地区推荐将种植作为根管治疗的替代方案，共同决策尤其重要。

比较根尖外科手术治疗、非手术再治疗以及拔牙后固定修复或种植修复，其治疗成功率难以预测。许多治疗变量复杂且不容易量化，如口腔中位置的影响、牙槽骨的质量、术者的技能、全身性疾病对愈合的可能性影响、牙周支持、剩余牙齿结构和抗折性、冠部修复体质量、患者对继发性龋坏的易感性、使用的材料，以及其他因素。此外，治疗成功的定义差异很大，在不同的研究中也不一致。

Boioli等[66]对种植体研究进行了Meta分析，并报告5年存活率为93%。根据在口内的位置及其他变量，常规种植体存留5～10年的成功率为90%～97%[302,309]。以前报告的牙髓外科治疗成功率低于种植修复[230,546]。但是在现在的循证标准中，大这些以往的研究大多数并没有说服力，更重要的是，它们没有反映出许多新型的手术材料和技术。通过精心的病例选择、手术技巧的应用以及本章后面所述材料和技术的使用，许多研究表明，牙髓外科治疗的成功率超过90%[326,448,500,501,546,609]。von Arx报道，接受牙髓显微外科手术的牙齿5年成功率比1年观察时低8%[566]。一项类似的研究发现10年成功率为85%[500]。有人进行了系统性回顾和Meta分析，将传统的根尖手术与现代牙髓显微外科手术［超声根尖倒预备；使用IRM、Super EBA或MTA进行根尖倒充填；以及使用高倍（＞×10）显微镜］进行了比较，结果发现使用现有材料和技术的牙髓显微外科手术成功率为94%，而传统根尖手术成功率为59%[483]。

从广义上讲，在理想条件下，非手术根管再治疗、手术治疗和种植体植入的预后应大致相同。治疗的选择应基于最佳可行性依据、病例特异性临床判断和患者偏好。随着循证医学的不断发展，我们预测，包含患者多样性和治疗变量的算法将会开发出来，以协助临床决策。

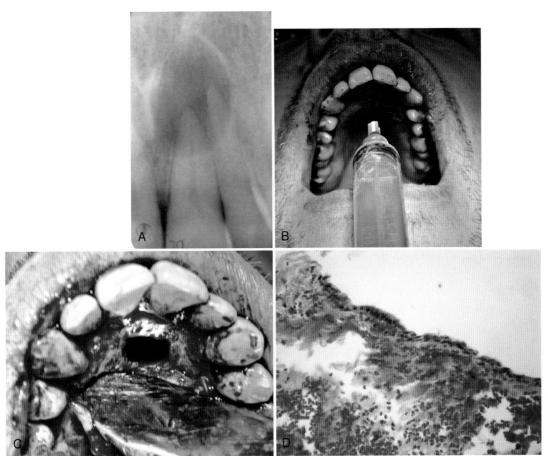

图9-3 A，手术适应证（活检）：常规X线检查发现21、22区域的大面积透射影。所有前牙的牙髓活力测试都在正常范围。B，局部麻醉后，术前先用大号针头在病变处回吸以排除血管病损。C，颊侧和腭侧翻瓣。可以从腭侧直接进入病损区。活检切除，并将样本进行检测。D，活检标本的光学显微镜切片，病变被诊断为鼻腭管囊肿（×400）。（由Dr. Vince Penesis提供）

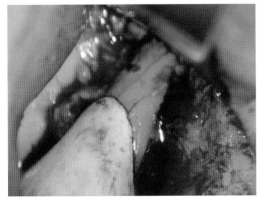

图9-4 手术探查是为了排除或确认根折。显微镜放大并用亚甲蓝染色证实存在多发性根折。随后拔除牙齿。（由Dr. Martin Rogers提供）

创伤愈合的一般生物学原理

伤口的愈合情况因身体不同区域而异，并取决于几个因素，包括组织类型、伤口类型和愈合类型。在根尖外科手术中，组织包括游离龈和附着龈、牙槽黏膜、骨膜、骨、牙周膜和牙骨质。伤口可以是刻意的手术创伤，包括切口、钝性分离和切除（外科手术），或者是病理性或创伤性伤口。愈合发生包括一期愈合和二期愈合[212]。

例如，切开性钝性分离伤口愈合通常被认为是典型的一期愈合，而涉及切除的牙根表面和骨隐窝愈合的切开伤口被认为是二期愈合。一般来说，理解伤口愈合过程这一重要概念，要特别注意再生和修复的区别。所有手术的目标都应该是再生，使组织恢复正常的微结构和功能，而不是修复，因为修复的结果是组织无法恢复正常的结构和功能。修复通常导致瘢痕组织的形成。

创伤过程因组织类型和损伤而异。然而，所有伤口在愈合过程中都将经历3个阶段：它们是炎症期、增殖期和成熟期。这些阶段在愈合过程中相互重叠[240,570]。尽管这些阶段在愈合组织中可以被识别，但它们都没有明确的起点或终点。此外，在诸如牙髓手术部位的伤口中，涉及一种以上的组织类型，伤口愈合的各个阶段将以不同的速率进行。

软组织伤口愈合

炎症期

从广义上讲，愈合的炎症期在所有组织中都是相似的[543]。这个阶段可以进一步细分为血凝块形成、早期炎症和晚期炎症。

血凝块形成

血凝块形成始于3个过程：（1）血管收缩开始于血小板脱粒释放血清素，血清素作用于内皮细胞并增加血管的渗透性，使富含蛋白质的渗出物进入伤口部位；（2）由血小板形成栓子，主要通过血管内血小板聚集形成；（3）外源性和内源性凝血机制均被激活。其他几个过程同时发生，包括激肽、补体和纤维蛋白溶解系统的激活，以及纤溶酶的产生[34,247,521]。这些过程稳定了血凝块，开始产生许多有丝分裂原和趋化因子，并引发伤口的净化过程。最后形成由稀疏杂乱排列的纤维蛋白链组成的凝块，并含有血清渗出物、红细胞、组织碎片和炎症细胞。术后立即用无菌冰纱布压迫组织瓣，使纤维蛋白凝块的厚度最小，从而加速伤口愈合。

早期炎症：多形核中性粒细胞（PMN）组织

由于凝块中各种组分产生化学趋化物，使多形核中性粒细胞（PMNs）在凝块稳定后6小时内开始进入伤口部位。PMNs的数量稳步增加，在受伤后24～48小时达到峰值。标记PMN迁移到伤口部位有3个关键过程：（1）附壁：红细胞进行血管内凝集，使PMNs黏附于内皮细胞；（2）移出：PMNs主动穿过血管壁；（3）迁移：PMNs在各种趋化介质的影响下进行变形运动，进入受损组织[212]。

PMNs的主要作用是通过细菌的吞噬作用进行伤口净化。伤口内大量PMNs相对存活期较短，3天以后PMNs的数量快速下降。

晚期炎症：巨噬细胞组织

在PMN数量下降时（受伤后48～96小时），巨噬细胞开始进入伤口部位。在大约第三天或第四天时它们达到峰值浓度。这些细胞源自循环血单核细胞，在伤口部位化学趋化物的影响下离开血循环。随后单核细胞演变成巨噬细胞。巨噬细胞的寿命比PMNs长得多，它们留在伤口中直到愈合完成。与PMNs类似，巨噬细胞通过吞噬作用以及消化微生物和组织碎片的方式在净化伤口中起主要作用。

巨噬细胞比PMNs具有更高的生物活性，可分泌大量细胞因子。这些生物活性物质的关键作用是启动伤口愈合的增殖期，并通过促进肉芽组织形成来实现。巨噬细胞的另外两个主要功能是摄取和加工抗原以呈递给在巨噬细胞之后进入伤口的T淋巴细胞。与PMNs不同，巨噬细胞在伤口愈合的调节中起着重要作用[109,224]。由于伤口没有发展到下一阶段，伤口部位巨噬细胞数量减少造成了愈合的延迟。例如，与年龄相关的愈合潜力下降问题，似乎部分是由于愈合组织中巨噬细胞的雌激素调节丧失造成的[33]。

增殖期

增殖期的特征是伤口中肉芽组织的形成。成纤维细胞和内皮细胞这两种关键细胞类型在肉芽组织的形成中起主要作用。肉芽组织是脆弱的结构，由纤维蛋白的细胞外基质、纤连蛋白、黏多糖、增殖的内皮细胞、新生的毛细血管，以及与炎性巨噬细胞和淋巴细胞混合的成纤维细胞组成。上皮细胞在软组织愈合的这一阶段也是活跃的，并且负责初始伤口闭合。引导组织再生（GTR）过程就建立在对该阶段上皮细胞生长速率进行控制的基础之上。

成纤维细胞：纤维组织增生

血管周围组织中的未分化间充质干细胞和相邻结缔组织中的成纤维细胞在损伤后第3天迁移到伤口部位，并在7天左右达到峰值。这种作用受到细胞因子［如成纤维细胞生长因子（FGF）、胰岛素样生长因子-1（IGF-1）和2-15血小板衍生因子（PDGF）］的联合刺激，这些细胞因子最初由血小板产生，随后由巨噬细胞和淋巴细胞产生。随着巨噬细胞数量的减少和成纤维细胞的增加，伤口组织从炎性肉芽肿转变为肉芽组织。

成纤维细胞是伤口愈合过程中的关键重建细胞，因为它们产生大多数形成细胞外基质的结构蛋白（如胶原蛋白）。创伤后第3天，在伤口中首先检测到胶原蛋白。成纤维细胞最初产生Ⅲ型胶原，然后随着伤口成熟，产生Ⅰ型胶原。随着这种胶原纤维网的形成，内皮细胞和平滑肌细胞开始迁移到伤口处。随着伤口愈合的进行，胶原纤维通过交联而变得排列有序。整齐排列的胶原蛋白束逐渐开始定向以抵抗伤口愈合中的压力[108,286,413,516]。

一种关键的成纤维细胞，称为肌成纤维细胞，它在伤口收缩的过程中起重要作用，特别是在切开型伤口中[316,524]。肌成纤维细胞平行排列于伤口表面并通过收缩将伤口边缘拉拢在一起。当伤口闭合后，这些细胞将随着细胞凋亡而消除[137-138]。

内皮细胞：血管生成

毛细血管芽起源于伤口周围的血管并延伸至伤口部位。这个过程与成纤维细胞增殖同时发生，并且可以在创伤后48～72小时开始。没有血管生成，就没有使伤口主动愈合所需的血液供应。毛细血管芽最终形成贯穿整个伤口的毛细血管环（毛细血管丛）网络。

除了伤口适当的低氧浓度外[198,289]，还有一些因子被确定为血管生成的有效刺激因子，包括血管内皮生长因子（VEGF）、碱性成纤维细胞生长因子（bFGF）、酸性成纤维细胞生长因子（aFGF）、转化生长因子-α（TGF-α）和转化生长因子-β（TGF-β）、表皮生长因子（EGF）、白细胞介素-1（IL-1）和肿瘤坏死因子-α（TNF-α）[145]，以及乳酸[248,258,503]。现已证明，这些因子都可以刺激新的血管发育。

上皮

上皮愈合的第一步是在纤维蛋白凝块表面形成上皮封闭。该过程始于伤口边缘，其中基底细胞和基底的棘细胞迅速进行有丝分裂，然后细胞以显著的速率（每天0.5～1mm）迁移穿过纤维蛋白凝块。该单层上皮细胞在接触式引导下，沿着下方凝块的纤维蛋白支架继续迁移。在对侧伤口边缘上皮细胞的接触抑制下，迁移停止。当来自伤口两侧的上皮接合，就形成了上皮封闭。在一期愈合的伤口中，上皮封闭的形成通常在伤口边缘对接后21～28小时[222]。

成熟期

在理想条件下，伤口成熟在创伤后5～7天开始。成纤维细胞、血管通道和细胞外液的减少标志着向愈合阶段的过渡。在伤口成熟的早期阶段，伤口基质主要由纤连蛋白和透明质酸组成。随着伤口拉伸强度的增加，胶原纤维化显著增加。随后发生胶原重塑，形成更粗的胶原束并改变分子间交联。结果使肉芽组织转变为纤维结缔组织，并且胶原蛋白与伤口平面的平

行性降低。聚集的胶原纤维束增加了伤口的拉伸强度。随着伤口愈合的进行，胶原蛋白逐渐重组，这需要胶原蛋白的降解和重聚。胶原蛋白的降解受各种胶原酶的控制。重塑导致修复组织的细胞结构和血管分布逐渐减少，这个过程发生的程度决定了形成瘢痕组织的长度。瘢痕组织的自我重塑可以在人的一生中非常缓慢地持续进行[138,247]。

上皮封闭形成后，上皮层迅速成熟。形成上皮封闭的单层细胞分化、进行有丝分裂和成熟，以形成最终的复层鳞状上皮层。以这种方式形成上皮屏障，保护下方的伤口免受口腔微生物的进一步侵袭。上皮屏障通常在缝合伤口后36～42小时形成，其特征是伤口强度显著增加[222]。

硬组织愈合：切除性牙槽骨伤口

硬组织愈合的炎症期和增殖期与软组织相似。在骨隐窝中形成凝块，随后发生的炎症过程最初涉及多形核中性粒细胞，接着是巨噬细胞。然后形成具有血管生成素成分的肉芽组织。然而，硬组织愈合的成熟期与软组织明显不同，主要因为涉及的组织不同，包括皮质骨、松质骨、固有牙槽骨、骨内膜、牙周膜、牙骨质、牙本质和内侧黏骨膜组织。

成骨细胞：成骨

直径约1cm的切除性骨损伤的愈合类似于长骨骨折愈合。它的发展过程是从血肿到炎症、非生物碎片清除、肉芽组织增殖、结痂形成、编织骨转变为层板骨，最后是联合骨端的重塑。最初形成的凝结物会延缓伤口愈合，因此必须将其清除使伤口进一步愈合。

从破骨细胞的作用中可以发现软组织和硬组织伤口愈合之间的主要差异。在功能上，破骨细胞充当结构单元从伤口边缘清除死骨，就像巨噬细胞从血凝块中去除组织碎片一样。在根尖切除后2～4天，肉芽组织开始从切断的牙周膜增殖[223]。这样的组织迅速包裹根端。同时，从骨伤边缘的深表面发生骨内膜细胞增殖形成凝块的现象。骨隐窝中的凝块很快转变成大量肉芽组织。除了以上讨论的这些细胞，还有几种类型的细胞也迁移到凝块中，包括骨原细胞、前成骨细胞和成骨细胞。这些细胞开始在肉芽组织内形成编织骨。手术后约6天，有明显的新骨形成[223]。

骨形成可以分为两种类型，每种类型分为几个阶

段。根据形成方式不同，各个阶段有所不同。第一种类型的骨形成是基于基质囊泡的发生过程，第二种类型基于类骨质的分泌过程。在这两个过程中，成骨细胞产生骨基质。它们分泌对矿化至关重要的富含胶原蛋白的基质。成骨细胞还会导致钙和磷从血液中沉淀出来。

通过基质囊泡发生过程而生成编织骨时，成骨细胞通过质膜的胞外分泌作用（细胞内囊泡包膜与形成细胞外壁的细胞膜相融合，从而释放囊泡中的物质）产生基质囊泡。随着羟基磷灰石晶体在囊泡中累积，它们变得更大并最终破裂。该过程始于孔状区域内羟基磷灰石晶体的沉积和生长。然后，晶体合并形成的结构称为球晶。单个球晶的结合导致矿化的形成。

层板骨的形成不需要基质囊泡的产生，而是通过成骨细胞分泌形成。成骨细胞分泌一种由纵向排列的胶原基质纤维（主要是Ⅰ型胶原）构成的有机基质。矿物质直接沿着胶原纤维沉积而发生矿化[239-240]。这个阶段与pH升高有关，可能是由于成骨细胞和其他细胞分泌的碱性磷酸酶在矿化中起到了重要作用。碱性磷酸酶在矿化过程中的确切作用尚不清楚。平衡各种证据有利于发挥其积极的促进作用[19-20]。在一些假设中[70-71,552-553]，碱性磷酸酶通过各种细胞、细胞外基质蛋白和元素的结合机制来促进矿化。骨骼和牙本质中碱性磷酸酶和磷酸蛋白的相互作用对矿化过程尤为重要[71-72,557-558]。

抑制剂分子，如焦磷酸盐和酸性非胶原骨蛋白，有调节矿化的作用。一些生长因子也被确定为是产生骨组织的关键成分。包括TGF-β、骨形态发生蛋白（BMP）、PDGF、FGF和IGF[97,191,476,513]。一项临床研究显示，将自体血小板浓缩物添加到手术部位可以减少术后疼痛，并可加速愈合过程[134]。

术后3~4周，切除性骨性伤口内75%~80%充满骨小梁，周围有高度活跃的类骨质和成骨细胞。伤口外表面可以看到重组的骨膜，它具有高度细胞化，并有更多纤维结缔组织平行排列于前皮质骨板表面。术后8周，骨小梁更粗、更致密，成骨细胞活性降低，这些细胞占初始创面的80%左右。此外，与成熟骨小梁相关的骨样细胞较少。表面的骨膜已经改建并与新骨接触。骨组织通常在术后16周内充满骨缺损区。然而，皮质骨板尚未完全改造。骨组织的成熟和重塑可以持续数月[223]。

局部愈合也受到内分泌系统及其三大类激素的系统性影响：多肽调节激素（甲状旁腺激素、降钙素、胰岛素和生长激素）、类固醇激素（维生素D₃、糖皮质激素和性激素）和甲状腺激素[219]。

成牙骨质细胞：牙骨质形成

在根尖周组织的再生过程中，在手术切除的根尖表面形成牙骨质[114]。新牙骨质形成的确切空间和时间顺序尚不明确，但是牙骨质生成很重要，因为牙骨质可以抵抗再吸收（破骨细胞几乎无法附着到牙骨质上）。

牙骨质形成开始于根尖切除后10~12天。成牙骨质细胞在牙根周围发育，并向着根管中心移动[24]。大量证据表明，调节牙骨质形成的细胞来源于牙胚固有的外胚间充质细胞，而不是来自牙槽骨或其他周围组织。由牙本质内部的介质来监测前成牙骨质细胞在牙本质表面的迁移和附着[140,210]。牙骨质在约28天内覆盖切除的根尖表面。新形成的PDL纤维显示出功能重组，垂直于切除根尖表面的纤维重新定向，从新形成的牙骨质延伸到编织骨骨小梁。这约在手术后8周发生[212,319-320]。

全身用药和伤口愈合

双膦酸盐

双膦酸盐通常用于治疗骨量减少、骨质疏松、Paget's骨病、多发性骨髓瘤、转移性骨癌、乳腺癌和前列腺癌。2003年首次报道双膦酸盐与颌骨骨坏死之间的潜在联系[332,351]。目前该病症的推荐术语是抑制骨吸收药物相关性颌骨坏死（ARONJ）[229]或药物相关性颌骨坏死（MRONJ）。术语的变化反映出，除了双膦酸盐之外，其他抗吸收剂也可以增加颌骨坏死的风险（如地诺单抗）。ARONJ可以自发性发生，但通常与涉及骨创伤的牙科手术有关。增加ARONJ风险的患者相关变量包括年龄（超过65岁）、长期服用皮质类固醇类药物、使用双膦酸盐超过2年、吸烟、糖尿病和肥胖[278,334,340,583]。需要注意的是，通常作为处方药的口服双膦酸盐引起ARONJ的风险似乎很低，而该类药物用于降低与髋、脊椎和其他骨折相关疾病的发病率和死亡率具有显著效果[229]。虽然拔牙手术可能会使发生ARONJ的风险增加4倍，但口服双膦酸盐类药物患者的预估发病率为：2260例中有0~1例患ARONJ[7,340]。对于非癌症患者，发生ARONJ风险的合理上限约为0.1%[229]。一项临床研究报告显示服用某种口服双膦酸盐（阿仑膦酸钠）的患者发生ARONJ的风险高于4%[479]，虽然这个项目在研究时回顾并使用了牙科学校患者的电子病历记录，但可能没有充分控制其他相关变量。在报道的ARONJ病例中，大多数是服用Ⅳ型双膦酸盐（如唑来膦酸和帕米膦酸盐钠）的患者。一份报告显示，大约20%使用静脉注射双膦酸盐的患者可能发生ARONJ[7,340]。系统性回顾发现，癌症与ARONJ患病风险之间存在很强的相关性，患病率在0.7%~13.3%之间[352]。这篇报道发现，在一些高质量的研究报告中也发现癌症患者中ARONJ的患病率最高。

对根尖周炎采取及时保守治疗，这一点对于降低服用双膦酸盐患者患ARONJ的风险至关重要。由于根尖周病变可能加重或增加ARONJ的风险，因此"不治疗"选项不是一个可行的选择。应与所有服用双膦酸盐的患者充分讨论ARONJ的潜在风险以及治疗方案。非手术再治疗通常应被视为首选，特别是对于有静脉注射双膦酸盐史或有其他危险因素的患者。即便如此，仍可能需要手术治疗来控制慢性或急性根尖周炎。当用于治疗持续性根尖周炎的唯一可行治疗选择是牙髓外科治疗或拔除时，在高危患者中，对于哪种方案在多大程度上可能会导致ARONJ的问题，仍然没有明确答案。总的来说，在手术创伤最小的情况下，最可能消除根尖周炎的手术是首选。建议采用保守的手术技术、初级的组织闭合，以及术前和治疗期间使用氯己定漱口水[229]。一些有限的证据支持预防性服用抗生素和使用氯己定漱口水，以降低患者发生ARONJ的风险[229]。由于双膦酸盐在与骨结合时具有相当长的半衰期，因此在牙科治疗前停用双膦酸盐没有明显的益处，并且这样做可能使患者面临更大的并发症风险。

根据临床观察结果，建议根据血清中Ⅰ型胶原（CTX）的C型末端交联端肽来预测哪些患者可能存在更高的ARONJ风险[333]。这一观察结果可为未来的风险评估提供有用的线索，但在广泛接受之前需要额外的评估和验证。事实上，一项研究发现，虽然服用双膦酸盐的患者血清CTX水平较低（如预期），但CTX水平较低与ARONJ风险增加无显著关联[208]。同样的研究发现，与对照组相比，患者每年服用一次5mg剂量的唑来膦酸，患ARONJ的风险没有增加（5903名患者中有1例）。一旦患有ARONJ后，治疗方案是有限的。一种可能的治疗策略是使用特立帕肽（一种刺激成骨细胞形成并用于治疗骨质疏松症的合成代谢药物），这是从一系列病例报告中总结出来的（见第3章）[505]。

糖皮质激素

现已证明糖皮质激素治疗在治疗的前3个月内可以引起快速骨丧失。甚至吸入性类固醇也被认为是导致骨质丧失的原因。骨形成被抑制，部分是受到成骨细胞寿命和功能降低、矿物沉积率降低和矿化滞后时间延长的影响。骨形成的生化标记物（即骨钙蛋白和骨特异性碱性磷酸酶）被抑制。除了这种主要的抑制作用外，糖皮质激素还会加速骨吸收。在早期糖皮质激素暴露期间，破骨细胞的数量和活性增加。随着糖皮质激素的继续使用，破骨细胞介导的骨吸收速度减慢，但抑制骨形成的作用作为最重要的骨骼活动继续存在[272]。从长远看，骨吸收超过骨形成，因此骨损失是不断进行的。

糖皮质激素对骨的不利影响是由性类固醇缺乏和局部产生的生长因子以及相关蛋白的表达介导的，如IGF-1生成的减少和成骨细胞中IGF结合蛋白的改变。维生素D代谢改变对钙的代谢具有直接影响，从而导致继发性甲状旁腺功能亢进[447,581-582]。

非甾体类消炎药（NSAIDs）

骨平衡受许多因素的调节，包括前列腺素（PGs）[267]。PGs对正常和病理性的骨转换都很重要。PGs可调节成骨细胞增殖和分化功能[426-427]。前列腺素E（PGE）和F（PGF）的水平在骨折愈合的早期阶段升高，在一些动物实验研究中，PGE$_2$的使用增加了骨的修复率[272]。NSAID对参与PGs合成的环氧酶（COX）的抑制作用与NSAID控制疼痛的机制相同。通过抑制环氧酶和随后产生的前列腺素，NSAIDs实现了预期的抗炎作用，但也阻止了骨愈合所需PGs的增加。使用动物模型进行的体外研究表明，NSAIDs可以抑制成骨细胞增殖并刺激蛋白合成[235]。这一类药物还显示出延缓骨折愈合的特征，并对动物和人类的骨形成产生不利影响[15,192]。一项研究表明，使用NSAIDs可以降低矫形植入后的骨长入量[220]。

在其他研究中，NSAIDs降低了与实验性根尖周病变相关的骨吸收[18,390]，并且NSAIDs全身性用药可能在维持骨内钛种植体周围骨高度方面发挥积极作用[257]。NSAIDs对根尖手术后愈合的具体影响需要进行额外的研究来阐明。

环氧酶-2（COX-2）抑制剂

虽然已在成骨细胞中鉴定出COX-1和COX-2，但这两种环氧酶在骨形成中的不同作用仍不清楚。一项使用COX-1和COX-2敲除小鼠进行的研究比较了这两种酶在骨折愈合中的作用。研究显示，在伤口愈合期间，COX-2在软骨内膜和膜内骨形成中具有重要作用。COX-2敲除小鼠显示了软骨组织骨化的持续性延迟。该研究中使用的COX-1敲除小鼠和野生型对照组之间的骨折愈合无差异[603]。其他研究显示，COX-2 NSAIDs造成持续性愈合延迟[202-203]。然而，在一项对脊柱融合伤愈合的研究中，这种效果的差异性在临床上并不明显[182]。

复杂患者的术前评估

术前评估必须同时考虑到手术类型和患者类型（即身体健康和心理状态）。健康患者显然比身体状况复杂的患者对外科手术具有更好的耐受性（见第3章和第26章）。随着人口老龄化，必然要治疗更多身体状况复杂的患者，临床医生应该能够预见这种情况并为此做好准备。本章介绍的治疗方案不可能涵盖所有可能存在的医学状况，但本章提出了需要对牙髓外科治疗计划进行修改的最常见问题。对于可以在牙科门诊寻求治疗的患者，绝对禁忌证相对较少。尽管如此，如果对患者耐受外科手术的能力出现任何疑问，建议进行医疗咨询。完整的病史和生命体征的评估是术前评估的必要部分。

美国麻醉医生协会（ASA）开发了一种广泛使用的手术风险评估系统。分类为ASA 1的患者是健康的，通常不需要修改手术治疗计划。分类为ASA 4或ASA 5的患者不应在牙科门诊接受治疗，因为这些患者有严重的其他健康问题需要优先处理。被视为ASA 2或ASA 3的患者，在门诊就诊时，通常可能需要医疗咨询和修改手术治疗计划。ASA 2和ASA 3的患者患有轻度至中度全身性疾病，并且通常接受一种或多种处方药治疗。ASA分类系统只能作为一般指南使用，因为单独使用时，ASA系统并不能可靠地预测手术风险[201]。此外，即使是经验丰富的麻醉医生在使用ASA系统对患者进行分类时也会表现出不同意见[227,395]。除了ASA的身体健康分类外，还应考

虑患者的心理状态和对治疗预期的压力。减压方案可能对中度牙科焦虑并伴有轻度至中度全身性疾病的患者有帮助（见第28章）。

与非手术根管治疗相比，外科手术通常需要更多含有血管收缩剂的局部麻醉药。术前评估的一个重要部分是评估患者的心血管状况和对含肾上腺素局部麻醉药的耐受性。特别是患有晚期心血管疾病的患者、老年患者和服用某些药物的患者，可能对含血管收缩剂局麻药物的耐受性降低（见第3章和第4章）。与非手术根管治疗相比，与外科手术相关治疗引起的应激反应可导致心率和收缩压显著升高[189]。高血压预防、检测、评估和治疗国家联合委员会在第七次报告（JNC 7）中讨论了含血管收缩剂局麻药物的使用[231]。2013年发布了本报告的更新版本（JNC 8）。在心血管疾病患者中，除了患有严重心血管疾病或其他特殊危险因素的患者外，0.036~0.054mg的肾上腺素（为2~3支含1∶100000肾上腺素的局部麻醉药）对于大多数患者应该是安全的[38,231,594]。当遇到患有以下心血管疾病的患者，应避免使用或者极其谨慎地使用含有血管收缩剂的麻醉药：严重或控制不佳的高血压、难治疗的心律失常、过去1个月内有心肌梗死史、过去6个月有卒中史、过去3个月内接受冠状动脉旁路移植术，以及无法控制的充血性心力衰竭[311]。不能耐受血管收缩剂的患者可能不适合进行根尖手术，因为含有血管收缩剂的局部麻醉药对于在这类手术过程中获得理想的止血效果和清晰的术野至关重要。手术时可以使用不含血管收缩剂的局部麻醉药，但不推荐这种做法。

由于人口老龄化和许多新药的引入，多种药物相互作用的可能性正在增加。许多老年患者的肝肾功能降低，因此不能像年轻健康的患者那样有效地代谢和排泄药物。即使对于局部麻醉药和镇痛药等常用药物，也应考虑药物相互作用以及药物代谢和排泄减少的可能性。

根尖手术后会出现短暂性菌血症是必然的，因此，患有细菌性心内膜炎的高风险患者应按照美国心脏协会的建议接受适当的抗生素预防。预防感染性心内膜炎的新指南于2007年发布，与美国心脏协会以前的指南相比有了显著性变化[588]。如对于有二尖瓣脱垂病史的患者（有或无反流），以及风湿性心脏病、二尖瓣病、主动脉瓣狭窄和某些先天性心脏病的患者，不再推荐预防性使用抗生素。现在，仅对那些对感染性心内膜炎有高风险不良反应的心脏瓣膜病患者，

才推荐预防性使用抗生素。对于风险最高的患者，当牙科治疗中涉及牙龈组织处理、牙齿根尖区的治疗、或口腔黏膜穿孔的治疗时，推荐预防性使用抗生素。对于所有其他患有瓣膜病的患者，常规预防性使用抗生素的相关风险大于潜在的益处[588]。虽然这些指南代表了现有的最佳证据，但从业者应意识到，最近英国的一项研究中发现，在2008年广泛采用新指南后感染性心内膜炎的病例显著增加。然而作者指出，他们的数据并未建立因果关系，并建议目前应遵守现行指南（Dayer MJ，et al. Lancet 2014）。

2012年12月，美国整形外科医生协会和美国牙医协会共同制订了新的使用假体关节患者的临床实践指南[578]。工作组进行了系统回顾，提出了3项建议。建议1指出，"对植有髋关节和膝关节假体的患者在接受牙科手术时，医生可考虑停止常规预防性使用抗生素的做法。"支持这一建议的临床证据是"有限"的，但它仍然是3项建议中最具有广泛临床证据的一项。两项病例对照研究为该建议提供了证据[51,498]。建议2是无法推荐或反对使用局部抗菌药物（推荐等级=不确定）。建议3是支持维持适当口腔卫生的共识性建议（推荐等级=共识）。最近，美国牙医协会科学事务委员会的报告进一步澄清了这一点："一般而言，对于有假体关节植入物的患者，在牙科手术前不建议预防性使用抗生素来预防假体关节感染。"（Sollecito TP，et al. JADA 2015）。

对接受抗凝治疗患者的治疗方式，取决于抗凝血剂的类型、抗凝治疗的原因，以及计划进行的口腔手术类型。华法林（Coumadin）是一种常用的治疗或预防血栓栓塞的抗凝血剂，可阻断凝血酶原和其他凝血因子的形成。国际标准化比值（INR）是测量凝血酶原时间（PT）的公认标准。INR的理想治疗范围通常为2~3.5，这取决于抗凝治疗的基础医学适应证。对于INR值在正常治疗范围内的患者，可以安全地进行有限的口腔外科手术，例如简单地钳拔1~3颗牙齿[8,89,255,478]。然而，即使对于在治疗范围内状况保持良好的患者，根尖手术也可能会对术中止血提出更大的挑战。对于接受抗凝治疗的患者而言，可能不能保证在进行根尖外科手术时提供所需的清晰术野。必须咨询患者的内科医生以帮助制订恰当的治疗计划。一些患者可能能够在外科手术前2天停止使用华法林，从而使INR降低。Russo等[461]在一项前瞻性队列研究中报道，在手术前2天停用华法林不会导致出血问题和血栓栓塞。他们发现，使INR低于2（临界值）的平均时间为28小时，且90%的患者可以在7天内恢复到理想的治疗INR。然而，这种策略可能会使某些患者发生血栓栓塞的风险更高，因此不建议停止抗凝治疗。

一般而言，接受抗凝治疗的患者在口腔手术中或术后出现严重出血的风险最小，并且采用局部控制出血的方法应该可以止血[88,569]。在为美国牙医协会科学事务和科学部门制订的报告中，Jeske和Suchko[260]反对在牙科手术前（包括外科手术）常规停止抗凝治疗。无论选择哪种治疗方法，强烈建议在手术当天咨询患者的内科医生和进行INR测试。一项针对在城市牙科学校治疗的人群进行的回顾性研究发现，43%服用华法林的患者，其INR都不在推荐的治疗范围内[266]。需要强调的是，将抗凝血水平维持在适当的治疗范围内是一项难题，与其他任何药物相比，华法林更多地应用于紧急住院治疗[83]。

在特殊情况下可考虑住院治疗并转换为肝素治疗，但患者、内科医生和外科医生必须仔细权衡潜在风险与预期的结果和益处。一类新的肝素抗凝剂，低分子量肝素（LMWHs），允许患者自我给药，可能对于那些需要维持高水平抗凝但希望减少传统肝素所需成本和时间的患者，这是一种替代方案。

最近出现的新型口服抗凝血药物（NOACs）已成为华法林的替代品，用于除机械心脏瓣膜之外的大多数适应证（如既往卒中、房颤和深静脉血栓形成）。包括：阿哌沙班（Apixaban，Eliquis）、达比加群（Dabigatran，Pradaxa）、依度沙班（Edoxaban，Lixiana）和利伐沙班（Rivaroxaban，Xarelto）。NOAC与食物和其他药物的相互作用较少，并且不需要进行常规血液监测。然而，尽管已知NOAC通过抑制因子X向Xa转换来延长凝血酶原时间（PT），但目前还没有可靠的测试来准确测量抗凝水平。可能需要进行医疗咨询，以帮助评估在根管治疗前一天或两天停用NOAC药物的相对益处和风险。

已知低剂量阿司匹林治疗是通过不可逆地抑制血小板聚集来增加出血时间。一种常见的做法是建议患者在口腔手术前停用阿司匹林7~10天[28]。在低剂量治疗水平（每天少于100mg），阿司匹林可能会增加出血时间并使手术过程复杂化。然而，Ardekian等[28]得出结论，在手术前不应停用低剂量阿司匹林，并可通过局部治疗措施控制出血。高剂量阿司匹林可能会在手术期间或手术后产生更大的出血风险。

虽然接受阿司匹林治疗的患者在手术期间或手术后可能不会出现严重出血的高风险，但是根尖手术引起的渗血会影响手术视野的清晰度。临床医生应咨询患者的内科医生，了解使用阿司匹林治疗的原因，并应权衡在手术前停用阿司匹林的风险和益处。如果需要，应该可以在不停用阿司匹林的情况下进行根尖手术，但是在手术过程中术野的清晰度可能受到影响，这可能对预后产生不利影响。

草药、膳食补充剂和维生素可能导致手术期间的出血问题，患者通常无法在术前评估中报告这些药物的服用情况[385]。在一项对外科手术患者的调查中，约有1/3的人报告服用了可能会抑制凝血或与麻醉药相互作用的非处方药[385]。特别是银杏、生姜、大蒜、人参、铁线菊和维生素E，可以抑制血小板聚集，并可增加出血风险[96]。非处方（OTC）减肥产品中的成分可增强肾上腺素的作用并增加心脏压力，出现这种现象最明显的例子是麻黄，该药现已被美国食品药品监督管理局（FDA）从美国市场上移除。

遗传性或获得性出血性疾病患者在根尖手术期间及术后也有过度出血的风险。因过去或现在的乙醇或药物滥用而导致的肝功能受损，也可能使患者在手术期间容易出血过多。完整的病史和面谈应有助于识别这些患者，在与患者的内科医生协商后，应允许医生进行任何必要的治疗修改。

许多其他疾病，如近期心肌梗死、卒中、心律失常、糖尿病、头颈癌放射治疗、免疫功能低下、癫痫、肾上腺抑制、肝脏或肾脏疾病以及妊娠，都可能需要修改治疗计划。然而，这些病症通常会引发更普遍的问题，而这些问题并非外科手术独有。不过不能过于强调完整病史和与患者面谈的作用。

解剖学考虑

评估手术部位的入路是根尖手术病例选择中最重要的步骤之一。解剖学研究可以提供一些指导，但个体差异很大，并且任何研究都不能替代完善的临床检查。张口度小、面部肌肉活跃、前庭浅以及颊侧牙槽骨厚都可以显著增加手术难度，即使是在X线片中看起来比较简单的情况也是如此。

下颌后部

下颌后部的根尖手术所关注的主要解剖结构是神经血管束，其穿过下颌神经管并从颏孔穿出。对下颌神经管、颏孔和下颌牙齿根尖之间的关系早已有了深入的研究，然而，在单个患者的治疗中，人体测量平均值的价值是有限的。虽然理解典型的解剖关系非常重要，但更重要的是针对单个患者进行评估，进而制订针对特定病例的风险评估。

前庭沟的深度是预测下颌后牙手术入路困难程度的良好标志[305]。浅的前庭沟通常预示着较厚的牙槽骨，进入根尖区会更加困难。

颏孔是另一个关键的解剖结构，通常位于下颌第一和第二前磨牙之间的根尖区域[118,356]，然而个体情况差异很大，医生必须对每位患者进行仔细检查以确定其位置（图9-5和图9-6）。颏孔的垂直位置可能比水平位置变化更大。Moiseiwitsch[356]发现颏孔的平均位置是在第二前磨牙的釉牙骨质界（CEJ）下方16mm，其范围波动在8～21mm之间，其中约20%的开口位于根尖处或根尖的冠方。幸运的是，颏孔通常可以使用标准的根尖片和曲面断层片来显示。垂直放置的X线根尖片通常比水平放置的X线片更有用，特别是在根长较长的情况下。此外，触诊通常可以感知颏孔的位置。

当需要做垂直松弛切口时，通常选择在下颌尖牙的近中轴角附近。该位置位于颏孔的近中，因为颏孔的位置在下颌第一前磨牙的根尖到第二前磨牙根尖略偏远中的范围内。神经束从颏孔向远中方向穿出。另一种建立下颌后牙术区入路的方法是在下颌第一和第二磨牙之间做远中松弛切口[355]。这种方法对于暴露下颌第二前磨牙和第一磨牙的术区非常有效。必须小心避开穿过下颌第一磨牙附近前庭沟下方的面动脉。如果切口没有延伸到前庭深度以外，则不太可能与面动脉意外接触。

无论采用哪种方法，避免将切口置于颏孔附近显然是非常重要的。颏神经被包裹在一个相对坚韧的鞘中，如果在该区域进行仔细的钝性分离，可以避免永久性损伤。然而，错误的垂直松弛切口可能会切断神经，导致永久性损伤。在该区域进行钝性分离或因牵开器位置错误而造成的神经创伤可能导致暂时性感觉异常，但不太可能造成永久性损伤（在本章后面的内容中将讨论神经损伤的记录和管理）。

使用传统的X线投照技术，通常难以辨别下颌管的边界。不论水平位还是垂直位，平行投照根尖X线片通常可以提供一个相当准确的图像来显示下颌管上

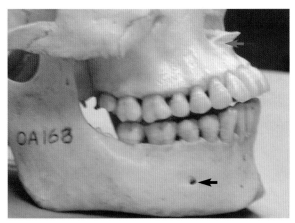

图9-5 颅骨侧面观显示了前鼻棘，红色箭头显示了上颌前牙的根尖接近鼻底，黑色箭头显示了颏孔的典型位置。

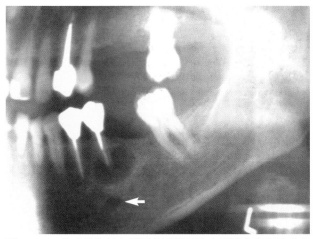

图9-6 35的术前评估包括用曲面断层片来帮助定位颏孔（白色箭头），在标准的X线根尖片上无法显示。

缘与根尖之间的关系。然而，下颌管有时不易观察。应非常谨慎地处理此类病例，因为对于许多患者而言，可能不能接受由于神经损伤而导致的感觉异常这一风险的增加。锥形束计算机断层扫描（CBCT）成像对于识别下颌管的位置和确定其与根尖的关系非常有用（见第2章）[68,285,556]。

从颊舌向看，下颌管通常沿着一条弯曲的路径延伸：从下颌第二磨牙远中根颊侧附近到下颌第一磨牙舌侧附近，然后转回下颌第二前磨牙颊侧，形成颏孔[136]。从下颌管上缘到下颌第二磨牙远中根尖的平均垂直距离约为3.5mm，到下颌第一磨牙近中根尖的距离增加到约6.2mm，到第二前磨牙的根尖距离约为4.7mm[136,312]。这种关系通常为下颌第一磨牙的手术提供了比第二前磨牙，特别是第二磨牙，更大的安全距离。下颌第二磨牙的手术可能因相对较厚的颊侧骨板、舌侧倾斜的牙根以及颊侧下颌管位置而进一步复

杂化。这并不是说下颌第二磨牙不应进行根尖手术，需要强调的是术前要仔细考虑相对风险和益处。对于下颌第二磨牙，最谨慎的选择通常是意向性再植术或拔除后种植修复。

上颌后部

上颌后部需要关注的主要解剖结构是上颌窦。通过CBCT可以更精确地在术前对上颌后牙牙根与上颌窦之间的关系进行评估[69,79]。手术期间上颌窦穿孔相当常见，据报道发生率为10%～50%[157,177,456]。即使没有根尖周病变，上颌后牙根尖与上颌窦之间的距离有时也会小于1mm[225]。炎性根尖周病变通常会增加手术中上颌窦暴露的可能性。幸运的是，上颌窦穿孔很少导致长期的术后问题[225]。在一项关于146例根尖手术期间上颌窦暴露的病例报告中，Watzek等[579]发现，与没有上颌窦暴露的类似手术相比，愈合没有差异。上颌窦黏膜通常会再生，虽然骨质再生是不可预测的，但是通常会在根端形成一层薄薄的新骨[50,157,579]。基本原则是，在可能发生上颌窦穿孔的情况下，将垂直松弛切口放置在距手术部位的近中和远中端至少一个牙的位置，因为暴露部位应该用黏骨膜瓣完全覆盖以提供初期闭合。

如果在手术过程中进入上颌窦，必须特别注意防止感染的根尖碎片和残屑进入上颌窦。最常用的根尖切除技术是用高速车针磨除根尖至冠方约3mm牙根，在此过程中，一个穿孔就可以让感染的碎屑进入上颌窦。可以用Telfa纱布等材料暂时封闭上颌窦开口，但需固定纱布以防止意外掉入上颌窦。可以用缝线固定封闭材料，防止材料移位并帮助取出材料。Jerome和Hill[259]建议通过在根尖钻一个小孔并将缝合材料穿过小孔来固定根尖段，然后在适当水平将根尖切除，并将根尖碎片整体移除。如果根部碎片或其他异物进入上颌窦中，则应将其清除。口腔镜或内窥镜可用于发现异物，但如果不能定位和取出碎片，则可能需要转诊进行评估和手术取出。

上颌磨牙腭根在外科手术中具有特殊的挑战性。可以通过口腔（经上颌窦）或腭侧入路达到腭根部位。Wallace[572]描述了一种经上颌窦入路的方式：在颊侧翻瓣后，颊根被切除，去骨进入上颌窦的通路被扩大至约1cm×1.5cm，切除腭根根尖，超声预备并倒充填。上颌窦可以用湿纱布填塞以收集碎屑，并在手术完成后用生理盐水冲洗。在某些情况下，小心地翻

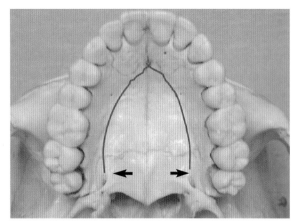

图9-7　腭侧视图显示了腭大孔（箭头）的位置。腭前动脉的大致位置用红色标出。

开和复位上颌窦黏膜是可行的，这样可以进入腭根根尖而不会直接侵入上颌窦[16]。许多尝试过这种方法的医生发现它比最初看起来更具挑战性。牙科手术显微镜、内窥镜或口腔镜提供的增强照明和放大是这类手术的基本辅助工具[40]。

上颌磨牙腭根的腭侧入路可能比经上颌窦入路更直接，但存在一定困难。与大多数常规口腔入路相比，腭侧入路手术视野的可见度低，并且手术器械操作更加困难。患者具有垂直向较深的腭穹隆比宽而浅的腭穹隆更适合这种手术方法。腭侧的窦道或大的病损可以更容易地接近腭根并可以更好地暴露腭根，因为仅需要去除有限的骨组织。当切开并翻瓣时，必须仔细考虑腭前动脉的位置。该动脉出现在上颌第二磨牙远端牙槽突的垂直部分与腭部平坦部分交界处的腭大孔，并继续向前延伸（图9-7）。可以将垂直松弛切口放置在上颌第一前磨牙和尖牙之间，这里的动脉相对狭窄并分支成较小的动脉。如果需要，可以在第二磨牙的远中制作短的远中垂直松弛切口，但是它不应接近牙槽突和腭顶的结合处。如果腭前动脉被切断，局部钳夹和加压可能无法止血，可能需要结扎颈外动脉。由于腭穹隆呈凹形，复位瓣膜可能具有挑战性。可以在手术之前制造丙烯酸手术支架以帮助瓣膜的复位，并帮助防止瓣膜下的血液聚集。

上颌前部和下颌前部

与后牙相比，前牙的根尖外科手术通常涉及的解剖学危险和潜在并发症较少。尽管如此，有些患者的手术可能会因为牙根长、前庭浅或牙根的舌倾而变得异常困难。如图9-5所示，上颌中切牙和侧切牙的根尖可以非常接近鼻底与前鼻嵴。图9-8显示了上颌前

部手术中鼻腭神经血管束的隔离和保护。上颌尖牙的平均长度约26mm，手术入路通常不会困难。然而，前庭浅并且根长超过平均长度可能使进入根尖区的操作变得复杂。在这种情况下，可能无法完成根尖切除术。对关键解剖结构附近的长根牙齿和根尖进行手术的另一种方法是进入骨内，并将牙根在根尖至冠方约3mm处水平切断。切除根尖后，可根据需要检查和搔刮根尖区域。

下颌切牙的根尖外科手术通常比预期更具有挑战性。牙根舌倾、前庭浅和突起的颏隆突等特点相结合会增加手术难度。邻近的牙根、需要垂直切除的根尖和对可能遗漏的舌侧根管进行预备，都会增加手术难度。

锥形束计算机断层扫描

从诊断和制订治疗计划到结果评估，放射检查是所有牙髓治疗过程中的重要组成部分（见第2章）。从传统胶片和数字化X线根尖片获得的信息受到该区域3D解剖结构被压缩成2D图像这一事实的限制。由于叠加的结果，X线根尖片显示的3D解剖结构是有限的。此外，解剖结构也可能存在图像的几何变形。使用小体层锥形束计算机断层扫描（CBCT）成像技术可以克服这些问题，该技术可以生成单个牙齿和周围组织的3D图像。CBCT在根尖手术的诊断和治疗计划中有重要作用[112,163,249,318]（图9-9）。术语"锥形束计算机断层扫描"通常可与"锥形束体层扫描"（CBVT）互换使用。

CT和CBCT成像之间的差异

3D医学计算机断层扫描（CT）成像的优势已经在一些牙科领域中得到很好的证实。目前的CT扫描仪具有多个检测器的线性阵列，允许同时拍摄多个层面，从而缩短扫描时间并减少对患者的辐射暴露[507]。然后将数据层面"堆叠"并重建以获得3D图像。由于放射剂量高、成本高、有效性差、分辨率低和解读困难，导致CT成像在牙髓病学中的应用有限。这些问题可以通过CBCT技术中的锥形束创新来解决。

2000年，美国食品药品监督管理局批准了美国第一个用于牙科的CBCT装置。锥形束技术使用锥形辐射束进行360°旋转，类似于曲面断层片。CBCT采集的图像体积由立体像素组成。实际上，立体像素是3D

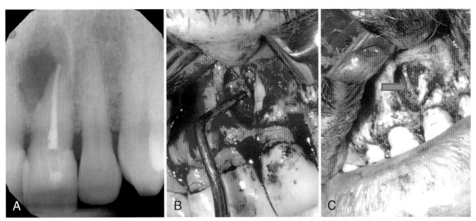

图9-8 A，X线片显示既往治疗的21根尖周有透影区。B、C，翻全厚瓣，在刮除囊性病变时，识别（B）、保护和分离鼻腭神经血管束（C中箭头所示）。（由Dr. Tim Rogers提供）

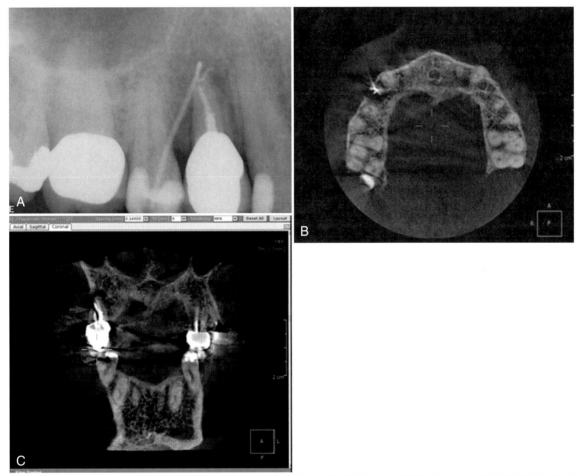

图9-9 A，拍X线根尖片，用牙胶尖进行窦道示踪指向14。牙周探诊在正常范围内。这颗牙齿最初转诊目的是进行探查性手术以排除根折。CBCT证实了根折，治疗方案改为拔除后进行骨移植和引导组织再生以增加牙槽嵴高度，然后植入种植体。B，轴面CBCT视图显示了病变范围。C，冠状面CBCT视图显示根折（红色箭头）和根折部位的颊侧皮质骨缺损，但颈部牙槽骨完整。

像素。因为数据是在体层中而不是在断层中捕获的，所以所有立体像素都为各向同性，这使得体层内的物体能够在不同方向上精确测量。与CBCT的立体像素不同，医用CT立体像素不是完美的立方体，在多个平面中进行的测量也不准确。除了提高准确度和分辨率外，CBCT还可显著缩短扫描时间、降低辐射剂量，并降低患者的治疗成本[472,595,606]。CBCT系统可分为两类：小视野（牙齿或局域）CBCT或大视野（正畸或面部）CBCT。小视野CBCT的视野（FOV）直径范围为40~100mm，而大视野CBCT的视野（FOV）直径范围为100~200mm[112]。小视野CBCT和大视野CBCT之间的另一个区别是，大视野的立体像素通常小于小视野

（0.1~0.2mm对比0.3~0.4mm）。因此，小视野CBCT系统提供更高的分辨率并且更适合牙髓领域。小视野的CBCT扫描仪可以获得小体层的数据，其中只包含2~3颗牙齿。CBCT技术最重要的临床应用特征是高度复杂的软件，可以对收集的大量数据进行重建。可以以多种方式显示与一个体层像素一样薄的断层数据。例如，一种选择是使图像同时显示3个正交平面（轴向、矢状和冠状）。轴向和邻面（前矢状面、后冠状面）视图特别重要，因为它们通常不能被传统的根尖X线片所见。减少或消除周围结构影像叠加的能力使CBCT优于传统的X线根尖片[314]。

扫描时间通常为10~40秒，但实际曝光时间更短（2~5秒），因为扫描涉及多次（最多360次）单独的、小的个体曝光，而不是一次性连续曝光。使用医用CT扫描仪，颅骨的扫描和曝光时间可能会显著延长。大多数CBCT扫描仪比医用CT扫描仪小得多，占据的空间与牙科曲面断层机相同。它们也比医用CT扫描仪便宜得多。在成像软件的帮助下，临床医生能够滚动整个区域，同时查看厚度为0.125~2mm的轴向、冠状和矢状2D截面。比较不同的CBCT扫描仪和医用CT扫描仪的辐射剂量可能会令人困惑，因为通常使用不同的辐射剂量单位。辐射剂量测定中有3个基本测量单位：辐射吸收剂量（D）、等效剂量（H）和有效剂量（E）。辐射吸收剂量定义为每单位质量的组织从射线中吸收的能量，单位是焦耳/千克（J/kg）。等效剂量表示对不同类型辐射的放射生物学效果的一种度量，因此可作为通用单位。有效剂量是通过将等效剂量乘以不同组织加权因子来计算的，其加权因子将所有剂量转换为等效全身剂量，并可以比较来自身体不同部位不同研究的剂量。该单位仍为西弗（Sv），可用于估计辐射对暴露人群的损伤。CBCT扫描仪报告的有效剂量各不相同，但几乎与牙科曲面断层X线片的有效剂量一样低，而且远低于医用CT扫描仪的有效剂量[398]。特定型号CBCT扫描仪的有效剂量较高，这一现象部分归因于其使用了较大的视野尺寸和其所采用图像接收器的类型不同。小视野扫描仪从颌骨的一个小区域捕获信息，与X线根尖片区域大致相同。据报道，其有效剂量与2~3个标准根尖X线片曝光剂量相同，而全口序列根尖X线片的有效剂量与大视野CBCT的有效剂量相似[124,194]。如果不同象限中的多个牙齿需要进行牙髓评估或治疗，那么大视野CBCT扫描可能更合适。如果需要获得一个单颌多个牙齿的牙髓信息，

那么使用大视野CBCT仅扫描感兴趣的牙颌可能是比较合适的检查方式。这样做的优点是将大视野CBCT的有效剂量降低了65%[321]。

CBCT在牙髓治疗后疾病管理中的潜在应用

临床放射学检查通常限于使用放射学胶片或数字传感器捕获的2D视图。因此，牙齿和相邻结构的真实3D解剖结构的相关关键信息比较模糊。即使采用平行投照技术，在根尖周视图中牙齿结构的扭曲和叠加也是不可避免的。据报道，CBCT的一个主要优势是所有尺寸的测量精度[331]。观察薄矢状面、冠状面和轴向层面的能力有效地消除了解剖结构叠加的问题。例如，可以观察到上颌后牙的牙根和周围组织，而不会叠加颧骨支、牙槽骨、上颌窦和其他牙根（图9-10）。与传统的X线根尖片相比，CBCT使临床医生能够早期检测到根尖骨密度的变化，因此有可能检测到先前未确诊的根尖周病变[163,314,371]。CBCT也被证明是无创区分根尖囊肿和肉芽肿的有效工具[489]，是使用传统放射成像技术无法实现的目标。

3D成像可以清楚地识别根尖与相邻重要解剖结构之间关系，例如下颌神经管、颏孔和上颌窦（图9-11）。Velvart等学者的报告表明，在使用医学CT时，每个病例都可以确定下颌神经管与根尖的关系，但在使用常规放射成像技术的情况下，只有不到40%的情况可以确定[556]。CBCT使用更低的辐射剂量可以获得类似的结果。Rigolone等得出结论，CBCT可能在上颌第一磨牙腭根的根尖显微外科手术中发挥重要作用[442]。CBCT可以测量皮质骨板与腭根根尖之间的距离，并且牙根之间是否有上颌窦的存也可以被评估。更多的信息，如皮质骨板厚度、松质骨类型、骨开窗和牙根的倾斜度都可以在手术前获得[371]。可以从3D方向看到牙根形态（形状、大小、弯曲度和根管数量）。在根管充填后的牙齿中，未探查到的（和未治疗的）根管通常可以在轴向断层中找到。CBCT也用于确定侵袭性根外吸收的位置和程度[398]。

CBCT潜在的最有用的应用之一可能是评估牙髓的治疗结果，包括非手术治疗和手术治疗的结果。与2D胶片和数字图像相比，CBCT测量精确，可以检测到骨密度的微小变化[331]。

需要注意的是，CBCT仍然使用电离辐射并且并非没有风险。必须将患者的暴露保持在尽量低的合理水平，并制订合理的CBCT使用选择标准。当所获得的额

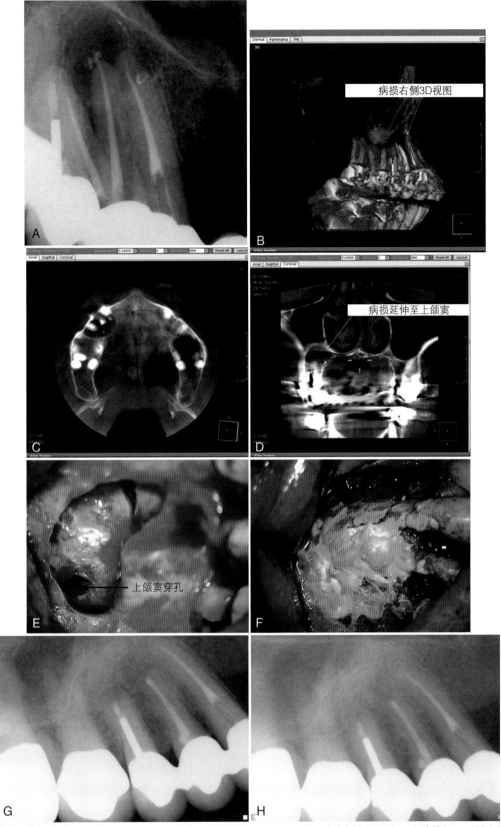

图9-10 **A**，术前X线根尖片显示波及14、15、16的大面积透影区。**B**，CBCT重建（侧方视图）。在计算机显示器上旋转3D图像证实16的根尖周存在完整的骨，且病变仅累及14和15（这无法用多角度的X线根尖片检测到）。**C**，轴面CBCT视图显示了病变的面-腭范围。**D**，冠状面CBCT视图显示了上颌窦黏膜的移位（这一发现表明在手术期间会探查到上颌窦黏膜穿孔）。**E**，手术去除肉芽组织并切除根尖后的临床图像［注意上颌窦穿孔位置（箭头）］。**F**，植骨和放置Capset。**G**，术后即刻X线片。**H**，2年随访X线片显示出病损愈合良好。

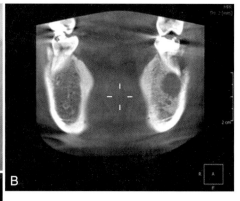

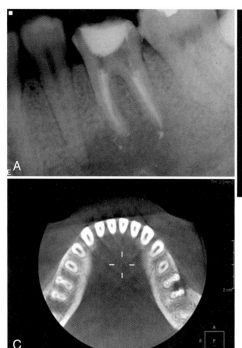

图9-11　A，X线根尖片显示36非手术根管再治疗后的持续性根尖周病损。根据对根尖片和曲面断层片的解读，不能确定下颌管附近病损的延伸是否可能累及35。35的牙髓活力测试在正常范围。B，冠状面CBCT视图表明，根尖周病变未延伸至根尖或下颌管舌侧。C，轴面CBCT视图显示颊侧皮质骨板穿孔并延伸至（但并没有贯通）36的根分叉区，而35的周围存在完整的骨。

外信息可能产生更准确地诊断并可以增强患者的安全性时，可以使用CBCT。

手术患者的术前准备

手术特有的知情同意问题

　　第29章讨论的知情同意一般原则构成了根尖手术知情同意的基础。必须彻底告知患者手术的益处、风险以及其他治疗方案，并且必须给患者提出问题的机会。外科手术特有的手术同意问题与前一节所讨论的分析因素密切相关。也就是说，主要的神经血管束可能受到创伤，并且可能发生上颌窦暴露。下颌后牙手术后的感觉异常并不常见，但应与患者讨论，因为这种潜在的并发症是一些患者可能不愿意承担的风险。术后肿胀、瘀血、出血和感染都是可能的并发症，且通常是自限性的或易于控制的。虽然与外科手术相关的严重并发症发生率非常低，但应告知患者任何可能发生的风险。从医学法律角度看，及时关注任何手术并发症和完善的随访都是必不可少的。

术前用药：非甾体类消炎药（NSAIDs）、抗生素、氯己定和镇静剂

　　在术前或术后30分钟内服用NSAID可以增强术后镇痛效果[494]。与安慰剂或者与对乙酰氨基酚和可待因联合用药相比，NSAIDs在口腔手术的术后疼痛治疗中效果更好[9,41,143]。术前联合使用NSAID和长效局部麻醉药可能有助于减少术后疼痛[144]。虽然有许多类型的NSAIDs可选，但是布洛芬仍然比较常用。布洛芬（400mg）提供的镇痛效果与吗啡（10mg）相近，并且显著高于可待因（60mg）、曲马多（100mg）或对乙酰氨基酚（1000mg）[346]。布洛芬的镇痛效果约在400mg水平（天花板效应）趋于稳定，尽管在剂量达800mg时，镇痛潜力可能会略有增加（有关镇痛药的进一步讨论，见第4章）。

　　在口腔手术前后预防性使用抗生素的价值是有争议的，目前的最佳证据不支持在根尖外科手术时常规预防性使用抗生素[111]。对于大多数患者来说，不加选择地进行抗生素治疗，其风险大于潜在益处[526]。健康患者口腔手术后感染的发生率很低。Peterson报告说，只有1%的患者在第三磨牙拔除术后出现感染[355]。一项针对植入种植体后使用抗生素预防并发症的系统性回顾研究发现，关于是否使用抗生素，没有明确的赞成或反对证据[162]。然而，预防性使用抗生素用于创伤性更大的手术，如正颌外科手术，可以显著降低术后感染和并发症的风险[146]。尽管目前不建议在根尖手术时常规预防性使用抗生素，但是临床判断对确定一些不同于一般规则的例外情况很重要。如免疫功能低下的患者可能是预防性使用抗生素的良好适应证。某些情况复杂的病例也可受益于预防性使用抗生素这一方案。糖尿病患者在非手术根管治疗后表现出愈合能力

受损[78,175]，并且在外科手术的结果研究中可能出现类似的延迟或受损的愈合模式。与抗生素过度使用相关的全球性问题十分突出，在决定是否预防性使用这些药物时应该谨慎。

葡萄糖酸氯己定（0.12%）通常被建议用作漱口水以减少手术区域中表面微生物的数量，并且可以在术后愈合阶段继续使用[7,281,545]。虽然没有确凿的证据支持可将这种做法用于根尖手术，但是氯己定的使用应遵循一般的手术原则，即在切开和进入体腔之前必须进行表面消毒。此外，氯己定已被证明是治疗牙周炎的一种安全、有效的辅助手段，短期使用（即几天）几乎没有风险。氯己定可能有助于降低口腔手术后感染的风险，尽管该领域的证据是矛盾的[67,598]。术后使用氯己定漱口液可以减少缝线和伤口边缘的细菌生长[389]，但可能会干扰成纤维细胞重新附着到牙根表面[14]。一个有效的经验性方案是让患者从手术前1天或2天开始，每天2次漱口30秒，直到缝线被去除。

清醒镇静是通过口服给药或通过氧化亚氮/氧气吸入镇痛进行镇静，可能对外科手术或对牙科治疗感到焦虑的患者有用。苯二氮䓬类药物的半衰期短，这一点非常有用，因为半衰期短，所以安全范围广，口服给药后吸收良好，并且残留的镇静作用有限。当使用这些药物作为镇静催眠剂时，必须监测血压、脉搏和呼吸，对进行这种监测的工作人员进行额外培训或认证，美国各州的要求不同。进行口腔镇静时，应使用脉搏血氧仪来监测手术过程中的脉搏和血氧饱和度[84]。与所有口服药物一样，剂量不能严格滴定，因此，药剂的作用有所不同。典型的方案是在手术前一晚睡前服用一剂，在手术开始前1小时服用第二剂。患者不应开车上下班，并且应该在需要时安排一名有责任能力的成年人进行帮助。在适当的剂量下，苯二氮䓬类药物和类似药物可以使患者更加放松，从而减轻患者和外科医生的压力。

器械和手术设备

显微手术技术和新材料的发展已经极大地改变了经典的手术器械托盘。器械的设计充分利用了牙科手术显微镜、内窥镜和口腔镜所提高的可视性。如果没有显微手术器械，如用于根尖倒预备的超声治疗尖和用于检查根尖的显微口镜，则不能更好地显示手术部位。图9-12显示了经典的基本手术托盘设置。这种设置不是外科手术器械的权威指南，而是大多数根尖外科手术的充分、有效的起点。虽然器械的数量可以很容易地增至2倍甚至3倍，但识别特定器械的难易程度与托盘上器械的数量成反比。专用器械可以保存在单独的灭菌袋或托盘中随时可用，并根据需要打开。熟练的牙髓外科医生可以使用各种各样的器械（图9-12～图9-24）以获得良好的手术效果。

根尖外科手术可以在没有增强放大和照明的情况下进行，然而，那些使用显微镜、内窥镜和口腔镜的医生报告，手术部位的视野和对手术操作的控制都得到了极大改善[39,92,280,350]。在研究报告中，手术成功率最高的病例和本章前面提到的病例，均将增加显微镜放大倍数和照明强度作为标准的手术操作方案。系统评价和Meta分析发现，高放大倍数和高强度照明（显微镜或内窥镜）进行的牙髓外科手术结果显著好于仅用放大镜或无放大镜进行的手术[482]。

手术的局部麻醉

根尖手术的局部麻醉与非手术根管治疗的局部麻醉不同，主要是除了深度局部麻醉外还需要局部止血。事实上，使用局部麻醉药和血管收缩剂可能是帮助控制出血并提供清晰手术区域的最重要的局部措施。因此，用于非手术治疗相同区域的阻滞和局部浸润麻醉技术（见第4章）也用于根尖手术治疗。用含有1∶50000肾上腺素的局部麻醉药对手术部位进行浸润麻醉是获得血管收缩和止血的首选技术[280]。局部麻醉药首先缓慢沉积在手术部位牙槽黏膜的颊侧根尖区域，并延伸至手术区域两侧的2～3颗牙齿。通常还需要在腭侧或舌侧进行浸润麻醉，尽管这需要的局部麻醉药剂量比初始颊侧浸润麻醉少得多。在麻醉注射后，医生应至少等待10分钟，然后再进行第一次切开。

长效局部麻醉药（如含有1∶200000肾上腺素的0.5%布比卡因）已被证明可减少术后疼痛，并且可作为于拔除阻生第三磨牙后的镇痛用药[125,204]。然而，使用含有1∶200000肾上腺素的局部麻醉药可能会导致术中失血量更多[234,493]。为了最大限度地提高术后镇痛效果并尽量减少术中出血，可以使用肾上腺素浓度较高（1∶100000或1∶50000）的局部麻醉药用于主要外科麻醉，手术后立即补充一支长效局部麻醉药。长效局部麻醉药在下颌骨手术中非常有效，但对于上颌手术则效果差很多。

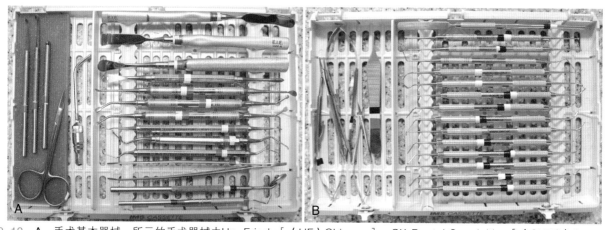

图9-12 A，手术基本器械。所示的手术器械由Hu-Friedy［（HF）Chicago］、CK Dental Specialties［（CKDS）Orange，CA］、EIE［（EIE）］和G. Hartzell & Son［（GHS）］提供。从左到右（器械盘的左侧部分）：小号圆形显微口镜（CKDS）、中号椭圆形显微口镜（CKDS）、显微手术刀柄（CKDS）、剪刀［S18（HF）］、手术吸引器（GHS）。从上到下（器械盘的主要部分）：#1Carr牵开器（EIE）、#2Carr牵开器（EIE）、TRH-1牵开器（HF）、骨膜剥离器（HF）、Ruddle右剥离器（EIE）、Ruddle左剥离器（EIE）、Jacquette刮匙［SJ 34/35（HF）］、勺形刮匙［CL 84（HF）］、刮治器［7/8（HF）］、手术钳［TP 5061（HF）］、口镜（HF）、牙周探针（HF）。B，用于根尖充填和缝合的器械盘。从左到右（器械盘的左侧部分）：两个Castroviejo持针器（Roydent Dental Products, Rochester Hills, MI）、Castro-viejo剪刀［S31（HF）］、显微组织钳［TP 5042（HF）］。从上到下（托盘的主要部分）：水门汀调刀（HF）、Feinstein大号充填器（F1L）、显微探针［CX-1（EIE）］、根管探针［DG-16（EIE）］、右Super-EBA充填器［MRFR（HF）］、左Super-EBA充填器［MRFL（HF）］、小号前牙显微抛光充填器（HF）、小号左侧显微抛光充填器（HF）、小号右侧显微抛光充填器（HF）、中号前牙显微抛光充填器（HF）、中号左侧显微抛光充填器（HF）、中号右侧显微抛光充填器（HF）、大号前牙显微抛光充填器（HF）、大号左侧显微抛光充填器（HF）、大号右侧显微抛光充填器（HF）。

在手术开始前，必须尽一切努力确保充分的局部麻醉。通常从注射到手术开始至少需要10～20分钟，以确保深度局部麻醉和足够的血管收缩止血。医生应询问患者软组织麻醉后的反应，并且使用锐利的探查器械来测试手术区域的感觉。即使医生对局部麻醉技术非常重视，患者有时也会在手术过程中发生麻醉不足或麻醉失效的情况。在全厚皮瓣翻开后，补充局部浸润麻醉药就很难起效。补充性阻滞麻醉注射可用于下颌牙齿和上颌后牙。在上颌前部区域，上牙槽前、中神经的腭侧注射可能是有帮助的。这种方法的关键

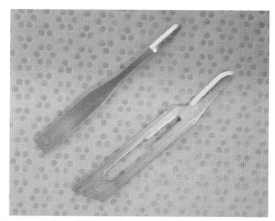

图9-13 显微手术刀（上）与#15C手术刀的比较。显微手术刀特别适用于龈沟内切口和牙龈乳头的精细解剖。

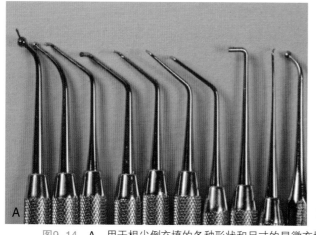

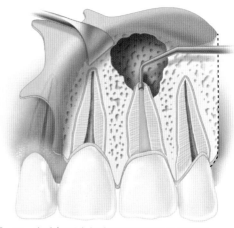

图9-14 A，用于根尖倒充填的各种形状和尺寸的显微充填器。B，应选择适合根尖预备形的显微充填器。

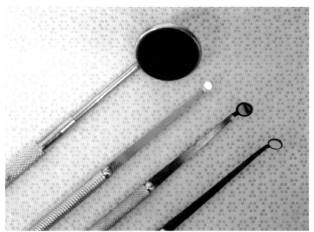

图9-15 标准#5口镜（上）与金刚砂涂层显微口镜（CK Dental Specialties）的比较。

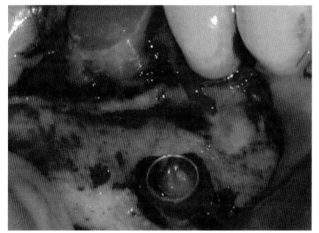

图9-16 显微口镜用于检查下颌第一磨牙切除的近中根。

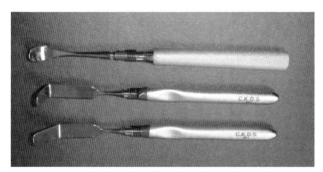

图9-17 用于根尖手术的牵开器。从上到下：EHR-1、ER-2和ER-1（相当于#2和#1Carr牵开器）（CK Dental Specialties）。

是在上颌第一前磨牙和第二前磨牙牙龈缘和腭中线之间的区域缓慢注射约1mL局部麻醉药。骨内注射也可用于恢复失效的麻醉，但即使有效，局部麻醉的面积通常小于外科手术所需的面积。作为最后的治疗手段，手术可以在没有完成的情况下终止，并且为患者重新安排在镇静或全身麻醉下进行手术。

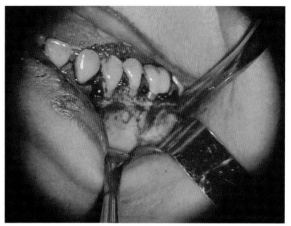

图9-18 牵开器放置于手术暴露部位并保护邻近软组织免受损伤。由于颏孔的存在，必须注意牵开器仅放在骨面上，而不是放在拉开的软组织瓣膜上或神经血管束上。

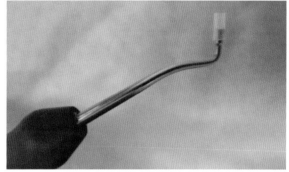

图9-19 专为MTA充填而设计的Teflon套管和充填器（Dentsply Tulsa Dental Specialties）。

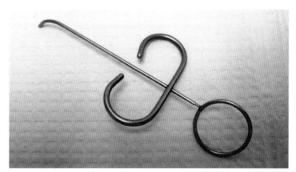

图9-20 Messing枪式注射器（CK Dental Specialties）可用于放置各种根尖充填材料。

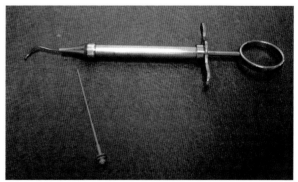

图9-21 专门为MTA充填而设计的第一个输送系统（Roydent）。套件包括用于口腔不同区域的各种工作尖和一次性使用的Teflon充填器。

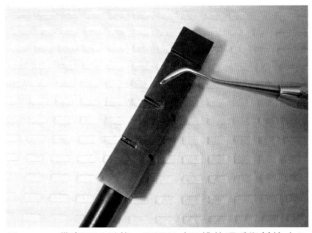

图9-22 带有不同形状、不同尺寸凹槽的硬质塑料块（G. Hartzell & Son）。将MTA在玻璃板上混合至湿砂稠度，然后充填到凹槽中。充填器用于将MTA栓从塑料块转移到根尖。

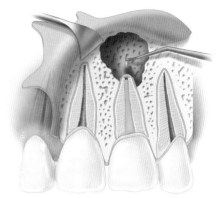

图9-23 根尖充填物的放置。

手术入路

根尖手术的目标是进入感染区域，去除病损组织，评估根尖周情况和根管系统，并以根尖倒充填的形式放置生物相容性封闭材料，以刺激牙周组织的再生。在手术暴露的牙根表面和根尖充填材料上形成新的牙骨质对于牙周组织的再生至关重要。

成功的牙髓外科手术需要医生运用一些关键原则来规划手术过程。预判手术即刻终点的情况（如翻瓣组织的复位），对于手术每个阶段的设计都至关重要。外科手术过程3D图像的可视化使医生能预测并对异常情况进行准备。在牙髓外科治疗中，一旦手术开始，必须在有限的时间内不间断地完成，这是非手术和手术治疗的最重要区别。出于这个原因，外科医生必须规划完整的手术流程，其中包括预估在手术过程中出现的特殊情况，并对此制订出相应的替代性手术计划。

对于设计病损区域的入路，几个一般原则非常重要：（1）医生必须对相关的解剖结构（包括牙齿解剖）有透彻的了解；（2）医生必须能够看到软组织和硬组织中结构的3D特性（这减少了不必要的组织损伤）；（3）必须尽量减少外科手术本身的创伤，以保存牙齿和支持组织；（4）组织处理和器械操作都必须在有限的空间内进行，目的是去除病变组织并保留健康组织。

软组织入路

在设计病损组织的软组织入路开窗时，医生必须

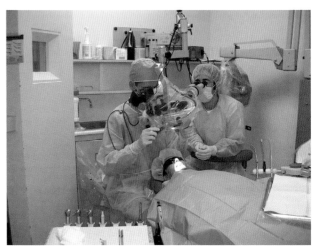

图9-24 医生、助手和患者就位，准备开始手术。在手术开始前，应给患者戴上有色护目镜或其他形式的眼镜进行保护。

考虑各种各样的解剖特征，如系带-肌肉附着、附着龈宽度、牙龈乳头高度和宽度、骨高度和冠边缘。附着龈的骨膜上血管从牙槽黏膜延伸并与牙长轴平行，平铺于骨膜表面的网状层中[172]。垂直而没有角度的松弛切口切断的血管更少[325]，可以减少出血的可能性，并且，切口冠方组织的血供不会受到影响[477]，可以防止局部缺血和组织脱落。最终，手术过程中出血减少，愈合增强。基于这些原因，在根尖手术中不推荐使用斜角的松弛切口。

垂直切口

做垂直松弛切口的一般原则如下：

1. 切口应与附着龈和黏膜下层的骨膜上血管平行（图9-25）。
2. 不应切断系带和肌肉附着。
3. 如果可能，不应将系带和肌肉附着置于翻瓣组织中。
4. 切口应直接放在健康的牙槽骨上。
5. 切口不应该置于骨性隆起上。

6. 翻瓣组织应包含或不包含牙龈乳头，而不要将其切断。

7. 切口应从前庭沟延伸至牙龈乳头与颊侧龈沟水平部分之间的中点位置。

水平切口

有3种类型的水平切口可以用于进入硬组织中的手术部位：

- 包含牙龈乳头的龈沟内切口。该切口从龈沟延伸穿过PDL纤维并终止于固有牙槽骨的牙槽嵴顶。然后切口以颊舌方向穿过每颗牙齿邻面的牙龈乳头，以及每个牙龈乳头中间的龈谷。这样，整个牙龈乳头完全游离。

- 不包含牙龈乳头的龈沟内切口（牙龈乳头基底切口，图9-26）。该技术包含牙龈乳头底部的第一个浅切口和指向牙槽嵴顶的第二个切口。

- 附着龈（一个龈下或Ochsenbein-Luebke瓣）切口[322]。使用这种技术，必须保留至少2mm的附着龈以防止牙龈退缩[296]。因此，切口必须放置在距离龈沟底至少2mm的位置。在切开之前，应进行广泛的牙周探诊以确定龈沟的深度。上颌骨附着龈的平均宽度为2.1～5.1mm，下颌骨为1.8～3.8mm[10,199,341,563]。在中切牙和侧切牙最宽，在尖牙和第一前磨牙变窄，然后在第二前磨牙和第一磨牙变宽。这些差异在上颌骨和下颌骨是相似的[517]。总的来说，这种切口技术的安全范围很窄。一般建议在上颌骨使用，特别是在考虑到现有牙冠边缘的美观性时。

有研究在健康牙周状况的患者中，比较了包含牙龈乳头切口和不包含牙龈乳头切口这两种切口技术[554-555,557]。这些研究人员发现，牙龈乳头基底切口可以导致快速、无龈退缩的愈合。相反，牙龈乳头的

完全翻起导致牙龈乳头高度明显减少。作者建议在美学敏感区域使用牙龈乳头基底切口可以帮助预防牙龈乳头退缩和手术裂口，或双牙龈乳头。

翻瓣设计

垂直和水平切口的组合用于实现各种翻瓣设计（图9-27和图9-28）。全黏骨膜翻瓣和部分黏骨膜翻瓣是在根尖手术中使用的两种主要类型的翻瓣设计，主要的区别特征是水平切口的位置。在不同情况下，整个软组织都作为一个单位反映出来，包括牙槽黏膜、牙龈组织和骨膜。因此，垂直松弛切口的数量和位置决定了设计的主要变化：

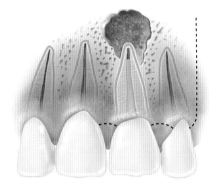

图9-26 牙龈乳头基底切口和单侧垂直松弛切口。

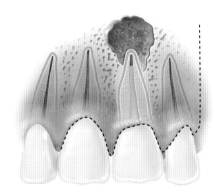

图9-27 龈沟内切口和单侧垂直松弛切口（三角瓣）。

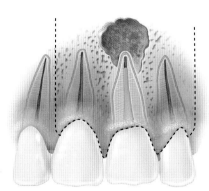

图9-25 龈沟内切口和双侧垂直松弛切口（矩形翻瓣）。

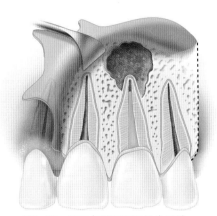

图9-28 翻三角瓣以暴露根尖区域。

1. 全黏骨膜切口（包括牙龈乳头或乳头基底的龈沟内切口）（图9-27和图9-28）：
   a. 三角形：一个垂直松弛切口。
   b. 矩形：两个垂直松弛切口。
   c. 梯形：两个斜角垂直松弛切口。
   d. 水平：无垂直松弛切口。
2. 部分黏骨膜切口（图9-29和图9-30）：
   a. 弧形龈缘下切口（半月形）。
   b. 任意直线龈缘下切口（Ochsenbein-Luebke）。

组织翻瓣

　　整个黏膜骨膜复合体的剥离和翻开以及组织瓣内对微血管系统的维持，增加了手术期间的止血控制。

组织翻瓣应从黏膜下层与附着龈交界处的垂直松弛切口开始（图9-31和图9-32）。从这个位点开始翻瓣，避免了对脆弱的牙槽嵴上牙根附着纤维的损害。使用翻瓣技术可减少龈沟内切口的瓣膜组织张力，避

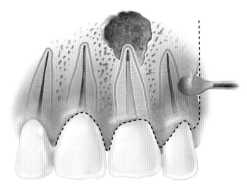

图9-31　骨膜剥离器放置在垂直切口处作为翻瓣的第一步。

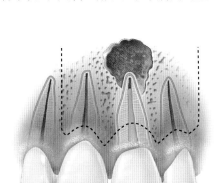

图9-29　龈缘下（Ochsenbein-Luebke）瓣。

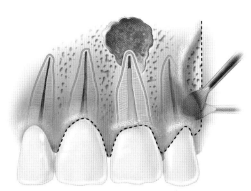

图9-32　继续翻开全厚瓣。

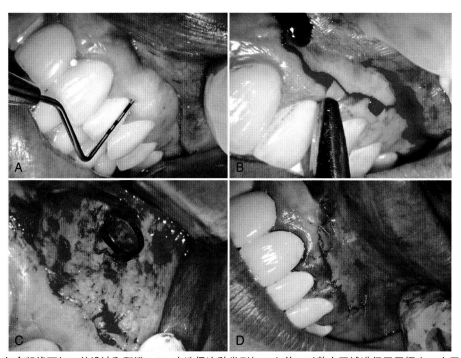

图9-30　此病例中包含龈缘下切口的设计和翻瓣。A，在选择这种类型切口之前，对整个区域进行牙周探查。由于术后牙龈退缩可能会暴露冠部边缘，在前牙美学区域通常使用龈缘下切口。B，切口应位于龈沟底根方并至少距离龈沟底2mm。C，翻瓣，进行骨开窗和根尖切除。用亚甲蓝染料标记根尖轮廓，有助于在根尖倒预备和倒充填之前识别裂纹或折断。D，将瓣膜复位并用5-0 Tevdek线缝合。（由Dr. Martin Rogers提供）

免了对牙根表面的搔刮，并保护了根部附着组织，有助于阻止上皮向根尖方向生长并防止软组织的附着丧失[222]。施力时应该注意使骨膜和浅表组织作为一个完整的整体进行剥离。牙髓外科医生首先应使用轻柔的摇动手法，从水平方向将组织剥离[213]。皮质骨板下方的骨不规则，因此在翻瓣过程中避免损坏脆弱的组织是至关重要的环节。

术者应非常小心，在组织翻瓣过程中不要滑动，应使用恰当的器械，并有足够的手指支撑以保持稳定。滑动不仅会直接刺穿瓣膜组织，还会导致周围结构的破坏。

在空间允许的情况下，应该从冠方开始翻瓣，逐渐剥开附着龈。当接近牙间龈乳头时，可能需要较为细窄的器械进行分离并轻轻翻起该区域的软组织，以避免挤压脆弱的游离龈组织。这一流程应逐步实施，直到覆盖在病损牙齿结构上方的骨组织充分暴露。通常情况下，翻瓣至根尖的根向约0.75cm的位置，这样才有足够的空间来执行外科手术。

没有一种器械对于翻瓣是必不可少的，因为每种器械都有优点和缺点。牙髓外科医生应熟悉各种可用的器械。

组织牵开

在组织翻开之后必须将其牵开，为去骨和根尖手术提供足够的通道。组织牵开的主要目标是为手术部位的骨组织提供清晰的视野，并防止软组织进一步损伤。意外挤压软组织会导致更多的术后肿胀和瘀斑[222-223]。

牵开的一般原则如下：（1）牵开器应放在坚实的皮质骨上；（2）应使用稳定并轻柔的压力；（3）应避免撕裂、刺穿和挤压软组织；（4）应定期使用无菌生理盐水以维持牵开组织的水分；（5）牵开器应足够大，可以在手术治疗期间保护牵开的软组织（如防止其卷入骨钻中）。没有一个牵开器能满足所有外科手术，因此外科医生应该对牵开器进行选择以用于手术期间出现的各种情况。如果在固定牵开器时遇到困难，可以在皮质骨板上切出一个小凹槽来稳定它。

硬组织入路

从硬组织通路进入病变的根尖区以控制骨的去除，需遵循两个生物学原理：（1）必须保存健康的硬组织；（2）必须最大限度地减少手术过程中产生的热量。

骨组织中温度升高超过正常体温是有害的。将骨组织加热到117～122°F（47～50℃）1分钟可显著减少骨形成，并伴有不可逆的细胞损伤和脂肪细胞浸润[161,338]。两个关键因素决定了损伤的程度：温度升高的程度和持续升高的时间。当温度升至104°F（40℃）以上时，血流量开始增加。在198°F（46℃）时会停滞2分钟，加热骨组织至133°F（56℃）会使碱性磷酸酶失活[422-423]。使用动物骨骼进行研究的结果表明，在温度高于109°F（42.5℃）时，每升高1℃，暴露时间相同的生物效应约降低2[158-161]。温度高于117°F（47℃）并保持1分钟产生的效果类似于施加于118°F（48℃）30秒的效果。这种相关性意味着随着温度的升高，决定性的暴露时间会迅速下降。高于127°F（53℃）的温度施加不到1秒就可能会对成骨产生不利影响[158-161]。

几个因素决定了骨去除过程中产生的热量，包括车针的形状和成分、旋转速度、冷却液的使用，以及切割过程中施加的压力。

球钻具有去除骨组织的最佳形状，使用时应采用轻柔的拂刷技术[519]。这种类型的车针也很容易让冷却剂进入实际切割表面。有研究比较了球钻和裂钻的热量，发现球形车针更有优势[85,111,216,338,360]。球钻切割产生的创面炎症较少，更有利于伤口的快速愈合。尽管裂钻在侧面切割效率很高，但是它不允许冷却剂进入，因此车针尖端的效率很低，最终导致炎症的增加和愈合能力降低。

使用金刚砂车针去除骨组织效率低，并阻碍了伤口的最终愈合。由于其较大的表面积，更多的是金刚砂车针与骨组织的直接接触，冷却剂无法到达切割表面，并且车针更容易被残留的骨碎片堵塞。最终结果是产生更高的热量、炎症增加和愈合降低[85,586]。

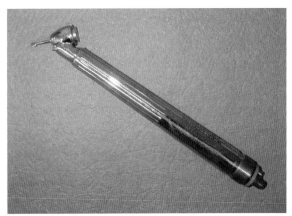

图9-33 具有45°角机头和后排气孔的手柄（Impact Air 45）。

在骨切割期间必须使用冷却剂。如果不使用适当的冲洗液，温度可能会超过影响骨愈合的温度[274]；在组织学上，愈合可延迟至3周[169]。冷却剂到达切割表面也是至关重要的。当切割过程中施加过大压力时，温度可升至212℉（100℃）以上；此时将车针钻入骨内，只有很少或几乎没有冲洗液可以到达切割端[519]，因此建议采用轻柔的拂刷技术[213]。如果牙髓外科医生遵循产热最小化的基本原则，就可以获得良好的效果，如使用球形凹槽车针并使用冷却剂和拂刷技术。建议使用从底部而非切割端排气的高速手机，以降低空气栓塞的风险（图9-33）。

根尖搔刮和病理检查

大多数根尖周病变起源于牙髓，可以在组织病理学上分为肉芽肿或囊肿[53,58,292,295,297,359,367,382,488]。组织学上，这种病损主要由与血管再生相关的肉芽组织、成纤维细胞、结缔组织纤维和炎症细胞组成。也可能会存在异物、胆固醇结晶[365,370]和受刺激的上皮细胞链。受刺激的上皮可形成一个分层的、鳞状上皮衬里的囊性腔[366]。这些根尖周病变（肉芽肿和囊肿）是炎性病损，是由于与根管系统相关的根管内外微生物的刺激而引起[363,368]，或者是外来物质被迫进入根尖周组织而引起[600]。

根尖手术的一个重要方面是切除与根尖相关的病变组织。由于大部分组织是反应性的，因此牙髓外科治疗的重点是去除刺激性或病变组织。在组织学上，炎性的根尖周病变类似于愈合中的肉芽组织。如果刺激物易于识别并可成功消除，则不一定总是需要在手术过程中彻底清除所有炎性根尖周组织[306]。当彻底清除可能会导致神经或血管组织受损时，更无须彻底清除。除了去除病损组织之外，根尖搔刮为根尖部根管系统的治疗或去除根尖周组织中的外来物质提供了可视性和易操作性。

对从体内取出的所有组织进行组织病理学评估，其必要性不容小觑。虽然根尖周病变中只有一小部分与除了根尖周囊肿或肉芽肿以外的其他病变有关，但由于与根尖周病变相关的少数罕见疾病存在潜在的严重后果，所以所有病变必须确诊[12,121,185,383,409]。

从骨缺损中去除软组织的技术方面因外科医生和临床环境而异。各种骨和牙周刮匙可用于此目的，并且没有一种器械可以足以满足所有情况。无论选择何种器械，其基本原理都是相同的。锋利的器械总是优于钝器。首先应将软组织病损从骨腔表面剥离，从侧边开始。这可以通过使用具有凹面朝向骨腔内壁的刮匙来有效地实现。一旦软组织病变从骨腔分离出来，则可以用刮匙刮除骨缺损内侧壁的其余病变。

局部止血

根尖手术中的局部止血对于根尖切除术的成功是必不可少的。在手术过程中适当的止血可以减少手术时间、手术出血以及术后的出血和肿胀[213]。在牙髓手术中使用的止血剂旨在控制小血管或毛细血管的出血。局部出血控制不仅增强了对根尖部结构的可视性和评估性，而且还确保了放置根尖充填材料的适当环境，并最大限度地减少了对根尖充填物的污染。

目前有许多止血剂被推荐可以在手术期间使用，这些药剂的作用、控制出血的能力以及对愈合的影响差异很大。它们通常通过诱导闭塞性凝块的快速发展来帮助凝血，或者通过施加物理填塞作用或通过增强凝血机制和血管收缩（或两者都有）来辅助凝血。没有一种局部止血剂是理想的，每种都有缺点。因此，需要进一步研究寻找理想的局部止血剂。

术前注意事项

对患者的身体系统和病史进行全面回顾，可以增加检测到可能影响根尖手术止血的未确诊疾病的可能性。检查患者的药物，包括处方药和非处方药（OTC），是必不可少的。许多非处方药可能会影响凝血机制。应评估患者的生命体征（即血压、心率和呼吸频率）。生命体征也可用于监测焦虑的患者。血压和心率高于患者已知的正常值表明患者的压力增加或高血压控制不良。术前缓解患者焦虑可以降低手术期间增加的心输出量，从而达到止血的效果[156]。焦虑和压力可以通过镇静和深度局部麻醉得到缓解。

局部止血剂
胶原蛋白基材料

各种胶原蛋白基止血剂可用作局部止血剂。主要差异在于胶原的微观结构和密度。胶原蛋白可以作为一种温和的过敏原，但是当使用高纯度的动物胶原蛋白时，不会出现过敏反应和不必要的组织反应[49]。胶原蛋白产品帮助止血的机制包括刺激血小板黏附、血

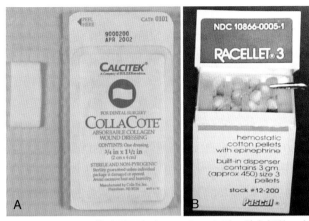

图9-34 A，可吸收胶原蛋白（CollaCote）是一种方便的、有生物相容性的充填材料，用于局部止血。B，外消旋肾上腺素（Racellet）浸润的棉球也可用于局部止血。

小板聚集和释放反应[270-271]、因子XII（Hageman因子）的活化[335-336]，以及通过在胶原-血液创面处形成的结构实现机械填塞。胶原蛋白对伤口愈合过程的干扰最小，异物反应有限[215]。它不会增加感染的发生率，只会略微延迟早期骨修复[246]。胶原蛋白存在时的骨质再生通常会顺利进行，且没有异物反应[168]。

胶原蛋白基材料可能难以放置在骨缺损内，因为它们会黏附在潮湿的表面，特别是器械和手套上[466]。在市场上可以买到以下几种胶原蛋白。它们包括CollaCote（Integra Life Sciences，Plainsboro，NJ）（图9-34A）、CollaStat（American Medical Products Corp，Eatontown，NJ）、Hemocollagene（Septodont，United Kingdom）和Instat（Ethicon，Somerville，NJ）。这些材料的作用方式基本类似，并且手术区域有相似的愈合模式[485,504]。研究显示，总体而言，用胶原蛋白基止血剂效果良好。

Surgicel

Surgicel（Ethicon）是一种通过氧化再生的α纤维素（氧化纤维素）制备的化学灭菌材料。Surgicel的基本成分是聚羟基葡糖醛酸，先纺成线，然后编织成纱布。Surgicel的pH为3。如果Surgicel在伤口中保持长达120天，那么这样低的pH可能会阻碍愈合[408]。它主要是一种物理止血剂，起到血液屏障的作用，在伤口中成为一种黏性物质，起到人工凝血的作用。它不会通过血小板的黏附或聚集来增强凝血的级联反应。Surgicel保留在手术伤口中[373]并且愈合被延迟，在120天时，几乎没有证据表明材料有再吸收[57]。在自身对照设计的研究中，在拔牙窝中使用Surgicel会导致更多的术后疼痛[408]。

凝胶泡沫

凝胶泡沫（Pharmacia，Peapack，NJ）是一种基于明胶的海绵，不溶于水且具有生物可再吸收性。它通过促进血小板崩解以及随后的促凝血酶原激酶和凝血酶的释放来刺激固有的凝血途径[164]。凝胶泡沫在手术部位的最初反应是降低愈合率。含有凝胶泡沫的拔牙窝显示出更强的炎症细胞浸润性，显著减少骨的长入，并在术后第8天出现异物反应[74]。然而这些效应是短暂的，并不会影响长期骨愈合[392]。

骨蜡

从历史上看，骨蜡一直被提倡在根尖手术中用于控制骨缺损中的出血和碎片[480]。它是一种不可吸收的产品，由88%的蜂蜡和12%的棕榈酸异丙酯组成。使用骨蜡后的愈合应被描述为效果不佳。骨缺损通常含有纤维结缔组织，并且没有骨或造血组织。骨蜡通过产生慢性炎症性异物反应[35]，阻碍细菌清除而延缓骨骼愈合，并使手术部位易于感染[117,378,263]。由于骨蜡会损害愈合，并且有几种很好的替代品，因此不再建议使用骨蜡[589]。

硫酸铁

硫酸铁（Cut-Trol，Ichthys Enterprises，Mobile，AL）是一种具有极低pH的腐蚀性药物，是为数不多的用于根尖手术的产品之一。在使用兔子模型的研究中，Lemon等[301]、Jeansonne等[256]报道，硫酸铁的止血控制可以持续5分钟，并且愈合接近正常，只有轻微的异物反应，但前提是要对手术伤口充分搔刮并用盐水冲洗。如果未能从手术伤口部位去除硫酸铁可导致愈合严重受限和异物反应，并且在某些情况下会形成脓肿。不应低估使用此溶液时引起的急性炎症和周围软组织坏死的可能性[298]。类似的产品Monsel's溶液（硫酸亚铁）已被用于控制皮肤病手术中的局部出血。然而，这种解决方案的普及率有所下降，因为应用于伤口部位可导致长达2周的组织坏死[130]，区别是表皮化脓和皮纹形成的程度不同[536]。

硫酸钙

自19世纪后期以来，硫酸钙用于替代骨移植材料来充填骨缺损。骨伤口中硫酸钙的存在不会抑制骨形成[574]。无论新骨是否形成，硫酸钙都会逐渐从植入部位去除[110]。在根尖手术中使用硫酸钙不会对愈合产生显著影响，牙骨质沉积和骨质愈合会正常进行[27]。硫酸钙作为一种止血剂，可起到物理屏障作用。将材料放置在骨缺损处，略微凝固，然后进行部分雕琢使材料进入根尖区[283]。其余材料排列于缺损壁，防止出血。当放置根尖充填物并除去所有外来的根尖充填材料时，剩余的硫酸钙可以除去或留在原位。

肾上腺素棉球

肾上腺素是一种交感神经兴奋胺血管收缩剂，常用于口腔手术期间的出血控制[82,283]。在放置肾上腺素颗粒前，应从根尖区域清除所有肉芽组织，以确保与骨面的直接接触[282]。血管收缩胺与身体组织中的各种肾上腺素受体结合并与之相互作用。当肾上腺素与α1肾上腺素受体和α2肾上腺素受体结合时，会产生强大的血管收缩效应。平均每粒外消旋肾上腺素棉球（Racellet #3；Pascal Co.，Bellevue，WA）含有0.55mg外消旋盐酸肾上腺素，其中一半是具有药理学活性的L形式。Racellets（图9-34B）在根尖手术中可提供良好的局部止血作用[558]。

在手术部位使用Racellets引起了两个问题：额外的肾上腺素对心血管的影响，以及伤口中棉纤维的滞留可损害伤口的愈合[213,265]。Vickers等所做的一项研究[558]检查了肾上腺素棉球的心血管效应并得出结论：与对照组饱和的盐水棉球相比，没有证据表明心血管会有变化（血压和脉搏）。这些学者假设对毛细血管的血管收缩作用是局部和即刻性的，并且很少或没有发生对肾上腺素的全身摄入。

尽管对心血管似乎没什么影响，但在手术部位遗留的棉纤维可能会导致炎症以及伤口愈合受损。因此，当使用肾上腺素棉球时，外科医生的细心检查至关重要。必须记录手术期间使用的每个棉球，并应在伤口闭合之前轻轻地搔刮骨缺损以去除任何嵌入的棉纤维。通过用10滴2.25%的盐酸肾上腺素溶液浸透的CollaCote，可以清除隐窝中滞留的棉纤维[567]。如前所述，CollaCote具有生物相容性，不会干扰伤口愈合。

烧灼/电外科

烧灼是通过血液和组织蛋白的凝固阻止血液流动，留下机体试图摆脱的焦痂[537]。目前对在根尖手术中烧灼骨缺损的影响尚未有研究。然而，在牙周手术

中已经研究了电外科对牙槽骨的影响。与未暴露于电烧灼区域的手术部位相比，暴露于电烧灼区域中的组织破坏更大，愈合延迟。术后12小时，电烧灼区域发现更广泛的炎症反应和更严重的骨膜破坏[36]。24小时后，在与电烧灼相关的骨质中观察到许多空洞，并且这种坏死在48小时后更加广泛。在96小时后，电烧灼的结缔组织伤口仍然有血凝块，而手术刀切口开始修复[381]。对骨骼施加热量的不利影响与温度和施用持续时间成正比。

根尖处理

在根尖手术期间根尖切除的处理对于病例的整体成功是至关重要的。根尖手术的目的是创造一个有利于牙周组织再生的环境，即覆盖根尖和根尖充填材料的牙槽骨、牙周膜和牙骨质的愈合与再生。再生的关键是存在一定的可诱导细胞、生长因子和矿化所需的特殊物质。未能创造一个有利于这一过程的环境，会导致组织修复而不是组织再生，不能达到理想愈合。

根尖切除和充填的必要性

根尖手术的基础是双重的。第一个目的是消除病因，第二个目的是当病原体被去除后防止根尖周组织再次污染。

病因通常可分为根管内或根管外细菌*、根管内或根管外化学物质，或根管外物理因素[370,496,497]。病因并不总能完全确定，因为通常涉及许多因素[98]。但是，大多数病例均涉及某种形式的细菌参与（如根尖分歧内的细菌）。消除这种刺激物的唯一确定手段是通过根尖切除进行物理清除。在这种情况下，根尖切除的基本原理是建立进入和清除病损组织的途径，确保了建立伤口愈合的最佳环境。

如上所述，根尖手术的第二个目的是在去除病原体后防止组织再次污染。因此，如果不能证实根管系统的其余部分没有刺激物存在，则应放置根尖充填物以密封根管系统内的任何残留刺激物，从而防止周围组织再次污染。

根尖切除术

根尖切除的程度遵循两个主要原则。首先，必须

---

* 参考文献：254,287,367,491,540-541,559,580

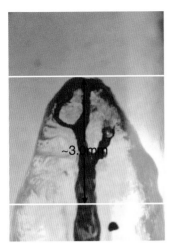

图9-35 典型单根管牙齿切除的根尖，注入染料可以清楚地显示根尖部副根管。通过切除根尖3mm可以清除大多数根尖分歧。

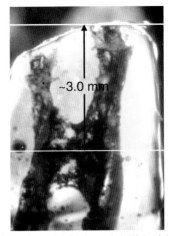

图9-36 上颌第一磨牙近中颊（MB）根的切除部分。在推荐的3mm水平进行根尖切除暴露出连接MB-1和MB-2的峡部组织。

消除现有疾病的病因，包括去除病损组织，并在一定指征时去除有孔的根尖。其次，必须提供足够的空间来检查和处理根尖。

每个牙根的解剖结构都很复杂（见第5章）。牙髓外科医生必须了解根尖1/3的解剖结构以确定根尖切除的程度。大约75%的牙齿在根尖3mm处有根管偏移（如副根管或侧支根管）[131,481]。大约3mm的根尖切除应包括了大多数副根管和侧支根管，从而消除了大部分残留的微生物和刺激物（图9-35）。当切除具有多于一个主根管的牙根时，可能存在峡部组织，应该调整根尖倒预备以包括峡部区域（图9-36）。

如果根尖接近颊侧皮质骨板，则有可发生根尖开窗，导致持续性症状，特别是在根尖触诊有触痛时[72]。当根尖开窗后，如果根尖低于周围皮质水平，牙齿结构上方的骨组织则可以重建。上颌第一前磨牙的颊根通常最接近颊侧皮质骨板。

手术医生对根尖手术便利性的理念取决于病例个体和医生的个人能力。手术医生便利性的基本原则应该通过减少外科手术本身的创伤（保护牙齿和支撑结构）这一愿望来加以完善。从根本上说，根尖周结构的可及性和可见性决定了根尖切除的程度。牙髓外科医生必须能够检查切除的根尖，预备根尖部根管，并放置根尖充填物。放大的可视化设备（如显微镜、内窥镜和口腔镜）减少了切除大量牙根以获得足够视野和入路的可能性[91,94,228,280,440-441,448,486]。在某些情况下，必须切除部分牙根以获得入路，以便到达整个软组织病损、一个额外的腭侧位的牙根（如上颌前磨牙），或根尖组织中异物所在部位。

颏孔和下颌管等解剖结构的存在，是确定根尖切除范围的重要考虑因素[355,410-412]。牙髓外科医生应定位需要切除的根尖以避免对这些结构造成可能性损害。

切除角度

多数情况下，增强的放大和照明技术消除了倾

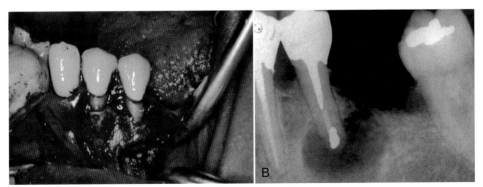

图9-37 大约在1990年进行的根尖手术。A，根尖用微型手柄的车针预备成45度斜角。当时常用的根尖充填材料是银汞合金。B，下颌第二前磨牙进行银汞合金根尖倒充填的术后即刻X线片。虽然许多牙齿以这种方式治疗成功，但目前推荐使用本章所述的新型材料和技术。

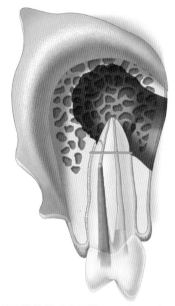

图9-38　使用显微外科手术器械以及增强的放大和照明可以实现垂直或接近垂直的根尖切除（绿线）。

斜截根的必要性[94,441]。从生物学角度看，最合适的切除角度是垂直于牙长轴的根尖切除（图9-37和图9-38）。垂直根尖切除的基本原理是基于几个解剖学参数。首先，距离解剖学顶点约3mm的垂直切除更可能包括根尖区域中的所有根尖分歧[399]。其次，随着切除角度的增加，连通根尖周区域和根管系统牙本质小管的数量显著增加，因此，来自根管系统内的刺激物进入愈合组织的可能性也随着切除角度的增大而增加[181,523]。再次，根尖切除垂直于牙长轴的情况下，可以使根尖根管预备的冠向延伸范围更容易控制[195]。最后，通过垂直根尖切除，在根尖区域施加的应力分布更均匀，这可能会减少根尖裂纹的扩展，并为根尖愈合提供更好的环境[470]。

根尖截面的预备

与牙髓外科的所有阶段一样，预备根尖的目的是产生一个切除根尖的截面，为牙骨质生长和随后牙周膜在截面的再生提供最佳条件。该过程的两个重要方面是截面的表面形貌和化学处理。根尖的健康牙骨质是牙周组织成功再生的必要条件[22]。牙骨质中发现的许多物质可以刺激牙周成纤维细胞的迁移、生长和附着。牙骨质提取物还可以激活成纤维细胞、蛋白质和胶原合成，这是重建功能性牙周膜的必需物质[52,471,562]。

根尖切除后的截面形态

根尖切除后截面预备的传统理论是产生光滑、平坦的根尖截面，没有锋利的边缘或牙根的结构性突起，这些刺激物可能会影响愈合过程。然而，根尖切除后光滑根尖与粗糙根尖相比是否愈合不同或愈合更快，目前资料很少。通过研究切除根尖的截面形态对人类PDL成纤维细胞附着的影响时发现，使用不同器械制备的根尖截面，成纤维细胞的附着没有显著差异[584]。但是，光滑的根尖切除截面可以使外科医生能够更好地检测到表面裂纹和解剖学变异[357]。鉴于人类PDL成纤维细胞在光滑表面上的附着效果没有受到损害，医生似乎应该尽可能地制作光滑的表面以便于检查根尖切除后的截面。因此目前认为，光滑的根尖截面应该是有利的。

不同类型的车针在切除的牙根表面往往产生不同的形状[212]。一些研究比较了根尖切除后的截面[357,377,585]。一般来说，高速和低速手机中的横纹裂钻预备的表面最粗糙且最不规则。Morgan和Marshall[357]比较了#57直裂钻（Midwest Dental Products，Des Plains，IL）、Lindeman骨钻（Brasseler USA，Savannah，GA）和多用途车针（Dentsply Maillefer，Ballaigues，Switzerland）切除根尖后的截面形态，然后用多层硬质合金精加工钻（Brasseler USA）或超细金刚石精加工钻（Brasseler）进行了精修。多功能车针预备的根尖截面最光滑、平面最单一、碎粉量最少。无论使用何种类型的车针，只有当机头以与车针旋转方向相反的方向沿着根面移动时，才会在根面上扫过并撕碎牙胶[585]。车针产生的光滑表面也可以减少振动和颤动，从而提高患者的舒适度。

根尖处理

通过根尖截面处理可以去除玷污层并提供有助于机械黏附的表面以及有利于生长和附着的细胞机制。截面处理可以暴露牙本质的胶原基质，并保留了在牙本质中的生物活性物质（如生长因子）。实验研究表明，脱矿牙本质可诱导类骨矿化组织的发育[42-43,241,550,597]。有人认为，根尖截面处理可产生有利于牙周细胞定植的生物相容性表面，而不会损害相邻牙周组织的活力。

现已提出3种解决方案用于根尖截面的改良：柠檬酸、四环素和乙二胺四乙酸（EDTA）。这3种溶液在体外均具有增强成纤维细胞与根表面附着的作用。然而，柠檬酸是在牙髓外科应用中测试的唯一溶液。

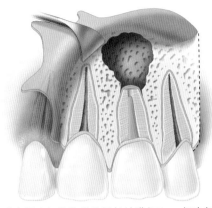

图9-39　垂直根尖切除和沿着根长轴进行3mm根尖倒预备的示意图。

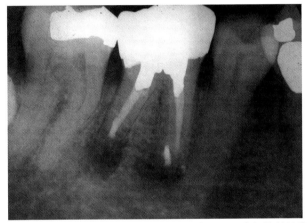

图9-40　根尖倒预备错误：超声预备没有沿着近中根的长轴进行，因此不能对根管进行正确封闭。病损不太可能愈合。

柠檬酸是传统的解决方案。牙周病学家使用柠檬酸水溶液（pH为1）酸蚀患牙的牙根表面2～3分钟，以促进再生、新附着和牙骨质形成[434-438]。Craig和Harrison[114]检查了柠檬酸脱矿对切除根尖后周围组织愈合的影响。他们发现，使用50%柠檬酸（pH为1）1分钟或2分钟就会导致根尖部脱矿，并且比起根尖部未脱矿的牙齿，完全愈合的时间更早。然而，牙周文献对用低pH试剂酸蚀牙本质表面的益处表示质疑。在低pH时，相邻的重要牙周组织可能受损。此外，已证明延长柠檬酸的使用时间（3分钟）可以阻止牙槽骨生长[60,62]。

EDTA是一种具有中性pH的溶液，牙髓病学家将其用作根管冲洗剂，它对牙本质表面暴露的胶原纤维同样有效[64]。与低pH溶液不同，EDTA不会对周围组织产生不利影响[63]。

一系列研究测试了EDTA、柠檬酸和磷酸在牙周治疗中的作用，表明使用15%～24%EDTA约2分钟可产生最佳的根表面[59,61,64]。这些研究人员得出结论，EDTA在中性pH下，能够从牙本质表面选择性地去除矿物质，暴露胶原基质。具有低pH的柠檬酸和磷酸不仅可以去除矿物质成分，而且还可以使胶原基质变性。

已证明四环素可去除牙本质玷污层，留下干净、开放的牙本质小管，使用时间短至30秒[327]。用盐酸四环素治疗的牙周病患者，其根部新附着的组织学评估显示，经过四环素处理后结缔组织附着的趋势更强[13]。有研究比较了使用3分钟EDTA（pH7.3）或四环素盐酸（pH1.8）的效果，结果显示，处理过的牙齿表面没有显著差异[37]。但是，现已证明EDTA对人类PDL细胞附着更有利[601]。

虽然柠檬酸、EDTA和四环素对根表面的处理作用在牙周文献中有很好的记载，但这种治疗并不能让牙周病患牙的牙周附着显著增加[330]。目前只有柠檬酸被评估为根尖最终处理剂。在动物模型中，柠檬酸显示出可以增强牙周组织愈合的能力。尽管如此，其效果以及其他的根尖处理剂对人类根尖手术结果的影响尚未确定。基于牙周的研究，似乎证明如果在根尖手术期间使用根表面处理剂，EDTA可能是最合适的解决方案。然而，制造商（Torabinejad医生个人建议）建议，当使用三氧化矿物聚合物（MTA）作为根尖充填材料时，不要使用EDTA，因为它可能会干扰MTA的硬组织生成效果。

根尖倒预备

根尖倒预备是建立根尖密封的关键步骤。目标是在切除的根尖形成一个空间，其尺寸足以放置根尖充填材料，同时避免对根尖结构造成不必要的损坏。理想的预备方法是沿着牙长轴制备至少3mm深度的Ⅰ类洞（图9-39和图9-40）。如果对剩余的根管系统进行彻底清洁和成形以消除微生物与刺激物，则外科手术最有可能成功[178,449]。传统手术使用带有旋转车针的微型手柄。然而，随着特殊设计超声工作尖的出现（图9-41），现在最常使用超声技术进行根尖倒预备[91]。与传统的车针预备相比，用超声预备根尖得到了现有临床证据的有力支持，特别是在磨牙的手术中[132]。

超声根尖倒预备技术与微型手柄预备相比具有若干优点。必须去除少量骨组织，才能获得需切除根尖的正确入路。此外，外科医生能够沿着牙长轴更加保守地进行预备，并始终保持在根管的中心位置。根尖穿孔的风险降低，部分原因是器械的操作性增强。此外，超声根尖倒预备技术可以产生更一致、更深的根

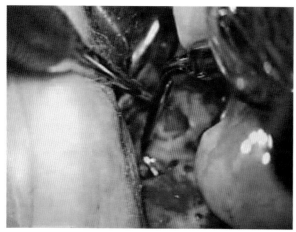

图9-41 超声工作尖的使用。可以使用针对口腔每个区域设计的工作尖，并沿着根的长轴进行预备。在这个病例中，恰当地放置超声工作尖进行上颌第一前磨牙根尖倒预备，但由于撤回时不小心，对唇部造成危险。超声尖端产生的热量会导致热烧伤，这可能导致瘢痕组织形成。

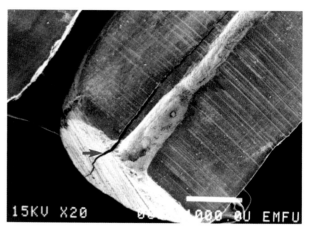

图9-42 扫描电镜（SEM）显示了用超声设备在高功率下进行体外根尖倒预备后的图像。可以看到明显的裂纹（红色箭头）。应在低功率和水冷却下进行超声根尖倒预备。

管预备形，从而减小了根尖切除倾斜角度[95,304,347,592]。超声根尖倒预备产生的玷污层明显少于单独使用车针预备[205]，用车针进行根尖倒预备时，在所有的预备平面的都会产生大量的玷污层[214]。

超声根尖倒预备的主要问题是由于超声波振动而产生了根尖折裂的可能性（图9-42）。

超声根尖倒预备与根尖裂纹

一些研究报告已经探讨了超声根尖倒预备技术导致裂纹的可能性。这可能是有关于使用超声工作尖进行根尖倒预备问题中最具争议性的一项。有3种类型的根尖裂纹：根管内裂纹（源于根管系统并延伸至牙本质中）、根管外裂纹（源于牙根表面并延伸至牙本质中）、贯通裂纹（从牙根表面延伸至根管系统）[425]。这种分类系统并没有普遍应用于根尖倒预备的研究中，因此，很难确定哪一种类型的裂纹更重要。当使用拉力测量仪测量牙根形变时，超声根尖倒预备显示出比微型手柄更大的平均应变值。然而，使用超声后并没有在根尖倒预备后的根尖截面上观察到裂纹的增加[48,303,375,425]。在其他一些使用不同模型评估根尖裂纹的体外研究中得出相反的结论：超声根尖倒预备的确会引起根尖裂纹[2,184,299,354,469]。因此，在体外研究中很难确定超声根尖倒预备导致根尖裂纹的程度。

另一方面，在一项体内研究[358]和一些基于尸体的研究中[86,207]，实验复制了临床情况，研究结果显示，根尖裂纹并非是由于超声的使用而导致的。在这些研究中，超声根尖倒预备没有引起大量的根尖裂纹。有

几种解释可能可以说明这些研究中所观察到的差异。在尸体样本和临床样本中，根尖周组织都可以将超声能量分散并远离根尖。某些研究发现，超声预备过程所产生的热量或许比其他研究中产生的热量控制得更充分。超声的功率可能设置在较低的范围，而研究显示低功率设置在体外环境中可以产生较少的裂纹[176,299]，因此建议临床使用低功率超声。

超声工作尖设计的意义

有不同类型的超声工作尖可用于根尖倒预备（图9-43和图9-44），包括不同长度和直径的不锈钢工作尖。这些工作尖表面没有涂层，或者有金刚砂或氮化锆涂层。其尖端曲率为70°或更高时，更容易在连续载荷下断裂，并且通常在弯曲处发生断裂[573]。与没有涂层的不锈钢尖端相比，超声工作尖的涂层无疑提高了切割效率，这意味着根尖倒预备所需的时间明显缩短[200,405]。工作尖的涂层中，金刚砂涂层似乎是最高效的，根尖倒预备所需要的时间最少[253]。此外，尖端类型（即不锈钢、金刚砂涂层或氮化锆涂层）似乎对根尖倒预备过程中可以引起根尖折裂的数量或类型影响不大[76,200,253,375,425]。由不锈钢工作尖进行根尖倒预备后形成的根管壁通常比带有涂层的工作尖预备后形成的根管壁更清洁。不锈钢工作尖产生的表面碎屑和玷污层较少。带有涂层的根尖倒预备器械通常会产生严重磨损，碎屑易覆盖腔壁表面[76,610]。不过，总体而言，带涂层工作尖的根尖倒预备质量公认是最好的[405]。

超声器械引起的温度变化

前面已经讨论了热量产生和温度变化的重要性。

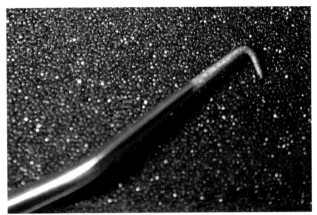

图9-43 超声工作尖（Obtura Spartan）有多种形状可供选择，适用于口腔不同区域。大多数新型工作尖都有特殊涂层（氮化锆或金刚砂），可以提高切割效率。

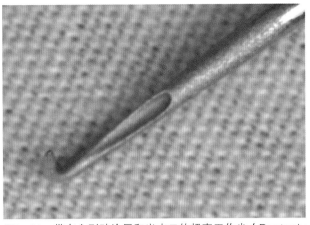

图9-44 带有金刚砂涂层和出水口的超声工作尖（Dentsply Tulsa Dental Specialties）。

所有超声工作尖都应有一个出水口。在没有充分冲洗的情况下，在根尖周组织中使用超声器械易导致组织中温度极度升高，但是在根尖倒预备期间这种特殊影响尚未得到证实。超声工作尖作用于牙本质而不伴有冲洗，会使牙本质的温度升高到基线温度95℉（35℃）以上[290]，这种升高会伤害牙髓和牙周组织[380]。

粘接性根尖充填

使用粘接性根尖充填材料的根尖倒预备，需要对标准的根尖倒预备技术进行改变。应使用圆形或椭圆形车针将整个根面预备成浅的扇贝形，预备深度至少1mm[26,453]。可以对根管系统进行超声预备，但这可能不是必要操作。根尖充填材料以穹顶形式放置，并粘接到整个切除的牙根截面上（图9-45）。

根尖充填材料

理想的根尖充填材料可以密封根管系统内的内容物，防止任何细菌、细菌副产物或有毒物质进入根尖周组织。该材料应该具有不可吸收性、生物相容性，并且体积随时间而稳定。它应该能够诱导PDL复合物的再生，特别是根尖充填物表面的牙骨质再生。最后，操作性能和工作时间应该可以让牙髓外科医生能够轻松自如地放置根尖充填材料。

有许多材料被用作根尖充填材料，包括牙胶、聚羧酸盐水门汀、银尖、汞合金、Cavit（3M ESPE，St.Paul，MN）、磷酸锌水门汀、金箔和钛螺钉。本节将重点介绍过去10年文献中讨论的临床常用根尖充填材料。这些材料是氧化锌丁香油水门汀（IRM和Super-EBA）、玻璃离子水门汀、Diaket、复合树脂（Retro-

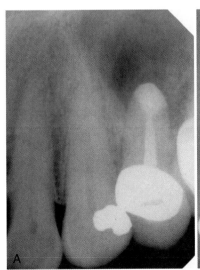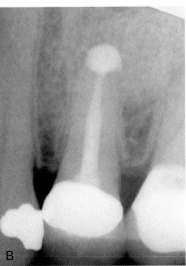

图9-45 A，上颌第一前磨牙粘接性根尖倒充填术后的即刻X线片。B，20个月随访X线片显示出根尖周病损愈合良好。

plast），树脂-玻璃离子混合物（Geristore）和三氧化矿物聚合物（ProRoot-MTA）以及生物陶瓷。

氧化锌丁香油（ZOE）水门汀

将氧化锌粉末和丁香油液体混合形成糊状物，并将其置于预备根管内压实。这种材料的使用可以追溯到19世纪70年代。丁香油从ZOE混合物中释放出来，但是它会随着时间的推移呈指数下降，并且与液体-粉末比例成正比[243]。当ZOE与水接触时，它会表面水解，产生氢氧化锌和丁香油。该反应持续到与游离水接触的所有ZOE都转化为氢氧化锌为止[243-245]。丁香油对哺乳动物细胞有许多影响，并取决于浓度和暴露时间长短。这些影响包括抑制细胞呼吸、对巨噬细胞和成纤维细胞的细胞毒性、抑制血管收缩反应、抑制前列腺素以及抑制或增强免疫反应[139,349,561]。此外，ZOE基底混合物中添加了一些其他材料以增加强度和X线阻射性并降低最终材料的溶解度。可商业购买的ZOE材料包括临时充填材料（IRM；Dentsply Caulk，Milford，DE）和Super-EBA（Bosworth Company，Skokie，IL）。

临时充填材料（IRM）

IRM由含有大于75%的氧化锌和大约20%的聚甲基丙烯酸酯的粉末，并与含有多于99%的丁香油和少于1%的乙酸所配制的溶液等量混合。IRM的封闭性比汞合金更好，且不受液粉比例或根尖处理剂的影响[116,407]。根尖周组织似乎可以耐受IRM，但IRM没有使牙齿硬组织再生的能力。其反应与其他ZOE基质的材料相似[221,329,417-420]。在体外，IRM可防止釉基质蛋白的黏附[463]。

Super-EBA

Super-EBA由含有60%氧化锌、34%氧化铝和6%天然树脂的粉末组成。与含有37.5%丁香油和62.5%邻甲氧基苯甲酸的液体等量混合。Super-EBA有两种形式：快速凝固和常规凝固。除了凝固时间外，两种形式的性质似乎相同[593]。Super-EBA具有X线阻射性[484]，封闭效果与IRM相似，并且渗漏性小于汞合金[232,388]。Super-EBA的渗漏模式似乎不受到根尖条件或充填技术的影响[174,469]。当Super-EBA和IRM用高速手机碳化钨精修车针完成修整时，边缘适应性优于球形抛光钻，使用球形抛光车针相当于用湿棉球进行抛光[170]。根尖周的环境可能会影响Super-EBA的

长期稳定性，这表明Super-EBA在酸性pH环境中会随着时间的推移而崩解[30]。

在生物学上，当用作根尖充填物时，Super-EBA在根尖周组织中具有良好的耐受性。但是，它没有牙骨质再生的能力。骨愈合在12周时显示出一些纤维组织的持续存在。在Super-EBA根尖充填物附近显示嗜碱性染色线，表明可能有硬组织的形成[404,418-419,542]。胶原纤维似乎长入材料的缝隙内[396]，但其意义尚不清楚。Super-EBA具有有限的抗菌性[101]。Super-EBA的细胞毒性类似于汞合金和IRM[102,605]。根尖充填材料Super-EBA用于牙髓外科手术后，其持续性病变的发生率为4%~20%。在用汞合金作为根尖充填材料的比较研究中，使用Super-EBA导致持续性病变的概率较小。这些研究的随访期为0.5年至4.6年不等[147,326,397,448,518,565]。

玻璃离子水门汀

玻璃离子水门汀（GIC）由水性聚合酸（如聚丙烯酸）和碱性玻璃粉（如硅铝酸钙）组成。GIC通过硅铝酸盐的中和反应来固化，硅铝酸盐与羧酸基螯合以交联聚酸盐；大量的玻璃保持未反应状态并起到增强填料的作用。玻璃离子水门汀的固化是光固化或化学固化。另一种GIC中加入了银以改善其物理性能，增强其抗压强度、抗拉强度和抗蠕变性能。两种形式的GIC都被建议作为替代性的根尖充填材料[44,415-416]。

光固化GIC的封闭性和边缘适应性优于化学固化GIC。GIC获得的封闭效果一般优于汞合金，与IRM相似[105-106,252,444,520,591]。含银GIC可能会出现长期表面变化，这可能会影响根尖周组织中含银GIC的稳定性[55]。GIC在初始凝固期间易受水分侵蚀，导致溶解度增加和黏合强度降低[188,508,596]。当GIC用作根尖充填材料时，水分和血液污染会对结果产生不利影响，这种情况在治疗失败病例中更为常见[602]。化学和光固化GIC的细胞毒性与Super-EBA或汞合金的细胞毒性没有显著差异[102,394]。组织对GIC的反应比汞合金更好，与ZOE材料相似[100,104,133,416]。在比较使用汞合金或GIC进行根尖充填的临床研究中，从临床和放射学角度评估1年后和5年后的愈合情况[261,602]。两种材料的愈合能力无差异。两组的总体成功率在1年时为90%，在5年时为85%。该研究显示，超过95%的1年随访病例可以预测5年的随访结果。这些学者得出结论：GIC是一种有效的汞合金替代物，可用作根尖切除后的根尖封闭剂，并且可提供同样良好的长期临床效果[261,602]。

Diaket

Diaket（ESPE GmbH，Seefeld，Germany）是一种聚乙烯树脂，最初用作根管封闭剂，后来被推荐用作根尖充填材料[587]。它是由约98%的氧化锌和2%的磷酸铋与由2.2-二羟基-5.5-二氯二苯基甲烷、丙酰基苯乙酮、三乙醇胺、乙酸乙烯酯的己酸共聚物和氯乙烯-乙烯基异丁基醚混合而成的粉末。与其他常用的根尖充填材料相比，Diaket的微渗漏研究表明，它具有优异的封闭性能[190,264,313,571]。其封闭能力尚未与MTA进行直接比较。当Diaket用作根管封闭剂时，生物相容性研究表明它在细胞培养中具有细胞毒性[276]，并在骨组织[502]和皮下组织中产生长期慢性炎症[393]。然而，当使用更高浓度混合物用于根尖充填时，Diaket显示出与骨组织的良好生物相容性[379,587]。在组织学上，观察到在切除根尖的Diaket上形成独特的组织屏障，其性质未知。这种组织类似于骨样或牙骨质样基质，近似于牙周组织纤维，表明在根尖充填材料上有再生反应[587]。在动物研究中，Diaket比起未感染牙齿上切除的牙胶显示出更好的愈合反应[590]，以及与MTA相似的愈合反应。然而，没有明显的牙骨质形成[433]。这种材料在美国已不再使用。

复合树脂和树脂-离子混合物

复合树脂材料具有一些理想的性质并且可以考虑用作根尖充填材料。通常，在评估材料封闭性时，复合树脂在体外研究中表现良好。复合树脂的渗漏性往往低于银汞、Super-EBA、IRM和玻璃离子[126,344,345,520]。然而，粘接过程中的血液污染会降低粘接强度并增加渗漏性[353,560]。边缘适应性随条件和粘接剂不同而不同[17]。复合树脂和牙本质粘接剂的某些组分可对细胞产生细胞毒性作用，这种效应随粘接剂类型及浓度不同而变化[80,217,428-429,514]。研究表明，一旦复合树脂凝固，细胞就会在其表面生长[328,362,402,604]。一般情况下，根尖周组织对复合树脂的愈合反应非常多样化，评级从差到好不等[25,542]，这可能取决于所用材料的类型。现有两种基于复合树脂的材料：Retroplast（Retroplast Trading，Rørvig，Denmark）和Geristore（Den-Mat，Santa Maria，CA），被建议用作根尖充填材料。

Retroplast

Retroplast是于1984年开发的一种牙本质粘接复合树脂系统，专门用作根尖充填材料。该配方在1990年发生改变，用三氟化镱和氧化铁代替了银。Retroplast是一种双糊体系，混合后形成双固化复合树脂。糊剂A由1∶1双酚A-甲基丙烯酸缩水甘油酯/稀释单体二甲基丙烯酸三乙二醇酯（BisGMA/TEGDMA）、过氧化苯甲酰N、N-2-（2-羟基乙基）-对甲苯胺和丁基化羟基甲苯（BHT）组成。它与由树脂三氟化镱气溶胶氧化铁组成的糊剂B等量混合。用Gluma基的牙本质粘接剂将材料黏附到根尖表面。工作时间为1.5~2分钟，并且X线阻射效果（由于含有三氟化镱）相当于6mm的铝。

尽管已经发表了大量的临床实验研究结果，关于Retroplast理化特性的信息仍然有限[22,25,361,451-455,457-460]。在所有病例中，这些材料似乎都具有良好的耐受性并可以促进良好的愈合反应。有证据表明，Retroplast促进了根尖硬组织的形成，有些人认为这是牙骨质的一种类型。在有限的病例报告中，Retroplast根尖充填物可以使根尖充填物表面形成牙骨质层，从而促进牙周组织的再生[22,453-454]。这些病例的愈合反应显示有少量牙骨质沉积和新的Sharpey's纤维长入。PDL纤维也进入新形成的相邻牙槽骨，表明复合材料可能发生组织再生，包括牙骨质生成，从而形成根管的生物闭合[25]。在388例研究中对使用Retroplast和银汞合金进行根尖充填的愈合情况进行了比较，1年后的放射学检查结果如下：使用Retroplast，74%完全愈合，4%纤维愈合，15%不确定，7%失败；使用银汞合金，59%完全愈合，3%纤维愈合，30%不确定，8%失败[453]。在根尖充填Retroplast后，完全愈合的发生率更高。复合材料组和银汞合金组之间的即刻术后并发症数量没有显著差异。最近一项对351例患者进行的临床研究显示，完全愈合率为80%~89%[459]。这些患者中有34例随访10年，其中33例患者完全愈合[458]。

树脂改良性玻璃离子水门汀（Geristore）和复合体（Dyract）

树脂改良性玻璃离子水门汀溶液和复合体组合材料试图把复合树脂和玻璃离子聚合物的各种性质结合起来。已有研究表明Geristore和Dyract（Dentsply，Tulsa，OK）可用作根尖充填材料，尽管二者现有的出版文献都是有限的。这两种材料需要光活化和树脂-牙本质粘接剂才能附着在牙齿上。

Geristore被推荐作为根尖充填材料[93]并用于恢复牙龈下表面缺陷，如根面龋、根外吸收、医源性根管穿孔和龈下根斜折。Geristore作为治疗根面龋和牙颈部磨损的修复材料,其临床评价表明,它是一种可接受的材料[183,372,475,548]。当它用于根管穿孔的外科修复材料和作为引导组织再生的辅助材料时,在单独的病例报告中其结果是有限的[3,4,47,440,487]。Geristore的双固化糊剂/糊剂配方是一种具有长期氟化物释放作用的亲水性BisGMA。光活化40秒使材料固化约4mm。然而,材料表层是坚硬的,直到激活后1天才会达到均匀的硬度[512]。Geristore和Dyract的体外渗漏评估表明,材料的渗漏少于由IRM、银汞合金或Super-EBA制成的根尖充填物[65,209]。Geristore的渗漏模式与MTA类似[474]。酸性pH显著降低了Geristore的渗漏性[446]。这些材料对水分的敏感性低于传统的玻璃离子水门汀,然而,干燥的环境会产生更强的结合力[99]。临床情况下血液污染对粘接的影响尚不清楚。Geristore似乎有能使根尖周组织再生的能力。在一项研究中,PDL和牙龈成纤维细胞附着于Geristore表面,并且附着随时间和细胞增殖而增加[87]。对Geristore黏附上皮细胞和结缔组织的研究发现,当将材料置于龈下缺损内时,临床和组织学证据均显示有细胞附着[150-151,475]。然而,对根尖周区域愈合反应的最佳描述应为不可预测。在对犬的一项研究中发现,18颗根尖充填的牙齿中有10颗出现了脓肿。作者将此归因于放置Geristore根尖充填物有技术难度。然而,只有少量样本在根尖充填物上形成了牙骨质。牙骨质覆盖率不超过根尖充填物表面的25%,这明显小于在白色和灰色MTA上生成的牙骨质数量[315]。

三氧化矿物聚合物(MTA)

MTA(ProRoot MTA;Dentsply Tulsa Dental Specialties)是一种专门开发作为根尖充填物的材料[529],经过大量体外和体内研究,对其与Super-EBA、IRM和银汞合金的各种性能进行了比较。根尖充填材料的体外封闭能力和生物相容性研究表明,MTA优于其他常用材料[277,300,527,530-531,533-535]。当使用各种体外渗漏模型时,MTA与复合树脂和GIC一样可以防止渗漏[6,129,171,591]。但是MTA的硬固和随后的渗漏性不受血液存在的影响[527]。Torabinejad等[535]开发了原始产品(灰色MTA)。该材料的主要成分是硅酸钙($CaSiO_4$)、氧化铋(Bi_2O_3)、碳酸钙($CaCO_3$)、硫酸钙($CaSO_4$)和铝酸钙($CaAl_2O_4$)。粉末的水合作用产生胶质凝胶,其固化形成是由无定形基质中的

离散晶体组成了硬质结构。晶体由氧化钙组成,无定形区域由33%的钙、49%的磷酸盐、2%的碳、3%的氯化物和6%的二氧化硅组成[529]。在一项研究中比较了MTA与银汞合金、Super-EBA和IRM的固化时间、抗压强度、X线阻射和溶解性,发现MTA的X线阻射性小于银汞合金,但是高于Super-EBA和IRM[529]。MTA的固化时间最长(2小时45分钟),混合后24小时的抗压强度最低(40MPa),但混合后21天的抗压强度增加到67MPa。固化后MTA的溶解度与银汞合金和Super-EBA相似。最初MTA的pH为10.2,混合后3小时上升至12.5[529]。据报道,MTA混合后168小时的pH约为9.5[152]。MTA的细胞毒性低于银汞合金、Super-EBA和IRM根尖充填材料[531]。犬和猴的牙髓外科手术研究表明,MTA根尖充填后根尖周炎症更少,靠近根尖充填材料有牙骨质沉积[27,173,236,528,532]。Holland等[236-237]认为MTA中的三氧化二钙与组织液反应形成氢氧化钙,导致硬组织形成。

不能低估MTA附近牙骨质样组织存在的重要性。牙骨质沉积是牙周组织再生的关键[310]。在根尖和根尖充填物表面形成新的牙骨质对于理想的牙周愈合至关重要。单层牙骨质也可以增强根尖屏障的完整性,使其抵抗微生物渗透的能力更强,并形成了一个生物屏障[22]。这样的过程在MTA用作充填材料时最常见。MTA似乎能够诱导成牙骨质细胞生成硬组织。在一项研究中,学者通过评估骨钙素(OCN)的表达、细胞生长和成骨细胞样细胞的形态,评估了MTA存在下的成牙骨质作用[522]。扫描电镜(SEM)分析表明,成牙骨质细胞可以附着于MTA并在MTA上生长。此外,在应用MTA后观察到OCN基因的强表达。MTA还可以增加成骨细胞中促炎症和抗炎症细胞因子的产生。该反应的临床意义尚不清楚。MTA对根尖周组织的影响可能部分是源于这些反应。

在一项人类结果评估研究中比较了ProRoot MTA与IRM,MTA在12个月时持续性疾病的发生率为16%,在24个月时为8%[103]。IRM在12个月时持续性疾病的发生率为24%,在24个月时为13%。这些学者得出结论,使用MTA作为根尖充填材料时获得了较高的成功率,但并没有明显高于IRM的成功率。在目前的显微外科技术支持下使用MTA作为根尖充填材料进行的前瞻性临床试验中,临床成功率为89%,随访时间为4个月至72个月不等[468]。

灰色MTA原始配方进行改变后的材料是白奶

油色，通常被称为白色MTA。白色MTA的化学成分与原始MTA的化学成分非常相似。白色和灰色ProRoot-MTA材料在任何一个组分中相差不到6%。两者都是细粉末，平均颗粒约为10μm（颗粒范围为0.1~100μm）。两种材料的X线阻射性相当于约3.04mm的铝[45]。当白色MTA植入大鼠的皮下结缔组织时，与植入灰色MTA的报告结果相似[238]。一项研究比较了两种材料用于尖牙的根尖充填物时诱发的组织反应[315]。据观察，二者唯一统计学上的显著差异在于材料附近存在的巨噬细胞或多核巨细胞。具有巨噬细胞或多核巨细胞轻度至中度浸润的样本中，灰色MTA的样本较多，而白色MTA的样本较少。评估中所有其他参数基本相同。

生物陶瓷

生物陶瓷是可用于根尖充填的材料中相对较新且有潜力的一种材料。体外测试EndoSequence Root Repair Material（ERRM；Brasseler，Savannah，GA）表现出与MTA相似的生物相容性和抗菌活性[107,122,317,323]。ERRM由硅酸钙、磷酸二氢钙和氧化锆组成[107]。材料具有亲水性、X线阻射性和高pH。ERRM可作为膏体或可注射糊剂。由于这是一种相对较新的材料，尚无长期临床研究。

根尖充填材料概述

已经有许多不同的材料被推荐用作根尖充填材料，每种材料都具有各自的优点和缺点。然而，从根尖周组织再生的生物学角度来看，MTA和Retroplast似乎比其他材料有更明显的优势。生物陶瓷材料可以加入这一组，但需要更多的临床测试。Retroplast和其他复合树脂充填材料需要对手术区域进行更细致的止血和干燥，以获得最佳效果。MTA最常见的缺点是其处理性能。即使在制备得当的情况下，MTA也比其他大多数材料更难以放置在根尖根管中。目前有几种器械被优化或改进后，专门用于MTA充填（图9-19~图9-23和图9-46）。图9-47~图9-49所示典型临床病例，展示了前面所述的外科手术步骤。

手术部位的关闭和缝合材料的选择

关闭手术部位

手术部位必须经过仔细的视诊和X线检查后才能

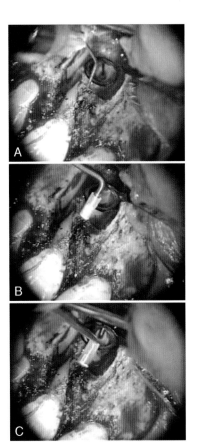

图9-46　A，在放置根尖充填材料之前用Stropko注射器对根尖倒预备后的根管进行干燥。B，MTA输送系统的临床应用（Dentsply Tulsa Dental）。该装置装填MTA并放置在倒预备后的根管内。C，将充填器压入套管，并将充填材料输送到根尖倒预备后的根管中。然后用显微加压器压实充填材料，并根据需要，放置额外的充填材料。

关闭。在缝合之前，应将皮瓣松弛地固定在适当位置，并拍一张X线片以检测缺损中或黏附在皮瓣上的异物。该图像对于确认根尖充填物的深度和密度也很重要。然后轻轻搔刮骨缺损部位并用无菌盐水或清水冲洗，以除去任何残留的止血剂和充填材料。此时应鼓励出血，因为血凝块形成了随后愈合和修复的初始支架。如果需要，可以在此时放置移植材料或屏障。轻微剥开皮瓣附近未翻开的软组织的有利于缝合线的放置。然后将皮瓣重新复位，并用一块冷却的无菌湿棉纱轻轻压迫，以排出多余的血液和组织液。

对于本章讨论的常见瓣设计，首先要确定瓣的顶角，并用单针间断缝合方式将其缝合就位。间断缝合最初是从距离边缘2~3mm处穿过瓣的游离部分，然后连接到附着组织。用一个简单的外科结固定缝合线，结的位置远离切口线。然后定位瓣的中心并用间断或悬吊缝合方式进行缝合。可以使用连续闭合缝合技术

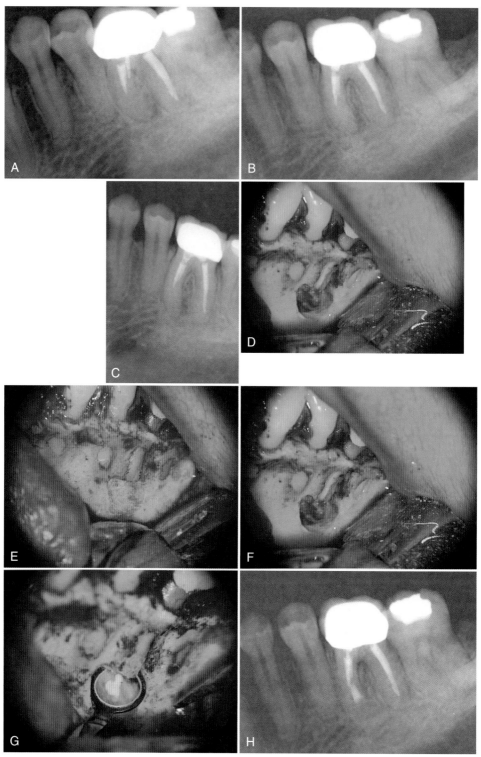

图9-47　A，36的术前X线片（近中偏移）。患牙由一位牙髓住院医师进行非手术再治疗后，根尖周病变和症状持续存在。近中根的根中部完全阻塞。术前评估包括3张X线根尖片，分别为2张不同的水平偏移投照和1张垂直位X线片。B，术前正位X线片。C，垂直位术前X线根尖片。D，进行垂直于根长轴的骨开窗和根尖切除术，可见近中根面上的部分牙槽骨开裂。E，将Racellets放入骨腔内止血。F，去除Racellets棉球（通常在根尖倒预备和充填期间在骨腔的最深部留一个小棉球），可见根尖截面垂直于根的长轴。亚甲蓝染料可用于识别根部轮廓和定位裂纹。完成超声根尖倒预备，深度为3mm，连接MB和ML根管。G，放置并检查MTA充填物。然后轻轻搔刮骨腔至开始出血并去除残留的止血材料。复位瓣膜，并拍摄X线片。H，术后即刻X线片确认了根尖充填物的深度和密度，并确认无任何异物。值得注意的是，由于有大范围颊侧骨开裂，在骨缺损处和牙根上方放置了硫酸钙和骨移植材料，尽管这些操作并非常规需要。（由Dr. Vince Penesis提供）

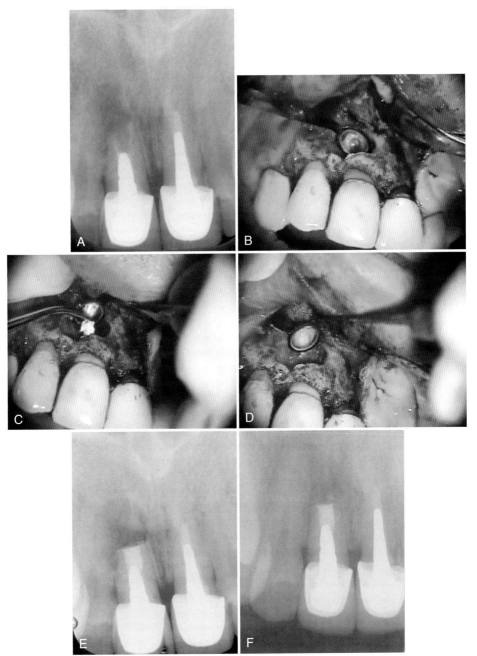

图9-48 A，11的术前X线片显示既往做过手术，但没有明显的根尖倒充填影像。由于根长较短，角化龈不足，选择了龈沟内切口和全厚角形黏骨膜瓣的设计。B，对根尖行微创切除，超声根尖倒预备。C，将MTA放入根尖根管中并填压。D，在瓣膜复位和缝合之前检查根尖充填物。E，术后即刻X线片。F，6个月的随访X线片显示根尖周病损的一期愈合。（由Dr. Shawn Velez提供）

来缝合龈缘下（Ochsenbein-Luebke）瓣[288]。与多次间断缝合相比，连续缝合技术的主要优点是缝合线易于去除。缺点是可能难以精确控制每个区域的张力，并且如果一根缝合线拉穿皮瓣，整个缝合线可能会松动。手术部位的中心牙齿通常用悬吊缝合以闭合全厚沟内（矩形或三角形）瓣。这种类型的缝合张力可以稍微变化，以允许对瓣的冠根位置进行控制。然后根据需要进行间断缝合。

缝合完成后，再次将冷冻无菌湿棉纱置于组织瓣上并压迫5分钟。对该区域的压力为凝块形成的初始纤维蛋白阶段提供了稳定性，并减少了术后过度出血和皮瓣下血肿形成的可能性。冰纱布也能止血。对该区域的最终检查应确认所有软组织边缘都已严密地封闭，并且出血已得到控制。此时可以额外注射长效局部麻醉药，但必须注意不要将其直接注射到新复位的组织瓣下。

手术当天，指导患者用冷敷袋在手术区域对应面部进行冷敷，方式是每隔20分钟，冷敷20分钟。还应

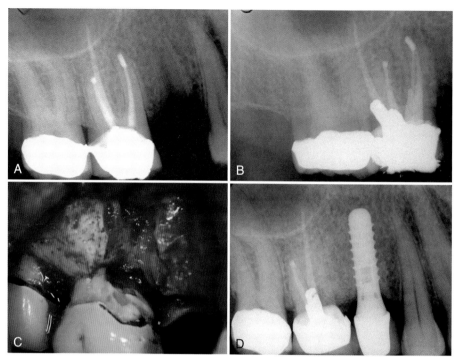

图9-49　A，16对叩诊敏感，MB根尖区触诊不适。牙周探查显示MB根的颊侧面有窄而深的骨缺损。亚甲蓝染色后用显微镜放大观察证实牙根纵裂。15由于牙根纵裂已于近期拔除。B，在DB和P根管中放置粘接性汞合金桩核，并将Geristore置于MB根管系统中。C，截除MB根，并使用亚甲蓝染料帮助确定根折的程度。D，3年后随访发现磨牙已经进行了新的牙冠修复，前磨牙已行种植修复。

根尖手术后注意事项

（1）术后将冰袋敷于面部手术区域（每隔20分钟，冰敷20分钟），持续5～6小时，以减轻术后肿胀。术后第二天通常肿胀最严重，并可能持续恶化2～3天。

（2）遵医嘱服用药物。止痛药大约45分钟起效。

（3）像以往一样清洁您口腔内除术区外的所有区域（刷牙、使用牙线等）。改良清洁步骤以清洁术区牙齿，以免刺激伤口。术后24小时内不要用力漱口。使用漱口水漱口，每天2次，直至拆线。

（4）术后24小时内可能会有少量血液从手术部位渗出。这可能使唾液变成粉红色，请不要担心。但是，如果出血过多，请联系我们。您可以用茶包或湿纱布对该部位加压止血。

（5）术区的缝合线下次就诊时会去除。前2～3天请不要牵拉嘴唇检查缝线部位，因为这可能会影响伤口愈合。

（6）建议在头2天或3天吃软性食物，尽量避免吃辛辣或难以咀嚼的食物。大量饮水（不含乙醇）是非常重要的，这有助于您的伤口愈合。

（7）避免吸烟和使用其他烟草制品。

（8）在手术后前24小时内，体温可能会稍微升高，这是正常反应。根尖手术后感染并不典型，但可能会发生。如果发生感染，通常发生在手术后2～3天。感染的症状包括疼痛或肿胀突然增加、有发烧的感觉、颈部疼痛和全身潮红。如果您认为感染已经发展，请立即联系我们。

如果您有任何问题，请在正常办公时间联系医生办公室：＿＿＿＿＿＿，
如果下班后遇到问题，您可以联系医生：＿＿＿＿＿。

图9-50　术后指导范例。书面指导为患者提供了必要的参考，因为术后口头指导往往难以记忆。可以根据需要修改说明。提供患者可以理解的书面指导非常重要。如使用Flesch-Kincaid等级量表。

给予患者口头和书面的术后指导，包括下班后保持联系（图9-50）。患者应笔直静坐约15分钟，离开前应再次检查手术部位。

选择缝合材料

理想的根尖手术缝合材料具有以下特性：易于操作和打结的柔韧性、能阻止细菌生长和口腔液体芯吸的光滑表面，以及合理的成本。尽管一些临床医生更喜欢略粗（4-0）或更细（6-0）的缝线，但最常用的尺寸是5-0的缝合线。考虑到接近伤口边缘位置的张力情况，小于6-0的缝合线更易于穿过相对脆弱的黏膜组织。丝线缝合材料几十年来普遍应用于牙科手术中，既便宜又易于操作。然而，丝质材料有促进细菌生长和缝线周围芯吸的倾向。由于这些原因，其他材料要优于丝质材料[92]。

可吸收的缝合材料（普通肠线和加铬肠线）并不常规用于根尖手术，当患者无法按时进行常规缝线去除（术后48~96小时）或者缝线位于难以进入的口腔区域时，则可以建议使用此种材料。可吸收缝合材料的主要问题是可吸收率的变化，也就是说，缝合线可能会过早地张力减弱和溶解，或者更常见的是，在切口区域停留的时间超过预期。肠线材料用异丙醇包装，使用前在无菌水中浸泡3~5分钟，可以提高肠线的操作性能[430]。

具有光滑聚四氟乙烯或聚乳酸涂层（如Tevdec和Ethibond）的缝合材料特别适用于根尖手术。合成单纤维缝合材料（如Supramid和Monocryl）也较为常用。这些材料易于操作，并且不会像丝线那样促进细菌生长或口腔液体的芯吸。Gortex（膨胀聚四氟乙烯）缝合线具有许多理想的性能，但比前面提到的材料更昂贵。

组织粘接剂，如氰基丙烯酸酯和纤维蛋白胶，可能有助于根尖手术后的伤口闭合[113,196,403,599]。尽管目前现有的研究还不足以推荐使用这些粘接剂作为传统缝合材料的常规替代品，但未来应用于根尖手术中是可能的。

引导组织再生和牙髓外科手术

与牙根结构相邻的牙槽骨的骨量和位置影响了根尖手术的预后。Kim和Kratchman[282]提出了一个六分类系统，以帮助预测手术预后并判断是否需要做骨移植

和屏障术。A分类（根尖周无病损）、B分类（有小面积根尖周病损）和C分类（不与牙周袋相通的大面积根尖周病损）均为无须支撑性骨移植或屏障技术就可以获得有利愈合的类型。D分类（类似于C分类并有独立牙周袋）、E分类（有根尖周病损并且牙髓-牙周在根尖处相通）和F分类（有根尖周病损并有颊侧骨板的完全丧失）代表着对预后判断需更加谨慎，并且通常需要同时使用骨移植和牙周屏障技术。图9-51～图9-63是需要进行引导组织再生（GTR）的病例。

根尖周病损[141]或局部骨缺损并伴有整个根长的牙槽骨完全缺失对预后有显著的不利影响，与孤立的根尖周病损[233,279,499]相比，完全愈合率降低大约20%或更多。根尖周病损直径≥15mm也会导致较差的预后[233]。有深牙周袋形成的晚期牙周炎与根尖手术后的慢性根尖周炎和随后的根尖手术失败有关[450]。失败的原因被鉴定为非成骨组织向根尖手术部位生长，并且上皮组织沿着牙根表面向下生长。成功的治疗可能更多地取决于控制上皮细胞增殖而不是根尖的处理。在这种情况下，提倡使用引导组织再生技术[206,547]。

引导组织和骨再生的基本原理是不同类型的细胞在愈合期间以不同的速率重新充填伤口。软组织细胞比硬组织细胞更具活性，因此它们在愈合过程中更容易迁移到伤口中。介于牙龈组织与暴露牙根表面和支撑性牙槽骨之间的屏障阻止了牙龈细胞对暴露牙根表面的定植。这促进了PDL细胞对根表面的选择性再定植。理论上，使用可吸收屏障可使PDL细胞和具有成骨潜能的其他细胞重新充填缺损，从而导致新的结缔组织附着和骨的形成。Dahlin等[119-120]用猴子实验证实，在上颌侧切牙的根尖手术中，当膜用于贯通性骨缺损时，骨质愈合显著增加。可吸收性引导组织再生（GTR）膜在犬的牙髓外科手术中用于颊侧根尖周牙周型病损，可以增强牙周组织和周围骨的再生[149]。这种类型的基质屏障促进了更多的结缔组织和牙槽骨的生成并最大限度地减少结合上皮的形成。

一些病例报告讨论了引导组织再生技术与牙髓外科手术联合应用的问题[5,32,81,123,154,273,337,414,421,432,515,544,549,607]。这些研究主要报告了涉及大面积根尖周病变、贯通性骨缺损、手术穿孔修复或根尖颊侧皮质骨板缺失的病例，它们都有良好的治疗效果。

Pecora等[400]比较了使用和不使用可吸收膜修复20个大面积根尖周缺损（直径大于10mm）的愈合情况。他们的报告表明，在术后12个月，使用膜的部位愈合

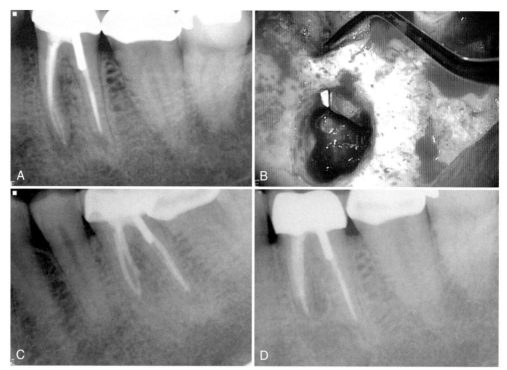

图9-51 A，36的术前X线根尖片。B，临床照片显示沿近中根面延伸的牙周病损。C，术后即刻X线片。用超声工作尖预备近中根尖并用MTA充填。放置DFDBA和Capse的混合物用于引导组织再生。D，1年的随访X线片显示愈合良好。牙周探诊在正常范围。

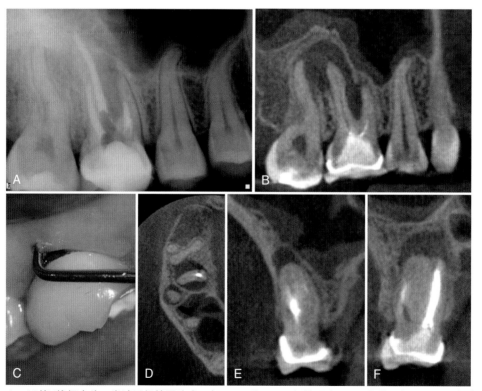

图9-52 病例1。A，16的X线根尖片。尝试了根管再治疗，但MB-1和MB-2根管阻塞。B，矢状面视图显示了根尖周病变的范围。C，临床检查发现牙周探诊达根尖。D，根尖1/3的轴面视图显示根尖周病损与17的MB根非常接近（17的牙髓活力测在正常范围内）。E、F，分别为MB和DB/P根的冠状面视图。

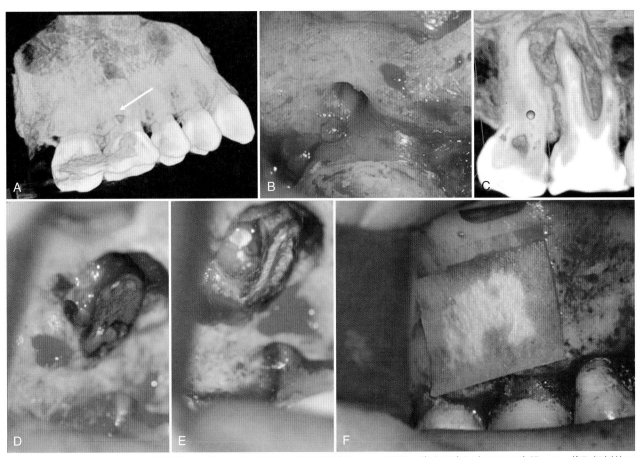

图9-53 病例1（续）。A，16区域的3D重建显示了根分叉区的牙周病损。B，翻瓣后临床观察证实了牙周病损。C，截取颊侧的3D重建以显示根尖周病损的程度。D、E，DB和P根根尖切除、根尖倒预备、MTA根尖倒充填。F，将Puros同种异体移植物（Zimmer Dental，Carlsbad，CA）和CopiOs心包膜（Zimmer Dental）移植到根尖周病损部位。

更快，再生骨的质量和数量更高。在一项研究中，对涉及根尖周牙周病损的患者进行引导组织再生（Bio-Oss骨粉和Bio-Gide膜；Osteohealth Co.，Shirley，NY）同时进行根尖手术，评估了根尖周和牙周的愈合情况。手术后12个月，86%的患者被认为有临床和影像学的愈合。结论：在根尖周牙周病损的病例中，GTR可作为根尖手术的辅助手段[142]。然而，当进行标准的根尖切除术并且根尖区剩余颊侧骨板完整时，使用可吸收膜对治疗没有有益影响[186]。

有几种不同类型的膜可供选择。它们可分为不可吸收型和可吸收型两大类（表9-1）。可吸收膜通常更适合于牙髓用途，因为不需要二次手术来去除。

膜通常需要支撑，这样膜就不会塌陷到缺损内。可以通过使用钛膜或移植材料来提供对膜的支撑。移植物材料具有两个主要功能：作为支撑膜和上覆软组织的机械亚结构，以及作为增强骨形成的生物组分。

骨移植材料（表9-2）可分为骨传导性或骨诱导性。骨传导性材料提供了骨骼可以生长的框架。材料的孔径与正常骨骼的孔径相似，并且材料最终被吸收和重塑。骨诱导性材料刺激新骨细胞的产生，从而加快愈合。骨形态发生蛋白（BMP）家族已被广泛研究用于该作用。骨传导性材料和骨诱导性材料的结合也可用于骨移植。

GTR技术的使用引发了一些额外的问题，应该在手术前与患者讨论。包括额外材料的成本、材料的来源（合成材料、动物或人类）、长时间处理伤口的需要，以及与这些技术和材料有关的潜在术后并发症。讨论所使用材料的成分非常重要，因为一些患者可能会出于宗教或伦理的原因而有顾虑。在开始手术前，外科医生必须与患者讨论使用这些材料的所有后果，因为在手术前并不总是可以预测术中是否需要这些移植材料。

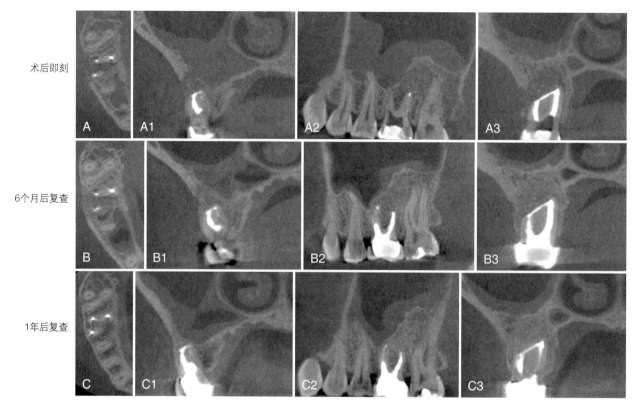

术后即刻

6个月后复查

1年后复查

图9-54 病例1（续）。A，术后即刻CBCT扫描轴面视图，A1为MB根冠状面，A2为矢状面，A3为DB和P根冠状面。B，6个月复查的轴面视图，B1为MB根冠状面，B2为矢状面，B3为DB和P根的冠状面。C，1年后复查的轴面视图，C1为MB根冠状面，C2为矢状面，C3为DB和P根冠状面。

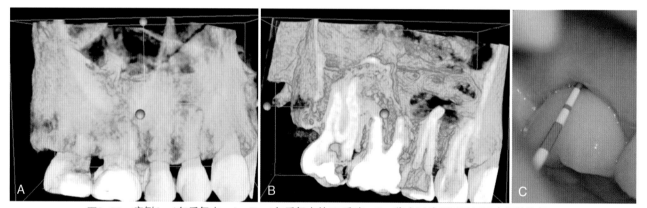

图9-55 病例1，1年后复查。A、B，1年后复查的3D重建。C，临床图片显示了牙周病损的恢复。

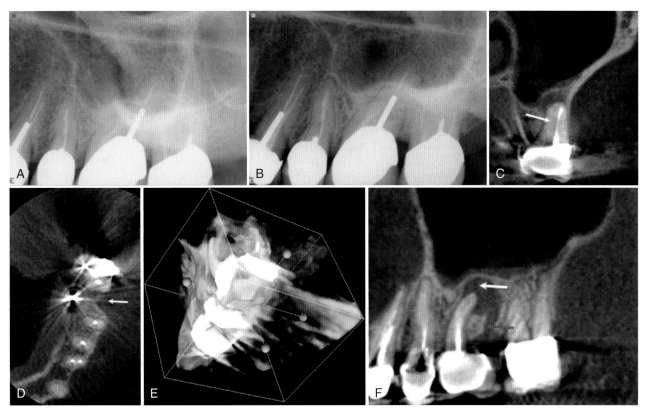

图9-56　病例2，26。A、B，分别是26近中和远中偏移投照的X线根尖片。C，MB根的冠状面视图显示了遗漏的MB-2根管（箭头）。D，轴面视图显示在X线根尖片中不明显的既往DB截根部位（箭头）。E，显示牙槽嵴顶病损的3D重建。F，矢状面视图显示与根尖周病变（白色箭头）相通的牙槽嵴顶病损（红色箭头），以及上颌窦底的抬高，但没有证据表明上颌窦有穿孔。

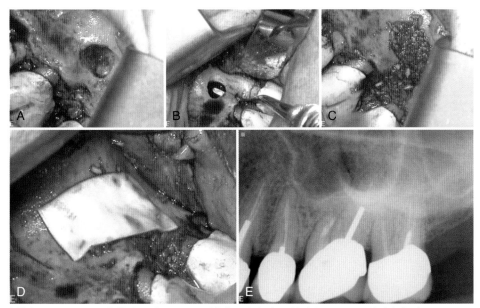

图9-57　病例2（续）。A，翻瓣后的临床观察显示了牙槽嵴顶和根尖周的病损。B，两处病损间穿通。C，两处病损均移植了EnCore Combined Allograft（Osteogenics Biomedical，Lubbock，TX）。D，CopiOs膜（Zimmer Dental，Carlsbad，CA）。E，术后即刻X线片。

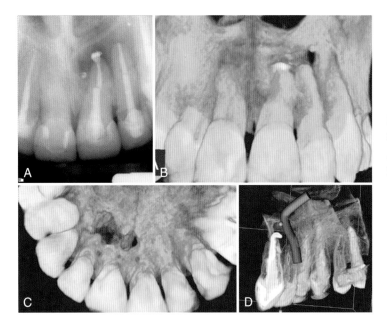

图9-58 病例3。A，上颌前牙区的X线根尖片显示与21相关的根尖周病变。B，CBCT重建显示有完整的唇侧皮质骨板。C，3D重建的腭侧视图显示了腭侧骨板的穿通。D，3D重建显示了鼻腭神经血管束。

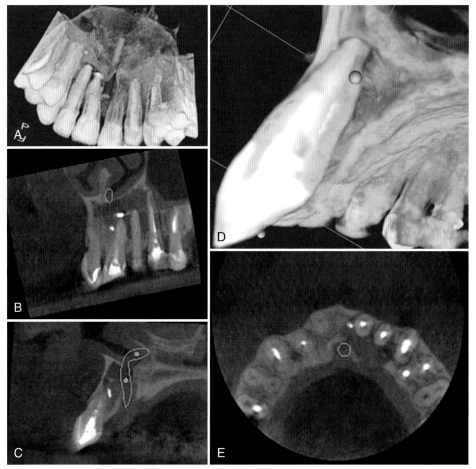

图9-59 病例3（续）。A，腭侧CBCT重建视图显示鼻腭神经血管束穿出切牙管。B，矢状面图显示了累及21、22和23的根尖周透影区。C，冠状面视图观察到鼻腭神经血管束出切牙管。D，3D重建显示根尖周病变延伸到23。E，轴面视图显示了病变的扩展范围、腭侧骨板的穿孔以及鼻腭神经血管束与根尖周病变的关系。

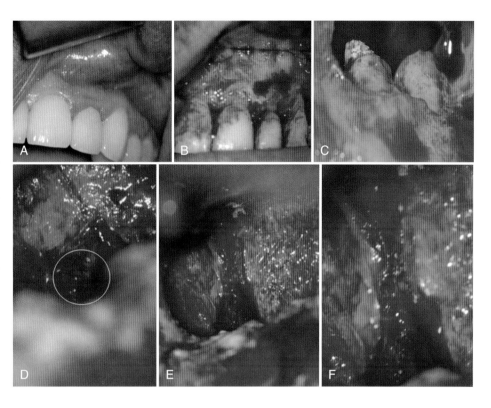

图9-60 病例3（续）。A、B，翻瓣前后的临床照片显示了完整的唇侧骨板。C，去除肉芽组织后的根尖周骨缺损状况，显示了切除根尖之前，21和22的根尖情况。D，腭侧骨板穿孔处可明显看到腭侧黏膜（圆圈所示）。E、F，临床照片显示了清除肉芽组织后暴露出完整的鼻腭神经血管束。

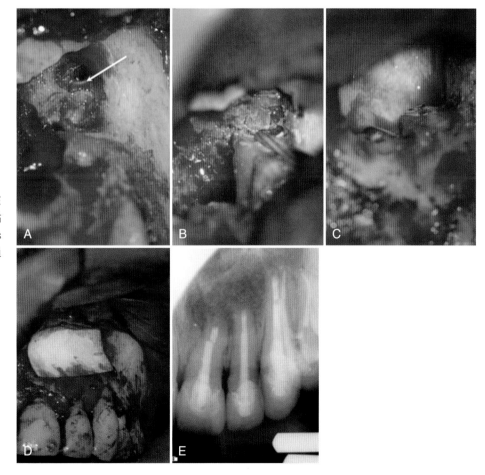

图9-61 病例3（续）。A、B，上颌窦侧壁位于23远中。C，在腭侧放置CopiOs膜覆盖腭侧黏膜。D，CopiOs膜覆盖在Puros同种异体移植材料上。E，穿通性缺损的术后即刻X线片。

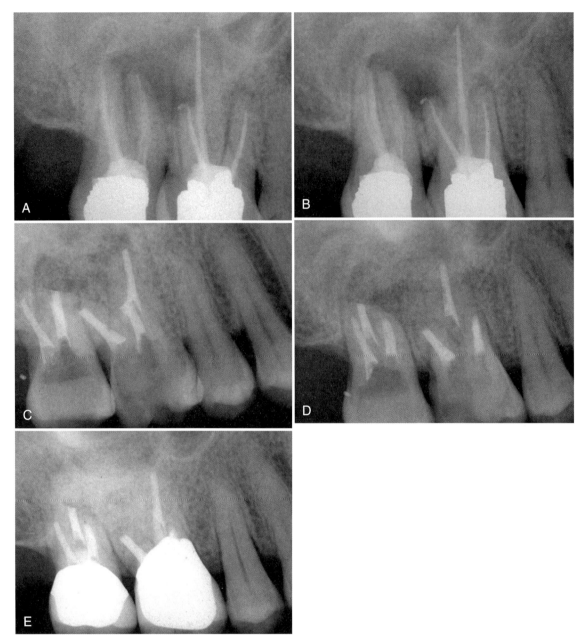

图9-62 **A**，16和17的术前偏移投照X线片。两颗牙齿都有治疗史，患者主诉过去5年来该区域有疼痛史。治疗计划包括非手术再治疗，随后进行包括骨移植和引导组织再生（GTR）的根尖手术。**B**，16和17术前正位投照X线片。**C**，术后即刻X线片显示根尖切除和倒充填。用超声工作尖预备根尖，用17%乙二胺四乙酸（EDTA）进行处理，充填Diaket，并用超细金刚砂抛光车针抛光。用Bio-Oss异种移植材料充填缺损，并放置Guidor可吸收膜。**D**，术后即刻X线片（正位）。**E**，4年随访X线片。患者无症状，所有临床检查均在正常范围内。用烤瓷熔附金属全冠修复牙齿。

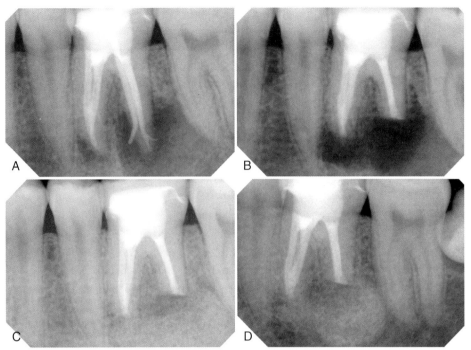

图9-63 A，36的术前X线片。将牙胶尖插入颊沟并示踪至远中根根尖。12个月前进行了非手术根管治疗。B，根尖切除和MTA根尖倒充填（M和D根）。C，术后即刻X线片。放置Bio-Oss异种移植材料。D，19个月的随访X线片显示根尖周病损愈合良好。

如果在根尖手术期间使用GTR技术，应选择可吸收膜并遵循手术流程（图9-62和图9-63）：

1. 将膜延伸至缺损边缘外2～3mm的骨面上；膜应使用骨替代移植材料来支撑，这样就不会进入缺损或下方的牙齿结构上。
2. 组织封闭技术应确保将膜全部覆盖。传统的术后压迫被取消，因为这会使膜塌陷到下方的结构上。
3. GTR技术禁止患者吸烟，因为吸烟一直被证明对治疗结果有不利影响[73,324,445,525,538-539]。

牙槽嵴保护

随着口腔种植体越来越多地用于修复缺失牙齿，临床医生即使不进行种植体植入手术，也应该了解牙槽嵴保存策略[308]。如当在探查性外科手术中确定牙齿有牙根纵裂并需要拔除时，应考虑牙槽嵴的保存。在这种情况下，通常完全没有颊侧骨板，并且简单地拔除牙齿容易使患者丧失牙槽嵴的高度和宽度，从而使将来的种植体植入手术更加复杂。在拔除患牙时放置移植物和屏障膜的GTR技术（如前所述）可以为将来的种植体植入创造更有利的位置[31,251,342,608]。推荐使用无创拔牙技术，因为其目的之一是最大限度保存现有牙槽骨。牙周膜切开技术特别适用于这种类型的骨保存拔牙技术。

意向性再植

外科手术时，若入路受限或存在不可接受的风险，那么可以选择意向性再植。这种技术的常见病例是下颌第二磨牙，因为有典型的厚颊侧骨板、浅前庭沟，并且根尖与下颌管接近（图9-64）。然而，任何可以无损伤地完整拔除的牙齿都是意向性再植的潜在适应证。禁忌证包括具有开敞根尖或牙根中度弯曲的牙齿，以及有牙周病的牙齿。尽管一些研究者使用牙本质粘接树脂和意向性再植术对根折的治疗取得了一定的成功[226,268,506]，牙根纵裂通常被认为是禁忌证[401]。切牙和根折不到根长2/3的患牙通常预后更好，1年的临床成功率约为89%，5年后降至59%[226]。

拔牙时应尽量减少对牙齿和牙槽骨的创伤。理想情况下，不使用牙挺，并且拔牙钳不能碰触根面。所

表9-1

膜材料举例

组成	商品名/制造商
不可吸收	
聚四氟乙烯	Gortex（WL Gore & Associates Inc, Flagstaff, AZ） TefGen FD（Lifecore Biomedical, Chaska, MN） Bicon Barrier Membrane（Bicon, Boston, MA） Cytoflex（Unicare Biomedical, Laguna Hills, CA）
可吸收	
层板骨	Lambone（Pacific Coast Tissues Bank, Los Angeles, CA）
聚乳酸	Guidor* 这种材料用于早期的研究中，并且有非常好的效果（Guidor USA） Atrisorb（CollaGenex Pharmaceuticals, Newtown, PA）
聚乳酸	Vicyl Mesh（Ethicon, Somerville, NJ）
聚乳酸、聚乙醇酸 和三亚甲基碳酸酯	Resolut（WL Gore & Associates Inc, Flagstaff, AZ）
胶原	Biomend（Zimmer Dental, Carlsbad, CA） Bio-Guide（Osteohealth, Shirley, NY） Bicon 可吸收胶原膜（Bicon, Boston, MA）

*不再供应。

表9-2

骨移植材料举例

移植类型	描述	产品/制造商或来源
自体移植	从患者自身体内获得	下颌升支、颏部、髂骨嵴
同种异体移植物	脱矿人体冻干骨（DFDBA）	Osteofil（Regeneration Technologies, Alachua, FL） Grafton（Osteotech, Eatontown, NJ） Dynagraft（GenSci, Toronto, Ontario, Canada） Opteform（Exactech, Gainesville, FL） Puros（Zimmer Dental, Carlsbad CA） MTF DeMin Bone（Dentsply Friadent CeraMed, Lakewood, CO）
异种移植物	无机牛/猪骨颗粒	Bio-Oss（Osteohealth, Shirley, NY） OsteoGraf（Dentsply Friadent CeraMed, Lakewood, CO）
陶瓷/合成材 料移植物	硫酸钙、磷酸钙/羟基磷灰石、 生物活性玻璃	CapSet（Lifecore Biomedical, Chaska, MN） OsteoSet（Wright Medical Technology, Arlington, TN） HTR（Bioplant HTR, Kerr Corporation, West Collins, CA） Biogran（3i, Palm Beach Gardens, FL） Norian SRS（Synthes, West Chester, PA） NovaBone-C/M（NovaBone Products, LLC, Sales and 　Manufacturing, Alachua, FL） PerioGlas（NovaBone Products, LLC, Sales and 　Manufacturing, Alachua, FL）
生物活性蛋白	骨形态发生蛋白（BMP）	实验性的
联合移植	同种异体移植物、异种移植物或 陶瓷/合成材料移植物加生物活 性蛋白	PepGen P15（Dentsply Friadent CeraMed, Lakewood, CO)

有用于根尖倒预备和倒充填的器械及材料，都应在拔牙之前进行准备，以尽量缩短口外工作时间。必须用浸有生理溶液（如Hank's平衡盐溶液）的纱布包裹牙根来保持根部表面湿润。根尖倒预备和倒充填后（如本章前面所述），将牙齿重新植入并压紧颊侧骨板。可以指导患者咬住棉卷或其他半固体物体以帮助牙齿正确地置于牙槽窝中。调整咬合，在愈合的最初阶尽量减少对牙齿的创伤。也可以使用夹板，但通常不是必需的。患者应该吃软性食物，至少7～10天避免吃黏性食物、糖果和口香糖。根据临床观察和几项动物模型研究，再植预后的成功愈合与避免在拔牙过程中对PDL和牙骨质造成创伤以及减少口外操作时间密切相关[21,23,391]。

术后护理

如前所述，非甾体类消炎药（NSAIDs）通常是治疗术后疼痛的首选药物（见第4章）[9,41,54,143]。通常在术前或术后即刻服用布洛芬（400～800mg）或等效的NSAID，并可以在术后根据需要持续服用数天。当需要额外的疼痛缓解时，可以将诸如可待因、氢可酮或曲马多等麻醉药添加到标准NSAID方案中。这种策略可能会产生协同效应，因此对疼痛的缓解比每种药物单独使用时更有效[148]。有效治疗中度至重度疼痛的短期方法是"按时间"交替使用NSAID和对乙酰氨基酚/麻醉药组合[250,348]。根尖手术后疼痛通常只是轻度到中度。仅使用NSAIDs一般可以很好地控制术后疼痛，特别是当之前推荐的术前NSAID治疗策略和长效局部麻醉药与微创外科手术相结合使用时。

缝合线通常在手术后2～4天内去除[92,213]。这一建议是基于目前对伤口愈合的理解以及希望尽快去除切口区域任何潜在的刺激物。尽管局部麻醉药的应用可能有帮助，尤其是针对非角化黏膜的松弛切口，但是很少需要使用局部麻醉。在使用棉钳或组织钳取出缝合线之前，可以使用锋利的线剪或#12手术刀片切开缝合线。即使术前使用了氯己定含漱液，缝合线去除后也可能出现短暂的菌血症[79]。只有对细菌性心内膜炎的高风险患者才考虑使用抗生素。

如果在复诊拆线时愈合正常，通常在手术后3～12个月预约第一次复查，在此之前不需要去医院检查。但是，建议在缝合线去除后7～10天与患者电话联系，以确认没有其他问题。在复诊去除缝合线时愈合有问题的患者，需要在7～10天内去医院重新评估，或在必要时尽快重新评估。

手术并发症的管理

尽管严重的术后并发症很少见，但临床医生应做好准备回应患者所关心的问题，并对患者何时可能需要进行额外治疗进行确认。如本章前面所述，仔细的病例评估，坚持微创手术技术和正确的患者管理，可以有效降低术后并发症的发生率。即便如此，一些患者会出现轻度至中度的术后疼痛、肿胀、瘀斑或感染。在一项对82名接受牙髓手术治疗的患者进行的前瞻性研究中，Tsesis等[545]报告，76.4%的患者术后1天无疼痛，64.7%没有任何肿胀。本研究中只有4%的患者出现中度疼痛，这种后遗症与术前症状的存在密切相关。术后疼痛通常在手术当天达到峰值，手术后1～2天肿胀达到最大值[294]。如前所述，良好的证据支持可以预防性服用NSAID和使用长效局部麻醉药来减少术后疼痛的程度和持续时间。

应告知患者，术后有一些渗血是正常反应，但明显的出血并不常见，可能需要引起注意。大多数出血可以通过施加稳定的压力20～30分钟来控制，通常使用一块湿棉纱或一个茶包。持续性出血需要临床医生注意。对该区域施加压力并注射含有1∶50000肾上腺素的局部麻醉药是合理的第一步。如果继续出血，可能需要去除缝合线并寻找切断的小血管。定位后，可以挤压或烧灼血管以控制出血。通常可以使用在热牙胶充填技术中采用的加热源来进行烧灼。如前所述，也可以使用局部止血剂。有时，患者可能需要住院行外科手术来控制出血，但这种情况极为罕见。当血液渗入间质组织时，会出现口外瘀斑（图9-65），虽然可能会造成患者和临床医生的惶恐，但这种情况有自限性，不会影响预后[281]。在该区域进行热湿敷可能会有帮助，但颜色完全消退可能需要2周左右。手术后24小时内，不应对面部加热。

上颌后牙根尖手术过程中的上颌窦暴露并不少见。通常推荐术后使用抗生素和减充血剂[16,29,281,568]，然而，这种做法存在争议，没有证据支持在这些病例中常规使用抗生素和减充血剂。Walton[576]提出了一个有说服力的论据，即当口腔-上颌窦交通可能发生一期愈合时，抗生素并不作为用于根尖手术时上颌窦暴露的常规用药。其他临床医生提供了进一步的支持，

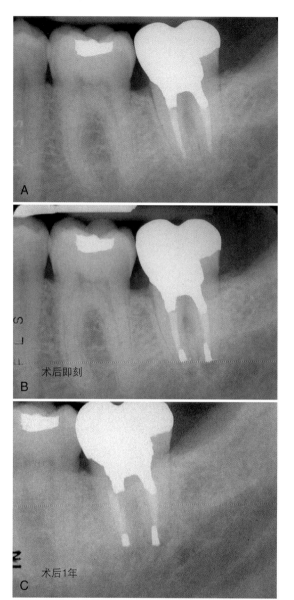

图9-64 意向性再植。A，37的术前X线片。在非手术再治疗后，牙齿对叩诊和咬合持续敏感。B，术后即刻X线片显示，牙齿拔出后进行了根尖倒预备和倒充填，并再植。C，在为期1年的随访中，牙齿无症状，表现出根尖周病损愈合良好。（由Dr. Matt Davis提供）

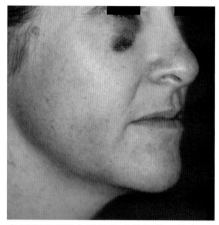

图9-65 术后瘀斑可能会引起患者的担忧，但在7～14天内可自行消退。

他们发现在根尖手术期间发生上颌窦暴露的病例有良好的愈合并很少发生并发症[291,456,579]。临床上应根据每个病例各自的情况来判断并指导抗生素和减充血药物的使用，直到出现更确凿的证据指导这些药物的使用。

没有可靠的数据可以准确估计牙髓外科治疗后发生感觉异常的可能性。第三磨牙拔除后感觉异常的发生率为1%～4.4%[443]，然而，在大多数报道中第三磨牙拔除后出现感觉异常的病例都涉及舌神经，这在下颌根尖手术中很少见。第三磨牙手术后下牙槽神经损伤的发生率约为1.3%，其中只有约25%的病例导致永久性损伤[551]。除非在手术过程中切断神经，否则大多数患者可以在3～4个月内恢复正常感觉。如果感觉异常在10～12周内没有好转的迹象，则应考虑转诊并对可能进行的显微神经外科修复手术进行评估[167,431]。Robinson和Williams[443]提供了一种有用的方法来绘制和记录感觉异常。通过用棉钳捏住皮肤或黏膜来确定感觉改变的区域，或者可以用尖锐的器械进行针刺。在面部和口腔示意图上，用一系列标记来标注感觉异常的区域。该方法提供了感觉异常的图形和时间记录。

总结

今天的根尖手术与20世纪90年代常见的手术形式几乎没有相似之处。增强的放大和照明、显微手术器械、超声，还有用于止血、根尖充填和GTR的新材料，以及对伤口愈合的生物学和持续性根尖周病的病因学的更多理解，都有助于根尖手术的快速发展。通过恰当的病例选择和手术技巧，根尖手术可以被认为是一种可预测的、经济有效的替代拔牙和种植牙的方法。

参考文献

[1] Abbott PV: Analysis of a referral-based endodontic practice: part 2. Treatment provided, *J Endod* 20:253, 1994.

[2] Abedi HR, Van Mierlo BL, Wilder-Smith P, Torabinejad M: Effects of ultrasonic root-end cavity preparation on the root apex, *Oral Surg Oral Med Oral Pathol Oral Radiol Endod* 80:207, 1995.

[3] Abitbol T, Santi E, Scherer W: Use of a resin-ionomer in guided tissue regeneration: case reports, *Am J Dent* 8:267, 1995.

[4] Abitbol T, Santi E, Scherer W, Palat M: Using a resin-ionomer in guided tissue regenerative procedures: technique and application–case reports, *Periodontal Clin Investig* 18:17, 1996.

[5] Abramowitz PN, Rankow H, Trope M: Multidisciplinary approach to apical surgery in conjunction with the loss of buccal cortical plate, *Oral Surg Oral Med Oral Pathol* 77:502, 1994.

[6] Adamo HL, Buruiana R, Schertzer L, Boylan RJ: A comparison of MTA, Super-EBA, composite and amalgam as root-end filling materials using a bacterial microleakage model, *Int Endod J* 32:197, 1999.

[7] Affairs RotCoS: Dental management of patients receiving oral bisphosphonate therapy—expert panel recommendations, American Dental Association.

[8] Aframian DJ, Lalla RV, Peterson DE: Management of dental patients taking common hemostasis-altering medications, *Oral Surg Oral Med Oral Pathol Oral Radiol Endod* 103 (suppl S45):e1, 2007.

[9] Ahlstrom U, Bakshi R, Nilsson P, Wahlander L: The analgesic efficacy of diclofenac dispersible and ibuprofen in postoperative pain after dental extraction, *Eur J Clin Pharmacol* 44:587, 1993.

[10] Ainamo J, Loe H: Anatomical characteristics of gingiva: a clinical and microscopic study of the free and attached gingiva, *J Periodontol* 37:5, 1966.

[11] Ainsworth G: Preoperative clindamycin prophylaxis does not prevent postoperative infections in endodontic surgery, *Evid Based Dent* 7:72, 2006.

[12] Al-Bayaty HF, Murti PR, Thomson ER, Deen M: Painful, rapidly growing mass of the mandible, *Oral Surg Oral Med Oral Pathol Oral Radiol Endod* 95:7, 2003.

[13] Alger FA, Solt CW, Vuddhakanok S, Miles K: The histologic evaluation of new attachment in periodontally diseased human roots treated with tetracycline-hydrochloride and fibronectin, *J Periodontol* 61:447, 1990.

[14] Alleyn CD, O'Neal RB, Strong SL, et al: The effect of chlorhexidine treatment of root surfaces on the attachment of human gingival fibroblasts in vitro, *J Periodontol* 62:434, 1991.

[15] Altman RD, Latta LL, Keer R, et al: Effect of nonsteroidal antiinflammatory drugs on fracture healing: a laboratory study in rats, *J Orthopaed Trauma* 9:392, 1995.

[16] Altonen M: Transantral, subperiosteal resection of the palatal root of maxillary molars, *Int J Oral Surg* 4:277, 1975.

[17] Ambus C, Munksgaard EC: Dentin bonding agents and composite retrograde root filling, *Am J Dent* 6:35, 1993.

[18] Anan H, Akamine A, Hara Y, et al: A histochemical study of bone remodeling during experimental apical periodontitis in rats, *J Endod* 17:332, 1991.

[19] Anderson HC: Mechanism of mineral formation in bone, *Lab Invest* 60:320, 1989.

[20] Anderson HC: Molecular biology of matrix vesicles, *Clin Orthop Relat Res* May (314):266, 1995.

[21] Andreasen JO, Borum MK, Jacobsen HL, Andreasen FM: Replantation of 400 avulsed permanent incisors. 4. Factors related to periodontal ligament healing, *Endod Dent Traumatol* 11:76, 1995.

[22] Andreasen JO, Munksgaard EC, Fredebo L, Rud J: Periodontal tissue regeneration including cementogenesis adjacent to dentin-bonded retrograde composite fillings in humans, *J Endod* 19:151, 1993.

[23] Andreasen JO, Pitt Ford TR: A radiographic study of the effect of various retrograde fillings on periapical healing after replantation, *Endod Dent Traumatol* 10:276, 1994.

[24] Andreasen JO, Rud J: Correlation between histology and radiography in the assessment of healing after endodontic surgery, *Int J Oral Surg* 1:161, 1972.

[25] Andreasen JO, Rud J, Munksgaard EC: [Retrograde root obturations using resin and a dentin bonding agent: a preliminary histologic study of tissue reactions in monkeys], *Tandlaegebladet* 93:195, 1989.

[26] *Retroplast*, Rønne, Denmark, 2004, Retroplast Trading.

[27] Apaydin ES, Shabahang S, Torabinejad M: Hard-tissue healing after application of fresh or set MTA as root-end-filling material, *J Endod* 30:21, 2004.

[28] Ardekian L, Gaspar R, Peled M, et al: Does low-dose aspirin therapy complicate oral surgical procedures? *J Am Dent Assoc* 131:331, 2000.

[29] Arens D: Surgical endodontics. In Cohen S, Burns RC, editors: *Pathways of the pulp*, ed 4, St. Louis, 1987, Mosby.

[30] Arnold JW, Rueggeberg FA, Anderson RW, et al: The disintegration of superEBA cement in solutions with adjusted pH and osmolarity, *J Endod* 23:663, 1997.

[31] Artzi Z, Tal H, Dayan D: Porous bovine bone mineral in healing of human extraction sockets. Part 1: histomorphometric evaluations at 9 months, *J Periodontol* 71:1015, 2000.

[32] Artzi Z, Wasersprung N, Weinreb M, et al: Effect of guided tissue regeneration on newly formed bone and cementum in periapical tissue healing after endodontic surgery: an in vivo study in the cat, *J Endod* 38:163, 2012.

[33] Ashcroft GS, Mills SJ, Lei K, et al: Estrogen modulates cutaneous wound healing by downregulating macrophage migration inhibitory factor, *J Clin Invest* 111:1309, 2003.

[34] Aukhil I: Biology of wound healing, *Periodontology* 22:44, 2000.

[35] Aurelio J, Chenail B, Gerstein H: Foreign-body reaction to bone wax: report of a case, *Oral Surg Oral Med Oral Pathol* 58:98, 1984.

[36] Azzi R, Kenney EB, Tsao TF, Carranza FA Jr: The effect of electrosurgery on alveolar bone, *J Periodontol* 54:96, 1983.

[37] Babay N: Comparative SEM study on the effect of root conditioning with EDTA or tetracycline HCl on periodontally involved root surfaces, *Indian J Dent Res* 11:53, 2000.

[38] Bader JD, Bonito AJ, Shugars DA: Cardiovascular effects of Epinephrine on hypertensive dental patients: evidence report/technology assessment number 48. In *AHRQ Publication No. 02-E006*. Rockville, MD, July 2002, Agency for Healthcare Research and Quality.

[39] Bahcall J, Barss J: Orascopic visualization technique for conventional and surgical endodontics, *Int Endod J* 36:441, 2003.

[40] Bahcall JK, DiFiore PM, Poulakidas TK: An endoscopic technique for endodontic surgery, *J Endod* 25:132, 1999.

[41] Bakshi R, Frenkel G, Dietlein G, et al: A placebo-controlled comparative evaluation of diclofenac dispersible versus ibuprofen in postoperative pain after third molar surgery, *J Clin Pharmacol* 34:225, 1994.

[42] Bang G, Urist MR: Bone induction in excavation chambers in matrix of decalcified dentin, *Arch Surg* 94:781, 1967.

[43] Bang G, Urist MR: Recalcification of decalcified dentin in the living animal, *J Dent Res* 46:722, 1967.

[44] Barkhordar RA, Pelzner RB, Stark MM: Use of glass ionomers as retrofilling materials, *Oral Surg Oral Med Oral Pathol* 67:734, 1989.

[45] Barnes D, Adachi E, Iwamoto C, et al: Testing of the White Version of ProRoot® MTA Root Canal Repair Material1, DENTSPLY Tulsa Dental, Tulsa, Oklahoma, 2002.

[46] Barry MJ: Health decision aids to facilitate shared decision making in office practice, *Ann Intern Med* 136:127, 2002.

[47] Behnia A, Strassler HE, Campbell R: Repairing iatrogenic root perforations, *J Am Dent Assoc* 131:196, 2000.

[48] Beling KL, Marshall JG, Morgan LA, Baumgartner JC: Evaluation for cracks associated with ultrasonic root-end preparation of gutta-percha filled canals, *J Endod* 23:323, 1997.

[49] Bell E, Ehrlich HP, Sher S, et al: Development and use of a living skin equivalent, *Plast Reconstr Surg* 67:386, 1981.

[50] Benninger MS, Sebek BA, Levine HL: Mucosal regeneration of the maxillary sinus after surgery, *Otolaryngol Head Neck Surg* 101:33, 1989.

[51] Berbari EF, Osmon DR, Carr A, et al: Dental procedures as risk factors for prosthetic hip or knee infection: a hospital-based prospective case-control study, *Clin Infect Dis* 50:8, 2010.

[52] Berry JE, Zhao M, Jin Q, et al: Exploring the origins of cementoblasts and their trigger factors, *Connect Tissue Res* 44:97, 2003.

[53] Bhaskar SN: Bone lesions of endodontic origin, *Dent Clin North Am* Nov:521, 1967.

[54] Biddle C: Meta-analysis of the effectiveness of nonsteroidal anti-inflammatory drugs in a standardized pain model, *AANA J* 70:111, 2002.

[55] Biggs JT, Benenati FW, Powell SE: Ten-year in vitro assessment of the surface status of three retrofilling materials, *J Endod* 21:521, 1995.

[56] Bigras BR, Johnson BR, BeGole EA, Wenckus CS: Differences in clinical decision making: a comparison between specialists and general dentists, *Oral Surg Oral Med Oral Pathol Oral Radiol Endod* 106:963, 2008.

[57] Bjorenson JE, Grove HF, List MG Sr, et al: Effects of hemostatic agents on the pH of body fluids, *J Endod* 12:289, 1986.

[58] Block RM, Bushell A, Rodrigues H, Langeland K: A histopathologic, histobacteriologic, and radiographic study of periapical endodontic surgical specimens, *Oral Surg Oral Med Oral Pathol* 42:656, 1976.

[59] Blomlof J: Root cementum appearance in healthy monkeys and periodontitis-prone patients after different etching modalities, *J Clin Periodontol* 23:12, 1996.

[60] Blomlof J, Jansson L, Blomlof L, Lindskog S: Long-time etching at low pH jeopardizes periodontal healing, *J Clin Periodontol* 22:459, 1995.

[61] Blomlof J, Jansson L, Blomlof L, Lindskog S: Root surface etching at neutral pH promotes periodontal healing, *J Clin Periodontol* 23:50, 1996.

[62] Blomlof J, Lindskog S: Periodontal tissue-vitality after different etching modalities, *J Clin Periodontol* 22:464, 1995.

[63] Blomlof J, Lindskog S: Root surface texture and early cell and tissue colonization after different etching modalities, *Eur J Oral Sci* 103:17, 1995.

[64] Blomlof JP, Blomlof LB, Lindskog SF: Smear removal and collagen exposure after non-surgical root planing followed by etching with an EDTA gel preparation, *J Periodontol* 67:841, 1996.

[65] Bohsali K, Pertot WJ, Hosseini B, Camps J: Sealing ability of super EBA and Dyract as root-end fillings: a

study in vitro, *Int Endod J* 31:338, 1998.

[66] Boioli LT, Penaud J, Miller N: A meta-analytic, quantitative assessment of osseointegration establishment and evolution of submerged and non-submerged endosseous titanium oral implants, *Clin Oral Implants Res* 12:579, 2001.

[67] Bonine FL: Effect of chlorhexidine rinse on the incidence of dry socket in impacted mandibular third molar extraction sites, *Oral Surg Oral Med Oral Pathol Oral Radiol Endod* 79:154, 1995.

[68] Bornstein MM, Lauber R, Sendi P, von Arx T: Comparison of periapical radiography and limited cone-beam computed tomography in mandibular molars for analysis of anatomical landmarks before apical surgery, *J Endod* 37:151, 2011.

[69] Bornstein MM, Wasmer J, Sendi P, et al: Characteristics and dimensions of the Schneiderian membrane and apical bone in maxillary molars referred for apical surgery: a comparative radiographic analysis using limited cone beam computed tomography, *J Endod* 38:51, 2012.

[70] Boskey AL: Matrix proteins and mineralization: an overview, *Connect Tissue Res* 35:357, 1996.

[71] Boskey AL: Biomineralization: an overview, *Connect Tissue Res* 44:5, 2003.

[72] Boucher Y, Sobel M, Sauveur G: Persistent pain related to root canal filling and apical fenestration: a case report, *J Endod* 26:242, 2000.

[73] Bowers GM, Schallhorn RG, McClain PK, et al: Factors influencing the outcome of regenerative therapy in mandibular Class II furcations: part I, *J Periodontol* 74:1255, 2003.

[74] Boyes-Varley JG, Cleaton-Jones PE, Lownie JF: Effect of a topical drug combination on the early healing of extraction sockets in the vervet monkey, *Int J Oral Maxillofac Surg* 17:138, 1988.

[75] Boykin MJ, Gilbert GH, Tilashalski KR, Shelton BJ: Incidence of endodontic treatment: a 48-month prospective study, *J Endod* 29:806, 2003.

[76] Brent PD, Morgan LA, Marshall JG, Baumgartner JC: Evaluation of diamond-coated ultrasonic instruments for root-end preparation, *J Endod* 25:672, 1999.

[77] Briggs PF, Scott BJ: Evidence-based dentistry: endodontic failure–how should it be managed? *Br Dent J* 183:159, 1997.

[78] Britto LR, Katz J, Guelmann M, Heft M: Periradicular radiographic assessment in diabetic and control individuals, *Oral Surg Oral Med Oral Pathol Oral Radiol Endod* 96:449, 2003.

[79] Brown AR, Papasian CJ, Shultz P, et al: Bacteremia and intraoral suture removal: can an antimicrobial rinse help? *J Am Dent Assoc* 129:1455, 1998.

[80] Bruce GR, McDonald NJ, Sydiskis RJ: Cytotoxicity of retrofill materials, *J Endod* 19:288, 1993.

[81] Brugnami F, Mellonig JT: Treatment of a large periapical lesion with loss of labial cortical plate using GTR: a case report, *Int J Periodontics Restorative Dent* 19:243, 1999.

[82] Buckley JA, Ciancio SG, McMullen JA: Efficacy of epinephrine concentration in local anesthesia during periodontal surgery, *J Periodontol* 55:653, 1984.

[83] Budnitz DS, Lovegrove MC, Shehab N, Richards CL: Emergency hospitalizations for adverse drug events in older Americans, *N Engl J Med* 365:2002, 2011.

[84] Byrnett BE, Tibbetts LS: Conscious sedation and agents for the control of anxiety. In Ciancio SG, editor: *ADA guide to dental therapeutics*, ed 3, Chicago, 2003, American Dental Association, p 17.

[85] Calderwood RG, Hera SS, Davis JR, Waite DE: A comparison of the healing rate of bone after the production of defects by various rotary instruments, *J Dent Res* 43:207, 1964.

[86] Calzonetti KJ, Iwanowski T, Komorowski R, Friedman S: Ultrasonic root end cavity preparation assessed by an in situ impression technique, *Oral Surg Oral Med Oral Pathol Oral Radiol Endod* 85:210, 1998.

[87] Camp MA, Jeansonne BG, Lallier T: Adhesion of human fibroblasts to root-end-filling materials, *J Endod* 29:602, 2003.

[88] Campbell JH, Alvarado F, Murray RA: Anticoagulation and minor oral surgery: should the anticoagulation regimen be altered? *J Oral Maxillofac Surg* 58:131, 2000.

[89] Cannon PD, Dharmar VT: Minor oral surgical procedures in patients on oral anticoagulants: a controlled study, *Aust Dent J* 48:115, 2003.

[90] Caplan DJ, Weintraub JA: Factors related to loss of root canal filled teeth, *J Public Health Dent* 57:31, 1997.

[91] Carr G: Advanced techniques and visual enhancement for endodontic surgery, *End Rep* 7:6, 1992.

[92] Carr G, Bentkover SK: Surgical endodontics. In Cohen S, Burns RC, editors: *Pathways of the pulp*, ed 7, St. Louis, 1994, Mosby.

[93] Carr G, Bentkover SK: Surgical endodontics. In Cohen S, Burns RC, editors: *Pathways of the pulp*, ed 7, St. Louis, 1998, Mosby, p 608.

[94] Carr GB: Microscopes in endodontics, *J Calif Dent Assoc* 20:55, 1992.

[95] Carr GB: Ultrasonic root end preparation, *Dent Clin North Am* 41:541, 1997.

[96] Chang LK, Whitaker DC: The impact of herbal medicines on dermatologic surgery, *Dermatol Surg* 27:759, 2001.

[97] Cheng H, Jiang W, Phillips FM, et al: Osteogenic activity of the fourteen types of human bone morphogenetic proteins (BMPs), *J Bone Joint Surg Am* 85-A:1544, 2003.

[98] Cheung GS: Endodontic failures: changing the approach, *Int Dent J* 46:131, 1996.

[99] Cho E, Kopel H, White SN: Moisture susceptibility of resin-modified glass-ionomer materials [see comment], *Quintessence Int* 26:351, 1995.

[100] Chong BS, Ford TR, Kariyawasam SP: Tissue response to potential root-end filling materials in infected root canals, *Int Endod J* 30:102, 1997.

[101] Chong BS, Owadally ID, Pitt Ford TR, Wilson RF: Antibacterial activity of potential retrograde root filling materials, *Endod Dent Traumatol* 10:66, 1994.

[102] Chong BS, Owadally ID, Pitt Ford TR, Wilson RF: Cytotoxicity of potential retrograde root-filling materials, *Endod Dent Traumatol* 10:129, 1994.

[103] Chong BS, Pitt Ford TR, Hudson MB: A prospective clinical study of mineral trioxide aggregate and IRM when used as root-end filling materials in endodontic surgery, *Int Endod J* 36:520, 2003.

[104] Chong BS, Pitt Ford TR, Kariyawasam SP: Short-term tissue response to potential root-end filling materials in infected root canals, *Int Endod J* 30:240, 1997.

[105] Chong BS, Pitt Ford TR, Watson TF: Light-cured glass ionomer cement as a retrograde root seal, *Int Endod J* 26:218, 1993.

[106] Chong BS, Pitt Ford TR, Watson TF, Wilson RF: Sealing ability of potential retrograde root filling materials, *Endod Dent Traumatol* 11:264, 1995.

[107] Ciasca M, Aminoshariae A, Jin G, et al: A comparison of the cytotoxicity and proinflammatory cytokine production of EndoSequence root repair material and ProRoot mineral trioxide aggregate in human osteoblast cell culture using reverse-transcriptase polymerase chain reaction, *J Endod* 38:486, 2012.

[108] Clark RA: Regulation of fibroplasia in cutaneous wound repair, *Am J Med Sci* 306:42, 1993.

[109] Clark RA, Stone RD, Leung DY, et al: Role of macrophages in wound healing, *Surg Forum* 27:16, 1976.

[110] Clokie CM, Moghadam H, Jackson MT, Sandor GK: Closure of critical sized defects with allogenic and alloplastic bone substitutes, *J Craniofac Surg* 13:111, 2002.

[111] Costich ER, Youngblood PJ, Walden JM: A study of the effects of high-speed rotary instruments on bone repair in dogs, *Oral Surg Oral Med Oral Pathol* 17:563, 1964.

[112] Cotton TP, Geisler TM, Holden DT, et al: Endodontic applications of cone-beam volumetric tomography, *J Endod* 33:1121, 2007.

[113] Coulthard P, Worthington H, Esposito M, et al: Tissue adhesives for closure of surgical incisions, *Cochrane Database Syst Rev* CD004287, 2004.

[114] Craig KR, Harrison JW: Wound healing following demineralization of resected root ends in periradicular surgery, *J Endod* 19:339, 1993.

[115] Creasy JE, Mines P, Sweet M: Surgical trends among endodontists: the results of a web-based survey, *J Endod* 35:30, 2009.

[116] Crooks WG, Anderson RW, Powell BJ, Kimbrough WF: Longitudinal evaluation of the seal of IRM root end fillings, *J Endod* 20:250, 1994.

[117] Culliford AT, Cunningham JN Jr, Zeff RH, et al: Sternal and costochondral infections following open-heart surgery: a review of 2,594 cases, *J Thorac Cardiovasc Surg* 72:714, 1976.

[118] Cutright B, Quillopa N, Schubert W: An anthropometric analysis of the key foramina for maxillofacial surgery, *J Oral Maxillofac Surg* 61:354, 2003.

[119] Dahlin C, Gottlow J, Linde A, Nyman S: Healing of maxillary and mandibular bone defects using a membrane technique: an experimental study in monkeys, *Scand J Plast Reconstr Surg Hand Surg* 24:13, 1990.

[120] Dahlin C, Linde A, Gottlow J, Nyman S: Healing of bone defects by guided tissue regeneration, *Plast Reconstr Surg* 81:672, 1988.

[121] Dahlkemper P, Wolcott JF, Pringle GA, Hicks ML: Periapical central giant cell granuloma: a potential endodontic misdiagnosis [see comment][erratum appears in *Oral Surg Oral Med Oral Pathol Oral Radiol Endod* 92:2-3, 2001; PMID: 11450236], *Oral Surg Oral Med Oral Pathol Oral Radiol Endod* 90:739, 2000.

[122] Damas BA, Wheater MA, Bringas JS, Hoen MM: Cytotoxicity comparison of mineral trioxide aggregates and EndoSequence bioceramic root repair materials, *J Endod* 37:372, 2011.

[123] Danesh-Meyer MJ: Guided tissue regeneration in the management of severe periodontal-endodontic lesions, *N Z Dent J* 95:7, 1999.

[124] Danforth RA, Clark DE: Effective dose from radiation absorbed during a panoramic examination with a new generation machine, *Oral Surg Oral Med Oral Pathol Oral Radiol Endod* 89:236, 2000.

[125] Danielsson K, Evers H, Holmlund A, et al: Long-acting local anaesthetics in oral surgery: clinical evaluation of bupivacaine and etidocaine for mandibular nerve block, *Int J Oral Maxillofac Surg* 15:119, 1986.

[126] Danin J, Linder L, Sund ML, et al: Quantitative radioactive analysis of microleakage of four different retrograde fillings, *Int Endod J* 25:183, 1992.

[127] Danin J, Linder LE, Lundqvist G, et al: Outcomes of periradicular surgery in cases with apical pathosis and untreated canals, *Oral Surg Oral Med Oral Pathol Oral Radiol Endod* 87:227, 1999.

[128] Danin J, Stromberg T, Forsgren H, et al: Clinical management of nonhealing periradicular pathosis: surgery versus endodontic retreatment, *Oral Surg Oral Med Oral Pathol Oral Radiol Endod* 82:213, 1996.

[129] Daoudi MF, Saunders WP: In vitro evaluation of furcal perforation repair using mineral trioxide aggregate or resin modified glass ionomer cement with and without the use of the operating microscope, *J Endod* 28:512, 2002.

[130] Davis JR, Steinbronn KK, Graham AR, Dawson BV: Effects of Monsel's solution in uterine cervix, *Am J Clin Pathol* 82:332, 1984.

[131] De Deus QD: Frequency, location, and direction of the lateral, secondary, and accessory canals, *J Endod* 1:361, 1975.

[132] de Lange J, Putters T, Baas EM, van Ingen JM: Ultrasonic root-end preparation in apical surgery: a prospective randomized study, *Oral Surg Oral Med Oral Pathol Oral Radiol Endod* 104:841, 2007.

[133] DeGrood ME, Oguntebi BR, Cunningham CJ, Pink R: A comparison of tissue reactions to Ketac-Fil and amalgam, *J Endod* 21:65, 1995.

[134] Del Fabbro M, Ceresoli V, Lolato A, Taschieri S: Effect of platelet concentrate on quality of life after periradicular surgery: a randomized clinical study, *J Endod* 38:733, 2012.

[135] Del Fabbro M, Taschieri S, Testori T, et al: Surgical versus non-surgical endodontic re-treatment for periradicular lesions, *Cochrane Database Syst Rev* CD005511, 2007.

[136] Denio D, Torabinejad M, Bakland LK: Anatomical relationship of the mandibular canal to its surrounding structures in mature mandibles, *J Endod* 18:161, 1992.

[137] Desmouliere A, Gabbiani G: Myofibroblast differentiation during fibrosis, *Exp Nephrol* 3:134, 1995.

[138] Desmouliere A, Redard M, Darby I, Gabbiani G: Apoptosis mediates the decrease in cellularity during the transition between granulation tissue and scar, *Am J Pathol* 146:56, 1995.

[139] Dewhirst FE: Structure-activity relationships for inhibition of prostaglandin cyclooxygenase by phenolic compounds, *Prostaglandins* 20:209, 1980.

[140] Diekwisch TG: The developmental biology of cementum, *J Dev Biol* 45:695, 2001.

[141] Dietrich T, Zunker P, Dietrich D, Bernimoulin JP: Apicomarginal defects in periradicular surgery: classification and diagnostic aspects, *Oral Surg Oral Med Oral Pathol Oral Radiol Endod* 94:233, 2002.

[142] Dietrich T, Zunker P, Dietrich D, Bernimoulin JP: Periapical and periodontal healing after osseous grafting and guided tissue regeneration treatment of apicomarginal defects in periradicular surgery: results after 12 months, *Oral Surg Oral Med Oral Pathol Oral Radiol Endod* 95:474, 2003.

[143] Dionne RA, Snyder J, Hargreaves KM: Analgesic efficacy of flurbiprofen in comparison with acetaminophen, acetaminophen plus codeine, and placebo after impacted third molar removal, *J Oral Maxillofac Surg* 52:919, 1994.

[144] Dionne RA, Wirdzek PR, Fox PC, Dubner R: Suppression of postoperative pain by the combination of a nonsteroidal anti-inflammatory drug, flurbiprofen, and a long-acting local anesthetic, etidocaine, *J Am Dent Assoc* 108:598, 1984.

[145] Distler JH, Hirth A, Kurowska-Stolarska M, et al: Angiogenic and angiostatic factors in the molecular control of angiogenesis, *Q J Nucl Med* 47:149, 2003.

[146] Dodson T, Halperin L: Prophylactic antibiotics reduce complications of orthognathic surgery, *Evid Based Dent* 2:66, 2000.

[147] Dorn SO, Gartner AH: Retrograde filling materials: a retrospective success-failure study of amalgam, EBA, and IRM, *J Endod* 16:391, 1990.

[148] Doroschak AM, Bowles WR, Hargreaves KM: Evaluation of the combination of flurbiprofen and tramadol for management of endodontic pain, *J Endod* 25:660, 1999.

[149] Douthitt JC, Gutmann JL, Witherspoon DE: Histologic assessment of healing after the use of a bioresorbable membrane in the management of buccal bone loss concomitant with periradicular surgery, *J Endod* 27:404, 2001.

[150] Dragoo MR: Resin-ionomer and hybrid-ionomer cements: part I. Comparison of three materials for the treatment of subgingival root lesions, *Int J Periodontics Restorative Dent* 16:594, 1996.

[151] Dragoo MR: Resin-ionomer and hybrid-ionomer cements: part II, human clinical and histologic wound healing responses in specific periodontal lesions, *Int J Periodontics Restorative Dent* 17:75, 1997.

[152] Duarte MA, Demarchi AC, Yamashita JC, et al: pH and calcium ion release of 2 root-end filling materials, *Oral Surg Oral Med Oral Pathol Oral Radiol Endod* 95:345, 2003.

[153] Dugas NN, Lawrence HP, Teplitsky P, Friedman S: Quality of life and satisfaction outcomes of endodontic treatment, *J Endod* 28:819, 2002.

[154] Duggins LD, Clay JR, Himel VT, Dean JW: A combined endodontic retrofill and periodontal guided tissue regeneration technique for the repair of molar endodontic furcation perforations: report of a case, *Quintessence Int* 25:109, 1994.

[155] Edlund M, Nair MK, Nair UP: Detection of vertical root fractures by using cone-beam computed tomography: a clinical study, *J Endod* 37:768, 2011.

[156] Enqvist B, von Konow L, Bystedt H: Pre- and perioperative suggestion in maxillofacial surgery: effects on blood loss and recovery, *Int J Clin Exp Hypn* 43:284, 1995.

[157] Ericson S, Finne K, Persson G: Results of apicoectomy of maxillary canines, premolars and molars with special reference to oroantral communication as a prognostic factor, *Int J Oral Surg* 3:386, 1974.

[158] Eriksson A, Albrektsson T, Grane B, McQueen D: Thermal injury to bone: a vital-microscopic description of heat effects, *Int J Oral Surg* 11:115, 1982.

[159] Eriksson AR, Albrektsson T: Temperature threshold levels for heat-induced bone tissue injury: a vital-microscopic study in the rabbit, *J Prosthet Dent* 50:101, 1983.

[160] Eriksson AR, Albrektsson T, Albrektsson B: Heat caused by drilling cortical bone: temperature measured in vivo in patients and animals, *Acta Orthop Scand* 55:629, 1984.

[161] Eriksson RA, Albrektsson T, Magnusson B: Assessment of bone viability after heat trauma: a histological, histochemical and vital microscopic study in the rabbit, *Scand J Plast Reconstr Surg* 18:261, 1984.

[162] Esposito M, Coulthard P, Oliver R, et al: Antibiotics to prevent complications following dental implant treatment, *Cochrane Database Syst Rev* CD004152, 2003.

[163] Estrela C, Bueno MR, Leles CR, et al: Accuracy of cone beam computed tomography and panoramic and periapical radiography for detection of apical periodontitis, *J Endod* 34:273, 2008.

[164] Evans BE: Local hemostatic agents, *N Y J Dent* 47:109, 1977.

[165] Fayad MI, Ashkenaz PJ, Johnson BR: Different representations of vertical root fractures detected by cone-beam volumetric tomography: a case series report, *J Endod* 38:1435, 2012.

[166] Ferreira FB, Ferreira AL, Gomes BP, Souza-Filho FJ: Resolution of persistent periapical infection by endodontic surgery, *Int Endod J* 37:61, 2004.

[167] Fielding AF, Rachiele DP, Frazier G: Lingual nerve paresthesia following third molar surgery: a retrospective clinical study, *Oral Surg Oral Med Oral Pathol Oral Radiol Endod* 84:345, 1997.

[168] Finn MD, Schow SR, Schneiderman ED: Osseous regeneration in the presence of four common hemostatic agents, *J Oral Maxillofac Surg* 50:608, 1992.

[169] Fister J, Gross BD: A histologic evaluation of bone response to bur cutting with and without water coolant, *Oral Surg Oral Med Oral Pathol* 49:105, 1980.

[170] Fitzpatrick EL, Steiman HR: Scanning electron microscopic evaluation of finishing techniques on IRM and EBA retrofillings, *J Endod* 23:423, 1997.

[171] Fogel HM, Peikoff MD: Microleakage of root-end filling materials [erratum appears in *J Endod* 27:634, 2001], *J Endod* 27:456, 2001.

[172] Folke LE, Stallard RE: Periodontal microcirculation as revealed by plastic microspheres, *J Periodontal Res* 2:53, 1967.

[173] Ford TR, Torabinejad M, McKendry DJ, et al: Use of mineral trioxide aggregate for repair of furcal perforations, *Oral Surg Oral Med Oral Pathol Oral Radiol Endod* 79:756, 1995.

[174] Forte SG, Hauser MJ, Hahn C, Hartwell GR: Microleakage of super-EBA with and without finishing as determined by the fluid filtration method, *J Endod* 24:799, 1998.

[175] Fouad AF, Burleson J: The effect of diabetes mellitus on endodontic treatment outcome: data from an electronic patient record, *J Am Dent Assoc* 134:43, 2003.

[176] Frank RJ, Antrim DD, Bakland LK: Effect of retrograde cavity preparations on root apexes, *Endod Dent Traumatol* 12:100, 1996.

[177] Freedman A, Horowitz I: Complications after apicoectomy in maxillary premolar and molar teeth, *Int J Oral Maxillofac Surg* 28:192, 1999.

[178] Friedman S: Management of post-treatment endodontic disease: a current concept of case selection, *Aust Endod J* 26:104, 2000.

[179] Frosch DL, Kaplan RM: Shared decision making in clinical medicine: past research and future directions, *Am J Prev Med* 17:285, 1999.

[180] Fyffe HE, Kay EJ: Assessment of dental health state utilities, *Community Dent Oral Epidemiol* 20:269, 1992.

[181] Gagliani M, Taschieri S, Molinari R: Ultrasonic root-end preparation: influence of cutting angle on the apical seal, *J Endod* 24:726, 1998.

[182] Gajraj NM: The effect of cyclooxygenase-2 inhibitors on bone healing, *Reg Anesth Pain Med* 28:456, 2003.

[183] Galan D: Clinical application of Geristore glass-ionomer restorative in older dentitions, *J Esthet Dent* 3:221, 1991.

[184] Gallagher CS, Mourino AP: Root-end induction, *J Am Dent Assoc* 98:578, 1979.

[185] Garlock JA, Pringle GA, Hicks ML: The odontogenic keratocyst: a potential endodontic misdiagnosis, *Oral Surg Oral Med Oral Pathol Oral Radiol Endod* 85:452, 1998.

[186] Garrett K, Kerr M, Hartwell G, et al: The effect of a bioresorbable matrix barrier in endodontic surgery on the rate of periapical healing: an in vivo study, *J Endod* 28:503, 2002.

[187] Gatti JJ, Dobeck JM, Smith C, et al: Bacteria of asymptomatic periradicular endodontic lesions identified by DNA-DNA hybridization, *Endod Dent Traumatol* 16:197, 2000.

[188] Gemalmaz D, Yoruc B, Ozcan M, Alkumru HN: Effect of early water contact on solubility of glass ionomer luting cements, *J Prosthet Dent* 80:474, 1998.

[189] Georgelin-Gurgel M, Diemer F, Nicolas E, Hennequin M: Surgical and nonsurgical endodontic treatment-induced stress, *J Endod* 35:19, 2009.

[190] Gerhards F, Wagner W: Sealing ability of five different retrograde filling materials, *J Endod* 22:463, 1996.

[191] Gerstenfeld LC, Cullinane DM, Barnes GL, et al: Fracture healing as a post-natal developmental process: molecular, spatial, and temporal aspects of its regulation, *J Cell Biochem* 88:873, 2003.

[192] Giannoudis PV, MacDonald DA, Matthews SJ, et al: Nonunion of the femoral diaphysis: the influence of reaming and non-steroidal anti-inflammatory drugs [see comment], *J Bone Joint Surg Br* 82:655, 2000.

[193] Gibbard LL, Zarb G: A 5-year prospective study of implant-supported single-tooth replacements, *J Can Dent Assoc* 68:110, 2002.

[194] Gibbs SJ: Effective dose equivalent and effective dose: comparison for common projections in oral and maxillofacial radiology, *Oral Surg Oral Med Oral Pathol*

Oral Radiol Endod 90:538, 2000.

[195] Gilheany PA, Figdor D, Tyas MJ: Apical dentin permeability and microleakage associated with root end resection and retrograde filling, *J Endod* 20:22, 1994.

[196] Giray CB, Atasever A, Durgun B, Araz K: Clinical and electron microscope comparison of silk sutures and n-butyl-2-cyanoacrylate in human mucosa, *Aust Dent J* 42:255, 1997.

[197] Glick M, Abel SN, Muzyka BC, DeLorenzo M: Dental complications after treating patients with AIDS, *J Am Dent Assoc* 125:296, 1994.

[198] Glowacki J: Angiogenesis in fracture repair, *Clin Orthop Relat Res* Oct:S82, 1998.

[199] Goaslind GD, Robertson PB, Mahan CJ, et al: Thickness of facial gingiva, *J Periodontol* 48:768, 1977.

[200] Gondim E Jr, Figueiredo Almeida de Gomes BP, Ferraz CC, et al: Effect of sonic and ultrasonic retrograde cavity preparation on the integrity of root apices of freshly extracted human teeth: scanning electron microscopy analysis, *J Endod* 28:646, 2002.

[201] Goodchild J, Glick M: A different approach to medical risk assessment, *Endod Topics* 4:1, 2003.

[202] Goodman S, Ma T, Trindade M, et al: COX-2 selective NSAID decreases bone ingrowth in vivo, *J Orthop Res* 20:1164, 2002.

[203] Goodman SB, Ma T, Genovese M, Lane Smith R: COX-2 selective inhibitors and bone, *Intl J Immunopathol Pharmacol* 16:201, 2003.

[204] Gordon SM, Dionne RA, Brahim J, et al: Blockade of peripheral neuronal barrage reduces postoperative pain, *Pain* 70:209, 1997.

[205] Gorman MC, Steiman HR, Gartner AH: Scanning electron microscopic evaluation of root-end preparations, *J Endod* 21:113, 1995.

[206] Goyal B, Tewari S, Duhan J, Sehgal PK: Comparative evaluation of platelet-rich plasma and guided tissue regeneration membrane in the healing of apicomarginal defects: a clinical study, *J Endod* 37:773, 2011.

[207] Gray GJ, Hatton JF, Holzmann DJ, et al: Quality of root-end preparations using ultrasonic and rotary instrumentation in cadavers, *J Endod* 26:281, 2000.

[208] Grbic JT, Landesberg R, Lin SQ, et al: Incidence of osteonecrosis of the jaw in women with postmenopausal osteoporosis in the health outcomes and reduced incidence with zoledronic acid once yearly pivotal fracture trial, *J Am Dent Assoc* 139:32, 2008.

[209] Greer BD, West LA, Liewehr FR, Pashley DH: Sealing ability of Dyract, Geristore, IRM, and super-EBA as root-end filling materials, *J Endod* 27:441, 2001.

[210] Grzesik WJ, Narayanan AS: Cementum and periodontal wound healing and regeneration, *Crit Rev Oral Biol Med* 13:474, 2002.

[211] Gutmann JL: Perspectives on root-end resection, *J Hist Dent* 47:135, 1999.

[212] Gutmann JL, Harrison JW: *Surgical endodontics*, London, 1991, Blackwell Scientific Publications, p 468.

[213] Gutmann JL, Harrison JW: *Surgical endodontics*, ed 1, St. Louis, 1994, Ishiyaku EuroAmerica, p 468.

[214] Gutmann JL, Saunders WP, Nguyen L, et al: Ultrasonic root-end preparation. Part 1. SEM analysis, *Int Endod J* 27:318, 1994.

[215] Haasch GC, Gerstein H, Austin BP: Effects of two hemostatic agents on osseous healing, *J Endod* 15:310, 1989.

[216] Hall RM: The effect of high-speed bone cutting without the use of water coolant, *Oral Surg Oral Med Oral Pathol* 20:150, 1965.

[217] Hanks CT, Wataha JC, Parsell RR, Strawn SE: Delineation of cytotoxic concentrations of two dentin bonding agents in vitro, *J Endod* 18:589, 1992.

[218] Happonen RP: Periapical actinomycosis: a follow-up study of 16 surgically treated cases, *Endod Dent Traumatol* 2:205, 1986.

[219] Harada S, Rodan GA: Control of osteoblast function and regulation of bone mass, *Nature* 423:349, 2003.

[220] Harder AT, An YH: The mechanisms of the inhibitory effects of nonsteroidal anti-inflammatory drugs on bone healing: a concise review, *J Clin Pharmacol* 43:807, 2003.

[221] Harrison JW, Johnson SA: Excisional wound healing following the use of IRM as a root-end filling material, *J Endod* 23:19, 1997.

[222] Harrison JW, Jurosky KA: Wound healing in the tissues of the periodontium following periradicular surgery. I. The incisional wound, *J Endod* 17:425, 1991.

[223] Harrison JW, Jurosky KA: Wound healing in the tissues of the periodontium following periradicular surgery. 2. The dissectional wound, *J Endod* 17:544, 1991.

[224] Hart J: Inflammation. 1: Its role in the healing of acute wounds, *J Wound Care* 11:205, 2002.

[225] Hauman CH, Chandler NP, Tong DC: Endodontic implications of the maxillary sinus: a review, *Int Endod J* 35:127, 2002.

[226] Hayashi M, Kinomoto Y, Takeshige F, Ebisu S: Prognosis of intentional replantation of vertically fractured roots reconstructed with dentin-bonded resin, *J Endod* 30:145, 2004.

[227] Haynes SR, Lawler PG: An assessment of the consistency of ASA physical status classification allocation, *Anaesthesia* 50:195, 1995.

[228] Held SA, Kao YH, Wells DW: Endoscope: an endodontic application, *J Endod* 22:327, 1996.

[229] Hellstein JW, Adler RA, Edwards B, et al: Managing the care of patients receiving antiresorptive therapy for prevention and treatment of osteoporosis: executive summary of recommendations from the American Dental Association Council on Scientific Affairs, *J Am Dent Assoc* 142:1243, 2011.

[230] Hepworth MJ, Friedman S: Treatment outcome of surgical and non-surgical management of endodontic failures, *J Can Dent Assoc* 63:364, 1997.

[231] Herman WW, Konzelman JL Jr, Prisant LM: New national guidelines on hypertension: a summary for dentistry, *J Am Dent Assoc* 135:576, 2004.

[232] Higa RK, Torabinejad M, McKendry DJ, McMillan PJ: The effect of storage time on the degree of dye leakage of root-end filling materials, *Int Endod J* 27:252, 1994.

[233] Hirsch JM, Ahlstrom U, Henrikson PA, et al: Periapical surgery, *Int J Oral Surg* 8:173, 1979.

[234] Hlava GL, Reinhardt RA, Kalkwarf KL: Etidocaine HCl local anesthetic for periodontal flap surgery, *J Periodontol* 55:364, 1984.

[235] Ho ML, Chang JK, Chuang LY, et al: Effects of nonsteroidal anti-inflammatory drugs and prostaglandins on osteoblastic functions, *Biochem Pharmacol* 58:983, 1999.

[236] Holland R, de Souza V, Nery MJ, et al: Reaction of dogs' teeth to root canal filling with mineral trioxide aggregate or a glass ionomer sealer, *J Endod* 25:728, 1999.

[237] Holland R, de Souza V, Nery MJ, et al: Reaction of rat connective tissue to implanted dentin tubes filled with mineral trioxide aggregate or calcium hydroxide, *J Endod* 25:161, 1999.

[238] Holland R, Souza V, Nery MJ, et al: Reaction of rat connective tissue to implanted dentin tubes filled with a white mineral trioxide aggregate, *Braz Dent J* 13:23, 2002.

[239] Hollinger J: Factors for osseous repair and delivery: part II, *J Craniofac Surg* 4:135, 1993.

[240] Hollinger J, Wong ME: The integrated processes of hard tissue regeneration with special emphasis on fracture healing, *Oral Surg Oral Med Oral Pathol Oral Radiol Endod* 82:594, 1996.

[241] Huggins CB, Urist MR: Dentin matrix transformation: rapid induction of alkaline phosphatase and cartilage, *Science* 167:896, 1970.

[242] 2Hull TE, Robertson PB, Steiner JC, del Aguila MA: Patterns of endodontic care for a Washington state population, *J Endod* 29:553, 2003.

[243] Hume WR: An analysis of the release and the diffusion through dentin of eugenol from zinc oxide-eugenol mixtures, *J Dent Res* 63:881, 1984.

[244] Hume WR: Effect of eugenol on respiration and division in human pulp, mouse fibroblasts, and liver cells in vitro, *J Dent Res* 63:1262, 1984.

[245] Hume WR: In vitro studies on the local pharmacodynamics, pharmacology and toxicology of eugenol and zinc oxide-eugenol, *Int Endod J* 21:130, 1988.

[246] Hunt LM, Benoit PW: Evaluation of a microcrystalline collagen preparation in extraction wounds, *J Oral Surg* 34:407, 1976.

[247] Hunt TK, Hopf H, Hussain Z: Physiology of wound healing, *Adv Skin Wound Care* 13:6, 2000.

[248] Hunt TK, Knighton DR, Thakral KK, et al: Studies on inflammation and wound healing: angiogenesis and collagen synthesis stimulated in vivo by resident and activated wound macrophages, *Surgery* 96:48, 1984.

[249] Huumonen S, Kvist T, Grondahl K, Molander A: Diagnostic value of computed tomography in re-treatment of root fillings in maxillary molars, *Int Endod J* 39:827, 2006.

[250] Huynh MP, Yagiela JA: Current concepts in acute pain management, *J Calif Dent Assoc* 31:419, 2003.

[251] Iasella JM, Greenwell H, Miller RL, et al: Ridge preservation with freeze-dried bone allograft and a collagen membrane compared to extraction alone for implant site development: a clinical and histologic study in humans, *J Periodontol* 74:990, 2003.

[252] Inoue S, Yoshimura M, Tinkle JS, Marshall FJ: A 24-week study of the microleakage of four retrofilling materials using a fluid filtration method, *J Endod* 17:369, 1991.

[253] Ishikawa H, Sawada N, Kobayashi C, Suda H: Evaluation of root-end cavity preparation using ultrasonic retrotips, *Int Endod J* 36:586, 2003.

[254] Iwu C, MacFarlane TW, MacKenzie D, Stenhouse D: The microbiology of periapical granulomas, *Oral Surg Oral Med Oral Pathol* 69:502, 1990.

[255] Jafri SM: Periprocedural thromboprophylaxis in patients receiving chronic anticoagulation therapy, *Am Heart J* 147:3, 2004.

[256] Jeansonne BG, Boggs WS, Lemon RR: Ferric sulfate hemostasis: effect on osseous wound healing. II. With curettage and irrigation, *J Endod* 19:174, 1993.

[257] Jeffcoat MK, Reddy MS, Wang IC, et al: The effect of systemic flurbiprofen on bone supporting dental implants, *J Am Dent Assoc* 126:305, 1995.

[258] Jensen JA, Hunt TK, Scheuenstuhl H, Banda MJ: Effect of lactate, pyruvate, and pH on secretion of angiogenesis and mitogenesis factors by macrophages, *Lab Invest* 54:574, 1986.

[259] Jerome CE, Hill AV: Preventing root tip loss in the maxillary sinus during endodontic surgery, *J Endod* 21:422, 1995.

[260] Jeske AH, Suchko GD: Lack of a scientific basis for routine discontinuation of oral anticoagulation therapy before dental treatment, *J Am Dent Assoc* 134:1492, 2003.

[261] Jesslen P, Zetterqvist L, Heimdahl A: Long-term results of amalgam versus glass ionomer cement as apical sealant after apicectomy, *Oral Surg Oral Med Oral Pathol Oral Radiol Endod* 79:101, 1995.

[262] Johnson BR, Schwartz A, Goldberg J, Koerber A: A chairside aid for shared decision making in dentistry: a randomized controlled trial, *J Dent Educ* 70:133, 2006.

[263] Johnson P, Fromm D: Effects of bone wax on bacterial clearance, *Surgery* 89:206, 1981.

[264] Kadohiro G: A comparative study of the sealing quality of zinc-free amalgam and Diaket when used as a retrograde filling material, *Hawaii Dent J* 15:8, 1984.

[265] Kalbermatten DF, Kalbermatten NT, Hertel R: Cotton-induced pseudotumor of the femur, *Skeletal Radiol* 30:415, 2001.

[266] Kassab MM, Radmer TW, Glore JW, et al: A retrospective review of clinical international normalized ratio results and their implications, *J Am Dent Assoc* 142:1252, 2011.

[267] Kawaguchi H, Pilbeam CC, Harrison JR, Raisz LG: The role of prostaglandins in the regulation of bone metabolism, *Clin Orthop Relat Res* (Apr)313:36, 1995.

[268] Kawai K, Masaka N: Vertical root fracture treated by bonding fragments and rotational replantation, *Dent Traumatol* 18:42, 2002.

[269] Kay EJ, Nuttall NM, Knill-Jones R: Restorative treatment thresholds and agreement in treatment decision-making, *Community Dent Oral Epidemiol* 20:265, 1992.

[270] Kay WW, Kurylo E, Chong G, Bharadwaj B: Inhibition and enhancement of platelet aggregation by collagen derivatives, *J Biomed Mater Res* 11:365, 1977.

[271] Kay WW, Swanson R, Chong G, et al: Binding of collagen by canine blood platelets, *Thromb Haemost* 37:309, 1977.

[272] Keller J: Effects of indomethacin and local prostaglandin E2 on fracture healing in rabbits, *Danish Med Bull* 43:317, 1996.

[273] Kellert M, Chalfin H, Solomon C: Guided tissue regeneration: an adjunct to endodontic surgery, *J Am Dent Assoc* 125:1229, 1994.

[274] Kerawala CJ, Martin IC, Allan W, Williams ED: The effects of operator technique and bur design on temperature during osseous preparation for osteosynthesis self-tapping screws, *Oral Surg Oral Med Oral Pathol Oral Radiol Endod* 88:145, 1999.

[275] Kersten HW, Wesselink PR, Thoden van Velzen SK: The diagnostic reliability of the buccal radiograph after root canal filling, *Int Endod J* 20:20, 1987.

[276] Kettering JD, Torabinejad M: Cytotoxicity of root canal sealers: a study using HeLa cells and fibroblasts, *Int Endod J* 17:60, 1984.

[277] Kettering JD, Torabinejad M: Investigation of mutagenicity of mineral trioxide aggregate and other commonly used root-end filling materials, *J Endod* 21:537, 1995.

[278] Khamaisi M, Regev E, Yarom N, et al: Possible association between diabetes and bisphosphonate-related jaw osteonecrosis, *J Clin Endocrinol Metab* 92:1172, 2007.

[279] Kim E, Song JS, Jung IY, et al: Prospective clinical study evaluating endodontic microsurgery outcomes for cases with lesions of endodontic origin compared with cases with lesions of combined periodontal-endodontic origin, *J Endod* 34:546, 2008.

[280] Kim S: Principles of endodontic microsurgery, *Dent Clin North Am* 41:481, 1997.

[281] Kim S: Endodontic microsurgery. In Cohen S, Burns RC, editors: *Pathways of the pulp*, ed 8, St. Louis, 2002, Mosby.

[282] Kim S, Kratchman S: Modern endodontic surgery concepts and practice: a review, *J Endod* 32:601, 2006.

[283] Kim S, Rethnam S: Hemostasis in endodontic microsurgery, *Dent Clin North Am* 41:499, 1997.

[284] Kim SG, Solomon C: Cost-effectiveness of endodontic molar retreatment compared with fixed partial dentures and single-tooth implant alternatives, *J Endod* 37:321, 2011.

[285] Kim TS, Caruso JM, Christensen H, Torabinejad M: A comparison of cone-beam computed tomography and direct measurement in the examination of the mandibular canal and adjacent structures, *J Endod* 36:1191, 2010.

[286] Kirsner RS, Eaglstein WH: The wound healing process, *Dermatol Clin* 11:629, 1993.

[287] Kiryu T, Hoshino E, Iwaku M: Bacteria invading periapical cementum, *J Endod* 20:169, 1994.

[288] Kleier DJ: The continuous locking suture technique, *J Endod* 27:624, 2001.

[289] Knighton DR, Hunt TK, Scheuenstuhl H, et al: Oxygen tension regulates the expression of angiogenesis factor by macrophages, *Science* 221:1283, 1983.

[290] Kocher T, Plagmann HC: Heat propagation in dentin during instrumentation with different sonic scaler tips, *Quintessence Int* 27:259, 1996.

[291] Kretzschmar D: In reply, *Oral Surg Oral Med Oral Pathol Oral Radiol Endod* 97:3, 2004.

[292] Kuc I, Peters E, Pan J: Comparison of clinical and histologic diagnoses in periapical lesions, *Oral Surg Oral Med Oral Pathol Oral Radiol Endod* 89:333, 2000.

[293] Kvist T, Reit C: Results of endodontic retreatment: a randomized clinical study comparing surgical and nonsurgical procedures, *J Endod* 25:814, 1999.

[294] Kvist T, Reit C: Postoperative discomfort associated with surgical and nonsurgical endodontic retreatment, *Endod Dent Traumatol* 16:71, 2000.

[295] Lalonde ER, Luebke RG: The frequency and distribution of periapical cysts and granulomas: an evaluation of 800 specimens, *Oral Surg Oral Med Oral Pathol* 25:861, 1968.

[296] Lang NP, Loe H: The relationship between the width of keratinized gingiva and gingival health, *J Periodontol* 43:623, 1972.

[297] Langeland K, Block RM, Grossman LI: A histopathologic and histobacteriologic study of 35 periapical endodontic surgical specimens, *J Endod* 3:8, 1977.

[298] Larson PO: Topical hemostatic agents for dermatologic surgery [see comment], *J Dermatol Surg Oncol* 14:623, 1988.

[299] Layton CA, Marshall JG, Morgan LA, Baumgartner JC: Evaluation of cracks associated with ultrasonic root-end preparation, *J Endod* 22:157, 1996.

[300] Lee SJ, Monsef M, Torabinejad M: Sealing ability of a mineral trioxide aggregate for repair of lateral root perforations, *J Endod* 19:541, 1993.

[301] Lemon RR, Steele PJ, Jeansonne BG: Ferric sulfate hemostasis: effect on osseous wound healing. Left in situ for maximum exposure, *J Endod* 19:170, 1993.

[302] Leonhardt A, Grondahl K, Bergstrom C, Lekholm U: Long-term follow-up of osseointegrated titanium implants using clinical, radiographic and microbiological parameters, *Clin Oral Implants Res* 13:127, 2002.

[303] Lin CP, Chou HG, Chen RS, et al: Root deformation during root-end preparation, *J Endod* 25:668, 1999.

[304] Lin CP, Chou HG, Kuo JC, Lan WH: The quality of ultrasonic root-end preparation: a quantitative study, *J Endod* 24:666, 1998.

[305] Lin L, Skribner J, Shovlin F, Langeland K: Periapical surgery of mandibular posterior teeth: anatomical and surgical considerations, *J Endod* 9:496, 1983.

[306] Lin LM, Gaengler P, Langeland K: Periradicular curettage, *Int Endod J* 29:220, 1996.

[307] Lin LM, Pascon EA, Skribner J, et al: Clinical, radiographic, and histologic study of endodontic treatment failures, *Oral Surg Oral Med Oral Pathol* 71:603, 1991.

[308] Lin S, Cohenca N, Muska EA, Front E: Ridge preservation in cases requiring tooth extraction during endodontic surgery: a case report, *Int Endod J* 41:448, 2008.

[309] Lindh T, Gunne J, Tillberg A, Molin M: A meta-analysis of implants in partial edentulism, *Clin Oral Implants Res* 9:80, 1998.

[310] Lindskog S, Blomlof L, Hammarstrom L: Repair of periodontal tissues in vivo and in vitro, *J Clin Periodontol* 10:188, 1983.

[311] Little JW, Falace DA, Miller CS, Rhodus NL: *Dental management of the medically compromised patient*, ed 6, St. Louis, 2002, Mosby.

[312] Littner MM, Kaffe I, Tamse A, Dicapua P: Relationship between the apices of the lower molars and mandibular canal: a radiographic study, *Oral Surg Oral Med Oral Pathol* 62:595, 1986.

[313] Lloyd A, Gutmann J, Dummer P, Newcombe R: Microleakage of Diaket and amalgam in root-end cavities prepared using MicroMega sonic retro-prep tips, *Int Endod J* 30:196, 1997.

[314] Lofthag-Hansen S, Huumonen S, Grondahl K, Grondahl HG: Limited cone-beam CT and intraoral radiography for the diagnosis of periapical pathology, *Oral Surg Oral Med Oral Pathol Oral Radiol Endod* 103:114, 2007.

[315] Loftus D: Assessment of MTA, White MTA, Diaket, and Geristore when used as surgical root-end fillings in dogs. In *Endodontics 1*, Dallas, 2003, Baylor College of Dentistry, the Texas A&M University System Health Science Center.

[316] Lorena D, Uchio K, Costa AM, Desmouliere A: Normal scarring: importance of myofibroblasts, *Wound Repair Regen* 10:86, 2002.

[317] Lovato KF, Sedgley CM: Antibacterial activity of endosequence root repair material and proroot MTA against clinical isolates of *Enterococcus faecalis*, *J Endod* 37:1542, 2011.

[318] Low KM, Dula K, Burgin W, von Arx T: Comparison of periapical radiography and limited cone-beam tomography in posterior maxillary teeth referred for apical surgery, *J Endod* 34:557, 2008.

[319] Lowenguth RA, Blieden TM: Periodontal regeneration: root surface demineralization, *Periodontology* 1:54, 2000.

[320] Lowenguth RA, Polson AM, Caton JG: Oriented cell and fiber attachment systems in vivo, *J Periodontol* 64:330, 1993.

[321] Ludlow JB, Davies-Ludlow LE, Brooks SL, Howerton WB: Dosimetry of 3 CBCT devices for oral and maxillofacial radiology: CB Mercuray, NewTom 3G and i-CAT, *Dentomaxillofac Radiol* 35:219, 2006.

[322] Luebke RG: Surgical endodontics, *Dent Clin North Am* 18:379, 1974.

[323] Ma J, Shen Y, Stojicic S, Haapasalo M: Biocompatibility of two novel root repair materials, *J Endod* 37:793, 2011.

[324] Machtei EE, Oettinger-Barak O, Peled M: Guided tissue regeneration in smokers: effect of aggressive anti-infective therapy in Class II furcation defects, *J Periodontol* 74:579, 2003.

[325] Macphee TC, Cowley G: *Essentials of periodontology and periodontics*, ed 3, Oxford, 1981, Blackwell Scientific Publications, p 273.

[326] Maddalone M, Gagliani M: Periapical endodontic surgery: a 3-year follow-up study, *Int Endod J* 36:193, 2003.

[327] Madison JG 3rd, Hokett SD: The effects of different tetracyclines on the dentin root surface of instrumented, periodontally involved human teeth: a comparative scanning electron microscope study, *J Periodontol* 68:739, 1997.

[328] Maeda H, Hashiguchi I, Nakamuta H, et al: Histological study of periapical tissue healing in the rat molar after retrofilling with various materials, *J Endod* 25:38, 1999.

[329] Maher WP, Johnson RL, Hess J, Steiman HR: Biocompatibility of retrograde filling materials in the ferret canine: amalgam and IRM, *Oral Surg Oral Med Oral Pathol* 73:738, 1992.

[330] Mariotti A: Efficacy of chemical root surface modifiers in the treatment of periodontal disease: a systematic review, *Ann Periodontol* 8:205, 2003.

[331] Marmulla R, Wortche R, Muhling J, Hassfeld S: Geometric accuracy of the NewTom 9000 Cone Beam CT, *Dentomaxillofac Radiol* 34:28, 2005.

[332] Marx RE: Pamidronate (Aredia) and zoledronate (Zometa) induced avascular necrosis of the jaws: a

growing epidemic, *J Oral Maxillofac Surg* 61:1115, 2003.

[333] Marx RE, Cillo JE Jr, Ulloa JJ: Oral bisphosphonate-induced osteonecrosis: risk factors, prediction of risk using serum CTX testing, prevention, and treatment, *J Oral Maxillofac Surg* 65:2397, 2007.

[334] Marx RE, Sawatari Y, Fortin M, Broumand V: Bisphosphonate-induced exposed bone (osteonecrosis/osteopetrosis) of the jaws: risk factors, recognition, prevention, and treatment, *J Oral Maxillofac Surg* 63:1567, 2005.

[335] Mason RG, Read MS: Some effects of a microcrystalline collagen preparation on blood, *Haemostasis* 3:31, 1974.

[336] Mason RG, Read MS: Effects of collagen and artificial surfaces on platelets that influence blood coagulation, *Thromb Res* 7:471, 1975.

[337] Mastromihalis N, Goldstein S, Greenberg M, Friedman S: Applications for guided bone regeneration in endodontic surgery, *N Y State Dent J* 65:30, 1999.

[338] Matthews LS, Hirsch C: Temperatures measured in human cortical bone when drilling, *J Bone Joint Surg Am* 54:297, 1972.

[339] Mauger MJ, Schindler WG, Walker WA 3rd: An evaluation of canal morphology at different levels of root resection in mandibular incisors, *J Endod* 24:607, 1998.

[340] Mavrokokki T, Cheng A, Stein B, Goss A: Nature and frequency of bisphosphonate-associated osteonecrosis of the jaws in Australia, *J Oral Maxillofac Surg* 65:415, 2007.

[341] Mazeland GR: Longitudinal aspects of gingival width, *J Periodontal Res* 15:429, 1980.

[342] McAllister BS, Haghighat K: Bone augmentation techniques, *J Periodontol* 78:377, 2007.

[343] McCaul LK, McHugh S, Saunders WP: The influence of specialty training and experience on decision making in endodontic diagnosis and treatment planning, *Int Endod J* 34:594, 2001.

[344] McDonald NJ, Dumsha TC: A comparative retrofill leakage study utilizing a dentin bonding material, *J Endod* 13:224, 1987.

[345] McDonald NJ, Dumsha TC: Evaluation of the retrograde apical seal using dentine bonding materials, *Int Endod J* 23:156, 1990.

[346] McQuay H, Moore R: *An evidence-based resource for pain relief.* Oxford, 1998, Oxford University Press.

[347] Mehlhaff DS, Marshall JG, Baumgartner JC: Comparison of ultrasonic and high-speed-bur root-end preparations using bilaterally matched teeth, *J Endod* 23:448, 1997.

[348] Mehlisch DR: The efficacy of combination analgesic therapy in relieving dental pain, *J Am Dent Assoc* 133:861, 2002.

[349] Meryon SD, Riches DW: A comparison of the in vitro cytotoxicity of four restorative materials assessed by changes in enzyme levels in two cell types, *J Biomed Mater Res* 16:519, 1982.

[350] Michaelides PL: Use of the operating microscope in dentistry [erratum appears in *J Calif Dent Assoc* 24:9, 1996], *J Calif Dent Assoc* 24:45, 1996.

[351] Migliorati CA: Bisphosphonates and oral cavity avascular bone necrosis, *J Clin Oncol* 21:4253, 2003.

[352] Migliorati CA, Woo SB, Hewson I, et al: A systematic review of bisphosphonate osteonecrosis (BON) in cancer, *Support Care Cancer* 18:1099, 2010.

[353] Miles DA, Anderson RW, Pashley DH: Evaluation of the bond strength of dentin bonding agents used to seal resected root apices, *J Endod* 20:538, 1994.

[354] Min MM, Brown CE Jr, Legan JJ, Kafrawy AH: In vitro evaluation of effects of ultrasonic root-end preparation on resected root surfaces, *J Endod* 23:624, 1997.

[355] Moiseiwitsch JR: Avoiding the mental foramen during periapical surgery, *J Endod* 21:340, 1995.

[356] Moiseiwitsch JR: Position of the mental foramen in a North American, white population, *Oral Surg Oral Med Oral Pathol Oral Radiol Endod* 85:457, 1998.

[357] Morgan LA, Marshall JG: The topography of root ends resected with fissure burs and refined with two types of finishing burs, *Oral Surg Oral Med Oral Pathol Oral Radiol Endod* 85:585, 1998.

[358] Morgan LA, Marshall JG: A scanning electron microscopic study of in vivo ultrasonic root-end preparations, *J Endod* 25:567, 1999.

[359] Mortensen H, Winther JE, Birn H: Periapical granulomas and cysts: an investigation of 1,600 cases, *Scand J Dent Res* 78:241, 1970.

[360] Moss RW: Histopathologic reaction of bone to surgical cutting, *Oral Surg Oral Med Oral Pathol* 17:405, 1964.

[361] Munksgaard EC, Rud J, Asmussen E: [Retrograde root obturations employing composite and a dentin bonding agent: adaptions of the filling materials and bond strength], *Tandlaegebladet* 93:157, 1989.

[362] Murray PE, Hafez AA, Windsor LJ, et al: Comparison of pulp responses following restoration of exposed and non-exposed cavities, *J Dent* 30:213, 2002.

[363] Nair PN: Apical periodontitis: a dynamic encounter between root canal infection and host response, *Periodontology 2000* 13:121, 1997.

[364] Nair PN: New perspectives on radicular cysts: do they heal? *Int Endod J* 31:155, 1998.

[365] Nair PN: Cholesterol as an aetiological agent in endodontic failures: a review, *Aust Endod J* 25:19, 1999.

[366] Nair PN, Pajarola G, Luder HU: Ciliated epithelium-lined radicular cysts, *Oral Surg Oral Med Oral Pathol Oral Radiol Endod* 94:485, 2002.

[367] Nair PN, Sjogren U, Figdor D, Sundqvist G: Persistent periapical radiolucencies of root-filled human teeth, failed endodontic treatments, and periapical scars, *Oral Surg Oral Med Oral Pathol Oral Radiol Endod* 87:617, 1999.

[368] Nair PN, Sjogren U, Krey G, et al: Intraradicular bacteria and fungi in root-filled, asymptomatic human teeth with therapy-resistant periapical lesions: a long-term light and electron microscopic follow-up study, *J Endod* 16:580, 1990.

[369] Nair PN, Sjogren U, Krey G, Sundqvist G: Therapy-resistant foreign body giant cell granuloma at the periapex of a root-filled human tooth, *J Endod* 16:589, 1990.

[370] Nair PN, Sjogren U, Sundqvist G: Cholesterol crystals as an etiological factor in non-resolving chronic inflammation: an experimental study in guinea pigs, *Eur J Oral Sci* 106:644, 1998.

[371] Nakata K, Naitoh M, Izumi M, et al: Effectiveness of dental computed tomography in diagnostic imaging of periradicular lesion of each root of a multirooted tooth: a case report, *J Endod* 32:583, 2006.

[372] Nakazawa Y, Mitsui K, Hirai Y, et al: Histo-pathological study of a glass-ionomer/resin (Geristore) restoration system, *Bull Tokyo Dent Coll* 35:197, 1994.

[373] Nappi JF, Lehman JA Jr: The effects of Surgicel on bone formation, *Cleft Palate J* 17:291, 1980.

[374] Nash KD, Brown LJ, Hicks ML: Private practicing endodontists: production of endodontic services and implications for workforce policy, *J Endod* 28:699, 2002.

[375] Navarre SW, Steiman HR: Root-end fracture during retropreparation: a comparison between zirconium nitride-coated and stainless steel microsurgical ultrasonic instruments, *J Endod* 28:330, 2002.

[376] Neaverth EJ: Disabling complications following inadvertent overextension of a root canal filling material, *J Endod* 15:135, 1989.

[377] Nedderman TA, Hartwell GR, Protell FR: A comparison of root surfaces following apical root resection with various burs: scanning electron microscopic evaluation, *J Endod* 14:423, 1988.

[378] Nelson DR, Buxton TB, Luu QN, Rissing JP: The promotional effect of bone wax on experimental Staphylococcus aureus osteomyelitis [see comment], *J Thorac Cardiovasc Surg* 99:977, 1990.

[379] Nencka D, Walia H, Austin BP: Histological evaluation of the biocompatability of Diaket, *J Dent Res* 74:101, 1995.

[380] Nicoll BK, Peters RJ: Heat generation during ultrasonic instrumentation of dentin as affected by different irrigation methods, *J Periodontol* 69:884, 1998.

[381] Nixon KC, Adkins KF, Keys DW: Histological evaluation of effects produced in alveolar bone following gingival incision with an electrosurgical scalpel, *J Periodontol* 46:40, 1975.

[382] Nobuhara WK, del Rio CE: Incidence of periradicular pathoses in endodontic treatment failures, *J Endod* 19:315, 1993.

[383] Nohl FS, Gulabivala K: Odontogenic keratocyst as periradicular radiolucency in the anterior mandible: two case reports, *Oral Surg Oral Med Oral Pathol Oral Radiol Endod* 81:103, 1996.

[384] Norred CL: Complementary and alternative medicine use by surgical patients, *AOM J* 76:1013, 2002.

[385] Norred CL, Brinker F: Potential coagulation effects of preoperative complementary and alternative medicines, *Altern Ther Health Med* 7:58, 2001.

[386] O'Connor AM, Bennett C, Stacey D, et al: Do patient decision aids meet effectiveness criteria of the international patient decision aid standards collaboration? A systematic review and meta-analysis, *Med Decis Making* 27:554, 2007.

[387] O'Connor AM, Stacey D, Rovner D, et al: Decision aids for people facing health treatment or screening decisions, *Cochrane Database Syst Rev* CD001431, 2001.

[388] O'Connor RP, Hutter JW, Roahen JO: Leakage of amalgam and Super-EBA root-end fillings using two preparation techniques and surgical microscopy, *J Endod* 21:74, 1995.

[389] O'Neal RB, Alleyn CD: Suture materials and techniques, *Curr Opin Periodontol* 4:89, 1997.

[390] Oguntebi BR, Barker BF, Anderson DM, Sakumura J: The effect of indomethacin on experimental dental periapical lesions in rats, *J Endod* 15:117, 1989.

[391] Oikarinen KS, Stoltze K, Andreasen JO: Influence of conventional forceps extraction and extraction with an extrusion instrument on cementoblast loss and external root resorption of replanted monkey incisors, *J Periodontol Res* 31:337, 1996.

[392] Olson RA, Roberts DL, Osbon DB: A comparative study of polylactic acid, Gelfoam, and Surgicel in healing extraction sites, *Oral Surg Oral Med Oral Pathol* 53:441, 1982.

[393] Olsson B, Wennberg A: Early tissue reaction to endodontic filling materials, *Endod Dent Traumatol* 1:138, 1985.

[394] Osorio RM, Hefti A, Vertucci FJ, Shawley AL: Cytotoxicity of endodontic materials, *J Endod* 24:91, 1998.

[395] Owens WD, Felts JA, Spitznagel EL Jr: ASA physical status classifications: a study of consistency of ratings, *Anesthesiology* 49:239, 1978.

[396] Oynick J, Oynick T: A study of a new material for retrograde fillings, *J Endod* 4:203, 1978.

[397] Pantschev A, Carlsson AP, Andersson L: Retrograde root filling with EBA cement or amalgam: a comparative clinical study, *Oral Surg Oral Med Oral Pathol* 78:101, 1994.

[398] Patel S, Dawood A: The use of cone beam computed tomography in the management of external cervical resorption lesions, *Int Endod J* 40:730, 2007.

[399] Peciuliene V, Reynaud AH, Balciuniene I, Haapasalo M:

Isolation of yeasts and enteric bacteria in root-filled teeth with chronic apical periodontitis, *Int Endod J* 34:429, 2001.

[400] Pecora G, Kim S, Celletti R, Davarpanah M: The guided tissue regeneration principle in endodontic surgery: one-year postoperative results of large periapical lesions, *Int Endod J* 28:41, 1995.

[401] Peer M: Intentional replantation: a "last resort" treatment or a conventional treatment procedure? Nine case reports, *Dent Traumatol* 20:48, 2004.

[402] Peltola M, Salo T, Oikarinen K: Toxic effects of various retrograde root filling materials on gingival fibroblasts and rat sarcoma cells, *Endod Dent Traumatol* 8:120, 1992.

[403] Perez M, Fernandez I, Marquez D, Bretana RM: Use of N-butyl-2-cyanoacrylate in oral surgery: biological and clinical evaluation, *Artif Organs* 24:241, 2000.

[404] Pertot WJ, Stephan G, Tardieu C, Proust JP: Comparison of the intraosseous biocompatibility of Dyract and Super EBA, *J Endod* 23:315, 1997.

[405] Peters CI, Peters OA, Barbakow F: An in vitro study comparing root-end cavities prepared by diamond-coated and stainless steel ultrasonic retrotips, *Int Endod J* 34:142, 2001.

[406] Peters E, Monopoli M, Woo SB, Sonis S: Assessment of the need for treatment of postendodontic asymptomatic periapical radiolucencies in bone marrow transplant recipients, *Oral Surg Oral Med Oral Pathol* 76:45, 1993.

[407] Peters LB, Harrison JW: A comparison of leakage of filling materials in demineralized and non-demineralized resected root ends under vacuum and non-vacuum conditions, *Int Endod J* 25:273, 1992.

[408] Petersen JK, Krogsgaard J, Nielsen KM, Norgaard EB: A comparison between 2 absorbable hemostatic agents: gelatin sponge (Spongostan) and oxidized regenerated cellulose (Surgicel), *Int J Oral Surg* 13:406, 1984.

[409] Philipsen HP, Srisuwan T, Reichart PA: Adenomatoid odontogenic tumor mimicking a periapical (radicular) cyst: a case report, *Oral Surg Oral Med Oral Pathol Oral Radiol Endod* 94:246, 2002.

[410] Phillips JL, Weller RN, Kulild JC: The mental foramen: 1. Size, orientation, and positional relationship to the mandibular second premolar, *J Endod* 16:221, 1990.

[411] Phillips JL, Weller RN, Kulild JC: The mental foramen: 2. Radiographic position in relation to the mandibular second premolar, *J Endod* 18:271, 1992.

[412] Phillips JL, Weller RN, Kulild JC: The mental foramen: 3. Size and position on panoramic radiographs, *J Endod* 18:383, 1992.

[413] Phillips SJ: Physiology of wound healing and surgical wound care, *ASAIO J* 46:S2, 2000.

[414] Pinto VS, Zuolo ML, Mellonig JT: Guided bone regeneration in the treatment of a large periapical lesion: a case report, *Pract Periodontics Aesthet Dent* 7:76, 1995.

[415] Pissiotis E, Sapounas G, Spangberg LS: Silver glass ionomer cement as a retrograde filling material: a study in vitro, *J Endod* 17:225, 1991.

[416] Pissiotis E, Spangberg L: Reaction of bony tissue to implanted silver glass ionomer and a reinforced zinc oxide-eugenol cement, *Oral Surg Oral Med Oral Pathol Oral Radiol Endod* 89:623, 2000.

[417] Pitt Ford TR, Andreasen JO, Dorn SO, Kariyawasam SP: Effect of IRM root end fillings on healing after replantation, *J Endod* 20:381, 1994.

[418] Pitt Ford TR, Andreasen JO, Dorn SO, Kariyawasam SP: Effect of super-EBA as a root end filling on healing after replantation, *J Endod* 21:13, 1995.

[419] Pitt Ford TR, Andreasen JO, Dorn SO, Kariyawasam SP: Effect of various zinc oxide materials as root-end fillings on healing after replantation, *Int Endod J* 28:273, 1995.

[420] Pitt Ford TR, Andreasen JO, Dorn SO, Kariyawasam SP:

Effect of various sealers with gutta-percha as root-end fillings on healing after replantation, *Endod Dent Traumatol* 12:33, 1996.

[421] Pompa DG: Guided tissue repair of complete buccal dehiscences associated with periapical defects: a clinical retrospective study, *J Am Dent Assoc* 128:989, 1997.

[422] Posen S: Alkaline phosphatase, *Ann Intern Med* 67:183, 1967.

[423] Posen S, Neale FC, Brudenell-Woods J, Birkett DJ: Continuous determination of enzyme activity during heat inactivation, *Lancet* 1:264, 1966.

[424] Rahbaran S, Gilthorpe MS, Harrison SD, Gulabivala K: Comparison of clinical outcome of periapical surgery in endodontic and oral surgery units of a teaching dental hospital: a retrospective study, *Oral Surg Oral Med Oral Pathol Oral Radiol Endod* 91:700, 2001.

[425] Rainwater A, Jeansonne BG, Sarkar N: Effects of ultrasonic root-end preparation on microcrack formation and leakage, *J Endod* 26:72, 2000.

[426] Raisz LG: Bone cell biology: new approaches and unanswered questions, *J Bone Miner Res* 8:S457, 1993.

[427] Raisz LG, Pilbeam CC, Fall PM: Prostaglandins: mechanisms of action and regulation of production in bone, *Osteoporos Int* 3:136, 1993.

[428] Rakich DR, Wataha JC, Lefebvre CA, Weller RN: Effects of dentin bonding agents on macrophage mitochondrial activity, *J Endod* 24:528, 1998.

[429] Rakich DR, Wataha JC, Lefebvre CA, Weller RN: Effect of dentin bonding agents on the secretion of inflammatory mediators from macrophages, *J Endod* 25:114, 1999.

[430] Rakusin H, Harrison JW, Marker VA: Alteration of the manipulative properties of plain gut suture material by hydration, *J Endod* 14:121, 1988.

[431] Ramadas Y, Sealey CM: Third molar removal and nerve injury, *N Z Dent J* 97:25, 2001.

[432] Rankow HJ, Krasner PR: Endodontic applications of guided tissue regeneration in endodontic surgery, *Oral Health* 86:33, 1996.

[433] Regan JD, Gutmann JL, Witherspoon DE: Comparison of Diaket and MTA when used as root-end filling materials to support regeneration of the periradicular tissues, *Int Endod J* 35:840, 2002.

[434] Register AA: Bone and cementum induction by dentin, demineralized in situ, *J Periodontol* 44:49, 1973.

[435] Register AA: Induced reattachment in periodontic-endodontic lesions by root demineralization in situ, *Oral Surg Oral Med Oral Pathol* 45:774, 1978.

[436] Register AA, Burdick FA: Accelerated reattachment with cementogenesis to dentin, demineralized in situ. I. Optimum range, *J Periodontol* 46:646, 1975.

[437] Register AA, Burdick FA: Accelerated reattachment with cementogenesis to dentin, demineralized in situ. II. Defect repair, *J Periodontol* 47:497, 1976.

[438] Register AA, Scopp IW, Kassouny DY, Pfau FR, Peskin D: Human bone induction by allogeneic dentin matrix, *J Periodontol* 43:459, 1972.

[439] Reit C, Kvist T: Endodontic retreatment behaviour: the influence of disease concepts and personal values, *Int Endod J* 31:358, 1998.

[440] Resillez-Urioste F, Sanandajt K, Davidson RM: Use of a resin-ionomer in the treatment of mechanical root perforation: report of a case, *Quintessence Int* 29:115, 1998.

[441] Reuben HL, Apotheker H: Apical surgery with the dental microscope, *Oral Surg Oral Med Oral Pathol* 57:433, 1984.

[442] Rigolone M, Pasqualini D, Bianchi L, et al: Vestibular surgical access to the palatine root of the superior first molar: "low-dose cone-beam" CT analysis of the pathway and its anatomic variations, *J Endod* 29:773, 2003.

[443] Robinson RC, Williams CW: Documentation method for inferior alveolar and lingual nerve paresthesias, *Oral Surg Oral Med Oral Pathol* 62:128, 1986.

[444] Rosales JI, Vallecillo M, Osorio R, et al: An in vitro comparison of micro leakage in three glass ionomer cements used as retrograde filling materials, *Int Dent J* 46:15, 1996.

[445] Rosenberg ES, Cutler SA: The effect of cigarette smoking on the long-term success of guided tissue regeneration: a preliminary study, *Ann R Australas Coll Dent Surg* 12:89, 1994.

[446] Roy CO, Jeansonne BG, Gerrets TF: Effect of an acid environment on leakage of root-end filling materials, *J Endod* 27:7, 2001.

[447] Rubin MR, Bilezikian JP: Clinical review 151: The role of parathyroid hormone in the pathogenesis of glucocorticoid-induced osteoporosis: a re-examination of the evidence, *J Clin Endocrinol Metab* 87:4033, 2002.

[448] Rubinstein RA, Kim S: Long-term follow-up of cases considered healed one year after apical microsurgery, *J Endod* 28:378, 2002.

[449] Rud J, Andreasen JO: A study of failures after endodontic surgery by radiographic, histologic and stereomicroscopic methods, *Int J Oral Surg* 1:311, 1972.

[450] Rud J, Andreasen JO, Jensen JF: A multivariate analysis of the influence of various factors upon healing after endodontic surgery, *Int J Oral Surg* 1:258, 1972.

[451] Rud J, Andreasen JO, Rud V: [Retrograde root filling utilizing resin and a dentin bonding agent: frequency of healing when compared to retrograde amalgam], *Tandlaegebladet* 93:267, 1989.

[452] Rud J, Munksgaard EC: [Retrograde root canal filling using resin and a dentin bonding agent: analysis of failures], *Tandlaegebladet* 93:343, 1989.

[453] Rud J, Munksgaard EC, Andreasen JO, Rud V: Retrograde root filling with composite and a dentin-bonding agent. 2, *Endod Dent Traumatol* 7:126, 1991.

[454] Rud J, Munksgaard EC, Andreasen JO, et al: Retrograde root filling with composite and a dentin-bonding agent. 1, *Endod Dent Traumatol* 7:118, 1991.

[455] Rud J, Munksgaard EC, Rud V: [Retrograde root canal filling using resin and a dentin bonding agent: operative procedures], *Tandlaegebladet* 93:401, 1989.

[456] Rud J, Rud V: Surgical endodontics of upper molars: relation to the maxillary sinus and operation in acute state of infection, *J Endod* 24:260, 1998.

[457] Rud J, Rud V, Munksgaard EC: [Retrograde root filling utilizing resin and a dentin bonding agent: indication and applications], *Tandlaegebladet* 93:223, 1989.

[458] Rud J, Rud V, Munksgaard EC: Long-term evaluation of retrograde root filling with dentin-bonded resin composite, *J Endod* 22:90, 1996.

[459] Rud J, Rud V, Munksgaard EC: Retrograde root filling with dentin-bonded modified resin composite, *J Endod* 22:477, 1996.

[460] Rud J, Rud V, Munksgaard EC: Effect of root canal contents on healing of teeth with dentin-bonded resin composite retrograde seal, *J Endod* 23:535, 1997.

[461] Russo G, Corso LD, Biasiolo A, et al: Simple and safe method to prepare patients with prosthetic heart valves for surgical dental procedures, *Clin Appl Thromb Hemost* 6:90, 2000.

[462] Sabeti M, Simon JH, Nowzari H, Slots J: Cytomegalovirus and Epstein-Barr virus active infection in periapical lesions of teeth with intact crowns, *J Endod* 29:321, 2003.

[463] Safavi K, Kazemi R, Watkins D: Adherence of enamel matrix derivatives on root-end filling materials, *J Endod* 25:710, 1999.

[464] Sakamoto M, Siqueira JF Jr, Rocas IN, Benno Y:

Molecular analysis of the root canal microbiota associated with endodontic treatment failures, *Oral Microbiol Immunol* 23:275, 2008.

[465] Sakellariou PL: Periapical actinomycosis: report of a case and review of the literature, *Endod Dent Traumatol* 12:151, 1996.

[466] Sammonds JH: *Drug evaluations*, ed 6, Chicago, 1986, American Medical Association, p 658.

[467] Satchell PG, Gutmann JL, Witherspoon DE: Apoptosis: an introduction for the endodontist, *Int Endod J* 36:237, 2003.

[468] Saunders WP: A prospective clinical study of periradicular surgery using mineral trioxide aggregate as a root-end filling, *J Endod* 34:660, 2008.

[469] Saunders WP, Saunders EM, Gutmann JL: Ultrasonic root-end preparation, Part 2. Microleakage of EBA root-end fillings, *Int Endod J* 27:325, 1994.

[470] Sauveur G, Boccara E, Colon P, et al: A photoelastimetric analysis of stress induced by root-end resection, *J Endod* 24:740, 1998.

[471] Saygin NE, Giannobile WV, Somerman MJ: Molecular and cell biology of cementum, *Periodontology* 24:73, 2000.

[472] Scarfe WC, Farman AG, Sukovic P: Clinical applications of cone-beam computed tomography in dental practice, *J Can Dent Assoc* 72:75, 2006.

[473] Schamberg M: The surgical treatment of chronic alveolar abscess, *Dent Cosmos* 48:15, 1906.

[474] Scheerer SQ, Steiman HR, Cohen J: A comparative evaluation of three root-end filling materials: an in vitro leakage study using *Prevotella nigrescens*, *J Endod* 27:40, 2001.

[475] Scherer W, Dragoo MR: New subgingival restorative procedures with Geristore resin ionomer, *Pract Periodontics Aesthet Dent* 7:1, 1995.

[476] Schilephake H: Bone growth factors in maxillofacial skeletal reconstruction, *Int J Oral Maxillofac Surg* 31:469, 2002.

[477] Sciubba JJ, Waterhouse JP, Meyer J: A fine structural comparison of the healing of incisional wounds of mucosa and skin, *J Oral Pathol* 7:214, 1978.

[478] Scully C, Wolff A: Oral surgery in patients on anticoagulant therapy, *Oral Surg Oral Med Oral Pathol Oral Radiol Endod* 94:57, 2002.

[479] Sedghizadeh PP, Stanley K, Caligiuri M, et al: Oral bisphosphonate use and the prevalence of osteonecrosis of the jaw: an institutional inquiry, *J Am Dent Assoc* 140:61, 2009.

[480] Selden HS: Bone wax as an effective hemostat in periapical surgery, *Oral Surg Oral Med Oral Pathol* 29:262, 1970.

[481] Seltzer S, Soltanoff W, Bender IB, Ziontz M: Biologic aspects of endodontics. 1. Histological observations of the anatomy and morphology of root apices and surroundings, *Oral Surg Oral Med Oral Pathol* 22:375, 1966.

[482] Setzer FC, Kohli MR, Shah SB, et al: Outcome of endodontic surgery: a meta-analysis of the literature—Part 2: Comparison of endodontic microsurgical techniques with and without the use of higher magnification, *J Endod* 38:1, 2012.

[483] Setzer FC, Shah SB, Kohli MR, et al: Outcome of endodontic surgery: a meta-analysis of the literature–part 1: Comparison of traditional root-end surgery and endodontic microsurgery, *J Endod* 36:1757, 2010.

[484] Shah PM, Chong BS, Sidhu SK, Ford TR: Radiopacity of potential root-end filling materials, *Oral Surg Oral Med Oral Pathol Oral Radiol Endod* 81:476, 1996.

[485] Shaw N: Textured collagen, a hemostatic agent: a pilot study, *Oral Surg Oral Med Oral Pathol* 72:642, 1991.

[486] Shulman BB, Leung A: Endoscopic surgery: an alternative technique, *Dent Today* 15:42, 1996.

[487] Shuman IE: Repair of a root perforation with a resin-ionomer using an intentional replantation technique, *General Dent* 47:392, 1999.

[488] Simon JH: Incidence of periapical cysts in relation to the root canal, *J Endod* 6:845, 1980.

[489] Simon JH, Enciso R, Malfaz JM, et al: Differential diagnosis of large periapical lesions using cone-beam computed tomography measurements and biopsy, *J Endod* 32:833, 2006.

[490] Siqueira JF Jr, Lopes HP: Bacteria on the apical root surfaces of untreated teeth with periradicular lesions: a scanning electron microscopy study, *Int Endod J* 34:216, 2001.

[491] Siqueira JF Jr, Rocas IN: Polymerase chain reaction-based analysis of microorganisms associated with failed endodontic treatment, *Oral Surg Oral Med Oral Pathol Oral Radiol Endod* 97:85, 2004.

[492] Siqueira Junior JF Jr: Aetiology of root canal treatment failure: why well-treated teeth can fail, *Int Endod J* 34:1, 2001.

[493] Sisk AL, Dionne RA, Wirdzek PR: Evaluation of etidocaine hydrochloride for local anesthesia and postoperative pain control in oral surgery, *J Oral Maxillofac Surg* 42:84, 1984.

[494] Sisk AL, Mosley RO, Martin RP: Comparison of preoperative and postoperative diflunisal for suppression of postoperative pain, *J Oral Maxillofac Surg* 47:464, 1989.

[495] Sjogren U, Happonen RP, Kahnberg KE, Sundqvist G: Survival of *Arachnia propionica* in periapical tissue, *Int Endod J* 21:277, 1988.

[496] Sjogren U, Ohlin A, Sundqvist G, Lerner UH: Gutta-percha-stimulated mouse macrophages release factors that activate the bone resorptive system of mouse calvarial bone, *Eur J Oral Sci* 106:872, 1998.

[497] Sjogren U, Sundqvist G, Nair PN: Tissue reaction to gutta-percha particles of various sizes when implanted subcutaneously in guinea pigs, *Eur J Oral Sci* 103:313, 1995.

[498] Skaar DD, O'Connor H, Hodges JS, Michalowicz BS: Dental procedures and subsequent prosthetic joint infections: findings from the Medicare Current Beneficiary Survey, *J Am Dent Assoc* 142:1343, 2011.

[499] Skoglund A, Persson G: A follow-up study of apicoectomized teeth with total loss of the buccal bone plate, *Oral Surg Oral Med Oral Pathol* 59:78, 1985.

[500] Song M, Chung W, Lee SJ, Kim E: Long-term outcome of the cases classified as successes based on short-term follow-up in endodontic microsurgery, *J Endod* 38:1192, 2012.

[501] Song M, Kim E: A prospective randomized controlled study of mineral trioxide aggregate and super ethoxy-benzoic acid as root-end filling materials in endodontic microsurgery, *J Endod* 38:875, 2012.

[502] Spangberg L: Biological effects of root canal filling materials. 7. Reaction of bony tissue to implanted root canal filling material in guinea pigs, *Odontologisk Tidskrift* 77:133, 1969.

[503] Spector JA, Mehrara BJ, Greenwald JA, et al: Osteoblast expression of vascular endothelial growth factor is modulated by the extracellular microenvironment, *Am J Physiol Cell Physiol* 280:C72, 2001.

[504] Stein MD, Salkin LM, Freedman AL, Glushko V: Collagen sponge as a topical hemostatic agent in mucogingival surgery, *J Periodontol* 56:35, 1985.

[505] Subramanian G, Cohen HV, Quek SY: A model for the pathogenesis of bisphosphonate-associated osteonecrosis of the jaw and teriparatide's potential role in its resolution, *Oral Surg Oral Med Oral Pathol Oral Radiol Endod* 112:744, 2011.

[506] Sugaya T, Kawanami M, Noguchi H, et al: Periodontal healing after bonding treatment of vertical root fracture, *Dent Traumatol* 17:174, 2001.

[507] Sukovic P: Cone beam computed tomography in craniofacial imaging, *Orthod Craniofac Res* 6 (suppl 1):31, 2003.

[508] Suliman AA, Schulein TM, Boyer DB, Kohout FJ: Effects of etching and rinsing times and salivary contamination on etched glass-ionomer cement bonded to resin composites, *Dent Mater* 5:171, 1989.

[509] Sunde PT, Tronstad L, Eribe ER, et al: Assessment of periradicular microbiota by DNA-DNA hybridization, *Endod Dent Traumatol* 16:191, 2000.

[510] Sundqvist G, Figdor D, Persson S, Sjogren U: Microbiologic analysis of teeth with failed endodontic treatment and the outcome of conservative re-treatment, *Oral Surg Oral Med Oral Pathol Oral Radiol Endod* 85:86, 1998.

[511] Sundqvist G, Reuterving CO: Isolation of *Actinomyces israelii* from periapical lesion, *J Endod* 6:602, 1980.

[512] Swift EJ Jr, Pawlus MA, Vargas MA, Fortin D: Depth of cure of resin-modified glass ionomers, *Dent Mater* 11:196, 1995.

[513] Sykaras N, Opperman LA: Bone morphogenetic proteins (BMPs): how do they function and what can they offer the clinician? *J Oral Sci* 45:57, 2003.

[514] Tai KW, Chang YC: Cytotoxicity evaluation of perforation repair materials on human periodontal ligament cells in vitro, *J Endod* 26:395, 2000.

[515] Taschieri S, Corbella S, Tsesis I, et al: Effect of guided tissue regeneration on the outcome of surgical endodontic treatment of through-and-through lesions: a retrospective study at 4-year follow-up, *Oral Maxillofac Surg* 15:153, 2011.

[516] Taub DD, Oppenheim JJ: Chemokines, inflammation and the immune system, *Therapeutic Immunology* 1:229, 1994.

[517] Tenenbaum H, Tenenbaum M: A clinical study of the width of the attached gingiva in the deciduous, transitional and permanent dentitions, *J Clin Periodontol* 13:270, 1986.

[518] Testori T, Capelli M, Milani S, Weinstein RL: Success and failure in periradicular surgery: a longitudinal retrospective analysis, *Oral Surg Oral Med Oral Pathol Oral Radiol Endod* 87:493, 1999.

[519] Tetsch P: Development of raised temperature after osteotomies, *J Maxillofac Oral Surg* 2:141, 1974.

[520] Thirawat J, Edmunds DH: Sealing ability of materials used as retrograde root fillings in endodontic surgery, *Int Endod J* 22:295, 1989.

[521] Thomas S: Platelet membrane glycoproteins in haemostasis, *Clin Lab* 48:247, 2002.

[522] Thomson TS, Berry JE, Somerman MJ, Kirkwood KL: Cementoblasts maintain expression of osteocalcin in the presence of mineral trioxide aggregate, *J Endod* 29:407, 2003.

[523] Tidmarsh BG, Arrowsmith MG: Dentinal tubules at the root ends of apicected teeth: a scanning electron microscopic study, *Int Endod J* 22:184, 1989.

[524] Tomasek JJ, Gabbiani G, Hinz B, et al: Myofibroblasts and mechano-regulation of connective tissue remodeling, *Nat Rev Mol Cell Biol* 3:349, 2002.

[525] Tonetti MS, Pini-Prato G, Cortellini P: Effect of cigarette smoking on periodontal healing following GTR in infrabony defects: a preliminary retrospective study, *J Clin Periodontol* 22:229, 1995.

[526] Tong DC, Rothwell BR: Antibiotic prophylaxis in dentistry: a review and practice recommendations, *J Am Dent Assoc* 131:366, 2000.

[527] Torabinejad M, Higa RK, McKendry DJ, Pitt Ford TR: Dye leakage of four root end filling materials: effects of blood contamination, *J Endod* 20:159, 1994.

[528] Torabinejad M, Hong CU, Lee SJ, et al: Investigation of mineral trioxide aggregate for root-end filling in dogs, *J Endod* 21:603, 1995.

[529] Torabinejad M, Hong CU, McDonald F, Pitt Ford TR: Physical and chemical properties of a new root-end filling material, *J Endod* 21:349, 1995.

[530] Torabinejad M, Hong CU, Pitt Ford TR, Kaiyawasam SP: Tissue reaction to implanted super-EBA and mineral trioxide aggregate in the mandible of guinea pigs: a preliminary report, *J Endod* 21:569, 1995.

[531] Torabinejad M, Hong CU, Pitt Ford TR, Kettering JD: Cytotoxicity of four root end filling materials, *J Endod* 21:489, 1995.

[532] Torabinejad M, Pitt Ford TR, McKendry DJ, et al: Histologic assessment of mineral trioxide aggregate as a root-end filling in monkeys, *J Endod* 23:225, 1997.

[533] Torabinejad M, Rastegar AF, Kettering JD, Pitt Ford TR: Bacterial leakage of mineral trioxide aggregate as a root-end filling material, *J Endod* 21:109, 1995.

[534] Torabinejad M, Smith PW, Kettering JD, Pitt Ford TR: Comparative investigation of marginal adaptation of mineral trioxide aggregate and other commonly used root-end filling materials, *J Endod* 21:295, 1995.

[535] Torabinejad M, Watson TF, Pitt Ford TR: Sealing ability of a mineral trioxide aggregate when used as a root end filling material, *J Endod* 19:591, 1993.

[536] Traub EF, Tennen JS: Permanent pigmentation following the application of iron salts, *JAMA* 106:1711, 1936.

[537] Trent CS: Electrocautery versus epinephrine-injection tonsillectomy [see comment], *Ear Nose Throat J* 72:520, 1993.

[538] Trombelli L, Kim CK, Zimmerman GJ, Wikesjo UM: Retrospective analysis of factors related to clinical outcome of guided tissue regeneration procedures in intrabony defects, *J Clin Periodontol* 24:366, 1997.

[539] Trombelli L, Scabbia A: Healing response of gingival recession defects following guided tissue regeneration procedures in smokers and non-smokers, *J Clin Periodontol* 24:529, 1997.

[540] Tronstad L, Barnett F, Cervone F: Periapical bacterial plaque in teeth refractory to endodontic treatment, *Endod Dent Traumatol* 6:73, 1990.

[541] Tronstad L, Kreshtool D, Barnett F: Microbiological monitoring and results of treatment of extraradicular endodontic infection, *Endod Dent Traumatol* 6:129, 1990.

[542] Trope M, Lost C, Schmitz HJ, Friedman S: Healing of apical periodontitis in dogs after apicoectomy and retrofilling with various filling materials, *Oral Surg Oral Med Oral Pathol Oral Radiol Endod* 81:221, 1996.

[543] Trowbridge HO, Emling RC: *Inflammation: a review of the process*, ed 5, Chicago, 1997, Quintessence Books, p 1.

[544] Tseng CC, Harn WM, Chen YH, et al: A new approach to the treatment of true-combined endodontic-periodontal lesions by the guided tissue regeneration technique, *J Endod* 22:693, 1996.

[545] Tsesis I, Fuss Z, Lin S, et al: Analysis of postoperative symptoms following surgical endodontic treatment, *Quintessence Int* 34:756, 2003.

[546] Tsesis I, Rosen E, Schwartz-Arad D, Fuss Z: Retrospective evaluation of surgical endodontic treatment: traditional versus modern technique, *J Endod* 32:412, 2006.

[547] Tsesis I, Rosen E, Tamse A, et al: Effect of guided tissue regeneration on the outcome of surgical endodontic treatment: a systematic review and meta-analysis, *J Endod* 37:1039, 2011.

[548] Tyas MJ: Clinical evaluation of five adhesive systems, *Am J Dent* 7:77, 1994.

[549] Uchin RA: Use of a bioresorbable guided tissue membrane at an adjunct to bony regeneration in cases requiring endodontic surgical intervention, *J Endod* 22:94, 1996.

[550] Urist MR: Bone histogenesis and morphogenesis in implants of demineralized enamel and dentin, *J Oral Surg* 29:88, 1971.

[551] Valmaseda-Castellon E, Berini-Aytes L, Gay-Escoda C: Inferior alveolar nerve damage after lower third molar surgical extraction: a prospective study of 1117 surgical extractions, *Oral Surg Oral Med Oral Pathol Oral Radiol Endod* 92:377, 2001.

[552] Veis A: Mineral-matrix interactions in bone and dentin, *J Bone Miner Res* 8:S493, 1993.

[553] Veis A, Sfeir C, Wu CB: Phosphorylation of the proteins of the extracellular matrix of mineralized tissues by casein kinase-like activity, *Crit Rev Oral Biol Med* 8:360, 1997.

[554] Velvart P: Papilla base incision: a new approach to recession-free healing of the interdental papilla after endodontic surgery, *Int Endod J* 35:453, 2002.

[555] Velvart P, Ebner-Zimmermann U, Ebner JP: Comparison of long-term papilla healing following sulcular full thickness flap and papilla base flap in endodontic surgery, *Int Endod J* 37:687, 2004.

[556] Velvart P, Hecker H, Tillinger G: Detection of the apical lesion and the mandibular canal in conventional radiography and computed tomography, *Oral Surg Oral Med Oral Pathol Oral Radiol Endod* 92:682, 2001.

[557] Velvart P, Peters CI: Soft tissue management in endodontic surgery, *J Endod* 31:4, 2005.

[558] Vickers FJ, Baumgartner JC, Marshall G: Hemostatic efficacy and cardiovascular effects of agents used during endodontic surgery, *J Endod* 28:322, 2002.

[559] Vigil GV, Wayman BE, Dazey SE, et al: Identification and antibiotic sensitivity of bacteria isolated from periapical lesions, *J Endod* 23:110, 1997.

[560] Vignaroli PA, Anderson RW, Pashley DH: Longitudinal evaluation of the microleakage of dentin bonding agents used to seal resected root apices, *J Endod* 21:509, 1995.

[561] Vishteh A, Thomas I, Imamura T: Eugenol modulation of the immune response in mice, *Immunopharmacology* 12:187, 1986.

[562] Viswanathan HL, Berry JE, Foster BL, et al: Amelogenin: a potential regulator of cementum-associated genes, *J Periodontol* 74:1423, 2003.

[563] Voigt JP, Goran ML, Flesher RM: The width of lingual mandibular attached gingiva, *J Periodontol* 49:77, 1978.

[564] von Arx T: Failed root canals: the case for apicoectomy (periradicular surgery), *J Oral Maxillofac Surg* 63:832, 2005.

[565] von Arx T, Gerber C, Hardt N: Periradicular surgery of molars: a prospective clinical study with a one-year follow-up, *Int Endod J* 34:520, 2001.

[566] von Arx T, Jensen SS, Hanni S, Friedman S: Five-year longitudinal assessment of the prognosis of apical microsurgery, *J Endod* 38:570, 2012.

[567] Vy C: Cardiovascular effects and efficacy of hemostatic agent in periradicular surgery, *J Endod* 30:379, 2004.

[568] Wada M, Takase T, Nakanuma K, et al: Clinical study of refractory apical periodontitis treated by apicectomy. Part 1. Root canal morphology of resected apex, *Int Endod J* 31:53, 1998.

[569] Wahl MJ: Dental surgery in anticoagulated patients, *Arch Intern Med* 158:1610, 1998.

[570] Waldorf H, Fewkes J: Wound healing, *Adv Dermatol* 10:77, 1995.

[571] Walia HD, Newlin S, Austin BP: Electrochemical analysis of retrofilling microleakage in extracted human teeth, *J Dent Res* 74:101, 1995.

[572] Wallace JA: Transantral endodontic surgery, *Oral Surg Oral Med Oral Pathol Oral Radiol Endod* 82:80, 1996.

[573] Walmsley AD, Lumley PJ, Johnson WT, Walton RE: Breakage of ultrasonic root-end preparation tips, *J Endod* 22:287, 1996.

[574] Walsh WR, Morberg P, Yu Y, et al: Response of a calcium sulfate bone graft substitute in a confined cancellous defect, *Clin Orthop Relat Res* 406:2003.

[575] Waltimo T, Kuusinen M, Jarvensivu A, et al: Examination on *Candida* spp. in refractory periapical granulomas, *Int Endod J* 36:643, 2003.

[576] Walton RE: Iatrogenic maxillary sinus exposure during maxillary posterior root-end surgery, *Oral Surg Oral Med Oral Pathol Oral Radiol Endod* 97:3; author reply 3, 2004.

[577] Wang N, Knight K, Dao T, Friedman S: Treatment outcome in endodontics—The Toronto Study. Phases I and II: apical surgery, *J Endod* 30:751, 2004.

[578] Watters W 3rd, Rethman MP, Hanson NB, et al: Prevention of orthopaedic implant infection in patients undergoing dental procedures, *J Am Acad Orthop Surg* 21:180, 2013.

[579] Watzek G, Bernhart T, Ulm C: Complications of sinus perforations and their management in endodontics, *Dent Clin North Am* 41:563, 1997.

[580] Wayman BE, Murata SM, Almeida RJ, Fowler CB: A bacteriological and histological evaluation of 58 periapical lesions, *J Endod* 18:152, 1992.

[581] Weinstein RS, Chen JR, Powers CC, et al: Promotion of osteoclast survival and antagonism of bisphosphonate-induced osteoclast apoptosis by glucocorticoids, *J Clin Investig* 109:1041, 2002.

[582] Weinstein RS, Jilka RL, Parfitt AM, Manolagas SC: Inhibition of osteoblastogenesis and promotion of apoptosis of osteoblasts and osteocytes by glucocorticoids. Potential mechanisms of their deleterious effects on bone, *J Clin Investig* 102:274, 1998.

[583] Wessel JH, Dodson TB, Zavras AI: Zoledronate, smoking, and obesity are strong risk factors for osteonecrosis of the jaw: a case-control study, *J Oral Maxillofac Surg* 66:625, 2008.

[584] Weston GD, Moule AJ, Bartold PM: A comparison in vitro of fibroblast attachment to resected root-ends, *Int Endod J* 32:444, 1999.

[585] Weston GD, Moule AJ, Bartold PM: A scanning electron microscopic evaluation of root surfaces and the gutta-percha interface following root-end resection in vitro, *Int Endod J* 32:450, 1999.

[586] Wiggins KL, Malkin S: Drilling of bone, *J Biomech* 9:553, 1976.

[587] Williams SS, Gutmann JL: Periradicular healing in response to Diaket root-end filling material with and without tricalcium phosphate, *Int Endod J* 29:84, 1996.

[588] Wilson W, Taubert KA, Gewitz M, et al: Prevention of infective endocarditis: guidelines from the American Heart Association: a guideline from the American Heart Association Rheumatic Fever, Endocarditis and Kawasaki Disease Committee, Council on Cardiovascular Disease in the Young, and the Council on Clinical Cardiology, Council on Cardiovascular Surgery and Anesthesia, and the Quality of Care and Outcomes Research Interdisciplinary Working Group, *J Am Dent Assoc* 138:739, 2007.

[589] Witherspoon DE, Gutmann JL: Haemostasis in periradicular surgery, *Int Endod J* 29:135, 1996.

[590] Witherspoon DE, Gutmann JL: Analysis of the healing response to gutta-percha and Diaket when used as root-end filling materials in periradicular surgery, *Int Endod J* 33:37, 2000.

[591] Wu MK, Kontakiotis EG, Wesselink PR: Long-term seal provided by some root-end filling materials, *J Endod* 24:557, 1998.

[592] Wuchenich G, Meadows D, Torabinejad M: A comparison between two root end preparation techniques in human cadavers, *J Endod* 20:279, 1994.

[593] Yaccino JM, Walker WA 3rd, Carnes DL Jr, Schindler WG: Longitudinal microleakage evaluation of Super-EBA as a root-end sealing material, *J Endod* 25:552, 1999.

[594] Yagiela JA: Injectable and topical local anesthetics. In Ciancio SG, editors: *ADA guide to dental therapeutics*, ed 3, Chicago, 2003, American Dental Association,

p 1.

[595] Yajima A, Otonari-Yamamoto M, Sano T, et al: Cone-beam CT (CB Throne) applied to dentomaxillofacial region, *Bull Tokyo Dent Coll* 47:133, 2006.

[596] Yao K, Chien M, Kohara O, et al: Effect of water isolation and early finishing on hardness of glass ionomer cements, *J Osaka Dent Univ* 24:141, 1990.

[597] Yeomans JD, Urist MR: Bone induction by decalcified dentine implanted into oral, osseous and muscle tissues, *Arch Oral Biol* 12:999, 1967.

[598] Young MP, Korachi M, Carter DH, et al: The effects of an immediately pre-surgical chlorhexidine oral rinse on the bacterial contaminants of bone debris collected during dental implant surgery, *Clin Oral Implants Res* 13:20, 2002.

[599] Yucel EA, Oral O, Olgac V, Oral CK: Effects of fibrin glue on wound healing in oral cavity, *J Dent* 31:569, 2003.

[600] Yusuf H: The significance of the presence of foreign material periapically as a cause of failure of root treatment, *Oral Surg Oral Med Oral Pathol* 54:566, 1982.

[601] Zaman KU, Sugaya T, Hongo O, Kato H: A study of attached and oriented human periodontal ligament cells to periodontally diseased cementum and dentin after demineralizing with neutral and low pH etching solution, *J Periodontol* 71:1094, 2000.

[602] Zetterqvist L, Hall G, Holmlund A: Apicectomy: a comparative clinical study of amalgam and glass ionomer cement as apical sealants, *Oral Surg Oral Med Oral Pathol* 71:489, 1991.

[603] Zhang X, Schwarz EM, Young DA, et al: Cyclooxygenase-2 regulates mesenchymal cell differentiation into the osteoblast lineage and is critically involved in bone repair [erratum appears in *J Clin Invest* 110:1211, 2002], *J Clin Investi* 109:1405, 2002.

[604] Zhu Q, Haglund R, Safavi KE, Spangberg LS: Adhesion of human osteoblasts on root-end filling materials, *J Endod* 26:404, 2000.

[605] Zhu Q, Safavi KE, Spangberg LS: Cytotoxic evaluation of root-end filling materials in cultures of human osteoblast-like cells and periodontal ligament cells, *J Endod* 25:410, 1999.

[606] Ziegler CM, Woertche R, Brief J, Hassfeld S: Clinical indications for digital volume tomography in oral and maxillofacial surgery, *Dentomaxillofac Radiol* 31:126, 2002.

[607] Zubery Y, Kozlovsky A: Two approaches to the treatment of true combined periodontal-endodontal lesions, *J Endod* 19:414, 1993.

[608] Zubillaga G, Von Hagen S, Simon BI, Deasy MJ: Changes in alveolar bone height and width following post-extraction ridge augmentation using a fixed bioabsorbable membrane and demineralized freeze-dried bone osteoinductive graft, *J Periodontol* 74:965, 2003.

[609] Zuolo ML, Ferreira MO, Gutmann JL: Prognosis in periradicular surgery: a clinical prospective study, *Int Endod J* 33:91, 2000.

[610] Zuolo ML, Perin FR, Ferreira MO, de Faria FP: Ultrasonic root-end preparation with smooth and diamond-coated tips, *Endod Dent Traumatol* 15:265, 1999.

第10章

牙髓再生学
Regenerative Endodontics

ANIBAL DIOGENES | STÉPHANE SIMON | ALAN S. LAW

再生牙科学概述

组织工程学的发展正极大地改变着医学和牙科学。组织工程属于跨学科领域，它应用工程学和生命科学的原理来修复、维持或替代生物功能[127]。组织工程学涉及干细胞、生长因子、支架（生物基质）这3个因素的相互作用。现在已经越来越清楚地发现，有目的地控制这3个因素，可以促进组织功能再生。否则，如果不加干预地让组织自行修复，组织功能再生就无法实现[54]。组织工程学是一门相对较新的学科，临床实践中的再生医学治疗实例是其在医学领域的首次应用[125,188,240]。虽然组织工程学在牙科领域应用的时间不长，但它从根本上改变了临床医生治疗患者的方式，同时开拓了一个广阔的研究领域，以促进牙科学未来治疗手段的进步。

牙科学的发展史大多以牙科材料或技术的进步为标志，常用惰性材料替代缺失的或患病的组织。从远古文明中的牙科治疗开始，对缺失牙齿组织进行修复性替代这种治疗方法在牙科中一直非常盛行[136,145,238]。与此相反，再生牙科学的目标是诱导产生牙齿组织及其支撑组织的生物性替代。再生牙科学的发展前景在很大程度上归因于生物疗法的进步，即应用组织工程学原理，对干细胞、生长因子和支架进行时空上的组装，继而实现缺失组织的功能性再生。

牙体组织再生的概念最早见于20世纪60年代，

B.W. Hermann博士报道了氢氧化钙［$Ca(OH)_2$］在活髓保存中的应用[219]，Nygaard-Østby教授等评估了一种在牙髓坏死的恒牙中进行血运重建，进而重建牙髓-牙本质复合体的治疗方法（稍后讨论）[172-173]。发展至今，再生牙科学的范围和临床应用包括：引导组织再生术（GTR）或引导骨再生术（GBR），牵张成骨术[32,133,175]，应用富血小板血浆进行骨增量[85]，应用釉基质蛋白进行牙周组织和牙髓的再生[7,45]，应用重组人骨形态发生蛋白（rhBMP）进行骨增量[4,151]，及使用成纤维细胞生长因子-2（FGF-2）进行牙周组织再生的临床试验[253]。由于大量研究通过使用支架材料和干细胞实现了牙髓、牙本质和牙釉质的再生，再生疗法在牙髓病学中的应用前景尤其突出[81,107,210,265]。综上，再生牙科学是一个重要的、不断发展的领域，它促使许多牙科专业（包括牙髓病学）发生了转变[152]。本章总结了牙髓再生学领域的现状，重点强调生物学原则以及目前可用的临床治疗方法的优点和局限性。

牙髓再生学概述

发育中的牙齿由于外伤、龋坏或者发育性异常（如畸形中央尖）等原因，有牙髓坏死的风险[13,16,122,144,220,225,260]。混合牙列期的年轻患者失去一颗年轻恒牙可能会带来严重后果，如功能丧失、错𬌗畸形、颌面部发育不全等。对于这类患牙，传统方法是使用根尖诱导成形术进行治疗，在根管内长期封Ca(OH)$_2$[52-53]，或者即刻放置三氧化矿物聚合物（MTA）进行根尖封闭[247]。虽然这些治疗通常能消除病变的症状和体征，但对于牙根继续发育的作用很小或几乎没有作用[33]。这样治疗后的年轻恒牙可以认为处于发育停滞状态，牙根不再生长，牙髓失去正常的伤害性感觉和免疫防御能力。

再生性牙髓治疗（REPS）的定义为：基于生物学原理替代受损结构（如牙髓–牙本质复合体的牙本质、牙根结构和细胞等）的治疗方法[152]。这种新的治疗方式旨在除促进根尖病变愈合外，同期恢复牙髓的正常生理功能，包括牙根的继续发育、免疫能力和正常的伤害性感觉，目前已有相关病例报道[62]。因此，这些治疗的最终目标是重建牙髓–牙本质复合体的结构和正常功能。

20世纪60年代，Nygaard–Østby博士的开创性工作为牙髓再生学奠定了基础。他提出假设：受损牙髓愈合的第一步是形成血凝块，与血凝块在其他地方（如拔牙后的牙槽骨）愈合中的作用相类似[171]。为了验证根管系统内有血凝块能促进愈合这一假说，将活髓或牙髓坏死的成熟恒牙进行根管清理、根尖孔扩大，对死髓牙根管封药，然后诱发根管内出血，将Kloroperka材料放置在形成的血凝块上进行冠方封闭。对患者（n=17）随访不同时间（17天至3.5年）后，拔除治疗过的牙齿并对新形成的组织进行组织学分析。所有牙齿的治疗结果都类似：（1）最早在治疗后17天，与根尖孔扩大和器械过度预备相关的炎症症状消失；（2）死髓牙病例中与病变相关的症状和体征消失；（3）某些病例中，影像学证据表明根尖孔闭合。组织学分析发现，结缔组织向根管内生长，沿根管壁有不同程度的矿化组织，并且新形成的组织中包裹着矿化组织"岛"（图10-1）。由于牙髓是一种富含成纤维细胞的结缔组织，这一发现非常有应用前景。然而，该研究中出现了不希望出现的细胞类型（如成牙骨质细胞），但是缺乏希望出现的细胞类型（如成牙本质细胞），表明该方法没有实现牙髓的完全组织学再生。尽管该研究存在不足，但是为牙髓再生学领域的后续研究奠定了基础。

1966年的一项研究发现，通过主要使用多联抗生素进行诊间封药（5个病例中应用3种不同的配方）可以实现根管消毒[196]。在该研究中，研究人员没有刻意引发根管内出血，而是使用器械预备根管，预备至有活力的组织之上，预备长度由操作者看到活力组织以

及预备时患者的疼痛感来决定。该研究报道的所有病例症状和体征均消失，且牙根均继续发育。该研究首次报道将多联抗生素糊剂用于牙髓坏死年轻恒牙的根管消毒并促进牙根发育。5年后的另一项研究，在根管消毒中也使用了抗生素并有意地引发根管内出血[173]。同样观察到症状消失且牙根继续发育。但是，牙齿拔除后的组织学分析显示，35颗牙齿中有28颗形成结缔组织，有18颗形成细胞性牙骨质。同样的，该治疗方案取得了不错的临床结果（如根尖周炎愈合，症状消失等），但只有牙髓表型的部分证据。总的来说，这些发现为当代牙髓再生学奠定了基础，表明根管消毒后，年轻恒牙牙根可以发生修复。

"当代"牙髓再生治疗的首个病例报告出现在2001年[62]。从那时起，相关病例报告数量成指数级增长，且取得了前所未有的临床结果，如根尖周炎的体征和症状消失，牙根继续发育，以及某些病例中活髓测试有正常的伤害性反应[62]。尽管缺乏随机临床试验，这些临床报告表明，原本治疗选择有限的患者从牙髓再生治疗中受益。重要的是，评估临床应用的组织工程学三要素（干细胞、生长因子和支架）之间相互作用的转化性基础科学研究，使得牙髓再生学领域相关知识急剧增加。

牙髓再生学的临床前研究

将组织工程学原理应用在牙髓再生治疗的进展上，需要研究不同干细胞、生长因子/成形素和支架如何形成正确的空间组装，以形成功能性牙髓–牙本质复合体[95,107,127,161]。在本部分中，我们将依次回顾总结这些关键成分。

干细胞

干细胞是未分化细胞中具有自我更新和分化潜能的细胞亚群。它们可分为多能性（pluripotent）和专能性（multipotent）干细胞。多能性干细胞可以分化成3个胚层的所有细胞。胚胎干细胞是典型的多能干细胞。关于胚胎干细胞的研究有很多，但是由于涉及伦理、法律和医学（组织排斥）问题，这些细胞类型并不适合临床应用[152]。真正的多能性干细胞只存在于发育中的胚胎中，这就意味着获取这些细胞需要破坏胚胎，因此这种做法存在法律和伦理问题。Yamank博士等开创性地发现了体细胞可以转化成多能干细胞，即

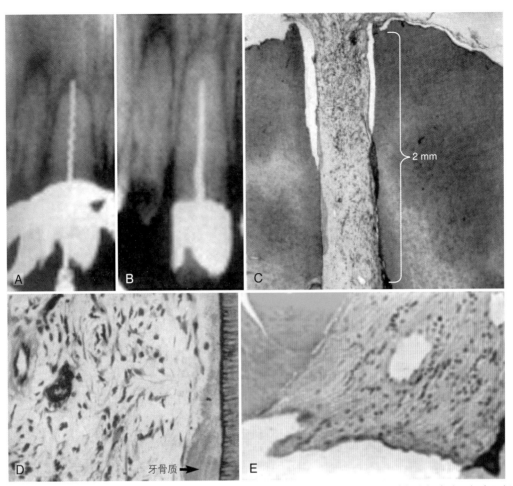

图10-1　一例牙髓坏死中切牙的影像学和组织学表现，来自Nygaard-Østby。**A**，影像上可见锉超出根尖孔，根尖区低密度影。**B**，14个月后拔牙前X线片，显示根管欠填。**C**，同一颗牙的组织切片显示根尖2mm内有纤维结缔组织长入。**D**，高倍镜（右上）显示根管壁上的牙骨质沉积和牙髓腔内的纤维结缔组织。**E**，根管内可见胶原纤维束。（摘自Nygaard-Østby B：The role of the blood clot in endodontic therapy: an experimental histologic study, *Acta Odontol Scand* 19:323，1961）

诱导多能干细胞（iPSC）[177]。与胚胎干细胞相比，使用iPSCs没有法律和伦理上的问题。但与胚胎干细胞一样，iPSCs无限增殖和分化的能力同样无法控制。这些细胞植入宿主后往往会形成畸胎瘤，这确实证明了其高增殖和分化能力，但是同时也使得诱导多能干细胞不适合直接用于临床[177,221]。另一方面，成年间充质干细胞的分化能力是有限的，只能形成间充质来源的组织，因此被归为专能干细胞[40]。这些细胞以"干细胞龛"形式分隔在组织内。间充质组织（如骨骼、牙髓、牙周膜等）似乎具有丰富的成体干细胞群[40]。几十年前在骨髓中首次发现间充质干细胞，其具有自我更新和贴壁能力，可形成纤维细胞样细胞群[79-80]。最初将其称为基质干细胞，但后来命名为间充质干细胞（MSCs）[40]。颌面部区域发现的大多数干细胞都是间充质干细胞[66]。

在口腔区域的不同组织中已经鉴定出不同的成体干细胞群。这些细胞包括根尖乳头干细胞（SCAP）、炎症根尖周祖细胞（iPAPCs）、牙囊干细胞（DFSCs）、牙髓干细胞（DPSCs）、牙周膜干细胞（PDLSCs）、骨髓干细胞（BMSCs）、牙胚祖细胞（TGPCs）、唾液腺干细胞（SGSCs）、人脱落乳牙干细胞（SHED）、口腔上皮干细胞（OESCs）、牙龈间充质干细胞（GMSCs）和骨膜干细胞（PSCs）（图10-2）[66,132]。尽管在大多数口腔组织中都已鉴定出干细胞，但参与牙髓再生（REPS）的干细胞更可能位于根尖周区域。这些细胞包括根尖乳头干细胞、牙周膜干细胞、骨髓干细胞、炎症根尖周祖细胞和牙髓干细胞（如果根尖周仍有活髓）。

根尖乳头干细胞（SCAP）于2006年首次被鉴定[223]。根尖乳头（图10-3）含有大量的未分化间充质干细胞，这些细胞具有极强的增殖和牙源性分化能力[104,197]。根尖乳头干细胞接受Hertwig上皮根鞘调控，通过一系列复杂的上皮-间充质相互作用决定牙根的发育和形态[249]。此外，根尖乳头紧邻根尖，与根

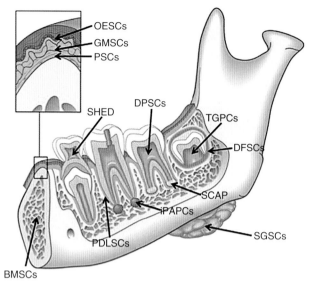

图10-2 出生后口腔环境中干细胞的潜在来源示意图。细胞类型包括牙胚祖细胞（TGPCs）、牙囊干细胞（DFSCs）、唾液腺干细胞（SGSCs）、根尖乳头干细胞（SCAP）、牙髓干细胞（DPSCs）、炎症根尖周祖细胞（iPAPCs）、人脱落乳牙干细胞（SHED）、牙周膜干细胞（PDLSCs）、骨髓干细胞（BMSCs），以及如插图所示，口腔上皮干细胞（OESCs）、牙龈间充质干细胞（GMSCs）和骨膜干细胞（PSCs）。（摘自Hargreaves KM, Diogenes A, Teixeira FB: Treatment options: biologic basis of regenerative endodontic procedures, *J Endod* 39:s30, 2013）

管内空间相通，因此其富含的干细胞可用于牙髓再生治疗。炎症根尖周祖细胞是根尖周炎患牙进行再生性牙髓治疗时的另一重要的潜在干细胞来源[132,141]。此外，虽然牙周膜（PDL）和骨髓来源的干细胞相对丰度明显低于根尖乳头干细胞和炎症根尖周祖细胞，但

是由于机械破坏根尖组织（诱发出血）也会释放这些细胞，因此它们也可作为再生性牙髓治疗的干细胞来源。2011年，一项研究评估再生性牙髓治疗中诱发出血后的根管内是否存在间充质干细胞[135]。结果发现，大量间充质干细胞涌入根管内，导致根管内间充质干细胞标记物表达增加700倍以上（图10-4）。而且，这些干细胞可以从临床样本中获取并在共聚焦显微镜（图10-5）下观察到。该研究首次证明再生性牙髓治疗（REPs）是基于干细胞的治疗[62]。虽然该研究没有评估牙髓再生治疗中检测到的间充质干细胞是否来源于根尖乳头，但是我们推测这些细胞是根尖乳头干细胞（SCAP），因为诱发出血这一操作撕裂了根尖乳头。但是，这些间充质干细胞是混杂的细胞群，可能来自任何一种根尖周组织，在机械刺激诱发出血后进入根管系统。

尽管根尖周有炎症或脓肿，但仍有大量间充质干细胞进入根管内，表明这些细胞生存能力很强。这些临床条件下，可能会出现低氧张力、低pH和高浓度的内毒素和炎症介质[70,111,129,211]。事实上，在这些临床样本中发现了高浓度的免疫细胞标记物CD14，表明在这些牙齿的根尖周区仍然存在大量的慢性炎症渗出物。这些发现引出一个问题：根尖周炎中常发现有复杂的微生物群、一系列炎症介质、免疫细胞，还可能有低氧张力，那么，间充质干细胞（如根尖乳头干细胞）在这样的环境下是如何存活的？尽管所处环境恶劣，这些细胞仍能适应并生存的生物学原因可

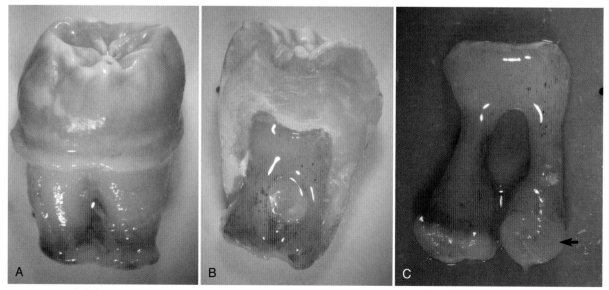

图10-3 A～C，年轻恒牙的解剖，指示根尖乳头位置。注意，该结构可能会在血运重建病例诱发出血时撕裂，因此来自该结构的细胞，包括根尖乳头干细胞（SCAP），可能会进入根管内。图C中的箭头指示根尖乳头和牙髓交界处。（由Dr. Michael Henry提供）

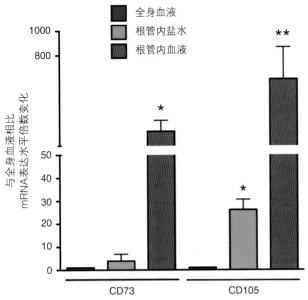

图10-4 牙髓再生治疗中，根尖孔开放的年轻恒牙诱发出血的这一步会显著增加根管内未分化间充质干细胞标记物的表达水平。牙髓再生治疗第二次就诊时收集全身血液、盐水冲洗液和根管内血液样本。以每个样品分离的RNA为模板，使用已证实的目的基因特异性引物，以18S核糖体RNA作为内源性参照物，进行实时定量PCR。再生牙髓治疗中诱发出血后，间充质干细胞标记物CD73和CD105的表达上调。将数据根据内参基因18S的表达水平进行标准化处理，目的基因的表达水平以相对于在全身血液中表达水平的倍数（均值±标准差）来表示，应用Bonferroni Post Hoc检验的单因素方差分析处理数据（*n*=8；*P<0.05；**P<0.01；n.s，无统计学差异）。（摘自Lovelace TW, Henry MA, Hargreaves KM, Diogenes A: Evaluation of the delivery of mesenchymal stem cells into the root canal space of necrotic immature teeth after clinical regenerative endodontic procedure, *J Endod* 37:133, 2011）

能是根尖乳头中血管密度比相邻牙髓中低，但围绕根尖乳头的牙囊中血管丰富，可形成毛细血管床为根尖乳头干细胞提供营养[62]。事实上，在牙髓感染的动物模型中，即使牙髓已经完全坏死或者有严重的根尖周炎，根尖乳头仍保持活力[169]。此外，研究已经证实缺氧环境能增强牙源性干细胞的增殖、存活和血管生成潜能[5,19,57,106,201]。而细菌副产物如内毒素对牙源性干细胞也有类似的增强效应[11]。因此，根尖乳头干细胞和周围的干细胞似乎天然具有在根尖不利条件下（如根尖周炎和根尖脓肿）存活并保持分化潜能的能力。尽管如此，诱发根周组织出血后进入到根管内的干细胞可能来自根尖区域的不同组织或干细胞巢。

牙髓可以看作这样的结构：核心为神经化和血管化的疏松结缔组织，而周围围绕一层成牙本质细胞。该核心区的主要细胞类型是成纤维细胞，与血管、淋巴管和神经元一起，包裹在由胶原和其他类型

纤维组成的细胞外基质中（见第12章）。牙髓干细胞（DPSCs）遍布整个牙髓，但主要聚集在血管周围和成牙本质细胞层附近的Hohl富细胞区[75,205]。因此，一般认为这两种来源的牙髓干细胞均积极参与了修复性牙本质的形成过程。

牙髓干细胞通过常驻型免疫细胞和受损牙本质释放的梯度趋化因子招募到损伤部位[2,227]。由这些细胞形成的修复性牙本质不同于已经丧失的原发性、继发性和反应性牙本质[8,159,259]。由于其结构混乱，无小管结构且有细胞成分，这种牙本质通常称为"骨性牙本质"。生物活性材料（如MTA和Biodentine）可以增强该细胞性修复过程。这些材料用于间接或直接盖髓时，增强了牙髓本身的矿化能力[187]。但是，第三期牙本质形成过程需要保存活髓且要消除病因（例如龋齿或创伤）。若牙髓被损伤破坏，发生牙髓液化坏死，这一过程就会中断。在这种情况下，只有在充分消毒后将自体干细胞募集或输送到根管内才能发生再生[62]。

成牙本质细胞是牙髓–牙本质复合体中最特化的细胞之一，具有牙本质形成能力、免疫功能，可能有感觉功能[34,67,226]。在完整的牙髓–牙本质复合体中，根据其位置和独特的形态特征，成牙本质细胞（即细胞体呈极化柱状，细胞突起伸入牙本质小管中）很容易识别。然而，牙本质细胞样细胞的描述和鉴定远具有挑战性，因为这些细胞缺乏原始的成牙本质细胞形态以及可用于鉴定的独特标记物[102]。事实上，很多用于鉴定成牙本质样细胞的标记物也在其他矿化细胞如成骨细胞中表达。如成牙本质细胞样细胞和成骨细胞在矿化结节形成以及牙本质涎蛋白（DSP）等几种蛋白的表达方面具有相似性，不过成牙本质细胞中牙本质涎蛋白表达水平比成骨细胞高出近400倍[244]。仅检测一两个细胞特征可能无法确定细胞是否真的是成牙本质细胞。即使同样是成牙本质细胞，位于根尖部牙髓组织的细胞（扁平状）与冠方牙髓组织的细胞（高柱状）的表型也有所不同。重要的是，分子水平的研究已经鉴定出许多在成牙本质细胞中选择性表达的基因[134,178-180]。最近研究发现，在成牙本质细胞或成牙本质细胞样细胞的分泌功能活跃期，会优先表达一种称为巢蛋白的中间丝蛋白。可以将巢蛋白的检测与其他标记物检测相结合，以更好地鉴定成牙本质细胞样细胞[3-4]。这些知识有助于以后研究多种来源的间充质细胞分化为成牙本质细胞样细胞所必需的条件。最终的

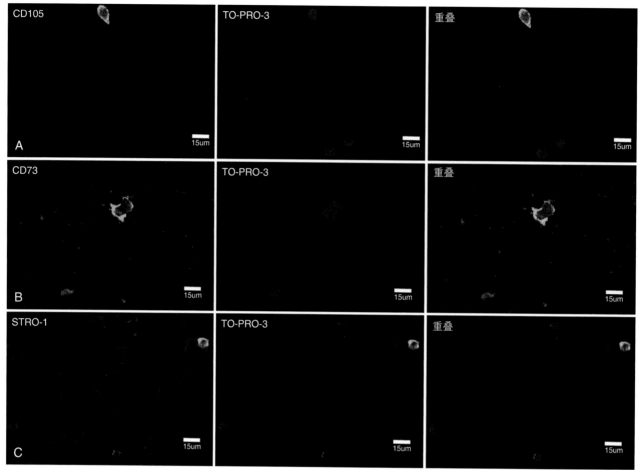

图10-5　在根尖孔开放的年轻恒牙的牙髓再生治疗过程中，间充质干细胞被输送到根管内。诱发出血后收集根管内血样或全身血样，用CD105、CD73或Stro-1的抗体对细胞进行标记染色，并在激光共聚焦显微镜下观察。结果显示，收集的根管内血样表达间充质干细胞的标记物，包括CD105（图A中的绿色标记）、CD73（图B的中绿色标记）和STRO-1（图C中的绿色标记），而细胞核被TO-PRO-3染为蓝色。（摘自Lovelace TW, Henry MA, Hargreaves KM, Diogenes A: Evaluation of the delivery of mesenchymal stem cells into the root canal space of necrotic immature teeth after clinical regenerative endodontic procedure, *J Endod* 37:133, 2011）

细胞鉴定可能取决于细胞形态以及多个基因的表达情况。

　　据报道，除牙髓干细胞外，至少有5种不同类型的间充质干细胞可分化为成牙本质细胞样细胞，包括人脱落乳牙干细胞[147]、根尖乳头干细胞[124-125]、炎症根尖周祖细胞[132]、牙囊前体细胞[149]和骨髓间充质干细胞[22]。一项研究显示，在发育成熟的牙齿中，器械过度预备进入根尖周组织后，引起出血，大量具有间充质干细胞标记物的细胞随着血液涌入根管，这一现象与年轻恒牙中所见相似[135]。由此可见，无论是发育成熟还是发育不成熟牙齿，根尖周区域的间充质干细胞均能输送到根管内。然而，越来越多的证据表明，随着年龄增长，间充质干细胞的增殖和分化潜能降低[117,132,162]。接下来需要进一步的研究来阐明使用自体牙源性干细胞的年龄限制问题，但是这些研究结果表明，再生治疗也可应用于成年人完全成熟的牙齿。事实上，在一个概念验证性病例报告中，成年患者两

颗完全成熟的牙齿接受牙髓再生治疗后，根尖周炎消失，随后根管间隙变窄，根尖闭合[182]。因此，我们需要更多研究使得年轻恒牙的牙髓再生治疗结果更具可预测性，然后将这些治疗方法逐渐应用于完全成熟的牙齿。

生长因子/成形素

　　牙本质由胶原纤维（90%，Ⅰ型胶原）和非胶原基质分子（蛋白多糖、磷酸蛋白和磷脂）组成。胶原纤维充当网格或基质，为矿化提供支架。牙本质磷酸蛋白（DPP）和牙本质涎蛋白（DSP）是有机基质的非胶原蛋白中含量最丰富的牙本质特异蛋白[38]。牙本质涎蛋白类似于骨涎蛋白等其他涎蛋白，其确切功能尚不清楚，可能在基质矿化中起作用[92]。牙本质涎蛋白和牙本质磷酸蛋白均属于小整合素结合、配体N端联结糖蛋白家族（SIBLINGS）。这一蛋白家族包括牙本质基质酸性磷酸蛋白-1（DMP-1）、骨涎蛋白、骨桥

表10-1

牙本质基质中的生长因子列表	
牙本质基质中生长因子	
转化生长因子β-1（TGFβ-1）	Cassidy et al., 1997[42]
转化生长因子β-2（TGFβ-2）	Cassidy et al., 1997[42]
转化生长因子β-3（TGFβ-3）	Cassidy et al., 1997[42]
骨形态发生蛋白-2（BMP-2）	Thomadakis et al., 1999[230]
骨形态发生蛋白-4（BMP-4）	About et al., 2000[4]
骨形态发生蛋白-7（BMP-7）	Thomadakis et al., 1999[230]
胰岛素生长因子-1（IGF-I）	Finkleman et al., 1990[74]
胰岛素生长因子-2（IGF-II）	Finkleman et al., 1990[74]
肝细胞生长因子（HGF）	Tomson et al., 2013[232]
血管内皮生长因子（VEGF）	Roberts-Clark and Smith, 2000[194]
肾上腺髓质素（ADM）	Musson et al., 2010[155]

蛋白、骨钙素和骨连接蛋白。这些蛋白质仅是构成牙本质的众多非胶原蛋白中的一小部分[87]。

对牙本质结构和组成的研究表明，基质中含有一些生物活性成分，可能在组织调节中有重要作用。因此，现在认为牙本质是生长因子和细胞因子的储存库[212]。这些生长因子/细胞因子由成牙本质细胞在牙本质形成初期分泌，在牙本质生物矿化后这些因子被隔离和"石化"到牙本质中（表10-1）。但是，这些因子遇到以下情况会变为可溶性：基质脱矿、细菌产酸（龋坏）、化学处理（EDTA冲洗液、氢氧化钙或用于粘接修复的酸蚀剂）或修复材料如MTA（三氧化矿物聚合物）和Biodentine[213,231]。

对发育中的牙齿应用免疫组织化学和原位杂交技术发现，这些生长因子及其受体存在于成釉器-牙乳头界面，并且与成牙本质细胞的分化有关，如下所示：

◆ 生长激素（GH）在牙齿发育中发挥旁分泌或自分泌作用[263]。
◆ IGF-1和IGF-2（胰岛素样生长因子家族成员）[25,42,112]。
◆ TGFβ-1、TGFβ-2、TGFβ-3[56,228]和BMP-2、BMP-4、BMP-6[239]参与成牙本质细胞极化和分化[25]。值得

注意的是，在成人牙髓中，TGFβ-1在炎症反应调节和组织再生过程中发挥重要作用[131]。

修复性牙本质的形成过程表明牙髓有广泛认可的再生潜能[153,212]。在这一过程中，牙本质来源的生长因子在祖细胞募集、细胞增殖以及新的牙本质分泌细胞的分化中起着关键作用[153,212]。事实上，据报道使用碱性成纤维细胞生长因子（FGF）、TGF-β1[131]和BMP-7[86]盖髓后，也有新的成牙本质细胞样细胞分化形成。

这些生长因子被隔离在牙本质基质中，随后在牙本质矿化过程中被"石化"，这一过程对牙髓愈合非常关键，因为基质中释放的生长因子可能与各种信号通路有关。这些生长因子极为强效，具有多种细胞信号传导特性。但是，它们在牙本质中的精确位置[214]及其各种生物学作用还有待阐明。

我们可以设想通过治疗性刺激引发这些蛋白质的靶向释放。如EDTA溶液处理牙本质后，矿物溶解，释放调节祖细胞或干细胞分化的生长因子[216-218]。粘接时的牙本质磷酸酸蚀，也可以促进牙本质脱矿和生物因子释放[64,72]。长期以来，Ca(OH)$_2$一直被用作保护性洞衬材料，特别是置于银汞合金充填物下方，或者用作根管消毒药物。研究已证实其有促进牙本质释放生物活性成分包括生长因子的能力[91]。不同于只与牙本质短暂接触的牙本质酸蚀剂，Ca(OH)$_2$保留在修复体下面或根管中，温和且持续地溶解牙本质，使其释放生长因子，该作用持久且可根据产品剂型进行控制。最后，Ca(OH)$_2$是使用MTA和Biodentine的副产品，似乎是这两种生物活性材料能释放牙本质来源生长因子的原因[231]。综上，临床医生通过使用促进这些因子释放的化学处理剂和材料，可以利用储存在牙本质内的强效生长因子。

成形素

我们应该明白，在牙齿发育过程中（同样的在牙髓再生过程中）存在二级调控——转录因子。值得注意的是，Msx1在极化的前牙本质细胞中表达，而Msx2存在于成熟成牙本质细胞中[25]。在牙齿发育早期的牙髓间充质中发现有Msx1的蛋白质和转录体，并且其浓度在钟状期降低[49]。这些转录因子的表达受生长因子调控，且最终的作用广泛。重要的是BMP4上调Msx1和Msx2的表达。反过来，转录因子进一步调节生长因子的表达，如Msx1促进间充质中BMP4的合成，Msx2在牙齿发育过程中调节Runx2和骨钙素基因的表达[30-31]。

生长因子和转录因子是牙齿发育过程中分子与细胞事件的核心，并与发育过程中牙胚的很多时空形态变化相关。因此，它们也可能参与了再生过程。

另外，探究损伤因子和牙髓细胞之间的信号传递也很重要。细菌及其毒素是牙髓细胞关键的直接刺激源[65]。脂多糖（LPS）和其他细菌毒素通过激活Toll样受体（如LPS激活TLR4）启动牙髓内炎症过程[65,226,242]。重要的是，研究表明祖细胞和牙齿干细胞都表达这些受体[34-35]。因此，牙髓或根尖周组织中的干细胞天然具有检测微生物的能力。研究表明，这些细胞暴露于微生物抗原后，可直接调节自身的增殖和分化能力[34,46,139,213,237]。最后，炎症环境中常见的细胞因子（包括牙髓中的细胞因子）对干细胞具有重要影响。如TNF-α可通过激活MAP激酶信号通路和p38磷酸化来刺激牙髓细胞向成牙本质细胞分化[183,209]。因此，牙髓内干细胞的命运最终由微生物、牙本质和免疫细胞释放的因子所激活的细胞内复杂的级联信号通路来决定。

然而，成形素不仅仅包括在牙齿内发现的天然因子。一些研究评估了几种生长因子诱导特定间充质干细胞分化为成牙本质细胞样细胞的能力（表10-2）。而一些病例研究报告发现，长期服用皮质类固醇的患者，影像学常常表现为髓室急剧缩小，且前牙本质层厚度增加高达5倍[164-165,248]。尽管这些患者病情复杂（如肾衰竭患者），服用多种药物，但是皮质类固醇的使用似乎与成牙本质细胞活性增加有关。此外，在一项评估牙髓钙化和长期使用他汀类药物相关性的回顾性研究中，也观察到这些意想不到的"副作用"[186]。一些转化研究进一步评估了常用处方药物的附带效应，扩展了之前的观察性结果，证实使用地塞米松或他汀类药物极大地促进人牙髓细胞向成牙本质样细胞的分化[102,176]。当地塞米松与1,25-二羟基维生素D_3联合使用时作用尤为明显[102]。仅仅改变生长因子组合就可以完全改变这些细胞的分化，不同生长因子组合处理同一组细胞，这些细胞会表达以下不同细胞的标记物：成牙本质细胞、软骨细胞或脂肪细胞[244]。这些发现

表10-2

特定生长因子对成牙本质细胞样细胞分化的影响				
生长因子	**细胞来源**	**表型**	**实验条件**	**作者**
地塞米松	人牙髓	成牙本质样细胞	体外8周	Huang et al., 2006[102]
地塞米松与维生素D_3	人牙髓	成牙本质样细胞	体外8周	Huang et al., 2006[102]
地塞米松、抗坏血酸-2-磷酸盐和β-甘油磷酸盐	人或大鼠牙髓	成牙本质样细胞	体外3周	Wei et al., 2007[244] Zhang et al., 2005[266]
胰岛素、吲哚美辛和3-异丁基-1-甲基黄嘌呤（IMBX）	人牙髓	脂肪细胞	体外19天	Wei et al., 2007[244]
地塞米松、胰岛素、抗坏血酸-2-磷酸盐、丙酮酸钠和转化生长因子-β1	人牙髓	软骨细胞	体外8周	Wei et al., 2007[130]
生长/分化因子11（Gdf11）	牙髓	成牙本质样细胞	体外/体内10天	Nakashima et al., 2004[75]
辛伐他汀（他汀类药物）	人牙髓	成牙本质样细胞	体外/体内	Okamoto et al., 2009[88]
LIM矿化蛋白1（LMP-1）	人牙髓	成牙本质样细胞	体外/体内	Wang et al., 2007[129]
骨形态发生蛋白	牙髓	成牙本质样细胞	体外	Saito et al., 2004[99] Sloan et al., 2000[107] Chen et al., 2008[19]
转化生长因子-β1-3	大鼠/猴牙髓	成牙本质样细胞	体外	Sloan et al., 1999[109]
脱矿牙本质	人或啮齿动物牙髓	成牙本质样细胞	体外/体内	Smith et al., 1990[111] Smith et al., 2001[110] Tziafas, 2004[123]
神经生长因子（NGF）	永生化根尖乳头	成牙本质样细胞	体外	Arany et al., 2009[11]
成纤维细胞生长因子2	人牙髓	成牙本质样细胞	体外	He et al., 2008[43]
牙本质基质蛋白1	大鼠牙髓	成牙本质样细胞	体内	Almushayt et al., 2006[1]

强调了生长因子在调节这些细胞分化中的重要性。还有其他研究也评估了单独或以不同组合形式使用的生长因子促进成牙本质细胞样细胞分化的效果。

后来发现几种使用复合物的方法具有类似生长因子的作用，这个发现具有直接的临床意义。第一，单一生长因子不大可能诱导细胞的最大程度分化，因此在临床试验中可能需要评估生长因子的组合使用。与此相关，许多正在研究的生长因子（如地塞米松、胰岛素）是已经被批准用于其他医学/牙科治疗的药物。第二，他汀类药物促进成牙本质细胞样表型分化，提示临床上服用他汀类药物的患者的牙齿髓腔也可能缩小，与之前糖皮质激素报道结果类似。这将是未来一个重要的研究领域。第三，长期以来，临床医生使用脱矿的人骨来增强术后的骨愈合[190]。一般认为脱矿的人骨是合适的生长因子和支架的天然组合，因此为成骨细胞分化或发挥功能提供了合适的环境。进一步扩展该观念，几个研究小组的研究表明脱矿的人牙本质对成牙本质细胞样细胞的分化同样有明显促进作用。重要的是，牙髓再生学中的转化研究已经证实，用17%EDTA冲洗牙本质可促进干细胞存活[105,142]及成牙本质向分化[81,142]，可能是由于牙本质中生物活性分子的释放[215]。总的来说，这些发现表明作为牙髓再生学的一部分，EDTA冲洗牙本质壁可以改善临床效果。

支架

物理支架是组织工程的一个重要组成部分[160,245]。组织是一个3D结构，适当的支架可以：（1）为细胞提供正确的空间位置；（2）调节细胞分化、增殖或代谢，促进营养和气体交换。众所周知，细胞外基质中的分子可调控干细胞的分化[189,254]，而一个合适的支架可能会选择性地结合和固定细胞，容纳生长因子[251-252]，并随时间生物降解[261]。因此，支架不仅是一个简单容纳细胞的框架，还可以视为组织工程的蓝图。

支架可以分为天然的和合成的。天然支架材料包括胶原[103,159]、糖胺聚糖、透明质酸（HA）、脱矿或天然的牙本质基质[24,93,158,236,255]以及纤维蛋白[82]。另一方面，合成支架包括聚L-乳酸（PLLA）[60]、聚乙醇酸（PGA）、聚乳酸-共乙醇酸（PLGA）[68]、聚己内酯[256]、羟基磷灰石/磷酸三钙[11]、生物陶瓷、水凝胶（如自组装肽水凝胶）[71,140]。目前报道的大多数牙髓再生治疗方法是将引发出血后形成的血凝块作为支架[62]。这个方法不需要离体操作，相对简单直接，但也并非不具挑战。通常血凝块很难形成，并且它不具备理想支架的许多特性。这些特性包括易于输送、足够的机械性能、可控的生物降解性以及可加入生长因子[82]。此外，血凝块含有大量的造血细胞，这些细胞最终会死亡，释放有毒的细胞内酶到微环境中，可能会不利于干细胞存活。

构建支架的另一种方法是使用自体富血小板血浆（PRP）。它需要的离体操作较少，在牙科治疗环境中相当容易制备。PRP富含生长因子，随着时间的推移降解，并形成3D纤维蛋白基质[17-18,109,174]。富含血小板的纤维蛋白（PRF）是PRP的替代品，因为它具有有利于干细胞增殖和分化的3D结构，并含有生物活性分子[58,61]。这些自体支架已经成功地应用于再生治疗病例[21,222,264,267]。但是，需要强调的是，尽管已有这些自体支架的使用报道，但其临床应用还存在一些缺点：这一过程需要采集静脉血，而这在儿童中很难操作；制备出的PRP和PRF中生长因子的多样性和浓度不可控[20,116,241]；降解时间缺乏控制且没有足以支持冠部修复体的机械强度。因此，尽管PRP和PRF有一些理想的特性，也应仔细考虑其他的支架替代物。

水凝胶是一类由3D亲水性聚合物组成的支架，可吸收高达其重量数倍的水或组织液[73,250]。这些吸水膨胀材料在胶体状态下易于注射，通过改变化学条件（如pH和渗透压的变化）或物理条件（如温度变化）可形成凝胶。这些材料具有高度可调节性、生物相容性，并且可以设计成类似于天然存在的细胞外基质样物质[250]。水凝胶非常适用于牙髓再生学治疗，因为很容易将其注射到狭窄的根管中，并且可以修饰水凝胶以加入趋化因子和血管生成因子，促进干细胞归巢和血管生成[62,89]。自组装多肽水凝胶（如Puramatrix）[43]，在牙髓组织工程中有巨大应用潜力，因为其包含的短肽序列与组织中天然存在的序列类似，可以增强细胞的黏附和增殖能力[84]。

传输系统

即使选择了合适的细胞来源、生长因子和支架，所得混合物也必须以合适的空间形式输送到根管系统中。例如，为了获得足够的氧气和营养，人体几乎所有的细胞都位于距血管0.1~1mm以内的位置[90,98]。这是当前再生牙髓学治疗中仍有待克服的挑战，该治疗需要将干细胞[135]募集到缺乏侧支血运且远离根尖血

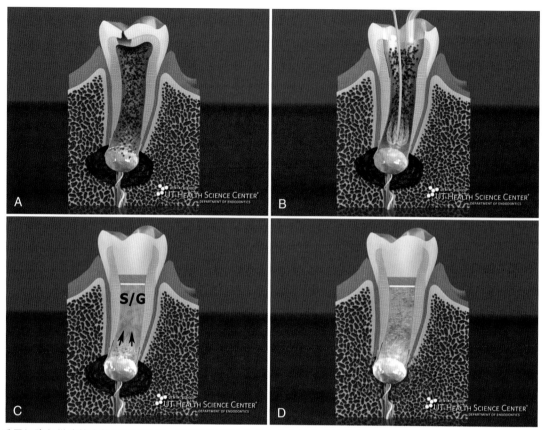

图10-6　采用细胞归巢法的生物工程示意图。对牙髓坏死且有根尖病变的未成熟前磨牙（A）进行消毒（B），然后放置含有生长因子和趋化因子的生物可降解支架，使得根尖干细胞逐渐增殖并迁移到根管内（C），最终根管内充满干细胞并伴有血管供应和组织形成（D）。（摘自Diogenes A, Henry MA, Teixeira FB, Hargreaves KM: An update on clinical regenerative endodontics, *Endod Topics* 28:2, 2013）

管几毫米的管腔中。如果用基于细胞的治疗方法沿着根管系统冠根向注射细胞，估计大多数细胞将死于组织缺氧。然而，研究表明在低氧条件下，干细胞增殖更快，释放更多血管生成因子，如血管内皮生长因子1（VEGF），促进血管生成并进入组织工程区域[19]。因此，另一种方法是将含有趋化因子的支架注射到根管内。这种方法被称为细胞归巢，细胞与提供营养支持的血管逐渐被吸引到支架上[121]，而不是将细胞突然输送到一个无血管的空间（即类似于当前的血运重建术）。细胞归巢法可使用无细胞的方法[83]（无细胞伴随趋化因子植入，图10-6）或基于细胞的方法（细胞植入含有趋化因子的支架）[152]。由于牙髓可以视为核心是松散结缔组织，周围被成牙本质细胞层包围的结构，因此支架内细胞和生长因子的空间排列对于促进牙本质形成而不使根管系统完全钙化可能特别重要。牙髓-牙本质复合体结构的完全再生还需要进一步研究。

转化研究

在牙髓再生学中，一些设计精巧的研究采用了多种转化性研究方法，包括临床样本的评估[135]、器官型根管模型[142,235]、牙齿切片模型[60,88,102]、完整牙齿培养和动物模型[81,119,121,162,229,243]。这些研究为牙髓再生学领域提供了强有力的科学基础，促进临床治疗方案优化以及新的治疗策略开发，如在再生治疗中加入支架和生长因子[71,157]。

一项研究表明，在免疫缺陷小鼠皮下植入人牙根片段后可产生新的牙本质和牙髓样组织[130]。该研究中，该牙根片段一端用MTA封闭，以模拟牙髓再生病例中的冠方修复。用含有根尖乳头干细胞或牙髓干细胞的PLGA支架充填根管。3个月后取出该植入体并进行免疫组化分析。结果表明，沿牙本质壁明显有一圈牙本质样物质沉积。新形成的矿化组织衬有表达成牙本质细胞标记物的极化细胞。此外，牙本质样组织大部分无管状结构，并含有类似于骨性牙本质组织学表现的细胞成分。重要的是，所形成的组织工程牙髓的细胞表现为人线粒体阳性，表明它们来源于植入的人类干细胞，而不是来源于宿主（小鼠）。最后，没有干细胞植入的人牙根片段内只有不像牙髓样组织的结

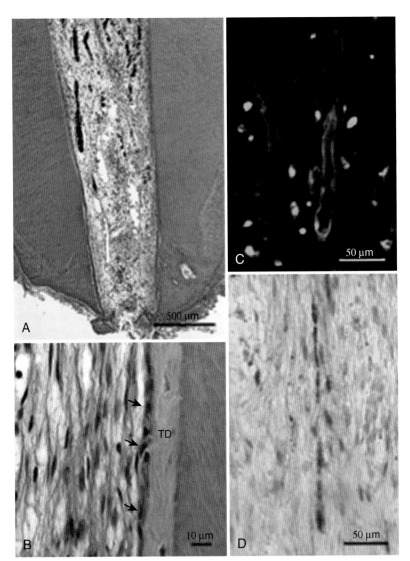

图10-7　幼犬牙髓切除术后14天，使用粒细胞集落刺激因子（G-GSF）筛选得到有迁移能力的牙髓干细胞（MDPSCs），然后自体移植进行牙髓组织再生。A、B，再生的牙髓组织。B，成牙本质细胞（黑箭头）衬于新形成的骨性牙本质/管状牙本质（TD）表面。C，BS-1凝集素的免疫组化染色。D，PGP9.5的免疫组化染色。（摘自Nakashima M, Iohara K: Mobilized dental pulp stem cells for pulp regeneration, *J Endod* 40:S29, 2014）

缔组织，并且没有矿化组织和成牙本质细胞样细胞形成。因此，可以通过免疫缺陷小鼠皮下植入人牙根片段构建牙髓-牙本质复合体。

Nakashima等在犬身上实现了完整的牙髓再生[107]。该研究中，通过无菌牙髓摘除术去除牙髓，随后将含有CD105+牙髓干细胞的胶原凝胶放置到根管中部。剩余的根管冠方用含有趋化因子-基质衍生因子1（SDF-1）的胶原凝胶充填。随后的组织学分析表明有新的牙髓组织形成，其含有神经、血管且牙本质壁内衬有成牙本质样细胞。此外，该组织工程牙髓具有类似于天然牙髓的蛋白质和RNA表达[107]。

另一项重要研究通过筛选沿粒细胞集落刺激因子（G-CSF）浓度梯度迁移的牙髓干细胞，获得具有迁移能力的牙髓干细胞[108,150,163]。将筛选后的细胞植入胶原凝胶中并输入摘除牙髓后的根管内[108]，可以观察到完整的牙髓再生，有证据表明形成了新的牙本质，且新生组织中有血管和神经（图10-7）。这一基于细胞的方法获得了令人印象深刻的结果，为将来在临床试验中使用这项技术奠定基础[163]。

值得注意的是，所有动物模型中的牙髓再生都发生在无牙髓感染和牙髓坏死病史的根管中[107-108,130,159,200]。以前感染过的根管必须充分消毒，以抑制不利于牙髓再生的慢性炎症[48]。但是，许多冲洗剂和药物对干细胞的存活和分化有不利影响[63]。一些使用器官型根管模型和动物模型的研究评估了允许干细胞增殖分化的冲洗液与药物的组合和浓度[81,142,235]。因此，尽管当前牙髓组织工程的进展取得了令人兴奋的结果，但充分消毒和消除炎症可能是牙髓完全再生的一个限制因素。

牙髓再生学基础研究总结

　　功能性牙髓–牙本质复合体的再生，是以组织工程为基础，在支架内植入合适的干细胞和生长因子，并以正确的空间排列输送至根管内。尽管大量研究已采用体外细胞培养方法来鉴定调节成牙本质细胞样细胞分化的关键因子，但越来越多的动物模型研究结果为实现牙髓组织再生带来了良好前景。在临床前研究中将充填有人干细胞/生长因子/支架复合物的人类牙齿植入免疫缺陷小鼠中[119,130]，然后对新生血管以及新形成的成牙本质细胞的分化和矿化能力进行组织学分析。在小鼠模型中使用人细胞可以从组织学上确认所形成的成牙本质细胞样细胞是人源性的。这些新发现强有力地证明无论是根尖乳头干细胞还是牙髓干细胞，植入到PLGA支架后均能产生血管化组织，且组织学证据表明该组织中有成牙本质细胞样细胞分化形成，并在根管壁上形成牙本质样物质。虽然这种混合物中没有添加特殊生长因子，但是需要注意的是，根管壁经过了17% EDTA处理，而EDTA可以使牙本质壁内储存的内源性生长因子蛋白暴露[268]。这些相关研究有力地推动了评估各种潜在牙髓再生治疗方法的临床转化研究。

牙髓再生学的临床研究

　　迄今为止，牙髓再生学领域发表的大多数病例报告、病例系列报道和回顾性研究并没有完全应用前面所述的组织工程学概念。相反，这些报道中的大多数病例都采用了不同的血运重建术[62]。这些治疗最初凭经验进行，操作重点在于消毒以及有意地引发出血并进入根管内。不过现已表明，这些实际上是以干细胞为基础的治疗，包括组织工程的三要素：干细胞[135]、生长因子[26]和支架[23,234]。本章前面所述的重要的临床前研究为治疗观念的转变提供了基础框架。从传统的"不惜一切代价对根管进行消毒"的观点转变为"在消毒同时创造有利于组织工程的微环境"。用于描述这些治疗方法的术语有多个，包括：血运重建术[23]、活髓重建术[234]、成熟诱导术[6,101,115]。其中最常用的术语是血运重建术。这一术语主要来自创伤文献中的观察，即年轻恒牙在创伤后会重建血管。但是，血运重建更适合用于描述缺血性组织的血管重建，如完全脱出牙齿牙髓的血管再生。从这个角度来看，过于关注再血管化，会忽略牙髓–牙本质复合体组织学再生所

需的生长因子和支架的重要性。虽然我们认识到血管生成与功能血运的建立是再生组织存活和成熟的关键条件，但值得注意的是，已发表的一些病例报告中牙髓敏感测试（如冷测或电活力测）呈阳性[62]。这证明了根管空腔（清创后的根管）有可能充满有血管支持且有神经支配的组织。综上所述，组织工程的核心概念将再生治疗理念与来自某些创伤病例（仅在少量再植牙中发生）的血运重建理念区分开来。近来已经产生了一些基于组织工程学原则的牙髓再生治疗方法，如使用自体富血小板血浆（PRP）[234]、富血小板纤维蛋白（PRF）[208]以及外源性生长因子和支架[157]。因此，与其对这些不同的方法使用不同的术语，不如将其简称为牙髓再生治疗（REPS），该术语包括过去、现在和将来所有以牙髓–牙本质复合体的功能再生为目的的治疗方法。

与牙髓再生学相关的临床治疗

　　临床医生在对牙根未发育完全的牙齿进行根管治疗时面临一些挑战[62]。因为根尖未完全发育，且通常为喇叭口状，所以根管系统的根尖部分很难清洁和成形。薄而易碎的牙本质壁在器械预备或充填过程中容易折断，进一步增加了根管治疗的难度。此外，开放的根尖孔增加了将根充材料推入根尖周组织的风险。对于根尖孔开放的未成熟牙齿，传统治疗方法是根尖诱导成形术，通过建立根尖屏障防止材料超出根孔。在很多病例中需要使用$Ca(OH)_2$进行长期治疗以形成硬组织根尖屏障[50-52,77-78,96-97,247]。然而，传统根尖诱导成形术的缺点是短期[195]或长期[14-15,257-258]使用$Ca(OH)_2$可能会降低牙根强度[14,257-258]。这一发现与一项传统根尖诱导成形术的大样本临床研究结果一致，该研究表明根尖诱导成形术后牙齿丧失的主要原因是根折[53]。另一项回顾性研究中，使用$Ca(OH)_2$行根尖诱导成形术，随访18个月后发现23%的牙齿发生折断[110]。一步法根尖诱导成形术通过使用MTA[146,181,233]等材料制造人工屏障，大大减少了预约次数和完成时间。重要的是，一步法根尖诱导成形术与$Ca(OH)_2$根尖诱导成形术治疗根尖周炎（无论是症状还是影像表现）的成功率一样高[247]。但是，根尖诱导成形术治疗后牙根一般不会进一步发育。与这些病例相比，牙髓再生治疗的主要优点在于，不仅牙根长度和厚度增加的可能性更大，而且患牙有可能重获牙髓活力。

　　目前已有许多牙髓再生治疗的病例发表。研究

人员和临床医生使用了多种药物对根管进行消毒[62]。大约51%的病例使用了三联抗生素糊剂（环丙沙星/甲硝唑/米诺环素1∶1∶1混合），而37%的病例使用Ca(OH)₂进行根管封药[62]。

三联抗生素糊剂主要是由Hoshino等主导开发[100,202]。他们证明了使用抗生素组合清除感染牙本质根管中细菌的有效性（尤其是环丙沙星、甲硝唑和米诺环素的联合使用的高度有效性）[202]。敏锐的临床医生认识到三联抗生素糊剂可以作为血运重建有价值的辅助工具，因为它通过减少或清除牙髓坏死但根尖孔未完全形成的患牙根管中的细菌，创造一个有利于血管和再生性细胞长入的环境。三联抗生素糊剂对牙髓坏死根管系统的消毒效果已在一个临床前模型中得到证实[246]。在这项犬模型研究中，60颗牙齿开髓后在髓室内放置含有牙菌斑和无菌盐水的棉球，封闭6周，使根管发生感染。6周后，影像学证实所有前磨牙均患根尖周炎。然后在3个时间点对根管进行取样：用1.25%NaClO冲洗前后以及用螺旋输送器将三联抗生素糊剂输送到根管系统2周后。冲洗前，所有牙齿的厌氧菌培养均为阳性，平均菌落形成单位（CFU）计数为1.7×10^8。1.25%NaClO冲洗后，10%的牙齿细菌培养阴性，平均CFU计数为1.4×10^4，即活菌减少约10000倍。用三联抗生素糊剂封药2周后，70%的牙齿细菌培养阴性。平均CFU计数仅为26，细菌量大约又减少1000倍。另一项犬模型相关研究证实了这一结果[229]。

这项研究为三联抗生素糊剂在未成熟根尖周炎患牙消毒中的有效性提供了强有力的证据。

如前所述，除三联抗生素糊剂，已发表病例中使用频率第二高的根管内封药是Ca(OH)₂，该用法是这一牙髓病学中长期使用的根管内封药的新用途。虽然Ca(OH)₂似乎不如抗生素糊剂对根管内某些细菌有效[199]，但Ca(OH)₂对干细胞的毒性较低[126,198]，能促进牙本质中重要的生物活性生长因子释放[94]，并且处理后的牙本质可以增强干细胞存活和增殖能力[167]。另外，在再生治疗过程中，相对短期的使用Ca(OH)₂似乎不会降低牙齿抗折能力[258]。选择根管内封药时另一个考量因素是从根管内清除药物的难易。一项研究通过将放射性示踪剂混入Ca(OH)₂糊剂（Ultracal，Ultradent，Inc.）和三联抗生素糊剂（Champs Pharmacy，San Antonio，TX）中研究这一问题[28]。将这些放射性药物放入标准化的离体牙根管内，封药28天后，采用多种技术相结合的标准化方案冲洗根管。令人惊讶的是，超过80%的三联抗生素糊剂不能从牙齿中去除（图10-8），且残留糊剂并非位于根管腔中，而是位于深度超过350µm的牙本质小管内。相比之下，超过80%的Ca(OH)₂被去除（图10-8），而残余药物仅位于牙本质表面[28]。

这一发现很重要，因为留在牙本质内的药物可能影响与处理后牙本质相接触的干细胞的命运。一项研究显示，使用1g/mL（病例报告中通常使用的浓度）的三联抗生素糊剂（TAP）消毒，并用标准化冲洗方案

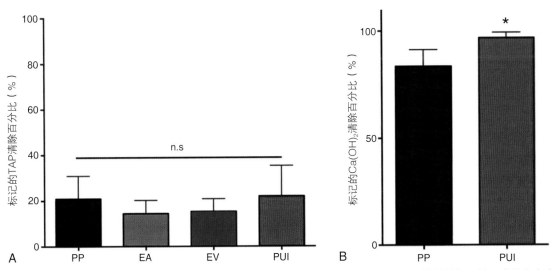

图10-8 三联抗生素糊剂（TAP）仍留在牙本质中，而根管冲洗清除了大部分Ca(OH)₂。将放射性标记的三联抗生素或Ca(OH)₂置于标准化的牙根片段的根管内，37℃孵育28天。用标准体积的EDTA和生理盐水通过侧方开口针头正压冲洗（PP组）或超声活化正压冲洗（PUI组）根管。标记的三联抗生素糊剂清除率在各组之间没有差异，通过使用该冲洗方案仅能去除约20%（A），而超过80%的Ca(OH)₂都被去除，超声活化正压冲洗组的清除效率更高（B）。数据以总放射性标记药物清除百分比±标准差的形式呈现。*$P < 0.05$，t检验（$n = 12$/组）。（改编自Berkhoff JA, Chen PB, Teixeira FB, Diogenes A: Evaluation of triple antibiotic paste removal by different irrigation procedures, *J Endod* 40:1172, 2014）

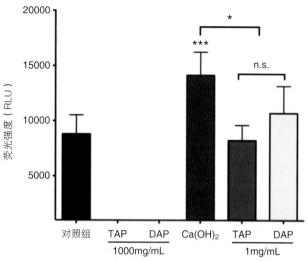

图10-9　用牙髓再生治疗中的药物处理7天的牙本质对根尖乳头干细胞的存活有深远影响。用三联抗生素糊剂（TAP）、双联抗生素糊剂（DAP）（浓度均为1000mg/mL或1mg/mL）、Ca(OH)₂（Ultracal）或无菌盐水（对照组）分别处理标准化的牙本质圆片7天。取出药物后，将Matrigel支架（BD Biosciences，Bedford，MA）中的根尖乳头干细胞接种到牙本质圆片的管腔内培养7天。荧光法测定细胞活性（存活）。在1000mg/mL三联抗生素或双联抗生素处理过的牙本质表面进行根尖乳头干细胞培养，结果无细胞存活。然而，1mg/mL三联抗生素或双联抗生素处理过的牙本质不影响细胞活力，与未经处理的牙本质圆片（对照组）无差异。Ca(OH)₂处理组的存活率和增殖率均明显高于对照组。数据以相对发光度的平均值±标准差（$n=12$/组）来显示。$*P<0.05$。$***P<0.001$。n.s，单因素方差分析检验无统计学差异。（摘自Althumairy RI，Teixeira FB，Diogenes A: Effect of dentin conditioning with intracanal medicaments on survival of stem cells of apical papilla, *J Endod* 40:521, 2014）

去除糊剂，最终根管内无根尖乳头干细胞存活[9]。相反，Ca(OH)₂处理过的牙本质促进根尖乳头干细胞存活和增殖，此外，用1mg/mL的TAP处理过的牙本质对根尖乳头干细胞存活无影响（图10-9）。因此，临床医生必须仔细评估每种根管内封药的优缺点，同时注意理想的药物浓度[63]。

不考虑所使用的根管内封药，牙髓再生治疗方法有一些共同特点。大多数已发表的治疗方法很少或没有机械预备[62]。这可能是因为（至少一部分原因是）担心进一步削弱脆弱的牙本质壁，并且如此大直径的根管难以机械清理。由于缺乏机械清理，临床医生需要依靠大量冲洗来达到最大的抗菌和组织溶解效果[62]。随后根管封药一段时间，几天到几周不等。第二次就诊时，如果症状和体征消退，则取出药物，干燥根管，然后大部分病例（但不是所有病例）会诱导根管

内出血[62]。在大多数病例中，将MTA置于血凝块或基于胶原的内部基质冠方，随后冠部粘接修复。后面我们将根据目前美国牙髓病学会（AAE）对牙髓再生治疗的建议详细讨论这些步骤。

临床牙髓再生治疗（RESP）概述

迄今为止，大多数已发表的牙髓再生治疗的临床研究都是病例报告和病例系列报道，仅能检索到一项回顾性队列研究[110]和一项前瞻性随机临床试验研究与牙髓再生治疗相关[157]；尚无随机对照临床试验研究发表。尽管病例系列报道不能提供确凿的证据来支持某一治疗方法，但其优势是在患者身上进行操作，因此证据等级高于临床前研究。虽然已发表的病例报告和病例系列报道中所用的牙髓再生治疗方法有所不同[62]，但还是有一些值得注意的共同特征。几乎所有病例报告的患者均为8~18岁之间，且患牙根尖未发育完成，其中只有两个病例是发育完成的牙齿[182]。因此，患者年龄似乎是选择病例的重要因素，因为一些研究表明年轻患者具有更强的愈合能力或干细胞再生潜能[10,12,55,128,154]。另一个与年龄有关的重要因素是牙根的发育阶段，因为未成熟牙齿（开放）的根尖孔直径宽大，这可能有利于组织向根管内生长，并且可能意味着根尖乳头来源的间充质干细胞更丰富（SCAP；图10-3）[104,197,224]。根尖乳头在诱发出血时可能被撕裂，从而成为根管内间充质干细胞的来源[135]。此外，几乎所有病例的另一个共同点是：缺乏对牙本质壁的机械预备，原因是担心这些薄弱的、未发育完全的牙根发生折断。不用器械预备的好处在于可以避免产生可能阻塞牙本质壁或牙本质小管的玷污层。另一方面，缺乏机械预备可能导致牙本质小管内的细菌生物膜残留。很多病例中没有评估这个问题，但是根管壁缺少机械清理（随后对根尖牙本质中的细菌进行鉴定）被认为是某个牙髓再生病例失败的原因[183]。尽管如此，这些治疗方法采用了强有力的根管消毒方案。在大多数病例中都采用次氯酸钠（无论是单独使用还是与其他冲洗液联合使用）进行根管消毒。大多数病例采用在根管内封三联抗生素（米诺环素、甲硝唑和环丙沙星）数天至数周的方法进行消毒，因此消毒方法主要是化学方法，而不是传统根管治疗中使用的化学机械方法[62]。在大多数病例中，根管中会形成血凝块[62]。血凝块可能会起到蛋白质支架的作用，使组织3D生长。

几乎所有的病例报告都观察到根管壁继续增厚，

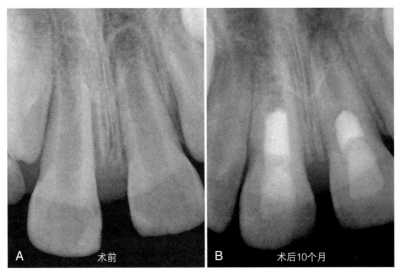

图10-10 一名9岁男患儿的血运重建病例，诊断为牙齿外伤引发的牙髓坏死，其中11为3类折断，21为2类折断（A）。患儿诉两颗牙齿均出现中重度疼痛。将患牙隔离，开髓建立髓腔入路，5%次氯酸钠冲洗，然后将环丙沙星、甲硝唑和米诺环素的混合物在根管内放置55天。复诊时，隔离患牙，根管冲洗去除三联抗生素糊剂。21成功诱导出血，但11没有，于是在11先放置CollaCote，再放置MTA。用白色MTA和复合树脂封闭根管系统（B）。（由Dr. Alan Law提供）

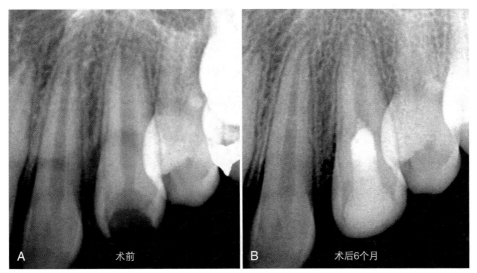

图10-11 一名13岁女患者的牙髓再生治疗病例，诊断为龋齿引发的牙髓坏死，伴有情况不明的创伤史（A）。将患牙隔离，开髓建立髓腔入路，5%次氯酸钠冲洗，然后将环丙沙星、甲硝唑和米诺环素的混合物在根管内放置21天。复诊时，隔离牙齿，根管冲洗去除三联抗生素糊剂。两颗牙均成功诱导出血，用白色MTA和复合树脂修复体封闭根管系统（B）。（由Dr. Alan Law提供）

以及后续的根尖孔闭合。图10-10～图10-13展示了牙髓再生治疗后牙根长度增加和根管壁增厚的例子。值得注意的是，大多数临床病例缺乏组织学分析，影像学上显示根管壁厚度增加并不一定意味着牙本质形成。根据临床前研究的组织学结果，影像学显示的根管壁厚度增加可能是由于牙骨质、骨或牙本质样结构长入根管内所致。牙髓再生治疗后拔除的人牙齿的组织学证据表明根管内可能有再生的牙髓组织[123,206]，那

些沿着牙本质壁的矿化组织可能是牙骨质样或骨性牙本质[143,207]。值得注意的是，虽然在某些病例中[11,118]牙齿对牙髓测试没有反应，但在根尖位置发现了有活力的组织。在这些病例中，去除坏死组织直至观察到出血为止，然后用抗生素糊剂或Ca(OH)₂消毒根管[62]。有人可能认为，在根尖部保留有活力的牙髓组织使得牙根继续发育的方法更类似于根尖成形术，而不是血运重建。尽管这些病例报告中的根尖成形术病例和血运

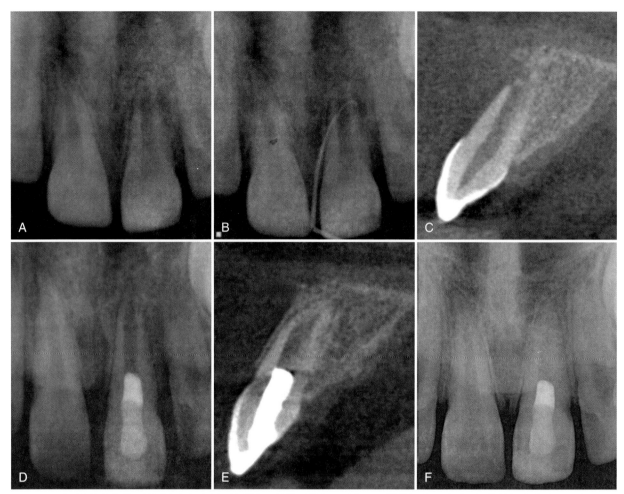

图10-12 一名9岁男患儿的牙髓再生治疗病例，诊断为21外伤引发的牙髓坏死及慢性根尖周脓肿，如术前根尖片（A、B）和CBCT（C）所示。患者没有症状，颊侧有窦道口。用双联抗生素环丙沙星和甲硝唑的混合物进行再生治疗，封药1个月。第二次就诊时，窦道已经愈合。然后隔离牙齿，用20mL17% EDTA冲洗以去除双联抗生素糊剂。使用预弯的#25手用锉，超出根尖孔约2mm刺激根尖周组织出血。在根管中部放置Collaplug屏障，然后覆盖3mm白色MTA，MTA冠方用富士Ⅱ型LC玻璃离子封闭。开髓口用复合树脂修复并抛光（D）。1年后随访，患者无症状，患牙对牙髓电活力测试有反应，牙周探诊深度不超过3mm，松动度Ⅰ度，牙冠没有变色。重要的是，除在CBCT（E）和根尖片（F）上看到根尖透射影消失外，还可以看到牙根发育成熟。（由Dr. Obadah Austah提供）

重建病例的生物学过程可能不同，但治疗目标是同样有益且显著的。这两种治疗中均可见根尖周组织的愈合和牙齿根部继续发育，而患牙如果不接受治疗则会发生牙髓和根周病变。

一项回顾性研究比较了48例血运重建病例和40例对照病例的影像学变化[33]。虽然已发表的血运重建病例使用的临床治疗方案各不相同，但可根据根管消毒方法来分类，根管消毒药物包括三联抗生素糊剂、Ca(OH)$_2$和甲醛甲酚。该研究采用数学图像校正方法来比较非标准化的影像，随后对影像学结果进行统计学分析。首先比较两个阴性对照组［根管治疗（NSRCT）和MTA根尖诱导成形术］中牙根尺寸的变化，理论上其牙根尺寸变化很小或几乎没有变化。这可作为数学分析是否合适的内部测试。研究结果表明，这两个阴性对照组的牙根厚度（图10-14）或长度（图10-15）变化很小。与预期一致的是，使用较大锥度的根管锉预备会导致根尖部位根管壁厚度有轻微但可检测到的减少。结果表明，与MTA或根管治疗对照组相比，用三联抗生素糊剂或Ca(OH)$_2$药物进行血管重建治疗可显著增加牙根长度。此外，与MTA或根管治疗对照组相比，使用三联抗生素糊剂处理也可显著增加根管壁厚度。Ca(OH)$_2$处理组与根管治疗组相比，

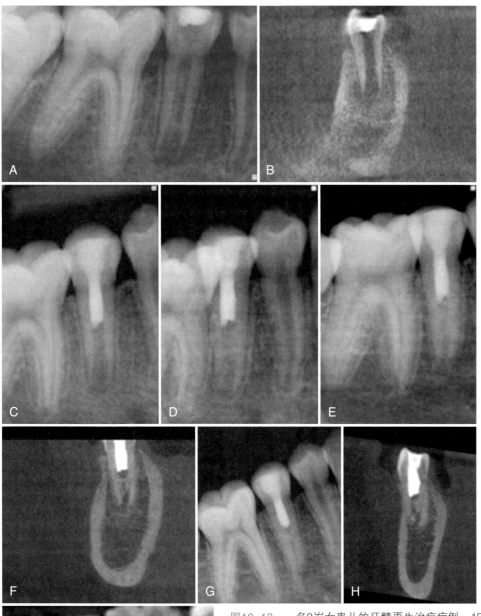

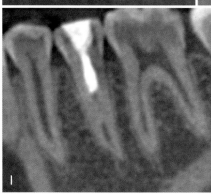

图10-13 一名9岁女患儿的牙髓再生治疗病例，45之前由于牙髓炎症引起的疼痛，接受过牙髓治疗（牙髓摘除术）。双侧检查发现存在畸形舌侧尖，这可能是45牙髓炎症的病因。影像学检查根尖片（A）和CBCT（B）显示根尖周大面积透射影。用双联抗生素糊剂作为根管内封药进行再生治疗，封药48天。第二次就诊时，隔离牙齿，用盐水冲洗去除双联抗生素糊剂，最后用17%EDTA终末冲洗。干燥根管并诱发出血，随后将Collaplug内部基质放到CEJ下方3～4mm处。上方放置MTA，用富士Ⅱ型LC玻璃离子修复牙齿。1个月回访时根尖周透影完全消失（C），5个月回访时牙根明显发育（D），1年回访时，根尖片（E）和CBCT（F）显示牙根发育完全成熟。2.5年回访时，根尖片（G）和CBCT（H、I）显示牙根进一步发育成熟。此外，在1年和2.5年随访时牙齿对电活力测有反应。（由Dr. Nikita Ruparel提供）

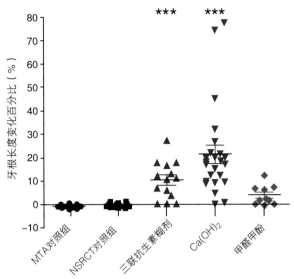

图10-14 对40例对照组患者和48例血管重建术患者手术前后影像上牙根长度变化的百分比进行回顾性分析，牙根长度为釉牙骨质界到根尖的距离。与MTA根尖诱导成形术的对照组（$n=20$）和根管治疗（NSRCT）对照组（$n=20$）相比时，***$P<0.001$。只与MTA对照组相比，$P<0.05$。每组的中位数用水平线表示，每组病例用相应的符号表示。（摘自R, Nummikoski P, Hargreaves K: A retrospective evaluation of radiographic outcomes in immature teeth with necrotic root canal systems treated with regenerative endodontic procedures, *J Endod* 35:1343, 2009）

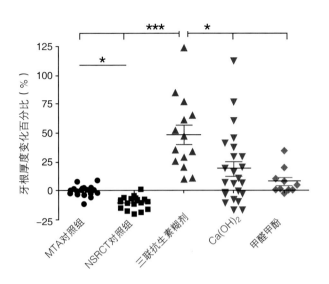

图10-15 对40例对照组患者和48例血管重建术患者手术前后影像上牙本质壁厚度变化的百分比进行回顾性分析，在根尖1/3处（术前影像中定义的根尖1/3的位置）测量。与MTA对照组和根管治疗（NSRCT）对照组比较时，***$P<0.001$。仅与根管治疗对照组比较时，$P<0.05$。与Ca(OH)$_2$和甲醛甲酚组比较时，$P<0.05$。（摘自Bose R, Bose R, Nummikoski P, Hargreaves K: A retrospective evaluation of radiographic outcomes in imma-ture teeth with necrotic root canal systems treated with regenerative endodon-tic procedures, *J Endod* 35:1343, 2009）

根管壁厚度显著增加，但是没有观察到Ca(OH)$_2$处理组与MTA根尖诱导成形术组之间根管壁厚度的差异。最后，与Ca(OH)$_2$组或甲醛甲酚组相比，三联抗生素糊剂组根管壁厚度增加更加显著。总的来说，甲醛甲酚组牙根长度和根管壁厚度增加幅度最小。再次分析表明，影像学上判断牙根发育的最短复诊时间可能是12~18个月，当然更晚的时间点（36个月）通常可观察到牙根的继续发育。Jeeruphan等（2012）使用类似的方法测量根尖诱导成形术和血运重建术后牙根长度和厚度的变化[110]。据他们报道，血运重建术后牙根长度增加百分比（14.9%）明显高于MTA根尖诱导成形术（6.1%）或Ca(OH)$_2$根尖诱导成形术。此外，与采用MTA根尖诱导成形术（0）或Ca(OH)$_2$根尖诱导成形术后的牙齿相比，血运重建术后牙齿根管壁厚度增加比例（28.2%）更高。除测量牙根尺寸的变化外，血运重建术后平均14个月的牙齿存留率（定义为术后随访时牙齿仍保留在牙弓中）为100%，优于MTA根尖诱导成形术后牙齿95%的存留率与Ca(OH)$_2$根尖诱导成形术后77%的存留率。虽然明显还需要具有标准化影像

评估的前瞻性随机临床试验研究进一步论证，但是这个回顾性研究的结果与大量血运重建治疗病例的结果一致，特别是使用三联抗生素糊剂或Ca(OH)$_2$封药的结果。根部继续发育的研究结果并未揭示这种不透射线物质究竟是牙本质、牙骨质还是骨，根据我们已知的干细胞对合适的支架和生长因子组合的依赖性，这个问题将是今后研究工作的一个重点。

血运重建方案实例

根据现有研究，血运重建治疗方案需要考虑几个因素。第一个问题是病例的选择。现有最佳证据表明，该治疗方法适用于根尖孔开放且牙髓反应测试阴性的发育不完全的恒牙。尽管这种方法的最终目标可能包括在发育成熟的恒牙中利用组织工程方法实现牙髓再生，但我们应该认识到，对于这些更具挑战性的病例，目前还没有开发或评估相应的血运重建方案。

知情同意内容应包括就诊预约次数（至少2次）、可能的副作用（主要是牙冠可能的着色）、可能对该治疗无反应、其他可选治疗方法，以及治疗后

可能出现的症状。由于血运重建后便无法再进入根管，因此那些需要保留根管空间以进行修复的牙齿不适合牙髓再生治疗。牙冠和高出龈缘的根面着色似乎是由于米诺环素的存在[120,185,191]。通过使用将药物限制在釉牙骨质界（CEJ）以下的传输系统可以最大程度减少着色[191]。如果确实形成着色，通常可以使用过硼酸钠渐进漂白法来减少或去除着色。使用三氧化矿物聚合物（MTA；ProRoot，Dentsply Tulsa Dental，Tulsa，OK），无论是灰色还是白色剂型[27,36,39]，也有可能导致牙齿变色，但同样可以通过渐进漂白技术减少或消除[36]。此外，应当与患者和监护人讨论的可选治疗方案包括MTA根尖成形术、不治疗或拔除。

第一次就诊（图10-16A~E）时，在收集临床信息并确定牙髓和根尖的诊断之后，应告知患者和监护人可选的治疗方案、风险和潜在益处。获得知情同意后，麻醉、隔离患牙并开髓建立入路。应尽量减少机械预备，但是使用小号锉来"探查"根管系统并确定工作长度很重要。如果根管系统内有感觉，提示根管内可能有残留的活髓组织[59]。应充分、缓慢地冲洗根管系统。由于次氯酸钠（NaClO）作为根管消毒剂和组织溶解剂的效果已经得到证实，大多数血运重建病例报告均选用了次氯酸钠作为冲洗剂[62]。然而，研究表明NaClO具有干细胞毒性[62,142,235]。在使用1.5%的NaClO后再使用17%的EDTA能将有害作用降到最低。因此，应考虑将低浓度（1.5%）NaClO作为牙髓再生治疗的标准冲洗剂。此外，应减少或避免使用氯己定，因为氯己定不具有组织溶解能力，且有干细胞毒性[235]。因为根管消毒相当依赖化学冲洗剂，因此必须将针头放到根尖1/3处，并使用末端封闭和侧方开口（如Max-I-Probe针头）的针头，缓慢注射，以减少冲洗剂冲出根尖孔。

然后用无菌纸尖干燥根管系统，并将抗菌药物输送到根管内。现有的最佳证据支持使用三联抗生素糊剂或Ca(OH)₂消毒。研究表明三联抗生素糊剂和Ca(OH)₂是有效的（图10-9和图10-10）。三联抗生素糊剂的优势在于它是一个对牙髓病原微生物非常有效的抗生素组合[203]，大多数已发表病例均使用三联抗生素糊剂为其疗效提供了支持[62]。但是，美国食品药品监督管理局（FDA）没有批准这种联合用药，并且牙冠上有可能形成米诺环素引起的着色。此外，三联抗生素糊剂还有干细胞毒性。值得注意的是，Ruparel等（2012）[197]研究发现，在许多已发表的病例报告中使用的较高浓度三联抗生素糊剂会对干细胞存活产生深远的不利影响。但是，当使用浓度为0.1mg/mL或1mg/mL时，三联抗生素糊剂几乎没有不利影响，而这些浓度比从感染牙本质中消除细菌所需的浓度高出几个数量级[203]。此外，该研究还发现，所有浓度的Ca(OH)₂均能促进干细胞存活。另外，三联抗生素糊剂对干细胞存活具有间接的不利影响，当细胞与1g/mL三联抗生素处理过的牙本质接触时[167]，细胞无法存活。如果使用较低浓度（1mg/mL）的三联抗生素糊剂[167]，很大程度上就可以避免该不利影响。因此，使用浓度为1mg/mL的三联抗生素糊剂或Ca(OH)₂糊剂作为根管内封药似乎是有保证的，但是，有必要的话需要进一步研究以确定合适的配方以及更低浓度的抗生素糊剂。当对美学区域的牙齿进行牙髓再生治疗时，医生应考虑从抗生素糊剂中去除米诺环素，用牙本质粘接剂或复合树脂封闭冠方牙本质小管[120]，或者改用Ca(OH)₂糊剂。在放置抗菌药物之后，用无菌海绵和临时充填材料（例如Cavit）封闭牙齿，患者3~4周后复诊。

在第二次复诊时（图10-16F~L），评估患者急性感染（肿胀、窦道、疼痛等）的体征或症状是否减轻，这些症状或体征可能在第一次就诊时存在。如果症状未缓解，则重复进行抗菌治疗[47,113]。在大多数报告的病例中，经根管内封药后，急性症状和体征消失[62]。该次复诊时由于血运重建需要诱导出血，所以不能使用含有血管收缩剂的局部麻醉药。相反，可以使用3%甲哌卡因，其可促进血液流入根管系统[185]。在隔离患牙及重新打开冠方入路之后，应充分、缓慢地冲洗根管，可能还要用小号手用锉轻轻搅动以去除抗菌药物。第二次复诊选择冲洗剂时，需要考虑的是，牙本质暴露于冲洗剂（如NaClO和氯己定）后，可能对干细胞产生直接[69]或间接的细胞毒性[69,142,235]。研究表明，牙本质暴露于5%~6%的次氯酸钠会降低干细胞存活率和成牙本质细胞分化能力[81,142,235]。这种间接效应可能与次氯酸钠对牙本质基质的各种有害作用有关，即降低细胞附着能力[192]并减少牙本质基质来源的生长因子如TGF-β1[268]。因此，在第二次复诊时需避免使用次氯酸钠。相反，用17%EDTA冲洗可能更加有利，因为研究表明它可以释放牙本质中的生长因子[26,268]并促进干细胞存活和分化[142]。此外，Galler等在2011年将牙本质圆柱体移植到免疫缺陷小鼠中，结果发现接种到EDTA处理过的牙本质表面的牙髓干细胞可分化为成牙本质细胞样细胞，并且会产生延伸到牙本

图10-16 一例血运重建病例。一名12岁男患儿21在就诊前2年遭受外伤。第一次就诊时临床检查发现叩诊和扪诊疼痛（A）。将确定工作长度的锉放入根管中（B）。用20mL 1.5%次氯酸钠（NaClO）缓慢冲洗根管，然后再用20mL生理盐水冲洗洗，使用Max-I-Probe针头放置在根尖1/3处冲洗（C）。干燥根管，根管内封Ca(OH)₂糊剂（Ultracal）（D）。患者1个月后症状消失。将患牙隔离、建立髓腔入路，并用1.5%的NaClO随后17%的EDTA缓慢冲洗去除根管内封药。充分干燥根管后，撕裂根尖组织引起根管内出血（E）。开髓口可以看到CollaPlug（F）。将CollaPlug置于CEJ（G）下方作为基质，使得白色MTA位于血凝块冠方（H）。然后用一层富士IX封闭（I），随后酸蚀，用复合树脂修复（J）。拍1张术后牙片（K）。1年后回访，牙齿对牙髓电活力测试有反应，且根尖闭合，牙本质壁中度增厚（L）。（由Anibal Diogenes提供）

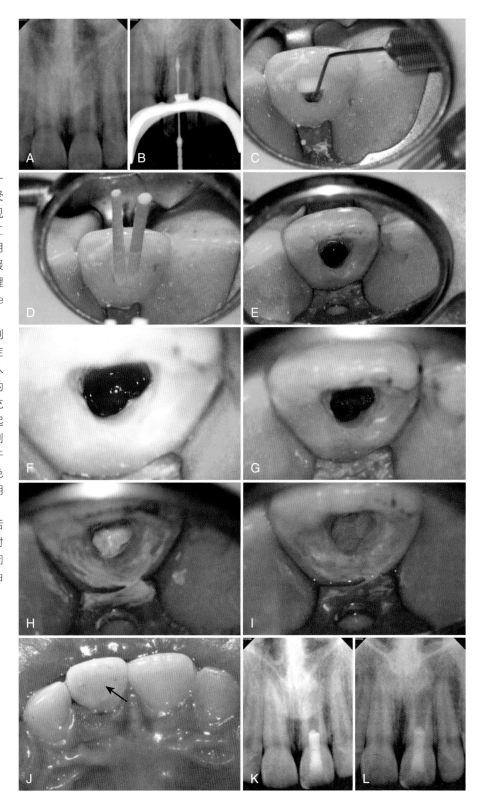

质内的细胞突起[81]。另一方面，如果之前用次氯酸钠处理过牙本质，干细胞会分化成破骨细胞/破牙本质细胞导致牙本质壁吸收。因此，使用17%EDTA作为终末冲洗剂可以促进干细胞的附着、增殖和成牙本质细胞向分化。

在用无菌纸尖干燥根管系统后，将锉放置在超出根尖孔外几毫米处，根尖组织被撕裂出血，血液高度达CEJ下方3mm。将一小块Colla-Plug（Zimmer Dental，Carlsbad，CA）作为可吸收基质放入根管系统，以防止MTA过度根向放置。大概放置3mm MTA。MTA已用于许多病例报告中，因为它有良好的封闭性以防细菌进入，具有生物相容性，并且具有引导和诱导特性，因此相对于其他材料可能更具有优势[118,148,166,170]。但是，使用MTA（包括白色MTA）可能会造成牙齿变色，因此，在美学区域应避免使用MTA。Biodentine是一种生物活性物质，具有良好的操作特性且不易着色[124]。尽管这种材料相对较新，但研究结果很令人欣喜，它可诱导干细胞增殖以及向成牙本质细胞分化[137-138,262]。实际上，在牙髓切断术和直接盖髓术病例中使用Biodentine，会产生足够的牙本质桥并使牙根继续发育[29,59,204]。因此，MTA和Biodentine看起来是适用于牙髓再生治疗的。

除需要在牙髓再生治疗术后前几个月随访以评估病变是否愈合外，应该考虑12~18个月后随访以从影像学上评估根尖是否愈合以及根部是否发育[33]。

框10-1总结了牙髓再生术步骤。重要的是，这些方法是基于现有的最佳证据，可能会随着这一领域的发展而改变。

治疗结果的临床评估

传统牙髓治疗的目的是通过预防或治疗根尖周炎来维持或恢复根周组织的健康。再生治疗的目标超出了传统牙髓治疗的目标范围，包括牙根继续发育及恢复牙髓活力。如前所述，当代牙髓再生治疗正在不断改进和发展以实现这些额外目标，而这些目标是传统的非手术根管治疗无法实现的。因此，牙髓再生治疗成功的定义尚未完全确定。此外，有时候很难对牙髓再生治疗的临床结果进行评估。尽管通过临床和影像学检查可以轻易判断疾病体征和症状是否消除，但是判断牙根是否继续发育及牙髓活力比较困难。

众所周知，牙髓治疗的首要目标是预防和治疗牙髓与根周炎症（即消除疾病的体征和症状）。牙髓坏死的年轻恒牙传统治疗方法是根尖诱导成形术[78]。一

框10-1

牙髓再生治疗步骤

牙髓再生治疗的第一次就诊

1. 知情同意，告知患者治疗风险、可选治疗方案或者选择不治疗
2. 确认局麻效果充分后，用橡皮障隔离患牙
3. 建立髓腔入路，确定工作长度（X线片上显示锉松弛地位于距根尖1mm处）
4. 先用1.5% NaClO（20mL/根管，5分钟）缓慢冲洗根管系统，然后用盐水（20mL/根管，5分钟）冲洗，针头位于距根尖约1mm处
5. 纸尖干燥根管
6. 将Ca(OH)$_2$或抗生素糊剂或溶液（合计0.1~1mg/mL）输送到根管系统
7. 暂封

牙髓再生治疗的最后一次（第二次）就诊（通常在第一次就诊后2~4周）

1. 首先进行临床检查，以确保牙齿对扣诊和叩诊没有中重度敏感。如果存在这样的敏感，或者存在窦道或肿胀，那么重复第一次就诊时的治疗
2. 用3%甲哌卡因（无肾上腺素）充分局部麻醉后，橡皮障隔离
3. 打开根管入路；用17%乙二胺四乙酸（EDTA）冲洗清除根管内封药（30mL/根管，5分钟），然后用盐水（5mL/根管，1分钟）终末冲洗
4. 用纸尖干燥根管
5. 旋转预弯的#25K锉超出根尖孔2mm，诱导出血。目的是使整个根管充满血液至釉牙骨质界
6. 一旦形成血凝块，在血凝块的顶部小心地放置一块预先测量好的Collaplug（Zimmer Dental Inc.，Warsaw，IN）作为内部基质，然后冠方放置大约3mm白色MTA（Dentsply，Tulsa，OK）或Biodentin（Septodont）
7. 将一层3~4mm的玻璃离子（如富士IX、GC America、Alsip、IL或其他）轻柔地置于具有生物活性的冠方屏障上方，并且光固化40秒
8. 在玻璃离子上方行增强型复合树脂修复（如Z-100、3M、St Paul、MN或其他）
9. 该病例需在3个月、6个月随访以及之后每年随访1次，总共4年

项回顾性研究报道，一次就诊完成根尖成形术的成功率为93.5%，两次就诊完成的成功率为90.5%[247]。另一项回顾性研究报道根尖成形术可治愈85%的根尖周炎[99]。对于用牙髓再生方法治疗的牙齿，研究报道根尖周炎的愈合率从90%[114,157]到100%[44,110,156]不等。除一项前瞻性临床试验[157]和一项回顾性研究[110]之外，大多数研究

没有直接比较根尖成形术与牙髓再生治疗术。因此，基于现有的大多数证据，根尖成形术和牙髓再生治疗的成功率同样高（即高于90%）。但是，还需要更大样本、随访期足够长的随机临床试验研究比较根尖成形术和牙髓再生治疗的长期结果。

牙根继续发育是牙髓再生治疗的另一个理想结果。大多数已发表的牙髓再生病例都报道牙根继续发育或根尖闭合[62]。值得注意的是，病例报告和病例系列报道中存在截然不同的治疗方案[62]。此外，有关牙根继续发育的报告往往是主观的，而没有尝试对牙根发育进行量化。该不足是（至少部分是）由于年轻患者颅骨发育快速，难以获得标准化X线片。一项研究报道了对牙髓再生病例非标准化的X线片进行计算机数字校正以及量化牙根长度和宽度的方法[33]。使用此方法量化牙根发育的研究综合起来表明，根尖诱导术不能促进牙根发育，而牙髓再生治疗使得牙根厚度平均增加25%～35.5%[33,110,114]和牙根长度平均增加11.3%～14.9%[33,110,114]。目前该方法已经改良为测量影像上牙根面积的变化[76]。牙髓再生治疗后牙根面积增加31.6%，而根尖成形术后牙根面积没有增加（与其他研究结果一致）[76]。因此，牙髓再生治疗会促进牙根继续发育，而其他治疗方案不能实现这一点。

尽管实现牙髓组织的再生仍然是首选目标，但牙齿存留且根尖周组织愈合也可认为是满意的结果。Jeeruphan等[110]进行的一项回顾性研究比较了血运重建与Ca(OH)$_2$或MTA根尖成形术牙齿的存留率（定义为术后随访时牙齿保留在牙弓中）。他们报道，血运重建的牙齿存留率为100%，而MTA根尖诱导术病例为95%，Ca(OH)$_2$根尖诱导术病例为77.2%[110]。接受这些治疗后，患牙的存留是很有意义的，因为恒牙过早地丧失可能导致牙槽骨缺失并影响以后的牙齿修复。血运重建术后的牙齿得以存留，即使牙根没有继续发育，也会由于牙槽骨的生长而有利于种植体放置（如果有必要的话）[37,184]，这种情况可考虑作为患者、患者父母和医生都可接受的结果。

已发表病例中大约50%报道出现活力反应[62]。电活力测试比冷测更为常见。牙髓活力测试（冷测或电活力测）的阳性结果，以及没有病变的体征和症状，表明根管中存在有功能的组织。牙髓活力是除牙根继续发育外的另一个理想结果，因为"正常的"伤害性感觉具有保护作用且表明了血管化组织的免疫能力。但是，牙髓缺乏反应并不意味着失败，因为有一些病例报道，在牙髓活力测试阴性的情况下，根尖牙周炎愈合且牙根明显发育。虽然牙髓活力反应是一个理想结果，因为它表明实现了"功能再生"，但是该反应可能取决于多个因素，包括冠方修复体放置的深度及根管内矿化程度。因此，从临床角度来看，理想的临床结果是：牙齿无症状不需要再治疗，且牙根继续发育，牙髓可能有活力。

值得注意的是，已发表的血运重建病例表明，根管壁厚度仅在根管中段和根尖段增加[62]。尚无证据表明颈部区域根管壁厚度会增加，而这一区域是有创伤史且后续进行根管治疗的年轻恒牙易折断的区域。未来的临床研究不仅应着眼于使再生治疗结果更具可预测性，还应着眼于将再生范围延伸到颈部区域，以增加颈部强度，降低根折风险。

总结

牙髓再生学领域正在迅速发展。这一进展是基于组织工程的原理，即由合适的细胞、支架和生长因子构成的3D输送体系。与大多数发展迅速的领域相似，临床前研究的速度已经超越了临床转化研究。临床前研究已经鉴定出能够分化为成牙本质细胞样细胞的几种间充质干细胞来源，以及能够引导该过程的支架和生长因子。最初的临床前动物研究表明，使用所有组织工程元素（干细胞、生长因子和支架）可以实现牙髓-牙本质复合体的完全再生。在根管系统消毒和这3种成分的相互作用之间需要一个微妙的平衡，这还需要进一步研究。这种体内外的临床前联合研究可能会大大促进我们对重建功能性牙髓-牙本质复合体所必需条件的理解。

牙髓再生研究的转化特性使得临床实践可在相对较短的时间内发生变化。基础和临床科学之间的相互作用很大程度上是由于我们认识到组织工程所有3个组成部分都已经在血运重建过程中存在：干细胞、支架（血凝块）和生长因子（来自牙本质和血液）。临床前研究评估了冲洗剂[81,142,235]和药物[167,197]对干细胞存活、牙本质生长因子释放[231,268]以及成牙本质细胞向分化[41,81]的影响，这些研究正在塑造未来的再生治疗方法。此外，其他支架如富血小板血浆、富血小板纤维蛋白和明胶海绵已用于临床实践，结果令人欣喜[123,143,157,208,234]。20世纪60年代，Nygaard-Østby[173]开始讨论再生治疗需要合适的支架和生长因子，但当时没有我们当代的仪器、材料和组织工程学知识。虽然临床血运重建术并不是理想的再生治疗方法，但是要注意，这种治疗方案确实形成了支架（纤维蛋白）和生长因子（来自血小板以及牙本质壁释放的蛋白质），临床结果也表明，诊断为牙髓坏死的年轻恒牙表现为影像学上的牙根继续发育。因此，牙髓再生治疗为原本预后不良的病例提供了富有价值的治疗。对患者[123,143,171,206]或动物[168,193,243]进行牙髓再生治疗，组织学分析表明，牙根尺寸的增加通常是由于牙骨质样物质、骨样牙本质、牙本质或骨的沉积造成的。

未来的临床研究可能会聚焦于将基础研究的成果转化为改良的牙髓再生治疗方法。如牙本质壁上牙骨质样物质的沉积可能衍生出评价牙髓再生治疗对牙齿整体抗折性影响的研究。此外，由于间充质干细胞具有多向分化潜能，多种来源的间充质干细胞都可能引起牙骨质沉积。干细胞向成牙本质细胞的定向分化是一个重要的研究领域，也符合组织工程的概念。研发新的输送体系增加颈部结构（或更理想的，髓室）的强度，可能会提供再生丧失的牙体组织的临床治疗机会，从而保留天然牙齿，而不是可能折断或拔除。

最后，牙髓再生治疗的最终和长期目标应该是治疗完全发育成熟的恒牙。尽管这种情况比具有开放根尖孔和丰富的干细胞来源的未成熟牙齿更复杂，但它可以保存天然牙列，同时恢复牙髓-牙本质复合物的感觉、免疫和防御特性。

参考文献

[1] Abe S, Imaizumi M, Mikami Y, et al: Oral bacterial extracts facilitate early osteogenic/dentinogenic differentiation in human dental pulp-derived cells, *Oral Surg Oral Med Oral Pathol Oral Radiol Endod* 109:149, 2010.

[2] About I: Dentin regeneration in vitro: the pivotal role of supportive cells, *Adv Dent Res* 23:320, 2011.

[3] About I, Bottero MJ, de Denato P, et al: Human dentin production in vitro, *Exp Cell Res* 258:33, 2000.

[4] About I, Laurent-Maquin D, Lendahl U, Mitsiadis TA: Nestin expression in embryonic and adult human teeth under normal and pathological conditions, *Am J Pathol* 157:287, 2000.

[5] Agata H, Kagami H, Watanabe N, Ueda M: Effect of ischemic culture conditions on the survival and differentiation of porcine dental pulp-derived cells, *Differentiation* 76:981, 2008.

[6] Aggarwal V, Miglani S, Singla M: Conventional apexification and revascularization induced maturogenesis of a non-vital, immature teeth in same patient: 24 months follow up of a case, *J Conserv Dent* 15:68, 2012.

[7] Al-Hezaimi K, Al-Tayar BA, Bajuaifer YS, et al: A hybrid approach to direct pulp capping by using emdogain with a capping material, *J Endod* 37:667, 2011.

[8] Al-Hezaimi K, Salameh Z, Al-Fouzan K, et al: Histomorphometric and micro-computed tomography analysis of pulpal response to three different pulp capping materials, *J Endod* 37:507, 2011.

[9] Althumairy RI, Teixeira FB, Diogenes A: Effect of dentin conditioning with intracanal medicaments on survival of stem cells of apical papilla, *J Endod* 40:521, 2014.

[10] Amler MH: The age factor in human extraction wound healing, *J Oral Surg* 35:193, 1977.

[11] Ando Y, Honda MJ, Ohshima H, et al: The induction of dentin bridge-like structures by constructs of subcultured dental pulp-derived cells and porous HA/TCP in porcine teeth, *Nagoya J Med Sci* 71:51, 2009.

[12] Andreasen JO, Andreasen FM, Mejare I, Cvek M: Healing of 400 intra-alveolar root fractures. 1. Effect of pre-injury and injury factors such as sex, age, stage of root development, fracture type, location of fracture and severity of dislocation, *Dent Traumatol* 20:192, 2004.

[13] Andreasen JO, Borum MK, Jacobsen HL, Andreasen FM: Replantation of 400 avulsed permanent incisors. 2. Factors related to pulpal healing, *Endod Dent Traumatol* 11:59, 1995.

[14] Andreasen JO, Farik B, Munksgaard EC: Long-term calcium hydroxide as a root canal dressing may increase risk of root fracture, *Dent Traumatol* 18:134, 2002.

[15] Andreasen JO, Munksgaard EC, Bakland LK: Comparison of fracture resistance in root canals of immature sheep teeth after filling with calcium hydroxide or MTA, *Dent Traumatol* 22:154, 2006.

[16] Andreasen JO, Ravn JJ: Epidemiology of traumatic dental injuries to primary and permanent teeth in a Danish population sample, *Int J Oral Surg* 1:235, 1972.

[17] Anitua E, Andia I, Ardanza B, et al: Autologous platelets as a source of proteins for healing and tissue regeneration, *Thromb Haemost* 91:4, 2004.

[18] Anitua E, Sanchez M, Nurden AT, et al: New insights into and novel applications for platelet-rich fibrin therapies, *Trends Biotechnol* 24:227, 2006.

[19] Aranha AM, Zhang Z, Neiva KG, et al: Hypoxia enhances the angiogenic potential of human dental pulp cells, *J Endod* 36:1633, 2010.

[20] Astudillo P, Rios S, Pastenes L, et al: Increased adipogenesis of osteoporotic human-mesenchymal stem cells (MSCs) characterizes by impaired leptin action, *J Cell Biochem* 103:1054, 2008.

[21] Bajek A, Czerwinski M, Olkowska J, Gurtowska N, Kloskowski T, Drewa T: Does aging of mesenchymal stem cells limit their potential application in clinical practice? *Aging Clin Exp Res* 24:404, 2012.

[22] Baksh D, Song L, Tuan RS: Adult mesenchymal stem cells: characterization, differentiation, and application in cell and gene therapy, *J Cell Mol Med* 8:301, 2004.

[23] Banchs F, Trope M: Revascularization of immature permanent teeth with apical periodontitis: new treatment protocol? *J Endod* 30:196, 2004.

[24] Bang G, Nordenram A, Anneroth G: Allogenic demineralized dentin implants in jaw defects of Java monkeys, *Int J Oral Surg* 1:126, 1972.

[25] Begue-Kirn C, Smith AJ, Loriot M, et al: Comparative analysis of TGF beta s, BMPs, IGF1, msxs, fibronectin, osteonectin and bone sialoprotein gene expression during normal and in vitro-induced odontoblast differentiation, *Int J Dev Biol* 38:405, 1994.

[26] Begue-Kirn C, Smith AJ, Ruch JV, et al: Effects of dentin proteins, transforming growth factor beta 1 (TGF beta 1) and bone morphogenetic protein 2 (BMP2) on the differentiation of odontoblast in vitro, *Int J Dev Biol* 36:491, 1992.

[27] Belobrov I, Parashos P: Treatment of tooth discoloration after the use of white mineral trioxide aggregate, *J Endod* 37:1017, 2011.

[28] Berkhoff JA, Chen PB, Teixeira FB, Diogenes A: Evaluation of triple antibiotic paste removal by different irrigation procedures, *J Endod* 40:1172, 2014.

[29] Bhat SS, Hegde SK, Adhikari F, Bhat VS: Direct pulp capping in an immature incisor using a new bioactive material, *Contemp Clin Dent* 5:393, 2014.

[30] Bidder M, Latifi T, Towler DA: Reciprocal temporospatial patterns of Msx2 and Osteocalcin gene expression during murine odontogenesis, *J Bone Miner Res* 13:609, 1998.

[31] Blin-Wakkach C, Lezot F, Ghoul-Mazgar S, et al: Endogenous Msx1 antisense transcript: in vivo and in vitro evidences, structure, and potential involvement in skeleton development in mammals, *Proc Natl Acad Sci U S A* 98:7336, 2001.

[32] Blond-Elguindi S, Goldberg ME: Kinetic characterization of early immunoreactive intermediates during the refolding of guanidine-unfolded Escherichia coli tryptophan synthase beta 2 subunits, *Biochemistry* 29:2409, 1990.

[33] Bose R, Nummikoski P, Hargreaves K: A retrospective evaluation of radiographic outcomes in immature teeth with necrotic root canal systems treated with regenerative endodontic procedures, *J Endod* 35:1343, 2009.

[34] Botero TM, Shelburne CE, Holland GR, et al: TLR4 mediates LPS-induced VEGF expression in odontoblasts, *J Endod* 32:951, 2006.

[35] Botero TM, Son JS, Vodopyanov D, Hasegawa M, et al: MAPK signaling is required for LPS-induced VEGF in pulp stem cells, *J Dent Res* 89:264, 2010.

[36] Boutsioukis C, Noula G, Lambrianidis T: Ex vivo study of the efficiency of two techniques for the removal of mineral trioxide aggregate used as a root canal filling material, *J Endod* 34:1239, 2008.

[37] Bryant SR: The effects of age, jaw site, and bone condition on oral implant outcomes, *Int J Prosthodont* 11:470, 1998.

[38] Butler WT: Dentin matrix proteins, *Eur J Oral Sci* 106 (suppl 1):204, 1998.

[39] Camilleri J: Color stability of white mineral trioxide aggregate in contact with hypochlorite solution, *J Endod* 40:436, 2014.

[40] Caplan AI: Mesenchymal stem cells, *J Orthop Res* 9:641, 1991.

[41] Casagrande L, Demarco FF, Zhang Z, et al: Dentin-derived BMP-2 and odontoblast differentiation, *J Dent Res* 89:603, 2010.

[42] Cassidy N, Fahey M, Prime SS, Smith AJ: Comparative analysis of transforming growth factor-beta isoforms

1-3 in human and rabbit dentine matrices, *Arch Oral Biol* 42:219, 1997.

[43] Cavalcanti BN, Zeitlin BD, Nor JE: A hydrogel scaffold that maintains viability and supports differentiation of dental pulp stem cells, *Dent Mater* 29:97, 2013.

[44] Cehreli ZC, Isbitiren B, Sara S, Erbas G: Regenerative endodontic treatment (revascularization) of immature necrotic molars medicated with calcium hydroxide: a case series, *J Endod* 37:1327, 2011.

[45] Chang SW, Lee SY, Ann HJ, et al: Effects of calcium silicate endodontic cements on biocompatibility and mineralization-inducing potentials in human dental pulp cells, *J Endod* 40:1194, 2014.

[46] Choi BD, Jeong SJ, Wang G, et al: Temporal induction of secretory leukocyte protease inhibitor (SLPI) in odontoblasts by lipopolysaccharide and wound infection, *J Endod* 35:997, 2009.

[47] Chueh LH, Ho YC, Kuo TC, et al: Regenerative endodontic treatment for necrotic immature permanent teeth, *J Endod* 35:160, 2009.

[48] Cooper PR, Takahashi Y, Graham LW, et al: Inflammation-regeneration interplay in the dentine-pulp complex, *J Dent* 38:687, 2010.

[49] Coudert AE, Pibouin L, Vi-Fane B, et al: Expression and regulation of the Msx1 natural antisense transcript during development, *Nucleic Acids Res* 33:5208, 2005.

[50] Cvek M: Treatment of non-vital permanent incisors with calcium hydroxide. I. Follow-up of periapical repair and apical closure of immature roots, *Odontol Revy* 23:27, 1972.

[51] Cvek M: Clinical procedures promoting apical closure and arrest of external root resorption in non-vital permanent incisors, *Trans Int Conf Endod* 5:30, 1973.

[52] Cvek M: Treatment of non-vital permanent incisors with calcium hydroxide. IV. Periodontal healing and closure of the root canal in the coronal fragment of teeth with intra-alveolar fracture and vital apical fragment: a follow-up, *Odontol Revy* 25:239, 1974.

[53] Cvek M: Prognosis of luxated non-vital maxillary incisors treated with calcium hydroxide and filled with gutta-percha: a retrospective clinical study, *Endod Dent Traumatol* 8:45, 1992.

[54] d'Aquino R, De Rosa A, Laino G, et al: Human dental pulp stem cells: from biology to clinical applications, *J Exp Zool B Mol Dev Evol* 312B:408, 2009.

[55] D'Ippolito G, Schiller PC, Ricordi C, et al: Age-related osteogenic potential of mesenchymal stromal stem cells from human vertebral bone marrow, *J Bone Miner Res* 14:1115, 1999.

[56] D'Souza RN, Happonen RP, Ritter NM, Butler WT: Temporal and spatial patterns of transforming growth factor-beta 1 expression in developing rat molars, *Arch Oral Biol* 35:957, 1990.

[57] Dai Y, He H, Wise GE, Yao S: Hypoxia promotes growth of stem cells in dental follicle cell populations, *J Biomed Sci Eng* 4:454, 2011.

[58] De Barros S, Dehez S, Arnaud E, et al: Aging-related decrease of human ASC angiogenic potential is reversed by hypoxia preconditioning through ROS production, *Mol Ther* 21:399, 2013.

[59] De Rossi A, Silva LA, Gaton-Hernandez P, et al: Comparison of pulpal responses to pulpotomy and pulp capping with biodentine and mineral trioxide aggregate in dogs, *J Endod* 40:1362, 2014.

[60] Demarco FF, Casagrande L, Zhang Z, et al: Effects of morphogen and scaffold porogen on the differentiation of dental pulp stem cells, *J Endod* 36:1805, 2010.

[61] Diderich KE, Nicolaije C, Priemel M, et al: Bone fragility and decline in stem cells in prematurely aging DNA repair deficient trichothiodystrophy mice, *Age (Dordr)* 34:845, 2012.

[62] Diogenes A, Henry MA, Teixeira FB, Hargreaves KM: An update on clinical regenerative endodontics, *Endod Topics* 28:2, 2013.

[63] Diogenes AR, Ruparel NB, Teixeira FB, Hargreaves KM: Translational science in disinfection for regenerative endodontics, *J Endod* 40:S52, 2014.

[64] Duque C, Hebling J, Smith AJ, et al: Reactionary dentinogenesis after applying restorative materials and bioactive dentin matrix molecules as liners in deep cavities prepared in nonhuman primate teeth, *J Oral Rehabil* 33:452, 2006.

[65] Durand SH, Flacher V, Romeas A, et al: Lipoteichoic acid increases TLR and functional chemokine expression while reducing dentin formation in in vitro differentiated human odontoblasts, *J Immunol* 176:2880, 2006.

[66] Egusa H, Sonoyama W, Nishimura M, et al: Stem cells in dentistry—part I: stem cell sources, *J Prosthodont Res* 56:151, 2012.

[67] El Karim IA, Linden GJ, Curtis TM, et al: Human odontoblasts express functional thermo-sensitive TRP channels: implications for dentin sensitivity, *Pain* 152:2211, 2011.

[68] El-Backly RM, Massoud AG, El-Badry AM, et al: Regeneration of dentine/pulp-like tissue using a dental pulp stem cell/poly(lactic-co-glycolic) acid scaffold construct in New Zealand white rabbits, *Aust Endod J* 34:52, 2008.

[69] Essner MD, Javed A, Eleazer PD: Effect of sodium hypochlorite on human pulp cells: an in vitro study, *Oral Surg Oral Med Oral Pathol Oral Radiol Endod* 112:662, 2011.

[70] Fang Y, Hu J: Toll-like receptor and its roles in myocardial ischemic/reperfusion injury, *Med Sci Monit* 17.RA100, 2011.

[71] Fanton d'Andon M, Quellard N, Fernandez B, et al: Leptospira Interrogans induces fibrosis in the mouse kidney through Inos-dependent, TLR- and NLR-independent signaling pathways, *PLoS Negl Trop Dis* 8:e2664, 2014.

[72] Ferracane JL, Cooper PR, Smith AJ: Can interaction of materials with the dentin-pulp complex contribute to dentin regeneration? *Odontology* 98:2, 2010.

[73] Fichman G, Gazit E: Self-assembly of short peptides to form hydrogels: design of building blocks, physical properties and technological applications, *Acta Biomater* 10:1671, 2014.

[74] Finkelman RD, Mohan S, Jennings JC, et al: Quantitation of growth factors IGF-I, SGF/IGF-II, and TGF-beta in human dentin, *J Bone Miner Res* 5:717, 1990.

[75] Fitzgerald M, Chiego DJ Jr, Heys DR: Autoradiographic analysis of odontoblast replacement following pulp exposure in primate teeth, *Arch Oral Biol* 35:707, 1990.

[76] Flake NM, Gibbs JL, Diogenes A, et al: A standardized novel method to measure radiographic root changes after endodontic therapy in immature teeth, *J Endod* 40:46, 2014.

[77] Frank AL: Therapy for the divergent pulpless tooth by continued apical formation, *J Am Dent Assoc* 72:87, 1966.

[78] Frank AL: Apexification: therapy for the divergent pulpless tooth, *Shikai Tenbo* 61:729, 1983.

[79] Friedenstein AJ, Chailakhyan RK, Latsinik NV, et al: Stromal cells responsible for transferring the microenvironment of the hemopoietic tissues: cloning in vitro and retransplantation in vivo, *Transplantation* 17:331, 1974.

[80] Friedenstein AJ, Deriglasova UF, Kulagina NN, et al: Precursors for fibroblasts in different populations of hematopoietic cells as detected by the in vitro colony assay method, *Exp Hematol* 2:83, 1974.

[81] Galler KM, D'Souza RN, Federlin M, et al: Dentin conditioning codetermines cell fate in regenerative endodontics, *J Endod* 37:1536, 2011.

[82] Galler KM, D'Souza RN, Hartgerink JD, Schmalz G: Scaffolds for dental pulp tissue engineering, *Adv Dent Res* 23:333, 2011.

[83] Galler KM, Eidt A, Schmalz G: Cell-free approaches for dental pulp tissue engineering, *J Endod* 40:S41, 2014.

[84] Garcia-Irigoyen O, Carotti S, Latasa MU, et al: Matrix metalloproteinase-10 expression is induced during hepatic injury and plays a fundamental role in liver tissue repair, *Liver Int* 34:e257, 2014.

[85] Goldberg M, Six N, Decup F, et al: Mineralization of the dental pulp: contributions of tissue engineering to tomorrow's therapeutics in odontology, *Pathol Biol (Paris)* 50:194, 2002.

[86] Goldberg M, Six N, Decup F, et al: Application of bioactive molecules in pulp-capping situations, *Adv Dent Res* 15:91, 2001.

[87] Goldberg M, Smith AJ: Cells and extracellular matrices of dentin and pulp: a biological basis for repair and tissue engineering, *Crit Rev Oral Biol Med* 15:13, 2004.

[88] Goncalves SB, Dong Z, Bramante CM, et al: Tooth slice-based models for the study of human dental pulp angiogenesis, *J Endod* 33:811, 2007.

[89] Gonzalez-Ramos M, Calleros L, Lopez-Ongil S, et al: HSP70 increases extracellular matrix production by human vascular smooth muscle through TGF-beta1 up-regulation, *Int J Biochem Cell Biol* 45:232, 2013.

[90] Gould TR: Ultrastructural characteristics of progenitor cell populations in the periodontal ligament, *J Dent Res* 62:873, 1983.

[91] Graham L, Cooper PR, Cassidy N, et al: The effect of calcium hydroxide on solubilisation of bio-active dentine matrix components, *Biomaterials* 27:2865, 2006.

[92] Gu K, Chang S, Ritchie HH, et al: Molecular cloning of a human dentin sialophosphoprotein gene, *Eur J Oral Sci* 108:35, 2000.

[93] Guo W, He Y, Zhang X, et al: The use of dentin matrix scaffold and dental follicle cells for dentin regeneration, *Biomaterials* 30:6708, 2009.

[94] Habich C, Baumgart K, Kolb H, Burkart V: The receptor for heat shock protein 60 on macrophages is saturable, specific, and distinct from receptors for other heat shock proteins, *J Immunol* 168:569, 2002.

[95] Hargreaves KM, Giesler T, Henry M, Wang Y: Regeneration potential of the young permanent tooth: what does the future hold? *J Endod* 34:S51, 2008.

[96] Heithersay GS: Stimulation of root formation in incompletely developed pulpless teeth, *Oral Surg Oral Med Oral Pathol* 29:620, 1970.

[97] Heithersay GS: Calcium hydroxide in the treatment of pulpless teeth with associated pathology, *J Br Endod Soc* 8:74, 1975.

[98] Helmlinger G, Yuan F, Dellian M, Jain RK: Interstitial pH and pO2 gradients in solid tumors in vivo: high-resolution measurements reveal a lack of correlation, *Nat Med* 3:177, 1997.

[99] Holden DT, Schwartz SA, Kirkpatrick TC, Schindler WG: Clinical outcomes of artificial root-end barriers with mineral trioxide aggregate in teeth with immature apices, *J Endod* 34:812, 2008.

[100] Hoshino E, Kurihara-Ando N, Sato I, et al: In-vitro antibacterial susceptibility of bacteria taken from infected root dentine to a mixture of ciprofloxacin, metronidazole and minocycline, *Int Endod J* 29:125, 1996.

[101] Huang GT: A paradigm shift in endodontic management of immature teeth: conservation of stem cells for regeneration, *J Dent* 36:379, 2008.

[102] Huang GT, Shagramanova K, Chan SW: Formation of odontoblast-like cells from cultured human dental pulp cells on dentin in vitro, *J Endod* 32:1066, 2006.

[103] Huang GT, Sonoyama W, Chen J, Park SH: In vitro characterization of human dental pulp cells: various isolation methods and culturing environments, *Cell Tissue Res* 324:225, 2006.

[104] Huang GT, Sonoyama W, Liu Y, et al: The hidden treasure in apical papilla: the potential role in pulp/dentin regeneration and bioroot engineering, *J Endod* 34:645, 2008.

[105] Hugle T, Geurts J, Nuesch C, et al: Aging and osteoarthritis: an inevitable encounter? *J Aging Res* 2012:950192, 2012.

[106] Iida K, Takeda-Kawaguchi T, Tezuka Y, et al: Hypoxia enhances colony formation and proliferation but inhibits differentiation of human dental pulp cells, *Arch Oral Biol*

55:648, 2010.

[107] Iohara K, Imabayashi K, Ishizaka R, et al: Complete pulp regeneration after pulpectomy by transplantation of CD105+ stem cells with stromal cell-derived factor-1, *Tissue Eng Part A* 17:1911, 2011.

[108] Iohara K, Murakami M, Takeuchi N, et al: A novel combinatorial therapy with pulp stem cells and granulocyte colony-stimulating factor for total pulp regeneration, *Stem Cells Transl Med* 2:521, 2013.

[109] Ito K, Yamada Y, Nagasaka T, et al: Osteogenic potential of injectable tissue-engineered bone: a comparison among autogenous bone, bone substitute (Bio-oss), platelet-rich plasma, and tissue-engineered bone with respect to their mechanical properties and histological findings, *J Biomed Mater Res A* 73:63, 2005.

[110] Jeeruphan T, Jantarat J, Yanpiset K, et al: Mahidol study 1: comparison of radiographic and survival outcomes of immature teeth treated with either regenerative endodontic or apexification methods: a retrospective study, *J Endod* 38:1330, 2012.

[111] Jiang HW, Zhang W, Ren BP, et al: Expression of toll like receptor 4 in normal human odontoblasts and dental pulp tissue, *J Endod* 32:747, 2006.

[112] Joseph BK, Savage NW, Daley TJ, Young WG: In situ hybridization evidence for a paracrine/autocrine role for insulin-like growth factor-I in tooth development, *Growth Factors* 13:11, 1996.

[113] Jung IY, Lee SJ, Hargreaves KM: Biologically based treatment of immature permanent teeth with pulpal necrosis: a case series, *Tex Dent J* 129:601, 2012.

[114] Kahler B, Mistry S, Moule A, et al: Revascularization outcomes: a prospective analysis of 16 consecutive cases, *J Endod* 40:333, 2014.

[115] Kalaskar RR, Kalaskar AR: Maturogenesis of non-vital immature permanent teeth, *Contemp Clin Dent* 4:268, 2013.

[116] Kang XQ, Zang WJ, Bao LJ, et al: Differentiating characterization of human umbilical cord blood-derived mesenchymal stem cells in vitro, *Cell Biol Int* 30:569, 2006.

[117] Kellner M, Steindorff MM, Strempel JF, et al: Differences of isolated dental stem cells dependent on donor age and consequences for autologous tooth replacement, *Arch Oral Biol* 59:559, 2014.

[118] Kelsh RM, McKeown-Longo PJ: Topographical changes in extracellular matrix: activation of TLR4 signaling and solid tumor progression, *Trends Cancer Res* 9:1, 2013.

[119] Khan MM, Gandhi C, Chauhan N, et al: Alternatively-spliced extra domain A of fibronectin promotes acute inflammation and brain injury after cerebral ischemia in mice, *Stroke* 43:1376, 2012.

[120] Kim JH, Kim Y, Shin SJ, et al: Tooth discoloration of immature permanent incisor associated with triple antibiotic therapy: a case report, *J Endod* 36:1086, 2010.

[121] Kim JY, Xin X, Moioli EK, et al: Regeneration of dental-pulp-like tissue by chemotaxis-induced cell homing, *Tissue Eng Part A* 16:3023, 2010.

[122] Kling M, Cvek M, Mejare I: Rate and predictability of pulp revascularization in therapeutically reimplanted permanent incisors, *Endod Dent Traumatol* 2:83, 1986.

[123] Klyn SL, Kirkpatrick TC, Rutledge RE: In vitro comparisons of debris removal of the EndoActivator system, the F file, ultrasonic irrigation, and NaClO irrigation alone after hand-rotary instrumentation in human mandibular molars, *J Endod* 36:1367, 2010.

[124] Koubi G, Colon P, Franquin JC, et al: Clinical evaluation of the performance and safety of a new dentine substitute, biodentine, in the restoration of posterior teeth: a prospective study, *Clin Oral Investig* 17:243, 2013.

[125] Kuroda R, Matsumoto T, Niikura T, et al: Local transplantation of granulocyte colony stimulating factor-mobilized CD34+ cells for patients with femoral and tibial nonunion: pilot clinical trial, *Stem Cells Transl Med* 3:128, 2014.

[126] Labban N, Yassen GH, Windsor LJ, Platt JA: The direct cytotoxic effects of medicaments used in endodontic regeneration on human dental pulp cells, *Dent Traumatol*, 2014.

[127] Langer R, Vacanti JP: Tissue engineering, *Science* 260:920, 1993.

[128] Lei L, Liao W, Sheng P, et al: Biological character of human adipose-derived adult stem cells and influence of donor age on cell replication in culture, *Sci China C Life Sci* 50:320, 2007.

[129] Leites AB, Baldissera EZ, Silva AF, et al: Histologic response and tenascin and fibronectin expression after pulp capping in pig primary teeth with mineral trioxide aggregate or calcium hydroxide, *Oper Dent* 36:448, 2011.

[130] Li J, Lee DS, Madrenas J: Evolving Bacterial Envelopes and Plasticity of TLR2-Dependent Responses: Basic Research and Translational Opportunities. *Front Immunol* 4:347, 2013.

[131] Li Z, Jiang CM, An S, et al: Immunomodulatory properties of dental tissue-derived mesenchymal stem cells, *Oral Dis* 20:25, 2014.

[132] Liao J, Al Shahrani M, Al-Habib M, et al: Cells isolated from inflamed periapical tissue express mesenchymal stem cell markers and are highly osteogenic, *J Endod* 37:1217, 2011.

[133] Lin ZM, Qin W, Zhang NH, et al: Adenovirus-mediated recombinant human bone morphogenetic protein-7 expression promotes differentiation of human dental pulp cells, *J Endod* 33:930, 2007.

[134] Liu J, Jin T, Chang S, et al: Matrix and TGF-beta-related gene expression during human dental pulp stem cell (DPSC) mineralization, *In Vitro Cell Dev Biol Anim* 43:120, 2007.

[135] Lovelace TW, Henry MA, Hargreaves KM, Diogenes A: Evaluation of the delivery of mesenchymal stem cells into the root canal space of necrotic immature teeth after clinical regenerative endodontic procedure, *J Endod* 37:133, 2011.

[136] Lucas K, Maes M: Role of the toll like receptor (TLR) radical cycle in chronic inflammation: possible treatments targeting the TLR4 pathway, *Mol Neurobiol* 48:190, 2013.

[137] Luo Z, Kohli MR, Yu Q, et al: Biodentine induces human dental pulp stem cell differentiation through mitogen-activated protein kinase and calcium-/calmodulin-dependent protein kinase II pathways, *J Endod* 40:937, 2014.

[138] Luo Z, Li D, Kohli MR, et al: Effect of biodentine on the proliferation, migration and adhesion of human dental pulp stem cells, *J Dent* 42:490, 2014.

[139] Magloire H, Bouvier M, Joffre A: Odontoblast response under carious lesions, *Proc Finn Dent Soc* 88 (Suppl 1):257, 1992.

[140] Mariappan MM, DeSilva K, Sorice GP, et al: Combined acute hyperglycemic and hyperinsulinemic clamp induced profibrotic and proinflammatory responses in the kidney, *Am J Physiol Cell Physiol* 306:C202, 2014.

[141] Marrelli M, Paduano F, Tatullo M: Cells isolated from human periapical cysts express mesenchymal stem cell-like properties, *Int J Biol Sci* 9:1070, 2013.

[142] Martin DE, De Almeida JF, Henry MA, et al: Concentration-dependent effect of sodium hypochlorite on stem cells of apical papilla survival and differentiation, *J Endod* 40:51, 2014.

[143] Martin G, Ricucci D, Gibbs JL, Lin LM: Histological findings of revascularized/revitalized immature permanent molar with apical periodontitis using platelet-rich plasma, *J Endod* 39:138, 2013.

[144] McCulloch KJ, Mills CM, Greenfeld RS, Coil JM: Dens evaginatus: review of the literature and report of several clinical cases, *J Can Dent Assoc* 64:104, 1998.

[145] McFadden JP, Puangpet P, Basketter DA, et al: Why does allergic contact dermatitis exist? *Br J Dermatol* 168:692, 2013.

[146] Mente J, Hage N, Pfefferle T, et al: Mineral trioxide aggregate apical plugs in teeth with open apical foramina: a retrospective analysis of treatment outcome,

J Endod 35:1354, 2009.

[147] Miura M, Gronthos S, Zhao M, et al: SHED: stem cells from human exfoliated deciduous teeth, *Proc Natl Acad Sci U S A* 100:5807, 2003.

[148] Moghaddame-Jafari S, Mantellini MG, Botero TM, et al: Effect of ProRoot MTA on pulp cell apoptosis and proliferation in vitro, *J Endod* 31:387, 2005.

[149] Morsczeck C, Gotz W, Schierholz J, et al: Isolation of precursor cells (PCs) from human dental follicle of wisdom teeth, *Matrix Biol* 24:155, 2005.

[150] Murakami M, Horibe H, Iohara K, et al: The use of granulocyte-colony stimulating factor induced mobilization for isolation of dental pulp stem cells with high regenerative potential, *Biomaterials* 34:9036, 2013.

[151] Murray PE, About I, Lumley PJ, et al: Human odontoblast cell numbers after dental injury, *J Dent* 28:277, 2000.

[152] Murray PE, Garcia-Godoy F, Hargreaves KM: Regenerative endodontics: a review of current status and a call for action, *J Endod* 33:377, 2007.

[153] Murray PE, Smith AJ, Windsor LJ, Mjor IA: Remaining dentine thickness and human pulp responses, *Int Endod J* 36:33, 2003.

[154] Murray PE, Stanley HR, Matthews JB, et al: Age-related odontometric changes of human teeth, *Oral Surg Oral Med Oral Pathol Oral Radiol Endod* 93:474, 2002.

[155] Musson DS, McLachlan JL, Sloan AJ, et al: Adrenomedullin is expressed during rodent dental tissue development and promotes cell growth and mineralization, *Biol Cell* 102:145, 2010.

[156] Nagata JY, Gomes BP, Rocha Lima TF, et al: Traumatized immature teeth treated with 2 protocols of pulp revascularization, *J Endod* 40:606, 2014.

[157] Nagy MM, Tawfik HE, Hashem AA, Abu-Seida AM: Regenerative potential of immature permanent teeth with necrotic pulps after different regenerative protocols, *J Endod* 40:192, 2014.

[158] Nakashima M: Dentin induction by implants of autolyzed antigen-extracted allogeneic dentin on amputated pulps of dogs, *Endod Dent Traumatol* 5:279, 1989.

[159] Nakashima M: Induction of dentin formation on canine amputated pulp by recombinant human bone morphogenetic proteins (BMP)-2 and -4, *J Dent Res* 73:1515, 1994.

[160] Nakashima M: Tissue engineering in endodontics, *Aust Endod J* 31:111, 2005.

[161] Nakashima M, Akamine A: The application of tissue engineering to regeneration of pulp and dentin in endodontics, *J Endod* 31:711, 2005.

[162] Nakashima M, Iohara K: Regeneration of dental pulp by stem cells, *Adv Dent Res* 23:313, 2011.

[163] Nakashima M, Iohara K: Mobilized dental pulp stem cells for pulp regeneration: initiation of clinical trial, *J Endod* 40:S26, 2014.

[164] Nasstrom K: Dentin formation after corticosteroid treatment: a clinical study and an experimental study on rats, *Swed Dent J Suppl* 115:1, 1996.

[165] Nasstrom K, Forsberg B, Petersson A, Westesson PL: Narrowing of the dental pulp chamber in patients with renal diseases, *Oral Surg Oral Med Oral Pathol* 59:242, 1985.

[166] Natale LC, Rodrigues MC, Xavier TA, et al: Ion release and mechanical properties of calcium silicate and calcium hydroxide materials used for pulp capping, *Int Endod J*, 2014.

[167] Netea MG, Van der Graaf C, Van der Meer JW, Kullberg BJ: Recognition of fungal pathogens by Toll-like receptors, *Eur J Clin Microbiol Infect Dis* 23:672, 2004.

[168] Nevins A, Finkelstein F, Laporta R, Borden BG: Induction of hard tissue into pulpless open-apex teeth using collagen-calcium phosphate gel, *J Endod* 4:76, 1978.

[169] Nowak UM, Newkirk MM: Rheumatoid factors: good or bad for you? *Int Arch Allergy Immunol* 138:180, 2005.

[170] Nowicka A, Lipski M, Parafiniuk M, et al: Response of human dental pulp capped with biodentine and mineral trioxide aggregate, *J Endod* 39:743, 2013.

[171] Nyggard-Østby: The role of the blood clot in endodontictherapy: an experimental histological study, *Acta Odontol Scand* 79:333, 1961.

[172] Nygaard-Østby B: Mortal or vital treatment of the inflamed pulp? *SSO Schweiz Monatsschr Zahnheilkd* 76:545, 1966.

[173] Nygaard-Østby B, Hjortdal O: Tissue formation in the root canal following pulp removal, *Scand J Dent Res* 79:333, 1971.

[174] Ogino Y, Ayukawa Y, Kukita T, Koyano K: The contribution of platelet-derived growth factor, transforming growth factor-beta1, and insulin-like growth factor-I in platelet-rich plasma to the proliferation of osteoblast-like cells, *Oral Surg Oral Med Oral Pathol Oral Radiol Endod* 101:724, 2006.

[175] Oh SY, Choi JS, Kim EJ, et al: The role of macrophage migration inhibitory factor in ocular surface disease pathogenesis after chemical burn in the murine eye, *Mol Vis* 16:2402, 2010.

[176] Okamoto Y, Sonoyama W, Ono M, et al: Simvastatin induces the odontogenic differentiation of human dental pulp stem cells in vitro and in vivo, *J Endod* 35:367, 2009.

[177] Okita K, Ichisaka T, Yamanaka S: Generation of germline-competent induced pluripotent stem cells, *Nature* 448:313, 2007.

[178] Paakkonen V, Bleicher F, Carrouel F, et al: General expression profiles of human native odontoblasts and pulp-derived cultured odontoblast-like cells are similar but reveal differential neuropeptide expression levels, *Arch Oral Biol* 54:55, 2009.

[179] Paakkonen V, Tjaderhane L: High-throughput gene and protein expression analysis in pulp biologic research: review, *J Endod* 36:179, 2010.

[180] Paakkonen V, Vuoristo JT, Salo T, Tjaderhane L: Comparative gene expression profile analysis between native human odontoblasts and pulp tissue, *Int Endod J* 41:117, 2008.

[181] Parirokh M, Torabinejad M: Mineral trioxide aggregate: a comprehensive literature review—part III: clinical applications, drawbacks, and mechanism of action, *J Endod* 36:400, 2010.

[182] Paryani K, Kim SG: Regenerative endodontic treatment of permanent teeth after completion of root development: a report of 2 cases, *J Endod* 39:929, 2013.

[183] Paula-Silva FW, Ghosh A, Silva LA, Kapila YL: TNF-alpha promotes an odontoblastic phenotype in dental pulp cells, *J Dent Res* 88:339, 2009.

[184] Percinoto C, Vieira AE, Barbieri CM, et al: Use of dental implants in children: a literature review, *Quintessence Int* 32:381, 2001.

[185] Petrino JA, Boda KK, Shambarger S, et al: Challenges in regenerative endodontics: a case series, *J Endod* 36:536, 2010.

[186] Pettiette MT, Zhong S, Moretti AJ, Khan AA: Potential correlation between statins and pulp chamber calcification, *J Endod* 39:1119, 2013.

[187] Poole JA, Romberger DJ: Immunological and inflammatory responses to organic dust in agriculture, *Curr Opin Allergy Clin Immunol* 12:126, 2012.

[188] Pruksakorn D, Khamwaen N, Pothacharoen P, et al: Chondrogenic properties of primary human chondrocytes culture in hyaluronic acid treated gelatin scaffold, *J Med Assoc Thai* 92:483, 2009.

[189] Ravindran S, Huang CC, George A: Extracellular matrix of dental pulp stem cells: applications in pulp tissue engineering using somatic MSCs, *Front Physiol* 4:395, 2014.

[190] Reddi AH: Role of morphogenetic proteins in skeletal tissue engineering and regeneration, *Nat Biotechnol* 16:247, 1998.

[191] Reynolds K, Johnson JD, Cohenca N: Pulp revascularization of necrotic bilateral bicuspids using a modified novel technique to eliminate potential coronal discolouration: a case report, *Int Endod J* 42:84, 2009.

[192] Ring KC, Murray PE, Namerow KN, et al: The comparison of the effect of endodontic irrigation on cell

adherence to root canal dentin, *J Endod* 34:1474, 2008.

[193] Ritter AL, Ritter AV, Murrah V, et al: Pulp revascularization of replanted immature dog teeth after treatment with minocycline and doxycycline assessed by laser Doppler flowmetry, radiography, and histology, *Dent Traumatol* 20:75, 2004.

[194] Roberts-Clark DJ, Smith AJ: Angiogenic growth factors in human dentine matrix, *Arch Oral Biol* 45:1013, 2000.

[195] Rosenberg B, Murray PE, Namerow K: The effect of calcium hydroxide root filling on dentin fracture strength, *Dent Traumatol* 23:26, 2007.

[196] Rule DC, Winter GB: Root growth and apical repair subsequent to pulpal necrosis in children, *Br Dent J* 120:586, 1966.

[197] Ruparel NB, de Almeida JF, Henry MA, Diogenes A: Characterization of a stem cell of apical papilla cell line: effect of passage on cellular phenotype, *J Endod* 39:357, 2013.

[198] Ruparel NB, Teixeira FB, Ferraz CC, Diogenes A: Direct effect of intracanal medicaments on survival of stem cells of the apical papilla, *J Endod* 38:1372, 2012.

[199] Sabrah AH, Yassen GH, Gregory RL: Effectiveness of antibiotic medicaments against biofilm formation of Enterococcus faecalis and Porphyromonas gingivalis, *J Endod* 39:1385, 2013.

[200] Sakai VT, Zhang Z, Dong Z, et al: SHED differentiate into functional odontoblasts and endothelium, *J Dent Res* 89:791, 2010.

[201] Sakdee JB, White RR, Pagonis TC, Hauschka PV: Hypoxia-amplified proliferation of human dental pulp cells, *J Endod* 35:818, 2009.

[202] Sato I, Ando-Kurihara N, Kota K, et al: Sterilization of infected root-canal dentine by topical application of a mixture of ciprofloxacin, metronidazole and minocycline in situ, *Int Endod J* 29:118, 1996.

[203] Sato T, Hoshino E, Uematsu H, Noda T: In vitro antimicrobial susceptibility to combinations of drugs on bacteria from carious and endodontic lesions of human deciduous teeth, *Oral Microbiol Immunol* 8:172, 1993.

[204] Shayegan A, Jurysta C, Atash R, et al: Biodentine used as a pulp-capping agent in primary pig teeth, *Pediatr Dent* 34:e202, 2012.

[205] Shi S, Gronthos S: Perivascular niche of postnatal mesenchymal stem cells in human bone marrow and dental pulp, *J Bone Miner Res* 18:696, 2003.

[206] Shimizu E, Jong G, Partridge N, et al: Histologic observation of a human immature permanent tooth with irreversible pulpitis after revascularization/regeneration procedure, *J Endod* 38:1293, 2012.

[207] Shimizu E, Ricucci D, Albert J, et al: Clinical, radiographic, and histological observation of a human immature permanent tooth with chronic apical abscess after revitalization treatment, *J Endod* 39:1078, 2013.

[208] Shivashankar VY, Johns DA, Vidyanath S, Kumar MR: Platelet rich fibrin in the revitalization of tooth with necrotic pulp and open apex, *J Conserv Dent* 15:395, 2012.

[209] Simon S, Smith AJ, Berdal A, et al: The MAP kinase pathway is involved in odontoblast stimulation via p38 phosphorylation, *J Endod* 36:256, 2010.

[210] Simon SI, Hu Y, Vestweber D, Smith CW: Neutrophil tethering on E-selectin activates beta 2 integrin binding to ICAM-1 through a mitogen-activated protein kinase signal transduction pathway, *J Immunol* 164:4348, 2000.

[211] Sirisinha S: Insight into the mechanisms regulating immune homeostasis in health and disease, *Asian Pac J Allergy Immunol* 29:1, 2011.

[212] Smith AJ, Lesot H: Induction and regulation of crown dentinogenesis: embryonic events as a template for dental tissue repair? *Crit Rev Oral Biol Med* 12:425, 2001.

[213] Smith AJ, Lumley PJ, Tomson PL, Cooper PR: Dental regeneration and materials: a partnership, *Clin Oral Investig* 12:103, 2008.

[214] Smith AJ, Matthews JB, Hall RC: Transforming growth

factor-beta1 (TGF-beta1) in dentine matrix: ligand activation and receptor expression, *Eur J Oral Sci* 106 (suppl 1):179, 1998.

[215] Smith AJ, Smith JG, Shelton RM, Cooper PR: Harnessing the natural regenerative potential of the dental pulp, *Dent Clin North Am* 56:589, 2012.

[216] Smith AJ, Tobias RS, Cassidy N, et al: Odontoblast stimulation in ferrets by dentine matrix components, *Arch Oral Biol* 39:13, 1994.

[217] Smith AJ, Tobias RS, Murray PE: Transdentinal stimulation of reactionary dentinogenesis in ferrets by dentine matrix components, *J Dent* 29:341, 2001.

[218] Smith AJ, Tobias RS, Plant CG, et al: In vivo morphogenetic activity of dentine matrix proteins, *J Biol Buccale* 18:123, 1990.

[219] Smith HS: Activated microglia in nociception, *Pain Physician* 13:295, 2010.

[220] Sobhi MB, Rana MJ, Ibrahim M, et al: Frequency of dens evaginatus of permanent anterior teeth, *J Coll Physicians Surg Pak* 14:88, 2004.

[221] Sobieszczyk ME, Lingappa JR, McElrath MJ: Host genetic polymorphisms associated with innate immune factors and HIV-1, *Curr Opin HIV AIDS* 6:427, 2011.

[222] Sokolova IB, Sergeev IV, Anisimov SV, et al: Effect of transplantation of mesenchymal stem cells on the density of pial microvascular network in rats of different age, *Bull Exp Biol Med* 154:548, 2013.

[223] Sonoyama W, Liu Y, Fang D, et al: Mesenchymal stem cell-mediated functional tooth regeneration in swine, *PloS one* 1:e79, 2006.

[224] Sonoyama W, Liu Y, Yamaza T, et al: Characterization of the apical papilla and its residing stem cells from human immature permanent teeth: a pilot study, *J Endod* 34:166, 2008.

[225] Soriano EP, Caldas Ade F Jr, Diniz De Carvalho MV, Amorim Filho Hde A: Prevalence and risk factors related to traumatic dental injuries in Brazilian schoolchildren, *Dent Traumatol* 23:232, 2007.

[226] Staquet MJ, Durand SH, Colomb E, et al: Different roles of odontoblasts and fibroblasts in immunity, *J Dent Res* 87:256, 2008.

[227] Tecles O, Laurent P, Aubut V, About I: Human tooth culture: a study model for reparative dentinogenesis and direct pulp capping materials biocompatibility, *J Biomed Mater Res B Appl Biomater* 85:180, 2008.

[228] Thesleff I, Vaahtokari A: The role of growth factors in determination and differentiation of the odontoblastic cell lineage, *Proc Finn Dent Soc* 88 (suppl 1):357, 1992.

[229] Thibodeau B, Teixeira F, Yamauchi M, et al: Pulp revascularization of immature dog teeth with apical periodontitis, *J Endod* 33:680, 2007.

[230] Thomadakis G, Ramoshebi LN, Crooks J, et al: Immunolocalization of bone morphogenetic protein-2 and -3 and osteogenic protein-1 during murine tooth root morphogenesis and in other craniofacial structures, *Eur J Oral Sci* 107:368, 1999.

[231] Tomson PL, Grover LM, Lumley PJ, et al: Dissolution of bio-active dentine matrix components by mineral trioxide aggregate, *J Dent* 35:636, 2007.

[232] Tomson PL, Lumley PJ, Alexander MY, et al: Hepatocyte growth factor is sequestered in dentine matrix and promotes regeneration-associated events in dental pulp cells, *Cytokine* 61:622, 2013.

[233] Torabinejad M, Chivian N: Clinical applications of mineral trioxide aggregate, *J Endod* 25:197, 1999.

[234] Torabinejad M, Turman M: Revitalization of tooth with necrotic pulp and open apex by using platelet-rich plasma: a case report, *J Endod* 37:265, 2011.

[235] Trevino EG, Patwardhan AN, Henry MA, et al: Effect of irrigants on the survival of human stem cells of the apical papilla in a platelet-rich plasma scaffold in human root tips, *J Endod* 37:1109, 2011.

[236] Tziafas D, Kolokuris I: Inductive influences of demineralized dentin and bone matrix on pulp cells: an approach of secondary dentinogenesis, *J Dent Res* 69:75, 1990.

[237] Tziafas D, Smith AJ, Lesot H: Designing new treatment

strategies in vital pulp therapy, *J Dent* 28:77, 2000.

[238] Unterholzner L: The interferon response to intracellular DNA: why so many receptors? *Immunobiology* 218:1312, 2013.

[239] Vainio S, Karavanova I, Jowett A, Thesleff I: Identification of BMP-4 as a signal mediating secondary induction between epithelial and mesenchymal tissues during early tooth development, *Cell* 75:45, 1993.

[240] Vangsness CT Jr, Farr J 2nd, Boyd J, et al: Adult human mesenchymal stem cells delivered via intra-articular injection to the knee following partial medial meniscectomy: a randomized, double-blind, controlled study, *J Bone Joint Surg Am* 96:90, 2014.

[241] Viccica G, Francucci CM, Marcocci C: The role of PPARgamma for the osteoblastic differentiation, *J Endocrinol Invest* 33:9, 2010.

[242] Wadachi R, Hargreaves KM: Trigeminal nociceptors express TLR-4 and CD14: a mechanism for pain due to infection, *J Dent Res* 85:49, 2006.

[243] Wang X, Thibodeau B, Trope M, et al: Histologic characterization of regenerated tissues in canal space after the revitalization/revascularization procedure of immature dog teeth with apical periodontitis, *J Endod* 36:56, 2010.

[244] Wei X, Ling J, Wu L, et al: Expression of mineralization markers in dental pulp cells, *J Endod* 33:703, 2007.

[245] Wiesmann HP, Joos U, Meyer U: Biological and biophysical principles in extracorporal bone tissue engineering: part II, *Int J Oral Maxillofac Surg* 33:523, 2004.

[246] Windley W 3rd, Teixeira F, Levin L, et al: Disinfection of immature teeth with a triple antibiotic paste, *J Endod* 31:439, 2005.

[247] Witherspoon DE, Small JC, Regan JD, Nunn M: Retrospective analysis of open apex teeth obturated with mineral trioxide aggregate, *J Endod* 34:1171, 2008.

[248] Wysocki GP, Daley TD, Ulan RA: Predentin changes in patients with chronic renal failure, *Oral Surg Oral Med Oral Pathol* 56:167, 1983.

[249] Xu L, Tang L, Jin F, et al: The apical region of developing tooth root constitutes a complex and maintains the ability to generate root and periodontium-like tissues, *J Periodontal Res* 44:275, 2009.

[250] Xu X, Jha AK, Harrington DA, et al: Hyaluronic acid-based hydrogels: from a natural polysaccharide to complex networks, *Soft Matter* 8:3280, 2012.

[251] Yamada Y, Ueda M, Hibi H, Nagasaka T: Translational research for injectable tissue-engineered bone regeneration using mesenchymal stem cells and platelet-rich plasma: from basic research to clinical case study, *Cell Transplant* 13:343, 2004.

[252] Yamada Y, Ueda M, Naiki T, et al: Autogenous injectable bone for regeneration with mesenchymal stem cells and platelet-rich plasma: tissue-engineered bone regeneration, *Tissue Eng* 10:955, 2004.

[253] Yamagishi VT, Torneck CD, Friedman S, et al: Blockade of TLR2 inhibits porphyromonas gingivalis suppression of mineralized matrix formation by human dental pulp stem cells, *J Endod* 37:812, 2011.

[254] Yamamura T: Differentiation of pulpal cells and inductive influences of various matrices with reference to pulpal wound healing, *J Dent Res* 64 Spec No:530, 1985.

[255] Yang B, Chen G, Li J, et al: Tooth root regeneration using dental follicle cell sheets in combination with a dentin matrix-based scaffold, *Biomaterials* 33:2449, 2012.

[256] Yang X, Yang F, Walboomers XF, et al: The performance of dental pulp stem cells on nanofibrous PCL/gelatin/nHA scaffolds, *J Biomed Mater Res A* 93:247, 2010.

[257] Yassen GH, Platt JA: The effect of nonsetting calcium hydroxide on root fracture and mechanical properties of radicular dentine: a systematic review, *Int Endod J* 46:112, 2013.

[258] Yassen GH, Vail MM, Chu TG, Platt JA: The effect of medicaments used in endodontic regeneration on root fracture and microhardness of radicular dentine, *Int Endod J* 46:688, 2013.

[259] Yildirim S, Can A, Arican M, et al: Characterization of dental pulp defect and repair in a canine model, *Am J Dent* 24:331, 2011.

[260] Yip WK: The prevalence of dens evaginatus, *Oral Surg Oral Med Oral Pathol* 38:80, 1974.

[261] Young CS, Terada S, Vacanti JP, et al: Tissue engineering of complex tooth structures on biodegradable polymer scaffolds, *J Dent Res* 81:695, 2002.

[262] Zanini M, Sautier JM, Berdal A, Simon S: Biodentine induces immortalized murine pulp cell differentiation into odontoblast-like cells and stimulates biomineralization, *J Endod* 38:1220, 2012.

[263] Zhang CZ, Li H, Young WG, et al: Evidence for a local action of growth hormone in embryonic tooth development in the rat, *Growth Factors* 14:131, 1997.

[264] Zhang J, An Y, Gao LN, et al: The effect of aging on the pluripotential capacity and regenerative potential of human periodontal ligament stem cells, *Biomaterials* 33:6974, 2012.

[265] Zhang T, Kurita-Ochiai T, Hashizume T, et al: Aggregatibacter actinomycetemcomitans accelerates atherosclerosis with an increase in atherogenic factors in spontaneously hyperlipidemic mice, *FEMS Immunol Med Microbiol* 59:143, 2010.

[266] Zhang W, Walboomers XF, Jansen JA: The formation of tertiary dentin after pulp capping with a calcium phosphate cement, loaded with PLGA microparticles containing TGF-beta1, *J Biomed Mater Res A* 85:439, 2008.

[267] Zhang X, Tamasi J, Lu X, et al: Epidermal growth factor receptor plays an anabolic role in bone metabolism in vivo, *J Bone Miner Res* 26:1022, 2011.

[268] Zhao S, Sloan AJ, Murray PE, et al: Ultrastructural localisation of TGF-beta exposure in dentine by chemical treatment, *Histochem J* 32:489, 2000.

第11章

疗效评估
Evaluation of Outcomes

YUAN-LING NG | KISHOR GULABIVALA

章节概述

牙髓病疗效评估概述

医学及牙医学的发展由专家不断推陈出新的观点及共识所引领。Billings等[97]发现了口腔脓毒症(oral sepsis)与细菌性心内膜炎的关系,这得到牙科界及医学界的关注,同时动摇了当时牙髓病学的基础。他进一步强化了Miller等[134]的概念,即Miller曾提出感染的观点并强调口腔细菌与系统疾病的可能关系。这种病灶感染时代的灾难性后果于Hunter[96]在McGill大学的著名演讲后得到推广。由于对不完善根管治疗可以引起致命性口腔脓毒症的恐惧,导致广泛的无髓牙的治疗方式为拔除患牙。在许多牙科学校里,牙髓病学几乎被取缔,在某些地区,牙髓病的治疗也仅限于前牙。直至1940年左右,病灶感染学说统治了牙髓病学约50年。

一些来自欧洲及美国的砥砺前行者拯救了牙髓病学这一学科,他们细致地记录了相关治疗及疗效,以说明控制根管感染的有效步骤。正是通过这些人的努力才使得牙髓病的治疗重获关注,并且这一学科在美国于1952年获得了专业地位。

到了20世纪90年代,随着西方人对总体健康、寿命及牙齿健康等意识的提高和改善,加上寿命延长带来的医疗保健成本上升,促使了对经济负担发生变化的社会进行再评估。其中,疾病治疗程序的成本效益十分巨大。因此,开启了循证医学及牙医学时代,并强调治疗的花费、益处及疗效。通过最大限度的分析及利用有限的数据尝试得到确切的结论,但是这些数据往往是在不同的研究中心通过不同的研究手段获得,因而数据比较纷繁复杂,在数据分析上面临挑战。数据类型的特点及其质量促使了标准化疗效评估方法的产生,这有利于总结出更有意义的数据。

由于建立了更好、更科学的证据评估体系,对于20世纪初的"病灶感染学说"[94],虽然有相关的数据支持,但是发生于现代也不会对牙髓病学造成影响。事实上,这也是获得研究资金的机会,用于评估和管理牙健康对全身系统的重要性。

现代对于牙髓病学的威胁主要来自经济压力,即对于牙齿保留或拔除后采用种植体支持的冠修复治疗这两种治疗计划的选择[238]。此外，循证实践的科学性可帮助避免不合理的治疗方案，例如对于可保留牙齿的拔除[54,100,103]。

疾病的类型及其相应治疗

"牙髓专科医生提供牙髓病的治疗并管理牙髓病"这种说法过于简单，因为这掩盖了疾病本质的重要细微之处，并影响我们更好地处理此类疾病。牙髓专科医生控制牙内或牙周围特殊结缔组织的炎症，更具体地说是处理开始于牙髓组织，扩展到根尖周组织的炎症，而这两种组织中间通过根尖孔的血管神经束相连。初期或确诊的牙髓炎可表现为可复性，主要原因是大部分牙髓组织表现为健康的未感染状态，此时可进行活髓保存治疗。牙髓炎进一步进展，当炎症靠近根尖孔及牙周膜组织时，则可能需要根管治疗。当牙髓炎、牙髓坏死，炎症侵袭根尖区牙周膜时，则需要根管治疗。通过根管治疗后根尖炎症仍然存在时，则需要根管再治疗、根尖手术，或拔除患牙以控制持续存在的炎症。因此，牙髓治疗是一系列非特异性步骤的总称，治疗目的在于控制牙髓炎症或感染。牙髓治疗包含以下内容：

1. 活髓保存治疗（间接盖髓术、直接盖髓术、牙髓切断术、牙髓再生治疗）。
2. 非手术根管治疗。
3. 非手术根管再治疗。
4. 手术再治疗。

牙髓治疗的理想效果包括炎症得到控制，并伴随组织再生以达到愈合，但组织修复方式有时表现为组织替代形式。然而，牙髓治疗中涉及的组织都不在医生的直视范围内，而存在于牙齿硬组织和牙槽骨中，并被牙龈或黏膜组织覆盖。因此，需要提出替代指标以评价疾病发展是否得到控制。此外，疾病发展与临床表现之间缺乏直接的联系，这使得评价过程更加复杂。

疗效评估替代指标是什么？

机械性皮肤损伤导致急性炎症时，可由经典的"三重反应"概括，包括颜色改变（红）、质地轮廓改变（肿）、感觉异常（痛）。这种症状可通过触诊和视诊检查获悉，且与组织病理学及分子改变直接相关。而慢性炎症的临床表现和症状与病理学特征的相

关性会降低。像牙髓和根尖周这样无法直接观察的组织，辨别其是否存在慢性炎症则是更大的挑战。因此，临床医生需要一些间接或相关（替代）变化作为鉴别疾病是否存在的标准；这些标准便称为"替代指标"。这些指标中有些可通过直接观察获得，有些可通过间接推理得到，另外一些只能通过多种影像技术（如X线）间接观察。这一过程要求临床医生综合各种检查结果从而对疾病做出准确判断。

疗效评估类型

广义上讲，对于治疗措施的疗效评估应包括所有治疗后可预期的、可评估的结果。在这个定义下，根管系统的预备成形、细菌量的减少，以及根管充填的技术和质量等都应被认为是疗效评估。但是最终我们对于疗效评估的临床手段是评价疾病是否得到阻止及解决。

参考其他医学学科，牙髓病治疗的疗效评估可分为4个部分[9]。第一部分是全身/生理方面，即相对应于牙髓或根尖周组织是健康或疾病状态，是否疼痛，是否功能正常。第二部分是评估寿命，即牙齿保留时间。第三部分与经济相关，即评估治疗的直接及间接花费。第四部分是精神心理方面的评估，包括口腔健康相关的生命质量及美学内容。

评估治疗疗效的目的是什么？

除了要为循证医学建立一个坚实的基础之外，评估治疗效果的重要性还有其他一些原因。

治疗过程的有效性

首先，治疗过程必须有效。否则，就不能作为一种治疗方案推荐给患者。患者对治疗的风险、收益、潜在疗效必须得到知情同意。总体的治疗效果数据及共识的治疗指南有助于患者及牙髓专科医生明确治疗方式的有效应，并对预后更有信心。但是，如果临床医生的经验、技术、个人治疗效果没有达到总体治疗效果数据统计范围内医生的平均水平，则不能用这些数据进行疗效评估。医生的个人治疗效果数据可帮助患者更准确地进行比较及预后评估。这还能帮助医疗工作者改善自身的技术及知识水平以提高个人治疗效果。最终，还有助于提高治疗效果的总体数据水平[34]。临床医生必须评估个人的治疗疗效水平及治疗成功期望

值。如果临床医生无法确定治疗效果或其他医生可提高治疗效果，那么转诊给适合的医生将是最好的选择。

影响治疗效果的因素

总体数据（最好是同类数据）可为评估及排序影响因素提供帮助，而这些因素是影响疗效的主要内容。这样一来，治疗程序将得到完善，治疗技术、临床思维与生物学原则相结合，能为患者提供最好的医疗服务及最可预测的治疗效果。对影响治疗疗效的因素进行讨论，将有助于最大限度地改善治疗程序，并提高临床治疗疗效。对相对重要的个体因素进行评价，有助于医生识别关键作用的生物学因素，并帮助医生从临床或技术角度控制这些因素。

预后评估

预后（prognostication），可理解为对治疗疗效的预期、推测、预测、预言等，这在牙髓病学里没有完善的定义。对于患牙的总体预后取决于3种独立而又相互关联的变量因素，包括牙髓因素、牙周因素、组织愈合因素。每种变量都有各自的影响因素，需要综合考虑才能得到总体的预后。最后，还需从整体角度考虑，包括其在牙弓的位置及咬合过程中的作用。

进一步分析影响患牙预后的因素则包括患牙治疗的复杂程度。药物治疗可通过随机对照试验进行比较。这种治疗方式有明确的处方及服用剂量、服用时间要求，在特定的时间内血液及目标组织中药物能达到有效的浓度。数据收集应遵循规定，尽可能记录血液中药物的血药浓度及最终的治疗效果。

手术治疗则形成鲜明对比，它没有详细固定的标准步骤，具体的操作细节由术者决定，是一种多变的方法。对于复杂的治疗，手术步骤往往是多步骤、序列的治疗过程，每一步都建立在前一步的治疗效果上。因为手术过程的方方面面都需要记录，甚至详细记录手术过程中多变的步骤都变得具有挑战性。这导致形成下一个难题，即收集这种精确的、复杂的数据。此外，站在分析的角度，不仅应考虑每一个单独步骤的影响，还应该考虑步骤之间内在的相互影响，这同样重要。即使像这样复杂及可预测疗效的数据是存在的，当使用这些数据去评估一个特殊病例的预后时也存在挑战。临床上，有两种不同的方法评估预后：（1）以探索的方式主观衡量主导因素的作用或采用另外一种方法；（2）将复杂的数据输入一种算法模型，通过计算得出大概的治疗疗效。还有另外一种更加复杂的方法，就是通过数学模型对变量进行重复计算。就目前的数据量而言，还不足以支持这样复杂的数据分析。

因此，评估治疗效果及相关影响因素为建立数据库及评估牙髓病治疗预后奠定基础。牙髓病的治疗与其他可选择的治疗方式存在竞争关系，因此，应以生存和发展为原则，为治疗方法建立一个集疗效、效率、实用性、可预测性、成本效益等为一体的适宜数据库。为达成这一目标，需要通过多种途径，收集详尽的数据。分析这些大量的数据将使我们充分认识使用这些治疗方法的效果。进一步结合生物学角度去分析问题，可能为解决问题获得新的治疗方案。

牙髓病治疗疗效评估

在确定牙髓病的治疗是成功或失败之前，应先讨论衡量成功与失败的标准。这称为治疗的疗效评估。

活髓保存治疗疗效评估

广泛龋坏或外伤/机械性导致的牙髓暴露，可采用保存活髓及健康牙髓组织的治疗方法，包括：（1）一步法或分步去龋后的间接盖髓；（2）露髓后直接盖髓；（3）感染波及广泛牙髓组织后的部分/全部牙髓切断术。相关研究关于疗效评估的替代方法包括：（1）临床检查正常（牙髓活力冷测正常，无痛，软组织无肿胀、无瘘道，影像学检查根尖周无低密度影，无病理性牙根吸收）；（2）患者对治疗满意；（3）不良事件（疼痛、肿胀、牙隐裂）；（4）拔除患牙[89,136]。

表11-1

活髓保存治疗疗效评估标准	
牙髓病治疗指南：欧洲牙髓病协会共识报告（2006）	乳牙及年轻恒牙牙髓治疗指南（美国儿童牙科协会2014）
1. 牙髓活力测试正常（当可进行检查时） 2. 无疼痛或其他症状 3. 影像学显示牙本质桥形成 4. 影像学显示年轻恒牙牙根持续形成 5. 临床检查及影像学检查均无牙根内吸收或根尖周炎症	1. 牙髓活力正常 2. 无治疗后并发症，如敏感、疼痛、肿胀 3. 牙髓组织愈合，修复性牙本质形成 4. 影像学检查无牙根内外吸收，根尖周无低密度影，无病理性钙化或其他病理性改变 5. 牙根未发育完全的患牙牙根及根尖持续发育

这里没有提供随访制度，但是欧洲牙髓病协会提出的医疗质量指南[61]建议"首次复诊不能超过6个月，之后应规律复诊"。他们还为活髓保存治疗的预后提供了判断标准（表11-1）。

目前，关于活髓保存疗效评估标准的研究存在很大的差异[89,136]，没有一项研究包括所有的标准。综述报道关于影像学检查的频率在不同的研究中也存在很大的差异，有些研究推荐首次复查应在治疗后1个月，此后每3个月复查一次[172,242]。这种复查频率与患者遭受的射线辐射相比，孰轻孰重仍存在争议[66]。因此首次复诊在术后6~12周，此后复诊频率在6~12个月，这种复诊模式似乎更容易让人接受并获得认可。有病例追踪研究显示随访10年后，治疗成功率降低，这说明牙髓炎症及后期失败可能需要漫长的时间。因此得出结论应延长随访时间。

每次复诊都包括一系列病史采集过程，包括患牙周围软组织扪诊是否有压痛、患牙叩诊是否有疼痛、牙髓及根尖周放射线检查、牙髓活力检查等。其中牙髓切断术后的患牙，因剩余牙髓与牙齿表面存在一定距离，所以牙髓活力检测结果的准确性受限。对于接受了盖髓术及牙髓切断术后的患牙，还需要通过影像学检查确认是否有钙化层形成（图11-1）以及在去除盖髓剂后，通过探诊明确其钙化层是否完整。尽管首次复诊建议6周后进行，但是影像学的检查时间可根据情况进行调整。如果检查结果显示未发现完整的牙本质桥形成，则应考虑治疗失败，并进行根管治疗。另外，对于牙根未发育完全的患牙，影像学检查应观察到持续的牙根发育（图11-2）。

非手术根管治疗及再治疗疗效评估

根管治疗可用于预防及治疗根尖周疾病。考虑到根尖周病变发展是细菌（或细菌产物）与宿主之间相互作用后的表现，因此阻止或解决疾病进展取决于阻止或终止这种相互作用。

当牙髓发生不可逆的炎症、坏死或其他更广泛的感染，活髓保存治疗不能解决问题时，需要摘除牙髓以预防根尖周炎的发生。这意味着在治疗程序中无菌操作是最基本的要求。只要治疗过程中通过严格控制，从而有效的、无菌的摘除牙髓组织，技术上的细节似乎没有那么重要。这一观点已被证实，既不考虑临床操作步骤的过程，也能很好地保证根尖周组织的健康（使用传统的影像学检查评价）[153]。

一旦根尖周病变形成，治疗上的挑战将发生变化，因为此时的治疗目的变为去除细菌生物膜，并阻止患牙根尖周的宿主反应。这种治疗难度随着根尖周病变的范围增大而增大，而这主要与感染的多样性相

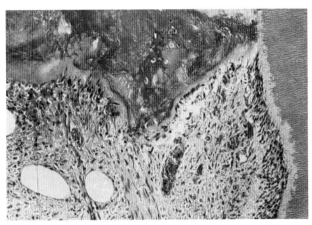

图11-1 牙髓切断术术后组织学观察可见完整牙本质桥形成。

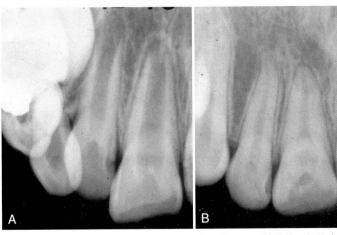

图11-2 11及12牙根未发育完成（A），在牙髓切断术术后显示持续的牙根发育完成过程（B）。

关。现已有很多治疗方法（方案）用于达成治疗目的。根管治疗后根尖周组织的愈合过程目前尚不清楚。虽然如此，理想的愈合会诱导组织再生及根尖止点周围牙骨质的形成，这将根管系统与根尖周组织隔断（图11-3）；但这并不是必然发生的。感染去除的

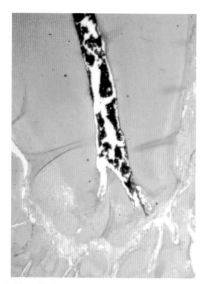

图11-3　低倍显微镜下可见使用Sealpex（黑色代表剩余的Sealpex和根管充填材料）后牙骨质形成。（由Prof. M. Tagger 提供）

不完全可减少但不能彻底消除根尖周炎症的反应，而这种情况实际上是普遍存在的[147]。这意味着根管治疗结束后根尖周残留感染物质是常见的表现，这使得残留感染物质、根充材料、宿主防御之间持续相互作用，并决定最终的治疗疗效。

在根管治疗期间，可以通过细菌培养方法作为化学机械清理作用的评价方法，然而这种方法在实施过程中会因各种原因而无法应用[139]。根管治疗术后组织愈合的评价标准为无临床症状以及无持续的根尖周病变[17-18]。然而治疗成功（需结合无临床症状表现）应定义为根尖周病变愈合，因为治疗的目的在于解决根尖周病变（图11-4）[152]。临床评估治疗的疗效是基于无感染和炎症表现，例如患牙叩诊无疼痛、扪诊相关软组织无压痛、无肿痛、无窦道，影像学检查显示根尖区病变面积减小（需观察足够时间），根周膜间隙完整且正常。但是大多数根尖周病变的愈合需要1年，甚至需要4年或更久[229]。

无临床症状和表现，但影像学检查显示根尖周持续的低密度影可能表明根尖区发生了纤维愈合（图11-5）或持续的慢性炎症或感染。只有急性发作可以推断为慢性炎症或感染所致，而纤维愈合则会一直无症状。

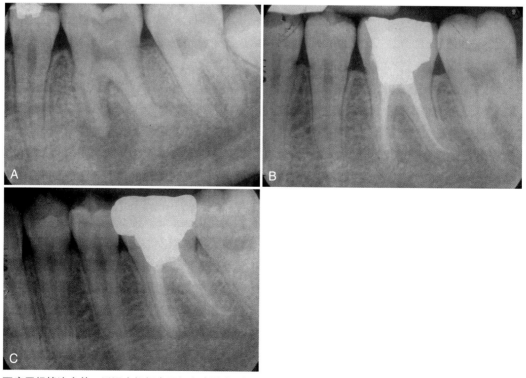

图11-4　左下磨牙根管治疗前，近远中根根尖周低密度影（A），近中根因根充材料超填导致愈合延期（B），超填材料吸收后根尖周病变接近愈合（C）。

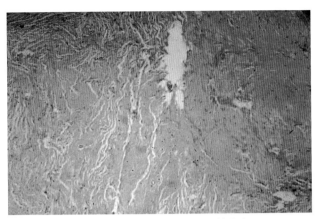

图11-5　组织学显示根尖周纤维性愈合。

使用寿命评价包括根充材料或根管治疗的寿命[118,228,236]以及患牙保存或使用的寿命[111,149,190]。患牙功能性保留是Friedman于2004年[69]提出的，它是指患牙在影像学检查下可见病变，但无临床症状。这里所述患牙的功能性应包括使用功能，即有些患者主诉患牙虽然无感染或炎症表现，但自觉患牙脆弱，所以无法使用患牙。

现代对于健康的定义，广义上应包括心理健康等多方面[116]。用于评价的方法已应用于全科医学，并逐渐开始应用于牙医学，如口腔健康相关生命质量评价工具（Oral Health Related Quality of Life instrument）[55,87,115]。目前还没有评价牙髓病相关的工具，现阶段的研究主要集中于口腔健康影响量表（Oral Health Impact Profile，OHIP）的相关内容。

根管治疗后根尖周的情况传统上由常规的2D X线片评价。这种2D放射影像用于评估治疗疗效有一定的局限性，但放射剂量小，尤其是对口腔后部的放射剂量[98]。数字影像技术[80]的发展使得放射影像可进行后期处理，包括数字减影[50,158,243,259]、密度值分析[156]、灰度值校正[32]、亮度及对比度调整[75]。然而，上述所有的方法都不能精确地描述或定量根尖周牙槽骨吸收的现状或进展程度。

锥形束CT（CBCT）是一种新型的3D成像技术，只需要传统CT有效剂量的8%[119]，同时解决了组织放射断层的叠加问题。有研究显示，对根管治疗后180天的实验犬分别使用根尖片及CBCT进行成像，使用组织学检测方法作为标准，检测根尖周炎的发生情况[44]。与2D影像相比，CBCT对检测小范围的骨吸收更精确，具有统计学差异[44,174]。其他一些研究，包括在实验猪[226]和人颌骨上[165,221]模拟骨缺损等，同样显示出CBCT的精确度更高。尽管使用传统的2D成像技术评价临床疗效的数据准确性遭到质疑，但也不推荐将CBCT作为常规的检查方式，因为它的放射剂量相对较高[5,91]。使用CBCT可以更精确地检测根尖周组织的愈合情况[114,167]，这可能得到愈合率降低、愈合时间延长等结果。

一些研究认为，治疗的成功应包括影像学检查和临床检查均达到满意效果[69]。同时提出存在一小部分患者尽管影像学检查根尖周病变完全愈合，但仍然有持续的临床症状[176]。有研究将是否包含临床检查进行比较，发现两者之间显示的成功率并无差异[93]或差异很小（1%）[150]。

Strindberg等[229]提出的通过影像检查和临床症状对牙髓病治疗的成功与失败进行评估已得到广泛的认可（表11-2）。Friedman和Mor[69]认为应该用愈合状态、愈合中状态、疾病状态评价，而不是成功和失败，因为后者容易给患者带来困惑。由Strindberg提出[229]"愈合"等同于"成功"，而由Bender等[17,18]提出的"愈合中"也应等同于"成功"（表11-2）。

根尖周病变的愈合时间长，加之远期随访率降低，这要求为完全愈合或部分愈合（病变区减小）设定一个阈值，用于完全愈合的标准被描述为"绝对的（strict）"[152]或"严格的（stringent）"[69]，而用于部分愈合（病变区减小）的标准被描述为"大致的（loose）"[152]或"缓解的（lenient）"[69]。采用这两个阈值的频率在以前的研究中是相似的；使用"绝对的（strict）"标准的预期成功率将低于使用"大致的（loose）"标准的预期成功率。文献发现差异在4%～48%之间[153]。

根尖周指数（periapical index，PAI）包括5个分级，用于评价根尖周的状态，并应用于一些研究中[157,159]。然而，这些研究只记录了临床因素平均分级的增加或减少，以及成功病例的比例，并不包括对研究数据的直接比较，而只是记录传统的二分法结果。其他一些使用该指数的研究将数据分为"健康"（PAI 1或2）或"患病"（PAI 3～5）两类[160]，从而使数据能更直接地与传统的二分法结果，即成功或失败进行比较。在这一系统中，假定PAI指数为2是代表牙周膜增宽，那么它能够有效地界定"大致的（loose）"的阈值。一项对14例表现为根周膜增宽（PAI分数2）的病例进行长达10年的纵向随访研究[86]显示，只有一小部分病例（28%，4/14）的远期预后不佳。

表11–2

根尖状态的评价标准		
Strindberg（1956）	Bender等（1966，a和b）	Friedman和Mor（2004）
成功	成功	愈合
临床表现：无症状 影像学检查：根周膜的外形、宽度及结构正常 或 根周膜增宽主要表现在超填材料周围	临床表现：无疼痛和肿胀；瘘管消失；没有丧失功能；无组织破坏 影像学检查：根尖周低密度影在6个月至2年的随访期内缩小或保持不变	临床表现：正常； 影像学检查：正常
失败		疾病状态
临床：存在症状 影像学检查：根尖周低密度影范围减小 或 根尖周低密度影范围无变化 或 出现了新的根尖周低密度影 或 根尖周低密度影范围增大		出现根尖周低密度影 或 根尖周低密度影范围保持不变 （即使没有临床症状） 或 有临床症状（即使影像学检查为正常）
不确定		愈合中状态
影像学检查：投照技术不满意的影像学检查结果，且因特定原因无法重复投照 或 患牙在3年随访期内因其他牙根的治疗失败而拔除		临床表现：正常 影像学检查：根尖周低密度影范围减小

根尖手术疗效评估

对于小部分根尖周炎患者，非手术根管治疗会失败，因为根管治疗可能无法达到感染区或去除感染的病因（如根裂或牙周来源导致的根尖感染）。由于病因是微生物的持续存在，那么感染就会在根尖区定植［定植于根尖区根管系统（图11–6）、牙本质小管（图11–7）或根尖周组织中（图11–8）］。在这种情况下，需要通过手术到达根尖区并配合非手术方法去除上述根尖区的微生物（图11–7）。

根尖手术成功的评价标准与非手术根管治疗相同，也是通过临床检查及影像学检查评定。然而，影像学检查对于治疗成功的评定标准不同于根管治疗[140,186]（表11–3；图11–9～图11–11）。另外，附着丧失导致的龈缘退缩也是评价根尖手术疗效的标准。

评估术后愈合或术后未愈合应考虑的变量及其所涉及的参数现已讨论完成，接下来将讨论不同的牙髓病治疗方法所预期的治疗疗效。

活髓保存治疗疗效评估

本章讨论的活髓保存治疗包括露髓风险高的深大龋坏、龋或外伤致露髓的活髓保存治疗方法。

间接盖髓术（一步法对比分步法）

治疗深大龋坏最保守的方法是通过一步法或分步法去龋后进行间接盖髓。分步去龋法即首先去除部分龋坏组织以减少牙髓暴露风险，且普遍认为这种方法治疗的患牙预后较差。有3项随机对照试验对一步法和分步法在恒牙深龋的临床疗效中进行了比较。研究发现分步去龋法对比一步法可减小牙髓暴露风险，并获得较高的长期临床成功率[19,113]（表11–4）。然而Maltz等[121,122]却得出了相反的结论，他们发现，对于没有按照复诊时间进行治疗的患者，分步法的长期治疗成功率更低。使用卫生经济学模型分析1位15岁患者磨牙深龋的治疗时，在考虑成本效益方面，一步法去龋可以获得更低的长期费用以及更久的患牙保存及活髓状态[200]。

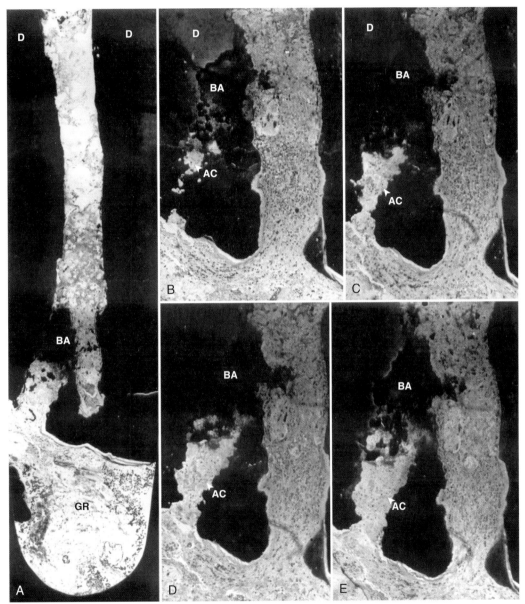

图11-6 纵切面可见手术切除的根尖部位治疗后仍存在根尖病变（GR）。可见根管内存在细菌聚集（BA）。B～E为连续切片，从截面A未见根管到截面B出现根管，再由C～E根管逐渐变粗（AC）。可见根管内细菌聚集。放大倍数：A：×52；B～E：×62。（摘自Nair PN, Sjogren U, Krey G, Sundqvist G: Therapy-resistant foreign body giant cell granuloma at the periapex of a root-filled human tooth, *J Endod* 16:589, 1990）

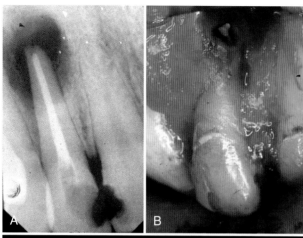

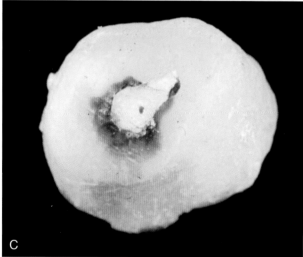

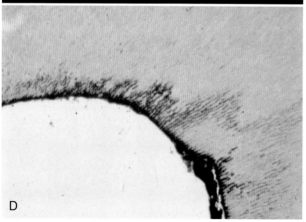

图11-7　A，影像学检查可见根充恰填。B，图A中患牙经根尖手术术中切除根尖后，发现根尖区牙本质深染。C，手术切除的根尖，其牙本质深染，表示存在感染。D，组织学检查显示图C中的根尖区牙本质小管存在细菌感染（S）。

表11-3

根尖手术后根尖愈合分类
Rud等（1972）和Molven等（1987）
完全愈合
重建的根周膜宽度应具有
宽度正常，且根尖区有硬骨板包绕 根尖区根周膜稍增宽，但宽度不超过正常牙根周膜宽度的2倍 根充物周围硬骨板小范围破坏（小于1mm）
牙槽骨完全愈合应具有
根尖区骨密度与周围未受影响的骨组织密度可能不同 根尖区无低密度影
不完全愈合（瘢痕组织）
低密度影面积减小或其他愈合趋势包括
低密度影中存在可识别的骨结构 边界不规则的低密度影周围有密质骨包绕 围绕根尖区的低密度影范围不对称 低密度影与牙周膜之间的连接存在角度
牙槽骨中存在瘢痕组织并有上述表现
预后不确定
低密度影面积减小并有如下表现
宽度宽于根周膜2倍以上 边界有类似硬骨板样骨结构形成 圆形或半圆形边界 根尖区沿根周膜形成对称的漏斗样结构 骨腔中形成可识别的骨结构 硬骨板冠方低密度影范围呈"领圈样"增宽
不满意预后（失败）
低密度影范围扩大或未变 术后4年仍为"不确定预后"则可视为失败病例[186]

　　对表11-4中所列研究数据[19,20,65,81,89,113,120-122,141]进行Meta分析结果表明，对于间接盖髓治疗，采用一步法的加权合并成功率［81.7%；95%可信区间（CI）：72.7%，90.6%］与分步法（81.9%；95%CI：72.1%，91.7%）（图11-12和图11-13）基本一致（表11-4）。

　　许多研究中常用氢氧化钙水门汀作为盖髓的洞衬材料，且常用氧化锌丁香油水门汀作为垫底材料。近期，树脂改良的玻璃离子也常用于洞衬材料，但是洞衬材料的不同种类对预后的影响并无区别（表11-4）。患者的年龄、治疗前有疼痛史，以及去腐过程中露髓是导致较差预后的主要因素，且差异具有统计学意义[19]。

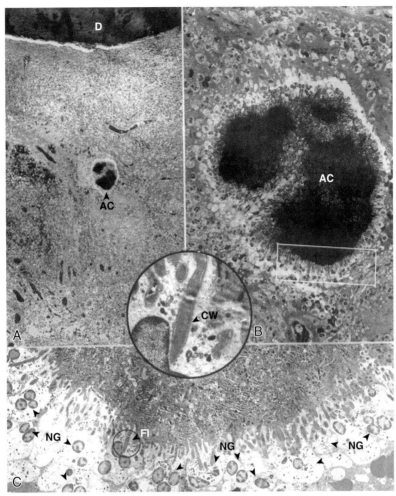

图11-8 患牙根尖肉芽肿中可见放线菌。图B可见菌落（图B中的AC）。图C为图B中的长方形区域放大后，可见菌落四周针样菌丝区外围包绕数层中性粒细胞（NG），有些中性粒细胞中可见细菌。将其中一个菌丝（FI）放大后，可见典型革兰阳性染色（CW）。D：牙本质。放大倍数：A：×60；B：×430；C：×1680；插图：×6700。（摘自Nair PR,Schroeder H:Periapical actinomycosis, *J Endod* 10:567,1984）

直接盖髓术

直接盖髓术适用于患牙因龋坏去龋或外伤导致的牙髓暴露。涉及直接盖髓术临床预后的研究多集中于恒牙，并排除不可复性牙髓炎或根尖周炎症状（表11-5）。有研究报道，生理盐水、次氯酸钠、氯己定均可用于暴露牙髓的冲洗，并有助于止血。氢氧化钙糊剂及三氧化矿物聚合物（MTA）是常用的盖髓材料（表11-5）。

一项Meta分析（表11-5）显示，直接盖髓术治疗成功率经加权后可达70.1%（95%CI：59.9%，80.2%）（图11-14）。患者的年龄、性别、牙位、露髓类型、面积、位置、修复体类型、面积、质量等因素对治疗成功率没有明显影响。而对于牙根发育成熟与否

的患牙，尽管在独立的研究中并未见到直接盖髓术对其存在影响的相关报道，但是从其他一些研究中通过合并数据可间接得出，牙根未发育完全的患牙可获得更好的预后，且差异具有统计学意义。

盖髓剂的种类是另外一个有意义的影响因素[90,197,207]，有随机对照试验[90]及系统综述[1]报道，MTA比氢氧化钙的治疗效果好。

牙髓切断术

早期对于部分牙髓切断（主要针对冠髓部分的不同程度切除）的研究均为外伤导致的露髓；而近期的研究还包括了龋坏导致的牙髓暴露，但应排除以下症状的患牙：自发痛、剧烈的疼痛或根尖周病变（表

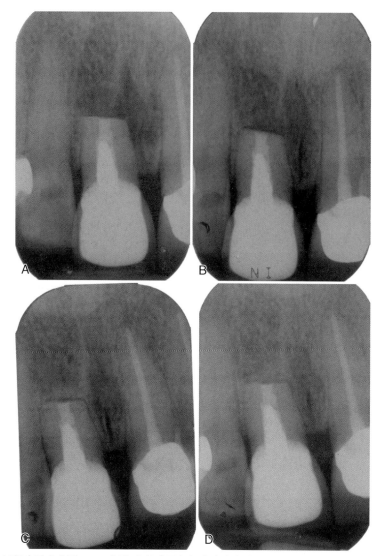

图11-9　A，11根尖手术术后。B，术后1年根尖周组织未完全愈合。C、D，术后3～4年根尖周组织完全愈合。

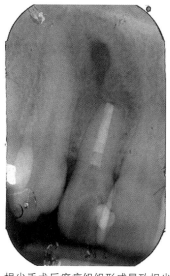

图11-10　根尖手术后瘢痕组织形成导致根尖周组织未完全愈合。

11-6）。另外，全部牙髓切断（完全切除冠髓，仅保留根髓）仅在一些龋坏导致露髓的研究中有报道（表11-7）。使用生理盐水冲洗有助于止血，氢氧化钙及近期使用的MTA是常用的盖髓材料（表11-6）。

有Meta分析报道（表11-6[10-11,19,40,71,125,131,177]和表11-7[6,30-31,52,58,126,187,192,235,251,255]），部分牙髓切断术的加权合并成功率为79.3%（95%CI：66.7%，91.8%）（图11-15），全部牙髓切断术的加权合并成功率为82.4%（95%CI：69.3%，95.4%）（图11-16）。目前，对于牙髓切断术的预后影响因素只有关于盖髓材料的相关研究。有随机对照试验证实，对于部分[177]及全部[58]牙髓切断的患牙，MTA和氢氧化钙的效果相似。

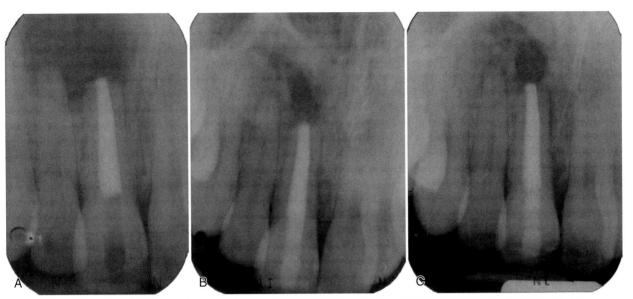

图11-11 图为不确定性愈合方式。A，21根尖手术后即刻影像学表现。B，2年后影像学表现。C，3年后影像学表现。

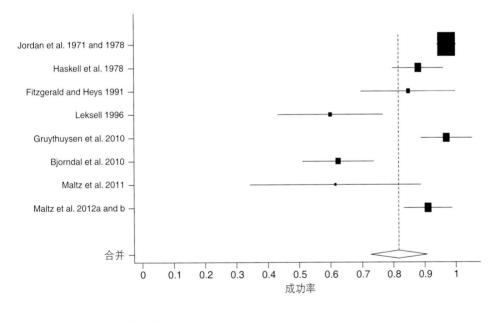

图11-12 森林图显示一步法间接盖髓术术后的相关研究及加权合并成功率。

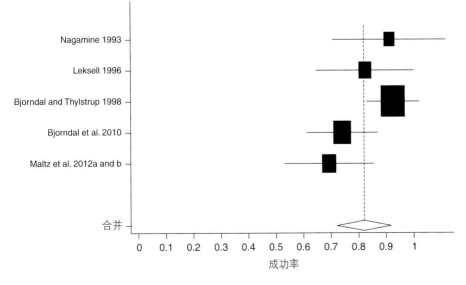

图11-13 森林图显示分步法间接盖髓术术后的相关研究及加权合并成功率。

表11-4

临床及影像学评估恒牙间接盖髓治疗疗效相关研究

研究者	研究设计	间接盖髓类型	患牙数量（颗）	成功率（%）	年龄（岁）	治疗前患牙情况	盖髓材料	成功评价标准	治疗后观察期	备注
More, 1967	病例分析	分步法	8	8（100%）	11~18	龋坏，活髓，根尖病变	初诊：ZOE；复诊：CH/Amal	活髓，无症状，未破坏的PDL	6~36个月	
Jordan等,1971（Hayashi等，2011）和1978	病例分析	一步法	243	236（97.1%）	8~37	深龋无牙髓炎症	CH,CH+Cresatin,或ZOE/ZOE+银汞合金	活髓，无症状，未破坏的PDL	未提供	24颗患牙随访11年，其中11颗保持活髓且未发现疾病相关证据
Sawusch,1982（Hayashi等，2011）	CCT	分步法	48	48（100%）	14岁或更小年龄	深龋无牙髓炎症	CH（Dyca和改良Dycal）/ZOE或ZnPO$_4$	临床	6个月	
Fitzgerald和Heys, 1991	病例分析	一步法	46	39（84.8%）	20~60	深龋，活髓	CH（Dycal Life）	无临床症状	1年	CH品牌之间对治疗效果没有统计学差异
Nagamine, 1993（in Hayashi等, 2011）	CCT	分步法	23	21（91.3%）	17~46	深龋无牙髓炎症	聚羧酸锌水门汀添加单宁氟和水硬性暂封材料（GIC）	活髓	3个月	
Leksell, 1996	RCT	分步法	57	47（82.5%）	6~16	未提供	CH/ZOE和CH/GIC	无临床症状，未破坏的PDL	1~11年（平均43个月）	47/57未露髓；CH垫底期间无统计学差异 42/70未露髓
		一步法	70	42（60.0%）						

续表

临床及影像学评估恒牙间接盖髓治疗疗效相关研究

研究者	研究设计	间接盖髓类型	患牙数量（颗）	成功率（%）	年龄（岁）	治疗前患牙情况	盖髓材料	成功评价标准	治疗后观察期	备注
Bjorndal和Thylstrup,1998	病例分析	分步法	94	87（92.6%）	未提供	深龋	CH/暂封材料	无露髓孔，无临床症状	1年	88/94未露髓
Bjorndal等2010	RCT	分步法 一步法	143 149	106（74.1%） 93（62.4%）	29（25～38）	深龋仅有激发痛，活髓	CH/GIC	活髓，未破坏的PDL	1年	分步法优于一步法；术前有疼痛及老年患者治疗成功率降低
Gruythuysen等2010	病例分析	一步法	34	33（97.1%）	最大年龄18	龋坏（>2/3），无自发痛，持续痛，无根尖病变	GIC	活髓，无临床症状，未破坏的PDL，无牙体吸收	3年	
Maltz等2011	病例分析	一步法	26	16（61.5%）		活髓，深龋	CH/ZOE，然后树脂	活髓	10年	
Maltz等,2012 RCT（多中心）（a和b）	RCT（多中心）	一步法 分步法	112 101	111（18个月）102（91.7%）（3年） 87（18个月）70（69.3%）（3年）	≥6	活髓，龋坏（>1/2），无自发痛，持续痛，无根尖病变	GIC/银汞合金或树脂 CH/ZOE然后GIC/银汞合金或树脂	活髓，未破坏的PDL 活髓，未破坏的PDL	18个月，3年（临床及放射线评估）	在不考虑治疗后观察期情况下，间接盖髓比分步法成功率高，且具有统计学差异；分步法成功率较低归因于患者未能按时复诊时完成治疗

表11-5　恒牙直接盖髓术后临床影像学疗效相关研究

研究者	研究设计	患牙数量（颗）	成功率（%）	年龄（岁）	治疗前患者情况	止血方法	盖髓材料	垫底及充填材料	成功评价标准	治疗后观察期	备注
Weiss，1966	病例追踪	160	141（88.0%）	16~67	未提供	未提供	CH+甲基丙烯酸乙酯	ZOE	活髓，无症状，完整的PDL	3年	
Shovelton等，1971	随机对照试验	154（一步法）53（两步法）	115（74.7%）33（64.7%）	15~44	龋坏、外伤露髓，活髓，无症状，磨牙或前磨牙	生理盐水	皮质类固醇+抗生素，甘油丙二酸+抗生素，ZOE或CH	ZOE/银汞合金	活髓，无症状，完整的PDL	24个月	盖髓剂种类对治疗成功率没有显著影响
Haskell等，1978	病例追踪	133	117（88.0%）	8~74	龋坏露髓，无症状	未提供	CH或青霉素	ZOE	活髓，无症状，完整的PDL	大于5年	5~22年的成功率不受年龄及牙类型影响
Gillien和Schuman，1985	病例追踪	17	13（76.4%）	6~9	龋坏露髓	未提供	CH	垫底材料提供/银汞合金或全冠修复	无症状，完整的PDL	6~12个月	
Horsted等，1985	病例追踪	510	485（95.1%）	未提供	备洞或去龋露髓，无根尖周炎症，无疼痛	2%氯胺	CH	ZOE	活髓，无症状，完整的PDL	5年	牙髓暴露类型及牙类型对治疗成功率没有显著影响，年龄大者治疗成功率降低

续表

恒牙直接盖髓术后临床/影像学疗效相关研究

研究者	研究设计	患牙数量（颗）	成功率（%）	年龄（岁）	治疗前患者情况	止血方法	盖髓材料	垫底及充填材料	成功评价标准	治疗后观察期	备注
Fitzgerald和Heys,1991	病例追踪	8	6（75.0%）	20~60	活髓，去龋露髓	无菌棉球	CH	$ZnPO_4$/银汞合金或复合物	无症状	12个月	CH的品牌无显著影响
Matsuo等,1996	病例追踪	44	36（81.2%）	20~69	龋坏露髓，无剧烈疼痛	10% NaClO 和 3% H_2O_2	CH	ZOE/GIC	活髓，无症状，完整的PDL	3年	
Santucci,1999	病例追踪	29	15（51.7%）	未提供	龋或去龋露髓，对冷或甜敏感，无疼痛，无根尖周病变	未提供	CH	复合体或铸造金属修复体	无症状	4.5年	
Barthel等,2000	病例追踪	123	29（23.6%）	10~70	龋坏露髓	3% H_2O_2	CH/$ZnPO_4$ 或其他材料	未提供	活髓，无症状，完整的PDL	5~10年	年龄、牙齿类型、牙髓暴露位置无显著影响，即刻进行永久修复可显著提高成功率
Farsi等,2006	病例追踪	30	28（93.3%）	9~12	深龋，潜在露髓，可复性牙髓炎，完整的PDL	生理盐水	MTA	ZOE/复合物	活髓，无症状，完整的PDL	2年	
Bogen等,2008	病例追踪	49	48（98.0%）	7~45	龋坏露髓（0.25~2.5mm），可复性牙髓炎	5.25/6% NaClO	MTA	复合物	牙本质桥，无症状，完整的PDL，牙根持续发育	1~9年	
Bjorndal等,2010	随机对照试验	22	7（31.8%）	25~38	去龋露髓，仅有激发痛，活髓	生理盐水	CH	GIC	活髓，完整的PDL	1年	

续表

恒牙直接盖髓术后临床/影像学疗效相关研究

研究者	研究设计	患牙数量（颗）	成功率（%）	年龄（岁）	治疗前患者情况	止血方法	盖髓材料	垫底及充填材料	成功评价标准	治疗后观察期	备注
Mente等，2010	病例报告	122	86（70.5%）	8~78	龋或机械露髓	0.12% CHX	MTA或CH	GIC/复合物或冠	活髓，无影像学显示的根尖周病变	12~18个月	使用MTA作为盖髓剂并即刻进行永久修复时成功率更高；年龄、性别、牙位、牙类型、修复体的类型、体积、质量对治疗没有显著影响。
Miles等，2010	病例报告	51	23（45.1%）	21~85	去龋露髓	2.5% NaClO	MTA	GIC/复合物或银汞合金	活髓，无症状，完整的PDL	12~27个月	
Hilton等，2013	随机对照试验	126 / 144	81（64.3%）/ 116（80.6%）	9~90 / 8~89	龋，外伤，机械露髓	5.25% NaClO	CH / MTA	GIC	活髓，完整的PDL，无内外吸收，不需要拔除或根管治疗	2年	使用MTA与CH相比，成功率差异有统计学差异，MTA更高；患者、牙医、牙齿、牙髓暴露及盖髓特点对预后没有显著影响

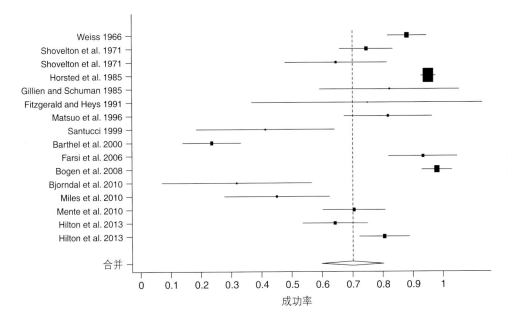

图11-14 森林图显示直接盖髓术术后的相关研究及加权合并成功率。

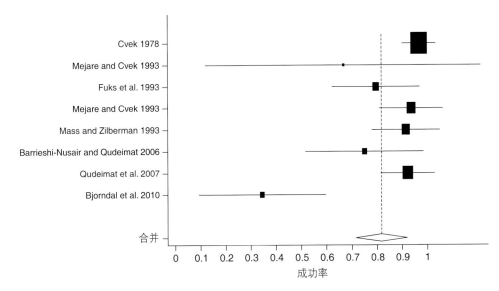

图11-15 森林图显示部分活髓切断术术后的相关研究及加权合并成功率。

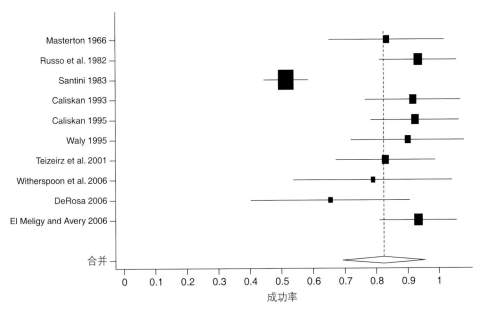

图11-16 森林图显示全部冠髓切断术术后的相关研究及加权合并成功率。

表11-6

恒牙部分活髓切断术后临床-影像学疗效相关研究

研究者	患牙数量（颗）	成功率	年龄	治疗前患者情况	穿髓孔大小	止血方法	盖髓材料	垫底及充填材料	成功评价标准	治疗后观察期	备注
Cvek, 1978	60	58（96.7%）	未提供	外伤露髓，活髓，露髓点有出血	0.5~4mm	生理盐水	第一次就诊：未放置CH；第二次就诊：放置CH	第一次就诊：ZOE；第二次就诊：复合物	EPT，无症状，完整的PDL，牙根持续发育，硬组织屏障	14~60个月	穿髓孔大小、牙髓暴露时间、牙根发育程度不影响治疗预后
Baratieri 等，1989	26	26（100%）	12~44	龋或去龋露髓，牙髓组织露髓但未变性	未提供	氢氧化钙溶液	CH粉末，然后覆盖较硬的CH水门汀	氧化锌水门汀	无症状/活髓	1~2年	
Fuks等，1993	44	35（79.5%）	未提供	外伤露髓，活髓，露髓点有出血	未提供	生理盐水	CH	ZOE	无症状，牙本质桥形成，牙根发育，活髓	0.5~4年	
Mass和Zilberman，1993	35	32（91.4%）	7.5~25	磨牙，深龋，无症状，根尖无病变	直径<1~2mm，深度<2~3mm	生理盐水	CH	ZOE/银承合金或全冠	无症状，完整的PDL，牙根发育	1~2年	

续表

恒牙部分活髓切断术后临床/影像学疗效相关研究

研究者	患牙数量（颗）	成功率	年龄	治疗前患者情况	穿髓孔大小	止血方法	盖髓材料	垫底及充填材料	成功评价标准	治疗后观察期	备注
Mejare和Cvek, 1993	31（两步法） 6（一步法）	29（93.5%） 4（66.7%）	未提供	龋露髓, 无症状, 根尖无病变	未提供	生理盐水	CH	ZOE	无症状, 完整的PDL, 牙根发育	24~140个月	
Barrieshi-Nusair和Qudeimat, 2006	28	21（75.0%）	7.2~13.1	龋露髓, 磨牙, 可复性牙髓炎, 无根尖病变	深度 2~4mm	生理盐水	MTA	GIC/银汞合金或全冠	活髓, 无症状, 完整的PCL, 牙根发育	1~2年	
Qudeimat等,2007*	23 28	21（91.3%） 26（92.9%）	6.8~13.3	龋露髓, 磨牙	深度 2~4mm		CH MTA	GIC/银汞合金或全冠	无症状, 完整的PDL, 牙根发育	24.5~45.6个月	CH和MTA组间无统计学差异
Bjorndal等,2010*	29	10（34.5%）	25~38	深龋, 仅有激发痛, 活髓, 去龋时露髓	未提供	生理盐水	CH	GIC	活髓, 完整的PDL	1年	

注: 除标记*外, 其余研究均为病例追踪研究。
Qudeimat等（2007）是一项比较氢氧化钙和MTA作为盖髓剂的随机对照试验研究。
Bjørndal等（2010）是一项比较一步法和分步法对于治疗牙髓暴露患牙的随机对照试验研究, 以及比较直接盖髓术和活髓切断术对治疗去龋过程中牙髓暴露的随机对照试验研究。

表11-7

恒牙全冠切断术后临床/影像学疗效相关研究

研究者	患牙数量（颗）	成功率	年龄（岁）	治疗前患者情况	止血方法	盖髓材料	垫底及充填材料	成功评价标准	治疗后观察期	备注
Masterson, 1966	30	25（83.3%）	6~39	未提供	未提供	CH	未提供	活髓，无症状	1~70个月	
Russo 等 1982	30	28（93.3%）	9~28	龋坏露髓，无根尖病变	未提供	CH	未提供	完整的PDL	8周	
Santini, 1983	373	192（51.4%）	未提供	龋坏露髓或接近露髓，有症状	棉球	CH或CH+Ledermix	ZOE	活髓，牙本质桥，无症状	6个月	性别和用药对治疗无显著影响，年龄小于7.5岁预后较差
Caliskan 1993	24	22（91.7%）	10~12	增生性牙髓炎	生理盐水	CH	ZOE合金或复合体	活髓，牙本质桥，完整的PDL	1~4年	
Caliskan 1995	26	24（92.3%）	10~24	龋坏露髓，无症状，有根尖病变	生理盐水	CH	ZOE	无症状，牙本质桥，牙根持续发育，活髓	16~72个月	
Waly, 1995	20	18（90.0%）		龋坏露髓，磨牙	未提供	CH-戊二醛CH	未提供	未提供	5年	
Teizeira 等 2001	41	34（82.9%）	6~16	深龋或牙髓已暴露，有或无根尖病变	未提供	CH	GIC	活髓，无症状，牙本质桥，完整的PDL	24~32周	
DeRosa 2006	26	17（65.4%）		未提供	未提供	CH	银汞合金	无症状	14~88个月	
El Meligy和Avery, 2006	15 / 15	13（86.7%） / 15（100%）	6~12	龋坏或创伤患牙，根尖未发育完成，无根尖周病变	生理盐水	CH / MTA	ZOE/银汞合金或复合体	无症状，完整的PDL，无内外吸收，牙根持续发育	1年	
Witherspoon 等,2006	19	15（79.0%）	7~16	龋或外伤露髓，不可复性牙髓炎	6% NaClO	MTA	未提供	活髓，无症状，完整的PDL，牙根持续发育	1年	
Asgary 和 Ehsani, 2009	12	12（100%）	14~62	龋坏，不可复性牙髓炎	生理盐水	NEC	永久材料	无症状，完整的PDL	13~20个月	

注：除El Meligy和Avery（2006）的研究为随机对照试验，研究比较盖髓材料氢氧化钙和MTA之外，其余均为病例追踪研究。

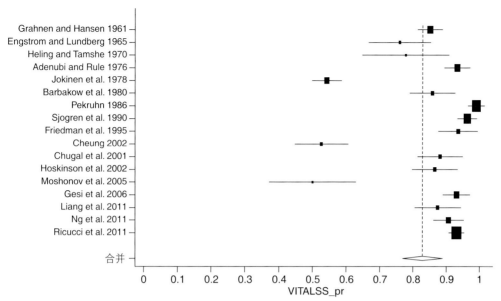

图11-17 森林图显示活髓牙经根管治疗后根尖周组织持续保持健康状态的合并及相关研究成功率（合并成功率=0.83；95%CI：0.77，0.89）。

活髓保存治疗预后影响因素总结

总之，在相关指南标准的要求下进行活髓保存治疗，对健康牙髓因龋坏、机械或外伤导致露髓的冠部进行最佳的封闭，有望获得较为成功的长期预后。

影响活髓保存治疗预后的主要因素包括治疗前牙髓状态，充分去除感染的软硬组织，谨慎的手术操作以避免损伤剩余组织，以及避免永久修复后的微渗漏。评估剩余牙髓的健康状态比较困难，因为这是一种主观评估，且需要对牙髓状态的诊断有一定的经验。露髓孔处牙髓的出血量与术前的临床症状和表现相比，更有助于判断牙髓状态。牙髓持续出血超过10分钟，甚至使用次氯酸钠冲洗都不能止血，这可能表明剩余牙髓组织存在严重感染，可能更适合采用全部牙髓切断术。去除感染组织具有主观性，但可通过各种染色剂协助治疗。最后一个影响因素依赖于选择正确的修复材料以及适当的操作以避免微渗漏。

其他一些因素，例如患者年龄、健康状态、穿髓孔大小及性质（龋源性或外伤源性）以及穿髓孔暴露于口腔环境的时间（不超过48小时）对于活髓保存治疗预后的影响并不明显。

非手术根管治疗疗效评估

与牙髓病学中其他研究领域相比，非手术根管治疗的相关研究数量更多、范围更广，尽管研究水平及范围没有达到最高的水平，但已获得较深入的研究结果。

一篇系统综述及Meta分析关于影响恒牙根管治疗疗效因素的报道显示：活髓切断术术后平均成功率为83%（图11-17），而根管治疗术对感染涉及根尖周组织的成功率则降低至72%（图11-18）。

根管治疗后影响根尖周组织健康或愈合的相关因素

根管治疗后影响根尖周健康或根尖周病变愈合的因素大致可分为患者因素（如患者年龄、性别、全身健康状况、患牙解剖因素、术前牙髓和根尖周状况等）、治疗因素（医生经验、根管预备、冲洗、根管封药、细菌培养、根管充填），以及修复因素。有些因素对治疗成功率有着重大影响，而有些因素的影响可忽略不计。患者因素中关于疾病本质方面（根尖周情况）对于治疗成功率的影响最大。治疗因素中除了根管治疗中对根尖止点的把控外，其余多数治疗因素对治疗成功率的影响较小。另外，术后修复体的质量对于治疗的预后也有较大影响。

患者因素

患者年龄和性别对预后没有显著影响，但一些特殊的健康状况（如糖尿病[54,67]、免疫缺陷[123]）却显著影响预后。由患者总体健康状况决定的宿主免疫应答效应对预后影响的证据还不充分。近期有研究表明，通过测定基因的多态性发现，宿主免疫应答对根尖周组织的愈合有影响[142,183,212-213]（表11-8）。在一项前

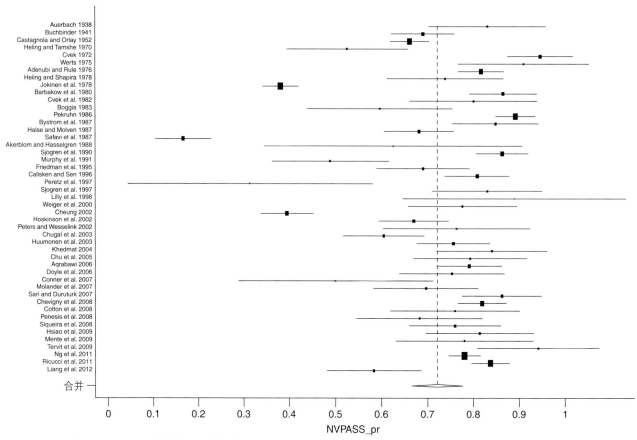

图11-18　森林图显示死髓牙及影像学显示的根尖周低密度影患牙经根管治疗后根尖周组织愈合的合并及相关研究成功率（合并成功率=0.72；95%CI：0.67，0.78）。

表11-8

SNPs与根尖周组织愈合相关的基因研究

研究者	基因功能	基因	结果
Siqueira等，2009	Interleukin 1 Fcγreceptor	IL-1α，IL-1β FcγRIIa，FcγRIIIb	无统计学差异 有统计学差异
Morsani等，2011	Interleukin	IL-1β	有统计学差异
Siqueira等，2011	Fcγreceptor	FcγRIIIa	无统计学差异
Rôças等，2014	Pattern recognition receptors	CD14，TLR4	无统计学差异

瞻性研究中，宿主免疫应答对维持根尖周组织健康或根尖周组织愈合有重要的作用，且差异具有统计学意义[150]。

过去普遍认为单根牙因其较简单的解剖结构从而可获得更好的预后，现已被证实有误。综合考虑多种复杂的因素，如患牙存在根尖周炎症，则牙位对于治疗成功率的影响并不显著。这个结果看上去有些违反直觉，但可通过逻辑推理来解释，即根尖区根管解剖结构的复杂性与其他复杂因素例如根管数量或根管弯曲程度相比，更占主导地位。

根尖周病变的存在及其大小可能是影响根尖周组织健康及愈合的不利因素；因此在分析其他影响因素前应考虑根尖周病变情况。当存在根尖周病变时，治疗的成功率会发生较大变化，这与根尖区根管解剖结构中感染的建立相关。这可能表明，一旦根尖区复杂的根管结构发生感染，就很难将感染清除。根尖周病变范围较大则预后较差，这可以通过生物学角度解释：随着根尖周病变范围的增大，细菌的多样性（细菌的种类及数量）也变得更复杂[230]。在根管治疗前，牙髓病的感染致病菌持续存在于根管内[27]。随着根管内处于长时间的感染状态，使得细菌侵入牙本质小管和复杂的根管系统内[206]，从而降低了机械和化学方法去除感染的效率，这可能导致更大范围的根尖周病变。大范围的根尖周病变还可发生囊性变[145]。最终，宿主的免疫反应也可起到一定的作用，但是对于较大病变范围中残留的细菌，宿主的免疫反应较弱[147]。当然这种推断还需要进行更具体、更深入的生物学研究，以发现宿主、细菌感染和治疗之间相互作用的本质。

其他大多数对于术前影响因素（疼痛、叩痛、软组织扪诊疼痛、软组织肿胀或伴随瘘管、牙髓源性牙周探诊深袋、牙根吸收）的研究实际上都是根尖周病的不同临床表现[254]。因此，这些影响因素可作为"根尖周病的存在及范围大小"的替代或补充指标，从多方面来评估根尖周病严重程度的相关因素。上述只有术前疼痛[68]、瘘管[150]、肿胀[150]及牙根吸收[229]等表现是有意义的预后影响因素，可降低根管治疗的成功率，且差异具有统计学意义。

关于瘘管及肿胀（包括急性期及慢性期）对根尖周组织愈合产生不利影响的生物学解释很有趣，因为两者都代表着脓液或增殖的微生物进入了根尖周组织，从而推理得到宿主的局部组织丧失了抵抗能力。这些影响因素可明显降低治疗的成功率，其机制尚不明确，但这一定与宿主-微生物之间的相互作用相关。

治疗因素
医生

尽管关于医生的资历和经验等相关影响因素还没有相关研究，但系统综述提出临床医生应分为本科生、全科医生、研究生及专家4组。有研究显示，丰富的经验及技术可获得更好的治疗效果。熟练的治疗技术发挥着重要作用，但是这很难去量化评估。另外，医生需要通过对生物组织的全面了解及对高水平治疗的追求来提高治疗技术。如果临床医生自认为不能做到最佳的治疗，那么就有责任将患者转诊至上级医生。

隔离

使用橡皮障隔离在现代根管治疗中已得到广泛应用，并得到充分的认可。有研究报道，根管再治疗[244]时分别使用橡皮障与棉球隔离，前者的治疗成功率更高，且差异具有统计学意义。另有文献报道，根管治疗后永充时使用橡皮障隔离可获得更高的治疗成功率，差异具有统计学意义[76]。然而最初使用橡皮障的首要理由也许只是为了防止患者误吞或误吸根管器械引起医疗纠纷[61]。

放大及照明系统

牙髓病学家已经反复强调放大及照明系统对于根管治疗的重要性[166]，但因目前没有相关研究导致并无系统综述对橡皮障隔离的作用进行客观的总结[46]。有人对此进行了前瞻性研究[150]，但是仅发现了一些无关紧要的结果。使用显微镜可帮助定位上颌磨牙近颊第二根管，当存在根尖周炎时，是否使用显微镜对近颊根的治疗成功率差异较小[150]。使用显微镜的益处只能通过随机对照试验证实。但是，在治疗时使用更好的放大及照明系统确实可在直观上更好地减少牙体组织的去除及不良事件的发生。

机械预备：尺寸、锥度、范围和步骤错误

根管系统可通过切割刃设计（cutting designs）、尖端形态（tips）、锥度（tapers）和制作材料（materials of construction）不同制备合适尺寸和锥度的多种器械进行机械预备[199]，它们的效率经常在实验研究中进行测试，每种器械及其使用均有其特定的方法[95]。一项非随机对照试验探究不同器械对根管扩大影响的前瞻性研究，因多种因素，包括所采用的专业技术方案导致结果偏主观[150]。在这个研究中，手用或机用镍钛锉与不锈钢锉相比有更高的成功率[150]，其原因是通过使用不锈钢锉而获得的手法技巧，继而应用于镍钛锉的使用。也只有证明了具有使用不锈钢锉的能力，才能使用镍钛锉。更重要的是，可以使用镍钛锉的高年级学生对根管治疗的生物学原则有更好的理解。高年级学生对于获得并保持根尖区通畅及避免治疗流程错误有更好的控制能力，但是对于一些病例，如乳牙的根管治疗，在本科生之间未显示出明显差异[175]。

欧洲牙髓病学会（ESE）[61]的指南指出，清除根管内感染物质一定要达到根管根尖端终点位置，其他表达方式有达到"根尖狭窄部"或"影像学显示距离根尖0.5~2mm"或"牙本质牙骨质界"。这个指南得到广泛的支持，因为有文献指出，当根管不通或无法达到根尖止点时，会降低治疗的有效性[150,216,229]。Ng等[150]报道称，当无法到达根尖端的终点位置时，治疗的成功率将降低2倍。通过推断可得知，根管未能得到机械预备是因为根管阻塞，阻塞原因可由根管钙化、第三期牙本质、弯曲根管，以及根尖区根管丛或牙本质碎屑导致。

对于根尖区的根管预备因缺乏强有力证据，其机

械预备的最佳程度一直存在较大争议；一些体外及临床相关的研究已见报道[15]。目前为止，有4项临床研究涉及这一方面或系统地研究了根管预备时根尖区预备量对于治疗效果的影响[93,102,150,188,223,229]。一项随机对照试验发现，根管扩大至大于初尖锉3个号数是合适的（最终主尖锉平均为#30）[188]。有观察性研究[95,150,229]虽然没有将研究重点放在根尖区根管预备的问题上，同时也没有发现有意义的影响；但是，他们均报道称随着根尖区预备量的增加，治疗的成功率降低。以上可推断出随着根管根尖区预备量的增加，根尖区牙本质碎屑堆积从而阻塞根尖孔并残存细菌，且尚无适合的冲洗设备进行清理，这导致治疗成功率降低。牙本质碎屑的持续产生，加之缺乏充分的根管冲洗，可导致牙本质泥形成，最终形成根管阻塞。缺乏耐心或经验不足的医生将根管预备器械通过暴力到达一定长度，会导致治疗程序的错误，并发生根管形态偏移及根管拉直和穿孔。另外，对于粗大根管治疗失败原因的分析；即对于未发育完全的牙根，在根管清理上面临挑战，因为传统的器械不适于此类根管的预备。也许根管刷更适合清理这类患牙的根管。以上研究[33,164,184]观点不尽相同，对于根尖区进行根管预备得越充分就越能去除根尖区的感染物质这一观点尚未达成统一。

在确定根尖区的根管预备量时，还应考虑根管其他部分的预备量和锥度。此外，有少量但有力的直接证据可证实根管治疗后根管锥度对预后有一定影响。欧洲牙髓病学会指南[63]中推荐，根管预备后使得根管由冠方向根方形成流畅的锥度，而不必在意锥度的大小。有3项研究分析了根管预备锥度对首次根管治疗与再治疗的预后影响，然而，他们的研究重点并非上述因素[93,150,220]。Smith等[220]使用"大致的（loose）"标准定义为治疗成功，发现"flared"预备（大锥度）比"conical"预备（小锥度）可获得更高的成功率；但是具体的锥度没有说明，且其他治疗产生的影响也未设置对照。相反，Hoskinson等[93]和Ng等[150]使用严格的标准，发现小锥度（0.05）与大锥度（0.10）相比，对于预后的影响没有差异。即使用步退法对不锈钢锉进行良好的控制可形成0.05（步退1mm）或0.10（步退0.5mm）的锥度，但是，如果控制不佳，则会形成多种不良外形。Ng等[150]同样比较了这两种（0.05和0.10）锥度，此外还比较了0.02、0.04、0.06和0.08锥度（使用镍钛锉进行根管预备），并发现预后的差异

并无统计学意义。他们认为，在非随机性的情况下，研究根管预备锥度对预后的影响可能受到根管初始工作宽度、所使用器械类型和操作者经验的影响。

通过三角测量法对根管预备量及锥度进行分析，评价其对治疗预后的影响，可直观获得现阶段最权威的数据支持，即不必过分扩大预备量以促进根尖周组织愈合。根尖区预备使用0.05锥度、ISO#30不锈钢锉或0.06锥度镍钛锉即可。根据现有数据，通过生物学及流体动力学机制支持上述结论还是比较困难的。尽管一些实验室[4,84,112]研究了根管维度与根管冲洗或阻塞的动力学相关课题，或者流体动力学家[84]与微生物学家[82]合作也许可获得更好的数据，但根尖周组织愈合在物理学、化学及生物学的相关机制仍不清晰。

根管预备过程中发生的治疗问题，包括根管阻塞、台阶形成、根尖拉开和根管形态偏移、根管拉直、髓室和根管壁侧穿以及器械分离。有报道称，器械分离可显著降低治疗成功率[150,229]；然而，在不考虑原因的情况下，器械分离的发生率很低（0.5%~0.9%）。有病例对照研究[225]显示，对于存在根尖周炎的患牙，器械分离与否对治疗成功率没有显著影响。器械分离时，根管预备所处的阶段及分离器械保留于根管内的合理性可能对患牙预后有所影响。分离器械在根管内的位置及其是否可旁路通过对于预后没有影响。

根管冲洗

用于根管冲洗的化学冲洗剂种类很多，可单独或联合应用，这在临床操作及相关研究中均有讨论。根管冲洗剂包括水、生理盐水、局麻药、次氯酸钠、碘制剂、氯胺、硫酸、乙二胺四乙酸、过氧化氢、有机酸、Savlon、过氧化脲及Biosept（一种季铵化合物）等[153]。大多数研究对于根管治疗及再治疗，均选用次氯酸钠作为根管冲洗剂[153]。这与ESE指南中建议[61]使用的根管冲洗剂一致，因为次氯酸钠既能消毒杀菌，又有溶解组织的功能。

一项前瞻性研究[150]系统的讨论了根管冲洗剂对于根管再治疗成功率的影响，虽然不是一项随机对照试验，但是却发现了根管冲洗剂一些有意思的影响。使用高浓度的次氯酸钠与否对于治疗预后没有影响，但联合使用其他的冲洗剂对治疗成功率有显著影响[150]。使用高浓度次氯酸钠并不能改善根尖周组织的愈合，这与之前的临床/微生物相关研究结果一致[29,41]。比较

0.5%～5.0%次氯酸钠不同浓度之间的差异，发现浓度的提高对于患牙细菌培养阴性[29]及根尖周组织愈合[41]并无改善。碘及次氯酸钠均为释放卤素的冲洗剂，可杀灭相同的微生物群[129]，因此次氯酸钠联合使用10%聚维酮碘进行冲洗对于治疗成功率并无影响。奇怪的是，联合使用0.2%氯己定溶液进行冲洗反而会显著降低治疗成功率[150]。这与以往的研究结果完全不一致，即有研究报道与单独使用次氯酸钠相比，联合使用氯己定在体内可达到等效或更高效的杀菌效果[211,252]。目前推荐[107]使用次氯酸钠冲洗后，再使用氯己定进行终末冲洗，多个研究组织已证实氯己定具有结合牙本质（如延长抗菌时间）[185]，相对毒性低[117]，广谱抗菌等作用[130]。直到近期发现，交替使用次氯酸钠及氯己定可形成相互作用产物而引起重点关注。这种相互作用产物是氯苯胺，一种不可溶性的沉淀物，具有毒性及致癌性[114,24]。除了这两种冲洗剂在灭活细菌中活性部分的相互削弱外，形成的沉淀物可能对根尖组织造成持续的刺激，并阻塞牙本质小管，这也许可以解释联合使用氯己定冲洗时治疗成功率降低的原因。

Ng等[150]发现，通过影像学评估，联合使用EDTA可促进根管治疗后根尖周组织的愈合（OR=1.5[1.1,2.0]）。相反，有报道发现[26]，次氯酸钠和EDTA协同作用可降低细菌数量，但并无促进根尖周组织愈合的作用。通过不同根管消毒方案进行实验分组，发现长期（≥2年）治疗效果不支持其微生物学结果[25]。他们发现，与生理盐水（91%）、0.5%次氯酸钠（92%）或5%次氯酸钠（86%）相比，使用次氯酸钠及EDTA交替冲洗（67%）的治疗成功率降低[162]。这个报道结果令人意外，因为所有病例根管充填前的细菌培养结果均是阴性的。考虑到他们实验设计的复杂性（临床及微生物），以及样品数量有限（每组11～15颗牙），实验结果有一定的局限性。这两种冲洗剂的协同作用归因于EDTA中钠盐的螯合作用，Zehnder[261]曾发表过相关报道。EDTA溶液通过牙本质脱矿使细小或硬化的管间交通形成，还可清除藏匿于根管解剖结构中的牙本质碎屑，暴露牙本质小管，去除机械预备后的玷污层，从而促进次氯酸钠进一步渗入牙本质。最后，它有助于分离或破坏根管壁的生物膜[85]。

根管封药

以往大多数关于治疗效果的研究没有对根管治疗

期间根管内封药的类型进行标准化，但是不同种类的根管内封药可见报道。该药物列表与重新修订的ESE指南中推荐的一致，它们均具有消毒杀菌作用，包括氢氧化钙、木榴油、碘制剂等[153]。然而，这些因素对治疗效果影响的相关研究未见报道。将氢氧化钙与氯己定混合使用可见相关报道，并推测混合使用后可有效杀灭粪肠球菌[13,78,198]。

根管充填前根管内细菌培养结果

过去，在各个牙髓治疗中心，只有从根管取样获得细菌培养阴性结果，确认取样的根管系统部分中无残留细菌时，才能进行根管充填并完成根管治疗[23,70,143]。由于在没有微生物取样的情况下根管治疗的可预测性和预后良好，这种做法不再适用于临床。取样过程被认为是冗长、困难且通常不准确的，需要实验室支持，而且效益成本率比较低[138-139]。有研究显示根充前细菌培养阴性可使得治疗成功率提高2倍（图11-19）。也有一项大型研究[2011]显示可废除根管细菌培养实验；但是，这项研究显示当存在根尖周病损时，细菌培养结果阴性的治疗成功率可提高10%。当细菌培养结果阴性与根尖周病变共存时，结果更差。

许多研究*从定性和定量两方面评价了根管治疗不同阶段对根管内微生物的影响（表11-9）。一些研究仅仅报告了阳性的培养结果，而另一些研究在治疗不同阶段之前和之后定性和定量分析了根管内的微生物群。

评价"机械预备"对根管中微生物群的影响，只用水或生理盐水作为根管冲洗剂。研究显示，经过加权合并后细菌培养阴性率均数为31%（0～79%）。当次氯酸钠（浓度范围0.5%～5%）作为根管冲洗剂，协同"机械预备"时，加权合并后阴性培养率均数可增加到52%（13%～95%）（表11-9）。

大多数研究报道，在诊间不使用根管消毒药物时，根管系统将再次出现细菌培养阳性。这一反转是由于残余细菌的再生，或来自冠方微渗漏的细菌再污染。当诊间使用根管消毒药物时，平均71%（25%～100%）的病例在随后的检测中细菌培养呈阴性（表11-9）。

---

*参考文献：2, 7, 10, 16, 26-29, 33, 37, 41, 42, 60, 77, 79, 99, 104, 108, 110, 124, 137, 154, 161, 163, 168, 169, 173, 179, 181, 208, 209, 210, 214, 215, 217, 227, 248, 252, 257和258

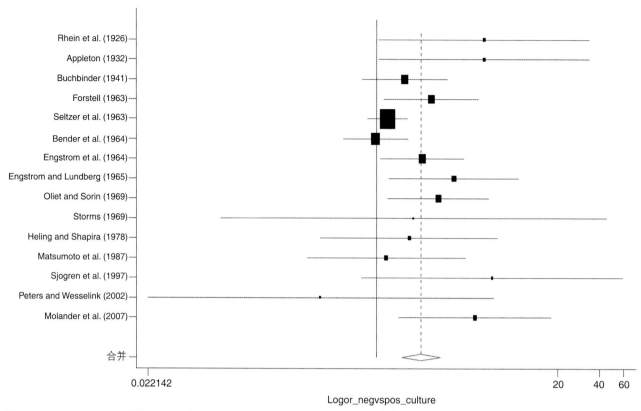

图11-19 森林图显示根管治疗根充前细菌培养阴性与阳性对根尖周组织健康的合并及相关研究优势比（OR）（合并OR=2.1；95%CI：1.5，2.9）。

表11-9

根管治疗过程中细菌培养相关研究总结

研究者	年份	样本量	细菌培养阳性样本所占比例		
			基线	根管预备后 ± 根管冲洗后	复诊（敷料+/-）
Auerbach	1953	60	93%（56/60）	Chlorinated Soda（双倍剂量）：22%（12/56）	—
Ingle和Zeldow	1958	89	73%（65/89）	H_2O：70%（62/89）有些初始时－ve，治疗后变成+ve	—
Stewart等	1961	77	100%（77/77）	0.5% NaClO+Gly-oxide：2%（1/44）0.5% NaClO+3%H_2O_2：9%（3/33）	无敷料：0.5%NaClO+Gly-oxide：34%（15/44）0.5%NaClO+3%H_2O_2：39%（17/33）
Nicholls	1962	155	100%（155/155）	Alkaline Chloramine：53%（39/74）H_2O_2和2%NaClO：50%（30/60）H_2O和2%NaClO：71%（15/21）	—
Grahnén和 Krasse	1963	97	77%（75/97）	NaCl：72%（23/32）Biocept：66%（21/32）Nebacin：36%（12/33）有些初始时-ve治疗后变为+ve	无敷料：NaCl：47%（15/32）Biocept：47%（15/32）Nebacin：18%（6/33）

续表

根管治疗过程中细菌培养相关研究总结					
			细菌培养阳性样本所占比例		
研究者	年份	样本量	基线	根管预备后 ± 根管冲洗后	复诊（敷料+/−）
Engström	1964	223（首次治疗或再治疗）	60%（134/223）	生物抑素或碘伏，加乙醇，氯仿和0.5%的NaClO：无数据	含5% I_2的10% IKI：第二次就诊：43%（58/134）；第三次就诊：22%（29/134）；第四次就诊：8%（9/134）；第五次就诊：3%（4/134）；第六次就诊：2%（3/134）；第七次就诊：16%（22/134）
Olgart	1969	207	72%（149/207）	H_2O_2和0.5%NaClO或H_2O_2和1% NaClO：43%（88/207）	无敷料：34%（70/207）
Bence等	1973	33	100%（33/33）	根管冲洗前：1st锉：93%，根备至#3：14%，#4：11%，#5：21%（不考虑尺寸的情况下，32%预备器械为+ve）5.25%NaClO：48小时培养：4%牙本质，10% PP 5天培养：8%牙本质，26% PP	无敷料：根管冲洗后细菌培养阴性率为8%牙本质，12% PP
Akpata	1976	20颗拔除患牙	100%（20/20）	NaCl：65%（13/20）	38%CMCP：20%（2/10）当PP样本为−ve时，粉碎的患牙为+ve；当 PP样本为+ve，粉碎的患牙为 +ve或−ve
Cvek等	1976	108	NaCl组：53%（18/34）0.5%NaClO组：63%（29/46）5%NaClO组：79%（22/28）	NaCl：83%（15/18）0.5% NaClO：59%（17/29）5% NaClO：68%（15/22）	—
Byström和Sundqvist	1981	15	100%（15/15）	生理盐水：100%（15/15）	无敷料：47%（7/15）（第五次复诊）当首次就诊时细菌量大，则完全去除细菌很困难
Byström和Sundqvist	1983	15	100%（15/15）	0.5%NaClO：87%（13/15）	无敷料：20%（3/15）（第五次复诊）
Byström和Sundqvist	1985	60	100%（60/60）	0.5%NaClO：无数据5%NaClO：无数据5%NaClO + 15% EDTA：无数据	无敷料：0.5%NaClO：12/20（第二次复诊）；8/20（第三次复诊）5%NaClO：10/20（第二次复诊）；6/20（第三次复诊）5%NaClO +15%EDTA：11/20（第二次复诊）；3/20（第三次复诊）
Byström等	1985	65	100%（65/65）	0.5%NaClO：无数据5.0%NaClO：无数据	CH：0/35（1个月），1/35（2~4天）CP/CMCP（2周）：10/30
Sjögren和Sundqvist	1987	31	100%（31/31）	0.5%NaClO 超声荡洗：无数据	无敷料：第二次复诊 29%（9/31）；第三次复诊23%（7/31）

续表

根管治疗过程中细菌培养相关研究总结					
研究者	年份	样本量	细菌培养阳性样本所占比例		
			基线	根管预备后±根管冲洗后	复诊（敷料+/−）
Koontongkaew 等	1988	15	100%（15/15）	3%H$_2$O$_2$/5.25% NaClO：无数据	CMCP： 置敷料1天：40%（2/5）；置敷料3天：20%（1/5）；置敷料7天：10%（1/10） 未置敷料：1天后60%（3/5），3天或7天后20%（1/5）
Reit和Dahlén	1988	35	91%（32/35）	0.5%NaClO：无数据	CH： 14天后：23%（8/35） 21天后：26%（9/35）
Molander等	1990	25	96%（24/25）	0.04%碘伏：无数据	克林霉素： 14天后：16%（4/25） 21天后：24%（6/25）
Sjögren等	1991	30	100%（30/30）	0.5%NaClO：50%（15/30）	CH： 10分钟：1周后50%（6/12） 7 天：0（0/18）（未置敷料后1~5周）
Ørstavik等	1991	23	96%（22/23）	NaCl冲洗及根备至 #20~#25：87%（20/23） 进一步至#35~#80：无数据	CH：34%（8/23） #35/#40：40%（6/15） #>40：25%（2/8）
Yared和Bou Dagher	1994	60	100%（60/60）	1%NaClO： 根备至#25：73%（22/30） 根备至#40：23%（7/30）	CH：0（0/60）
Gomes等	1996	42例根管治疗：15例首次治疗，27例再治疗	95%（40/42）	2.5%NaClO：无数据	根管空置（7~10天）：73%（29/40）
Sjögren等	1997	55 例单根管	100%（55/55）	0.5%NaClO：40%（22/55）	—
Dalton等	1998	46	100%（46/46）	NaCl + 镍钛锉：68%（15/22） NaCl + K锉：75%（18/24）	—
Reit等	1999	50	84%（42/50）	根备至 #35（弯曲根管）或 #50（直根管）+ 0.5%NaClO：无数据	5% IKI（5~7天）：44%（22/50） 根管空置（7天）：44%（22/50）
Peciuliene等	2000	25	80%（20/25）；	2.5%NaClO 和17%EDTA：无数据	根管封药情况未知：28%（7/25）
Shuping等	2000	42	98%（41/42）	1.25%NaClO：38%（16/42）	CH：8%（3/40）
Lana等	2001	31	87%（27/31）	2.5%NaClO：无数据	CH：13%（4/31） 根管空置7天：23%（7/31）
Peciuliene等	2001	40	83%（33/40）	2.5%NaClO和17%EDTA：30%（10/33）	CH（10~14天）：25%（5/20） IKI： 含2% I$_2$的4% KI（10分钟）：5%（1/20）
Peters等	2002	42	机械预备至#20：100%（42/42）	根备至 #35+2%NaClO：23%（10/42）	CH（4周）：71%（15/21）；深入根管冲洗：43%（9/21）

续表

根管治疗过程中细菌培养相关研究总结

研究者	年份	样本量	细菌培养阳性样本所占比例		
			基线	根管预备后±根管冲洗后	复诊（敷料+/−）
Card等	2002	40颗下颌牙/根管	95%（38/40）	1%NaClO：根备器械（0.04锥度）： 0/13尖牙及前磨牙，5/27颊侧根管 LightSpeed器械预备磨牙近中颊侧根管至57.5~65：3/27 使用Profile根管预备后，只有1/16的近中颊侧根管细菌培养阳性，且此近中颊侧根管与近中舌侧根管之间有交通支	无数据
Kvist等	2004	96颗牙	98%（94/96）	0.5%NaClO：63%（60/96）	CH（7天）：36%（16/44） IPI（10分钟）：29%（15/52）
Chu等	2006	88个根管	99%（87/88）	0.5%NaClO：无数据	CH, Septomixine forte或Ledermix：36%（32/88） 牙髓暴露，牙齿类型，急性与慢性，穿髓孔大小，盖髓剂种类对预后没有显著影响
Paquette等	2007	22颗牙（单根管）	100%（22/22）	2.5%NaClO：68%（15/22）	2%CHX：45%（10/22）
Siqueira等	2007a	11颗牙（单根管）	100%（11/11）	2.5%NaClO：55%（6/11）	CH/CPMC：9%（1/11）
Siqueira等	2007b	11颗牙（单根管）	100%（11/11）	2.5%NaClO：45%（5/11）	CH：18%（2/11）
Vianna等	2007	24颗牙（单根管）	100%（24/24）	Saline + 2%CHX凝胶：33%（8/24）	2%CHX，CH或混合：54%（13/24） 盖髓剂种类对预后没有显著影响
Wang等	2007	43个根管	91%（39/43）	Saline + 2%CHX凝胶：8%（4/39）	2%CHX + CH：8%（3/36）根尖区预备程度（#40和#60）对结果没有显著差异
Markvart等	2012	24颗牙	88%（21/24）	2.5%NaClO：63%（15/24）	17%EDTA根管冲洗，10分钟5% IKI 根管封药：50%（12/24） Box预备（#60）：67%（8/12） Cone预备（#25~#30）：33%（4/12）
Xavier等	2013	48颗牙（单根管）	100%（40/40）	1%NaClO：75%（9/12） 2%CHX：75%（9/12）	CH：75%（18/24）

注：NaClO为次氯酸钠；CH为氢氧化钙；CP为樟脑苯酚；CMCP为樟脑单氯酚；PP为试纸样本。

细菌的持续存在对根管治疗疗效的影响

在根充前根管内存在的细菌包括肠球菌、链球菌、葡萄球菌、乳酸杆菌、韦莱球菌、假单胞菌、梭菌和酵母菌等。由于个体差异与治疗失败之间存在联系，使得研究结果多变。虽然细菌培养阳性的病例总失败率为31%，但肠球菌属培养阳性病例的失败率为55%，而链球菌属培养阳性的病例失败率高达90%[70]。在另一项研究中，对54例无症状根尖周炎患牙进行高质量的根管治疗，总成功率为74%，但粪肠球菌培养阳性的患牙成功率仅为66%[231]。根充前细菌培养阴性的患牙成功率为80%，而细菌培养阳性的成功率仅为33%。这些关联不能直接视为因果关系，但可以进一步说明微生物多样性与治疗效果之间关系的必要性。

一项以猴为模型的研究[63]使用4株或5株感染细菌，以检测根管清理及根充过程对治疗效果的影响。当化学和机械预备根管后残留细菌时，79%的根管将发展成根尖病变，而在无细菌残留的情况下，有28%的根管发展成根尖病变。根管内残余多种菌株比残余单一菌株相比更易发展成根尖周炎。当采用化学机械预备进行根管清理结束时没有细菌残留，则根尖周组织愈合与根充的质量无关。相比之下，当根管系统内残留细菌时，与高质量的根管充填相比，不完善的根管充填与根尖周组织愈合不良有着更密切的联系。在取出根充物后根管中细菌培养呈阳性时，根尖周组织未愈合率达97%，而当细菌培养呈阴性时，根尖周组织未愈合率只有18%。该研究强调，在永久性根充前将细菌减少到检测灵敏度以下的重要性，以便达到根尖周组织的最佳愈合条件。同时证实，当存在残余感染时根充确实发挥了作用。

忽略根管细菌培养实验中样品获得的技术环节，细菌培养阴性似乎对治疗疗效有积极的影响。没有发现特定菌群与治疗失败的关系，但是从阳性培养物中分离出的细菌种类是相对稳定的，或许可以解释治疗抵抗及治疗失败的原因。然而，重要的是要清楚还有许多其他因素可以影响根管治疗效果。

根管充填材料及技术

根管充填主要材料、根管封闭剂（用于充填主要材料与根管表面之间的间隙）和根管充填方法之间的相互关系，使得对充填材料和方法对治疗疗效影响的研究变得复杂。在以往关于治疗疗效的研究中，最常用的根充材料是牙胶配合使用各种封闭剂或经氯仿软化的牙胶（氯仿牙胶封闭剂）[153]。密封剂可分为氧化锌丁香油类、玻璃离子类和树脂类[153]。其他封闭剂，如Resilon、SmartSeal和MTA已被采用，但尚未广泛进入市场，MTA虽然常用于手术修复或根尖孔未闭合情况。总之，没有证据表明根充材料的性质和根充方法对治疗效果有任何重大影响。

根管充填范围

根管治疗成功与否的众多术中因素中，根管充填范围的相关研究最多见且最深入。在以往的研究中，将根管充填的范围分为3类用于统计分析：距离影像学根尖顶端超过2mm（欠填）、距离影像学根尖端0~2mm（恰填），以及超出影像学根尖端（超填）[153]。在不考虑根尖周情况时，根管充填的范围对治疗成功率有显著的影响[150,153]。根充恰填成功率最高，而根充超填成功率最低。

以往的回顾性研究大多不能分辨机械预备与根管充填范围之间的相互影响；然而，伦敦伊斯曼牙科研究所（London Eastman study）[150]报道能够分辨这两个因素的影响，并发现这两个因素可独立影响根尖周组织愈合，结果具有统计学意义。这两个因素相互关联，根管充填往往与根管预备范围相一致。

根管预备、根管封药、根充材料超出根尖孔到达根尖周组织时，可由于异物排斥反应导致愈合延迟，甚至治疗失败[105,146,218,260]。滑石粉污染的牙胶含有镁和硅，可引起异物反应导致治疗失败[146]。一项动物实验显示，豚鼠皮下植入大块牙胶，可形成良好的胶原组织包绕，而细小的牙胶颗粒可引起了强烈的局部组织反应[218]。但以往研究并不支持大量超填牙胶对根尖周组织愈合没有影响这一推断[150,153]。临床数据显示，这种矛盾可能因超填的牙胶存在细菌污染引起。

一些牙髓病学专科医生追求X线显示的封闭剂超出主根尖孔或侧副根管这一治疗效果，因为他们坚信这是有意义的治疗。他们认为这代表根管系统清理的程度，并辩解愈合会随之而来，尽管会有些延迟。这与已发表的关于封闭剂超填进入根尖周组织从而产生影响的证据是矛盾的。Friedman等[68]发现，玻璃离子类封闭剂超填可显著降低治疗成功率。相反，Ng等[150]报道，氧化锌丁香油封闭剂超填对根尖周组织愈合没有显著影响。这种差异可能由于封闭剂种类不一样或观察时间不同引起。影像学评价封闭剂是否存在或吸收比较复杂，因为封闭剂成分可有放射线透射性，且影像学检查灵敏度有限，对微量封闭剂的检测效果不佳[150]。在一些情况下，影像学检测到超填的封闭剂消失有可能仅仅是因为放射线阻射成分被吸收或者被巨噬细胞吞噬，如硫酸钡，而封闭剂仍有残留[146]。

经1年的时间观察，超填的玻璃离子类封闭剂[68]、氧化锌丁香油封闭剂[98]、硅树脂类封闭剂[98]、Endomethasone[22]等在根尖区仍未被吸收。经观察3年后仍可检测到超填的氢氧化钙封闭剂（Sealapex）[194]。后续其他研究中，对第一乳磨牙使用Sealapex进行根管充填，而不使用牙胶。经过长时间随访观察发现，超填的氧化锌丁香油封闭剂（Procosol，Roth Elite）[8]全部被吸收，而树脂类封闭剂（AH Plus，Dentsply/DeTrey，Konstanz，Germany）[194]在第4年及第5年时可在69%及45%的病例中检测到。Ng等[150]对超填的古塔胶和氧化锌丁香油封闭剂的预后差异提出了两种解释：与古塔胶相比，后者是抗菌的，可以杀死残留的微生物，且具有可溶性，易于被宿主细胞去除。

根管充填质量

在回顾性研究中，另一个被大量研究的根管充填标准是"根管充填质量"的影像学评价。根管系统完善充填的基本原理是杜绝残留病原体增殖或外界细菌侵入导致的再感染。阻断这两种途径的感染都需要根管壁与根充材料间形成没有缝隙的紧密封闭，且根充材料中无气泡出现。根管充填质量既是根管充填技术的体现，也是根管治疗的替代评价指标，因为高质量的根管充填依赖于已经完成的根管预备过程。一篇系统综述[153]报道，以往研究没有完善根管充填质量的评价标准[43,93,216]。只是定义不理想的根管充填为"不适当的封闭""不理想的根尖封闭"或"影像学显示有空隙"。当然，理想的根管充填与不理想的根管充填相比有更高的治疗成功率[153]。

诊间急症

目前，对诊间急症或疼痛的原因没有准确的解释，但是一些假说认为，根管预备后疼痛或肿胀的原因包括化学、机械、微生物刺激导致的根尖周组织损伤以及心理因素[202-203]。尽管未见上述因素对于根尖周组织的愈合是否存在影响的相关报道，但是有两个研究发现诊间急症与根尖周组织愈合无显著关系[102,216]。相反，伦敦伊斯曼牙科研究所的数据[150]显示，15%的患者在化学机械预备后发生疼痛或肿胀，并且会因为影响根尖周组织愈合而导致治疗成功率下降。这个有意思的发现也许可以解释诊间急症的原因是由于根管预备过程中有感染物超出根尖孔。这可能引起机体的排斥反应或短暂的根尖周感染，从而导致一部分患者治疗失败。此外，诊间急症可能是在首诊时不完全的化学机械清理，使得更有毒性的微生物在根管内增殖，导致根管预备后疼痛和治疗失败。上述情况的生物学机制尚不清楚，值得进一步研究。

就诊次数

根管治疗的就诊次数与根尖周组织愈合的关系一直存在争议。总体而言，单次就诊主要考虑患者的可接受性和成本效益，而多次就诊则基于生物学原理[224]。多次就诊的原因是初诊时不能完全清除所有附着的细菌生物膜[147]，而残留的细菌可能增殖，并重新定植于根管系统[25,29]。因此，支持者认为在治疗期间最好通过长效或缓释抗菌剂对根管进行封闭，以杀灭残余细菌或使其丧失能力，并且还可在根管充填之前评估根尖周的反应。氢氧化钙因其具有相应的功能而应用多年，它可溶解有机组织、杀灭细菌、中和抗原物质，以及在水环境中的低溶解度而具有缓释功能。然而，对它的抗菌能力经过严格评估后，发现其不适合作为抗菌材料[195]。此争论的最终结果还需要更夯实的临床证据来支持。大多数已发表的随机对照试验结果显示，就诊次数对组织愈合没有显著影响，但结果在统计学上不具备强有力的说服力。

两排学者所持观点各占优势，关于单次或多次就诊优势的辩论将继续有增无减。这个问题只能通过数据量恰当的大型随机对照试验（目前缺乏）来解决，因为尚未记录的变量（即操作水平、生物或技术复杂性，以及患者依从性）将持续影响结果。

根管治疗后修复相关因素
修复体质量及类型的影响

患牙在根管充填后进行牙体修复是根管治疗的最后一步。这对于牙髓治疗的效果有着重要影响。与不良修复体相比，良好的修复体更有利于患牙根尖周组织的愈合（OR=3.31；95%CI：1.07，10.30）[153]。"良好的修复体"可定义为边缘密合、无变色、无继发龋坏、无修复体脱落史[93,182]。冠部修复的作用之一是防止术后因冠方微渗漏导致根管再感染，而Hoskinson

等[93]给出的"不良修复体"标准没有提及冠方微渗漏，因为他们认为修复体内部仍然完整。为此，伦敦伊斯曼牙科研究所的研究[150]对良修复体进行了不同的分类和定义，目的在于更准确地说明冠方微渗漏的重要性。对于不良修复体的定义包括两方面：（1）根充材料明显暴露；（2）因边缘缺损或修复体脱落史导致的潜在微渗漏风险。这种概念的提出也许有助于发现冠方微渗漏对根管治疗疗效的重要影响（OR=10.7；95%CI：3.7，31.5）。

对于根管治疗后修复体类型的比较，已经进行了许多研究，包括永久性与临时性修复体[43,68,150]、牙冠与树脂类修复体[43,68,150,216]、有桩与无桩类修复体[68,150]、非基牙与基牙之间的比较[150,216]。在一些研究中，已经永久修复的患牙比临时修复的患牙成功率更高[43,68]，但在另一些研究中结果不一致[38,150]。有研究显示永久修复体的类型对于治疗疗效的影响无统计学差异[43,68,150,216]。

有研究建议在根充物上进行垫底，以防永久性或暂时性修复体的松脱；垫底材料可以是玻璃离子类（GIC）或氧化锌丁香油水门汀[196]。在一项前瞻性研究中发现，将GIC或氧化锌丁香油（IRM）水门汀洞衬于牙胶根充物上方和永久修复体下方，以提供额外的冠方封闭和抗菌作用，而这样对治疗成功并无帮助[150]。

总之，以往研究结果总体上与ESE的治疗指南相一致[61]，即在根管治疗后进行适当的牙体修复，以防止后期的再感染。因此，根管充填后进行高质量的牙体修复，无论何种类型，是治疗结束的最后一步。

根管治疗后患牙作为基牙用于后期修复及建立咬合接触

修复体经咬合设计后，其机械应力来自患牙行使功能过程中。在静态和动态咬合中，咬合负重的模式取决于患牙是作为单冠基牙还是作为固定桥/义齿基牙参与，以及它们是否具有保持或引导接触的作用。固定桥基牙和义齿基牙可能处于不良咬合负重情况下，这种观点是合理的，就像牙弓游离端孤立的牙一样[127]。因此，这样的患牙预期成功率更低，是因为应力疲劳导致牙隐裂的发生率增加。经根管治疗后的患牙，在固定桥中作为基牙与其在单冠中作为基牙相比较可得出以上观点[216]。

根管治疗后影响根尖周组织愈合因素总结

根管治疗后影响根尖周组织健康的主要因素包括以下几点：
- 根尖周病变的存在（图11–20）及其大小（图11–21）。
- 根管通畅达根尖（达到根管通畅可将治疗成功率显著提高2倍）[150]。
- 化学机械预备的工作长度与影像学根尖的关系（图11–22）。
- 根管治疗时细菌培养情况（图11–19）。
- 医源性穿孔（如果发生，则治疗成功率降低30%）[150]。
- 根管治疗后影像学显示的根管充填质量（图11–23）。
- 根管治疗后修复体的质量（图11–24）。

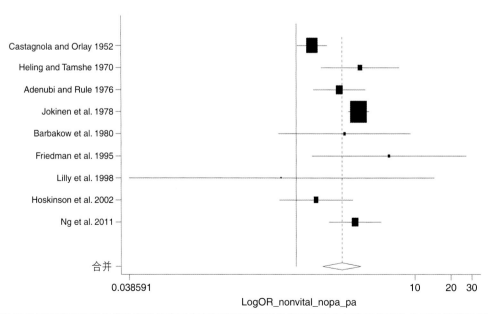

图11–20 森林图显示死髓牙且影像学检查无根尖周病变与死髓牙且影像学检查存在根尖周病变的患牙经根管治疗后对根尖周组织健康的合并及相关研究优势比（OR）（合并OR= 2.4；95%CI：1.7，3.5）。

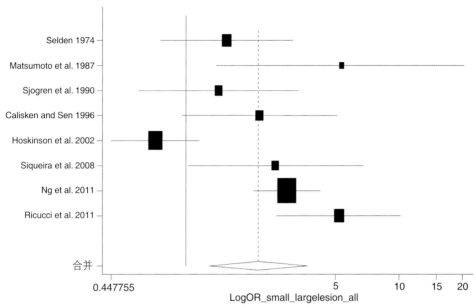

图11-21 森林图显示影像学检查根尖周低密度影直径大于5mm与小于5mm的患牙经根管治疗后根尖周组织健康的合并及相关研究优势比（OR）（合并OR=2.2；95%CI：1.3，3.7）。

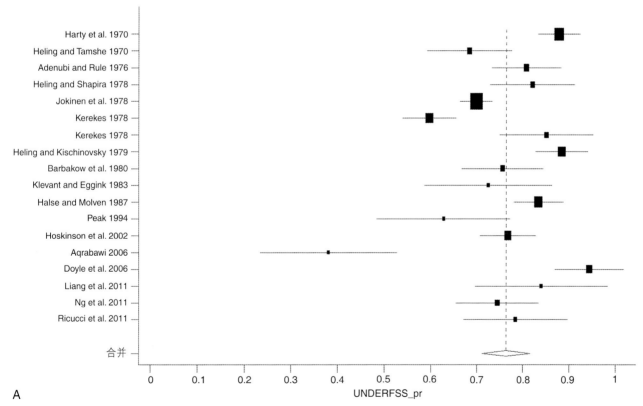

A

图11-22 森林图显示根管治疗后根充欠填［0.76（0.71，0.82）］（A）、根充恰填［0.81（0.76，0.86）］（B）与根充超填［0.66（0.56，0.75）］（C）的患牙根尖周组织健康的合并及相关研究优势比（OR）。

影响根管治疗疗效的次要因素包括以下几点：

◆ 患者年龄。

◆ 患者性别。

◆ 患牙生理解剖特点。

◆ 根管治疗的具体步骤及技术（根管预备、根管冲洗、根管充填材料及相关技术）。

近1个世纪以来，随着现代根管机械预备和化学冲洗技术的改进，并没有提高根管治疗的成功率（图

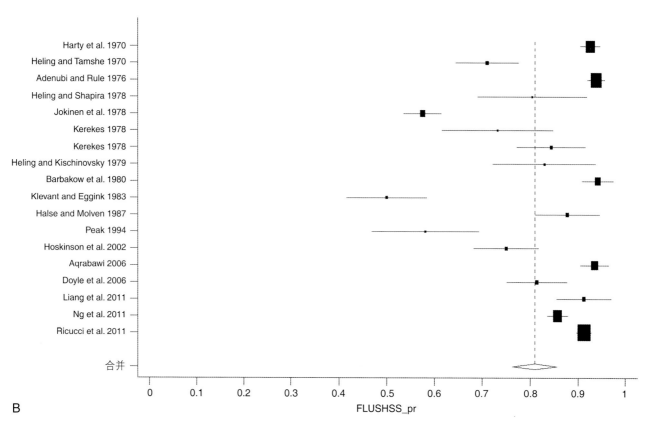

B

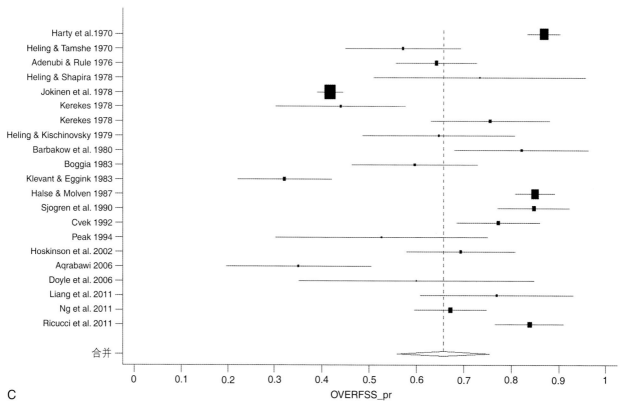

C

图11-22（续）

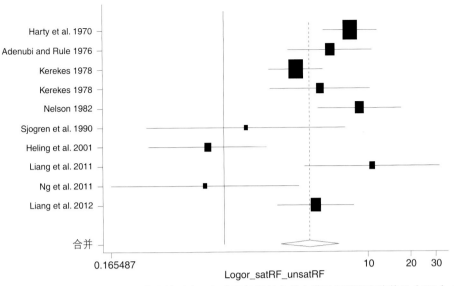

图11-23 森林图显示根管治疗高质量与不良的根管充填对患牙根尖周组织健康的合并及相关研究优势比（OR）（合并OR=3.9；95%CI：2.5，6.2）。

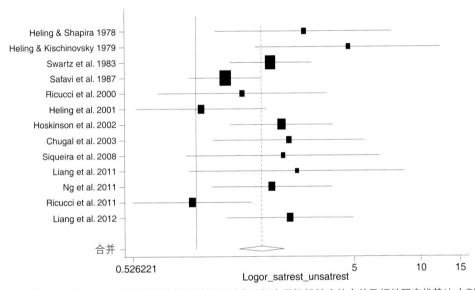

图11-24 森林图显示根管治疗后良好与不良的冠部修复经随访后对患牙根尖周组织健康的合并及相关研究优势比（OR）（合并OR=1.9；95%CI：1.5，2.5）。

11-25）。这种现象是因为当前可用的技术不能有效地清除根尖区根管解剖形态中存在的感染。

值得注意的是，根管治疗后对根尖周组织健康有较大影响的所有因素均与持续的根管感染有关。因此，通过对根管感染（尤其是根尖区感染）以及在根管治疗期间微生物群的改变及清除方式进行更深入的了解，也许可实现根管治疗疗效的进一步改善。

根管治疗后影响患牙存留率的因素

有系统综述及Meta分析结果显示，根管治疗后的患牙2年存留率为93%，10年后降低为88%（图11-

26）。导致患牙无法保留的最常见原因有牙髓相关问题、冠根折及修复体失败等[149,151]。与根尖周组织愈合的相关研究一致，影响根管治疗后患牙存留的因素可分为患者因素、治疗因素及修复因素。

患者因素

Ng等[151]发现，对于患有糖尿病或接受全身性类固醇治疗的患者，在其患牙经根管治疗后拔除率更高。糖尿病对患牙存留的不利影响与Mindiola等的报告一致[135]，而类固醇治疗的影响以往未见报道。这可能与糖尿病患者更容易患牙周病[74]，或者由于免疫功能受

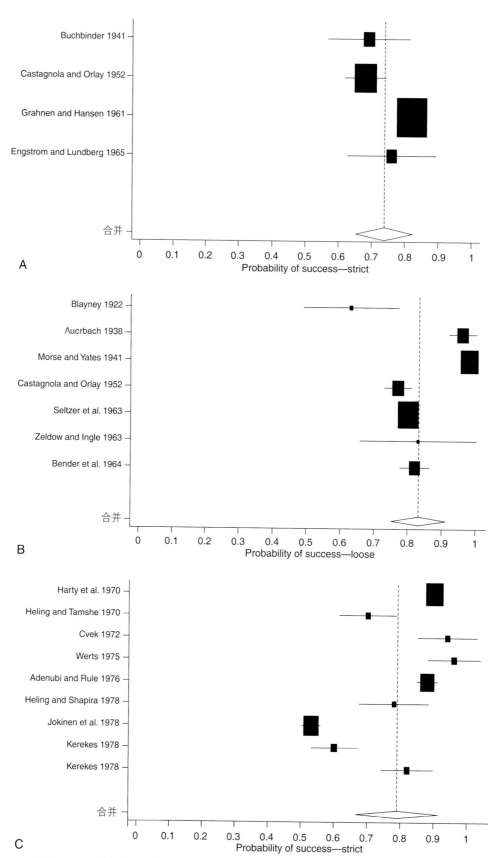

图11-25 A~J，森林图显示按照"每10年的发表间隔"及"治疗成功标准"为参考，患牙经根管治疗后根尖周组织健康的合并及相关研究成功率。

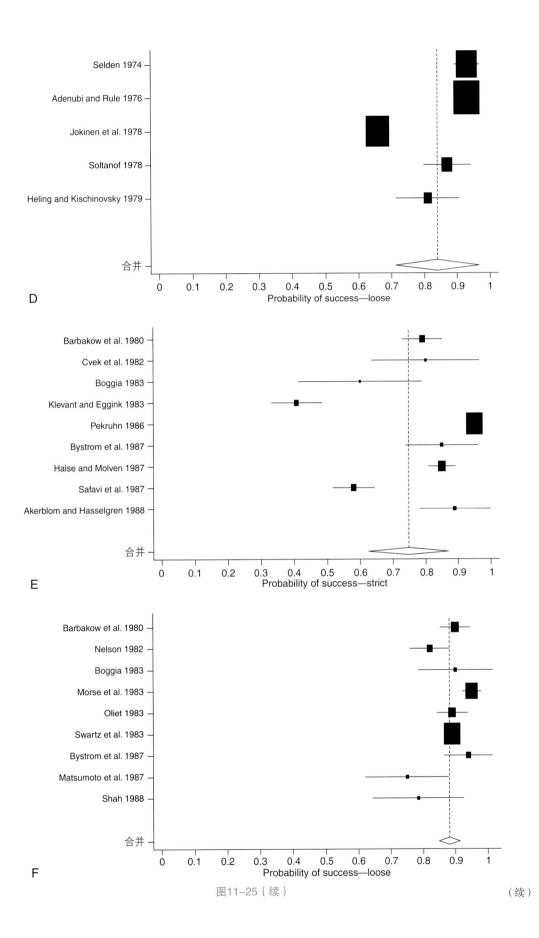

图11-25（续）

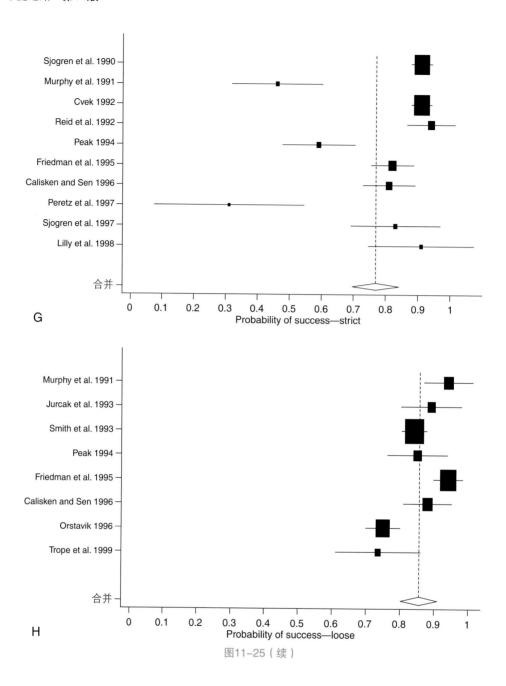

G

图11-25（续）

累而导致根管治疗成功率降低[67]。然而，据研究报道超过50%的此类患牙因持续疼痛而拔除。这可能因神经病变的存在所致，而糖尿病并发症即包括这种疼痛不适[57]。值得注意的是，经常会使用全身性类固醇治疗来控制这种慢性疼痛[39,51,101]。

患牙生理解剖特点

牙生理解剖特点（如在牙弓中的位置）不同，对于牙裂的易感性也不同，这是导致牙髓治疗后患牙拔除的常见原因。Ng等[149]发现，牙生理解剖特点对于患牙的存留率有显著影响。上颌前磨牙和下颌磨牙的拔除比例最高，最常见的原因是牙裂。上述结论与以往关于上颌前磨牙和下颌磨牙牙裂发生率较高的报道一致[56,109]。"邻面接触"和"牙弓末端牙"显著影响患牙存留率[149,151]，但这主要影响磨牙。大多数牙弓末端牙或仅有一面或更少邻面接触的患牙拔除大多由牙裂所致[151]。这种现象也许是因为牙弓末端牙或近远中并非全部存在邻面接触的患牙，其咬合力分布不均或承

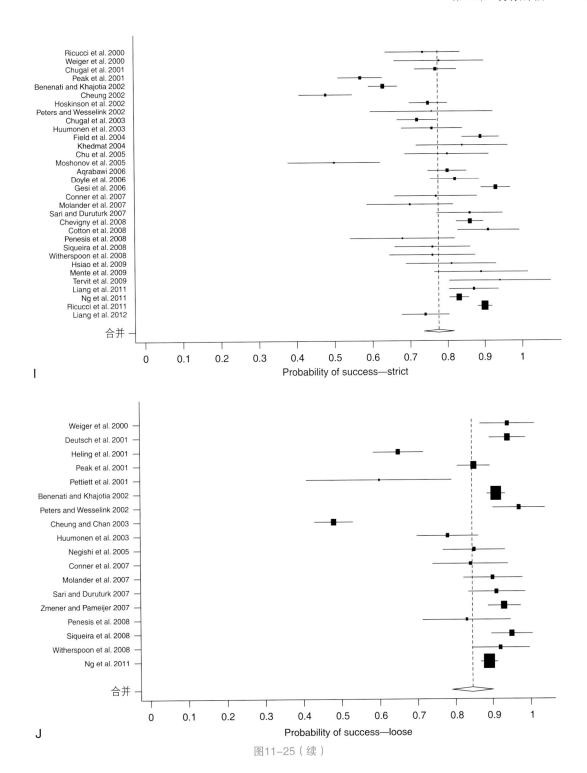

图11-25（续）

受非轴向力过大。导致上述患牙拔除率较高的其他可能原因包括：（1）由于对美观影响较小，可能更容易接受牙弓末端患牙根管治疗失败；（2）因为治疗难度较大，牙医可能不愿意在牙弓末端患牙上进行更多治疗。因此，在修复磨牙时，必须考虑咬合力的良好分布，特别是对于只有一个或更少邻接区的患牙或牙弓末端牙。

患牙术前情况

术前存在根尖周病变是影响根尖周愈合最重要的预后因素，但对患牙的存留率并无显著影响[151]。另一方面，术前牙髓来源所致的牙周探诊深袋、术前疼痛以及术前存在窦道等因素可降低患牙的存留率[151]。此结论与以往研究结果一致，即仅仅存在持续性根尖周病变并不足以让医生和患者选择进一步治疗，无论是再治疗还是拔牙[180]。术前疼痛对患牙存留率有不利影

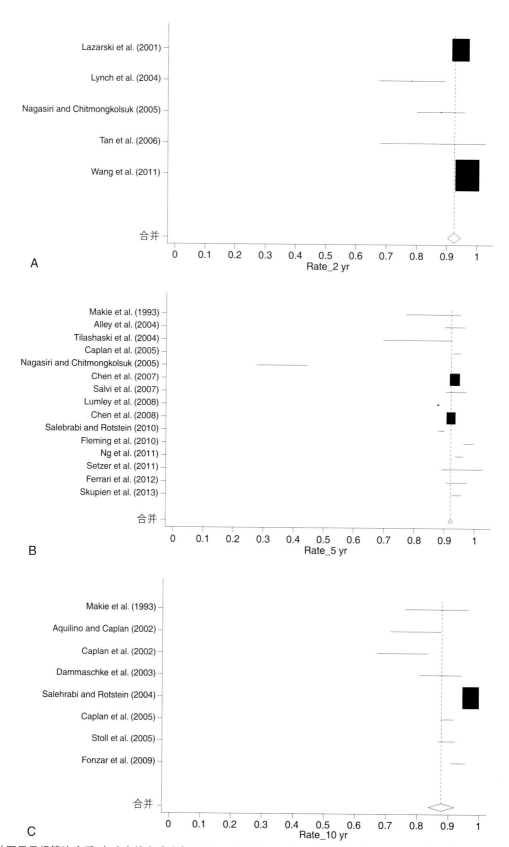

图11-26 森林图显示根管治疗后2年（合并在成功率=0.93；95%CI：0.90，0.95）（A）、5年（合并在成功率=0.92；95%CI：0.91，0.93）（B）和10年（合并在成功率=0.88；95%CI：0.84，0.92）（C）后患牙存留率的合并及相关研究结果。

响，所以需重视对急性疼痛的诊断。在某些情况下，疼痛可能是非牙髓来源，因此在治疗后会持续存在[176]。另一方面，由于外周或中枢致敏，牙髓来源的术前疼痛在经治疗后可能持续存在。因此，对术前疼痛进行有效的诊断和管理至关重要。

术前牙颈部吸收和穿孔也可以显著降低患牙存留率[151]。原因显而易见，因为在此情况下，由于吸收和穿孔产生微渗漏可导致牙裂与再感染，类似治疗的后续反应。当出现再感染时，临床医生更倾向于建议拔除换牙，因为直觉上认为此类患牙的长期预后较差。

治疗因素

在所有的治疗因素中，"根管疏通未达根尖孔"和"根管充填时牙胶超填"是影响患牙存留率最重要的因素[151]。当根管感染的清理无法达到根尖狭窄区，且患牙存在持续的症状时，患者和医生更可能会选择尽早拔除患牙。

修复因素

全冠或铸造修复体修复后对患牙的根尖周组织愈合未见影响；但是，良好的核修复对牙髓治疗疗效有积极作用。另外，有研究表明全冠或铸造修复体可提高患牙存留率[149,151,189]。这表明，牙冠或铸造修复体有助于预防牙裂，而良好的核修复可充分防止牙髓治疗后再感染。但该研究未讨论患牙生理解剖特点、治疗后牙体组织缺损范围和最终修复体类型之间的相互关系。虽然上述研究的临床推论是，根管治疗后的所有患牙均应采用铸造修复体修复，但这可能将适应证的范围过于放大。根据实验室[178]和临床[144]研究结果显示，边缘嵴（近中或远中）缺损，以及通过咬合检查证实咬合负荷过重的患牙，可能受益于这种覆盖修复体。修复设计应尽可能多地保留剩余牙体组织，因此经根管治疗后的患牙可以选择高嵌体或部分冠修复，只是这种修复方式美学效果较差且技术敏感性高。对于前牙，牙体组织缺损通常采用复合类修复材料进行充填。只有当牙体组织大面积缺损或美学需求时才推荐冠修复。

使用铸造桩核修复体也可降低患牙的存留率[149,151]。在咬合力方向和大小不同的情况下，桩对于前牙和后牙的影响可能不尽相同。据报道，铸造桩核修复后拔除的患牙中，只有12%为切牙或尖牙。因此可以推断，在前磨牙和磨牙中应尽量避免使用这种修复方法。对于牙体组织缺损较多的磨牙或前磨牙，应考虑其他治疗方案。

Ng等[151]报道，义齿基牙存留率较低；然而，因研究样本量（$n=94$）偏小，而不能认为具有统计学意义。如前所述，这可能是因为基牙咬合应力过大或分布不均所致。如条件允许，根管治疗后的患牙应避免作为基牙，并在下颌运动时无咬合引导作用。

根管治疗后患牙存留率影响因素总结

下面几种情况可显著提高根管治疗后患牙存留率：

- 非磨牙（图11-27）。
- 患牙近中及远中均有邻牙（图11-28）。
- 患牙未位于牙弓末端[151]。
- 患牙（磨牙）根管治疗后进行铸造修复体修复（图11-29）。
- 患牙后期修复无须通过铸造桩核修复体进行支持及固位[111,151]。
- 患牙非固定义齿基牙[3,111,191,151]。
- 患牙术前无深牙周袋，无疼痛，无瘘管，无穿孔[151]。
- 根管通畅，根管充填未超填[151]。

另外须注意的是，对于牙髓治疗后的患牙，其修复体应保证适当的咬合应力分布。

根管治疗对生活质量的影响

通过口腔健康影响量表（Oral Health Impact Profile）简要版本HOIP-14或改良版本OHIP-17可以评估根管治疗对患者口腔健康相关生活质量的影响[219]（表11-10）。无论患者的文化背景或采用的评估方法如何，根管治疗的积极影响都是显而易见的[55,73,87,115]。正如所预期的，疼痛、心理不适（感觉紧张）和无助感（无法放松）是治疗后得到改善最明显的方面。

非手术根管再治疗疗效评估

当根管治疗未解决根尖周病变时，通常认为应首选保守方法进行再治疗，尤其是当原有治疗存在技术缺陷时（图11-30）。这需要去除旧的根充材料和修复材料。如果可能的话，也需要纠正治疗程序上的其他错误。须全部去除所有材料，以确保抗菌剂可达到根管内所有牙本质表面（图11-30）。一般认为，根管再治疗后根尖周病变的愈合率低于初次治疗，其原因

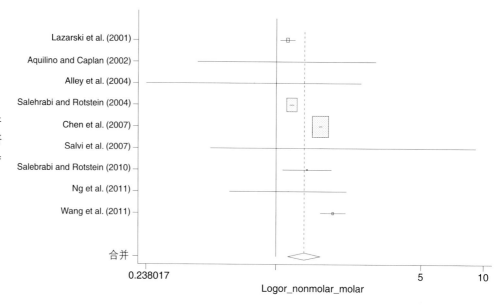

图11-27 森林图显示非磨牙与磨牙存留率的合并及相关研究优势比（OR）（合并OR = 1.4；95%CI：1.1，1.6）。

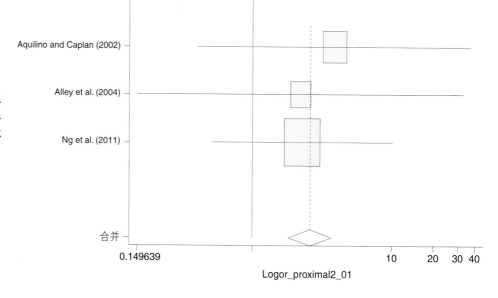

图11-28 森林图显示近中及远中接触区未破坏与破坏后患牙存留率的合并及相关研究优势比（OR）（合并OR=2.6；95%CI：1.8，3.7）。

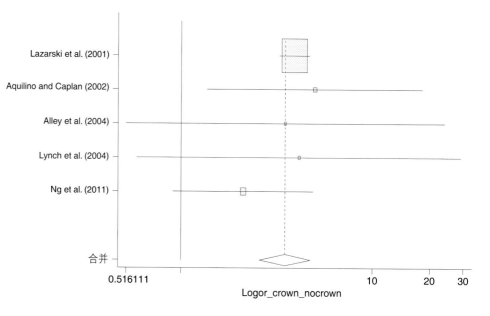

图11-29 森林图显示经铸造修复或充填修复后患牙存留率的合并及相关研究优势比（OR）（合并OR=3.5；95%CI：2.6，4.7）。

表11-10

OHIP-14及改良的OHIP（Modified Oral Health Impact Profile Instrument，OHIP-17）（Dugas等，2002）

OHIP #	问题列表
OHIP1	因为牙齿及口腔问题导致过发音障碍吗？
OHIP2	您是否感觉到您的味觉因您的牙齿或口腔而变得糟糕？
OHIP3	您的口内有过疼痛吗？
OHIP4	您是否因为牙齿或口腔问题导致摄入食物时出现不适？
OHIP5*	您是否有过因为牙齿或口腔问题而需要改变食物的温度？
OHIP6	您是否因为牙齿或口腔问题而变得不自然？
OHIP7	您是否因为牙齿或口腔问题而紧张？
OHIP8	您是否因为牙齿或口腔问题导致饮食不满意？
OHIP9	您是否因为牙齿或口腔问题而停止摄入食物？
OHIP10	您是否因为牙齿或口腔问题而无法放松？
OHIP11*	您是否因为牙齿或口腔问题而无法入睡？
OHIP12*	您是否因为牙齿或口腔问题而惊醒？
OHIP13	您是否因为牙齿或口腔问题而感到尴尬？
OHIP14	您是否因为牙齿或口腔问题而烦躁？
OHIP15	您是否因为牙齿或口腔问题而无法正常完成日常工作？
OHIP16	您是否因为牙齿或口腔问题而感到对生活整体不满意？
OHIP17	您是否因为牙齿或口腔问题而无法使身体行使功能？

注：OHIP14中包含了除了*以外的所有项目。

如下：

◆ 根管阻塞无法达根尖感染区。

◆ 微生物抗药性增强。

　　一系列研究结果表明，对于根尖周有炎症的患牙，非手术根管再治疗的平均加权成功率为66%（图11-31和图11-32），与初次治疗相比降低了约6%[148,150]。但也有文献报道，患牙经非手术根管再治疗后，其存留率与初次治疗相近[151]。

　　根管再治疗后，影响根尖周组织健康和患牙存留率的因素与初次根管治疗相同。再治疗病例特有的潜在预后影响因素中，最显著的是去除或旁路通过根充材料及分离器械的能力。这是可以理解的，因为根管通畅和根管消毒达根尖止点对治疗效果有直接影响[150]。

手术再治疗疗效评估

根尖手术及根尖倒充填术后影响根尖周组织健康和愈合的因素

　　已有多篇系统综述[45,47-48,155,204-205,239-241,250]报道了根尖手术及根尖倒充填术术后的影响因素。这种数据资料的主要限制包括用于评估治疗后成功的时间变量以及用于评估愈合的放射学标准。一项未发表的Meta分析[130]（表11-11）结果显示，基于影像学评估的根尖倒充填术术后完全愈合的加权合并成功率为67.5%（95%CI：62.9%，72.0%）（图11-33）。近期研究中，手术治疗显示出更高的成功率。一项Meta分析结果显示，术后加权成功率明显提高，可达92%（95%CI：86%，95%），这项前瞻性研究使用的是"现代"治疗技术（使用放大系统，最小幅度切除根尖且不形成斜面，超声倒预备，使用现代倒充填材料）[240-241]。与上述研究结果一致，Setzer等报道使用显微外科方法（94%；95%CI：89%，98%）比传统的根尖手术（59%；95%CI：55%，63%）总体治疗成功率更高[205]。然而，这篇Meta分析中的数据在实验设计、病例选择、治疗后观察时间以及术前非手术治疗情况等方面有所不同，这可能导致发生偏倚，使得现代的治疗方法成功率更高。

　　有未发表的Meta分析[130]按至少2年的随访时间进行分层观察，结果显示术后6个月完全愈合的总体加权成功率为51%（95%CI：42%，60%），12个月时为68%（95%CI：63%，73%），24个月时为76%（95%CI：67%，84%），48个月时为74%（95%CI：52%，95%），48个月后为74%（95%CI：66%，82%）。因此，根据治疗指南的建议，对已经接受根尖手术的病例应至少随访2~4年[61]。

　　对于术前影像学检查存在根尖周低密度影的患牙进行根尖手术，包括根管倒预备和根管倒充填，有未发表的Meta分析[230]报道，影响手术预后的主要因素如下（表11-11）：

◆ 小范围（≤5mm）对比大范围（>5mm）根尖周病变（风险比=1.2；95%CI：1.1，1.3）。

◆ 根尖周病变累及一侧对比两侧皮质骨板（风险比=1.2；95%CI：1.0，1.5）。

◆ 既往无手术史对比存在手术史（风险比=1.2；95%CI：1.1，1.3）。

◆ 术中未使用放大系统对比使用放大系统（风险比=

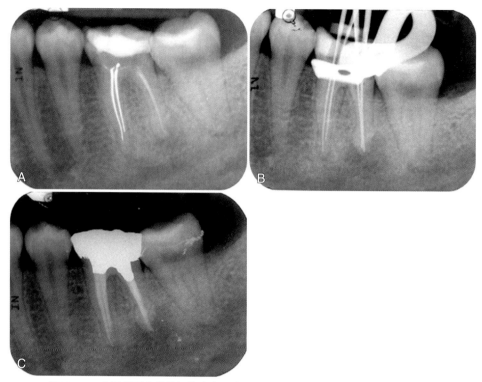

图11-30　患牙经不完善的根管治疗后（A）；经根管再治疗后（B、C）。

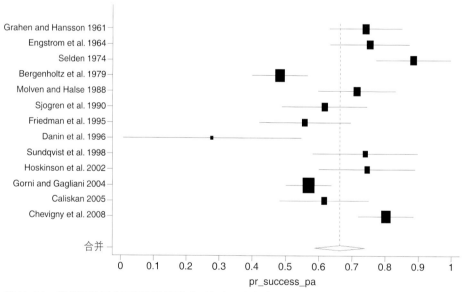

图11-31　森林图显示患牙经根管再治疗后根尖周组织完全愈合的合并及相关研究结果。

1.5；95%CI：1.3，1.8）。

◆ 最低程度切除根尖对比形成明显斜面（风险比＝1.3；95%CI：1.2，1.4）。

◆ 根管倒预备时使用超声器械对比使用车针（风险比＝1.3；95%CI：1.2，1.4）。

◆ 根管倒充填使用MTA、EBA或IRM对比银汞合金材料；使用MTA与SuperEBA（风险比＝1.0；95%CI：0.99，1.1）或IRM（风险比＝1.1；95%CI：0.98，

1.1）结果一致；SuperEBA和IRM作为倒充填材料，成功率显著高于银汞合金（风险比＝1.2；95%CI：1.1，1.3）。还有研究显示，术前有无症状或体征[249]（危险比＝1.2；95%CI：1.1，1.3）、牙周情况[222]（危险比2.1；95%CI：1.1，3.8）和冠方修复体质量[249]（危险比1.6；95%CI：1.2，2.1）是预后的影响因素。

表11-11

根尖手术后根尖周组织愈合相关研究

研究者	实验设计	检查方法	放射线类型	放射线评估成功标准	样本数 患者数	样本数 患牙数	样本数 牙根数	治疗后观察期（月）
Harty等,1970	回顾性研究	C & R	根尖片	其他		169		6~60
Nordendram,1970	前瞻性研究	C & R	根尖片	Rud等, 1972	66	66		6~24
Rud等,1972	前瞻性研究	R	根尖片	Rud等, 1972		237		12~180
Finne等,1977	前瞻性研究	C & R	根尖片	Persson, 1973	156	218		36
Hirsch等,1979	前瞻性研究	C & R	根尖片	Rud等, 1972	467	467		6~36
Ioannides和Borstlap,1983	回顾性研究	C & R	根尖片	其他	50	50	45	6~60
Allen等,1989	回顾性研究	C & R	根尖片	Rud等, 1972		175		12~60
Amagasa等,1989	前瞻性研究	C & R	根尖片	其他	42	64		12~90
Dorn和Gartner,1990	回顾性研究	R	根尖片	其他		488		6~120
Grung等,1990	前瞻性研究	C & R	根尖片	Rud等, 1972		161		12~96
Lustmann等,1991	回顾性研究	C & R	根尖片	Rud等, 1972			123	6~96
Rapp等,1991	回顾性研究	R	根尖片	Rud等, 1972	331	226		6~24
Rud等,1991	回顾性研究	C & R	根尖片	Rud等, 1972	388	388		12
Waikakul等,1991	前瞻性研究	C & R	根尖片	其他	34	62		6~24
Pantschev等,1994	前瞻性研究	C & R	根尖片	Persson, 1973	79	103		36
Jesselen等,1995	前瞻性研究	C & R	根尖片	其他	67	82		12~60
Rud等,1996	前瞻性研究	R	根尖片	Rud等, 1972			347	12~48
Sumi等,1996	回顾性研究	C & R	根尖片	其他	86	157		6~36
Jansson等,1997	回顾性研究	C & R	根尖片	其他	59	59		11~16
Testori等,1999	回顾性研究	R	根尖片	Rud等, 1972	130	181	302	12~72
Von Arx和Kurt,1999	前瞻性研究	C & R	根尖片	Von Arx和Kurt,1999	38	43		12
Zuolo等,2000	前瞻性研究	C & R	根尖片	Molven等, 1987	106	102		12~48
Pecora等,2001	RCT	R	根尖片	Rud等, 1972	20	20		6
Penarrocha等,2001	回顾性研究	R	根尖片	Von Arx和Kurt,1999	30	31	71	12
Rahbaran等,2001	回顾性研究	C & R	根尖片	其他	154	154		48~108
Rud等,2001	前瞻性研究	C & R	根尖片	Rud等, 1972		520	834	6~150
Von Arx等,2001	前瞻性研究	C & R	根尖片	其他	24	25	39	12
Jensen等,2002	RCT	C & R	根尖片	Rud等, 1972		122		
Rubinstein和Kim,2002	前瞻性研究	C & R	根尖片	Rud等, 1972	52	59	59	68
Tobon等,2002	RCT	R	根尖片	Rud等, 1972	25	26		12
Vallecillo等,2002	前瞻性研究	R	根尖片	其他	29	29		12
Chong等,2003	RCT	C & R	根尖片	Molven等, 1987	86	86		12~24
Maddalone和Gagliani,2003	前瞻性研究	C & R	根尖片	Molven等, 1987	79	120		3~36
Schwartz-Arad等, 2003	前瞻性研究	R	根尖片	其他	101	122		6~45
Platt等,2004	RCT	C & R	根尖片	Molven等, 1987	28	34		12
Gagliani等,2005	前瞻性研究	C & R	根尖片	Rud等, 1972	164	168	231	60
Lindeboom等,2005	RCT	C & R	根尖片	Rud等, 1972	100	100		12
Marti-Bowen等,2005	回顾性研究	C & R	曲面断层	Von Arx和Kurt, 1999	52	71	95	6~12
Taschieri等,2005	前瞻性研究	C & R	根尖片	Rud等, 1972	32	46		12
Taschieri等,2007	前瞻性研究	C & R	根尖片	Molven等, 1987	28	28		12
Tsesis等,2006	回顾性研究	C & R	根尖片	Rud等, 1972	71	88		6~48

根尖手术后根尖周组织愈合相关研究

研究者	实验设计	检查方法	放射线类型	放射线评估成功标准	样本数			治疗后观察期（月）
					患者数	患牙数	牙根数	
Marin-Botero等,2006	RCT	C & R	根尖片	Rud等, 1972	30	30		12
Taschieri 等,2006	RCT	C & R	根尖片	Molven等, 1987	53	71		12
De Lange等,2007	RCT	C & R	根尖片	Rud等, 1972	290	290		12
Leco-Berrocal等,2007	前瞻性研究	R	根尖片和曲面断层	其他	45	45		6~24
Penarrocha等,2007	前瞻性研究	C & R	根尖片	Von Arx & Kurt, 1999	235	333	384	6~144
Taschieri等,2007a	前瞻性研究	C & R	根尖片	Molven等, 1987	17	27		12
Taschieri 等, 2007b	前瞻性研究	C & R	根尖片	Molven等, 1987	41	59		12
Von Arx等,2007	前瞻性研究	C & R	根尖片	Rud等, 1972	200	177		12
Walivaara等,2007	前瞻性研究	C & R	根尖片	Rud等, 1972	54	55		12
Garcia等,2008	前瞻性研究	C & R	曲面断层	Von Arx和Kurt, 1999	92	106	129	6~12
Kim等,2008	前瞻性研究	C & R	根尖片	Molven等, 1987		148		24
Penarrocha等,2008	前瞻性研究	C & R	曲面断层	Von Arx & Kurt, 1999	278	278		12
Taschieri等,2008b	前瞻性研究	C & R	根尖片	Molven等, 1987	27	31		12
Taschieri 等,2008a	RCT	C & R	根尖片	Molven等, 1987	61	100		25
Christiansen等,2009	RCT	C & R	根尖片	Molven, 1987		25		12
Dominiak 等,2009	回顾性研究	C & R	根尖片	其他	106	106		12
Ortega-Sanchez等,2009	回顾性研究	C & R	曲面断层	Von Arx和Kurt, 1999	30	30	37	
Pantschev等,2009	回顾性研究	C & R	根尖片	其他		147		12
Waalivaara等,2009	RCT	C & R	根尖片	Molven, 1987	131	147		12
Barone等,2010	前瞻性研究	C & R	根尖片	PAI		129		48~120
Garcia-Mira等,2010	回顾性研究	C & R	曲面断层	Von Arx和Kurt, 1999	75	87		12
Taschieri等,2010	回顾性研究	C & R	根尖片	Molven等, 1987	76	112		48
Von Arx等,2010	前瞻性研究	C & R	根尖片	Rud等, 1972		339		12
Goya等,2011	RCT	C & R	根尖片	Rud等, 1972	25	25		12
Penarrocha 等, 2011	回顾性研究	C & R	曲面断层	Von Arx & Kurt, 1999	150	178	178	12
Song 等, 2011a	回顾性研究	C & R	根尖片	Molven 等, 1987		441		3~12
Song 等, 2011b	前瞻性研究	C & R	根尖片	Molven 等, 1987	42	42		12
Taschieri 等, 2011	回顾性研究	C & R	根尖片	Molven等, 1987	33	43		12~48
Waalivaara等, 2011	RCT	C & R	根尖片	Molven等, 1987	153	194		12~21
Penarrocha等, 2012	前瞻性研究	C & R	曲面断层	Von Arx和Kurt, 1999	23	31		12~19
Song & Kim, 2012	RCT	C & R	根尖片	Molven等, 1987	192	192		12
Von Arx等, 2012	前瞻性研究	C & R	根尖片	Rud等, 1972		170		12~60
Kreisler等, 2013	前瞻性研究	C & R	根尖片	Rud等, 1972	255	281		6~12
Penarrocha等, 2013	回顾性研究	C & R	根尖片和曲面断层	Von Arx 和Kurt	96	139		6~12
Song等, 2013a	前瞻性研究	C & R	根尖片	Molven等, 1987		344		12~120
Song等, 2013b	前瞻性研究	C & R	根尖片	Molven等, 1987		135		12
Song等, 2014	回顾性研究	C & R	根尖片	Rud等, 1972		115		12~96
Taschieri等, 2013	回顾性研究	C & R	根尖片	Molven等, 1987		86		6~12
Villa-Machado等, 2013	回顾性研究	C & R	根尖片	PAI	154	171		12~192
Li等, 2014	回顾性研究	C & R	根尖片	Molven等, 1987	82	101		48

注：RCT为随机对照试验；检查方法中，C为临床方面，R为影像学方面；PAI为根尖指数。

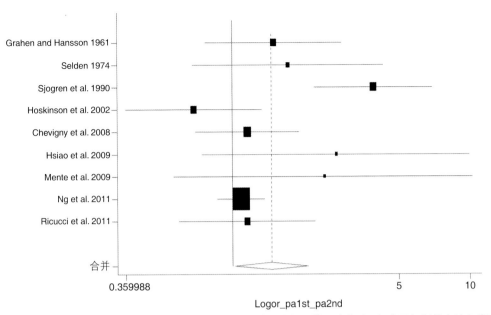

图11-32 森林图显示经影像学检测的根尖周低密度影患牙，首次根管治疗与根管再治疗后，根尖周组织健康的合并及相关研究优势比（OR）（合并OR=1.5；95%CI：1.0，2.1）。

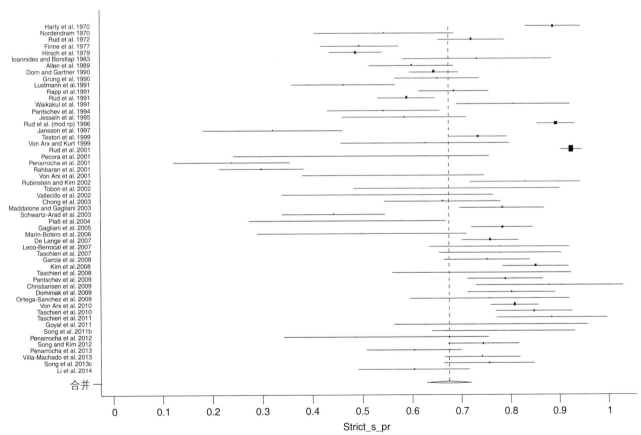

图11-33 森林图显示根尖手术后根尖周组织完全愈合的合并及相关研究结果。

以下是影响手术治疗的次要因素[43]：

◆ 患者年龄。

◆ 患者性别。

◆ 患者全身情况。

◆ 牙解剖生理类型。

◆ 术前影像学显示的根充质量。

◆ 根尖周病变病理学诊断结果（囊肿或肉芽组织）。

对于有贯通缺损（如颊侧和腭侧皮质骨板缺损）的病例，有建议使用生物屏障膜或骨替代材料，但关于它们的效果尚存在争议[53,162,170,232-234,237,249]。有未发表的Meta分析结果显示，使用上述材料对于根尖周组织愈合没有显著影响[130]。

影响牙周软组织切口创伤愈合的因素

根尖手术术后与非手术根管治疗相比，牙周组织附着水平是另一项预后评价指标。有研究比较不同软组织切开方法（沟内切口是否涉及牙龈乳头、龈缘下切口、牙龈乳头基底部切口等）的效果[106,245-247]。正如所预期的，所有结果均显示避免翻开牙龈乳头的翻瓣设计，术后发生的牙龈退缩可以忽略不计。

根尖手术效果的改善归功于现代手术技术以及临床医生对生物学因素更深刻的认识[205,250]。此外，更重要的也许是，选择病例时在排除潜在失败方面可能更加关键，随之预后也会得到改善。

影响患牙根尖手术和根尖倒充填术术后牙齿存留率的因素

不同于非手术根管治疗，在本文撰写之时仅有一项关于手术术后患牙存留情况的研究[253]，结果显示首

次手术术后患牙的平均存留时间为92.1个月（95%CI：40.9，143.4），再次手术术后为39.1个月（95%CI：6.1，72.1）[253]。其中，治疗失败则包括拔除患牙和治疗后根尖周持续病变的临床与影像学表现。

根尖手术对生活质量的影响

根尖手术对患者生活质量的影响可通过问卷调查来评估，问卷调查包括3个方面：生理功能（咀嚼、说话、睡眠、日常生活和工作）、疼痛以及其他症状（肿胀、出血、恶心、口腔异味）[49]。有结果显示，牙龈乳头基底部切口翻瓣设计在术后第一周内，疼痛和其他症状的表现轻微。其他两项研究也探讨了疼痛的影响[35-36]；结果均显示术后疼痛的持续时间相对较短，疼痛强度在术后3~5小时达到高峰，之后随时间的延长逐渐降低，并未发现明显的影响因素。

总结

用于保存活髓及预防和治疗根尖周疾病的相关方法能够获得满意的效果。在设计治疗方案时，应考虑预后情况和潜在的预后影响因素。尽管许多重要的预后因素超出了临床医生的控制，但每个患者的最佳疗效仍可通过治疗指南所述的治疗程序来实现。站在健康和经济视角，传统的根管治疗是一种成本效益高的治疗方法，是延长根尖周病变患牙寿命的第一项干预措施[103,171]。如果根管治疗失败，随后的非手术再治疗和根尖手术也比义齿更具成本效益[103,171]。最终，上述结论必须基于当地文化、专业背景、治疗偏好和资金来源的不同影响进行综合考虑。

参考文献

[1] Aguilar P, Linsuwanont P: Vital pulp therapy in vital permanent teeth with cariously exposed pulp: a systematic review, *J Endod* 37:581, 2011.

[2] Akpata ES: Effect of endodontic procedures on the population of viable microorganisms in the infected root canal, *J Endod* 2:369, 1976.

[3] Alley BS, Kitchens GG, Alley LW, Eleazer PD: A comparison of survival of teeth following endodontic treatment performed by general dentists or by specialists, *Oral Surg Oral Med Oral Pathol Oral Radiol Endod* 98:115, 2004.

[4] Allison DA, Weber CR, Walton RE: The influence of the method of canal preparation on the quality of apical and coronal obturation, *J Endod* 5:298, 1979.

[5] Arai Y, Honda K, Iwai K, Shinoda K: Practical model "3DX" of limited cone-beam X-ray CT for dental use, *Cars 2001: Computer Assisted Radiology and Surgery* 1230:671, 2001.

[6] Asgary S, Ehsani S: Permanent molar pulpotomy with a new endodontic cement: a case series, *J Conserv Dent*

12:31, 2009.

[7] Auerbach M: Antibiotics vs. instrumentation in endodontics, *N Y State Dent J* 19:225, 1953.

[8] Augsburger RA, Peters DD: Radiographic evaluation of extruded obturation materials, *J Endod* 16:492, 1990.

[9] Bader JD, Shugars DA: Variation, treatment outcomes, and practice guidelines in dental practice, *J Dent Edu* 59:61, 1995.

[10] Baratieri LN, Monteiro S Jr, Caldeira de Andrada MA: Pulp curettage: surgical technique, *Quintessence Int* 20:285, 1989.

[11] Barrieshi-Nusair KM, Qudeimat MA: A prospective clinical study of mineral trioxide aggregate for partial pulpotomy in cariously exposed permanent teeth, *J Endod* 32:731, 2006.

[12] Barthel CR, Rosenkranz B, Leuenberg A, Roulet JF: Pulp capping of carious exposures: treatment outcome after 5 and 10 years: a retrospective study, *J Endod* 26:525, 2000.

[13] Basrani B, Tjaderhane L, Santos JM, et al: Efficacy of chlorhexidine- and calcium hydroxide-containing medicaments against Enterococcus faecalis in vitro, *Oral Surg Oral Med Oral Pathol Oral Radiol Endod* 96:618, 2003.

[14] Basrani BR, Manek S, Sodhi RN, et al: Interaction between sodium hypochlorite and chlorhexidine gluconate, *J Endod* 33:966, 2007.

[15] Baugh D, Wallace J: The role of apical instrumentation in root canal treatment: a review of the literature, *J Endod* 31:333, 2005.

[16] Bence R, Madonia JV, Weine FS, Smulson MH: A microbiologic evaluation of endodontic instrumentation in pulpless teeth, *Oral Surg Oral Med Oral Pathol* 35:676, 1973.

[17] Bender IB, Seltzer S, Soltanof W: Endodontic success: a reappraisal of criteria, 1, *Oral Surg Oral Med Oral Pathol Oral Radiol Endod* 22:780, 1966.

[18] Bender IB, Seltzer S, Soltanof W: Endodontic success: a reappraisal of criteria. 2, *Oral Surg Oral Med Oral*

Pathol Oral Radiol Endod 22:790, 1966.

[19] Bjorndal L, Reit C, Bruun G, et al: Treatment of deep caries lesions in adults: randomized clinical trials comparing stepwise vs. direct complete excavation, and direct pulp capping vs. partial pulpotomy, *Eur J Oral Sci* 118:290, 2010.

[20] Bjorndal L, Thylstrup A: A practice-based study on stepwise excavation of deep carious lesions in permanent teeth: a 1-year follow-up study, *Community Dent Oral Epidemiol* 26:122, 1998.

[21] Bogen G, Kim JS, Bakland LK: Direct pulp capping with mineral trioxide aggregate: an observational study, *J Am Dent Assoc* 139:305; quiz 305, 2008.

[22] Boggia R: A single-visit treatment of septic root canals using periapically extruded endomethasone, *Br Dent J* 155:300, 1983.

[23] Buchbinder M, Wald A: An improved method of culturing root canals, *J Am Dent Assoc* 26:1697, 1939.

[24] Bui TB, Baumgartner JC, Mitchell JC: Evaluation of the interaction between sodium hypochlorite and chlorhexidine gluconate and its effect on root dentin, *J Endod* 34:181, 2008.

[25] Byström A: *Evaluation of endodontic treatment of teeth with apical periodontitis*, Sweden, 1986, University of Umeå.

[26] Bystrom A, Claesson R, Sundqvist G: The antibacterial effect of camphorated paramonochlorophenol, camphorated phenol and calcium hydroxide in the treatment of infected root canals, *Endod Dent Traumatol* 1:170, 1985.

[27] Bystrom A, Sundqvist G: Bacteriologic evaluation of the efficacy of mechanical root canal instrumentation in endodontic therapy, *Scand J Dent Res* 89:321, 1981.

[28] Bystrom A, Sundqvist G: Bacteriologic evaluation of the effect of 0.5 percent sodium hypochlorite in endodontic therapy, *Oral Surg Oral Med Oral Pathol* 55:307, 1983.

[29] Bystrom A, Sundqvist G: The antibacterial action of sodium hypochlorite and EDTA in 60 cases of endodontic therapy, *Int Endod J* 18:35, 1985.

[30] Caliskan MK: Success of pulpotomy in the management of hyperplastic pulpitis, *Int Endod J* 26:142, 1993.

[31] Caliskan MK: Pulpotomy of carious vital teeth with periapical involvement, *Int Endod J* 28:172, 1995.

[32] Camps J, Pommel L, Bukiet F: Evaluation of periapical lesion healing by correction of gray values, *J Endod* 30:762, 2004.

[33] Card SJ, Sigurdsson A, Orstavik D, Trope M: The effectiveness of increased apical enlargement in reducing intracanal bacteria, *J Endod* 28:779, 2002.

[34] Chambers D: Outcomes-based practice: how outcomes-based practices get better, *Dental Economics* 3:34, 2001.

[35] Chong BS, Pitt Ford TR: Postoperative pain after root-end resection and filling, *Oral Surg Oral Med Oral Pathol Oral Radiol Endod* 100:762, 2005.

[36] Christiansen R, Kirkevang LL, Horsted-Bindslev P, Wenzel A: Patient discomfort following periapical surgery, *Oral Surg Oral Med Oral Pathol Oral Radiol Endod* 105:245, 2008.

[37] Chu FC, Leung WK, Tsang PC, et al: Identification of cultivable microorganisms from root canals with apical periodontitis following two-visit endodontic treatment with antibiotics/steroid or calcium hydroxide dressings, *J Endod* 32:17, 2006.

[38] Chugal NM, Clive JM, Spangberg LS: Endodontic treatment outcome: effect of the permanent restoration, *Oral Surg Oral Med Oral Pathol Oral Radiol Endod* 104:576, 2007.

[39] Colman I, Friedman BW, Brown MD, et al: Parenteral dexamethasone for acute severe migraine headache: meta-analysis of randomised controlled trials for preventing recurrence, *BMJ* 336:13591, 2008.

[40] Cvek M: A clinical report on partial pulpotomy and capping with calcium hydroxide in permanent incisors with complicated crown fracture, *J Endod* 4:232, 1978.

[41] Cvek M, Hollender L, Nord CE: Treatment of non-vital permanent incisors with calcium hydroxide. VI. A clinical, microbiological and radiological evaluation of treatment in one sitting of teeth with mature or immature root, *Odontol Revy* 27:93, 1976.

[42] Dalton BC, Orstavik D, Phillips C, et al: Bacterial reduction with nickel-titanium rotary instrumentation, *J Endod* 24:763, 1998.

[43] de Chevigny C, Dao TT, Basrani BR, et al: Treatment outcome in endodontics: the Toronto study–phase 4: initial treatment, *J Endod* 34:258, 2008.

[44] de Paula-Silva FW, Wu MK, Leonardo MR, et al: Accuracy of periapical radiography and cone-beam computed tomography scans in diagnosing apical periodontitis using histopathological findings as a gold standard, *J Endod* 35:10092, 2009.

[45] Del Fabbro M, Taschieri S: Endodontic therapy using magnification devices: a systematic review, *J Dent* 38:269, 2010.

[46] Del Fabbro M, Taschieri S, Lodi G, et al: Magnification devices for endodontic therapy, *Cochrane Database Syst Rev* CD005969, 2009.

[47] Del Fabbro M, Taschieri S, Lodi G, et al: *Magnification devices for endodontic therapy*, Cochrane Database of Systematic Reviews, 2009, John Wiley & Sons.

[48] Del Fabbro M, Taschieri S, Testori T, et al: *Surgical versus non-surgical endodontic re-treatment for periradicular lesions.* Cochrane Database of Systematic Reviews, 2007, John Wiley & Sons.

[49] Del Fabbro M, Taschieri S, Weinstein R: Quality of life after microscopic periradicular surgery using two different incision techniques: a randomized clinical study, *Int Endod J* 42:360, 2009.

[50] Delano EO, Tyndall D, Ludlow JB, et al: Quantitative radiographic follow-up of apical surgery: a radiometric and histologic correlation, *J Endod* 24:420, 1998.

[51] DePalma MJ, Slipman CW: Evidence-informed management of chronic low back pain with epidural steroid injections, *Spine J* 8:45, 2008.

[52] DeRosa TA: A retrospective evaluation of pulpotomy as an alternative to extraction, *Gen Dent* 54:37, 2006.

[53] Dominiak M, Lysiak-Drwal K, Gedrange T, et al: Efficacy of healing process of bone defects after apicectomy: results after 6 and 12 months, *J Physiol Pharmacol* 60(suppl 8):51, 2009.

[54] Doyle SL, Hodges JS, Pesun IJ, et al: Retrospective cross sectional comparison of initial nonsurgical endodontic treatment and single-tooth implants, *J Endod* 32:822, 2006.

[55] Dugas NN, Lawrence HP, Teplitsky P, Friedman S: Quality of life and satisfaction outcomes of endodontic treatment, *J Endod* 28:819, 2002.

[56] Eakle WS, Maxwell EH, Braly BV: Fractures of posterior teeth in adults, *J Am Dent Assoc* 112:215, 1986.

[57] Edwards JL, Vincent AM, Cheng HT, Feldman EL: Diabetic neuropathy: mechanisms to management, *Pharmacol Ther* 120:1, 2008.

[58] El-Meligy OA, Avery DR: Comparison of mineral trioxide aggregate and calcium hydroxide as pulpotomy agents in young permanent teeth (apexogenesis), *Pediatr Dent* 28:399, 2006.

[59] American Association of Endodotists, "Evolution of the Root Canal", Source: www.aae.org/uploadedfiles/news_room/press_releases/rcawendodontictimeline.pdf (accessed June 2015).

[60] Engstrom B: The significance of enterococci in root canal treatment, *Odontol Revy* 15:87, 1964.

[61] European Society of Endodontology: Quality guidelines for endodontic treatment: consensus report of the European Society of Endodontology, *Int Endod J* 39:921, 2006.

[62] European Society of Endodontology, Patel S, Durack C, et al: European Society of Endodontology position statement: the use of CBCT in endodontics, *Int Endod J* 47:502, 2014.

[63] Fabricius L, Dahlen G, Sundqvist G, et al: Influence of residual bacteria on periapical tissue healing after chemomechanical treatment and root filling of experimentally infected monkey teeth, *Eur J Oral Sci* 114:278, 2006.

[64] Farsi N, Alamoudi N, Balto K, Al Mushayt A: Clinical assessment of mineral trioxide aggregate (MTA) as direct pulp capping in young permanent teeth, *J Clin Pediatr Dent* 31:72, 2006.

[65] Fitzgerald M, Heys RJ: A clinical and histological evaluation of conservative pulpal therapy in human teeth, *Oper Dent* 16:101, 1991.

[66] Ford TP: Frequency of radiological review in pulp studies, *Int Endod J* 41:931, 2008.

[67] Fouad AF, Burleson J: The effect of diabetes mellitus on endodontic treatment outcome: data from an electronic patient record, *J Am Dent Assoc* 134:43; quiz 117, 2003.

[68] Friedman S, Lost C, Zarrabian M, Trope M: Evaluation of success and failure after endodontic therapy using a glass ionomer cement sealer, *J Endod* 21:384, 1995.

[69] Friedman S, Mor C: The success of endodontic therapy—healing and functionality, *J Calif Dent Assoc* 32:493, 2004.

[70] Frostell G: Clinical significance of the root canal culture, pp. 112-122, Transactions of Third International Conference of Endodontics, 1963.

[71] Fuks AB, Gavra S, Chosack A: Long-term followup of traumatized incisors treated by partial pulpotomy, *Pediatr Dent* 15:334, 1993.

[72] Gallien GS Jr, Schuman NJ: Local versus general anesthesia: a study of pulpal response in the treatment of cariously exposed teeth, *J Am Dent Assoc* 111:599, 1985.

[73] Gatten DL, Riedy CA, Hong SK, et al: Quality of life of endodontically treated versus implant treated patients: a University-based qualitative research study, *J Endod* 37:903, 2011.

[74] Genco RJ, Loe H: The role of systemic conditions and disorders in periodontal disease, *Periodontol 2000* 2:98, 1993.

[75] Gesi A, Hakeberg M, Warfvinge J, Bergenholtz G: Incidence of periapical lesions and clinical symptoms after pulpectomy—a clinical and radiographic evaluation of 1- versus 2-session treatment, *Oral Surg Oral Med Oral Pathol Oral Radiol Endod* 101:379, 2006.

[76] Goldfein J, Speirs C, Finkelman M, Amato R: Rubber dam use during post placement influences the success of root canal-treated teeth, *J Endod* 39:14814, 2013.

[77] Gomes BP, Lilley JD, Drucker DB: Variations in the susceptibility of components of the endodontic microflora to biomechanical procedures, *Int Endod J* 29:235, 1996.

[78] Gomes BP, Souza SF, Ferraz CC, et al: Effectiveness of 2% chlorhexidine gel and calcium hydroxide against Enterococcus faecalis in bovine root dentine in vitro, *Int Endod J* 36:267, 2003.

[79] Grahnen H, Krasse B: The effect of instrumentation and flushing of non-vital teeth in endodontic therapy, *Odontol Rev* 14:167, 1963.

[80] Gratt BM, Sickles EA, Gould RG, et al: Xeroradiography of dental structures. IV. Image properties of a dedicated intraoral system, *Oral Surg Oral Med Oral Pathol* 50:572, 1980.

[81] Gruythuysen RJ, van Strijp AJ, Wu MK: Long-term survival of indirect pulp treatment performed in primary and permanent teeth with clinically diagnosed deep carious lesions, *J Endod* 36:14903, 2010.

[82] Gulabivala K: *Species richness of gram-positive coccoid morphotypes isolated from untreated and treated root canals of teeth associated with periapical disease*, London, 2004, University of London.

[83] Gulabivala K, Ng Y: Endodontology. In Wilson N, editor: *Clinical dental medicine 2020*, New Malden, Surrey, 2009, Quintessence, pp 147-182.

[84] Gulabivala K, Ng YL, Gilbertson M, Eames I: The fluid mechanics of root canal irrigation, *Physiol Meas* 31:R49, 2010.

[85] Gulabivala K, Patel B, Evans G, Ng YL: Effects of mechanical and chemical procedures on root canal surfaces, *Endodontic Topics* 10:103, 2005.

[86] Halse A, Molven O: Increased width of the apical periodontal membrane space in endodontically treated teeth may represent favourable healing, *Int Endod J* 37:552, 2004.

[87] Hamasha AA, Hatiwsh A: Quality of life and satisfaction of patients after nonsurgical primary root canal treatment provided by undergraduate students, graduate students and endodontic specialists, *Int Endod J* 46:11319, 2013.

[88] Haskell EW, Stanley HR, Chellemi J, Stringfellow H: Direct pulp capping treatment: a long-term follow-up, *J Am Dent Assoc* 97:607, 1978.

[89] Hayashi M, Fujitani M, Yamaki C, Momoi Y: Ways of enhancing pulp preservation by stepwise excavation—a systematic review, *J Dent* 39:95, 2011.

[90] Hilton TJ, Ferracane JL, Mancl L: Northwest Practice-based Research Collaborative in Evidence-based Dentistry (NWP): Comparison of CaOH with MTA for direct pulp capping: a PBRN randomized clinical trial, *J Dent Res* 92:16SS, 2013.

[91] Holroyd J, Gulson A: *The radiation protection implications of the use of cone beam computed tomography (CBCT) in dentistry: what you need to know*, London, 2009, Health Protection Agency.

[92] Horsted P, Sandergaard B, Thylstrup A, et al: A retrospective study of direct pulp capping with calcium hydroxide compounds, *Endod Dent Traumatol* 1:29, 1985.

[93] Hoskinson SE, Ng YL, Hoskinson AE, et al: A retrospective comparison of outcome of root canal treatment using two different protocols, *Oral Surg Oral Med Oral Pathol Oral Radiol Endod* 93:705, 2002.

[94] Hughes R: Focal infection revisited, *Rheumatology* 33:370, 1994.

[95] Hülsmann M, Peters OA, Dummer PM: Mechanical preparation of root canals: shaping goals, techniques and means, *Endodontic Topics* 10:30, 2005.

[96] Hunter W: The role of sepsis and antisepsis in medicine, *Lancet* 1:79, 1911.

[97] Hunter W: Chronic sepsis as a cause of mental disorder, *Br J Psychiatr* 73:549, 1927.

[98] Huumonen S, Lenander-Lumikari M, Sigurdsson A, Orstavik D: Healing of apical periodontitis after endodontic treatment: a comparison between a silicone-based and a zinc oxide-eugenol-based sealer, *Int Endod J* 36:296, 2003.

[99] Ingle J, Zeldow B: An evaluation of mechanical instrumentation and the negative culture in endodontic therapy, *J Am Dent Assoc* (1939) 57:471, 1958.

[100] Iqbal MK, Kim S: For teeth requiring endodontic treatment, what are the differences in outcomes of restored endodontically treated teeth compared to implant-supported restorations? *Int J Oral Maxillofac Implants* 22:96, 2006.

[101] Kalichman L, Hunter DJ: Diagnosis and conservative management of degenerative lumbar spondylolisthesis, *Eur Spine J* 17:327, 2008.

[102] Kerekes K, Tronstad L: Long-term results of endodontic treatment performed with a standardized technique, *J Endod* 5:83, 1979.

[103] Kim SG, Solomon C: Cost-effectiveness of endodontic molar retreatment compared with fixed partial dentures and single-tooth implant alternatives, *J Endod* 37:321, 2011.

[104] Koontongkaew S, Silapichit R, Thaweboon B: Clinical and laboratory assessments of camphorated monochlorophenol in endodontic therapy, *Oral Surg Oral Med Oral Pathol* 65:757, 1988.

[105] Koppang HS, Koppang R, Stolen SO: Identification of common foreign material in postendodontic granulomas and cysts, *J Dent Assoc S Afr* 47:210, 1992.

[106] Kreisler M, Gockel R, Schmidt I, et al: Clinical evaluation of a modified marginal sulcular incision technique in endodontic surgery, *Oral Surg Oral Med Oral Pathol Oral Radiol Endod* 108:e22, 2009.

[107] Kuruvilla JR, Kamath MP: Antimicrobial activity of 2.5% sodium hypochlorite and 0.2% chlorhexidine gluconate separately and combined, as endodontic irrigants,

J Endod 24:472, 1998.

[108] Kvist T, Molander A, Dahlen G, Reit C: Microbiological evaluation of one- and two-visit endodontic treatment of teeth with apical periodontitis: a randomized, clinical trial, *J Endod* 30:572, 2004.

[109] Lagouvardos P, Sourai P, Douvitsas G: Coronal fractures in posterior teeth, *Oper Dent* 14:28, 1989.

[110] Lana MA, Ribeiro-Sobrinho AP, Stehling R, et al: Microorganisms isolated from root canals presenting necrotic pulp and their drug susceptibility in vitro, *Oral Microbiol Immunol* 16:100, 2001.

[111] Lazarski MP, Walker WA 3rd, Flores CM, et al: Epidemiological evaluation of the outcomes of nonsurgical root canal treatment in a large cohort of insured dental patients, *J Endod* 27:791, 2001.

[112] Lee SJ, Wu MK, Wesselink PR: The efficacy of ultrasonic irrigation to remove artificially placed dentine debris from different-sized simulated plastic root canals, *Int Endod J* 37:607, 2004.

[113] Leksell E, Ridell K, Cvek M, Mejare I: Pulp exposure after stepwise versus direct complete excavation of deep carious lesions in young posterior permanent teeth, *Endod Dent Traumatol* 12:192, 1996.

[114] Liang YH, Li G, Wesselink PR, Wu MK: Endodontic outcome predictors identified with periapical radiographs and cone-beam computed tomography scans, *J Endod* 37:326, 2011.

[115] Liu P, McGrath C, Cheung GS: Improvement in oral health-related quality of life after endodontic treatment: a prospective longitudinal study, *J Endod* 40:805, 2014.

[116] Locker D: Concepts of health, disease and quality of life. In Slade GD, editor: *Measuring oral health and quality of life*, Chapel Hill, North Carolina, 1997, University of North Carolina, pp 11-23.

[117] Loe H: Does chlorhexidine have a place in the prophylaxis of dental diseases? *J Periodontal Res Suppl* 12:93, 1973.

[118] Lumley PJ, Lucarotti PS, Burke FJ: Ten-year outcome of root fillings in the General Dental Services in England and Wales, *Int Endod J* 41:577, 2008.

[119] Mah JK, Danforth RA, Bumann A, Hatcher D: Radiation absorbed in maxillofacial imaging with a new dental computed tomography device, *Oral Surg Oral Med Oral Pathol Oral Radiol Endod* 96:508, 2003.

[120] Maltz M: Does incomplete caries removal increase restoration failure? *J Dent Res* 90:541; author reply 542, 2011.

[121] Maltz M, Garcia R, Jardim JJ, et al: Randomized trial of partial vs. stepwise caries removal: 3-year follow-up, *J Dent Res* 91:10261, 2012.

[122] Maltz M, Henz SL, de Oliveira EF, Jardim JJ: Conventional caries removal and sealed caries in permanent teeth: a microbiological evaluation, *J Dent* 40:776, 2012.

[123] Marending M, Peters OA, Zehnder M: Factors affecting the outcome of orthograde root canal therapy in a general dentistry hospital practice, *Oral Surg Oral Med Oral Pathol Oral Radiol Endod* 99:119, 2005.

[124] Markvart M, Dahlen G, Reit CE, Bjorndal L: The antimicrobial effect of apical box versus apical cone preparation using iodine potassium iodide as root canal dressing: a pilot study, *Acta Odontol Scand* 71:786, 2013.

[125] Mass E, Zilberman U: Clinical and radiographic evaluation of partial pulpotomy in carious exposure of permanent molars, *Pediatr Dent* 15:257, 1993.

[126] Masterton JB: The healing of wounds of the dental pulp: an investigation of the nature of the scar tissue and of the phenomena leading to its formation, *Dent Pract Dent Rec* 16:325, 1966.

[127] Matsumoto M, Goto T: Lateral force distribution in partial denture design, *J Dent Res* 49:359, 1970.

[128] Matsuo T, Nakanishi T, Shimizu H, Ebisu S: A clinical study of direct pulp capping applied to carious-exposed pulps, *J Endod* 22:551, 1996.

[129] McDonnell G, Russell AD: Antiseptics and disinfectants: activity, action, and resistance, *Clinical Microbiol Rev*

12:147, 1999.

[130] Mehta D, Gulabivala K, Ng Y-L: Personal communication. *Outcome of periapical surgery*, unpublished manuscript, 2014.

[131] Mejare I, Cvek M: Partial pulpotomy in young permanent teeth with deep carious lesions, *Endod Dent Traumatol* 9:238, 1993.

[132] Mente J, Geletneky B, Ohle M, et al: Mineral trioxide aggregate or calcium hydroxide direct pulp capping: an analysis of the clinical treatment outcome, *J Endod* 36:806, 2010.

[133] Miles JP, Gluskin AH, Chambers D, Peters OA: Pulp capping with mineral trioxide aggregate (MTA): a retrospective analysis of carious pulp exposures treated by undergraduate dental students, *Oper Dent* 35:20, 2010.

[134] Miller WD: An introduction to the study of the bacterio-pathology of the dental pulp, *The Dental Cosmos* 36:505-528, 1894.

[135] Mindiola MJ, Mickel AK, Sami C, et al: Endodontic treatment in an American Indian population: a 10-year retrospective study, *J Endod* 32:828, 2006.

[136] Miyashita H, Worthington HV, Qualtrough A, Plasschaert A: Pulp management for caries in adults: maintaining pulp vitality (review), *Cochrane Database Syst Rev*, 2007.

[137] Molander A, Reit C, Dahlen G: Microbiological evaluation of clindamycin as a root canal dressing in teeth with apical periodontitis, *Int Endod J* 23:113, 1990.

[138] Molander A, Reit C, Dahlen G: Microbiological root canal sampling: diffusion of a technology, *Int Endod J* 29:163, 1996.

[139] Molander A, Reit C, Dahlen G: Reasons for dentists' acceptance or rejection of microbiological root canal sampling, *Int Endod J* 29:168, 1996.

[140] Molven O, Halse A, Grung B: Observer strategy and the radiographic classification of healing after endodontic surgery, *Int J Oral Maxillofac Surg* 16:432, 1987.

[141] Moore DL: Conservative treatment of teeth with vital pulps and periapical lesions: a preliminary report, *J Prosthet Dent* 18:476, 1967.

[142] Morsani JM, Aminoshariae A, Han YW, et al: Genetic predisposition to persistent apical periodontitis, *J Endod* 37:455, 2011.

[143] Morse F, Yates M: Follow up studies of root-filled teeth in relation to bacteriologic findings, *J Am Dent Assoc* 28:956, 1941.

[144] Nagasiri R, Chitmongkolsuk S: Long-term survival of endodontically treated molars without crown coverage: a retrospective cohort study, *J Prosthet Dent* 93:164, 2005.

[145] Nair PN: On the causes of persistent apical periodontitis: a review, *Int Endod J* 39:249, 2006.

[146] Nair PN, Sjogren U, Krey G, Sundqvist G: Therapy-resistant foreign body giant cell granuloma at the periapex of a root-filled human tooth, *J Endod* 16:589, 1990.

[147] Nair PNR, Henry S, Cano V, Vera J: Microbial status of apical root canal system of human mandibular first molars with primary apical periodontitis after "one-visit" endodontic treatment, *Oral Surg Oral Med Oral Pathol Oral Radiol Endod* 99:231, 2005.

[148] Ng YL, Mann V, Gulabivala K: Outcome of secondary root canal treatment: a systematic review of the literature, *Int Endod J* 41:10266, 2008.

[149] Ng YL, Mann V, Gulabivala K: Tooth survival following non-surgical root canal treatment: a systematic review of the literature, *Int Endod J* 43:171, 2010.

[150] Ng YL, Mann V, Gulabivala K: A prospective study of the factors affecting outcomes of nonsurgical root canal treatment: part 1: periapical health, *Int Endod J* 44:583, 2011.

[151] Ng YL, Mann V, Gulabivala K: A prospective study of the factors affecting outcomes of non-surgical root canal treatment: part 2: tooth survival, *Int Endod J* 44:610, 2011.

[152] Ng YL, Mann V, Rahbaran S, et al: Outcome of primary

root canal treatment: systematic review of the literature. Part 1. Effects of study characteristics on probability of success, *Int Endod J* 40:921, 2007.

[153] Ng YL, Mann V, Rahbaran S, et al: Outcome of primary root canal treatment: systematic review of the literature. Part 2. Influence of clinical factors, *Int Endod J* 41:6, 2008.

[154] Nicholls E: The efficacy of cleansing of the root canal, *Br Dent J* 112:167, 1962.

[155] Niederman R, Theodosopoulou JN: A systematic review of in vivo retrograde obturation materials, *Int Endod J* 36:577, 2003.

[156] Orstavik D: Radiographic evaluation of apical periodontitis and endodontic treatment results: a computer approach, *Int Dent J* 41:89, 1991.

[157] Orstavik D: Time-course and risk analyses of the development and healing of chronic apical periodontitis in man, *Int Endod J* 29:150, 1996.

[158] Orstavik D, Farrants G, Wahl T, Kerekes K: Image analysis of endodontic radiographs: digital subtraction and quantitative densitometry, *Endod Dent Traumatol* 6:6, 1990.

[159] Orstavik D, Horsted-Bindslev P: A comparison of endodontic treatment results at two dental schools, *Int Endod J* 26:348, 1993.

[160] Orstavik D, Kerekes K, Eriksen HM: Clinical performance of three endodontic sealers, *Endod Dent Traumatol* 3:178, 1987.

[161] Orstavik D, Kerekes K, Molven O: Effects of extensive apical reaming and calcium hydroxide dressing on bacterial infection during treatment of apical periodontitis: a pilot study, *Int Endod J* 24:1, 1991.

[162] Pantchev A, Nohlert E, Tegelberg A: Endodontic surgery with and without inserts of bioactive glass PerioGlas: a clinical and radiographic follow-up, *Oral Maxillofac Surg* 13:21, 2009.

[163] Paquette L, Legner M, Fillery ED, Friedman S: Antibacterial efficacy of chlorhexidine gluconate intracanal medication in vivo, *J Endod* 33:788, 2007.

[164] Parris J, Wilcox L, Walton R: Effectiveness of apical clearing: histological and radiographical evaluation, *J Endod* 20:219, 1994.

[165] Patel S, Dawood A, Mannocci F, et al: Detection of periapical bone defects in human jaws using cone beam computed tomography and intraoral radiography, *Int Endod J* 42:507, 2009.

[166] Patel S, Rhodes J: A practical guide to endodontic access cavity preparation in molar teeth, *Br Dent J* 203:133, 2007.

[167] Patel S, Wilson R, Dawood A, et al: The detection of periapical pathosis using digital periapical radiography and cone beam computed tomography—part 2: a 1-year post-treatment follow-up, *Int Endod J* 45:711, 2012.

[168] Peciuliene V, Balciuniene I, Eriksen HM, Haapasalo M: Isolation of Enterococcus faecalis in previously root-filled canals in a Lithuanian population, *J Endod* 26:593, 2000.

[169] Peciuliene V, Reynaud AH, Balciuniene I, Haapasalo M: Isolation of yeasts and enteric bacteria in root-filled teeth with chronic apical periodontitis, *Int Endod J* 34:429, 2001.

[170] Pecora G, De Leonardis D, Ibrahim N, et al: The use of calcium sulphate in the surgical treatment of a 'through and through' periradicular lesion, *Int Endod J* 34:189, 2001.

[171] Pennington MW, Vernazza CR, Shackley P, et al: Evaluation of the cost-effectiveness of root canal treatment using conventional approaches versus replacement with an implant, *Int Endod J* 42:874, 2009.

[172] Percinoto C, de Castro AM, Pinto LM: Clinical and radiographic evaluation of pulpotomies employing calcium hydroxide and trioxide mineral aggregate, *Gen Dent* 54:258, 2006.

[173] Peters LB, van Winkelhoff AJ, Buijs JF, Wesselink PR: Effects of instrumentation, irrigation and dressing with calcium hydroxide on infection in pulpless teeth with

periapical bone lesions, *Int Endod J* 35:13, 2002.

[174] Petersson A, Axelsson S, Davidson T, et al: Radiological diagnosis of periapical bone tissue lesions in endodontics: a systematic review, *Int Endod J* 45:783, 2012.

[175] Pettiette MT, Delano EO, Trope M: Evaluation of success rate of endodontic treatment performed by students with stainless-steel K-files and nickel-titanium hand files, *J Endod* 27:124, 2001.

[176] Polycarpou N, Ng YL, Canavan D, et al: Prevalence of persistent pain after endodontic treatment and factors affecting its occurrence in cases with complete radiographic healing, *Int Endod J* 38:169, 2005.

[177] Qudeimat MA, Barrieshi-Nusair KM, Owais AI: Calcium hydroxide vs mineral trioxide aggregates for partial pulpotomy of permanent molars with deep caries, *Eur Arch Paediatr Dent* 8:99, 2007.

[178] Reeh ES, Messer HH, Douglas WH: Reduction in tooth stiffness as a result of endodontic and restorative procedures, *J Endod* 15:512, 1989.

[179] Reit C, Dahlen G: Decision making analysis of endodontic treatment strategies in teeth with apical periodontitis, *Int Endod J* 21:291, 1988.

[180] Reit C, Grondahl HG: Endodontic retreatment decision making among a group of general practitioners, *Scand J Dent Res* 96:112, 1988.

[181] Reit C, Molander A, Dahlen G: The diagnostic accuracy of microbiologic root canal sampling and the influence of antimicrobial dressings, *Endod Dent Traumatol* 15:278, 1999.

[182] Ricucci D, Russo J, Rutberg M, et al: A prospective cohort study of endodontic treatments of 1,369 root canals: results after 5 years, *Oral Surg Oral Med Oral Pathol Oral Radiol Endod* 112:825, 2011.

[183] Rocas IN, Siqueira JF Jr, Del Aguila CA, et al: Polymorphism of the CD14 and TLR4 genes and post-treatment apical periodontitis, *J Endod* 40:168, 2014.

[184] Rollison S, Barnett F, Stevens RH: Efficacy of bacterial removal from instrumented root canals in vitro related to instrumentation technique and size, *Oral Surg Oral Med Oral Pathol Oral Radiol Endod* 94:366, 2002.

[185] Rosenthal S, Spangberg L, Safavi K: Chlorhexidine substantivity in root canal dentin, *Oral Surg Oral Med Oral Pathol Oral Radiol Endod* 98:488, 2004.

[186] Rud J, Andreasen JO: A study of failures after endodontic surgery by radiographic, histologic and stereomicroscopic methods, *Int J Oral Surg* 1:311, 1972.

[187] Russo MC, Holland R, de Souza V: Radiographic and histological evaluation of the treatment of inflamed dental pulps, *Int Endod J* 15:137, 1982.

[188] Saini HR, Tewari S, Sangwan P, et al: Effect of different apical preparation sizes on outcome of primary endodontic treatment: a randomized controlled trial, *J Endod* 38:1309, 2012.

[189] Salehrabi R, Rotstein I: Endodontic treatment outcomes in a large patient population in the USA: an epidemiological study, *J Endod* 30:846, 2004.

[190] Salehrabi R, Rotstein I: Epidemiologic evaluation of the outcomes of orthograde endodontic retreatment, *J Endod* 36:790, 2010.

[191] Salvi GE, Siegrist Guldener BE, Amstad T, et al: Clinical evaluation of root filled teeth restored with or without post-and-core systems in a specialist practice setting, *Int Endod J* 40:209, 2007.

[192] Santini A: Assessment of the pulpotomy technique in human first permanent mandibular molars. Use of two direct inspection criteria, *Br Dent J* 155:151, 1983.

[193] Santucci PJ: Dycal versus Nd:YAG laser and Vitrebond for direct pulp capping in permanent teeth, *J Clin Laser Med Surg* 17:69, 1999.

[194] Sari S, Okte Z: Success rate of Sealapex in root canal treatment for primary teeth: 3-year follow-up, *Oral Surg Oral Med Oral Pathol Oral Radiol Endod* 105:e93, 2008.

[195] Sathorn C, Parashos P, Messer H: Antibacterial efficacy of calcium hydroxide intracanal dressing: a systematic

review and meta-analysis, *Int Endod J* 40:2, 2007.

[196] Saunders WP, Saunders EM: Coronal leakage as a cause of failure in root-canal therapy: a review, *Endod Dent Traumatol* 10:105, 1994.

[197] Scarfe W: Use of cone-beam computed tomography in endodontics Joint Position Statement of the American Association of Endodontists and the American Academy of Oral and Maxillofacial Radiology, *Oral Surgery Oral Medicine Oral Pathology Oral Radiol Endodontol* 111:234, 2011.

[198] Schafer E, Bossmann K: Antimicrobial efficacy of chlorhexidine and two calcium hydroxide formulations against *Enterococcus faecalis*, *J Endod* 31:53, 2005.

[199] Schilder H: Cleaning and shaping the root canal, *Dent Clin North Am* 18:269, 1974.

[200] Schwendicke F, Stolpe M, Meyer-Lueckel H, et al: Cost-effectiveness of one- and two-step incomplete and complete excavations, *J Dent Res* 92:880, 2013.

[201] Seltzer S, Bender IB, Turkenkopf S: Factors affecting successful repair after root canal therapy, *J Am Dent Assoc* 67:651, 1963.

[202] Seltzer S, Naidorf IJ: Flare-ups in endodontics: I. Etiological factors, *J Endod* 11:472, 1985.

[203] Seltzer S, Naidorf IJ: Flare-ups in endodontics: II. Therapeutic measures, *J Endod* 11:559, 1985.

[204] Setzer FC, Kohli MR, Shah SB, et al: Outcome of endodontic surgery: A meta-analysis of the literature. Part 2: Comparison of endodontic microsurgical techniques with and without the use of higher magnification, *J Endod* 38:1, 2012.

[205] Setzer FC, Shah SB, Kohli MR, et al: Outcome of endodontic surgery: a meta-analysis of the literature. Part 1: Comparison of traditional root-end surgery and endodontic microsurgery, *J Endod* 36:17575, 2010.

[206] Shovelton D: The presence and distribution of microorganisms within non-vital teeth, *Br Dent J* 117:101, 1964.

[207] Shovelton DS, Friend LA, Kirk EE, Rowe AH: The efficacy of pulp capping materials: a comparative trial, *Br Dent J* 130:385, 1971.

[208] Shuping GB, Orstavik D, Sigurdsson A, Trope M: Reduction of intracanal bacteria using nickel-titanium rotary instrumentation and various medications, *J Endod* 26:751, 2000.

[209] Siqueira JF Jr, Guimaraes-Pinto T, Rocas IN: Effects of chemomechanical preparation with 2.5% sodium hypochlorite and intracanal medication with calcium hydroxide on cultivable bacteria in infected root canals, *J Endod* 33:800, 2007.

[210] Siqueira JF Jr, Magalhaes KM, Rocas IN: Bacterial reduction in infected root canals treated with 2.5% NaClO as an irrigant and calcium hydroxide/ camphorated paramonochlorophenol paste as an intracanal dressing, *J Endod* 33:667, 2007.

[211] Siqueira JF Jr, Rocas IN, Paiva SS, et al: Bacteriologic investigation of the effects of sodium hypochlorite and chlorhexidine during the endodontic treatment of teeth with apical periodontitis, *Oral Surg Oral Med Oral Pathol Oral Radiol Endod* 104:122, 2007.

[212] Siqueira JF Jr, Rocas IN, Provenzano JC, et al: Relationship between Fcgamma receptor and interleukin-1 gene polymorphisms and post-treatment apical periodontitis, *J Endod* 35:11862, 2009.

[213] Siqueira JF Jr, Rocas IN, Provenzano JC, Guilherme BP: Polymorphism of the FcgammaRIIIa gene and post-treatment apical periodontitis, *J Endod* 37:13458, 2011.

[214] Sjogren U, Figdor D, Persson S, Sundqvist G: Influence of infection at the time of root filling on the outcome of endodontic treatment of teeth with apical periodontitis, *Int Endod J* 30:297, 1997.

[215] Sjogren U, Figdor D, Spangberg L, Sundqvist G: The antimicrobial effect of calcium hydroxide as a short-term intracanal dressing, *Int Endod J* 24:119, 1991.

[216] Sjogren U, Hagglund B, Sundqvist G, Wing K: Factors affecting the long-term results of endodontic treatment, *J Endod* 16:498, 1990.

[217] Sjogren U, Sundqvist G: Bacteriologic evaluation of ultrasonic root canal instrumentation, *Oral Surg Oral Med Oral Pathol* 63:366, 1987.

[218] Sjogren U, Sundqvist G, Nair PN: Tissue reaction to gutta-percha particles of various sizes when implanted subcutaneously in guinea pigs, *Eur J Oral Sci* 103:313, 1995.

[219] Slade GD: Derivation and validation of a short-form oral health impact profile, *Community Dent Oral Epidemiol* 25:284, 1997.

[220] Smith CS, Setchell DJ, Harty FJ: Factors influencing the success of conventional root canal therapy—a five-year retrospective study, *Int Endod J* 26:321, 1993.

[221] Sogur E, Baksi BG, Grondahl HG, et al: Detectability of chemically induced periapical lesions by limited cone beam computed tomography, intra-oral digital and conventional film radiography, *Dentomaxillofac Radiol* 38:458, 2009.

[222] Song M, Kim SG, Lee SJ, et al: Prognostic factors of clinical outcomes in endodontic microsurgery: a prospective study, *J Endod* 39:14917, 2013.

[223] Souza RA, Dantas JC, Brandao PM, et al: Apical third enlargement of the root canal and its relationship with the repair of periapical lesions, *Eur J Dent* 6:385, 2012.

[224] Spangberg LS: Evidence-based endodontics: the one-visit treatment idea, *Oral Surg Oral Med Oral Pathol Oral Radiol Endod* 91:617, 2001.

[225] Spili P, Parashos P, Messer HH: The impact of instrument fracture on outcome of endodontic treatment, *J Endod* 31:845, 2005.

[226] Stavropoulos A, Wenzel A: Accuracy of cone beam dental CT, intraoral digital and conventional film radiography for the detection of periapical lesions: an ex vivo study in pig jaws, *Clin Oral Investig* 11:101, 2007.

[227] Stewart GG, Cobe H, Rappaport H: Study of new medicament in chemomechanical preparation of infected root canals, *J Am Dent Assoc* 63:33, 1961.

[228] Stoll R, Betke K, Stachniss V: The influence of different factors on the survival of root canal fillings: a 10-year retrospective study, *J Endod* 31:783, 2005.

[229] Strindberg LZ: The dependence of the results of pulp therapy on certain factors: an analytic study based on radiographic and clinical follow-up examinations, *Mauritzon*, 1956.

[230] Sundqvist G: *Bacteriological studies of necrotic dental pulps*, Sweden, 1976, University of Umeå.

[231] Sundqvist G, Figdor D, Persson S, Sjogren U: Microbiologic analysis of teeth with failed endodontic treatment and the outcome of conservative re-treatment, *Oral Surg Oral Med Oral Pathol Oral Radiol Endod* 85:86, 1998.

[232] Taschieri S, Corbella S, Tsesis I, et al: Effect of guided tissue regeneration on the outcome of surgical endodontic treatment of through-and-through lesions: a retrospective study at 4-year follow-up, *Oral Maxillofac Surg* 15:153, 2011.

[233] Taschieri S, Del Fabbro M, Testori T, et al: Efficacy of guided tissue regeneration in the management of through-and-through lesions following surgical endodontics: a preliminary study, *Int J Periodontics Restorative Dent* 28:265, 2008.

[234] Taschieri S, Del Fabbro M, Testori T, Weinstein R: Efficacy of xenogeneic bone grafting with guided tissue regeneration in the management of bone defects after surgical endodontics, *J Oral Maxillofac Surg* 65:11217, 2007.

[235] Teixeira LS, Demarco FF, Coppola MC, Bonow ML: Clinical and radiographic evaluation of pulpotomies performed under intrapulpal injection of anaesthetic solution, *Int Endod J* 34:440, 2001.

[236] Tickle M, Milsom K, Qualtrough A, et al: The failure rate of NHS funded molar endodontic treatment delivered in general dental practice, *Br Dent J* 204:E8; discussion 254, 2008.

[237] Tobón SI, Arismendi JA, Marín ML, et al: Comparison between a conventional technique and two bone regeneration techniques in periradicular surgery, *Int Endod J* 35:635, 2002.

[238] Torabinejad M, Goodacre CJ: Endodontic or dental implant therapy, *J Amer Dent Assoc* 137:973, 2006.

[239] Tsesis I, Rosen E, Tamse A, et al: Effect of guided tissue regeneration on the outcome of surgical endodontic treatment: a systematic review and meta-analysis, *J Endod* 37:10395, 2011.

[240] Tsesis I, Rosen E, Taschieri S, et al: Outcomes of surgical endodontic treatment performed by a modern technique: an updated meta-analysis of the literature, *J Endod* 39:332, 2013.

[241] Tsesis I, Taivishevsky V, Kfir A, Rosen E: Outcome of surgical endodontic treatment performed by a modern technique: a meta-analysis of literature, *J Endod* 35:1505, 2009.

[242] Tuna D, Olmez A: Clinical long-term evaluation of MTA as a direct pulp capping material in primary teeth, *Int Endod J* 41:273, 2008.

[243] Tyndall DA, Kapa SF, Bagnell CP: Digital subtraction radiography for detecting cortical and cancellous bone changes in the periapical region, *J Endod* 16:173, 1990.

[244] Van Nieuwenhuysen JP, Aouar M, D'Hoore W: Retreatment or radiographic monitoring in endodontics, *Int Endod J* 27:75, 1994.

[245] Velvart P: Papilla base incision: a new approach to recession-free healing of the interdental papilla after endodontic surgery, *Int Endod J* 35:453, 2002.

[246] Velvart P, Ebner-Zimmermann U, Ebner JP: Comparison of papilla healing following sulcular full-thickness flap and papilla base flap in endodontic surgery, *Int Endod J* 36:653, 2003.

[247] Velvart P, Ebner-Zimmermann U, Ebner JP: Comparison of long-term papilla healing following sulcular full thickness flap and papilla base flap in endodontic surgery, *Int Endod J* 37:687, 2004.

[248] Vianna ME, Horz HP, Conrads G, et al: Effect of root canal procedures on endotoxins and endodontic pathogens, *Oral Microbiol Immunol* 22:411, 2007.

[249] Villa-Machado PA, Botero-Ramírez X, Tobón-Arroyave SI: Retrospective follow-up assessment of prognostic variables associated with the outcome of periradicular surgery, *Int Endod J* 46:1063, 2013.

[250] Von Arx T, Peñarrocha M, Jensen S: Prognostic factors in apical surgery with root-end filling: A meta-analysis, *J Endod* 36:957, 2010.

[251] Waly NG: A five-year comparative study of calcium hydroxide-glutaraldehyde pulpotomies versus calcium hydroxide pulpotomies in young permanent molars, *Egypt Dent J* 41:993, 1995.

[252] Wang CS, Arnold RR, Trope M, Teixeira FB: Clinical efficiency of 2% chlorhexidine gel in reducing intracanal bacteria, *J Endod* 33:1283, 2007.

[253] Wang Q, Cheung GS, Ng RP: Survival of surgical endodontic treatment performed in a dental teaching hospital: a cohort study, *Int Endod J* 37:764, 2004.

[254] Weiss M: Pulp capping in older patients, *N Y State Dent J* 32:451, 1966.

[255] Witherspoon DE, Small JC, Harris GZ: Mineral trioxide aggregate pulpotomies: a case series outcomes assessment, *J Am Dent Assoc* 137:610, 2006.

[256] Wu MK, Shemesh H, Wesselink PR: Limitations of previously published systematic reviews evaluating the outcome of endodontic treatment, *Int Endod J* 42:656, 2009.

[257] Xavier AC, Martinho FC, Chung A, et al: One-visit versus two-visit root canal treatment: effectiveness in the removal of endotoxins and cultivable bacteria, *J Endod* 39:959, 2013.

[258] Yared GM, Dagher FE: Influence of apical enlargement on bacterial infection during treatment of apical periodontitis, *J Endod* 20:535, 1994.

[259] Yoshioka T, Kobayashi C, Suda H, Sasaki T: An observation of the healing process of periapical lesions by digital subtraction radiography, *J Endod* 28:589, 2002.

[260] Yusuf H: The significance of the presence of foreign material periapically as a cause of failure of root treatment, *Oral Surg Oral Med Oral Pathol* 54:566, 1982.

[261] Zehnder M: Root canal irrigants, *J Endod* 32:389, 2006.

图片和表格参考文献

[1] Adenubi JO, Rule DC: Success rate for root fillings in young patients: a retrospective analysis of treated cases, *Br Dent J* 141:237, 1976.

[2] Akerblom A, Hasselgren G: The prognosis for endodontic treatment of obliterated root canals, *J Endod* 14:565, 1988.

[3] Akpata ES: Effect of endodontic procedures on the population of viable microorganisms in the infected root canal, *J Endod* 2:369, 1976.

[4] Allen RK, Newton CW, Brown CE Jr: A statistical analysis of surgical and nonsurgical endodontic retreatment cases, *J Endod* 15:261, 1989.

[5] Alley BS, Kitchens GG, Alley LW, Eleazer PD: A comparison of survival of teeth following endodontic treatment performed by general dentists or by specialists, *Oral Surg Oral Med Oral Pathol Oral Radiol Endod* 98:115, 2004.

[6] Amagasa T, Nagase M, Sato T, Shioda S: Apicoectomy with retrograde gutta-percha root filling, *Oral Surg Oral Med Oral Pathol* 68:339, 1989.

[7] American Academy of Pediatric Dentistry 2014 Pulp Therapy Subcommittee, Clinical Affairs Committee: *American Academy of Pediatric Dentistry (AAPD) guideline on pulp therapy for primary and immature permanent teeth reference manual*, vol 36, no 6, Chicago, 2014, AAPD, p. 242, www.aapd.org/media/Policies_Guidelines/G_Pulp.pdf. Accessed April 19, 2015.

[8] Appleton JLT: A note on the clinical value of bacteriologically controlling the treatment of periapical infection, *Dental Cosmos* 74:798, 1932.

[9] Aqrabawi J: Management of endodontic failures: case selection and treatment modalities, *Gen Dent* 53:63, 2005.

[10] Aqrabawi JA: Outcome of endodontic treatment of teeth filled using lateral condensation versus vertical compaction (Schilder's technique), *J Contemp Dent Pract* 7:17, 2006.

[11] Aquilino SA, Caplan DJ: Relationship between crown placement and the survival of endodontically treated teeth, *J Prosthet Dent* 87:256, 2002.

[12] Asgary S, Ehsani S: Permanent molar pulpotomy with a new endodontic cement: A case series, *J Conserv Dent* 12:31, 2009.

[13] Auerbach M: Antibiotics vs. instrumentation in endodontics, *N Y State Dent J* 19:225, 1953.

[14] Auerbach MB: Clinical approach to the problem of pulp canal therapy, *J Am Dent Assoc* 25:939, 1938.

[15] Baratieri LN, Monteiro S Jr, Caldeira de Andrada MA: Pulp curettage: surgical technique, *Quintessence Int* 20:285, 1989.

[16] Barbakow FH, Cleaton-Jones P, Friedman D: An evaluation of 566 cases of root canal therapy in general dental practice. 2. Postoperative observations, *J Endod* 6:485, 1980.

[17] Barone C, Dao TT, Basrani BB, et al: Treatment outcome in endodontics: the Toronto study—phases 3,

4, and 5: apical surgery, *J Endod* 36:28, 2010.

[18] Barrieshi-Nusair KM, Qudeimat MA: A prospective clinical study of mineral trioxide aggregate for partial pulpotomy in cariously exposed permanent teeth, *J Endod* 32:731, 2006.

[19] Barthel CR, Rosenkranz B, Leuenberg A, Roulet JF: Pulp capping of carious exposures: treatment outcome after 5 and 10 years: a retrospective study, *J Endod* 26:525, 2000.

[20] Bence R, Madonia JV, Weine FS, Smulson MH: A microbiologic evaluation of endodontic instrumentation in pulpless teeth, *Oral Surg Oral Med Oral Pathol* 35:676, 1973.

[21] Bender IB, Seltzer S, Soltanof W: Endodontic success: a reappraisal of criteria 1, *Oral Surg Oral Med Oral Pathol Oral Radiol Endod* 22:780, 1966.

[22] Bender IB, Seltzer S, Soltanof W: Endodontic success: a reappraisal of criteria 2, *Oral Surg Oral Med Oral Pathol Oral Radiol Endod* 22:790, 1966.

[23] Bender IB, Seltzer S, Turkenkopf S: To culture or not to culture? *Oral Surg Oral Med Oral Pathol* 18:527, 1964.

[24] Benenati FW, Khajotia SS: A radiographic recall evaluation of 894 endodontic cases treated in a dental school setting, *J Endod* 28:391, 2002.

[25] Bergenholtz G, Lekholm U, Milthon R, Engstrom B: Influence of apical overinstrumentation and overfilling on re-treated root canals, *J Endod* 5:310, 1979.

[26] Bjorndal L, Reit C, Bruun G, et al: Treatment of deep caries lesions in adults: randomized clinical trials comparing stepwise vs. direct complete excavation, and direct pulp capping vs. partial pulpotomy, *Eur J Oral Sci* 118:290, 2010.

[27] Bjorndal L, Thylstrup A: A practice-based study on stepwise excavation of deep carious lesions in permanent teeth: a 1-year follow-up study, *Community Dent Oral Epidemiol* 26:122, 1998.

[28] Blayney JR: The clinical results of pulp treatment, *J Natl Dent Assoc* 9:198, 1922.

[29] Bogen G, Kim JS, Bakland LK: Direct pulp capping with mineral trioxide aggregate: an observational study, *J Am Dent Assoc* 139:305; quiz 305, 2008.

[30] Boggia R: A single-visit treatment of septic root canals using periapically extruded endomethasone, *Br Dent J* 155:300, 1983.

[31] Buchbinder M: A statistical comparison of cultured and non-cultured root canal cases, *J Dent Res* 20:93, 1941.

[32] Bystrom A, Claesson R, Sundqvist G: The antibacterial effect of camphorated paramonochlorophenol, camphorated phenol and calcium hydroxide in the treatment of infected root canals, *Endod Dent Traumatol* 1:170, 1985.

[33] Bystrom A, Happonen RP, Sjogren U, Sundqvist G: Healing of periapical lesions of pulpless teeth after endodontic treatment with controlled asepsis, *Endod Dent Traumatol* 3:58, 1987.

[34] Bystrom A, Sundqvist G: Bacteriologic evaluation of the efficacy of mechanical root canal instrumentation in endodontic therapy, *Scand J Dent Res* 89:321, 1981.

[35] Bystrom A, Sundqvist G: Bacteriologic evaluation of the effect of 0.5 percent sodium hypochlorite in endodontic therapy, *Oral Surg Oral Med Oral Pathol* 55:307, 1983.

[36] Bystrom A, Sundqvist G: The antibacterial action of sodium hypochlorite and EDTA in 60 cases of endodontic therapy, *Int Endod J* 18:35, 1985.

[37] Caliskan MK: Success of pulpotomy in the management of hyperplastic pulpitis, *Int Endod J* 26:142, 1993.

[38] Caliskan MK: Pulpotomy of carious vital teeth with periapical involvement, *Int Endod J* 28:172, 1995.

[39] Çalişkan MK: Nonsurgical retreatment of teeth with periapical lesions previously managed by either endodontic or surgical intervention, *Oral Surg Oral Med Oral Pathol Oral Radiol Endod* 100:242, 2005.

[40] Çalişken MK, Şen BH: Endodontic treatment of teeth with apical periodontitis using calcium hydroxide: a long-term study, *Endod Dent Traumatol* 12:215, 1996.

[41] Caplan DJ, Cai J, Yin G, White BA: Root canal filled versus non-root canal filled teeth: a retrospective comparison of survival times, *J Public Health Dent* 65:90, 2005.

[42] Caplan DJ, Kolker J, Rivera EM, Walton RE: Relationship between number of proximal contacts and survival of root canal treated teeth, *Int Endod J* 35:193, 2002.

[43] Card SJ, Sigurdsson A, Orstavik D, Trope M: The effectiveness of increased apical enlargement in reducing intracanal bacteria, *J Endod* 28:779, 2002.

[44] Castagnola L, Orlay HG: Treatment of gangrene of the pulp by the Walkhoff method, *Br Dent J* 19:93, 1952.

[45] Chen SC, Chueh LH, Hsiao CK, et al: An epidemiologic study of tooth retention after nonsurgical endodontic treatment in a large population in Taiwan, *J Endod* 33:226, 2007.

[46] Chen S-C, Chueb L-H, Hsiao CK, et al: First untoward events and reasons for tooth extraction after nonsurgical endodontic treatment in Taiwan, *J Endod* 34:671, 2008.

[47] Cheung GS: Survival of first-time nonsurgical root canal treatment performed in a dental teaching hospital, *Oral Surg Oral Med Oral Pathol Oral Radiol Endod* 93:596, 2002.

[48] Cheung GS, Chan TK: Long-term survival of primary root canal treatment carried out in a dental teaching hospital, *Int Endod J* 36:117, 2003.

[49] Chong BS, Pitt Ford TR, Hudson MB: A prospective clinical study of Mineral Trioxide Aggregate and IRM when used as root-end filling materials in endodontic surgery, *Int Endod J* 36:520, 2003.

[50] Christiansen R, Kirkevang LL, Horsted-Bindslev P, Wenzel A: Randomized clinical trial of root-end resection followed by root-end filling with mineral trioxide aggregate or smoothing of the orthograde gutta-percha root filling—1-year follow-up, *Int Endod J* 42:105, 2009.

[51] Chu FC, Leung WK, Tsang PC, et al: Identification of cultivable microorganisms from root canals with apical periodontitis following two-visit endodontic treatment with antibiotics/steroid or calcium hydroxide dressings, *J Endod* 32:17, 2006.

[52] Chu FC, Tsang CS, Chow TW, Samaranayake LP: Identification of cultivable microorganisms from primary endodontic infections with exposed and unexposed pulp space, *J Endod* 31:424, 2005.

[53] Chugal NM, Clive JM, Spångberg LSW: A prognostic model for assessment of the outcome of endodontic treatment: effect of biologic and diagnostic variables, *Oral Surg Oral Med Oral Pathol Oral Radiol Endod* 91:342, 2001.

[54] Chugal NM, Clive JM, Spångberg LS: Endodontic infection: some biologic and treatment factors associated with outcome, *Oral Surg Oral Med Oral Pathol Oral Radiol Endod* 96:81, 2003.

[55] Conner DA, Caplan DJ, Teixeira FB, Trope M: Clinical outcome of teeth treated endodontically with a nonstandardized protocol and root filled with resilon, *J Endod* 33:1290, 2007.

[56] Cotton TP, Schindler WG, Schwartz SA, et al: A retrospective study comparing clinical outcomes after obturation with Resilon/Epiphany or Gutta-Percha/Kerr sealer, *J Endod* 34:789, 2008.

[57] Cvek M: Treatment of non-vital permanent incisors with calcium hydroxide, *Odontol Revy* 23:27, 1972.

[58] Cvek M: A clinical report on partial pulpotomy and capping with calcium hydroxide in permanent incisors with complicated crown fracture, *J Endod* 4:232, 1978.

[59] Cvek M: Prognosis of luxated non-vital maxillary incisors treated with calcium hydroxide and filled with gutta-percha: a retrospective clinical study, *Endod Dent Traumatol* 8:45, 1992.

[60] Cvek M, Granath L, Lundberg M: Failures and healing in endodontically treated non-vital anterior teeth with posttraumatically reduced pulpal lumen, *Acta Odontol Scandi* 40:223, 1982.

[61] Cvek M, Hollender L, Nord CE: Treatment of non-vital permanent incisors with calcium hydroxide. VI: A clinical, microbiological and radiological evaluation of treatment in one sitting of teeth with mature or immature root, *Odontol Revy* 27:93, 1976.

[62] Dalton BC, Orstavik D, Phillips C, et al: Bacterial reduction with nickel-titanium rotary instrumentation, *J Endod* 24:763, 1998.

[63] Dammaschke T, Steven D, Kaup M, Ott KH: Long-term survival of root-canal-treated teeth: a retrospective study over 10 years, *J Endod* 29:638, 2003.

[64] Danin J, Strömberg T, Forsgren H, et al: Clinical management of nonhealing periradicular pathosis: surgery versus endodontic retreatment, *Oral Surg Oral Med Oral Pathol Oral Radiol Endod* 82:213, 1996.

[65] de Chevigny C, Dao TT, Basrani BR, et al: Treatment outcome in endodontics: the Toronto study–phase 4: initial treatment, *J Endod* 34:258, 2008.

[66] de Lange J, Putters T, Baas EM, van Ingen JM: Ultrasonic root-end preparation in apical surgery: a prospective randomized study, *Oral Surg Oral Med Oral Pathol Oral Radiol Endod* 104:841, 2007.

[67] DeRosa TA: A retrospective evaluation of pulpotomy as an alternative to extraction, *Gen Dent* 54:37, 2006.

[68] Deutsch AS, Musikant BL, Cohen BI, Kase D: A study of one visit treatment using EZ-Fill root canal sealer, *Endod Prac* 4:29, 2001.

[69] Dominiak M, Lysiak-Drwal K, Gedrange T, et al: Efficacy of healing process of bone defects after apicectomy: results after 6 and 12 months, *J Physiol Pharmacol* 60 (suppl 8):51, 2009.

[70] Dorn SO, Gartner AH: Retrograde filling materials: a retrospective success-failure study of amalgam, EBA, and IRM, *J Endod* 16:391, 1990.

[71] Doyle SL, Hodges JS, Pesun IJ, et al: Retrospective cross sectional comparison of initial nonsurgical endodontic treatment and single-tooth implants, *J Endod* 32:822, 2006.

[72] Dugas NN, Lawrence HP, Teplitsky P, Friedman S: Quality of life and satisfaction outcomes of endodontic treatment, *J Endod* 28:819, 2002.

[73] El-Meligy OA, Avery DR: Comparison of mineral trioxide aggregate and calcium hydroxide as pulpotomy agents in young permanent teeth (apexogenesis), *Pediatr Dent* 28:399, 2006.

[74] Engström B: The significance of enterococci in root canal treatment, *Odontol Revy* 15:87, 1964.

[75] Engström B, Lundberg M: The correlation between positive culture and the prognosis of root canal therapy after pulpectomy, *Odontol Revy* 16:193, 1965.

[76] Engström B, Segerstad LHA, Ramstrom G, Frostell G: Correlation of positive cultures with the prognosis for root canal treatment, *Odontol Revy* 15:257, 1964.

[77] European Society of Endodontology: Quality guidelines for endodontic treatment: consensus report of the European Society of Endodontology, *Int Endod J* 39:921, 2006.

[78] Farsi N, Alamoudi N, Balto K, Al Mushayt A: Clinical assessment of mineral trioxide aggregate (MTA) as direct pulp capping in young permanent teeth, *J Clin Pediatr Dent* 31:72, 2006.

[79] Ferrari M, Vichi A, Fadda GM, et al: A randomized controlled trial of endodontically treated and restored premolars, *J Dent Res* 91:72S, 2012.

[80] Field JW, Gutmann JL, Solomon ES, Rakusin H: A clinical radiographic retrospective assessment of the success rate of single-visit root canal treatment, *Int Endod J* 37:70, 2004.

[81] Finne K, Nord PG, Persson G, Lennartsson B: Retrograde root filling with amalgam and cavit, *Oral Surg Oral Med Oral Pathol* 43:621, 1977.

[82] Fitzgerald M, Heys RJ: A clinical and histological evaluation of conservative pulpal therapy in human teeth, *Oper Dent* 16:101, 1991.

[83] Fleming CH, Litaker MS, Alley LW, Eleazer PD: Comparison of classic endodontic techniques versus contemporary techniques on endodontic treatment success, *J Endod* 36:414, 2010.

[84] Fonzar F, Fonzar A, Buttolo P, et al: The prognosis of root canal therapy: a 10-year retrospective cohort study on 411 patients with 1175 endodontically treated teeth,

Eur J Oral Implantol 2:201, 2009.

[85] Friedman S, Lost C, Zarrabian M, Trope M: Evaluation of success and failure after endodontic therapy using a glass ionomer cement sealer, *J Endod* 21:384, 1995.

[86] Friedman S, Mor C: The success of endodontic therapy—healing and functionality, *J Calif Dent Assoc* 32:493, 2004.

[87] Frostell G: Clinical significance of the root canal culture, *Transactions of 3rd Int Conferences of Endodontics* 112, 1963.

[88] Fuks AB, Gavra S, Chosack A: Long-term followup of traumatized incisors treated by partial pulpotomy, *Pediatr Dent* 15:334, 1993.

[89] Gagliani MM, Gorni FG, Strohmenger L: Periapical resurgery versus periapical surgery: a 5-year longitudinal comparison, *Int Endod J* 2005 38:320.

[90] Gallien GS Jr, Schuman NJ: Local versus general anesthesia: a study of pulpal response in the treatment of cariously exposed teeth, *J Am Dent Assoc* 111:599, 1985.

[91] Garcia B, Penarrocha M, Martí E, et al: Periapical surgery in maxillary premolars and molars: Analysis in terms of the distance between the lesion and the maxillary sinus, *J Oral Maxillofac Surg* 66:1212, 2008.

[92] García-Mira B, Ortega-Sánchez B, Peñarrocha-Diago M, Peñarrocha-Diago M: Ostectomy versus osteotomy with repositioning of the vestibular cortical in periapical surgery of mandibular molars: a preliminary study, *Medicina Oral, Patología Oral y Cirugía Bucal* 15:e628, 2010.

[93] Gesi A, Hakeberg M, Warfvinge J, Bergenholtz G: Incidence of periapical lesions and clinical symptoms after pulpectomy—a clinical and radiographic evaluation of 1- versus 2-session treatment, *Oral Surg Oral Med Oral Pathol Oral Radiol Endod* 101:379, 2006.

[94] Gomes BP, Lilley JD, Drucker DB: Variations in the susceptibilities of components of the endodontic microflora to biomechanical procedures, *Int Endod J* 29:235, 1996.

[95] Gorni FGM, Gagliani MM: The outcome of endodontic retreatment: a 2-yr follow-up, *J Endod* 30:1, 2004.

[96] Goyal B, Tewari S, Duhan J, Sehgal PK: Comparative evaluation of platelet-rich plasma and guided tissue regeneration membrane in the healing of apicomarginal defects: a clinical study, *J Endod* 37:773, 2011.

[97] Grahnén H, Hansson L: The prognosis of pulp and root canal therapy, *Odontol Revy* 12:146, 1961.

[98] Grahnen H, Krasse B: The effect of instrumentation and flushing of non-vital teeth in endodontic therapy, *Odontol Rev* 14:167, 1963.

[99] Grung B, Molven O, Halse A: Periapical surgery in a Norwegian county hospital: Follow-up findings of 477 teeth, *J Endod* 16:411, 1990.

[100] Gruythuysen RJ, van Strijp AJ, Wu MK: Long-term survival of indirect pulp treatment performed in primary and permanent teeth with clinically diagnosed deep carious lesions, *J Endod* 36:1490, 2010.

[101] Halse A, Molven O: Overextended gutta-percha and Kloroperka N-Ø root canal fillings: radiographic findings after 10–17 years, *Acta Odontol Scandi* 45:171, 1987.

[102] Harty FJ, Parkins BJ, Wengraf AM: Success rate in root canal therapy: a retrospective study on conventional cases, *Br Dent J* 128:65, 1970.

[103] Haskell EW, Stanley HR, Chellemi J, Stringfellow H: Direct pulp capping treatment: a long-term follow-up, *J Am Dent Assoc* 97:607, 1978.

[104] Hayashi M, Fujitani M, Yamaki C, Momoi Y: Ways of enhancing pulp preservation by stepwise excavation—a systematic review, *J Dent* 39:95, 2011.

[105] Heling B, Kischinovsky D: Factors affecting successful endodontic therapy, *J Br Endod Soc* 12:83, 1979.

[106] Heling B, Shapira J: Roentgenologic and clinical evaluation of endodontically treated teeth, with or without negative culture, *Quintessence Int* 11:79, 1978.

[107] Heling B, Tamshe A: Evaluation of the success of endodontically treated teeth, *Oral Surg Oral Med Oral Pathol* 30:533, 1970.

[108] Heling I, Bialla-Shenkman S, Turetzky A, et al: The outcome of teeth with periapical periodontitis treated with nonsurgical endodontic treatment: a computerized morphometric study, *Quintessence Int* 32:397, 2001.

[109] Hilton TJ, Ferracane JL, Mancl L, Northwest Practice-based Research Collaborative in Evidence-based Dentistry (NWP): Comparison of CaOH with MTA for direct pulp capping: a PBRN randomized clinical trial, *J Dent Res* 92:16S, 2013.

[110] Hirsch J-M, Ahlström U, Henrikson P-Å, et al: Periapical surgery, *Int J Oral Surg* 8:173, 1979.

[111] Horsted P, Sandergaard B, Thylstrup A, et al: A retrospective study of direct pulp capping with calcium hydroxide compounds, *Endod Dent Traumatol* 1:29, 1985.

[112] Hoskinson SE, Ng YL, Hoskinson AE, et al: A retrospective comparison of outcome of root canal treatment using two different protocols, *Oral Surg Oral Med Oral Pathol Oral Radiol Endod* 93:705, 2002.

[113] Hsiao A, Glickman G, He J: A retrospective clinical and radiographic study on healing of periradicular lesions in patients taking oral bisphosphonates, *J Endod* 35:1525, 2009.

[114] Huumonen S, Lenander-Lumikari M, Sigurdsson A, Orstavik D: Healing of apical periodontitis after endodontic treatment: a comparison between a silicone-based and a zinc oxide-eugenol-based sealer, *Int Endod J* 36:296, 2003.

[115] Ingle J, Zeldow B: An evaluation of mechanical instrumentation and the negative culture in endodontic therapy, *J Am Dent Assoc* (1939) 57:471, 1958.

[116] Ioannides C, Borstlap WA: Apicoectomy on molars: a clinical and radiographical study, *Int J Oral Surg* 12:73, 1983.

[117] Jansson L, Sandstedt P, Låftman A-C, Skoglund A: Relationship between apical and marginal healing in periradicular surgery, *Oral Surg Oral Med Oral Pathol Oral Radiol Endod* 83:596, 1997.

[118] Jensen S, Nattestad A, Egdø P, et al: A prospective, randomized, comparative clinical study of resin composite and glass ionomer cement for retrograde root filling, *Clin Oral Investig* 6:236, 2002.

[119] Jesslén P, Zetterqvist L, Heimdahl A: Long-term results of amalgam versus glass ionomer cement as apical sealant after apicectomy, *Oral Surg Oral Med Oral Pathol Oral Radiol Endod* 79:101, 1995.

[120] Jokinen MA, Kotilainen R, Poikkeus P, et al: Clinical and radiographic study of pulpectomy and root canal therapy, *Scand J Dent Res* 86:366, 1978.

[121] Jordan RE, Suzuki M: Conservative treatment of deep carious lesions, *J Can Dent Assoc* 37:337, 1971.

[122] Jordan RE, Suzuki M, Skinner DH: Indirect pulp-capping of carious teeth with periapical lesions, *J Am Dent Assoc* 97:37, 1978.

[123] Jurcak JJ, Bellizzi R, Loushine RJ: Successful single-visit endodontics during Operation Desert Shield, *J Endod* 19:412, 1993.

[124] Kerekes K: Radiographic assessment of an endodontic treatment method, *J Endod* 4:210, 1978.

[125] Khedmat S: Evaluation of endodontic treatment failure of teeth with periapical radiolucent areas and factors affecting it, *J Dent*, Tehran University of Medical Sciences 1:34, 2004.

[126] Kim E, Song J-S, Jung I-Y, et al: Prospective clinical study evaluating endodontic microsurgery outcomes for cases with lesions of endodontic origin compared with cases with lesions of combined periodontal–endodontic origin, *J Endod* 34:546, 2008.

[127] Klevant FJH, Eggink CO: The effect of canal preparation on periapical disease, *Int Endod J* 16:68, 1983.

[128] Koontongkaew S, Silapichit R, Thaweboon B: Clinical and laboratory assessments of camphorated monochlorophenol in endodontic therapy, *Oral Surg Oral Med Oral Pathol* 65:757, 1988.

[129] Kreisler M, Gockel R, Aubell-Falkenberg S, et al: Clinical outcome in periradicular surgery: effect of patient- and tooth-related factors: a multicenter study, *Quintessence Int* 44:53, 2013.

[130] Kvist T, Molander A, Dahlen G, Reit C: Microbiological evaluation of one- and two-visit endodontic treatment of teeth with apical periodontitis: a randomized, clinical trial, *J Endod* 30:572, 2004.

[131] Lana MA, Ribeiro-Sobrinho AP, Stehling R, et al: Microorganisms isolated from root canals presenting necrotic pulp and their drug susceptibility in vitro, *Oral Microbiol Immunol* 16:100, 2001.

[132] Lazarski MP, Walker WA 3rd, Flores CM, et al: Epidemiological evaluation of the outcomes of nonsurgical root canal treatment in a large cohort of insured dental patients, *J Endod* 27:791, 2001.

[133] Leco-Berrocal MI, Martinez Gonzalez JM, Donado Rodriguez M: Clinical and radiological course in apicoectomies with the Erbium:YAG laser, *Medicina Oral, Patología Oral y Cirugía Bucal* 12:E65, 2007.

[134] Leksell E, Ridell K, Cvek M, Mejare I: Pulp exposure after stepwise versus direct complete excavation of deep carious lesions in young posterior permanent teeth, *Endod Dent Traumatol* 12:192, 1996.

[135] Li H, Zhai F, Zhang R, Hou B: Evaluation of microsurgery with SuperEBA as root-end filling material for treating post-treatment endodontic disease: a 2-year retrospective study, *J Endod* 40:345, 2014.

[136] Liang YH, Li G, Wesselink PR, Wu MK: Endodontic outcome predictors identified with periapical radiographs and cone-beam computed tomography scans, *J Endod* 37:326, 2011.

[137] Liang YH, Yuan M, Li G, et al: The ability of cone-beam computed tomography to detect simulated buccal and lingual recesses in root canals, *Int Endod J* 45:724, 2012.

[138] Lilly JP, Cox D, Arcuri M, Krell KV: An evaluation of root canal treatment in patients who have received irradiation to the mandible and maxilla, *Oral Surg Oral Med Oral Pathol Oral Radiol Endod* 86:224, 1998.

[139] Lindeboom JAH, Frenken J, Kroon FHM, van den Akker HP: A comparative prospective randomized clinical study of MTA and IRM as root-end filling materials in single-rooted teeth in endodontic surgery, *Oral Surg Oral Med Oral Pathol Oral Radiol Endod* 100:495, 2005.

[140] Lumley PJ, Lucarotti PS, Burke FJ: Ten-year outcome of root fillings in the General Dental Services in England and Wales, *Int Endod J* 41:577, 2008.

[141] Lustmann J, Friedman S, Shaharabany V: Relation of pre- and intraoperative factors to prognosis of posterior apical surgery, *J Endod* 17:239, 1991.

[142] Lynch CD, Burke FM, Ní Ríordáin R, Hannigan A: The influence of coronal restoration type on the survival of endodontically treated teeth, *Eur J Prosthodont Restor Dent* 12:171, 2004.

[143] Mackie IC, Worthington HV, Hill FJ: A follow-up study of incisor teeth which had been treated by apical closure and root filling, *Br Dent J* 175:99, 1993.

[144] Maddalone M, Gagliani M: Periapical endodontic surgery: a 3-year follow-up study, *Int Endod J* 36:193, 2003.

[145] Maltz M, Alves LS, Jardim JJ, et al: Incomplete caries removal in deep lesions: a 10-year prospective study, *Am J Dent* 24:211, 2011.

[146] Maltz M, Garcia R, Jardim JJ, et al: Randomized trial of partial vs. stepwise caries removal: 3-year follow-up, *J Dent Res* 91:1026, 2012.

[147] Maltz M, Henz SL, de Oliveira EF, Jardim JJ: Conventional caries removal and sealed caries in permanent teeth: a microbiological evaluation, *J Dent* 40:776, 2012.

[148] Marín-Botero ML, Domínguez-Mejía JS, Arismendi-Echavarría JA, et al: Healing response of apicomarginal defects to two guided tissue regeneration techniques in periradicular surgery: A double-blind, randomized-clinical trial, *Int Endod J* 39:368, 2006.

[149] Markvart M, Dahlén G, Reit CE, Bjørndal L: The antimicrobial effect of apical box versus apical cone preparation using iodine potassium iodide as root canal dressing: a pilot study, *Acta Odontol Scand* 71:786, 2013.

[150] Marti-Bowen E, Penarrocha-Diago M, Garcia-Mira B: Periapical surgery using the ultrasound technique and silver amalgam retrograde filling. A study of 71 teeth with 100 canals, *Medicina Oral, Patologia Oral y Cirugia Bucal* 10:E67, 2005.

[151] Mass E, Zilberman U: Clinical and radiographic evaluation of partial pulpotomy in carious exposure of permanent molars, *Pediatr Dent* 15:257, 1993.

[152] Masterton JB: The healing of wounds of the dental pulp: an investigation of the nature of the scar tissue and of the phenomena leading to its formation, *Dent Pract Dent Rec* 16:325, 1966.

[153] Matsumoto T, Nagai T, Ida K, et al: Factors affecting successful prognosis of root canal treatment, *J Endod* 13:239, 1987.

[154] Matsuo T, Nakanishi T, Shimizu H, Ebisu S: A clinical study of direct pulp capping applied to carious-exposed pulps, *J Endod* 22:551, 1996.

[155] Mejare I, Cvek M: Partial pulpotomy in young permanent teeth with deep carious lesions, *Endod Dent Traumatol* 9:238, 1993.

[156] Mente J, Geletneky B, Ohle M, et al: Mineral trioxide aggregate or calcium hydroxide direct pulp capping: an analysis of the clinical treatment outcome, *J Endod* 36:806, 2010.

[157] Mente J, Hage N, Pfefferle T, et al: Mineral trioxide aggregate apical plugs in teeth with open apical foramina: a retrospective analysis of treatment outcome, *J Endod* 35:1354, 2009.

[158] Miles JP, Gluskin AH, Chambers D, Peters OA: Pulp capping with mineral trioxide aggregate (MTA): a retrospective analysis of carious pulp exposures treated by undergraduate dental students, *Oper Dent* 35:20, 2010.

[159] Molander A, Reit C, Dahlen G: Microbiological evaluation of clindamycin as a root canal dressing in teeth with apical periodontitis, *Int Endod J* 23:113, 1990.

[160] Molander A, Warfvinge J, Reit C, Kvist T: Clinical and radiographic evaluation of one- and two-visit endodontic treatment of asymptomatic necrotic teeth with apical periodontitis: a randomized clinical trial, *J Endod* 33:1145, 2007.

[161] Molven O, Halse A: Success rates for gutta-percha and Kloropercha N-Ø root fillings made by undergraduate students: radiographic findings after 10-17 years, *Int Endod J* 21:243, 1998.

[162] Molven O, Halse A, Grung B: Observer strategy and the radiographic classification of healing after endodontic surgery, *Int J Oral Maxillofac Surg* 16:432, 1987.

[163] Moore DL: Conservative treatment of teeth with vital pulps and periapical lesions: a preliminary report, *J Prosthet Dent* 18:476, 1967.

[164] Morsani JM, Aminoshariae A, Han YW, et al: Genetic predisposition to persistent apical periodontitis, *J Endod* 37:455, 2011.

[165] Morse DR, Esposito JV, Pike C, Furst ML: A radiographic evaluation of the periapical status of teeth treated by the gutta-percha-eucapercha endodontic method: a one-year follow-up study of 458 root canals. Part I, *Oral Surg Oral Med Oral Pathol* 55:607, 1983a.

[166] Morse DR, Esposito JV, Pike C, Furst ML: radiographic evaluation of the periapical status of teeth treated by the gutta-percha-eucapercha endodontic method: a one-year follow-up study of 458 root canals. Part II, *Oral Surg Oral Med Oral Pathol* 56:89, 1983b.

[167] Morse DR, Esposito JV, Pike C, Furst ML: A radiographic evaluation of the periapical status of teeth treated by the gutta-percha-eucapercha endodontic method: a one-year follow-up study of 458 root canals. Part III, *Oral Surg Oral Med Oral Pathol* 56:190, 1983c.

[168] Morse F, Yates M: Follow up studies of root-filled teeth in relation to bacteriologic findings, *J Am Dent Assoc* 28:956, 1941.

[169] Moshonov J, Slutzky-Goldberg I, Gottlieb A, Peretz B: The effect of the distance between post and residual gutta-percha on the clinical outcome of endodontic treatment, *J Endod* 31:177, 2005.

[170] Murphy WK, Kaugars GE, Collett WK, Dodds RN: Healing of periapical radiolucencies after nonsurgical endodontic therapy, *Oral Surg Oral Med Oral Pathol* 71:620, 1991.

[171] Nagamine M: Studies on treatment of deep caries lesions utilizing polycarboxylate cement combined with tanninfluoride preparation, *J Okayama Dent Soc* 12:1, 1993 [Japanese].

[172] Nagasiri R, Chitmongkolsuk S: Long-term survival of endodontically treated molars without crown coverage: a retrospective cohort study, *J Prosthet Dent* 93:164, 2005.

[173] Negishi J, Kawanami M, Ogami E: Risk analysis of failure of root canal treatment for teeth with inaccessible apical constriction, *J Dent* 33:399, 2005.

[174] Nelson IA: Endodontics in general practice: a retrospective study, *Int Endod J* 15:168, 1982.

[175] Ng YL, Mann V, Gulabivala K: A prospective study of the factors affecting outcomes of nonsurgical root canal treatment: part 1: periapical health, *Int Endod J* 44:583, 2011.

[176] Ng YL, Mann V, Gulabivala K: A prospective study of the factors affecting outcomes of non-surgical root canal treatment: part 2: tooth survival, *Int Endod J* 44:610, 2011.

[177] Nicholls E: The efficacy of cleansing of the root canal, *Br Dent J* 112:167, 1962.

[178] Nordenram A: Biobond for retrograde root filling in apicoectomy, *Eur J Oral Sci* 78:251, 1970.

[179] Olgart LG: Bacteriological sampling from root canals directly after chemo-mechanical treatment: a clinical and bacteriological study, *Acta Odontol Scand* 27:91, 1969.

[180] Oliet S: Single-visit endodontics: a clinical study, *J Endod* 9:147, 1983.

[181] Oliet S, Sorin SM: Evaluation of clinical results based upon culturing root canals, *J Br Endod Soc* 3:3, 1969.

[182] Orstavik D: Time-course and risk analyses of the development and healing of chronic apical periodontitis in man, *Int Endod J* 29:150, 1996.

[183] Orstavik D, Kerekes K, Molven O: Effects of extensive apical reaming and calcium hydroxide dressing on bacterial infection during treatment of apical periodontitis: a pilot study, *Int Endod J* 24:1, 1991.

[184] Ortega-Sánchez B, Peñarrocha-Diago M, Rubio-Martínez LA, Vera-Sempere JF: Radiographic morphometric study of 37 periapical lesions in 30 patients: validation of success criteria, *J Oral Maxillofac Surg* 67:846, 2009.

[185] Pantchev A, Nohlert E, Tegelberg A: Endodontic surgery with and without inserts of bioactive glass PerioGlas: a clinical and radiographic follow-up, *Oral Maxillofac Surg* 13:21, 2009.

[186] Pantschev A, Carlsson AP, Andersson L: Retrograde root filling with EBA cement or amalgam: a comparative clinical study, *Oral Surg Oral Med Oral Pathol* 78:101, 1994.

[187] Paquette L, Legner M, Fillery ED, Friedman S: Antibacterial efficacy of chlorhexidine gluconate intracanal medication in vivo, *J Endod* 33:788, 2007.

[188] Peak JD: The success of endodontic treatment in general dental practice: a retrospective clinical and radiographic study, *Prim Dent Care* 1:9, 1994.

[189] Peak JD, Hayes SJ, Bryant ST, Dummer PM: The outcome of root canal treatment. A retrospective study within the armed forces (Royal Air Force), *Br Dent J* 190:140, 2001.

[190] Peciuliene V, Balciuniene I, Eriksen HM, Haapasalo M: Isolation of *Enterococcus faecalis* in previously root-filled canals in a Lithuanian population, *J Endod* 26:593, 2000.

[191] Peciuliene V, Reynaud AH, Balciuniene I, Haapasalo M: Isolation of yeasts and enteric bacteria in root-filled teeth with chronic apical periodontitis, *Int Endod J* 34:429, 2001.

[192] Pecora G, De Leonardis D, Ibrahim N, et al: The use of calcium sulphate in the surgical treatment of a 'through and through' periradicular lesion, *Int Endod J* 34:189, 2001.

[193] Pekruhn RB: The incidence of failure following single-visit endodontic therapy, *J Endod* 12:68, 1986.

[194] Peñarrocha M, Carrillo C, Peñarrocha M, et al: Symptoms before periapical surgery related to histologic diagnosis and postoperative healing at 12 months for 178 periapical lesions, *J Oral Maxillofac Surg* 69:e31, 2011.

[195] Peñarrocha M, Martí E, García B, Gay C: Relationship of periapical lesion radiologic size, apical resection, and retrograde filling with the prognosis of periapical surgery, *J Maxillofac Oral Surg* 65:1526, 2007.

[196] Peñarrocha-Diago M, Maestre-Ferrín L, Peñarrocha-Oltra D, et al: Influence of hemostatic agents upon the outcome of periapical surgery: dressings with anesthetic and vasoconstrictor or aluminum chloride, *Medicina Oral, Patologia Oral y Cirugia Bucal* 18:e272, 2013.

[197] Peñarrocha Diago M, Ortega Sánchez B, García Mira B, et al: Evaluation of healing criteria for success after periapical surgery, *Medicina Oral, Patologia Oral y Cirugia Bucal* 13:143, 2008.

[198] Penarrocha-Diago MA, Ortega-Sanchez B, Garcia-Mira B, et al: A prospective clinical study of polycarboxylate cement in periapical surgery, *Medicina Oral, Patologia Oral y Cirugia Bucal* 17:e276, 2012.

[199] Peñarrocha Diago M, Sanchis Bielsa JM, Gay Escoda C: Periapical surgery of 31 lower molars based on the ultrasound technique and retrograde filling with silver amalgam, *Medicina Oral* 6:376, 2001.

[200] Penesis VA, Fitzgerald PI, Fayad MI, et al: Outcome of one-visit and two-visit endodontic treatment of necrotic teeth with apical periodontitis: a randomized controlled trial with one-year evaluation, *J Endod* 34:251, 2008.

[201] Peretz B, Yakir O, Fuks AB: Follow up after root canal treatment of young permanent molars, *J Clin Pediatr Dent* 21:237, 1997.

[202] Persson G: Periapical surgery of molars, *Int J Oral Surg* 11:96, 1982.

[203] Peters LB, van Winkelhoff AJ, Buijs JF, Wesselink PR: Effects of instrumentation, irrigation and dressing with calcium hydroxide on infection in pulpless teeth with periapical bone lesions, *Int Endod J* 35:13, 2002.

[204] Peters LB, Wesselink PR: Periapical healing of endodontically treated teeth in one and two visits obturated in the presence or absence of detectable microorganisms, *Int Endod J* 35:660, 2002.

[205] Pettiette MT, Delano EO, Trope M: Evaluation of success rate of endodontic treatment performed by students with stainless-steel K-files and nickel-titanium hand files, *J Endod* 27:124, 2001.

[206] Platt AS, Wannfors K: The effectiveness of compomer as a root-end filling: a clinical investigation, *Oral Surg Oral Med Oral Pathol Oral Radiol Endod* 97:508, 2004.

[207] Qudeimat MA, Barrieshi-Nusair KM, Owais AI: Calcium hydroxide vs mineral trioxide aggregates for partial pulpotomy of permanent molars with deep caries, *Eur Arch Paediatr Dent* 8:99, 2007.

[208] Rahbaran S, Gilthorpe MS, Harrison SD, Gulabivala K: Comparison of clinical outcome of periapical surgery in endodontic and oral surgery units of a teaching dental hospital: a retrospective study, *Oral Surg Oral Med Oral Pathol Oral Radiol Endod* 91:700, 2001.

[209] Rapp EL, Brown CE Jr, Newton CW: An analysis of success and failure of apicoectomies, *J Endod* 17:508, 1991.

[210] Reid RJ, Abbott PV, McNamara JR, Heithersay GS: A five-year study of hydron root canal fillings, *Int Endod J* 25:213, 1992.

[211] Reit C, Dahlen G: Decision making analysis of endodontic treatment strategies in teeth with apical periodontitis, *Int Endod J* 21:291, 1988.

[212] Reit C, Molander A, Dahlen G: The diagnostic accuracy of microbiologic root canal sampling and the influence of antimicrobial dressings, *Endod Dent Traumatol* 15:278, 1999.

[213] Rhein ML, Krasnow F, Gies WJ: A prolonged study of the electrolytic treatment of dental focal infection: a preliminary report, *Dent Cosmos* 68:971, 1926.

[214] Ricucci D, Grondahl K, Bergenholtz G: Periapical status of root-filled teeth exposed to the oral environment by loss of restoration or caries, *Oral Surg Oral Med Oral Pathol Oral Radiol Endod* 90:354, 2000.

[215] Ricucci D, Russo J, Rutberg M, et al: A prospective cohort study of endodontic treatments of 1,369 root canals: results after 5 years, *Oral Surg Oral Med Oral Pathol Oral Radiol Endod* 112:825, 2011.

[216] Rocas IN, Siqueira JF Jr, Del Aguila CA, et al: Polymorphism of the CD14 and TLR4 genes and post-treatment apical periodontitis, *J Endod* 40:168, 2014.

[217] Rubinstein RA, Kim S: Long-term follow-up of cases considered healed one year after apical microsurgery, *J Endod* 28:378, 2002.

[218] Rud J, Andreasen JO: A study of failures after endodontic surgery by radiographic, histologic and stereomicroscopic methods, *Int J Oral Surg* 1:311, 1972.

[219] Rud J, Munksgaard EC, Andreasen JO, Rud V: Retrograde root filling with composite and a dentin-bonding agent. 2, *Endod Dent Traumatol* 7:126, 1991.

[220] Rud J, Rud V, Munksgaard EC: Long-term evaluation of retrograde root filling with dentin-bonded resin composite, *J Endod* 22:90, 1996.

[221] Rud J, Rud V, Munksgaard EC: Periapical healing of mandibular molars after root-end sealing with dentine-bonded composite, *Int Endod J* 34:285, 2001.

[222] Russo MC, Holland R, de Souza V: Radiographic and histological evaluation of the treatment of inflamed dental pulps, *Int Endod J* 15:137, 1982.

[223] Safavi KE, Dowden WE, Langeland K: Influence of delayed coronal permanent restoration on endodontic prognosis, *Endod Dent Traumatol* 3:187, 1987.

[224] Salehrabi R, Rotstein I: Endodontic treatment outcomes in a large patient population in the USA: an epidemiological study, *J Endod* 30:846, 2004.

[225] Salehrabi R, Rotstein I: Epidemiologic evaluation of the outcomes of orthograde endodontic retreatment, *J Endod* 36:790, 2010.

[226] Salvi GE, Siegrist Guldener BE, Amstad T, et al: Clinical evaluation of root filled teeth restored with or without post-and-core systems in a specialist practice setting, *Int Endod J* 40:209, 2007.

[227] Santini A: Assessment of the pulpotomy technique in human first permanent mandibular molars: use of two direct inspection criteria, *Br Dent J* 155:151, 1983.

[228] Santucci PJ: Dycal versus Nd:YAG laser and Vitrebond for direct pulp capping in permanent teeth, *J Clin Laser Med Surg* 17:69, 1999.

[229] Sari S, Duruturk L: Radiographic evaluation of periapical healing of permanent teeth with periapical lesions after extrusion of AH Plus sealer, *Oral Surg Oral Med Oral Pathol Oral Radiol Endod* 104:e54, 2007.

[230] Sawusch RH: Direct and indirect pulp capping with two new products, *J Am Dent Assoc* 104:459, 1982.

[231] Schwartz-Arad D, Yarom N, Lustig JP, Kaffe I: A retrospective radiographic study of root-end surgery with amalgam and intermediate restorative material, *Oral Surg Oral Med Oral Pathol Oral Radiol Endod* 96:472, 2003.

[232] Selden HS: Pulpoperiapical disease: diagnosis and healing: a clinical endodontic study, *Oral Surg* 27:271, 1974.

[233] Seltzer S, Bender IB, Turkenkopf S: Factors affecting successful repair after root canal therapy, *J Am Dent Assoc* 67:651, 1963.

[234] Setzer FC, Boyer KR, Jeppson JR, et al: Long-term prognosis of endodontically treated teeth: a retrospective analysis of preoperative factors in molars, *J Endod* 37:21, 2011.

[235] Shah N: Non-surgical management of periapical lesions: a prospective study, *Oral Surg Oral Med Oral Pathol* 66:365, 1988.

[236] Shovelton DS, Friend LA, Kirk EE, Rowe AH: The efficacy of pulp capping materials: a comparative trial, *Br Dent J* 130:385, 1971.

[237] Shuping GB, Orstavik D, Sigurdsson A, Trope M: Reduction of intracanal bacteria using nickel-titanium rotary instrumentation and various medications, *J Endod* 26:751, 2000.

[238] Siqueira JF Jr, Guimaraes-Pinto T, Rocas IN: Effects of chemomechanical preparation with 2.5% sodium hypochlorite and intracanal medication with calcium hydroxide on cultivable bacteria in infected root canals, *J Endod* 33:800, 2007.

[239] Siqueira JF Jr, Magalhaes KM, Rocas IN: Bacterial reduction in infected root canals treated with 2.5% NaClO as an irrigant and calcium hydroxide/camphorated paramonochlorophenol paste as an intracanal dressing, *J Endod* 33:667, 2007.

[240] Siqueira JF Jr, Rocas IN, Paiva SS, et al: Bacteriologic investigation of the effects of sodium hypochlorite and chlorhexidine during the endodontic treatment of teeth with apical periodontitis, *Oral Surg Oral Med Oral Pathol Oral Radiol Endod* 104:122, 2007.

[241] Siqueira JF Jr, Rocas IN, Provenzano JC, et al: Relationship between Fcgamma receptor and interleukin-1 gene polymorphisms and post-treatment apical periodontitis, *J Endod* 35:1186, 2009.

[242] Siqueira JF Jr, Rocas IN, Provenzano JC, Guilherme BP: Polymorphism of the FcgammaRIIIa gene and post-treatment apical periodontitis, *J Endod* 37:1345, 2011.

[243] Siqueira JF Jr, Rôças IN, Riche FN, Provenzano JC: Clinical outcome of the endodontic treatment of teeth with apical periodontitis using an antimicrobial protocol, *Oral Surg Oral Med Oral Pathol Oral Radiol Endod* 106:757, 2008.

[244] Sjogren U, Figdor D, Persson S, Sundqvist G: Influence of infection at the time of root filling on the outcome of endodontic treatment of teeth with apical periodontitis, *Int Endod J* 30:297, 1997.

[245] Sjogren U, Figdor D, Spangberg L, Sundqvist G: The antimicrobial effect of calcium hydroxide as a short-term intracanal dressing, *Int Endod J* 24:119, 1991.

[246] Sjogren U, Hagglund B, Sundqvist G, Wing K: Factors affecting the long-term results of endodontic treatment, *J Endod* 16:498, 1990.

[247] Sjogren U, Sundqvist G: Bacteriologic evaluation of ultrasonic root canal instrumentation, *Oral Surg Oral Med Oral Pathol* 63:366, 1987.

[248] Skupien JA, Opdam N, Winnen R, et al: A ractice-based study on the survival of restored endodontically treated teeth, *J Endod* 39:1335, 2013.

[249] Smith CS, Setchell DJ, Harty FJ: Factors influencing the success of conventional root canal therapy—a five-year retrospective study, *Int Endod J* 26:321, 1993.

[250] Soltanoff W: A comparative study of the single-visit and the multiple-visit endodontic procedure, *J Endod* 4:278, 1978.

[251] Song M, Jung IY, Lee SJ, et al: Prognostic factors for clinical outcomes in endodontic microsurgery: a retrospective study, *J Endod* 37:927, 2011. Erratum in *J Endod* 37:1595, 2011a.

[252] Song M, Kim E: A prospective randomized controlled study of mineral trioxide aggregate and super ethoxy–benzoic acid as root-end filling materials in endodontic microsurgery, *J Endod* 38:875, 2012.

[253] Song M, Kim SG, Lee SJ, et al: Prognostic factors of clinical outcomes in endodontic microsurgery: a prospective study, *J Endod* 39:1491, 2013a.

[254] Song M, Kim SG, Shin SJ, et al: The influence of bone tissue deficiency on the outcome of endodontic microsurgery: a prospective study, *J Endod* 39:1341, 2013b.

[255] Song M, Nam T, Shin S-J, Kim E: Comparison of clinical outcomes of endodontic microsurgery: 1 year versus long-term follow-up, *J Endod* 40:490, 2014.

[256] Song M, Shin SJ, Kim E: Outcomes of endodontic micro-resurgery: a prospective clinical study, *J Endod* 37:316, 2011b.

[257] Stewart GG, Cobe H, Rappaport H: Study of new medicament in chemomechanical preparation of infected root canals, *J Am Dent Assoc* 63:33, 1961.

[258] Stoll R, Betke K, Stachniss V: The influence of different factors on the survival of root canal fillings: a 10-year retrospective study, *J Endod* 31:783, 2005.

[259] Storms JL: Factors that influence the success of endodontic treatment, *J Can Dent Assoc (Tor)* 35:83, 1969.

[260] Strindberg LZ: *The dependence of the results of pulp therapy on certain factors: an analytic study based on radiographic and clinical follow-up examinations*, 1956, Mauritzon.

[261] Sumi Y, Hattori H, Hayashi K, Ueda M: Ultrasonic root-end preparation: clinical and radiographic evaluation of results, *J Oral Maxillofac Surg* 54:590, 1996.

[262] Sundqvist G, Figdor D, Persson S, Sjogren U: Microbiologic analysis of teeth with failed endodontic treatment and the outcome of conservative re-treatment, *Oral Surg Oral Med Oral Pathol Oral Radiol Endod* 85:86, 1998.

[263] Swartz DB, Skidmore AE, Griffin JA: Twenty years of endodontic success and failure, *J Endod* 9:198, 1983.

[264] Tan L, Chen NN, Poon CY, Wong HB: Survival of root filled cracked teeth in a tertiary institution, *Int Endod J* 2006 39:886.

[265] Taschieri S, Corbella S, Tsesis I, et al: Effect of guided tissue regeneration on the outcome of surgical endodontic treatment of through-and-through lesions: a retrospective study at 4-year follow-up, *Oral Maxillofac Surg* 15:153, 2011.

[266] Taschieri S, Del Fabbro M, Testori T, et al: Endodontic surgery with ultrasonic retrotips: one-year follow-up, *Oral Surg Oral Med Oral Pathol Oral Radiol Endod* 100:380, 2005.

[267] Taschieri S, Del Fabbro M, Testori T, et al: Endodontic surgery using 2 different magnification devices: preliminary results of a randomized controlled study, *J Oral Maxillofac Surg* 64:235, 2006.

[268] Taschieri S, Del Fabbro M, Testori T, et al: Efficacy of guided tissue regeneration in the management of through-and-through lesions following surgical endodontics: a preliminary study, *Int J Periodontics Restorative Dent* 28:265, 2008b.

[269] Taschieri S, Del Fabbro M, Testori T, Weinstein R: Endoscopic periradicular surgery: a prospective clinical study, *Br J Oral Maxillofac Surg* 45:242, 2007.

[270] Taschieri S, Del Fabbro M, Testori T, Weinstein RL: Endodontic reoperation using an endoscope and microsurgical instruments: one year follow-up, *Br J Oral Maxillofac Surg* 45:582, 2007a.

[271] Taschieri S, Del Fabbro M, Testori T, Weinstein R: Efficacy of xenogeneic bone grafting with guided tissue regeneration in the management of bone defects after surgical endodontics, *J Oral Maxillofac Surg* 65:1121, 2007b.

[272] Taschieri S, Del Fabbro M, Testori T, Weinstein R: Microscope versus endoscope in root-end management: a randomized controlled study, *Int J Oral Maxillofac Surg* 37:1022, 2008a, doi:10.1016/j.ijom.2008.07.001. Epub Aug 20, 2008.

[273] Taschieri S, Machtou P, Rosano G, et al: The influence of previous non-surgical re-treatment on the outcome of endodontic surgery, *Minerva Stomatol* 59:625, 2010.

[274] Taschieri S, Weinstein T, Tsesis I, et al: Magnifying loupes versus surgical microscope in endodontic surgery: a four-year retrospective study, *Aust Endod J* 39:78, 2013.

[275] Teixeira LS, Demarco FF, Coppola MC, Bonow ML: Clinical and radiographic evaluation of pulpotomies performed under intrapulpal injection of anaesthetic solution, *Int Endod J* 34:440, 2001.

[276] Tervit C, Paquette L, Torneck CD, et al: Proportion of healed teeth with apical periodontitis medicated with two percent chlorhexidine gluconate liquid: a case-series study, *J Endod* 35:1182, 2009.

[277] Testori T, Capelli M, Milani S, Weinstein RL: Success and failure in periradicular surgery: a longitudinal retrospective analysis, *Oral Surg Oral Med Oral Pathol*

Oral Radiol Endod 87:493, 1999.

[278] Tilashalski KR, Gilbert GH, Boykin MJ, Shelton BJ: Root canal treatment in a population-based adult sample: status of teeth after endodontic treatment, *J Endod* 30:577, 2004.

[279] Tobón SI, Arismendi JA, Marín ML, et al: Comparison between a conventional technique and two bone regeneration techniques in periradicular surgery, *Int Endod J* 35:635, 2002.

[280] Trope M, Delano EO, Orstavik D: Endodontic treatment of teeth with apical periodontitis: single vs. multivisit treatment, *J Endod* 25:345, 1999.

[281] Tsesis I, Rosen E, Schwartz-Arad D, Fuss Z: Retrospective evaluation of surgical endodontic treatment: traditional versus modern technique, *J Endod* 32:412, 2006.

[282] Vallecillo Capilla M, Muñoz Soto E, Reyes Botella C, et al: Periapical surgery of 29 teeth: a comparison of conventional technique, microsaw and ultrasound, *Med Oral* 7:46, 50, 2002.

[283] Vianna ME, Horz HP, Conrads G, et al: Effect of root canal procedures on endotoxins and endodontic pathogens, *Oral Microbiol Immunol* 22:411, 2007.

[284] Villa-Machado PA, Botero-Ramírez X, Tobón-Arroyave SI: Retrospective follow-up assessment of prognostic variables associated with the outcome of periradicular surgery, *Int Endod J* 46:1063, 2013.

[285] von Arx T, Gerber C, Hardt N: Periradicular surgery of molars: a prospective clinical study with a one-year follow-up, *Int Endod J* 34:520, 2001.

[286] von Arx T, Jensen SS, Hanni S: Clinical and radiographic assessment of various predictors for healing outcome 1 year after periapical surgery, *J Endod* 33:123, 2007.

[287] von Arx T, Jensen SS, Hanni S, Friedman S: Five-year longitudinal assessment of the prognosis of apical

microsurgery, *J Endod* 38:570, 2012.

[288] von Arx T, Kurt B: Root-end cavity preparation after apicoectomy using a new type of sonic and diamond-surfaced retrotip: a 1-year follow-up study, *J Oral Maxillofac Surg* 57:656, 1999.

[289] Von Arx T, Peñarrocha M, Jensen S: Prognostic factors in apical surgery with root-end filling: a meta-analysis, *J Endod* 36:957, 2010.

[290] Waikakul A, Punwutikorn J: Clinical study of retrograde filling with gold leaf: comparison with amalgam, *Oral Surg Oral Med Oral Pathol* 71:228, 1991.

[291] Wälivaara DÅ, Abrahamsson P, Fogelin M, Isaksson S: Super-EBA and IRM as root-end fillings in periapical surgery with ultrasonic preparation: a prospective randomized clinical study of 206 consecutive teeth, *Oral Surg Oral Med Oral Pathol Oral Radiol Endod* 112:258, 2011.

[292] Wälivaara DA, Abrahamsson P, Isaksson S, et al: Prospective study of periapically infected teeth treated with periapical surgery including ultrasonic preparation and retrograde intermediate restorative material root-end fillings, *J Oral Maxillofac Surg* 65:931, 2007.

[293] Wälivaara DA, Abrahamsson P, Sämfors KA, Isaksson S: Periapical surgery using ultrasonic preparation and thermoplasticized gutta-percha with AH Plus sealer or IRM as retrograde root-end fillings in 160 consecutive teeth: a prospective randomized clinical study, *Oral Surg Oral Med Oral Pathol Oral Radiol Endod* 108:784, 2009.

[294] Waly NG: A five-year comparative study of calcium hydroxide-glutaraldehyde pulpotomies versus calcium hydroxide pulpotomies in young permanent molars, *Egypt Dent J* 41:993, 1995.

[295] Wang CH, Chueh LH, Chen SC, et al: Impact of diabetes mellitus, hypertension, and coronary artery disease on tooth extraction after nonsurgical endodontic

treatment, *J Endod* 37:1, 2011.

[296] Wang CS, Arnold RR, Trope M, Teixeira FB: Clinical efficiency of 2% chlorhexidine gel in reducing intracanal bacteria, *J Endod* 33:1283, 2007.

[297] Weiger R, Rosendahl R, Löst C: Influence of calcium hydroxide intracanal dressings on the prognosis of teeth with endodontically induced periapical lesions, *Int Endod J* 33:219, 2000.

[298] Weiss M: Pulp capping in older patients, *N Y State Dent J* 32:451, 1966.

[299] Werts R: Endodontic treatment: a five-year follow-up, *Dent Survey* 51:29, 1975.

[300] Witherspoon DE, Small JC, Harris GZ: Mineral trioxide aggregate pulpotomies: a case series outcomes assessment, *J Am Dent Assoc* 137:610, 2006.

[301] Witherspoon DE, Small JC, Regan JD, Nunn M: Retrospective analysis of open apex teeth obturated with mineral trioxide aggregate, *J Endod* 34:1171, 2008.

[302] Xavier AC, Martinho FC, Chung A. et al: One-visit versus two-visit root canal treatment: effectiveness in the removal of endotoxins and cultivable bacteria, *J Endod* 39:959, 2013.

[303] Yared GM, Dagher FE: Influence of apical enlargement on bacterial infection during treatment of apical periodontitis, *J Endod* 20:535, 1994.

[304] Zeldow BI, Ingle JI: Correlation of the positive culture to the prognosis of endodontically treated teeth: a clinical study, *J Am Dent Assoc* 66:9, 1963.

[305] Zmener O, Pameijer CH: Clinical and radiographical evaluation of a resin-based root canal sealer: a 5-year follow-up, *J Endod* 33:676, 2007.

[306] Zuolo ML, Ferreira MO, Gutmann JL: Prognosis in periradicular surgery: a clinical prospective study, *Int Endod J* 33:91, 2000.

第12章

牙髓-牙本质复合体的结构和功能
Structure and Functions of the Dentin–Pulp Complex

INGE FRISTAD | ELLEN BERGGREEN[1]

章节概述

牙髓形态分层

牙髓-牙本质复合体

　　牙髓和牙本质作为一个结构与功能整体，即牙髓-牙本质复合体，成牙本质细胞在该系统中发挥关键作用。成牙本质细胞位于牙髓组织外围，其细胞突伸入到牙本质小管内。牙本质由成牙本质细胞分泌产生，牙髓受到牙本质和牙釉质的保护。牙髓-牙本质复合体中牙髓与牙本质相互作用，对牙本质的影响可能会影响到牙髓组分，同样的，对牙髓的干预也会影响成牙本质细胞所产生牙本质的数量和质量。

成牙本质细胞层

　　成牙本质细胞层位于健康牙髓的最外层（图12-1和图12-2），该层紧邻前期牙本质，而成牙本质细胞突通过前期牙本质层伸入牙本质内部。因此，成牙本质细胞层实际上是由成牙本质细胞的细胞体所组成。此外，在成牙本质细胞层周围可见到毛细血管、神经纤维和树突状细胞等的分布。

　　在年轻牙髓的冠部，成牙本质细胞为高柱状，其分泌胶原的活性较高[62]。由于成牙本质细胞的高度不同，因此它们的细胞核并不是全部位于同一水平，而是交错排列，通常称为栅栏状。即使成牙本质细胞层实际上只有1层成牙本质细胞，但这种栅栏状结构使得其看起来有3~5个细胞层的厚度。相邻的成牙本质细胞之间有小的细胞间隙，宽度为30~40nm。成牙本质

---

*非常感谢上一版本的作者Drs. Henry Trowbridge、Syngcuk Kim、Hideaki Suda、David H. Pashley和Fredrick R. Liewehr所做的杰出工作，本章内容是以上一版本为基础的。

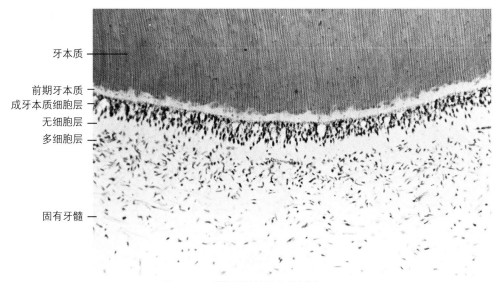

图12-1 成熟牙髓的形态学区域。

牙本质
前期牙本质
成牙本质细胞层
无细胞层
多细胞层

固有牙髓

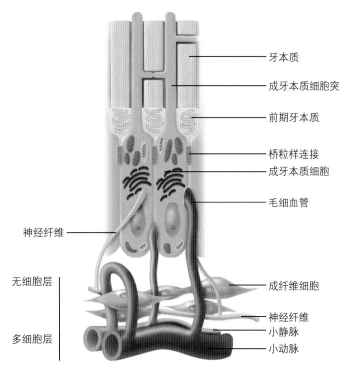

牙本质
成牙本质细胞突
前期牙本质
桥粒样连接
成牙本质细胞
毛细血管
神经纤维
无细胞层
多细胞层
成纤维细胞
神经纤维
小静脉
小动脉

图12-2 成牙本质细胞层和牙髓的成牙本质下区域示意图。

细胞胞体之间有紧密连接和缝隙连接形成的连接复合体[29,62,160]。缝隙连接由连接蛋白形成[113]，从而允许信号分子在细胞间传递。

　　冠髓比根髓中的成牙本质细胞层细胞密度大[240]。成熟冠髓的成牙本质细胞通常是柱状的，而根髓中段的是立方形的（图12-3）[62]。根尖孔附近的成牙本质细胞多为扁平鳞状细胞。因为根部牙本质小管密度也明显少于冠部，所以牙根部的成牙本质细胞相对不拥挤，能够侧向延展[240]。随着牙髓的成熟和老化，牙髓空间不断变窄，成牙本质细胞层越发拥挤，尤其是在冠髓中。在牙髓成熟过程中，成牙本质细胞的凋亡似

乎是为了适应不断变小的空间。

　　相邻的成牙本质细胞之间有一系列特殊的细胞连接（即连接复合体），包括桥粒（即黏着连接）、缝隙连接（即连接体）和紧密连接（即闭合带）。位于成牙本质细胞胞体顶端的桥粒点形成成牙本质细胞间的机械结合；众多的缝隙连接为信号分子在细胞之间的传递提供了路径（图12-4），以维持统一的分泌活动，形成相对均匀一致的前期牙本质层（图12-2）。在原发牙本质形成过程中，这些连接复合体最多。成牙本质细胞与其下层的成纤维细胞间也有缝隙连接和桥粒连接。紧密连接主要见于年轻牙齿的成牙本质细

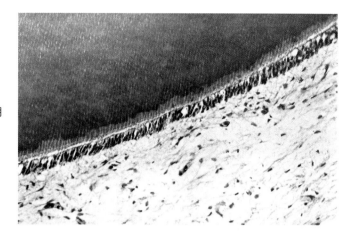

图12-3 根间孔处牙髓的低柱状成牙本质细胞多细胞层不明显。

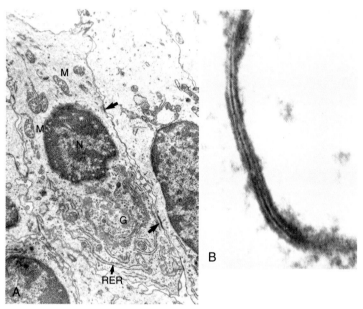

图12-4 A，小鼠磨牙成牙本质细胞的电镜照片显示间隙连接（箭头）、细胞核（N）、线粒体（M）、高尔基复合体（G）和粗面内质网（RER）。B，固定和硝酸银染色切片的高分辨率照片可见一个典型的间隙连接。（由Dr. Charles F. Cox提供，School of Dentistry, University of Alabama）

胞根端。这些结构由细胞间线性嵴或沟形成，以关闭细胞间隙。然而，示踪剂研究表明，在成牙本质细胞之间，小分子可经成牙本质细胞层下的毛细血管直接传递到前期牙本质和牙本质[352]。这表明当牙本质被牙釉质或牙骨质覆盖时，紧密连接通过限制分子、离子和液体在牙髓细胞外间隙和前期牙本质之间的流动，从而决定了成牙本质细胞层的通透性[29]。在窝洞预备过程中，这些连接被破坏，从而增加了牙本质的通透性[375,376]。

无细胞层

在牙冠髓紧邻成牙本质细胞层下方，有一宽约40μm的细胞贫乏区，被称为Weil无细胞层（图12-1）。毛细血管、无髓鞘神经纤维以及细长的成纤维细胞胞浆突起穿越此层（图12-2）。无细胞层的存在与否取决于牙髓的功能状态[62]，在牙本质正在迅速形成的年轻牙髓和修复性牙本质已经产生的老年牙髓中，无细胞层并不明显。

多细胞层

多细胞层位于成牙本质细胞层下方。与髓腔中心区域相比，该层成纤维细胞的比例相对较高（图12-1），冠髓比根髓更加明显。除了成纤维细胞外，多细胞层可能包括一些免疫细胞，如巨噬细胞和树突状细胞，还包括未分化的间充质干细胞。

对大鼠磨牙的研究表明，多细胞层的形成是在牙齿萌出期间，牙髓中央区域细胞向周边迁徙的结果[126]。在多细胞层，免疫活性细胞的迁出和迁入，被认为是抗原刺激造成的[421]。尽管在正常牙髓中多细胞层的细胞分裂很少见，但成牙本质细胞的死亡能引发处于有丝分裂期的牙髓细胞大量增生。因为成牙本质细胞是有丝分裂期后的细胞，所以当其发生不可逆伤害时会被从多细胞层迁移到牙本质内侧的细胞所取代[98]。这种有丝分裂活动可能是新的成牙本质细胞层形成的第一步[73,256,258,339]。有研究表明，干细胞是替代成牙本质细胞的来源之一[346]。

固有牙髓

固有牙髓是牙髓的中央区部分（图12-1），由疏松结缔组织构成，含有较大的血管和神经。固有牙髓最主要的细胞是成纤维细胞。

牙髓细胞

成牙本质细胞

成牙本质细胞在牙齿的发育和成熟过程中生成牙本质，是牙髓-牙本质复合体的特征性细胞。在牙本质发生时，成牙本质细胞形成牙本质和牙本质小管，其细胞突起位于小管里，使牙本质成为一个有活性反应的组织。

牙本质发生、骨发生和牙骨质发生在许多方面都非常相似。成牙本质细胞、成骨细胞和成牙骨质细胞有许多共同的特征。它们均可产生由胶原纤维、非胶原纤维蛋白以及蛋白聚糖组成的基质，这些成分随后都发生矿化。这3种细胞的超微结构特征也很相似，均表现出高度有序的粗面内质网（RER）、明显的高尔基复合体、分泌颗粒和大量的线粒体。此外，这些细胞均富含RNA，细胞核含有一个或多个突出的核仁，以上均是蛋白质分泌细胞的一般特征。

成牙本质细胞、成骨细胞和成牙骨质细胞之间最显著的差异是它们的形态特征和所形成的矿化结构的解剖关系。成骨细胞和成牙骨质细胞呈立方体状，而冠髓中完全发育的成牙本质细胞是高柱状[62,240]。在骨和牙骨质中，一部分成骨细胞和成牙骨质细胞陷于基质内，分别成为骨细胞或牙骨质细胞。而成牙本质细胞伸出细胞突起形成牙本质小管，胞体则位于矿化组织之外。成牙本质细胞突起之间有侧支小管相连[178,253]，如同骨细胞和牙骨质细胞通过微管互相连接一样。这些侧支小管和微管可供细胞间信号传递、液体循环和新陈代谢。

成牙本质细胞的超微结构特征已成为众多研究人员的研究主题。活跃的成牙本质细胞细胞核较大，可能含有多达4个的核仁（图12-5）。细胞核位于细胞基底部，包裹在核膜里。发育良好的高尔基复合体位于核上区胞浆的中央，由光滑的囊泡和潴泡构成。许多线粒体均匀分布在整个细胞体中。粗面内质网特别突

出，由紧密堆积的潴泡形成，平行排列，散布在胞浆内。大量核糖体紧密连接在潴泡的膜上，标志着蛋白质合成的位点。在潴泡的管腔内，可以观察到丝状物质（可能代表新合成的蛋白质）。

虽然在细胞外基质（ECM）中发现少量 V 型胶原，但成牙本质细胞主要合成 I 型胶原[208,401]。除了胶原蛋白[208,220]和蛋白聚糖[38,83,123]，成牙本质细胞还分泌牙本质涎蛋白[40]和磷蛋白[40,69]。高度磷酸化磷蛋白是牙本质独有的，在其他间充质细胞中并没有发现表达，可能参与了胞外基质的矿化[40,77]。成牙本质细胞也分泌酸性磷酸酶和碱性磷酸酶，碱性磷酸酶与矿化密切相关，但它在牙本质发生中的确切作用尚不完全清楚；酸性磷酸酶是一种溶酶体酶，其作用可能是消化从前期牙本质基质中吸收来的物质[87]。

与活跃的成牙本质细胞相比，静止或不活跃的成牙本质细胞细胞器数量减少，胞体可能逐渐变短[62,240]。这些变化开始于牙根发育完成后和牙齿萌出后原发性牙本质变为继发性牙本质时。

基于成牙本质细胞的兴奋性，成牙本质细胞神经肽受体的差异表达（图12-6），热敏瞬时受体电位（TRP）离子通道的论证，以及9个电压门控钠通道在大鼠发育、成熟和老化牙齿的成牙本质细胞上的不同表达，提出了成牙本质细胞对牙神经的直接作用，反之亦然[52,71,107,221,231-232]。此外，在成牙本质细胞层中发现了天然免疫成分，据此推测成牙本质细胞在免疫调节中可能发挥作用[382]。因此，成牙本质细胞也许能够识别和区别对待细菌成分，从而为牙髓-牙本质提供免疫屏障功能。

成牙本质细胞突

牙本质小管在每个主要的成牙本质细胞突周围形成。成牙本质细胞突占据了牙本质小管内的大部分空间，并且介导了管周牙本质的形成。

微管和微丝是成牙本质细胞突及其侧支的主要超微结构[110,158]。微管从细胞胞体延伸至细胞突起[110,151]，这些直线结构与细胞突的长轴平行，赋予细胞突稳定的架构。虽然它们确切的作用尚未明确，理论上推测其功能：可能参与了细胞延伸，物质转运或构成结构框架。偶尔，在成牙本质细胞突穿过前期牙本质处还可见线粒体。

成牙本质细胞突的细胞质膜紧贴在牙本质小管内壁，有时局部受压会造成两者间的空间增大。这些

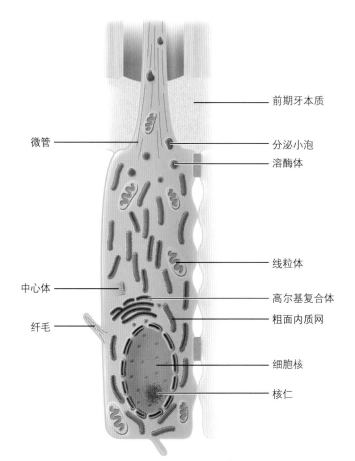

图12-5 完全分化的成牙本质细胞示意图。

前期牙本质

分泌小泡

溶酶体

微管

线粒体

中心体

高尔基复合体

粗面内质网

纤毛

细胞核

核仁

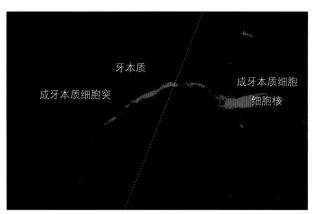

牙本质

成牙本质细胞突

成牙本质细胞
细胞核

图12-6 共聚焦显微镜图像显示成牙本质细胞及其轴突神经肽2受体的表达。神经肽2与神经肽家族的所有神经肽类具有亲和力。图中虚线代表前期牙本质的边界。（摘自Fristad I, Vandevska-Radunovic V, Fjeld K, et al: NK1, NK2, NK3 and CGRP1 receptors identified in rat oral soft tissues, and in bone and dental hard tissue cells, *Cell Tissue Res* 311:383–391, 2003）

空间可容纳胶原纤维和细颗粒物质——可能是基底物质（又见本章"牙髓间质和基质"）。沿小管周围排列着管周牙本质，它是由一层叫作致密层的电子致密限制膜排列形成的[260,354,398]。在成牙本质细胞突的细胞质膜和限制性膜之间有空间分隔，除了一些细胞突被压

缩的区域外，这个间隙通常都很窄。

在去除牙釉质和牙本质的时候通常会破坏成牙本质细胞[41,45,73,80,202,257]。确定成牙本质细胞在牙齿中的延伸范围具有非常重要的临床意义。据此临床医生能够更好地评估修复过程对下面成牙本质细胞的影响。然而，成牙本质细胞突在牙本质小管内的延伸度一直饱受争议。长期以来一直认为牙本质细胞突贯穿牙本质小管全层。虽然使用透射电子显微镜对超微结构研究表明细胞突仅局限于牙本质的内1/3，但这有可能是由于细胞固定和脱水过程中发生收缩导致的。另外一些研究，使用电子扫描显微镜观察，证实了成牙本质细胞突延伸到小管中，直到釉牙本质界（dentoenamel junction，DEJ）[130,179,337,412]。但已证实，在电子扫描显微图中观察到的实际上是小管内的界膜[354-355,398]。

为了解决这个问题，研究人员使用抗微管的单克隆抗体来标注成牙本质细胞突起微管中的微管蛋白。在整个牙本质小管中均可观察到免疫反应，表明细胞突贯穿整个牙本质厚度[337]。然而，在另外一项研究中，使用共聚焦显微镜对大鼠磨牙进行研究发现，除了牙齿发育早期，成牙本质细胞突并没有延伸到外层

牙本质或釉牙本质界[48]，牙本质小管壁可能包含很多来源于成牙本质细胞的蛋白，而这些细胞已不在该部位。由于牙本质基质状态稳定，因此管壁上的抗原得以保留。从临床角度来看，重要的是要记住小管中这些细胞突是牙髓中活的成牙本质细胞的附属物。这就解释了为什么牙本质被认为是活性组织，对牙本质的破坏会影响到牙髓。

成牙本质细胞一旦分化完成，就成为已定形的有丝分裂期后的细胞，不能进一步分化。如果确实如此，成牙本质细胞的寿命与牙髓将是一致的，然而其代谢活性是可以动态改变的（见本章"牙髓修复"）。

成牙本质细胞结构与分泌功能的相关性

利用放射性核素对活跃成牙本质细胞的细胞质和细胞器的功能意义进行了大量研究[400-401]。在实验动物中，腹膜内注射胶原前体物（如3H-脯氨酸）后，成牙本质细胞和前期牙本质基质被放射自显影所标记[401]（图12-7）。粗面内质网中快速相互作用的放射性核素物质不久就在高尔基复合体中出现，在高尔基复合体中前体胶原被包装和浓缩形成分泌囊泡。被标记的囊泡可沿着迁徙途径到达成牙本质细胞突的基底部。在此它们与细胞膜融合，并通过胞吐作用将胶原蛋白分子释放到前期牙本质基质中。

众所周知，胶原纤维是在分泌的原胶原蛋白溶液中沉淀形成的，并在成牙本质细胞质膜的外表层处聚集成原纤维的。随后，纤维被释放到前期牙本质基质中，并在接近矿化前沿时厚度增加。因此，在成牙本质细胞突基底部的纤维直径约为15nm，而在矿化前沿

区域其直径已达约50nm。

类似的示踪剂研究[400]已经阐明了前期牙本质蛋白聚糖的合成、运输和分泌的途径。蛋白聚糖的蛋白部分在成牙本质细胞的粗面内质网（RER）内合成，在高尔基复合体内进行硫化，同时将糖胺聚糖（GAG）部分加在蛋白分子上。随后，分泌囊泡将蛋白聚糖运送到成牙本质细胞突基底部，在此它们被分泌到前期牙本质基质中。蛋白聚糖，主要是硫酸软骨素在矿化前沿附近聚集。蛋白聚糖的作用尚不明确，但是越来越多的证据表明，它们通过与钙结合来抑制钙化。蛋白聚糖似乎在钙化之前被去除，可能是被成牙本质细胞分泌的溶酶体酶溶解[84]。

牙髓成纤维细胞

成纤维细胞是牙髓中数量最多的细胞。牙髓成纤维细胞是一种组织特异性细胞，在适当信号刺激下能继续分化为其他细胞（如成牙本质细胞样细胞）。牙髓成纤维细胞可以合成Ⅰ型和Ⅲ型胶原，以及蛋白聚糖和糖胺聚糖（GAG）。因此，它们能够产生和维持ECM的基质蛋白。成纤维细胞能够吞噬和降解胶原，因此，它们能够负责调节牙髓中的胶原。

尽管成纤维细胞分布于整个牙髓，但在多细胞层内特别丰富。早期分化的成纤维细胞呈多边形状，广泛分布在牙髓基质中，细胞与细胞间可通过细胞突进行接触，接触形式大多为缝隙连接，能为电子对提供在细胞间转移的通道。未成熟成纤维细胞细胞器的超微结构表现为细胞发育初期的特征，如不显著的高尔基复合体，大量游离核蛋白体和散在粗面内质网（RER）等。成熟成纤维细胞的细胞器呈卫星状，高尔基复合体增大，粗面内质网增加，出现分泌囊泡，表现为蛋白质分泌细胞的特征。另外，胶原纤维沿着细胞体的外表面聚集。随着血管、神经和胶原纤维的增加，牙髓中成纤维细胞数量会相对减少。

很多牙髓中的成纤维细胞呈现相对未分化的特征。未分化细胞目前被称为干细胞。与大多数其他结缔组织中的成纤维细胞相比较，牙髓成纤维细胞似乎保持在相对未分化的状态[136]。在牙髓中观察到大量的网状纤维，也证实了上述说法。网状纤维对银染有亲和力，与牙髓的嗜银纤维相似。然而，经过仔细的回顾性研究，发现牙髓中可能并不存在真正的网状纤维；相反，之前观察到的纤维实际上是嗜银胶原纤维[15]。这种纤维有GAG鞘膜，正是这种鞘膜被银染着

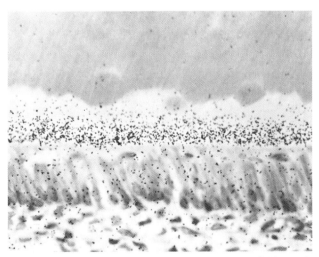

图12-7 大鼠腹膜内注射3H-脯氨酸1小时后，发育的大鼠磨牙中，成牙本质细胞和前期牙本质被放射自显影所标记。

色。在年轻牙髓中，非嗜银胶原纤维稀疏，但是随着牙髓老化，它们的数量逐渐增加。

很多实验模型用于研究牙髓的损伤修复，特别是牙髓暴露或牙髓切断术后牙本质桥的形成。一项研究表明[98]，主要是血管周围成纤维细胞可发生有丝分裂，分化为成牙本质细胞样细胞。

牙髓中成纤维细胞在牙髓的信号传导中发挥积极作用如成纤维细胞生长和合成是受神经肽刺激，反过来，成纤维细胞在炎症反应中产生神经生长因子（NGF）和促炎细胞因子[31,408,413]。神经生长因子不仅在牙齿的发育中发挥重要作用，而且通过激活两种细胞上相似的神经元受体，来调节神经元和成牙本质细胞对损伤可能的反应（见本章"牙内神经纤维的可塑性"）[408]。

巨噬细胞

巨噬细胞是单核细胞，离开血流后进入组织内，继而分化成多种亚群。免疫组化实验对不同亚群巨噬细胞的抗原性进行研究。巨噬细胞多见于血管周围，主要亚群在胞吐作用和胞吞作用中起作用（图12-8）。这些细胞具有流动性和吞噬活性，因此它们能够充当清道夫，去除组织中的渗出红细胞、死细胞和异物，被吞噬的物质被溶酶体酶破坏。另一组巨噬细胞亚群通过处理抗原，将抗原提呈给记忆性T淋巴细胞来发挥免疫应答效应[281]。处理后的抗原与巨噬细胞上的主要组织相容性复合体（MHC）Ⅱ类分子结合，继而与幼稚或记忆性T淋巴细胞上特异性受体相互作用[133]。这种相互作用对T淋巴细胞介导的免疫反应是不可缺少的。与成牙本质细胞相似，巨噬细胞在牙髓的信号

通路中发挥积极的作用。当被适当的炎症刺激物激活以后，巨噬细胞能产生大量不同的可溶性因子，包括白细胞介素-1、肿瘤坏死因子、生长因子和其他细胞因子。一项研究发现，巨噬细胞的一个亚群可表达淋巴标记物，表明巨噬细胞与淋巴功能和发育过程之间的关联性[19]。

树突状细胞

树突状细胞是免疫系统的附属细胞。在上皮或黏膜处可发现类似细胞被称为朗格汉斯细胞[173,280]。树突状细胞主要在淋巴组织中，但它们也广泛分布于结缔组织，包括牙髓中[319]（图12-9）。这些细胞被称为抗原呈递细胞，其特征是具有树突状突起，且细胞表面表达MHC Ⅱ类分子复合物（图12-10）。在正常牙

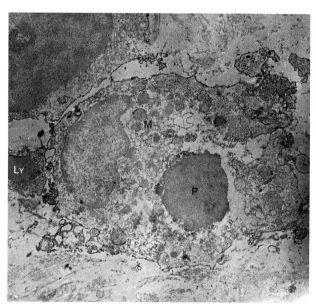

图12-8 人牙髓中HLA-DR阳性的成熟巨噬细胞（M）的免疫电镜观察，显示吞噬体（P）、淋巴细胞（Ly）。

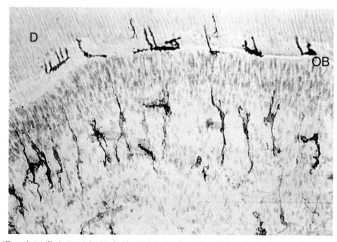

图12-9 免疫细胞化学染色表明，在正常人牙髓组织中的牙髓和牙本质交界处存在表达Ⅱ型抗原的树突状细胞。D：牙本质；OB：成牙本质细胞层。

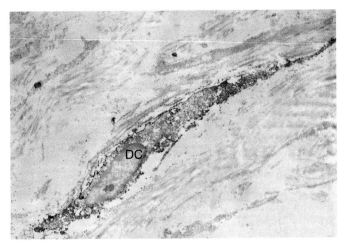

图12-10　人牙髓中树突状细胞（DC）的免疫电镜显微照片显示树突剖面中有相对少量的溶酶体结构。

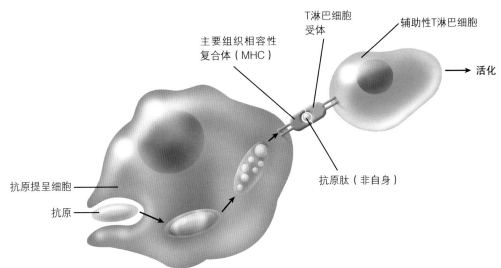

图12-11　表达MHC Ⅱ类表面分子细胞的功能。它们作为抗原提呈细胞，对诱导辅助性T淋巴细胞免疫反应具有重要作用。

髓中，这些细胞大多位于冠髓外围，接近前期牙本质的地方，受到抗原刺激后，细胞向牙髓中央迁移[421]。它们在T淋巴细胞介导的免疫反应中发挥核心作用。与提呈抗原的巨噬细胞相似，树突状细胞吞噬蛋白抗原，然后组装肽抗原和MHC Ⅱ类分子片段。这种折叠可以被T淋巴细胞识别，与T淋巴细胞受体结合，从而激活T淋巴细胞（图12-11）。图12-12也表明，树突状细胞和淋巴细胞之间的关联性。

淋巴细胞

　　Hahn等[133]在人牙齿正常牙髓中发现了T淋巴细胞，其中优势亚群是T8（抑制性）淋巴细胞。阻生牙的牙髓中也发现了淋巴细胞[201]。牙髓中有巨噬细胞、树突状细胞和T淋巴细胞表明，牙髓具备了激活免疫应答所需的细胞[173,319]。但在正常的非炎症状态的牙髓中，很少发现B淋巴细胞。

肥大细胞

　　肥大细胞广泛分布在结缔组织中，在血管周围聚集成小群。肥大细胞在正常牙髓组织中很少见，通常见于慢性炎症牙髓中[319]。肥大细胞因其在炎症反应中的显著作用而备受关注。肥大细胞颗粒含有肝素（抗凝血剂）和组胺（一种重要的炎症介质），以及许多其他化学因子。

代谢

　　牙髓的代谢活性可以通过检测其耗氧量和二氧化碳或乳酸的产生率进行研究[26,95,96-97,135,320]。通过显微操纵器将氧敏感的微电极插入到大鼠切牙牙髓中进行研究，发现成牙本质细胞耗氧率为（3.2 ± 0.2）mL/min/100g牙髓组织[418]。

　　因为牙髓细胞成分稀少，所以其耗氧率低于其他大多数结缔组织。在牙本质生成活跃期，代谢活动远

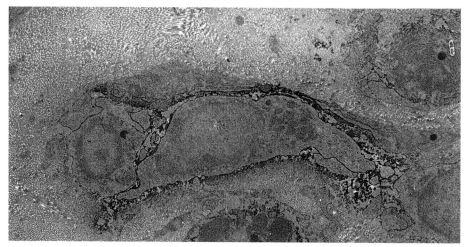

图12-12　免疫电镜纤维照片显示一个树突状细胞和一个淋巴细胞。它们表现为细胞与细胞间的结合。

高于牙冠发育形成后。代谢活动最活跃的区域是成牙本质细胞层，最不活跃的区域是大部分神经和血管所在的固有牙髓[25]。

除了正常的糖酵解途径外，牙髓可通过磷酸戊糖旁路途径产生能量[97]，从而使组织在不同程度缺血情况下仍然可以发挥功能。这可以解释牙髓为何能够耐受含肾上腺素的局部浸润麻醉所产生的血管收缩[190]。

一些常用的牙科材料，如丁香油、氧化锌丁香油、氢氧化钙和银汞合金等，能抑制牙髓组织的氧消耗，表明这些材料能抑制牙髓细胞的代谢活动[96,172]。有研究表明，对人类前磨牙施加正畸力作用3天后，牙髓的呼吸活动减少了27%[135]。这项研究是利用液体中碳14标记的琥珀酸，当细胞代谢琥珀酸时，产生的$^{14}CO_2$会被液体闪烁计数器捕捉并定量[135]。这项技术只需要几毫克组织。

牙髓间质和基质

牙髓间质位于细胞外和血管外，由间质液体和间质（细胞外）基质构成。间质是无定形的，通常认为是凝胶状，而非固体。在所有组织中间质成分是相似的，但其相对量不同。间质的主要成分是胶原蛋白（图12-13）。胶原纤维网络还支撑着间质的其他成分，如蛋白聚糖、透明质酸和弹性纤维，前两者是间质基质的糖胺聚糖。

因为含有聚阴离子多糖，间质被认为是结缔组织的储水器，同时作为分子筛调节通过此区域的物质扩散。排除的分子体积大小非常重要，因为间质中有效蛋白质的浓度显著高于相应体积流体中的蛋白质浓度[404]。

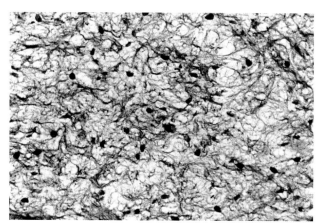

图12-13　用皮尔森（Pearson）银浸渍法证实了牙髓胶原纤维的非网状编织结构。

结缔组织由细胞和纤维组成，包埋在基质或细胞外基质（ECM）。细胞不仅产生结缔组织纤维，也合成ECM的主要成分。纤维和细胞具有可被识别的形状，而ECM被描述为无定形，被认为是一种凝胶，而不是固体。由于其含有聚阴离子多糖，ECM负责结缔组织的储水功能[404]。

几乎所有的细胞外基质蛋白都是糖蛋白[237]。蛋白聚糖是糖蛋白的一个重要分支[123]。这些分子可以支持细胞，支撑组织形态，调节各种细胞的相互作用。它们均有GAG链和与之相连的蛋白核心。除了硫酸乙酰肝素和肝素链，这些GAG链是由双糖组成的。GAG链的主要功能是作为黏附分子，可以结合到细胞表面和其他基质分子。

纤维粘连蛋白又称纤连蛋白，它是一种主要的表面糖蛋白，与胶原蛋白一起形成一个完整的纤维网络，影响细胞的附着、运动、生长和分化。层粘连蛋白是基底膜重要的组成部分，能与Ⅳ型胶原和细胞表面受体结合[118]。肌腱蛋白是另一种基质附着糖蛋白。

在牙髓中，最基本的蛋白聚糖主要包括透明质酸硫酸皮肤素、硫酸乙酰肝素和硫酸软骨素[130]。随着牙齿萌出，牙髓组织中蛋白聚糖的含量减少约50%[220]。在牙本质形成活跃期，硫酸软骨素是主要的蛋白聚糖。尤其是在成牙本质细胞和前牙本质层，因此它有可能参与了矿化过程。随着牙齿萌出，透明质酸和硫酸皮肤素增加，硫酸软骨素显著降低。

结缔组织（如牙髓）的一致性很大程度上取决于基底物质中蛋白聚糖成分。蛋白聚糖的长GAG链形成了相对较硬的环状结构，构成一个保留水分的网架，形成特有的凝胶。透明质酸尤其具有很强的亲水性，是含有大量水分组织中基底物质的主要成分，例如脐带胶质。年轻牙髓的含水量非常高（接近90%），因此基底物质组成了一个可以保护牙齿细胞和血管成分的弹性物质。

基质也可以作为一个分子筛去除大量的蛋白分子。细胞和血管之间的基质可以去除细胞代谢产物、营养物和废物。在某些方面，基质可以被比作离子交换树脂，因为GAG的聚阴离子可以吸附阳离子。此外，基质还可以通过去除渗透压活性分子来改变渗透压。因此，蛋白聚糖可以调节间质基质溶质、胶体和水的分布，在很大程度上决定了组织（如牙髓）的物理特性。

基质降解可发生在某些具有高浓度巨噬细胞溶酶体酶的炎性病变中。这些溶解性酶包括蛋白水解酶、透明质酸酶、硫酸软骨素酶以及细胞来源的水解酶等，它们均能破坏基质成分。同时，炎症和感染途径也会受到牙髓基质成分聚合状态的影响。

透明质酸

间质基质的另一个组成部分是透明质酸，它是由重复的非硫酸化双糖单元组成的无支链、无规则的环形分子。透明质酸在间质中表现为游离分子或与细胞结合。其与细胞结合可能是通过连接到纤维连接蛋白[205]。它的大分子量与蛋白质结构共同造成了它独特的性质，即使在低浓度下，它仍具有高黏度，且表现出排斥特性和很强的亲水性。

牙髓中有几种GAG类型，透明质酸是其中之一[219,237]。透明质酸受体1主要表达在淋巴管上，在牙髓中的免疫细胞上也有表达[19]。透明质酸被淋巴管从组织中清出，并在淋巴结[101]和肝脏内皮细胞中

代谢[134,298]。

弹性纤维

弹性纤维由一个弹力核和周围的微原纤维构成，为组织提供弹性[289]。大多数组织间质基质中的弹性蛋白含量很小，尚无证据表明在牙髓基质中存在弹性纤维[134,298]。

炎性间质

水解酶如透明质酸酶、来源于溶酶体和细菌的软骨素硫酸酯酶能够攻击间质成分。在感染和炎症过程中，牙髓组织的物理性质可能会因为这些降解酶而改变[145,318]。除了对自身的破坏外，还可能加剧细菌毒素的有害作用，加大损伤[177]。

炎症和感染的途径受到组织间质的特定成分及宿主或微生物酶降解产物的严重影响。

牙髓结缔组织纤维

在牙髓中存在两种结构蛋白：胶原蛋白和弹性蛋白。弹性蛋白纤维局限于小动脉壁，胶原蛋白是细胞外基质（ECM）的一部分。

原胶原是一种单一的胶原分子，由3个多肽链组成。根据其氨基酸组成和序列，被分为α1和α2。在人前磨牙和磨牙牙髓中，胶原含量占干重的26%～32%[378]。Ⅰ型和Ⅲ型胶原是牙髓中胶原蛋白亚型的主要代表，Ⅰ型胶原存在于贯穿牙髓的粗条纹状原纤维[206,336]。根据构成原胶原分子链不同组合和链接可将胶原纤维和纤维分成以下几种：

- Ⅰ型胶原存在于皮肤、肌腱、骨、牙本质和牙髓。
- Ⅱ型胶原存在于软骨。
- Ⅲ型胶原存在于大多数非矿化的结缔组织中。在牙乳头及发育成熟的牙髓中可见其胚胎形式。在牛牙髓的整个发育阶段中，Ⅲ型胶原占牙髓总量的45%[378]。
- Ⅳ型和Ⅶ型胶原是基底膜的主要成分。
- Ⅴ型胶原是间质组织的成分。
- Ⅵ型胶原是一个异三聚体，由3个独特链、α2（Ⅵ）和α3（Ⅵ）构成，广泛分布于软组织纤维间质丝中，浓度较低。

Ⅰ型胶原由成牙本质细胞和成釉细胞合成；Ⅰ型、Ⅲ型、Ⅳ型和Ⅶ型胶原由成纤维细胞合成。

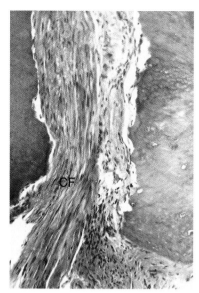

图12-14 根尖孔处牙髓密集成束的胶原纤维（CF）。

在胶原合成中，由结缔组织细胞的粗面内质网（RER）的多核糖体合成胶原分子的蛋白质部分。粗面内质网（RER）扁囊中，肽链的脯氨酸和赖氨酸残基被羟基化，光滑内质网将肽链装配成三螺旋结构。该结构被称之为前期胶原，它具有一个氨基酸末端单位，被称为前胶原分子端肽。当这些分子到达高尔基复合体时，它们被糖基化，并包裹在分泌囊泡中。囊泡被转运到质膜，并通过胞吐作用分泌到胞外环境中，从而释放前胶原。在胞外，前胶原的末端肽被水解酶裂解，且原胶原分子开始聚集以形成胶原纤维。这种原胶原的聚合通常以某种方式由GAG介导。原胶原分子继续交联聚合，导致可溶性胶原转化为不可溶性胶原。在已完全萌出的牙齿中，胶原纤维在成牙本质细胞之间通过牙本质基质进入牙髓中[28]。根髓中较大胶原纤维束的数量多于冠髓中的数量，根尖孔附近数量最多（图12-14）。牙髓摘除术应在根尖孔处使用拔髓针，更容易完整地去除牙髓组织[366]。

牙髓三叉神经系统

神经分布

疼痛（pain）是一种主观现象，不仅涉及生理感觉反应，还涉及情绪、观念和行为动机。外周的"伤害性"（疼痛检测）感觉神经元的存在是形成疼痛的基础，并通过激活牙齿的支配神经来诱发不同程度的疼痛感觉。牙齿的伤害性刺激通过位于三叉神经节的初级传入神经元经脑干二级神经元传递到大脑（图12-15，见第17章和本章的后面部分）。感觉信息的传

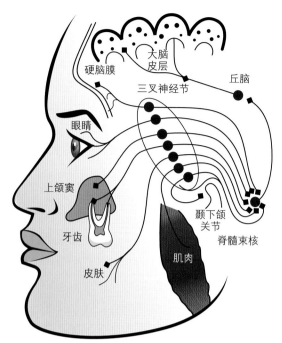

图12-15 从牙齿到大脑中枢感觉信息的集合。

输涉及识别、处理和传感等一系列事件[329]，因此牙疼的控制应该基于对疼痛信号来源的理解，以及可能发生在局部或更高水平的复杂调制。牙髓的感觉系统似乎非常适于传导对牙齿有潜在伤害的信号。牙齿的神经网络由大量的有髓鞘和无髓鞘轴突组成，仅进入人前磨牙的轴突就达2000条以上，并且每一条轴突又可以分化组成多点神经支配[90,169~170]。

无论感觉刺激的性质如何［如热量、机械、化学、电流刺激（牙髓测试仪）］，几乎所有传入牙髓组织的刺激都会导致疼痛。然而，在精心控制的实验条件下，当牙髓被牙髓电测验器轻微刺激时，也能产生非疼痛性感觉（如痛前感觉）[247]。因此，不是所有支配牙髓神经的传入性神经元都是伤害感受器。牙髓的支配神经包括传入神经元、自主神经或传出神经元。传入神经元传导感觉刺激，传出神经元提供微循环、炎症反应的神经性调节[148]，也可调节牙本质生成[46]。

牙齿的交感神经支配来源于颈上神经节（SCG）[8,301]。节后交感神经与颈内动脉神经并行，在神经节处连接三叉神经，并通过三叉神经的上颌支和下颌支调节牙齿及其支持结构[239]。随着牙乳头内血管系统的建立，交感神经纤维与血管一起出现[104]。在成人牙齿中，交感神经纤维通常围绕着牙髓小动脉形成神经丛（图12-16）。对这些纤维的刺激可导致小动脉的收缩和血流量的减少[1,82]。交叉神经元末梢包括经典的神经递质、去甲肾上腺素（NE）和神经肽Y

（NPY）（见本章神经肽部分）。神经肽Y在交感神经元合成，通过轴突运输至末梢。相反，去甲肾上腺素主要在末梢处产生。与感觉神经相比，这些纤维多位于固有牙髓的深层部分，但也与成牙本质细胞密切相关[1,164]。

尽管已经得出结论，在猫牙髓中并没有副交感神经血管扩张，但牙组织中是否存在副交感神经胆碱能神经一直存在争议[286,323]。研究发现，神经肽、血管活性肠肽（vasoactive intestinal polypeptide，VIP）位于副交感神经元[225-226]。目前为止，牙髓中含有神经肽血管活性肠肽纤维的来源尚不明确，因为没有任何形式神经去除术可以导致牙髓中这些纤维的完全丧失[390]。

感觉神经纤维可以根据其直径、传导速度和功能进行分类（表12-1）。牙髓中包含两种感觉神经纤维：有髓鞘的神经纤维（A纤维）和无髓鞘的神经纤维（C纤维）。已经有研究表明，A纤维和C纤维两者的功能在某些方面互有重叠，因为这两种纤维可能是伤害感受器[163,169,170,246,267]。A纤维包括Aβ和Aδ纤维，Aβ纤维对刺激的敏感程度略高于Aδ纤维，但这些纤维在牙髓中功能性地组合在一起，因为这两种纤维都

支配着牙本质小管，同时被牙本质液流动所刺激（图12-17）。牙髓中大约90%的A纤维都是Aδ纤维[246]。这些敏感纤维的主要特征见表12-2。

牙髓感觉神经最早在牙胚发育的钟状期沿着血管

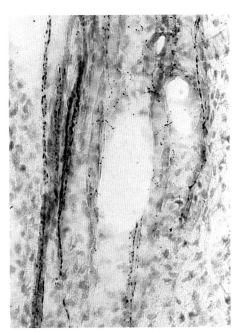

图12-16 神经肽Y（NPY）免疫组化染色的组织切片显示大鼠磨牙根髓的交感神经分布。NPY纤维被视为与血管有关。（由Dr. Inge Fristad提供，Department of Clinical Dentistry, University of Bergen）

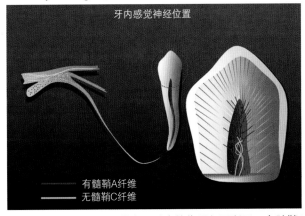

图12-17 A纤维和C纤维在牙髓中的位置如图所示。有髓鞘A纤维位于牙髓的周围，深入牙本质内部。无髓鞘C纤维位于固有牙髓的深层部分。

表12-1

神经纤维的分类			
纤维的类型	功能	直径（μm）	传导速度（m/s）
Aα	运动 本体感觉	12~20	70~120
Aβ	压力，触觉	5~12	30~70
Aγ	运动，肌梭	3~6	15~30
Aδ	疼痛 温度 触觉	1~5	6~30
B	节前自主神经	<3	3~15
C背根	疼痛	0.4~1	0.5~2
交感神经	节后交感神经	0.3~1.3	0.7~2.3

表12-2

神经纤维的特征				
纤维	髓鞘形式	终末定位	疼痛症状	应激阈值
Aδ	是	主要区域 牙髓-牙本质交界	尖锐、刺痛	相对低
C	否	可能分布在整个牙髓	比Aδ纤维感觉剧烈、持续，更难忍受	相对高 通常与组织伤害程度有关

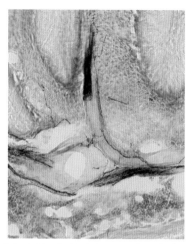

图12-18 降钙素基因相关肽（CGRP）免疫组化染色的组织切片显示大鼠磨牙根尖区感觉神经的分布。可见神经纤维与血管相关，在神经束中进入牙髓。（由Dr. Inge Fristad提供，Department of Clinical Dentistry，University of Bergen）

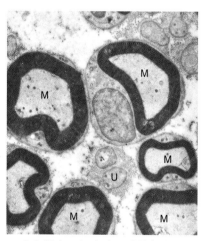

图12-19 一个年轻尖牙根尖孔牙髓的电镜显微照片，显示施万细胞中有髓神经轴突（M）的横截面；较小的无髓鞘轴突（U）单独和成组地被施万细胞围绕。（由Dr. David C. Johnsen提供，School of Dentistry，Case Western Reserve University）

的路径进入牙乳头[104]。虽然在牙乳头中仅观察到无髓鞘纤维，但其中一部分可能是尚未髓鞘化的A纤维。在牙髓发育的晚期，髓鞘化纤维才开始出现[11]。神经纤维的数量逐渐增加，当纤维接近牙本质时将发出一些分支，在钟状期仅有极少神经纤维进入前期牙本质[104]。

牙髓的感觉神经由三叉神经产生，以成束方式通过根尖进入根髓，与微小动静脉伴行（图12-8）。每一个进入牙髓的神经都被施万细胞包裹，A纤维在这些细胞中被髓鞘化。当牙根发育完成后，髓鞘纤维在牙髓的中央区域聚集成束（图12-19）。大部分进入到牙髓中的无髓鞘C纤维位于这些纤维束中，剩余的纤维分布于牙髓的周边（图12-17）[307]。值得注意的是，在动物研究中发现单个神经元可以支配多颗牙齿

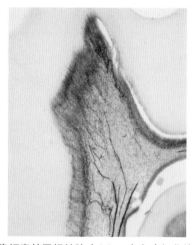

图12-20 降钙素基因相关肽（CGRP）免疫组化染色的组织切片显示感觉神经在大鼠磨牙中的分布。神经在进入成牙本质细胞与牙本质内部之前，神经呈束状进入冠髓，并在成牙本质细胞下呈树枝网络状（即Raschkow神经丛）。

的牙髓[155]。假设人类有类似的神经支配模式，这一发现可以部分解释患者常常难以定位牙痛确切位置的原因。这种临床现象的另一个解释是，牙髓具有相对低的本体感受器密度，因此，患者很难察觉到牙齿发炎，除非炎症到达大量本体感受器聚集的牙根周围组织（17章将进行更加详细的讨论）。

在人类前磨牙中，在牙齿萌出时，根尖孔处无髓鞘轴突数量最多[170]。在这一阶段，平均1800条无髓鞘轴突伴行着100～400条有髓鞘轴突。牙齿萌出5年后，A纤维的数量逐渐增加到700条。由于牙髓中A纤维出现相对较晚，因此牙髓电力测试在年轻牙齿中并不可靠，这是因为A纤维比C纤维更容易受到电力刺激。

对发育完成的尖牙和切牙的根尖部上方1～2mm神经轴索进行定量研究[170]发现，尖牙和切牙平均有360条有髓鞘轴突，1600～2200条无髓鞘轴突。然而，这并不能反映支持单颗牙齿神经元的实际数量，因为在外周组织轴突分出多个分支。总体而言，接近80%的轴突是无髓鞘纤维[169-170]。

神经束与血管一起通过根髓上行（图12-18）。一旦到达冠髓，就会在多细胞层下方呈扇形散开，分支成小束，最终分支形成只有单个神经轴突的神经丛，被称为Raschkow神经丛（图12-20）。完全发育的Raschkow神经丛只是在牙根形成的最后阶段才形成[90]。估计进入牙髓的每束神经纤维至少发出8个分支到Raschkow神经丛。神经丛中有大量的纤维分支，会产生大量的重叠感受区[143,267-269,273]。A纤维从髓鞘中脱出，但仍位于施万细胞中，反复分支形成成牙本质细胞下丛。最后，终末轴突成为游离的神经末梢，在成牙本质细胞间通

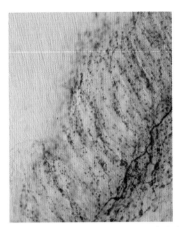

图12-21 降钙素基因相关肽（CGRP）免疫组化染色的组织切片显示大鼠磨牙成牙本质细胞层中感觉神经的分布。（由Dr. Inge Fristad提供，Department of Clinical Dentistry，University of Bergen）

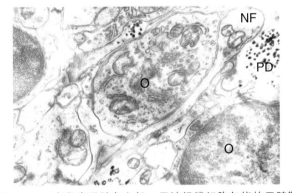

图12-22 在鼠磨牙髓角上部，无神经膜细胞包绕的无髓鞘神经纤维（NF）位于紧密相连的成牙本质细胞（O）间。图上右部可见前期牙本质（PD）。神经内可见纵向分布的细神经丝、微泡和线粒体。（摘自Corpron RE, Avery JK: The ultrastructure of intradental nerves in developing mouse molars, *Anat Rec* 175:585, 1973）

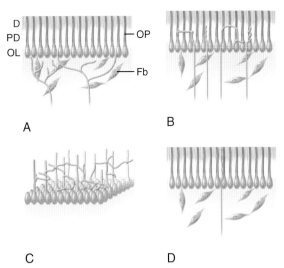

图12-23 牙髓-牙本质交界区的神经纤维分布示意图。A，神经纤维从成牙本质下神经丛伸向成牙本质细胞层。D：牙本质；Fb：成纤维细胞；OL：成牙本质细胞层；OP：成牙本质细胞突；PD：前期牙本质。B，神经纤维深入前期牙本质小管内。C，延伸到前期牙本质内的神经纤维复合体。D，延伸到牙本质小管内的神经纤维。

过（图12-21和图12-22）。牙本质神经支配程度已成为众多研究的主题[42,45-46,49,90,215]。除了本章后面讨论的牙本质小管的神经支配外，大部分牙本质缺乏感觉神经纤维，这可以解释为什么疼痛产生因子（如氯化钾）作用于暴露的牙本质时并不会总是引起疼痛。同样的，局部麻醉药作用于牙本质时也不能降低其敏感性。需要高浓度的利多卡因溶液，才能抑制牙本质神经对机械刺激的反应[4]。

有学者研究了牙本质-牙髓交界区神经纤维的分布和组织[131]，根据分支的位置和方式，可以将神经末梢分成几种形式（图12-23）。其中一种神经纤维能从成牙本质细胞下神经丛延伸向成牙本质细胞层，但未到达前期牙本质，终止于多细胞层、无细胞层或成牙本质细胞层的胞外间隙。其他纤维延伸至前期牙本质，进入与成牙本质细胞突密切相关的牙本质小管。

大部分纤维延伸到牙本质小管内仅几微米，少数纤维可以深入达100μm（图12-20），被单个这样的终末复合体覆盖的区域能达到几千平方微米[131,268]。

髓角区小管内神经末梢最多，多达40%的小管内含有纤维[46,215]。牙本质其他部位的小管纤维数量较少，根部牙本质仅有1%的牙本质小管内含有纤维。但一项研究对此提出质疑，该研究用特有的神经标记物——蛋白基因产物9.5对牙髓进行染色[230]，发现根部牙本质和冠部牙本质一样被神经支配。成牙本质细胞突和感觉神经末梢的解剖学关系以及可能存在的功能关系引发了众多的推测[45]。当有神经纤维时，神经纤维沿成牙本质细胞突表面的沟槽中，螺旋式缠绕成牙本质细胞突，并延伸到神经末梢。成牙本质细胞突的细胞膜和神经纤维紧挨着，沿其长轴平行延伸，但是没有突触连接[160]。

虽然推测成牙本质细胞及其相关的神经轴突在功能上是相互关联的，并且它们共同在牙本质敏感性中起作用，但是缺乏证据支持这一假设。如果成牙本质细胞作为一种典型的受体细胞*，那么它与邻近的神经纤维之间会有化学、电学或机械性的联系。然而，研究人员一直无法找到成牙本质细胞和神经纤维之间进行

---

*受体细胞是一种能够激活邻近传入神经纤维的非神经细胞。突触连接连接受体细胞和传入神经。

功能连接的经典解剖结构（如突触连接）。对成牙本质细胞膜特性的研究表明，成牙本质细胞的膜电位很低（–30～–24mV）[198,227]，且对电刺激没有反应[198,406]。此外，成牙本质细胞层被破坏后，牙本质的敏感性并没有降低[37,216]。成牙本质细胞仍有可能通过改变钠通道活性或释放旁分泌因子扩散到神经末梢周围来调节神经元功能。

另一项研究表明，通过刺激交感神经纤维导致牙髓血流量减少，进而导致牙髓A纤维的兴奋性降低[82]。而C纤维的兴奋性受到的影响较小[365]。

临床研究表明，牙髓神经纤维的胞体位于牙髓外的神经节中，因此它们可能对坏死有一定的抵抗力[85,255]，通常神经束比其他组织成分更不易自溶，因此在变性的牙髓中，C纤维可能仍然能够对有害的刺激做出反应。并且在变性牙髓的血流受到影响后，C纤维对外界刺激仍有反应，这些可能是因为C纤维在低氧情况下能够发挥作用[365]。这也可以解释为什么非活髓牙齿的根管有时会引起疼痛。另外，对非活髓牙齿的组织学研究，并未发现高水平的神经支配，疼痛可能是有毒化学物质转移到位于根尖周组织的神经末梢而引起的。

疼痛感知的步骤和机制

当被足以引起组织损伤或炎症介质释放的刺激物激活时，牙髓和根尖周组织中的神经末梢开始向中枢神经系统（CNS）发送大量信号，最终被感知为疼痛。这种信息传递的解剖学途径已经相当成熟，并且很容易把对口面部疼痛的感知看作是对刺激强度的简单分级反应。然而，研究人员已经意识到，疼痛系统是一个复杂的、多层次的系统，外周神经检测到组织损伤性刺激，髓质脊髓水平进行传输处理，较高级脑区域（如大脑皮层）感知到疼痛（图12-24）。在外围神经感受到有害的刺激之后，信息被大脑最终接收到之前，有大量的机会进行内源性和外源性信息的调节。在诊断和治疗牙痛时，临床医生将处理疼痛的3个阶段。在对疼痛每个阶段有基本了解后，医生将能够识别治疗机会，并有效控制疼痛。

识别：疼痛感知的第一步

在三叉神经系统中发现了各种类型的外周神经元，包括大直径、有髓鞘的Aα、Aβ和Aγ纤维，这些纤维与运动、本体感觉、触觉、压力和肌肉拉伸功能有关。但是较小的、有较少髓鞘的Aδ纤维和更小

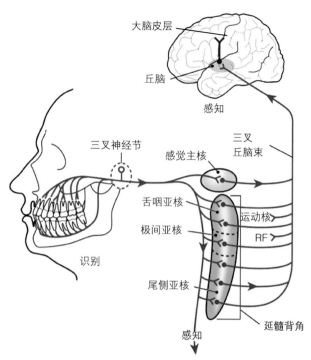

图12-24 口面区疼痛信息传递通路示意图。三叉神经疼痛系统是一个复杂的多层级系统，首先识别到外周组织的损伤刺激，然后在髓质、髓脊进行信息处理，最终大脑皮层感知到疼痛。这个概念越来越被认可，即一旦外周组织识别到伤害刺激，在最终被感知到之前，有可能会对信息进行大量的修正。

的、无髓鞘的C纤维所传导的信息很可能被感知为疼痛。这两类痛觉神经纤维或伤害感受器均存在于牙髓中，但C纤维比Aδ纤维多3～8倍[41,45,170,371]。应当注意的是，这种分类系统纯粹基于神经元的大小和髓鞘化，并不一定基于指示功能，如C纤维的另一个分类是与血管相关的神经节后交感神经传出物，它们可以调节牙髓的血流[2,187,299,300]，也可能影响神经末梢区域伤害感受器的活动（回顾见Perl等[296]或者Hargreaves等[137]）。因为大多数牙髓感觉纤维是有疼痛反应的，它们的终末分支是游离的神经末梢，任何形式的生理刺激（温度、高渗液体）都会导致单纯的疼痛感觉，但患者很难定位疼痛的位置。在实验条件下，电流刺激能导致痛前感觉，这同样很难定位。一旦炎症扩展到牙周膜，牙周膜内有Aβ辨别性触觉受体，在轻微机械刺激下，如叩诊试验，疼痛的定位会变得更加可预测。

在正常未发炎的牙髓和牙周组织中，有害刺激会引起伤害感受器去极化，足以通过打开电压门控钠通道（Na_v）产生动作电位。在动作电位产生后，不仅信息被发送到中枢神经系统（CNS），而且是以逆行方式被发送（即脉冲的反方向），其中促炎症神经肽如P物质（SP）、降钙素基因相关钛（CGRP）、神经激

肽、经典神经传递素、谷氨酸盐等是牙髓和根周组织传入终末神经释放出来的。

神经肽

牙髓生物学中极为重要的是在牙髓神经中存在神经肽[42,46,49,349]。牙髓神经纤维中含多种神经多肽，如降钙素基因相关肽（CGRP）（图12-18、图12-20和图12-21）[41]、P物质（SP）[268,285]、神经肽Y（图12-16）、神经激肽A（NKA）[12]和血管活性肠肽（VIP）[228,389]。在大鼠磨牙中，大部分小管内感觉神经纤维群含有CGRP，其中一些纤维还含有其他神经肽物质（如SP和NKA）[42,45]。很多刺激可以触发神经多肽的释放，包括组织损伤[12]、补体激活、抗原抗体反应[280]或下牙槽神经的逆行刺激[282,285]。一旦神经肽被释放，血管活性肽使血管产生变化，与组胺和缓激肽引起的血管扩张作用类似[282]。除了其神经血管特性，SP和CGRP可引发炎症和促进伤口愈合[31,369]。可以通过交感神经激动剂和拮抗剂来改变CGRP的释放[115,138]，从而提供使用这种激动剂治疗牙齿疼痛的思路。后一点很重要，因为临床医生每天都使用交感神经激动剂——局部麻醉溶液中存在的血管收缩剂可能对抑制牙神经活动有直接影响。局部麻醉药可以减少疼痛可能是由于局部麻醉药和血管收缩剂的作用[137,138]。以猫为例，辣椒素可以急性激活并慢性阻断牙髓中C纤维和Aδ伤害感受器的TRPV1表达[163]。此外，皮肤上辣椒素软膏的长期使用已被证明可以减轻患者的疼痛，认为评价长期使用辣椒素治疗牙髓或牙周疼痛的临床实验是有价值的。

神经的逆向刺激（即朝向周围神经末梢）仅仅意味着传入阻滞位于正向刺激（朝向中枢神经系统）相反的方向。通常，感觉神经的周围神经末梢受到刺激，将动作电位传向大脑。而在逆行神经刺激中，感觉神经通常被切断，神经末梢受到刺激后，动作电位向后传导到外周神经，这导致牙髓中神经肽的释放[285]、神经的所有分支去极化和释放神经肽（所谓的轴突反射）[322]。

牙本质受到机械刺激后，牙内感觉纤维释放神经肽，进而引起牙髓内的血管扩张（神经源性炎症）[285]。牙齿受到电刺激也有类似的反应。与正畸原因拔除的健康对照牙相比，疼痛的牙齿牙髓中CGRP、SP和NKA浓度升高[12]。这些神经肽在龋损进展的牙髓中也出现升高[310-311]。

牙髓测试

牙髓电活力测试仪提供足以克服牙釉质和牙本质电阻的电流，并刺激牙本质-牙髓边界区域的感觉A纤维。而牙髓内较小的C纤维需要更大的电流刺激才有反应，对电活力测试仪不反应[267]。Bender等[17]发现，前牙电极最佳的放置位置是切缘，因为切缘响应阈值最低，而电极越靠近牙齿的颈部阈值越高。

使用干冰或液体制冷剂的冷测和使用热牙胶或热水的热测激活牙本质小管内的流体动力，反过来会刺激牙内A纤维。C纤维不被这些刺激激活，除非这些测试对牙髓产生伤害。实验表明，冷测不会损伤牙髓[108]，热试验有可能造成损伤，但如果使用方法得当，对牙髓的损伤可以避免。

牙本质敏感

近年来，牙本质敏感的机制已经成为研究的热点。外界刺激是如何从周边牙本质传到牙本质-牙髓交界区感觉神经末梢的？越来越多的证据表明，牙本质小管中的液体流动是引起牙本质疼痛的原因[35,37,263,385,387]。现在看来，引起疼痛的刺激，如热、冷、空气冲击和探针尖端刺激等都可以引起牙本质小管内的液体流动[35,246]，被称为牙本质敏感的液体动力学机制。流体力学理论认为，刺激敏感牙齿引起的牙本质疼痛最终涉及机械传导。经典的机械传感器可被牙髓传入神经识别，为这一理论提供机械学支持[149]。因此，位于牙本质小管神经轴突末端的受体将牙本质小管中的流体运动转换成电信号，使用单纤维记录技术，发现压力变化程度与神经冲动离开牙髓的数量呈正相关（图12-25和图12-26）[246,266,384]。因此，液体向外运动（负压）产生比向内运动引发的神经反应更强烈[246,388]。

在人体试验中，仅仅使前磨牙表面受冷或热，就能引起疼痛反应，但这种冷热引起的温度变化还不足以激活牙髓中的感觉受体[266,372]，其所诱发的疼痛时间较短，仅1～2秒。牙本质的热扩散率相对较低，但牙齿对热刺激的反应迅速，通常小于1秒。有证据表明，对牙齿的热刺激导致液体快速流进牙本质小管，激活牙髓中的感觉神经末梢。据推测，受热刺激时小管内液体比牙本质膨胀更快，会导致液体流向牙髓，反之受冷刺激时，小管内液体收缩比牙本质更快，产生液体向外流动。可以推测，穿过轴突末端细胞隔膜的液体快速流动激活了机械敏感受体，这和流体运动激活耳蜗中的毛细胞是类似的。所有的轴突末梢都有离子交换的膜通道，如果这个

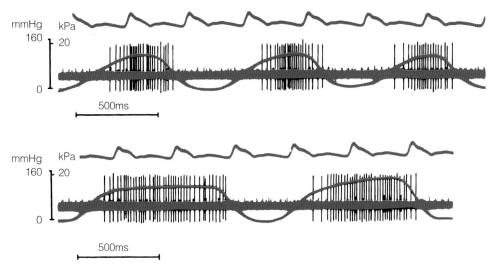

图12-25　单个犬牙髓神经纤维对流体压力刺激脉冲的反应。每个图下面的实波状线表示施加到牙髓的刺激压力。上面的线（kPa）记录的是股动脉压力曲线，用以表示在心脏循环和牙髓压力间的相对变化。（改编自Närhi M: Activation of dental pulp nerves of the cat and the dog with hydrostatic pressure, *Proc Finn Dent Soc* 74[suppl 5]:1, 1978）

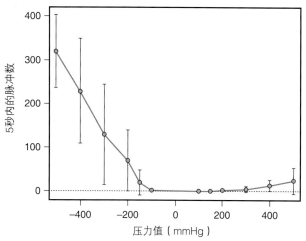

图12-26　在牙本质被施加压力刺激后所记录的平均脉冲数。施加负压（液体向外流动）记录的脉冲数比施加正压（液体向内流动）记录的脉冲数更多。（摘自 Vongsavan N, Matthews B: The relationship between the discharge of intradental nerves and the rate of fluid flow through dentine in the cat, *Arch Oral Biol*. 52:643, 2007）

最初的受体电流充足，可以触发控钠通道电压门来极化细胞，导致对脑的一系列脉冲。一些离子通道被电压激活，另一些被化学物质激活，还有一些被机械压力激活[246,263,268]。在牙髓神经纤维被流体动力激活的情况下，压力会被控制机械敏感的离子通道转换。

　　牙本质小管是一种直径非常小的毛细管*[111]。其毛细管现象是非常明显的，因为流体动力随着直径的

---

*要充分理解牙本质小管的尺寸，要知道牙本质小管直径约为1μm，远小于红细胞的直径（约为7μm）。冠牙本质厚度约3mm，每个小管长3000μm，直径仅1μm。因此，每个小管长度是其直径的3000倍。

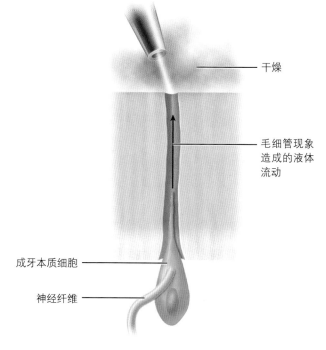

图12-27　气枪产生气流造成的脱水作用引起牙本质小管内的液体移动的示意图。

干燥

毛细管现象造成的液体流动

成牙本质细胞

神经纤维

减少而增加。如果通过使用空气吹干或吸湿纸去除暴露的牙本质小管外侧的液体，使牙本质表面干燥，毛细作用力会使小管内的液体快速向外流动（图12-27）。Brännström等[35]的研究发现牙本质干燥在理论上可以引起牙本质液体以2~3mm/s的速度向外流动。除了空气吹干外，使用含有高浓度蔗糖或氯化钙的脱水剂用于暴露的牙本质表面也可引起疼痛。

　　研究人员发现，当热、冷、气流等刺激暴露的牙本质时激活的仅是A纤维，而非C纤维[265,273]。然而，

如果加热时间足够长，使牙本质–牙髓边界的温度升高几摄氏度，特别是在加热导致损伤时，C纤维可能会被激活。A纤维似乎主要是被管内物质的快速移动而激活[263]。缓慢加热牙齿到111℉（43.8℃）时，牙齿才会产生反应，此时C纤维会被激活，可能是由于加热引起了牙髓的损伤。这些C纤维被称为多觉型伤害感受器，因为它们包含许多受体，这些受体具有识别并对多种类型刺激产生应答[268-269]。辣椒素是辣椒中辛辣的活性成分，被认为能模拟C纤维，并被认为是Aδ的一个子集[163]。辣椒素激活了被称为"瞬时受体电位，亚型香兰素1"或TRPV1受体[58]。TRPV1受体是对伤害感受器主要子集的重要表达，对热[大于110℉（43℃）]、某些炎症介质和酸（pH<6）产生反应。TRPV1被认为是多觉型有害刺激物的综合体[277]。TRPV1拮抗剂辣椒碱可以抑制酸、热和辣椒素激活三叉神经细胞的能力[222]，这就产生了新的药物（如TRPV1拮抗剂）用于治疗牙髓疼痛。已知丁香油能激活TRPV1并最终使其脱敏，这就可以解释氧化锌丁香油临时修复体的止痛作用[415]。

研究表明，当暴露的牙本质小管开口被打开[157,171]，并且小管内的流体自由向外流动时，产生疼痛的刺激更容易从牙本质表面向内传递[171,246,387]。如对暴露的牙本质进行酸处理以去除玷污层，从而打开小管孔，并使牙本质对诸如空气冲击和探查之类的刺激更加敏感[157,269]。

也许最难解释的现象是与轻微探测有关的牙本质疼痛，甚至探针尖轻微的压力都可能产生强烈的作用*，表现为机械刺激牙本质和玷污层封闭开放的牙本质小管时引起的液体充分流动，激发牙髓中的感觉受体（图12-28）[54-55]。考虑到牙本质小管密度在探诊产生流体动力学中的作用，当探针划过牙本质时，会同时刺激多个神经末梢；另一个最新的解释是，支配牙齿的神经在本质上是特殊的，接受牙齿疼痛输入信号的是低阈值的机械感受器信号[103]。这与低阈值的机械感受器在皮肤中传递触觉感受类似[103]。作者使用低阈值"Algoneurons"来表示这些神经，这一理论与流体动力学理论不冲突，但有助于解释在机械刺激如喷气和水喷雾微弱机械刺激后感觉疼痛的问题。

牙本质小管内产生的强烈流体动力影响的另一个

---

*施加在尖端直径为40μm的探针上的44cN（44g）力将对牙本质产生2437MPa的压力[54]。这远远超出了牙本质的抗压强度245MPa，这种力作用在牙本质上可以产生玷污层形成的凹痕[55]。

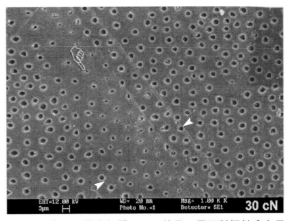

图12-28　电子显微镜扫描图显示的是，用牙科探针［力量大小为30g（30cN）］在抛光牙本质表面造成的浅沟（白色箭头间）。注意玷污基质部分堵塞的牙本质小管。（摘自Camps J, Salomon JP, Meerbeek BV, et al: Dentin deformation after scratching with clinically relevant forces, *Arch Oral Biol* 48:527, 2003）

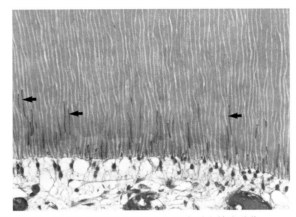

图12-29　成牙本质细胞（箭头）向牙本质小管内移位。

例子是成牙本质细胞移动的现象。在这一反应中，成牙本质细胞的细胞核和细胞体在牙本质小管中向上移动，当使用空气注射器和窝洞干燥剂使暴露的牙本质干燥时，可能产生小管内流体的快速移动（图12-29）[79,202]。这种细胞移位导致成牙本质细胞的破坏，因为受影响的细胞很快经历自溶并从小管中消失。移位的成牙本质细胞最终可能被牙髓多细胞层迁移来的干细胞所取代，这将在本章后面部分讨论。

流体动力学理论也可用于理解过敏性牙本质的机制[36-37]。关于暴露的牙本质仅仅是敏感还是真正的过敏，还存在争议[268-269,273]。越来越多的证据表明，负责激活神经的新钠通道在炎症暴露的神经组织中表达[119,137,308]。钠通道密度或敏感性的增加，可能是牙本质超敏反应的重要因素。过敏性牙本质也与通常由牙骨质或牙釉质覆盖的牙本质暴露有关。随着牙龈退缩将牙骨质暴露在口腔环境中，牙骨质的薄层频繁丢失，刷牙、使用牙线或牙签都会导致牙骨质磨损，一旦暴露，牙本质可能对任何表面的刺激（如机械、压力、脱水剂）产生反应。虽然牙本质最初是非常敏感的，但在几周内，敏感性通常会减弱。这种脱敏现象被认为是由于矿物质逐渐阻塞小管造成的结果，这样可以降低流体动力。另外，修复性牙本质在暴露小管的牙髓末端的沉积也可能降低敏感性，因为修复性牙本质较少受感觉神经纤维的支配[44]。然而，一些过敏性牙本质不会自发脱敏，所以过敏可能是由牙髓炎症改变或牙本质小管通畅的机械变化引起的。

目前，治疗牙齿敏感的指导意见是，通过减少牙本质小管的功能直径来限制流体的运动。4种可能的治疗方式[287,373,389]可以实现这一目标。

1. 通过抛光暴露的牙根表面，在敏感牙本质上形成一个玷污层[157,268-269]。

2. 使用化学剂在小管内形成不溶性沉淀物，如草酸盐复合物[157,292]。

3. 应用诸如甲基丙烯酸羟乙酯（HEMA）等含有或不含戊二醛的试剂，其可以在牙本质流体中形成沉淀等离子体封闭小管[325]。

4. 使用牙本质粘接剂封闭小管。激光可以改善牙本质敏感性，但临床医生必须关注其对牙髓的影响[346,357]。

外周敏化

在受到有害刺激反复刺激之后，A纤维和多觉型C纤维伤害感受器经历了一个敏化过程，表现为3种明显的反应模式变化。首先，触发阈值可能降低，所以先前无害的刺激可能触发放电，引发疼痛感觉（异常性疼痛）；其次，后放电可能发生，所以有害刺激可能产生更大的疼痛强度（痛觉过敏）；再次，放电可能自发发生，导致自发痛。这些变化常见于牙髓疼痛的患者中，部分是由释放到发炎牙髓和根尖周组织的化学介质所引起的。这些介质包括受损组织产生的物质、来源于血管的介质，以及神经纤维释放的肽（表12-3）。外周敏化的其他机制可见框12-1。

痛觉过敏和痛觉异常

痛觉过敏有3个特征：（1）自发痛；（2）疼痛阈值不断降低；（3）对疼痛刺激反应不断增强[137]。这些症状的外部机制包括：放电阈值的降低、对有害刺激反应性增加，以及伤害感受器自发放电的发展。这3种特征可见于经历牙髓炎性疼痛的患者（表12-4）。

框12-1

痛觉过敏和痛觉异常的外周机制

机制

- 炎症介质的组成和浓度[142]
- 传入纤维的变化：激活与敏化[199,243,324]
- 传入纤维的变化：芽生[51]
- 传入纤维的变化：蛋白质[51,119,409]
- 组织压力[264-265]
- 组织温度[250]
- 交感传入纤维的相互作用[166,210,295]
- Aβ纤维可塑性[272]

摘自Hargreaves KM, Swift JQ, Roszkowski MT, et al: Pharmacology of periph-eral neuropeptide and inflammatory mediator release, *Oral Surg Oral Med Oral Pathol* 78:503, 1994。

表12-3

炎症介质对伤害性传入纤维的影响

介质	影响 伤害感受器	对人的影响
钾[174]	激活	++
质子[218,343]	激活	++
5-羟色胺[16,174]	激活	++
缓激肽[16,174,211]	激活	+++
组胺[174]	激活	+
肿瘤坏死因子-α	激活	?
前列腺素类[27]	敏化	±
白三烯[27,229]	敏化	±
神经生长因子[13,297]	敏化	++
P物质[132]	敏化	±
白细胞介素-1[99]	敏化（?）	?

+，积极；++，非常积极；+++，极端积极；±，等值；?，未知。（改编自Fields H: Pain, New York, 1987, McGraw-Hill）

表12-4

痛觉过敏和痛觉异常的特征与牙髓诊断试验

痛觉过敏特征	相关诊断试验 或症状
自发痛	自发痛
疼痛阈值降低	叩诊试验，触诊试验，搏动性疼痛
疼痛反应增强 刺激	牙髓试验反应增强 （电活力测试或冷热测）

摘自 Hargreaves KM, Swift JQ, Roszkowski MT, et al: Pharmacology of peripheral neuropeptide and inflammatory mediator release, *Oral Surg Oral Med Oral Pathol* 78:503, 1994。

痛觉过敏可能是由持续性炎症造成的，就像皮肤灼伤一样。临床观察表明，当牙髓急性发炎时，牙本质的敏感性增加，且牙齿很难被麻醉。部分原因是炎性神经组织里河豚毒素抗性（TTX抗性）钠通道的上调[119,137]。NCF似乎在痛觉敏感中起着重要的作用。NGF通过控制感觉神经元的基因表达来调节慢性炎症痛觉过敏[274]，包括涉及牙髓中炎性痛觉过敏的基因[74]。虽然对痛觉过敏症缺乏精确解释，很显然急性炎症反应造成的局部组织压升高是重要因素[151,154,344,362,379]。临床上，我们知道，当带有脓肿牙髓的牙髓腔被打开时，脓液的排出能使疼痛迅速缓解，这表明髓腔压力可能在炎症性痛觉过敏过程中产生疼痛。

从临床的角度来看，温度痛觉异常最能描述一类患者，他们的主诉是"我喝冷饮料时疼痛"。当主诉是"当我用这颗牙齿咬东西时感觉疼痛"时，就涉及机械性疼痛异常。这些以前无害的刺激现在引起了疼痛的感觉。当受到有害刺激（如冷冻剂喷雾或干冰）时，产生的疼痛比正常牙髓组织的牙齿产生更多，牙髓疼痛患者表现出痛觉过敏。自发的阵发性疼痛似乎是没有诱因的。牙髓和根周组织外周神经末梢的致敏可以部分解释这些变化。

正常牙髓中有很多静默神经纤维[268-269]，它们一般不会被普通的外部刺激所激活。一旦它们在牙髓炎症反应中被致敏，也会对液体性刺激产生反应[46,268-269,273]。这也是牙本质过敏的另一种机制，虽然这种激活的分子机制尚不明确，但涉及很多基因及其产物的上调[12,45,119]。

炎症介质

炎症介质中最有特征的是前列腺素（PGs），其通过环氧合酶（COX酶）系统的作用从花生四烯酸衍生而来。已知人类COX酶至少存在两种形式，即COX-1和COX-2。COX-1组成型表达和产生PGs，PGs参与了基本的内部功能（如胃的细胞保护、肾脏血流的调节和血栓素A_2的形成）。血栓素A_2的形成最终导致血小板的聚集，因此，抑制血栓素A_2可减少血小板聚集。COX-2是在炎症组织中（包括牙髓）诱导并合成[262]，其对促炎性前列腺素以及血管扩张性前列环素（PGI_2）的产生具有重要作用。虽然单独使用PGs不会产生疼痛，但是其可以致敏外周伤害感受器，从而增加5-羟色胺和缓激肽产生疼痛的特性[76,124]。PGs增加神经元兴奋性的确切机制尚不明确，但是越来越多的证据表明，它们激活了三叉神经系统中PGE受体亚型EP2和EP3[293]，通过调节某些离子通道的活跃性来发挥作用[394]，包括电压门控钠通道（回顾见England等[86]）。如前列腺素E_2（PGE_2）应用于单独的背根神经节神经元体细胞，而不是加倍某种控钠通道的反应性在伤害感受器占主导地位——通道被认为是对利多卡因相对具有抵抗性[9,120]。在炎症入侵之前给予大鼠布洛芬（一种非选择性COX抑制剂）已被证明可以限制$Na_v1.7$和$Na_v1.8$的增加[127-128]。因此，如果使用非甾体类消炎药（NSAID）或皮质类固醇降低炎症牙髓和根周组织中的PGs浓度，则可减轻术后牙髓疼痛。另外，牙髓痛觉过敏患者可以实现更深入的局部麻醉[140,161,254]。值得注意的是，感觉神经元本身是PGs的来源，在炎症期间，背根神经节和脊髓中PGE_2水平的增加，表明非甾体类消炎药也有核心作用[235,405]（讨论见第4章）。

缓激肽（BK）是从循环血浆蛋白衍生而来的一种促炎介质，可以直接激活伤害性神经元，导致疼痛。已经证实在炎症牙髓中BK水平升高[207]，并且存在与炎症相关的生长因子（如神经生长因子），引起大鼠三叉神经节原代培养物mRNA中B1和B2受体[363]及其他受体如TRPV1和TRPA1受体表达的增加[74,168]。瞬时受体电位亚型V1（TRPV1）是辣椒素受体，其在产生炎症性疼痛中发挥关键作用。TRPA1在辣椒素敏感神经元上表达，并与TRPV1相互作用[314]。缓激肽可能通过TRPV1和TRPA1的作用，来增加伤害性神经元的兴奋性（论述见Tominaga等[358]）。

细胞因子是一组由多种细胞类型（如白细胞、神经元、胶质细胞）合成和分泌的调节蛋白。特别是肿瘤坏死因子-α（TNF-α）和白细胞介素-1β、IL-6和IL-8，被认为在炎症组织伤害感受器的神经塑性改变中起作用，从而导致痛觉过敏[197]。TNF-α的使用能够迅速致敏TRPV1[183]，从而激活辣椒素敏感的伤害感受器类。以上物质被认为存在于发炎的牙髓中（论述见Fouad等[100]），并且被认为至少部分通过引起前列腺素释放增加而发挥作用[347]。

痛性牙髓炎

前述结果可以表明，A型神经纤维受到刺激引起的疼痛，并不一定表示已经发生了牙髓感染或组织损伤。临床上，与C纤维引起的迟钝、乏味或搏动的疼痛形成对比，A纤维对流体动力机制的反应所产生的疼痛更尖锐鲜明，A纤维对外界刺激的兴奋性阈值相对较低[246,267]，痛性牙髓炎更可能与牙髓组织损伤的伤害性感受器C型神经纤维活动有关[267,269,273]。临床医生在建立痛性牙髓炎的诊断之前，应仔细检查有症状的牙齿，排除牙本质疼痛过敏、充填物缝隙和有渗漏及牙隐裂的可能性（见第1章和第21章）。

感染或牙髓退化引起的疼痛可以是被诱发的，也可以是自发产生。疼痛过敏的牙髓，其疼痛阈值较低，可被通常并不引起疼痛（疼痛异常）的因素刺激，或疼痛更剧烈或持续时间更长（痛觉过敏）[6]。另外，在没有外界刺激的情况下，牙齿也会发生自发痛[137]。自发的、无缘无故的疼痛通常表示牙髓已经严重受损，通常对非侵入性治疗没有反应。

牙内神经纤维的可塑性

很显然，牙齿的神经支配是一个动态的过程，神经纤维的数量、大小和化学成分可以随着年龄[102,224,249]、牙齿损伤[42,45-46,49]和龋齿[310]的情况而发生变化。例如在大鼠中，神经纤维能芽生入牙髓受损部位的炎症组织中，并且这些新芽生神经纤维中的CGRP和SP含量增加[42,45-46,49,53]。当炎症消退后，芽生神经纤维的数目减少。如图12-30比较了成年大鼠磨牙中CGRP免疫反应性的感觉神经纤维在正常情况下的分布和该神经在浅龋预备洞形下方的分布。

正常牙齿和炎症牙齿的神经支配模式受神经元生长因子的支配。神经营养和靶源性因子调节神经元结构、存活和功能，对维持神经元的显性特征具有重要意义。在发育过程中，所有的牙纤维都需要神经生长因子（NGF），并在某些阶段表达其受体TrkA[244]，而在成人牙齿中，大三叉神经元可能仅依赖于牙髓源性胶质细胞源神经生长因子（GDNF），较小的三叉神经元仍然依赖于NGF[200,305]。这表明GDNF可能作为支持牙齿的大神经元亚群的神经营养因子，明显被作为介导机械敏感刺激，而NGF被认为是支持负责伤害感受的神经元[259]。NGF是所有营养因子中，被最广泛研究的[209]。靶源性NGF的结合依赖于位于轴突表面的特殊TrkA受体，随后被内化并转运到细胞体中，在细胞体中发生介导效应。

NGF神经生长因子似乎可以调节炎症过程中神经元变化[47,53]。在牙齿内感觉神经纤维和施万细胞中发现有NGF受体表达[45]。有证据表明，NGF是由牙冠成牙本质细胞区域（如多细胞层），特别是髓角顶端的成纤维细胞合成的[45]。CGRP和SP的芽生神经纤维生长最多的部位与NGF生成增多的牙髓区域一致[53]。图12-31显示的是，经牙体预备后的龋洞下方髓角中NGF-mRNA的表达。

已有研究证实牙髓神经和免疫细胞是协同增加的，这表明牙髓中存在神经免疫相互作用[173,319]。此外，牙髓被电流刺激后，出现免疫活性细胞的聚集[66,106]。在大

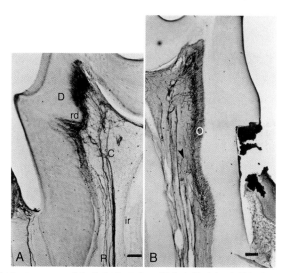

图12-30 A，成年大鼠磨牙内正常分布的降钙素基因相关肽（CGRP）免疫活化的感觉神经纤维。典型的神经纤维进入根部后未发出分支（R），它们将避开根尖周牙本质（ir），在冠髓（C）和牙本质（D）处形成很多分支。神经分布很不均匀，大部分神经末梢聚集在柱状成牙本质细胞周围（如本图中牙冠的左侧所示）。当修复牙本质（rd）产生后，状况发生改变，以至于牙本质的神经分布减少了（×75）。B，4天前在大鼠磨牙根颈部制备的浅的Ⅰ类洞形。原发性成牙本质细胞（O）层仍存活，很多新生的CGRP未免疫活化的终末分支向下延伸进入受损的牙髓和牙本质。大的轴突分叉形成的末端树丛状分支（箭头）延伸入损伤部位。分辨率：0.1mm（A：×45）。（摘自Taylor PE, Byers MR and Redd PE: Sprouting of CGRP nerve fibers in response to dentin injury in rat molars. *Brain Res* 461:371-376, 1988）

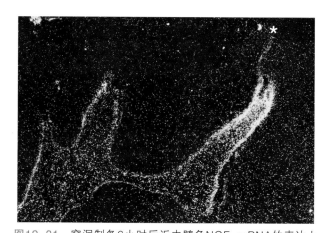

图12-31 窝洞制备6小时后近中髓角NGF-mRNA的表达上调。（摘自Byers MR, Wheeler EF, and Bothwell M: Altered expression of NGF and p75 NGF-Receptor mRNA by fibroblasts of injured teeth precedes sensory nerve sprouting. *Growth Factors* 6:41-45, 1992）

鼠根部牙髓炎的患牙根尖周骨也有类似的反应[195]。神经源性炎症通常被认为能促进愈合，在牙髓暴露后失去神经的牙齿比有神经支配的牙齿愈合能力差[42,50]。

此外，对炎症的神经反应可能是由于电压门控钠通道的分布和活性改变引起的。特别是缺乏$Na_v1.7$基因的老鼠，在使用多种促炎剂治疗时表现出疼痛减轻[270]。同时，抗河豚毒素（TTX）的钠通道参与了支配炎症组织的伤害感受器放电特性的改变。TTX是在河豚体内发现的生物毒素。两个主要的TTX-R钠通道是$Na_v1.8$和$Na_v1.9$。在诊断为不可复性牙髓炎患者的炎症牙髓中发现，这两个钠通道都增加了2~4倍[396,402]。当用PGE_2处理从背根神经节细胞中分离出的神经元时，其TTX-R钠通道电流在数分钟内增加[120]，这表明是更多现有通道被激活，而不是重新合成蛋白质。这些钠通道对利多卡因有抗药性[313]，这可能就是炎症组织中很难深度麻醉的原因[140]（见第4章）。

组织损伤与传入神经阻滞

当末梢神经被切断或破坏时，传入到中枢神经系统的信号就被中断了，这被称作传入神经阻滞。传入神经阻滞会麻醉先前神经支配区域，但偶尔也会发生其他出人意料的症状，如疼痛。神经损伤后，神经肽、受体、钠通道发生急剧变化。神经细胞和外周靶组织之间失去了双向联系，并且神经元处于再生或细胞死亡的状态。三叉神经节对神经元的影响取决于损伤的部位。外周组织的损伤比中心位置损伤的影响更小。然而，即使是很小的牙髓暴露都会引起神经元的变化，包括三叉神经节和脑干中二级神经元水平的神经元[43,391]。因为每颗单根牙齿都含有大约2000根神经纤维[169-170]，所以牙髓的拔除会引起三叉神经节内的细胞体发生神经化学及退行性的变化[129,186,334]，这些神经在三叉神经脊核的中枢投射也受到了影响[367]，并且有证据显示在感觉皮层中出现了跨突触改变[330,334]。牙齿拔除甚至会带来更大的反应，会导致牙周膜和牙髓神经受到破坏。

当轴突在外围被切断时，可能不会导致细胞体的完全退化[392]。尝试通过轴突萌出再生可能会导致不同受体表达的变化，通过增加肾上腺素受体活性引起对去甲肾上腺素的敏感性[278]，或者通过增加胆碱受体的活性引起对乙酰胆碱的敏感性[72]，使感觉神经元对自主活动变得敏感。另外，脊髓背角神经元使正常的感觉输入丧失，并可能开始对附近其他的传入产生反

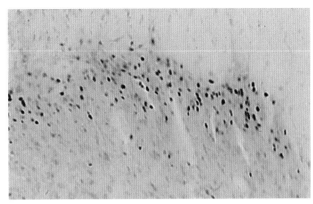

图12-32　大鼠慢性牙髓炎期间，延髓背角三叉神经束间质细胞c-fos的表达。（摘自Byers MR, Chudler EH, Ladarola MJ: Chronic tooth pulp inflammation causes transient and persistent expression of Fos in dynorphin-rich regions of rat brainstem. *Brain Res* 861:191-207, 2000）

应。这样，正常抑制影响减少，并产生了更宽的感觉受体区域，这就产生中枢敏化（见本章后面的中枢敏化）。幻牙痛是另外一个术语，通常是指神经传入阻滞后的牙痛。不同的报告显示，牙髓摘除术后持续疼痛的发生率在3%~6%之间[238,383]。

在发生组织损伤或组织炎症之后，感觉神经节神经元的基因表达发生了广泛的变化，并通过突触机制的方式改变了其中枢投射[45,268-269,334]，如诱导基因转录因子c-fos[43]和不同的钠通道亚群的上调[119]。这被认为会导致阈值性质和受体区域大小的改变。通常c-fos在脑干神经元中不表达，但是慢性牙髓炎引起了某些脑干神经元表达c-fos（图12-32）[43]。

如果这类变化也发生在人类身上，它们可能有助于解释某些患者在牙髓治疗后出现模糊不清、难以描述的疼痛。如果牙髓炎引起了根尖周神经的萌芽[49-50,53,195]，那么这些神经可能通过逆向轴浆流动将外周信号分子传送到细胞体[42,53]。这可能引起许多基因表达的变化，从而导致中枢敏化[6,41]，并需要数个月才可能修正[351]。各种研究已经证实了人类发炎牙髓中有神经萌芽的情况[310,312,319]，这种反应可能加剧牙本质敏感度以及感受区域的扩展[268-269,273]。有研究发现，牙髓中也会出现交感神经纤维的萌芽[147]，但其萌芽的时间似乎不同，其功能含义以及与疼痛机制之间的关联尚不明晰，但这已经表明这些反应与牙髓炎症后的愈合和伤害性感受有关[115,147-148]。

处理：疼痛感知的第二步
延髓背角

外周伤害性感受器激活后，动作电位中的神经脉

冲向中枢神经系统传输外周刺激的强度信息（由放电频率编码）、质量信息（由神经元激活类型编码）和临时特征信息（由去极化的开始、持续时长和结束编码）。在三叉神经疼痛系统中，这些动作电位到达了位于髓质中的三叉神经脊髓束核复合体[141,214,329]。在这个复合体中可以发现3个不同的亚核，依据其解剖学位置，被命名为舌咽亚核、极间亚核和尾侧亚核（图12-24）。虽然多数喙部亚核（舌咽亚核和极间亚核）可以接收一些来自口腔组织中的伤害性刺激[70]，但是大部分伤害性输入刺激还是由尾侧亚核接收的[89,233,329]。因为尾侧亚核与脊髓背角（接收来自体感系统的伤害性输入）的组织相似，因此尾侧亚核被称为延髓背角。

延髓背角组分

延髓背角是初级传入神经纤维进行信号处理的潜在部位，并将信息传送到大脑的高级中枢。该区域的输出可以增加（痛觉过敏）、减少（痛觉缺失）或异常（指疼痛）。了解这种处理中涉及的功能要素，不仅有助于解释一些临床现象，而且还可以评估目前正在研究的潜在治疗方式。延髓背角的功能组分包括初级伤害感受器的中枢末梢（Aδ纤维和C纤维传入）、二级投射神经元、下行神经元的末梢和胶质[241]细胞（综述见Hargreaves等[137]）。

初级传入纤维（其细胞体位于三叉神经节）通过释放兴奋性氨基酸、谷氨酸和神经肽P物质，将信号传递给投射神经元。这些神经递质的受体存在于突触后膜上，包括N-甲基-D-天冬氨酸受体（NMDA）和α-氨基-3-羟基-5-甲基-4-异噁唑丙酸受体（AMPA）类的谷氨酸受体和神经肽1（NK1）类的P物质受体。动物实验证明这些受体拮抗剂可以减少痛觉过敏[59]。在使用口腔外科模型的临床试验中，AMPA/红藻氨酸拮抗剂LY293558被证明能够抗痛觉过敏[117]。虽然NK1拮抗剂在动物研究中的效果非常好，但其在人体试验中的镇痛效果有限[156]。

在延髓背角中发现了存在于三叉神经疼痛系统中的二级（投射）神经元细胞体，这些轴突穿过中线，并通过三叉神经丘脑束向丘脑喙状投射（图12-33）。从丘脑开始，三级神经元通过丘脑皮质束向大脑皮层传递信息。一旦信号到达大脑皮质层，可能会感觉到疼痛。有证据表明，这种疼痛是由从不同区域到相同投射神经元的传入信息聚集而引起的。

有大约50%的尾侧亚核神经元接收来自皮肤层和深层结构的感觉输入[329]。在一项猫的研究中，单核尾间神经元接收位于角膜、上颌皮肤、上颌前磨牙、下颌尖牙和前磨牙的感觉神经元输入[333]。舌咽亚核和极间亚核同样接收来自口面和肌肉的神经输入[332]，这就解释了在临床观察中，患者感觉疼痛来自某一颗特定的牙齿的原因，而实际上疼痛来自不同的牙齿或结构（见第17章）。在这种情况下，对患者认为的疼痛牙齿进行麻醉不会起到缓解疼痛的作用。然而，如果有选择性地将麻醉药输送到可疑的主要疼痛源，患者的疼痛感将会大大减轻[279]。同样的，如果感觉牙齿疼痛源位于咀嚼肌中，那么触诊肌肉会加重疼痛[410]。

在延髓背角中，中间神经元的局部环路可能会影响从初级传入神经元传递到投射神经元的伤害性输入。中间神经元释放不同的递质，进而增强或降低信号。通常，兴奋性神经元释放谷氨酸或P物质，而抑制性中间神经元释放氨基酸、甘氨酸或γ-氨基丁酸（GABA）[214,331]。

来源于大脑机构的神经元末梢，如蓝斑核和中缝大核，趋向于在延髓背角水平上抑制伤害性的传递[14]。这些神经元末梢释放不同的神经保护剂，包括内源性阿片肽（EOPs）等。EOPs和许多外源性阿片制剂有着相似的3D结构，它在应对伤害性输入时释放，并且起到抑制疼痛系统的作用。在疼痛控制研究中，EOPs可能与安慰剂效应部分有关，因为这种效应可以通过给予阿片类拮抗剂纳洛酮来逆转[139,212]。

延髓背角复合体的最终组成部分被认为是胶质细胞群体。过去认为，延髓背角仅仅是在功能上的支持，现在它们被认为在疼痛处理系统中发挥重要作用[302,397]。在初级传入物的伤害性输入之后，神经胶质细胞释放细胞因子，如TNF-α和IL-1以及可能促进投射神经元活动的某种PGs。神经调节剂在神经病理性疼痛的实验模型中已被证实是有效的[348]，非甾体类消炎药可能通过作用于这一水平发挥其一部分镇痛作用。

中枢敏化

中枢敏化可以定义为中枢伤害感受神经元对外周刺激的增强反应，这种增强反应不发生在初级传入伤害感受器的外周敏化。中枢敏化被认为是痛觉过敏和痛觉异常的主要原因[204]。临床试验中中枢敏化的患者，均有不可复性牙髓炎引起的疼痛。在一项对近1000名患者的调查中，57%的不可复性牙髓炎患者报告有机械性痛觉异常（敲击引起的疼痛）[288]，其中至少部

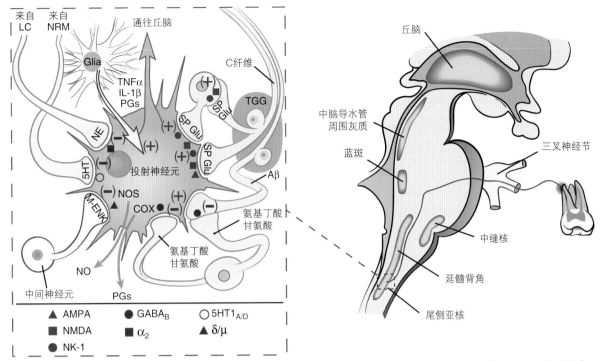

图12-33 口面部疼痛感知和调节示意图。原生传入纤维（本例中来自一颗发炎的上颌磨牙）的激活引起了伤害性信号的介入，该信号通过三叉神经脊核尾侧亚核的突触传递。二阶神经元投射到丘脑，而后将信息传递到皮层。大量的伤害性输入信息在延髓背角（MDH）进行处理。插图描述了一个典型的广动力范围（WDR）投射神经元与MDH其他组成部分的关系。原生传入纤维释放兴奋性氨基酸、谷氨酸和P物质，兴奋性氨基酸、谷氨酸可以结合并激活AMPA或NMDA受体-和P物质，P物质可以它激活WDR神经元或兴奋性中间神经元上的NK-1受体。蓝斑（LN）和中缝核（NRM）的下降纤维分别分泌5-羟色胺（5-HT）和去甲肾上腺素（NE），抑制传递。γ-氨基丁酸（GABA）、氨基酸、甘氨酸和内源性阿片肽如甲脑啡肽（M-ENK）的释放也抑制伤害性信息的传递。分别通过环加氧酶（COX）、一氧化氮合酶（NOS）的作用合成和释放前列腺素（PG）、一氧化氮（NO），投射神经元可具有自分泌或旁分泌作用。胶质细胞可通过释放细胞因子如肿瘤坏死因子-α（TNF-α）和白细胞介素-1β（IL-1β）来调节伤害感受加工。"+"表示兴奋作用，"-"表示抑制作用。

分原因是中枢敏化，因为同侧（牙髓炎）牙齿和对侧（正常）牙齿都显示出机械性疼痛异常[185]。因此，中枢敏化有助于牙髓疼痛的扩散，并且咬合力传感器的临床应用可以提供诊断疼痛机制的新方法[184-185]。

不同的研究都阐明了涉及中枢敏化的分子机制（综述见Cousins等[63]和Hargreaves等[137]），但是这一过程通常是由来自外周C纤维的一系列伤害性脉冲引起的。已有研究将牙髓治疗之前的疼痛程度和持续时间作为术后牙髓疼痛的预测因素[364,393]，这可能是由于C纤维伤害感受器长期强烈的输入造成的。任何此类阻塞的减少都应该限制中枢敏化的发生，以及组织损伤后长时间疼痛的发展（包括外科和非外科牙髓手术）。扁桃体摘除术和第三磨牙拔除术后使用长效局部麻醉药，其缓解疼痛时间远超外周组织麻醉的持续时间[125,167]。

在延髓背角水平上，炎症介质的降低也会造成二级神经元致敏的降低。降低促炎因子前列腺素、细胞因子、一氧化氮的合成，或者使用阻断这些受体的药物，可能将成为未来可接受的药物疗法。例如在大鼠

上颌磨牙的牙髓上使用炎症剂，会导致Aβ触摸受体在面部的接受区域增加。通过谷氨酸NMDA受体拮抗剂进行预处理，这种情况可以被阻断，这表明这种中枢作用药物可以提供治疗牙源性疼痛的高效手段[59]。类似的研究表明，尾侧亚核上一氧化氮的合成与牙齿损伤后触觉超敏的发生有关[416]。一氧化氮合酶水平的降低也可以对中枢敏化提供保护[234,248]。

感知：丘脑到皮层

三叉神经痛通路的最终解剖结构依赖于离开丘脑并延伸到大脑皮层的神经元（图12-24）。患者实际上在皮层水平上感觉到的刺激是疼痛。人类感觉皮层中相当大的一部分是用来感知口面部区域的输入刺激，但这可能对有经验的临床医生并不奇怪。

越来越明显的是，高阶（即皮层）感知过程对患者所经历的最终疼痛状态具有深远的影响（综述见Yaksh等[411]）。以往疼痛经历的记忆提供了一个框架，通过该框架可以判断类似的新体验，并有助于塑

造患者对特定刺激的反应。在牙科领域，患者在接受治疗时的焦虑程度，不仅会影响患者在治疗过程中对疼痛的反应[78,407]，而且即使在接受治疗18个月后，也有唤起患者对疼痛或不愉快经历回忆的倾向[112]。临床医生应尽一切可能控制患者在牙髓治疗前的焦虑水平（见第28章）。一种简单的预处理方法是向患者提供关于牙髓治疗期间控制疼痛的积极书面信息。在临床的安慰剂对照测试中[437]，牙髓病患者在接受治疗前被要求阅读5段信息中的1段，其中1段信息包含了治疗期间关于疼痛的积极信息。患者在治疗后填写问卷，来评估他们治疗过程中的焦虑感和恐惧感。结果显示接受积极信息的患者在牙髓治疗过程中对疼痛的恐惧感更少[381]。除了积极和关心的态度外，药物干预可能有助于减少焦虑，氧化亚氮已被证明在牙齿治疗中有效性[75]，但它可能会妨碍根管治疗期间的影像学检查。在临床的安慰剂对照测试中，接受阻生第三磨牙拔除术的患者口服三唑仑（苯二氮䓬类）0.25mg，有着与静脉注射地西泮（安定）类似的抗焦虑作用[176]。当然，必须向服用这种药物的患者提供往返于牙科医院的交通工具，并且必须考虑与其他中枢作用药物（如阿片类药物、巴比妥酸盐和乙醇等）潜在的药物相互作用，此外，葡萄柚子汁可以延长三唑仑半衰期的作用也应该被考虑[217]。研究表明，葡萄柚子汁中的呋喃香豆素会抑制细胞色素P450 3A4[290]，而细胞色素P450 3A4是三唑仑在肝脏中代谢的主要酶，因此，应该告知使用三唑仑的患者不要同时使用葡萄柚子汁。

血液供应

血液通过直径100μm或100μm以下的小动脉进入

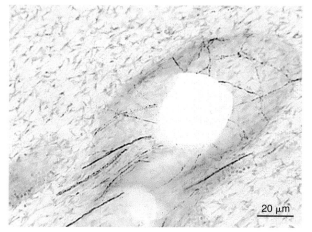

图12-34　牙髓血管壁中的P物质阳性神经纤维。（由Dr.K.J. Heyeraas提供）

牙齿。这些血管通过根尖孔时与神经纤维束伴行，一些更细小的血管还可以通过侧支根管或副根管进入牙髓，它们被自主神经和感觉神经充分地支配，并且血流的调节也受到神经元的支配[2,20,188,283,359]（图12-34）。

小动脉通过根髓中央时向上延伸并发出分支向侧方伸展至成牙本质细胞层，在细胞层下方形成一个毛细血管丛[196]（图12-35）。小动脉进入冠髓后，朝牙本质方向呈扇形分支，尺寸变小，且在成牙本质细胞下层形成毛细血管网[351]（图12-36），为成牙本质细胞提供了丰富的代谢来源。

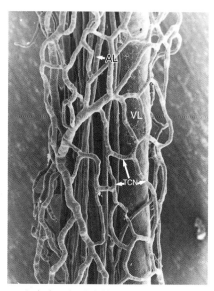

图12-35　一个犬磨牙根髓血管网的高压电扫描电镜显微照片显示成牙本质细胞层下终末毛细血管网（TCN）的结构。小静脉（VL）和小动脉（AL）都被标出。（由Dr. Y. Kishi提供，Kanagawa Dental College，Kanagawa，Japan）

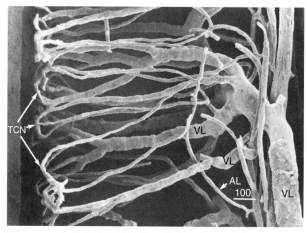

图12-36　年轻尖牙牙髓的成牙本质细胞层下终末毛细血管网（TCN）的结构。小静脉（VL）和小动脉（AL）。牙本质在左侧远处，冠髓在右侧。分辨率：100μm。（摘自Takahashi K, Kishi Y, Kim S: A scanning electron microscopic study of the blood vessels of dog pulp using corrosion resin casts, *J Endod* 8:131, 1982）

冠髓毛细血管血流量几乎是根髓的2倍[192]，而且髓角中血流量比牙髓的其他部位大得多[249]。在年轻牙髓中，毛细血管通常进入成牙本质细胞层，可为代谢活跃的成牙本质细胞提供充足的营养成分（图12-37）。成牙本质细胞下毛细血管血管壁上可见开窗[306]，这些窗口能提供从毛细血管至相邻成牙本质细胞之间液体和代谢产物的快速交换。毛细血管的平均密度约为1400/mm²，比人体其他大多数组织的密度大[386]。

血液通过毛细血管丛首先进入毛细血管后小静脉（图12-36和图12-38），然后进入较大的小静脉[196]。牙髓中的小静脉管壁非常薄，且肌层不连续[68]，有利于液体的流入和流出。汇集的小静脉行至牙髓中央时逐渐变大，最大的小静脉直径可达200μm，比牙髓的微动脉管径更明显粗大。

静息牙髓血流量相对较高，组织平均为0.15~0.60 mL/min/g[245,360]，血容量约占牙髓湿重的3%[30]，几乎与乳腺肿瘤组织大致相同[403]。正如所预期的，牙髓血流在牙髓外围层（即成牙本质细胞下毛细血管丛）更大[196]，牙髓外围层的耗氧量显著高于牙髓中心[26]。

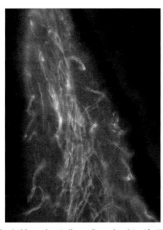

图12-37　髓角血管呈扇形进入成牙本质细胞层。（由Dr.S.R. Haug提供）

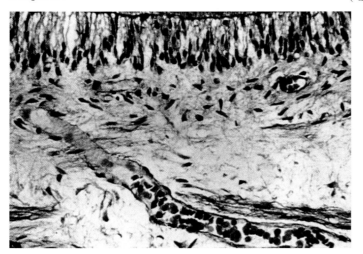

使用激光多普勒流量计可以透过牙本质测量牙髓血流的变化，仪器必须固定在咬合支架或改良橡皮障夹上才能确保对液体流动的敏感[93,321]。因为高达80%的多普勒信号是来自于牙周组织的，所以使用一个黑色的橡皮障夹可以有效遮盖牙周组织[144]。激光多普勒血流仪可用于检测外伤性牙齿的血运重建[79,88]。尽管测量牙髓血流量是测定牙髓活力的理想工具，但由于敏感性、特异性、重复性和成本等因素，限制了激光多普勒和其他技术的使用。

牙髓的血流调节

在正常的生理条件下，牙髓血管张力由神经、旁分泌和内分泌机制控制，这些机制使血管处于部分收缩状态。牙髓血流量也会受邻近组织血管张力的影响。这些组织中的血管舒张会导致牙齿局部动脉压降低，牙髓血流下降，进而导致了牙髓灌注压的降低[361]。在邻近组织有炎症的临床情况下（如牙髓炎和牙周炎），牙髓灌注压的降低会导致牙髓脆弱。

血流的神经元调节在牙髓中广泛存在。在静息状态下，牙髓中几乎没有交感神经引起的血管收缩张力[165,359]，但是已证实感觉神经肽释放会引起神经血管舒张张力（图12-39）[21,20]。

牙髓中存在α肾上腺素受体，且对颈交感干进行刺激会引起血管收缩和牙髓血流的下降，这种情况可以被α-受体阻断剂部分逆转[188,359]。神经肽Y与牙髓交感神经纤维中的去甲肾上腺素协同作用，也会产生牙髓内血管收缩[81,194]。

在电流刺激牙齿后，可观察到牙髓血流量增加，这是由感觉神经肽的释放以及随后的血管扩张引起的[20,153,181]。感觉神经纤维释放的降钙素基因相关肽（CGRP）是引起血管舒张的主要因素[21,20]。

图12-38　血液通过毛细血管丛进入毛细血管后小静脉。

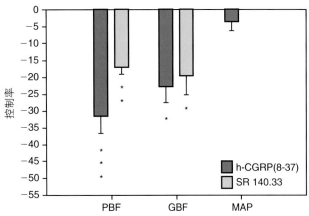

图12-39 降钙素基因相关肽抑制剂h-CGRP（8-37）和P物质抑制剂SR 140.33对牙髓血流量（PBF）和牙龈血流量（GBF）的影响。（摘自 Berggreen E, Heyeraas KJ: Effect of the sensory neuropeptide antagonists h-CGRP[8-37] and SR 140.33 on pulpal and gingival blood flow in ferrets, *Arch Oral Biol* 45:537, 2000）

谷氨酸存在于牙髓CGRP阴性感觉传入神经纤维中，在实验条件下谷氨酸作用于牙髓时也有扩张血管的作用[419]。

有证据表明，交感神经调节的感觉神经肽在牙髓中释放[138]；在感觉神经末梢上可见突触前肾上腺素受体，突触前肾上腺素受体会减弱感觉神经血管舒张剂的释放[34,180]。

在牙髓中已经鉴定出毒蕈碱受体[32]和副交感神经递质乙酰胆碱（ACh）可引起血管扩张，并增加组织内的血流量[417]。乙酰胆碱引起的血管舒张部分依赖于一氧化氮（NO）的产生。与乙酰胆碱（ACh）共存于节后神经元中的神经肽血管活性肠肽（VIP）在牙髓中被发现[105,377]，并被证实会引起猫牙髓血管的扩张，增加牙髓的血流量[283]。另一方面，Sasano等未能在猫牙髓中证明副交感神经会引起血管扩张，这一发现使得牙髓血管对副交感神经递质的反应具有一些不确定性。

局部血流控制

牙髓中的微血管床具有根据局部组织需求调节血流动力学的能力。内皮素1位于牙髓血管内皮[57]，在动脉内注射内皮素1可以减少牙髓血流量[22,116,417]。然而，在基础静息状态下，内皮素1似乎不会影响血管张力[22]。

牙髓血管内皮通过释放前列环素和一氧化氮等血管舒张剂来调节血管张力。一氧化氮的基础合成引起了牙髓血管的扩张[20,223]。血流对内皮细胞的剪切力似乎可以调节一氧化氮的释放。

腺苷产生于缺血缺氧组织中，其对低血氧分压时期牙髓的血流调节非常重要。当腺苷作用于血管壁的外侧面时，其可以介导牙髓血管的扩张[417]。

血流的体液调节

有证据显示，当血液将血管活性物质输送到牙髓组织中的受体时，会发生牙髓血流的体液调节。通过激活肾素-血管紧张素系统产生血管紧张素AI，并在牙髓血管上施加血管收缩性基础张力[22]。研究人员已经在大鼠的牙髓中发现了血管紧张素Ⅱ受体AT1和AT2[341]。

与牙髓内交感神经纤维释放的去甲肾上腺素的作用类似，肾上腺髓质释放的肾上腺素激活牙髓中的α肾上腺素受体，引起血管收缩。另外，动脉注射儿茶酚胺、二羟基苯丙氨酸（DOPA）等也会引起髓内小动脉的血管收缩[417]。

液体排出

为了维持正常的液体平衡，必须去除在正常情况下从血管中净滤出积聚在组织间隙的液体或在炎症期间增加的净滤出的间隙液体。在人体大多数组织中，淋巴管会引流外周组织中多余的液体，并将其返回到血管系统中。此外，淋巴系统还可以运输捕获的抗原，并将其呈现在淋巴结中。牙髓中是否有淋巴管一直存在争议，因为在没有特定的淋巴标记物的情况下，很难用普通的显微技术来区分其血管和淋巴管。

目前的研究已经采用了几种特殊的淋巴标记物，但得出的结论相互矛盾。其中一种淋巴标记物是血管内皮生长因子受体（VEGFR-3），VEGFR-3是由成人组织中淋巴内皮细胞来表达的[114,242]，这种受体的表达在人类和小鼠的牙髓中均有发现，但是为了识别淋巴管，建议使用一种以上的淋巴标记物。然而，其他研究并未发现牙髓中的淋巴标记物[114,242]，其中一项研究显示淋巴血管内皮受体-1（LYVE-1）的染色可见于人类牙髓中的免疫细胞，但在血管结构中未发现（图12-40）。综上，似乎在牙髓中不存在引流淋巴管。

毛细血管流体交换

在体内的所有组织中，血管与间质间的流体传输是由血浆与间质中的胶体渗透压和静水压的不同以及毛细血管膜的特性来调节的（图12-41）。间质中多余的液体通过淋巴系统输送回血液循环。牙髓和大脑及骨髓一样，似乎是个例外，因为在其组织中未检测到淋巴管（见前面部分）。在正常情况下，当过滤到间

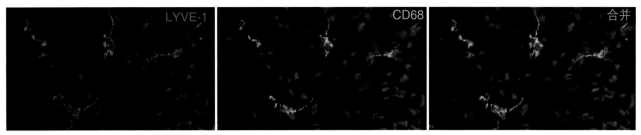

图12-40　正常人牙髓中的免疫细胞对LYVE-1具有免疫活性，被称为淋巴管标记物。CD68＋/LyVE-1细胞来源于单核细胞谱系。免疫组织化学染色显示牙髓中缺乏LYVE-1淋巴管。（由Dr. A Virtej提供）

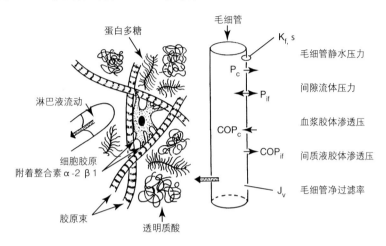

图12-41　间质结构和压力控制着经毛细血管液体的传输。KF：毛细管过滤系数；σ：血浆蛋白质的毛细管反射系数。（摘自 Wiig H, Rubin K, Reed RK: New and active role of the interstitium in control of interstitial fluid pressure: potential therapeutic consequences, *Acta Anaesthesiol Scand* 47:111, 2003）

隙的流体量等于从同一间隙输送出的流体量时，其达到稳定的状态。用放射性同位素测定牙髓组织液体容量，其平均量为（0.6±0.03）mL/g[30]，多达60%的牙髓细胞外液位于血管系统外。使用显微穿刺法测定牙髓间隙液压，其压力值在6~10mmHg之间[20,150]，但是使用其他方法测定的压力值较高[39,380,385]。

对从大鼠切牙分离出的组织间液进行胶体渗透压（COP）测定，结果显示牙髓胶体渗透压较高，达到了血浆胶体渗透压的83%[30]。高渗透压可能表明牙髓血管对血浆蛋白的正常通透性相对较高，或者血浆蛋白的引流是无效的。

因为牙髓内不存在淋巴管，所以为了达到稳定的状态，牙髓内多余的间质液和蛋白必须通过其他运输途径从牙髓中排出。有两种可能的方式：（1）间质室中的流体向牙髓根部输送，并从牙齿根尖孔传出；（2）除了向牙齿根尖部传送富含蛋白质的液体之外，液体会重新进入牙髓血管中再次进行吸收。

炎性牙髓的循环

牙髓炎发生在由刚性牙本质壁构成的低顺应性环境中。顺应性（compliance，C）定义为体积（V）和间

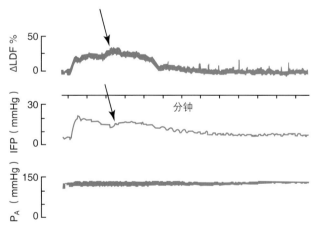

图12-42　原始同步记录在电流刺激期间的猫牙髓血流量百分率（LDF%），间质流体压力（IFP），体循环血压（P_A，mmHg）的变化。注意，当IFP在初始升高之后首次降低时，牙髓血流量达到其最大水平（箭头），显示其在第一阶段的血管受压。（由Dr. K.J. Heyeraas提供）

质压力（P）之间的关系，公式为C=ΔV/ΔP。因此，在低顺应性牙髓中，血液或间质体积的增加将会导致牙髓静水压力的相对大幅度增加。炎性刺激引起的急性血管反应表现为血管扩张和血管通透性的增加，两者都会增加牙髓间质流体的压力[151,154,359,379]，并可能会压缩血管甚至减少有益的血流增加（图12-42）。

经典研究已经表明，牙髓内组织压力的增加促进了组织液的吸收并回流到循环中，从而降低了压力[151,154]。这一结论可以解释为什么炎性牙髓中的牙髓组织压力长期局限在局部区域[362]，这就反驳了牙髓小静脉广泛、普遍塌陷和血流停止的陈旧观念（牙髓绞窄理论）。

牙齿修复过程可能会导致牙髓血流的显著增加或减少[189]取决于具体程序和采样时间点不同。炎症损伤后局部会释放血管活性介质。目前均已证实，在牙髓中应用前列腺素E$_2$、缓激肽、SP和组胺后，会增加牙髓血流[191,284]。相反，在动脉内给药5-羟色胺，可减少牙髓的血流量[193,417]。5-羟色胺（5-HT）主要来自血小板。

急性牙髓炎可立即引起血流量的上升，几乎达到正常流量的2倍，随后造成了血管通透性的增加[152,154]。

牙髓炎发展的最终结果是牙髓组织的坏死。一项研究发现，革兰阴性菌的脂多糖（LPS）会导致牙髓循环功能发生障碍[30]。

另外，在炎性牙髓中，炎症细胞因子IL-1和TNF-α的含量升高。内毒素作用后，内皮会表达细胞因子、趋化因子和血栓素A$_2$。已有研究证实，脂多糖（LPS）处理过的牙髓中会产生血栓素A$_2$[281]，并会引起血管的收缩。内皮功能的一系列变化被称为内皮扰动，最早见于暴露于内毒素或细胞因子如IL-1、TNF-α和IL-6的内皮细胞[24,271]。活化的内皮细胞也参与促纤维蛋白凝块形成的促凝反应[345]。由内皮扰动导致的牙髓灌注的减少可能是细菌感染造成的结果，细菌感染会损害牙髓防御机制并导致牙髓坏死。在人类不可逆的牙髓炎中，可观察到基质细胞血管内皮生长因子（VEGF）表达的下调和微脉管密度的降低[10]。血管内皮生长因子是重要的促血管生长因子，微脉管密度的降低也可能导致牙髓灌注的减少并导致牙髓坏死。

血管渗透性

急性牙髓炎会导致血管渗透性的增加。目前已经被证实，在释放炎症介质如前列腺素、组胺、缓激肽、感官神经肽、P物质后，牙髓血管会出现渗漏[182,191,236]。

革兰阴性菌的脂多糖（LPS）和革兰阳性菌的脂磷壁酸可以引起活化的牙髓细胞中血管内皮生长因子（VEGF）的上调[33,353]。血管内皮生长因子增加了血管通透性[91,328]，并且可能会引起牙髓血管的渗漏。VEGF是一种可以有效增强微血脉管渗透能力的药物，其促渗透能力高于组胺约50000倍[335]。在炎症过程中，细胞因子如IL-1和TNF-α被释放到牙髓间质液中[30]，并且会上调牙髓成纤维细胞中VEGF mRNA的表达[60]。

血管渗透性增高会增强通过毛细血管壁蛋白质的传输，并导致组织中胶体渗透压（COP）的增加。在革兰阴性菌的脂多糖（LPS）引起的急性牙髓炎中，牙髓的胶体渗透压可以达到血浆胶体渗透压的水平，这意味着血浆和间质之间蛋白质的运输屏障消失[30]。

临床方面

人体中已经观察到体位对牙髓血流量的影响[60]。当受试者从直立位变为仰卧位时，可以测量到牙髓血流量的显著增大。仰卧位增加了低于心脏位所有组织的静脉回流，因此会增加心脏输出，并导致全身血压的短暂增加。血压升高刺激压力感受器，压力感受器可以反射性地降低所有血管床的交感神经性血管收缩，从而增加外周血流量。

牙髓炎患者经常报告他们夜间会因为搏动性牙齿疼痛困扰而无法入睡。除了通常在白天出现的注意力分散之外，下面的机制可能对炎性牙髓患者起作用。当这些患者在一天结束后躺下时，由于前面描述的心血管体位反应，可能会增加牙髓血流量，这可能会使已经增高的牙髓组织压力进一步升高[151,154,344,362,379]，这足以激活敏感的牙髓伤害感受器，并引发自发性牙髓疼痛。因此，牙痛的"搏动性"感觉以前被认为是因为心脏收缩后牙髓中脉动的影响，但是对牙痛节律和患者脉搏的研究表明，这两个参数之间缺乏同步性[251]。作者提出了一种假设：搏动性不是原发的感觉，而是一种突发性知觉，其"起搏器"位于中枢神经系统内，导致了牙髓组织压力的间歇性增加。

牙髓修复

研究人员已充分认识到牙髓固有的修复潜能。在所有其他结缔组织中，组织损伤的修复从巨噬细胞的吞噬作用开始，接着是成纤维细胞与毛细血管芽的增殖和胶原的形成。在损伤治疗和修复中，局部微循环是关键环节。充足的血液供应对运送免疫细胞到牙髓受损部位，稀释和去除该区域的有害物质至关重要。同样的，提供给成纤维细胞营养以合成胶原也非常重要。与大部分组织不同，牙髓基本上没有侧支循环，在理论上比其他组织更容易受到伤害。损伤严重的情况下，由于牙齿的血液供给不足，修复能力会被削弱。有理由认为，年轻牙齿具有较多的细胞、宽大的根尖孔和充足血液供应的牙髓，其修复能力要比只有较细小根尖孔和限制性血流供应的老龄牙齿强。

根据牙本质形成的时间，牙本质可以分为原发性牙本质、继发性牙本质或第三期牙本质。原发性牙本质是在牙齿萌出前形成的规则管状牙本质，包括罩牙本质。继发性牙本质是牙齿萌出后形成的规则管状牙本质，继发性牙本质小管和原发性牙本质小管保持一致。第三期牙本质是由于异常刺激形成的不规则牙本质，比如牙齿过度磨损、窝洞预备、修复材料或龋齿等刺激[64-65]。以往，第三期牙本质被称为不规则牙本质、刺激性牙本质、修复性牙本质和替代牙本质。名称混乱的原因是缺乏对第三期牙本质形成机制的了解。

如果形成继发性牙本质的原始成牙本质细胞负责局部第三期牙本质的形成，那么这种特殊类型的第三期牙本质被称为反应性牙本质[339]。通常情况下，牙本质的形成率是增加的，但是第三期牙本质小管与继发性牙本质小管保持一致[342]。然而，如果引发的刺激破坏了原始成牙本质细胞，那么由新分化的成牙本质细胞样细胞会形成新的、较少管状的、更不规则的牙本质，其被称为修复性牙本质。在该牙本质中，小管通常与继发性牙本质不连续。最初，新形成的细胞趋向于长方形，不含形成牙本质小管所必需的成牙本质细胞突。它们的形成似乎是继发性成牙本质形成过程中释放了大量与胶原相结合的生长因子的结果[92,309,339]。成牙本质细胞连续层的缺失暴露出未矿化的前期牙本质，前期牙本质包含可溶性和不可溶形式的TGF-β、胰岛素样生长因子-1（IGF-1）和IGF-2、骨形态发生蛋白（BMPs）、血管内皮生长因子（VEGF）以及其他引发增殖和形成修复性牙本质和新血管的间质干细胞分化的生长因子。在龋齿发展过程中，细菌酸可能会溶解矿化牙本质，并将生长因子释放扩散到牙髓中，在那里它们可以刺激反应性牙本质的形成。这也被认为是根尖诱导治疗过程中氢氧化钙的作用机制。尽管氢氧化钙的pH很高，但其对牙本质有轻微的脱矿作用，并会引起TGF-β的释放[338]。TGF-β及其他生长因子会刺激和促进修复性牙本质的发生。其他研究人员尝试将生长因子应用到牙本质中，并允许其通过牙本质小管扩散到牙髓中[316-317,340]。尽管这种方法已经成功，但是需要剩余牙本质的厚度必须足够薄，因此从治疗的角度来看，这种方法可能不实用。其他人已经将脱氧核糖核酸（DNA）测序的BMP-7插入逆转录病

毒中，来转染雪貂牙髓成纤维细胞，从而刺激BMP-7产量的增加。虽然这在正常牙髓中取得了成功[316]，但是在炎性牙髓中并不成功[315]。特定的牙釉蛋白基因粘接产品A+4和A-4吸附在琼脂糖珠上，并应用于暴露的牙髓，诱导大鼠磨牙根管的完全闭合和矿化[122]。管周牙本质形成的调节尚不清楚，一些人称这是一个被动的过程，随着时间的推移会导致小管堵塞，但是也有人认为潜在机制是成牙本质细胞控制的结果。如果在预备窝洞的底部使用适当的生物信号分子，可以刺激成牙本质细胞形成过量的管周牙本质，那么剩余牙本质小管可能被堵塞，致使牙本质不可渗透，并可以保护牙髓免受可能来自修复体周围渗漏的有害物质向内扩散造成的损伤[291]。这些都是将来如何在修复牙科中应用分子生物学的例子。

对不规则形成的牙本质最常用的术语是修复性牙本质，这可能是因为它经常由损伤造成，并成为修复过程的组成部分。但是必须认识到，这种类型的牙本质在正常和完全没有损伤的未萌出牙齿中也能观察到[276]。

在活髓牙的整个生命周期内，继发性牙本质一直沿着髓周牙本质壁沉淀形成[342]。相反，当龋损侵入牙本质时，牙髓通常会形成一层修复性牙本质覆盖在与龋损连通的原发性牙本质和继发性牙本质小管上（图12-43）。类似的，当咬合面最外层牙釉质被磨损，牙本质暴露于口腔环境中时，第三期牙本质堆积在牙本质暴露部分的相应牙髓表面。这样，第三期牙本质的形成使牙髓在矿化组织屏障后得到保护[370]。

与原发性牙本质或继发性牙本质相比较，第三期

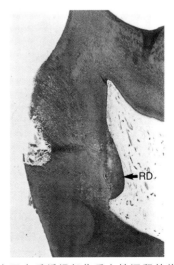

图12-43 在牙本质龋损部位反应性沉积的修复性牙本质（RD）。（摘自Trowbridge HO: Pathogenesis of pulpitis resulting from dental caries, *J Endod* 7:52, 1981）

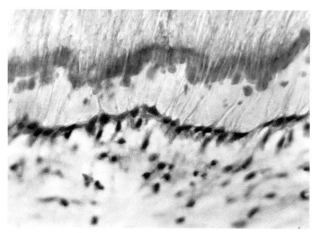

图12-44 形成修复性牙本质的细胞层。注意与修复性牙本质上的发育牙本质相比，修复性牙本质的管状结构减少。

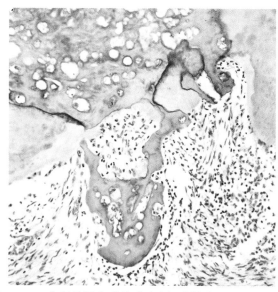

图12-45 修复性牙本质的"瑞士奶酪样（Swiss-cheese type）"结构。注意其中大量内陷的软组织区域和来源于牙髓的炎症细胞的浸润。

牙本质的管状结构更少，牙本质小管更不规则，管腔更大。在某些情况下，特别是当原始成牙本质细胞被破坏时，完全没有牙本质小管。形成修复性牙本质的细胞常是立方形的，与冠髓处柱状的原发性成牙本质细胞不同（图12-44）。第三期牙本质的性质（即其与原发性和继发性牙本质相似程度）变化较大。如果对牙髓的刺激较弱，如只是发生浅龋，那么第三期牙本质的管状排列和矿化程度上与原发性牙本质相似。另一方面，当龋坏很深时，沉积牙本质可能相对缺乏小管结构，矿化程度也很低，且很多区域是球间牙本质。牙本质的不规则程度可能是由许多因素决定的，例如炎症反应的强度、细胞受损的范围和替代成牙本质细胞的分化程度。

在严重的牙髓感染中，经常可观察到质量最差的修复性牙本质[64,370]。事实上，这些牙本质的组织极其混乱，以至于一些软组织也陷入牙本质基质中。在组织切片中表现为"瑞士奶酪样"结构（图12-45）。随着陷入的软组织的退化崩解，其释放的产物作为炎性刺激物进一步刺激牙髓[370]。

有报道称，窝沟预备即使很深，其造成的损伤也是非常弱的，不会伤及原发性成牙本质细胞，更不足以引起修复性牙本质的产生[73]。这一点在大鼠牙齿[258]和人类牙齿中都得到了确认[256]。然而，与深龋有关的慢性牙髓炎会产生修复性牙本质。修复性牙本质是由一种新的成牙本质细胞样细胞产生的。很多年来人们就意识到，破坏的原发性成牙本质细胞很快就被位于多细胞层下、具有有丝分裂增殖活性的成纤维细胞所替代。现已证明，这些分化细胞的后代可进一步分化为功能性成牙本质细胞[98]。研究人员[414]对犬类健康牙

齿的牙本质桥的形成进行了研究，发现牙髓成纤维细胞似乎经历了去分化和恢复为未分化的间充质干细胞这一过程（图12-46）。D'Souza等[77]证实了原发性成牙本质细胞和替代成牙本质细胞的相似性，他们发现这些细胞能合成修复性牙本质的Ⅰ型胶原（并不是Ⅲ型），且它们对牙本质唾液蛋白反应呈阳性。

原发性成牙本质细胞的破坏可发生在干燥条件下的窝洞制备切割[80,202]，深龋病损中细菌产物如内毒素[18,395]，以及牙髓的机械暴露[257]。如果组织发炎，那么这种牙髓伤口就不能愈合[64]。局部成纤维细胞样细胞分裂，新细胞在新的方向上重新分化成成牙本质细胞。回顾外胚间充质细胞的迁徙潜能，其分化成牙髓成纤维细胞，从成牙本质下区域迁移到损伤区域分化成牙本质细胞，会形成新的成牙本质细胞层。轻微炎症过程激活的抗原提呈树突状细胞可能也会促进成骨细胞/成牙本质细胞样分化和矿化相关分子的表达。成牙本质细胞和成纤维细胞特定的膜受体识别细菌，进而引起牙髓组织内的炎症反应和免疫反应，也会调节修复过程[121]。

尽管很多动物研究已经表明，用黏合性树脂盖髓后会形成健康牙髓-牙本质桥[64]，但是在正常的人类牙齿中并不成功[61]。

当在健康牙齿牙髓上人为制造一些小的机械暴露时，建议在损伤处放置一小块含氢氧化钙的敷料。在周围牙本质涂布无须冲洗的自酸蚀粘接剂[175]。硅酸盐如三氧化矿物聚合物（MTA）也被认为可以促进硬组织

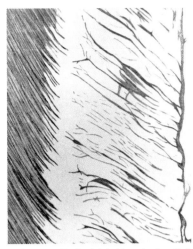

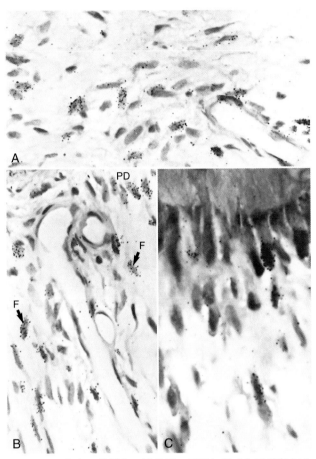

图12-46　犬磨牙放射自显影显示，牙髓切断术和牙髓氢氧化钙盖髓术后，牙髓细胞会摄取 ^{3}H−脱氧胸腺嘧啶苷用于细胞分化。A，盖髓术2天后。暴露于点位下的成纤维细胞、内皮细胞和外膜细胞被标记。B，第4天，靠近前期牙本质（PD）的成纤维细胞（F）和前期成牙本质细胞被标记，这表明前期成牙本质细胞分化是在2天内发生的。C，盖髓术6天后，新的成牙本质细胞被标记，牙本质小管开始形成（在图B、图C，盖髓治疗术2天后注射滴定的脱氧胸腺嘧啶苷）。（摘自Yamamura T, Shimono M, Koike H, et al: Differentiation and induction of undifferentiated mesenchymal cells in tooth and periodontal tissue during wound healing and regeneration, *Bull Tokyo Dent Coll* 21:181, 1980）

图12-47　染料从牙髓扩散到修复性牙本质。注意左侧修复性牙本质（RD）和原发性牙本质之间的无管状牙本质区。（摘自 Fish EW: *Experimental investigation of the enamel, dentin, and dental pulp,* London, 1932, John Bale Sons & Danielson）

的形成，并且现有信息表明，与含氢氧化钙的敷料相比较，其形成的牙本质桥更致密，缺陷更少[3,5,261,368]。

倘若在纤维牙本质下面形成了毛细血管丛，那么新分化的成牙本质细胞可以产生无管状纤维[15]。这与其他研究人员的观察一致[64,98]，即新形成的牙本质桥首先由薄层的非管状牙本质组成，在此基础上沉积了相对较厚的管状牙本质层。沿纤维牙本质排列的细胞与间充质细胞相似，而管状牙本质相关的细胞与成牙本质细胞相似。

其他学者[342]研究了在应对创伤时修复性牙本质的形成，在人类牙齿上Ⅴ类窝洞制备，发现手术30天后仅有少量修复性牙本质产生。牙本质从开始形成到

第3周，每天的形成速度是3.5μm，然后明显降低。术后132天，几乎完全停止。推测在创伤性窝洞制备期间，大部分的成牙本质细胞可能遭到破坏。如在本实验中，窝洞制备到修复性牙本质开始形成之间需要30天，这段时间就是新的替代成牙本质细胞增殖、迁移和分化所需的时间。

修复性牙本质是否真能为牙髓提供保护，或仅仅是一种瘢痕组织？为行使保护功能，它应该能提供一种相对非渗透性的屏障，使牙髓隔绝于外界刺激，补偿已失去的发育性牙本质。有人通过使用染色扩散技术研究了发育性牙本质和修复性牙本质界面，发现继发性牙本质和修复性牙本质之间存在无管状牙本质（图12-47）[94]。除了牙小管数目显著减少，界面处的小管壁变厚，并被小管前样基质相似的物质堵塞[326]。综上所述，这些研究表明发育性牙本质和修复性牙本质之间的界面是渗透性很低的无管状牙本质区。再者，修复性牙本质形成后，树突状细胞聚集减少，这可能意味着入侵的细胞抗原减少了[319]。

有人[356]研究了金箔充填体对人牙髓的作用，发现窝洞下已有修复性牙本质沉淀的牙齿，比没有修复性牙本质沉淀的牙齿更容易耐受充填体的刺激。这说明修复性牙本质能保护牙髓[18]，但必须强调的是，情况并非总是如此。众所周知，在发生不可逆损伤的牙髓中也有修复性牙本质沉淀产生，但它的存在并不一定意味着一个好的预后（图12-45）。牙本质形成的质量和因此产生的对牙髓的保护作用，在很大程度上反映了产生这种基质的细胞所处的环境。修复性牙本质单

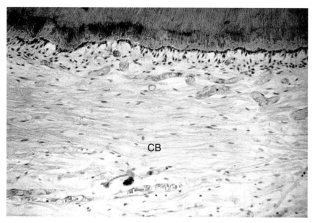

图12-48 牙髓纤维化显示，牙髓组织被大量胶原纤维束（CB）所替代。

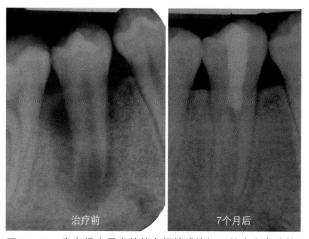

图12-49 患有根尖周炎并伴有根管感染坏死的未发育成熟牙齿。使用次氯酸钠和抗菌剂对根管进行充分冲洗消毒。治疗7个月后，患者症状消失，根尖周炎症愈合，根尖孔封闭。（摘自Banchs F, Trope M: Revascularization of immature permanent teeth with apical periodontitis: new treatment protocol? *J Endod* 30:196, 2004）

一小管贯穿缺陷的存在[64]将会破坏非管状修复性牙本质的保护作用。因此，任何牙髓临床治疗的尝试都必须包括使用粘接剂对牙本质进行封闭。

牙周病牙齿的根尖孔直径比健康牙齿要小[203]，这些牙根尖孔的缩窄是由于大量反应性牙本质沿着牙本质壁的沉淀[327]。在没有牙周病的牙齿，根尖孔直径随着年龄的增长而减小，这可能是继发性牙本质产生的结果。

一项研究显示，在大鼠磨牙中，频繁的刮治和根面平整治疗会导致沿机械处理的牙根面下方的牙髓壁上形成修复性牙本质[146]。然而，假如正常大鼠的根牙本质仅有100μm厚，人类正常的根牙本质厚度大于200μm，那么这些治疗程序在大鼠磨牙上比在人类磨牙上，可能会对牙髓产生更大的创伤。

在超过50年的时间里，牙髓细胞成分在很大程度

上被纤维结缔组织所取代，这并不罕见。在某些情况下，受到有害刺激的牙髓会聚集大量的胶原纤维束，而不是精细的修复性牙本质（图12-48）。然而，纤维化和修复性牙本质的产生经常会同时出现，表明两者代表牙髓的修复潜能。在患牙周病的牙齿中发现，牙髓组织出现在与炎症浸润相关的胶原纤维增强过程的部位[56]。

随着对牙齿再生和功能性牙组织修复生物学机制认识的不断加深，当前的治疗策略开始让位于其他领域如组织工程学和仿生学。支架中的牙髓干细胞已经证明可以在管状牙本质上产生牙髓样组织[87]，且在动物磨牙中，使用胶原支架、牙髓干细胞和牙本质基质蛋白1来治疗根穿孔，会产生与牙髓类似的组织基质[304]。

对牙髓-牙本质复合体再生可能性的最新研究现在经常被报道，这在本书第10章里有详细描述。第一个有趣的病理报告，也被很多人跟进研究，已经形成了新的治疗坏死未成熟牙根策略（图12-49；也可见第10章）[13]。将来，牙髓修复领域的研究可能会迅速发展，并将产生新的治疗策略。

牙髓钙化

牙髓组织钙化发生率很高。虽然对牙髓钙化发生率的估计差别很大，但可以肯定的是，50%的牙齿中至少存在一个或更多的牙髓钙化灶。在冠髓中，钙化形式常为不连续的、同心圆形的髓石（图12-50），而在根髓中则多为弥散性钙化（图12-51）[374]。目前尚未有明确证据显示，牙髓钙化是与各种损伤的病理过程还是一直自然现象。牙髓钙化的临床意义在于它可能会妨碍根管治疗。

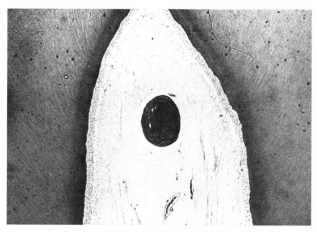

图12-50 在一个由于正畸治疗而拔除的新萌出的前磨牙牙髓中，可见拥有光滑表面和同心圆形构造的髓石。

牙髓结石（髓石）的大小不一，小到在显微镜下才可见，为与小动脉壁结合的微小颗粒，大到可以占据整个髓腔（图12-52）。牙髓钙化的矿化过程是典型碳酸化羟磷灰石的沉积[374]。组织学上髓石可分为两类：（1）圆形或卵圆形，表面光滑，呈向心性的层状结构（图12-50）；（2）没有特殊形状，表面粗糙，缺乏层状结构（图12-53）。层状结构的髓石是在已形成的髓石表面附加上胶原纤维的方式生成，而非层状结构的髓石是由胶原纤维束矿化而形成的。非层状结构的髓石，其矿化前沿似乎是沿着粗糙的纤维延伸，使牙石的表面看起来很模糊（图12-54）。粗糙的纤维束经常会发生透明性变，看起来像陈旧的瘢痕组织。

髓石也能在上皮细胞表面形成（如残余的Hertwig's上皮组织鞘）。推测上皮残余可诱导邻近的间质性细胞分化为成牙本质细胞。这些髓石的特点是接近根尖孔，并含有牙本质小管。

牙髓钙化的原因尚不清楚。钙化可能以变性细胞、血栓或胶原纤维为核心环绕形成。很多学者认为，牙髓钙化是一种营养障碍性钙化，在这种类型的钙化中，钙离子在退化的组织中沉积，钙盐结晶可能沉积在细胞内，这最初是发生在线粒体内，因为细胞膜对钙离子的渗透率增加导致细胞膜内运转系统不能维持正常。这样，变性细胞作为核心可能引发组织的钙化。在缺乏明显的组织变性时，牙髓钙化的原因令人疑惑。很难认为髓石是营养障碍性钙化形成的，因为它们经常发生在非常健康的牙髓中，咬合力量也不是钙化发生的必要条件。成熟牙髓的钙化常被认为与年龄过程有关，但是一项对52例介于11～76岁患者的阻生尖牙的研究中发现，所有年龄组患者均发生了同心圆形髓石，这表明髓石的发生与年龄段无关[276]。另一方面，25岁年龄段人群牙髓弥散性钙化的发生率增加，而其他年龄段人群牙髓弥散性钙化的发生仍保持稳定。

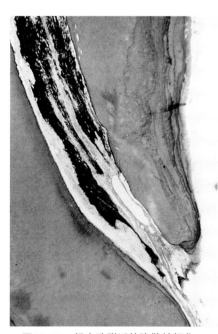

图12-51　根尖孔附近的弥散性钙化。

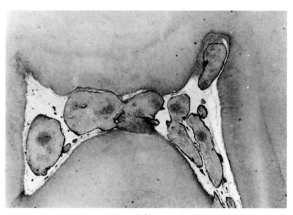

图12-52　髓石占据大部分髓腔。

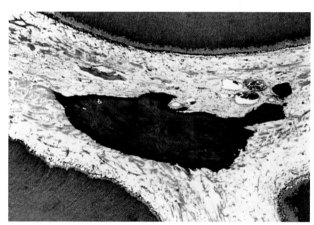

图12-53　髓石粗糙表面形态。注意胶原纤维的透明样变。

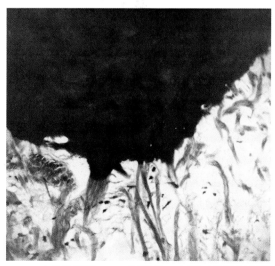

图12-54　高倍镜下图12-53中的髓石，显示矿化线和胶原纤维的关系。

图12-55 A，牙外伤脱位后牙髓组织的钙化变形。注意存在软组织内陷。B，高倍镜下衬于牙骨质（C）内的成牙骨质细胞（箭头），牙骨质沉积于牙本质壁。

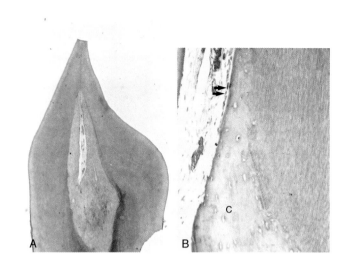

有时，无明显原因大量的同心髓石会出现在年轻个体的所有牙齿的牙髓中。在这种病例中，不同髓石（板层状、迷雾状）的出现可能被归咎于个体的生物特性。

尽管软组织胶原并不经常发生钙化，但是皮肤上老年性透明样瘢痕组织的钙化还是很常见的。这可能是由于胶原分子间交联增加造成的（因为增加的交联被认为有增强胶原纤维钙化的倾向）。胶原分子的病理性改变和牙髓钙化之间可能存在一定的关系。

钙化取代了牙髓中的细胞成分，可能会影响牙髓的血液供应，但是缺乏这种牙髓变窄理论的具体证据。髓石的存在可能引起牙髓突发性疼痛。对痛觉感受器激活机制的最新认知，加上在无疼痛史的牙齿中频繁观察到髓石，在很大程度上推翻了这一假设。因此，从临床的角度上看，患者不明原因的牙齿疼痛不太可能由牙髓钙化引起，无论其在X线片上的表现多么明显。

外伤使牙齿脱位会导致钙化变形，经过几个月或几年，部分或全部髓腔都呈X线高密度影，造成髓腔呈X线高密度影的原因是髓腔内类似牙骨质的过度沉积，或偶尔是牙本质壁骨，也被称作内强直（图12-55）。组织学检查发现牙髓内仍有一些软组织，可见类似于骨质细胞的细胞排列在矿化组织周围。在大鼠的再植牙中也可见牙髓的矿化变形[275]。

临床上，受钙化变形累及的牙齿牙冠和相邻的正常牙相比，颜色变黄，这种情况通常发生在牙根尚未完全形成的牙齿。外伤导致进入牙齿的血管破坏造成牙髓梗死形成。宽大的牙周膜孔允许牙周膜的结缔组织增殖，并替换梗死组织，其牙骨质生成细胞和骨质生成细胞能分化成牙骨质细胞和（或）成骨细胞。

当在患者的X线片上发现钙化变性时，有时建议对牙齿进行根管治疗，因为牙髓可能被继发感染，当牙髓腔足够大时，应该对牙髓实施根管治疗。在一项关于脱位牙齿的经典研究中，Andreasen等[7]发现只有7%牙髓发生钙化变性的牙齿呈现继发性感染。因为不论是一般的牙齿[399]还是在堵塞的牙齿[67]，非手术根管治疗的成功率很高，所以预防性干预似乎并没有必要。

增龄性变化

牙齿在生命周期中持续形成的继发性牙本质能减小髓腔和根管的体积，即使牙本质牙骨质界宽度仍保持不变[109,342]。另外，牙髓的某种回归性变化似乎和老化的过程有关（见第26章）。细胞构成逐渐减少，胶原纤维数量和厚度增加，在根髓中尤为明显。增厚的胶原纤维成为牙髓钙化的中心（图12-53）。成牙本质细胞数目减少，外形变小，在牙髓的某些区域可能消失，特别是在多根（双根或三根）牙齿的牙根分叉部的髓室底部。

随着年龄的增加，牙髓中的神经[102]和血管[23,25]数量逐渐减少。有证据表明，增龄性变化导致牙髓组织对蛋白水解酶[420]、透明质酸酶和唾液酸酶[25]的活性产生抵抗。随着年龄的增长，牙本质的主要变化是管周牙本质的增加，牙本质硬化，以及死区数量的增加[342]*。牙本质硬化导致牙本质渗透性降低，以及牙本质小管直径逐渐减小[350]。

---

*死区是指一组缺乏成牙本质细胞突起的牙本质小管。由于空的小管会折射透射的光，因此，死区在牙本质磨片上很容易被识别，与正常牙本质的浅色相比，死区呈黑色。

参考文献

[1] Aars H, Brodin P, Anderson E: A study of cholinergic and β-adrenergic components in the regulation of blood flow in the tooth pulp and gingiva of man, *Acta Physiol Scand* 148:441, 1993.

[2] Aars H, Gazelius B, Edwall L, Olgart L: Effects of autonomic reflexes on tooth pulp blood flow in man, *Acta Physiol Scand* 146:423, 1992.

[3] Accorinte ML, Loguercio AD, Reis A, et al: Response of human dental pulp capped with MTA and calcium hydroxide powder, *Oper Dent* 33:488, 2008.

[4] Amess TR, Matthews B: The effect of topical application of lidocaine to dentin in the cat on the response of intra-dental nerves to mechanical stimuli. In Shimono M, Maeda T, Suda H, Takahashi K, editors: *Proceedings of the international conference on dentin/pulp complex*, Tokyo, 1996, Quintessence Publishing.

[5] Andelin WE, Shabahang S, Wright K, Torabinejad M: Identification of hard tissue after experimental pulp capping using dentin sialoprotein (DSP) as a marker, *J Endod* 29:646, 2003.

[6] Anderson LC, Vakoula A, Veinote R: Inflammatory hypersensitivity in a rat model of trigeminal neuropathic pain, *Arch Oral Biol* 48:161, 2003.

[7] Andreasen JO: Luxation of permanent teeth due to trauma: a clinical and radiographic follow-up study of 189 injured teeth, *Scand J Dent Res* 78:273, 1970.

[8] Anneroth G, Norberg KA: Adrenergic vasoconstrictor innervation in the human dental pulp, *Acta Odontol Scand* 26:89, 1968.

[9] Arbuckle JB, Docherty RJ: Expression of tetrodotoxin-resistant sodium channels in capsaicin-sensitive dorsal root ganglion neurons of adult rats, *Neurosci Lett* 185:70, 1995.

[10] Artese L, Rubini C, Ferrero G, et al: Vascular endothelial growth factor (VEGF) expression in healthy and inflamed human dental pulps, *J Endod* 28:20, 2002.

[11] Avery JK: Structural elements of the young normal human pulp, *Oral Surg Oral Med Oral Pathol* 32:113, 1971.

[12] Awawden L, Lundy FT, Shaw C, et al: Quantitative analysis of substance P, neurokinin A, and calcitonin gene-related peptide in pulp tissue from painful and healthy human teeth, *Int Endod J* 36:30, 2002.

[13] Banchs F, Trope M: Revascularization of immature permanent teeth with apical periodontitis: new treatment protocol? *J Endod* 30:196, 2004.

[14] Basbaum AI, Fields HL: Endogenous pain control systems: brainstem spinal pathways and endorphin circuitry, *Ann Rev Neurosci* 7:309, 1984.

[15] Baume LJ: The biology of pulp and dentine. In Myers HM, editor: *Monographs in oral science*, vol 8, Basel, 1980, S Karger AG.

[16] Beck P, Handwerker H: Bradykinin and serotonin effects on various types of cutaneous nerve fibers, *Pflugers Arch* 347:209, 1974.

[17] Bender IB, Landau MA, Fonsecca S, Trowbridge HO: The optimum placement-site of the electrode in electric pulp testing of the 12 anterior teeth, *J Am Dent Assoc* 118:305, 1989.

[18] Bergenholtz G: Evidence for bacterial causation of adverse pulpal responses in resin-based dental restorations, *Crit Rev Oral Biol Med* 11:467, 2000.

[19] Berggreen E, Haug SR, Mkony LE, Bletsa A: Characterization of the dental lymphatic system and identification of cells immunopositive to specific lymphatic markers, *Eur J Oral Sci* 117:34, 2009.

[20] Berggreen E, Heyeraas KJ: The role of sensory neuropeptides and nitric oxide on pulpal blood flow and tissue pressure in the ferret, *J Dent Res* 78:1535, 1999.

[21] Berggreen E, Heyeraas KJ: Effect of the sensory neuropeptide antagonists h-CGRP(8) and SR 140.33 on pulpal and gingival blood flow in ferrets, *Arch Oral Biol* 45:537, 2000.

[22] Berggreen E, Heyeraas KJ: Role of K+ATP channels,

endothelin A receptors, and effect of angiotensin II on blood flow in oral tissues, *J Dent Res* 82:33,2003.

[23] Bernick S, Nedelman C: Effect of aging on the human pulp, *J Endod* 1:88, 1975.

[24] Bevilacqua MP, et al: Interleukin-1 activation of vascular endothelium. Effects on procoagulant activity and leukocyte adhesion, *Am J Pathol* 121:394, 1985.

[25] Bhussary BR: Modification of the dental pulp organ during development and aging. In Finn SB, editor: *Biology of the dental pulp organ: a symposium*, Birmingham, 1968, University of Alabama Press.

[26] Biesterfeld RC, Taintor JF, Marsh CL: The significance of alterations of pulpal respiration: a review of the literature, *J Oral Pathol* 8:129, 1979.

[27] Bisgaard H, Kristensen J: Leukotriene B4 produces hyperalgesia in humans, *Prostaglandins* 30:791, 1985.

[28] Bishop MA, Malhotra MP: An investigation of lymphatic vessels in the feline dental pulp, *Am J Anat* 187:247, 1990.

[29] Bishop MA, Yoshida S: A permeability barrier to lanthanum and the presence of collagen between odontoblasts in pig molars, *J Anat* 181:29, 1992.

[30] Bletsa A, et al: Cytokine signalling in rat pulp interstitial fluid and transcapillary fluid exchange during lipopolysaccharide-induced acute inflammation, *J Physiol* 573 (Pt 1):225, 2006.

[31] Bongenhielm U, Haegerstrand A, Theodorsson E, Fried K: Effects of neuropeptides on growth of cultivated rat molar pulp fibroblasts, *Regul Pept* 60:2391, 1995.

[32] Borda E, Furlan C, Orman B, et al: Nitric oxide synthase and PGE2 reciprocal interactions in rat dental pulp: cholinoceptor modulation, *J Endod* 33:142, 2007.

[33] Botero TM, Shelburne CE, Holland GR, Hanks CT, et al: TLR4 mediates LPS-induced VEGF expression in odontoblasts, *J Endod* 32:951, 2006.

[34] Bowles WR, Flores CM, Jackson DL, Hargreaves KM: beta 2-Adrenoceptor regulation of CGRP release from capsaicin-sensitive neurons, *J Dent Res* 82:308, 2003.

[35] Brännström M: The transmission and control of dentinal pain. In Grossman LJ, editor: *Mechanisms and control of pain*, New York, 1979, Masson Publishing USA.

[36] Brännström M: Communication between the oral cavity and the dental pulp associated with restorative treatment, *Oper Dent* 9:57, 1984.

[37] Brännström M, Aström A: A study of the mechanism of pain elicited from the dentin, *J Dent Res* 43:619,1964.

[38] Breschi L, Lopes M, Gobbi P, et al: Dentin proteoglycans: an immunocytochemical FEISEM study, *J Biomed Mater Res* 61:40, 2002.

[39] Brown AC, Yankowitz D: Tooth pulp tissue pressure and hydraulic permeability, *Circ Res* 15:42, 1964.

[40] Butler WT, D'Sousa RN, Bronckers AL, et al: Recent investigations on dentin specific proteins, *Proc Finn Dent Soc* 88(suppl 1):369, 1992.

[41] Byers MR: Dynamic plasticity of dental sensory nerve structure and cytochemistry, *Arch Oral Biol* 39(suppl):13S, 1994.

[42] Byers MR: Neuropeptide immunoreactivity in dental sensory nerves: variations related to primary odontoblast function and survival. In Shimono M, Takahashi K, editors: *Dentin/pulp complex*, Tokyo, 1996, Quintessence Publishing.

[43] Byers MR, Chudler EH, Iadarola MJ: Chronic tooth pulp inflammation causes transient and persistent expression of Fos in dynorphin-rich regions of rat brainstem, *Brain Res* 861:191, 2000.

[44] Byers MR, Narhi MV, Mecifi KB: Acute and chronic reactions of dental sensory nerve fibers to cavities and desiccation in rat molars, *Anat Rec* 221:872, 1988.

[45] Byers MR, Narhi MVO: Dental injury models: experimental tools for understanding neuroinflammatory interactions and polymodal nociceptor functions, *Crit Rev Oral Biol Med* 10:4, 1999.

[46] Byers MR, Närhi MVO: Nerve supply of the pulpodentin complex and response to injury. In Hargreaves K, Goodis H, editors: *Seltzer and Bender's dental pulp*,

Chicago, 2002, Quintessence Publishing.

[47] Byers MR, Schatteman GC, Bothwell MA: Multiple functions for NGF-receptor in developing, aging and injured rat teeth are suggested by epithelial, mesenchymal and neural immunoreactivity, *Development* 109:461, 1990.

[48] Byers MR, Sugaya A: Odontoblast process in dentin revealed by fluorescent Di-I, *J Histochem Cytochem* 43:159, 1995.

[49] Byers MR, Suzuki H, Maeda T: Dental neuroplasticity, neuro-pulpal interactions and nerve regeneration, *Microsc Res Tech* 60:503, 2003.

[50] Byers MR, Taylor PE: Effect of sensory denervation on the response of rat molar pulp to exposure injury, *J Dent Res* 72:613, 1993.

[51] Byers MR, Taylor PE, Khayat BG, et al: Effects of injury and inflammation on pulpal and periapical nerves, *J Endod* 16:78, 1990.

[52] Byers MR, Westenbroek RE: Odontoblasts in developing, mature and ageing rat teeth have multiple phenotypes that variably express all nine voltage-gated sodium channels, *Arch Oral Biol* 56:1199, 2011.

[53] Byers MR, Wheeler EF, Bothwell M: Altered expression of NGF and P75 NGF-receptor by fibroblasts of injured teeth precedes sensory nerve sprouting, *Growth Factors* 6:41, 1992.

[54] Camps J, Pashley DH: In vivo sensitivity to air blasts and scratching of human root dentin, *J Periodontol* 74:1589, 2003.

[55] Camps J, Salomon JP, Van Meerbeek B, et al: Dentin deformation after scratching with clinically-relevant forces, *Arch Oral Biol* 48:527, 2003.

[56] Caraivan O, Manolea H, Corlan Puscu D, et al: Microscopic aspects of pulpal changes in patients with chronic marginal periodontitis, *Rom J Morphol Embryol* 53:725, 2012.

[57] Casasco A, Calligaro A, Casasco M, et al: Immunohistochemical localization of endothelin-like immunoreactivity in human tooth germ and mature dental pulp, *Anat Embryol (Berl)* 183:515, 1991.

[58] Chaudhary P, Martenson ME, Baumann TK: Vanilloid receptor expression and capsaicin excitation of rat dental primary afferent neurons, *J Dent Res* 80:1518, 2001.

[59] Chiang CY, Park SJ, Kwan CL, et al: NMDA receptor mechanisms contribute to neuroplasticity induced in caudalis nociceptive neurons by tooth pulp stimulation, *J Neurophysiol* 80:2621, 1998.

[60] Chu SC, et al: Induction of vascular endothelial growth factor gene expression by proinflammatory cytokines in human pulp and gingival fibroblasts, *J Endod* 30:704, 2004.

[61] Costos CAS, Hebling J, Hanks CT: Current status of pulp capping with dentin adhesive systems: a review, *Dent Mater* 16:188, 2000.

[62] Coure E: Ultrastructural changes during the life cycle of human odontoblasts, *Arch Oral Biol* 31:643, 1986.

[63] Cousins M, Power I: Acute and postoperative pain. In Wall P, Melzack R, editors: *Textbook of pain*, Edinburgh, 2002, Churchill Livingstone, p 456.

[64] Cox CF, Bogen G, Kopel HM, Ruby JP: Repair of pulpal injury by dental materials, Chap. 14. In Hargreaves K, Goodis H, editors: *Seltzer and Bender's dental pulp*, Chicago, 2002, Quintessence Publishing.

[65] Cox CF, White KC, Ramus DL, et al: Reparative dentin: factors affecting its deposition, *Quintessence Int* 23:257, 1992.

[66] Csillag M, Berggreen E, Fristad I, et al: Effect of electrical tooth stimulation on blood flow and immunocompetent cells in rat dental pulp after sympathectomy, *Acta Odontol Scand* 62:305, 2004.

[67] Cvek M, Granath L, Lundberg M: Failures and healing in endodontically treated non-vital anterior teeth with posttraumatically reduced pulpal lumen, *Acta Odontol Scand* 40:223, 1982.

[68] Dahl E, Major IA: The fine structure of the vessels in

the human dental pulp, *Acta Odontol Scand* 31:223, 1973.

[69] Dahl T, Sabsay B, Veis A: Type I collagen-phosphophoryn interactions: specificity of the monomer-monomer binding, *J Struct Biol* 123:162, 1998.

[70] Dallel R, Clavelou P, Woda A: Effects of tractotomy on nociceptive reactions induced by tooth pulp stimulation in the rat, *Exp Neurol* 106:78, 1989.

[71] Davidson RM: Neural form of voltage-dependent sodium current in human cultured dental pulp cells, *Arch Oral Biol* 39:613, 1994.

[72] Diamond J: The effect of injecting acetylcholine into normal and regenerating nerves, *J Physiol (Lond)* 145:611, 1959.

[73] Diamond RD, Stanley HR, Swerdlow H: Reparative dentin formation resulting from cavity preparation, *J Prosthet Dent* 16:1127, 1966.

[74] Diogenes A, Akopian AN, Hargreaves KM: NGF upregulates TRPA1: implications for orofacial pain, *J Dent Res* 86:550, 2007.

[75] Dionne R: Oral sedation, *Compend Contin Educ Dent* 19:868, 1998.

[76] Dray A: Inflammatory mediators of pain, *Br J Anaesth* 75:125, 1995.

[77] D'Souza RN, Bachman T, Baumgardner KR, et al: Characterization of cellular responses involved in reparative dentinogenesis in rat molars, *J Dent Res* 74:702, 1995.

[78] Dworkin SF: Anxiety and performance in the dental environment: an experimental investigation, *J Am Soc Psychosom Dent Med* 14:88, 1967.

[79] Ebihara A, Tokita Y, Izawa T, Suda H: Pulpal blood flow assessed by laser Doppler flowmetry in a tooth with a horizontal root fracture, *Oral Surg Oral Med Oral Path* 81:229, 1996.

[80] Eda S, Saito T: Electron microscopy of cells displaced into the dentinal tubules due to dry cavity preparation, *J Oral Pathol* 7:326, 1978.

[81] Edwall B, Gazelius B, Fazekas A, et al: Neuropeptide Y (NPY) and sympathetic control of blood flow in oral mucosa and dental pulp in the cat, *Acta Physiol Scand* 125:253, 1985.

[82] Edwall L, Kindlová M: The effect of sympathetic nerve stimulation on the rate of disappearance of tracers from various oral tissues, *Acta Odontol Scand* 29:387, 1971.

[83] Embery G: Glycosaminoglycans of human dental pulp, *J Biol Buccale* 4:229, 1976.

[84] Embery G, Hall R, Waddington R, et al: Proteoglycans in dentinogenesis, *Crit Rev Oral Biol Med* 12:331, 2001.

[85] England MC, Pellis EG, Michanowicz AE: Histopathologic study of the effect of pulpal disease upon nerve fibers of the human dental pulp, *Oral Surg Oral Med Oral Pathol* 38:783, 1974.

[86] England S: Molecular basis of peripheral hyperalgesia. In Wood J, editor: *Molecular basis of pain induction*, ed 1, New York, 2000, Wiley-Liss, p 261.

[87] Engström C, Linde A, Persliden B: Acid hydrolases in the odontoblast-predentin region of dentinogenically active teeth, *Scand J Dent Res* 84:76, 1976.

[88] Evans D, Reid T, Strang R, Stirrups D: A comparison of laser Doppler flowmetry with other methods of assessing vitality in traumatized anterior teeth, *Endod Dent Traumatol* 15:284, 1999.

[89] Fava L: A comparison of one versus two appointment endodontic therapy in teeth with non-vital pulps, *Int Endod J* 22:179, 1989.

[90] Fearnhead RW: Innervation of dental tissues. In Miles AEW, editor: *Structural and chemical organization of the teeth*, vol 1, New York, 1967, Academic Press.

[91] Ferrara N: Vascular endothelial growth factor, *Eur J Cancer* 32A:2413, 1996.

[92] Finkelman RD, Mohan S, Jennings JC, et al: Quantitation of growth factors IGF-1, SGF/IGF-11 and TGF-b in human dentin, *J Bone Miner Res* 5:717, 1990.

[93] Firestone AR, Wheatley AM, Thüer UW: Measurement of blood perfusion in the dental pulp with laser Doppler flowmetry, *Int J Microcirc Clin Exp* 17:298, 1997.

[94] Fish WE: *An experimental investigation of enamel,*

dentine and the dental pulp, London, 1932, John Bale, Sons & Danielson.

[95] Fisher AK: Respiratory variations within the normal dental pulp, *J Dent Res* 46:424, 1967.

[96] Fisher AK, Schumacher ER, Robinson NR, Sharbondy GP: Effects of dental drugs and materials on the rate of oxygen consumption in bovine dental pulp, *J Dent Res* 36:447, 1957.

[97] Fisher AK, Walters VE: Anaerobic glycolysis in bovine dental pulp, *J Dent Res* 47:717, 1968.

[98] Fitzgerald M, Chiego DJ, Heys DR: Autoradiographic analysis of odontoblast replacement following pulp exposure in primate teeth, *Arch Oral Biol* 35:707, 1990.

[99] Follenfant R, Nakamura-Craig M, Henderson B, Higgs GA: Inhibition by neuropeptides of interleukin-1ß-induced, prostaglandin-independent hyperalgesia, *Br J Pharmacol* 98:41, 1989.

[100] Fouad A: Molecular mediators of pulpal inflammation. In Hargreaves KM, Goodis HE, editors: *Seltzer and Bender's dental pulp*, Chicago, 2002, Quintessence Publishing, p 247.

[101] Fraser JR, Kimpton WG, Laurent TC, et al: Uptake and degradation of hyaluronan in lymphatic tissue, *Biochem J* 256:153, 1988.

[102] Fried K: Changes in pulp nerves with aging. *Proc Finn Dent Soc* 88(suppl 1):517, 1992.

[103] Fried K, Sessle BJ, Devor M: The paradox of pain from tooth pulp: low-threshold "algoneurons"? *Pain* 152:2685, 2011.

[104] Fristad I, Heyeraas KJ, Kvinnsland I: Nerve fibres and cells immunoreactive to neurochemical markers in developing rat molars and supporting tissues, *Arch Oral Biol* 39:633, 1994.

[105] Fristad I, Jacobsen EB, Kvinnsland IH: Coexpression of vasoactive intestinal polypeptide and substance P in reinnervating pulpal nerves and in trigeminal ganglion neurones after axotomy of the inferior alveolar nerve in the rat, *Arch Oral Biol* 43:183, 1998.

[106] Fristad I, Kvinnsland IH, Jonsson R, Heyeraas KJ: Effect of intermittent long-lasting electrical tooth stimulation on pulpal blood flow and immunocompetent cells: a hemodynamic and immunohistochemical study in young rat molars, *Exp Neurol* 146:230, 1997.

[107] Fristad I, Vandevska-Radunovic V, Fjeld K, et al: NK1, NK2, NK3 and CGRP1 receptors identified in rat oral soft tissues, and in bone and dental hard tissue cells, *Cell Tissue Res* 311:383, 2003.

[108] Fuss Z, Trowbridge H, Bender IB, et al: Assessment of reliability of electrical and thermal pulp testing agents, *J Endod* 12:301, 1986.

[109] Gani O, Visvisian C: Apical canal diameter in the first upper molar at various ages, *J Endod* 10:689, 1999.

[110] Garant PR: The organization of microtubules within rat odontoblast processes revealed by perfusion fixation with glutaraldehyde, *Arch Oral Biol* 17:1047, 1972.

[111] Garberoglio R, Brännström M: Scanning electron microscopic investigation of human dentinal tubules, *Arch Oral Biol* 21:355, 1976.

[112] Gedney JJ, Logan H, Baron RS: Predictors of short-term and long-term memory of sensory and affective dimensions of pain, *J Pain* 4:47, 2003.

[113] George CH, Kendall JM, Evans WH: Intracellular trafficking pathways on assembly of connexins into tight junctions, *J Biol Chem* 274:8678, 1999.

[114] Gerli R, Secciani I, Sozio F, et al: Absence of lymphatic vessels in human dental pulp: a morphological study, *Eur J Oral Sci* 118:110, 2010.

[115] Gibbs JL, Hargreaves KM: Neuropeptide Y Y1 receptor effects on pulpal nociceptors, *J Dent Res* 87:948, 2008.

[116] Gilbert TM, Pashley DH, Anderson RW: Response of pulpal blood flow to intra-arterial infusion of endothelin, *J Endod* 18:228, 1992.

[117] Gilron I, Max MB, Lee G, et al: Effects of the 2-amino-3-hydroxy-5-methyl-4-isoxazole-proprionic acid/kainate antagonist LY293558 on spontaneous and evoked postoperative pain, *Clin Pharmacol Ther* 68:320, 2000.

[118] Gloe T, Pohl U: Laminin binding conveys mechanosensing in endothelial cells, *News Physiol Sci* 17:166, 2002.

[119] Gold M: Tetrodotoxin-resistant Na currents and inflammatory hyperalgesia, *Proc Natl Acad Sci U S A* 96:7645, 1999.

[120] Gold MS, Reichling DB, Shuster MJ, Levine JD: Hyperalgesic agents increase a tetrodotoxin-resistant Na+ current in nociceptors, *Proc Natl Acad Sci U S A* 93:1108, 1996.

[121] Goldberg M, Farges J-C, Lacerda-Pinheiro S, et al: Inflammatory and immunological aspects of dental pulp repair, *Pharmacol Res* 58:137, 2008.

[122] Goldberg M, Six N, Decup F, et al: Bioactive molecules and the future of pulp therapy, *Am J Dent* 16:66, 2003.

[123] Goldberg M, Takagi M: Dentine proteoglycans: composition, ultrastructure and functions, *Histochem J* 25:781, 1993.

[124] Goodis H, Bowles W, Hargreaves K: Prostaglandin E2 enhances bradykinin-evoked iCGRP release in bovine dental pulp, *J Dent Res* 79:1604, 2000.

[125] Gordon SM, Dionne RA, Brahim J, et al: Blockade of peripheral neuronal barrage reduces postoperative pain, *Pain* 70:209, 1997.

[126] Gotjamanos T: Cellular organization in the subodontoblastic zone of the dental pulp. II. Period and mode of development of the cell-rich layer in rat molar pulps, *Arch Oral Biol* 14:1011, 1969.

[127] Gould IIJ, England JD, Soignier RD, et al: Ibuprofen blocks changes in Na_v1.7 and 1.8 sodium channels associated with complete Freund's adjuvant-induced inflammation in rat, *J Pain* 5:270, 2004.

[128] Gould HJ 3rd, Gould TN, Paul D, et al: Development of inflammatory hypersensitivity and augmentation of sodium channels in rat dorsal root ganglia, *Brain Res* 824:296, 1999.

[129] Gregg JM, Dixon AD: Somatotopic organization of the trigeminal ganglion, *Arch Oral Biol* 18:487, 1973.

[130] Grossman ES, Austin JC: Scanning electron microscope observations on the tubule content of freeze-fractured peripheral vervet monkey dentine (Cercopithecus pygerythrus), *Arch Oral Biol* 28:279, 1983.

[131] Gunji T: Morphological research on the sensitivity of dentin, *Arch Histol Jpn* 45:45, 1982.

[132] Hagermark O, Hokfelt T, Pernow B: Flare and itch produced by substance P in human skin, *J Invest Dermatol* 71:233, 1979.

[133] Hahn C-L, Falkler WA Jr, Siegel MA: A study of T cells and B cells in pulpal pathosis, *J Endod* 15:20, 1989.

[134] Hals E, Tonder KJ: Elastic pseudoelastic tissue in arterioles of the human and dog dental pulp, *Scand J Dent Res* 89:218, 1981.

[135] Hamersky PA, Weimer AD, Taintor JF: The effect of orthodontic force application on the pulpal tissue respiration rate in the human premolar, *Am J Orthod* 77:368, 1980.

[136] Han SS: The fine structure of cells and intercellular substances of the dental pulp. In Finn SB, editor: *Biology of the dental pulp organ*, Birmingham, 1968, University of Alabama Press, p 103.

[137] Hargreaves KM: Pain mechanisms of the pulpodentin complex. In Hargreaves KM, Goodis HE, editors: *Seltzer and Bender's dental pulp*, Chicago, 2002, Quintessence Publishing Company, p 181.

[138] Hargreaves KM, Bowles WR, Jackson DL: Intrinsic regulation of CGRP release by dental pulp sympathetic fibers, *J Dent Res* 82:398, 2003.

[139] Hargreaves KM, Dionne RA, Mueller GP, et al: Naloxone, fentanyl, and diazepam modify plasma beta-endorphin levels during surgery, *Clin Pharmacol Ther* 40:165, 1986.

[140] Hargreaves KM, Keiser K: Local anesthetic failure in endodontics: mechanisms and management, *Endod Topics* 1:26, 2002.

[141] Hargreaves KM, Milam SB: Mechanisms of pain and analgesia. In Dionne R, Phero J, editors: *Management of pain and anxiety in dental practice*, New York, 2001,

Elsevier, p 18.

[142] Hargreaves KM, Swift JQ, Roszkowski MT, et al: Pharmacology of peripheral neuropeptide and inflammatory mediator release, *Oral Surg Oral Med Oral Pathol* 78:503, 1994.

[143] Harris R, Griffin CJ: Fine structure of nerve endings in the human dental pulp, *Arch Oral Biol* 13:773, 1968.

[144] Hartmann A, Azerad J, Boucher Y: Environmental effects on laser Doppler pulpal blood-flow measurements in man, *Arch Oral Biol* 41:333, 1996.

[145] Hashioka K, Suzuki K, Yoshida T, et al: Relationship between clinical symptoms and enzyme-producing bacteria isolated from infected root canals, *J Endod*, 20:75, 1994.

[146] Hattler AB, Listgarten MA: Pulpal response to root planing in a rat model, *J Endod* 10:471, 1984.

[147] Haug SR, Heyeraas KJ: Effects of sympathectomy on experimentally induced pulpal inflammation and periapical lesions in rats, *Neuroscience* 120:827, 2003.

[148] Haug SR, Heyeraas KJ: Modulation of dental inflammation by the sympathetic nervous system, *J Dent Res* 85:488, 2006.

[149] Hermanstyne TO, Markowitz K, Fan L, Gold MS: Mechanotransducers in rat pulpal afferents, *J Dent Res* 87:834, 2008.

[150] Heyeraas KJ: Pulpal hemodynamics and interstitial fluid pressure; balance of transmicrovascular fluid transport, *J Endod* 15:468, 1989.

[151] Heyeraas KJ, Berggreen E: Interstitial fluid pressure in normal and inflamed pulp, *Crit Rev Oral Biol Med* 10:328, 1999.

[152] Heyeraas KJ, Jacobsen EB, Fristad I: Vascular and immunoreactive nerve fiber reactions in the pulp after stimulation and denervation: proceedings of the International Conference, in Dentin/Pulp Complex. Shimono M, Maeda T, Suda H, Takahashi K, editors. Tokyo, 1996, Quintessence Publishing, p 162.

[153] Heyeraas KJ, Kim S, Raab WH, et al: Effect of electrical tooth stimulation on blood flow, interstitial fluid pressure and substance P and CGRP-immunoreactive nerve fibers in the low compliant cat dental pulp, *Microvasc Res* 47:329, 1994.

[154] Heyeraas KJ, Kvinnsland I: Tissue pressure and blood flow in pulpal inflammation, *Proc Finn Dent Soc* 88(suppl 1):393, 1992.

[155] Hikiji A, Yamamoto H, Sunakawa M, Suda H: Increased blood flow and nerve firing in the cat canine tooth in response to stimulation of the second premolar pulp, *Arch Oral Biol* 45:53, 2000.

[156] Hill R: NK1 (substance P) receptor antagonists—why are they not analgesic in humans? [see comment], *Trends Pharmacol Sci* 21:244, 2000.

[157] Hirvonen T, Närhi M, Hakumäki M: The excitability of dog pulp nerves in relation to the condition of dentine surface, *J Endod* 10:294, 1984.

[158] Holland GR: The extent of the odontoblast process in the cat, *Arch Anat* 121:133, 1976.

[159] Holland GR: The odontoblast process: form and function, *J Dent Res* 64(special issue):499, 1985.

[160] Holland GR: Morphological features of dentine and pulp related to dentine sensitivity, *Arch Oral Biol* 39(suppl):3S, 1994.

[161] Ianiro SR, Jeansonne BG, McNeal SF, Eleazer PD: The effect of preoperative acetaminophen or a combination of acetaminophen and ibuprofen on the success of inferior alveolar nerve block for teeth with irreversible pulpitis, *J Endod* 33:11, 2007.

[162] Ibricevic H, Heyeraas KJ, Pasic Juhas E, et al: Identification of alpha 2 adrenoceptors in the blood vessels of the dental pulp, *Int Endod J* 24:279, 1991.

[163] Ikeda H, Tokita Y, Suda H: Capsaicin-sensitive A fibers in cat tooth pulp, *J Dent Res* 76:1341, 1997.

[164] Inoue H, Kurosaka Y, Abe K: Autonomic nerve endings in the odontoblast/predentin border and predentin of the canine teeth of dogs, *J Endod* 18:149, 1992.

[165] Jacobsen EB, Heyeraas KJ: Pulp interstitial fluid pressure and blood flow after denervation and electrical tooth stimulation in the ferret, *Arch Oral Biol* 42:407, 1997.

[166] Janig W, Kollman W: The involvement of the sympathetic nervous system in pain, *Fortschr Arzneimittelforsch* 34:1066, 1984.

[167] Jebeles JA, Reilly JS, Gutierrez JF, et al: Tonsillectomy and adenoidectomy pain reduction by local bupivacaine infiltration in children, *Int J Ped Otorhinolaryngology* 25:149, 1993.

[168] Jeske NA, Diogenes A, Ruparel NB, et al: A-kinase anchoring protein mediates TRPV1 thermal hyperalgesia through PKA phosphorylation of TRPV1, *Pain* 138:604, 2008.

[169] Johnsen D, Johns S: Quantitation of nerve fibers in the primary and permanent canine and incisor teeth in man, *Arch Oral Biol* 23:825, 1978.

[170] Johnsen DC, Harshbarger J, Rymer HD: Quantitative assessment of neural development in human premolars, *Anat Rec* 205:421, 1983.

[171] Johnson G, Brännström M: The sensitivity of dentin: changes in relation to conditions at exposed tubule apertures, *Acta Odontol Scand* 32:29, 1974.

[172] Jones PA, Taintor JF, Adams AB: Comparative dental material cytotoxicity measured by depression of rat incisor pulp respiration, *J Endod* 5:48, 1979.

[173] Jontell M, Okiji T, Dahlgren U, Bergenholtz G: Immune defense mechanisms of the dental pulp, *Crit Rev Oral Biol Med* 9:179, 1998.

[174] Juan H, Lembeck F: Action of peptides and other analgesic agents on paravascular pain receptors of the isolated perfused rabbit ear, *Naunyn Schmiedebergs Arch Pharmacol* 283:151, 1974.

[175] Katoh Y, Yamaguchi R, Shinkai K, et al: Clinicopathological study on pulp-irritation of adhesive resinous materials (report 3). Direct capping effects on exposed pulp of Macaca fascicularis, *Jpn J Conserv Dent* 40:163, 1997.

[176] Kaufman E, Hargreaves KM, Dionne RA: Comparison of oral triazolam and nitrous oxide with placebo and intravenous diazepam for outpatient premedication, *Oral Surg Oral Med Oral Pathol* 75:156, 1993.

[177] Kayaoglu G, Orstavik D: Virulence factors of Enterococcus faecalis: relationship to endodontic disease, *Crit Rev Oral Biol Med* 15:308, 2004.

[178] Kaye H, Herold RC: Structure of human dentine. I. Phase contrast, polarization, interference, and bright field microscopic observations on the lateral branch system, *Arch Oral Biol* 11:355, 1966.

[179] Kelley KW, Bergenholtz G, Cox CF: The extent of the odontoblast process in rhesus monkeys (Macaca mulatta) as observed by scanning electron microscopy, *Arch Oral Biol* 26:893, 1981.

[180] Kerezoudis NP, Funato A, Edwall L, et al: Activation of sympathetic nerves exerts an inhibitory influence on afferent nerve-induced vasodilation unrelated to vasoconstriction in rat dental pulp, *Acta Physiol Scand* 147:27, 1993.

[181] Kerezoudis NP, Olgart L, Edwall L: CGRP(8) reduces the duration but not the maximal increase of antidromic vasodilation in dental pulp and lip of the rat, *Acta Physiol Scand* 151:73, 1994.

[182] Kerezoudis NP, Olgart L, Edwall L: Involvement of substance P but not nitric oxide or calcitonin gene-related peptide in neurogenic plasma extravasation in rat incisor pulp and lip, *Arch Oral Biol* 39:769, 1994.

[183] Khan A, Diogenes A, Jeske N, et al: Tumor necrosis factor alpha enhances the sensitivity of trigeminal ganglion neurons to capsaicin, *Neuroscience* 155:503, 2008.

[184] Khan AA, McCreary B, Owatz CB, et al: The development of a diagnostic instrument for the measurement of mechanical allodynia, *J Endod* 33:663, 2007.

[185] Khan AA, Owatz CB, Schindler WG, et al: Measurement of mechanical allodynia and local anesthetic efficacy in patients with irreversible pulpitis and acute periradicular periodontitis, *J Endod* 33:796, 2007.

[186] Khullar SM, Fristad I, Brodin P, Kvinnsland IH: Upregulation of growth associated protein 43 expression and neuronal co-expression with neuropeptide Y following inferior alveolar nerve axotomy in the rat, *J Peripher Nerv Syst* 3:79, 1998.

[187] Kim S: Regulation of pulpal blood flow, *J Dent Res* 64(Spec No):590, 1985.

[188] Kim S, Dorscher-Kim JE, Liu M: Microcirculation of the dental pulp and its autonomic control, *Proc Finn Dent Soc* 85:279, 1989.

[189] Kim S, Dorscher-Kim JE, Liu M, et al: Functional alterations in pulpal microcirculation in response to various dental procedures and materials, *Proc Finn Dent Soc* 88(suppl 1):65, 1992.

[190] Kim S, Edwall L, Trowbridge H, Chien S: Effects of local anesthetics on pulpal blood flow in dogs, *J Dent Res* 63:650, 1984.

[191] Kim S, Liu M, Simchon S, et al: Effects of selected inflammatory mediators on blood flow and vascular permeability in the dental pulp, *Proc Finn Dent Soc* 88(suppl 1):387, 1992.

[192] Kim S, Schuessler G, Chien S: Measurement of blood flow in the dental pulp of dogs with the 133xenon washout method, *Arch Oral Biol* 28:501, 1983.

[193] Kim S, Trowbridge HO, Dorscher-Kim JE: The influence of 5-hydroxytryptamine (serotonin) on blood flow in the dog pulp, *J Dent Res* 65:682, 1986.

[194] Kim SK, Ang L, Hsu YY, et al: Antagonistic effect of D-myo-inositol-1,2,6-trisphosphate (PP56) on neuropeptide Y-induced vasoconstriction in the feline dental pulp, *Arch Oral Biol* 41:791, 1996.

[195] Kimberly CL, Byers BR: Inflammation of rat molar pulp and periodontium causes increased calcitonin-gene-related peptide and axonal sprouting, *Anat Rec* 222:289, 1988.

[196] Kramer IRH: The distribution of blood vessels in the human dental pulp. In Finn SB, editor: *Biology of the dental pulp organ*, Birmingham, 1968, University of Alabama Press, p 361.

[197] Kress M, Sommer C: Neuroimmunology and pain: peripheral effects of proinflammatory cytokines. In Brune K, Handwerker H, editors: *Hyperalgesia: molecular mechanisms and clinical implications*, Seattle, WA, 2003, IASP Press, p 57.

[198] Kroeger DC, Gonzales F, Krivoy W: Transmembrane potentials of cultured mouse dental pulp cells, *Proc Soc Exp Biol Med* 108:134, 1961.

[199] Kumazawa T, Mizumura K: Thin-fiber receptors responding to mechanical, chemical and thermal stimulation in the skeletal muscle of the dog, *Arch Physiol* 273:179, 1977.

[200] Kvinnsland IH, Luukko K, Fristad I, et al: Glial cell line-derived neurotrophic factor (GDNF) from adult rat tooth serves a distinct population of large-sized trigeminal neurons, *Eur J Neurosci* 19:2089, 2004.

[201] Langeland K, Langeland LK: Histologic study of 155 impacted teeth, *Odontol Tidskr* 73:527, 1965.

[202] Langeland K, Langeland LK: Pulp reactions to cavity and crown preparations, *Aust Dent J* 15:261, 1970.

[203] Lantelme RL, Handleman SL, Herbison RJ: Dentin formation in periodontally diseased teeth, *J Dent Res* 55:48, 1976.

[204] Latremoliere A, Woolf CJ: Central sensitization: a generator of pain hypersensitivity by central neural plasticity, *J Pain* 10:895, 2009.

[205] Laurent TC, et al: The catabolic fate of hyaluronic acid, *Connect Tissue Res* 15:33, 1986.

[206] Lechner JH, Kalnitsky G: The presence of large amounts of type III collagen in bovine dental pulp and its significance with regard to the mechanism of dentinogenesis, *Arch Oral Biol* 26:265, 1981.

[207] Lepinski AM, Hargreaves KM, Goodis HE, Bowles WR: Bradykinin levels in dental pulp by microdialysis, *J Endod* 26:744, 2000.

[208] Lesot H, Osman M, Ruch JV: Immunofluorescent localization of collagens, fibronectin and laminin during terminal differentiation of odontoblasts, *Dev Biol* 82:371, 1981.

[209] Levi-Montalcini R: The nerve growth factor: its mode of action on sensory and sympathetic nerve cells, *Harvey*

Lect 60:217, 1966.

[210] Levine J, Moskowitz M, Basbaum A: The contribution of neurogenic inflammation in experimental arthritis, *J Immunol* 135:843, 1985.

[211] Levine J, Taiwo Y: Inflammatory pain. In Wall P, Melzack R, editors: *Textbook of pain*, Edinburgh, 1994, Churchill-Livingstone.

[212] Levine JD, Gordon NC, Fields HL: The mechanism of placebo analgesia, *Lancet* 2:654, 1978.

[213] Lewin G, Rueff A, Mendell L: Peripheral and central mechanisms of NGF-induced hyperalgesia, *Eur J Neurosci* 6:1903, 1994.

[214] Light A: *The initial processing of pain and its descending control: spinal and trigeminal systems*, Basel, 1992, Karger.

[215] Lilja J: Innervation of different parts of the predentin and dentin in a young human premolar, *Acta Odontol Scand* 37:339, 1979.

[216] Lilja J, Noredenvall K-J, Brännström M: Dentin sensitivity, odontoblasts and nerves under desiccated or infected experimental cavities, *Swed Dent J* 6:93, 1982.

[217] Lilja JJ, Kivisto KT, Backman JT, Neuvonen PJ: Effect of grapefruit juice dose on grapefruit juice-triazolam interaction: repeated consumption prolongs triazolam half-life, *Eur J Clin Pharmacol* 56:411, 2000.

[218] Lindahl O: Pain-a chemical explanation, *Acta Rheumatol Scand* 8:161, 1962.

[219] Linde A: A study of the dental pulp glycosamino-glycans from permanent human teeth and rat and rabbit incisors, *Arch Oral Biol* 18:49, 1973.

[220] Linde A: The extracellular matrix of the dental pulp and dentin, *J Dent Res* 64(special issue):523, 1985.

[221] Linden GJ, Curtis TM, About I, et al: Human odontoblasts express functional thermo-sensitive TRP channels: implications for dentin sensitivity, *Pain* 152:2211-2223, 2011.

[222] Liu L, Simon SA: Capsaicin, acid and heat-evoked currents in rat trigeminal ganglion neurons: relationship to functional VR1 receptors, *Physiol Behav* 69:363, 2000.

[223] Lohinai Z, Balla I, Marczis J, et al: Evidence for the role of nitric oxide in the circulation of the dental pulp, *J Dent Res* 74:1501, 1995.

[224] Lohinai Z, Szekely AD, Benedek P, Csillag A: Nitric oxide synthetase containing nerves in the cat and dog dental pulps and gingiva, *Neurosci Lett* 227:91, 1997.

[225] Lundberg JM, Änggård A, Fahrenkrug J, et al: Vasoactive intestinal polypeptide in cholinergic neurons of exocrine glands: functional significance of coexisting transmitters for vasodilation and secretion, *Proc Natl Acad Sci U S A* 77:1651, 1980.

[226] Lundberg JM, Fried G, Fahrenkrug J, et al: Subcellular fractionation of cat submandibular gland: comparative studies on the distribution of acetylcholine and vasoactive intestinal polypeptide (VIP), *Neuroscience* 6:1001, 1981.

[227] Lundgren T, Nannmark U, Linde A: Calcium ion activity and pH in the odontoblast-predentin region: ion-selective microelectrode measurements, *Calcif Tissue Int* 50:134, 1992.

[228] Luthman J, Luthman D, Hökfelt T: Occurrence and distribution of different neurochemical markers in the human dental pulp, *Arch Oral Biol* 37:193, 1992.

[229] Madison S, Whitsel EA, Suarez-Roca H, Maixner W: Sensitizing effects of leukotriene B4 on intradental primary afferents, *Pain* 49:99, 1992.

[230] Maeda T, Honma S, Takano Y: Dense innervation of radicular human dental pulp as revealed by immunocytochemistry for protein gene-product 9.5, *Arch Oral Biol* 39:563, 1994.

[231] Magloire H, Couble ML, Thivichon-Prince B, et al: Odontoblast: a mechano-sensory cell, *J Exp Zool (Mol Dev Evol)* 312B:416, 2009.

[232] Magloire H, Maurin JC, Couble ML, et al: Topical review. Dental pain and odontoblasts: facts and hypotheses, *J Orofacial Pain* 24:335, 2010.

[233] Maixner W, Dubner R, Kenshalo DR Jr, et al: Responses of monkey medullary dorsal horn neurons during the detection of noxious heat stimuli, *J Neurophysiol* 62:437, 1989.

[234] Malmberg AB, Yaksh TL: Spinal nitric oxide synthesis inhibition blocks NMDA-induced thermal hyperalgesia and produces antinociception in the formalin test in rats, *Pain* 54:291, 1993.

[235] Malmberg AB, Yaksh TL: Cyclooxygenase inhibition and the spinal release of prostaglandin E2 and amino acids evoked by paw formalin injection: a microdialysis study in unanesthetized rats, *J Neurosci* 15:2768, 1995.

[236] Maltos KL, Menezes GB, Caliari MV, et al: Vascular and cellular responses to pro-inflammatory stimuli in rat dental pulp, *Arch Oral Biol* 49:443, 2004.

[237] Mangkornkarn C, Steiner JC: In vivo and in vitro glycosaminoglycans from human dental pulp, *J Endod* 18:327, 1992.

[238] Marbach JJ, Raphael KG: Phantom tooth pain: a new look at an old dilemma. *Pain Med* 1:68, 2000.

[239] Marfurt CF, Zaleski EM, Adams CE, Welther CL: Sympathetic nerve fibers in rat orofacial and cerebral tissues as revealed by the HRP-WGA tracing technique: a light and electron microscopic study, *Brain Res* 366:373, 1986.

[240] Marion D, Jean A, Hamel H, et al: Scanning electron microscopic study of odontoblasts and circumferential dentin in a human tooth, *Oral Surg Oral Med Oral Pathol* 72:473, 1991.

[241] Marriott D, Wilkin GP, Coote PR, Wood JN: Eicosanoid synthesis by spinal cord astrocytes is evoked by substance P; possible implications for nociception and pain, *Adv Prostaglandin Thromboxane Leukot Res* 21B:739, 1991.

[242] Martin A, Gasse H, Staszyk C: Absence of lymphatic vessels in the dog dental pulp: an immunohistochemical study, *J Anat* 217:609, 2010.

[243] Martin H, Basbaum AI, Kwiat GC, et al: Leukotriene and prostaglandin sensitization of cutaneous high-threshold C- and A-delta mechanoreceptors in the hairy skin of rat hindlimbs, *Neuroscience* 22:651, 1987.

[244] Matsuo S, Ichikawa H, Henderson TA, et al: trkA modulation of developing somatosensory neurons in oro-facial tissues: tooth pulp fibers are absent in trkA knockout mice, *Neuroscience* 105:747, 2001.

[245] Matthews B, Andrew D: Microvascular architecture and exchange in teeth, *Microcirculation* 2:305, 1995.

[246] Matthews B, Vongsavan N: Interactions between neural and hydrodynamic mechanisms in dentine and pulp, *Arch Oral Biol* 39(suppl 1):87S, 1994.

[247] McGrath PA, Gracely RH, Dubner R, Heft MW: Non-pain and pain sensations evoked by tooth pulp stimulation, *Pain* 15:377, 1983.

[248] Meller ST, Dykstra C, Gebhart GF: Production of endogenous nitric oxide and activation of soluble guanylate cyclase are required for N-methyl-D-aspartate-produced facilitation of the nociceptive tail-flick reflex, *Eur J Pharmacol* 214:93, 1992.

[249] Meyer MW, Path MG: Blood flow in the dental pulp of dogs determined by hydrogen polarography and radioactive microsphere methods, *Arch Oral Biol* 24:601, 1979.

[250] Meyer R, Campbell J: Myelinated nociceptive afferents account for the hyperalgesia that follows a burn to the hand, *Science* 213:1527, 1981.

[251] Mirza AF, Mo J, Holt JL, et al: Is there a relationship between throbbing pain and arterial pulsations? *J Neurosci* 32:7572, 2012.

[252] Mitsiadis TA, De Bari C, About I: Apoptosis in developmental and repair-related human tooth remodeling: a view from the inside, *Exp Cell Res* 314:869, 2008.

[253] Mjör IA, Nordahl I: The density and branching of dentinal tubules in human teeth, *Arch Oral Biol* 41:401, 1996.

[254] Modaresi J, Dianat O, Mozayeni MA: The efficacy comparison of ibuprofen, acetaminophen-codeine, and placebo premedication therapy on the depth of anesthesia during treatment of inflamed teeth, *Oral Surg Oral Med Oral Pathol* 102:399, 2006.

[255] Mullaney TP, Howell RM, Petrich JD: Resistance of nerve fibers to pulpal necrosis, *Oral Surg* 30:690, 1970.

[256] Murray PE, About I, Lumley PJ, et al: Human odontoblast cell numbers after dental injury, *J Dent* 28:277, 2000.

[257] Murray PE, Hafez AA, Windsor LJ, et al: Comparison of pulp responses following restoration of exposed and non-exposed cavities, *J Dent* 30:213, 2002.

[258] Murray PE, Lumley PJ, Ross HF, Smith AJ: Tooth slice organ culture for cytotoxicity assessment of dental materials, *Biomaterials* 21:1711, 2000.

[259] Naftel JP, et al: Course and composition of the nerves that supply the mandibular teeth of the rat, *Anat Rec* 256:433, 1999.

[260] Nagaoka S, Miyazaki Y, Liu HJ, et al: Bacterial invasion into dentinal tubules of human vital and nonvital teeth, *J Endod* 21:70, 1995.

[261] Nair PN, et al: Histological, ultrastructural and quantitative investigations on the response of healthy human pulps to experimental capping with mineral trioxide aggregate: a randomized controlled trial, *Int Endod J* 41:128, 2008.

[262] Nakanishi T, Shimizu H, Hosokawa Y, et al: An immunohistological study on cyclooxygenase-2 in human dental pulp, *J Endod* 27:385, 2001.

[263] Närhi M: Activation of dental pulp nerves of the cat and the dog with hydrostatic pressure, *Proc Finn Dent Soc* 74(suppl 5):1, 1978.

[264] Narhi M: The characteristics of intradental sensory units and their responses to stimulation, *J Dent Res* 64:564, 1985.

[265] Narhi M, Jyväsjärvi E, Virtanen A, et al: Role of intradental A and C type nerve fibers in dental pain mechanisms, *Proc Finn Dent Soc* 88:507, 1992.

[266] Närhi M, Jyväsjärvi E, Hirronen T: Activation of heat-sensitive nerve fibers in the dental pulp of the cat, *Pain* 14:317, 1982.

[267] Närhi M, Virtanen A, Kuhta J, Huopaniemi T: Electrical stimulation of teeth with a pulp tester in the cat, *Scand J Dent Res* 87:32, 1979.

[268] Närhi M, Yamamoto H, Ngassapa D: Function of intradental nociceptors in normal and inflamed teeth. In Shimono M, Maeda T, Suda H, Takahashi K, editors: *Dentin/pulp complex*, Tokyo, 1996, Quintessence Publishing, p 136.

[269] Närhi M, Yamamoto H, Ngassapa D, Hirvonen T: The neurophysiological basis and the role of inflammatory reactions in dentine hypersensitivity, *Arch Oral Biol* 39(suppl):23S, 1994.

[270] Nassar M, Stirling L, Forlani G, et al: Nociceptor-specific gene deletion reveals a major role for NAv 1.7 (PN1) in acute and inflammatory pain, *Proc Natl Acad Sci U S A* 101:12706, 2004.

[271] Nawroth PP, Stern DM: Modulation of endothelial cell hemostatic properties by tumor necrosis factor, *J Exp Med* 163:740, 1986.

[272] Neumann S, Doubell TP, Leslie T, Woolf CJ: Inflammatory pain hypersensitivity mediated by phenotype switch in myelinated primary sensory neurons, *Nature* 384:360, 1996.

[273] Ngassapa D, Närhi M, Hirvonen T: The effect of serotonin (5-HT) and calcitonin gene-related peptide (CGRP) on the function of intradental nerves in the dog, *Proc Finn Dent Soc* 88(suppl 1):143, 1992.

[274] Nicol GD, Vasko MR: Unraveling the story of NGF-mediated sensitization of nociceptive sensory neurons: ON or OFF the Trks? *Mol Interv* 7:26, 2007.

[275] Nishioka M, Shiiya T, Ueno K, Suda H: Tooth replantation in germ-free and conventional rats, *Endod Dent Traumatol* 14:163, 1998.

[276] Nitzan DW, Michaeli Y, Weinreb M, Azaz B: The effect of aging on tooth morphology: a study on impacted teeth, *Oral Surg Oral Med Oral Pathol* 61:54, 1986.

[277] O'Neil RG, Brown RC: The vanilloid receptor family of calcium-permeable channels: molecular integrators of microenvironmental stimuli, *News Physiol Sci* 18:226, 2003.

[278] Ochoa JL, Torebjork E, Marchettini P, Sivak M:

Mechanism of neuropathic pain: cumulative observations, new experiments, and further speculation. In Fields HL, Dubner R, Cervero F, editors: *Advances in pain research and therapy*, New York, 1985, Raven Press, p 431.

[279] Okeson JP: Assessment of orofacial pain disorders. In Okeson JP, editors: *Orofacial pain: guidelines for assessment, diagnosis, and management*, Chicago, 1996, Quintessence Publishing, p 35.

[280] Okiji T, Kawashima N, Kosaka T, et al: An immunohistochemical study of the distribution of immunocompetent cells, especially macrophages and Ia antigen-presenting cells of heterogeneous populations, in normal rat molar pulp, *J Dent Res* 71:1196, 1992.

[281] Okiji T, Morita I, Sunada I, et al: Involvement of arachidonic acid metabolites in increases in vascular permeability in experimental dental pulpal inflammation in the rat, *Arch Oral Biol* 34:523, 1989.

[282] Olgart L, Kerezoudis NP: Nerve-pulp interactions, *Arch Oral Biol* 39(suppl):47S, 1994.

[283] Olgart LM, Edwall L, Gazelius B: Neurogenic mediators in control of pulpal blood flow, *J Endod* 15:409, 1989.

[284] Olgart LM, Edwall L, Gazelius B: Involvement of afferent nerves in pulpal blood-flow reactions in response to clinical and experimental procedures in the cat, *Arch Oral Biol* 36:575, 1991.

[285] Olgart LM, Gazelius B, Brodin E, Nilsson G: Release of substance P-like immunoreactivity from the dental pulp, *Acta Physiol Scand* 101:510, 1977.

[286] Orchardson R, Cadden SW: An update on the physiology of the dentine-pulp complex, *Dent Update* 28:200, 208, 2001.

[287] Orchardson R, Gillam DG: Managing dentin hypersensitivity, *J Am Dent Assoc* 137:990; quiz 1028, 2006.

[288] Owatz CB, Khan AA, Schindler WG, et al: The incidence of mechanical allodynia in patients with irreversible pulpitis, *J Endod* 33:552, 2007.

[289] Oxlund H, Manschot J, Viidik A: The role of elastin in the mechanical properties of skin, *J Biomech* 21:213, 1988.

[290] Paine MF, Widmer WW, Hart HL, et al: A furanocoumarin-free grapefruit juice establishes furanocoumarins as the mediators of the grapefruit juice-felodipine interaction [erratum appears in *Am J Clin Nutr* 84:264, 2006], *Am J Clin Nutr* 83:1097, 2006.

[291] Pashley DH: Dynamics of the pulpodentin complex, *Crit Rev Oral Biol Med* 7:104, 1996.

[292] Pashley DH: Potential treatment modalities for dentin hypersensitivity—in office products. In Addy M, Orchardson R, editors: *Tooth wear and sensitivity*, London, 2000, Martin-Dunitz Publishers, p 351.

[293] Patwardhan A, Cerka K, Vela J, Hargreaves KM: Trigeminal nociceptors express prostaglandin receptor subtypes EP2 and EP3, *J Dent Res* 87:262, 2008.

[294] Penfield W, Rasmussen G: *The cerebral cortex of man*, New York, 1950, Macmillan.

[295] Perl E: Causalgia, pathological pain and adrenergic receptors, *Proc Natl Acad Sci U S A* 96:7664, 1999.

[296] Perl ER: Ideas about pain, a historical view [review] [140 refs], *Nature Revi Neuroscie* 8:71, 2007.

[297] Petty B, Cornblath DR, Adornato BT, et al: The effect of systemically administered recombinant human nerve growth factor in healthy human subjects, *Ann Neurol* 36:244, 1994.

[298] Poggi P, Casasco A, Marchetti C, et al: Ultrastructural localization of elastin-like immunoreactivity in the extracellular matrix around human small lymphatic vessels, *Lymphology* 28:189, 1995.

[299] Pohto P: Sympathetic adrenergic innervation of permanent teeth in the monkey (*Macaca irus*), *Acta Odontol Scand* 30:117, 1972.

[300] Pohto P, Antila R: Demonstration of adrenergic nerve fibres in human dental pulp by histochemical fluorescence method, *Acta Odontol Scand* 26:137, 1968.

[301] Pohto P, Antila R: Innervation of blood vessels in the dental pulp, *Int Dent J* 22:228, 1972.

[302] Pomonis JD, Rogers SD, Peters CM, et al: Expression and localization of endothelin receptors: implications for the involvement of peripheral glia in nociception, *J Neurosci* 21:999, 2001.

[303] Prati C, Cervellati F, Sanasi V, Montebugnoli L: Treatment of cervical dentin hypersensitivity with resin adhesives: 4 week evaluation, *Arch Dent* 14:378, 2001.

[304] Prescott RS, Alsanea R, Fayad MI, et al: In vivo generation of dental pulp-like tissue by using dental pulp stem cells, a collagen scaffold, and dentin matrix protein 1 after subcutaneous transplantation in mice, *J Endod* 34:421, 2008.

[305] Qian XB, Naftel JP: Effects of neonatal exposure to anti-nerve growth factor on the number and size distribution of trigeminal neurones projecting to the molar dental pulp in rats, *Arch Oral Biol* 41:359, 1996.

[306] Rapp R, el-Labban NG, Kramer IR, Wood D: Ultrastructure of fenestrated capillaries in human dental pulps, *Arch Oral Biol* 22:317, 1977.

[307] Reader A, Foreman DW: An ultrastructural qualitative investigation of human intradental innervation, *J Endod* 7:493, 1981.

[308] Renton T, Yiangou Y, Plumpton C, et al: Sodium channel Nav1.8 immunoreactivity in painful human dental pulp, *BMC Oral Health* 5:5, 2005.

[309] Roberts-Clark D, Smith AJ: Angiogenic growth factors in human dentine matrix, *Arch Oral Biol* 42:1013, 2000.

[310] Rodd HD, Boissonade FM: Innervation of human tooth pulp in relation to caries and dentition type, *J Dent Res* 80:389, Jan 2001.

[311] Rodd HD, Boissonade FM: Comparative immunohistochemical analysis of the peptidergic innervation of human primary and permanent tooth pulp, *Arch Oral Biol* 47:375, 2002.

[312] Rodd HD, Boissonade FM, Day PF: Pulpal status of hypomineralized permanent molars, *Pediatr Dent* 29:514, 2007.

[313] Roy ML, Narahashi T: Differential properties of tetrodotoxin-sensitive and tetrodotoxin-resistant sodium channels in rat dorsal root ganglion neurons, *J Neurosci* 12:2104, 1992.

[314] Ruparel NB, Patwardhan AM, Akopian A, Hargreaves KM: Homologous and heterologous desensitization of capsaicin and mustard oil responses utilize different cellular pathways in nociceptors, *Pain* 135:271, 2008.

[315] Rutherford B: BMP-7 gene transfer into inflamed ferret-dental pulps, *Eur J Oral Sci* 109:422, 2001.

[316] Rutherford B, Fitzgerald M: A new biological approach to vital pulp therapy, *Crit Rev Oral Biol Med* 6:218, 1995.

[317] Rutherford RB, Spanberg L, Tucker M, et al: The time-course of the induction of reparative dentine formation in moneys by recombinant human osteogenic protein-1, *Arch Oral Biol* 39:833, 1994.

[318] Sakamoto N, Nakajima T, Ikunaga K, et al: Identification of hyaluronidase activity in rabbit dental pulp, *J Dent Res* 60:850, 1981.

[319] Sakurai K, Okiji T, Suda H: Co-increase of nerve fibers and HLA-DR- and/or factor XIIIa-expressing dendritic cells in dentinal caries-affected regions of the human dental pulp: an immunohistochemical study, *J Dent Res* 78:1596, 1999.

[320] Sasaki S: Studies on the respiration of the dog tooth germ, *J Biochem (Tokyo)* 46:269, 1959.

[321] Sasano T, Kuriwada S, Sanjo D: Arterial blood pressure regulation of pulpal blood flow as determined by laser Doppler, *J Dent Res* 68:791, 1989.

[322] Sasano T, Kuriwada S, Shoji N, et al: Axon reflex vasodilatation in cat dental pulp elicited by noxious stimulation of the gingiva, *J Dent Res* 73:1797, 1994.

[323] Sasano T, Shoji N, Kuriwada S, et al: Absence of parasympathetic vasodilatation in cat dental pulp, *J Dent Res* 74:1665, 1995.

[324] Schaible H, Schmidt R: Discharge characteristics of receptors with fine afferents from normal and inflamed joints: influence of analgesics and prostaglandins, *Agents Actions* 19:99, 1986.

[325] Schüpbach P, Lutz F, Finger WT: Closing of dentin tubules by Gluma desensitizer, *Eur J Oral Sci* 105:414, 1997.

[326] Scott JN, Weber DF: Microscopy of the junctional region between human coronal primary and secondary dentin, *J Morphol* 154:133, 1977.

[327] Seltzer S, Bender IB, Ziontz M: The interrelationship of pulp and periodontal disease, *Oral Surg* 16:1474, 1963.

[328] Senger DR, Galli SJ, Dvorak AM, et al: Tumor cells secrete a vascular permeability factor that promotes accumulation of ascites fluid, *Science* 219:983, 1983.

[329] Sessle BJ: Recent developments in pain research: central mechanisms of orofacial pain and its control, *J Endodon* 12:435, 1986.

[330] Sessle BJ: The neurobiology of facial and dental pain: present knowledge, future directions, *J Dent Res* 66:962, 1987.

[331] Sessle BJ: Acute and chronic craniofacial pain: brainstem mechanisms of nociceptive transmission and neuroplasticity, and their clinical correlates, *Crit Rev Oral Biol Med* 11:57, 2000.

[332] Sessle BJ, Greenwood LF: Inputs to trigeminal brain stem neurones from facial, oral, tooth pulp and pharyngolaryngeal tissues: I. Responses to innocuous and noxious stimuli, *Brain Res* 117:211, 1976.

[333] Sessle BJ, Hu JW, Amano N, Zhong G: Convergence of cutaneous, tooth pulp, visceral, neck and muscle afferents onto nociceptive and non-nociceptive neurones in trigeminal subnucleus caudalis (medullary dorsal horn) and its implications for referred pain, *Pain* 27:219, 1986.

[334] Shortland PJ, Jacquin MF, De Maro JA, et al: Central projections of identified trigeminal primary afferents after molar pulp differentiation in adult rats, *Somatosens Mot Res* 12:227, 1995.

[335] Shulman K, Rosen S, Tognazzi K, et al: Expression of vascular permeability factor (VPF/VEGF) is altered in many glomerular diseases, *J Am Soc Nephrol* 7:661, 1996.

[336] Shuttleworth CA, Ward JL, Hirschmann PN: The presence of type III collagen in the developing tooth, *Biochim Biophys Acta* 535:348, 1978.

[337] Sigal MJ, Pitaru S, Aubin JE, Ten Cate AR: A combined scanning electron microscopy and immunofluorescence study demonstrating that the odontoblast process extends to the dentinoenamel junction in human teeth, *Anat Rec* 210:453, 1984.

[338] Smith AJ, Garde C, Cassidy N, et al: Solubilization of dentin extracellular matrix by calcium hydroxide, *J Dent Res* 74:829, 1995 (abstract).

[339] Smith AJ, Sloan AJ, Matthews JB, et al: Reparative processes in dentine and pulp. In Addy M, Embery G, Edger WM, Orchardson R, editors: *Tooth wear and sensitivity: clinical advances in restorative dentistry*, 2000, Martin Dunitz.

[340] Smith AJ, Tobias RS, Cassidy N, et al: Odontoblast stimulation in ferrets by dentine matrix components, *Arch Oral Biol* 39:13, 1994.

[341] Souza PP, Fukada SY, Cunha FQ, et al: Regulation of angiotensin II receptors levels during rat induced pulpitis. *Regul Pept* 140:27, 2007.

[342] Stanley HR, White CL, McCray L: The rate of tertiary (reparative) dentin formation in the human tooth, *Oral Surg* 21:180, 1966.

[343] Steen KH, Reeh PW, Anton F, Handwerker HO: Protons selectively induce lasting excitation and sensitization to mechanical stimulation of nociceptors in rat skin in vitro, *J Neurosci* 21:86, 1992.

[344] Stenvik A, Iverson J, Mjör IA: Tissue pressure and histology of normal and inflamed tooth pulps in Macaque monkeys, *Arch Oral Biol* 17:1501, 1972.

[345] Stern D, Nawroth P, Handley D, Kisiel W: An endothelial cell-dependent pathway of coagulation, *Proc Natl Acad Sci U S A* 82:2523, 1985.

[346] Sunakawa M, Tokita Y, Suda H: Pulsed Nd:YAG laser irradiation of the tooth pulp in the cat. II. Effect of scanning lasing, *Lasers Surg Med* 26:477, 2000.

[347] Sundqvist G, Lerner UH: Bradykinin and thrombin synergistically potentiate interleukin 1 and tumour necrosis factor induced prostanoid biosynthesis in human dental pulp fibroblasts, *Cytokine* 8:168, 1996.

[348] Sweitzer SM, Schubert P, DeLeo JA: Propentofylline, a glial modulating agent, exhibits antiallodynic properties

in a rat model of neuropathic pain, *J Pharmacol Exp Ther* 297:1210, 2001.

[349] Swift ML, Byers MR: Effects of aging responses of nerve fibers to pulpal inflammation in rat molars analyzed by quantitative immunohistochemistry, *Arch Oral Biol* 37:901, 1992.

[350] Tagami J, Hosoda H, Burrow MF, Nakajima M: Effect of aging and caries on dentin permeability, *Proc Finn Dent Soc* 88(suppl 1):149, 1992.

[351] Takahashi K, Kishi Y, Kim S: A scanning electron microscope study of the blood vessels of dog pulp using corrosion resin casts, *J Endod* 8:131, 1982.

[352] Tanaka T: The origin and localization of dentinal fluid in developing rat molar teeth studied with lanthanum as a tracer, *Arch Oral Biol* 25:153, 1980.

[353] Telles PD, Hanks CT, Machado MA, Nör JE: Lipoteichoic acid up-regulates VEGF expression in macrophages and pulp cells, *J Dent Res* 82:466, 2003.

[354] Thomas HF: The extent of the odontoblast process in human dentin, *J Dent Res* 58(D):2207, 1979.

[355] Thomas HF, Payne RC: The ultrastructure of dentinal tubules from erupted human premolar teeth, *J Dent Res* 62:532, 1983.

[356] Thomas JJ, Stanley HR, Gilmore HW: Effects of gold foil condensation on human dental pulp, *J Am Dent Assoc* 78:788, 1969.

[357] Tokita Y, Sunakawa M, Suda H: Pulsed ND: YAG laser irradiation of the tooth pulp in the cat. I. Effect of spot lasing, *Lasers Surg Med* 26:477, 2000.

[358] Tominaga M, Numazaki M, Iida T, et al: *Molecular mechanisms of TRPV1-mediated thermal hypersensitivity*, vol 30, p 37. Seattle, 2003, IASP Press.

[359] Tönder KH, Naess G: Nervous control of blood flow in the dental pulp in dogs, *Acta Physiol Scand* 104:13, 1978.

[360] Tönder KJ: Blood flow and vascular pressure in the dental pulp. Summary, *Acta Odontol Scand* 38:135, 1980.

[361] Tönder KJ: Effect of vasodilating drugs on external carotid and pulpal blood flow in dogs: "stealing" of dental perfusion pressure, *Acta Physiol Scand* 97:75, 1976.

[362] Tönder KJH, Kvinnsland I: Micropuncture measurements of interstitial fluid pressure in normal and inflamed dental pulp in cats, *J Endod* 9:105, 1983.

[363] Tonioli M, Patel T, Diogenes A, et al: Effect of neurotrophic factors on bradykinin expression in rat trigeminal sensory neurons determined by real-time polymerase chain reaction, *J Endod* 30:263, 2004.

[364] Torabinejad M, Cymerman JJ, Frankson M, et al: Effectiveness of various medications on postoperative pain following complete instrumentation, *J Endod* 20:345, 1994.

[365] Torebjörk HE, Hanin RG: Perceptual changes accompanying controlled preferential blocking of A and C fiber responses in intact human skin nerves, *Exp Brain Res* 16:321, 1973.

[366] Torneck CD: Dentin-pulp complex. In Ten Cate AR, editor: *Oral histology: development, structure, and function*, ed 5, St Louis, 1998, Mosby, p 150.

[367] Torneck CD, Kwan CL, Hu JW: Inflammatory lesions of the tooth pulp induce changes in brainstem neurons of the rat trigeminal subnucleus oralis, *J Dent Res* 75:553, 1996.

[368] Tran XV, Gorin C, Willig C, et al: Effect of a calcium-silicate-based restorative cement on pulp repair, *J Dent Res* 91:1166, 2012.

[369] Trantor IR, Messer HH, Birner R: The effects of neuropeptides (calcitonin-gene-related peptide and substance P) on cultured human pulpal cells, *J Dent Res* 74:1066, 1995.

[370] Trowbridge HO: Pathogenesis of pulpitis resulting from dental caries, *J Endod* 7:52, 1981.

[371] Trowbridge HO: Review of dental pain–histology and physiology, *J Endod* 12:445, 1986.

[372] Trowbridge HO, Franks M, Korostoff E, Emling R: Sensory response to thermal stimulation in human teeth, *J Endod* 6:405, 1980.

[373] Trowbridge HO, Silver DR: Review of current approaches to in-office management of tooth hypersensitivity, *Dent Clin North Am* 16:561, 1990.

[374] Trowbridge HO, Stewart JCB, Shapiro IM: Assessment of indurated, diffusely calcified human dental pulps. In *Proceedings of the International Conference on Dentin/ Pulp Complex*, Tokyo, 1996, Quintessence Publishing, p 297.

[375] Turner D, Marfurt C, Sattelburg C: Demonstration of physiological barrier between pulpal odontoblasts and its perturbation following routine restorative procedures: a horseradish peroxidase tracing study in the rat, *J Dent Res* 68:1262, 1989.

[376] Turner DF: Immediate physiological response of odontoblasts, *Proc Finn Dent Soc* 88(suppl 1):55, 1992.

[377] Uddman R, et al: Occurrence of VIP nerves in mammalian dental pulps, *Acta Odontol Scand* 38:325, 1980.

[378] van Amerongen JP, Lemmens IG, Tonino GJ: The concentration, extractability and characterization of collagen in human dental pulp, *Arch Oral Biol*, 28:339, 1983.

[379] Van Hassel HJ: Physiology of the human dental pulp, *Oral Surg Oral Med Oral Path* 32:126, 1971.

[380] Van Hassel HJ, Brown AC: Effect of temperature changes on intrapulpal pressure and hydraulic permeability in dogs, *Arch Oral Biol* 14:301, 1969.

[381] van Wijk AJ, Hoogstraten J: Reducing fear of pain associated with endodontic therapy, *Int Endod J* 39:384, 2006.

[382] Veerayutthwilai O, Byers MR, Pham TT, et al: Differential regulation of immune responses by odontoblasts, *Oral Microhiol Immunol* 22:5, 2007.

[383] Vickers ER, Cousins MJ: Neuropathic orofacial pain part 1: prevalence and pathophysiology, *Aust Endod J* 26:19, 2000.

[384] Vongsavan N, Matthews B: The permeability of cat dentine in vivo and in vitro, *Arch Oral Biol* 36:641, 1991.

[385] Vongsavan N, Matthews B: Fluid flow through cat dentine in vivo, *Arch Oral Biol* 37:175, 1992.

[386] Vongsavan N, Matthews B: The vascularity of dental pulp in cats, *J Dent Res*, 71:1913, 1992.

[387] Vongsavan N, Matthews B: The relation between fluid flow through dentine and the discharge of intradental nerves, *Arch Oral Biol* 39(suppl):140S, 1994.

[388] Vongsavan N, Matthews B: The relationship between the discharge of intradental nerves and the rate of fluid flow through dentine in the cat, *Arch Oral Biol* 52:640, 2007.

[389] Wakisaka S: Neuropeptides in the dental pulp: their distribution, origins and correlation, *J Endod* 16:67, 1990.

[390] Wakisaka S, Ichikawa H, Akai M: Distribution and origins of peptide- and catecholamine-containing nerve fibres in the feline dental pulp and effects of cavity preparation on these nerve fibres, *J Osaka Univ Dent Sch* 26:17, 1986.

[391] Wakisaka S, Sasaki Y, Ichikawa H, Matsuo S: Increase in c-fos-like immunoreactivity in the trigeminal nucleus complex after dental treatment, *Proc Finn Dent Soc* 88(suppl 1):551, 1992.

[392] Wall PD: Alterations in the central nervous system after deafferentation: connectivity control. In Bonica JJ, Lindblom U, Iggo A, editors: *Advances in pain research and therapy*, vol 5, New York, 1983, Raven Press, p 677.

[393] Walton R, Fouad A: Endodontic interappointment flare-ups: a prospective study of incidence and related factors, *J Endod* 18:172, 1992.

[394] Wang C, Li GW, Huang LY: Prostaglandin E2 potentiation of P2X3 receptor mediated currents in dorsal root ganglion neurons, *Mol Pain* 3:22, 2007.

[395] Warfvinge J, Dahlen G, Bergenholtz G: Dental pulp response to bacterial cell wall material, *J Dent Res* 64:1046, 1985.

[396] Warren C, Mok L, Gordon S, et al: Quantification of neural protein in extirpated tooth pulp, *J Endod* 34:7, 2008.

[397] Watkins LR, Milligan ED, Maier SF: Glial activation: a driving force for pathological pain, *Trends Neurosci* 24:450, 2001.

[398] Weber DK, Zaki AL: Scanning and transmission electron microscopy of tubular structure presumed to be human odontoblast processes, *J Dent Res* 65:982, 1986.

[399] Weiger R, Axmann-Kremar D, Lost C: Prognosis of conventional root canal treatment reconsidered, *Endodon Dent Traumatol* 14:1, 1998.

[400] Weinstock A, Weinstock M, Leblond CP: Autoradiographic detection of 3H-fucose incorporation into glycoprotein by odontoblasts and its deposition at the site of the calcification front in dentin, *Calcif Tissue Res* 8:181, 1972.

[401] Weinstock M, Leblond CP: Synthesis, migration and release of precursor collagen by odontoblasts as visualized by radioautography after 3H-proline administration, *J Cell Biol* 60:92, 1974.

[402] Wells J, Bingham V, Rowland K, Hatton J: Expression of Na$_v$1.9 channels in human dental pulp and trigeminal ganglion, *J Endod* 33:1172, 2007.

[403] Wiig H, Aukland K, Tenstad O: Isolation of interstitial fluid from rat mammary tumors by a centrifugation method, *Arch Physiol Heart Circ Physiol* 284:H416-H424, 2003.

[404] Wiig H, Gyenge C, Iversen PO, et al: The role of the extracellular matrix in tissue distribution of macromolecules in normal and pathological tissues: potential therapeutic consequences, *Microcirculation* 15:283, 2008.

[405] Willingale HL, Gardiner NJ, McLymont N, et al: Prostanoids synthesized by cyclo-oxygenase isoforms in rat spinal cord and their contribution to the development of neuronal hyperexcitability, *Br J Pharmacol* 122:1593, 1997.

[406] Winter HF, Bishop JG, Dorman HL: Transmembrane potentials of odontoblasts, *J Dent Res* 42:594, 1963.

[407] Wong M, Lytle WR: A comparison of anxiety levels associated with root canal therapy and oral surgery treatment, *J Endod* 17:461, 1991.

[408] Woodnutt DA, Wager-Miller J, O'Neill PC, et al: Neurotrophin receptors and nerve growth factor are differentially expressed in adjacent nonneuronal cells of normal and injured tooth pulp, *Cell Tissue Res* 299:225, 2000.

[409] Woolf C: Transcriptional and posttranslational plasticity and the generation of inflammatory pain, *Proc Natl Acad Sci U S A* 96:7723, 1999.

[410] Wright EF: Referred craniofacial pain patterns in patients with temporomandibular disorder [see comment][erratum appears in *J Am Dent Assoc* 131:1553, 2000], *J Am Dent Assoc* 131:1307, 2000.

[411] Yaksh TL: Central pharmacology of nociceptive transmission. In Wall P, Melzack R, editors: *Textbook of pain*, Edinburgh, 2002, Churchill Livingstone, p 285.

[412] Yamada T, Nakamura K, Iwaku M, Fusayama T: The extent of the odontoblast process in normal and carious human dentin, *J Dent Res* 62:798, 1983.

[413] Yamaguchi M, Kojima T, Kanekawa M, et al: Neuropeptides stimulate production of interleukin-1 beta, interleukin-6, and tumor necrosis factor-alpha in human dental pulp cells, *Inflamm Res* 53:199, 2004.

[414] Yamamura T: Differentiation of pulpal wound healing, *J Dent Res* 64(special issue):530, 1985.

[415] Yang BH, Piao ZG, Kim Y-B: Activation of vanilloid receptor 1 (VR1) by eugenol, *J Dent Res* 82:781, 2003.

[416] Yonehara N, Amano K, Kamisaki Y: Involvement of the NMDA-nitric oxide pathway in the development of hypersensitivity to tactile stimulation in dental injured rats, *Jpn J Pharmacol* 90:145, 2002.

[417] Yu CY, Boyd NM, Cringle SJ: An in vivo and in vitro comparison of the effects of vasoactive mediators on pulpal blood vessels in rat incisors, *Arch Oral Biol* 47:723, 2002.

[418] Yu CY, Boyd NM, Cringle SJ, et al: Oxygen distribution and consumption in rat lower incisor pulp, *Arch Oral Biol* 47:529, 2002.

[419] Zerari-Mailly F, Braud A, Davido N, et al: Glutamate control of pulpal blood flow in the incisor dental pulp of the rat, *Eur J Oral Sci* 120:402, 2012.

[420] Zerlotti E: Histochemical study of the connective tissue of the dental pulp, *Arch Oral Biol* 9:149, 1964.

[421] Zhang J, Kawashima N, Suda H, et al: The existence of CD11c+ sentinel and F4/80+ interstitial dendritic cells in dental pulp and their dynamics and functional properties, *Int Immunol* 18:1375, 2006.

第13章

牙髓对龋病和牙科治疗的反应
Pulpal Reactions to Caries and Dental Procedures

ASHRAF FOUAD | LINDA G. LEVIN

章节概述

　　牙髓是一种动态的组织，能够通过不同方式对外界刺激做出反应。此外，牙髓反应有一些独有的特征，使其区分于机体的其他结缔组织。牙髓在暴露于龋病（一种常见的慢性感染性疾病）之前，通常被包裹在发育成熟且坚硬的牙齿硬组织内，由于缺乏侧支循环，因而易于受到感染，使得牙髓组织的再生变得复杂。此外，牙髓组织存在丰富的血管和神经供应，可以调控炎症反应，但同时也可能导致牙髓快速变性和坏死。治疗龋病和其他牙齿发育异常时，常常需要去除机体中最坚硬的组织——牙釉质和牙本质，从而增加对牙髓的刺激。本章将探讨牙髓对所有这些变量的反应，介绍牙科治疗及其对牙髓组织影响的研究进展。

牙髓对龋病的反应

　　龋病是一种局限性、破坏性、进展性的牙本质感染，如果不治疗，可能导致牙髓坏死甚至患牙缺失。细菌的副产物以及牙本质有机和无机成分溶解的产物均能调控龋病对牙髓的影响。机体有3种基本反应保护牙髓免受龋病伤害：（1）牙本质渗透性降低；（2）第三期牙本质形成；（3）炎症和免疫反应[133]。这些反应伴随发生，牙髓组织的稳定性很大程度取决于进展性病损的侵袭性以及宿主反应，如患者年龄等（见第26章）。

　　在进展性龋损的感染前沿，多种内源性和外源性因子释放，刺激周围的牙髓组织。牙髓反应最开始由细菌蛋白水解酶、毒素和代谢副产物等引发，而牙本质和牙本质液的缓冲能力可能会减弱这些有害物质的影响。当剩余牙本质厚度极薄时，这一保护功能会显著降低[237]。当细菌代谢物和其细胞壁成分可以直接接触到牙髓组织时会引起炎症。目前研究表明，在龋损的早中期，细菌产生的酸性副产物可以间接降解牙本质基质，从而释放在牙本质形成期就生成的生物活性分子。这些分子一旦被释放，将会再次发挥其在牙本质形成中的功能，刺激第三期牙本质生成[238]。研究发现，将脱矿的牙本质基质放置在牙髓暴露的部位可以诱导牙本质形成，这一研究结果支持上述理论[266]。此外，在暴露的牙本质或牙髓表面放置纯化的牙本质基

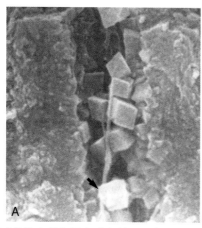
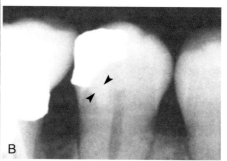

图13-1 A，磷钙矿晶体在硬化牙本质中封闭牙本质小管。B，明显牙本质硬化影像，位于深的Ⅱ型病损下方。（图A，摘自 Yoshiyama M, Masada J, Uchida A, Ishida H: Scanning electron microscopic characterization of sensitive vs. insensitive human radicular dentin, *J Dent Res* 68:1498, 1989）

质蛋白能够刺激第三期牙本质形成，提示这些分子可以直接作用或穿过完整的牙本质发挥作用[239,265]。更多关于牙本质中生长因子的信息已在牙髓再生章节中进行总结（见第10章）。

研究表明，以下几种生长因子可能会刺激修复性牙本质形成。体外研究发现，牙本质中存在的肝素结合生长因子、转化生长因子（transforming growth factor，TGF）-β1和TGF-β3、胰岛素样生长因子Ⅰ和Ⅱ、血小板源生长因子、骨形成蛋白-2（bone morphogenetic protein-2，BMP-2）和血管形成生长因子，都具有刺激牙本质生成的作用。尤其是TGF-β超家族，在间充质干细胞或祖细胞向成牙本质细胞分化的信号通路中至关重要，此外还可能参与原发性和第三期牙本质的形成。TGF-β1是主要亚型，在牙本质基质的可溶性和不溶性部分中均匀分布[41]。当龋导致牙本质崩解时，可溶性TGF-β1可以扩散并穿过完整的牙本质，而不溶性TGF-β1则固定在不溶性牙本质基质上，发挥刺激成牙本质细胞的作用，类似膜结合TGF-βs在牙齿发育过程中的作用[237,240]。

目前研究多集中于第三期牙本质的形成，但其并非针对入侵病原体的最初始、最有效的牙髓防御反应。管内牙本质沉积增加，矿物晶体直接沉积到缩窄的牙本质小管中，会降低牙本质的渗透性，这被认为是对龋病的第一道防线，被称为牙本质硬化。这一反应由管内牙本质沉积增加和沉积晶体封闭牙本质小管综合作用而成，最终会导致进展龋损下方牙本质的渗透性显著降低[206]。牙齿切片的体外研究结果显示，TGF-β1在管内牙本质沉积增加中发挥主要作用[236]。磷钙矿晶体在牙本质小管腔内沉积，可能主要由活性

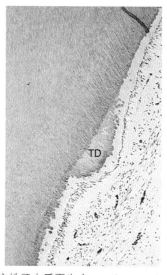

图13-2 反应性牙本质再生（reactionary dentinogenesis, TD）。注意在继发性牙本质和反应性牙本质界面，牙本质小管的管状形态和不连续性。原来的成牙本质细胞仍然存在。

成牙本质细胞受到刺激而引发，此外，脱矿过程释放的矿物质沉积也可能参与其中（图13-1）[156,262]。

第三期牙本质比硬化牙本质的形成时间更长，其最终特性很大程度取决于外界刺激的方式。温和的刺激可以激活局部静息状态的成牙本质细胞，从而促进牙本质有机基质的合成。这种类型的第三期牙本质被称为反应性牙本质，可以在尚未成洞的釉质龋损下方，即牙本质刚开始脱矿处观察到[151]。龋进程中分泌的介质诱导局部成牙本质细胞，引起基质产物表达的集中上调。由此产生的牙本质在形态上与生理牙本质相似，可能只是新形成的牙本质小管方向改变（图13-2）。相比之下，在侵袭性病变中，下方的成牙本质细胞被破坏，需要具有分化能力的前体细胞重新分化，以补充被破坏的成牙本质细胞层。这样形成的基

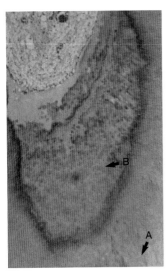

图13-3 修复性牙本质；冲击性感染的强力刺激对成牙本质细胞是毁灭性的。由此合成的牙本质是不规则的软组织包裹体。

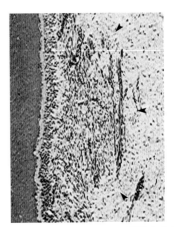

图13-4 龋病的早期牙髓反应表现为慢性炎症细胞的集中聚集。注意，在炎症外围，牙髓实质相对未受影响。

质的分布和组成直接反映分泌细胞的分化状态。也就解释了修复性牙本质的异质性，其形态可以从有序的管状牙本质到更紊乱的不规则纤维牙本质。纤维牙本质由其结构不规则和组织内含物，比生理牙本质渗透性更强[275]（图13-3）。

牙本质是抵抗有害刺激的物理屏障，而牙髓免疫应答是抵抗病原体入侵的体液和细胞屏障。在龋损进展中，随着感染的推进，宿主免疫应答的强度也会随之增加。研究表明辅助型T细胞、B细胞、中性粒细胞及巨噬细胞的效价与人牙齿中龋损的深度成正比[118]。但是，大量牙本质的崩解并不一定会引起牙髓的免疫应答。在未成洞的龋损以及结构不良的窝沟点隙下方也可以观察到牙髓炎症反应，这一发现支持上述结论[34]。

龋病的早期炎症反应主要是慢性炎症细胞的聚集（图13-4）。最初由成牙本质细胞介导，随后由树突状细胞介导。作为牙髓中最外围的细胞，成牙本质细胞最先接触外来抗原，并启动固有免疫应答。一般来说，病原体识别是通过被称为结构识别受体（pattern recognition receptors，PRRs）的特定受体来完成的[120]。这些受体通过病原体相关的分子式（pathogen associated molecular patterns，PAMPs）识别入侵物，并激活NF-κB通道启动宿主防御[101]。

Toll样受体家族（Toll-like receptor family，TLRs）是一类PAMP识别分子。已经证实成牙本质细胞在对细菌产物的应答中可以增加某些TLRs的表达。在实验条件下，脂磷壁酸刺激成牙本质细胞会增加其TLR3、TLR5、TLR9的表达，而脂多糖会增加TLR2和TLR4的表达[66,107,183]。研究还表明，革兰阳性、阴

性细菌刺激成牙本质细胞会增加其TLR2和TLR4的表达，而TGF-β1抑制这一过程[27,107]。一旦成牙本质细胞上的TLR因病原体刺激而激活，成牙本质细胞会分泌前炎症细胞因子、趋化因子和抗菌肽，以招募并刺激免疫效应细胞，并直接消灭细菌[74,76,129]。

许多细胞组成性地低水平分泌趋化因子。未受刺激的成牙本质细胞表达编码CCL2、CXCL12和CXCL14的基因，已知这3种基因可以编码向不成熟树突状细胞趋化的因子[42]。还可以编码CCL26，它是CCR1、CCR2和CCR5的天然拮抗剂，这些趋化因子由单核细胞和树突状细胞分泌[287]。研究表明受细菌细胞壁成分刺激多种趋化基因的表达上调，包括CXCL12、CCL2、CXCL9、CX3CL1、CCL8、CXCL10、CCL16、CCL5、CXCL2、CCL4、CXCL11和CCL3，以及9种趋化因子受体基因，包括CXCR4、CCR1、CCR5、CX3CR1、CCR10和CXCR3，表明成牙本质细胞能识别病原体并表达招募免疫效应细胞的因子[42,75,106,152]（图13-5）。

这些数据表明，受刺激的成牙本质细胞高水平表达趋化因子，如IL-8（CXCL8），它们与先前龋齿分泌的游离型生长因子协同作用，引起局部树突状细胞增加，伴随趋化因子的释放[77,240]。随后由淋巴细胞、巨噬细胞和浆细胞组成的免疫效应细胞大量进入牙髓组织。这种细胞浸润伴随着对血管生成因子应答而引起的局部毛细血管增生，以及神经纤维和人类白细胞抗原-DR（human leukocyte antigen-DR，HLA-DR）阳性树突状细胞的共聚集[280-281]。

随着龋损进展，慢性炎性浸润的密度以及成牙本质细胞区域中树突状细胞的密度也会增加。牙髓树突状细胞负责抗原呈递和刺激T淋巴细胞。对无炎症的牙髓而言，它们散布在整个牙髓中。伴随龋病进展，

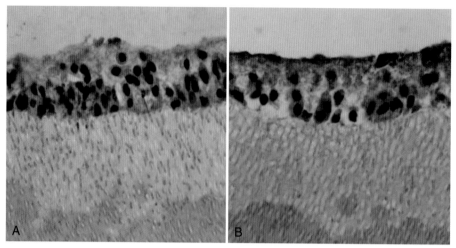

图13-5 抗IL-8抗体免疫染色证实，在体外培养模型中，LPS作用后的成牙本质细胞表达IL-8。

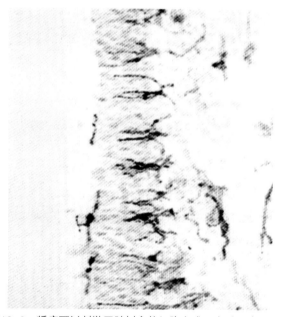

图13-6 龋病可以刺激牙髓树突状细胞在成牙本质细胞层内及周围堆积。（经Mats Jontell许可转载）

它们由最初聚集在牙髓和成牙本质细胞下方的区域，延伸至成牙本质细胞层，最终迁移至成牙本质细胞突起旁的牙本质小管入口处[282]（图13-6）。

牙髓中有两种截然不同的树突状细胞群。CD11c+存在于牙髓/牙本质交界处和窝沟点隙下方。F4/80+树突状细胞集中在成牙本质细胞下方的血管周围区域和牙髓内[287]。CD11c+树突状细胞表达TLR2和TLR4，且CD205+。F4/80+树突状细胞具有迁移能力。当它们从固有牙髓中迁移时，体积增大且变成CD86+。在龋损下方，成牙本质细胞和树突状细胞之间存在密切的空间关系，因此推测，树突状细胞可能在成牙本质细胞分化或其在免疫防御和牙本质形成的分泌活性中发挥作用。最新研究表明，牙髓树突状细胞可以迁移到

局部淋巴结进行抗原呈递[24a]。体外研究表明，由树突状细胞和巨噬细胞分泌的粒细胞巨噬细胞集落刺激因子（granulocyte-macrophage colony-stimulating factor，GM-CSF）和骨桥蛋白有助于成牙本质细胞分化[227]。牙髓施万细胞也被证明能产生对龋应答的分子，表明其具有抗原呈递能力。

有证据表明，成牙本质细胞在对龋病的体液免疫中也起着重要作用。IgG、IgM和IgA位于人牙本质龋成牙本质细胞的细胞质和细胞突起中，表明这些细胞主动将抗体输送到感染前沿[189]。在病变初期，抗体在成牙本质细胞层积聚，随着病变进展，可以在牙本质小管中观察到抗体。最终，抗体在进展病损的下方集中聚集[188]。

在龋损进展的最晚期，体液免疫伴随着牙髓组织的免疫病理破坏。在动物研究中，用牛血清白蛋白（bovine serum albumin，BSA）对猴子进行过度免疫，可以观察到对新鲜切割的牙本质进行抗原刺激后牙髓组织破坏增加[20]。成牙本质细胞似乎也与人类β防御2（human beta defensing-2，HBD2）等固有抗菌分子的产生有关。因此，白介素（interleukin，IL）-1、肿瘤坏死因子（tumor necrosis factor，TNF）-α和细菌的脂多糖（lipopolysaccharide，LPS）是导致对龋应答时HBD2显著增加的原因[106]。总之，成牙本质细胞在协调对龋病的局部和趋化性炎症应答中起着重要作用（图13-7）。

乳牙和年轻恒牙中的牙髓暴露可导致增殖反应或增生性牙髓炎。旺盛的炎症组织通过暴露增殖并形成"牙髓息肉"（图13-8）。据推测，丰富的血液供应可以促进这种增殖反应。建议进行传统的根管治疗或新兴的活髓治疗。

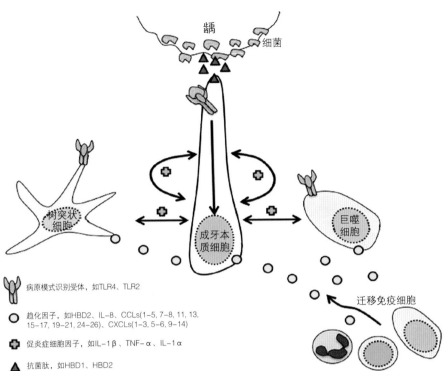

图13-7 成牙本质细胞层（odontoblast layer，ODL）的固有免疫。龋中的细菌成分会通过Toll样受体（Toll-like receptors，TLRs）激活由成牙本质细胞、树突状细胞或巨噬细胞所释放的细胞因子/趋化因子。这些细胞释放出的促炎症细胞因子作为自分泌和旁分泌信号增强细胞因子反应。包括抗菌肽、细胞因子和趋化因子。释放的趋化因子创造出免疫细胞向成牙本质细胞层迁移的梯度，而抗菌肽可以减少细菌负荷。（摘自Horst OV, Horst JA, Samudrala R, Dale BA: Caries induced cytokine network in the odontoblast layer of human teeth, *BMC Immunol* 12:9, Fig. 4C, 2011）

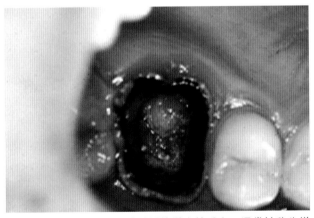

图13-8 年轻牙齿中一种对龋的增生性反应，通常被称为增生性牙髓炎或牙髓息肉。（由Dr. Howard Strassler提供，University of Maryland）

神经源性介质

神经源性介质参与到牙髓对刺激物的应答中，像免疫成分一样，它们可以调节病理和愈合反应（见第12章）。牙本质的外部刺激会引起牙髓传入神经释放促炎性神经肽[36,130]。P物质（Substance P，SP）、降钙素基因相关肽（calcitonin gene-related peptide，CGRP）、神经激肽A（neurokinin A，NKA）、神经

激肽Y和血管活性肠肽均被释放，并影响血管反应，如血管扩张和血管通透性增加。这导致组织压力的净增加，在极端和持续的环境中可发展成组织坏死。因去甲肾上腺素、神经肽Y和三磷酸腺苷（adenosine triphosphate，ATP）等介质的局部释放刺激交感神经，可以改变牙髓血流。受体领域研究以及解剖学研究都表明炎症反应可诱导传入纤维的新生[36]。

神经肽可以调节牙髓免疫反应。研究表明，SP是巨噬细胞与T淋巴细胞的趋化因子和刺激剂。这种刺激增加花生四烯酸代谢物的产生，刺激淋巴细胞有丝分裂和细胞因子的产生。CGRP表现出免疫抑制活性，可通过Ⅱ型抗原呈递和淋巴细胞增殖的减少得到证实。

SP和CGRP促进牙髓细胞和成牙本质样细胞的有丝分裂；因此可以启动和传递牙髓愈合反应[260]。已经证实CGRP可以刺激人牙髓细胞产生骨形态发生蛋白。据推断这种刺激结果可以诱导第三期牙本质生成[38]。由于急性咬合创伤，牙髓和牙周膜中的P物质显示出增加趋势[45]，这可能与震荡性创伤引起的疼痛有关。

在牙髓中CGRP的释放可能存在性别差异[29,159]。一项研究表明，在女性患者中，血清素（一种外周前递质介质）会导致辣椒素诱发的CGRP在牙髓中释放显著

增加，而男性患者则不会[159]。炎症介质的相互作用能解释牙齿疼痛临床表现中的一些性别差异。

临床症状与实际牙髓炎症之间的相关性

从临床角度来看，临床医生如果能够从患者表现出的症状中诊断出牙髓状态最好。如果症状不确定，一些客观测试应该有助于临床医生对牙髓的病理状态进行最终诊断。事实上，主观和客观结果常常不足以得出牙髓状态的确定诊断。在牙髓炎症严重时尤其如此，医生很难在临床上确定炎症是否可复。

许多医生依靠疼痛症状来确定牙髓的状态。一些研究详细探讨了这一问题。大量经典研究记录下在牙齿拔除并对其进行组织学检查之前与龋病相关的主观和客观的临床表现。这些研究的基本假设是，临床症状越严重，牙髓炎症和破坏的严重程度在组织学上就越明显。然而研究表明，在活髓中，临床症状通常与整体组织学结果无关[100,169,232]。此外，无论症状如何表现，龋源性牙髓暴露与严重的炎症反应或液化性坏死有关（图13-9）。这些组织学变化可以从仅存在于暴露部位直到深入根管内[232]。

在一些研究中，长期或自发的严重症状与慢性的局部、全部牙髓炎或牙髓坏死有关[64,232]。然而，研究中常发现有严重炎症反应包括部分组织坏死的病例，却几乎没有临床症状——所谓的无痛性牙髓炎[64,100,169,232]。此外，神经纤维的密度[224]和炎性牙髓内的血管密度[225]与乳牙和恒牙的临床症状无关。据报道，导致牙髓坏

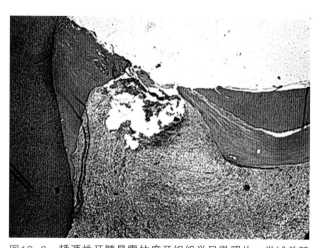

图13-9 龋源性牙髓暴露的磨牙组织学显微照片。尝试盖髓但是最终失败，患者表现出症状。这张显微照片显示整个冠髓中的坏死和重度炎症区域。（由Dr. Larz Spangberg提供，University of Connecticut）

死和无症状根尖周炎的无痛性牙髓炎发生率为所有牙髓炎病例的40%～60%[168]。

客观的临床症状对于确定牙髓活力以及炎症是否进展到根尖周组织（见第1章）至关重要。牙髓电活力测试无反应通常表明牙髓已经坏死[221,232]。牙髓温度测试可以重现牙齿对温度变化敏感程度的症状，对于医生评估患者对刺激的反应及反应持续时间很有价值。但是，牙髓测试不能明确牙髓炎症的程度[64,232]。这些研究表明，只有在牙髓不仅对活力测试有反应，而且还表现出严重的自发症状的情况下，才会确诊为不可复性牙髓炎。

可以通过对牙髓活力测试一致的阴性反应来预测性诊断牙髓坏死，最好是同时进行冷测和电测以避免假阴性反应[210-211]。可以通过实验性备洞或髓腔入路预备时未见出血性牙髓组织，来证实牙髓坏死。然而，值得一提的是，后者应谨慎评估。有时，髓腔非常狭小，如根管钙化的老年人，在髓腔进入时，出血可能不易察觉。相反，有牙髓坏死和急性根尖周感染的病例，在髓腔入路预备过程中，可能会有血性、脓性分泌物从宽大的髓腔中溢出，特别是在使用初始器械后。

牙髓的组织学状态与临床症状之间缺乏相关性，这可以用牙髓生物学的研究进展来解释。研究表明，许多分子介质可以同时启动、促进或调节牙髓炎症反应。只有使用专门的染色技术，才能通过组织学分析来确定这些炎症介质的性质和数量。这类分子介质大多通过作用于外周神经细胞或加快炎症进程来降低疼痛阈值。因此，在疼痛性牙髓炎患者的牙髓中，许多这类介质增加。这些介质包括前列腺素[51,223]、血管活性胺缓激肽[150]、肿瘤坏死因子-α[139]、神经肽（如P物质）[30]、CGRP和神经激肽A[13]以及儿茶酚胺[185]。事实上，甚至有证据表明，当患者患有疼痛性牙髓炎时，与对侧牙齿相比，患牙的龈沟液中神经肽显著增加[13]。在另一项研究中，训练有素的志愿者用3倍阈值的恒定电流刺激切牙，持续90秒[12]。这将显著增加龈沟内的基质金属蛋白酶8（matrix metallo-proteinase 8, MMP-8），它是一种参与组织破坏的胶原酶。

此外，已经确定牙髓内存在外周阿片类受体[119]，这可能是许多不可复性牙髓炎病例无症状的原因。如前所述，患龋的牙齿常常无明显自觉症状。但是，其内仍有大量炎症。与正常牙齿相比，浅、中龋的牙髓内神经肽Y[68]和它的Y1受体[69]增加。神经肽Y是一种交感神经系统的神经递质，一般认为其是神经源性炎

症的调控剂。同样的，在中龋的牙髓中血管活性肠肽（vasoactive intestinal peptide，VIP）水平增加，而非其受体VPAC1水平[67]。

随着分子生物学的进步，可以通过分子的基因表达同时有效检测数百种介质分子。目前的研究试图检测在龋损发生时，牙髓中哪些基因特异表达或上调。相关初步研究表明，在龋损下方，各种细胞因子和其他炎症介质上调，与龋的深度相关[164]。研究人员利用基因芯片获得候选基因的精确图谱，这些基因在炎症牙髓和成牙本质细胞层中表达升高[165,194-195]。此外，研究还揭示microRNAs（miRNAs）在健康和病变牙髓中的差异表达[288]。miRNAs是一种非编码RNA分子，可以调节复杂炎症反应中的基因表达，最终协助临床预测牙髓状态。因此，研发更准确的椅旁诊断方法可能是可行的，特别是一种从龈沟液、牙本质小管液取样或直接从牙髓取样的方法。为此，需要进一步研究来确定在诊断困难的病例中预测牙髓存活或变性的关键介质。

牙本质过敏症及其处理

牙本质过敏症是一种特殊情况，虽然表现为明显的、慢性的牙髓疼痛，但在大多数情况下，这种疼痛似乎与不可复的牙髓病变无关。牙本质过敏症的特点是，当暴露的牙本质受到温度、气流、机械、渗透或化学的刺激后，会产生一过性锐痛，这种疼痛不能归因于任何其他形式的牙齿缺损或病变[104]。尖牙、前磨牙和磨牙的根面尤其会受到影响，特别是在牙周附着丧失的区域。牙本质过敏症可能与刷牙时的过度磨损、牙周病或来自饮食或胃酸的酸蚀有关[2-3,47]，在刮治和根面平整术后可能会增加[47,274]。牙本质处于高度敏感的状态，很可能是由于缺乏牙骨质的保护、饮食酸导致龋污层丧失以及牙本质小管液的流体动力学运动[4,33]。牙本质敏感时无法归类牙髓的炎症程度，因为通常情况不严重，无须拔牙或根管治疗。但是，高敏感区域[284]（图13-10）存在新型牙本质小管，可能导致刺激增加，引起该部位牙髓的局部可复性炎症。

应用神经调控剂如硝酸钾[163]，或牙本质小管封闭剂如氯化锶、草酸或牙本质粘接剂[4,202]（图13-11），通常会缓解病情，至少暂时缓解。但是，放置这类分子或晶体只能暂时缓解，因此需要研发与根面结合的生物相容性材料，以提供更持久的解决方案。磷酸钙钠生物活性玻璃是这类材料中的一种[157]，已被开发成商业产品（SootheRx，NovaMin Technology Inc.，Alachua，FL）。另一种产品是用草酸钙和酸蚀粘接材料相结合来封闭牙本质小管（BisBlock，Bisco Inc.，Schaumberg，IL）。有人担心，酸蚀过程中的酸性pH环境可能会使草酸晶体溶解，从而干扰材料的有效性[279]。

但是，一项研究发现BisBlock和另外两种产品——Seal & Protect（Dentsply Professional，York，PA）和Vivasens（Ivoclar Vivadent AG，Schaan，Liechtenstein）——在治疗几周后比安慰剂有效[198]。从长远来看，龋污层的形成（如来自刷牙）、牙本质硬化、反应性牙本质以及大量内源性高分子封闭牙本质小管，都被认为可以减少该问题的发生[203]。一项基于实践的随机临床实验比较非脱敏牙膏（Colgate Cavity Protection Regular，Colgate-Palmolive，New York，NY）、脱敏牙膏（Colgate Sensitive Fresh Stripe，Colgate-Palmolive）和专业应用脱敏剂（Seal & Protect）的有效性[89]。研究结果表明，在为期6个月的观察中，与非脱敏组相比，脱敏治疗组牙本质敏感性显著降低，专业应用脱敏剂组降低更为显著。

牙髓对局部麻醉的反应

完整的牙髓血流对维持牙髓的健康至关重要。因为牙髓被封闭在坚硬的髓腔内，由若干小动脉通过根尖孔提供血供，不能受益于侧支循环或体积变化，而这些变化可以补偿其他软组织的血流变化。此外，血流量减少具有降低大分子量毒素或废物清除的复合效应[201]，从而导致不可复的牙髓病变。局部麻醉时使用血管收缩剂可以增强麻醉的持续时间。但是，如果局部麻醉药中的血管收缩剂引起血流减少，可能会对牙髓健康产生不良影响，特别是如果牙髓在术前发炎。早期研究表明，当通过浸润和神经阻滞途径给药时，局部麻醉药中的血管收缩剂的确可以减少实验动物的牙髓血流量[132]（图13-12），并且这种效应在牙周膜间隙麻醉时更明显[131]（图13-13）。

最近，在一些临床实验中，研究者给予研究对象不同局部麻醉药（含或不含1:100000浓度的肾上腺素）浸润麻醉，并使用激光多普勒血流测量仪测量牙髓血流量。在含肾上腺素的实验组中，牙髓血流持续显著减少[5,49,177]，即使只浸润上颌前磨牙的腭侧[213]。

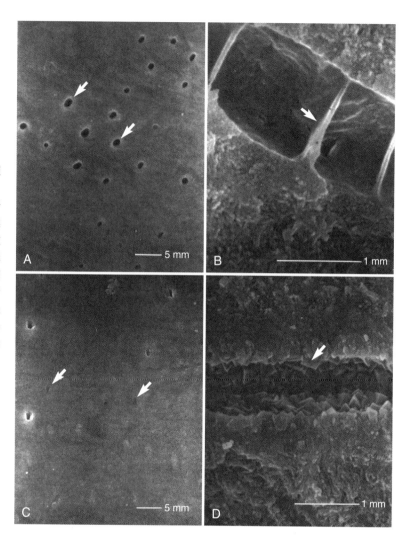

图13-10 敏感区暴露牙本质表面的扫描电镜照片。A，大量的牙本质小管（箭头）呈开放状态。B，敏感区断裂的牙本质小管的扫描电镜照片。牙本质小管腔内被膜状结构（箭头）分割。C，自然脱敏区暴露牙本质表面的扫描电镜照片。牙本质小管（箭头）的腔内大多是闭塞的，表面非常光滑。D，一个自然脱敏区断裂的牙本质小管的扫描电镜照片。可见0.1~0.3μm的菱形层状晶体（箭头）。（摘自Yoshiyama M, Masada J, Uchida A, Ishida H: Scanning electron microscopic characterization of sensitive vs. insensitive human radicular dentin, *J Dent Res* 68:1498, 1989）

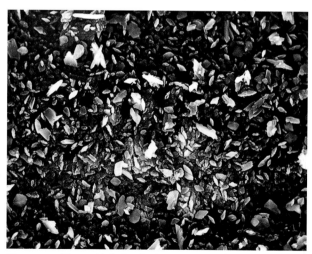

图13-11 用30%的草酸二钾处理玷污层2分钟并用3%的磷酸二氢钾和单氢草酸2分钟。牙本质表面完全被草酸钙晶体覆盖（原始放大倍数×1900）。（摘自Pashley DH, Galloway SE: The effects of oxalate treatment on the smear layer of ground surfaces of human dentine, *Arch Oral Biol* 30:731, 1985）

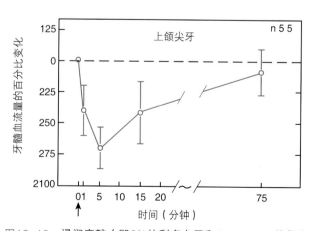

图13-12 浸润麻醉（即2%的利多卡因和1∶100000的肾上腺素）对犬上颌尖牙牙髓血流量的影响。注射后不久牙髓血流量急剧下降。箭头示意注射的时间。误差棒示意标准差。（摘自Kim S, Edwall L, Trowbridge H, Chien S: Effects of local anesthetics on pulpal blood flow in dogs, *J Dent Res* 63:650, 1984）

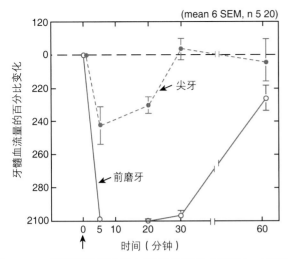

图13-13　牙周膜间隙注射（即2%的利多卡因和1：100000的肾上腺素）对犬下颌尖牙和前磨牙牙髓血流量的影响。在前磨牙的近中和远中龈沟内注射。注射导致前磨牙牙髓血流完全中止，持续大约30分钟。箭头示意注射的时间。（摘自Kim S: Ligamental injection: a physiological explanation of its efficacy, *J Endod* 12:486, 1986）

在另一项研究中，肾上腺素浸润组中牙髓血流量的减少多于牙龈血流量的减少，并且注射1小时后也未恢复到基线值[5]。据报道，在使用利多卡因和1：100000或1：80000肾上腺素进行下牙槽神经阻滞麻醉时，牙髓血流量也有类似减少[187]。值得注意的是，使用激光多普勒血流测量仪的研究存在局限性，即测量的大部分信号可能来自牙髓外[212,241]。因此，对牙髓血流量微小变化的监测必须谨慎解释，特别是如果没有使用橡皮障或类似屏障[99]。

目前尚未能在人体上研究牙周膜间隙注射或骨内注射对牙髓血流量的影响，但从动物研究来看，这些补充的麻醉技术很可能会导致更显著的牙髓血流量减少甚至是暂停[133]。研究还表明，在有症状的不可复性牙髓炎患者中，骨内注射Depo-Medrol™（一种皮质类固醇）1天后会导致牙髓内前列腺素E$_2$显著减少，表明这种方式的注射会明显渗透到牙髓组织中[116]。综上所述，这些发现表明，含有血管收缩剂的局部麻醉可能会损害炎性牙髓从炎症中恢复的能力，特别是如果牙髓严重发炎时，或者牙齿经受大面积的修复操作，并且通过牙周膜间隙或骨内途径注射麻醉药。但是，这一假设还需要通过前瞻性随机临床实验来确认。

在根管治疗期间，当牙髓麻醉不够时，通常将髓腔内麻醉作为最后手段。在这种情况下，通常不考虑髓腔内麻醉对牙髓的影响，因为牙髓将被移除。但是，偶尔也会进行牙髓切除术以保持牙髓活力，例如

在根尖未发育完成的儿童身上。一项研究表明，在这些病例中可以使用髓腔内麻醉，随访超过24周的结果显示，是否接受髓腔内麻醉的两组间没有临床差异，麻醉药中是否含肾上腺素的两组间也没有临床差异[254]。

牙髓对修复操作的反应

有大量文献报道修复操作对牙髓的影响。这一主题对临床工作的口腔医生来说始终很重要。修复操作主要用来治疗牙体硬组织感染性疾病——龋病，后者本身就会明显刺激牙髓。其也可用于辅助缺失牙修复体的固位，矫正牙齿发育性解剖缺陷，解决旧修复体折断、折裂或其他类型的失败，以及其他众多牙体疾患的治疗。成功修复操作的其中一项核心要求是，对牙髓造成最小的额外刺激，以免干扰正常的牙髓愈合。

当在修复操作中牙髓活力得以维持，那么随后可以暂时诊断为可复性牙髓炎而非不可复性牙髓炎。因此，最理想的做法是进行微创修复操作，这样可能不会引起不可复性牙髓炎。如前所述，不可复性牙髓炎可能在临床上表现为严重的自发性术后疼痛，但也可能是无症状的，最终导致无症状的牙髓坏死。在修复操作位于临界边缘的病例中，修复操作的叠加效应尤应重视，如有深龋但牙髓尚未暴露的中度症状患牙。

目前有许多因素参与牙髓对龋病、微渗漏、修复操作和材料累积效应的应答，但其影响尚不清楚。研究普遍认为，无论是来自龋病、修复操作还是创伤，它们对牙髓损伤的影响是累积的——换而言之，伴随每一次刺激，牙髓保持活力的能力逐渐降低。作为知情同意的一部分，临床医生通常需要简单陈述修复治疗中可能存在的风险。

一家中国香港医院的研究探讨了金属-烤瓷（metal-ceramic，MC）单冠或MC桥体下方牙髓的状态[48]。接受过两者中任一治疗的患者都受邀参加包括临床和放射检查的复诊。研究人员分别对术前活髓的122颗MC单冠修复牙齿和77颗桥体修复牙齿进行研究。前者的平均观察期为14年，后者为15.6年。单冠牙齿中有15.6%的牙髓坏死，而在桥基牙中有32.5%的牙髓坏死。用前牙作为桥基牙其牙髓坏死比例明显较高（54.5%的被检查前牙桥基牙）。但是，总的来说，现有证据表明牙科治疗对牙髓的影响取决于以下因素。

术前牙髓炎症的程度

如前所述，由于牙髓封闭在坚硬的环境中且缺乏侧支循环，因此其对外界刺激反应的能力不足。因此，牙髓炎症越严重，其对进一步刺激反应的能力就越少，比如修复操作的形式[147]。

大多数旨在评价修复操作（或材料）对牙髓影响的研究都是在具有健康牙髓的人或实验动物牙齿上进行。此外，许多动物研究项目在麻醉动物时没有使用局部麻醉，如前所述，局部麻醉会减少牙髓血流量。因此，当龋损已经引起牙髓炎症并且局麻药中的血管收缩剂引起牙髓血流量减少时，已有的研究结果可能无法揭示这些操作的真正效果。

一项研究评估牙髓对盖髓过程的反应（探讨暴露时间的影响），结果表明，在暴露后24小时内，牙髓反应良好，但更长时间暴露于口腔环境后，反应不佳[58]。这可能是因为长时间的暴露会形成细菌生物膜，其很难被牙髓的免疫反应清除，或者感染的范围深及牙髓妨碍其愈合。常见于发生无菌器械暴露或短期创伤牙髓暴露的病例。在这些情况下，活髓治疗通常效果良好[6]。通常不使用由慢性龋损诱导的标准牙髓炎症模型来确定牙科治疗效果。较早的临床研究显示，龋源性牙髓暴露病例盖髓治疗长期预后不佳[17,108]；但是，新的研究表明在这些病例中使用三氧化矿物聚合物（mineral trioxide aggregate，MTA）后效果更好[26,166,287a]。

如前所述，在没有严重的自发症状或牙髓暴露的情况下，临床医生目前无法准确地确定术前牙髓炎症的程度。因此，我们应尽量减少在修复操作中的额外刺激，因为过度刺激可能会使牙髓炎症从可复状态转变为不可复状态。此外，应始终告知患者牙髓变性的可能性以及随访的重要性。

操作产生的物理刺激量

修复操作中产生的物理刺激，如产热、脱水或振动等，可能会对牙髓产生不利影响。

产热

修复操作如窝洞或全冠预备，或在直接制作临时修复体过程中的树脂固化[255]，可能会引起牙髓温度的显著升高。使用灵长类动物模型研究表明，牙髓温度升高10℃就会导致15%的牙齿发生不可复的牙髓病变，而升高20℃会导致60%的牙齿形成牙髓脓肿[285]。

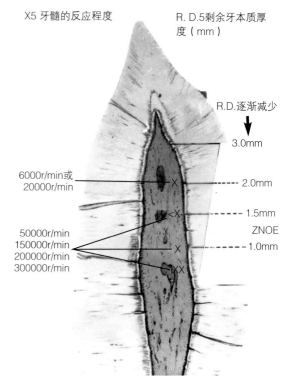

图13-14　在有足够的水和空气喷雾冷却、同样的切割工具，以及相当的剩余牙本质（R.D.）厚度条件下，高速技术（即递减力）产生的牙髓反应强度比低速技术（即递增力）造成的创伤更小。（摘自Stanley HR, Swerdlow H: An approach to biologic variation in human pulpal studies, *J Prosthet Dent* 14:365, 1964）

其他一些较早研究表明，在缺乏冷却的情况下进行窝洞或全冠预备，会造成牙髓灼伤或严重的炎症（图13-14～图13-16）。但是，近期一项研究中，在不行麻醉的情况下，对咬合面完整的受试牙，施加大面积梯度控制的热刺激，未能证实上述早期发现[14]。这项研究中，牙髓内部温度增加约11℃后进行2～3个月的随访，所有受试牙齿的牙髓均未表现出任何临床或组织学变化。在体外将鼠牙髓组织加热到42℃会活化热休克蛋白-70（已知其具有组织保护作用），并引起碱性磷酸酶和间隙连接蛋白的变化，几小时后这些蛋白质即可逆转恢复至正常状态[8]。

相比之下，另一项研究发现，在使用热处理进行微创深窝洞预备时会导致牙髓组织学变化，这些变化取决于热源与牙髓的毗邻程度[186]。该研究中常见的是成牙本质细胞减少或被吸入牙本质小管内。当窝洞底部到牙髓的距离小于0.5mm时，可以看到凝固性坏死区域，尽管患者在为期1个月的研究期内并无症状。对预备牙齿的非预备区域进行温度测量，发现温度偶尔降低[91]，可能是因为牙本质的导热性能差，以及高速手机中压缩空气产生的冷却效果。

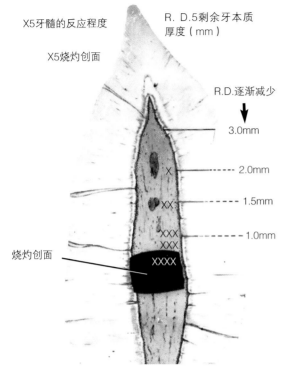

图13-15 当剩余牙本质（R.D.）厚度少于1.5mm，没有足够的水冷却，使用尺寸更大的切削工具（如#37金刚钻）会在牙髓内形成典型的烧灼创面。（摘自Stanley HR, Swerdlow H: An approach to biologic variation in human pulpal studies, *J Prosthet Dent* 14:365, 1964）

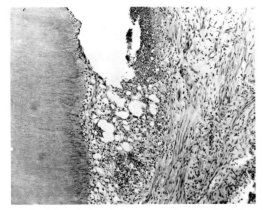

图13-16 在剩余牙本质厚度为0.23mm时，在干燥的状态下，以20000r/min转速进行窝洞预备。10天后样本烧灼创面坏死，形成弥散性脓肿。（摘自Swerdlow H, Stanley HR Jr: Reaction of the human dental pulp to cavity preparation. I. Effect of water spray at 20000r/min, *J Am Dent Assoc* 56:317, 1958）

此外，窝洞和全冠预备还包括许多其他刺激，如脱水、成牙本质细胞突起断裂、振动和细菌刺激物玷污牙本质表面。因此，综合考虑，这些研究结果表明，现代牙科治疗过程引起的温度短暂升高可能并不是诱发牙髓变化的罪魁祸首。不如说，过高温度和其他刺激因素的协同作用及与牙髓的毗邻程度可能会引起病理变化。

脱水

长期以来的共识，在窝洞和全冠预备过程中的脱水，会导致成牙本质细胞细胞核被吸入牙本质小管内并引起牙髓炎症[31]。一项研究表明，在人牙髓健康的磨牙制备Ⅴ类洞时，仅仅30秒的持续气流干燥，会导致成牙本质细胞细胞核显著移位、牙髓炎症，甚至是脱水区域的牙髓坏死[57]。但是，另一项研究表明，脱水的影响是暂时的，因为7~30天内，被吸入的细胞会自溶并形成反应性牙本质[32]。成牙本质细胞被吸入状态下的牙髓，脱水1分钟后，对探针的临床探查不敏感。随着窝洞再水化，敏感性会恢复，在其他情况如细菌感染引起牙髓炎症下，敏感性还会增加[154]。该研究中，尽管脱水窝洞缺乏敏感性，组织学结果显示，神经元也像成牙本质细胞细胞核一样被吸入牙本质小管中。在使用轴突传输放射性蛋白的大鼠模型中，可以观察到脱水牙髓中成牙本质细胞层和外周神经细胞的破坏情况[37]。

生物和化学刺激

龋病显然是一种感染性疾病，即使在早期，牙髓还未暴露时，微生物和它们的毒力决定因子就不断地刺激牙髓[34]。尽管在窝洞预备中去除肉眼可见的龋损，但洞底无疑会残留致龋菌分泌的感染物质。在窝洞预备时可以使用橡皮障避免唾液微生物污染，但水冷却剂的使用却使窝洞易受来自供水线路的细菌污染。对窝洞残存感染物质的担忧促使一些人使用腐蚀性的化学物质进行窝洞消毒。推荐使用过氧化氢、次氯酸钠或氢氧化钙溶液等化学物质以达到上述目的，尽管它们可能会产生毒性作用[54]。一项早期研究表明，在完善修复后残留的细菌数量并不明显[170]。一旦牙本质暴露，就会产生恒定的牙本质小管液外流，使所有有害物质的内流减到最小[275]。这可能有助于减少牙本质小管中残留微生物因子的刺激。

在临床实践中，修复操作的大部分化学刺激源于酸蚀剂的应用，特别是在对暴露牙髓进行盖髓处理时，若以全酸蚀方式使用强酸更应引起关注[93,197]。酸蚀用来去除玷污层，通过在牙本质小管中形成树脂突，促进粘接剂和牙本质之间的物理粘接，并使新的、未充填的树脂预处理剂渗透到未矿化的表面胶原层，形成所谓的混合层。

如果窝洞相对表浅，并且酸蚀后的树脂充填封闭严密，那么牙本质酸蚀可能不会损伤牙髓，因为外围牙本质中牙本质小管的管径狭窄，且密度较低[28]。事实上，一项研究的组织学结果表明，与使用17% EDTA酸蚀或不酸蚀相比，使用磷酸酸蚀窝洞后，在复合树脂充填的窝洞内发现的细菌更少[176]。该研究中牙髓炎症与酸蚀处理无关，但与细菌存在有关；因此，在使用磷酸酸蚀时，如果同时存在细菌，则会发生严重的牙髓炎症和坏死。

自酸蚀产品取消了全酸蚀过程中涉及的单独酸蚀步骤，因而备受好评。一些研究推测，自酸蚀系统的结合力可能比全酸蚀系统差，因为与全酸蚀系统相比，自酸蚀系统中预处理剂的酸性较弱[28]。然而，研究表明，两种粘接系统在术后敏感性[208]、长期体内降解[141]，或长期体外粘接强度方面没有明显差异[10]。一项临床研究显示，这两种系统在细菌渗漏和牙髓炎症反应方面没有差异[181]。该研究中影响牙髓的最重要变量是任一系统的细菌渗漏量。

在树脂充填时其他可能产生牙髓刺激的化学/生物刺激物包括未聚合的单体和聚合收缩。体外研究表明，更高浓度的单体复合树脂会抑制T淋巴细胞、脾细胞[124]以及单核细胞/巨噬细胞[149,216-217,231]。这些成分可能会直接渗透进入深窝洞下方的牙髓中引起化学刺激[59,110]。复合树脂的聚合收缩可能产生牙本质的内部应力，发生微渗漏。树脂的收缩率从0.6%到1.4%不等，应该通过增加固化使聚合收缩最小化，并且尝试使用流动树脂进行修复[28]。

总之，现有证据表明，现代修复操作中涉及的化学物质如果直接接触暴露牙髓或在牙齿/修复体界面存在微生物渗漏时，可能会刺激牙髓。

修复操作与牙髓和牙本质暴露面的毗邻程度

数十年来，众所周知，随着龋逐渐向牙髓进展，尤其是当剩余牙本质厚度（remaining dentin thickness, RDT）小于0.5mm时，牙髓反应会越来越严重，牙髓很可能会发生不可复的病理变化[220]。在更接近牙髓的位置，牙本质小管的直径和密度增加（图13-17）。基于DEJ（约65000/mm²）和牙髓（约15000/mm²）的牙本质小管密度[84,88]，估计DEJ中牙本质管腔的面积约占DEJ总表面积的1%，而牙髓是22%[203]。因此，有几项研究表明，随着RDT的减少，修复操作引起的反应性牙髓炎症会增加，这并不奇怪[159,175]。一项研究调查了制备方法、剩余牙本质厚度、冷却剂、转速、EDTA处理以及充填材料对大鼠牙髓的不同影响[174]。在窝洞预备后，制备牙齿切片并在体外培养2周。结果表明，剩余的牙本质厚度是影响牙髓损伤的最重要因素。

窝洞预备后，随着时间的推移，RDT的渗透性会降低[204]。这可能是因为反应性牙本质的快速沉积，大量蛋白质向牙本质小管迁移，或者随着牙本质硬化增加导致牙本质小管直径减小。采用灵长类动物模型研究表明，继发性牙本质沉积的基本速率约为0.8μm/d，而在修复操作后，该速率上升到平均2.9μm/d。该研究中浅窝洞旁牙本质沉积速率比深窝洞更快[277]；然而，另一项研究表明，在更深且宽的窝洞中，总反应性牙本质的沉积更厚[173]。

在临床上，术后敏感在修复操作后很常见。在对患者进行复合树脂修复后，发现术后敏感与窝洞的深度有关，但与洞衬剂的存在与否无关[268]。

除大面积窝洞预备的深度或宽度外，全冠预备会使更多的牙本质小管暴露于微生物或化学刺激下。在

图13-17　牙本质小管朝向牙髓汇聚的示意图。A，牙本质外围。大部分表面被管间牙本质占据（☆），少数牙本质小管被高度矿化的管周牙本质环绕（✿）。B，在牙髓附近，牙本质小管直径的增加很大程度上是由于管周牙本质的减少。这层蛋白含量很高。当剩下的牙本质更薄时（从A到B），牙本质的渗透性增加，因为牙本质的直径和密度均增加。（摘自Bouillaguet S: Biological risks of resin-based materials to the dentin-pulp complex, *Crit Rev Oral Biol Med* 15:47, 2004）

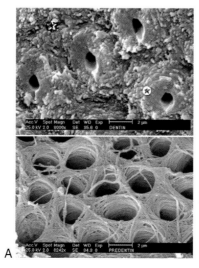

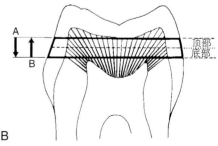

牙冠制作过程中有一些额外的刺激因素，如制作时间长短、复制技术，以及临时修复体的不完全匹配，会引起临时修复期间的微渗漏。由于某些修复体的精准要求，一些医生可能倾向于在全冠预备过程中如完成修整时减少冷却剂使用。但是，动物模型研究结果表明，全冠预备时不使用冷却剂会显著减少牙髓血流量[133]（图13-18）。关于现代冠桥技术对牙髓直接影响的研究很少。然而，一些观察远期疗效的研究表明，戴冠后牙髓坏死的发生率从10%到50%不等[48,79,269]。

修复区域与牙髓之间的牙本质和成牙本质细胞层的渗透性

牙本质的渗透性在潜在刺激物进入牙髓的过程

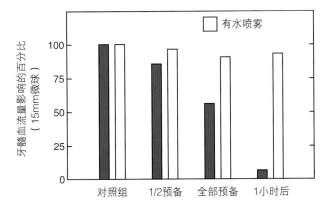

图13-18 分别在有和没有水、空气喷雾（350000r/min）的条件下，犬全冠预备对牙髓血流量的影响。在没有水和空气喷雾时，牙齿预备导致牙髓血流量显著减少，而在有水和空气喷雾时，仅引起血流量的微小变化。

中发挥重要作用。20世纪80年代以来的研究清楚地显示，牙本质并非均匀渗透，其渗透性取决于牙齿的位置、患者年龄和病理状态的存在（如龋病）等因素。从根本上说，牙本质的渗透性是牙齿特定部位上独立的牙本质小管渗透性的总和。牙本质小管在接近DEJ时直径为0.6～0.8μm，接近牙髓时直径逐渐增加至约3μm[200]。考虑到细菌细胞的直径为0.5～1μm，显然，在深窝洞预备时，特别是在使用全酸蚀系统时，细菌可以通过剩余牙本质进入牙髓中。

随着年龄的增长，管周牙本质的宽度增加，导致管腔缩窄或硬化。龋造成浅表牙本质脱矿，这与内部未矿化牙本质小管内的再矿化和龋损晶体形成有关（图13-19）。这导致在龋损下方的牙本质渗透性降低[202]，这可能是一种保护机制，因为可以延缓龋损的进展。

研究表明，窝洞预备的刺激仅在预备的相应部位增加成牙本质细胞层的渗透性[117,263]。除了作为渗透性的物理屏障以及生成反应性或修复性牙本质外，实际上，成牙本质细胞层还可以表达重要的炎症介质[152,196]，或通过Toll样受体识别细菌，从而促进牙髓的宿主应答[22,66,74,123]。

患者年龄（见第26章）

静息牙髓血流量（pulpal blood flow，PBF），以及PBF对低温刺激反应的变化，会随着年龄增长而减少[112]。牙髓内神经肽的减少也可能与年龄有关[85]。然

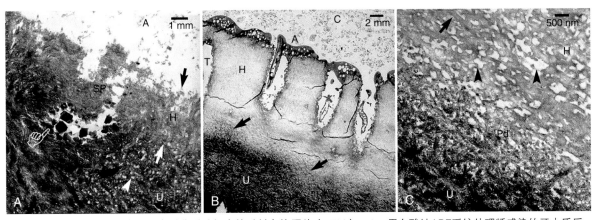

图13-19 树脂粘接的、龋感染的牙本质非脱矿标本的透射电镜照片（TEM）。A，用自酸蚀ABF系统处理龋感染的牙本质后，未脱矿样品的染色TEM。混合层（H：在箭头之间）大约有3μm厚，而下方的未脱矿牙本质（U）高度多孔（箭镞头）。牙本质小管被栓子（smear plug，SP）覆盖，部分被大的龋损晶体（指针）替代。A：充填的粘接剂。B，全酸蚀单键粘接剂与龋感染的牙本质相结合的染色部分。可以看到15～19μm厚的混合层（H），在未脱矿的龋损牙本质（U）上方有部分脱矿区域（开放箭头）。T：牙本质小管。C：复合体。C，图A中异常厚的混合层（H）基底部分的高倍图像。带状胶原纤维（开放箭头）被异常宽的和多孔的纤维间空隙（开放箭镞头）分隔开。部分脱矿区（partially demineralized zone，Pd）是在脱矿前沿出现的。这一区域在磷酸腐蚀的健康牙本质（B）中没有发现。U：非脱矿的龋感染牙本质。（摘自Yoshiyama M, Tay FR, Doi J, et al: Bonding of self-etch and total-etch adhesives to carious dentin, *J Dent Res* 81:556, 2002）

而，研究表明，在窝洞预备后，年轻和老年牙髓中成牙本质样细胞的再生能力没有差别，而且在是否阳性表达Ⅱ型主要组织相容性复合体、热休克蛋白25或巢蛋白等方面也没有差异[128]。对年轻和老年的健康牙髓的检查表明，年轻牙髓中与细胞分化、增殖和免疫应答相关的因子表达增加，而老年牙髓中与细胞凋亡相关的因子表达增加[259]。这些分析结果不能推断出牙髓处理刺激的能力及预后。因此，随着患者年龄增长牙髓处理外界刺激或激惹能力的最终结果尚不清楚。

牙髓对修复材料的反应

修复材料对牙髓的影响可能与相关牙本质的渗透性直接相关。但是，牙本质的渗透性往往是可变的且受到多因素包括年龄和龋损状态的影响[251]。影响牙本质对修复材料渗透性的最重要变量是窝洞预备后洞底和牙髓之间的牙本质厚度[1]。

鉴于牙本质渗透的重要性，任何修复材料都有直接的牙髓效应，这些效应是由材料的组成和相关的洗脱或降解产物决定。树脂材料中未聚合单体和预处理剂如酸蚀剂可以通过诱导炎症反应来影响下方牙髓[87,93,215]。牙本质脱水或脱矿的间接影响，以及材料本身在与牙髓组织接触时的直接影响，会介导这种炎症反应。研究表明，树脂单体中的某些细胞毒性成分（如三乙二醇二甲基丙烯酸酯和2-羟乙基甲基丙烯酸酯）容易穿透牙本质[81]。同样的，丁香油和Ledermix（曲安奈德和地美环素）的成分也可以穿过牙本质进入下方牙髓[109,111]。体内研究结果表明，这些化学物质对牙髓有影响；但是，这种影响似乎是短暂的，在没有细菌感染时是可复的[21]。

修复材料对牙髓产生不利影响的机制各不相同。目前证据表明相关机制包括直接的及某些情况下延时的细胞毒性、超敏反应刺激，或削弱宿主对细菌的免疫反应[229]。在树脂修复体聚合完成后，其中的某些成分会以细胞毒性水平释放，导致慢性刺激及随后延长的炎症反应[80]。此外，即使是亚毒性浓度的某些药剂也能诱发人类的过敏反应[110]。用BSA超免疫灵长类动物模型显示，在Ⅴ类窝洞预备中反复抗原刺激会引起严重的牙髓损伤，表明抗原抗体复合物介导的超敏反应在组织破坏中发挥作用[24]。另一项研究中，暴露在牙本质预处理剂下会引起豚鼠的延迟性超敏反应[127]。综合这些研究得出令人信服的观点，即免疫介导的牙髓组织

损伤发生在牙髓暴露于修复材料后。也可以用异物反应来描述牙髓中含有树脂材料的外泌小球[114-115]。这些牙髓的组织学检查结果显示巨噬细胞和巨细胞围绕着树脂颗粒。最后，体外功能分析发现，树脂单体以剂量依赖方式降低免疫功能细胞的活性[124]。尽管上述影响均有报道，但它们对牙髓的影响程度和患病率都是推测的，而且毋庸置疑的是单一因素并不能导致牙髓坏死。如前所述，大多数修复材料毗邻牙髓，而牙髓在治疗前已经受到细菌（毒素）的损伤，疾病、清创和充填修复的各个过程对牙髓的损伤会产生累积影响。

尽管多数情况下，牙髓刺激应属不良后遗症，但是某些牙体修复材料的潜在刺激作用，恰恰是它们在牙体修复领域被应用的原因。氢氧化钙是应用最早和最广泛的药物之一，用于在发生显微镜下或肉眼可见的露髓后刺激牙本质桥形成。它诱发的轻度刺激对牙髓暴露区牙本质桥的形成至关重要[61,230]。炎症程度取决于使用的氢氧化钙剂型。在牙髓暴露区使用氢氧化钙水悬液，会导致牙髓组织浅表坏死，随后引起轻度炎症变化。30天内，坏死区下方的组织重组并恢复正常的结构。硬化的氢氧化钙制剂和三氧化矿物聚合物可以有效刺激牙本质桥形成，同时形成非常微小几乎不存在的坏死区[102]。这在活髓保存治疗如Cvek牙髓切断术中是最推荐的，因为可以保留更多活髓组织，同时牙髓炎症的程度最低[60]（图13-20）。氢氧化钙穿过完整牙本质的刺激潜能取决于剩余牙本质厚度和渗透性等因素。氢氧化钙对完整牙本质的作用，似乎是通过促进小管内晶体沉淀，同时降低渗透率，从而诱发硬化[172]。

虽然氢氧化钙的刺激潜能对其效力发挥至关重要，但其高pH会促使牙本质中生物活性分子的释放。大量研究已经证明，像TGF-β1和肾上腺髓质素这类牙本质基质蛋白是因氢氧化钙制剂和三氧化矿物聚合物刺激而被释放[92,257]。一旦被释放，它们就能再次促进硬组织形成。为这些材料具有在体内诱导硬组织形成的能力提供另一种解释。酸蚀或使用如EDTA之类的螯合物是粘接修复中的常见步骤。酸蚀去除矿物质，暴露胶原纤维。由于高pH，游离型的生物活性分子被释放出来，可以作用于牙髓细胞。这些分子包括生长因子和金属蛋白酶，它们可以促进愈合，但也能削弱修复体结合力[205]。与氢氧化钙或MTA相比，EDTA可以更有效地从牙本质中分离非胶原蛋白，但比柠檬酸作用弱[92,257]。

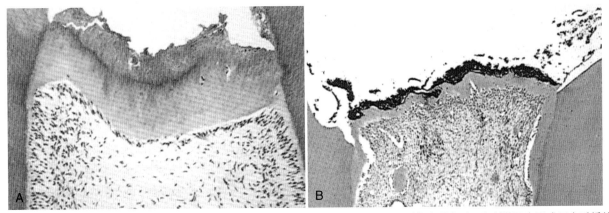

图13-20 氢氧化钙产生炎症反应，刺激牙本质桥的形成。氢氧化钙糊剂（A）比硬化的氢氧化钙（B）刺激牙齿形成牙本质桥的量更少。

针对玻璃离子材料刺激牙髓反应的研究表明，其低pH和高浓度氟化物的释放均会造成牙髓组织损伤[126]。与牙髓细胞直接接触时，玻璃离子是有毒性的[143]。直接盖髓术研究表明其效果不如氢氧化钙[63,105]。当其应用于完整牙本质且没有细菌感染时，会产生短暂的炎症反应，并形成修复性牙本质[55]。

除修复材料的直接化学作用外，还有一些间接因素会产生牙髓刺激。某些材料的技术敏感性使它们容易被错误地粘接到牙齿结构中，从而引起牙本质过敏症、牙体疾病复发、牙髓炎症或坏死。人们尤为关注树脂粘接材料和牙本质之间的界面。在酸蚀过程中，更高度矿化的管周牙本质优先溶解，留下游离的胶原纤维和开放的小管侧支[93-94,171]。树脂渗入暴露的胶原网中，形成一层5~10μm厚的混合层[178]。这层连同渗入开放牙本质小管中的树脂，形成树脂和牙本质之间的粘接。

如果预备过程过于干燥，胶原纤维层会坍塌，树脂不能有效地渗透到胶原网中，最终会形成有缺陷的粘接。由于不同材料对预备表面最佳水合程度的要求不尽相同，因此选择适宜的树脂修复体充填在合适的位置存在技术敏感性。同样的原则也适用于断离牙冠的粘接操作，通常断冠的口外部分已经脱水。目前的操作指南推荐在粘接前使断冠再水化，以增加机械和可能的微生物封闭[78]。这对复杂冠折来说尤为重要，因为其没有完整的牙本质保护牙髓。

一些修复材料依赖于它们的药物特性以及它们封闭预备窝洞的能力。含有氧化锌和丁香油（zinc oxide and eugenol，ZOE）的材料属于这一类。ZOE在牙科领域有多种用途，主要是因为它的麻醉和防腐性能。已经证实它可以阻断神经纤维中动作电位的传递，此外，当其用在深窝洞时可以抑制牙髓的神经兴奋性[261]。此外，ZOE有良好的牙本质适合性，还可以抑制窝洞壁上的细菌生长。这些特性使它成为临时充填的首选材料，但不适用于长期修复，因为使用ZOE临时充填几周后就会在原位发现微渗漏[286]。

使用三氧化矿物聚合物直接盖髓

牙髓暴露后的直接盖髓术适用于以前处于健康状态，由于创伤或牙科修复操作暴露的牙髓[250]。尽管一直认为氢氧化钙是机械源性牙髓暴露的首选盖髓剂，但推荐使用三氧化矿物聚合物（mineral trioxide aggregate，MTA），即使是龋源性牙髓暴露[16,26,166]。前瞻性的动物研究和人类病例报告评估了MTA在形成修复性牙本质桥和保持持久牙髓活力方面的能力[73,83,137]。虽然结果总体上令人满意，但是灰色MTA制剂用于前牙，会有引起牙齿变色的担忧。

在一项临床研究中，MTA被用作龋源性牙髓暴露的盖髓剂[26]。40名7~45岁被诊断为可复性牙髓炎的患者，在龋检测染料指示下去除龋坏，并使用次氯酸钠进行止血。在两次复诊之间进行此次治疗，目的是在第二次复诊前让MTA硬化并确认牙髓活力。通过影像学检查、主观症状、牙髓冷测试以及未成熟牙齿牙根继续发育等指标判断治疗是否成功。术后9年的随访结果显示，总体成功率为97%，所有牙根未发育成熟组都显示成功。

在另一项临床研究中，牙医和学生参与治疗，比较MTA和氢氧化钙对龋源性暴露牙髓的盖髓效果[166]。122例平均年龄为40岁的患者参与随访。MTA组成功率为78%，而氢氧化钙组为60%，差异具有统计学意义。最近，该小组报告样本量为229颗牙齿的最新研究进展，在治疗后随访24～123个月。MTA组总体成功率为80.5%（137/170），CH组总体成功率为59%（35/59），差异具有统计学意义。如果患牙被迅速修复，无论在哪一组，预后都会明显改善。在这些研究的参数中，白色MTA似乎是一种适用于处理健康或可复性炎症牙髓暴露的盖髓剂，包括无症状的龋源性牙髓暴露病例。然而，鉴于许多研究报道，龋源性牙髓暴露病例行根管治疗的预后相对较好，需要详细告知患者选择的利弊，并且必须记录知情同意。

其他的硅酸钙基材料作为盖髓剂也越来越受欢迎，因为它们的特性和效果与MTA类似[11,184]。Biodentine值得特别关注，因为除生物相容性外，它还有与牙本质相似的物理性质[39,142]。

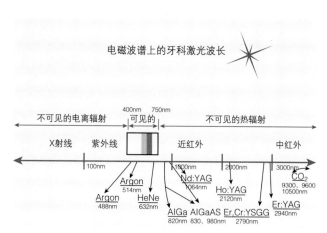

图13-21　目前电磁波谱上可用牙科波长。注意所有的波长都是非电离的。（摘自Coluzzi DJ: An overview of laser wavelengths used in dentistry, *Dent Clin North Am* 44:753, 2000）

牙髓直接暴露处使用的止血剂和消毒剂

盖髓的效果是否与放置在活髓组织上的药物和材料的毒性、这些材料诱导矿化的能力以及它们封闭窝洞避免进一步细菌入侵的能力相关，目前尚存争议。很可能是这些因素综合作用的结果，就像前面提到的MTA临床实验结果那样[26]。另一个影响直接盖髓术预后的因素是控制暴露部位出血的能力[243]。考虑到在牙齿预备过程中创造无菌操作环境比较困难，理想的止血剂也应有杀灭细菌的能力。

一项研究比较两种止血剂/消毒剂对人第三磨牙实验性牙髓暴露并使用氢氧化钙进行盖髓时愈合效果的影响[234]。选择45颗因正畸治疗而拔除的上颌智齿进行牙髓暴露实验。随机分为3组：0.9%生理盐水、2%氯己定或5.25%次氯酸钠，分别表面处理30秒后接受硬化的氢氧化钙盖髓处理。尽管生理盐水处理样本7天后表现出轻微的炎症反应，但在整个研究过程中，各组之间的相关测量数据并没有统计学差异。90天时88%的样本完全愈合。

这些牙齿的牙髓以前未受损，而且牙髓暴露在干净的环境中。因此，在窝洞预备过程由于机械损伤导致的健康牙髓暴露可使用2%的氯己定或5.25%的次氯酸钠消毒，并使用硬化的氢氧化钙制剂盖髓，可能会有良好的预后。

牙髓对激光治疗的反应

激光对牙釉质、牙本质和牙髓的影响已有大量相关研究发表（见第8章）。激光在硬组织的应用一直是广受欢迎的研究领域，因为它具有高效、技术敏感性低、同步消毒和定位精确等优点。根据波长、激活媒质、发射模式、传输系统、功率输出和应用持续时间等分为不同类型的激光技术。目前口腔医学中应用的主要类型在图13-21中显示。

CO_2激光是最早被应用于软组织的类型，因此是研究最多的激光。它的波长最长（10600nm）。它不能通过光纤传输，因此必须在类似空心的波导管中以连续门控脉冲模式使用。这就意味着操作者在使用这种激光时不会感到固体电阻。Er:YAG、Nd:YAG或Ho:YAG激光都有同一种激活媒质，即钇铝石榴石立方晶体，分别浸在铒、钕或钬中。Er:YAG的波长为2940nm，使用实心光纤传输。它对水和羟基磷灰石有高亲和力，因此可以在使用冷却剂的条件下去除龋坏和切割牙本质。它也可用于软组织。Ho:YAG激光的波长为2120nm，对水有高亲和力，但对牙齿结构无亲和力，因此主要用于软组织手术。Nd:YAG激光也采用光纤传输，波长为1064nm，广泛应用于口腔医学，因为它对水和着色组织有高亲和力，并且有良好的止血作用，因此，在外科手术中广泛使用[52]。此外，还有一些低输出功率激光，如HeNe（氦氖；632nm）激光和GaAlAs（镓-铝-砷化物；二极管；半导体；720～904nm）激光，已用于激光多普勒血流测量仪和治疗牙本质过敏症[134]。

总结现有的数据，下面介绍激光的两个特定应用。

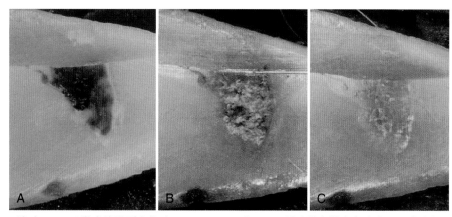

图13-22 A，龋损。B，脉冲Nd:YAG激光烧蚀副产物（160mJ，10Hz）。C，用酸蚀和抛光去除碎屑。釉质表面用于反射光谱。（摘自Harris DM, White JM, Goodis H, et al: Selective ablation of surface enamel caries with a pulsed Nd:YAG dental laser, *Lasers Surg Med* 30:342, 2002）

激光用于预防、诊断和治疗龋齿

对易患龋的深窝沟进行激光照射可以降低龋病的发生。一旦形成龋齿，一些激光可以有效地去除龋坏，并保留未脱矿的牙本质，因为水和氢氧化钙对激光的吸收能力不同。此外，如果年轻牙齿因龋病导致牙髓暴露，特别是那些根尖未发育完成的，由于激光的止血和抗菌特性，其可以在牙髓切除术中有效地去除感染的冠髓。这些潜在的用途催生出大量针对激光在这些应用中有效性的研究。

一些临床医生推荐使用激光来增强窝沟封闭剂的附着力；不过研究表明在酸蚀这种粘接必经步骤之后再使用激光未见任何优势[160]。激光荧光技术被用在激光龋齿探测仪和激光龋齿探测笔中，这两种激光设备用于诊断未成洞的龋。尽管这些设备最初的研究结果令人欣喜[161]，但最近研究表明，目前仅适合将激光用作放射学和外观检查的辅助设备[7,53,144]。

激光烧蚀浅表龋损可能比车针预备更保守。最近的一项临床对照实验支持这一推论，该研究使用自由运行的脉冲式Nd:YAG激光烧蚀计划拔除的第三磨牙浅表窝沟龋[98]（图13-22）。该研究中两组间牙髓反应没有组织学差异。

从对牙髓影响的角度来看，大多数用于切割或修整牙本质窝洞或直接作用于牙髓组织的激光应用都很重要。早期研究表明，在体外使用XeCl准分子激光（一种在紫外线范围的、波长相对较短的308nm激光）后牙本质的渗透性降低[242]。在体外使用CO_2、Nd:YAG和Er:YAG激光后，牙本质浅表层中的牙本质小管明显融合[278]。牙髓对Nd:YAG和CO_2激光反应不佳。结果表明，与Er:YAG激光相比，Nd:YAG和低浓

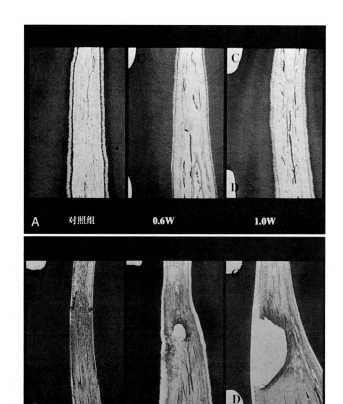

图13-23 A、B，功率逐渐增加的Nd:YAG激光标本的组织病理学图。病理变化程度和激光功率增强程度直接相关。事实上，1.5 W及更大功率会对牙髓造成永久性伤害。

度CO_2激光可能与牙髓炭化和明显炎症有关[256,278]（图13-23）。

最近有报道称，与使用高速车针预备一样，水冷却对于激光烧蚀也是必要的[43]。研究表明，通过光学显微镜分析，Er:YAG激光似乎会产生与高速车针预备后类似的牙髓反应[72,252-253,278]。但是，电子显微镜研究结果与此不同：大鼠磨牙的浅窝洞使用Er:YAG激光烧

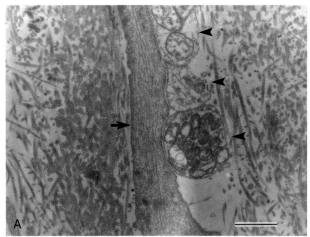

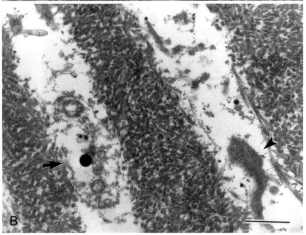

图13-24 **A**，对照组；在老鼠上颌第一磨牙的牙本质小管中可见正常的成牙本质细胞突起（箭头）和一些神经末梢（箭镞头）。**B**，Nd:YAG激光照射6小时后；神经末梢破裂的细胞膜中包含一些颗粒状的囊泡（箭头），在烧蚀区域下方的牙本质小管内可以看到成牙本质细胞突起（箭镞头）收缩。星号示意被辐射边（TEM，×13700，比例尺 = 1μm）。（摘自Inoue H, Izumi T, Ishikawa H, Watanabe K: Er:YAG Short-term histomorphological effects of Er:YAG laser irradiation to rat coronal dentin-pulp complex, *Oral Surg Oral Med Oral Pathol Oral Radiol Endod* 97:246, 2004）

蚀后，光学显微镜中未发现差异，但是透射电子显微镜却发现在术后即刻牙髓外周神经末梢和髓鞘的破坏与变性[113]（图13-24）。这也许可以解释使用激光窝洞预备过程中会伴随敏感性降低。因此，总的来说，与目前的传统方法相比，激光在窝洞预备中应用并无可预测的优势。

在对以下患牙行牙髓切断术时，如乳牙、根尖未发育完成的年轻恒牙或因牙折裂和治疗而即刻露髓的患牙，激光，特别是CO_2激光，可能有助于精准切除冠髓并立即止血。一项临床对照研究表明，CO_2激光与传统方法对因正畸需要而拔除的乳牙行实验性牙髓切断术时两者效果相当[70]。但是，动物研究表明，与氢氧

化钙相比，CO_2激光和Nd:YAG激光的效果较差[125]。一项使用Er:YAG激光的动物研究表明，结果取决于功率设置，这种激光传递低能量时会产生良好的效果[135]。

激光用于治疗牙本质过敏症

早期的研究表明低输出激光治疗牙本质过敏症的有效率为5% ~ 100%[134]。一项研究表明，在使用GaAlAs激光治疗4个月后，73%的轻微病例，19%的中度病例，以及14%的严重病例表现为敏感性降低[134]。低输出激光对牙釉质或牙本质的形态没有任何影响，通常认为其会引起由牙髓C纤维而不是Aδ纤维介导的动作电位短暂降低[276]，但是这一结论尚未达成一致[192]。Nd:YAG激光也可用于治疗牙本质过敏症。由于更高功率输出，在体外或实验动物中，除牙髓内动作电位阻断外[191-192]，这些激光会导致牙本质小管浅表闭合，深约4μm[158]。但是，一项安慰剂临床对照实验表明，在术后长达4个月内，Nd:YAG组和安慰剂组均可使牙本质敏感显著降低，但两者之间并无差异[153]。近期的临床实验表明，尽管激光对于治疗牙本质过敏症很有用，但它们似乎并不比成本更低、更容易获得的替代方案效果更好[82,267]。

激光用作传统窝洞预备中的一种牙本质保护措施

一项临床研究提出，如果激光用于窝洞预备，或者在传统车针窝洞预备后作用于预备的牙本质，因为牙本质的渗透性和细菌含量可能会下降，这将会保护牙本质。该研究中，两名患者在正畸治疗中计划拔除6颗牙[90]。激光照射（GaAlAs激光，λ=660nm，功率为30mW，能量剂量为$2J/cm^2$）牙齿28天后使用透射电子显微镜（transmission electron microscopy，TEM）观察发现，与对照组（仅用传统车针预备）相比，成牙本质细胞突起与细胞外基质的连接增加，胶原纤维排列更有序。该研究得出结论，激光照射能加速前期牙本质区域的牙体组织恢复。

牙髓对活髓漂白技术的反应

活髓漂白技术采用强力氧化剂（10%的过氧化脲和过氧化氢）漂白活髓牙齿的牙釉质。由于其与牙齿长时间接触，特别是如果牙本质小管开放或有裂纹在时，有学者担忧这些化学物质在作用过程中可能会

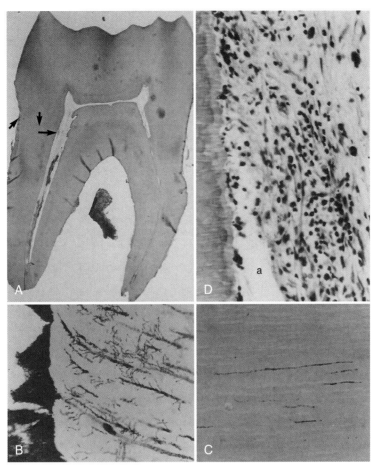

图13-25　49岁女性的下颌第一磨牙，没有疼痛。临床上无龋。牙石、牙周病以及从根长的2/3～3/4的骨丧失。A，注意在所有的连续切片（原始放大倍数×8.5）中均可见髓腔狭窄。B，细菌菌斑和邻近含有细菌的牙本质小管（A中斜向的箭头；原始放大倍数×400）。C，牙本质小管中（A中垂直向的箭头）细菌的最远渗透情况（原始放大倍数×400）。D，牙髓中被细菌入侵的牙本质小管终止的位置（A中水平向的箭头），少量但密集的淋巴细胞和巨噬细胞堆积出现（a：人为现象；处理过程中牙髓组织与牙本质分离；原始放大倍数×400）。（摘自Langeland K: Tissue response to dental caries, *Endod Dent Traumatol* 3:149, 1987）

刺激牙髓。漂白后对牙髓长达2周的组织学或组织化学分析结果表明，漂白牙齿的牙髓中有轻微的可复的炎症变化[9,86]。一份临床研究表明，如果使用16%的过氧化脲，牙龈刺激很明显；但是，没有观察到牙髓活力或症状的变化。即使是在术后出现症状的患者中，这些症状往往是可复的，可以通过在术前使用氟化物处理牙齿和纠正修复缺陷来预防[180]。出现临床症状可能是由于神经肽（如牙髓中的P物质）的增加[44]。早期的一项临床实验表明，在定制托盘中使用10%的过氧化脲进行为期6周的活髓漂白，术后随访10年发现其对牙髓是安全的，尽管漂白效果可能随着时间的推移而下降[222]。在一项临床研究中，对正畸矫治拔除的前磨牙使用38%的H_2O_2漂白凝胶，使用或不使用卤素光源。在漂白后2～15天内，牙髓没有组织学变化[136]。当在切牙上进行45分钟的相同处理后，可以在牙髓中看到凝固性坏死区域[56]。因此，当用这种腐蚀性物质进行长时间漂白处理时，应小心谨慎。

牙髓对牙周治疗的反应

在完好无损的牙齿中，牙髓始终保持健康状态，因为它与口腔内的微生物刺激隔绝（见第17章）。牙周病引起附着丧失，使牙根表面暴露于口腔。偶尔会出现继发于严重牙周炎的牙髓炎症[148]。一些研究报告细菌通过裸露根面的牙本质小管渗透，引起牙髓中的轻微炎症变化[146]（图13-25）。但是，一份病例报告显示，在一位有广泛牙周病的患者拔除的25颗牙齿中，牙髓组织均没有明显的炎症变化[258]。临床上更常见的是牙髓坏死或根尖周病变愈合失败的患者有患牙周病的迹象，而不是牙周病引起牙髓病变。

原发于牙髓-继发牙周的病变可能是根管治疗中发生髓室或牙根冠1/3穿孔，也有可能是牙裂/牙根纵裂或先天性发育缺陷牙（如畸形舌侧窝）未得到及时治疗导致的。因此，更像是来源于坏死牙髓的微生物刺激向外进展引起牙周疾病，而不是来源于牙周袋的微生物刺激向内进展引起不可复的牙髓疾病。这一现象的原因尚不完全清楚。然而，如果在这些情况下细菌可以通过开放的牙本质小管迁移，如图13-25所示，那么活髓牙齿的牙本质小管液外流可能有助于抵抗细菌入侵，从而避免引起明显的临床症状。一旦牙髓退行性变，牙本质小管液的流动将不复存在。因此，来源于牙髓的微生物刺激可能会促进牙周袋形成和牙周骨丧失[121]，且牙髓预后可能和牙周治疗相关[122]，因为微生物因子可能更容易穿过牙本质。

牙周刮治和根面平整治疗可能会移除牙骨质，导致牙本质暴露在口腔中。如前所述，这种治疗通常会导致牙本质过敏症。从理论上讲，牙周病及其治疗应与牙髓病的发病率增加相关。在一项较早的研究中，研究人员用丝线结扎在灵长类动物模型中诱发牙周病，并且比较采用或不采用刮治术治疗牙周疾病对牙髓的影响[22]。在患牙周病的牙齿中，29%的牙齿可以在骨缺失部位的牙髓中观察到轻度慢性炎症变化。40颗牙齿中有1颗发生牙髓坏死。在接受刮治的牙齿中，有32%的牙齿出现同样的轻度炎症，均未发生牙髓坏死。

在随后的一项临床研究中[23]，对52名牙周炎患者的672颗活髓牙齿进行随访，在4～13年的时间里（平均为8.7年），每3～6个月随访1次。在这些牙齿中，255颗是桥基牙。结果显示，桥基牙发生牙髓并发症的概率明显高于非基牙（15%对3%；P<0.01）。考虑到两种类型的牙齿都有相似程度的牙周病，作者的结论是，与牙周病及其治疗相比，修复治疗更容易影响牙髓。对46颗有不同程度牙周病且进行冠修复的牙齿进行组织学分析也得出类似的结论[62]。此外，这一主题的两份综述也得出结论，尽管牙周病及其治疗有引起牙髓疾病的可能，特别是存在粗大的侧/副支根管暴露时，但这一情况极少发生[97,226]。

机械刺激：正畸移动

对正畸力反应最明显的牙髓变化是血流动力学。人类和动物研究都证实，侧向力和压低力都会增加牙髓血流量[145,182,190]。此外，血流的改变并不局限于移动中的牙齿。在移动力集中点附近的牙齿中也观察到血流量增加，这意味着牙齿受到的定向力可以将血液分流到近端血管中，供应包括牙齿在内的其他口腔结构。如果正畸力极大，会发生循环中断，导致牙髓坏死[35]。

生物化学、生物和组织学研究证实正畸移动会引起代谢和炎症变化。短期施加正畸力后牙髓组织的呼吸速率会下降[95]。生物化学和分子标记证实，移动后牙髓细胞的凋亡和坏死也会增加[209]。但是，研究也表明，牙齿移动时，尽管炎症介质IL-1α和TNF-α在牙周组织中明显增加，但在牙髓中仅轻微增加[25]。经受压低力牙齿的牙髓组织学检查表现出血管充血和扩张，且成牙本质细胞层空泡化[245-247]。这些影响多由循环变化引起，并且研究一致认为，只要移动力不过度，这种影响是短暂的[140]。然而，研究也表明，曾受过外伤的牙接受正畸治疗时，发生牙髓坏死概率显著高于仅受过外伤或仅接受正畸治疗的牙齿，特别是侧切牙，以及外伤后根管闭锁的牙[18-19]。如前所述，急性咬合损伤似乎会导致牙髓中P物质的增加[45]。此外，在正畸力影响下，降钙素基因相关肽（CGRP）也会增加[46]。

牙髓对正畸/正颌手术的反应

数十年来，众所周知，上颌或下颌骨截骨术可能会导致手术区域牙齿的血液供应中断，引起炎症或坏死[15,138,179,207]。有时，受影响牙齿的术后表现与创伤性损伤相同，如根管闭塞[271]。动物实验显示，如果在手术部位和牙齿之间保持5～10mm的安全距离，则产生的损伤会降至最低[65,283]。许多研究表明，在上颌骨实施Le Fort I截骨术后[193,218,228]，使用激光多普勒血流测量仪检测到牙髓血流量（PBF）立即减少，特别是在进行分段截骨术时[71]。大多数情况下，血流量会在术后几个月内恢复。有人将Le Fort I截骨术进行改良，将Le Fort I截骨与腭部马蹄形截骨术相结合，以避免对腭降动脉的破坏[96]。使用激光多普勒血流测量仪及电活力测试仪对上颌牙齿的PBF进行检测，结果表明，两种外科手术在术后恢复值（图13-26）方面存在显著差异。在手术没有破坏腭动脉的情况下，前牙的PBF持续增加且不会在术后中断。

还应注意的是，在需要全身麻醉的外科手术中，有时牙齿会在气管插管过程中受到创伤，即使手术本身与上下颌或牙齿无关[235]。

生物力学刺激：副功能运动

牙齿的咬合负荷会不同程度地影响牙齿形变[167]。虽然牙釉质在很大程度上可以抵抗挠曲，但下方的牙

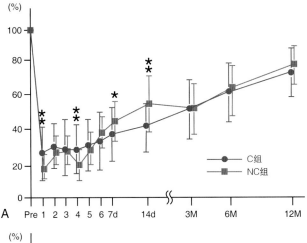

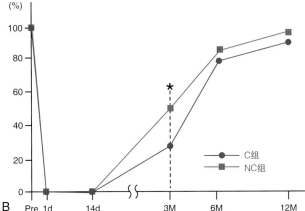

图13-26 A，两组上切牙平均牙髓血流量的术后变化（Pre：术前；d：术后天数；M：术后月数；误差棒：SD；*，P<0.05；**，P<0.01）。B，两组牙齿（上切牙）阳性牙髓敏感性的百分比变化（Pre：术前；d：术后天数；M：术后月数；*，P<0.05）。（摘自Harada K, Sato M, Omura K: Blood-flow and neurosensory changes in the maxillary dental pulp after differing Le Fort I osteotomies, *Oral Surg Oral Med Oral Pathol Oral Radiol Endod* 97:12, 2004）

本质表现出相当大的弹性和黏弹性特性。因此，裂纹、龋坏或修复体预备引起的釉质缺损，使牙尖弯曲随后产生牙髓反应，可能是继发于受压和微渗漏导致牙本质小管液流动的原因[103]。牙髓反应的大小取决于牙本质形变的程度和持续时间。

很多因素影响牙齿在受到咬合负荷时的形变程度。研究人员注意到，预备后的几何结构直接影响牙尖弯曲。咬合面峡部相对于牙齿颊舌径的宽度以及边缘嵴的破坏程度直接影响牙尖弯曲程度[199,219,270]。MOD洞预备可以降低50%的牙尖强度和抗折性。修复材料的物理性质也在牙尖形变中发挥作用。研究表明，某些复合树脂材料的聚合收缩会引起牙尖的内凹变形，增加牙齿受到的应力[272-273]。

牙尖弯曲引起症状主要有两个来源。从理论上讲，牙尖弯曲会导致牙本质形变，从而促进牙本质液流

动，最终激活成牙本质细胞层的神经末梢。这一推论一定程度上得到一项体外研究的支持，该研究发现，被修复牙齿的咬合负荷可以引起牙本质液流动[103]。另一种牙髓疼痛来自细菌微渗漏，这是由在咬合负荷循环过程中修复体/牙本质界面被反复打开形成间隙造成的。如果重复的牙尖弯曲产生裂缝，牙本质暴露于细菌及其副产品的概率更大。在体内，很可能是牙本质小管液的流动和细菌进入牙本质表面共同作用产生炎症，通常表现为患者对热和咬合的敏感性。以副功能运动为例，其通常与牙周震荡力相结合作用于牙周组织，导致急性根尖周炎、牙齿动度和影像学变化。

在细胞水平上，研究表明，在实验诱导咬合创伤后，P物质水平升高[45]。P物质是牙髓中感觉和免疫功能的调节剂。该介质的生理水平改变可能会破坏疼痛反应，以及对前列腺素E_2的二次刺激。此外，神经肽的免疫刺激能力可以引发和维持慢性牙髓炎症，可能导致牙髓坏死。尽管动物研究表明牙髓坏死可能是慢性咬合损伤的后遗症，但目前还没有临床对照研究证实这一点。

牙本质裂纹使原本被玷污层封闭的牙本质小管开放，因而提供直接接触下方牙髓的入口。当牙本质小管开放时，相对较高压的牙髓组织会驱使牙本质小管液外流。牙本质液由纤维蛋白原和血清白蛋白等蛋白质组成，可以凝固并有效地封闭管腔，从而限制管液外流以及由此产生的牙本质过敏症。这种现象可以在2天内发生。由于这是一种短期的牙髓保护机制，牙本质硬化和第三期牙本质形成可以为牙髓提供更好的保护并减轻症状。临床干预措施包括使用封闭小管和冠外修复的材料来密闭并防止裂纹扩展。

牙髓对种植体位置和功能的反应

目前，骨结合种植体是替代缺失牙的常见选择。确定种植体的植入位置需要多方面的术前影像学技术，包括口内、断层扫描、头影测量和全景成像[264]。确保种植体完全位于骨内且不会损害包括牙齿在内的邻近结构。如果对种植体位置的3D解剖和邻近牙齿的定位缺乏关注，可能会导致种植体穿透牙根并使牙髓失去活力[162,249]。

通常不推荐将种植体直接放置在有根尖周病变的位置，特别是有化脓迹象的位置，因为微生物刺激可能会干扰骨结合[214]。但是，一些研究表明，在已经被

彻底清创的部位即刻种植是成功的[40]。有系统综述证实这一结论，但是前提是采用足够的术前、术中和术后抗菌措施[50]。

也有病例报告声称，有根尖周病变的牙齿即使进行完善根管治疗，仍有可能降低邻近种植体的成功率[248]。针对这一问题开展的一项研究，植入种植体替代犬的前磨牙，随后诱导根尖周病变，部分进行非手术处理，部分进行手术和非手术治疗[233]。结果表明，无论治疗与否，根尖周病变并不影响已经骨结合的种植体的长期骨结合。也有报道表明即使接受完善根管治疗后，已经愈合的根尖病变还是会影响邻近种植体[155,244]。

参考文献

[1] About I, Murray PE, Franquin JC, et al: Pulpal inflammatory responses following non-carious class V restorations, *Oper Dent* 26:336, 2001.

[2] Absi EG, Addy M, Adams D: Dentine hypersensitivity—the effect of toothbrushing and dietary compounds on dentine in vitro: an SEM study, *J Oral Rehabil* 19:101, 1992.

[3] Addy M, Pearce N: Aetiological, predisposing and environmental factors in dentine hypersensitivity, *Arch Oral Biol* 39 (suppl):33S, 1994.

[4] Ahlquist M, Franzen O, Coffey J, Pashley D: Dental pain evoked by hydrostatic pressures applied to exposed dentin in man: a test of the hydrodynamic theory of dentin sensitivity, *J Endod* 20:130, 1994.

[5] Ahn J, Pogrel MA: The effects of 2% lidocaine with 1:100,000 epinephrine on pulpal and gingival blood flow, *Oral Surg Oral Med Oral Pathol Oral Radiol Endod* 85:197, 1998.

[6] Al-Hiyasat AS, Barrieshi-Nusair KM, Al-Omari MA: The radiographic outcomes of direct pulp-capping procedures performed by dental students: a retrospective study, *J Am Dent Assoc* 137:1699, 2006.

[7] Aljehani A, Yang L, Shi XQ: In vitro quantification of smooth surface caries with DIAGNOdent and the DIAGNOdent pen, *Acta Odontol Scand* 65:60, 2007.

[8] Amano T, Muramatsu T, Amemiya K, et al: Responses of rat pulp cells to heat stress in vitro, *J Dent Res* 85:432, 2006.

[9] Anderson DG, Chiego DJ Jr, Glickman GN, McCauley LK: A clinical assessment of the effects of 10% carbamide peroxide gel on human pulp tissue, *J Endod* 25:247, 1999.

[10] Armstrong SR, Vargas MA, Fang Q, Laffoon JE: Microtensile bond strength of a total-etch 3-step, total-etch 2-step, self-etch 2-step, and a self-etch 1-step dentin bonding system through 15-month water storage, *J Adhes Dent* 5:47, 2003.

[11] Asgary S, Eghbal MJ, Parirokh M, et al: A comparative study of histologic response to different pulp capping materials and a novel endodontic cement, *Oral Surg Oral Med Oral Pathol Oral Radiol Endod* 106:609, 2008.

[12] Avellan NL, Sorsa T, Tervahartiala T, et al: Painful tooth stimulation elevates matrix metalloproteinase-8 levels locally in human gingival crevicular fluid, *J Dent Res* 84:335, 2005.

[13] Awawdeh L, Lundy FT, Shaw C, et al: Quantitative analysis of substance P, neurokinin A and calcitonin gene-related peptide in pulp tissue from painful and healthy human teeth, *Int Endod J* 35:30, 2002.

[14] Baldissara P, Catapano S, Scotti R: Clinical and histological evaluation of thermal injury thresholds in human teeth: a preliminary study, *J Oral Rehabil* 24:791, 1997.

[15] Banks P: Pulp changes after anterior mandibular subapical osteotomy in a primate model, *J Oral Maxillofac Surg* 5:39, 1977.

[16] Barrieshi-Nusair KM, Qudeimat MA: A prospective clinical study of mineral trioxide aggregate for partial pulpotomy in cariously exposed permanent teeth, *J Endod* 32:731, 2006.

[17] Barthel CR, Rosenkranz B, Leuenberg A, Roulet JF: Pulp capping of carious exposures: treatment outcome after 5 and 10 years: a retrospective study, *J Endod* 26:525, 2000.

[18] Bauss O, Rohling J, Rahman A, Kiliaridis S: The effect of pulp obliteration on pulpal vitality of orthodontically intruded traumatized teeth, *J Endod* 34:417, 2008.

[19] Bauss O, Rohling J, Sadat-Khonsari R, Kiliaridis S: Influence of orthodontic intrusion on pulpal vitality of previously traumatized maxillary permanent incisors, *Am J Orthod Dentofacial Orthop* 134:12, 2008.

[20] Bergenholtz G, Ahlstedt S, Lindhe J: Experimental pulpitis in immunized monkeys, *Scand J Dent Res* 85:396, 1977.

[21] Bergenholtz G, Cox CF, Loesche WJ, Syed SA: Bacterial leakage around dental restorations: its effect on the dental pulp, *J Oral Pathol* 11:439, 1982.

[22] Bergenholtz G, Lindhe J: Effect of experimentally induced marginal periodontitis and periodontal scaling on the dental pulp, *J Clin Periodontol* 5:59, 1978.

[23] Bergenholtz G, Nyman S: Endodontic complications following periodontal and prosthetic treatment of patients with advanced periodontal disease, *J Periodontol* 55:63, 1984.

[24] Bergenholtz G, Warfvinge J: Migration of leukocytes in dental pulp in response to plaque bacteria, *Scand J Dent Res* 90:354, 1982.

[24a] Bhingare AC, Ohno T, Tomura M, et al: Dental pulp dendritic cells migrate to regional lymph nodes, *J Dent Res* 93(3):288, 2014.

[25] Bletsa A, Berggreen E, Brudvik P: Interleukin-1alpha and tumor necrosis factor-alpha expression during the early phases of orthodontic tooth movement in rats, *Eur J Oral Sci* 114:423, 2006.

[26] Bogen G, Kim JS, Bakland LK: Direct pulp capping with mineral trioxide aggregate: an observational study, *J Am Dent Assoc* 139:305; quiz 305, 2008.

[27] Botero TM, Shelburne CE, Holland GR, et al: TLR4 mediates LPS-induced VEGF expression in odontoblasts, *J Endod* 32:951, 2006.

[28] Bouillaguet S: Biological risks of resin-based materials to the dentin-pulp complex, *Crit Rev Oral Biol Med* 15:47, 2004.

[29] Bowles WR, Burke R, Sabino M, et al: Sex differences in neuropeptide content and release from rat dental pulp, *J Endod* 37:1098, 2011.

[30] Bowles WR, Withrow JC, Lepinski AM, Hargreaves KM: Tissue levels of immunoreactive substance P are increased in patients with irreversible pulpitis, *J Endod* 29:265, 2003.

[31] Brannstrom M: Dental and pulpal response. III. Application of an air stream to exposed dentin. Long observation periods, *Acta Odontol Scand* 18:234, 1960.

[32] Brannstrom M: The effect of dentin desiccation and aspirated odontoblasts on the pulp, *J Prosthet Dent* 20:165, 1968.

[33] Brannstrom M: Smear layer: pathological and treatment considerations, *Oper Dent Supplement* 3:35, 1984.

[34] Brannstrom M, Lind PO: Pulpal response to early dental caries, *J Dent Res* 44:1045, 1965.

[35] Butcher EO, Taylor AC: The effects of denervation and ischemia upon the teeth of the monkey, *J Dent Res* 30:265, 1951.

[36] Byers MR, Narhi MV: Dental injury models: experimental tools for understanding neuroinflammatory interactions and polymodal nociceptor functions, *Crit Rev Oral Biol Med* 10:4, 1999.

[37] Byers MR, Narhi MV, Mecifi KB: Acute and chronic reactions of dental sensory nerve fibers to cavities and desiccation in rat molars, *Anat Rec* 221:872, 1988.

[38] Calland JW, Harris SE, Carnes DL Jr: Human pulp cells respond to calcitonin gene-related peptide in vitro, *J Endod* 23:485, 1997.

[39] Camilleri J: Investigation of Biodentine as dentine replacement material, *J Dent* 41:600, 2013.

[40] Casap N, Zeltser C, Wexler A, et al: Immediate placement of dental implants into debrided infected dentoalveolar sockets, *J Oral Maxillofac Surg* 65:384, 2007.

[41] Cassidy N, Fahey M, Prime SS, Smith AJ: Comparative analysis of transforming growth factor-beta isoforms 1-3 in human and rabbit dentine matrices, *Arch Oral Biol* 42:219, 1997.

[42] Caux C, Vanbervliet B, Massacrier C, et al: Regulation of dendritic cell recruitment by chemokines, *Transplantation* 73:S7, 2002.

[43] Cavalcanti BN, Lage-Marques JL, Rode SM: Pulpal temperature increases with Er:YAG laser and high-speed handpieces, *J Prosthet Dent* 90:447, 2003.

[44] Caviedes-Bucheli J, Ariza-Garcia G, Restrepo-Mendez S, et al: The effect of tooth bleaching on substance P expression in human dental pulp, *J Endod* 34:1462, 2008.

[45] Caviedes-Bucheli J, Azuero-Holguin MM, Correa-Ortiz JA, et al: Effect of experimentally induced occlusal trauma on substance p expression in human dental pulp and periodontal ligament, *J Endod* 37:627, 2011.

[46] Caviedes-Bucheli J, Moreno JO, Ardila-Pinto J, et al: The effect of orthodontic forces on calcitonin gene-related peptide expression in human dental pulp, *J Endod* 37:934, 2011.

[47] Chabanski MB, Gillam DG: Aetiology, prevalence and clinical features of cervical dentine sensitivity, *J Oral Rehabil* 24:15, 1997.

[48] Cheung GS, Lai SC, Ng RP: Fate of vital pulps beneath a metal-ceramic crown or a bridge retainer, *Int Endod J* 38:521, 2005.

[49] Chng HS, Pitt Ford TR, McDonald F: Effects of prilocaine local anaesthetic solutions on pulpal blood flow in maxillary canines, *Endod Dent Traumatol* 12:89, 1996.

[50] Chrcanovic BR, Martins MD, Wennerberg A: Immediate placement of implants into infected sites: a systematic review, *Clin Implant Dent Relat Res* 17(Suppl 1):e1, 2015.

[51] Cohen JS, Reader A, Fertel R, et al: A radioimmunoassay determination of the concentrations of prostaglandins E2 and F2alpha in painful and asymptomatic human dental pulps, *J Endod* 11:330, 1985.

[52] Coluzzi DJ: An overview of laser wavelengths used in dentistry, *Dent Clin North Am* 44:753, 2000.

[53] Costa AM, Bezzerra AC, Fuks AB: Assessment of the accuracy of visual examination, bite-wing radiographs and DIAGNOdent on the diagnosis of occlusal caries, *Eur Arch Paediatr Dent* 8:118, 2007.

[54] Costa CA, Edwards CA, Hanks CT: Cytotoxic effects of cleansing solutions recommended for chemical lavage

of pulp exposures, *Am J Dent* 14:25, 2001.

[55] Costa CA, Giro EM, do Nascimento AB, et al: Short-term evaluation of the pulpo-dentin complex response to a resin-modified glass-ionomer cement and a bonding agent applied in deep cavities, *Dent Mater* 19:739, 2003.

[56] Costa CA, Riehl H, Kina JF, et al: Human pulp responses to in-office tooth bleaching, *Oral Surg Oral Med Oral Pathol Oral Radiol Endod* 109:e59, 2010.

[57] Cotton WR: Pulp response to an airstream directed into human cavity preparations, *Oral Surg Oral Med Oral Pathol* 24:78, 1967.

[58] Cox CF, Bergenholtz G, Fitzgerald M, et al: Capping of the dental pulp mechanically exposed to the oral microflora: a 5 week observation of wound healing in the monkey, *J Oral Pathol* 11:327, 1982.

[59] Cox CF, Hafez AA, Akimoto N, et al: Biocompatibility of primer, adhesive and resin composite systems on non-exposed and exposed pulps of non-human primate teeth, *Am J Dent* 11:S55, 1998.

[60] Cvek M: A clinical report on partial pulpotomy and capping with calcium hydroxide in permanent incisors with complicated crown fracture, *J Endod* 4:232, 1978.

[61] Cvek M, Granath L, Cleaton-Jones P, Austin J: Hard tissue barrier formation in pulpotomized monkey teeth capped with cyanoacrylate or calcium hydroxide for 10 and 60 minutes, *J Dent Res* 66:1166, 1987.

[62] Czarnecki RT, Schilder H: A histological evaluation of the human pulp in teeth with varying degrees of periodontal disease, *J Endod* 5:242, 1979.

[63] do Nascimento AB, Fontana UF, Teixeira HM, Costa CA: Biocompatibility of a resin-modified glass-ionomer cement applied as pulp capping in human teeth, *Am J Dent* 13:28, 2000.

[64] Dummer PM, Hicks R, Huws D: Clinical signs and symptoms in pulp disease, *Int Endod J* 13:27, 1980.

[65] Duran S, Guven O, Gunhan O: Pulpal and apical changes secondary to segmental osteotomy in the mandible: an experimental study, *J Craniomaxillofac Surg* 23:256, 1995.

[66] Durand SH, Flacher V, Romeas A, et al: Lipoteichoic acid increases TLR and functional chemokine expression while reducing dentin formation in in vitro differentiated human odontoblasts, *J Immunol* 176:2880, 2006.

[67] El Karim IA, Lamey PJ, Ardill J, et al: Vasoactive intestinal polypeptide (VIP) and VPAC1 receptor in adult human dental pulp in relation to caries, *Arch Oral Biol* 51:849, 2006.

[68] El Karim IA, Lamey PJ, Linden GJ, et al: Caries-induced changes in the expression of pulpal neuropeptide Y, *Eur J Oral Sci* 114:133, 2006.

[69] El Karim IA, Lamey PJ, Linden GJ, Lundy FT: Neuropeptide Y Y1 receptor in human dental pulp cells of noncarious and carious teeth, *Int Endod J* 41:850, 2008.

[70] Elliott RD, Roberts MW, Burkes J, Phillips C: Evaluation of the carbon dioxide laser on vital human primary pulp tissue, *Pediatr Dent* 21:327, 1999.

[71] Emshoff R, Kranewitter R, Brunold S, et al: Characteristics of pulpal blood flow levels associated with non-segmented and segmented Le Fort I osteotomy, *Oral Surg Oral Med Oral Pathol Oral Radiol Endod* 105:379, 2008.

[72] Eversole LR, Rizoiu I, Kimmel AI: Pulpal response to cavity preparation by an erbium, chromium:YSGG laser-powered hydrokinetic system, *J Am Dent Assoc* 128:1099, 1997.

[73] Faraco IM Jr, Holland R: Response of the pulp of dogs to capping with mineral trioxide aggregate or a calcium hydroxide cement, *Dent Traumatol* 17:163, 2001.

[74] Farges JC, Keller JF, Carrouel F, et al: Odontoblasts in the dental pulp immune response, *J Exp Zoolog B Mol Dev Evol*, 312B:425, 2009.

[75] Farges JC, Keller JF, Carrouel F, et al: Odontoblasts in the dental pulp immune response, *J Exp Zool B Mol Dev Evol* 312B:425, 2009.

[76] Farges JC, Keller JF, Carrouel F, et al: 034-pathogen

sensing by human odontoblasts, *Bull Group Int Rech Sci Stomatol Odontol* 49:90, 2010.

[77] Farges JC, Romeas A, Melin M, et al: TGF-beta1 induces accumulation of dendritic cells in the odontoblast layer, *J Dent Res* 82:652, 2003.

[78] Farik B, Munksgaard EC, Andreasen JO, Kreiborg S: Drying and rewetting anterior crown fragments prior to bonding, *Endod Dent Traumatol* 15:113, 1999.

[79] Felton D: Long-term effects of crown preparation on pulp vitality, *J Dent Res* 68:1009 (abstract 139), 1989.

[80] Ferracane JL, Condon JR: Rate of elution of leachable components from composite, *Dent Mater* 6:282, 1990.

[81] Fitzgerald M, Hanks CT: In vivo study of resin diffusion through intact vital human dentin (abstract), *J Dent Res* 76:305, 1997.

[82] Flecha OD, Azevedo CG, Matos FR, et al: Cyanoacrylate versus laser in the treatment of dentin hypersensitivity: a controlled, randomized, double-masked and non-inferiority clinical trial, *J Periodontol* 84:287, 2013.

[83] Ford TR, Torabinejad M, Abedi HR, et al: Using mineral trioxide aggregate as a pulp-capping material, *J Am Dent Assoc* 127:1491, 1996.

[84] Fosse G, Saele PK, Eide R: Numerical density and distributional pattern of dentin tubules, *Acta Odontol Scand* 50:201, 1992.

[85] Fried K: Changes in pulpal nerves with aging, *Proc Finn Dent Soc* 88:517, 1992.

[86] Fugaro JO, Nordahl I, Fugaro OJ, et al: Pulp reaction to vital bleaching, *Oper Dent* 29:363, 2004.

[87] Fujitani M, Inokoshi S, Hosoda H: Effect of acid etching on the dental pulp in adhesive composite restorations, *Int Dent J* 42:3, 1992.

[88] Garberoglio R, Brannstrom M: Scanning electron microscopic investigation of human dentinal tubules, *Arch Oral Biol* 21:355, 1976.

[89] Gibson M, Sharif MO, Smith A, et al: A practice-based randomised controlled trial of the efficacy of three interventions to reduce dentinal hypersensitivity, *J Dent* 41:668, 2013.

[90] Godoy BM, Arana-Chavez VE, Nunez SC, Ribeiro MS: Effects of low-power red laser on dentine-pulp interface after cavity preparation: an ultrastructural study, *Arch Oral Biol* 52:899, 2007.

[91] Goodis HE, Schein B, Stauffer P: Temperature changes measured in vivo at the dentinoenamel junction and pulpodentin junction during cavity preparation in the Macaca fascicularis monkey, *J Endod* 14:336, 1988.

[92] Graham L, Cooper PR, Cassidy N, et al: The effect of calcium hydroxide on solubilisation of bio-active dentine matrix components, *Biomaterials* 27:2865, 2006.

[93] Gwinnett AJ, Tay F: Early and intermediate time response of the dental pulp to an acid etch technique in vivo, *Am J Dent* 11:S35, 1998.

[94] Gwinnett AJ, Tay FR, Pang KM, Wei SH: Quantitative contribution of the collagen network in dentin hybridization, *Am J Dent* 9:140, 1996.

[95] Hamersky PA, Weimer AD, Taintor JF: The effect of orthodontic force application on the pulpal tissue respiration rate in the human premolar, *Am J Orthod* 77:368, 1980.

[96] Harada K, Sato M, Omura K: Blood-flow and neurosensory changes in the maxillary dental pulp after differing Le Fort I osteotomies, *Oral Surg Oral Med Oral Pathol Oral Radiol Endod* 97:12, 2004.

[97] Harrington GW, Steiner DR, Ammons WF: The periodontal-endodontic controversy, *Periodontol 2000* 30:123, 2002.

[98] Harris DM, White JM, Goodis H, et al: Selective ablation of surface enamel caries with a pulsed Nd:YAG dental laser, *Lasers Surg Med* 30:342, 1999.

[99] Hartmann A, Azerad J, Boucher Y: Environmental effects on laser Doppler pulpal blood-flow measurements in man, *Arch Oral Biol* 41:333 1996.

[100] Hasler JE, Mitchell DF: Painless pulpitis, *J Am Dent Assoc* 81:671, 1970.

[101] Hayden MS, West AP, Ghosh S: NF-kappaB and the immune response, *Oncogene* 25:6758, 2006.

[102] Heys DR, Cox CF, Heys RJ, Avery JK: Histological

considerations of direct pulp capping agents, *J Dent Res* 60:1371, 1981.

[103] Hirata K, Nakashima M, Sekine I, et al: Dentinal fluid movement associated with loading of restorations, *J Dent Res* 70:975, 1991.

[104] Holland GR, Narhi MN, Addy M, et al: Guidelines for the design and conduct of clinical trials on dentine hypersensitivity, *J Clin Periodontol* 24:808, 1997.

[105] Holland R, de Souza V, Nery MJ, et al: Reaction of dogs' teeth to root canal filling with mineral trioxide aggregate or a glass ionomer sealer, *J Endod* 25:728, 1999.

[106] Horst OV, Horst JA, Samudrala R, Dale BA: Caries induced cytokine network in the odontoblast layer of human teeth, *BMC Immunol* 12:9, 2011.

[107] Horst OV, Tompkins KA, Coats SR, et al: TGF-beta1 inhibits TLR-mediated odontoblast responses to oral bacteria, *J Dent Res* 88:333, 2009.

[108] Horsted P, Sandergaard B, Thylstrup A, et al: A retrospective study of direct pulp capping with calcium hydroxide compounds, *Endod Dent Traumatol* 1:29, 1985.

[109] Hume WR: An analysis of the release and the diffusion through dentin of eugenol from zinc oxide-eugenol mixtures, *J Dent Res* 63:881, 1984.

[110] Hume WR, Gerzia TM: Bioavailability of components of resin-based materials which are applied to teeth, *Crit Rev Oral Biol Med* 7:172, 1996.

[111] Hume WR, Kenney AE: Release of 3H-triamcinolone from Ledermix, *J Endod* 7:509, 1981.

[112] Ikawa M, Komatsu H, Ikawa K, et al: Age-related changes in the human pulpal blood flow measured by laser Doppler flowmetry, *Dent Traumatol* 19:36, 2003.

[113] Inoue H, Izumi T, Ishikawa H, Watanabe K: Short-term histomorphological effects of Er:YAG laser irradiation to rat coronal dentin-pulp complex, *Oral Surg Oral Med Oral Pathol Oral Radiol Endod* 97:246, 2004.

[114] Inoue T, Miyakoshi S, Shimono M: Dentin/pulp adhesive resin interface: biological view from basic science to clinic. In Shimono M, Suda H, Takahashi K, editors: *Proceedings of the International Conference on Dentin/ Pulp Complex 1995*, Chiba, Japan, Chicago, 1996, Quintessence, pp 217-220.

[115] Inoue T, Miyakoshi S, Shimono M: The in vitro and in vivo influence of 4-META/MMA-TBB resin components on dental pulp tissues, *Adv Dent Res* 15:101, 2001.

[116] Isett J, Reader A, Gallatin E, et al: Effect of an intraosseous injection of depo-medrol on pulpal concentrations of PGE2 and IL-8 in untreated irreversible pulpitis, *J Endod* 29:268, 2003.

[117] Izumi T, Inoue H, Matsuura H, et al: Changes in the pattern of horseradish peroxidase diffusion into predentin and dentin after cavity preparation in rat molars, *Oral Surg Oral Med Oral Pathol Oral Radiol Endod* 92:675, 2001.

[118] Izumi T, Kobayashi I, Okamura K, Sakai H: Immunohistochemical study on the immunocompetent cells of the pulp in human non-carious and carious teeth, *Arch Oral Biol* 40:609, 1995.

[119] Jaber L, Swaim WD, Dionne RA: Immunohistochemical localization of mu-opioid receptors in human dental pulp, *J Endod* 29:108, 2003.

[120] Janeway CA Jr, Medzhitov R: Innate immune recognition, *Annu Rev Immunol* 20:197, 2002.

[121] Jansson L, Ehnevid H, Lindskog S, Blomlof L: Relationship between periapical and periodontal status: a clinical retrospective study, *J Clin Periodontol* 20:117, 1993.

[122] Jansson L, Sandstedt P, Laftman AC, Skoglund A: Relationship between apical and marginal healing in periradicular surgery, *Oral Surg Oral Med Oral Pathol Oral Radiol Endod* 83:596, 1997.

[123] Jiang HW, Zhang W, Ren BP, et al: Expression of toll like receptor 4 in normal human odontoblasts and dental pulp tissue, *J Endod* 32:747, 2006.

[124] Jontell M, Hanks CT, Bratel J, Bergenholtz G: Effects of unpolymerized resin components on the function of accessory cells derived from the rat incisor pulp, *J Dent*

Res 74:1162, 1995.

[125] Jukic S, Anic I, Koba K, et al: The effect of pulpotomy using CO2 and Nd:YAG lasers on dental pulp tissue, *Int Endod J* 30:175, 1997.

[126] Kanjevac T, Milovanovic M, Volarevic V, et al: Cytotoxic effects of glass ionomer cements on human dental pulp stem cells correlate with fluoride release, *Med Chem* 8:40, 2012.

[127] Katsuno K, Manabe A, Itoh K, et al: A delayed hypersensitivity reaction to dentine primer in the guinea-pig, *J Dent* 23:295, 1995.

[128] Kawagishi E, Nakakura-Ohshima K, Nomura S, Ohshima H: Pulpal responses to cavity preparation in aged rat molars, *Cell Tissue Res* 326:111, 2006.

[129] Keller JF, Carrouel F, Colomb E, et al: Toll-like receptor 2 activation by lipoteichoic acid induces differential production of pro-inflammatory cytokines in human odontoblasts, dental pulp fibroblasts and immature dendritic cells, *Immunobiology* 215:53, 2010.

[130] Killough SA, Lundy FT, Irwin CR: Substance P expression by human dental pulp fibroblasts: a potential role in neurogenic inflammation, *J Endod* 35:73, 2009.

[131] Kim S: Ligamental injection: a physiological explanation of its efficacy, *J Endod* 12:486, 1986.

[132] Kim S, Edwall L, Trowbridge H, Chien S: Effects of local anesthetics on pulpal blood flow in dogs, *J Dent Res* 63:650, 1984.

[133] Kim S, Trowbridge H, Suda H: Pulpal reaction to caries and dental procedures. In Cohen S, Burns RC, editors: *Pathways of the pulp*, ed 8, St. Louis, 2002, Mosby, pp 573-600.

[134] Kimura Y, Wilder-Smith P, Yonaga K, Matsumoto K: Treatment of dentine hypersensitivity by lasers: a review, *J Clin Periodontol* 27:715, 2000.

[135] Kimura Y, Yonaga K, Yokoyama K, et al: Histopathological changes in dental pulp irradiated by Er:YAG laser: a preliminary report on laser pulpotomy, *J Clin Laser Med Surg* 21:345, 2003.

[136] Kina JF, Huck C, Riehl H, et al: Response of human pulps after professionally applied vital tooth bleaching, *Int Endod J* 43:572, 2010.

[137] Koh ET, Ford TR, Kariyawasam SP, et al: Prophylactic treatment of dens evaginatus using mineral trioxide aggregate, *J Endod* 27:540, 2001.

[138] Kohn MW, White RP Jr: Evaluation of sensation after segmental alveolar osteotomy in 22 patients, *J Am Dent Assoc* 89:154, 1974.

[139] Kokkas AB, Goulas A, Varsamidis K, et al: Irreversible but not reversible pulpitis is associated with up-regulation of tumour necrosis factor-alpha gene expression in human pulp, *Int Endod J* 40:198, 2007.

[140] Konno Y, Daimaruya T, Iikubo M, et al: Morphologic and hemodynamic analysis of dental pulp in dogs after molar intrusion with the skeletal anchorage system, *Am J Orthod Dentofacial Orthop* 132:199, 2007.

[141] Koshiro K, Inoue S, Tanaka T, et al: In vivo degradation of resin-dentin bonds produced by a self-etch vs. a total-etch adhesive system, *Eur J Oral Sci* 112:368, 2004.

[142] Koubi G, Colon P, Franquin JC, et al: Clinical evaluation of the performance and safety of a new dentine substitute, Biodentine, in the restoration of posterior teeth: a prospective study, *Clin Oral Investig* 17:243, 2013.

[143] Koulaouzidou EA, Papazisis KT, Economides NA, et al: Antiproliferative effect of mineral trioxide aggregate, zinc oxide-eugenol cement, and glass-ionomer cement against three fibroblastic cell lines, *J Endod* 31:44, 2005.

[144] Kuhnisch J, Bucher K, Henschel V, Hickel R: Reproducibility of DIAGNOdent 2095 and DIAGNOdent Pen measurements: results from an in vitro study on occlusal sites, *Eur J Oral Sci* 115:206, 2007.

[145] Kvinnsland S, Heyeraas K, Ofjord ES: Effect of experimental tooth movement on periodontal and pulpal blood flow, *Eur J Orthod* 11:200, 1989.

[146] Langeland K: Tissue response to dental caries, *Endod Dent Traumatol* 3:149, 1987.

[147] Langeland K, Dowden WE, Tronstad L, Langeland LK: Human pulp changes of iatrogenic origin, *Oral Surg Oral Med Oral Pathol* 32:943, 1971.

[148] Langeland K, Rodrigues H, Dowden W: Periodontal disease, bacteria, and pulpal histopathology, *Oral Surg Oral Med Oral Pathol* 37:257, 1974.

[149] Lefebvre CA, Wataha JC, Bouillaguet S, Lockwood PE: Effects of long-term sub-lethal concentrations of dental monomers on THP-1 human monocytes, *J Biomater Sci Polym Ed* 10:1265, 1999.

[150] Lepinski AM, Haegreaves KM, Goodis HE, Bowles WR: Bradykinin levels in dental pulp by microdialysis, *J Endod* 26:744, 2000.

[151] Lesot H, Kubler MD: Experimental induction of odontoblast differentiation and stimulation during reparative processes, *Cells Materials* 3:201, 1993.

[152] Levin LG, Rudd A, Bletsa A, Reisner H: Expression of IL-8 by cells of the odontoblast layer in vitro, *Eur J Oral Sci* 107:131, 1999.

[153] Lier BB, Rosing CK, Aass AM, Gjermo P: Treatment of dentin hypersensitivity by Nd:YAG laser, *J Clin Periodontol* 29:501, 2002.

[154] Lilja J, Nordenvall KJ, Branstrom M: Dentin sensitivity, odontoblasts and nerves under desiccated or infected experimental cavities. A clinical, light microscopic and ultrastructural investigation, *Swed Dent J* 6:93, 1982.

[155] Lin S, Mayer Y: Treatment of a large periradicular lesion of endodontic origin around a dental implant with enamel matrix protein derivative, *J Periodontol* 78:2385, 2007.

[156] Linde A: Dentin and entinogenesis. In Linde A, editor: *Noncollagenous proteins and proteoglycans in dentinogenesis*, Boca Raton, FL,1984, CRC Press, pp 55-92.

[157] Litkowski LJ, Hack GD, Sheaffer HB, Greenspan DC: Occlusion of dentin tubules by 45s5 bioglass. Paper presented at Bioceramics, *Proceedings of the 10th international symposium on ceramics in medicine, October 1997*, Paris, France, 1997.

[158] Liu HC, Lin CP, Lan WH: Sealing depth of Nd:YAG laser on human dentinal tubules, *J Endod* 23:691, 1997.

[159] Loyd DR, Sun XX, Locke EE, et al: Sex differences in serotonin enhancement of capsaicin-evoked calcitonin gene-related peptide release from human dental pulp, *Pain* 153:2061, 2012.

[160] Lupi-Pegurier L, Bertrand MF, Muller-Bolla M, et al: Comparative study of microleakage of a pit and fissure sealant placed after preparation by Er:YAG laser in permanent molars, *J Dent Child (Chic)* 70:134, 2003.

[161] Lussi A, Hibst R, Paulus R: DIAGNOdent: an optical method for caries detection, *J Dent Res* 83 Spec No C:C80, 2004.

[162] Margelos JT, Verdelis KG: Irreversible pulpal damage of teeth adjacent to recently placed osseointegrated implants, *J Endod* 21:479, 1995.

[163] McCormack K, Davies R: The enigma of potassium ion in the management of dentine hypersensitivity: is nitric oxide the elusive second messenger? *Pain* 68:5, 1996.

[164] McLachlan JL, Sloan AJ, Smith AJ, et al: S100 and cytokine expression in caries, *Infect Immun* 72:4102, 2004.

[165] McLachlan JL, Smith AJ, Bujalska IJ, Cooper PR: Gene expression profiling of pulpal tissue reveals the molecular complexity of dental caries, *Biochim Biophys Acta* 1741:271, 2005.

[166] Mente J, Geletneky B, Ohle M, et al: Mineral trioxide aggregate or calcium hydroxide direct pulp capping: an analysis of the clinical treatment outcome, *J Endod* 36:806, 2010.

[167] Messer HM: Permanent restorations and the dental pulp. In Hargreaves KMG, Goodis HE, editors: *Seltzer and Bender's dental pulp*, Carol Stream, IL, 2002, Quintessence.

[168] Michaelson PL, Holland GR: Is pulpitis painful? *Int Endod J* 35:829, 2002.

[169] Mitchell DF, Tarplee RE: Painful pulpitis; a clinical and microscopic study, *Oral Surg Oral Med Oral Pathol* 13:1360, 1960.

[170] Mjor IA: Bacteria in experimentally infected cavity preparations, *Scand J Dent Res* 85:599, 1977.

[171] Mjor IA, Ferrari M: Pulp-dentin biology in restorative dentistry. Part 6: reactions to restorative materials, tooth-restoration interfaces, and adhesive techniques, *Quintessence Int* 33:35, 2002.

[172] Mjor IA, Finn SB, Quigley MB: The effect of calcium hydroxide and amalgam on non-carious, vital dentine, *Arch Oral Biol* 3:283, 1961.

[173] Murray PE, About I, Lumley PJ, et al: Postoperative pulpal and repair responses, *J Am Dent Assoc* 131:321, 2000.

[174] Murray PE, Smith AJ, Garcia-Godoy F, Lumley PJ: Comparison of operative procedure variables on pulpal viability in an ex vivo model, *Int Endod J* 41:389, 2008.

[175] Murray PE, Smith AJ, Windsor LJ, Mjor IA: Remaining dentine thickness and human pulp responses, *Int Endod J* 36:33, 2003.

[176] Murray PE, Smyth TW, About I, et al: The effect of etching on bacterial microleakage of an adhesive composite restoration, *J Dent* 30:29, 2002.

[177] Musselwhite JM, Klitzman B, Maixner W, Burkes EJ Jr: Laser Doppler flowmetry: a clinical test of pulpal vitality, *Oral Surg Oral Med Oral Pathol Oral Radiol Endod* 84:411, 1997.

[178] Nakabayashi N, Kojima K, Masuhara E: The promotion of adhesion by the infiltration of monomers into tooth substrates, *J Biomed Mater Res* 16:265, 1982.

[179] Nanda R, Legan HL, Langeland K: Pulpal and radicular response to maxillary osteotomy in monkeys, *Oral Surg Oral Med Oral Pathol* 53:624, 1982.

[180] Nathanson D: Vital tooth bleaching: sensitivity and pulpal considerations, *J Am Dent Assoc* 128 (suppl):41S, 1997.

[181] Nayyar S, Tewari S, Arora B: Comparison of human pulp response to total-etch and self-etch bonding agents, *Oral Surg Oral Med Oral Pathol Oral Radiol Endod* 104:e45, 2007.

[182] Nixon CE, Saviano JA, King GJ, Keeling SD: Histomorphometric study of dental pulp during orthodontic tooth movement, *J Endod* 19:13, 1993.

[183] Nomiyama K, Kitamura C, Tsujisawa T, et al: Effects of lipopolysaccharide on newly established rat dental pulp-derived cell line with odontoblastic properties, *J Endod* 33:1187, 2007.

[184] Nowicka A, Lipski M, Parafiniuk M, et al: Response of human dental pulp capped with biodentine and mineral trioxide aggregate, *J Endod* 39:743, 2013.

[185] Nup C, Rosenberg P, Linke H, Tordik P: Quantitation of catecholamines in inflamed human dental pulp by high-performance liquid chromatography, *J Endod* 27:73, 2001.

[186] Nyborg H, Brannstrom M: Pulp reaction to heat, *J Prosthet Dent* 19:605, 1968.

[187] Odor TM, Pitt Ford TR, McDonald F: Adrenaline in local anaesthesia: the effect of concentration on dental pulpal circulation and anaesthesia, *Endod Dent Traumatol* 10:167, 1994.

[188] Okamura K: Histological study on the origin of dentinal immunoglobulins and the change in their localization during caries, *J Oral Pathol* 14:680, 1985.

[189] Okamura K, Maeda M, Nishikawa T, Tsutsui M: Dentinal response against carious invasion: localization of antibodies in odontoblastic body and process, *J Dent Res* 59:1368, 1980.

[190] Olgart L, Gazelius B, Sundstrom F: Intradental nerve activity and jaw-opening reflex in response to mechanical deformation of cat teeth, *Acta Physiol Scand* 133:399, 1988.

[191] Orchardson R, Peacock JM, Whitters CJ: Effects of pulsed Nd:YAG laser radiation on action potential conduction in nerve fibres inside teeth in vitro, *J Dent* 26:421, 1998.

[192] Orchardson R, Whitters CJ: Effect of HeNe and pulsed Nd:YAG laser irradiation on intradental nerve responses to mechanical stimulation of dentine, *Lasers Surg Med* 26:241, 2000.

[193] Ozturk M, Doruk C, Ozec I, et al: Pulpal blood flow:

effects of corticotomy and midline osteotomy in surgically assisted rapid palatal expansion, *J Craniomaxillofac Surg* 31:97, 2003.

[194] Paakkonen V, Ohlmeier S, Bergmann U, et al: Analysis of gene and protein expression in healthy and carious tooth pulp with cDNA microarray and two-dimensional gel electrophoresis, *Eur J Oral Sci* 113:369, 2005.

[195] Paakkonen V, Vuoristo JT, Salo T, Tjaderhane L: Comparative gene expression profile analysis between native human odontoblasts and pulp tissue, *Int Endod J* 41:117, 2008.

[196] Palosaari H, Wahlgren J, Larmas M, et al: The expression of MMP-8 in human odontoblasts and dental pulp cells is down-regulated by TGF-beta1, *J Dent Res* 79, 2000.

[197] Pameijer CH, Stanley HR: The disastrous effects of the "total etch" technique in vital pulp capping in primates [published erratum appears in *Am J Dent* 11:148, 1998], *Am J Dent* 11:S45, 1998.

[198] Pamir T, Dalgar H, Onal B: Clinical evaluation of three desensitizing agents in relieving dentin hypersensitivity, *Oper Dent* 32:544, 2007.

[199] Panitvisai P, Messer HH: Cuspal deflection in molars in relation to endodontic and restorative procedures, *J Endod* 21:57, 1995.

[200] Pashley D: Pulpdentin complex. In Hargreaves KM, Goodis HE, editors: *Seltzer and Bender's The Dental Pulp*, Carol Stream, IL, 2002, Quintessence, p 66.

[201] Pashley DH: The influence of dentin permeability and pulpal blood flow on pulpal solute concentrations, *J Endod* 5:355, 1979.

[202] Pashley DH: In vitro simulations of in vivo bonding conditions, *Am J Dent* 4:237, 1991.

[203] Pashley DH: Dynamics of the pulpo-dentin complex, *Crit Rev Oral Biol Med* 7:104, 1996.

[204] Pashley DH, Kepler EE, Williams EC, Okabe A: Progressive decrease in dentine permeability following cavity preparation, *Arch Oral Biol* 28:853, 1983.

[205] Pashley DH, Tay FR, Yiu C, et al: Collagen degradation by host-derived enzymes during aging, *J Dent Res* 83:216, 2004.

[206] Pashley EL, Talman R, Horner JA, Pashley DH: Permeability of normal versus carious dentin, *Endod Dent Traumatol* 7:207, 1991.

[207] Pepersack WJ: Tooth vitality after alveolar segmental osteotomy, *J Oral Maxillofac Surg* 1:85, 1973.

[208] Perdigao J, Geraldeli S, Hodges JS: Total-etch versus self-etch adhesive: effect on postoperative sensitivity, *J Am Dent Assoc* 134:1621, 2003.

[209] Perinetti G, Varvara G, Festa F, Esposito P: Aspartate aminotransferase activity in pulp of orthodontically treated teeth, *Am J Orthod Dentofacial Orthop* 125:88, 2004.

[210] Peters DD, Baumgartner JC, Lorton L: Adult pulpal diagnosis. I. Evaluation of the positive and negative responses to cold and electrical pulp tests, *J Endod* 20:506, 1994.

[211] Petersson K, Soderstrom C, Kiani-Anaraki M, Levy G: Evaluation of the ability of thermal and electrical tests to register pulp vitality, *Endod Dent Traumatol* 15:127, 1999.

[212] Polat S, Er K, Akpinar KE, Polat NT: The sources of laser Doppler blood-flow signals recorded from vital and root canal treated teeth, *Arch Oral Biol* 49:53, 2004.

[213] Premdas CE, Pitt Ford TR: Effect of palatal injections on pulpal blood flow in premolars, *Endod Dent Traumatol* 11:274, 1995.

[214] Quirynen M, Gijbels F, Jacobs R: An infected jawbone site compromising successful osseointegration, *Periodontol 2000* 33:129, 2003.

[215] Qvist V, Stoltze K, Qvist J: Human pulp reactions to resin restorations performed with different acid-etch restorative procedures, *Acta Odontol Scand* 47:253, 1989.

[216] Rakich DR, Wataha JC, Lefebvre CA, Weller RN: Effects of dentin bonding agents on macrophage mitochondrial activity, *J Endod* 24:528, 1998.

[217] Rakich DR, Wataha JC, Lefebvre CA, Weller RN: Effect

of dentin bonding agents on the secretion of inflammatory mediators from macrophages, *J Endod* 25:114, 1999.

[218] Ramsay DS, Artun J, Bloomquist D: Orthognathic surgery and pulpal blood flow: a pilot study using laser Doppler flowmetry, *J Oral Maxillofac Surg* 49:564, 1991.

[219] Reeh ES, Messer HH, Douglas WH: Reduction in tooth stiffness as a result of endodontic and restorative procedures, *J Endod* 15:512, 1989.

[220] Reeves R, Stanley HR: The relationship of bacterial penetration and pulpal pathosis in carious teeth, *Oral Surg Oral Med Oral Pathol* 22:59, 1966.

[221] Reynolds RL: The determination of pulp vitality by means of thermal and electrical stimuli, *Oral Surg Oral Med Oral Pathol* 22:231, 1966.

[222] Ritter AV, Leonard RH Jr, St Georges AJ, et al: Safety and stability of nightguard vital bleaching: 9 to 12 years post-treatment, *J Esthet Restor Dent* 14:275, 2002.

[223] Rodd HD, Boissonade FM: Substance P expression in human tooth pulp in relation to caries and pain experience, *Eur J Oral Sci* 108:467, 2000.

[224] Rodd HD, Boissonade FM: Innervation of human tooth pulp in relation to caries and dentition type, *J Dent Res* 80:389, 2001.

[225] Rodd HD, Boissonade FM: Vascular status in human primary and permanent teeth in health and disease, *Eur J Oral Sci* 113:128, 2005.

[226] Rotstein I, Simon JH: Diagnosis, prognosis and decision-making in the treatment of combined periodontal-endodontic lesions, *Periodontol 2000* 34:165, 2004.

[227] Saito K, Nakatomi M, Ida-Yonemochi H, et al: The expression of GM-CSF and osteopontin in immunocompetent cells precedes the odontoblast differentiation following allogenic tooth transplantation in mice, *J Histochem Cytochem* 59:518, 2011.

[228] Sato M, Harada K, Okada Y, Omura K: Blood-flow change and recovery of sensibility in the maxillary dental pulp after a single-segment Le Fort I osteotomy, *Oral Surg Oral Med Oral Pathol Oral Radiol Endod* 95:660, 2003.

[229] Schmalz G, Krifka S, Schweikl H: Toll-like receptors, LPS, and dental monomers, *Adv Dent Res* 23:302, 2011.

[230] Schroder U: Effects of calcium hydroxide-containing pulp-capping agents on pulp cell migration, proliferation, and differentiation, *J Dent Res* 64 Spec No:541, 1985.

[231] Schuster GS, Caughman GB, Rueggeberg FA, et al: Alterations in cell lipid metabolism by glycol methacrylate (HEMA), *J Biomater Sci Polym Ed* 10:1121, 1999.

[232] Seltzer S, Bender IB, Ziontz M: The dynamics of pulp inflammation: correlations between diagnostic data and actual histologic findings in the pulp, *Oral Surg Oral Med Oral Pathol* 16:846, 1963.

[233] Shabahang S, Bohsali K, Boyne PJ, et al: Effect of teeth with periradicular lesions on adjacent dental implants, *Oral Surg Oral Med Oral Pathol Oral Radiol Endod* 96:321, 2003.

[234] Silva AF, Tarquinio SB, Demarco FF, et al: The influence of haemostatic agents on healing of healthy human dental pulp tissue capped with calcium hydroxide, *Int Endod J* 39:309, 2006.

[235] Simon JH, Lies J: Silent trauma, *Endod Dent Traumatol* 15:145, 1999.

[236] Sloan AJ, Smith AJ: Stimulation of the dentine-pulp complex of rat incisor teeth by transforming growth factor-beta isoforms 1-3 in vitro, *Arch Oral Biol* 44:149, 1999.

[237] Smith AJ: Pulpal responses to caries and dental repair, *Caries Res* 36:223, 2002.

[238] Smith AJ, Lesot H: Induction and regulation of crown dentinogenesis: embryonic events as a template for dental tissue repair? *Crit Rev Oral Biol Med* 12:425, 2001.

[239] Smith AJ, Tobias RS, Plant CG, et al: Preliminary studies on the in vivo morphogenetic properties of

dentine matrix proteins, *Biomaterials* 11:22, 1990.

[240] Smith JG, Smith AJ, Shelton RM, Cooper PR: Recruitment of dental pulp cells by dentine and pulp extracellular matrix components, *Exp Cell Res* 318:2397, 2012.

[241] Soo-ampon S, Vongsavan N, Soo-ampon M, et al: The sources of laser Doppler blood-flow signals recorded from human teeth, *Arch Oral Biol* 48:353, 2003.

[242] Stabholz A, Rotstein L, Neev J, Moshonov J: Efficacy of XeCl 308-nm excimer laser in reducing dye penetration through coronal dentinal tubules, *J Endod* 21:266, 1995.

[243] Stanley HR: Pulp capping: conserving the dental pulp—can it be done? Is it worth it? *Oral Surg Oral Med Oral Pathol* 68:628, 1989.

[244] Steiner DR: The resolution of a periradicular lesion involving an implant, *J Endod* 34:330, 2008.

[245] Stenvik A: Pulp and dentine reactions to experimental tooth intrusion. (A histologic study—long-term effects), *Rep Congr Eur Orthod Soc* 449, 1969.

[246] Stenvik A, Mjor IA: Pulp and dentine reactions to experimental tooth intrusion. A histologic study of the initial changes, *Am J Orthod* 57:370, 1970.

[247] Stenvik A, Mjor IA: The effect of experimental tooth intrusion on pulp and dentine, *Oral Surg Oral Med Oral Pathol* 32:639, 1971.

[248] Sussman HI: Endodontic pathology leading to implant failure—a case report, *J Oral Implantol* 23:112; discussion 15, 1997.

[249] Sussman HI: Tooth devitalization via implant placement: a case report, *Periodontal Clin Investig* 20:22, 1998.

[250] Swift EJ Jr, Trope M: Treatment options for the exposed vital pulp, *Pract Periodontics Aesthet Dent* 11:735; quiz 40, 1999.

[251] Tagami J, Hosoda H, Burrow MF, Nakajima M: Effect of aging and caries on dentin permeability, *Proc Finn Dent Soc* 88 (suppl 1):149, 1992.

[252] Takamori K: A histopathological and immunohistochemical study of dental pulp and pulpal nerve fibers in rats after the cavity preparation using Er:YAG laser, *J Endod* 26:95, 2000.

[253] Tanabe K, Yoshiba K, Yoshiba N, et al: Immunohistochemical study on pulpal response in rat molars after cavity preparation by Er:YAG laser, *Eur J Oral Sci* 110:237, 2002.

[254] Teixeira LS, Demarco FF, Coppola MC, Bonow ML: Clinical and radiographic evaluation of pulpotomies performed under intrapulpal injection of anaesthetic solution, *Int Endod J* 34:440, 2001.

[255] Tjan AH, Grant BE, Godfrey MF 3rd: Temperature rise in the pulp chamber during fabrication of provisional crowns, *J Prosthet Dent* 62:622, 1989.

[256] Tokita Y, Sunakawa M, Suda H: Pulsed Nd:YAG laser irradiation of the tooth pulp in the cat: I. Effect of spot lasing, *Lasers Surg Med* 26:398, 2000.

[257] Tomson PL, Grover LM, Lumley PJ, et al: Dissolution of bio-active dentine matrix components by mineral trioxide aggregate, *J Dent* 35:636, 2007.

[258] Torabinejad M, Kiger RD: A histologic evaluation of dental pulp tissue of a patient with periodontal disease, *Oral Surg Oral Med Oral Pathol* 59:198, 1985.

[259] Tranasi M, Sberna MT, Zizzari V, et al: Microarray evaluation of age-related changes in human dental pulp, *J Endod* 35:1211, 2009.

[260] Trantor IR, Messer HH, Birner R: The effects of neuropeptides (calcitonin gene-related peptide and substance P) on cultured human pulp cells, *J Dent Res* 74:1066, 1995.

[261] Trowbridge H, Edwall L, Panopoulos P: Effect of zinc oxide-eugenol and calcium hydroxide on intradental nerve activity, *J Endod* 8:403, 1982.

[262] Tsatsas BG, Frank RM: Ultrastructure of the dentinal tubular substances near the dentino-enamel junction, *Calcif Tissue Res* 9:238, 1972.

[263] Turner DF, Marfurt CF, Sattelberg C: Demonstration of physiological barrier between pulpal odontoblasts and its perturbation following routine restorative procedures:

a horseradish peroxidase tracing study in the rat, *J Dent Res* 68:1262, 1989.

[264] Tyndall AA, Brooks SL: Selection criteria for dental implant site imaging: a position paper of the American Academy of Oral and Maxillofacial Radiology, *Oral Surg Oral Med Oral Pathol Oral Radiol Endod* 89:630, 2000.

[265] Tziafas D: Basic mechanisms of cytodifferentiation and dentinogenesis during dental pulp repair, *Int J Dev Biol* 39:281, 1995.

[266] Tziafas D, Kolokuris I: Inductive influences of demineralized dentin and bone matrix on pulp cells: an approach of secondary dentinogenesis, *J Dent Res* 69:75, 1990.

[267] Umberto R, Claudia R, Gaspare P, et al: Treatment of dentine hypersensitivity by diode laser: a clinical study, *Int J Dent* 2012:858950, 2012.

[268] Unemori M, Matsuya Y, Akashi A, et al: Composite resin restoration and postoperative sensitivity: clinical follow-up in an undergraduate program, *J Dent* 29:7, 2001.

[269] Valderhaug J, Jokstad A, Ambjornsen E, Norheim PW: Assessment of the periapical and clinical status of crowned teeth over 25 years, *J Dent* 25:97, 1997.

[270] Vale WA:Cavity preparation, *Ir Dent Rev* 2:33, 1956.

[271] Vedtofte P: Pulp canal obliteration after Le Fort I osteotomy, *Endod Dent Traumatol* 5:274, 1989.

[272] Versluis A, Douglas WH, Cross M, Sakaguchi RL: Does an incremental filling technique reduce polymerization shrinkage stresses? *J Dent Res* 75:871, 1996.

[273] Versluis A, Tantbirojn D, Douglas WH: Distribution of transient properties during polymerization of a light-initiated restorative composite, *Dent Mater* 20:543, 2004.

[274] von Troil B, Needleman I, Sanz M: A systematic review of the prevalence of root sensitivity following periodontal therapy, *J Clin Periodontol* 29 (suppl 3):173; discussion 95, 2002.

[275] Vongsavan N, Matthews RW, Matthews B: The permeability of human dentine in vitro and in vivo, *Arch Oral Biol* 45:931, 2000.

[276] Wakabayashi H, Hamba M, Matsumoto K, Tachibana H: Effect of irradiation by semiconductor laser on responses evoked in trigeminal caudal neurons by tooth pulp stimulation, *Lasers Surg Med* 13:605, 1993.

[277] Wennberg A, Mjor IA, Heide S: Rate of formation of regular and irregular secondary dentin in monkey teeth, *Oral Surg Oral Med Oral Pathol* 54:232, 1982.

[278] Wigdor H, Abt E, Ashrafi S, Walsh JT Jr: The effect of lasers on dental hard tissues, *J Am Dent Assoc* 124:65, 1993.

[279] Yiu CK, King NM, Suh BI, et al: Incompatibility of oxalate desensitizers with acidic, fluoride-containing total-etch adhesives, *J Dent Res* 84:730, 2005.

[280] Yoshiba K, Yoshiba N, Iwaku M: Class II antigen-presenting dendritic cell and nerve fiber responses to cavities, caries, or caries treatment in human teeth, *J Dent Res* 82:422, 2003.

[281] Yoshiba N, Yoshiba K, Iwaku M, Ozawa H: Immunohistochemical localizations of class II antigens and nerve fibers in human carious teeth: HLA-DR immunoreactivity in Schwann cells, *Arch Histol Cytol* 61:343, 1998.

[282] Yoshiba N, Yoshiba K, Nakamura H, et al: Immunohistochemical localization of HLA-DR-positive cells in unerupted and erupted normal and carious human teeth, *J Dent Res* 75:1585, 1996.

[283] Yoshida S, Oshima K, Tanne K: Biologic responses of the pulp to single-tooth dento-osseous osteotomy, *Oral Surg Oral Med Oral Pathol Oral Radiol Endod* 82:152, 1996.

[284] Yoshiyama M, Masada J, Uchida A, Ishida H: Scanning electron microscopic characterization of sensitive vs. insensitive human radicular dentin, *J Dent Res* 68:1498, 1989.

[285] Zach L, Cohen G: Pulp response to externally applied heat, *Oral Surg Oral Med Oral Pathol* 19:515, 1965.

[286] Zaia AA, Nakagawa R, De Quadros I, et al: An in vitro evaluation of four materials as barriers to coronal microleakage in root-filled teeth, *Int Endod J* 35:729, 2002.

[287] Zhang J, Kawashima N, Suda H, et al: The existence of CD11c+ sentinel and F4/80+ interstitial dendritic cells in dental pulp and their dynamics and functional properties, *Int Immunol* 18:1375, 2006.

[287a] Zhang J, Zhu LX, Cheng X, et al: Peng: Promotion of Dental Pulp Cell Migration and Pulp Repair by a Bioceramic Putty Involving FGFR-mediated Signaling Pathways, *B2 J Dent Res* 2015 Feb 27. pii: 0022034515572020.

[288] Zhong S, Zhang S, Bair E, et al: Differential expression of microRNAs in normal and inflamed human pulps, *J Endod* 38:746, 2012.

第14章

牙髓感染的微生物学
Microbiology of Endodontic Infections

JOSÉ F. SIQUEIRA, JR. | ISABELA N. RÔÇAS

章节概述

根尖周炎本质上是一种微生物为病因的炎症性疾病，主要由根管系统感染引起[196]。虽然化学和物理因素也可能引起根尖周炎症，但大量研究表明，牙髓感染才是导致不同类型根尖周炎进展和持续存在的关键[16,86,120,250]。由于牙髓坏死（继发于龋病、创伤、牙周病或有创性操作）或因治疗需要去除牙髓，在缺乏宿主防御的根管中可能会发生感染。

尽管真菌以及最近报道的古生菌和病毒都与牙髓感染有关[57,177,232,238,268]，但细菌才是根尖周炎的主要致病微生物。在牙髓感染晚期，可以观察到类似生物膜的细菌组织黏附在根管壁上[121,126,152,223]。因此，根尖周炎被认为是与生物膜相关的口腔疾病[92,228]。定植在根管系统内的细菌通过根尖孔/副根尖孔或根管壁穿孔与根尖周组织接触。由于细菌与宿主防御之间的相互作用，会在根尖周组织中产生炎症性变化，导致根尖周炎。由于所感染细菌种类以及多种宿主相关因素的差异，牙髓感染会导致急性（有症状的）或慢性（无症状的）根尖周炎。

牙髓治疗的最终目标是预防根尖周炎的发生，或在已经感染的情况下为根尖周组织愈合创造合适条件。其目的是修复和保留牙齿及相关的根尖周骨组织。由于根尖周炎是一种感染性疾病，所以牙髓治疗的基本原则是清除已有感染，或是防止微生物感染或再感染根管及根尖周组织。任何医疗活动的基本原则都是充分了解疾病病因和发病机制，为进行有效治疗提供理论支持。因此，了解根尖周炎的微生物学是牙髓治疗的基础，并应采用循证方法加以论证。本章重点介绍牙髓致病微生物学的相关内容，包括病理学、分类学、形态学和生态学问题。

根尖周炎是一种感染性疾病

对根管内细菌的研究最早可以追溯到17世纪，由荷兰业余显微镜爱好者Antony van Leeuwenhoek（1632—1723）首次记录。他观察到龋齿的根管内"充满软性物质""整个物质"似乎存在生命[46]。那时，Leeuwenhoek发现的"微生物"在疾病发生中的作用尚不明确。直到200年后他的观察结果才得到证实，并推测细菌和根尖周炎之间存在因果关系。1894年，在德国柏林Robert Koch实验室工作的美国牙医

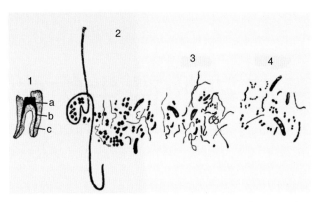

图14-1 Miller经典文献中的绘图，表明显微镜观察到的根管样本中存在不同形态的细菌。

Willoughby Dayton Miller发表了一项具有里程碑意义的研究报告，他通过分析从根管内收集到的样本，得出细菌与根尖周炎之间存在联系[115]。通过对根管样本的细菌镜检，他发现了当时已知的3种细菌基本形态：球菌、杆菌和螺旋菌（或螺旋体）（图14-1）。从形态学上说，根管的冠部、中部和根尖区域的牙髓致病微生物群明显不同。在脓肿病例中螺旋体的检出率很高，因而推测这些细菌有致病作用。Miller在光学显微镜下观察到的大多数细菌，都不能使用当时的技术进行培养。这些细菌应该是厌氧菌，50～100年后，随着厌氧培养技术的出现，这些细菌才得以成功培养。然而即使到现在，在不同环境中生存的大量细菌仍无法通过现有的技术培养[6,147]，根管内也不例外（本章后面讨论）。基于他的发现，Miller提出细菌是根尖周炎致病菌的假设。

在Miller经典研究后约70年，他的假设得到Kakehashi等设计精巧的研究证实[86]。他们分别在普通和无菌大鼠上研究牙髓暴露于口腔时的反应。组织学分析显示在所有普通大鼠上均出现牙髓坏死和根尖病变；但是，暴露于无菌大鼠口腔中的牙髓不仅保持活力，而且还通过形成硬组织来进行自我修复。牙本质样组织封闭暴露区，再次将牙髓与口腔分隔开。

Sundqvist的经典研究进一步证实细菌在根尖周炎病因学中的重要作用[250]。作者运用先进的厌氧培养技术，对创伤后牙髓坏死的牙齿根管中出现的细菌进行分析。仅在影像学诊断为根尖周炎的牙齿根管内发现细菌，证实细菌是其感染的来源。厌氧菌占分离菌株的90%以上。Sundqvist的研究结果还表明，在没有感染的情况下，坏死的牙髓组织本身和根管中污浊的组织液不能诱导或持续导致根尖周炎病变。

Möller等的研究[120]也提供了关于微生物诱发根尖周炎的有力证据。他们对猴子牙齿进行的研究表明，只有感染的失活牙髓可以引起根尖周炎病变，而未感染的失活牙髓并未引起根尖周组织明显的病理变化。该研究证实微生物对根尖周炎进展的重要性，还证实坏死的牙髓组织本身不能诱发和维持根尖周病变。

引起根尖周炎的微生物主要以生物膜形式定植在根管系统中。Nair[126]可能是首位观察到根管内细菌黏附在根管壁上、形成类似于生物膜结构的学者。其他一些形态学研究也发现类似的结构[121,190,223]，但直到Ricucci和Siqueira[152]的研究才表明细菌生物膜的高检出率始终与原发性和治疗后根尖周炎紧密相关（见微生物群的空间分布：感染的解剖学部分，进一步讨论细菌生物膜在牙髓感染中的作用）。

根管感染的途径

正常情况下，牙髓-牙本质复合体是无菌的，外围覆盖的牙釉质、牙本质和牙骨质将其与口腔微生物群分隔开来。如果这些天然屏障的完整性被破坏（如由于龋、创伤引起牙折裂和裂纹，修复操作，刮治和根面平整，磨损，磨耗）或先天缺失（如牙根面颈部牙骨质层的间隙），牙髓-牙本质复合体会暴露在口腔环境中。随后，龋损中的微生物、暴露区域的唾液冲刷或暴露区域形成的牙菌斑，会对牙髓-牙本质复合体产生影响。与牙周病相关的龈下生物膜微生物也可以通过牙颈部的牙本质小管和副根尖孔或根尖孔接触牙髓（见第25章）。微生物也可以在根管治疗期间或之后的任何时间进入根管，因此在治疗过程中必须有效使用橡皮障（隔绝液体）。

当牙本质暴露时，由于正常牙本质中管状结构的渗透性[135]，牙髓存在被感染的风险（图14-2）。牙本质小管横跨整个牙本质，呈圆锥形，在牙髓附近直径最大（平均2.5μm），接近牙釉质或牙骨质的外缘时直径最小（平均0.9μm）[62]。牙本质小管的最小管径与大多数口腔细菌的细胞直径相当，通常从0.2μm到0.7μm不等。因此有学者认为，牙本质一旦暴露，就会提供一条让细菌通过牙本质小管畅通无阻到达牙髓的通道。但是，研究已证实，与活髓牙相比，失髓牙内细菌通过牙本质小管入侵更迅速[124]。活髓状态时，牙本质小管液和小管内容物（包括成牙本质细胞突起、胶原纤维和鞘状限制板在牙本质小管内呈线状排

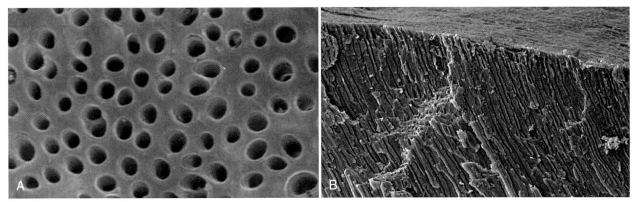

图14-2　A，牙本质的扫描电子显微镜照片，显示牙本质小管的横断面视图（×850）。B，纵向视图（×130）。

列）的外流会影响牙本质渗透性，并且可以抵御细菌向小管内的入侵。由于小管内容物的存在，小管的功能性或生理性直径仅为显微镜下观察到的解剖直径的5%~10%[113]。而其他因素，如龋损下方的牙本质硬化、第三期牙本质、玷污层和小管内的纤维蛋白原沉积层，也会降低牙本质渗透性，从而限制甚至阻止细菌通过牙本质小管进入牙髓[137]。宿主防御因子，如抗体和补体系统的组成成分，也可能存在于活髓牙的牙本质小管液中，有助于阻止细菌入侵牙本质深层[3,130-131]。只要牙髓有活力，牙本质暴露并不代表存在牙髓感染的途径，除非牙本质厚度显著减少或牙本质渗透性显著增加。

在龋的进展过程中，大多数细菌是不能游走的；它们通过反复的分裂侵入牙本质，将细菌推入小管中。细菌也可能被咀嚼过程中牙本质产生的流体静压力推入牙本质小管[114]。在深龋下方小管内的细菌甚至在牙髓直接暴露之前就能抵达牙髓[81]。如前所述，如果牙髓仍然有活力，一般认为其未被感染。接触到牙髓的少量细菌可能不会造成严重后果，因为活髓可以消除这种一过性感染，并迅速清除细菌产物。这种有效清除机制旨在防止有害物质浓度过高，避免引起明显的炎症反应[136]。另一方面，如果牙髓活力受损，导致防御机制受损，即使少量的细菌也可能引发感染。

牙髓直接暴露于口腔是牙髓感染最常见的途径。龋是导致牙髓暴露的最常见原因，但医源性修复操作或外伤也可以导致牙髓直接暴露，使细菌接触牙髓。暴露的牙髓组织与口腔细菌直接接触，这些细菌来自龋损、唾液或暴露表面积聚的菌斑。几乎所有暴露的牙髓都会经历炎症和坏死，最终引发感染。从牙髓暴露到整个根管感染通常是一个缓慢的过程，二者之间的时间间隔无法预测[38]。

感染根管中的微生物及其产物通过根尖孔、副根尖孔、根分叉、牙本质小管或医源性根管壁穿孔等直接影响周围的牙周组织，并引起这些组织的病理变化。但是，是否反之亦然，目前尚未达成共识——也就是说，与牙周疾病相关的龈下菌斑生物膜是否会直接导致牙髓疾病尚未可知。理论上讲，与牙周病相关的龈下菌斑生物膜中的微生物可以通过相同的途径（与根管内微生物到达牙周一样）到达牙髓，从而对牙髓造成不利影响。然而，研究证实，尽管患有边缘性牙周炎牙齿的牙髓中可能发生不同程度的退行性和炎性变化，但是只有当牙周袋到达根尖孔时，牙周疾病才会导致穿过根尖孔的主要血管发生不可逆损伤，导致牙髓坏死[98]（图14-3）。牙髓坏死后，牙周细菌可以通过牙根颈部暴露的牙本质小管或副根尖孔和根尖孔进入根管系统，造成牙髓感染。

据报道，微生物可以通过摄菌作用到达牙髓[73]。理论上讲，微生物可以通过血液或淋巴液进入组织损伤区域，在该区域它们离开血管，进入受损的组织并形成感染[64,156]。但是，目前尚不明确这一过程是否可以解释根管感染的过程。研究表明，在血液被感染的实验模型中，细菌无法在未充填根管中复苏，除非在菌血症期间根管超预备，导致牙周血管损伤和血液渗入根管内[42]。另一项来自Möller等的研究[120]，不支持摄菌作用是牙髓感染途径的观点，通过在猴子牙齿上诱导牙髓坏死，他们发现所有无菌性坏死的病例在6~7个月的观察期后仍是无菌状态。

可以从牙冠看似完好但牙髓坏死的受创伤牙齿中

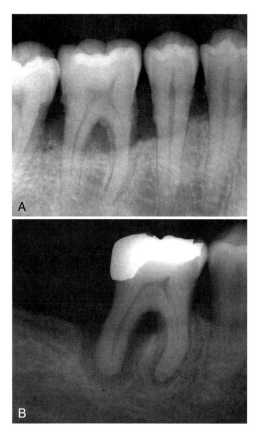

图14-3 当龈下生物膜到达根尖孔（B）时，牙周病（A）大概率会影响到牙髓。

分离出细菌[250,278]。尽管目前认为这些受创伤牙齿是因为摄菌作用而被感染[73]，不过现有证据表明，这些病例中牙髓感染的主要途径是牙釉质裂纹引起的牙本质暴露[106-107]。大多数牙齿（不仅是受创伤的牙齿）的牙釉质中会存在肉眼可见的裂纹和微裂纹，而且不一定终止于釉质牙本质界，可能还会深入到牙本质中[107]。单一裂纹就会让大量的牙本质小管暴露在口腔环境中。这些裂纹会被牙菌斑填塞，并为细菌提供感染入口。如果外伤后牙髓仍有活力，如前所述，牙本质液和小管内容物会阻止细菌向小管的渗透，通常不会损伤牙髓。但如果外伤导致牙髓坏死，它就无法保护自身免受细菌入侵，而且无论牙本质厚度如何，牙本质小管都会成为细菌到达并占据坏死牙髓的途径。

无论细菌如何进入根管，牙髓组织坏死是形成原发性牙髓感染的先决条件。需要再次强调：如果牙髓有活力，它可以保护自身免受细菌入侵和定植的危害。如果由于龋、创伤、诊疗操作或牙周疾病而导致牙髓坏死，那么牙髓就很容易被感染。这是因为宿主防御系统在坏死牙髓组织中无法发挥作用，而根尖周组织的防御因子也无法影响到根管系统内。

因治疗需要而去除牙髓是导致根管系统缺乏宿主防御的另一种情况。根管内微生物渗入可能会出现在治疗期间、两次复诊之间甚至在根管充填后。在治疗期间，微生物渗入根管主要原因包括牙面生物膜、牙石或冠部龋损；橡皮障渗漏；牙髓治疗器械污染（如接触手指后）；冲洗液或其他根管内使用液体的污染（如盐溶液、蒸馏水、枸橼酸）。两次复诊之间，微生物可通过以下方式进入根管系统：如临时修复材料；临时修复体的破裂、折断或脱落；牙体组织折断；牙面开放的引流通道。即使在根管充填完成后，细菌也可能渗透入根管系统中，比如穿过临时或永久修复材料；临时/永久修复体的破裂、折断或脱落；牙体组织折断；根管充填后再次被感染或者未能及时进行永久修复[205]。

微生物的致病机制和毒力因子

微生物引起疾病的能力被称为其致病性。毒力是指微生物致病力的强弱，而毒力因子是微生物产物、细胞结构成分或产生致病性的方式。细菌产生致病性的方式之一是其能够共集聚并形成生物膜，使其免受微生物竞争者、宿主防御和抗菌药物的攻击。某些微生物常在特定的宿主中引起疾病，被称为主要病原微生物。只有当宿主防御受损时，其他微生物才会引起疾病，被称为机会病原微生物。组成正常微生物群的细菌通常是无害的共生体，与宿主保持平衡。人体微生物群的最大益处可能是具有阻止其他微生物定植来保护宿主免受外源感染。但是，某些情况下抵抗力下降，导致平衡被破坏，而后共生细菌通常首先发挥致病作用。大多数与牙髓感染有关的细菌都是口腔微生物群的常驻菌群，它们利用宿主-细菌之间平衡的变化，成为机会病原微生物。

与原发性根尖周炎发病相关的细菌可能参与牙髓炎症和坏死的早期阶段，也可能是在牙髓坏死后的任意时间进入根管空间内。前一种情况涉及的细菌通常都位于龋损进展的前沿，以及来自受影响区域的唾液。龋损中的细菌形成生物膜附着在牙本质上（图14-4）。在组织暴露前，细菌产物通过牙本质小管扩散引起牙髓炎症。牙髓暴露后，龋损生物膜中的细菌就会占据并覆盖组织表面。暴露的牙髓组织与细菌及其产物直接接触，产生严重的炎症反应。某些细菌也可能入侵组织。"前线的"细菌必须在宿主防御系统的攻击中存活下来，同时还要获得营养以维持自身生存。在这种细菌-牙髓战斗中，后者总是被"打败"并坏死，所以细菌向前移动并"占领领地"——也就是说，它们定植在坏死的牙髓组织中。这些活动通过组织分隔、融合并向根管的根尖部分移动，最后造成整个根管系统都感染坏死（图14-5）。这个阶段涉及的细菌被认为是根管内的早期定植者或先驱者。

早期定植的细菌在根尖周炎疾病的发生中起着重要作用。它们会显著地改变周围环境，以利于其他新的细菌种群定植。这些新菌种可通过冠方暴露或暴露的牙本质小管进入根管内并自我繁殖，促进微生物群

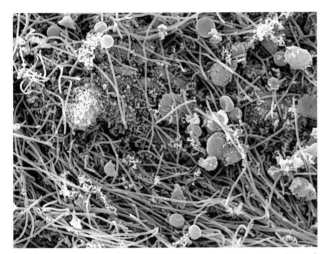

图14-4 扫描电子显微镜照片显示细菌生物膜覆盖在深龋的牙本质上。其中存在不同形态的细菌（×3500）。（摘自Torabinejad M, Walton RE: Endodontics: *principles and practice*, ed 4, St. Louis, 2009, Saunders/Elsevier）

转换。随着环境变化，先驱种和后来者的比例重新调整，某些早期的定植者不再是疾病晚期的组成菌种。随着时间的推移，牙髓致病微生物群在结构和空间上会变得越来越有层次。

致病菌在其他位点繁殖所需的一些毒力属性，可能对在牙髓坏死后到达根管的细菌没有帮助，比如不能提升其躲避宿主防御的能力。这是由于牙髓坏死后根管内的宿主防御不再活跃，后来者不会受到来自宿主防御系统的强烈攻击。虽然定植对后期菌群相对容易，但其他环境因素（如与先驱种的相互作用、氧张力、营养物质利用率）将决定进入根管的新物种是否能成功地自我繁殖，并和早期定植者协同在根管内形成动态混合的菌群。最终，影像学表现为根尖周炎患牙的根管内既有试图生长的早期定植者，又有设法适应新的、有利的环境条件的晚期定植者[214]。

细菌在牙髓坏死的根管内定植，会对根尖周组织造成损害，并引起炎症变化。事实上，即使在感染前沿到达根尖孔之前，也可观察到根尖周炎症[8,121,242,280]。细菌通过直接或间接机制对宿主组织造成严重破坏，从而发挥其致病性。导致直接组织损伤的细菌毒力因子包括可破坏宿主细胞或结缔组织细胞间基质的因子。这些因子通常是细菌分泌产物，包括酶、外毒素、热休克蛋白和代谢终末产物[214]。此外，细菌结构组分，包括脂多糖（lipopolysaccharide，LPS）、肽聚糖、脂磷壁酸、菌毛、鞭毛、外膜蛋白和囊泡、脂蛋白、DNA和胞外多糖，可以充当刺激宿主免疫反应进

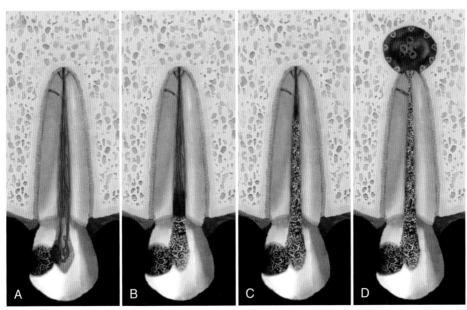

图14-5 从龋损暴露（A）到牙髓炎症（B）到牙髓坏死（C）到根尖周炎形成（D）牙髓反应的动态过程。

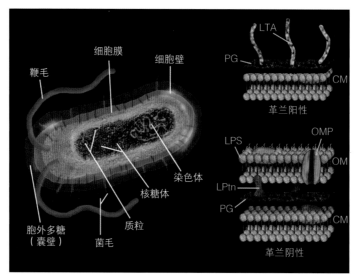

图14-6 细菌胞体及其可成为毒力因子的结构成分。右：革兰阳性菌和革兰阴性菌细胞壁的详细示意图。CM：细胞膜（cytoplasmic membrane）；LPS：脂多糖（lipopolysaccharide; 内毒素）；LPtn：脂蛋白（lipoproteins）；LTA：脂磷壁酸（lipoteichoic acid）；OM：外膜（outer membrane）；OMP：外膜蛋白（outer membrane protein）；PG：肽聚糖（peptidoglycan）。

展的调控蛋白，能够保护宿主免受感染，也能造成严重的组织破坏[80,214,265]（图14-6）。如细菌组分可激活宿主的炎症和非炎症细胞释放化学介质，如细胞因子和前列腺素，它们参与诱导无症状（慢性）根尖周炎病损的特征性骨吸收[184]。另一个由细菌引起间接损害的例子是在急性根尖脓肿中形成的脓性渗出物。宿主对根管中细菌的防御作用，可能是脓性渗出物形成的最重要因素。氧自由基的形成，如超氧化物和过氧化氢，以及多形核白细胞中溶酶体酶的释放，可破坏结缔组织细胞外基质，形成脓液[264]。尽管细菌产物的直接损害与根尖周炎的发病机制有关，但是细菌的间接损害似乎发挥着更重要的作用[197]。

根尖周炎是一种多因素疾病，它是由许多宿主和细菌因素相互作用的结果。几乎没有任何一种特定的牙髓致病菌能单独地诱导不同类型的根尖周炎发病机制中涉及的所有过程。这些过程可能需要特定的各种牙髓致病微生物菌群和它们各自的毒力因子相互协调作用。LPS无疑是被研究和讨论最多的毒力因子，但是不能简单地认为它就是引起根尖周炎的全部原因。一些原发性感染病例和许多继发性/持续性感染病例中都只含有革兰阳性细菌，这一事实进一步支持上述观点。因此，不应忽视其他因素的作用。事实上，在不同形式和不同个体中，即使相同形式的根尖周炎，仅从涉及的细菌而言，其发病机制也不太可能遵循单一固定模式[197]。

微生物群的空间分布：感染的解剖学基础

越来越多的研究表明，根尖周炎与龋病和牙周病一样，也是一种生物膜相关的疾病。形态学研究表明，原发性感染的根管微生物群主要由各种形态的细菌组成，包括球状、杆状、丝状和螺旋状（螺旋体）（图14-7）。偶尔也会发现真菌[190,223]（图14-8）。尽管主根管内可以看到浮游细菌细胞在液相中漂浮并被坏死的牙髓组织包裹，但大多数定植在根管系统的细菌通常生长在附着于牙本质壁上的、固定不动的、含多物种的生物膜上[121,126,223]（图14-9）。侧支根管、根分叉以及连接主根管的峡部也可能填满细菌生物膜[125,151]（图14-10和图14-11）。

来自根管内生物膜的细菌常深入牙本质小管中（图14-12）。70%～80%的根尖周炎患牙中会发生牙本质小管感染[112,143]。牙本质小管中表浅的细菌渗透更为常见，但在有些牙齿中细菌可深入近300μm[223]（图14-13）。在原位研究中[223]，小管内经常可以观察到分裂的细菌（图14-13），这表明细菌可以在牙本质小管中获得营养，这些营养可能来源于退化的成牙本质细胞突起、变性的胶原、感染过程中死亡的细菌以及通过毛细作用进入小管的根管内液体。

体外实验已经证实某些牙髓致病菌能够深入牙本质小管，这些致病菌包括牙髓卟啉单胞菌、牙龈卟啉单胞菌、具核梭杆菌、衣氏放线菌、疮疱丙酸杆菌、

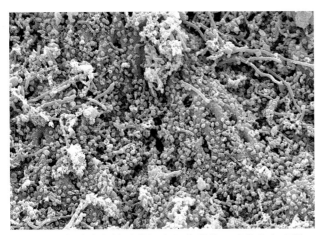

图14-7 定植在根管壁的混合细菌群落。球菌占大多数，也可观察到杆菌、丝菌和螺旋体。在某些区域，球菌彼此分开（×2200）。（摘自Siqueira JF Jr, Rôças IN, Lopes HP: Patterns of microbial colonization in primary root canal infections, *Oral Surg Oral Med Oral Pathol Oral Radiol Endod* 93:174, 2002）

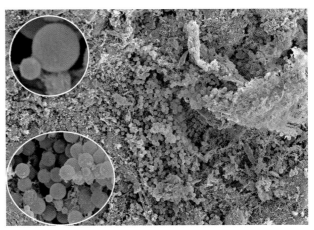

图14-8 在因原发性感染引起根尖周炎而被拔除的牙齿中，根管内酵母细胞大量定植（×300）。注意，有些细胞处于出芽阶段。子细胞在母细胞的表面生长［插图：×2700（底部），×3500（顶部）］。（摘自Siqueira JF Jr, Sen BH: Fungi in endodontic infections, *Oral Surg Oral Med Oral Pathol Oral Radiol Endod* 97:632, 2004）

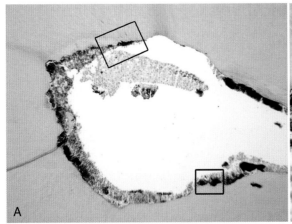

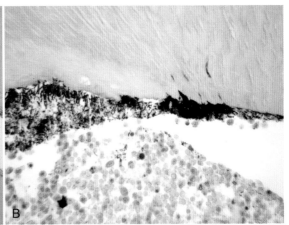

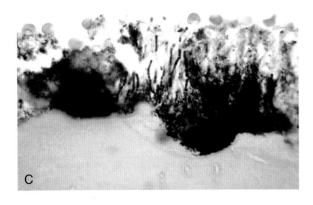

图14-9 A，下颌第一磨牙近中根管壁上的生物膜（×100）。患牙出现临床症状并伴有根尖周炎病损。图B和图C的切片分别是图A中大方框和小方框的放大图。请注意在生物膜附近的根管中积聚的多形核中性粒细胞（B：×400；C：×1000）。切片使用Taylor改良的Brown和Brenn技术染色。（由Dr. Domenico Ricucci提供）

粪肠球菌、白色念珠菌和链球菌[107,141,201,224,273]。Peters等在一项临床研究中[143]分离并鉴定了根管不同深度发现的细菌，最常见的菌株属于普雷沃菌属、卟啉单胞菌属、梭杆菌属、韦荣菌属、消化链球菌属、真杆菌属、放线菌属、乳杆菌属和链球菌属。利用免疫组织学分析，Matsuo等发现[112]，在因根尖周炎而拔除的患牙根管

壁牙本质小管内，可以观察到具核梭杆菌、非乳解假支杆菌、缠结真杆菌、干酪乳杆菌和微小微单胞菌。

以浮游状态存在于主根管内的细菌，可以被牙髓治疗中的机械预备和化学冲洗轻松去除，而那些附着于根管壁生物膜中的细菌或定植在峡部、侧支根管或牙本质小管内的细菌，肯定更难清除[125,267]，可能需要

特殊的治疗手段来清除。

生物膜和基于群落的微生物致病机制

微生物能在栖息地独立繁殖形成种群。这样的种

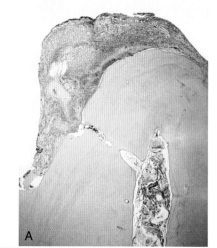

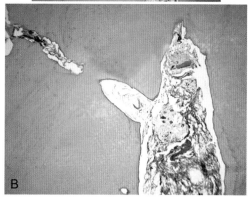

图14-10　A，牙髓坏死的根管内及与炎性根尖周组织相连的根尖分叉区中的细菌生物膜（×25）。B，图A的高倍放大图（×100）。切片使用Taylor改良的Brown和Brenn技术染色。（由Dr. Domenico Ricucci提供）

群常见于环境中的小菌落。种群之间相互作用形成群落。因此，群落是指在特定栖息地共存且相互作用的种群的集合。群落和栖息地是生态系统这一更大系统的组成部分，可以定义为包括微生物群落及其环境在内的功能性自给系统。概括起来，可分为以下层次结构：生态系统、群落、种群和独立个体（细胞）。

种群各司其职有利于整个群落，并可维持生态系统的平衡。每个种群在群落中都有自己的功能角色（生态龛）。群落内生态龛的数量有限，种群必须为之竞争。竞争力强的种群占据生态龛位置，取代竞争力弱的种群。随后也会论及，高度结构化和空间化分布的微生物群落可能表现出优于种群加和的特性。事实上，研究证实复杂的微生物群落能够创造一系列微

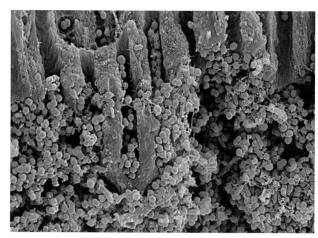

图14-12　主要由球菌引起的根管壁严重感染，也可见到一些小的杆菌。球菌正在侵入牙本质小管（×3500）。（摘自Siqueira JF Jr, Rôças IN, Lopes HP: Patterns of microbial colonization in primary root canal infections, *Oral Surg Oral Med Oral Pathol Oral Radiol Endod* 93:174, 2002）

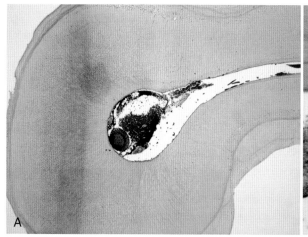

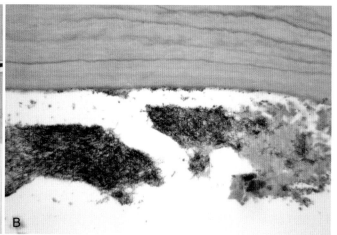

图14-11　近中根和腭根融合的上颌第二磨牙横截面。A，根管内细菌感染严重，扩散到峡部（×25）。B，高放大倍数照片显示峡部填满细菌（×400）。切片使用Taylor改良的Brown和Brenn技术染色。（由Dr. Domenico Ricucci提供）

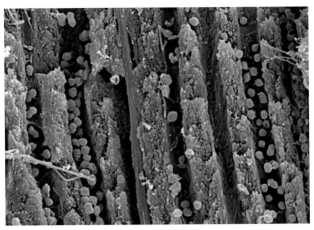

图14-13　牙本质小管中的球菌距主根管大约300μm（×5000）。（摘自Siqueira JF Jr, Rôcas IN, Lopes HP: Patterns of microbial colonization in primary root canal infections, *Oral Surg Oral Med Oral Pathol Oral Radiol Endod* 93:174, 2002）

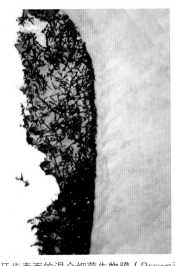

图14-14　黏附在牙齿表面的混合细菌生物膜（Brown和Brenn染色，×1000）。

环境，可以对抗和抵御环境所带来的挑战，促进群落成员生存和生长。

从历史上看，研究感染性疾病的微生物学家经历过"简化论"和"整体论"时期[95]。简化论的观点认为，通过对系统中越来越小的部分进行分析，可以认知整个系统，也就是说，可以根据各自的组成部分来理解复杂的系统。通过简化论的方法，可以从复杂的混合群落中分离单个物种，并通过新陈代谢和遗传研究分析单一组分进而认知整个群落。但是，许多与人类感染性疾病相关的微生物群的整体，往往比其各部分的简单总和还要庞大。这一理念促使微生物学家采用一种整体分析的方法来理解与许多感染性疾病发病机制相关的群落行为，这些疾病在病原学上往往与多种微生物相关。整体论认为，除了与整体的相互关系，任何组分都不能被完全认知。整体论在生态学中被广泛采用：生态系统中不同构成组分的相互作用最终决定其特性。

人们已经认识到，与龋病和牙周病相关的生物膜（牙菌斑）是一个复杂的群落，发挥着生物膜结构和生理的基本功能，并由此产生病理影响。最新的研究表明，根管系统中形成的生物膜群落的协同作用也可以引起根尖周炎。

群落分析研究显示，在患有同种疾病的不同个体之间，牙髓致病微生物群的细菌组成各不相同[32,108,168,229]。这表明，根尖周炎病因多样，而多种细菌组合在诱发疾病中起着重要作用。当考虑到地理位置的差异时，

个体间的细菌组成差异更为明显[108,222]。此外，不同疾病形式（如无症状的根尖周炎与急性脓肿）之间的群落结构差异显著[179,183,229]，这也提示不同的疾病形式可能对应特定的群落结构。

生物膜及细菌的相互作用

几乎在所有环境中，微生物生存必备的能力是形成群落。事实上，自然界中的大多数微生物都是作为群落或生物膜整体代谢的成员生长并发挥作用[35,110]。生物膜可以定义为一个固定的多微生物群落，其特征是微生物牢牢附着在表面，并融入胞外聚合物（extracellular polymeric substance，EPS）的自产基质中，该基质通常是一种多糖[35,47]（图14-14）。细菌形成生物膜的能力被认为是一种毒力因子[76]，生物膜感染占发达国家人群细菌感染的65%～80%[34]。鉴于其在各方面的重要性，人们对研究的生物膜特性表现出浓厚兴趣，不仅是在医学微生物学方面，还包括工业和环境微生物学等不同领域。

生物膜中的细菌形成微菌落（按体积计算±15%），它们非随机地嵌入在EPS基质中（按体积计算±85%），并由水通道分隔开[37,47,240,244]。微菌落通常呈"塔"或"蘑菇"形状。牙本质生物膜厚度可以高达300层或更多[240]。单个微菌落可能是由单一的细菌种类组成，但更常见是由不同菌种组成的混合群落。

随着生物膜在附着表面成熟，不断合成胞外多糖形成细胞外基质，其最终可能占生物膜体积的

85%[34]。基质主要是由多糖组成，也包含蛋白质和核酸[76]。基质不仅在物理上可以作为决定生物膜结构支架的重要组成部分，还具有生物活性，可以在生物膜中保留营养、水和必需的酶[5]。基质还可以保护生物膜群落免受外源威胁，并可能参与表面附着。

群落成员形成不同的种群或微菌落，通过开放的水通道隔开，这些通道横穿生物膜基质并形成基础循环系统[36]。通道中的液体携带着基质、细菌代谢终产物以及与细菌相互作用有关的信号分子[20]。因此，通过这些通道，重要的营养物质和信号分子可以扩散，产生的废物可以被冲刷掉。

生物膜中的微菌落是由浮游状态的（未附着的）细菌在附着表面定植而形成。在生物膜形成的早期阶段，细菌与多种宿主蛋白质结合，并与其他细菌相互聚集。这些相互作用导致生长率、基因表达和蛋白质合成的变化。通过蛋白质组学或DNA芯片技术证实，生物膜中细菌表达的基因与浮游状态所表达的基因相差20%～70%[15,132,185]。因此，与浮游状态的细菌相比，生物膜中的细菌具有截然不同的表型。在生物膜中，一些细菌还使用细胞间复杂的信号系统（群体感应）来协调基因表达。微菌落暴露于各种梯度变化（如氧张力、pH、渗透压、营养物质的种类和数量、细胞密度）时也可以观察到生物膜的表型异质性，这有助于在生物膜结构中形成不同的微环境。

生物膜群落的生存方式

许多自然形成的生物膜具有高度多样化的微生物群。这些多物种的生物膜不仅仅是附着在表面细菌的被动组合；它们是由种群（微菌落）形成的复杂生物系统，种群在整个群落中不是随机分布，而是有空间和功能组织。事实上，种群的策略是在代谢水平发挥最佳的相互作用，并产生有利于发挥群落在生态系统中作用的结构体系。多物种生物膜群落所表现出的特性，主要由种群之间的相互作用决定，它们产生新的生理功能，而这些功能通常不存在于独立种群中。因此，生物膜群落有共同的生理功能，协同应对环境挑战。

生物膜群落的生活方式为细菌的定植提供诸多便利，包括形成一个大范围的栖息地，增加代谢的多样性和效率，增强基因交换和细菌间通信（群体感应系统），并保护细菌免受外部威胁（微生物竞争、宿主防御、抗菌药物和环境压力）[111]。

生物膜结构也会增强致病性。细菌必须附着于宿主表面才能致病，从宿主获取营养并繁殖、侵入组织、抵御或逃避宿主防御、诱发组织损伤。在疾病发展的特定阶段，需要多种不同的毒力特性，而且可能每一阶段都需要群落中细菌的协同作用。同样的，某些物种在疾病中可能发挥不止一种作用，不同物种也可能行使类似的功能。这有助于解释为什么不同细菌组成的群落可以在不同的个体中引起相似的疾病。在多物种群落中，组成物种之间可能存在广泛的关联，可对致病性无影响或降低致病性，或者在致病过程中起到附加或协同作用。如牙髓源性脓肿是一种多微生物感染，在这种情况下，单独存在时毒性低且不能引起疾病的菌种，可以与混合群落中的其他细菌相互协作致病（协同致病作用）[21,39]。

对抗菌药物的耐受性

从临床角度来看，生物膜对抗菌药物耐受性的增强特别值得关注。与浮游状态的细菌相比，生物膜中同样的细菌对抗生素有更强的抵抗力。杀死生物膜中细菌所需的抗生素浓度是杀死浮游态下同种细菌所需的100～1000倍[109]。生物膜对抗菌药物的耐受性可能与以下几种机制相关。

生物膜结构可能会限制抗菌药物的渗透

药物可以吸附在生物膜表面甚至抑制表面的细菌，但是位于生物膜深部的细菌可能不受影响。生物膜中的基质还可以结合并存储一定浓度的中和酶类，使抗菌药物失去活性[243]。

生物膜细菌生长速率的改变

虽然许多抗生素可以自由地渗入生物膜基质，但细菌处于生物膜的保护之中。在生物膜中，饥饿状态的细菌进入静止期是其对抗菌药物耐受的一个重要因素。生物膜中营养缺乏时细菌生长缓慢，因此不像快速分裂的细菌易受影响。大多数抗生素需要一定程度的细胞活性才能起效。因此，细菌进入静止期可能是生物膜产生抗生素耐药性的一种普遍机制[76]。

存在"持留菌"

某些生物膜抗生素耐受性的增加，可能很大程度上是因为存在被称为"持留菌（persister）"的特殊幸存细菌亚群[89]。目前还不清楚这些细菌是否真的代表一种独特的表型，或者仅仅是某一种群中最耐药的细胞[76]。

根尖周炎是一种与生物膜相关的疾病

原位形态学研究表明，根尖周炎是一种与多微生物的生物膜相关的疾病[25,121,125-126,152-154,186,223]。这些研究显示，在原发性或治疗后根尖周炎患牙根管系统定植的细菌，通常会形成附着的生物膜群落，覆盖主根管壁、根分叉、侧支根管和峡部。

虽然根据这些研究结果提出根尖周炎是一种生物膜相关疾病的概念，但直到最近，Ricucci和Siqueira才揭示生物膜的检出情况与根尖周炎不同类型之间的联系[152]。他们分别评估了未经治疗的原发性根尖周炎牙齿和治疗后根尖周炎牙齿中生物膜的检出情况，以探寻生物膜和临床/组织病理状态之间的联系。该研究发现以下重要结果：

1. 大约80%的原发性或治疗后根尖周炎患牙根管的根尖部分，通常可以观察到根管内生物膜。
2. 牙髓生物膜的形态因人而异（如厚度、形态类型、细菌细胞/细胞外基质比）。
3. 生物膜群落底部的细菌经常侵入下方的牙本质小管。
4. 生物膜常覆盖在根分叉、侧支根管和峡部的壁上。
5. 细菌生物膜在有大面积根尖周炎病损的牙齿根管中更常见。由于根尖周炎的进展需要一定时间才会有影像学表现，因此可以推测，大面积的病损代表长期的病理过程，是由"更早的"根管内感染引起的。在长期的感染过程中，涉及的细菌有足够的时间和条件来适应环境，并形成一个成熟的、有组织的生物膜群落。事实上，有大面积病损的患牙根尖部含有大量细菌，各物种以生物膜的形式组织在一起，这可能有助于解释治疗结果受病变大小的影响这一理念[33,128]。
6. 与根尖周囊肿、脓肿和肉芽肿相关的根管内生物膜的检出率，分别为95%、83%和69.5%。生物膜与上皮形成的病变明显相关。由于某些肉芽肿中上皮细胞增生会引起根尖周囊肿[102]，可以推测根尖周病变时间越长，其发展为囊肿的可能性越大。与有大面积病损的患牙相似，较长的病程时间也可能有助于解释根尖周囊肿中生物膜的高检

出率。

7. 根管外生物膜很罕见；仅在6%的病例中发现。除一例外，其余均与根管内生物膜有关。所有发现根管外生物膜的病例均有临床症状。因此，根管外来源的感染并不常见，不管是以生物膜或是浮游状态的细菌形式，感染通常来源于根管内，而且在有症状的牙齿中更常见。
8. 在主根管腔内、根分叉和峡部也可以看到细菌呈絮状和浮游状态，可与坏死的牙髓组织混在一起，也可悬浮在液相中。有时会将细菌絮状物看作是"浮游生物膜"，它可能来源于细菌在液体中生长形成的聚合体/共聚体，也可能是从生物膜上分离而来[77]。

目前已提出一些标准来确定生物膜与特定感染疾病之间的因果关系[77,134,152]：

1. 感染的细菌附着在表面或与表面相连。
2. 受感染组织的直接检查显示细菌形成集落或微菌落并被包裹在细胞外基质中。
3. 感染通常局限于某个特定位点，尽管可能会散播，但只是继发事件。
4. 尽管浮游状态的致病微生物很容易被抗生素消灭，但这种感染很难或无法使用抗生素消除。
5. 细菌群落周围的宿主组织存在大量的炎症细胞，提示宿主无法清除细菌。多形核中性粒细胞和巨噬细胞在细菌聚合体/共聚体的周围积累，更显示生物膜可能是疾病病因。
6. 生物膜结构和生态系统的清除或显著破坏会延缓疾病进程。

根据Ricucci和Siqueira的研究结果[152]，根尖周炎符合6项标准中的5项。可以观察到细菌聚合体/共聚体附着于根管壁或至少与根管壁相连（标准1）。细菌菌落通常被包裹在一个无定形的细胞外基质中（标准2）。牙髓生物膜经常局限在根管系统内，只在少数病例中散播到牙根外表面，但从未发生越过病损扩散的情况（标准3）。在绝大多数情况下，积聚的炎症细胞与生物膜直接接触，尤其是多形核中性粒细胞（标准5）。

对于标准4，众所周知，即使大多数浮游状态的牙髓致病菌对目前使用的抗生素很敏感，但全身性抗生素治疗并不能有效控制根管内牙髓感染[13,66,90]。全身性抗生素治疗对根管内感染无效，主要是因为药物不能作用于血管坏死区域内的牙髓致病菌。生物膜是根

管系统内细菌存在的主要方式，可进一步解释为什么抗生素对牙髓感染无效。最后，很有可能也符合标准6，因为在患治疗后根尖周炎的牙齿根管中经常发现生物膜[154]，而治疗成功的牙齿根管没有生物膜感染[149]。

微生物鉴定方法

牙髓致病微生物通常使用传统的微生物培养方法来研究。培养是在实验室条件下提供所需的营养和适当的物理化学条件（包括温度、湿度、大气、盐浓度和pH）来增殖微生物的过程[237]。培养分析基本涉及以下步骤：样本收集和运输、分散、稀释、培养、分离和鉴定[251]。收集牙髓中的微生物样本，并将其放在一种可以保持活力的、非支持性的、厌氧培养基中运输到实验室。然后，通过超声或涡旋式振荡将其打散、稀释、接种到各种类型的琼脂培养基上，并在有氧或厌氧条件下进行培养。培养一段时间后，挑取单克隆进行传代培养并基于多种表型差异进行亚培养和鉴定，包括菌落和细菌形态、革兰染色类型、耐氧性、综合的生化特征以及通过气-液色谱法进行代谢终产物分析。有些菌种的鉴定需要通过凝胶电泳、紫外荧光以及特定抗生素的敏感性测试等来检测细胞膜蛋白组成[52]。市售的封装了测试预成酶类的试剂盒也可用于快速鉴定某些物种。

对感染牙髓致病微生物的培养分析可以提供大量有关根尖周炎的病因、不同临床条件下牙髓致病微生物群的组成、治疗方法对微生物清除的影响、牙髓致病微生物对抗生素的敏感性等方面的信息。框14-1中列出培养方法的优点和局限性；而一些主要的局限性使得牙髓致病微生物群的综合分析难以实现。

许多菌种培养或鉴定中的困难尤其值得关注。但是，并非所有的微生物都可以在人工条件下进行培养，主要是因为对其营养和生理需求仍然未知。利用非培养的方法对水生和陆地环境进行的调查表明，其中可培养的微生物所占比例不到总数的1%[6,276]。此外，人体不同部位（包括口腔）中50%~80%的细菌物种都是未知且尚未培养的细菌[1,2,44,49,94,138,146,245]。

一个特定的物种尚未被培养，并不意味着这个物种永远不能被培养。在20世纪早期，大量专性厌氧菌都无法培养，但是厌氧培养技术的不断发展很大程度上解决了这个问题。必须承认的是，任何单一的方法或培养基都不适于分离大多数环境中存在的微生物[70]。

框14-1

培养方法的优点和局限性

优点	局限性
应用广泛，鉴定未知物种	大量现存的细菌种类无法被培养
可以定量分析样品中所有主要的、有生命力的、可培养的微生物	并不能复苏所有有生命力的细菌
	一旦分离，需要使用多种技术鉴定细菌
可以确定分离株的抗菌敏感性	对具有模糊或异常表型行为菌株鉴定错误
可能进行生理研究	低灵敏度
可能研究致病性	严格依赖于样品运输方式
应用广泛	样本需要立即处理
	至于培养厌氧菌，昂贵、耗时、费力
	特异性取决于微生物学家的经验
	分离厌氧菌需要大量专业知识和专门设备
	需要数天到数周才能鉴定大多数厌氧菌

由于我们对许多细菌的生长需求不甚了解，因此需要探索无须基于培养的鉴定方法。

在某些情况下，即使成功地培养出特定的微生物也并不意味着可以成功鉴定该微生物。依赖培养的鉴定方法是基于在参考菌株中观察到的表型性状，参考菌株在最佳生长条件下表现出特定的生化和物理性能。但是，许多表型相关的因素会导致鉴定困难甚至鉴定错误[14,18,210,260]。由于这些因素的影响，基于表型的鉴定方法有时也不能成功鉴定物种。

为了规避培养的限制，随着基于分子生物学的工具和方法的出现，无须培养就已经大幅度提高了对微生物世界的认识（图14-15）。分子生物学技术也可用于进一步确认和鉴别培养的细菌，包括表型模糊或异常的菌株、罕见的分离菌株、无法准确描述或非典型的细菌，及新命名的物种[19,48,144,211,241,258]。

微生物鉴定的分子生物学方法依赖于某些基因，这些基因中包含关于微生物身份的信息。在细菌鉴定的几个目标基因中，16S rRNA基因（或16S rDNA）应用最广泛，因为它在细菌中广泛分布，其长度足以提供大量信息，又相对较短易于测序，具有保守和可变的区域，并且能可靠地推断系统发育关系[279]。同样的，真菌和其他真核生物的18S rRNA基因也被广泛用于鉴定。

16S rRNA基因序列的数据可用于准确和快速鉴定已知与未知的细菌种类，无须培养。在特定条件中，

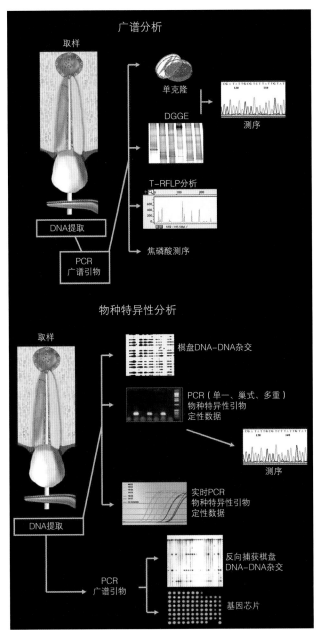

图14-15 牙髓感染研究中使用（或具有潜在利用价值）的分子生物学方法。特定技术的选择取决于要分析的类型。一些方法可用于检测目标微生物物种或群体，而其他方法可以对微生物群进行更广泛的分析。

几乎所有细菌的16S rRNA基因，包括仍未培养的和不典型的细菌，都可以用聚合酶链式反应（polymerase chain reaction，PCR）进行扩增，PCR使用与该基因保守区域互补的广谱（或通用）引物。对广谱引物两侧可变区域进行测序可为准确鉴定细菌提供信息。与可变区域互补的引物或探针也可直接用于临床样本中检测特定的目标物种。

　　目前存在许多研究微生物的分子生物学方法；选择何种方法取决于要解决的问题[218]。广谱PCR及随后

框14-2

分子生物学方法的优点和局限性

优点	局限性
能检测可培养的和尚未培养的物种或菌株	大多数试验是定性或半定量（例外：实时PCR）
特异性高，准确鉴定具有模糊或异常表型行为的菌株	大多数试验一次只检测一个物种或几个不同物种（例外：广谱PCR，棋盘，基因芯片）
在临床样本中直接检测物种灵敏度高	大多数试验只检测目标物种，不能发现未知物种（例外：广谱PCR）
快速；大多数试验只需要几分钟到几个小时就能鉴定出微生物种类	有些试验费力费钱（如广谱PCR）
在取样和运输过程中不需要仔细控制厌氧条件	均一化程序、选择的DNA扩增方法和不同的DNA提取方法等导致广谱PCR存在偏倚
可用于抗菌治疗	使用全基因组探针进行杂交分析仅能检测出可培养的物种
不需要厌氧处理和相关专业知识	
可以将样本冷冻存储，以便以后分析	
DNA更易在实验室间运输	
可检测死的微生物应用广泛，鉴定未知物种	
可以定量分析样品中所有主要的、有生命力的、可培养的微生物	
可以确定分离株的抗菌敏感性	
可能可以进行生理研究	
可能可以研究致病性	
应用广泛	

的克隆和测序，可用于阐明特定环境中微生物的多样性。可以通过焦磷酸测序技术和指纹技术［如变性梯度凝胶电泳（denaturing gradient gel electrophoresis，DGGE）和末端限制片段长度多态性（terminal restriction fragment length polymorphism，T-RFLP）］来分析细菌群落结构。荧光原位杂交（fluorescence in situ hybridization，FISH）可用于检测目标物种的丰度，并提供其在组织中的空间分布信息。在其他应用中，DNA-DNA杂交芯片（棋盘技术、DNA芯片）、物种特异性单一PCR、巢式PCR、多重PCR和实时定量PCR可用于检测大量临床样本中是否存在目标物种。PCR技术的变化也可用来测定微生物菌株。与任何其他方法一样，分子生物学方法也有其自身的优点和局限性（框14-2）。

牙髓微生物学研究的5代技术发展

　　基于研究方法不同，可将用于鉴定牙髓感染物种

表14-1

牙髓感染微生物鉴定的几代研究			
研究代数	鉴定方法	性质	描述和发现
第一代	培养	开放式（广泛的）	揭示许多可培养的物种与根尖周炎有关
第二代	分子方法（如PCR和它的衍生方法、原始棋盘分析）	封闭式（物种特异性）	确认可培养的目标细菌并强化第一代数据 将一些难以培养的物种纳入牙髓致病菌候选队列中
第三代	分子方法（如PCR-克隆序列、T-RFLP）	开放式（广泛的）	可以更全面地研究牙髓感染的细菌多样性 不仅能鉴定可培养物种，还能鉴定尚未培养和不典型的细菌
第四代	分子方法（如PCR、芯片、反向捕捉棋盘法）	封闭式（物种特异性）	对可培养和尚未培养的目标细菌进行大规模临床研究，以调查与牙髓感染相关的物种/种系型的检出率和相关性
第五代	分子方法（如焦磷酸测序）	开放式（广泛的）	可以对牙髓感染的细菌多样性进行深度探索和更全面分析

的微生物学研究按时间顺序分为5代[73]。在表14-1中详细描述。

分子生物学技术对牙髓微生物学的影响

通过培养法研究（第一代）鉴定了一系列在根尖周炎发病机制中发挥重要作用的物种[189,253]。此外，基于培养法得到的研究结果，不仅被不依赖培养的分子生物学技术证实，而且还得到极大的补充，构成了其他4代牙髓微生物学研究的基础[216]。分子生物学方法已证实并强调了许多可培养细菌与根尖周炎之间的联系，并发现新的疑似牙髓致病菌[212]。疑似致病菌的范围已经扩展到包括难以培养或尚未被培养的细菌，这些细菌尚未通过培养法在牙髓感染中发现过。分子生物学研究的结果显著影响着我们对细菌多样性在牙髓感染中的认知。目前已在不同类型的牙髓感染中检测到超过400种不同的细菌[216]。其中，约45%是由分子生物学研究发现的，而培养法仅能发现其中的32%[216]。同时采用培养法和分子生物学研究的方法可以检测到23%的细菌物种（图14-16）。因此，牙髓致病微生物已经被分子生物学技术精准定位和重新定义[212]。

牙髓感染的类型

牙髓感染根据解剖位置可分为根管内或根管外感染。根管内感染是由微生物在根管系统内定植引起的，根据微生物进入根管系统的时间进一步分为3类：原发性感染，由最初入侵并定植在坏死牙髓组织中的微生物引起（初始或"原始状态"感染）；继发性感染，由不存在于原发性感染中但在专业干预后的某段时间内进入根管内的微生物引起（即继发于干预）；持续性感染由属于原发性或继发性感染的微生物引起，这些微生物在某种程度上可以抵抗根管内的抗菌处理，且能够耐受处理后的根管内的营养匮乏期。相反，根管外感染的特点是微生物入侵炎症性的根尖周组织，是根管内感染的延续。根管外感染可以依赖或独立于根管内感染。

牙髓致病微生物的多样性

微生物群（microbiota）是微生物的总称，应该取代菌群（flora）和微生物群落（microflora）等术语，这些是以往将微生物作为植物进行分类的术语[43]。多样性是指给定的生态系统中不同物种的数量（丰富性）和相对丰度（均匀性）[83]。

口腔是人体中微生物积累最多的地方之一。尽管病毒、古生菌、真菌和原生动物都可作为是口腔微生物群的组成部分，但细菌是迄今为止口腔中最占优势的"居民"。据估计，口腔中有100亿个细菌[116]，非培养法研究（显微镜和分子生物学技术）表明，超过50%~60%的口腔微生物群仍然有待培养并深入了解其特征[2,44,239]。培养法发现口腔内细菌种类繁多[122]，但应用分子生物学方法分析细菌多样性，揭示出口腔

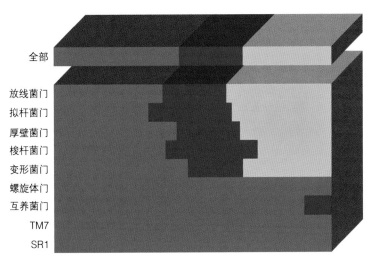

■ 分子生物学研究中检测到的物种分类
■ 分子生物学和培养法研究中检测到的物种分类
■ 培养法研究中检测到的物种分类

图14-16 不同检测方法在感染牙髓中发现的细菌种类/种系型的百分比分布。显示的是物种或种系的总体百分比，或是在根管中具有代表性菌种的9个门的百分比。

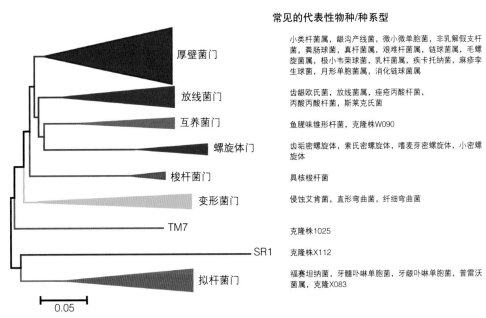

常见的代表性物种/种系型

厚壁菌门 —— 小类杆菌属，龈沟产线菌，微小微单胞菌，非乳解假支杆菌，粪肠球菌，真杆菌属，艰难杆菌属，链球菌属，毛螺旋菌属，极小韦荣球菌，乳杆菌属，疾卡托纳菌，麻疹孪生球菌，月形单胞菌属，消化链球菌属

放线菌门 —— 齿龈欧氏菌，放线菌属，痤疮丙酸杆菌，丙酸丙酸杆菌，斯莱克氏菌

互养菌门 —— 鱼腥味锥形杆菌，克隆株W090

螺旋体门 —— 齿垢密螺旋体，索氏密螺旋体，嗜麦芽密螺旋体，小密螺旋体

梭杆菌门 —— 具核梭杆菌

变形菌门 —— 侵蚀艾肯菌，直形弯曲菌，纤细弯曲菌

TM7 —— 克隆株1025

SR1 —— 克隆株X112

拟杆菌门 —— 福赛坦纳菌，牙髓卟啉单胞菌，牙龈卟啉单胞菌，普雷沃菌属，克隆X083

0.05

图14-17 细菌分类群及其在牙髓病中的代表性细菌。右侧：每个门的示例菌种或种系型。

细菌更加多样[139]。在人类口腔中发现超过1000种细菌物种/种系[44]，但先进的DNA焦磷酸测序研究表明，这个数字仍可能被大大低估[4,72,88]。现代厌氧培养技术和设计精巧的分子生物学技术已经证明，在更广泛的分类学层面上，牙髓细菌可分为9类——厚壁菌门、拟杆菌门、螺旋体门、梭杆菌门、放线菌门、变形菌门、互养菌门、TM7和SR1[123,148,162,178-180,213,216]（图14-17）。而焦磷酸测序结果表明，以往的鉴定技术可能忽略其

他一些类群[82,100,183,198,202]。真菌和古生菌只是在牙髓感染中偶然发现的微生物类型。

在无菌环境中产生的牙髓感染不含正常微生物群。其中任何物种都有可能成为牙髓致病菌，或者至少在牙髓致病微生物群落的生态中发挥作用。培养法和分子生物学研究只能揭示物种的检出情况；因而只能推断出其中的相关性。因果关系通常是基于微生物的检出率和潜在致病性（在动物模型或与其他人类疾

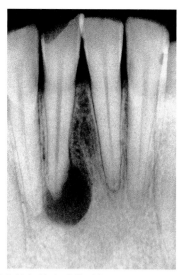

图14-18 原发性根管内感染引起的根尖周炎。牙髓已经坏死，病变大小通常与所涉及微生物群的复杂性呈正相关。

病的联系）推测而得，目前已发现几个潜在的牙髓致病菌。以下部分将讨论每种类型牙髓感染的特点。

原发性根管内感染

微生物的组成和多样性

原发性根管内感染是坏死牙髓组织的感染（图14-18）。它发生在未经治疗的牙齿中，是原发性根尖周炎的病因。其中的微生物可能参与早期入侵牙髓（通常是通过龋），最终导致牙髓炎症和进一步坏死；也可能是在牙髓坏死后充分利用根管环境条件的后来者。

原发性感染的特征是由厌氧菌主导的混合（多物种）群落。每个根管的细菌数量可达$10^3 \sim 10^8$之间[17,180,231,251,180,226,250,269]。分子生物学研究揭示每个感染根管中平均含有$10 \sim 20$个物种/种系[123,148,162,212,229]。形成窦道的患牙根管中存在的物种数量接近该范围的上限[162]。根尖周炎病损的大小与根管中细菌种类和数量成正比[162,227,250]。一项分子生物学研究表明[162]，每个根管中物种的数量与病损的大小成正比：小病损的（<5mm）根管内大约有12个物种，$5 \sim 10$mm的病损根管内约有16个物种，>10mm的病损根管内有大约20个物种。某些大范围病损的根管内可能有超过40个物种[162]。因此，病变越大，根管内细菌的多样性和密度越高。

在原发性感染中（包括脓肿病例）最常见的细菌里面，有些属于革兰阴性细菌（如梭杆菌属、戴

阿利斯特杆菌属、卟啉单胞菌属、普雷沃菌属、坦纳菌属、密螺旋体属、锥形杆菌属、弯曲菌属和韦荣菌属），有些属于革兰阳性细菌（如微单胞菌属、产线菌属、假支杆菌属、链球菌属、丙酸杆菌属、欧氏菌属、放线菌属、消化链球菌属和真杆菌属）[11,60-61,75,90,123,148,162,164,178-179,212,227,230-231,250,252,270]。原发性感染的细菌流行情况因研究而异，受某些因素影响，如检测和鉴定方法的敏感性与特异性、取样技术、地理位置、临床诊断和疾病分类的准确性或差异等。即便如此，在大多数设计严密的研究中，最常检测到的物种也应该相同。图14-19 ~ 图14-21列出最常见的与无症状根尖周炎、有症状根尖周炎和急性根尖脓肿相关的物种，这些都是使用高灵敏度分子生物学技术发现的。

在原发性感染中，40% ~ 66%的牙髓致病微生物群尚未成功培养[123,148,179]。通过测序分析，这些尚未培养的种系在感染中所占丰度约为40%[179]。对感染根管细菌多样性广度的分子生物学研究发现，未培养微生物属于不同的属，包括戴阿利斯特杆菌属、普雷沃菌属、Solobacterium、欧氏菌属、梭杆菌属、密螺旋体属、真杆菌属、巨球菌属、韦荣球菌属、月形单胞菌属以及与毛螺旋菌科家族或TM7和互养菌相关的种系[123,148,160-161,172,178-179,182,213,221]。一些未培养的种系可能是原发性根管内感染中最普遍的细菌之一，而另一些可能与疼痛有关[179]。拟杆菌门克隆X083是牙髓感染中最常见的种类之一[162-164,219]。从牙髓感染样本中发现的尚未培养的种系表明，它们是以往未被发现的细菌，可能在不同形式根尖周炎的发病机制中起着重要作用。虽然这些细菌尚未培养而且未能明确其表型，但是并不意味着它们不重要。

有症状的感染

有症状的根尖周炎和急性根尖脓肿是典型的由牙髓感染引起的重症。在这些病例中，感染位于根管，同时扩散至根尖周组织，在脓肿的病例中，感染可以扩散到其他解剖空间。急性根尖脓肿由从感染根管中游离出来的细菌引起，并入侵根尖周组织，从而导致根管外感染并引起化脓性炎症。临床上，这种疾病会导致疼痛或肿胀，并有可能扩散到鼻窦和其他头颈部筋膜间隙，形成蜂窝织炎或其他并发症（图14-22）。牙髓源性脓肿中涉及的微生物群是混合的，并且主要由厌氧菌组成[41,90,96,155,179,217,229]（图14-19）。使用分子

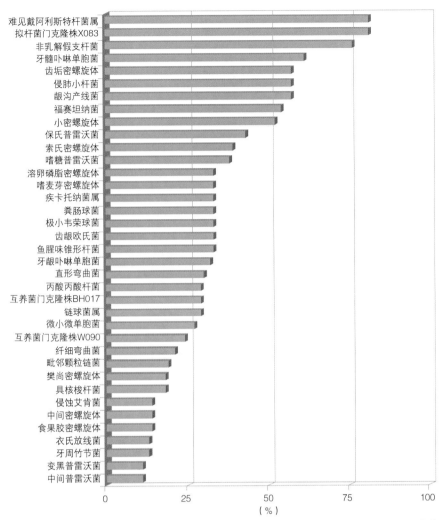

图14-19　由原发性感染导致的无症状（慢性）根尖周炎牙齿中的细菌检出率。作者使用菌群特异的巢式PCR得出的研究数据[159,168,210-211]。

生物学技术进行直接比较发现，每个脓肿病例中根管内平均有12～18个物种，而在无症状的患牙根管中有7～12个物种[179,229]。未培养的种系约占脓肿中物种的40%，总计占克隆文库中16S rRNA基因序列的30%以上[179]。

虽然微生物作为根尖周炎的病因已经明确，却缺乏强有力的证据表明单个菌种与根尖周炎的特定体征或症状相关。目前认为一些革兰阴性厌氧菌与有症状的病损相关[67,71,169,179,250,266,281]，但是同样的菌种在无症状病例中也有相似的检出率[11,61,75,85,230-231]，因此，潜在的致病菌种之外还可能有其他因素在有症状牙髓感染的病因学中起作用[193,199]。这些因素包括同一菌种不同菌株的毒力差异、细菌相互作用导致混合感染的菌种间叠加或协同效应、细菌数量（感染负载）、调节毒力因子表达的环境因素、宿主抵抗力以及伴有疱疹病毒感染。这些因素部分或全部（而不是孤立事件）的

关联很可能决定症状的产生与否和强度[193,199]。

使用DGGE、T-RFLP或焦磷酸测序分析研究表明，在有症状（包括脓肿病例在内）牙齿中的牙髓细菌群落结构与无症状的牙齿明显不同[179,183,229]。两者差异表现为不同群落中优势菌种不同，且有症状病例中菌种更多。优势菌种类型和载量的差异以及由此产生的细菌相互作用可能会影响整个细菌群落的毒力。事实上，有研究表明，由于相互作用网络的存在，不同物种组合可能会导致不同的结果[170]。这可能是细菌的相互作用导致群落具有或多或少的侵袭性，从而引起相应强度的宿主反应。这与整个细菌群落是致病性单位的概念一致。

地理的影响

关于牙髓感染中菌种的检出情况，不同国家的研究结果往往有很大差异。尽管这些差异可能是由于

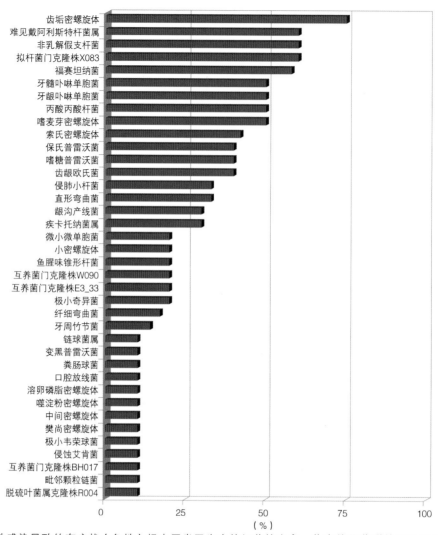

图14-20 由原发性感染导致的有症状（急性）根尖周炎牙齿中的细菌检出率。作者使用菌群特异的巢式PCR得出的研究数据[159,168,210-211]。

鉴定方法不同造成的，但推测地理位置也可能影响根管微生物群的构成。一些研究使用分子生物学技术直接比较居住在不同地理位置的患者的牙髓致病微生物群，结果表明某些重要菌种的流行情况确实存在显著差异[10,157,204]。在一项更全面的研究中，通过分析来自不同国家感染牙髓的微生物菌群中的细菌群落概况，也表现出区域性，即每个区域都有一些独有的菌种，其他菌种虽然能同时出现在不同区域，但在检出率上存在巨大差异[108,222]。这些因素可导致牙髓致病微生物群的构成差异，但是这些差异对治疗的影响，特别是对需要全身抗生素治疗的脓肿病例的影响还尚不清楚。

微生物生态学和根管生态系统

牙髓坏死的根管为细菌定植提供空间，以及湿润、温暖、有营养且厌氧的环境，由于坏死的牙髓组织缺乏血液循环，基本上可以免受宿主防御的攻击。此外，根管壁是非脱落表面，有利于持续定植并形成复杂群落。牙髓坏死的根管可为细菌生长提供富营养环境，几乎所有口腔细菌都易于定植。尽管在特定个体的口腔中可以发现大量细菌（100～200个）[139]，但在同一个体含有坏死牙髓的根管中，仅有限的菌种（10～20个）可以继续生长并存活。这表明，生态决定因素在坏死根管中发挥着作用，并决定哪些菌种可以在这个原先无菌的环境中定植。决定根管微生物群组成的主要生态因素包括氧张力、可利用营养的类型和数量以及细菌相互作用。其他因素，如温度、pH和黏附素受体也可能参与其中。

根管感染是一个动态过程，不同细菌种类在不同阶段占据主导地位[259]。微生物群组成的变化很大程度

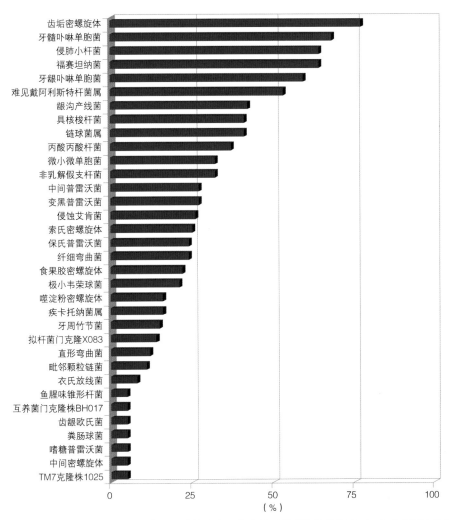

图14-21　由原发性感染导致的急性根尖脓肿牙齿中的细菌检出率。作者使用菌群特异的巢式PCR得出的研究数据[159,168,210-211]。

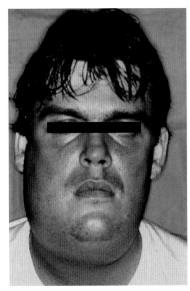

图14-22　急性根尖脓肿。感染已经扩散到其他解剖间隙中，形成蜂窝织炎。（由Dr. Henrique Martins提供）

上是由于环境条件的变化，特别是在氧张力和营养供应方面。在牙髓感染的初始阶段，兼性厌氧菌占主导地位[54]。几天或几周后，由于牙髓坏死和兼性厌氧菌的消耗，根管内的氧气消耗殆尽。进一步的氧气供应会因坏死牙髓导致的血液循环中断而中断。厌氧环境的产生非常有利于专性厌氧菌的生存和生长。随着时间的推移，厌氧条件变得更加明显，尤其是在根管的根尖1/3处；因此，在微生物群中厌氧菌将占主导地位，其数量超过兼性厌氧菌（图14-23）。

根管内定植细菌的主要营养来源包括：（1）坏死的牙髓组织；（2）来自组织液和渗出物中的蛋白与糖蛋白，通过根尖孔和侧支根管渗入根管系统中；（3）通过冠方渗入根管的唾液成分；（4）其他细菌代谢产物。因为主根管中有最多的营养成分，它在根管系统中体积最大，大部分的感染微生物群（特别是需要复杂营养的厌氧菌种）将位于这一区域。能够最好地利用和竞争根管系统营养物质的细菌将会成功定植。

除了氧水平变化的影响，定植在根管系统内微生物群的组成变化还取决于营养的动态利用。在感染的早期阶段，分解糖的菌种占主导地位，但很快就被不能分解糖的菌种所超越，这些菌种将在后期占据主导地位[254]。即使坏死牙髓组织可作为细菌有限的营养来源（考虑到少量的组织逐渐退化），诱发根尖周炎症也可以确保营养的持续供应，尤其是进入根管内的渗出液中的蛋白质和糖蛋白。在感染的这一阶段，具有蛋白水解能力的细菌，或是与利用这些底物进行代谢

的细菌相互作用的细菌，开始占据主导地位。因此，当感染进展到诱发根尖周炎症的阶段时，蛋白质成为主要的营养来源，特别是在根管的尖端，有利于形成在代谢中利用多肽或氨基酸的厌氧菌群（图14-23）。

由于原发性牙髓感染通常以混合群落为特征，不同细菌物种之间密切接触，相互作用不可避免。因此，根管中菌群中的某些菌种也受到其他菌种相互作用的影响。就这点而言，早期的定植者在决定哪些菌种与其在群落中共存起着重要作用。细菌间的相互作用可能是积极的，也可能是消极的。积极的相互作用会增强相互作用细菌的生存能力，使不同的菌种能够在单独时无法生存的栖息地共存。如细菌间营养的相互作用是重要的生态决定因素，它能提高整个群落的代谢效率。营养的相互作用主要表现为食物网络，包括一个菌种利用另一菌种的代谢终产物以及细菌合作以分解复杂的宿主源性基质。图14-24显示的是发生在感染根管中的、复杂的细菌间的营养相互作用，在根管中，某些菌种的生长依赖于其他菌种的代谢产物。此外，某一菌种可以为另一菌种提供有利的生长条件——如通过减少环境中的氧张力，便于形成厌氧菌菌群，或者能释放一些防御宿主攻击的蛋白酶。消极的相互作用可成为限制种群密度的反馈机制。如竞争（对营养和空间）和偏害共栖（某一菌种产生能抑制另一菌种的物质，包括像青霉素这样的抗生素）。

许多菌种直接附着在宿主表面，而其他物种则黏附在这些细菌上。后者被称为共集聚，这是细菌间协

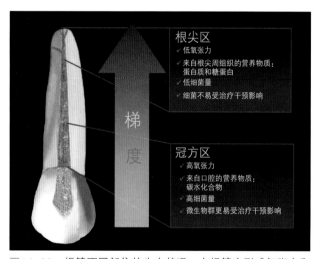

图14-23　根管不同部位的生态状况。在根管内形成氧张力和营养（类型和可用性）的梯度变化。因此，不同部位的微生物群在多样性、密度和治疗可及性方面也有差异。

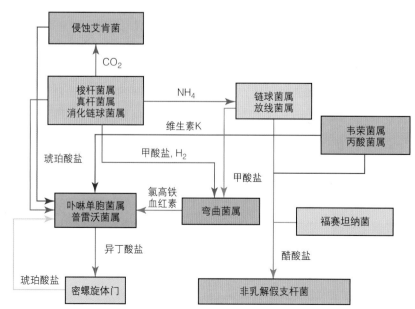

图14-24　感染根管中细菌间的营养相互作用，其中某些菌种的生长依赖于其他菌种的代谢产物。

作形成的一种高度特异的现象[93]。特定的一对菌种可以通过特殊的受体–黏附素作用而互相连接，通常是类凝集素的相互作用（某一菌种表面的特定蛋白质与另一菌种表面特定的碳水化合物相结合）。共集聚可以促进细菌在宿主表面的定植，也有利于细菌之间的代谢相互作用。研究发现在牙髓炎症中多对细菌类群间存在共集聚现象[91]。

牙髓感染中的其他微生物

真菌

真菌是真核微生物，可以定植在口腔中，特别是念珠菌属，但只能偶尔在原发性根管内感染中检出[51,97,119,225]。但是，一项分子生物学研究发现[12]，21%的原发性感染的根管样本中存在白色念珠菌。在治疗后根尖周炎的患牙根管中更容易检测到真菌（稍后讨论）。

古生菌

古生菌不同于细菌，是一类高度多样化的原核生物。以往认为古生菌是嗜极生物，但后来发现其中的某成员也可以在非极端环境中增殖，包括人体[50]。到目前为止，尚未发现古生菌中存在人类致病菌。尽管研究未能在原发性牙髓感染样本中发现古生菌[165,220]，但有研究在一些原发性感染的根管中检测到类–口腔甲烷短杆菌[268,270]。因为未能持续在感染根管中检测到古生菌，它们在根尖周炎发病机制中的作用（如果存在）仍然未知。

病毒

病毒不是细胞，而是由核酸分子（DNA或RNA）和蛋白衣壳组成的无生命颗粒。它们自身无法进行新陈代谢。为了复制病毒基因组，它们需要感染活细胞并使用其细胞器。因为病毒需要感染活的宿主细胞并复制自身，它们不能在牙髓坏死的根管中生长。据报道，只有在活髓牙的根管中才会出现病毒。例如，在HIV血清阳性患者的活髓中检测到人类免疫缺陷病毒（human immunodeficiency virus，HIV）[65]，在非炎症性和炎症性活髓中也鉴定出疱疹病毒[99]。在根尖周病损中可发现人巨细胞病毒（Human cytomegalovirus，HCMV）和EB病毒（Epstein–Barr virus，EBV）[175]。据推测HCMV和EBV可能与根尖周炎的发病机制有关，这可能是病毒感染和复制的直接结果，或是由于病毒

引起的局部宿主防御损伤，可导致根管尖端致病菌的过度生长[238]。来自根管的细菌刺激可能会导致感染病毒的细胞大量聚集在根尖周组织。由细菌引起的组织损伤重新激活HCMV或EBV可能会诱发根尖周微环境中宿主免疫反应损伤，改变局部防御细胞对感染因子的反应潜力。此外，疱疹病毒可直接刺激炎症细胞释放促炎细胞因子[117,275]。在有症状的根尖周炎病损[174,176]、脓肿[29,57]、大范围病损[175-176]和HIV阳性患者的损伤中可观察到疱疹病毒感染的证据[177]。然而，疱疹病毒在根尖周炎发病机制中所起的作用（如果存在）还有待阐明。

持续性/继发性的牙髓感染

正如前文所述，持续性根管内感染是由微生物引起，这些微生物抵御根管内的抗菌处理，并在治疗后的根管中存活。这些微生物是原发性或继发性感染的残留。而继发性感染则是由某一时段进入临床治疗后的根管系统中的微生物引起的。这一时段可以是治疗期间、复诊之间甚至是在根管充填之后。在任何情况下，只要渗透的微生物能够适应新的环境、生存并繁殖，就会产生继发性感染。涉及的物种可能是口腔微生物，也可能不是，这取决于继发性感染的来源。

持续性感染和继发性感染在临床上很难区分。不包括在非感染的活髓牙治疗后出现的感染性并发症（如根尖脓肿），或在治疗时未见根尖周病变但在后续影像片中发现根尖周病变的病例。这两种情况都是典型的继发性感染。持续性和继发性感染都可能导致临床问题，包括持续性渗出、持续性症状、诊间急症以及牙髓治疗失败，其特征是治疗后出现根尖周病损。

持续性/继发性感染与治疗失败

虽然文献报道可能涉及根管外感染或非微生物因素[127,262]，但持续性或继发性的根管内感染可能才是导致牙髓治疗失败的主要原因（图14-25）。有两个有力的循证论据支持这一观点。第一，研究证实细菌在根管充填时进入根管会增加不良反应的风险[55,234,271]。第二，大部分（如果并非全部）根管治疗后出现持续性根尖周炎病变的牙齿都存在根管内感染[101,103,145,154,159,181,210,255]。基于以上论据，一方面，对根充阶段残留在根管中细菌的研究可得出某些菌种可能会影响治疗结果（有待

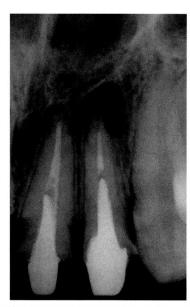

图14-25 根管治疗后的牙齿出现根尖周炎病损。在治疗不完善的根管中,微生物群类似于原发性感染。在经过完善治疗的病例中,发现的菌种较少。无论治疗质量如何,持续性或继发性根管内感染是牙髓治疗失败的主要原因。

证实)。另一方面,对根管治疗后又患根尖周炎的牙齿进行微生物群分析表明,某些菌种与治疗失败之间存在联系,因为这些微生物很可能参与治疗疾病的病因(已经证实)。

根管充填阶段的细菌

完善的抗菌治疗可能仍然无法完全清除感染根管系统中的细菌。这是因为持续性感染中的细菌要么治疗过程无法触及,要么对治疗有抵抗力。不管病因如何,治疗后感染根管中细菌的种类和密度都大大降低。不论是否进行根管封药,经化学机械处理后,根管采样中均能培养出细菌,研究表明每个病例有 $1 \sim 5$ 个细菌种类,而样本中细菌的数量通常从 10^2 个至 10^5 个不等[24,180,207-208,234,269]。

目前没有发现任何一个菌种在治疗后仍能持续存在。革兰阴性菌常见于原发性感染,通常会在治疗后被清除。其中一些厌氧杆菌除外,如具核梭杆菌、普雷沃氏菌属和直形弯曲菌,它们可以在机械预备后或根管封药后的样本中检出[24,68,142,180,226,234]。许多这方面的研究都清楚地表明,当细菌对治疗过程产生耐受后,革兰阳性菌检出的频率更高。常检测到的是革兰阳性兼性厌氧菌或厌氧菌,包括链球菌、微小单胞菌、丙酸杆菌属、非乳解假支杆菌、放线菌属、乳杆菌、粪肠球菌和齿龈欧氏菌[24,26-28,31,68,140,142,164-166,180,203,207-208,234,257]。

因此可以得出结论,革兰阳性细菌对抗菌治疗措施有更强的耐受力,有能力适应机械和药物治疗后根管的恶劣环境条件。在治疗后的样本中也检测到尚未培养的细菌[133,180],表明它们也能抵制抗菌治疗。

在机械化学预备或根管封药后,细菌在根管中仍持续存在,但并不一定保持感染状态。有研究支持这一观点,即使在根管充填阶段可从根管中分离出细菌,根尖周炎也能愈合[55,234]。可能的原因如下[215]:

◆ 残留的细菌在根管充填后死亡,因为充填材料或封闭剂的毒性作用、细菌无法获得营养或细菌生态被破坏。

◆ 残留细菌的数量和毒力过低(低于临界值),无法维持根尖周炎症。

◆ 残留的细菌位于无法进入根尖周组织的地方。

如果那些耐受根管治疗的细菌在根管充填时进入根管内,且具有以下能力,便会影响治疗的结果[215]:

◆ 能经受一段时间营养缺乏、利用微量营养物质,或进入休眠状态或低代谢活动状态,在重新获得营养时再次繁殖。

◆ 抵抗治疗对细菌群落生态的干扰,包括破坏群体感应系统、食物网络、基因交换和保护性生物膜结构的解体。

◆ 可达到对宿主造成伤害的临界种群密度(负荷)。

◆ 通过根尖孔/侧支根管或医源性根管壁穿孔自由地进入根尖周组织。

◆ 具有在环境改变后仍可表达毒力因子的能力,并能达到足以直接或间接地对根尖周组织造成损害的浓度。

同时,也不要忽视宿主抗感染能力的重要性,它可能发挥决定性的反作用。

根管治疗后牙齿中的微生物

与原发性感染相比,根尖周炎患牙治疗后根管内微生物群的多样性降低。经过完善治疗的患牙根管中含有 $1 \sim 5$ 个菌种,但在不完善治疗的患牙根管里可以达到 $10 \sim 20$ 个,与未经治疗的患牙根管相似[145,168,181,210,255](图14-25)。治疗后仍出现病变的牙齿每个根管中细菌数量从 10^3 个至 10^7 个不等[17,140,167,187]。

一些利用培养法和分子生物学技术的研究表明,经过根管治疗的牙齿中,粪肠球菌是最常见的菌种,检出率高达90%[118,145,159,171,167,187,210,255,283](图14-26)。经过根管治疗的牙齿中含有粪肠球菌的概率大约是

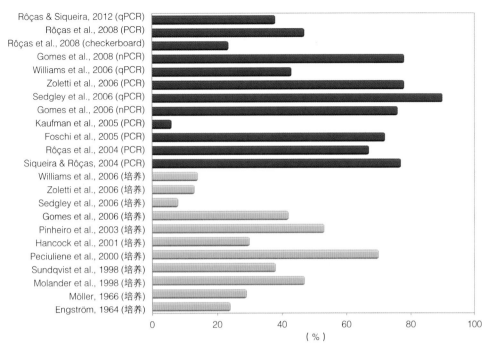

图14-26 根管治疗后患有根尖周炎的牙齿中粪肠球菌的检出率。来自培养法（黄条）和分子生物学（蓝条）研究的数据如下。

分子研究

1. Foschi F, Cavrini F, Montebugnoli L, et al: Detection of bacteria in endodontic samples by polymerase chain reaction assays and association with defined clinical signs in Italian patients, Oral Microbiol Immunol 20:289, 2005.
2. Gomes BP, Pinheiro ET, Jacinto RC, et al: Microbial analysis of canals of root–filled teeth with periapical lesions using polymerase chain reaction, J Endod 34:537, 2008.
3. Gomes BP, Pinheiro ET, Sousa EL, et al: Enterococcus faecalis in dental root canals detected by culture and by polymerase chain reaction analysis, Oral Surg Oral Med Oral Pathol Oral Radiol Endod 102:247, 2006.
4. Kaufman B, Spangberg L, Barry J, Fouad AF: Enterococcus spp. in endodontically treated teeth with and without periradicular lesions, J Endod 31:851, 2005.
5. Rôças IN, Hulsmann M, Siqueira JF Jr: Microorganisms in root canal–treated teeth from a German population, J Endod 34:926, 2008.
6. Rôças IN, Siqueira JF Jr: Characterization of microbiota of root canal–treated teeth with posttreatment disease, J Clin Microbiol 50:1721, 2012.
7. Rôças IN, Siqueira JF Jr, Santos KR: Association of Enterococcus faecalis with different forms of periradicular diseases, J Endod 30:315, 2004.
8. Sedgley C, Nagel A, Dahlen G, et al: Real–time quantitative polymerase chain reaction and culture analyses of Enterococcus faecalis in root canals, J Endod 32:173, 2006.
9. Siqueira JF Jr, Rôças IN: Polymerase chain reaction–based analysis of microorganisms associated with failed endodontic treatment, Oral Surg Oral Med Oral Pathol Oral Radiol Endod 97:85, 2004.
10. Williams JM, Trope M, Caplan DJ, Shugars DC: Detection and quantitation of Enterococcus faecalis by real–time PCR (qPCR), reverse transcription–PCR (RT–PCR), and cultivation during endodontic treatment, J Endod 32:715, 2006.
11. Zoletti GO, Siqueira JF Jr, Santos KR: Identification of Enterococcus faecalis in root–filled teeth with or without periradicular lesions by culture–dependent and –independent approaches, J Endod 32:722, 2006.

文化研究

1. Engström B: The significance of enterococci in root canal treatment, Odontol Rev 15:87, 1964.
2. Gomes BP, Pinheiro ET, Sousa EL, et al: Enterococcus faecalis in dental root canals detected by culture and by polymerase chain reaction analysis, Oral Surgery Oral Medicine Oral Pathology Oral Radiology and Endodontology 102:247, 2006.
3. Hancock HH 3rd, Sigurdsson A, Trope M, Moiseiwitsch J: Bacteria isolated after unsuccessful endodontic treatment in a North American population, Oral Surg Oral Med Oral Pathol Oral Radiol Endod 91:579, 2001.
4. Molander A, Reit C, Dahlen G, Kvist T: Microbiological status of root–filled teeth with apical periodontitis, Int Endod J 31:1, 1998.
5. Möller AJR: Microbial examination of root canals and periapical tissues of human teeth, Odontol Tidskr 74(suppl):1, 1966.
6. Peciuliene V, Balciuniene I, Eriksen HM, Haapasalo M: Isolation of Enterococcus faecalis in previously root–filled canals in a Lithuanian population, J Endod 26:593, 2000.
7. Pinheiro ET, Gomes BP, Ferraz CC, et al: Microorganisms from canals of root–filled teeth with periapical lesions, Int Endod J 36:1, 2003.
8. Sedgley C, Nagel A, Dahlen G, et al: Real–time quantitative polymerase chain reaction and culture analyses of Enterococcus faecalis in root canals, J Endod 32:173, 2006.
9. Sundqvist G, Figdor D, Persson S, Sjogren U: Microbiologic analysis of teeth with failed endodontic treatment and the outcome of conservative re–treatment, Oral Surg Oral Med Oral Pathol Oral Radiol Endod 85:86, 1998.
10. Williams JM, Trope M, Caplan DJ, Shugars DC: Detection and quantitation of Enterococcus faecalis by real–time PCR (qPCR), reverse transcription–PCR (RT–PCR), and cultivation during endodontic treatment, J Endod 32:715, 2006.
11. Zoletti GO, Siqueira JF Jr, Santos KR: Identification of Enterococcus faecalis in root–filled teeth with or without periradicular lesions by culture–dependent and –independent approaches, J Endod 32:722, 2006.

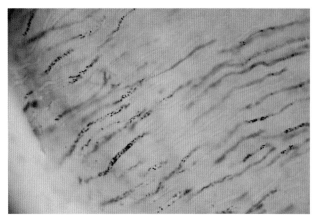

图14-27 实验性感染后，犬的牙齿中发现牙本质小管被粪肠球菌感染。值得注意的是细菌细胞侵入某些牙本质小管的全长直达牙骨质层（Brown和Brenn染色，×1000）。

原发性感染病例的9倍[171]。这表明，原发性感染时，常见的混合细菌群落中的其他菌种可以抑制粪肠球菌，而充填后根管内的恶劣环境却无法抑制其生长。事实上，在牙齿经过多次治疗或开放引流时，粪肠球菌通常会复苏[233]，表明它是一种继发性入侵者，能够在根管内定植并耐受治疗。换句话说，粪肠球菌可能会导致继发性感染，并转变为持续性感染。通常认为，口腔中的粪肠球菌是非常驻菌，可能来自于食物[282]。

对于在根管治疗后牙齿中存活的特定微生物，它必须能够耐受根管封药处理并适应由治疗导致的恶劣环境条件。粪肠球菌能侵入牙本质小管，有时能达到深层[74,201]（图14-27），使其可以躲避化学机械预备过程中使用的器械和冲洗剂的作用[74,200]。此外，它在根管中形成生物膜的能力对其耐受抗菌治疗和持续存在至关重要[45]。粪肠球菌对氢氧化钙也有抵抗力[22]；它对高pH的耐受能力可能与功能性质子泵有关，质子泵驱动质子进入细胞使细胞质酸化[53]。与原发性感染中发现的牙髓致病菌不同，粪肠球菌可以单独在感染的根管内定植[255]，这种无须从其他细菌中获得营养的、相对独立的生活方式，对于它在治疗后根管中增殖极其重要。最后，环境因素可以调节粪肠球菌的基因表达，使其能够适应不同的（和不利的）条件[84]。事实上，粪肠球菌可以进入一个所谓的活的不可培养（viable but noncultivable，VBNC）状态[104]，这是某些细菌暴露在不利的环境条件时采用的一种生存机制[105]。在VBNC状态下，细胞失去在培养基中生长的能力，但却维持活力和致病性，在恢复最佳环境条件时可重新分裂。研究表明，营养缺乏时，粪肠球菌可以生存，然后在获得营养源时重新增殖[59]。它也能从充填根管中长期饥饿的状态中恢复过来[188]，表明该物种中有活力的胞体在根管充填阶段被包埋，可能为后续感染提供长期的病灶。

综上所述，所有这些特性都有助于解释在根管治疗牙齿中粪肠球菌的高检出率。虽然流行病学研究表明该菌种与治疗后疾病有关，且被它可在不利环境条件下生存的特性所支持，但尚没有证实二者因果关系。事实上，有不同的独立研究对将粪肠球菌作为牙髓治疗失败的主要原因提出质疑，主要观点如下：

◆ 尽管粪肠球菌很容易培养，但在对所有存在治疗后疾病的患牙根管内微生物群的分析研究中，均未发现粪肠球菌[30,172]。

◆ 即使存在，粪肠球菌也不是再治疗病例中最具优势的物种之一[158,167-168,181]。

◆ 与无病损的治疗后牙齿相比，有病损的治疗后牙齿的根管中，粪肠球菌并不常见[87,283]。

在经过根管治疗且伴有根尖周炎的患牙中还发现了其他细菌，包括链球菌和一些需要复杂营养的厌氧菌种，如非乳解假支杆菌、丙酸杆菌属、龈沟产线菌、侵肺小杆菌、难见戴阿利斯特杆菌属、福赛坦纳菌、微小单胞菌、中间普雷沃菌、齿垢密螺旋体[7,69,118,145,158,167-168,181,210,213,255]（图14-28）。未培养的菌种占根管处理后总类型的55%，总的来说，它们占比很高，相当于在克隆文库中检索到的16S rRNA基因序列的1/2[181]。未培养菌种的发现有助于解释培养法不能在一些治疗后的根管中发现细菌的疑问。

在治疗后的病例中，细菌群落构成因人而异，表明治疗失败是不同的细菌组合在发挥作用[168,181]。所有这些发现有力的证明，经过根管治疗且伴有根尖周炎的患牙根管中的微生物群比以往通过培养法研究的预测结果更为复杂。

真菌在原发性感染中虽然偶有发现，但是有18%根管治疗后病例的牙齿中可发现念珠菌[30,51,118-119,140,145,210,255]。真菌通过在牙髓治疗（继发性感染）期间的污染进入根管，或者在根管内抗菌治疗失败后过度生长，而失败的抗菌治疗也会导致原有的微生物群失衡[232]。白色念珠菌是目前根管治疗后牙齿中最常见的真菌种类。它具有的多个特性可能导致治疗后的持续性感染，包括它在牙本质中定植和入侵的能力[191-192,224]，以及对氢氧化钙的耐受性[272,274]。

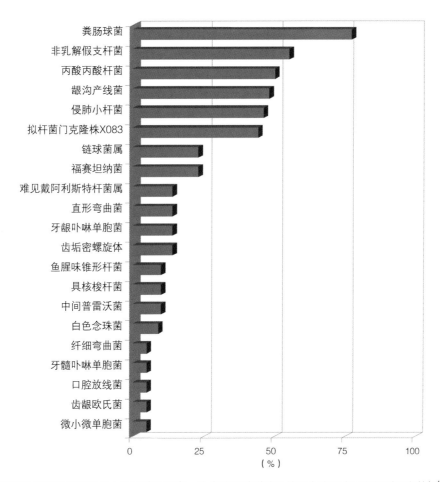

图14-28　患治疗后疾病的根管治疗后牙齿中的细菌检出率。作者使用种群特异的聚合酶链式反应得到研究数据[210,218]。

根管外感染

　　总的来说，根尖周炎的形成是人体对根管内感染的一种反应，并且会构成一道有效的屏障，可以防止感染扩散到牙槽骨和其他部位。大多数情况下，根尖周炎病损会阻止微生物入侵根尖周组织。但在某些情况下，微生物可以突破这种防御屏障，并造成根管外感染。最常见的根管外感染是急性根尖脓肿，其特点是机体为了应对根管内致病菌的大量涌出，在根尖周组织中发生的化脓性炎症。同时还有其他形式的根管外感染，我们已经在之前的章节中讨论过，将其作为经过完善的根管治疗但根尖周炎仍持续存在的病因之一[194,263]。以上情形需要在根尖周组织中形成微生物群，或是通过附着在根尖区牙根外表面形成根外生物膜结构[129,261]，或是通过在炎性病损内形成紧密结合放线菌属菌群[79]。

　　因此，根管外感染可能的形成过程如下[195]：

◆ 它可能是一些细菌物种直接作用的结果，这些细菌突破宿主防御并在根尖孔附近或超出根尖孔的位置聚集，是根管内感染进程的延续，或是细菌渗入与根尖孔直接相通的囊腔内。感染牙髓的微生物群和宿主防御之间的交界通常位于牙根内，短于或位于根尖孔。不过，有时候微生物可能会到达根尖周组织，其交界会位于根外，超出根尖孔的界限（图14-29）。在后一种情况下，整个感染过程是由根内和根外部分组成的连续体，而且前者会促进后者（图14-29）。也有观点认为，根外部分的感染进程可能会独立于根内部分，但这一观点尚未得到研究证实。

◆ 它可能是由急性根尖脓肿缓解后仍存在于根尖周病损中细菌的持续性感染引起。急性根尖脓肿很大程度上依赖于根管内感染；一旦进行根管治疗或拔牙并进行脓液引流，就能有效控制根管内感染，而根管外感染会在宿主防御作用下消退。尽管如此，在极少数病例中，参与急性根尖脓肿的细菌可能会在急性反应缓解后继续存在于根尖周组织中，并形成一种与慢性根尖周炎相关的持续性根管外感染，有时会导致窦道持续引流。

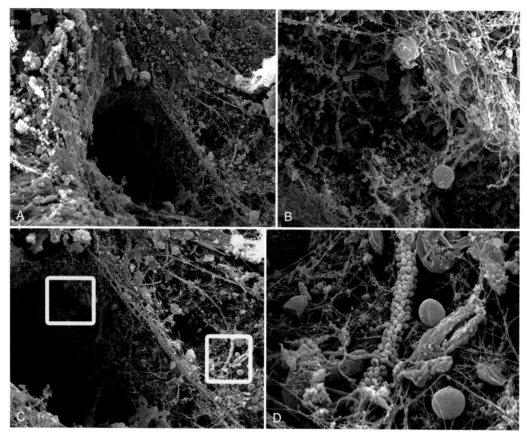

图14-29 扫描电子显微镜照片，在根管最尖端部分可以看到广泛的细菌定植，接近或位于根尖孔（A：×550。B：×850）。C，图B左侧嵌入的高倍照片，显示细菌生物膜黏附在最尖端的根管壁上（×3700）。D，图B右侧嵌入的高倍照片，显示在邻近根尖孔的网状组织中存在发育成熟的"玉米棒"样结构（×4000）。（改编自Siqueira JF Jr, Lopes HP: Bacteria on the apical root surfaces of untreated teeth with periradicular lesions: a scanning electron microscopy study, *Int Endod J* 34:216, 2001）

◆ 它可能是根管治疗中器械将牙本质碎屑推出根尖的后果（特别是在超预备后）。包裹在牙本质碎屑中的细菌可以免受宿主防御细胞的攻击，因此可以持续存在于根尖周组织中，并导致根尖周炎症。其中所涉及细菌的毒力和数量以及宿主抵抗感染的能力，将成为是否发生根管外感染的决定性因素。

理论上讲，根管外感染可以依赖于或独立于根管内感染[194]。独立的根管外感染是指那些不由根管内感染引起的感染，即使成功清除根管内感染它也能持续存在。目前已经有研究表明，独立根管外感染的主要细菌种类有放线菌和丙酸丙酸杆菌，病理学命名为根尖（或根尖周、根周）放线菌病[23,79,236,256]（图14-30）。这些细菌形成紧密结合的菌落，可以共同抵抗吞噬作用[58]。然而，根尖放线菌病作为一种自给型病变，不再由根管内感染提供营养，因而推测其可能独立引起治疗失败，但有待证实[151,209]。

慢性根尖周炎病损是否能庇护最初入侵组织的细菌并维持其长期存在，仍存争议[9]。通过采用基于培养的方法[247,262,277]或不依赖培养的分子生物学方法，如棋盘式杂交[63,249]、荧光原位杂交（fluorescence in situ hybridization，FISH）[248]、克隆文库分析[78]和焦磷酸测序[173]，一些研究指出在根尖周炎病损中发现了位于根管外的微生物复合体，这可能与根管治疗无效相关。据报道，厌氧菌在这些病损中占主导地位[247,249]。然而除了讨论是否能在根尖周病损手术取样过程中防止污染，这些研究并没有评估根尖部的细菌状况。这使得我们很难确定这些根管外感染是否依赖于或独立于根管内感染。一项研究分析了根管治疗后牙齿的根尖切除样本和根尖周病损，结果表明，绝大多数病例的根管外感染与根尖部的根管感染相伴随[246]。

在未治疗牙齿中根管外感染的发生率极低[126,206]。根外生物膜很少见，且几乎总是与根内生物膜联系在一起[152]。这与非手术根管治疗的高成功率一致[40,150,235]。即使存在顽固性病损的、经过根管治疗后的牙齿（这些牙齿出现根管外细菌的概率较高），再治疗后愈合率也很高，表明这类病损的主要病因位于根管系统

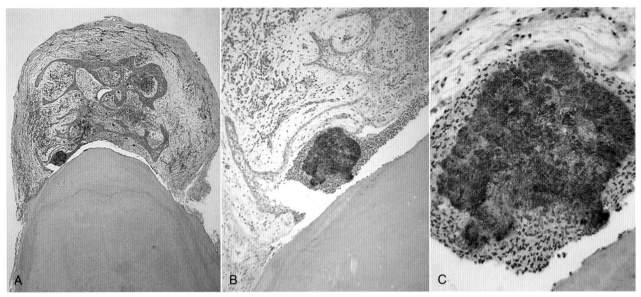

图14-30　上皮化的根尖周炎病变中的细菌聚集体，提示放线菌病。该病例过去曾有过严重的突然发作表现，但在拔牙时牙齿无症状。A，未穿过根管的切片；注意囊腔和细菌聚集在左边（×25）。B，带菌落区域的细节（×100）。C，菌落的高倍放大照片，被中性粒细胞围绕（×400）。切片使用Taylor改良的Brown和Brenn技术染色。（由Dr. Domenico Ricucci提供）

内，属于持续性或继发性根管内感染。培养法研究以及分子生物学和细菌组织学研究已经证实这一点，这些研究分析了与治疗后根尖周炎相关的根管微生物状况[103,118,145,154,168,210,255]。

参考文献

[1] Aas JA, Griffen AL, Dardis SR, et al: Bacteria of dental caries in primary and permanent teeth in children and young adults, *J Clin Microbiol* 46:1407, 2008.

[2] Aas JA, Paster BJ, Stokes LN, et al: Defining the normal bacterial flora of the oral cavity, *J Clin Microbiol* 43:5721, 2005.

[3] Ackermans F, Klein JP, Frank RM: Ultrastructural localization of immunoglobulins in carious human dentine, *Arch Oral Biol* 26:879, 1981.

[4] Ahn J, Yang L, Paster BJ, et al: Oral microbiome profiles: 16S rRNA pyrosequencing and microarray assay comparison, *PLoS ONE* 6:e22788, 2011.

[5] Allison DG: The biofilm matrix, *Biofouling* 19:139, 2003.

[6] Amann RI, Ludwig W, Schleifer KH: Phylogenetic identification and in situ detection of individual microbial cells without cultivation, *Microbiol Rev* 59:143, 1995.

[7] Anderson AC, Hellwig E, Vespermann R, et al: Comprehensive analysis of secondary dental root canal infections: a combination of culture and culture-independent approaches reveals new insights, *PLoS One* 7:e49576, 2012.

[8] Armada-Dias L, Breda J, Provenzano JC, et al: Development of periradicular lesions in normal and diabetic rats, *J Appl Oral Sci* 14:371, 2006.

[9] Baumgartner JC: Microbiologic aspects of endodontic infections, *J Calif Dent Assoc* 32:459, 2004.

[10] Baumgartner JC, Siqueira JF Jr, Xia T, Rôças IN: Geographical differences in bacteria detected in endodontic infections using polymerase chain reaction, *J Endod* 30:141, 2004.

[11] Baumgartner JC, Watkins BJ, Bae KS, Xia T: Association of black-pigmented bacteria with endodontic infections, *J Endod* 25:413, 1999.

[12] Baumgartner JC, Watts CM, Xia T: Occurrence of *Candida albicans* in infections of endodontic origin, *J Endod* 26:695, 2000.

[13] Baumgartner JC, Xia T: Antibiotic susceptibility of bacteria associated with endodontic abscesses, *J Endod* 29:44, 2003.

[14] Beighton D, Hardie JM, Whiley RA: A scheme for the identification of viridans streptococci, *J Med Microbiol* 35:367, 1991.

[15] Beloin C, Valle J, Latour-Lambert P, et al: Global impact of mature biofilm lifestyle on Escherichia coli K-12 gene expression, *Mol Microbiol* 51:659, 2004.

[16] Bergenholtz G: Micro-organisms from necrotic pulp of traumatized teeth, *Odontol Revy* 25:347, 1974.

[17] Blome B, Braun A, Sobarzo V, Jepsen S: Molecular identification and quantification of bacteria from endodontic infections using real-time polymerase chain reaction, *Oral Microbiol Immunol* 23:384, 2008.

[18] Bosshard PP, Abels S, Altwegg M, et al: Comparison of conventional and molecular methods for identification of aerobic catalase-negative gram-positive cocci in the clinical laboratory, *J Clin Microbiol* 42:2065, 2004.

[19] Bosshard PP, Abels S, Zbinden R, et al: Ribosomal DNA sequencing for identification of aerobic gram-positive rods in the clinical laboratory (an 18-month evaluation), *J Clin Microbiol* 41:4134, 2003.

[20] Bowden GH: The microbial ecology of dental caries, *Microb Ecol Health Dis* 12:138, 2000.

[21] Brook I: Encapsulated anaerobic bacteria in synergistic infections, *Microbiol Rev Rev* 50:452, 1986.

[22] Byström A, Claesson R, Sundqvist G: The antibacterial effect of camphorated paramonochlorophenol, camphorated phenol and calcium hydroxide in the treatment of infected root canals, *Endod Dent Traumatol* 1:170, 1985.

[23] Byström A, Happonen RP, Sjogren U, Sundqvist G: Healing of periapical lesions of pulpless teeth after endodontic treatment with controlled asepsis, *Endod Dent Traumatol* 3:58, 1987.

[24] Byström A, Sundqvist G: The antibacterial action of sodium hypochlorite and EDTA in 60 cases of endodontic therapy, *Int Endod J* 18:35, 1985.

[25] Carr GB, Schwartz RS, Schaudin C, et al: Ultrastructural examination of failed molar retreatment with secondary apical periodontitis: an examination of endodontic biofilms in an endodontic retreatment failure, *J Endod* 35:1303, 2009.

[26] Chavez de Paz L, Svensater G, Dahlen G, Bergenholtz G: Streptococci from root canals in teeth with apical periodontitis receiving endodontic treatment, *Oral Surg Oral Med Oral Pathol Oral Radiol Endod* 100:232, 2005.

[27] Chavez de Paz LE, Dahlen G, Molander A, et al: Bacteria recovered from teeth with apical periodontitis after antimicrobial endodontic treatment, *Int Endod J* 36:500, 2003.

[28] Chavez de Paz LE, Molander A, Dahlen G: Gram-positive rods prevailing in teeth with apical periodontitis undergoing root canal treatment, *Int Endod J* 37:579, 2004.

[29] Chen V, Chen Y, Li H, et al: Herpesviruses in abscesses and cellulitis of endodontic origin, *J Endod* 35:182, 2009.

[30] Cheung GS, Ho MW: Microbial flora of root canal-treated teeth associated with asymptomatic periapical radiolucent lesions, *Oral Microbiol Immunol* 16:332, 2001.

[31] Chu FC, Leung WK, Tsang PC, et al: Identification of cultivable microorganisms from root canals with apical periodontitis following two-visit endodontic treatment with antibiotics/steroid or calcium hydroxide dressings, *J Endod* 32:17, 2006.

[32] Chugal N, Wang JK, Wang R, et al: Molecular characterization of the microbial flora residing at the apical portion of infected root canals of human teeth, *J Endod* 37:1359, 2011.

[33] Chugal NM, Clive JM, Spangberg LS: A prognostic model for assessment of the outcome of endodontic treatment: effect of biologic and diagnostic variables, *Oral Surg Oral Med Oral Pathol Oral Radiol Endod* 91:342, 2001.

[34] Costerton B: Microbial ecology comes of age and joins the general ecology community, *Proc Natl Acad Sci U S A* 101:16983, 2004.

[35] Costerton JW: *The biofilm primer*, Berlin, Heidelberg, 2007, Springer-Verlag.

[36] Costerton JW, Lewandowski Z, Caldwell DE, et al: Microbial biofilms, *Annu Rev Microbiol* 49:711, 1995.

[37] Costerton JW, Stewart PS, Greenberg EP: Bacterial biofilms: a common cause of persistent infections, *Science* 284:1318, 1999.

[38] Cvek M, Cleaton-Jones PE, Austin JC, Andreasen JO: Pulp reactions to exposure after experimental crown fractures or grinding in adult monkeys, *J Endod* 8:391, 1982.

[39] Dahlen G: Microbiology and treatment of dental abscesses and periodontal-endodontic lesions, *Periodontol 2000* 28:206, 2002.

[40] de Chevigny C, Dao TT, Basrani BR, Marquis V, et al: Treatment outcome in endodontics: the Toronto study–phase 4: initial treatment, *J Endod* 34:258, 2008.

[41] de Sousa EL, Ferraz CC, Gomes BP, et al: Bacteriological study of root canals associated with periapical abscesses, *Oral Surg Oral Med Oral Pathol Oral Radiol Endod* 96:332, 2003.

[42] Delivanis PD, Fan VS: The localization of blood-borne bacteria in instrumented unfilled and overinstrumented canals, *J Endod* 10:521, 1984.

[43] Dethlefsen L, Eckburg PB, Bik EM, Relman DA: Assembly of the human intestinal microbiota, *Trends Ecol Evol* 21:517, 2006.

[44] Dewhirst FE, Chen T, Izard J, et al: The human oral microbiome, *J Bacteriol* 192:5002, 2010.

[45] Distel JW, Hatton JF, Gillespie MJ: Biofilm formation in medicated root canals, *J Endod* 28:689, 2002.

[46] Dobell C: *Antony van Leeuwenhoek and his "little animals,"* London, 1932, Staples Press.

[47] Donlan RM, Costerton JW: Biofilms: survival mechanisms of clinically relevant microorganisms, *Clin Microbiol Rev* 15:167, 2002.

[48] Drancourt M, Bollet C, Carlioz A, et al: 16S ribosomal DNA sequence analysis of a large collection of environmental and clinical unidentifiable bacterial isolates, *J Clin Microbiol* 38:3623, 2000.

[49] Eckburg PB, Bik EM, Bernstein CN, et al: Diversity of the human intestinal microbial flora, *Science* 308:1635, 2005.

[50] Eckburg PB, Lepp PW, Relman DA: Archaea and their potential role in human disease, *Infect Immun* 71:591, 2003.

[51] Egan MW, Spratt DA, Ng YL, et al: Prevalence of yeasts in saliva and root canals of teeth associated with apical periodontitis, *Int Endod J* 35:321, 2002.

[52] Engelkirk PG, Duben-Engelkirk J, Dowell VR Jr: *Principles and practice of clinical anaerobic bacteriology*, Belmont, CA, 1992, Star Publishing.

[53] Evans M, Davies JK, Sundqvist G, Figdor D: Mechanisms involved in the resistance of *Enterococcus faecalis* to calcium hydroxide, *Int Endod J* 35:221, 2002.

[54] Fabricius L, Dahlén G, Ohman AE, Möller AJR: Predominant indigenous oral bacteria isolated from infected root canals after varied times of closure, *Scand J Dent Res* 90:134, 1982.

[55] Fabricius L, Dahlén G, Sundqvist G, et al: Influence of residual bacteria on periapical tissue healing after chemomechanical treatment and root filling of experimentally infected monkey teeth, *Eur J Oral Sci* 114:278, 2006.

[56] Farzaneh M, Abitbol S, Friedman S: Treatment outcome in endodontics: the Toronto study. Phases I and II: orthograde retreatment, *J Endod* 30:627, 2004.

[57] Ferreira DC, Paiva SS, Carmo FL, et al: Identification of herpesviruses types 1 to 8 and human papillomavirus in acute apical abscesses, *J Endod* 37:10, 2011.

[58] Figdor D: *Microbial aetiology of endodontic treatment failure and pathogenic properties of selected species [odontological dissertation no.79]*, Umea, Sweden, 2002, University of Umea.

[59] Figdor D, Davies JK, Sundqvist G: Starvation survival, growth and recovery of *Enterococcus faecalis* in human serum, *Oral Microbiol Immunol* 18:234, 2003.

[60] Foschi F, Cavrini F, Montebugnoli L, et al: Detection of bacteria in endodontic samples by polymerase chain reaction assays and association with defined clinical signs in Italian patients, *Oral Microbiol Immunol* 20:289, 2005.

[61] Fouad AF, Barry J, Caimano M, et al: PCR-based identification of bacteria associated with endodontic infections, *J Clin Microbiol* 40:3223, 2002.

[62] Garberoglio R, Brännström M: Scanning electron microscopic investigation of human dentinal tubules, *Arch Oral Biol* 21:355, 1976.

[63] Gatti JJ, Dobeck JM, Smith C, et al: Bacteria of asymptomatic periradicular endodontic lesions identified by DNA-DNA hybridization, *Endod Dent Traumatol* 16:197, 2000.

[64] Gier RE, Mitchell DF: Anachoretic effect of pulpitis, *J Dent Res* 47:564, 1968.

[65] Glick M, Trope M, Bagasra O, Pliskin ME: Human immunodeficiency virus infection of fibroblasts of dental pulp in seropositive patients, *Oral Surg Oral Med Oral Pathol* 71:733, 1991.

[66] Gomes BP, Jacinto RC, Montagner F, et al: Analysis of the antimicrobial susceptibility of anaerobic bacteria isolated from endodontic infections in Brazil during a period of nine years, *J Endod* 37:1058, 2011.

[67] Gomes BP, Lilley JD, Drucker DB: Clinical significance of dental root canal microflora, *J Dent* 24:47, 1996.

[68] Gomes BP, Lilley JD, Drucker DB: Variations in the susceptibilities of components of the endodontic microflora to biomechanical procedures, *Int Endod J* 29:235, 1996.

[69] Gomes BP, Pinheiro ET, Jacinto RC, et al: Microbial analysis of canals of root-filled teeth with periapical lesions using polymerase chain reaction, *J Endod* 34:537, 2008.

[70] Green BD, Keller M: Capturing the uncultivated majority, *Curr Opin Biotechnol* 17:236, 2006.

[71] Griffee MB, Patterson SS, Miller CH, et al: The relationship of *Bacteroides melaninogenicus* to symptoms associated with pulpal necrosis, *Oral Surg Oral Med Oral Pathol* 50:457, 1980.

[72] Griffen AL, Beall CJ, Campbell JH, et al: Distinct and complex bacterial profiles in human periodontitis and health revealed by 16S pyrosequencing, *ISME J* 6:1176, 2012.

[73] Grossman LI: Origin of microorganisms in traumatized, pulpless, sound teeth, *J Dent Res* 46:551, 1967.

[74] Haapasalo M, Ørstavik D: In vitro infection and disinfection of dentinal tubules, *J Dent Res* 66:1375, 1987.

[75] Haapasalo M, Ranta H, Ranta K, Shah H: Black-pigmented *Bacteroides* spp. in human apical periodontitis, *Infect Immun* 53:149, 1986.

[76] Hall-Stoodley L, Costerton JW, Stoodley P: Bacterial biofilms: from the natural environment to infectious diseases, *Nat Rev Microbiol* 2:95, 2004.

[77] Hall-Stoodley L, Stoodley P: Evolving concepts in biofilm infections, *Cell Microbiol* 11:1034, 2009.

[78] Handal T, Caugant DA, Olsen I, Sunde PT: Bacterial diversity in persistent periapical lesions on root-filled teeth, *J Oral Microbiol* 1:DOI:10.3402/jom.v1i0.1946, 2009.

[79] Happonen RP: Periapical actinomycosis: a follow-up study of 16 surgically treated cases, *Endod Dent Traumatol* 2:205, 1986.

[80] Henderson B, Poole S, Wilson M: Bacterial modulins: a novel class of virulence factors which cause host tissue pathology by inducing cytokine synthesis, *Microbiol Rev* 60:316, 1996.

[81] Hoshino E, Ando N, Sato M, Kota K: Bacterial invasion of non-exposed dental pulp, *Int Endod J* 25:2, 1992.

[82] Hsiao WW, Li KL, Liu Z, et al: Microbial transformation from normal oral microbiota to acute endodontic infections, *BMC Genomics* 13:345, 2012.

[83] Huston MA: *Biological diversity*, Cambridge, UK, 1994, Cambridge University Press.

[84] Jett BD, Huycke MM, Gilmore MS: Virulence of enterococci, *Clin Microbiol Rev* 7:462, 1994.

[85] Jung IY, Choi BK, Kum KY, et al: Molecular epidemiology and association of putative pathogens in root canal infection, *J Endod* 26:599, 2000.

[86] Kakehashi S, Stanley HR, Fitzgerald RJ: The effects of surgical exposures of dental pulps in germ-free and conventional laboratory rats, *Oral Surg Oral Med Oral Pathol* 20:340, 1965.

[87] Kaufman B, Spangberg L, Barry J, Fouad AF: *Enterococcus* spp. in endodontically treated teeth with and without periradicular lesions, *J Endod* 31:851, 2005.

[88] Keijser BJ, Zaura E, Huse SM, et al: Pyrosequencing analysis of the oral microflora of healthy adults, *J Dent Res* 87:1016, 2008.

[89] Keren I, Kaldalu N, Spoering A, et al: Persister cells and tolerance to antimicrobials, *FEMS Microbiol Lett* 230:13, 2004.

[90] Khemaleelakul S, Baumgartner JC, Pruksakorn S: Identification of bacteria in acute endodontic infections and their antimicrobial susceptibility, *Oral Surg Oral Med Oral Pathol Oral Radiol Endod* 94:746, 2002.

[91] Khemaleelakul S, Baumgartner JC, Pruksakorn S: Autoaggregation and coaggregation of bacteria associated with acute endodontic infections, *J Endod* 32:312, 2006.

[92] Kishen A, Haapasalo M: Biofilm models and methods of biofilm assessment, *Endod Topics* 22:58, 2010.

[93] Kolenbrander PE, Andersen RN, Blehert DS, et al: Communication among oral bacteria, *Microbiol Rev Mol Biol Rev* 66:486, 2002.

[94] Kumar PS, Griffen AL, Moeschberger ML, Leys EJ: Identification of candidate periodontal pathogens and beneficial species by quantitative 16S clonal analysis, *J Clin Microbiol* 43:3944, 2005.

[95] Kuramitsu HK, He X, Lux R, et al: Interspecies interactions within oral microbial communities, *Microbiol Rev Mol Biol Rev* 71:653, 2007.

[96] Kuriyama T, Karasawa T, Nakagawa K, et al: Bacteriologic features and antimicrobial susceptibility in isolates from orofacial odontogenic infections, *Oral Surg Oral Med Oral Pathol Oral Radiol Endod* 90:600, 2000.

[97] Lana MA, Ribeiro-Sobrinho AP, Stehling R, et al: Microorganisms isolated from root canals presenting necrotic pulp and their drug susceptibility in vitro, *Oral Microbiol Immunol* 16:100, 2001.

[98] Langeland K, Rodrigues H, Dowden W: Periodontal disease, bacteria, and pulpal histopathology, *Oral Surg Oral Med Oral Pathol* 37:257, 1974.

[99] Li H, Chen V, Chen Y, et al: Herpesviruses in endodontic pathoses: association of Epstein-Barr virus with irreversible pulpitis and apical periodontitis, *J Endod* 35:23, 2009.

[100] Li L, Hsiao WW, Nandakumar R, et al: Analyzing endodontic infections by deep coverage pyrosequencing, *J Dent Res* 89:980, 2010.

[101] Lin LM, Pascon EA, Skribner J, et al: Clinical, radiographic, and histologic study of endodontic treatment failures, *Oral Surg Oral Med Oral Pathol* 71:603, 1991.

[102] Lin LM, Ricucci D, Lin J, Rosenberg PA: Nonsurgical root canal therapy of large cyst-like inflammatory periapical lesions and inflammatory apical cysts, *J Endod* 35:607, 2009.

[103] Lin LM, Skribner JE, Gaengler P: Factors associated with endodontic treatment failures, *J Endod* 18:625, 1992.

[104] Lleo MM, Bonato B, Tafi MC, et al: Resuscitation rate in different enterococcal species in the viable but nonculturable state, *J Appl Microbiol* 91:1095, 2001.

[105] Lleo MM, Bonato B, Tafi MC, et al: Molecular vs culture methods for the detection of bacterial faecal indicators in groundwater for human use, *Lett Appl Microbiol* 40:289, 2005.

[106] Love RM: Bacterial penetration of the root canal of intact incisor teeth after a simulated traumatic injury, *Endod Dent Traumatol* 12:289, 1996.

[107] Love RM, Jenkinson HF: Invasion of dentinal tubules by oral bacteria, *Crit Rev Oral Biol Med* 13:171, 2002.

[108] Machado de Oliveira JC, Siqueira JF Jr, Rôças IN, et al: Bacterial community profiles of endodontic abscesses from Brazilian and USA subjects as compared by denaturing gradient gel electrophoresis analysis, *Oral Microbiol Immunol* 22:14, 2007.

[109] Mah TF, O'Toole GA: Mechanisms of biofilm resistance to antimicrobial agents, *Trends Microbiol* 9:34, 2001.

[110] Marsh PD: Dental plaque as a microbial biofilm, *Caries Res* 38:204, 2004.

[111] Marsh PD: Dental plaque: biological significance of a biofilm and community life-style, *J Clin Periodontol* 32(suppl 6):7, 2005.

[112] Matsuo T, Shirakami T, Ozaki K, et al: An immunohistological study of the localization of bacteria invading root pulpal walls of teeth with periapical lesions, *J Endod* 29:194, 2003.

[113] Michelich V, Pashley DH, Whitford GM: Dentin permeability: a comparison of functional versus anatomical tubular radii, *J Dent Res* 57:1019, 1978.

[114] Michelich VJ, Schuster GS, Pashley DH: Bacterial penetration of human dentin in vitro, *J Dent Res* 59:1398, 1980.

[115] Miller WD: An introduction to the study of the bacterio-pathology of the dental pulp, *Dent Cosmos* 36:505, 1894.

[116] Mims C, Nash A, Stephen J: *Mims' pathogenesis of infectious diseases*, ed 5, San Diego, 2001, Academic Press.

[117] Mogensen TH, Paludan SR: Molecular pathways in virus-induced cytokine production, *Microbiol Rev Mol Biol Rev* 65:131, 2001.

[118] Molander A, Reit C, Dahlen G, Kvist T: Microbiological status of root-filled teeth with apical periodontitis, *Int Endod J* 31:1, 1998.

[119] Möller AJR: Microbial examination of root canals and periapical tissues of human teeth. *Odontologisk Tidskrift* 74(suppl):1, 1966.

[120] Möller AJR, Fabricius L, Dahlén G, et al: Influence on periapical tissues of indigenous oral bacteria and necrotic pulp tissue in monkeys, *Scand J Dent Res* 89:475, 1981.

[121] Molven O, Olsen I, Kerekes K: Scanning electron microscopy of bacteria in the apical part of root canals in permanent teeth with periapical lesions, *Endod Dent Traumatol* 7:226, 1991.

[122] Moore WEC, Moore LVH: The bacteria of periodontal diseases, *Periodontol 2000* 5:66, 1994.

[123] Munson MA, Pitt-Ford T, Chong B, et al: Molecular and cultural analysis of the microflora associated with endodontic infections, *J Dent Res* 81:761, 2002.

[124] Nagaoka S, Miyazaki Y, Liu HJ, et al: Bacterial invasion into dentinal tubules of human vital and nonvital teeth, *J Endod* 21:70, 1995.

[125] Nair PN, Henry S, Cano V, Vera J: Microbial status of apical root canal system of human mandibular first molars with primary apical periodontitis after "one-visit" endodontic treatment, *Oral Surg Oral Med Oral Pathol Oral Radiol Endod* 99:231, 2005.

[126] Nair PNR: Light and electron microscopic studies of root canal flora and periapical lesions, *J Endod* 13:29, 1987.

[127] Nair PNR: On the causes of persistent apical periodontitis: a review, *Int Endod J* 39:249, 2006.

[128] Ng YL, Mann V, Gulabivala K: A prospective study of the factors affecting outcomes of nonsurgical root canal treatment: part 1: periapical health, *Int Endod J* 44:583, 2011.

[129] Noiri Y, Ehara A, Kawahara T, et al: Participation of bacterial biofilms in refractory and chronic periapical periodontitis, *J Endod* 28:679, 2002.

[130] Okamura K, Maeda M, Nishikawa T, Tsutsui M: Dentinal response against carious invasion: localization of antibodies in odontoblastic body and process, *J Dent Res* 59:1368, 1980.

[131] Okamura K, Tsubakimoto K, Uobe K, et al: Serum proteins and secretory component in human carious dentin, *J Dent Res* 58:1127, 1979.

[132] Oosthuizen MC, Steyn B, Theron J, et al: Proteomic analysis reveals differential protein expression by Bacillus cereus during biofilm formation, *Appl Environ Microbiol* 68:2770, 2002.

[133] Paiva SS, Siqueira JF Jr, Rôças IN, et al: Molecular microbiological evaluation of passive ultrasonic activation as a supplementary disinfecting step: a clinical study, *J Endod* 39:190, 2013.

[134] Parsek MR, Singh PK: Bacterial biofilms: an emerging link to disease pathogenesis, *Annu Rev Microbiol* 57:677, 2003.

[135] Pashley DH: Dentin-predentin complex and its permeability: physiologic overview, *J Dent Res* 64 Spec No:613, 1985.

[136] Pashley DH: Clinical considerations of microleakage, *J Endod* 16:70, 1990.

[137] Pashley DH: Dynamics of the pulpo-dentin complex, *Crit Rev Oral Biol Med* 7:104, 1996.

[138] Paster BJ, Boches SK, Galvin JL, et al: Bacterial diversity in human subgingival plaque, *J Bacteriol* 183:3770, 2001.

[139] Paster BJ, Olsen I, Aas JA, Dewhirst FE: The breadth of bacterial diversity in the human periodontal pocket and other oral sites, *Periodontol 2000* 42:80, 2006.

[140] Peciuliene V, Reynaud AH, Balciuniene I, Haapasalo M: Isolation of yeasts and enteric bacteria in root-filled teeth with chronic apical periodontitis, *Int Endod J* 34:429, 2001.

[141] Perez F, Calas P, de Falguerolles A, Maurette A: Migration of a Streptococcus sanguis strain through the root dentinal tubules, *J Endod* 19:297, 1993.

[142] Peters LB, van Winkelhoff AJ, Buijs JF, Wesselink PR: Effects of instrumentation, irrigation and dressing with calcium hydroxide on infection in pulpless teeth with periapical bone lesions, *Int Endod J* 35:13, 2002.

[143] Peters LB, Wesselink PR, Buijs JF, van Winkelhoff AJ: Viable bacteria in root dentinal tubules of teeth with apical periodontitis, *J Endod* 27:76, 2001.

[144] Petti CA, Polage CR, Schreckenberger P: The role of 16S rRNA gene sequencing in identification of microorganisms misidentified by conventional methods, *J Clin Microbiol* 43:6123, 2005.

[145] Pinheiro ET, Gomes BP, Ferraz CC, et al: Microorganisms from canals of root-filled teeth with periapical lesions, *Int Endod J* 36:1, 2003.

[146] Preza D, Olsen I, Aas JA, et al: Bacterial profiles of root caries in elderly patients, *J Clin Microbiol* 46:2015, 2008.

[147] Rappe MS, Giovannoni SJ: The uncultured microbial majority, *Annu Rev Microbiol* 57:369, 2003.

[148] Ribeiro AC, Matarazzo F, Faveri M, et al: Exploring bacterial diversity of endodontic microbiota by cloning and sequencing 16S rRNA, *J Endod* 37:922, 2011.

[149] Ricucci D, Lin LM, Spangberg LS: Wound healing of apical tissues after root canal therapy: a long-term clinical, radiographic, and histopathologic observation study, *Oral Surg Oral Med Oral Pathol Oral Radiol Endod* 108:609, 2009.

[150] Ricucci D, Russo J, Rutberg M, et al: A prospective cohort study of endodontic treatments of 1,369 root canals: results after 5 years, *Oral Surg Oral Med Oral Pathol Oral Radiol Endod* 112:825, 2011.

[151] Ricucci D, Siqueira JF Jr: Apical actinomycosis as a continuum of intraradicular and extraradicular infection: case report and critical review on its involvement with treatment failure, *J Endod* 34:1124, 2008.

[152] Ricucci D, Siqueira JF Jr: Biofilms and apical periodontitis: study of prevalence and association with clinical and histopathologic findings, *J Endod* 36:1277, 2010.

[153] Ricucci D, Siqueira J J: Fate of the tissue in lateral canals and apical ramifications in response to pathologic conditions and treatment procedures, *J Endod* 36:1, 2010.

[154] Ricucci D, Siqueira JF Jr, Bate AL, Pitt Ford TR: Histologic investigation of root canal-treated teeth with apical periodontitis: a retrospective study from twenty-four patients, *J Endod* 35:493, 2009.

[155] Robertson D, Smith AJ: The microbiology of the acute dental abscess, *J Med Microbiol* 58:155, 2009.

[156] Robinson HBG, Boling LR: The anachoretic effect in pulpitis: bacteriologic studies, *J Am Dent Assoc* 28:268, 1941.

[157] Rôças IN, Baumgartner JC, Xia T, Siqueira JF Jr: Prevalence of selected bacterial named species and uncultivated phylotypes in endodontic abscesses from two geographic locations, *J Endod* 32:1135, 2006.

[158] Rôças IN, Hulsmann M, Siqueira JF Jr: Microorganisms in root canal-treated teeth from a German population, *J Endod* 34:926, 2008.

[159] Rôças IN, Jung IY, Lee CY, Siqueira JF Jr: Polymerase chain reaction identification of microorganisms in previously root-filled teeth in a South Korean population, *J Endod* 30:504, 2004.

[160] Rôças IN, Siqueira JF Jr: Detection of novel oral species and phylotypes in symptomatic endodontic infections including abscesses, *FEMS Microbiol Lett* 250:279, 2005.

[161] Rôças IN, Siqueira JF Jr: Characterization of *Dialister* species in infected root canals, *J Endod* 32:1057, 2006.

[162] Rôças IN, Siqueira JF Jr: Root canal microbiota of teeth with chronic apical periodontitis, *J Clin Microbiol* 46:3599, 2008.

[163] Rôças IN, Siqueira JF Jr: Prevalence of new candidate pathogen: *Prevotella baroniae, Prevotella multisaccharivorax* and as-yet-uncultivated Bacteroidetes clone X083 in primary endodontic infections, *J Endod* 35:1359, 2009.

[164] Rôças IN, Siqueira JF Jr: Identification of bacteria enduring endodontic treatment procedures by a combined reverse transcriptase-polymerase chain reaction and reverse-capture checkerboard approach, *J Endod* 36:45, 2010.

[165] Rôças IN, Siqueira JF Jr: Comparison of the in vivo antimicrobial effectiveness of sodium hypochlorite and chlorhexidine used as root canal irrigants: a molecular microbiology study, *J Endod* 37:143, 2011.

[166] Rôças IN, Siqueira JF Jr: In vivo antimicrobial effects of endodontic treatment procedures as assessed by molecular microbiologic techniques, *J Endod* 37:304, 2011.

[167] Rôças IN, Siqueira JF Jr: Characterization of microbiota of root canal-treated teeth with posttreatment disease, *J Clin Microbiol* 50:1721, 2012.

[168] Rôças IN, Siqueira JF Jr, Aboim MC, Rosado AS: Denaturing gradient gel electrophoresis analysis of bacterial communities associated with failed endodontic treatment, *Oral Surg Oral Med Oral Pathol Oral Radiol Endod* 98:741, 2004.

[169] Rôças IN, Siqueira JF Jr, Andrade AFB, Uzeda M: Identification of selected putative oral pathogens in primary root canal infections associated with symptoms, *Anaerobe* 8:200, 2002.

[170] Rôças IN, Siqueira JF Jr, Debelian GJ: Analysis of symptomatic and asymptomatic primary root canal infections in adult Norwegian patients, *J Endod* 37:1206, 2011.

[171] Rôças IN, Siqueira JF Jr, Santos KR: Association of *Enterococcus faecalis* with different forms of periradicular diseases, *J Endod* 30:315, 2004.

[172] Rolph HJ, Lennon A, Riggio MP, et al: Molecular identification of microorganisms from endodontic infections, *J Clin Microbiol* 39:3282, 2001.

[173] Saber MH, Schwarzberg K, Alonaizan FA, et al: Bacterial flora of Dental periradicular lesions analyzed by the 454-pyrosequencing technology, *J Endod* 38:1484, 2010.

2012.

[174] Sabeti M, Simon JH, Slots J: Cytomegalovirus and Epstein-Barr virus are associated with symptomatic periapical pathosis, *Oral Microbiol Immunol* 18:327, 2003.

[175] Sabeti M, Slots J: Herpesviral-bacterial coinfection in periapical pathosis, *J Endod* 30:69, 2004.

[176] Sabeti M, Valles Y, Nowzari H, et al: Cytomegalovirus and Epstein-Barr virus DNA transcription in endodontic symptomatic lesions, *Oral Microbiol Immunol* 18:104, 2003.

[177] Saboia-Dantas CJ, Coutrin de Toledo LF, Sampaio-Filho HR, Siqueira JF Jr: Herpesviruses in asymptomatic apical periodontitis lesions: an immunohistochemical approach, *Oral Microbiol Immunol* 22:320, 2007.

[178] Saito D, de Toledo Leonardo R, Rodrigues JLM, et al: Identification of bacteria in endodontic infections by sequence analysis of 16S rDNA clone libraries, *J Med Microbiol* 55:101, 2006.

[179] Sakamoto M, Rôças IN, Siqueira JF Jr, Benno Y: Molecular analysis of bacteria in asymptomatic and symptomatic endodontic infections, *Oral Microbiol Immunol* 21:112, 2006.

[180] Sakamoto M, Siqueira JF Jr, Rôças IN, Benno Y: Bacterial reduction and persistence after endodontic treatment procedures, *Oral Microbiol Immunol* 22:19, 2007.

[181] Sakamoto M, Siqueira JF Jr, Rôças IN, Benno Y: Molecular analysis of the root canal microbiota associated with endodontic treatment failures, *Oral Microbiol Immunol* 23:275, 2008.

[182] Sakamoto M, Siqueira JF Jr, Rôças IN, Benno Y: Diversity of spirochetes in endodontic infections, *J Clin Microbiol* 47:1352, 2009.

[183] Santos AL, Siqueira JF Jr, Rôças IN, et al: Comparing the bacterial diversity of acute and chronic dental root canal infections, *PLoS One* 6:e28088, 2011.

[184] Sasaki H, Stashenko P: Interrelationship of the pulp and apical periodontitis. In Hargreaves KM, Goodis HE, Tay FR, editors: *Seltzer and Bender's dental pulp*, ed 2, Chicago, 2012, Quintessence Publishing, p 277.

[185] Sauer K, Camper AK, Ehrlich GD, et al: Pseudomonas aeruginosa displays multiple phenotypes during development as a biofilm, *J Bacteriol* 184:1140, 2002.

[186] Schaudinn C, Carr G, Gorur A, et al: Imaging of endodontic biofilms by combined microscopy (FISH/cLSM—SEM), *J Microsc* 235:124, 2009.

[187] Sedgley C, Nagel A, Dahlen G, et al: Real-time quantitative polymerase chain reaction and culture analyses of *Enterococcus faecalis* in root canals, *J Endod* 32:173, 2006.

[188] Sedgley CM, Lennan SL, Appelbe OK: Survival of *Enterococcus faecalis* in root canals ex vivo, *Int Endod J* 38:735, 2005.

[189] Seltzer S, Farber PA: Microbiologic factors in endodontology, *Oral Surg Oral Med Oral Pathol* 78:634, 1994.

[190] Sen BH, Piskin B, Demirci T: Observation of bacteria and fungi in infected root canals and dentinal tubules by SEM, *Endod Dent Traumatol* 11:6, 1995.

[191] Sen BH, Safavi KE, Spangberg LS: Colonization of *Candida albicans* on cleaned human dental hard tissues, *Arch Oral Biol* 42:513, 1997.

[192] Sen BH, Safavi KE, Spangberg LS: Growth patterns of *Candida albicans* in relation to radicular dentin, *Oral Surg Oral Med Oral Pathol Oral Radiol Endod* 84:68, 1997.

[193] Siqueira JF Jr: Microbial causes of endodontic flare-ups, *Int Endod J* 36:453, 2003.

[194] Siqueira JF Jr: Periapical actinomycosis and infection with *Propionibacterium propionicum*, *Endod Topics* 6:78, 2003.

[195] Siqueira JF Jr: Reaction of periradicular tissues to root canal treatment: benefits and drawbacks, *Endod Topics* 10:123, 2005.

[196] Siqueira JF Jr: Microbiology of apical periodontitis. In Ørstavik D, Pitt Ford T, editors: *Essential endodontology*, ed 2, Oxford, UK, 2008, Blackwell Munksgaard, p 135.

[197] Siqueira JF Jr: *Treatment of endodontic infections*, London, 2011, Quintessence Publishing.

[198] Siqueira JF Jr, Alves FR, Rôças IN: Pyrosequencing analysis of the apical root canal microbiota, *J Endod* 37:1499, 2011.

[199] Siqueira JF Jr, Barnett F: Interappointment pain: mechanisms, diagnosis, and treatment, *Endod Topics* 7:93, 2004.

[200] Siqueira JF Jr, de Uzeda M: Disinfection by calcium hydroxide pastes of dentinal tubules infected with two obligate and one facultative anaerobic bacteria, *J Endod* 22:674, 1996.

[201] Siqueira JF Jr, de Uzeda M, Fonseca ME: A scanning electron microscopic evaluation of in vitro dentinal tubules penetration by selected anaerobic bacteria, *J Endod* 22:308, 1996.

[202] Siqueira JF Jr, Fouad AF, Rôças IN: Pyrosequencing as a tool for better understanding of human microbiomes, *J Oral Microbiol* 4:DOI:10.3402/jom. v4i0.10743, 2012.

[203] Siqueira JF Jr, Guimarães-Pinto T, Rôças IN: Effects of chemomechanical preparation with 2.5% sodium hypochlorite and intracanal medication with calcium hydroxide on cultivable bacteria in infected root canals, *J Endod* 33:800, 2007.

[204] Siqueira JF Jr, Jung IY, Rôças IN, Lee CY: Differences in prevalence of selected bacterial species in primary endodontic infections from two distinct geographic locations, *Oral Surg Oral Med Oral Pathol Oral Radiol Endod* 99:641, 2005.

[205] Siqueira JF Jr, Lima KC: *Staphylococcus epidermidis* and *Staphylococcus xylosus* in a secondary root canal infection with persistent symptoms: a case report, *Aust Endod J* 28:61, 2002.

[206] Siqueira JF Jr, Lopes HP: Bacteria on the apical root surfaces of untreated teeth with periradicular lesions: a scanning electron microscopy study, *Int Endod J* 34:216, 2001.

[207] Siqueira JF Jr, Magalhães KM, Rôças IN: Bacterial reduction in infected root canals treated with 2.5% NaClO as an irrigant and calcium hydroxide/camphorated paramonochlorophenol paste as an intracanal dressing, *J Endod* 33:667, 2007.

[208] Siqueira JF Jr, Paiva SS, Rôças IN: Reduction in the cultivable bacterial populations in infected root canals by a chlorhexidine-based antimicrobial protocol, *J Endod* 33:541, 2007.

[209] Siqueira JF Jr, Ricucci D: Periapikale aktinomykose. mikrobiologie, pathogenese und therapie, *Endodontie* 17:45, 2008.

[210] Siqueira JF Jr, Rôças IN: Polymerase chain reaction-based analysis of microorganisms associated with failed endodontic treatment, *Oral Surg Oral Med Oral Pathol Oral Radiol Endod* 97:85, 2004.

[211] Siqueira JF Jr, Rôças IN: Exploiting molecular methods to explore endodontic infections: Part 1-current molecular technologies for microbiological diagnosis, *J Endod* 31:411, 2005.

[212] Siqueira JF Jr, Rôças IN: Exploiting molecular methods to explore endodontic infections: Part 2-redefining the endodontic microbiota, *J Endod* 31:488, 2005.

[213] Siqueira JF Jr, Rôças IN: Uncultivated phylotypes and newly named species associated with primary and persistent endodontic infections, *J Clin Microbiol* 43:3314, 2005.

[214] Siqueira JF Jr, Rôças IN: Bacterial pathogenesis and mediators in apical periodontitis, *Braz Dent J* 18:267, 2007.

[215] Siqueira JF Jr, Rôças IN: Clinical implications and microbiology of bacterial persistence after treatment procedures, *J Endod* 34:1291, 2008.

[216] Siqueira JF Jr, Rôças IN: Diversity of endodontic microbiota revisited, *J Dent Res* 88:969, 2009.

[217] Siqueira JF Jr, Rôças IN: The microbiota of acute apical abscesses, *J Dent Res* 88:61, 2009.

[218] Siqueira JF Jr, Rôças IN: Molecular analysis of endodontic infections. In Fouad AF, editors: *Endodontic microbiology*, Ames, Iowa, 2009, Wiley-Blackwell, p 68.

[219] Siqueira JF Jr, Rôças IN, Alves FR, Silva MG: Bacteria in the apical root canal of teeth with primary apical periodontitis, *Oral Surg Oral Med Oral Pathol Oral Radiol Endod* 107:721, 2009.

[220] Siqueira JF Jr, Rôças IN, Baumgartner JC, Xia T: Searching for Archaea in infections of endodontic origin, *J Endod* 31:719, 2005.

[221] Siqueira JF Jr, Rôças IN, Cunha CD, Rosado AS: Novel bacterial phylotypes in endodontic infections, *J Dent Res* 84:565, 2005.

[222] Siqueira JF Jr, Rôças IN, Debelian GJ, et al: Profiling of root canal bacterial communities associated with chronic apical periodontitis from Brazilian and Norwegian subjects, *J Endod* 34:1457, 2008.

[223] Siqueira JF Jr, Rôças IN, Lopes HP: Patterns of microbial colonization in primary root canal infections, *Oral Surg Oral Med Oral Pathol Oral Radiol Endod* 93:174, 2002.

[224] Siqueira JF Jr, Rôças IN, Lopes HP, et al: Fungal infection of the radicular dentin, *J Endod* 28:770, 2002.

[225] Siqueira JF Jr, Rôças IN, Moraes SR, Santos KR: Direct amplification of rRNA gene sequences for identification of selected oral pathogens in root canal infections, *Int Endod J* 35:345, 2002.

[226] Siqueira JF Jr, Rôças IN, Paiva SS, et al: Bacteriologic investigation of the effects of sodium hypochlorite and chlorhexidine during the endodontic treatment of teeth with apical periodontitis, *Oral Surg Oral Med Oral Pathol Oral Radiol Endod* 104:122, 2007.

[227] Siqueira JF Jr, Rôças IN, Paiva SSM, et al: Cultivable bacteria in infected root canals as identified by 16S rRNA gene sequencing, *Oral Microbiol Immunol* 22:266, 2007.

[228] Siqueira JF, Rôças IN, Ricucci D: Biofilms in endodontic infection, *Endod Topics* 22:33, 2010.

[229] Siqueira JF Jr, Rôças IN, Rosado AS: Investigation of bacterial communities associated with asymptomatic and symptomatic endodontic infections by denaturing gradient gel electrophoresis fingerprinting approach, *Oral Microbiol Immunol* 19:363, 2004.

[230] Siqueira JF Jr, Rôças IN, Souto R, et al: Checkerboard DNA-DNA hybridization analysis of endodontic infections, *Oral Surg Oral Med Oral Pathol Oral Radiol Endod* 89:744, 2000.

[231] Siqueira JF Jr, Rôças IN, Souto R, et al: Microbiological evaluation of acute periradicular abscesses by DNA-DNA hybridization, *Oral Surg Oral Med Oral Pathol Oral Radiol Endod* 92:451, 2001.

[232] Siqueira JF Jr, Sen BH: Fungi in endodontic infections, *Oral Surg Oral Med Oral Pathol Oral Radiol Endod* 97:632, 2004.

[233] Siren EK, Haapasalo MP, Ranta K, et al: Microbiological findings and clinical treatment procedures in endodontic cases selected for microbiological investigation, *Int Endod J* 30:91, 1997.

[234] Sjögren U, Figdor D, Persson S, Sundqvist G: Influence of infection at the time of root filling on the outcome of endodontic treatment of teeth with apical periodontitis, *Int Endod J* 30:297, 1997.

[235] Sjögren U, Hagglund B, Sundqvist G, Wing K: Factors affecting the long-term results of endodontic treatment, *J Endod* 16:498, 1990.

[236] Sjögren U, Happonen RP, Kahnberg KE, Sundqvist G: Survival of *Arachnia propionica* in periapical tissue, *Int Endod J* 21:277, 1988.

[237] Slots J: Rapid identification of important periodontal microorganisms by cultivation, *Oral Microbiol Immunol* 1:48, 1986.

[238] Slots J, Sabeti M, Simon JH: Herpesviruses in periapical pathosis: an etiopathogenic relationship? *Oral Surg Oral Med Oral Pathol Oral Radiol Endod* 96:327, 2003.

[239] Socransky SS, Gibbons RJ, Dale AC, et al: The microbiota of the gingival crevice in man. 1. Total microscopic and viable counts and counts of specific organisms, *Arch Oral Biol* 8:275, 1963.

[240] Socransky SS, Haffajee AD: Dental biofilms: difficult therapeutic targets, *Periodontol 2000* 28:12, 2002.

[241] Song Y, Liu C, McTeague M, Finegold SM: 16S ribosomal DNA sequence-based analysis of clinically significant gram-positive anaerobic cocci, *J Clin Microbiol* 41:1363, 2003.

[242] Stashenko P, Wang CY, Riley E, et al: Reduction of infection-stimulated periapical bone resorption by the biological response modifier PGG glucan, *J Dent Res* 74:323, 1995.

[243] Stewart PS, Costerton JW: Antibiotic resistance of bacteria in biofilms, *Lancet* 358:135, 2001.

[244] Stoodley P, Sauer K, Davies DG, Costerton JW: Biofilms as complex differentiated communities, *Annu Rev Microbiol* 56:187, 2002.

[245] Suau A, Bonnet R, Sutren M, et al: Direct analysis of genes encoding 16S rRNA from complex communities reveals many novel molecular species within the human gut, *Appl Environ Microbiol* 65:4799, 1999.

[246] Subramanian K, Mickel AK: Molecular analysis of persistent periradicular lesions and root ends reveals a diverse microbial profile, *J Endod* 35:950, 2009.

[247] Sunde PT, Olsen I, Debelian GJ, Tronstad L: Microbiota of periapical lesions refractory to endodontic therapy, *J Endod* 28:304, 2002.

[248] Sunde PT, Olsen I, Gobel UB, et al: Fluorescence in situ hybridization (FISH) for direct visualization of bacteria in periapical lesions of asymptomatic root-filled teeth, *Microbiology* 149:1095, 2003.

[249] Sunde PT, Tronstad L, Eribe ER, et al: Assessment of periradicular microbiota by DNA-DNA hybridization, *Endod Dent Traumatol* 16:191, 2000.

[250] Sundqvist G: *Bacteriological studies of necrotic dental pulps [odontologic dissertation no.7]*, Umea, Sweden, 1976, University of Umea.

[251] Sundqvist G: Endodontic microbiology. In Spangberg LSW, editors: *Experimental endodontics*, Boca Raton, 1990, CRC Press, p 131.

[252] Sundqvist G: Associations between microbial species in dental root canal infections, *Oral Microbiol Immunol* 7:257, 1992.

[253] Sundqvist G: Taxonomy, ecology, and pathogenicity of the root canal flora, *Oral Surg Oral Med Oral Pathol* 78:522, 1994.

[254] Sundqvist G, Figdor D: Life as an endodontic pathogen. Ecological differences between the untreated and root-filled root canals, *Endod Topics* 6:3, 2003.

[255] Sundqvist G, Figdor D, Persson S, Sjogren U: Microbiologic analysis of teeth with failed endodontic treatment and the outcome of conservative re-treatment, *Oral Surg Oral Med Oral Pathol Oral Radiol Endod* 85:86, 1998.

[256] Sundqvist G, Reuterving CO: Isolation of *Actinomyces israelii* from periapical lesion, *J Endod* 6:602, 1980.

[257] Tang G, Samaranayake LP, Yip HK: Molecular evaluation of residual endodontic microorganisms after instrumentation, irrigation and medication with either calcium hydroxide or Septomixine, *Oral Dis* 10:389, 2004.

[258] Tang YW, Ellis NM, Hopkins MK, et al: Comparison of phenotypic and genotypic techniques for identification of unusual aerobic pathogenic gram-negative bacilli, *J Clin Microbiol* 36:3674, 1998.

[259] Tani-Ishii N, Wang CY, Tanner A, Stashenko P: Changes in root canal microbiota during the development of rat periapical lesions, *Oral Microbiol Immunol* 9:129, 1994.

[260] Tanner A, Lai C-H, Maiden M: Characteristics of oral gram-negative species. In Slots J, Taubman MA, editors: *Contemporary oral microbiology and immunology*, St Louis, 1992, Mosby, p 299.

[261] Tronstad L, Barnett F, Cervone F: Periapical bacterial plaque in teeth refractory to endodontic treatment, *Endod Dent Traumatol* 6:73, 1990.

[262] Tronstad L, Barnett F, Riso K, Slots J: Extraradicular endodontic infections, *Endod Dent Traumatol* 3:86, 1987.

[263] Tronstad L, Sunde PT: The evolving new understanding of endodontic infections, *Endod Topics* 6:57, 2003.

[264] Trowbridge HO, Emling RC: *Inflammation. A review of the process*, ed 5, Chicago, 1997, Quintessence.

[265] van Amersfoort ES, van Berkel TJC, Kuiper J: Receptors, mediators, and mechanisms involved in bacterial sepsis and septic shock, *Clin Microbiol Rev* 16:379, 2003.

[266] van Winkelhoff AJ, Carlee AW, de Graaff J: *Bacteroides endodontalis* and others black-pigmented *Bacteroides* species in odontogenic abscesses, *Infect Immun* 49:494, 1985.

[267] Vera J, Siqueira JF Jr, Ricucci D, et al: One- versus two-visit endodontic treatment of teeth with apical periodontitis: a histobacteriologic study, *J Endod* 38:1040, 2012.

[268] Vianna ME, Conrads G, Gomes BPFA, Horz HP: Identification and quantification of archaea involved in primary endodontic infections, *J Clin Microbiol* 44:1274, 2006.

[269] Vianna ME, Horz HP, Gomes BP, Conrads G: *In vivo* evaluation of microbial reduction after chemo-mechanical preparation of human root canals containing necrotic pulp tissue, *Int Endod J* 39:484, 2006.

[270] Vickerman MM, Brossard KA, Funk DB, et al: Phylogenetic analysis of bacterial and archaeal species in symptomatic and asymptomatic endodontic infections, *J Med Microbiol* 56:110, 2007.

[271] Waltimo T, Trope M, Haapasalo M, Ørstavik D: Clinical efficacy of treatment procedures in endodontic infection control and one year follow-up of periapical healing, *J Endod* 31:863, 2005.

[272] Waltimo TM, Orstavik D, Siren EK, Haapasalo MP: *In vitro* susceptibility of *Candida albicans* to four disinfectants and their combinations, *Int Endod J* 32:421, 1999.

[273] Waltimo TM, Orstavik D, Siren EK, Haapasalo MP: *In vitro* yeast infection of human dentin, *J Endod* 26:207, 2000.

[274] Waltimo TM, Siren EK, Orstavik D, Haapasalo MP: Susceptibility of oral *Candida* species to calcium hydroxide in vitro, *Int Endod J* 32:94, 1999.

[275] Wara-Aswapati N, Boch JA, Auron PE: Activation of interleukin 1beta gene transcription by human cytomegalovirus: molecular mechanisms and relevance to periodontitis, *Oral Microbiol Immunol* 18:67, 2003.

[276] Ward DM, Weller R, Bateson MM: 16S rRNA sequences reveal numerous uncultured microorganisms in a natural community, *Nature* 345:63, 1990.

[277] Wayman BE, Murata SM, Almeida RJ, Fowler CB: A bacteriological and histological evaluation of 58 periapical lesions, *J Endod* 18:152, 1992.

[278] Wittgow WC Jr, Sabiston CB Jr: Microorganisms from pulpal chambers of intact teeth with necrotic pulps, *J Endod* 1:168, 1975.

[279] Woese CR: Bacterial evolution, *Microbiol Rev Rev* 51:221, 1987.

[280] Yamasaki M, Kumazawa M, Kohsaka T, et al: Pulpal and periapical tissue reactions after experimental pulpal exposure in rats, *J Endod* 20:13, 1994.

[281] Yoshida M, Fukushima H, Yamamoto K, et al: Correlation between clinical symptoms and microorganisms isolated from root canals of teeth with periapical pathosis, *J Endod* 13:24, 1987.

[282] Zehnder M, Guggenheim B: The mysterious appearance of enterococci in filled root canals, *Int Endod J* 42:277, 2009.

[283] Zoletti GO, Siqueira JF Jr, Santos KR: Identification of *Enterococcus faecalis* in root-filled teeth with or without periradicular lesions by culture-dependent and -independent approaches, *J Endod* 32:722, 2006.

第15章

根尖周炎的病理学
Pathobiology of Apical Periodontitis

LOUIS M. LIN | GEORGE T.-J. HUANG

根尖周组织由牙骨质、牙周膜和牙槽骨组成。牙骨质是一种矿化的、无血管的结缔组织，分3种类型。无细胞无纤维牙骨质位于釉牙骨质界，无细胞外源性纤维牙骨质主要位于牙根颈侧1/2，有细胞内源性纤维牙骨质位于根尖区（根尖区没有无细胞外源性纤维牙骨质的分布）[192]。牙骨质基质中有许多生长因子，如胰岛素样生长因子1（insulin-like growth factor-1，IGF-1）、成纤维细胞生长因子（fibroblast growth factors，FGFs）、表皮生长因子（epidermal growth factor，EGF）、骨形态发生蛋白（bone morphogenetic proteins，BMPs）、转化生长因子β（transforming growth factor-β，TGF-β）和血小板衍生生长因子（platelet-derived growth factor，PDGF）[47,88,164]。这些生长因子可能在某些条件下释放出来，因为已证实它们与牙骨质病损愈合过程中成牙骨质细胞增殖、迁移和分化有关[88]。

牙周膜是位于牙骨质和牙槽骨之间的柔软特殊的结缔组织，含有不同的细胞群体和细胞外基质（extracellular matrix，ECM）[144,192]。牙周膜中有成骨细胞、破骨细胞、成纤维细胞、Malassez上皮剩余细胞、巨噬细胞、成牙骨质细胞和未分化的间充质细胞（干细胞）[192]。成纤维细胞、成骨细胞和上皮细胞虽是已分化细胞，但在适当的信号刺激下仍具备有限的细胞分裂和增殖能力。牙周膜中间充质干细胞能够分化为成牙骨质样细胞和成纤维细胞以及成骨细胞[112,182,233]。而牙周膜中的ECM由胶原纤维、纤连蛋白、弹性蛋白、其他非胶原蛋白和蛋白多糖组成。ECM充当细胞黏附层，并促进细胞扩散和构建细胞骨架。牙周膜的胶原纤维（Sharpey's纤维）将牙齿与牙槽骨连接起来。牙周膜高度血管化并受神经支配。由于正常牙髓组织内不应包含牙骨质，因此应将牙本质–牙骨质界根方的组织视为牙周膜的一部分。

Malassez上皮剩余（Epithelial cell rests of Malassez，ERM）是牙发育完成后Hertwig上皮根鞘破裂残余的上皮细胞，分布于邻近牙根表面的牙周膜中[209]。ERM由上皮细胞团连成网，并被基底膜包被[192,230]。平时处于静止状态[192]，在受到根尖周炎症刺激时上皮细胞增殖[158]，成为部分根尖周囊肿的来源[158,184,200]。

牙槽骨或牙槽突是颌骨包围牙根的突起部分，由外壁皮质骨、中央松质骨或海绵样骨和牙槽窝内壁的固有牙槽骨组成[192]。骨基质中含有IGFs、TGF-β、BMP、FGF和PDGF[40,250]。这些生长因子在骨破坏愈合过程中，对成骨细胞前体细胞的增殖、迁移和分化至关重要[161]。

根尖周组织对各种损伤的反应类似于身体其他部位的结缔组织，表现为由先天性和适应性免疫机制调控的炎症反应。虽然根管内牙髓的细菌感染是根尖周炎的主要原因[119,178,184]，但根尖周炎中根尖周组织的病理改变通常不是由细菌本身直接引起的，而是由细菌产生的内毒素、有毒代谢产物以及崩解的牙髓组织引起的。这些刺激物诱导先天性和适应性免疫反应；激活非抗原途径或作为抗原激活适应性免疫反应。随后的炎症反应多种多样，可能涉及微血管的改变、血源性细胞和血浆蛋白从血管内渗出至组织间隙以及激活感觉神经。此外，内皮细胞、肥大细胞、血小板、成纤维细胞、中性粒细胞、巨噬细胞、树突状细胞、先天和适应性免疫细胞、免疫球蛋白、炎症介质、促炎细胞因子、趋化因子和神经肽也参与炎症反应。根尖周炎症起保护还是破坏作用，取决于病原刺激物的毒力和机体抵抗力强弱间的对比与变化。但由于根管内缺乏血运，机体的免疫系统及抗生素难以进入根管清理坏死牙髓和细菌生物膜。因此，根管中的细菌毒素和有毒代谢产物会源源不断地攻击根尖周组织，使已遭破坏的根尖周组织无法修复和再生。新近研究表明，多数情况下，通过常规根管预备（如机械预备、根管冲洗和封药）可以去除根管内的大部分细菌生物膜，但难以彻底清除。如果根管充填材料消除了根管中的病原体或将其包埋在根管内，严密封闭根管系统，并防止冠方微渗漏，最终根尖周病损经过修复和再生愈合。但是，由于持续的细菌生物膜刺激，治疗后根尖周炎仍可能迁延不愈[76]，因此学者对控制根管内生物膜感染进行了大量研究（见第13章和第14章）。

根尖周炎

流行病学特点

根尖周炎的流行病学研究表明，根尖周炎的患病率在不同年龄段分布有所不同，在20～30岁患者，根尖周炎患病率33%，30～40岁为40%，40～50岁为48%，50～60岁为57%，60岁以上为62%[203]。大多数关于根尖周炎患病率的研究来自欧洲和北欧国家[70,117,237]。根据美国牙医协会1990年的调查，仅美国估计就有1400万例根管治疗[9]。根尖周炎是一种普遍存在的健康问题[71]。

病因学

根尖周炎的病因、致病机制和病理学表现与边缘性牙周炎相似（见第25章）。这两种疾病均由细菌感染引起，病变累及牙槽骨、牙周膜和牙骨质。边缘性牙周炎破坏冠部牙周组织，而根尖周炎破坏根尖牙周组织。骨破坏是两种疾病的共性之一：边缘性牙周炎的冠方牙槽骨遭到破坏，根尖周炎中根尖部发生骨吸收。

引起根尖周炎的病因包括外源性刺激因素和内源性刺激因素。前者为细菌及其产生的毒素和有害代谢产物、化学刺激、机械刺激、异物和外伤。后者为宿主的代谢产物，如尿酸盐和胆固醇晶体[188]以及细胞因子或其他激活破骨细胞的炎症介质[252]。这些刺激物可以分别激活非抗原途径或抗原途径，诱导先天性和适应性免疫炎症反应。

在根管中，由龋齿或其他途径引起的牙髓感染是根尖周炎的主要病因[119,178,184,261]。Kakehashi等研究表明[119]，在常规饲养条件下，当大鼠的牙髓接触口腔微生物时，会发生牙髓坏死和根尖周炎。然而，在无菌条件下饲养的实验大鼠中，即使牙髓暴露于口腔并接触到无菌的食物残渣，也不会发生牙髓坏死和根尖周炎。人体中情况相似，通过细菌培养已经证明如果外伤性牙齿牙冠完整、牙髓坏死但没有细菌感染，影像学检查会显示根尖周未发现骨破坏。相反，如果从牙冠完整、牙髓坏死的外伤牙齿中分离出细菌，则影像学可观察到根尖周骨质破坏[261]。这些重要发现已经在非人灵长类动物实验中得到了重复验证。健康活髓在无菌条件下失活，留在防菌根管中，冠修复封闭6个月至1年后，观察根尖周组织无炎症破坏[156,178]。综上所述，大量证据表明细菌是导致根尖周炎的主要病因。

细菌毒素［如脂多糖（lipopolysaccharide，LPS），脂磷壁酸（LTA）］和从根管系统排出到根尖周组织的有害代谢副产物会诱导根尖周炎症反应[53,64,226,311]。这些固有病原体的相关分子式（pathogen-associated molecular patterns，PAMPs）被结构识别受体识别，激活先天免疫系统。不同的病原体分子式不同，可被宿主细胞（如吞噬细胞、树突状细胞和B淋巴细胞）不同的结构识别受体（pattern recognition receptors，PRRs）或Toll样受体（Toll-like receptors，TLRs）识别[1,171-172]。PRRs或TLRs由胚系基因编码。在哺乳动物中，至少存在10种TLRs，并且每种TLR似乎在先天免疫识别中具有不同的功能[171]。如LPS可刺激感觉神经纤维释放降钙素基因相关肽（calcitonin gene-related peptide，CGRP）和P物质（substance P，SP）[61,107]，从而扩张血管和增加血管通透性。LPS和脂蛋白还可以激活树突状细胞上的TLRs，进而刺激T淋巴细胞分化[4]。TLRs的某些亚型可以识别各种毒素的共有结构特征（即PAMPS）。由于TLR在感染前合成，因此被归为先天免疫系统的一部分。

细菌毒素、酶和有毒的代谢副产物进入根尖周组织或根管系统微生物直接侵入根尖周组织引起根尖周炎。区分根尖炎和根尖周感染很重要。根尖周炎是根尖周组织对根管系统中出现的病原刺激物产生的反应，表现为血管扩张、血管通透性增加和渗出。相反，根尖周感染是根尖周组织中存在病原刺激物，产生组织损伤。在严重免疫功能低下的患者中，可能会出现没有炎症的感染。而在如心肌梗死、脑梗死和物理、化学损伤的情况下，也可能会出现没有感染的炎症[165]。在感染性疾病中，常常可以在受累组织或器官中发现细菌[294]，如急性坏死性牙龈炎、边缘性牙周炎、放线菌病、结核病和细菌性支气管炎。虽然根尖周炎也是一种感染性疾病，但除了根尖周炎伴发脓肿[201,291,303]或窦道[90,203,301]以及根尖外细菌感染的情况[260,284]，根尖周组织中通常检测不到细菌，细菌一般存在于根管系统中[139,184,296]。目前的主要假设是细菌毒素、酶和有害代谢产物进入根尖周组织引发根尖周炎[269]。某些根尖周炎病变中存在细菌（定植）并不一定表示根尖周感染。根尖周感染与根尖周组织中细菌的毒力、数量以及其特定组合有关[264]。通过机械预备、根管冲洗和封药可以有效去除根管内大部分感染性物质，暂时残留在根尖周炎症组织中的细菌，只能由机体免疫防御系统清除。大多数根尖周脓肿或窦道在非手术根管治疗后愈合良好，无须全身性抗菌治疗[203]。

未经治疗的根管中的原发性根管感染为多种细菌混合感染，其中革兰阳性和革兰阴性菌比例大致相等，以专性厌氧菌为主（见第14章）[262,264]。在伴有根尖周炎的根管治疗后患牙，革兰阳性菌占主导，兼性厌氧菌和厌氧菌比例相近[176,265]。持续性根尖周炎患牙根管中粪肠球菌检出率高[94,124,176,206,244,264]。这些问题在第14章中有更详细的描述。

对根尖周组织的物理刺激（根管过度预备、超填）和化学刺激（根管冲洗剂、根管内封的药物、根管充填材料）[230]以及外伤[10-11]，也可引起根尖周炎，取决于外伤的严重程度和化学制剂的细胞毒性。已证实根尖异物（如根管充填材料等）会引起持续性根尖周炎[133,187,205,313]。但是，在许多研究中异物引起的根尖周炎中未排除细菌污染的可能性，因此异物可能充当了细菌的载体。另外，异物具有易于感染的奇特性质[315]，因为它们可以降低细菌的感染剂量并导致粒细胞的吞噬功能缺陷或粒细胞内溶菌酶失活[314]。尽管大多数根管充填材料并非惰性，且能诱导一定程度的炎症，但通常它们具有良好的生物相容性，可使根尖周组织很好地耐受[99]。

组织学证明，牙周病可引起牙髓炎和根尖周炎[140]。

感染：宿主与病原刺激物之间的较量

每一次感染都是病原微生物繁殖、传播和引起疾病的能力与机体控制并最终消灭微生物能力之间的较量[294]。机体有物理屏障（表皮、牙釉质和牙本质）以及先天性和适应性免疫防御机制，可防止牙髓和根尖周感染。尽管如此，微生物可抑制免疫细胞的吞噬作用，抑制溶酶体功能，减少吞噬细胞的杀伤，失活补体系统和免疫球蛋白，以及入侵宿主物理屏障的特异机制[294]。由于发生特异的宿主-病原刺激物相互作用，组织感染的病理表现各不相同。在超过90%的病例中，感染无症状[294]。如由根管感染引起的牙髓坏死和慢性根尖周炎通常无症状，患者发现时感染已存续一定时间，导致根尖周骨质的破坏。因此，除了有症状的根尖周炎和急性根尖脓肿的病例外，感染和根尖周炎的临床症状之间没有直接相关性。

致病机制

当牙髓感染或发炎时，许多先天性和适应性免疫细胞释放出大量的炎症介质，包括细胞因子、趋化因子和神经肽。随着牙髓炎症的扩散，炎症介质使根尖周组织发生病理改变。在临床上，影像学表现为牙周膜间隙增宽或骨吸收导致的根尖溶骨性病变。骨质破坏主要由活化的破骨细胞引起。许多细胞因子具有诱导破骨细胞前体细胞分化和活化的能力，如白细胞介素（interleukin，IL）-1、IL-11、IL-17和肿瘤坏死因子α（tumor necrosis factor α，TNF-α）[24,252]。在根尖周组织中，炎症诱导骨吸收的同时募集免疫细胞，这些免疫细胞抵御细菌侵入根管[170]。根尖周炎的致病机制涉及先天性和适应性免疫反应以及根尖周组织中的感觉神经反应。根尖周病变中存在的免疫细胞包括淋巴细胞、巨噬细胞、浆细胞、中性粒细胞、树突状细胞和自然杀伤（natural killer，NK）细胞，前两种细胞占大多数[151,169]。表15-1总结了先天性和适应性免疫的特点。

先天性免疫应答

先天性免疫应答的特异性

近年来，先天性免疫的非特异性概念已经改变，因为发现了识别微生物特定分子基序的种系编码受体网络，即上文提到的结构识别受体（PRRs）[5,171]。PRRs可以在细胞表面（巨噬细胞、树突状细胞、嗜中性粒细胞、NK细胞、B细胞）和细胞内某些组分中表达，或分泌到血液和组织液中[115]。还有许多微生物组分和保守性产物，比如前面提过的病原体相关分子式（PAMPs）。先天性免疫系统的PRRs可以识别PAMPs[5,171]。

先天性免疫的特异性是由于宿主细胞的PRRs［如Toll样受体（TLRs）］识别了微生物的PAMPs。PRRs的激活会触发宿主的许多反应，包括调理作用、补体和凝血级联反应的激活、吞噬作用、促炎信号通路的激活以及凋亡的诱导[115]。如TLR4/CD14是革兰阴性细菌LPS的受体。TLR4突变的C3H/HeJ小鼠（LPS低反应性）对革兰阴性细菌的反应降低，并且极易受到鼠伤寒沙门氏菌或脑膜炎奈瑟菌的感染[48]。当牙髓暴露并受4种厌氧菌［中间普氏菌、核梭杆菌、中间链球菌（G+）和消化链球菌（G+）］的混合物感染时，TLR4缺陷型小鼠的IL-1和IL-12的表达降低，根尖周

表15-1

先天性免疫和适应性免疫的特征

属性	先天性免疫	适应性免疫
识别方式	相关微生物群体共有的结构（保守的分子式）	微生物抗原和非微生物抗原（分子结构的细节）
多样性	有限	大量
免疫记忆	无	有
受体	基因组编码	基因片段编码（体细胞重组）
血浆蛋白	多种	特异性抗体
细胞	巨噬细胞、中性粒细胞	淋巴细胞、抗原呈递细胞、NK细胞
活化时间	效应分子立即活化	效应分子延迟活化
应答	共刺激分子、细胞因子（IL-1、IL-6）	
IL-2	克隆扩增	
趋化因子（IL-8）	效应细胞因子（IL-4、IFNr）	

IFN，干扰素；IL，白介素；NK，自然杀伤。（数据来自Janeway CA, Medzhitov R: Innate immune recognition, Annu Rev Immunol 20:197, 2002; Abbas AK, Lichtman AH, Pober JS: *Cellular and molecular immunology*, ed 5, Philadelphia, 2003, Saunders）

骨破坏减少[106]。此外，LPS能通过在伤害性感觉神经元上表达的TLR4/CD14的直接活化来诱导疼痛[293]。因此，TLR4 PRR受体与牙源性感染密切相关。

诸如革兰阳性菌细胞壁的成分如脂磷壁酸（lipoteichoic acid，LTA）也能以类似LPS的方式刺激先天性免疫。TLR2在检测革兰阳性细菌中起重要作用，并参与识别多种微生物成分，包括LTA、脂蛋白和肽聚糖。已经使用TLR2缺陷型（TLR2 -/-）小鼠证实了TLR2在宿主防御革兰氏阳性细菌中的重要性，TLR2缺陷型（TLR2 -/-）小鼠极易感染金黄色葡萄球菌或肺炎链球菌[66,270]。LTA还刺激白细胞释放炎症介质，包括TNF-α、IL-1β、IL-6、IL-8和前列腺素（prostaglandin，PG）E₂，它们在炎症反应的各个阶段发挥作用。所有这些炎症介质已在根尖周样品中检测到，并且它们可以激活多种宿主反应，造成组织损伤。

细菌感染引起的先天性免疫应答诱导促炎细胞因子、趋化因子和共刺激因子的表达，这对于激活适应性免疫应答必不可少[4,172]。先天免疫系统能够识别区分非自身抗原和自身抗原，而适应性免疫系统则不能区分；因此，许多自身免疫疾病是适应性免疫失调[172]。

非特异性先天性免疫应答

根尖周炎的主要非特异性先天免疫防御机制是通过吞噬细胞〔如多形核白细胞（polymorphonuclear leukocytes，PMNs）和巨噬细胞〕吞噬微生物。组织炎症导致PMNs从血液循环中被募集到根尖周组织中。活化的PMNs耗氧量突然增加，即呼吸爆发，释放氧自由基，氧自由基是极具破坏性的短寿命物质，可破坏周围微生物和宿主细胞[15]。吞噬的微生物或异物颗粒暴露于含有特异的嗜天青颗粒和氧自由基的毒性环境中，最终被降解[194]。PMNs还具有一种细胞外杀伤机制，即形成胞外菌网（neutrophil extracellular traps，NETs），这是由染色质和嗜中性粒细胞颗粒来源的特异蛋白组成的胞外结构。活化后（如通过IL-8、LPS、细菌、真菌、活化的血小板激活），嗜中性粒细胞启动细胞凋亡程序，导致中性粒细胞死亡，形成抗菌的NETs[30,77]。除了在先天性免疫中作为专业吞噬细胞发挥作用外，巨噬细胞还通过表达Ⅱ类MHC（主要组织相容性复合物与T辅助淋巴细胞的抗原特异性克隆相互作用）来充当抗原呈递细胞。循环单核细胞是组织巨噬细胞和许多树突状细胞亚群的前体[1,126,234]。在第12章和第13章中详细介绍了根尖周病变中嗜中性粒细胞和巨噬细胞的免疫活性。

适应性/特异性免疫应答

适应性免疫的特异性通过复杂的过程受到B和T淋巴细胞基因水平上的调控，导致形成识别并结合外源或自身抗原的分子。这些分子是T细胞（T细胞抗原受体或T-cell antigen receptors，TCRs）和B细胞（B细胞抗原受体或B-cell antigen receptors，BCRs；也称为免疫球蛋白）的特异性受体。T细胞上的TCRs可与表达MHC分子的抗原呈递细胞呈递的抗原相互作用，还可以和及其他辅助分子呈递的抗原相互作用，而B细胞上的BCRs直接与抗原相互作用。BCRs可作为抗体分泌于血液循环或组织中。通过V（D）J区段的遗传重组，TCR和BCR蛋白的可变区在基因组水平上重排。重组后，TCR的多样性预计约为10^{21}，而BCR约为10^{16}，构成了不同的、具有个体差异性的T细胞和B细胞克隆库[1,116]。骨髓中产生的每个T细胞或B细胞克隆都携带特异性TCR和BCR。它们经历一个阳性和阴性选择过程，大多数克隆因为与自身抗原结合而通过细胞凋亡清除。这种最初的"阴性筛查"过程降低了自身免疫性疾病的可能性。只有那些不与自身抗原相互

作用的克隆才会释放到淋巴系统和血液循环中。初始T细胞在淋巴系统和血液循环之间往复循环，直到它们遇到由抗原呈递细胞呈递的外来抗原。约97%的T细胞会凋亡，并且这些细胞中只有一小部分作为成熟T细胞输出到外周[1]。

TCR与抗原肽-MHC复合物及其刺激分子之间的相互作用激活T细胞，从而合成T细胞生长因子、IL-2及其受体，引起T细胞克隆扩增或增殖。其中的一部分T细胞分化成效应T细胞，而其他T细胞变成记忆细胞。有许多T细胞亚群，按其功能分为：（1）辅助性T细胞（T helper cells，T_H）；（2）调节性T细胞（T regulatory cells，T_{reg}）；（3）抑制性T细胞（T suppressor cells，T_S）；（4）细胞毒性（细胞溶解）T细胞（T cytotoxic cells，T_C）[1,56,290]。其中一些可以通过其细胞表面标记物、细胞因子谱或转录因子来区分。更多详细信息，见第13章。

在抗原刺激后，初始CD4 T细胞增殖并分化成T_H0，随后其分化成T_H1或T_H2细胞。单核细胞样DC（树突状细胞）（DC1）诱导T_H1型反应；浆细胞样DC（DC2）选择性诱导T_H2反应。T_H细胞的每个亚群具有不同的功能和细胞因子谱。T_H1细胞主要产生IL-2和干扰素（interferon，IFN）-γ，它们激活大噬菌体并诱导B细胞产生调理抗体。T_H2细胞产生IL-4、IL-5、IL-10和IL-13，它们激活B细胞产生中和抗体。T_H0细胞还可以在IL-6和TGF-β的刺激下分化成T_H17，并产生一种强有力的促炎细胞因子IL-17。总之，T_H1和T_H2相互抑制[1]。CD4 T_H细胞接触抗原呈递细胞（antigen-presenting cells，APCs）提呈的与MHC Ⅱ类分子相关的抗原后发生分化。所有细胞均表达MHC Ⅰ类分子，但仅某些细胞表达MHC Ⅱ类分子。这些表达MHC Ⅱ类分子的细胞构成身体的APCs群，由以下细胞组成：（1）树突状细胞；（2）巨噬细胞；（3）B细胞；（4）血管内皮细胞；（5）上皮细胞。前3个被认为是"专业"APCs，因为它们主要行使抗原呈递功能。后两种APCs在正常条件下是静息状态，但当IFN-γ浓度升高时，可被诱导表达MHC Ⅱ类分子[1,116]。

树突状细胞和巨噬细胞吞噬外来抗原，而B细胞利用膜结合的免疫球蛋白结合并内化抗原。其他APCs将外源抗原内吞到细胞质中进行抗原加工。加工的抗原被部分降解成小肽，长度多为10～30个氨基酸，并在抗原-MHC Ⅱ类分子复合物被转运至细胞表面并呈递给CD4$^+$ T细胞的TCRs之前，与新合成的MHC Ⅱ类分

子结合。

尽管存在争议，但有证据表明CD8+ T$_s$和CD8+ CTLs是不同的CD8+ T细胞亚群。T$_s$是MHC Ⅰ类限制性CD8+/CD28⁻ T$_s$细胞，其通过接触依赖性方式作用于抗原呈递细胞（antigen-presenting cell，APC），使其对T$_H$细胞具有耐受性。T$_s$可抑制T$_H$细胞增殖[50,316]。细胞毒性T细胞（CD8+ T$_c$），也称为细胞溶解性T淋巴细胞（cytolytic T lymphocytes，CTLs），是一类可杀灭表达MHC相关肽抗原的靶细胞的T细胞亚群。大多数T$_c$表达CD8，识别细胞质中降解的及在细胞表面表达且与靶细胞MHC Ⅰ类分子相关的抗原。功能性T$_c$捕获特异性膜结合细胞质颗粒，这些颗粒包括膜成孔蛋白（即穿孔素/溶细胞素）和颗粒酶[1]。

B细胞在适应性免疫中的主要作用是合成宿主体液免疫应答的抗体。V（D）J基因重组发生在重链和轻链（κ和λ）中。重组酶系统是由几种酶组成的酶复合物，包括重组激活基因1（recombination activating gene 1，RAG-1）和2（recombination activating gene 2，RAG-2）、终端脱氧核苷酸转移酶（terminal deoxynucleotidyl transferase，TdT）、DNA连接酶Ⅳ、Ku蛋白和XRCC4，这些对于重组成功至关重要。该重组酶系统也用于TCR重组。共表达于B细胞的成熟IgM/IgD在遇到抗原后，通过转换重组的过程进行同种型转换。重排的V（D）J基因区段与下游C区基因（γ，ε或α）重组，并且中间的DNA序列被删除。除IgM外，B细胞还产生其他种类的免疫球蛋白（IgG、IgE、IgA）。除了同种型转换之外，活化的B细胞V区基因发生体细胞突变，导致抗体亲和力成熟和VDJ RNA可变剪接为膜型或分泌型免疫球蛋白mRNA。当B细胞最终分化成浆细胞时，分泌大量抗体[1,116]。抗原选择性地刺激浆细胞分化的能力支持了以下临床发现：从根尖周病变中分离的浆细胞分泌的抗体，对邻近根管系统中发现的特定细菌具有特异性。

以淋巴细胞缺陷型鼠作为研究模型，研究免疫应答和淋巴细胞亚群在根尖周炎中的作用。T细胞缺乏似乎加速了根尖周炎病变早期（2周）的骨丢失，但不影响病变的整体进程[271,295]。使用RAG（重组激活）-2 SCID小鼠（T细胞和B细胞缺陷），发现大约1/3的RAG-2小鼠发生了牙髓脓肿，而具有免疫活性的对照组未发现脓肿[273]。在另一项研究中，使用特异性RAG 2基因敲除（knockout，k/o）的小鼠来确定哪种免疫元件对牙髓感染中的防御机制很重要。结果表明，B细胞

而非T细胞在防止牙髓感染扩散中发挥了关键作用[105]。因此，T细胞和B细胞都介导了根尖周炎病变中观察到的免疫反应[170]。

神经源性炎症

在被各种刺激物刺激后，某些初级传入神经纤维释放神经肽，继而引起血管扩张，蛋白质外渗和免疫细胞如巨噬细胞、中性粒细胞、肥大细胞和淋巴细胞的募集/调控。这种现象被称为神经源性炎症[26,29]。诱导神经源性炎症的关键神经肽是产生血管舒张的CGRP和诱导蛋白质外渗的SP。神经肽及其受体广泛分布于全身。炎症中，传入神经纤维出芽[38-39,96]，炎症介质局部增加，触发神经肽释放，导致神经源性炎症[26,43]。引发炎症迹象的关键神经肽的基本功能是血管舒张和血管通透性增加，除此之外，现在还知道这些神经肽在炎症过程中的作用要复杂得多。在慢性根尖周炎的发展进程中，神经肽还参与免疫调节、骨吸收和病损愈合。浓度足够时，SP促使巨噬细胞分泌IL-1、TNF-α和IL-6增加，刺激T淋巴细胞增殖，增强T细胞中抗原诱导IFN-γ的合成[253]。某些神经肽，如SP上调免疫和炎症反应，而其他神经肽，如血管活性肠肽（vasoactive intestinal peptide，VIP）和神经肽Y（neuropeptide Y，NPY），抑制炎症反应。神经肽（如CGRP和其他炎症介质、类二十烷酸和缓激肽）之间的协同作用，表明这些分子在免疫反应中具有复杂的相互作用[83,211,253]。

在慢性根尖周炎病变中，SP和CGRP的特异性受体在某些免疫细胞中表达，包括巨噬细胞和淋巴细胞。CGRP和VIP均可通过抑制破骨细胞功能起到抑制骨吸收的作用。根尖周炎病变中的VIP水平与病变大小成反比。破骨细胞培养研究表明，较高浓度的VIP会降低其形成骨吸收陷窝的能力，从而导致细胞质快速收缩并降低细胞运动性。VIP阻断巨噬细胞合成TNF-α、IL-6和IL-12，表明VIP可能在控制根尖周炎症病变扩大中起作用[43]。

由根管感染引起的根尖周炎的发病机制中，主要的先天性、适应性免疫反应和神经源性炎症如图15-1所示。

诊断

临床表现与病理表现的联系

炎症性根尖周病的临床诊断主要基于临床症状或体征、病程、牙髓测试、叩诊、扪诊和影像学检查结

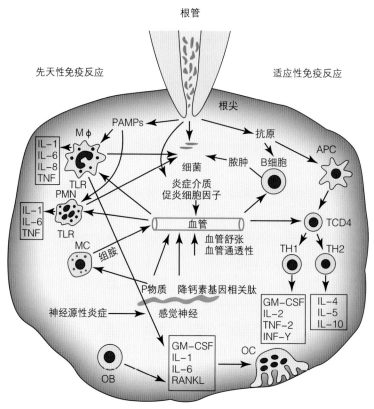

图15-1　根尖周炎发病机制中主要的先天性和适应性免疫反应以及神经源性炎症。APC：抗原呈递细胞；GM-CSF：粒细胞-巨噬细胞集落刺激因子；MC：肥大细胞；Mφ：巨噬细胞；OB：成骨细胞；OC：破骨细胞；PAMPs：病原体相关分子式；PMN：多形核白细胞；RANKL：核因子κB受体活化因子配体；TLR：Toll样受体。（由Dr. Lin提供）

果（见第1章）。相反，组织学诊断是对病变组织的细胞和细胞外基质形态学与生物学的描述。临床诊断是基于体征、症状和测试结果的临时诊断，而组织学诊断是疾病的确定诊断。

与牙髓炎相似[231,238]，根尖周炎并不总是有症状或疼痛。尽管许多炎症介质（组胺、缓激肽、前列腺素）和促炎细胞因子［IL-1、IL-6、TNF、神经生长因子（NGF）］以及神经肽（SP、CGRP）能够致敏和激活伤害性感觉神经纤维[96-97]，但炎症过程中由炎症细胞释放的其他介质（如内源性阿片类药物和生长抑素）也能够抑制感觉神经纤维的激发[102,236]。伤害性感觉神经纤维的激活也可能与炎症介质的浓度有关。发现的这些复杂性支持临床观察到的现象，即根尖周炎的临床症状与病理表现之间没有直接的相关性[27,159]。例如，许多有根尖周炎的患牙没有症状。

影像学表现与病理表现的联系

影像学检查旨在检测组织而非细胞水平的病理变化。即使使用敏感成像系统，如超声、锥形束计算机断层扫描和其他技术，也不可能检测到炎症细胞或根尖周组织的其他细微变化。在相同尸体中使用常规影像学检测和组织学病检方法，经常在影像学表现正常的根管治疗牙齿的根尖周组织中观察到炎症[17,36,85]。这一发现得到以下事实的支持：松质骨中的病变可能没有影像学表现，除非累及皮质骨（见第2章）[20,22,109]。此外，影像学发现无法根据根尖周囊肿（无症状性根尖周炎）来预测根尖周肉芽肿（无症状性根尖周炎）[141,267]。因此，根据现有的病例研究，根尖周炎的影像学表现和组织病理学特征相关性较差。

根管治疗患牙没有临床症状并且根尖周影像学检查结果阴性，并不一定表示没有根尖周炎[17]。同样的，在非手术根管治疗后，患牙的临床治疗成功（即没有临床症状且根尖周未见明显低密度影像）并不一定代表根尖周病变的组织学愈合。因此，目前可用于牙体牙髓病学的诊断方法，如叩诊、扪诊和牙髓活力测试（冷测、热测、电测法），但敏感性不高，不足以提供炎症性根尖周病的组织学诊断。事实上，所有的牙髓诊断性试验基本上都是检查感觉神经受损后的功能，而不是检查牙髓或根尖周组织的病理变化。在我们拥有更先进和精细的临床诊断技术之前，将继续面临炎症性根尖周病的临床诊断问题。尽管如此，各种类型根尖周炎病变基本上都采用非手术根管治疗。以临床症状消失或患牙的留存作为衡量标准，根管治疗确实获得了良好的临床预后。未来的研究应该集中在研发新的测试方法，以便更深入地了解根尖周组织的状态。

病理表现

对病变组织和器官的组织病理学研究经历了一个有趣的演变。它始于对病变组织和器官的宏观观察，光学显微镜观察，然后是电子显微镜观察。如今，组织病理学专注于患病组织和器官的细胞与分子生物学。生化紊乱发生在细胞内，并发生于光学和电子显微镜观察到细胞损伤的形态变化之前。细胞死亡（蛋白质变性）也是发生在可观察到细胞坏死形态变化之前。在肿瘤细胞中观察到形态变化之前，已发生基因转化或突变[165]。

根据病因、临床症状和体征以及疾病的持续时间，世界卫生组织（World Health Organization，WHO）将根尖周组织疾病分为多类[307]。根据临床表现和组织学表现，几种牙体牙髓病学教科书[110,203,282]和美国牙体牙髓专业委员会也将炎症性根尖周病分为多类。此外，美国牙体牙髓病学会于2008年秋季召开了关于诊断术语的会议达成共识。传统上，由于缺乏高水平的研究证据，在牙髓病学领域，对牙髓病和根尖周病的临床诊断术语缺乏共识。因为本章侧重于根尖周炎的病理生物学方面，所以炎症性根尖周病将根据受损根尖周组织的病理表现和细胞生物学进行分类。为避免在病理学和临床诊断之间产生混淆，鼓励读者阅读与临床检查、影像学解释和炎症性根尖周病的临床诊断相关的章节（见第1章、第2章和第3章）。

病变组织或器官的组织病理学分析仅显示在切除组织或器官区域细胞和细胞外基质的结构变化。因此，它不能代表疾病发展的整体变化。根尖周炎的组织学分类基于炎症细胞类型。通常，根据存在于受损部位的细胞类型，炎症可分为急性和慢性反应[137,165,248,299]。急性炎症的特征是嗜中性白细胞参与反应，慢性炎症是巨噬细胞和淋巴细胞参与反应。但是，许多因素，如组织损伤的严重程度、特殊的病因、宿主的抵抗力和累及的特殊组织，都可以改变急性和慢性炎症反应的进程、形态变化以及细胞生物学状态[137,165]。事实上，急性和慢性炎症反应不是同一个过程的两个固定阶段，而是两个不同的反应，二者触发机制之间具有部分交叉重叠[165]。

有症状性根尖周炎

人们普遍认为根尖周炎源于牙髓全部坏死。这一观点是基于：（1）牙髓窒息理论，因为牙髓炎时，髓腔内空间局限，压力增加，导致小静脉受压、血供停止[96]；（2）从动物和人类研究得出结论：失活或意外伤后未受污染的坏死牙髓通常不能诱发根尖周炎，除非它们被感染[156,178,261]。但是，如果牙髓由于龋齿或其他途径被感染，导致牙髓发炎，即使根管的根尖段仍有活力，也会发生根尖周炎。很多关于根尖周炎的病理表现来自对龋齿引起的长期慢性病变的分析，或来自动物中由人工根管感染引起的根尖周炎的研究。在这些情况下，未观察到牙髓炎转变至根尖周炎的一刻。事实上，在根管感染引起的全髓坏死之前，已证明根尖周炎是根尖牙髓炎直接蔓延到根尖周组织中（图15-2）[135,154-155,214-215,268]。如Kovacevic等[135]研究牙髓炎向根尖周炎转变时，人为地将犬牙髓暴露于口腔中，观察到牙髓炎伴发急性根尖周炎。同样的，Kimberly和Byers证实[128]，在动物发生牙髓暴露病变后，会发生不可复性牙髓炎，然后3～5周会出现根尖周变化，包括神经纤维出芽。Yamasaki等[310]和Stashenko等[255]还证实，在牙髓完全坏死之前、即根管的根尖区仍存在活髓组织时，会发生明显的根尖周炎性浸润、破骨细胞数量增加和骨质破坏。这些观察到的结果的生物学基础似乎取决于牙髓的感染或炎症向根尖区进展，导致许多炎症介质、促炎细胞因子、趋化因子和细菌毒素在牙髓完全坏死之前扩散到根尖周区域[154]。

急性根尖周炎的发展在很大程度上反映了先天免疫系统，是主动防御根管刺激物的第一道防线。急性根尖周炎是对刺激物的直接防御反应，不需要精确的特异性和记忆。急性根尖周炎的特征与典型的急性炎症反应相似，包括血管舒张、血管通透性增加和白细胞从血管向血管周围组织迁移。急性炎症的益处：（1）白细胞浸润到受损组织中，从而吞噬和杀灭微生物；（2）受损组织中诸如免疫球蛋白、补体因子和血浆蛋白等体液因子的累积和活化，以募集更多的中性粒细胞和巨噬细胞；（3）中和或降解细菌毒素及其有害的代谢副产物[137,165]。

细胞生物学

炎症反应是宿主防御机制和微生物侵害之间的动态较量。对于参与炎症反应的细胞和体液成分，其

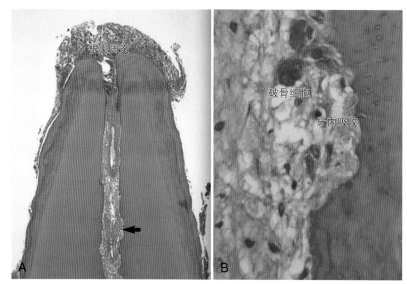

图15-2 A，成熟牙齿根尖部牙髓组织的炎症扩散到根尖周组织中（HE染色，×100）。B，图A中箭头所示部位。图A中根尖牙髓的高倍镜下表现。牙髓是活髓且被慢性炎症细胞浸润。注意根管壁的吸收和破骨细胞（HE染色，×200）。（由Dr. Domenico Ricucci提供，Rome，Italy）

激活和调控机制很复杂。所涉及的细胞（中性粒细胞、单核细胞或巨噬细胞、血小板、肥大细胞、T淋巴细胞、B淋巴细胞、NK细胞、树突状细胞、内皮细胞、成纤维细胞、嗜酸性粒细胞和嗜碱性粒细胞）具有多种功能，这些功能可通过多种生化信使激活和调控[1,137,165]。细胞激活意味着细胞获得一种或多种新功能，或可以更高效地行使正常功能[1]；它常导致新基因的转录和新蛋白的合成[1]。

肥大细胞

急性炎症中最先出现的是肥大细胞胞质颗粒中的组胺，会诱导血管舒张和血管通透性增加；肥大细胞是急性炎症的特定触发因素。它们广泛分布在血管周围组织中，起源于骨髓中的前体细胞。成熟的肥大细胞含有许多胞质颗粒，它们是血管活性介质的来源。预先形成的组胺通过肥大细胞脱颗粒释放，并且可以由如下刺激触发：（1）物理刺激（如冷、热和机械创伤）；（2）IgE特异性抗原与肥大细胞以及膜结合IgE抗体相结合；（3）补体成分（C3a和C5a）与其肥大细胞上的互补受体相结合；（4）神经肽（SP）和细胞因子（IL-1、IL-8）的刺激[1,29,137,165]。

此外，活化的肥大细胞会分泌细胞因子（TNF-α、IL-1、IL-3、IL-4、IL-5、IL-6、IL-13）、前列腺素和白三烯以增强炎症防御机制[1,37,126]。

内皮细胞

内皮细胞是炎症反应的重要参与者。如果没有内皮细胞的参与，宿主就无法将细胞免疫和体液免疫的组分经血液循环输送到组织损伤部位。炎症介质、补体成分、促炎细胞因子、一氧化氮、神经肽和细菌毒素均可影响内皮细胞，导致血管舒张和血管通透性增加[1,137,165]。活化的巨噬细胞和NK细胞释放的IL-1和TNF可刺激内皮细胞表达细胞间黏附分子（intercellular adhesion molecules，ICAMs），如ICAM-1、ICAM-2、ICAM-3、血管细胞黏附分子（vascular cell adhesion molecule，VCAM）和血小板内皮细胞黏附分子（platelet endothelial cell adhesion molecule，PECAM），可增强白细胞与内皮细胞的黏附并通过血管迁移[1,137,148,165]。IL-1、TNF和LPS也可以激活内皮细胞合成一种强效的中性粒细胞趋化因子（IL-8）[1]。

中性多形核白细胞

中性多形核白细胞（polymorphonuclear neutrophilic leukocytes，PMNs）是急性根尖周炎的主要效应细胞。它们来源于骨髓干细胞。中性粒细胞具有分叶核，其细胞质中含有初级颗粒或嗜天青颗粒（弹性蛋白酶和髓过氧化物酶）和二级颗粒或特殊颗粒（溶菌酶和其他蛋白酶）[126,137,165]。中性粒细胞仅存在于血液循环中。它们是第一个通过血管迁移进入血管周围组织空间的白细胞，然后被直接导向伤口或刺激物，在24～48小时达到峰值。中性粒细胞从血管向血管周围组织的迁移涉及复杂的细胞和分子生物学。血管扩张和通透性增加后，血管中的白细胞附壁、滚动、捕获和活化，然后通过血管迁移，这个过程是由白细胞上的细胞黏附分子

（L-选择素、整合素）和内皮细胞上的细胞黏附分子（P-选择素和E-选择素、ICAM、VCAM、PECAM-1）相互作用介导。中性粒细胞滚动由白细胞选择素配体和内皮细胞上的P-选择素之间的相互作用介导。白细胞黏附由白细胞整联蛋白和内皮细胞上的ICAM及VCAM之间的相互作用介导。白细胞迁移由在白细胞和内皮细胞上的PECAM-1相互作用介导的[165]。趋化因子（IL-8）增加白细胞整联蛋白对其内皮细胞上配体的亲和力[1]。一旦通过内皮细胞和基底膜的交界处迁移到血管周围组织，中性白细胞通过受体介导的机制被趋化因子〔如细菌产物（fLMP）、C3a、C5a、白三烯B4（leukotriene B4，LTB4）、血小板活化因子（platelet-activating factor，PAF）、纤维蛋白肽、坏死细胞和趋化因子（IL-8）〕引导至刺激损伤处[1,137,165,248]。

中性粒细胞被细菌和病原体相关分子式激活（如前所述也称为TLR）。活化的巨噬细胞和NK细胞产生的IL-1、TNF和趋化因子也可刺激中性粒细胞，以增强中性粒细胞对感染因子的吞噬活性并增加作为广谱抗生素的防御素的合成[1]。中性粒白细胞是终末分化的细胞，仅能存活数小时至数天。急性炎症反应中的大多数中性粒白细胞最终会凋亡或程序性死亡。凋亡的中性粒细胞被巨噬细胞吞噬[89,137,165]。但是，一些中性粒细胞在与微生物感染激烈战斗后死亡，并将细胞内溶酶体酶、氧衍生的活性代谢物、一氧化氮、促炎细胞因子、类二十烷酸和基质金属蛋白酶释放到组织中，加剧了炎症和组织损伤[137,165]。细胞质中吞噬溶酶体的破裂、吞噬刺激物的反流或难以消化异物的吞噬失败，这些会导致溶酶体凋亡，进而使得中性粒细胞和巨噬细胞释放溶酶体酶[137,165]。中性粒细胞主要是吞噬作用、杀灭细菌并释放炎症介质（包括促炎细胞因子），以募集更多白细胞防止感染扩散。

巨噬细胞

急性根尖周炎中，巨噬细胞作为炎症防御的第二道防线在48~96小时内出现。巨噬细胞随血液扩散，但在结缔组织中也有其对应物[165]；即血液中单核细胞穿过血管转移到组织中变成巨噬细胞。成熟的巨噬细胞具有不规则形状的细胞核，并含有丰富的溶酶体和许多吞噬小泡（吞噬体）。单核细胞的机制与中性粒细胞相似，黏附于高内皮小静脉的内皮细胞，它们表达单核细胞黏附分子（巨噬细胞的黏附分子是ICAM，淋巴细胞的是VCAM）；然后它们穿过血管壁并通过趋化因子直接转移至组织损伤部位[165]。

巨噬细胞可被细菌、PAMPs和干扰素-γ（interferon-γ，INF-γ）激活并产生许多产物：溶酶体酶、凝血因子、生物活性脂质、活性氧、趋化因子、细胞因子或生长因子和血管生成因子[137,165,248]。巨噬细胞是最具活力且最通用的白细胞。巨噬细胞的功能很多，包括吞噬微生物和异物、合成炎症介质、启动免疫反应、清理坏死细胞和组织、诱导全身效应（发热、急性期反应、恶病质）、合成在伤口愈合时影响细胞或血管生长的分子或细胞因子以及抗菌或抗病毒防御[165]。组织巨噬细胞不是终末分化细胞，能进行有丝分裂，其寿命从几周到几个月不等。

活化的中性粒细胞和巨噬细胞能够吞噬并杀死病原体。它们通过TLRs和免疫球蛋白IgG的Fc片段以及细胞表面上的补体成分C3b的受体识别微生物。C3b的调理素作用和微生物的抗体包通过活化的中性粒细胞和巨噬细胞增强对病原体的识别与吞噬作用[1,137,165]。活化的中性粒细胞可以有效吞噬并杀死细胞外微生物，而由NK细胞和T_H1细胞产生的IFN-γ激活的巨噬细胞在吞噬和杀死细胞内微生物方面更有效[1]。中性粒细胞与巨噬细胞通过氧依赖性和非氧依赖机制调控杀死吞进的微生物。与非氧依赖机制相比，氧依赖性机制在杀死各种细菌方面更有效[1,137,248]。氧依赖性系统的效应分子是过氧化氢、超氧阴离子、羟基、单线态氧和次氯酸盐。非氧依赖性系统对杀灭微生物也很重要，它依赖于吞噬细胞颗粒中所含的溶菌酶、防御素和乳铁蛋白[1,137,165,248]。吞噬细胞中的某些抗菌肽和其他非氧依赖性机制专门用于杀灭某些微生物[1,248]。

吞噬细胞将吞噬的细菌包裹在胞质中的膜结合吞噬体中。吞噬体与溶酶体融合形成吞噬溶酶体。吞噬溶酶体内的细菌、外来蛋白抗原和死细胞等刺激物被溶酶体中储存的蛋白水解酶破坏或降解[1]。还有颗粒与新生吞噬体融合，并将其内容物释放到吞噬体中。有些颗粒具有直接抗菌作用，如防御素和增加细菌渗透性的蛋白天青杀素。其他颗粒是蛋白酶，例如弹性蛋白酶和组织蛋白酶、乳铁蛋白和髓过氧化物酶。由中性粒细胞和巨噬细胞释放的溶酶体酶、活性氧中间体和一氧化氮不仅会杀死细菌，而且会杀死组织细胞。在急性炎症期间，崩解的中性粒细胞与巨噬胞释放的水解蛋白的溶酶体酶和基质金属蛋白酶，大部分根尖周组织损伤是由于这些酶破坏组织结构造成的，而不是细菌及其毒素造成的[1,165]。

血小板

血小板通常在血液中循环，但在炎症中也起重要作用。它们是从巨核细胞上脱落下来的小块胞质[126]。血小板对凝血、止血和纤维蛋白溶解至关重要。血小板在炎症期间产生血管活性胺（PAF，5-羟色胺）、趋化因子和生长因子（PGDF、FGF、TGF）[165]。

自然杀伤细胞

NK细胞也可能参与急性根尖周炎。它们是在血液和淋巴组织中发现的一类淋巴细胞亚群。NK细胞来源于骨髓干细胞，但缺乏进行抗原识别的特异性T细胞受体[1]。NK细胞也具有识别微生物组分和保守产物的TLRs。NK细胞的功能是裂解不表达MHC Ⅰ类分子的、被病毒感染的细胞，并分泌IFN-γ激活巨噬细胞。抗体包被的细胞、病毒感染的细胞、一些胞内细菌和活化巨噬细胞释放的IL-2都可以激活NK细胞。在根尖周炎病变中已经分离出病毒[218,249]。NK细胞表达IgG的Fc片段受体，因此它可以通过抗体依赖性细胞介导的细胞毒性杀死靶细胞[1]。NK细胞在先天性免疫系统和适应性免疫系统之间建立了联系[115]。

炎症介质

许多生化介质参与急性先天性炎症反应。它们主要来自血浆和细胞。炎症介质的主要生物学功能是引起血管舒张并增加血管通透性，以及募集炎症细胞，主要是中性粒细胞和巨噬细胞，将其从血液循环中募集到组织损伤部位。一些介质也可能导致组织损伤。表15-2列出了参与血管变化、细胞募集和急性炎症反

表15-2

主要炎症介质

介质	来源	效应细胞和组织	介质	来源	效应细胞和组织
血管扩张剂			趋化因子	巨噬细胞 中性粒细胞 内皮细胞 成纤维细胞	内皮细胞
组胺	肥大细胞 血小板	内皮细胞	**白细胞活化和趋化作用**		
前列腺素	白细胞 肥大细胞	内皮细胞	C3a、C5a	血浆	白细胞
一氧化氮	内皮细胞 巨噬细胞	血管平滑肌	白三烯B4	肥大细胞 白细胞	白细胞
CGRP	感觉神经	内皮细胞	趋化因子（IL-8）	巨噬细胞 中性粒细胞 内皮细胞 成纤维细胞	白细胞
纤维蛋白降解产物	血浆	内皮细胞			
增加血管通透性			血纤肽	血浆	白细胞
缓激肽	血浆	内皮细胞	细菌产物（fMLP）	细菌	白细胞
白三烯C4、D4、E4	白细胞 肥大细胞	内皮细胞	TNF	活化的巨噬细胞 死细胞	白细胞
PAF	白细胞 肥大细胞 内皮细胞	内皮细胞	**噬菌素**		
C3a、C5a	血浆	内皮细胞	C3b、C5b、免疫球蛋白	血浆	微生物
血纤肽	血浆	内皮细胞	**组织损伤**		
P物质	感觉神经	内皮细胞	溶酶体酶	中性粒细胞 巨噬细胞	细胞和组织
增加内皮细胞黏附分子的表达（Selectin, ICAM, VCAM, PEAM）			氧自由基	活化的白细胞	细胞和组织
TNF	活化的巨噬细胞 NK细胞	内皮细胞	一氧化氮	巨噬细胞	细胞和组织
IL-1	活化的巨噬细胞 NK细胞	内皮细胞	细菌产物（LPS）	细菌	细胞和组织

CGRP，降钙素基因相关肽；fMLP，甲酰基-甲硫氨酰基-亮氨酰-苯丙氨酸；IL-1，白细胞介素-1；PAF，血小板活化因子；NK细胞，自然杀伤细胞；TNF，肿瘤坏死因子。（数据摘自Kumar V, Abbas AK, Fausto N, et al: *Robbins and Cotran pathologic basis of disease*, ed 8, Philadelphia, 2010, Saunders; Slauson DO, Cooper BJ: Mechanisms of disease, ed 3, St Louis, 2002, Mosby; Majno G, Joris I: Cell, tissues, and disease, ed 2, Oxford, 2004, Oxford University Press; Abbas AK, Lichtman, Pober JS: *Cellular and molecular immunology*, ed 5, Philadelphia, 2003, Saunders）

应中组织损伤的主要介质。

以上所有列出的炎症介质均存在于根尖周炎中[278-279]。缓激肽是激肽系统激活的产物；纤维蛋白肽是血液凝固系统激活的产物；纤维蛋白降解产物是纤维蛋白溶解系统激活的产物。激肽系统、纤维蛋白溶解系统和凝血系统由激活的Hageman因子启动。前列腺素和白三烯是花生四烯酸的代谢产物。活化的磷脂酶A2将细胞膜磷脂分子分裂成花生四烯酸和血小板活化因子。花生四烯酸分子可以经两个途径加工：环氧酶途径，可产生前列腺素和血栓素；脂氧合酶途径，可产生白三烯[137,165]。

补体成分，如C3a、C3b、C5a、C5b和C5-C9，是补体级联反应的产物，补体级联反应可以通过两种途径激活。经典途径通过特异性抗原与IgG或IgM抗体复合形成多分子聚集体从而激活C1启动。替代途径由微生物细胞组分（脂多糖、磷壁酸）和纤溶酶激活。C3a和C5a是过敏毒素，可刺激肥大细胞和嗜碱性粒细胞释放组胺。它们还可使吞噬细胞释放溶酶体酶。C3b是一种调理素，可以通过吞噬细胞包裹细菌以增强吞噬作用。此外，C3b还可以与结合抗原或微生物的抗体结合。C5a是中性粒细胞的强趋化因子。C5b-C9是膜攻击复合物，如果在宿主细胞和细菌细胞膜上被激活，可引起细胞裂解[137,165]。

除炎症介质外，炎症反应还取决于各种细胞因子和趋化因子分泌的时间与浓度。IL-1、TNF、IL-6、IL-12和IFN-γ存在于急性炎症反应中[1,91]。IL-6由活化的单核吞噬细胞、内皮细胞和成纤维细胞应对细菌感染和其他细胞因子（如IL-1和TNF）时产生。IL-6刺激肝细胞合成急性期蛋白[1]。IL-12主要由活化的单核吞噬细胞和树突状细胞产生。IL-12在先天性免疫应答和适应性免疫应答之间建立联系[1]。IFN-γ由活化的NK细胞、T_H1细胞和细胞毒性T细胞产生，可以激活巨噬细胞并增强其杀菌能力。IL-1β和TNF与慢性根尖周炎中的根尖骨吸收有关[252]。

趋化因子是一大类结构同源的细胞因子，可刺激白细胞运动并调节白细胞从血管向组织间隙迁移[1]。由白细胞、内皮细胞和成纤维细胞产生。细菌感染、TNF和IL-1可诱导这些细胞分泌趋化因子[1,91,240]。不同类型的白细胞表达不同的趋化因子受体。

神经肽在响应各种刺激时，通过传入感觉神经元的轴突反应释放。神经肽作为炎症过程的介质，在本章的神经源性炎症部分有详细描述。炎症介质如组胺、激肽、前列腺素和促炎细胞因子能够致敏并激活感觉神经以释放神经肽[29,96-97,213,225]。

病理表现

由于先天性免疫系统的程序化作用，急性炎症反应实际上在所有具有血供的活组织中是不可变的。在感染或炎症根管的根尖周牙周膜中，最初，炎症细胞局部浸润血管，主要是活化的中性粒细胞和一些巨噬细胞。此外，在早期根尖周炎组织中发现有感觉神经纤维长入[39,128]。一些研究还表明，根尖周炎的患牙根管根尖部存在发炎的活髓，其神经纤维完整[154,214-215,255,310]。这解释了临床上的一些情况，在有根尖周炎的患牙中，器械进入接近根尖时，患者还是可能会感觉疼痛。

在原发性急性根尖周炎中，通常不能通过影像学观察到根尖骨破坏，因为急性反应持续时间短，并且活化的中性粒细胞和巨噬细胞不能吸收骨骼。只有破骨细胞才能造成骨吸收，并且它们必须从血液循环中的单核细胞或巨噬细胞分化而来。但是，在大鼠模型实验中，Stashenko等[255]发现，病理上根尖周炎症细胞浸润增加了破骨细胞数量，并且在牙髓完全坏死之前骨质破坏很明显。

急性根尖周炎病变中通常不存在细菌。

临床表现

如前所述，根尖周炎的临床和影像学表现，与病理表现没有相关性。急性根尖周炎患牙通常有症状，并且由于机械性异常疼痛和痛觉过敏引起咬合痛和叩痛[125]。由炎症介质、促炎细胞因子、神经生长因子和压力致敏和活化感觉神经纤维可以诱导疼痛[125]。根尖周炎症组织中感觉神经纤维的出芽也可能增大患牙的感受域[38-39]。急性根尖周炎患牙可能存在根周膜轻微增宽和根尖硬骨板消失，但影像学通常不显示骨破坏。

预后与转归

急性炎症反应的根本目的是通过尽快消除刺激物来恢复受损组织的结构和功能完整性[137,165,299]。急性炎症中，崩解的中性粒细胞和巨噬细胞释放溶酶体酶、毒性氧自由基和硝酸，也会造成组织损伤[165]。根据宿主防御和病原刺激物之间的动态较量，急性根尖周炎可有以下后果：（1）如果通过根管治疗立即消除刺激物，则根尖周组织恢复正常；（2）如果高毒力化脓性细菌大量侵入根尖周组织则形成脓肿；（3）如果根尖周组织大面积破坏则形成瘢痕组织；（4）如果刺激物持续存在则发展为慢性根尖炎症。

脓肿是组织或器官中脓性渗出物的局灶性集合[137]。它是急性和慢性炎症的一种形态学表现[137,165,299]。根尖周脓肿可能是由发炎的根尖周组织中一组特定的化脓性细菌侵入引起[32,201,263,291]。中性粒细胞是急性根尖周炎伴发脓肿的主要细胞。脓肿开始于高毒力病原体和中性粒细胞之间的激烈战斗。病原体产生大量毒素以杀死中性粒细胞。当中性粒细胞攻击病原体时，它们分泌溶酶体酶，不仅消化死细胞，还消化一些活细胞。许多中性粒细胞死于对抗病原体。最终形成的脓性液体含氧少且pH偏低。由于缺氧和呼吸爆发的干扰，白细胞的杀菌能力可能受损。呼吸爆发的目的是产生杀菌物质[15,165]。但是，在厌氧条件下白细胞的吞噬活性不会受损[165]。

组织学上，根尖周脓肿形成的特征是由死亡和活的中性粒细胞、崩解的组织细胞、降解的细胞外基质和已死的中性粒细胞释放的溶酶体酶局部聚集形成化脓性渗出物。根尖周炎症组织中还含有死细菌、活细菌以及死细菌释放的毒素。脓肿形成还累及牙周膜，有时甚至包括根尖周骨（特别是在伴发脓肿的慢性根尖周炎中），及中性粒细胞浸润层和纤维血管肉芽组织层，造成其破坏。后面两层是防止感染传播的保护屏障。在急性根尖周脓肿中，上皮细胞增殖很少（图15-3）[44,215,230]。

临床上，急性根尖脓肿的患牙常有咬合痛和叩痛症状。受累患牙的根尖周区域可能触诊质软，常出现口内或口外肿胀。根尖周炎中，由于根尖周区域突然渗出大量脓液，组织压力增加，使得机械刺激可以激活伤害感受神经元的末端。急性根尖脓肿剧痛可能是由于炎症介质激活伤害感受器以及由于组织间压力增加而对机械刺激敏感[232]。如果根管治疗期间，根尖脓液可以通过根管（或通过切口和引流）排出，患者常可立即缓解急性疼痛。患牙在影像学上可能显示为根尖牙周膜略微增宽，根尖硬骨板消失。在慢性根尖脓肿中，患牙可能有症状，也可能无症状。如果口内或口外有引流窦道，通常不引起肿胀。在慢性根尖脓肿患牙中，影像学显示骨破坏明显。

在大多数情况下，如果急性根尖脓肿患牙通过根管治疗消除根管中的感染源，脓液将被重吸收，脓肿愈合。吞噬细胞会杀灭脓肿中的所有细菌。由于趋化刺激已去除，白细胞停止流入，已流入的中性粒细胞凋亡。最后，巨噬细胞涌入，清除坏死的中性粒细胞和崩解的组织细胞。在慢性根尖脓肿中，伤口愈合将主要通过再生和一定程度的组织修复来进行。但是，如果细菌毒力和病原体数量超过宿主的防御能力，脓肿可能会突破皮质骨、骨膜、口腔黏膜或面部皮肤，形成口内或口外引流窦道。有时，不受控制的脓肿可能会沿着头颈部的筋膜扩散，从而发展为严重的蜂窝织炎（见第18章）[142,230]。

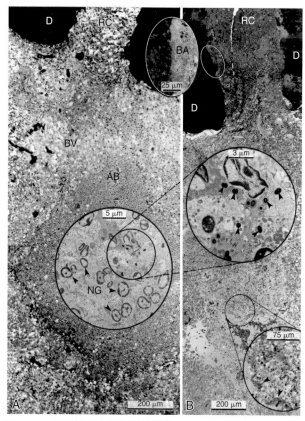

图15-3 继发性根尖周脓肿的结构。A，根尖周脓肿的轴向切片。微脓肿（AB）含有聚集的中性粒细胞（A中NG所示）。注意其中一个中性粒细胞中的吞噬细菌（在图B中插图进一步放大）。当细菌（椭圆形插图BA）从根管根尖段（RC）进入慢性根尖周炎病变区（B）时形成继发性脓肿。注意在根尖孔前端的组织坏死和病损体部的细菌前沿（下插图中箭头所示）。BV：血管；D：牙本质。（A：×130；B：×100；椭圆形插图：×400；A中插图：×2680；B中上插图：×4900；B中下插图，×250）（摘自Nair PNR: Apical periodontitis: a dynamic encounter between root canal infection and host response, *Periodontol* 2000 13:121, 1997）

无症状性根尖周炎：根尖周肉芽肿、慢性根尖周炎

如果根管中的病原体没有消除，有症状的根尖周炎可能会发展为无症状的根尖周炎。无症状根尖周炎的特

征在于炎性刺激持续存在，宿主反应已经适应刺激，存在适应性免疫应答以及启动修复过程[137,165,248,299]。慢性炎症有利有弊。利处是宿主对入侵的微生物和毒素积极防御；弊端是宿主的反应不足以消除这些因素[165]。

无症状性根尖周炎是一种适应性免疫反应，需要精确的特异性和记忆。与先天性免疫反应相比，适应性免疫反应杀菌能力增强。传统上，无症状慢性根尖周炎和根尖周肉芽肿这两个术语可互换使用。肉芽肿是肉芽肿性炎的病灶，是慢性炎症反应的组织学术语[137,165,294]。肉芽肿性炎症特征是在结核病、麻风病、梅毒、隐球菌病、结节病、风湿热和异物肉芽肿等疾病中存在活化的巨噬细胞及其演化的上皮样细胞[101,137,165,304]。难以消化的刺激物（非抗原性或抗原性），T细胞介导的对刺激物的免疫力，或两者兼有，可能是肉芽肿形成的必需因素[1,137,165]。肉芽肿无血管[137,165]，而慢性根尖周炎血管丰富。病理上，一些慢性根尖周炎病变可能表现出肉芽肿性炎症的某些特征[137,165]，因此根尖周肉芽肿和无症状慢性根尖周炎两个术语不应互换使用。最好认为肉芽肿是用于描述特定的慢性炎症的组织学术语，例如异物肉芽肿或免疫肉芽肿[137,165]。

异物反应是慢性炎症的特定亚型[137,165,299]。根管充填材料、纸尖、棉纤维和手术缝合线等异物可引发异物巨细胞肉芽肿[133,187,313]。如果活化的巨噬细胞不能吞噬大的难消化的外来颗粒，它们可以融合在颗粒表面形成巨细胞，并且由于吞噬困难而不断释放溶酶体酶、炎症介质和促炎细胞因子。在代谢上，似乎巨细胞至少与巨噬细胞一样的活跃[165]。此外，异物可通过多种方式利于感染，因为它们可以成为细菌生物膜的来源[51,197]，并且降低了诱导感染所需的细菌感染剂量。如果在豚鼠皮下植入一个小的无菌塑料笼，只需100个金黄色葡萄球菌就足以感染组织，而即使是10^9个细菌（即剂量增加一百万倍）也不能在豚鼠的正常皮肤中产生脓肿[315]。最后，异物使感染难以治疗，因为生物膜中的细菌可以表达适当的基因，并被一层厚的生物聚合物覆盖，从而对宿主防御和抗菌剂均具有抵抗力[118,165]。

细胞生物学
巨噬细胞和淋巴细胞

巨噬细胞和淋巴细胞是无症状性根尖周炎的主要参与者[3,52,79,122,132,258-259,280,312]。淋巴细胞源于血液，且在结缔组织中也有相对应的细胞[165]。巨噬细胞在宿主防御中发挥双重作用。在先天性免疫反应中，活化的巨噬细胞吞噬细菌、死细胞和异物，并产生炎症介质和促炎细胞因子，以增强宿主对刺激的防御。在适应性免疫反应中，活化的巨噬细胞起APCs的作用。它们吞噬外源抗原并将其加工后与MHC结合，然后呈递给T细胞。因此，活化的巨噬细胞是适应性免疫应答的效应细胞。

淋巴细胞是体内唯一能够特异性识别和区分不同抗原决定簇的细胞；它们负责适应性免疫反应的两个特征：特异性和免疫记忆。淋巴细胞的功能在前面适应性免疫应答部分中有所描述。

树突状细胞

树突状细胞在无症状性根尖周炎中起重要作用。已有研究表明在大鼠的根尖周炎病变中可检测到树突状细胞[120,202]。树突状细胞是源自骨髓干细胞的辅助免疫细胞，可能与单核吞噬细胞谱系有关[1]。它们为初始T淋巴细胞提呈抗原，对于启动对蛋白质抗原的适应性免疫反应也很重要。活化的树突状细胞产生IL-12，IL-12是细胞免疫的关键诱导物。

破骨细胞

根尖周骨破坏是无症状性根尖周炎的标志。在根尖周炎的慢性阶段，破骨细胞和成骨细胞活性均降低[297]，因此根尖周骨破坏静止。动物研究中，应用放大的X线片和自动图像分析，实验牙齿开髓后7天可以观察到根尖周骨破坏。在10~20天发生快速骨破坏，之后骨吸收变缓[297]。骨吸收的稳定期与无症状性根尖周炎有关[297]。骨吸收因子如IL-1、IL-6和TNF的表达增加与骨吸收活跃期有关[298]。大鼠经诱导形成的根尖周病变中，根尖周骨破坏的活跃期，T_H细胞似乎超过T_S细胞，但在骨破坏的静止期，T_S细胞超过T_H细胞[256]。

骨吸收是由破骨细胞引起的。骨髓中单核细胞-巨噬细胞谱系分化为破骨细胞前体，进而形成破骨细胞。几种细胞因子和生长因子，如粒细胞-巨噬细胞集落刺激因子（granulocyte/macrophage colony-stimulating factor，GM-CSF）、核因子κB受体活化因子配体（receptor activator of nuclear factor κB ligand，RANKL）、骨保护素（osteoprotegerin，OPG）、IL-1、IL-6、TNF以及前列腺素、缓激肽、胰激肽和凝血酶，都证实可介导破骨细胞前体细胞

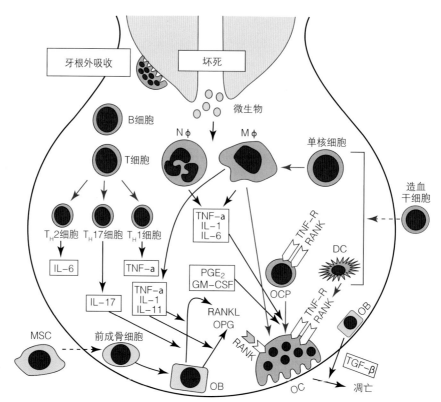

图15-4　根尖周炎中破骨细胞引起的骨吸收。DC：树突状细胞；HSC：造血干细胞；Mφ：巨噬细胞；MSC：间充质干细胞；Nφ：中性粒细胞；OB：成骨细胞；OC：破骨细胞；OCP：破骨细胞前体细胞；OPG：骨保护素；RANK：核因子κB受体活化因子；RANKL：核因子κB受体活化因子配体。（由Dr. Huang提供）

分化[24,40,65,147,180,208,272]。甲状旁腺激素能刺激成骨细胞合成GM-CSF和RANKL。骨基质细胞和T细胞也产生RANKL。破骨细胞前体细胞表达核因子κB受体活化因子（receptor activator of nuclear factor κB，RANK）。OPG是由成骨细胞分泌的RANKL的诱饵受体，通过吸收RANKL并降低其激活RANK通路的能力来负调节破骨细胞的分化[126]。

　　RANKL激活破骨细胞前体细胞上的RANK通路，导致这些细胞向破骨细胞分化。促炎细胞因子、IL-1、TNF和IL-6也介导破骨细胞前体细胞向破骨细胞的分化。单核破骨细胞前体细胞与潜在的多核破骨细胞融合后终止分化，融合细胞最终被激活成为吸收骨的破骨细胞。成骨细胞贴附在未矿化的骨表面并释放趋化因子吸引破骨细胞，成熟的破骨细胞随后附着于矿化骨表面[190]。破骨细胞通过玻连蛋白受体（整合素超家族）附着在骨上，并优先在封闭区表达。在裸露的矿化骨表面上，玻连蛋白与许多细胞外基质蛋白（包括骨桥蛋白、骨涎蛋白和纤连蛋白）中的氨基酸序列如精氨酸-甘氨酸-天冬氨酸（arginine-glycine-aspartic，RDG）发生结合[81]。当与骨细胞外基质结合时，破骨细胞形成刷毛缘。在刷毛缘内，破骨细胞利用ATP驱动H⁺泵，导致细胞外局部微环境酸化。它们随后分泌蛋白水解溶酶体酶和碳酸酐酶，以降解骨骼的矿化和未矿化成分[16,18,28,272]（根尖周炎中破骨细胞的骨吸收机制，图15-5）。

　　在根尖周炎病损中，对牙骨质或牙本质吸收的了解比骨吸收更少。骨骼通过生理和功能过程不断重塑（吸收和沉积），因此更容易研究。相比之下，牙骨质和牙本质更稳定。负责牙齿硬组织吸收的细胞称为破牙细胞[219]。超微结构和基因表达的研究表明，破牙细胞和破骨细胞相似[220,221]。因此，人们认为骨、牙骨质和牙本质吸收的细胞机制类似[221]。尽管如此，关于破牙细胞的前体细胞如何出现，又是什么原因导致破牙细胞分化并激活，吸收牙本质和牙骨质，对此我们知之甚少。破牙细胞在根尖周炎中的骨吸收如图15-4所示。

Malassez上皮剩余

　　拔牙收集到的根尖周炎患牙中，约52%患牙Malassez上皮剩余（ERM）增殖明显[186]。ERM是病理性（炎性）增生的一种形式。该型增生由炎症反应期间产生的生长因子和细胞因子刺激引起。增生是一种自

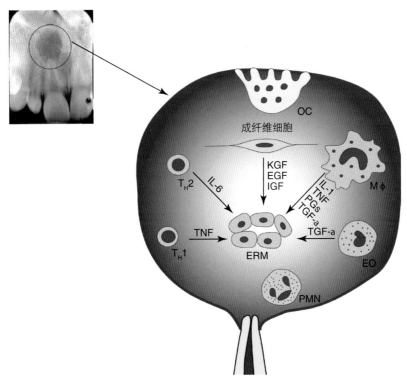

图15-5　图示根尖周炎中激活上皮剩余细胞增殖的主要机制。（摘自Lin LM, Huang GT-J, Rosenberg P: Proliferation of epithelial cell rests, formation of apical cysts, and regression of apical cysts after periapical wound healing, *J Endod* 33:908, 2007）

限性过程，当消除致病刺激时可逆[137,165,248]。在根尖炎症期间，根尖周组织中的先天性和适应性免疫细胞和间质细胞（如活化的巨噬细胞、中性粒细胞、NK细胞、T细胞、成纤维细胞）产生许多炎症介质（如前列腺素、组胺）、促炎细胞因子（如IL-1、IL-6、TNF）和生长因子[如PDGF、表皮生长因子（epidermal growth factor，EGF）、角质形成细胞生长因子（keratinocyte growth factor，KGF），FGF]。这些炎症介质、促炎细胞因子[35,46,87,173,223]和生长因子[78,111,160,177,198,276]能够刺激上皮剩余增殖（图15-5）。细胞增殖的程度似乎与炎症细胞浸润程度有关[214-215]。

成纤维细胞

　　成纤维细胞是慢性炎症和病损愈合中的重要细胞，来源于未分化的间充质细胞，存在于所有结缔组织中。它们合成并分泌各种胶原蛋白和弹性蛋白的蛋白聚糖、糖蛋白和前体分子[126]。在慢性炎症中，成纤维细胞的迁移和增殖由多种生长因子（TGF-β、PDGF、EGF、FGF）和活化的血小板、巨噬细胞、内皮细胞和炎症细胞产生的成纤维细胞因子、IL-1和TGF-α引发[137,165]。反过来，活化的成纤维细胞产生一系列细胞因子，如IL-1、IL-6和粒细胞或巨噬细胞集落刺激因子，其影响白细胞发育。由炎症刺激的成纤维细胞还产生基质金属蛋白酶，以降解构成细胞外基质的蛋白[165,287]。

　　纤维血管肉芽组织作为修复过程，也是慢性根尖周炎的一个突出特征。内皮细胞从先前存在的毛细血管和小静脉迁移和增殖进入慢性炎症部位称为新生血管。它由活化的巨噬细胞、血小板和内皮产生的血管生成因子介导[如血管内皮生长因子（vascular endothelial growth factor，VEGF）和TGF-β][165,248]。在病损愈合期间，新生血管提供氧和营养物以支持代谢活跃的巨噬细胞与成纤维细胞。

炎症介质

　　有症状性根尖周炎中的许多炎症介质也在无症状性根尖周炎中表达。此外，在前面描述的慢性或适应性炎症反应中，细胞如活化的巨噬细胞、淋巴细胞、树突状细胞和成纤维细胞也会分泌几种不同的细胞因子与生长因子。

病理表现

　　巨噬细胞和淋巴细胞是无症状性根尖周炎中的主要细胞（图15-6）。偶尔可见泡沫状巨噬细胞和巨细胞，与胆固醇结晶相关，胆固醇结晶是细胞膜崩解的产物。胆固醇晶体存在于18%～44%的根尖周炎中[33,286]。

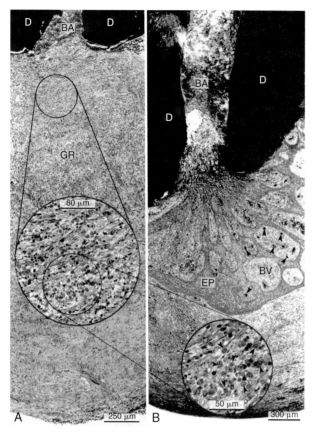

图15-6 无（A）和有（B）上皮（EP）的慢性无症状性根尖周炎。图A和图B的根管中有细菌（BA）。图A中的病变没有急性炎症细胞，即使在根管口、根尖孔可见细菌（BA）。胶原丰富的成熟肉芽组织（GR）可见浆细胞和淋巴细胞浸润（图A和图B中的插图）。BV：血管；D：牙本质。（A：×80；B：×60；A中插图：×250；B中插图：×400）（摘自Nair PNR: Apical periodontitis: a dynamic encounter between root canal infection and host response, *Periodontol* 2000 13:121, 1997）

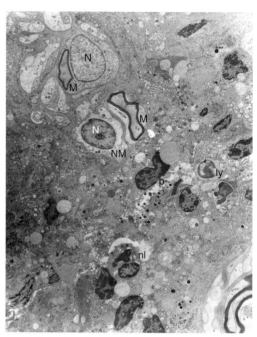

图15-7 慢性根尖周病变中存在完整的有髓和无髓神经纤维。ly：淋巴细胞；M：有髓神经纤维；N：施万细胞核；nl：中性白细胞；NM：无髓神经纤维；p：浆细胞。（EM：×1600）（摘自Lin L, Langeland K: Innervation of inflammatory periapical lesions, *Oral Surg Oral Med Oral Pathol Oral Radiol Endod* 51:535, 1981）

骨吸收是无症状性根尖周炎的标志。有时可在吸收的Howship陷窝中看到多核破骨细胞。上皮剩余增殖通常见于无症状性根尖周炎中。ERM在3D空间中增殖并形成不规则的上皮条索或上皮岛，其通常被炎症细胞不同程度浸润（图15-6B）。无症状性根尖周炎的一个关键特征是纤维血管肉芽组织的增殖，其试图防止感染或炎症进一步扩大并修复受损的根尖周组织。

对根尖周炎牙骨质变化的了解很少。使用扫描电镜，Simon等[242]观察到，牙骨质的突起、凹陷和牙骨质纤维随意排列在感染根管中。牙骨质矿化的突起、牙骨质陷窝和牙骨质表面吸收增加，而纤维减少。在根尖外感染中，所有这些变化为细菌生物膜附着在根尖外根表面提供更有利的条件。

一般认为，无症状性根尖周炎病变通常缺乏神经支配，因此如果无症状的根尖周炎患牙需要根管治疗，则可能不需要局部麻醉。但是，光学显微镜和透射电子显微镜研究表明，患有慢性根尖周炎的牙齿受到丰富的神经支配（图15-7）[153,168]。这解释了为什么器械意外进入未麻醉的发炎的根尖周组织时，可引起患者疼痛。

累及牙骨质或同时累及牙骨质和牙本质的牙根外吸收常发生于无症状性根尖周炎中[143,292]。幸运的是，炎症过程中牙骨质和牙本质似乎不像骨骼容易发生吸收[92]。但是，对于根尖变平钝的影像学表现，有经验的临床医生认为是牙本质和牙骨质吸收的证据，并且非手术牙髓治疗时，根管预备和充填阶段，工作长度应相应调整。

使用光学显微镜、透射电子显微镜和微生物培养，在许多无症状性根尖周炎病变中发现了细菌[2,114,284,300]。从这些病变中培养细菌，不慎污染是一个主要问题。通过细致的透射电子显微镜检查，Nair[183]在大多数无症状根尖周炎病变中，没有观察到细菌。如果根尖周炎症组织中存在细菌，它们通常存在于吞噬细胞内（图15-8）[154]。重要的是，根尖周炎症组织中仅存在细菌（定植）并不一定意味着根尖周感染。细菌必须能够在根尖周炎症组织中建立感染过程，比如细菌存活并造成组织破坏，才能将其视为导致感染的病因。

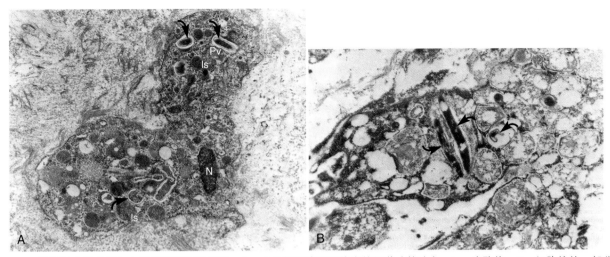

图15-8 慢性根尖周炎病变中吞噬细胞吞噬细菌。A，中性粒细胞吞噬体中的细菌（箭头）。Is：溶酶体；N：细胞核的一部分；Pv：吞噬泡（EM：×6300）。B，巨噬细胞的部分结构。注意吞噬泡中具有单位膜的纵切和横切的细菌细胞（箭头）（EM：×10000）。（摘自Lin L, Langeland K: Light and electron microscopic study of teeth with carious pulp exposures, *Oral Surg Oral Med Oral Pathol* 51:292, 1981）

大多数根尖周炎病变未被感染；只要控制根管感染，根尖周炎的非手术根管治疗成功率很高。

临床表现

患牙常无症状，影像学示边界清楚或不清晰透射影。慢性根尖周脓肿伴发窦道时常无症状。根尖周脓肿的窦道偶尔可沿根面开口至龈沟，形成深而窄的假性牙周袋，类似牙周袋或牙根纵裂表现（见第25章）。

预后与转归

无症状性根尖周炎可能导致：（1）根管治疗后根尖周组织的再生或修复；（2）严重的根尖周组织破坏；（3）急性发作；（4）形成根尖周脓肿伴口内或口外窦道；（5）发生严重的蜂窝织炎。

无症状性根尖周炎伴囊肿形成：根尖周囊肿、慢性根尖周炎伴囊肿

根尖周囊肿比较独特，因为体内没有其他囊肿与其发病机制相似。根尖周囊肿可能是由牙周膜中的上皮剩余受炎性刺激增殖形成[158,189,200,274]。根尖周囊肿是一种病理性囊腔，被覆完整的非角化复层鳞状上皮，厚度不一。根尖周囊肿可以是"袋状囊肿"（即囊壁开口于根尖孔）或"真性囊肿"（不与根管通连），但不能单独形成。因此，不应将根尖周囊肿视为有别于无症状性根尖周炎的单独疾病。在世界卫生组织牙源性肿瘤、颌骨囊肿和同种病变的组织学分型中，根尖周囊肿（袋状囊肿或真性囊肿）被归类为炎症性而非肿瘤性病变[136]。拔除的根尖周炎患牙中根尖周囊肿的发生率为15%~20%[186]。

细胞生物学

无症状性根尖周炎伴发囊肿时，除了存在所有慢性炎症细胞外，上皮细胞是最重要的细胞。ERM被视为单能或限制性潜能干细胞。ERM受到刺激，可以均匀或不均匀地分化为根尖周囊肿衬里上皮中的基底细胞（干细胞）和基底上鳞状细胞[158]。目前已经有许多关于根尖周囊肿形成的理论。营养缺乏理论假设当上皮岛不断增殖生长时，上皮岛的中心细胞将远离其营养供应源，发生坏死和液化变性。积累的坏死产物将中性粒细胞和粒细胞吸引到坏死区域。然后微小囊腔合并形成由复层鳞状上皮衬里的囊腔[274]。脓肿理论假定当根尖周结缔组织中形成脓肿时，由于上皮细胞趋向于覆盖暴露的结缔组织表面，因而上皮细胞增殖并排列覆盖囊腔[189,200]。上皮细胞串融合理论提出，增殖的上皮细胞从各个方向融合形成由纤维血管结缔组织构成的球状结构，其中包裹不同程度的炎症细胞，由于缺乏血供而逐渐退化，形成囊肿[158]。不论根尖周囊肿（袋状囊肿或真性囊肿）如何形成，都可能是由这些病变中上皮剩余的炎性增殖（增生）引起。

推测囊腔内渗透压增加会引起根尖周囊肿扩张[277]，但这一假设忽视了囊肿生长的细胞方面和骨破坏的生物化学影响[72,173]。根尖周囊肿扩大可能是由基质金属蛋白酶降解纤维结缔组织囊壁和骨吸收引起，

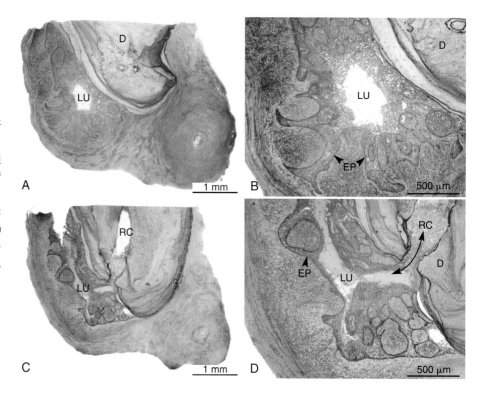

图15-9 A，根尖周炎中发育良好的袋状囊肿。B，注意囊状上皮腔。C、D，穿过根管平面（RC）的根尖孔，轴向连续切片示囊腔与根管相连。D：牙本质（A、C：×16；B、D：×40）。（摘自Nair PNR: Non-microbial etiology: foreign body reaction maintaining post-treatment apical periodontitis, *Endod Topics* 6:96, 2003）

图15-10 A，根尖周炎中两个具有上皮衬里的不同囊肿。连续切片中未见囊壁与根尖孔相通（HE染色，×25）。B，图A中左侧的囊腔。泡沫巨噬细胞聚集（HE染色，×50；插图：×1000）。C，图B中囊壁下部。中性白细胞密集浸润（HE染色，×1000）。D，图A中右侧囊腔。囊腔内坏死组织碎片；上皮中炎症细胞浸润（HE染色，×50）。E，图D中囊壁。衬里上皮被急性和慢性炎症细胞浸润。LU：内腔（HE染色，×1000）。F，泡沫巨噬细胞，中性白细胞和囊肿内的坏死组织（插图），但没有细菌（Brown&Brenn，×25；插图：×1000）。G，图F中空心箭头所示的区域。根尖孔中的细菌菌落（Brown&Brenn，×1000）。（摘自Ricucci D, Pascon EA, Pitt Ford TR, Langeland K: Epithelium and bacteria in periapical lesions, *Oral Surg Oral Med Oral Pathol Oral Radiol Endod* 101:241, 2006）

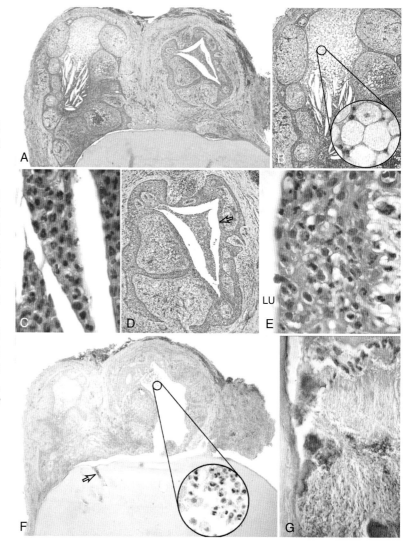

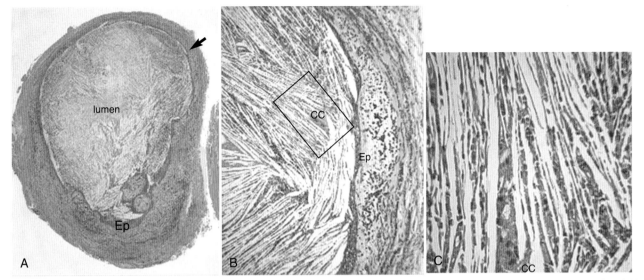

图15-11 **A**，根尖周囊肿腔内（lumen）完全充满胆固醇晶体（HE染色，×25）。**B**，图A中胆固醇晶体（CC）的更高放大倍数（HE染色，×100）。**C**，图B中矩形区域的更高放大倍数。与胆固醇晶体相关的多核巨细胞（HE染色，×400）。（由Dr. Ricucci提供，Rome，Italy）

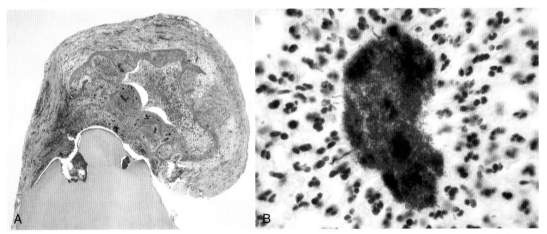

图15-12 **A**，根尖周炎病变中的根尖真性囊肿。根尖孔区域可见细菌菌落（Brown & Brenn，×25）。**B**，囊腔中的细菌菌落，被炎症细胞包围（Brown & Brenn，×400）。（摘自Ricucci D, Bergenholtz G: Histologic features of apical periodontitis in human biopsies, *Endod Topics* 8:68, 2004, Fig. 6）

而基质金属蛋白酶由活化的中性粒细胞、成纤维细胞和巨噬细胞产生[275]。ERM也能够分泌骨吸收因子[25]。刺激上皮剩余增殖的大多数炎症介质和促炎细胞因子也可介导根尖周炎的骨吸收。

炎症介质

　　根尖周囊肿的介质与慢性根尖周炎中的介质基本相似。

病理表现

　　前面已经描述了慢性根尖周炎中两种类型的囊肿。袋状囊肿的囊壁开口通向患牙的根管（图15-9）[185-186,241]。真性囊肿被衬里上皮完全包被，囊腔不与牙齿的根管连通（图15-10）[185,186,241]。根尖周囊肿被覆增生的非角化复层状鳞状上皮，厚度不一，通过基底膜与纤维结缔组织囊壁分隔。衬里上皮和纤维囊壁常见炎症细胞浸润[235]，表明在根管系统或根尖周组织中，趋化性刺激物将炎症细胞吸引到这些组织。在非增殖性上皮中，炎症细胞浸润较少[44,230]。有时，囊肿上皮衬里存在黏液细胞化生或纤毛柱状上皮细胞[195]。衬里上皮细胞未显示肿瘤的特征，如细胞多形性、极性丧失、细胞核增大、核仁增大、异常核/质比、色素沉着过度或有丝分裂异常。与牙源性角化囊肿和牙源性钙化囊肿不同，如果缺乏先天性或适应性免疫细胞释放的生长因子或细胞因子刺激，根尖周囊肿衬里上皮的基底细胞自身无法增殖。囊腔内可见炎性渗出物、胆固醇晶体、透明小体或细菌菌落（图15-11和图15-12）[186,215]。

临床表现

患牙通常无症状，其根尖周骨破坏有时表现为边界清楚、围绕一圈骨白线的透射影。

预后与转归

无症状性根尖周炎伴发囊肿（袋状囊肿和真性囊肿）经非手术根管治疗后能否消退尚无直接证据。临床上不能确诊根尖周囊肿，只能在手术活检或根尖周炎患牙拔除后进行诊断。临床预后研究表明，经过适当的非手术根管治疗，78%的患牙愈合[247]。因此，推测有些囊肿，特别是袋状囊肿，可能会在非手术根管治疗后愈合[185]。由于真性囊肿独立存在，在非手术根管治疗后不太可能愈合，手术治疗很有必要[185]。尽管如此，与袋状囊肿相似，根尖周真性囊肿也形成于根尖周炎病变内，并非肿瘤性病变。除非刺激物是肿瘤诱导剂或致癌物质，否则任何由炎症或感染引起的疾病，在去除致病刺激物后均可治愈。

无症状性根尖周炎伴反应性骨形成：致密性骨炎或慢性局限硬化性骨髓炎

无症状性根尖周炎伴反应性骨形成类似于慢性骨髓炎伴增生性骨膜炎。这两种疾病的病因和发病机制尚不清楚。一般认为，这两种病变都是由长期、低度炎症或感染，或局部组织对炎症、感染的高度抵抗引起的[195,210]。炎症诱导根尖周骨小梁或松质骨反应性骨形成，而不是骨吸收。

细胞生物学

如前所述，在根尖周炎的慢性阶段，破骨细胞和成骨细胞的活性均下降[297]。但是，在无症状性根尖周炎伴有反应性骨形成的情况下，似乎会刺激成骨细胞产生更多的骨。尚不清楚什么因素刺激成骨细胞产生更多的骨量。可能是由于生长因子、细胞因子［如TGF-β、BMP、PDGF和转录因子Cbfa1（core-binding factor family，核心结合因子家族）］的表达增加导致[126]。

病理表现

在根尖区没有骨吸收，而是骨量过度沉积。随着骨髓腔变小和消失，骨质类似于少量淋巴细胞浸润的密质骨。密质骨很少有骨陷窝，其中许多没有骨细胞。它有许多明显的静止区和反转线，类似于特发性

骨硬化或Pagetoid表现[44,195,210]。

临床表现

该病变常见于年轻患者，并且最常累及下颌第一磨牙。患牙常有严重的龋病，可能是活髓或死髓。通常无症状。影像学检查显示，患牙的根尖围绕一团边界清楚或不清楚的阻射影。根尖周围的硬骨板通常完整。

预后与转归

大多数伴反应性骨形成的根尖周炎经非手术根管治疗可愈合。在大多数情况下，过度致密骨将被改建为正常骨[69]。

非牙髓源性根尖周病变

许多根尖周病变不是牙髓来源，应在根尖周炎的鉴别诊断中加以考虑。这些病变包括（但不限于）外伤[10-11]、异物[133,187,313]、宿主代谢副产物[188]、重度牙周病[140]、纤维骨病变以及良性和恶性肿瘤[195]。这些病变的完整描述超出了本章的范围；感兴趣的读者可查阅引用的参考文献。

根尖外牙髓感染

根尖外牙髓感染意味着细菌在根尖周围根管系统外建立了感染过程[243,260,284]。仅在根尖手术中进行手术活检或微生物取样或对难治性根尖周病进行分子检测，才能诊断为根尖外牙髓感染。由于根尖手术时根尖周炎的细菌学研究存在污染问题，因此应仔细审查样本采集方法。

根尖外牙髓感染可以是根管内感染的一部分，也可以是独立病变。当认为是一种独立的根尖外感染时，必须完全清除根管系统中的病原体，因为在根尖周炎症中根管内细菌比根尖外细菌带来更多的潜在问题。复杂的根管系统为细菌提供了良好的保护，使其不受根管治疗（即机械预备、药物冲洗、根管内封药）、宿主防御和抗菌治疗的影响，原因在于根管中缺乏血运以及某些区域无法达到（如狭区；见第6章）。在我们看来，独立的根尖外感染可能不经常发生，通常与根尖放线菌病相关[195,266]。已经在根尖外表面上观察到细菌生物膜[243,283]。此外，还从根尖周炎病变中分离出病毒[149,218,249]。如果根管内的微生物培养不完

全可靠（因为细菌可能留在复杂的根管系统中）[222]，那么将牙髓治疗失败归结于独立的根尖外感染时需谨慎。

　　尽管病原体的毒力和数量以及宿主防御决定是否会发生根尖外感染，但是根尖外感染的发病进程仍未完全了解。什么是引起根尖外感染的诱发因素？为了在根尖周组织中定植并建立感染，细菌如何逃避宿主强大的防御？非手术根管治疗对所有的根尖外感染都无效吗？如根尖周脓肿中是否存在细菌[32,90,263,291]？重要的是，大多数根尖周脓肿经适当的非手术根管治疗后愈合。同样的，大多数伴有窦道的根尖周炎也在适当的非手术根管治疗后愈合，因为根管系统中的主要感染源被移除。多数证据不支持在牙髓感染中持续存在独立的根尖周感染。

根尖周炎与系统性疾病

　　关于根尖周炎和系统性疾病的了解很有限。临床和影像学研究表明，糖尿病患者的根尖周病变患病率高于非糖尿病患者[21]。2型糖尿病患者根尖周炎的患病率显著增高[229]。其他研究结果表明，2型糖尿病患者根尖周组织很可能对牙源性病原体免疫反应较差[31]。在啮齿动物模型中，糖尿病会加速根尖周病变的发展并增加死亡率[73,113,131]。P/E-选择素缺陷小鼠更容易发生感染引起的早发性牙周病[196]。

　　基因多态性也可能在个体对各种疾病的反应中发挥作用。单倍型分析表明，IL-1β基因的突变型可能对早发性牙周炎发病最为重要[62]。在中国男性人群中，IL1A+4845和IL1B-511的多态性可能在确定广泛型侵袭性牙周炎易感性中起重要作用。IL1B-511多态性可与吸烟联合对这类牙周炎易感性发挥作用[150]。在一项来自智利患者的研究中发现，牙周炎病例中IL1B+3954基因的杂合遗传显著高于对照组。病例中阳性基因型（某个基因座上两个等位基因至少一个发生变异）的发生率（26%）明显高于对照组（10%），且与牙周炎显著相关，而与吸烟状况和牙周炎程度无关[162]。IL-6高产基因型、IL1B中高产基因型和TNFA低产基因型更易发生有症状的牙槽、牙周脓肿[57]。

　　根尖周炎一度被认为是感染源，来自根尖周炎的微生物可以通过血液循环传播到身体的远端部位，引起继发性疾病[108]。尽管根尖周炎患牙在根管治疗期间，当器械将细菌推出根尖孔进入根尖周组织，确实会发生菌血症，但对于健康人来说，菌血症的发生率及

程度在临床上没有显著意义，事实上似乎低于牙线组观察到的结果[19,58-59]。血液循环中的微生物在几分钟内被宿主的体液和细胞防御成分迅速消除[19,59]。然而，菌血症可能对免疫功能低下患者或先天性心脏瓣膜病患者构成潜在危险[58]。根尖周炎和冠心病以及风湿性关节炎之间无相关性[41,181]。目前尚无足够的证据证明根尖周炎可以作为感染源，引起严重的系统性疾病[68,204]。

持续性根尖周炎的遗传和系统性疾病风险因素

遗传风险因素

　　人群中的基因多态性在个体的疾病易感性和病程发展变化中起重要作用。了解与疾病发展有关的关键基因的多态性将有助于我们理解和建立疾病的预防或治疗策略。由于人类基因组计划的完成，已经开发出包括高通量测序在内的许多先进的分子技术，这有助于进一步收集人群中多态性的信息。基因多态性有不同的类型和原因。由插入或缺失碱基引起的单碱基变异的单核苷酸多态性（single nucleotide polymorphisms，SNPs）被认为是最常见的遗传多态性类型[42]。

　　基因编码区内发生SNP可能造成蛋白质改变，这可能导致功能改变（称为功能性SNPs）。基因启动子区域内发生SNP可能改变基因调控，这可能导致基因表达减少、抑制或过表达。功能性SNPs改变氨基酸序列或干扰转录因子结合，而非功能性SNPs不影响蛋白质表达的调节。许多SNPs对细胞功能没有影响，但有些可能使人容易患病或影响其对药物的反应。除了SNPs之外，还存在蛋白质的单个氨基酸多态性（single amino-acid polymorphisms，SAAPs或SAPs），这可能由RNA编辑导致，与SNPs无关[308]。

　　遗传多态性定义为至少在1%的人群中出现等位基因或变异。1%的分界值不包括可能在单个家族中发生的突变。在大多数多态性中，一个等位基因占主导地位，并且在人群中出现频率<99%（如65%）。在双等位基因情况下，一些学者将优势等位基因称为正常等位基因（N等位基因或等位基因1），发生率<99%，而稀有等位基因（R等位基因或等位基因2）在人群中发生率>1%[227,245]。众所周知，遗传多态性与炎症性疾病的严重程度加重有关[98]。牙髓病和牙周病主要是由微生物感染引起的疾病。它们在炎症和骨吸收方面具有共同特征。研究表明，牙周炎或根尖周炎与几种基因多

态性有关，如IL-1、IL-6、IL-8、FcγR、肿瘤坏死因子受体超家族成员1B（tumor necrosis factor receptor superfamily member 1B，TNFRSF1B）、（selenoprotein S，硒蛋白S）SEPS1和基质金属蛋白酶（matrix metalloproteinases，MMPs）[7,45,129,134,174,175,309]。

长期以来观察到促炎细胞因子白细胞介素-1（IL-1）基因型是成人牙周病的重要因素[134]。特异性牙周炎相关的IL-1基因型在IL-1B基因中有一个变异，与IL-1高表达相关。基因多态性研究表明，与早中期以及健康对照组相比，晚期成人牙周炎患者IL-1β基因型（IL-1β+3953限制性片段长度双等位基因多态性）频率增加[84]。最近的一项研究表明，龈沟液中IL-1β水平随着疾病加重而增加，并与疾病初期临床症状相关[254]。这表明，一些个体在遇到细菌积聚时，可能会有更高水平的炎症反应，从而导致更严重的牙周炎。FcγRⅡa（CD32）和FcγRⅢb（CD16）均影响多形核白细胞吞噬功能，因此它们的多态性也可能影响炎症性疾病的发展。据报道，FcγRⅢb-NA2同种异型是成人牙周炎复发的危险因素[129]，FcγRⅢa-158V等位基因和FcγRⅢb-NA2可能与日本人慢性牙周炎的严重程度有关[130]；而FcγRⅡa-H/H131基因型可能与白种人吸烟者的慢性牙周炎风险（和疾病严重程度）有关[309]。FcγRⅢa和FcγRⅢb基因型可能在德国人群中增加牙周骨丧失的风险[174]。

已经发现另外两个炎症相关基因（SEPS1和TNFRSF1B）的多态性与宿主对侵袭性牙周炎的易感性有关，并且IL-6和FcγR多态性与白种意大利人的侵袭性牙周炎之间存在潜在关联[224]。

基因多态性与根尖周炎的发展有关。据报道，有两种基因状况——FcγRⅡa基因携带等位基因H131以及该等位基因与FcγRⅢb基因的等位基因NA2的组合——与治疗后根尖周炎发生相关[245]，而FcγRⅢa的多态性不影响巴西根尖周炎患者对根管治疗的反应[246]。到目前为止，只有一篇关于美国人中IL-1多态性与根尖周炎相关的报道[179]。在这项研究中，持续性根尖周炎患者IL-1β等位基因2多态性发生率比根管治疗后完全愈合的患者高（70.6%对比24.6%）。该结果表明，与IL-1β产出相关的特定遗传标记可能预示了对持续性根尖周炎的易感性增加。对巴西人群的一篇早期研究未发现IL-1多态性与持续性根尖周炎之间存在关联；不过，患者中等位基因1（对于IL-1A和IL-1B）的检出率总是比在健康、愈合个体中高，只是没有统计学意义[245]。没有统计学差异可能是由于样本量小或人种不同。

已证实IL-8基因（一种吸引中性粒细胞到感染部位的有效趋化因子）的多态性会影响不同形式的根尖周炎的发展[7]。IL-8/CXCL8-251 T等位基因与IL-8/CXCL8的高产量相关，也与急性化脓性根尖周炎发病风险高有关。IL-8/CXCL8-251 A等位基因与IL-8/CXCL8的低产量有关，也与慢性非化脓性根尖周炎有关。其他炎症相关基因，基质金属蛋白酶2（MMP2）和MMP3的SNP也显示对根尖周病变形成有影响[175]。因此，MMP2和MMP3基因中的标记物也可以帮助预测宿主对根尖周病的发展和愈合的易感性。

系统性疾病风险因素

许多系统性疾病与牙周病有关[127,199]，因为它们会导致宿主对牙周结缔组织感染的抵抗力降低或功能障碍，从而增加患者对免疫炎症诱发的破坏的易感性[14]。然而，类似的全身性疾病似乎与根尖周炎无关，可能是因为牙周炎是开放性病变，而根尖周炎是闭合性病变。

糖尿病（diabetes mellitus，DM）是一种系统性疾病，已有大量文献证明其与根尖周炎的高患病率有关[21,74,113,163,167,228]。DM是碳水化合物、脂肪和蛋白质代谢紊乱的慢性病，并且胰岛素分泌缺乏[137]。高血糖是DM的特征，并且对细胞（尤其是内皮细胞）代谢有深远影响，例如增加多元醇途径通量、增加晚期糖基化终产物、活化高血糖诱导的蛋白激酶C及增加己糖胺途径通量[34]。最常受高血糖影响的组织是微脉管系统，造成内皮细胞不能有效地转运细胞内葡萄糖[34]。由于脉管系统（动脉粥样硬化）受损，血液循环、先天性和适应性免疫炎症机制以及吞噬细胞功能也受损[34,137]，因此导致牙髓坏死和牙髓易感染，随后造成根尖周炎[21]。

镰状细胞性贫血是遗传性球蛋白病的原型，该病产生结构异常的血红蛋白[137]。红细胞呈镰刀状。畸形的红细胞集聚可能导致血管闭塞，进而可能导致缺氧、梗死和组织坏死[100]。临床上已经在完整的恒牙中发现无症状牙髓坏死[13,123,239]。由于缺乏防御机制，牙髓坏死易引起牙髓感染和根尖周炎。

Sjögren综合征是一种慢性系统性自身免疫性疾病[195]。它累及唾液腺，导致口腔干燥症。缺乏唾液清洁作用使患者易患龋齿。如果不及早预防或治疗龋齿，会有发生牙髓感染和根尖周炎的风险。

头颈部恶性病变的放疗与龋齿的高发有关[104]。如果不治疗，放射性龋可能导致牙髓感染及随后的根尖周炎。因为微生物群的变化有利于龋齿发生，头颈部区域的66～72.2Gy（戈瑞）的辐射剂量与龋齿和根尖周炎的高患病率相关[103]。

但是，如果既往没有龋病和牙髓感染，系统性疾病风险因素与根尖周炎的发生率或持续性之间没有明确的直接因果关系。

根尖周炎的病损愈合

非手术根管治疗后根尖周炎的愈合

了解病损愈合与了解疾病的发病机制同样重要，因为令人满意的病损愈合是治疗的最终目标。如果我们能够了解根尖周病变愈合的机制，我们可以设计治疗方法，最大限度地发挥伤口愈合的有利条件，例如非手术根管治疗中根管系统的有效消毒、通过药物控制根尖周炎症或在牙髓外科治疗中将生长因子引入骨移植物中（见第12章和第21章）。

愈合伴随炎症一同开始。当通过非手术牙髓治疗或牙髓外科治疗消除根管系统或根尖周组织中的刺激物（微生物和非微生物）时，由于炎症细胞的减少，在根尖周组织中不再产生炎症介质。已经存在的炎症介质被身体的调控机制灭活，以防止炎症反应不受控制。这个过程先于创口愈合。虽然已经了解有关炎症发生的大量信息，但在消除刺激物后如何关闭炎症系统我们知之甚少。宿主抗炎调控机制的实例有：（1）酶解炎症活化因子；（2）炎症介质的天然抑制剂（阿片类药物、生长抑素、糖皮质激素）；（3）细胞内环AMP（adenosine monophosphate，腺苷一磷酸）和环GMP（guanosine monophosphate，鸟苷一磷酸）的相对平衡；（4）组胺的消炎作用；（5）补体系统的抑制剂[287]；（6）抗炎细胞因子，如IL-4、IL-10、IL-13和TGF-β[93,193]。此外，炎症的主要诱导细胞中性粒细胞会凋亡[89]，病变愈合的主要细胞巨噬细胞也会分泌抗炎分子，例如脂氧素、消散素和保护素[137,165,193]。

病损愈合过程受多种因素的严格调控，包括细胞间的相互作用、细胞与细胞外基质相互作用、细胞表面受体以及各种细胞因子、生长因子和神经肽的时空表达与细胞凋亡（表15-3）[29,86,89,257,302]。所有这些细胞和体液因子以拮抗或协同方式同时发挥作用，并且在病损愈合期间精确地协调。这导致高度有序的反应，可以再生原来的组织结构。病损愈合似乎是一个程序

化的事件。从动物研究中获得了许多关于根尖周炎发病机制的信息[75,119,281]。虽然在一些动物实验和人体研究中发现非手术根管治疗与牙髓外科手术后根尖周炎愈合[12,145,146]，但是尚未有报道关于根尖周囊肿非手术根管治疗后愈合的研究。

非手术根管治疗后根尖周炎病变的预后遵循体内其他部位结缔组织创口愈合的一般原则，形成纤维血管肉芽组织，通过活化的巨噬细胞去除坏死组织和死细菌，最后修复或再生受损组织。根尖周炎病变的愈合主要通过再生和一定程度的纤维化来实现。牙槽骨中的成骨细胞和骨髓间充质干细胞以及牙周膜中的多能干细胞参与根尖周炎愈合[233]。在根尖周炎症愈合期间，许多不需要的增生细胞（如内皮细胞、成纤维细胞、上皮细胞）发生凋亡而被去除[60,86,89]，细胞外基质也通过金属蛋白酶重塑。诸如广泛纤维化的病理过程不常发生，并且受损的根尖周组织可以通过再生恢复其大部分原始结构。

表15-3

病损愈合中重要的生长因子和细胞因子		
细胞因子	主要来源	靶细胞和主要作用
EGF	巨噬细胞、血小板、成纤维细胞	上皮细胞、成纤维细胞、内皮细胞
FGF	巨噬细胞、内皮细胞	内皮细胞（血管生成）、间充质细胞
TGF-α	巨噬细胞、血小板、角化细胞	血管生成、成纤维细胞
TGF-β	巨噬细胞、血小板	与EGF相似
PDGF	巨噬细胞、血小板、内皮细胞	巨噬细胞趋化因子、成纤维细胞
VEGF	巨噬细胞、上皮细胞	血管生成
IGF	成纤维细胞、上皮细胞	肉芽组织形成、表皮新生
CSF	多种细胞	巨噬细胞、肉芽组织形成
SP, CGRP	感觉神经	内皮细胞、成纤维细胞、角化细胞

CGRP，降钙素基因相关肽；CSF，集落刺激因子；EGF，表皮生长因子；FGF，成纤维细胞生长因子；IGF，胰岛素样生长因子；PDGF，血小板衍生生长因子；TGF，转化生长因子；VEGF，血管内皮细胞生长因子。（摘自 Majno G, Joris I: Cell, tissues, and disease, ed 2, Oxford, 2004, Oxford University Press; Slauson DO, Cooper BJ: Mechanisms of disease, ed 3, St Louis, 2002, Mosby; Werner S, Grose R: Regulation of wound healing by growth factors and cyto-kines, *Physiol Rev* 83:835, 2003）

非手术根管治疗后根尖周病变愈合过程中牙槽骨、牙骨质和牙周膜之间的时空关系无法明确界定。不过，许多时候创口愈合似乎重现了受损组织或器官的胚胎形态发生过程。非手术根管治疗后的根尖周病变愈合过程可能类似于牙周治疗中引导组织再生后的病变愈合：再生新牙骨质、新牙槽骨和新牙周膜[67,285]。牙周病中的非手术根管治疗和引导组织再生治疗都旨在去除刺激物，提供有利的微环境，分别利于根尖周炎和边缘性牙周炎受损的牙周组织再生。

在根尖周病变愈合期间，来自相邻牙根表面的活跃牙周膜细胞增殖，覆盖在牙周膜被根尖周炎破坏并被巨噬细胞清除的牙根表面。在牙齿发育过程中，牙囊中的外间充质干细胞分化为成牙骨质细胞需要Hertwig上皮根鞘分泌的蛋白（即釉质基质蛋白）[251]。成熟牙齿中没有Hertwig上皮根鞘的细胞[192,230]。

然而，成熟牙齿中牙骨质吸收后，留存的牙骨质细胞外基质和生长因子（即IGF-1、FGFs、EGF、BMP、TGF-β、PDGF）能够诱导牙周膜中多能干细胞的增殖、迁移、附着和分化。多能干细胞分化为成牙骨质样细胞，并在牙周膜剥脱的根面产生牙骨质样组织[88,233]。这类似于在直接盖髓过程中通过牙髓干细胞形成修复性牙本质，其中生长因子如TGF-β从牙本质基质结合位点释放出来[191,217,289]。单纯累及牙骨质或同时累及牙骨质和牙本质的牙根吸收只能通过牙骨质样组织修复，因为牙周膜的多能干细胞不能分化为形成牙本质的成牙本质细胞[233]。

骨骼受损时具有很强的再生能力。在根尖周骨破坏愈合过程中，间质细胞、成骨细胞、血小板和骨基质释放的TGF-β、BMPs、IGFs、PDGF、VEGF和细胞因子，刺激骨内膜表面的骨前体细胞或间充质细胞增殖分化为成骨细胞并产生骨基质[6,161]。当一侧皮质骨板（颊侧或舌、腭侧）被破坏时，TGF-β、BMP、IGF、PDGF和VEGF刺激口腔黏膜下、骨膜内层的骨前体细胞增殖、分化为成骨细胞，产生骨基质[126,161]。如果颊侧和舌、腭侧皮质骨板被根尖周炎大面积破坏，由于口腔黏膜下的骨膜被大量破坏，病变可能由纤维瘢痕组织修复[12]。因此，推荐使用骨膜屏障和骨粉移植引导组织再生，以防止成纤维细胞从骨膜或黏膜下层向内长入骨缺损区，并且必要时行根尖周手术可增强根尖周病变愈合[54-55]。在根尖周病变愈合过程中，过度的瘢痕组织形成的细胞和分子机制尚不完全清楚。生长因子、细胞因子可能在调节成纤维细胞基因

表达和过度瘢痕组织形成中起重要作用[288]。

新生的牙周膜最终将改建为成熟的牙周膜，胶原纤维（Sharpey's纤维）一端埋入新生牙骨质中，另一端埋入新生牙槽骨中。由此，受损的根尖周组织、牙骨质、牙周膜和牙槽骨得到再生。

牙髓外科治疗后根尖周炎的愈合

非手术牙髓治疗和牙髓外科治疗后根尖周病变愈合的机制相似，但牙髓外科手术后根尖周病变愈合速度比非手术牙髓治疗更快[138]。在牙髓外科治疗中，临床医生去除根尖周病变的刺激物，如坏死细胞、组织碎片和细菌，这被称为外科清创术[157,165]。相反，在非手术牙髓治疗中，活化的巨噬细胞杀灭细菌并清除根尖周病变，这被称为生物清创术[165]。外科清创非常有效，当然也很快，而生物清创需要时间。但是，牙髓外科手术更具侵入性。此外，在牙髓外科中适应证的选择比在非手术牙髓治疗中更重要。非手术牙髓治疗和牙髓外科治疗之间的显著差异在于非手术牙髓治疗的目的是从根管系统中去除主要的病原微生物，而牙髓外科治疗的目标通常是通过牙根末端充填将病原微生物封闭在根管系统内（见第21章）。

根尖周囊肿在非手术牙髓治疗后可以消除吗？

基于组织学和细胞生物学的研究，未发现根尖周真性囊肿与袋状囊肿不同。有人提出，根据分子细胞生物学细胞凋亡或程序化细胞死亡的机制，根尖周袋状囊肿可能在非手术根管治疗后消除[158]。相反，由于根尖真性囊肿是独立病变，所以在非手术根管治疗后，不太可能愈合[185]。在组织学上，炎症细胞浸润常出现于根尖真性囊肿的衬里上皮或纤维结缔组织囊壁中[185,214-215]。这表明在根管系统、根尖周组织或囊腔中，持续存在刺激物（如细菌），导致炎症细胞浸润衬里上皮或纤维囊壁[186,214-215]。目前尚不清楚根尖真性囊肿的上皮细胞是否能够作为自分泌细胞，分泌生长因子维持自身存活。重要的是要认识到根尖真性囊肿与牙源性角化囊肿完全不同，角化囊肿是一种可以自我维持的肿瘤性病变。在生物学上，根尖周真性囊肿的增生性上皮细胞不可能突然转变成能自我维持的肿瘤细胞。感染引起的任何疾病都应该能够在去除其病原刺激物后消除，除非刺激物本身是肿瘤诱导剂或致癌物质，如某些病毒和人类恶性肿瘤[165,294]。从发病机制、组织学和分子细胞生物学角度来看，根尖周真性

囊肿与袋状囊肿相似。因此，如果根管感染得到有效控制，那么类似于袋状囊肿的根尖周真性囊肿可能通过细胞凋亡机制在非手术根管治疗后消除[158]。这种预测与目前观察到的非手术根管治疗后高愈合率相符。

在根尖周囊肿中，囊肿必须先消除，根尖周组织才能恢复到原始结构。目前尚不清楚在非手术根管治疗后，哪种基质作为内皮细胞、成纤维细胞和成骨细胞的支架，使这些细胞迁移到囊肿消退的腔中。非手术根管治疗后根尖周囊肿完全消退有几种可能原因。根尖周囊肿的消退和骨再生同时发生；或者在根尖周囊肿消退期间，由于细胞凋亡，部分衬里上皮崩解。与基质金属蛋白酶降解基底层一起作用，可以使纤维囊壁长入根尖周囊肿的囊腔中。最终，衬里上皮完全消除或成为残留在牙周膜中的上皮剩余。

总之，对囊肿形成和愈合机制的了解具有重要的临床意义，还需要更多的研究来了解根尖周囊肿消除的复杂机制，无论是袋状还是真性囊肿。

牙髓治疗后影响根尖周病变愈合的因素

局部和全身因素可能影响根尖周病变愈合。感染会使愈合复杂化并阻碍愈合，异物会损害愈合[187,313]，营养也会影响愈合[305]。据报道，糖尿病可降低根管治疗后根尖周炎病损愈合率[74]。非特异性免疫反应受损和血管系统疾病似乎会显著影响非手术根管治疗根尖周炎的成功率[166]。但是，免疫功能低下的患者，如HIV患者，与对照组健康人相比，对非手术牙髓治疗的反应无差别[49,82,207]。虽然吸烟未被证实与根尖周炎的发病率增加和非手术根管治疗的预后有关[23,63]，但吸烟可能会增加根尖手术的并发症，如疼痛和肿胀[80]。

接受颌骨放疗和双膦酸盐治疗的患者有发生颌骨坏死的风险[212,216,306]，因此建议对这些患者进行非手术根管治疗[121,152]。但是，对于牙髓外科手术，强烈推荐使用美国口腔颌面外科学会制定的关于双膦酸盐相关颌骨坏死的治疗指南[8]。对于口服双膦酸盐不足3年且没有临床风险的无症状患者，牙髓外科手术并不是禁忌[8]。不过，应咨询患者的医生。对于接受静脉注射双膦酸盐的患者，应避免任何类型的外科手术[8]。为了预防骨坏死的并发症，如果患者要接受颌骨放疗或双膦酸盐治疗，应在开始放疗或双膦酸盐治疗之前完成非手术牙髓治疗或牙髓外科治疗[8]。

参考文献

[1] Abbas AK, Lichtman AH, Pober JS: *Cellular and molecular immunology*, Philadelphia, 2007, Saunders.

[2] Abous-Rass M, Bogen G: Microorganisms in closed periapical lesions, *Int Endod J* 31:39, 1998.

[3] Akamine A, Hashiguchi I, Toriya Y, Maeda K: Immunohistochemical examination of the localization of macrophages and plasma cells in induced rat's periapical lesions, *Endod Dent Traumatol* 10:121, 1994.

[4] Akira S, Takeda K, Kaisho T: Toll-like receptors: critical proteins linking innate and acquired immunity, *Nature Immunol* 2:675, 2001.

[5] Akira S, Uematsu S, Takeuchi O: Pathogen recognition and innate immunity, *Cell* 124:783, 2006.

[6] Al-Aql ZS, Alagl AS, Graves DT, et al: Molecular mechanisms controlling bone formation during fracture healing and distraction osteogenesis, *J Dent Res* 87:107, 2008.

[7] Amaya MP, Criado L, Blanco B, et al: Polymorphisms of pro-inflammatory cytokine genes and the risk for acute suppurative or chronic nonsuppurative apical periodontitis in a Colombian population, *Int Endod J* 46:71, 2013.

[8] American Association of Oral and Maxillofacial Surgeons: *Position paper on bisphosphonate-related osteonecrosis of the jaws*. Rosemont, IL, 2006, AAOMS Board of Trustees, September.

[9] American Dental Association: *1990 survey of dental services rendered*. Chicago, 1994, American Dental Association.

[10] Andreasen FM: Transient apical breakdown and its relation to color and sensitivity changes after luxation injuries to teeth, *Endod Dent Traumatol* 2:9, 1986.

[11] Andreasen JO, Andreasen FM: *Textbook and color atlas of traumatic injuries to the teeth*, ed 3, Copenhagen, 1994, Munksgaard.

[12] Andreasen JO, Rud J: Modes of healing histologically after endodontic surgery in 70 cases, *Int Oral Surg* 1:148, 1972.

[13] Andrews CH, England MC, Kemp WB: Sickle cell anemia: an etiological factor in pulp necrosis, *J Endod* 9:249, 1986.

[14] Armitage GC: Periodontal diagnoses and classification of periodontal disease, *Periodontology 2000* 34:9, 2004.

[15] Babior BM: The respiratory burst of phagocytes, *J Clin Invest* 73:599, 1984.

[16] Baron R: Molecular mechanisms of bone resorption by the osteoclasts, *Anat Rec* 224:317, 1989.

[17] Barthel CR, Zimmer S, Trope M: Relationship of radiologic and histologic signs of inflammation in human root-filled teeth, *J Endod* 30:75, 2004.

[18] Bartkiewicz M, Hernando N, Reddy SV, et al: Characterization of the osteoclast vacuolar H+-ATPase B-subunit. *Gene* 160:157, 1995.

[19] Baumgartner JC, Heggers JP, Harrison JW: The incidence of bacteremias related to endodontic procedures. I. Non-surgical endodontics, *J Endod* 2:135, 1976.

[20] Bender IB: Factors influencing the radiographic appearance of bone lesions, *J Endod* 8:161, 1982.

[21] Bender IB, Bender AB: Diabetes mellitus and the dental pulp, *J Endod* 29:383, 2003.

[22] Bender IB, Seltzer S: Roentgenographic and direct observation of experimental lesions in bone: 1, *J Am Dent Assoc* 62:152, 1961.

[23] Bergstrom J, Babcan J, Eliasson S: Tobacco smoking and dental periapical condition, *Eur J Oral Sci* 112:115, 2004.

[24] Bezerra MC, Carvalho JF, Prokopowitsch AS, Pereira RM: RANK, RANKL and osteoprotegerin in arthritic bone loss, *Braz J Med Biol Res* 38:161, 2005.

[25] Birek C, Heersche JN, Jez D, Brunette DM: Secretion of a bone resorbing factor by epithelial cells cultured from porcine rests of Malassez, *J Periodontal Res* 18:75, 1983.

[26] Birklein F, Schmelz M: Neuropeptides, neurogenic inflammation and complex regional pain syndrome (CRPS), *Neurosci Lett* 437:199, 2008.

[27] Block RM, Bushell A, Rodrigues H, Langeland K: A histopathologic, histobacteriologic, and radiographic study of periapical endodontic surgical specimens, *Oral Surg Oral Med Oral Pathol* 42:656, 1976.

[28] Boyle WJ, Simonet WS, Lacey DL: Osteoclast differentiation and activation, *Nature* 423:337, 2003.

[29] Brian SD: Sensory peptides: their role in inflammation and wound healing, *Immunopharmacology* 37:133, 1997.

[30] Brinkmann V, Zychlinsky A: Beneficial suicide: why neutrophils die to make NETs, *Nat Rev Microbiol* 5:577, 2007.

[31] Britto LR, Katz J, Guelmann M, Heft M: Periradicular radiographic assessment in diabetic and control individuals, *Oral Surg Oral Med Oral Pathol Oral Radiol Endod* 96:449, 2003.

[32] Brook I, Fraizier EH, Gher ME: Aerobic and anaerobic microbiology of periapical abscess, *Oral Microbiol Immunol* 6:123, 1991.

[33] Browne RM: The origin of cholesterol in odontogenic cysts in man, *Arch Oral Biol* 16:107, 1971.

[34] Brownless M: The pathobiology of diabetes

complications: a unifying mechanism, *Diabetes* 54:1615, 2005.

[35] Brunette DM: Cholera toxin and dibutyl cyclic-AMP stimulate the growth of epithelial cells derived from epithelial cell rests from porcine periodontal ligament, *Arch Oral Biol* 29:303, 1984.

[36] Brynolf I: A histological and roentgenological study of the periapical region of human upper incisors, *Odontol Rev* 18(suppl 11):1, 1967.

[37] Burd PR, Rogers HW, Gordon JR, et al: Interleukin 3-dependent and -independent mast cells stimulated with IgE and antigen express multiple cytokines, *J Exp Med* 170:245, 1989.

[38] Byers MR, Narhi MVO: Dental injury models: experimental tools for understanding neuroinflammatory nociceptor functions, *Crit Rev Oral Biol* 10:4, 1999.

[39] Byers MR, Taylor PE, Khayat BG, Kimberly CL: Effects of injury and inflammation on the pulp and periapical nerves, *J Endod* 16:78, 1990.

[40] Canalis E, McCarthy TL, Centrella M: Growth factors and cytokines in bone cell metabolism, *Annu Rev Med* 42:17, 1991.

[41] Caplan DJ, Chasen JB, Krall EA, et al: Lesions of endodontic origin and risk of coronary heart disease, *J Dent Res* 85:996, 2006.

[42] Cargill M, Altshuler D, Ireland J, et al: Characterization of single-nucleotide polymorphisms in coding regions of human genes, *Nat Genet* 22:231, 1999.

[43] Caviedes-Bucheli J, Muñoz HR, Azuero-Holguín MM, Ulate E: Neuropeptides in dental pulp: the silent protagonists, *J Endodon* 34:773, 2008.

[44] Cawson RA, Everson JW: *Oral pathology and diagnosis*, Philadelphia, 1987, Saunders.

[45] Chai L, Song YQ, Zee KY, Leung WK: SNPs of Fc-gamma receptor genes and chronic periodontitis, *J Dent Res* 89:705, 2010.

[46] Chedid M, Rubin JS, Csaky KG, Aaronson SA: Regulation of keratinocyte growth factor gene expression by interleukin 1, *J Biol Chem* 269:10753, 1994.

[47] Cochran DL, Wozney JM: Biological mediators for periodontal regeneration, *Periodontol 2000* 19:40, 1999.

[48] Cook DN, Pisetsky DS, Schwartz DA: Toll-like receptors in the pathogenesis of human disease, *Nat Immunol* 5:975, 2004.

[49] Cooper H: Root canal treatment in patients with HIV infection, *Int Endod J* 26:369, 1993.

[50] Cortesini R, LeMaoult J, Ciubotariu R, Cortesini NS: CD8+CD28- T suppressor cells and the induction of antigen-specific, antigen-presenting cell-mediated suppression of T$_H$ reactivity, *Immunol Rev* 182:201, 2001.

[51] Costerton JW, Geesey GG, Chen KJ: How bacteria stick, *Sci Am* 238:86, 1978.

[52] Cymerman JJ, Cymerman DH, Walters I, Nevins AJ: Human T lymphocyte subpopulations in chronic periapical lesions, *J Endod* 10:9, 1984.

[53] Dahlen G, Magnusson BC, Moller A: Histological and histochemical study of the influence of lipopolysaccharide extracted from *Fusobacterium nucleatum* on the periapical tissues in the monkey Macaca fascicularis, *Arch Oral Biol* 26:591, 1981.

[54] Dahlin C, Gottlow J, Linde A, Nyman S: Healing of maxillary and mandibular bone defects using a membrane technique: an experimental study in monkeys, *Scand J Plast Reconstr Hand Surg* 24:13, 1990.

[55] Dahlin C, Linde A, Gottlow J, Nyman S: Healing of bone defects by guided tissue regeneration, *Plast Reconstr Surg* 81:672, 1988.

[56] Damoiseaux J: Regulatory T cells: back to the future, *Neth J Med* 64:4, 2006.

[57] de Sa AR, Moreira PR, Xavier GM, et al: Association of CD14, IL1B, IL6, IL10 and TNFA functional gene polymorphisms with symptomatic dental abscesses, *Int Endod J* 40:563, 2007.

[58] Debelian GJ, Olsen I, Transtad L: Systemic diseases caused by oral microorganisms, *Endod Dent Traumatol* 10:5, 1994.

[59] Debelian GJ, Olsen I, Transtad L: Bacteremia in conjunction with endodontic therapy, *Endod Dent Traumatol* 11:142, 1995.

[60] Desmouliere A, Redard M, Darby I, Gabbiani G: Apoptosis mediates the decrease in cellularity during the transition between granulation tissue and scar, *Am J Pathol* 146:56, 1995.

[61] Dickerson C, Undem B, Bullock B, Winchurch RA: Neuropeptides regulation of proinflammatory cytokine responses, *J Leukocyte Biol* 63:602, 1998.

[62] Diehl SR, Wang Y, Brooks CN, et al: Linkage disequilibrium of interleukin-1 genetic polymorphisms with early-onset periodontitis, *J Periodontol* 70:418, 1999.

[63] Duncan HF, Pitt Ford TR: The potential association between smoking and endodontic disease, *Int Endo J* 39:843, 2006.

[64] Dwyer TG, Torabinejad M: Radiographic and histologic evaluation of the effect of endotoxin on the periapical tissues of the cat, *J Endod* 7:31, 1980.

[65] Dziak R: Biochemical and molecular mediators of bone metabolism, *J Periodontol* 64:407, 1993.

[66] Echchannaoui H, Frei K, Schnell C, et al: Toll-like receptor 2-deficient mice are highly susceptible to *Streptococcus pneumoniae* meningitis because of reduced bacterial clearing and enhanced inflammation, *J Infect Dis* 186:798, 2002.

[67] Egelberg J: Regeneration and repair of periodontal tissues, *J Periodontal Res* 22:233, 1987.

[68] Ehrmann EH: Focal infection: the endodontic point of view, *Oral Surg Oral Med Oral Pathol* 44:628, 1977.

[69] Eliasson S, Halvarson C, Ljunheimer C: Periapical condensing osteitis and endodontic treatment, *Oral Surg Oral Med Oral Pathol* 57:195, 1984.

[70] Eriksen HM, Bjertness E: Prevalence of apical periodontitis and results of endodontic treatment in middle-aged adults in Norway, *Dent Traumatol* 7:1, 1991.

[71] Figdor D: Apical periodontitis: a very prevalent problem, *Oral Surg Oral Med Oral Pathol Oral Radiol Endod* 94:65, 2002.

[72] Formigli L, Orlandini SZ, Tonelli P, et al: Osteolytic processes in human radicular cysts: morphological and biochemical results, *J Oral Pathol Med* 24:216, 1995.

[73] Fouad AF, Barry J, Russo J, et al: Periapical lesion progression with controlled microbial inoculation in a type I diabetic mouse model, *J Endod* 28:8, 2002.

[74] Fouad AF, Burleson J: The effect of diabetes mellitus on endodontic treatment outcome: data from an electronic patient record, *J Am Dent Assoc* 134:43, 2003.

[75] Fouad AF, Walton RE, Rittman BR: Induced periapical lesions in ferret canines: histological and radiographic evaluation, *Dent Traumatol* 8:56, 1992.

[76] Friedman S: Considerations and concepts of case selection in the management of post-treatment endodontic disease (treatment failure), *Endod Topics* 1:54, 2002.

[77] Fuchs TA, Abed U, Goosmann C, et al: Novel cell death program leads to neutrophil extracellular traps, *J Cell Biol* 176:231, 2007.

[78] Gao Z, Falitz CM, Mackenzie IC: Expression of keratinocyte growth factor in periapical lesions, *J Dent Res* 75:1658, 1996.

[79] Gao Z, Mackenzie IC, Rittman BR, et al: Immunocytochemical examination of immune cells in periapical granulomas and odontogenic cysts, *J Oral Pathol* 17:84, 1988.

[80] Garcia B, Penerrocha M, Marti E, et al: Pain and swelling after periapical surgery related to oral hygiene and smoking, *Oral Surg Oral Med Oral Pathol Oral Radiol Endod* 104:271, 2007.

[81] Giachelli CM, Steitz S: Osteopontin: a versatile regulator of inflammation and biomineralization, *Matrix Biol* 19:615, 2000.

[82] Glick M, Abel SN, Muzyka BC, DeLorenzo M: Dental complications after treating patients with AIDS, *J Am Dent Assoc* 125:296, 1994.

[83] Gonzalez-Rey E, Chorny A, Delgado M: Regulation of immune tolerance by anti-inflammatory neuropeptides, *Nat Rev Immunol* 7:52, 2007.

[84] Gore EA, Sanders JJ, Pandey JP, et al: Interleukin-1beta+3953 allele 2: association with disease status in adult periodontitis, *J Clin Periodontol* 25:781, 1998.

[85] Green TL, Walton RE, Taylor JK, Merrell P: Radiographic and histologic findings of root canal treated teeth in cadaver, *Oral Surg Oral Med Oral Pathol Oral Radiol Endod* 83:707, 1997.

[86] Greenhalgh DG: The role of apoptosis in wound healing, *Int J Biochem Cell Biol* 30:1019, 1998.

[87] Grossman RM, Kreuger J, Yourish D, et al: Interleukin-6 is expressed in high levels in psoriatic skin and stimulates proliferation of cultured human keratinocyte, *Proc Nat Acad Sci U S A* 86:6367, 1989.

[88] Grzesik WJ, Narayanan AS: Cementum and periodontal wound healing and regeneration, *Crit Rev Oral Biol Med* 13:474, 2002.

[89] Haanen C, Vermes IV: Apoptosis and inflammation, *Mediators Inflamm* 4:5, 1995.

[90] Haapasalo M, Ranta K, Ranta H: Mixed anaerobic periapical infection with sinus tract, *Endod Dent Traumatol* 3:83, 1987.

[91] Hahn C-L, Liewehr FR: Innate immune responses of the dental pulp to caries, *J Endod* 33:643, 2007.

[92] Hammarstrom L, Lindskog S: General morphological aspects of resorption of teeth and alveolar bone, *Int Endod J* 18:93, 1985.

[93] Hanada T, Yoshimura A: Regulation of cytokine signaling and inflammation, *Cytokine Growth Factor Rev* 13:413, 2002.

[94] Hancock HH III, Sigurdsson A, Trope M, Moiseiwitsch J: Bacteria isolated after unsuccessful endodontic treatment in a North American population, *Oral Surg Oral Med Oral Pathol Oral Radiol Endod* 91:579, 2001.

[95] Happonen RP: Periapical actinomycosis: a follow-up study of 16 surgically treated cases, *Endod Dent Traumatol* 2:205, 1986.

[96] Hargreaves KM, Goodis HE: *Dental pulp*, Chicago, 2002, Quintessence.

[97] Hargreaves KM, Swift JQ, Roszkowski MT, et al: Pharmacology of peripheral neuropeptide and inflammatory mediator release, *Oral Surg Oral Med Oral Pathol* 78:503, 1994.

[98] Hart TC, Kornman KS: Genetic factors in the pathogenesis of periodontitis, *Periodontol 2000* 14:202, 1997.

[99] Hauman CHJ, Love RM: Biocompatibility of dental materials used in contemporary endodontic therapy: a review. Part 2. Root-canal filling materials, *Int Endod J* 36:147, 2003.

[100] Hebble PR, Vercellotti GM, Nath KA: A systems biology consideration of the vasculopathy of the sickle cell anemia: the need for multi-modality chemo-prophylaxis, *Cardiovasc Hematol Disord Drug Targets* 9:271, 2009.

[101] Hirsh BC, Johnson WC: Concepts of granulomatous inflammation, *Int J Dermatol* 23:90, 1984.

[102] Hirvonen T, Hippi P, Narhi M: The effect of an opioid antagonist and somatostatin antagonist on the nerve function in normal and inflamed dental pulps, *J Dent Res* 77:1329, 1998.

[103] Hommez GG, De Meerkeer GO, De Neve WJ, De Meer RJG: Effect of radiation dose on the prevalence of apical periodontitis: a dosimetric analysis, *Clin Oral Invest* 16:1543, 2012.

[104] Hong CHL, Napenas JJ, Hodgson BD, et al, editors: A systematic review of dental disease in patients undergoing cancer therapy, *Support Care Cancer* 18:1007, 2010.

[105] Hou L, Sasakj H, Stashenko P: B-Cell deficiency predisposes mice to disseminating anaerobic infections: protection by passive antibody transfer, *Infect Immun*

68:5645, 2000.

[106] Hou L, Sasaki H, Stashenko P: Toll-like receptor 4-deficient mice have reduced bone destruction following mixed anaerobic infection, *Infect Immun* 68:4681, 2000.

[107] Hou L, Wang X: PKC and PKA, but not PKG mediate LPS-induced CGRP release and (Ca²⁺)ᵢ elevation in DRG neurons of neonatal rats, *J Neurosci Res* 66:592, 2001.

[108] Hunter W: Oral sepsis as a cause of disease, *Br Med J* 2:215, 1900.

[109] Huumonen S, Orstavik D: Radiological aspects of apical periodontitis, *Endod Topics* 1:3, 2002.

[110] Ingle J, Bakland L, Baugartner C: *Ingle's endodontics*, ed 6, Hamilton, 2008, BC Decker.

[111] Irwin CR, Schor SL, Ferguson NW: Expression of EGF-receptor on epithelial and stromal cells of normal and inflamed gingiva, *J Periodont Res* 26:388, 1991.

[112] Isaka J, Ohazama A, Kobayashi M, et al: Participation of periodontal ligament cells with regeneration of alveolar bone, *J Periodontol* 72:314, 2001.

[113] Iwama A, Nishigaki N, Nakamura K, et al: The effect of high sugar intake on the development of periradicular lesions in rats with type 2 diabetes, *J Dent Res* 82:322, 2003.

[114] Iwu C, MacFarlane TW, MacKenzie D, Stenhouse D: The microbiology of periapical granulomas, *Oral Surg Oral Med Oral Pathol* 69:502, 1990.

[115] Janeway CA, Medzhitov R: Innate immune recognition, *Annu Rev Immunol* 20:197, 2002.

[116] Janeway CA, Travers P, Walport M, Shlomchik MJ: *Immunobiology: the immune system in health and disease*, ed 6, New York, 2005, Garland Science.

[117] Jimenez-Pinzon A, Segura-Egea JJ, Poyato-Ferrera M, et al: Prevalence of apical periodontitis and frequency of root-filled teeth in an adult Spanish population, *Int Endod J* 37:167, 2004.

[118] Johnson GM, Lee DA, Regelmann WE, et al: Interference with granulocyte function by Staphylococcus epidermidis slime, *Infect Immun* 54:13, 1986.

[119] Kakehashi S, Stanley H, Fitzgerald R: The effect of surgical exposures of dental pulps in germ-free and conventional laboratory rats, *Oral Surg Oral Med Oral Pathol* 20:340, 1965.

[120] Kaneko T, Okiji T, Kan L, et al: Ultrastructural analysis of MHC class II molecule-expressing cells in experimentally induced periapical lesions in the rat, *J Endod* 27:337, 2001.

[121] Katz H: Endodontic implications of bisphosphonate-associated osteonecrosis of the jaws: a report of three cases, *J Endod* 31:831, 2005.

[122] Kawashima N, Okiji T, Kosaka T, Suda H: Kinetics of macrophages and lymphoid cells during the development of experimentally induced periapical lesions in rat molars, *J Endod* 22:311, 1996.

[123] Kaya AD, Aktener BO, Unsal P: Pulp necrosis with sickle cell anemia, *Int Endod J* 37:602, 2004.

[124] Kayaoglu G, Orstavik D: Virulence factors of *Enterococcus faecalis*: relationship to endodontic disease, *Crit Rev Oral Biol Med* 15:308, 2004.

[125] Khan AA, Hargreaves KM: Dental pain. In Trup JC, Sommer C, Hugger A, editors: *The puzzle of orofacial pain*, Basel, 2007, Karger.

[126] Kierszenbaum AL: *Histology and cell biology*, St. Louis, 2002, Mosby.

[127] Kim J, Amar S: Periodontal disease and systematic conditions: a bidirectional relationship, *Odontology* 94:10, 2006.

[128] Kimberly CL, Byers MR: Inflammation of rat molar pulp and periodontium causes increased calcitonin gene-related peptide and axonal sprouting, *Ant Rec* 222:289, 1988.

[129] Kobayashi T, Westerdaal NA, Miyazaki A, et al: Relevance of immunoglobulin G Fc receptor polymorphism to recurrence of adult periodontitis in Japanese patients, *Infect Immun* 65:3556, 1997.

[130] Kobayashi T, Yamamoto K, Sugita N, et al: The Fc gamma receptor genotype as a severity factor for chronic periodontitis in Japanese patients, *J Periodontol* 72:1324, 2001.

[131] Kohsaka T, Kumazawa M, Yamasaki M, Nakamura H: Periapical lesions in rats with streptozotocin-induced diabetes, *J Endod* 22:418, 1996.

[132] Kopp W, Schwarting R: Differentiation of T lymphocyte subpopulations, macrophages, and HLA-DR-restricted cells of apical granulation tissue, *J Endod* 15:72, 1989.

[133] Koppang HS, Koppang R, Solheim T, et al: Cellulose fibers from endodontic paper points as an etiological factor in postendodntic periapical granulomas and cysts, *J Endod* 15:369, 1989.

[134] Kornman KS, Crane A, Wang HY, et al: The interleukin-1 genotype as a severity factor in adult periodontal disease, *J Clin Periodontol* 24:72, 1997.

[135] Kovacevic M, Tamarut T, Jonjic N, et al: The transition from pulpitis to periapical periodontitis in dog's teeth, *Aust Endod J* 34:12, 2008.

[136] Kramer IR, Pindberg JJ, Shear M: *WHO histological typing of odontogenic tumors*, ed 2, Geneva, 1992, Springer Verlag.

[137] Kumar V, Abbas AK, Fausto N, et al, editors: *Robbins and Cotran pathologic basis of disease*, ed 8, Philadelphia, 2010, Saunders.

[138] Kvist T, Reit C: Results of endodontic retreatment: a randomized clinical study comparing surgical and nonsurgical procedures, *J Endod* 25:814, 1999.

[139] Langeland K, Block RM, Grossman Ll: A histopathological and histobacteriologic study of 35 periapical endodontic surgical specimens, *J Endod* 3:8, 1977.

[140] Langeland K, Rodrigues H, Dowden W: Periodontal disease, bacteria and pulpal histopathology, *Oral Surg Oral Med Oral Pathol* 37:257, 1974.

[141] Lalonde ER: A new rationale for the management of periapical granulomas and cysts: an evaluation of histopathological and radiographic findings, *J Am Dent Assoc* 80:1056, 1970.

[142] Laskin DM: Anatomic considerations in diagnosis and treatment of odontogenic infections, *J Am Dent Assoc* 69:308, 1964.

[143] Laux M, Abbott PV, Pajarola G, Nair PNR: Apical inflammatory root resorption: a correlative radiographic and histological assessment, *Int Endod J* 33:483, 2000.

[144] Lekic P, Rojas J, Birek C, et al: Phenotypic comparison of periodontal ligament cells in vivo and in vitro, *J Periodontal Res* 36:71, 2001.

[145] Leonardo MR, Hemandez MEFT, Silva LAB, Tanomaru-Filho M: Effect of a calcium hydroxide-based root canal dressing on periapical repair in dogs: a histological study, *Oral Surg Oral Med Oral Pathol Oral Radiol Endod* 102:680, 2006.

[146] Leonardo MR, Silva LAB, Utrilla LS, et al: Calcium hydroxide root canal sealers—histologic evaluation of apical and periapical repair after endodontic treatment, *J Endod* 23:232, 1997.

[147] Lerner UH: Inflammation-induced bone remodeling in periodontal disease and the influence of post-menopausal osteoporosis, *J Dent Res* 85:596, 2006.

[148] Ley K: Molecular mechanisms of leukocyte recruitment in the inflammatory process, *Cardiovasc Res* 32:733, 1996.

[149] Li H, Chen V, Chen Y, et al: Herpesviruses in endodontic pathosis: association of Epstein-Barr virus with irreversible pulpitis and apical periodontitis, *J Endod* 35:23, 2009.

[150] Li QY, Zhao HS, Meng HX, et al: Association analysis between interleukin-1 family polymorphisms and generalized aggressive periodontitis in a Chinese population, *J Periodontol* 75:1627, 2004.

[151] Liapatas S, Nakou M, Rontogianni D: Inflammatory infiltrate of chronic periradicular lesions: an immunohistochemical study, *Int Endod J* 36:464, 2003.

[152] Lilly JP, Cox D, Arcuri M, Krell KV: An evaluation of root canal treatment in patients who have received irradiation to the mandible and maxilla, *Oral Surg Oral Med Oral Pathol Oral Radiol Endod* 86:224, 1998.

[153] Lin L, Langeland K: Innervation of inflammatory periapical lesions, *Oral Surg Oral Med Oral Pathol* 51:535, 1981.

[154] Lin L, Langeland K: Light and electron microscopic study of teeth with carious pulp exposures, *Oral Surg Oral Med Oral Pathol* 51:292, 1981.

[155] Lin L, Shovlin F, Skribner J, Langeland K: Pulp biopsies from the teeth associated with periapical radiolucency, *J Endod* 10:436, 1984.

[156] Lin LM, Di Fiore PM, Lin JL, Rosenberg PA: Histological study of periradicular tissue responses to uninfected and infected devitalized pulps in dogs, *J Endod* 32:34, 2006.

[157] Lin LM, Gaengler P, Langeland K: Periapical curettage, *Int Endod J* 29:220, 1996.

[158] Lin LM, Huang G T-J, Rosenberg P: Proliferation of epithelial cell rests, formation of apical cysts, and regression of apical cysts after periapical wound healing, *J Endod* 33:908, 2007.

[159] Lin LM, Pascon EA, Skribner J, et al: Clinical, radiographic, and histological study of endodontic treatment failures, *Oral Surg Oral Med Oral Pathol* 11:603, 1991.

[160] Lin LM, Wang SL, Wu-Wang C, et al: Detection of epidermal growth factor receptor in inflammatory periapical lesions, *Int Endod J* 29:179, 1996.

[161] Linkhart TA, Mohan S, Baylink DJ: Growth factors for bone growth and repair, *Bone* 19:1S, 1996.

[162] Lopez NJ, Jara L, Valenzuela CY: Association of interleukin-1 polymorphisms with periodontal disease, *J Periodontol* 76:234, 2005.

[163] Lopez-Lopez J, Jane-Salas E, Estrugo-Devesa A, et al editors: Periapical and endodontic status of type 2 diabetic patients in Catalonia, Spain: a cross-sectional study, *J Endod* 37:598, 2011.

[164] MacNeil RL, Somerman MJ: Development and regeneration of the periodontium: parallels and contrasts, *Periodontol* 19:8, 1999.

[165] Majno G, Joris I: *Cells, tissues, and disease*, ed 2, Oxford, 2004, Oxford University Press.

[166] Marending M, Peters OA, Zehnder M: Factors affecting the outcome of orthograde root canal therapy in a general dentistry hospital practice, *Oral Surg Oral Med Oral Pathol Oral Radiol Endod* 99:119, 2005.

[167] Marotta PS, Fontes TV, Armada L, et al, editors: Type 2 diabetes mellitus and the prevalence of apical periodontitis and endodontic treatment in an adult Brazilian population, *J Endod* 38:297, 2012.

[168] Martinelli C, Rulli MA: The innervation of chronic inflammatory human periapical lesions, *Arch Oral Biol* 12:593, 1967.

[169] Marton IJ, Kiss C: Characterization of inflammatory cell infiltrate in dental periapical lesions, *Int Endod J* 26:131, 1993.

[170] Marton IJ, Kiss C: Protective and destructive immune reactions in apical periodontitis, *Oral Microbiol Immunol* 15:139, 2000.

[171] Medzhitove R: Toll-like receptors and innate immunity, *Nat Rev Immunol* 1:135, 2001.

[172] Medzhitov R, Janeway C Jr: Innate immunity, *New Engl J Med* 343:338, 2000.

[173] Meghji S, Qureshi W, Henderson B, Harris M: The role of endotoxin and cytokines in the pathogenesis of odontogenic cysts, *Arch Oral Biol* 41:523, 1996.

[174] Meisel P, Carlsson LE, Sawaf H, et al: Polymorphisms of Fc gamma-receptors RIIa, RIIIa, and RIIIb in patients with adult periodontal diseases, *Genes Immun* 2:258, 2001.

[175] Menezes-Silva R, Khaliq S, Deeley K, et al: Genetic susceptibility to periapical disease: conditional contribution of MMP2 and MMP3 genes to the development of periapical lesions and healing response, *J Endod* 38:604, 2012.

[176] Molander A, Reit C, Dahlen G, Kvist T: Microbiological status of root-filled teeth with apical periodontitis,

Int Endod J 31:1, 1998.

[177] Moldauer I, Velez I, Kuttler S: Upregulation of basic fibroblast growth factor in human periapical lesions, *J Endod* 32:408, 2006.

[178] Moller AJR, Fabricius L, Dahlen G, et al: Influence on periapical tissues of indigenous oral bacteria and necrotic pulp tissue in monkeys, *Scand J Dent Res* 89:29, 1981.

[179] Morsani JM, Aminoshariae A, Han YW, et al: Genetic predisposition to persistent apical periodontitis, *J Endod* 37:455, 2011.

[180] Mundy GR: Inflammatory mediators and the destruction of bone, *J Periodont Res* 26:213, 1991.

[181] Murray CA, Saunders WP: Root canal treatment and general health: a review of the literature, *Int Endod J* 33:1, 2000.

[182] Nagatomo K, Komaki M, Sekiya Y, et al: Stem cell properties of human periodontal ligament cells, *J Periodontal Res* 41:303, 2006.

[183] Nair PNR: Light and electron microscopic studies on root canal flora and periapical lesions, *J Endod* 13:29, 1987.

[184] Nair PNR: Apical periodontitis: a dynamic encounter between root canal infection and host response, *Periodontol 2000* 13:121, 1997.

[185] Nair PNR: New perspectives on radicular cysts: do they heal?, *Int Endod J* 31:155, 1998.

[186] Nair PNR, Pajarola G, Schroeder HE: Types and incidence of human periapical lesions obtained with extracted teeth, *Oral Surg Oral Med Oral Pathol* 81:93, 1996.

[187] Nair PNR, Sjogren U, Krey G, Sundqvist G: Therapy-resistant foreign body giant cell granuloma at the periapex of a root-filled human tooth, *J Endod* 26:225, 1990.

[188] Nair PNR, Sjogren U, Sundqvist G: Cholesterol crystals as an etiological factor in non-resolving chronic inflammation: an experimental study in guinea pigs, *Eur J Oral Sci* 106:644, 1998.

[189] Nair PNR, Sundqvist G, Sjogren U: Experimental evidence supports the abscess theory of development of radicular cysts, *Oral Surg Oral Med Oral Pathol Oral Radiol Endod* 106:294, 2008.

[190] Nakamura I, Takahashi N, Sasaki T, et al: Chemical and physical properties of extracellular matrix are required for the actin ring formation in osteoclasts, *J Bone Miner Res* 11:1873, 1996.

[191] Nakashima M: Induction of dentin formation on canine amputated pulp by recombinant human bone morphogenic proteins (BMP)-2 and -4, *J Dent Res* 73:1515, 1994.

[192] Nanci A: *Ten Cate's oral histology: development, structure, and function*, ed 7, St. Louis, 2008, Mosby.

[193] Nathan C: Points of control in inflammation, *Nature* 420:846, 2002.

[194] Nauseef WM: How human neutrophils kill and degrade microbes: an integrated view. *Immunol Rev* 219:88, 2007.

[195] Neville BW, Damm DD, Allen CM, Bouquot JE: *Oral and maxillofacial pathology*, ed 3, St. Louis, 2009, Saunders.

[196] Niederman R, Westernoff T, Lee C, et al: Infection-mediated early-onset periodontal disease in P/E-selectin-deficient mice, *J Clin Periodontol* 28:569, 2001.

[197] Noirti Y, Ehara A, Kawahara T, et al: Participation of bacterial biofilms in refractory and chronic periapical periodontitis, *J Endod* 28:679, 2002.

[198] Nordlund L, Hormia M, Saxen L, Thesleff I: Immunohistochemical localization of epidermal growth factor receptors in human gingival epithelia, *J Periodont Res* 26:333, 1991.

[199] Nualart Grosllmus ZC, Morales Chavez MC, Slvestre Donat FJ: Periodontal disease associated to systemic genetic disorders, *Med Oral Pathol Oral Cir Bucal* 12:E211, 2007.

[200] Oehlers FAC: Periapical lesions and residual dental cysts, *Br J Oral Surg* 8:103, 1970.

[201] Oguntebi B, Slee AM, Tanzer JM, Langeland K: Predominant microflora associated with human dental periradicular abscesses, *J Clin Microbiol* 15:964, 1982.

[202] Okiji T, Kawashima N, Kosaka T, et al: Distribution of Ia antigen-expressing nonlymphoid cells in various stages of induced periapical lesions in rat molars, *J Endod* 20:27, 1994.

[203] Orstavik D, Pitt Ford TR: *Essential endodontology: prevention and treatment of apical periodontitis*, ed 2, Philadelphia, 2008, Wiley-Blackwell.

[204] Pallasch TJ, Wahl MJ: Focal infection: new age or ancient history? *Endod Topics* 4:32, 2003.

[205] Pascon EA, Leonardo MR, Safavi K, Langeland K: Tissue reaction to endodontic materials: methods, criteria, assessment, and observations, *Oral Surg Oral Med Oral Pathol* 2:222, 1991.

[206] Peciuliene V, Reynaud AH, Balciuniene I, Haapasalo M: Isolation of yeasts and enteric bacteria in root-filled teeth with chronic apical periodontitis, *Int Endod* 34:429, 2001.

[207] Quesnell BT, Alves M, Hawkinson RW, et al: The effect of human immunodeficiency virus on endodontic treatment outcome, *J Endod* 31:633, 2005.

[208] Reddy SV, Roodman GD: Control of osteoclast differentiation, *Crit Rev Eukaryotic Gene Expression* 8:1, 1998.

[209] Reeve CM, Wentz FM: The prevalence, morphology, and distribution of epithelial cell rests in the human periodontal ligament, *Oral Surg* 15:785, 1962.

[210] Regezi JA, Scubha JI, Jordan RCK: *Oral pathology: clinical pathologic correlations*, ed 5, St. Louis, 2008, Saunders.

[211] Reinke E, Fabry Z: Breaking or making immunological privilege in the central nervous system: the regulation of immunity by neuropeptides, *Immunol Lett* 104:102, 2006.

[212] Reuther T, Schuster T, Mende U, Kubler A: Osteoradionecrosis of the jaws as a side effect of radiotherapy of head and neck tumor patients—a report of a thirty year retrospective review, *Int J Oral Maxillofacial Surg* 32:289, 2003.

[213] Richardson JD, Vasko MR: Cellular mechanisms of neurogenic inflammation, *J Pharmacol Exp Ther* 302:839, 2002.

[214] Ricucci D, Bergenholtz G: Histologic features of apical periodontitis in human biopsies, *Endod Topics* 8:68, 2004.

[215] Ricucci D, Pascon EA, Pitt Ford TR, Langeland K: Epithelium and bacteria in periapical lesions, *Oral Surg Oral Med Oral Pathol Oral Radiol Endod* 101:241, 2006.

[216] Ruggiero SL, Drew SJ: Osteonecrosis of the jaws and bisphosphonate therapy, *J Dent Res* 86:1013, 2007.

[217] Rutherford RB, Spangberg L, Tucker M, et al: The time-course of the induction of reparative dentin formation in monkeys by recombinant human osteogenic protein-1, *Arch Oral Biol* 39:833, 1994.

[218] Sabeti M, Simon JH, Howzari H, Slot J: Cytomegalovirus and Epstein-Barr virus active infection in periapical lesions of teeth with intact crowns, *J Endod* 29:321, 2003.

[219] Sahara N, Toyoki A, Ashizawa Y, et al: Cytodifferentiation of the odontoclast prior to the shedding of human deciduous teeth: an ultrastructural and cytochemical study, *Anat Rec* 244:33, 1996.

[220] Sasaki T: Differentiation and functions of osteoclasts and odontoclasts in mineralized tissue resorption, *Microscopy Res Tech* 61:483, 2003.

[221] Sasaki T, Sasaki T, Motegi N, et al: Dentin resorption mediated by odontoclasts in physiological root resorption of human deciduous teeth, *Am J Anat* 183:303, 1988.

[222] Sathorn C, Parashos P, Messer HH: How useful is root canal culturing in predicting treatment outcome? *J Endod* 33:220, 2007.

[223] Saunder DN: Interleukin-1 in dermatological disease. In Bomford R, Henderson B, editors: *Interleukin-1, inflammation and disease*, North Holland, 1989, Elsevier.

[224] Scapoli C, Mamolini E, Carrieri A, et al: Gene-gene interaction among cytokine polymorphisms influence susceptibility to aggressive periodontitis, *Genes Immun* 12:473, 2011.

[225] Schaffer M, Beiter T, Becker HD, Hunt TK: Neuropeptides: mediators of inflammation and tissue repair?, *Arch Surg* 133:1107, 1998.

[226] Schoenfeld SE, Greening AB, Glick DH, et al: Endotoxic activity in periapical lesions, *Oral Surg Oral Med Oral Pathol Oral Radiol Endod* 53:82, 1982.

[227] Schork NJ, Fallin D, Lanchbury JS: Single nucleotide polymorphisms and the future of genetic epidemiology, *Clin Genet* 58:250, 2000.

[228] Segura-Egea JJ, Castellanos-Cosano L, Machuca G, et al, editors: Diabetes mellitus, periapical inflammation and endodontic treatment outcome, *Med Oral Pathol Cir Bucal* 17:e356, 2012.

[229] Segura-Egea JJ, Jimenez A, Rios-Santos JV, et al: High prevalence of apical periodontitis amongst type 2 diabetic patients, *Int Endod J* 38:564, 2005.

[230] Seltzer S: *Endodontology*, ed 2, Philadelphia, 1988, Lea & Febiger.

[231] Seltzer S, Bender IB, Zionitz M: The dynamics of pulp inflammation: correlation between diagnostic data and actual histological finding in the pulp. Part 1 and Part 2, *Oral Surg Oral Med Oral Pathol* 16:846, 1963.

[232] Seltzer S, Naidorf IJ: Flare-ups in endodontics: 1. Etiological factors, *J Endod* 11:472, 1985.

[233] Seo B-M, Miura M, Gronthos S, et al: Investigation of multipotent postnatal stem cells from human periodontal ligament, *Lancet* 364:149, 2004.

[234] Serbina NV, Jia T, Hohl TM, Pamer EG: Monocyte-mediated defense against microbial pathogens, *Ann Rev Immunol* 26:421, 2008.

[235] Shear M: The histogenesis of dental cysts, *Dent Pract* 13:238, 1963.

[236] Shimono M, Suda H, Maeda T, editors: *Dentin/pulp complex*, New York, 1996, Quintessence.

[237] Sidaravicius B, Aleksejuniene J, Eriksen HM: Endodontic treatment and prevalence of apical periodontitis in an adult population of Vilnius, Lithuania, *Dent Traumatol* 15:210, 2000.

[238] Sigurdsson A: Pulpal diagnosis, *Endod Topics* 5:12, 2003.

[239] Silva Costa CP, Abreu Fonseca EB, Carvalho Souza S de F: Association between sickle cell anemia and pulp necrosis, *J Endod* 39:177, 2013.

[240] Silva TA, Garlet GP, Fukada SY, et al: Chemokines in oral inflammatory diseases: apical periodontitis and periodontal disease, *J Dent Res* 86:306, 2007.

[241] Simon JHS: Incidence of periapical cysts in relation to root canal, *J Endod* 6:116, 1980.

[242] Simon JHS, Yonemoto GS, Bakland LK: Comparison of cellular cementum in normal and diseased teeth—a scanning electron microscope study, *J Endod* 7:370, 1981.

[243] Siqueira JF, Lopes HP: Bacteria on the apical root surfaces of untreated teeth with periradicular lesions: a scanning electron microscopy study, *Int Endod J* 34:216, 2001.

[244] Siqueira JF Jr, Rocas IN: Polymerase chain reaction-based analysis of microorganisms associated with failed endodontic treatment, *Oral Surg Oral Med Oral Pathol Oral Radiol Endod* 97:85, 2004.

[245] Siqueira JF Jr, Rocas IN, Provenzano JC, et al: Relationship between Fcgamma receptor and interleukin-1 gene polymorphisms and post-treatment apical periodontitis, *J Endod* 35:1186, 2009.

[246] Siqueira JF Jr, Rocas IN, Provenzano JC, Guilherme BP: Polymorphism of the FcgammaRIIIa gene and post-treatment apical periodontitis, *J Endod* 37:1345, 2011.

[247] Sjogren U, Hagglund B, Sundqvist G, Wing K: Factors affecting the long-term results of endodontic treatment, *J Endod* 16:498, 1990.

[248] Slauson DO, Cooper BJ: *Mechanisms of disease*, ed 3, St. Louis, 2002, Mosby.

[249] Slots J, Nowzari H, Sabeti M: Cytomegalovirus infection in symptomatic periapical pathosis, *Int Endod J* 37:519, 2004.

[250] Solheim E: Growth factors in bone, *Int Orthop* 22:410, 1998.

[251] Sonoyama W, Seo B-M, Yamaza T, Shi S: Human Hertwig's epithelial root sheath cells play crucial roles in cementum formation, *J Dent Res* 86:594, 2007.

[252] Stashenko F: The role of immune cytokines in the pathogenesis of periapical lesions, *Endod Dent Traumatol* 6:89, 1990.

[253] Stashenko P, Teles R, D'Souza R: Periapical inflammatory responses and their modulation, *Crit Rev Oral Biol Med* 9:498, 1998.

[254] Stashenko P, Van Dyke T, Tully P, et al: Inflammation and genetic risk indicators for early periodontitis in adults, *J Periodontol* 82:588, 2011.

[255] Stashenko P, Wang CY, Riley E, et al: Reduction of infection-stimulated bone periapical bone resorption by the biological response modifier PGG glucan, *J Dent Res* 74:323, 1995.

[256] Stashenko P, Yu SM: T helper and T suppressor cell reversal during the development of induced rat periapical lesions, *J Dent Res* 68:830, 1989.

[257] Steed DL: The role of growth factors in wound healing, *Surg Clin North Am* 77:575, 1997.

[258] Stern MH, Dreizen S, Mackler BF, et al: Quantitative analysis of cellular composition of human periapical granulomas, *J Endod* 7:117, 1981.

[259] Stern MH, Dreizen S, Mackler BF, et al: Isolation and characterization of inflammatory cells from the human periapical granuloma, *J Dent Res* 61:1408, 1982.

[260] Sunde P, Olsen I, Debelian G, Transtad L: Microbiota of periapical lesions refractory to endodontic therapy, *J Endod* 28:304, 2002.

[261] Sundqvist G: *Bacteriological studies of necrotic dental pulps*, Sweden, 1976, Dissertation, Umea.

[262] Sundqvist G: Taxonomy, ecology, and pathogenicity of the root canal flora, *Oral Surg Oral Med Oral Pathol* 78:522, 1994.

[263] Sundqvist G, Eckerbom MI, Larsson AP, Sjogren UT: Capacity of anaerobic bacteria from necrotic pulp to induce purulent infection, *Infect Immun* 25:685, 1979.

[264] Sundqvist G, Figdor D: Life as an endodontic pathogen, *Endod Topics* 6:3, 2003.

[265] Sundqvist G, Figdor D, Persson S, Sjogren U: Microbiological analysis of teeth with failed endodontic treatment and the outcome of conservative re-treatment, *Oral Surg Oral Med Oral Pathol Oral Radiol Endod* 85:86, 1998.

[266] Sundqvist G, Reuterving CO: Isolation of *Actinomyces israelii* from periapical lesion, *J Endod* 6:60, 1980.

[267] Syrjanen S, Tammisalo E, Lilja R, Syrjanen K: Radiographical interpretation of the periapical cysts and granulomas, *Dentomaxillofac Radiol* 11:89, 1982.

[268] Tagger M, Massler M: Periapical tissue reactions after pulp exposure in rat molars, *Oral Surg Oral Med Oral Pathol* 39:304, 1975.

[269] Takahashi K: Microbiological, pathological, inflammatory, immunological and molecular biological aspects of periradicular disease, *Int Endod J* 31:311, 1998.

[270] Takeuchi O, Hoshino K, Akira S: Cutting edge: TLR2-deficient and MyD88-deficient mice are highly susceptible to *Staphylococcus aureus* infection, *J Immunol* 165:5392, 2000.

[271] Tani N, Kuchiba K, Osada T, et al: Effect of T-cell deficiency on the formation of periapical lesions in mice: histological comparison between periapical lesion formation in BALB/c and BALB/c nu/nu mice, *J Endod* 21:195, 1995.

[272] Teitelbaum SL, Tondravi MM, Ross FP: Osteoclasts, macrophages, and the molecular mechanisms of bone resorption, *J Leukocyte Biol* 61:381, 1997.

[273] Teles R, Wang CY, Stashenko P: Increased susceptibility of RAG-2 SCID mice to dissemination of endodontic infections, *Infect Immun* 65:3781, 1997.

[274] Ten Cate AR: The epithelial cell rests of Malassez and the genesis of the dental cyst, *Oral Surg Oral Med Oral Pathol* 34:56, 1972.

[275] Teronen O, Salo T, Laitinen J, et al: Characterization of interstitial collagenases in jaw cyst wall, *Eur J Oral Sci* 103:141, 1995.

[276] Thesleff I: Epithelial cell rests of Malassez bind epidermal growth factor intensely, *J Periodont Res* 22:419, 1987.

[277] Toller PA: The osmolality of fluids from cysts of the jaws, *Br Dent J* 129:275, 1970.

[278] Torabinejad M: Mediators of acute and chronic periradicular lesions, *Oral Surg Oral Med Oral Pathol* 78:511, 1994.

[279] Torabinejad M, Eby WC, Naidorf IJ: Inflammatory and immunological aspects of the pathogenesis of human periapical lesions, *J Endod* 11:479, 1985.

[280] Torabinejad M, Kettering J: Identification and relative concentration of B and T lymphocytes in human chronic periapical lesions, *J Endod* 11:122, 1985.

[281] Torabinejad M, Kiger RD: Experimentally induced alterations in periapical tissues of the cat, *J Dent Res* 59:87, 1980.

[282] Torabinejad M, Walton RE: *Endodontics: principles and practice*, ed 4, St. Louis, 2009, Saunders.

[283] Tronstad L, Barnett F, Cervone F: Periapical bacterial plaque in teeth refractory to endodontic treatment, *Dent Traumatol* 6:73, 1990.

[284] Tronstad L, Barnett F, Riso K, Slots J: Extraradicular endodontic infection, *Dent Traumatol* 3:86, 1987.

[285] Trombelli L, Lee MB, Promsudthi A, et al: Periodontal repair in dogs: histologic observations of guided tissue regeneration with a prostaglandin E1 analog/methacrylate composite, *Clin Periodontol* 26:381, 1999.

[286] Trott JR, Chebeb F, Galindo Y: Factors related to cholesterol formation in cysts and granulomas, *J Cand Dent Assoc* 38:76, 1973.

[287] Trowbridge H, Emling RC: *Inflammation: a review of the process*, ed 5, Chicago, 1997, Quintessence Publishing.

[288] Tuan T-L, Nichter LS: The molecular basis of keloid and hypertrophic scar formation, *Mol Med Today* 4:19, 1998.

[289] Tzaifas D, Alvanou A, Papadimitrious S, et al: Effects of recombinant basic fibroblast growth factor, insulin-like growth factor-II and transforming growth factor-β 1 on dog dental pulp cells in vivo, *Arch Oral Biol* 43:431, 1998.

[290] van Oosterhout AJ, Bloksma N: Regulatory T-lymphocytes in asthma, *Eur Respir J* 26:918, 2005.

[291] van Winkelhoff AJ, Carless AW, de Graaff J: Bacteroides endodontalis and other black-pigmented Bacteroides species in odontogenic abscesses, *Infect Immun* 49:494, 1985.

[292] Vier FV, Figueiredo JA: Prevalence of different periapical lesions associated with human teeth and their correlation with the presence and extension of apical external root resorption, *Int Endod J* 35:710, 2002.

[293] Wadachi R, Hargreaves KW: Trigeminal nociceptors express TLR-4 and CD14: a mechanism for pain due to infection, *J Dent Res* 85:49, 2006.

[294] Wakelin D, Roitt I, Mims C, et al, editors: *Mims'* medical microbiology, ed 4, Philadelphia, 2008, Mosby.

[295] Wallstrom JB, Torabinejad M, Kettering J, McMillan P: Role of T cells in the pathogenesis of periapical lesions: a preliminary report, *Oral Surg Oral Med Oral Pathol* 76:213, 1993.

[296] Walton RE, Ardjmand K: Histological evaluation of the presence of bacteria in induced periapical lesions in monkeys, *J Endod* 18:216, 1992.

[297] Wang CY, Stashenko P: Kinetics of bone-resorbing activity in developing periapical lesions, *J Dent Res* 70:1362, 1991.

[298] Wang CY, Tani-Ishii N, Stashenko P: Bone resorptive cytokine gene expression in developing rat periapical lesions, *Oral Microbiol Immunol* 12:65, 1997.

[299] Warren JR, Scarpelli DG, Reddy JK, Kanwar YS: *Essentials of general pathology*, New York, 1987, Macmillan Publishing.

[300] Wayman BE, Murata SM, Almeida RJ, Fowler CB: A bacteriological and histological evaluation of 58 periradicular lesions, *J Endod* 18:152, 1992.

[301] Weiger R, Manncke B, Werner H, Lost C: Microbial flora of sinus tracts and root canals of non-vital teeth, *Endod Dent Traumatol* 11:15, 1995.

[302] Werner S, Grose R: Regulation of wound healing by growth factors and cytokines, *Physiol Rev* 83:835, 2003.

[303] Williams BL, McCann GF, Schoenknecht FD: Bacteriology of dental abscesses of endodontic origin, *J Clin Microbiol* 18:770, 1983.

[304] Williams GT, Williams WJ: Granulomatous inflammation—a review, *J Clin Pathol* 36:723, 1983.

[305] Williams JZ, Barbul A: Nutrition and wound healing, *Surg Clin North Am* 83:571, 2003.

[306] Woo S-B, Hellstein JW, Kalmar JR: Systematic review: bisphosphonates and osteonecrosis of the jaws, *Ann Int Med* 144:753, 2006.

[307] World Health Organization: *Application of the international classification of disease to dentistry and stomatology*, ed 3, Geneva, 1995, WHO.

[308] Wu JR, Zeng R: Molecular basis for population variation: from SNPs to SAPs, *FEBS Lett* 586:2841, 2012.

[309] Yamamoto K, Kobayashi T, Grossi S, et al: Association of Fcgamma receptor IIa genotype with chronic periodontitis in Caucasians, *J Periodontol* 75:517, 2004.

[310] Yamasaki M, Kumazawa M, Kohsaka T, et al: Pulp and periapical tissue reactions after experimental pulpal exposure in rats, *J Endod* 20:13, 1994.

[311] Yamasaki M, Nakane A, Kumazawa M, et al: Endotoxin and gram-negative bacteria in the rat periapical lesion, *J Endod* 18:501, 1992.

[312] Yu SM, Stashenko P: Phenotypic characterization of inflammatory cells in induced rat periapical lesions, *J Endod* 13:535, 1987.

[313] Yusulf H: The significance of the presence of foreign material periapically as a cause of failure of root treatment, *Oral Surg Oral Med Oral Pathol* 54:566, 1982.

[314] Zimmerli W, Lew PD, Walvogel FA: Pathogenesis of foreign body infection: evidence for a local granulocyte defect, *J Clin Invest* 73:1191, 1984.

[315] Zimmerli W, Waldvogel FA, Vaudaux P, Nydegger UE: Pathogenesis of foreign body infection: description and characteristics of an animal model, *J Infect Dis* 146:487, 1982.

[316] Zimring JC, Kapp JA: Identification and characterization of CD8+ suppressor T cells, *Immunol Res* 29:303, 2004.

第16章

牙根吸收
Root Resorption

SHANON PATEL | CONOR DURACK | DOMENICO RICUCCI

　　牙齿吸收是一种分解吸收活动导致的牙体硬组织丧失[90]，它可能是一种生理或者病理现象。在乳牙中，牙根吸收是正常生理过程，但是过早的牙根吸收也不正常[22-23]。乳牙列中发生生理性牙根吸收的起始因素尚不完全清楚，但这一过程似乎受到细胞因子和转录因子的调控，与骨重建过程类似[60,123]。骨可以在整个生命中持续进行生理重建，而恒牙与骨不同，它的牙根吸收并不是自然发生的，在本质上更倾向于炎症性表现。因此，恒牙列的牙根吸收是一种病理表现，如果不及时治疗，可能会导致患牙过早脱落。

　　根据发生吸收部位对应牙根表面的位置，牙根吸收大致可分为两类：外吸收和内吸收[8,105]。早在1830年就有过牙根内吸收的报道[19]。与牙根外吸收相比，牙根内吸收相对罕见，其病因和发病机制尚未完全阐明[72,91]。但是，牙根内吸收（IRR）的诊断对临床医生来说较为困难，因为它经常与颈部外吸收（ECR）混淆。在某些情况下，错误的诊断可能会导致治疗不当[57-58,88-89,91]。

一般组织学特征

　　破骨细胞由可运动的多核巨细胞组成，是骨吸收的主要功能细胞。它们由来自脾或骨髓的单核-巨噬细胞系的单核前体细胞融合而成，另一方面，成骨细胞和破骨细胞可来自骨前体细胞[77,101]。破骨细胞必须附着在骨表面才能发挥功能，而许多促炎细胞因子的释放能够将其募集到损伤或激惹部位。与矿化的细胞外基质接触后，处于活跃吸收状态的破骨细胞重组肌动蛋白细胞骨架，形成与破骨细胞细胞膜相关、封闭细胞质的无细胞器区（透明带），使得破骨细胞可以与硬组织表面紧密接触[92]。透明带围绕着一系列细胞膜的指状突起（伪足），称为皱褶缘，骨吸收通常发生在其下方。因此，透明带内的吸收区域与细胞外环境隔离，为硬组织吸收创造了酸性微环境。

　　破牙细胞是一种可以分解吸收牙体硬组织的细胞（图16-1），在形态上与破骨细胞相似[49]。与破骨细胞不同的是，破牙细胞体积更小、细胞核更小、封闭区更小，这可能是由于它们各自的吸收基底层不同[74]。破骨细胞和破牙细胞具有相似的吸收机制[92]、酶学特性[84]和细胞学特征，可在矿化组织表面产生吸收凹陷，称为"Howship陷窝"（图16-1）[92]。破牙细胞在与牙体组织接触侧呈现极化特征，其中透明带区域中存在一个皱褶缘，与牙齿基底层紧密接触[67,92]。

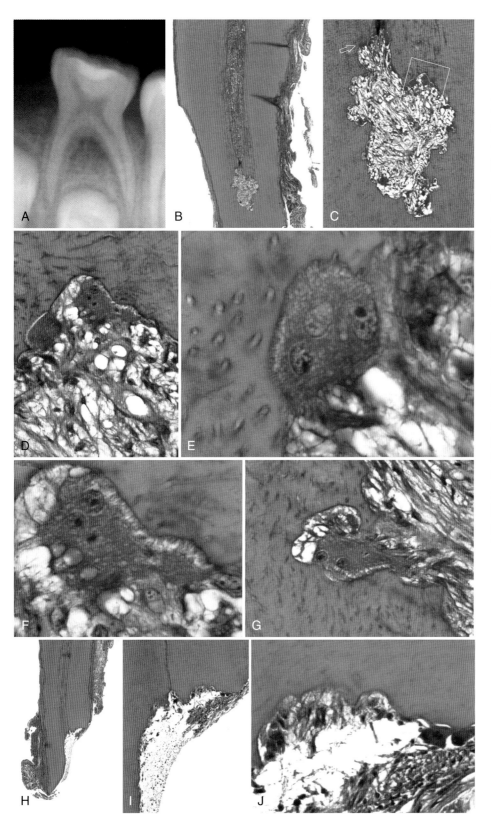

图16-1 乳牙的光学显微镜图像显示的生理和病理（炎症）吸收。A，一名9岁男孩的75。去腐时近中髓角露髓，进行盖髓治疗。4个月后，由于严重的自发痛就诊。X线片显示在根尖和根分叉处均可见低密度影。患儿家长不接受任何治疗，要求拔除。B，近远中向牙长轴纵剖面，约在近中根中心穿过。（HE染色；×25）。C，图B根尖吸收区放大图（×100）。D，图C中矩形区域放大图。在牙本质吸收区域存在两个破牙细胞，周围包绕着成纤维细胞和炎症细胞（×400）。E，图C中箭头所指区域放大图。吸收陷窝中破牙细胞与牙本质接触较近。其细胞质出现液泡，显示出比相邻细胞的细胞质更强烈的染色反应（×1000）。F，图D中上层破牙细胞放大图。边缘褶皱特征明显（×1000）。G，另一区域的吸收腔隙中的破牙细胞（×400）。H～J，近中根根尖部逐渐放大图。这个吸收过程可能是不同程度的生理性吸收（×16；×100；×400）。

Wesselink等[119]证实了破牙细胞可以同时具有两个边缘皱褶区，可以同时吸收骨骼和牙体硬组织。基于这一证据，Jones、Boyd[67]和Pierce[92]指出，破牙细胞和破骨细胞实际上是相同的细胞类型，只是各自的基底层不同。Wedenberg和Yumita[117]通过体外试验证明，大鼠破骨细胞能够分解吸收完全矿化的人牙本质，但不能在脱矿牙本质或前期牙本质上附着生长。由此，学者们认为，破骨细胞和破牙细胞可能是同一类型细胞。

在高倍光学显微镜下，破牙细胞的细胞质呈空泡状，染色反应比相邻细胞的细胞质更加明显。当破牙细胞接触牙齿表面时可以看到特征性的刷状边缘，但缺乏腔隙内衬的嗜酸性区域[49]。在电镜下观察破牙细胞，最显著的特征是细胞质中有大量线粒体和空泡，但缺乏内质网，还可以看到大量核糖体，核仁较大，位于细胞核中央。靠近细胞核时，高尔基体表现为细窄的长条状。当破牙细胞接触到牙齿表面时，光学显微镜下可以观察到褶皱缘（与刷状边缘相对应）。褶皱缘由细胞质折叠并形成管状结构，延伸进入细胞质，长2～3μm。在未脱矿区域，这些管状结构中可以观察到矿化物晶体[49]。

虽然单核树突细胞与多核破骨细胞来源于共同的造血细胞系，但以前仅仅将其视为免疫防御细胞。最新研究表明，未成熟的树突细胞也可作为破骨细胞前体，并有可能转化为破骨细胞[102]。由于树突状细胞存在于牙髓中，因此它们也可能是破牙细胞的前体细胞。

从分子信号传导角度来看，在牙根吸收中也发现了存在于骨重建过程中控制分解吸收功能的OPG/RANKL/RANK转录因子系统[25,109]。该系统通过成骨基质细胞复杂的细胞间相互作用，诱导前体细胞分化成分解细胞。与牙周膜细胞在牙根外吸收中的作用类似[111]，人类牙髓可以表达骨保护素（OPG）、核因子κb受体活化剂配体（RANKL）的信使核糖核苷酸（mRNAs）[110]。骨保护素是肿瘤坏死因子超家族的成员，通过充当诱骗受体与RANKL结合，降低其对分解前体细胞表面RANK受体的亲和力，从而抑制分解细胞分化的调控。因此，在牙根吸收过程中，OPG/RANKL/RANK系统可能在破牙细胞分化时发挥了重要作用。

众所周知，破骨细胞不能依附于非矿化胶原基质[106]。研究发现，牙本质（成牙本质细胞层和前期牙本质）中存在一种非胶原有机成分可以防止根管壁（内）吸收，而前期牙骨质可以阻止牙根表面（外）吸收[114,116]。与破骨细胞类似的是，破牙细胞以整合素为载体，与含有精氨酸-甘氨酸-天冬氨酸（RGD）序列的胞外蛋白结合[98]。后者是特异性表面黏附膜糖蛋白受体，包含不同的α和β亚基，其中，$\alpha_v\beta_3$整合素在分解细胞附着中起关键作用[81]。含有RGD肽序列的细胞外基质蛋白，特别是骨桥蛋白，存在于矿化组织表面，是分解细胞的结合位点[65]。骨桥蛋白分子具有不同的结构区段，一个结构区段与裸露牙本质上的磷灰石结合，另一个结构区段与分解细胞细胞膜上的整合素受体结合。因此，骨桥蛋白作为连接分子，优化分解细胞与矿化组织的连接，介导肌动蛋白细胞骨架重建[33]。据推测，前期牙本质缺乏RGD多肽，导致其与破牙细胞结合减弱，从而使根管壁可以抵抗根内吸收。

一旦分解细胞与牙骨质接触，任何后续吸收活动均会呈现出自限性，除非与之结合的分解细胞受到持续刺激[8]。因此，除上述讨论的分解过程外，牙根吸收的持续发展还需要存在能够刺激分解细胞的因素。除了导致前期牙本质或前期牙骨质易受损害的因素外，刺激因素还有许多种，且与吸收位点和类型有关，包括：长期治疗的正畸力，长期存在的阻生牙，未经治疗的囊肿、肉芽肿和肿瘤，牙髓炎症和/或感染，牙周炎症和/或感染[50]。

根外炎性吸收

概述

根外炎性吸收（EIR）发生于牙根外表面，是牙脱位[4]和牙脱出[14]常见的后遗症。它是一种进行性疾病，可能起病较急，且进展迅速，如果不及时治疗，整个牙根表面可在几个月内被完全吸收[10,14]。根外炎性吸收可与慢性根尖周炎混淆（图16-2～图16-5）[70]。

牙脱位后根外炎性吸收的发生率为5%[4]～18%[35]。脱出牙再植后根外炎症性吸收的发生率可达30%[11,12]。根外炎性吸收是牙脱位和牙脱出后最常见的牙根外吸收形式[35]。

临床上治疗根外炎性吸收的基本原则是有效去除病因，即根管系统内感染坏死的牙髓组织[41]。一旦确诊患牙发生了牙根吸收，应立即进行治疗，越早明确诊断并进行治疗，患牙预后越好[38]。

临床诊断根外炎性吸收完全基于吸收过程的影像

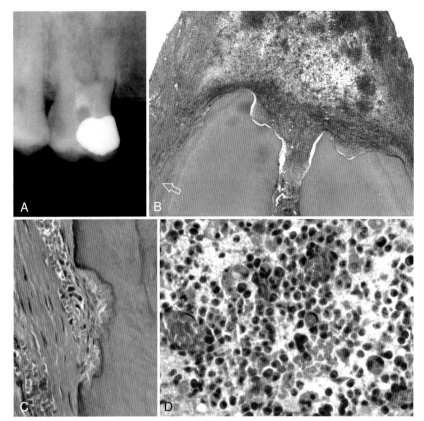

图16-2 根尖区根外炎性吸收。A，46岁，女性，上颌第一磨牙出现剧烈疼痛。X线片显示充填物达髓腔，远中龋坏，根尖周低密度影。拔除患牙。B，腭根根尖附着病理组织。可见肉芽组织向根尖孔内部生长，根尖部大量吸收，同时牙根左侧可见吸收间隙影像。（HE染色；×25）。C，B中箭头所指的根外区域的放大图。牙骨质中可见吸收腔隙陷窝（HE染色；×400）。D，根尖周病变中心表现为大量慢性炎症细胞堆积（主要是为浆细胞；×400）。

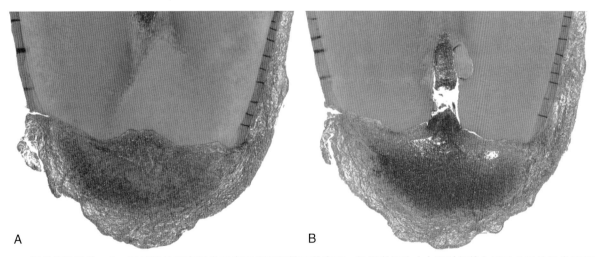

图16-3 根外炎性吸收。A，已拔除的带有根尖周病损的下颌第二前磨牙。组织学切片（未通过根管）显示广泛的根尖部吸收。（HE染色，×25）。B，经根尖孔纵切片（N=120）。除吸收外，还可以观察到相反的现象，即健康牙本质壁中见大量钙化组织（×25）。

学表现[3]。某些病例中，根外炎性吸收的影像学表现最早可在脱出牙再植后2周内显示出来[14]。但是，传统的影像学检查在口腔疾病诊断中具有局限性。邻近解剖结构的放射伪影[20,56,69,95]、几何失真[56]和3D结构的2D投射误差[34,87,113]，均降低了影像学检查的诊断率。这些限制因素会延迟对外伤后根外炎性吸收的诊断。

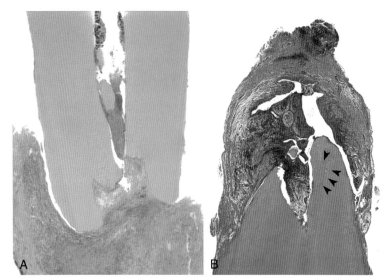

图16-4 根外炎性吸收。A，已拔除的下颌第一磨牙，近中根存在根尖周病损。此图为经根管和根尖孔的切面。根尖孔发生广泛吸收，冠方可见钙化组织。值得注意的是，根管和吸收缺损中的组织呈结构化并与根尖牙周炎病灶连续。冠方根管壁可见一层较厚生物膜（TBB染色；×25）。B，已拔除的上颌第一磨牙，腭根存在根尖周病损。病损内可见囊腔。根尖孔吸收，右侧牙本质壁发生骨替代（箭头处）（HE染色；×25）。

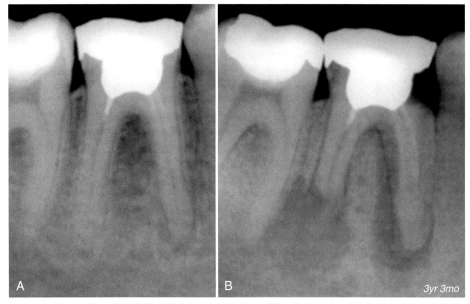

图16-5 根尖吸收。A，22岁，男性，咀嚼疼痛。患牙为1年前接受过根管治疗的磨牙。X线片显示仅在根管口处见充填物影像，近中根根尖区可见低密度影。建议根管治疗，患者拒绝。B，39个月后复发，出现脓肿并引发剧烈疼痛。X线片显示近中大面积龋坏，近远中根根尖周可见大面积低密度影，伴随远中根整个根尖1/3的吸收。

当根外炎性吸收的发生与牙脱位损伤的具体类型相关时，其发生与否往往与牙脱位的严重程度直接相关。Andreasen和Vestergaard Pedersen[4]对400名患者中637颗发生过牙脱位的恒牙进行长达10年的前瞻性随访研究。在该研究中，没有发现因牙震荡损伤引发的根外炎性吸收病例；由半脱位损伤引发的根外炎性吸收只有1例，占半脱位病例总数的0.5%；由脱出性脱位和侧方脱位引发的根外炎性吸收分别为6%和3%；然而，由挫入性脱位损伤引发的根外炎性吸收可达38%[4]。Crona-Larsson等[35]也发现，牙脱位损伤越严重，根外炎性吸收的发病率越高，有60%的脱出性脱位和22%的挫入性脱位出现了根外炎性吸收的并发症。与Andrease和Vestergaard Pedersen的研究结果相比较，该研究中侧向脱位（16.7%）和半脱位（3.8%）

损伤后发生根外炎性吸收的概率要高得多。

病因及发病机制

根外炎性吸收的发病和发展需要特定条件。正常情况下，恒牙能够抵抗吸收的进展[115-117]。虽然保护牙齿不受牙根吸收影响的机制尚未完全阐明，但普遍认为，破牙细胞不能附着在牙根外表面（牙骨质）和根管内壁（牙本质）的未矿化层上[8,59,115-117]。同样的，在生理吸收发生期间，骨表面被覆未矿化的胶原纤维，不受破骨细胞活动的影响，破骨细胞无法与之结合[32]。

牙外伤（如挫入性脱位、侧向脱位和全脱出）和后续的牙再植常导致牙周膜（PDL）挫伤[8]。前期牙骨质损伤及其完整性的破坏是所有类型根外吸收的诱发因素[8-9]。在随后的创伤愈合过程中，坏死牙周膜组织的残余物由巨噬细胞和破骨细胞进行吞噬与清除[44]。而在损伤过程中，前期牙骨质可能会从牙根表面剥离，此时，受损的牙骨质和牙槽骨也可能会被吞噬，导致下层牙本质暴露，便于破骨细胞和破牙细胞进行骨吸收[44]。随后可能会发生牙根外吸收，但其具体类型取决于患牙损伤的严重程度、牙根发育阶段和牙髓状态[8-9]。除非分解细胞受到持续刺激，否则当分解细胞与牙骨质或牙本质接触时，后续吸收活动均呈现出自限性[7]。如前所述，破牙细胞不能附着于牙根表面的未矿化层[8,59,115-117]。因此，前期牙骨质及其结构完整性的破坏也是所有类型根外吸收的诱发因素[8-9]。前期牙骨质及其下层结构的损伤使破牙细胞能够持续不断地与下层的矿化牙本质和牙骨质接触[115]。

根外炎性吸收的发病机制如下。累及牙周组织的牙外伤（TDI）会造成牙周膜挫伤，继而在创伤愈合过程中，破骨细胞和巨噬细胞被募集到损伤部位，清除受损组织。初期损伤会破坏保护性前期牙骨质的完整性，这使得破牙细胞以类似于表面吸收的方式结合并吸收下层矿化牙骨质和牙本质[9]。但是，根外炎性吸收与表面吸收的不同之处在于，它是一种进行性病变，其进展依赖于患牙坏死牙髓中的微生物刺激[7]。因此，它通常与牙脱出[11-12]和中度至重度牙脱位有关，因为这些损伤有可能会损伤牙髓活力[4]。如果破骨细胞的初期作用强度足以使牙骨质下层的牙本质小管暴露，髓腔、牙根外表面和邻近牙周组织之间就会相互连通[7,15]。根管系统和牙本质小管中的微生物和/或其毒素（如脂多糖、胞壁酰二肽和脂磷壁酸）[16]可以通

过小管扩散，直接加剧破骨细胞的骨吸收[7]。如果吸收活动持续进展，肉芽组织将逐渐取代被吸收的矿化组织，直至侵入髓腔[16]。

来自正畸治疗[71]、阻生齿[122]、囊肿[104]和肿瘤[73]的牙根表面压力，也可能使牙根表面的保护性前期牙骨质脱落，从而引发根外吸收。

组织学表现

根外炎性吸收的组织学特征性表现为牙骨质和牙本质均出现碟状或碗状吸收区，同时伴有邻近牙周膜炎症。Howship陷窝是吸收区的共同特征，组织学切片显示，陷窝有时由破牙细胞占据。牙周膜炎症反应表现剧烈，主要由混合细胞浸润组织组成，包括浆细胞、淋巴细胞和肉芽组织基质中的多形核白细胞。炎症部位毛细血管增生也是一个特征性表现[115]。在实验性牙再植1周后，就可以在组织学上鉴别出根外炎性吸收[6]。

临床表现

患牙可能看起来很正常，但牙髓活力测试无反应。随着病情发展，可能会出现牙髓炎和/或根尖周炎的症状（如牙齿变色、出现窦道、叩痛和/或扪痛）。

影像学表现

如前所述，根外炎性吸收的诊断完全基于影像学检查[3,14]。其影像学表现表现为牙根表面的透射影、凹坑样影像，有时也表现为参差不齐的碗状影像，同时，相邻牙槽骨中出现相对应的透射影。在吸收区可见硬骨板完全丧失[15]。根外炎性吸收的早期影像学表现最早可在累及牙周组织的牙外伤发生3~4周后观察到[15]，如果吸收持续进展，将在外伤1年内观察到典型的影像学表现[5]。

根外炎性吸收具有快速发作和进展迅速的特征，通常3个月内可以吸收整个牙根。许多影像学检查技术具有诊断潜力，只是成功率有所差别。

传统的口内影像学检查（数字牙片或胶片）是目前临床上诊断牙脱位和牙脱出后发生根外炎性吸收的参考标准[46-47]。但是，已有研究充分证明，这类影像学检查并不足以完全检测出模拟的根外炎性吸收，特别是对于较小的吸收区域[3]。临床研究也表明，传统影像学检查往往会严重低估侵袭性牙根吸收的程度[45]。

Andreasen等[3]对根外炎性吸收和表面吸收的体外模型进行了影像学检查，并对其检测的准确性进行了

研究。模拟吸收区域分别位于牙根近中侧、远中侧、舌侧的颈部、根中、根尖1/3处。对5个样本分别进行9次术前影像学检查和9次术后影像学检查，共计90次。样本和放射源的拍摄角度及曝光时间均存在差异。

研究发现，超过50%的中大型吸收区域能够被检测出；但对于小型吸收区域，无论水平投射的X线光束角度或胶片密度如何变化，都无法在影像学检查中呈现。牙槽骨的骨小梁排列（伪影）会遮盖小型吸收区域。牙根邻面的吸收缺损比舌侧更容易被检测出，而准确辨别牙长轴（冠根部、根中或根尖1/3）上的吸收缺损较为困难。使用高对比度胶片更容易检测出吸收缺损。术前X线片和多角度X线片能够提高检测出吸收缺损的概率[3]。

Chapnick[31]采用了与Andreasen等[3]相似的实验设计，进一步检验了传统影像学在检测模拟根外炎性吸收时的有效性。该研究中也使用了多角度X线片，并调整了曝光参数，以尽量提高X线片的诊断率。尽管研究人员能够识别出一些小型模拟吸收缺损，但这些缺损明显比中大型缺损更难识别。与Andreasen等[3]的观点一致，Chapnick认为，传统影像学检查不能很好地检测早期根外炎性吸收。

Goldberg等[54]认为，"影像学检查并不是一种可以早期、精确诊断吸收缺损的有效方法。"

此方面的所有研究均使用了传统的口内胶片成像，Borg等[24]研究发现，电荷耦合装置（CCD）和光激发磷光板（PSP）数字系统在检测模拟根外炎性吸收时与胶片的敏感度相似。Kamburoğlu等[68]也进行了相似的研究，他们发现尽管CCD系统与传统胶片的准确性类似，但PSP识别模拟吸收缺损的准确性明显较低。与Andreasen等[3]和Goldberg等[54]的研究结果一致，该研究进一步证实：牙根邻面上的缺损比颊/舌面更容易被检测到，而使用多角度投射的术前X线片检测吸收缺损时准确率最高[68]。

目前，关于直接对比口内X线片和锥形束计算机断层扫描（CBCT）检测并诊断根外炎性吸收准确性的相关临床研究还很少。有临床研究表明，在诊断牙根表面非特异性炎性吸收的吸收程度方面，CBCT优于传统影像学检查[45]。D'Addazio等[40]在模拟根外吸收缺损（直径约2mm）的人造体外模型上比较了CBCT和根尖X线片的检测准确率。虽然这两种影像学方式检测根外吸收病变的敏感率均为100%，但是，即使可以使用X线片对牙根进行多角度投射检查，但也只有CBCT才能准确评估根面病变缺损的位置及它们与根管的关系。

Alqerban等[11]模拟了尖牙阻生导致的不同大小的牙根外表面吸收缺损，并比较了两种CBCT系统和传统曲面断层检查对吸收缺损的诊断能力。作者认为，在小视野和中视野（FOV）范围下，不论缺损大小，CBCT系统在检测模拟根外吸收缺损时均优于传统曲面断层片，两种CBCT系统的诊断能力无统计学差异。然而，传统曲面断层检查很少用于牙髓疾病的特异性研究。目前，对于评估可能发展为根外炎性吸收的外伤恒牙，口内影像学检查仍是首选[46-47]。

伦敦皇家学院（King's College London，KCL）最近的一项研究结果表明，CBCT是一种可靠有效的检测模拟根外炎性吸收的方法，明显优于口内根尖X线片。Durack等[43]发现，改变暴露参数使辐射剂量减半，不会降低对重建图像的诊断率。

治疗

临床治疗根外炎性吸收的基本原则是有效去除病因，即根管内感染坏死的牙髓组织，这样可以阻止吸收进展，进而创造一个有利于修复受损根面硬组织的环境[36-37,41]。因此，一旦发现可以确诊根外炎性吸收的影像学表现，就必须立即进行根管治疗[38]。当然也有例外情况，即根尖发育完成的再植牙。在这种情况下，即使没有发现根外炎性吸收的影像学表现，也应该在再植后7~10天内进行根管治疗[47]。愈早诊断并进行治疗，患牙预后愈好。如果不能及时诊断和治疗，可能最终会导致患牙脱落。

根管系统内有效的化学-机械预备是根管治疗成功的基础，也是抑制和终止根外炎性吸收的基础[37,41]。原则上，只要符合生物学目的，具体的根管治疗方案无关紧要。长期应用氢氧化钙根管封药有利于治疗已确诊的根外炎性吸收；但是，由于该方案发生根裂的相关风险较高，应谨慎使用[13]。

在许多情况下，根外炎性吸收累及范围较大，多数患牙无法挽救，需要拔牙。

随访和预后

根外炎性吸收愈合的影像学特点是：吸收过程停止、邻近骨透射影消失以及根周膜间隙恢复[14]。如前所述，在未经治疗的病例中，根外炎性吸收进展非常迅速，整个牙根可以在3个月内吸收[114,37]。未治疗的年轻恒牙预后尤其差[14]。

颈部外吸收

概述

颈部外吸收（ECR）是牙根吸收的一种形式，源于根外表面，可向任何方向、不同程度地侵入根部牙本质。颈部外吸收通常发生在牙齿上皮附着的根方。在牙周附着正常的健康牙齿中，这属于颈部区域，因此称为颈部外吸收。但是，对于存在牙龈萎缩和附着丧失和/或已经形成长结合上皮的牙齿而言，吸收缺损可能出现在一个更偏向根方的位置。

颈部外吸收，也被称为浸润性颈部吸收[62]、骨上性根管外浸润性吸收[48]、外周炎性牙根吸收[53]和上皮下根外吸收[107]。本章作者更倾向于使用"颈部外吸收"这个术语，因为它描述了病变的性质和位置。

病因及发病机制

颈部外吸收的确切病因和发病机制尚未完全阐明。一般认为，与其他吸收过程相同，发生颈部外吸收时，必须有保护性未矿化层的破坏，使分解细胞与下层牙本质结合，且分解细胞持续受到刺激以延续吸收过程。但是，对颈部外吸收而言，仅有部分使牙根表面易发生分解吸收活动的因素被确定。

釉牙骨质界（CEJ）的解剖外形多种多样。在这一区域，并不是所有牙齿的牙釉质和牙骨质交界都是连续的。这可能导致某些牙齿颈部区域的牙本质缺乏保护层，直接暴露在外界环境中，易受破骨细胞活动的影响[83]。

Heithersay[61]调查了222位患者中的257例颈部外吸收，寻找疾病发生的潜在诱发因素。正畸治疗、牙外伤、口腔外科手术、牙周治疗、磨牙症、冠内修复、牙齿迟萌、牙釉质剥脱和牙齿发育缺陷均是潜在的诱发因素，无论是单独存在还是联合存在，都可能导致颈部外吸收发生。正畸治疗是最常见的诱因，也是唯一确定的诱发因素，有21%的患者和24%的患牙有正畸治疗史。在14%的患牙中，牙外伤是唯一可确定的诱发因素。在6%的患者中，口腔外科手术（尤其是涉及牙齿颈部区域的手术）是唯一的病因。特殊的外科手术包括：与患牙相邻的部分萌出及完全萌出的第三磨牙拔除术、迟萌尖牙或多生牙助萌术、尖牙移植术

和牙周病损患牙截断术。在5%的患者中，内漂白是唯一显著的易感因素。在某些病例中存在联合病因，例如，4.3%的患牙有正畸治疗史联合另一个潜在诱发因素，主要是牙外伤和/或内漂白。此外，在研究调查的患者中，7.7%有漂白治疗史和牙外伤史；1.8%有牙外伤史、漂白治疗史及正畸治疗史；0.9%有漂白治疗史和正畸治疗史。

虽然该研究提供的数据很有价值，可以说是关于颈部外吸收潜在病因的最全面总结，但目前还未确定明确的因果关系。在诱因联合存在的情况下，不能确定颈部外吸收的发生是某一特定因素还是多种因素组合作用的结果，或者说不能确定任何一种诱因确实是造成颈部外吸收的原因。在Heithersay的研究中，有15%的患者没有发现潜在诱因。此外，只有在确定没有其他诱因的情况下，才能将冠内修复作为可能的诱发因素[61]。

在颈部外吸收中，对于分解细胞与根部牙本质结合后吸收过程的进展，存在不同的观点。一种观点认为，龈沟中的微生物是为持续吸收提供刺激的来源[50,105]。相反地，Heithersay[62]认为，颈部外吸收是一种"良性增生的纤维血管性或纤维骨性疾病"，在这种疾病中，微生物并没有发挥积极作用，吸收缺损处不存在微生物，或者只是在病变发生后侵入。

组织学表现

与其他形式吸收相似，颈部外吸收具有某些独特的组织学特征，反映了该过程的侵袭性。在早期阶段，肉芽组织（纤维血管组织）占据吸收缺损，吸收缺陷形成前的陷窝中可能出现破牙细胞[61]。颈部外吸收早期缺损处不存在急性炎症细胞，但病变后期可能发生继发性细菌定植[39,62]。

吸收腔向下方的根管系统进展，通常沿根周环形或根冠方延伸，根尖牙本质不与根管相连通。吸收的狭窄"通道"穿过牙本质与牙周膜连通[61]。不过，由于前期牙本质可以抵御吸收细胞，提供保护作用，因此根管壁穿孔通常只发生在晚期[61,64]。因此，在侵入根管系统之前，邻近吸收区域的牙髓组织组织学表现正常[61]。

随着疾病进展，在与邻近牙本质直接接触的吸收缺损内可发现骨样组织沉积，这是试图修复被破坏组织的表现[61]。

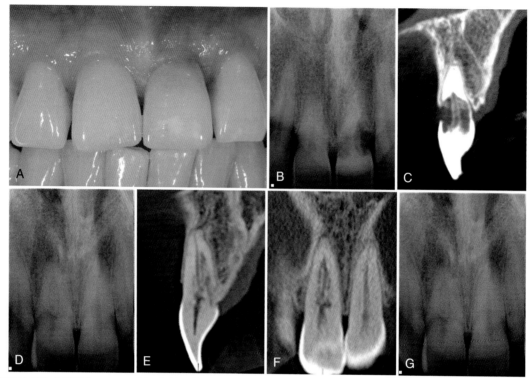

图16-6 颈部外吸收（ECR）。A，55岁，女性，患牙出现无症状的"粉红点"。无任何诱发因素史。B，根尖片示21邻面见吸收低密度影，边缘不规则。C，CBCT揭示了ECR的病损真实程度提示根管壁似乎完好无损。根管壁/成牙本质细胞层的抑制因子阻止ECR病损侵入根管。D，41岁，男性，常规影像学检查发现11根尖部见不清晰的低密度透射影，外观提示ECR。该患者有正畸治疗史，且在小时候"撞击牙齿"至少两次。重建的矢状面（E）和冠状面（F）CBCT显示了ECR病损的真实性质，提示不适合治疗。与患者讨论治疗方案，决定定期检查牙齿。G，4年后X线片示无症状，病损大小无变化。

临床表现

颈部外吸收的临床表现具有多样性（图16-6和图16-7）。这个过程通常是静止的、无症状的，尤其是在早期阶段，常缺乏临床症状和体征，通常是由偶然的影像学检查发现，进而确诊。牙齿颈部可能呈现粉红色或红色的变色，当出现这种情况时，通常提示可能存在颈部外吸收。颈部变色的原因是纤维血管肉芽组织占据了吸收缺陷区域，硬组织丧失导致颈部边缘的牙釉质和牙本质变薄。肉芽组织透过较薄的牙釉质和牙本质，使牙齿显示出粉红色[90]。在龈缘处，肉芽组织可穿透牙釉质或牙本质，表现出轻微的牙龈增生。这种变色，也称为"透红"，是相当微妙的，通常是患者、牙医或更多的由口腔预防医生偶然发现。不过，它是颈部外吸收的一个相对罕见的特征。此外，只有发生在容易观察到的部位（如前牙唇侧），它才会被发现。吸收区域内可能发生牙周附着丧失，探查吸收缺陷处或相关牙周袋会导致肉芽组织大量出血[89]。

随着疾病进展，可能会发生根管壁穿孔和牙髓细菌感染。患牙可能发展成牙髓炎，或表现出相关临床症状。最终可能出现牙髓坏死和慢性根尖周炎。临床体征和症状可能是患牙出现问题时的第一表现，可能包括牙齿变色、局部自发痛、咀嚼痛、叩诊/扪诊不适、根尖区扪痛、窦道和/或龈颊沟肿胀。

影像学表现

颈部外吸收的影像学表现取决于吸收的位置、入侵程度以及纤维-骨组织和纤维血管组织在缺损处的相对比例。所有颈部外吸收缺损表现为不同放射密度的透射影，通常在患牙颈部，但不局限于此（图16-6～图16-9）。

当缺损以纤维血管组织和肉芽组织为主时，病变倾向于表现为透射影。但是，在有些纤维-骨组织存在的情况下（如长期损伤），影像学检查多表现为浑浊样外观。在破坏组织已被大范围修复的晚期病例中，纤维-骨组织的显著沉积使缺损表现出斑驳的影像学表现（图16-10）。

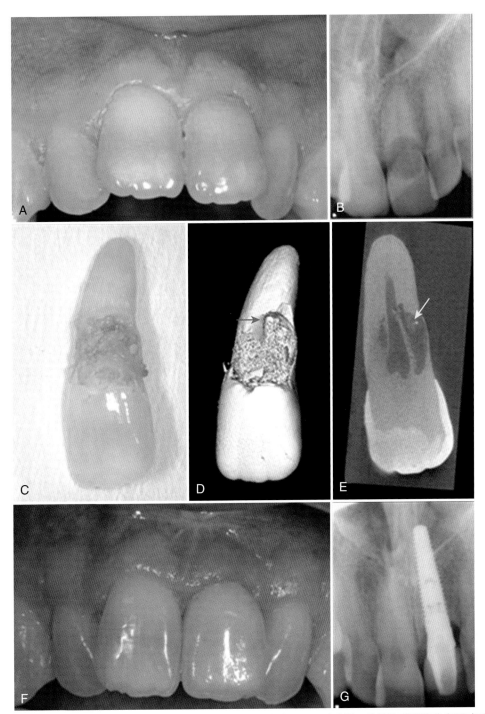

图16-7 A，患者的21见透红，伴龋坏。B，X线片显示类似ECR的异常表现：圆形病损，边缘清晰根管轮廓通过透射性病损清晰可见且完好无损。C，牙齿无法修复，拔除，见大量肉芽组织。D，已拔除患牙的3D重建显示，覆盖的肉芽组织下方存在骨样组织。根管壁完整（红色箭头处）。E，CBCT的冠状面重建提示了牙本质（红色箭头处）如何防止ECR侵入根管，可见骨样组织（黄色箭头处）。21种植修复的术后观察（F）和X线片（G）。（摘自Patel S, Kanagasingam S, Pitt Ford T: External cervical resorption: a review, *J Endod* 35:616, 2009）

图16-8 替代性颈部外吸收（ECR）。A，34岁，女性，上颌中切牙的X线片，11岁时被板球击中面脸部。牙医误诊为龋齿，并试图治疗。患牙无症状，腭侧牙周袋深度4mm。CBCT提示ECR。患牙无法修复，知情同意后拔除。B，患牙腭侧观，脱矿后浸泡于清洗剂中。牙齿被分成4部分，包埋于石蜡块中。C，根颈1/3处CBCT图像（图B中1号线位置），组织学切片提示大部分牙本质已被骨样组织所取代，根管不复存在（HE染色；×8）。D，根中1/3处CBCT图像（图B中2号线位置），在这一水平线上，根管缩窄，似被骨样组织包绕（×8）。E，根尖1/3处CBCT图像（图B中3号线位置）。在这一水平线上，根管与对侧牙齿的根管大小相同。组织学切片证实，未见骨样替代性组织（×8）。

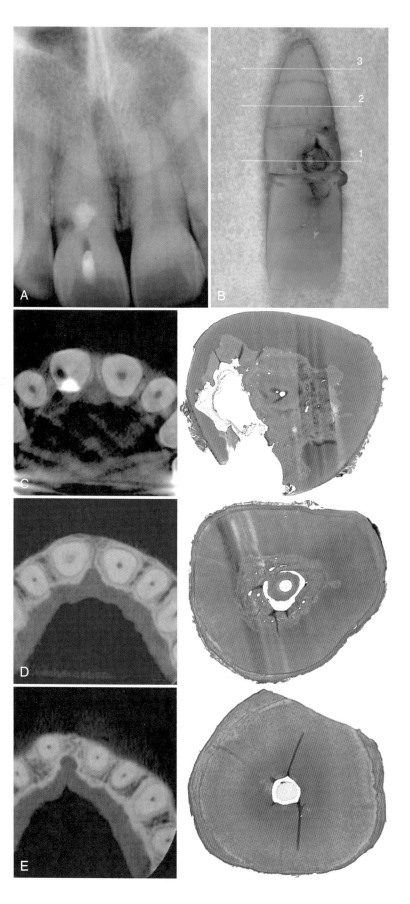

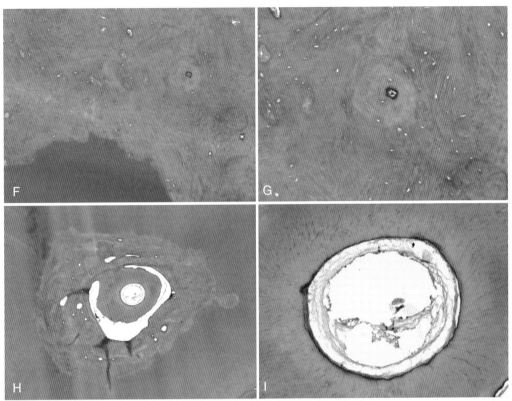

图16-8（续） F，图C放大图，显示从牙本质到骨样组织的过渡（×100）。G，图F放大图，替代的化生组织未显示骨的典型层状结构（×400）。H，图D中根管的放大图，替代的骨样组织取代了一部分均质牙本质，原始牙本质层减少（×25）。I，高倍镜下可见根管周组织为牙本质（×400）。提示：吸收过程后出现骨样组织替换，自根颈向根尖方向延伸，在根中1/3到根尖1/3间呈环绕状，替代原先的牙本质。

由于缺损深度不同以及骨样物在缺损中的比例和分布不同，病灶边缘的界限可能模糊，也可能清晰。尽管边缘不规则的病变更为常见，但也有某些缺损可能有平滑和/或清晰的边缘。

尽管颈部外吸收通常位于颈部，但它可能开始于这个区域的根方，这取决于患牙上皮附着的位置。对于牙周附着正常的牙齿，因该疾病具有侵袭性，可能会导致病变向颈部的根方和/或冠方延伸。此外，在传统的影像学检查中，发病部位的组织破坏有时可能很小和/或不明显，可能是因为病变位置位于牙根表面。在这些病例中，病变缺损可能位于组织破坏明显的部位，此时影像学表现很明显，但可能与病变起始位置存在一定的距离。这一特点是在使用CBCT评估颈部外吸收之后才被发现的。

颈部外吸收的影像学表现与牙根内吸收（IRR）非常相似（下文中会进行讨论），而且在缺乏临床体征时很难区分。当根管壁接近并穿过吸收缺损时，使用影像学检查追踪其轮廓很有效。发生颈部外吸收时，根管壁的轮廓应该是可见并完整的，当它穿过缺损时也保持它原本的走行。这是因为病变缺损位于牙根外表面，不与根管连通，它们仅仅在X线片上发生重叠。发生牙根内吸收时，可以通过吸收缺损追踪到根管轮廓，因为缺损是根管壁的延伸，并与之相连续[51]。虽然这个诊断特点很有用，但它也有一些缺点：首先，牙根管壁的轮廓可能被吸收缺损（颈部外吸收或牙根内吸收）中的钙化组织掩盖。其次，当颈部外吸收导致广泛的组织破坏时，根管壁穿孔可能使根管壁与外部缺损相连通。

视差X线片检查是常用于进一步明确吸收性质的检查。除平行投照的根尖X线片外，还应使X线球管在图像接收器的水平方向上进行移动（视差），拍摄另一张X线片。发生颈部外吸收时，吸收缺损与根管的相对位置会发生改变。如果缺损位于腭/舌侧，则缺损移动方向与X线球管移动方向一致；如果缺损位于唇

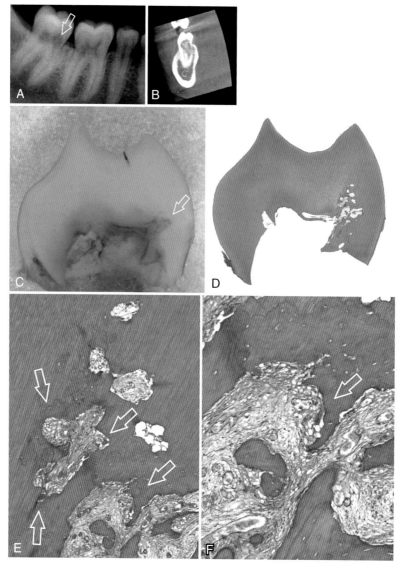

图16-9 替代性颈部外吸收。A，27岁，女性，47不可复性牙髓炎症状，46无症状。B，对图A中箭头所指区域水平的第二磨牙进行CBCT扫描。提示冠根大面积吸收。C，清理后第二磨牙冠部近中部分。D，颊舌侧切片。提示图C病变区域在舌侧进行吸收和置换（HE染色；×6）。E，图C中箭头所指部位放大图，可见部分位置发生吸收，伴有替代性化生组织（×100）。F，图E中右下箭头所指区域放大图，化生组织类似骨样组织（×400）。

颊侧，则会向相反方向移动。有时称之为"舌侧相同颊侧相反（SLOB）"规则。相反，牙根内吸收的缺损与根管的相对位置较为一致，因为，缺损是根管系统的延伸。

CBCT可以对吸收缺损的性质、位置和程度进行3D评估，从而明确诊断，提供牙齿修复和后期治疗的基本信息。当临床医生不确定颈部外吸收的缺损是否已与根管壁相通（从而确定是否需要进行根管治疗）时，CBCT特别有用。CBCT检查降低了诊断性治疗的必要性。Patel等[88]比较了传统影像学检查和CBCT在

牙根内吸收与颈部外吸收间的鉴别诊断能力及其准确性，研究发现在诊断牙根吸收的存在和性质方面，CBCT比根尖片要准确（100%）。该研究还得出结论，正确的治疗计划应该包含CBCT提供的辅助检查信息[88]。

治疗

颈部外吸收的基本治疗目标是清理吸收缺损，阻断吸收过程，使用美学修复材料修复硬组织缺损，预防和监测疾病复发。当吸收缺损穿通根管壁时，必

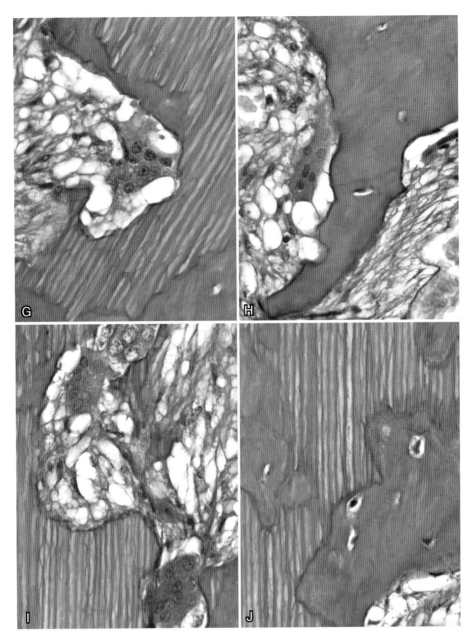

图16-9（续） G，图E中右上箭头所指区域的放大图，可见牙本质腔隙陷窝被多核分解细胞占据（×1000）。H，图F中箭头所指化生骨组织，骨小梁被典型破骨细胞吸收（×1000）。I，图E中左下箭头所指区域的放大图，Howship陷窝内可见破牙细胞（×1000）。J，图E中左上箭头所指区域的放大图，可见典型骨细胞的骨样组织岛，被牙本质包绕（×1000）。提示：在这种情况下，化生组织类似于正常的层状骨。由于破骨细胞的存在，骨组织正在进行重塑，在同一区域可观察到形态相似的破骨细胞和破牙细胞。

须进行根管治疗。通过翻瓣术充分暴露缺损（图16-10），搔刮缺损腔，然后用手用刮匙清除纤维血管肉芽组织。但是，含有大量纤维-骨组织的缺损（尤其是当纤维-骨组织与相邻牙本质相连时）需要使用超声器械选择性切除。区分健康的牙本质和纤维-骨性组织可能比较困难，因此，术中必须使用显微镜。频繁的术中X线片检查也非常必要，可以确保准确地清除多余的、坚硬的吸收组织，并防止过多的清除健康

牙齿组织。在这种情况下，术前CBCT检查有较大意义，它可以准确地呈现所有平面上的缺损程度，可以对扫描图像进行真实测量，并与临床参考点相联系，大大减少了术中仅凭主观切除组织的需求。

一旦吸收组织被切除，空腔可以用90%的三氯乙酸水溶液冲洗处理，使吸收组织发生凝固性坏死，但不破坏牙周组织[61]。这种酸还能穿透并清理机械设备无法到达的小型吸收管腔[89]。缺损处清除干净，并经过

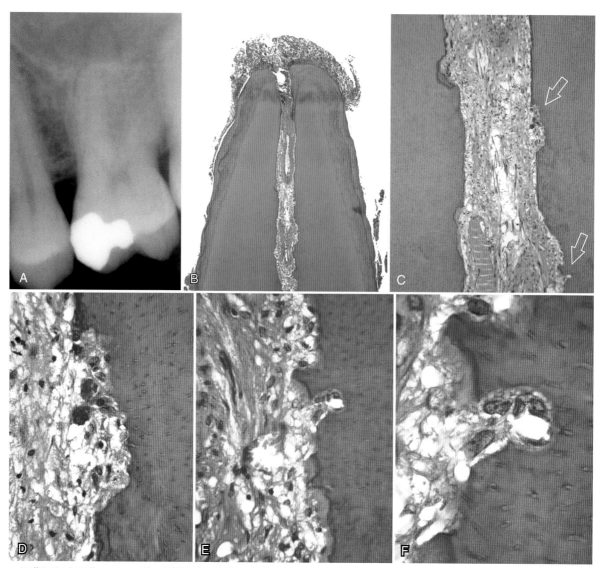

图16-10 早期牙根内吸收。A，54岁，男性，出现长期咀嚼疼痛和冷刺激痛。近期，疼痛变得持续而严重。上颌第一磨牙近中见银汞充填体，牙髓活力测试无反应。X线片示腭根根尖部透影。去除修复体后，见髓底裂纹，拔牙。拔除时，部分病理组织附着在腭根根尖。B，根管中心纵切面显示在根尖1/3处有结缔组织附着（HE染色；×16）。C，图B放大图，可见结缔组织血管和较少的炎症细胞，根管壁可见吸收缺损（×1000）。D，图C上方箭头所指的放大图，提示吸收腔隙内可见破牙细胞（×1000）。E、F，图C下方箭头所指根管壁的逐步放大图，注意吸收腔隙内可见分解细胞，部分根管壁中存在前期牙本质，但活跃吸收区域未见前期牙本质（×400；×1000）。

三氯乙酸处理后，使用高速手机车针清理所有空腔边缘的未矿化牙本质或牙釉质，随后使用美学修复材料修复空腔，如复合树脂或玻璃离子水门汀。Biodentine是一种特别适合修复这些吸收缺损的材料[30,85]，因为它具有良好的美学修复能力，同时能支持牙周膜附着再生。

吸收缺损修复后，对位缝合黏骨膜瓣。如果发生根管壁穿孔，应该进行根管治疗。在评估牙根吸收缺损之前，应该先在橡皮障下开髓，照常进行根管预备（包括根管缺损处），使用生理盐水冲洗，然后，在根管内插入牙胶（GP）尖，以便在搔刮和修复吸收缺损时保持根管通畅，并为缺损的最终修复提供屏障。去除橡皮障后，按照上文所述进行吸收缺损的修复手术治疗，此时，不会存在吸收碎屑进入根管系统的风险。黏骨膜瓣复位后，可以用正常方式完成根管治疗，无须担心感染组织、冲洗物或药物被挤压到牙周组织中。

Heithersay[62]主张非手术治疗颈部外吸收。在该技术中，使用90%的三氯乙酸水溶液冲洗缺损中的吸收组织，直到其发生凝固性坏死。随后，搔刮坏死组织，用玻璃离子水门汀修复缺损。

颈部外吸收的治疗取决于吸收缺损的严重程度、范围、位置和牙齿的可修复性。基于颊舌向和冠根向的吸收深度，Heithersay提出了颈部外吸收的四阶段分类方法。他在94位患者中使用先前提到的非手术治疗方案检查了101例颈部外吸收的治疗预后，并将其治疗成功率与病变的分类联系起来[61]。研究发现，Ⅰ类和Ⅱ类病变的成功率为100%，Ⅲ类病变的成功率为77.8%，Ⅳ类病变的成功率为12.5%，这强调了晚期病损病例的预后较差。Heithersay分类的主要限制是，只有颈部外吸收的病损局限于牙齿邻面时该分类才有效，因为病损是使用2D X线片进行评估的。如果颈部外吸收的病损位于和/或延伸至唇/或颊侧（邻面），则无法通过X线片准确评估病损的真实性质[86,89]。

牙根内吸收

概述

牙根内吸收（IRR）是牙根吸收的一种形式，源于根管壁并进一步影响根管壁[9]。牙根内吸收可进一步将其分为炎性吸收和替代性吸收。替代性吸收与牙本质初始丧失后根管内矿化组织的沉积有关（牙本质初始丧失是这两种类型的一个共同特征）[9]。由于这两类牙根内吸收的性质基本相似，因此放在一起讨论。

病因及发病机制

牙根内吸收发生时，最外层的保护性牙本质层和根管壁的前期牙本质会被破坏，导致下方矿化牙本质暴露于破牙细胞中（图16–11）[106,115]。

造成这种损害的确切原因尚未完全阐明。目前，有许多关于前期牙本质缺失的病因推测，包括创伤、龋齿和牙周感染、活髓牙修复过程中的过热刺激、氢氧化钙药物治疗、活髓牙截根术、引菌作用、正畸治疗、牙折裂或者正常牙髓的特发性营养不良[5,18,28,93,112]。一项对25颗牙根内吸收牙齿的研究发现，创伤是最常见的诱发因素，占45%[29]。其他病例的病因有龋坏（25%）和龋坏/牙周病变（14%）引起的炎症，而剩余牙齿发生牙根内吸收的原因尚不清楚。其他文献研究表明，创伤[5,116,118]和牙髓炎症/感染[58,118]是引起根内吸收的主要原因。

Wedenberg和Lindskog[115]研究发现，牙根内吸收可能是暂时性或渐进性事件。他们在灵长类动物模型上，对32颗切牙进行体内研究。首先，开髓破坏其前期牙本质，其中半数牙齿封闭开髓洞形，而另一半则继续在口腔中保持开放。分别在第1、2、6和10周拔除一部分牙齿。研究发现，在封闭开髓洞形的牙齿中，受损牙本质中出现了多核分解细胞的短暂定植（即短暂牙根内吸收），这些牙齿没有细菌污染，也没有发生硬组织吸收的活跃迹象。实验期间，在未封闭开髓洞形的牙齿中，牙髓组织和牙本质小管出现大量细菌污染的迹象。这些牙齿显示，在被分解细胞侵蚀后，受损牙本质表面形成了广泛且长期的细菌定植，且存在矿化硬组织吸收迹象（进行性牙根内吸收）。如前所述，对根管壁的成牙本质细胞层和前期牙本质的损伤是引起牙根内吸收的先决条件[116]。但是，牙根内吸收的进展取决于细菌对参与硬组织吸收的分解细胞的刺激程度。如果没有这种刺激，牙根吸收具有自限性[116]。

牙根内吸收要继续进展，根尖牙髓组织与吸收病灶间必须存在有效的血液供应，为吸收过程提供分解细胞和营养，冠方感染的坏死牙髓组织可以为这些分解细胞提供刺激（图16–11）[105]。细菌可以通过牙本质小管、龋洞、裂纹、折裂线和侧副根管进入根管系统。在没有细菌刺激的情况下，吸收是短暂的，可能不会进展到临床和影像学可以诊断的阶段。因此，对于吸收损伤的进展而言，根尖部至吸收病灶间的牙髓组织至关重要（图16–11）。如果不进行治疗，牙根内吸收可能继续，直至炎症的结缔组织填满逐渐加重的吸收缺损部位，并将病灶向根尖推进。最终，如果不进行治疗，根尖区至吸收病灶间的牙髓组织将会坏死，细菌会感染整个根管系统，进而导致根尖周炎[96]。

组织学表现

Wedenberg和Zetterqvist[118]报道了牙根内吸收的组织学特征。作者特别研究了小样本中因原发的和继发的进行性牙根内吸收导致拔除的患牙，分析了其吸收过程的组织学、酶组织化学和扫描电镜（SEM）特征。两组患牙的组织学和酶组织化学谱一致，但是，原发性吸收牙齿的吸收过程似乎进展更快。所有牙齿

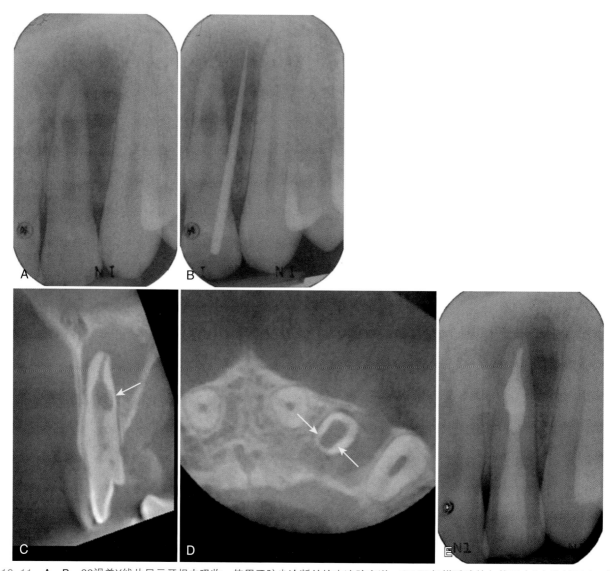

图16-11 A、B，22视差X线片显示牙根内吸收。使用牙胶尖诊断丝检查追踪窦道。CBCT扫描重建的矢状面（C）和轴面（D）图像显示病损已经导致牙根腭侧壁吸收（箭头处），接近穿孔。E，热牙胶充填根管。（摘自 Patel S, Ricucci D, Durack C, Tay F: Internal root resorption: a review, *J Endod* 36:1107, 2010）

的牙髓组织都有不同程度的炎性浸润，主要由淋巴细胞和巨噬细胞组成，还有一些中性粒细胞。髓腔内结缔组织中的血管组织比健康牙髓组织少，细胞和纤维含量相对较高，与牙周膜结缔组织相似。受损牙本质壁中缺乏成牙本质细胞层和前期牙本质，主要由较大的多核分解细胞组成，并占据了吸收缺损区。破牙细胞存在主动吸收迹象（图16-11），同时，单核细胞（破牙细胞前体）分布在靠近吸收部位的结缔组织中。这两种细胞均显示出抗酒石酸磷酸酶（TRAP）活性。

在所有检查的牙齿中，根管壁不完全地衬有类似

骨骼或牙骨质的矿化组织[118]。此外，在3个病例中，相似性质的岛状钙化组织占据了髓腔，而这种矿化组织岛占据根管系统是牙根内吸收的典型特征[9]。作者认为，这种矿化组织沉积很可能是耦合过程的一部分，在一段吸收期结束时，成骨细胞被募集到病变部位参与骨形成[118]。

临床表现

牙根内吸收的临床表现很大程度上取决于受损牙髓的组织学状态、吸收过程导致的硬组织破坏程度以及吸收区域在根管系统中的位置。在吸收的活跃阶

段，活髓组织中的细菌感染可能会引起急性炎症反应，出现牙髓炎的临床症状。随着牙髓坏死发生和根管内细菌定植，可能出现急性或慢性根尖周炎的相关临床体征和症状，也可能出现窦道，这可能与根尖周组织化脓有关，也可能与硬组织破坏导致的根管壁穿孔有关。患牙冠髓广泛性吸收可导致冠部的可视性透红，这是因为肉芽肿组织延伸并占据了吸收缺损[75]。尽管这种透红经常被视为吸收过程的一种常见临床表现，但在牙根内吸收的病例中却很少见。它们可能在颈部外吸收中出现的频率较高，但也不是很常见。通常患牙无自觉症状，也没有临床症状。

影像学表现和诊断

诊断任何类型的牙根吸收均依赖其影像学表现。传统影像学成像的2D特性很难诊断和鉴别各种吸收类型，尤其在试图区分牙根内吸收和颈部外吸收时，因为它们可能具有相似的影像学表现[57,90-91,105]。关于牙根内吸收的"典型"影像学表现的文献报道很多。Gartner等[51]研究发现，牙根内吸收的病损呈均匀密度的放射状分布，边缘平滑，对称分布在患牙根部（图16-12）。研究进一步发现，不应该通过吸收缺陷来示踪根管壁的轮廓，因为根管壁已经"膨胀变形"了。某些研究将牙根内吸收的病损描述为与根管壁直接相连的椭圆形、局限的放射影像[82]。虽然某些牙根内吸收病例可能具有上述的部分或全部的影像学表现，但仍有许多病例不存在这些特征，因此，每个病例在诊断前均应单独进行评估。

牙根内吸收可以发生在根管系统的任何位置，也可以表现为与根管系统相关的不同形状、不同透射密度、多种轮廓的对称透射影。牙根内吸收病损多是均匀的透射影，而在置换性（化生性）根内吸收中，由于占位病损的矿化组织具有阻射性，则会出现斑点状或云状影像学外观（图16-13）[91]。颈部外吸收病损可能主要包含肉芽肿组织、钙化组织或两者的混合，因此，可能与根内吸收的多种类型均有相似的透射密度，这使疾病过程的临床分类更加复杂。正如Gartner等[51]的观点，最好的做法是在缺损区与根管壁接触和分离的位置示踪根管壁外形轮廓。牙根内吸收的缺损区与健康根管壁是连续的，因为它本质上是根管壁的延伸。因此，单根管患牙发生根内吸收时，不能通过缺损来寻找根管壁。颈部外吸收恰恰与其相反，其病损位于缺损的颊侧或腭/舌侧，因此在常规的X线片上

缺损会与根管影像相重叠。在这种情况下，根管在通过吸收缺损区时仍能保持其正常的走行，使得根管轮廓容易被示踪。但是，应该注意的是，在多根牙根管的传统影像学检查时，一个未发生根内吸收的根管可能会与牙根内吸收的缺损区相重叠。如果使用Gartner等[51]提出的指导原则，可能会导致误诊。

临床中必须使用视差X线片进一步获取吸收过程的信息。除平行投照的根尖片外，还应在X线球管与图像感应器的水平角度发生偏移的情况下拍摄多角度X线片。此时，牙根内吸收病损与根管的相对位置保持不变。发生颈部外吸收时，如果缺损位于腭/舌侧，则缺损移动方向与X线球管移动方向一致；如果缺损位于唇颊侧，则会向相反方向移动[51]。这种诊断技术，结合通过缺损示踪根管/髓腔轮廓，已成为使用传统影像学检查的诊断牙根内吸收的最可靠方法。但是，如前所述，从传统影像学检查中获得的信息量有限，这可能导致牙根内吸收和浸润性颈部外吸收的误诊，并制订错误的治疗计划。

曾有文献报道，在牙根内吸收的治疗管理中可以使用CBCT作为诊断和制订治疗方案的工具[21]。牙根内吸收病损的位置、范围和大小以及是否存在穿孔等，都可以通过CBCT检查得知。同样的，CBCT扫描可以区分颈部外吸收和牙根内吸收，消除传统影像学检查可能出现的诊断误差。

治疗

一旦诊断出牙根内吸收，就必须评估牙体硬组织的破坏程度，并且依据患牙预后做出临床治疗决策。如果患牙可挽救且预后良好，必须进行根管治疗。与其他任何感染的牙齿一样，根管治疗的主要目的是清除根管内的细菌，并对根管系统进行消毒。如果吸收活动仍旧非常活跃，那么治疗仅会起到辅助作用，即去除支持和刺激吸收细胞的根尖牙髓组织。

牙根内吸收过程的性质给牙体牙髓科医生的治疗操作带来了独特的挑战性。在活跃性吸收患牙中，肉芽组织和炎症牙髓组织的大量出血可能会在治疗初始阶段降低可视性，并且，在化学机械预备根管后根管干燥期间可能会出现一个顽固的轻度出血点。此外，吸收缺损的不规则凹坑状为机械预备带来困难。

根管的化学机械清理

根管系统复杂的解剖和形态学特征提供了独特的

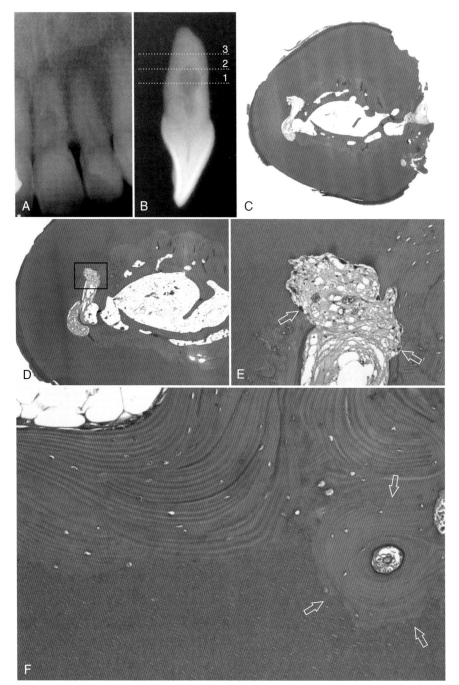

图16-12 根内（根管）替代性吸收的光学显微镜图像。44岁，男性，牙根穿孔。患牙无症状，有外伤史。A，上颌中切牙的X线片，根管中1/3处可见透射影。病损呈斑点状，提示根内发生替代性吸收。B，已拔除后患牙的X线片（90°角度拍摄），显示根管与缺损相连续。C，图B中1号线处横断面。低倍放大图显示，根管周围牙本质已被向内生长的骨组织替代，远中腭侧疑似穿孔。（HE染色；×8）。D，图C的放大图（HE染色；×16）。E，图D中矩形区域的放大图，根尖内部牙本质发生吸收（HE染色；×100）。F，图C中右侧区域放大图，显示被吸收的牙本质已被层状骨取代，骨细胞存在于片层之间的腔隙中。右侧（箭头）可见典型的骨切面，同心圆围绕着血管结构（HE染色；×100）。

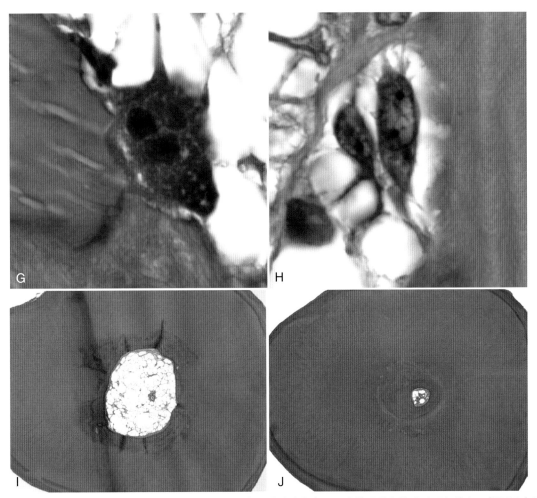

图16-12（续） G，图E左侧箭头所示区域的放大图。在牙本质腔隙陷窝中可见多核吸收细胞（破牙细胞），提示牙本质壁的吸收较为活跃（HE染色；×1000）。H，图E右侧箭头所示的骨表面放大图，较大的细胞为成骨细胞样细胞。一旦它们产生矿化组织就会嵌入骨陷窝，假设它们具有骨细胞特征（HE染色；×1000）。I，图B中2号线处横断面，根管在这一水平上仍然很宽大，被相对较薄的新形成的骨层包围（HE染色；×16）。J，图B中3号线处横断面，在这一水平上，根管似乎始终被一层致密的新形成的骨包绕，有所缩小（HE染色；×16）。（摘自Patel S, Ricucci D, Durack C, Tay F: Internal root resorption: a review, *J Endod* 36:1107, 2010）

隐蔽结构，可使微生物隐藏于患牙中。根管器械和化学冲洗剂无法渗透到这些隐蔽的间隙和凹陷中[80,97,99]。使用超声仪器可以辅助冲洗剂渗透进入根管系统，可以有效清除根管系统中的有机物碎屑和生物膜[26]。鉴于牙根内吸收的缺损不能通过常规器械和化学冲洗进行清洁，那么，超声荡洗应被视为治疗这类疾病的必要步骤（图16-11）。但是，即使在化学机械清创后使用这种辅助操作，微生物仍可能在狭窄区域内残存[26]。因此，应使用根管内抗菌药物进一步降低根管内的微生物负荷，提高根管消毒效果[99]。氢氧化钙是一种诊间使用的抗菌性根管封药，可以清除根管治疗后根管内残留的细菌[27,100]。同时，当与次氯酸钠溶液一起使用时，它能增强冲洗剂清除有机物碎屑的效果[2,108]。基于这一作用特点，作者建议使用氢氧化钙作为诊间根管内抗菌药物，弥补传统根管内化学机械清理的不足[91]。

充填

根管治疗的基本原则之一，是用合适的材料完全封闭已消毒的根管系统。在牙根内吸收的病例中，吸收引起的硬组织缺损很难进行严密充填。为了充填缺损，根充材料必须具有良好的流动性。牙胶是被广泛

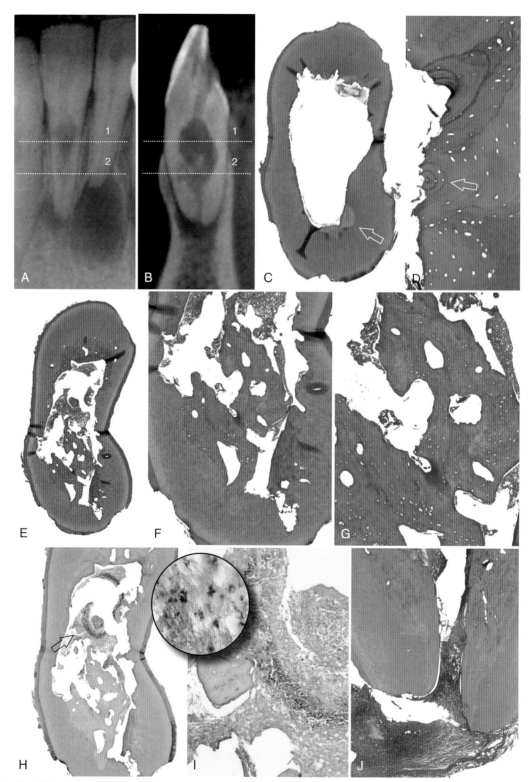

图16-13　光学显微镜图像，提示存在形态多样的、隧道样的根内（根管）替代性吸收。39岁，男性，20多岁时在拳击比赛中下颌骨骨折，行颌间固定。20年后出现症状，即下颌切牙疼痛。A，右下切牙X线片。41有无症状的根尖周炎伴牙髓坏死。42根中大面积吸收影像。牙髓活力测试无反应。B，CBCT的矢状面显示在吸收缺损中存在钙化组织。C，图A和图B中1号线水平的横断面（HE染色；×6）。D，图C中箭头所指区域的放大图，层状骨充填了先前吸收缺损区域。可见骨样结构（箭头处）（HE染色；×100）。E，图A和图B中2号线水平的横断面，显示管腔部分为坏死残余物，部分为骨样组织（HE染色；×8）。F，图E下段放大图（HE染色；×50）。G，图F放大图，骨小梁周围为坏死碎屑（HE染色；×100）。H，图E同一区域截面图（TBB染色；×16）。I，图H箭头所示区域放大图，可见骨样组织碎片被细菌定植的坏死组织包围（TBB染色；×100；插图：×1000）。J，纵截面经根尖中心。牙本质壁已被吸收并被骨样组织所取代（HE染色；×16）。（摘自Patel S, Ricucci D, Durack C, Tay F: Internal root resorption: a review, *J Endod* 36:1107, 2010）

认可的用于根管治疗的金标准充填材料，加压时具有良好的塑形性，加热时具有良好的流动性。Gencoglu等[52]在模拟根内吸收缺损的体外模型中对比了不同根管充填系统和技术。研究发现，Obtura Ⅱ（Ob Ⅱ）和Microseal（MS）热牙胶充填系统比Thermafill、soft core systems（SCS）和冷侧压技术（CLC）在模拟吸收缺损中的根管充填效果更佳。在类似研究中，Goldberg等[55]发现，与CLC、Thermafill和混合充填技术相比，使用Obtura Ⅱ系统能够更好地充填模拟的吸收缺损。Gencoglu等[52]研究发现，使用Obtura Ⅱ和Microseal系统进行根管充填时，牙胶/封闭剂（GP/sealer）的比例比其他技术要高。Goldberg等[55]的研究也得出相似的结论。

由于根管封闭剂具有体积收缩性[120]，且在潮湿的环境中溶解和降解程度不同[78]，采用牙胶/封闭剂比例更高的根管充填材料可以避免形成空隙、发生根管系统微渗漏，有利于提高治疗成功率。

Stamos、Stamos[103]和Wilson、Barnes[121]均报道了Obtura充填系统在牙根内吸收病例中的成功应用。目前来讲，在充填存在牙根内吸收的根管系统时，Obtura系统和Microseal系统可以获得最佳封闭性。

当选择合适的材料和方法来充填牙根内吸收的吸收缺损时，临床医生首先需要明确患牙根管壁是否存在穿孔，并确定其范围。使用CBCT可以轻易地获得这些信息。如果存在穿孔，三氧化矿物聚合物（MTA）是修复根管壁的首选材料，它具有生物相容性[79]，作为倒充填材料时具有良好的封闭性能[17]，动物实验研究发现，它能够有效修复侧壁穿孔和根分叉穿孔[76]。除此之外，这种材料与根尖周组织具有良好相容性，在没有感染的情况下进行根尖部充填时，几乎可以支持邻近牙周组织的完全再生[94]。这些都是修复穿孔材料的理想性能，因为，直接进行穿孔修复时充填材料常常会无意中被挤出穿孔。但是，MTA的流动性明显不如加热后的牙胶。MTA能够作为牙根内吸收充填的有效材料，多依赖于充分的超声振荡并将其分散到缺损凹陷中[21]，必须使用牙科手术显微镜和恰当的器械来输送材料。

此外，还可以使用一种混合充填技术来封闭牙根内吸收导致的根管系统穿孔。在这种情况下，自根尖区到缺损处的部分使用牙胶进行充填，然后，牙胶可以作为MTA充填的屏障。Hsiang-Chi Hsien等[63]成功地使用该技术治疗了存在根内吸收导致穿孔的上颌切牙。Jacobowitz和de Lima[66]报道了一个类似病例，上颌中切牙存在大范围的牙根内吸收导致的穿孔，其预后很差，最初计划拔除患牙，但最终，医生成功地使用白色MTA和牙胶联合充填对牙齿进行了直接修复[66]。

在临床中，发生穿孔的牙根吸收会广泛破坏牙齿硬组织，不能或不适用于直接根管治疗方法，这些病例可能需要进行手术治疗。如前所述，MTA是修复穿孔的首选材料。如果还没有进行非手术根管治疗，临床医生首先应该如直接根管治疗一样开髓，选择一个锥度合适的牙胶尖或适当大小的手用侧压器放置于根管中，遮挡缺损并为手术修复缺损时充填MTA提供一个屏障。这个屏障也可以防止MTA意外进入根管的根尖1/3处。随后，通过手术暴露穿孔并使用MTA修复穿孔。一旦MTA放置良好，便可以进行后续的根管预备、根管消毒和热牙胶充填。

如果吸收已严重破坏牙体组织，使牙齿无法修复，拔牙可能是最合适的治疗选择。如果牙根吸收使牙齿变得薄弱，牙根可能发生折裂，患者可以选择拔牙。存在发生穿孔的吸收缺损并不是治疗禁忌证，但穿孔太大时会影响进行手术治疗或拔除患牙的治疗决定。CBCT是临床上用于治疗牙根内吸收的重要辅助检查设备[42]。CBCT检查可以使临床医生清晰地看到牙齿的3D视图、吸收缺损和相邻解剖结构，临床医生就可以获得必要的信息来确定牙齿预后和（或）手术修复治疗的复杂程度。如果需要拔除患牙，CBCT检查可以作为后期种植修复的诊断及制订治疗计划的工具。Bhuva等[21]报道了一个使用CBCT作为治疗计划制订工具成功治疗牙根内吸收的病例。如前所述，CBCT在揭示吸收病变性质方面具有很高的准确性，因此可以选择最合适的治疗方案。

总结

- ◆ 目前，各种类型牙根吸收的发生率、病因和发病机制尚未完全明确，需要在这些领域开展更多研究。
- ◆ 颈部外吸收的临床表现需要收集更多的临床资料，因为其临床表现具有多变性。
- ◆ 牙根吸收的早期发现对疾病成功治疗和良好预后至关重要。
- ◆ 在诊断颈部外吸收和牙根内吸收时CBCT是一个很好的诊断工具，也有利于了解疾病真实性质并对其进行治疗。

参考文献

[1] Alqerban A, Jacobs R, Souza PC, Willems G: In-vitro comparison of 2 cone beam computed tomography systems and panoramic imaging for detecting simulated canine impaction-induced external root resorption in maxillary lateral incisors, *Am J Orthod Dentofacial Orthop* 136:764e1, 2009.

[2] Andersen M, Lund A, Andreasen JO, Andreasen FM: In vitro solubility of human pulp tissue in calcium hydroxide and sodium hypochlorite, *Endod Dent Traumatol* 1:170, 1992.

[3] Andreasen FM, Sewerin I, Mandel U, Andreasen JO: Radiographic assessment of simulated root resorption cavities, *Endod Dent Traumatol* 3:21, 1987.

[4] Andreasen FM, Vestergaard Pedersen B: Prognosis of luxated permanent teeth: the development of pulp necrosis, *Endod Dent Traumatol* 1:207, 1985.

[5] Andreasen JO: Luxation of permanent teeth due to trauma: a clinical and radiographic follow up study of 189 injured teeth, *Scand J Dent Res* 19:273, 1970.

[6] Andreasen JO: A time-related study of periodontal healing and root resorption activity after replantation of mature permanent incisors in monkeys, *Swed Dent J* 4:101, 1980.

[7] Andreasen JO: Relationship between surface and inflammatory root resorption and changes in the pulp after replantation of permanent incisors in monkeys, *J Endod* 7:294, 1981.

[8] Andreasen JO: Review of the root resorption systems and models: etiology of root resorption and the homeostatic mechanisms of the periodontal ligament. In Davidotch D, editor: *The biological mechanisms of tooth eruption and root resorption*, Birmingham, Ala, 1988, EBSCO Media.

[9] Andreasen JO, Andreasen FM: Root resorption following traumatic dental injuries, *Proceedings of the Finnish Dental Society* 88:95, 1991.

[10] Andreasen JO, Andreasen FM: Avulsions. In Andreasen JO, Andreasen FM, Andersson L, editors: *Textbook and colour atlas of traumatic injuries to the teeth*, ed 4, Oxford, 2007, Blackwell Munksgaard.

[11] Andreasen JO, Borum MK, Andreasen FM: Replantation of 400 avulsed permanent incisors. Part 3. Factors related to root growth, *Endod Dent Traumatol* 11:69, 1995.

[12] Andreasen JO, Borum MK, Jacobsen HL, Andreasen FM: Replantation of 400 avulsed permanent incisors. Part 2. Factors related to pulpal healing, *Endod Dent Traumatol* 11:59, 1995.

[13] Andreasen JO, Farik B, Munksgaard EC: Long-term calcium hydroxide as a root canal dressing may increase risk of root fracture, *Dent Traumatol* 18:134, 2002.

[14] Andreasen JO, Hjørting-Hansen E: Replantation of teeth. I. Radiographic and clinical study of 110 human teeth replanted after accidental loss, *Acta Odontol Scand* 24:263, 1966.

[15] Andreasen JO, Hjørting-Hansen E: Replantation of teeth. II. Histological study of 22 replanted anterior teeth in humans, *Acta Odontol Scand* 24:287, 1966.

[16] Andreasen JO, Løvschall H: Response of oral tissues to trauma. In Andreasen JO, Andreasen FM, Andersson L, editors: *Textbook and colour atlas of traumatic injuries to the teeth*, ed 4, Oxford, 2007, Blackwell Munksgaard.

[17] Aqrabawi J: Sealing ability of amalgam, super EBA cement and MTA when used as retrograde filling materials, *Br Dent J* 188:266, 2000.

[18] Ashrafi MH, Sadeghi EM: Idiopathic multiple internal resorption: report of case, *J Dent Child* 47:196, 1980.

[19] Bell T: *The anatomy, physiology, and disease of the teeth*, Philadelphia, 1830, Carey & Lee.

[20] Bender IB, Seltzer S: Roentgenographic and direct observation of experimental lesions in bone. I, *J Am Dent Assoc* 62:152, 1961.

[21] Bhuva B, Barnes JJ, Patel S: The use of limited cone beam computed tomography in the diagnosis and management of a case of perforating internal root resorption, *Int Endod J* 44:777, 2011.

[22] Bille ML, Kvetny MJ, Kjaer I: A possible association between early apical resorption of primary teeth and ectodermal characteristics of the permanent dentition, *Eur J Orthod* 30:346, 2008.

[23] Bille ML, Nolting D, Kvetny MJ, Kjaer I: Unexpected early apical resorption of primary molars and canines, *Eur Arch Paediatr Dent* 8:144, 2007.

[24] Borg E, Källqvist A, Gröndahl K, Gröndahl H-G: Film and digital radiography for detection of simulated root resorption cavities, *Oral Surg Oral Med Oral Pathol Oral Radiol Endod* 86:110, 1998.

[25] Boyce BF, Xing L: Functions of RANKL/RANK/OPG in bone modeling and remodeling, *Arch Biochem Biophys* 473:139, 2008.

[26] Burleson A, Nusstein J, Reader A, Beck M: The in vivo evaluation of hand/rotary/ultrasound instrumentation in necrotic human mandibular molars, *J Endod* 33:782, 2007.

[27] Byström A, Claesson R, Sundqvist G: The antibacterial effect of camphorated paramonochlorophenol, camphorated phenol and calcium hydroxide in the treatment of infected root canals, *Endod Dent Traumatol* 1:170, 1985.

[28] Cabrini R, Maisto O, Manfredi E: Internal resorption of dentine: histopathologic control of eight cases after pulp amputation and capping with calcium hydroxide, *Oral Surg Oral Med Oral Pathol* 10:90, 1957.

[29] Çalişkan M, Türkün M: Prognosis of permanent teeth with internal resorption: a clinical review, *Endod Dent Traumatol* 13:75, 1997.

[30] Camilleri J: Investigation of Biodentine as dentine replacement material, *J Dent* 41:600, 2013.

[31] Chapnick L: External root resorption: an experimental radiographic evaluation, *Oral Surg Oral Med Oral Pathol* 67:578, 1989.

[32] Chow J, Chambers TJ: An assessment of the prevalence of organic matter on bone surfaces, *Calcif Tissue Int* 50:118, 1992.

[33] Chung CJ, Soma K, Rittling SR, et al: OPN deficiency suppresses appearance of odontoclastic cells and resorption of the tooth root induced by experimental force application, *J Cell Physiol* 214:614, 2008.

[34] Cohenca N, Simon JH, Mathur A, Malfaz JM: Clinical indications for digital imaging in dentoalveolar trauma. Part 2. Root resorption, *Dent Traumatol* 23:105, 2007.

[35] Crona-Larsson G, Bjarnasan S, Norén JG: Effect of luxation injuries on permanent teeth, *Endod Dental Traumatol* 7:199, 1991.

[36] Cvek M: Treatment of non-vital permanent incisors with calcium hydroxide. II. Effect on external root resorption in luxated teeth compared with effect of root filling with gutta percha, *Odontol Revy* 24:343, 1973.

[37] Cvek M: Prognosis of luxated non-vital maxillary incisors treated with calcium hydroxide and filled with gutta-percha: a retrospective clinical study, *Endod Dent Traumatol* 8:45, 1992.

[38] Cvek M: Endodontic management and the use of calcium hydroxide in traumatized permanent teeth. In Andreasen JO, Andreasen FM, Andersson L, editors: *Textbook and colour atlas of traumatic injuries to the teeth*, ed 4, Oxford, 2007, Blackwell Munksgaard.

[39] Cvek M, Lindvall AM: External root resorption following bleaching of pulpless teeth with oxygen peroxide, *Endod Dent Traumatol* 1:56, 1985.

[40] D'Addazio PS, Campos CN, Özcan M, et al: A comparative study between cone-beam computed tomography and periapical radiographs in the diagnosis of simulated endodontic complications, *Int Endod J* 44:218, 2011.

[41] Dumsha T, Hovland EJ: Evaluation of long-term calcium hydroxide treatment in avulsed teeth: an in vivo study, *Int Endod J* 28:7, 1995.

[42] Durack C, Patel S: Cone beam computed tomography in endodontics, *Braz Dent J* 23:179, 2012.

[43] Durack C, Patel S, Davies J, et al: Diagnostic accuracy of small volume cone beam computed tomography and intraoral periapical radiography for the detection of simulated external inflammatory root resorption, *Int Endod J* 44:136, 2011.

[44] Ehnevid H, Lindskog S, Jansson L, Blomlöf L: Tissue formation on cementum surfaces in vivo, *Swed Dent J* 17:1, 1993.

[45] Estrela C, Reis Bueno M, Alencar AHG, et al: Method to evaluate inflammatory root resorption by using cone beam computed tomography, *J Endod* 35:1491, 2009.

[46] Flores MT, Andersson L, Andreasen JO, et al: Guidelines for the management of traumatic dental injuries. I. Fractures and luxations of permanent teeth, *Dent Traumatol* 23:66, 2007.

[47] Flores MT, Andersson L, Andreasen JO, et al: Guidelines for the management of traumatic dental injuries. II. Avulsion of permanent teeth, *Dent Traumatol* 23:130, 2007.

[48] Frank AL, Blakland LK: Nonendodontic therapy for supraosseous extracanal invasive resorption, *J Endod* 13:348, 1987.

[49] Furseth R: The resorption process of human teeth studied by light microscopy, microradiography and electron microscopy, *Arch Ural Biol* 12:417, 1968.

[50] Fuss Z, Tsesis I, Lin S: Root resorption: diagnosis, classification and treatment choices based on stimulation factors, *Ental Traumatol* 19:175, 2003.

[51] Gartner AH, Mark T, Somerlott RG, Walsh LC: Differential diagnosis of internal and external cervical resorption, *J Endod* 2:329, 1976.

[52] Gencoglu N, Yildrim T, Garip Y, et al: Effectiveness of different gutta percha techniques when filling experimental internal resorptive cavities, *Int Endod J* 41:836, 2008.

[53] Gold SI, Hasselgren G: Peripheral inflammatory root resorption: a review of the literature with case reports, *J Clin Periodontol* 19:523, 1992.

[54] Goldberg F, De Silvio A, Dreyer C: Radiographic assessment of simulated external root resorption cavities in maxillary incisors, *Endod Dent Traumatol* 14:133, 1998.

[55] Goldberg F, Massone EJ, Esmoris M, Alfie D: Comparison of different techniques for obturating experimental internal resorptive cavities, *Endod Dent Traumatol* 16:116, 2000.

[56] Gröndahl H-G, Huumonen S: Radiographic manifestations of periapical inflammatory lesions, *Endod Topics* 8:55, 2004.

[57] Gulabivala K, Searson LJ: Clinical diagnosis of internal resorption: an exception to the rule, *Int Endod J* 28:255, 1995.

[58] Haapasalo M, Endal U: Internal inflammatory root resorption: the unknown resorption of the tooth, *Endod Topics* 14:60, 2006.

[59] Hammarström L, Lindskog S: General morphological aspects of resorption of teeth and alveolar bone, *Int Endod J* 18:93, 1985.

[60] Harokopakis-Hajishengallis E: Physiologic root resorption in primary teeth: molecular and histological events, *J Oral Sci* 49:1, 2007.

[61] Heithersay GS: Invasive cervical resorption: an analysis of potential predisposing factors, *Quintessence Int* 30:83, 1999.

[62] Heithersay GS: Invasive cervical resorption, *Endod Topics* 7:73, 2004.

[63] Hsien HC, Cheng YA, Lee Y, et al: Repair of perforating internal resorption with mineral trioxide aggregate: a case report, *J Endod* 29:538, 2003.

[64] qbal MK: Clinical and scanning electron microscopic features of invasive cervical resorption in a maxillary molar, *Oral Med Oral Pathol Oral Radiol Endod*

103:e49, 2007.

[65] Ishijima M, Rittling SR, Yamashita T, et al: Enhancement of osteoclastic bone resorption and suppression of osteoblastic bone formation in response to reduced mechanical stress do not occur in the absence of osteopontin, *J Exp Med* 193:399, 2001.

[66] Jacobowitz M, de Lima RKP: Treatment of inflammatory internal root resorption with mineral trioxide aggregate: a case report, *Int Endod J* 41:1, 2008.

[67] Jones SJ, Boyd A: A resorption of dentine and cementum in vivo and in vitro. In Davidotch Z, editor: *The biological mechanisms of tooth eruption and root resorption*, Birmingham, Ala, 1988, EBSCO Media.

[68] Kamburoğlu K, Tsesis I, Kfir A, Kaffe I: Diagnosis of artificially induced external root resorption using conventional intraoral film radiography, CCD, and PSP: an ex vivo study, *Oral Surg Oral Med Oral Pathol Oral Radiol Endod* 106:885, 2008.

[69] Kundel HL, Revesz G: Lesion conspicuity, structured noise, and film reader error, *Am J Roentgenol* 126:1233, 1976.

[70] Laux M, Abbott PV, Pajarola G, Nair PN: Apical inflammatory root resorption: a correlative radiographic and histological assessment, *Int Endod J* 33:483, 2000.

[71] Levander E, Malmgren O: Evaluation of the risk of root resorption during orthodontic treatment: a study of upper incisors, *Eur J Orthod* 10:30, 1988.

[72] Levin L, Trope M: Root resorption. In Hargreaves KM, Goodis HE, editors: *Seltzer and Bender's dental pulp*, Chicago, 2002, Quintessence.

[73] Li BL, Long X, Wang S, et al: Clinical and radiologic features of desmoplastic ameloblastoma, *J Oral Maxillofac Surg* 69:2173, 2011.

[74] Lindskog S, Blomlöf L, Hammarström L: Repair of periodontal tissues in vivo and in vitro, *J Clin Periodontol* 10:188, 1983.

[75] Lyroudia KM, Dourou VL, Pantelidou OC, et al: Internal root resorption studied by radiography, stereomicroscope and computerized 3D reconstructive method, *Endod Dent Traumatol* 18:148, 2002.

[76] Main C, Mirzayan N, Shabahang S, Torabinejad M: Repair of root perforations using mineral trioxide aggregate: a long term study, *J Endod* 30:80, 2004.

[77] McHugh KP, Shen Z, Crotti TN, et al: Role of cell matrix interactions in osteoclast differentiation, *Adv Exp Med Biol* 602:107, 2007.

[78] McMichen FR, Pearson G, Rahbaran S, Gulabivala K: A comparative study of selected physical properties of five root-canal sealers, *Int Endod J* 36:629, 2003.

[79] Mitchell PJ, Pitt Ford TR, Torabinejad M, McDonald F: Osteoblast biocompatibility of mineral trioxide aggregate, *Biomaterials* 20:167, 1999.

[80] Nair PNR, Henry S, Cano V, Vera J: Microbial status of apical root canal system of human mandibular first molars with primary apical periodontitis after "one-visit" endodontic treatment, *Oral Surg Oral Med Oral Pathol Oral Radiol Endod* 99:231, 2005.

[81] Nakamura I, Duong LE, Rodan SB, Rodan GA: Involvement of alpha(v)beta3 integrinsin osteoclast function, *J Bone Miner Metab* 25:337, 2007.

[82] Ne RF, Witherspoon DE, Gutmann JL: Tooth resorption, *Quintessence Int* 30:9, 1999.

[83] Neuvald L, Consolaro A: Cementoenamel junction: microscopic analysis and external cervical resorption,

J Endod 26:503, 2000.

[84] Nilsen R, Magnusson BC: Enzyme histochemistry of induced heterotopic bone formation in guinea pigs, *Arch Oral Biol* 24:833, 1979.

[85] Nowicka A, Lipski M, Parafiniuk M, et al: Response of human dental pulp capped with Biodentine and mineral trioxide aggregate, *J Endod* 39:743, 2013.

[86] Patel S, Dawood A: The use of cone beam computed tomography in the management of external cervical resorption lesions, *Int Endod J* 40:730, 2007.

[87] Patel S, Dawood A, Whaites E, Pitt Ford T: New dimensions in endodontic imaging. Part 1. Conventional and alternative radiographic systems, *Int Endod J* 42:447, 2009.

[88] Patel S, Dawood A, Wilson R, et al: The detection and management of root resorption lesions using intraoral radiography and cone beam computed tomography: an in vivo investigation, *Int Endod J* 42:831, 2009.

[89] Patel S, Kanagasingham S, Pitt Ford T: External cervical resorption: a review, *J Endod* 35:616, 2009.

[90] Patel S, Pitt Ford T: Is the resorption external or internal?, *Dent Update* 34:218, 2007.

[91] Patel S, Ricucci D, Durak C, Tay F: Internal root resorption: a review, *J Endod* 36:1107, 2010.

[92] Pierce AM: Experimental basis for the management of dental resorption, *Endod Dent Traumatol* 5:255, 1989.

[93] Rabinowitch BZ: Internal resorption, *Oral Surg Oral Med Oral Pathol* 33:263, 1972.

[94] Regan JD, Gutmann JL, Witherspoon DE: Comparison of Diaket and MTA when used as root-end filling materials to support regeneration of the periradicular tissues, *Int Endod J* 35:840, 2002.

[95] Revesz G, Kundel HL, Graber MA: The influence of structured noise on the detection of radiologic abnormalities, *Invest Radiol* 6:479, 1974.

[96] Ricucci D: Apical limit of root canal instrumentation and obturation. Part 1. Literature review, *Int Endod J* 31:384, 1998.

[97] Ricucci D, Langeland K: Apical limit of root canal instrumentation and obturation. Part 2. A histological study, *Int Endod J* 31:394, 1998.

[98] Schaffner P, Dard MM: Structure and function of RGD peptides involved in bone biology, *Cell Mol Life Sci* 60:119, 2003.

[99] Siqueira JF, Rôças IN, Santos SRLD, et al: Efficacy of instrumentation techniques and irrigation regimens in reducing the bacterial population within root canals, *J Endod* 3:181, 2002.

[100] Sjogren U, Figdor D, Spångberg L, Sundqvist G: The antimicrobial effect of calcium hydroxide as a short-term intracanal dressing, *Int Endod J* 24:119, 1991.

[101] Soltanoff CS, Yang S, Chen W, Li YP: Signaling networks that control the lineage commitment and differentiation of bone cells, *Crit Rev Eukaryot Gene Expr* 19:1, 2009.

[102] Speziani C, Rivollier A, Gallois A, et al: Murine dendritic cell transdifferentiation into osteoclasts is differentially regulated by innate and adaptive cytokines, *Eur J Immunol* 37:747, 2007.

[103] Stamos DE, Stamos DG: A new treatment modality for internal resorption, *J Endod* 12:315, 1986.

[104] Suei Y, Taguchi A, Nagasaki T, Tanimoto K: Radiographic findings and prognosis of simple bone cysts of the jaws, *Dentomaxillofac Radiol* 39:65, 2010.

[105] Tronstad L: Root resorption: etiology, terminology and clinical manifestations, *Endod Dent Traumatol* 4:241, 1988.

[106] Trope M: Root resorption of dental and traumatic origin: classification based on etiology, *Pract Periodontics Aesthet Dent* 10:515, 1998.

[107] Trope M: Root resorption due to dental trauma, *Endod Topics* 1:79, 2002.

[108] Türkün M, Cengiz T: The effects of sodium hypochlorite and calcium hydroxide on tissue dissolution and root canal cleanliness, *Int Endod J* 30:335, 1997.

[109] Tyrovola JB, Spyropoulos MN, Makou M, Perrea D: Root resorption and the OPG/RANKL/RANK system: a mini review, *J Oral Sci* 50:367, 2008.

[110] Uchiyama M, Nakamichi Y, Nakamura M, et al: Dental pulp and periodontal ligament cells support osteoclastic differentiation, *J Dent Res* 88:609, 2009.

[111] Wada N, Maeda H, Tanabe K, et al: Periodontal ligament cells secrete the factor that inhibits osteoclastic differentiation and function: the factor is osteoprotegerin/osteoclastogenesis inhibitory factor, *J Periodont Res* 36:56, 2001.

[112] Walton RE, Leonard LA: Cracked tooth: an etiology for "idiopathic" internal resorption?, *J Endod* 12:167, 1986.

[113] Webber RL, Messura JK: An in vivo comparison of diagnostic information obtained from tuned-aperture computed tomography and conventional dental radiographic imaging modalities, *Oral Surg Oral Med Oral Pathol Oral Radiol Endod* 88:239, 1999.

[114] Wedenberg C: Evidence for a dentin-derived inhibitor of macrophage spreading, *Scand J Dent Res* 95:381, 1987.

[115] Wedenberg C, Linskog S: Experimental internal resorption in monkey teeth, *Endod Dent Traumatol* 6:221, 1985.

[116] Wedenberg C, Lindskog S: Evidence for a resorption inhibitor in dentine, *Eur J Oral Sci* 95:205, 1987.

[117] Wedenberg C, Yumita S: Evidence for an inhibitor of osteoclast attachment in dentinal matrix, *Endod Dent Traumatol* 6:255, 1990.

[118] Wedenberg C, Zetterqvist L: Internal resorption in human teeth: a histological, scanning electron microscopic and enzyme histochemical study, *J Endod* 6:255, 1987.

[119] Wesselink PR, Beertsen W, Everts V: Resorption of the mouse incisor after the application of cold to the periodontal attachment apparatus, *Calcif Tissue Int* 39:11, 1986.

[120] Wiener BH, Schilder H: A comparative study of important physical properties of various root canal sealers. II. Evaluation of dimensional changes, *Oral Surg Oral Med Oral Pathol* 32:928, 1971.

[121] Wilson PR, Barnes IE: Treatment of internal root resorption with thermoplasticized gutta-percha: a case report, *Int Endod J* 20:94, 1987.

[122] Yamaoka M, Furusawa K, Ikeda M, Hasegawa T: Root resorption of mandibular second molar teeth associated with the presence of the third molars, *Aust Dent J* 44:112, 1999.

[123] Yildirim S, Yapar M, Sermet U, et al: The role of dental pulp cells in resorption of deciduous teeth, *Oral Surg Oral Med Oral Pathol Oral Radiol Endod* 105:113, 2008.

第17章

非牙源性牙痛的诊断
Diagnosis of Nonodontogenic Toothache

DONNA MATTSCHECK | ALAN S. LAW | DONALD R. NIXDORF

> 不思考的牙医不是好牙医，错误应用的技术再完美，也达不到理想的效果。
>
> ——**Marjorie Jeffcoat**

非牙源性牙痛看似是矛盾的。怎么会有病因不是牙源性的牙痛？答案在于人体感受到疼痛的位置（称为疼痛部位）和引起疼痛病生理过程的部位（称作疼痛源）可能不是同一区域。当疼痛的区域与病程进展的区域不同时，定义为牵涉痛，这可能发生于身体的多个部位。因此，非牙源性牙痛的疼痛源不是患者所指出的牙，这为明确诊断带来挑战（图17-1）。

疼痛是常见的，它让人饱受折磨并具有重大的社会经济影响。疼痛是激发个人寻求治疗的动力，但是长期的慢性疼痛使人衰弱并且可能严重损害一个人的生活质量和生产力。一项调查显示，66%的受访者表示在6个月内经受过疼痛或不适。值得注意的是，40%的受访者表示这种疼痛"较严重"地影响了他们[19]。2003年发表的一项研究估算，由于在职工人常见疼痛状况导致有效工作时间的损失，每年达612亿美元[127]。一项研究显示，在6个月的时间里，5种类型的面部疼痛中，22%的美国人经历过至少一种。在这些疼痛中，最常见的类型（12.2%）是牙痛[81]。

虽然牙痛是口面部最常见的疼痛，但是其他类型的疼痛也可表现为牙痛[81]。牙医的主要责任是诊断与口腔和咀嚼器官相关的病理状态。这些病理状态大多以疼痛作为其主要表现。因为牙医日常工作是帮助患者减轻牙源性疼痛，因此具备其他类型口面部疼痛的基本专业知识是十分必要的，以便做出准确的诊断并正确地为患者选择相应的治疗。牙医最重要的是应认识到并非所有呈现为牙痛的疼痛状态均是牙源性痛。牙痛可能是另一种疾病的异位症状，通常认为异位症状部位与实际上疼痛的组织不同。这与原发性疼痛形成对比，在原发性疼痛中，感知疼痛的部位是疼痛源所在的组织。在讨论类牙痛的疼痛症状之前，了解口面疼痛的神经生物学机制是有帮助的。

神经解剖学回顾

体细胞结构

要了解口面部疼痛发生的通路，首先必须对参与其向更高级大脑中心传输的解剖结构有基本的了解（见第4章）。颌面区域的结构可以分为两大类：体细胞结构和神经结构。体细胞结构构成不同的非神经组织和器官，可以在解剖学上进一步分为表面结构和深层结构。表面结构包括皮肤、黏膜和牙龈；来自这些表面结构的疼痛通常能很好地定位（如尖锐器械刺入

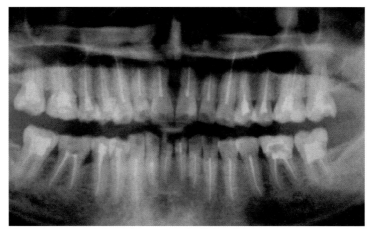

图17-1　患者的曲面断层片，该患者经历了多次牙髓治疗，都没有解决她的主诉症状。（由Dr. Jeffrey Okeson提供，Lexington，Kentucky）

牙龈能明确定位疼痛）。深层结构包括肌肉、骨骼和内脏，来自这些深层结构的疼痛通常很难定位，本质上是放散痛。

神经结构

　　神经结构中涉及疼痛感知的部分包括传入神经（传向大脑）和传出神经（传出大脑）。神经冲动通过周围神经系统从口面部结构传递到大脑，这些冲动在中枢神经系统经过调节和转化，使得我们感觉到疼痛。疼痛可以仅来自中枢或周围神经组织，但异位的疼痛（通常与非牙源性牙痛有关）常需要中枢调节才能发生。

周围神经系统

　　疼痛由组织损伤或潜在的组织损伤产生，并通过神经末梢传递，也称为初级传入纤维传递。感受伤害（或感受疼痛）的初级传入神经纤维主要包括两大类：Aδ纤维和C纤维，它们可感受潜在的有害刺激。这两种纤维类型在皮肤、口腔黏膜和牙髓中广泛分布。此外还存在其他类别的神经纤维，参与感知诸如振动和本体感觉的非伤害性刺激。这些纤维，包括Aβ纤维，分布在牙周膜、皮肤和口腔黏膜中。

初级传入神经元

　　主要是三叉神经，即第Ⅴ对脑神经，感知并传导口面部的有害刺激。三叉神经感觉纤维的细胞体主要位于颅中窝底的三叉神经节中。

　　三叉神经节的周围突分为三大分支：眼神经（V₁）、上颌神经（V₂）和下颌神经（V₃）。它们支配着大部分口腔黏膜、颞下颌关节、舌前2/3、前颅窝和中颅窝的硬脑膜、牙髓、牙龈和牙周膜。

　　在周围神经系统中，这些神经元或神经被称为初级传入（即感觉）纤维。初级传入纤维可大致分为Aβ纤维和Aδ纤维、C纤维，前者传递轻触觉或本体感觉信息，后两者传导疼痛。牙被传入神经纤维密集地支配，一般认为应对温度、机械或化学刺激主要表现为疼痛。支配中央牙髓的C纤维，占牙神经的大多数，大部分终止于成牙本质细胞下方[23]。

Aβ纤维

　　感受轻触觉的快速传导有髓神经元被称为Aβ纤维。通常情况下，通过高强度刺激激活Aβ纤维可在中枢神经系统中产生低频输出。Aβ纤维的激活通常可理解为无痛的机械刺激[133]，或者在某些条件下，被视为"疼痛前"感觉[23]。研究表明，Aβ纤维也可经表型变化，使得它们能够在某些炎症条件下传递疼痛刺激[98]。

Aδ纤维

　　Aδ纤维有髓鞘包裹，具有比C纤维更快的传导速度，可传导尖锐性或针刺性感觉。Aδ纤维主要应答有害的机械刺激而不是化学或温度刺激。其他Aδ纤维可以是多功能的（应答机械、化学和温度刺激）或仅应答冷/机械或热/机械等有害刺激。

　　在牙髓中，Aδ纤维穿过成牙本质细胞层并终止于牙本质小管中[25]。由于它们所处的位置和对机械刺激的敏感性，认为Aδ纤维可对引起牙本质小管内液体流体的刺激产生应答（如渗透、机械探查或来自牙表面的温度刺激）[18]。引起牙本质小管液流动的刺激，引发的尖锐性疼痛与Aδ纤维激活有关，这与牙本质疼

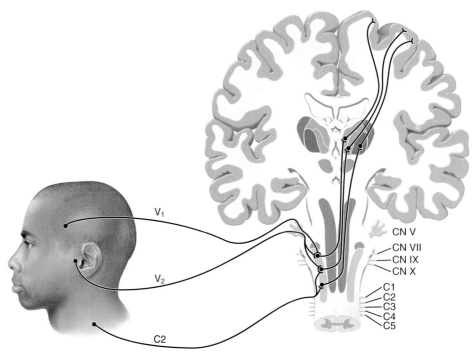

图17-2 三叉神经进入脑干示意图。初级传入神经元突触与三叉神经核中的二级神经元，二级神经元将疼痛信息传递给丘脑，从丘脑将其传递到大脑皮层进行处理。（改绘自Okeson JP：*Bell's orofacial pains*，ed 5，Chicago，1995，Quintessence Publishing）

痛的假设机制一致[95]。当强烈的有害刺激激活Aδ纤维时，中枢神经系统的输入由高频动作电位组成。

C纤维

C纤维无髓鞘，传导速度较慢，与钝痛和灼烧感有关。大多数C纤维是多功能的，可应答机械、温度和化学刺激。由于传导速度的差异，认为Aδ纤维发生早期传导并表现为刺激痛，而C纤维则发生晚期传导，表现为钝痛。当有害刺激超过痛觉感受初级传入神经末梢的阈值时将导致活动电位集中传递，并发出组织损伤信号。在牙髓组织中，位于中心的C纤维对温度、机械和化学刺激有反应，并可对炎症产生应答[39]。所有内脏结构主要受传导痛觉信息的传入神经纤维支配，例如由Aδ和C纤维携带的信息。

中枢神经系统

初级传入纤维负责将感觉信息传导和传递到更高的大脑中心，这一过程通过位于三叉神经核内的神经元突触来完成。其中三叉神经核横跨中脑和颈脊髓，这一位点标志着中枢神经系统的开始，是疼痛信息处理的起始的地方（图17-2）。

正如在周围存在不同类型的感觉神经元一样，在三叉神经核中也存在接受周围疼痛输入的不同类型神经元。位于三叉神经核中的上行神经元被统称为二级或投射神经元，并且可以根据它们接收的信息类型细分为3组不同的神经元：（1）低阈值机械感受器；（2）特异性伤害感受神经元；（3）广动力范围神经元。

痛觉传入纤维终止的主要中心位点是尾侧亚核，位于三叉神经节的最尾部区域[39,57,144]，其在解剖学和功能上类似于脊索的背角，被称为髓背侧角[57]。疼痛反应处理的4个主要组成部分位于尾核下背角：包括传入神经纤维的中枢一端、局部回路神经元（中间神经元）、投射神经元和下行神经元[71]。在尾侧亚核内，Aδ和C纤维主要终止于外板（Ⅰ和Ⅱa）和椎板Ⅴ。局部回路神经元由岛细胞（被认为是抑制性的）和柄细胞（被认为是兴奋性的）组成[38]。综上，局部回路神经元可以调节从初级传入神经元到投射神经元的疼痛感受传递。

背角的第四个部分是下行神经元的末端。下行神经元起源于中缝大核（nucleus raphe magnus，NRM）、髓质网状核和蓝斑核区（locus ceruleus，LC）。脑干下行神经元可释放血清素（来自NRM）或去甲肾上腺素（来自LC），其可直接抑制或通过激活局部阿片类中间神经元来抑制投射神经元的活性，抑制疼痛信号上传。这些下行神经元负责内源性缓解疼痛；抑制它们的活动会增加疼痛传递并降低疼痛阈值。

二级神经元

投射神经元有轴突穿过对侧髓质，在三叉神经丘脑束中上行并投射到丘脑的腹后内侧和椎板内核，在那里有更多的神经元投射到皮质。参与疼痛刺激传递的投射神经元可分为两类：广动力范围和特异性伤害感受神经元。广动力范围神经元接收来自机械感受器、温度感受器和痛觉感受器的传入，而特异性伤害感受神经元仅由伤害感受器激发。这两种类型的投射神经元可分别起到评价疼痛的严重程度及定位的作用[79]。

多个初级传入神经元可以作用于同一个受体上（称会聚）。与皮肤组织相比，这一现象在深部组织中发生的程度大得多。非三叉神经起源的初级传入纤维，如来自迷走、舌咽、面和颈椎神经节的初级传入纤维，已被证明与脊柱C4水平尾部的三叉神经投射神经元会聚[74]。这种会聚现象可能导致临床上疼痛的放散范围超过组织损伤的范围。会聚也可以解释为什么疼痛似乎与受伤区域以外的部位有关。当投射神经元接收来自浅表和深层结构的冲动时，浅表部传入的冲动通常占主导地位[121]。因此，源自深层结构的疼痛通常被反应至浅表区域（如源自颌骨肌群的疼痛通常表现为面部疼痛而不是更深的组织疼痛）。

自主神经系统

星状神经节提供整个口面部的交感神经支配，位于第七颈椎水平的两侧。正常情况下，交感神经刺激对感觉功能没有影响。然而，创伤区域中的传入交感神经纤维可能参与对疼痛的应答，还可能在慢性疼痛状态中发挥作用。具体而言，部分神经损伤区域的C纤维可能对交感神经刺激产生反应。有研究显示交感神经系统对痛觉感受的调节作用是这样的，即在有交感神经激动剂存在和使用拮抗剂阻断交感神经系统的情况下，疼痛神经递质的释放可能会发生改变[70]。交感神经纤维对痛觉传递的作用是直接的（通过稳态调节）还是间接的仍然不清楚。自主神经系统的副交感神经分支尚未有证据显示与疼痛的发展或调节有关。

神经生理学回顾

外周致敏

在组织损伤后，炎症反应通常可引起疼痛。随后疼痛的严重程度与损伤的几个方面有关，如类型、范围和位置，组织的神经支配及炎症的阶段。在伤害感受系统中，组织损伤可出现对有害刺激的反应增强或阈值降低，称为痛觉过敏。痛觉过敏可通过伤害感受器敏化（原发性痛觉过敏）和中枢神经系统敏化（继发性痛觉过敏）来部分解释。

在没有组织损伤的情况下，C纤维或Aδ纤维的激活会产生短暂的疼痛。这种疼痛被认为是一种生理性的警告。当存在组织损伤时，较低的刺激强度即可激活传入纤维并产生更持久及强烈的疼痛。这种现象一部分是由于伤害感受器致敏所致，包括自发性活动增强。

在组织损伤部位，有许多炎症介质可以直接或间接地致敏初级传入伤害感受器（更多细节见第12章）。这些炎症介质可由局部组织细胞、循环和驻留免疫细胞、血管和内皮平滑肌细胞以及周围神经系统细胞释放。

中枢致敏

在外周组织损伤后，由于外周组织炎症、传入阈值降低和传入纤维的自发性冲动，导致C纤维强烈的持续性冲动。当二级神经元接受长时间的伤害感受冲动时，二级神经元也可能被致敏，从而导致中枢致敏[17]。中枢致敏的结果是传递到更高级脑中心的神经冲动被强化处理（即放大）。中枢致敏的两种效应表现是继发性痛觉过敏和牵涉痛。

继发性痛觉过敏是由于中枢神经系统改变而引起疼痛部位对疼痛刺激反应增强的现象。这与原发性痛觉过敏不同。原发性痛觉过敏是由外周神经致敏引起的疼痛阈值降低。浅表结构（如牙龈或皮肤）或深层结构（如肌肉或牙齿）均可产生继发性痛觉过敏。

术语

总的来说，随着研究的进展，我们发现了对待疼痛的新方法，术语也随之改变。特别是在使用旧的术语时，会引起一些混淆。因此，明确一些基本术语当前的定义，并回顾一些以前提到的术语会有所帮助（框17-1）。

表现为牙痛的临床病症

牙源性牙痛的来源

在考虑异位性疼痛可能表现为牙痛之前，重要的是要充分了解牙源性疼痛是牙痛的主要来源。只有两

框17–1

疼痛的种类

疼痛

与实际或潜在的组织损伤相关的，或因这种损伤描述出来的不愉快的感觉和情绪体验[86]。

伤害性疼痛

激活伤害感受器引起的疼痛[86]。

神经性疼痛

由于损伤或疾病直接影响躯体感觉系统而引起的疼痛[86,135]。

外周致敏

伤害感受器对其感受区域所受刺激的反应增强或阈值降低[86]。

中枢致敏

中枢神经系统中的伤害感受神经元对正常或低于感觉传入阈值的刺激反应增强[86]。

异位疼痛

在其真正来源以外的区域感受到的任何疼痛为异位疼痛。异位疼痛有3种类型：牵涉性、中枢性和投射性[105-106]。牵涉痛是指感知到疼痛的区域所支配的神经与支配痛源的神经不同。牵涉痛不能由感受到痛觉区域的刺激引起，然而，刺激疼痛源区域可引起疼痛（图17–3）。此外，除非麻醉疼痛源，否则不能阻止牵涉性疼痛。牵涉痛倾向于以层叠形式发生（图17–4）。这是因为周围伤害感受器以层叠方式进入三叉神经脊束核。因此，面部普遍存在牵涉痛模式。此外，牵涉痛通常是向头侧/向上牵涉。

临床上证明，下颌磨牙的疼痛通常牵涉至上颌磨牙，而不是前磨牙或切牙。

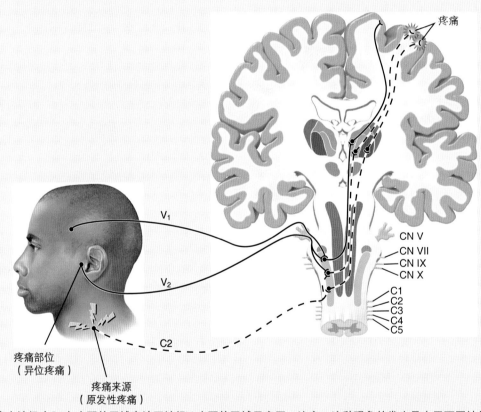

图17–3　疼痛由神经（C2）支配的区域牵涉至神经V₂支配的区域示意图。注意，这种现象的发生是由于不同神经元会聚于三叉神经核中的同一二级神经元上。感觉皮层感知到两个疼痛部位。一个区域是斜方肌区域，代表疼痛的来源；第二个区域是在颞下颌关节区，这个区域只是疼痛的部位，而不是疼痛的来源。这种疼痛是异位的（牵涉痛）。（改绘自Okeson JP: *Bell's orofacial pains*, ed 5, Chicago, 1995, Quintessence Publishing）

种结构可作为原发性牙源性疼痛的来源：牙髓–牙本质复合体和根尖周组织。牙髓的神经支配类似于其他深部内脏组织，并且在多种疾病状态下会出现与深部内脏组织类似的疼痛特征。对炎症应答的牙髓初级伤害感受器是低传导、高阈值的C纤维。由于它的阈值

高，且很少终止于牙本质小管，因此C纤维对正常或非病理性牙本质刺激无反应。C纤维通常传导与组织损伤相关的疼痛。此外，C纤维以阈值的方式响应，可称为"全或无"。例如，低于C纤维阈值的轻微冷刺激将不会产生任何感觉，只有当刺激强度达到阈值

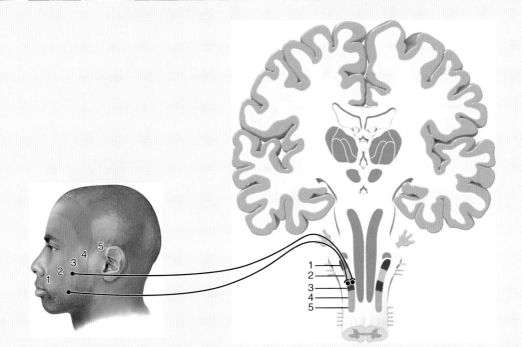

图17-4　从口面部结构到三叉神经核的神经支配层状结构的模式图。这种层状结构反映了口面部结构感受牵涉痛的常见模式。（改绘自Okeson JP：*Bell's orofacial pains*，ed 5，Chicago，1995，Quintessence Publishing）

时，C纤维才会产生冲动，出现疼痛的感觉。

　　牙髓疼痛由C纤维介导，本质上表现为钝痛或跳痛，这与Aδ纤维介导的快速、短暂、尖锐的牙本质疼痛不同。因此，在进行牙髓测试时，不仅要关注患者是否感知到刺激，还要关注所感知刺激的性质，才是有意义的。一个简单的表示法是：使用"s"（短）来表示更典型的Aδ纤维反应（牙本质疼痛）或"p"（延长）来表示C纤维反应（牙髓疼痛）。

　　组织炎症可导致神经纤维致敏。当外周伤害感受器（如牙髓C纤维）致敏时，对给定刺激（如温度和压力）的反应阈值降低。在致敏状态下，这些痛觉感受器可以被较低强度的刺激激发。激发的阈值仍然是"全或无"，但所需的刺激水平已经降低。这些纤维可以变得极为敏感，以至于它们在与体温一样低的温度阈值下即可产生神经冲动[95]，而这个温度通常情况下不足以激活C纤维。事实上，它们会变得非常敏感，以至于心脏收缩的正常脉压出现时，即可产生神经冲动，引起"我能在牙齿中感觉到我的心跳"或"我的牙齿在跳痛"的主诉。敏感的C纤维甚至可以在没有激发的情况下激活，出现自发痛。

　　与深部内脏组织相似，牙髓伤害感受器在中枢神经系统中高度会聚。在一项猫脑部的研究中，尾核中74%的神经元来自多种牙髓神经的会聚[22]。此外，牙髓几乎没有本体感受神经元，牙髓神经的高度会聚和缺乏本体感受器，是导致患者对单纯的牙髓疼痛难以定位的关键原因。

　　除了不易定位疼痛外，会聚使得疼痛更易牵涉到实际上不受炎症影响的组织。来自下颌牙的牙髓神经元与上颌牙的神经元聚会，可导致下颌牙牙髓炎的疼痛放射至上颌牙。因为患者自身很难定位牙髓疼痛，所以定位疼痛源对于临床医生而言至关重要。通常通过临床测试来实现，即尝试重现引起患者疼痛的刺激或针对性消除疼痛。如牙髓疼痛会被热刺激或冷刺激加重，也可以通过局部麻醉来消除或显著减轻。

　　与牙髓疼痛不同，根尖周来源的疼痛更容易定位。牙周膜（periodontal ligament，PDL）中广泛分布着机械感受器，并且在根尖1/3最密集[87]。一旦牙髓的炎症扩展到牙周膜，患者能更容易地定位疼痛的来源。作为肌肉骨骼结构，牙周膜以分级形式应答有害刺激，即患者对根尖周疼痛感觉的不适程度取决于外周致敏程度和对该结构的刺激强度。对于患者而言，敏感的牙周膜对轻叩诊会感到不适，并且重叩诊会更加不适，这被称为分级应答。因此，应适当记录根尖周检查结果，如叩诊和扪诊的疼痛程度，而不是"痛或不痛"。与牙髓疼痛一样，根尖周疼痛也具有可识别的病因。根尖周疼痛倾向于钝痛或跳动，并可通过局部麻醉完全消退。如果疑似根尖周来源的疼痛对局部麻醉无反应，则强烈提示疼痛可能为非牙源性来源。

牙在人体中是独特的，因为它具有器官样成分（即牙髓）和肌肉骨骼成分（即牙周膜）。因此，牙源性的疼痛有多种表现形式。牙痛可以是弥散的或定位明确的、轻微的或强烈的，也可为自发痛或者被不同强度刺激引起的激发性痛。疼痛的性质可以在尖锐性的疼痛、钝痛或跳痛之间变化。这种潜在的极端变异性，使得牙痛可以伪装成头颈部的其他疼痛，或这些疼痛也可伪装成牙痛。

此外，由于牙髓组织和牙周膜都可归类为深部躯体组织，因此牙源性疼痛的持续疼痛传入极有可能产生中枢兴奋的效应，如继发性痛觉过敏、牵涉痛、肌肉的继发性共同收缩、肌筋膜扳机点和自主神经系统改变。这些影响增加了诊断牙源性疼痛和区分该区域其他来源牙痛的复杂性。

非牙源性牙痛的来源

本章提供的信息将帮助牙医识别非牙源性病因的牙痛。临床医生必须全面了解所有可能引起口面部疼痛的原因，包括牙源性疾病和非牙源性疾病。这些知识可以防止误诊，选择适当的治疗方案和必要的转诊。因为有关治疗这些非牙源性疾病的信息，应查阅其他参考资料。

口面部疼痛及其诊断标准的确切分类共识尚未达成。参与诊断和治疗这类疼痛的医疗护理专业人员在文献中使用了不同的术语。这必然会，甚至已经导致混淆，特别是在我们称之为神经性疼痛的情况下。文献中使用的术语多种多样，它们在意义上重叠并导致混淆。如幻觉牙痛和非典型牙痛可互换使用。在有的时候，文献使用相同的术语来描述看似不同的疾病，如三叉神经痛意指一种特发性痛觉障碍，以三叉神经的一个或多个分支范围内的强烈、间歇性电击样的疼痛为特点，也可表现为三叉神经特定分支损伤相关的轻度到中度的持续性疼痛。

通过努力，神经性疼痛诊断工作框架的建立已经有了成果[135]。尽管应用于口面部疼痛的标准分类

存在漏洞，我们仍会使用此分类方案来提高交流的清晰度，并遵循美国口面疼痛学会关于口面部疼痛的评估、诊断和管理的指南[30,35]。

总体来说，可以将非牙源性牙痛的原因分为五大类：

1. 躯体结构引起的肌肉骨骼痛和其他非进展性疼痛。
2. 神经血管性疼痛，又称为头痛。
3. 神经病理性疼痛。
4. 纯粹心理源性疼痛，也称为心因性牙痛。
5. 与病理过程相关的疼痛。

骨骼肌和躯体疼痛
肌筋膜疼痛

因头颈部深部机体组织均有诱发中枢兴奋效应倾向，可牵涉至牙痛，其中肌肉起源的疼痛似乎是最常见的[46]。肌筋膜疼痛（myofascial pain，MFP）来自过度兴奋肌肉组织的较小病灶。临床上这些区域感觉像绷紧的带或结，被称为扳机点[134]。典型的疼痛表现为弥散的、持久的、钝痛的感觉，这可能导致临床医生误诊为牙髓疼痛。咀嚼肌疼痛的另一个潜在误导性特征是患者主诉在咀嚼时会引起疼痛。这个特征又类似于根尖周病而不是牙髓来源的疼痛。在进一步检查中，应该明确疼痛是由咀嚼肌的收缩引发的，而不是牙周膜的负荷引起。对咀嚼肌进行触诊可重现疼痛，而对牙齿的叩诊则不会引发疼痛。疼痛的强度可能增加且在异位发生。肌筋膜疼痛被感知为来自牙的放散痛，归类为异位痛，即疼痛是在支配扳机点的神经分支以外的区域感觉到的。疼痛可牵涉至患牙周围肌肉，典型的有咬肌、颞肌和翼外肌；此外，颈部肌肉和面部非肌肉深层结构也可以成为这种疼痛的来源[134,142]。

尽管MFP的明确发病机制尚不清楚，学者们从理论上推测肌肉可能因受伤或持续收缩（如紧咬牙）而受到干扰[45,105]。临床上，这种肌肉收缩可能是一种副功能习惯，也可能是局部肌肉对持续的来自深层有害刺激（如牙痛）的保护性反应。考虑到这一理论以及临床观察，扳机点似乎是由牙痛引起或加重的，然而在牙痛解决后，扳机点似乎仍然存在。这会使临床医生感到困惑并且使患者感到沮丧，因此认识到这两者的关系非常重要：MFP可以伪装成牙痛，而牙痛可能会诱发MFP进展。

肌筋膜源性的牙痛可伴有或不伴有牙髓或根尖周病变。确定性诊断是基于牙髓测试、叩诊不能引发症

状，或触诊同对照牙，或未能通过局部麻醉来消除症状。相反，颌骨进行功能运动和咀嚼肌的触诊可引起肌筋膜源性牙痛。通常，对扳机点进行局部麻醉注射可缓解症状。

治疗肌筋膜痛的常见治疗方式包括深层按摩、放松疗法、"喷雾和拉伸"、肌肉松弛剂和扳机点注射。深层按摩和放松疗法具有无创，且易于应用的优点。喷雾和拉伸是将冷却喷雾喷至扳机点周围的皮肤上，然后轻轻拉伸肌肉。扳机点注射可同时用于肌筋膜痛的诊断和治疗。具体而言，如果扳机点注射后疼痛减轻，则痛源即可确认。扳机点注射的治疗效果有变异性。一些患者可能会在一次或几次注射后疼痛得到持久缓解，而有些患者可能不会。有关扳机点注射的详细信息，请参阅"附加测试"部分。

鼻窦或鼻黏膜起源的疼痛

鼻窦/鼻黏膜疼痛是另一种可以表现为牙痛的疼痛来源[1,2,28,138]。鼻窦疼痛可表现为眼下方的胀痛或压痛，除非鼻黏膜也受到影响，否则通常是温和的非剧烈疼痛[37]。来自鼻黏膜的疼痛往往是钝痛，也可有典型的烧灼样的内脏黏膜疼痛感。通常，这些疼痛是病毒性、细菌性或过敏性原因所致。与这类疾病伴随的其他症状（如鼻塞或流涕），应该特别注意在病史中进行记录。

典型的深部内脏样组织的鼻窦/鼻黏膜疼痛可导致中枢兴奋作用，如继发性痛觉过敏、牵涉痛和自主神经系统改变。正是这种作用趋势使鼻窦/鼻黏膜疼痛具有伪装成牙痛的能力。继发性痛觉过敏，临床表现是组织损伤区域的疼痛向周围扩散，导致上颌窦区域的黏膜压痛，同时多颗上颌牙的叩痛。牙叩诊和扪诊不适提示根尖周炎，自主神经系统改变可能表现为该区域的水肿或红斑，提示可疑牙槽脓肿。然而，当缺乏牙髓和根尖周病的病因时，应怀疑鼻窦/鼻黏膜相关疾病。急性鼻窦炎的3个主要症状：（1）化脓性鼻腔分泌物；（2）鼻塞；（3）面部胀痛及压痛。鼻窦疾病的其他症状包括被覆鼻窦的结构对触诊敏感（即鼻旁压痛），当头部放置在低于心脏的位置时有跳痛或疼痛加剧。牙科局部阻滞麻醉并不能减轻鼻窦/鼻黏膜疼痛，但是鼻腔局部表面麻醉能减轻疼痛。

怀疑鼻窦/鼻黏膜病的患者应转诊至耳鼻喉科医生进一步诊断和治疗。体格检查和辅助检查对确诊十分重要。除了放射和计算机断层扫描成像等影像学检查外，还可能包括鼻腔细胞学和超声检查以及鼻内窥镜检查的应用[36,125]。鼻窦/鼻黏膜疼痛的治疗取决于病因（如细菌、病毒、过敏或阻塞）。

唾液腺疼痛

来自一个或多个唾液腺的牵涉痛可能被认为是牙痛。作者在临床实践中没有遇到过这类病例，但有报道它表现为一种非牙源性牙痛[80,115]。由于大多数唾液腺的初级躯体感觉神经支配来自下颌支，因此可以想象这种现象最常发生在下颌牙。

血管神经性疼痛

血管神经性疼痛，也可称为头痛症，具有与牙髓疼痛相似的特性。这些类型的疼痛可以是剧烈的，通常是搏动性跳痛，已知仅发生在头部。国际头痛学会（英国，牛津）开发了一种被广泛接受的分类系统，尽管这些标准的验证实验尚未公布。感兴趣的读者可以参考这个分类系统，获得更多详细信息[56]。原发性血管神经性疼痛被认为是一种牵涉痛，这意味着三叉神经的颅内分支通过某些不明确的机制被致敏，且头部的体细胞结构感知到了相关的疼痛和症状。患者最常见的主诉是前额、头后部和太阳穴出现疼痛，此外还可以表现为鼻窦、颌骨和牙的疼痛。

目前对头痛病理生理学的认识提示牙科疾病和牙科治疗不太可能是导致人头痛症的原因，然而涉及相同的神经解剖学回路，牙科的这些因素可考虑为激发事件。类似于运动，会增加心血管系统的负荷，同时也可成为急性心肌梗死的激发事件。出于这个原因，牙医应该了解患者的状态，因为患有头痛症的患者可能会更容易出现围治疗期疼痛并发症，与三叉神经系统自身兴奋性相关。

牙科临床医生最感兴趣的是原发性头痛症，是人群中最常见的头痛症，并且有文献报道表现为非牙源性牙痛。这些原发性头痛症可简要地分为3类：（1）偏头痛；（2）紧张性头痛；（3）丛集性头痛和其他三叉神经自主性头痛（trigeminal autonomic cephalalgia，TACs）。

偏头痛是常见的头痛，约18%的女性和6%的男性经历过偏头痛[82,128]。生活质量严重受影响，是促使患者寻求治疗的动力，也是此类患者在临床中最常见的原因[131]。据报道，偏头痛可表现为牙痛[4,26,34,52,96,103]，并且可能是最常见的血管神经性疾病。此外，患有偏头痛的人可表现出局部疼痛敏感性增加，这对临床医生具有诊断和治疗意义[102]。

偏头痛通常持续4～72小时，往往发生于单侧，表现为搏动性跳痛，疼痛强度中度至重度不等。患者也可出现与牙痛不同的症状，如恶心或呕吐、畏光或畏声。常规的身体活动会加重头痛，如爬楼梯。过去，咖啡因/麦角胺化合物是治疗偏头痛的主要成分，但目前已被曲普坦替代，例如舒马曲坦和利扎曲普坦[93]。值得注意的是，使用非甾体类消炎药可部分或完全消除偏头痛，对牙痛也有相似效果。

紧张性头痛是最常见的头痛症，报告的患病率范围变化很大（41%～96%）[117,123]。根据我们所知，紧张性头痛表现为牙痛的概念在文献中未见报道，可能是因为紧张性头痛的概念尚未明确定义。一些研究认为紧张性头痛有明显的肌肉骨骼性疼痛性质[129]，而其他研究则有不同意见。他们认为，紧张性头痛可能是一组具有重叠的病理生理机制的异质性头痛，这导致一些研究人员认为紧张性头痛的某些方面与颌面部肌肉骨骼疼痛相似，也被称为颞下颌关节紊乱病（temporomandibular disorder，TMDs）[55]。TMD验证研究的数据进一步支持了这一点，以此形成TMD来源的此类头痛的标准[6,122]。

丛集性头痛和其他TACs是罕见的血管神经性疾病，其疼痛只发生于单侧，并伴有至少一种位于同侧的自主神经症状，如鼻塞、鼻漏、流泪、眼睑水肿、眶周肿胀、面部红斑、上睑下垂或瞳孔缩小。这些头痛症之间的主要区别特征是疼痛发作的持续时间和频率，以及性别因素。丛集性头痛是该类疾病中最常见的，男性的发病率是女性的3～4倍，疼痛发作持续15分钟至2小时，发生频率为每天8次至两天1次。这类头痛常集中发作，活跃期为2周至3个月，因而得名[56]。吸入100%氧气10分钟后疼痛消失是丛集性头痛的诊断方法[49]，而舌下含麦角胺和舒马曲坦也是丛集性头痛有效的紧急治疗方法[42]。阵发性偏头痛具有与丛集性头痛类似的特征，男女发生比例为1∶3，但频率超过每天5次，每次持续时间为2～30分钟[56]。这种头痛症对吲哚美辛有100%的反应[65]，但对其他治疗方法无效，因此需要从有经验的临床医生那里获得准确的诊断。

从非牙源性的角度来看，据文献报道，丛集性头痛[4,14,21,51]和几乎所有其他TACs都表现为非牙源性牙痛[4,11-12,31,92,110,120]，同时伴随自主神经症状，如上颌前

部的变色或肿胀，可能使其难以与牙源性脓肿鉴别诊断。值得注意的是，神经血管性头痛往往是间歇性发作，发作之间完全缓解，而牙痛通常在加重疼痛之间有隐匿的疼痛。刺激牙不会导致疼痛明显加剧，但会有轻微改变，因为该组织已经变得敏感。在这种情况下局部麻醉是不可靠的，并且可能误导临床医生。通常临床医生的处理方式是确定疼痛不是牙源性来源，然后将患者转诊给相应的医护人员。据报道，其他未被归类为原发性头痛的血管神经性疾病也可表现为非牙源性牙痛，如咳嗽导致的头痛[91]。对于一个没有特别关注口面疼痛的牙医而言，很难给出明确的诊断。但是在鉴别诊断难以归类的非牙源性牙痛时，应意识到存在多种头痛疾病类型。

神经性疼痛

所有先前描述的疼痛表现可归类为躯体疼痛，也就是说，它们是体细胞结构受到有害刺激的结果。这些冲动通过正常的神经结构传递，其临床表现与刺激有关。神经性疼痛实际上是由神经结构本身的异常引起的，特别是躯体感觉系统。临床检查通常显示没有体细胞组织损伤，并且组织对刺激的反应与刺激本身不成比例。因此，神经性疼痛会被误诊为心因性疼痛，可能仅仅是因为局部原因不易被识别。有许多方法可以对口面部的神经性疼痛进行分类，出于本章的目的并易于讨论，将神经性疼痛分为4类：神经痛、神经瘤、神经炎和神经病。应该明确，这一分类并没有明确依据，且不相互排斥。

神经痛

如前所述，神经痛这一术语并不是所有用法都指的是典型的三叉神经痛或抽搐性痛。有时，神经痛这一术语用于描述沿特定周围神经分布的疼痛，例如带状疱疹后神经痛和枕神经痛，而不是具有相似特征且具有共同潜在病理生理机制的局限性疼痛。用来描述口腔内出现的疼痛时，该术语可能导致大量混淆。

虽然三叉神经痛症状表现存在一定差异，但其典型特征是强烈的、尖锐的、电击样疼痛，通常是单侧的。在所感知到症状的位置同侧，当受到轻触等刺激时会引发尖锐的电击样疼痛。引发疼痛的区域被称为扳机区，它可以位于疼痛分布的区域内，有时也可在区域外，但通常位于同侧。尽管大多数患者存在特征性扳机区，但并非所有患者都可找到扳机区。扳机区

的一个重要特征是对刺激的反应与刺激的强度不成比例，即扳机区上的轻微压力可导致剧烈疼痛。此外，一旦触发，疼痛通常会在几分钟内消退，直到再次触发。这与牙源性疼痛不同，牙源性疼痛的出现和消退不以这种可预测和可重复的方式进行。最后，诱发牙源性疼痛的区域不存在感觉异常（如感觉迟钝或感觉异常）。

三叉神经痛的扳机区往往与密集的躯体感受神经支配区域有关，如嘴唇、牙齿。因此，引发这种类型疼痛的扳机区可能包括咀嚼，这会诱导患者和临床医生考虑牙源性疼痛的诊断。此外，由于扳机点引发疼痛涉及周围神经传入，麻醉扳机区可能减轻症状。如果临床医生想当然地认为局部麻醉仅阻断牙源性疼痛，此时将产生很严重的误导。

由于症状可能非常严重，即使临床不能发现明确的牙源性病因，患者可能同意甚至坚持治疗。可能具有误导性症状，加上患者坚持进行治疗的意愿，更加需要强调彻底了解病史和临床评估的重要性。当缺少牙源性病因（如大面积的充填体、牙外伤或近期牙科治疗），同时伴有特征性尖锐的电击样疼痛时，提醒临床医生在鉴别诊断中考虑三叉神经痛。一般而言，这类患者应该转诊给神经科医生或口腔疼痛/口腔医学临床医生进行全面的诊断、检查和治疗。病例研究表明15%～30%的患者有引起疼痛的次要原因[58,143]，如脑肿瘤和多发性硬化症。

三叉神经痛通常出现在50岁以上的人群中，通常认为病因是在半月神经节之前的三叉神经根受到刺激/压迫，可能是颈动脉压迫所致。多发性硬化症患者比一般人群更易发生三叉神经痛。因此，对于三叉神经痛患者的年龄小于40岁时，也应该筛查多发性硬化症[147]或其他颅内病变[58]。

三叉神经痛的两种常规治疗方式是药物治疗和手术治疗。由于手术治疗可能伴有并发症，通常只在尝试过药物治疗后才考虑。几种药物，包括卡马西平、巴氯芬、加巴喷丁，以及最近的普瑞巴林和奥卡西平，已被用于治疗三叉神经痛。用于缓解疼痛感受的药物，例如非甾体类消炎药，对这些患者没有明显作用，阿片类镇痛药同样没有显著帮助。临床试验，支持卡马西平作为治疗三叉神经痛的一线药物[8]。对于服用卡马西平可缓解疼痛的患者，其效果通常很快，大多数人会在最初几天内告知其症状程度有所缓解。

早期三叉神经痛是三叉神经痛的变异之一，也可以表现为牙痛。早期三叉神经痛与经典性三叉神经痛有不同的症状，但对经典性三叉神经痛的药物疗法有反应，并且随着时间的推移（通常为数周至3年），呈现出三叉神经痛典型的特征。明确的特征包括钝痛或灼痛，阵发性发作少见，但仍然由口面区域内的轻微触摸引发，具有不同的缓解期[48]。继发的真正神经痛可能突然发作或在几年后出现[105]，因此需要对这些患者进行长期随访，以最终确诊。

神经瘤

神经瘤这一术语已存在多年，经常被滥用于描述其他类型的神经性疼痛。创伤性神经瘤，也称为截肢性神经瘤，是在创伤或手术切断的神经部位形成增生性的，无序的神经组织肿块。因此，确认有无神经损伤的病史是诊断中重要的一部分。当损伤区的神经组织进行增殖才会出现疼痛症状，通常在损伤发生后约10天出现。轻敲神经瘤区域会引起剧烈的，类似于三叉神经痛的尖锐性电击样痛（即Tinel征）。与三叉神经痛不同的是，在神经瘤周围区域应该存在麻木区[111]，可以通过针刺敏感性的丧失来鉴别，如使用探针。

神经瘤的治疗包括药物治疗，通常通过局部应用；此外还包括神经手术吻合，但预后不稳定，取决于足够的远端神经组织、损伤与重建之间的时间间隔[148]。因此，早期识别和转诊是预防严重的远端神经变性的关键[76]。尽管神经瘤最常见于颏孔、下唇和舌，但有证据表明，它们也可在拔牙窝和牙髓摘除术后形成。在实验动物模型中，发现牙拔除后4～6个月，在拔牙窝发现神经瘤形成[69]。虽然并非所有神经瘤都有疼痛症状，但这或许是在拔牙窝愈合后持续存在疼痛可能的一种解释[111]。当我们仔细考虑传入神经损伤后出现神经瘤这一可能性，例如牙髓摘除术后，可能与根管治疗后仍有持续的牙周膜敏感症状相关。对于不适合手术治疗的神经瘤的治疗部分，请参阅本章的神经病学。

神经炎

神经炎是一种神经的炎症或继发于病毒/细菌的神经损伤或感染引起的疾病。一般而言，病毒性神经炎引起的疼痛，如复发性单纯疱疹或带状疱疹，与皮肤或黏膜病变有关（图17-5）。这种表现使得诊断相对容易，但疼痛可在水疱暴发之前数天甚至数周

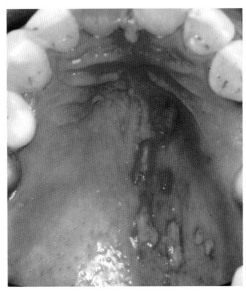

图17-5 45岁男性左侧上腭的三叉神经上颌支带状疱疹。患者主诉在疱疹暴发前1周，左上象限深在的、放散性的钝痛。

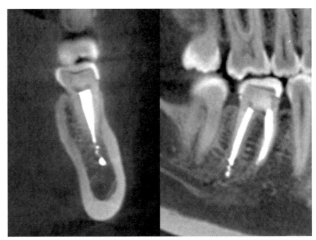

图17-6 36岁女性46远中根管超填。主诉在完成根管治疗之后，极度疼痛，接着是尖锐、烧灼样持续性疼痛，轻触牙齿疼痛加剧。

出现[47]。神经炎性病变是由潜伏在三叉神经节的病毒重新激活引起，被认为是一种投射性痛，影响周围神经支配的组织内。病毒感染的神经可能仅支配深层组织，因此可能不会产生任何皮肤损伤。在没有皮肤或黏膜病变的情况下，病毒性神经炎很难诊断[47,60,67]，对有原发性带状疱疹感染史的患者应考虑鉴别诊断。鼻窦细菌感染或牙源性脓肿也可引起神经的炎症，并导致疼痛。这种疼痛与感染组织的疼痛同时发生，并且一旦病因得到解决，通常疼痛会消失。在易感个体中，病毒性或细菌性神经炎可导致受感染神经的感染后神经病变。这种疼痛是一种持续的钝痛和灼痛。此外，这种疼痛可能伴有触摸痛，即非伤害性刺激（如轻扫皮肤）就能引起疼痛。口服阿昔洛韦已成为急性疱疹暴发最常见的治疗方法，并且被证明在带状疱疹感染后减少疼痛的持续时间和严重程度方面是有效的，但只有在起疱前给药才有效，而不是起疱后。与单独使用阿昔洛韦相比，在阿昔洛韦中添加泼尼松龙仅有轻微的优势。无论是单独使用，还是与泼尼松龙联合使用，均不能降低带状疱疹后神经痛的发生率[140]。

局部创伤也可诱发神经炎，这种损伤可以是化学损伤、热损伤或机械损伤。牙髓病学中，一个典型的神经化学损伤例子是，有高度神经毒性的多聚甲醛糊剂（如Sargenti糊剂）超充至下牙槽神经管周围。化学损伤可能是由于牙髓充填材料（如丁香油）、冲洗剂（如次氯酸钠）或根管内封药（如甲醛甲酚）中的某些毒性成分造成的（图17-6）[94]。除了热损伤本身外，使用可注射[50]或Carrier-based技术时，机械压力可能是热塑性材料超填后产生损伤的因素之一。机械性神经损伤更常见于口腔手术治疗，如正颌手术和第二磨牙拔除术。

下颌种植术后的神经炎发生率可达5%～15%，其中约8%出现永久性神经病变，后续将进行进一步讨论[66]。然而，创伤性神经炎经常被误诊为治疗后的慢性感染，而该区域又被重新打开并再次清创。

二次外科手术会进一步损伤神经，延长已经存在的痛觉传导阻滞，使患者患中枢性痛觉过敏的风险增加。未经诊断和治疗不当的急性神经炎病例，不仅会导致不必要的牙科治疗，还可能加重神经炎，因此，神经炎疼痛有很大可能转为慢性，通常被称为神经性疼痛。

神经痛通常是一种持续的、非搏动性灼痛，常伴有感觉异常，如感觉减退、感觉迟钝或麻木。疼痛的强度可以不同，但当受到刺激时，所引起的疼痛与刺激不成比例。

急性神经炎的治疗关键在于找到病因。以化学性损伤为例（如Sargenti糊剂），有明显刺激物存在情况下，那么对于神经的外科清创术应着重清理持续刺激神经的有害物质。继发于机械压力的神经炎（如植入种植体），建议移除植入物进行神经减压。这种局部的、急性的、创伤性神经炎本质上是炎症，因此支持性药物治疗也有一定疗效，如类固醇。对上述治疗无效的神经炎，可以使用治疗神经性疼痛的药物（见神经病小节）。继发于感染的神经炎，例如牙源性或病毒性来源，治疗的目的是消除致病病原体并尽量减少对传入神经的损伤。

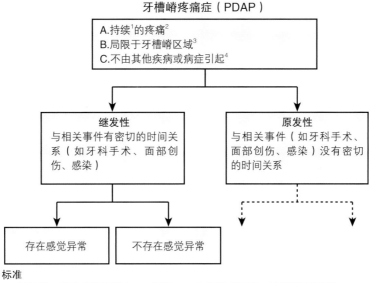

牙槽嵴疼痛症（PDAP）

A.持续[1]的疼痛[2]
B.局限于牙槽嵴区域[3]
C.不由其他疾病或病症引起[4]

继发性
与相关事件有密切的时间关系（如牙科手术、面部创伤、感染）

原发性
与相关事件（如牙科手术、面部创伤、感染）没有密切的时间关系

存在感觉异常

不存在感觉异常

标准
1. 持续性，指疼痛持续至少8小时/天，≥15天/月或更多，持续超过3个月
2. 疼痛根据IASP标准定义（包括感觉异常）
3. 疼痛局限，指的是在解剖区域内的最剧烈疼痛
4. 非特异性评估手段（牙科、神经系统检查、影像学，如口内像、CT和/或MRI）

图17-7　持续性牙槽嵴疼痛症（PDAP）的诊断标准。

神经病

在本章中，我们使用"神经病"这个词作为继发于神经损伤或结构变化的局部的、持续的非偶发性疼痛的首选术语。过去，也曾使用其他术语，如非典型性面痛。该术语指的是三叉神经的一个分支所能感觉到的疼痛，它不属于任何其他疼痛类别。不明原因的可称为非典型性牙痛。拔牙后持续存在的疼痛被称为幻觉性牙痛。这些术语使用的主要局限是仅表明了一个存在未知病因的疼痛区域，且缺乏病理生理学相关信息。虽然文献中广泛描述了这些术语[88-89]，但实际上可能没有一个能指代一种独立的情况，而是混合了各种不同的病因。基于这些想法，专家讨论共识提出新的术语，持续性牙槽嵴疼痛症（persistent dentoalveolar pain disorder，PDAP）和诊断标准（图17-7）[99]。

一旦神经因损伤或疾病而致敏，它可能持续作为致敏的外周神经存在。外周致敏和伴随它的持续疼痛（伤害性冲动持续）可以导致中枢神经系统的变化。外周致敏和中枢致敏可能会影响神经病的临床表现。未确诊的神经病变患者，典型的临床病程可能包括治疗牙痛。当非手术根管治疗未能缓解疼痛时，可能会进行根尖手术，然后可能会拔牙。拔牙窝又可能被错误地再次探查和清创，目的是消除任何可能导致患者持续疼痛的原因。每次治疗后，疼痛往往会在短时间内减轻，然后恢复到原来的水平，甚至疼痛加剧。这很可能是新的神经损伤后，重组和再生带来短时间的神经冲动抑制的结果。神经病的手术治疗无效，因为手术不能使神经脱敏。相反，外科手术可能造成周围神经的额外损伤，并加重已存在的伤害性冲动传入。因此，这种干预增加了患者发生持续性疼痛的风险，该观点得到了几项长期观察研究的支持[3,113]。此外，根管治疗后疼痛的患者，在根尖切除手术后并没有完全消除疼痛，进一步支持该观点[108]。

神经病的诊断主要基于病史和检查，并使用适当的诊断测试来排除其他潜在的病因。病史采集中可发现一些诱发炎症的事件（见前面的神经炎和神经瘤部分），尽管最初损伤的本质总是难以明确，但据报道，这种疼痛似乎是自发形成的[99]。通常情况下，阳性体征非常不明显，没有局部组织损伤的证据，使临床医生主要依据患者的症状描述进行判断。尽管疼痛的特点使得神经性疼痛与其他疼痛无法鉴别，但是患者反复描述的一些特点可在鉴别诊断中起到关键作用（框17-2）[40]。检查中可发现，感知疼痛的区域可能是痛觉过敏或痛觉异常——也就是说，对该区域的有害刺激，可引起更强烈的疼痛或非有害刺激即可引起疼痛。这种现象有相关报道，报告中对受影响的组织进行标准化刺激时表现出过度反应[85,90,146]。除了感觉功能增强外，还观察到功能丧失的现象[85]，这更符合神经性疼痛的一般定义[135]。此外，受影响区域经局部麻醉后疼痛依然持续[83]以及芬太尼和氯胺酮治疗后的

框17-2

持续性牙槽嵴疼痛症（PDAP）的患者常见的表述内容

◆ 患者难以叙述病史，因为他们没有适合的词汇来描述他们的感受；因此可能需要更多时间来获得必要的信息

◆ 明确定位于牙槽结构内的某一区域

◆ 疼痛位于深部组织，而不是表面组织

◆ 持续的疼痛，似乎一直位于某个部位，从未停止

◆ 疼痛具有钝痛的压力感

◆ 有时会出现复杂和混杂的描述，如瘙痒、麻刺或刺痛

疼痛减轻[7]都提示中枢性疼痛的表现。

对怀疑为PDAP患者的诊断性影像研究有两个作用：第一，确定导致疼痛表现的病变；第二，作为获得这种神秘的慢性疼痛病症阳性结果的方法。至于第一点作用，建议使用诊断影像学来评估牙源性相关病变和其他区域性疾病，因为牙槽嵴区域的大多数疼痛与牙齿相关。据报道，对于怀疑有PDAP的患者，锥形束计算机断层扫描（CT）的诊断率优于根尖片，但这一观点存在争议[112]。对于无局部病变和PDAP的患者，脑磁共振成像（MRI）可显示一些认为与疼痛表现相关的颅内病变（如囊肿、肿瘤、梗死）[104]。这与其中一位学者的临床经验一致，使得脑成像检查在诊断PDAP过程中常规应用。至于诊断影像学的第二个作用，传统的牙科影像学技术无法识别PDAP患者，从而促进了其他影像学技术的研究。结果表明，使用显示"冷"图像轮廓的热成像仪[64]可以达到很高的灵敏度和特异度[63]。与此相反，有研究结果表明，锝-99骨扫描在检测伴有慢性疼痛的牙槽骨区域灵敏度和特异度较低[32]，MRI技术似乎尚未被研究。

神经性疾病好发于女性，但男女均可受影响。患者年龄通常超过30岁，可能有偏头痛病史[126]。在口面区域，神经病变最常见于上颌前磨牙区和磨牙区[61,108]。

根据临床表现和对治疗的反应，将神经病进行分类。周围性神经病可在周围神经致敏后进展，出现如前所述的临床症状。周围性神经病的诊断基于其对周围神经阻滞的有效反应。治疗旨在降低周围神经的敏感性并减少神经元异常放电。局部和全身用药可用于治疗皮肤的周围神经病。局部用药包括局部麻醉药、含辣椒素的化合物和抗惊厥药，以及非甾体类消炎药（NSAID）、拟交感神经药和N-甲基-D-天冬氨酸（NMDA）受体阻断剂[109]，效果较理想[72]。

中枢性神经病的临床表现与周围性神经病相似。

在周围神经致敏及伴随的疼痛冲动持续性出现后，疼痛无法缓解且无组织损伤表现。与周围性神经病不同的是，中枢性神经病存在明显的痛觉异常及继发性痛觉过敏——疼痛区明显大于最初的损伤范围。最有指导意义的是中枢性神经病变表现为多中心组成，局部麻醉无效。因此，治疗必须针对疼痛的中枢进行。可通过药物如NMDA受体激动剂（氯胺酮）、加巴喷丁、三环抗抑郁药和阿片类药物进行治疗。中枢性神经病的预后不如周围性神经病好，因为中枢性神经疼痛随着时间的推移会变得更加难以治愈。治疗往往是针对控制疼痛，而不是将其治愈，可在多学科慢性疼痛医疗机构中进行治疗。

神经性疼痛的最后一种变化是交感神经性疼痛的增强或持续性疼痛。在交感神经持续性疼痛（sympathetically maintained pain，SMP）的情况下，周围神经纤维上调肾上腺素能受体的表达，使其对交感神经输入更敏感。SMP可能有一个核心的组成部分，通过持续的交感驱动，改变神经元的兴奋性。神经元损伤可引起交感神经轴突生长进入三叉神经节的脊髓核，因为有报道称，在背根神经节的感觉神经元细胞体周围发现篮状交感神经纤维形成[141]。交感神经冲动的增加，如压力和发热，可能会加重SMP。交感神经持续性疼痛的诊断，通过交感神经阻滞试验，阻断其支配区的疼痛症状。在口面区域则是进行星状神经节阻滞试验。如果这种阻滞能有效减轻患者的疼痛，则被认为是SMP的诊断依据；多点阻滞也可作为一种治疗方式。其他治疗方法包括，以外周α2-肾上腺素受体（激动剂）或α1-肾上腺素受体（拮抗剂）为靶点的药物，例如胍乙啶、酚妥拉明和可乐定。在口面区域出现SMP是非常罕见的[54]，因此临床医生容易对这种病症做出错误的诊断[101]。此外，研究人员未能建立SMP疼痛动物模型[10]，推测是由于头颈部区域与血管并行的是传出神经，而非传入神经，在人体的其他部位也同样如此。由于这些原因，这种类型的疼痛呈现为"牙痛"的可能性极低，因此这里不再做过多讨论。

心因性牙痛

心因性牙痛属于一组称为躯体形式障碍的精神障碍。该名称源于患者主诉有躯体疾病，但临床检查阴性。因为患者缺乏引起疼痛的生理原因，也没有局部组织的变化。患有躯体形式障碍的患者不是在编造症状，也不是有意识地寻求利益。区分躯体形式障碍和

人为的疼痛或装病行为是十分重要的[5]。在人为的疼痛中，存在由个人有意表现出的生理或心理症状，是可以自主控制的。装病行为类似于人为的疼痛，其特征是具有明显的可识别的利益目的。该类别的诊断非常具有挑战性。本章节前面讨论的缺乏局部组织损伤的证据，是典型的异位疼痛表现。我们重点强调心因性疼痛是十分罕见的，应排除所有其他潜在诊断后，才可下此诊断。

心因性牙痛的诊断是排除性的诊断，需要基于临床医生对其他异位疼痛特征和行为的认识。特别需要注意排除的是中枢性疼痛、心脏疼痛、血管神经性疼痛和神经性疼痛。一些情况可能增加诊断难度，如共病性心理障碍通常与慢性口内疼痛障碍一起出现，包括那些错误地表现为牙痛的病症[84,130]。这导致目前认为，心理障碍（如抑郁、焦虑、躯体化）可能与慢性疼痛病症的发生或持续无关，而是长期带痛生存的结果。

心因性疼痛是由严重的心理压力引起的，这些疼痛通常偏离任何其他疼痛的特征，也就是说，疼痛可能不符合正常的解剖学分布或生理上合理的模式。疼痛可能表现在多颗牙齿上，也可能从一颗牙齿跳转至另一颗牙齿上。主诉的疼痛强度往往比患者对疾病的关注程度所反映的更严重。患者对治疗的反应是可变的，包括缺乏反应或不寻常的或意想不到的反应。早期识别心因性疼痛并转诊给心理学家或精神科医生是必要的，可以避免不可逆的和不必要的牙科治疗。

远处器官来源的牙牵涉痛

据报道，多种与牙齿无关的病症可表现为非牙源性牙痛[107,115]。唯一可以确定的共同联系是颅神经的分支支配了受累的组织，导致三叉神经核处理疼痛输入。因此，可以想象，任何具有颅神经支配的体细胞结构都有可能引起患者认为是牙痛的疼痛。因此，一旦排除了牙槽嵴导致疼痛的病因，在鉴别诊断中应考虑所有可能引起非牙源性疼痛的来源，包括远处器官病变。以下部分描述了几种被报道为牙痛的远处器质性病变。

心脏和胸腔结构

许多病例报告中指出心脏疼痛是非牙源性牙痛的病因[9,41,62,77,97,136]。经典的心脏疼痛表现为胸骨下压迫性疼痛，通常放散至左臂、肩部、颈部和面部。虽然不常见，但心绞痛可能仅表现为牙痛，一般在左下颌[16]。心脏疼痛类似于牙髓源性的疼痛，可以是自

发性的和放散性的，强度从轻微到严重的循环模式。疼痛也可能是间歇性的，患者有时可能完全无症状。当牵涉至下颌骨时，心脏疼痛的性质主要是隐痛，有时伴随跳痛。心脏疼痛可以是自发性的，或可能随着体力消耗，情绪不安甚至摄入食物而增强[9]。局部刺激牙齿不会加重心脏疼痛，麻醉下颌或进行牙科治疗也不能减轻疼痛。疼痛可以通过静息或舌下含服硝酸甘油来减轻。心脏疼痛的诊断以及尽早转诊是强制性的，以避免即将发生的心肌梗死。

据报道，除了心源性疼痛外，其他胸部结构也可产生非牙源性牙痛。多种肺部的癌性病变可表现为下颌骨疼痛，疼痛可在肿瘤位置的同侧和对侧发生[24,59]。此外，膈肌疼痛是通过膈神经介导的，也可能表现为非牙源性牙痛。

颅内结构

已知大脑内部和周围的占位性病变会压迫躯体感觉纤维支配的结构，例如硬脑膜和血管周围组织，从而引起疼痛。这些疼痛变化很大，常见的症状是头痛。正如血管神经性疾病中源自颅内的疼痛可牵涉至面部和下颌部，它也可能表现为牙痛[137]。这种疼痛的临床表现差异较大，有报道颅内病变引起的三叉神经痛，最初被认为是牙痛并进行了治疗[29]。其中一位学者已观察到这种极端的变异性，并建议如果牙痛患者的局部病因不容易确定，应考虑脑磁共振成像。

喉和颈部结构

据报道，非牙源性牙痛可起源于颈部的不同结构，但这些报道很少，因此不能得出患者疼痛具体表现等相关结论。有学者观察到咽侧壁的鳞状细胞癌表现为同侧下颌磨牙疼痛。这一发现与之前的报道一致，在相似部位的平滑肌肿瘤与非牙源性牙痛相关[139]。颈部的血管结构也与牙痛症状的产生有关，据报道一名患者因疼痛寻求牙科治疗，但实际上是由危及生命的颈动脉夹层引起[119]。

颅面结构

临床上，其他颅面结构的疼痛是以非牙源性牙痛为表现的器质性病变最常见原因，可能是因为这些结构由三叉神经分支支配。上颌窦[27,43,145]和下颌骨[132]来源的肿瘤，以及肿瘤转移，特别是发生在下颌骨的肿瘤[33,53,114,124]都有报道。症状的临床表现是高度可变

的，但又一个共同的特征是：沿神经分布的感觉丧失及神经受侵犯引起的疼痛。这强调了局部成像技术的需求，例如曲面断层或计算机断层扫描（CT）（而不仅仅是X线片），对于有癌症病史的患者尤其如此。同时也不能忘记，三叉神经分布的任何部位神经受累，即使在颅内，都可引起非牙源性牙痛。

据报道，颅面区域内的血管结构也可导致非牙源性牙痛，其中动脉炎是引起疼痛的病因[68,73]。这些疼痛为持续的钝痛，有时可伴随下颌运动而加重。其他具体表现包括：视力变化史（如视力模糊）、硬化且无搏动的颞动脉，且触诊时疼痛。实验室检查发现红细胞沉降率（ESR）升高提示该疾病，通过颞动脉活检明确诊断，治疗手段包括使用皮质类固醇。如果颅动脉病变不予治疗，可能会导致永久性失明，所以需要立即转诊给相应的医生。

非牙源性牙痛的发生率

人群中非牙源性牙痛的患病率尚不清楚，在牙科保健中也是。对于牙髓病而言，治疗后6个月或更长时间内，5.3%的患者认为仍有疼痛[100]，其中约一半患者为非牙源性病因[100]。目前，具有上述非牙源性疼痛诊断的患者比例尚不清楚，此外这种非牙源性疼痛与牙髓病的诊断和后续治疗的关系也不清楚。

采集病史

疼痛诊断很大程度上取决于患者的个人病史；然而，患者很少会根据自己的疼痛提供所有相关的诊断信息。通常需要通过系统和彻底的问诊，来仔细提取患者疼痛主诉的细节，即“采集病史”，同时需要仔细倾听和技巧性的问诊。图17-8是牙源性疼痛的基本检查表。通过圈出所有符合描述的症状，然后填写剩余的空白，可很容易地获得典型的牙源性疼痛病史。当得到患者疼痛主诉的详细信息时，临床医生应形成可能的诊断，因为每个细节都应该对应于一种类型而不是另一种类型的疼痛。记录完整和准确的主诉病史后（图17-9），诊断通常已经缩小到一个特定的疼痛范围，牙源性疼痛尤其如此。剩下的唯一问题是“它是哪颗牙？”，重要的是要记住，虽然患者会提供有关疼痛部位的信息，但临床医生的检查才能确定疼痛的真正来源。对于更复杂的疼痛主诉，临床医生应列出一个可能的诊断列表，称为鉴别诊断。鉴别诊断将指导后续检查和测试，以确诊诊断，同时排除所有其他诊断。如果在完成检查后，鉴别诊断上的所有项目都在临床医生的实践范围之外，则应该继续检查，直到有一个明确的可能的诊断，以便可以进行适当的转诊。此外，最重要的是已排除所有牙源性来源，并将该信息传达给患者转诊的医疗保健中心。如果在病史记录完成后无法确定诊断方向，则应向患者复述病

牙源性疼痛检查表

主诉

疼痛：（圈出所有合适的选项）　等级（0～10）________

局限性	放散性	间歇性
自发性	激发性（冷，热，咀嚼）	跳痛
持续性	波动性	
钝痛	尖锐性刺痛	

发病 ________

发展过程（频率/强度/持续时间）________

加重因素 ________

缓解因素 ________

图17-8 牙源性疼痛评估表格样例。

主诉
按优先级列出 ________
明确部位 ________
VAS 0～10 ________
始发
第一次发作是什么时候? ________
发展
频率 ________
程度 ________
持续时间 ________
之前相似的情况
之前有没有相似的疼痛出现? ________
主诉疼痛的特征
每天，非每日 ________
持续性，波动性，间断性 ________
持续时间 ________
时间规律 ________
性质 ________
加重因素
什么情况下更糟糕? 请具体说明! ________
缓解因素
什么能让这种疼痛减轻? ________
减轻多少? ________
相关因素
肿胀 ________
变色 ________
麻木 ________
与其他主诉的关系
如果您的牙齿不痛，您的下颌部痛吗? ________
既往咨询/治疗
哪位医生? ________
什么时候? ________
诊断是什么? ________
做了什么? ________
对疼痛有何影响? ________

图17-9 疼痛史评估表格样例。

史，以确认信息的完整和准确。如果患者无法提供关于主诉疼痛的信息，那么让患者观察疼痛，每天详细记录疼痛的各个方面可能会有帮助。最重要的是在诊断不明确时避免治疗。诊断性治疗（如"让我们进行根管治疗，看看它是否有帮助"）可能会成为代价高昂的治疗，不仅没有改善病情，甚至可能成为加重和延长患者疼痛的一个因素。治疗应始终针对明确诊断。

应始终确定病史的完整性，包括用药史及药物过敏史。记录个人信息也很重要，因为某些性别和年龄的患者与其他人相比，患一些疾病的风险更高。

用患者自己的话记录患者的主诉，是医学上的法律规定，但不能构成完整的疼痛史。完整的病史始于患者的一般疼痛主诉——如"我牙痛"。患者可能有不止一个疼痛主诉——如"我牙痛，后来带着我下巴也痛"。应注意所有的疼痛主诉并分别检查。了解每个主诉的具体内容有助于辨别它们之间的关系，也就是说，有可能主诉之间是完全独立的，即存在两种类型的疾病，也有可能其中一种疼痛仅是完全继发于第一种疾病的异位疼痛。

首先确定患者感到疼痛的部位，疼痛定位方面包括局部疼痛和牵涉而来的疼痛。疼痛应该是可定性的、局限性或放散性的、表浅的或深在的。容易定位的浅表疼痛往往是皮肤或神经源性的，肌肉骨骼疼痛的感觉是深在的，一旦被激发便有助于定位。深部放散性疼痛提示深部躯体疼痛，包括内脏或肌肉骨骼，这两种组织类型都与三叉神经核内伤害感受器高度会聚相关，因此更可能产生异位疼痛。典型的躯体深部疼痛的牵涉痛倾向于沿着三叉神经核特定层面对应的外周皮层。牵涉痛也往往发生在躯体病变的头侧方向。因此，来自深部躯体组织（如牙髓、心脏组织或骨骼肌）所引起的牵涉痛也表现为这一模式。沿神经分支向远端扩散的疼痛更能提示异位疼痛的投射类型。投射性痛提示其为神经起源性疼痛，并且有的疼痛可能继发于颅内病变对神经的侵犯。回想一下，浅表疼痛不太可能与牵涉痛有关，因此，如果患者表明疼痛是浅表的、放散性的，则高度提示其为神经源性而非皮肤来源。

语言模拟量表（verbal analog scale）可以简便地用于评估疼痛强度。这个问题最好的措辞是，"在1～10的范围内，0代表没有疼痛，10代表您能想象的最强烈的疼痛，您的疼痛有多严重？"。强度不仅能让我们了解疼痛类型，它还可以帮助指导治疗后的疼痛管理，并为治疗反应提供基线。

明确疼痛的发作有助于获取病因学的信息。询问是否因某些特定事件而导致疼痛发作，如牙科治疗或创伤性损伤。要谨慎处理其中的联系，以防被误导。时间上的一先一后不一定是因果关系。疼痛的发作可以是渐进的或突然的。突然发作的剧烈疼痛可能预示着一个更严重的问题。长时间存在的疼痛，特别是疼痛没有变化时，则高度怀疑非牙源性疼痛。

疼痛的时间方面包括频率和持续时间。临床医生应该询问患者，"疼痛多久发生一次，每次持续多久？"这些时间信息可以在诊断中，更明确的指向一种诊断方向，而排除另一种。

应注意随时间的推移，患者疼痛的进展情况，询问疼痛自发病以来是否好转、加重或无变化。应分为3个因素：疼痛发作的频率、强度和持续时间。不随时间改变的静态疼痛通常不是牙源性的。

疼痛的性质，即"什么样的感觉"，是疼痛史的一个重要方面。了解与组织类型相关的疼痛特征至关重要。患者可能难以描述疼痛性质，通常需要向他们提供可供选择的疼痛描述列表。在牙源性疼痛的描述中，可选词汇很少。牙齿的深部内脏和肌肉骨骼成分限制了真正的牙源性疼痛，使其具有钝痛或跳痛的特点。如果疼痛为尖锐性痛，应进一步了解这种尖锐性疼痛在本质上是刺痛（提示Aδ纤维介导的牙本质痛），还是电击样痛（提示神经痛）。表17-1列出了一些疼痛描述用词，及其各自的疼痛类型。

导致或加重患者疼痛的因素在诊断中至关重要。加重因素不仅提示可能涉及的组织类型，而且它们也有助于指导客观检查。收集信息时要有针对性。如果患者主诉在进食时疼痛，需清楚在咀嚼期间会刺激许多结构，如肌肉、颞下颌关节（TMJ）、黏膜、牙周膜以及可能的牙髓组织，要明确加重因素。缺乏任何加重因素，表明疼痛不是牙源性引起的。

缓解因素能为疼痛性质提供信息。如果药物能缓解疼痛，则要重点了解药物的具体信息、剂量和疼痛

表17-1	
疼痛描述用词样例	
来源	**疼痛性质**
肌肉	钝痛
神经	剧烈的灼痛
血管	搏动性跳痛

减轻程度。了解哪些因素对疼痛的强度没有影响同样重要。例如，如果中等强度的疼痛对抗炎药物完全没有反应，那么它可能不是炎症性的

其他相关因素如肿胀、变色和麻木以及它们与症状的关系需要明确。急性发作的肿胀提示感染，其并发的疼痛可能是炎症引起的。随着疼痛强度变化而出现或消散的肿胀，提示是一种自主神经性因素。对于变色，如发红，也同样适用。麻木或任何其他类型的感觉异常也应记录下来。如果感觉的改变是疼痛主诉的主要组成部分，那么应该单独检查，并确定其与疼痛的关系。感觉异常引起的疼痛往往与神经源性成分相关。

如果患者主诉不止一种疼痛，应在个人病史中努力确定主诉间的关系。一种疼痛可能会成为另一种疼痛的加重因素。主诉症状的发作、强度或进展之间可能存在相关性。此外，请记住，患者实际上可能同时发生多种类型的病变，并且可能没有任何关系。询问之前是否有过类似的症状，如有症状，则后续症状如何变化均应详细询问，因为类似疼痛的复发可以为明确诊断提供信息。

了解既往就诊史至关重要。就诊科室、进行的实际检查和诊断的详细信息将有助于缩小鉴别诊断的范围。应明确之前进行的任何治疗以及对主诉症状的影响。

体格检查

如前所述，现病史的目的是为了收集有关患者的疼痛主诉信息，以根据疼痛的特点形成倾向性的诊断。对症状进行错误的或不适当的分析将导致错误的鉴别诊断，从而使临床检查的意义受限。进行一般检查，包括口外、口内、硬组织和软组织评估，对于确认各种组织结构的健康状况，确定可能产生疼痛的病因是必不可少的。当患者出现牙痛时，通常是牙源性的。诊断程序通常仅限于确认可疑的牙，而不是鉴别非牙源性疼痛源。标准牙髓和根尖周检查有助于确诊牙源性疼痛，也有助于排除非牙源性疼痛的诊断。请记住，疼痛部位取决于患者的病史，但疼痛的真正来源应通过测试来确定。如果使用标准检查无法复制主诉症状，则可能需要进行额外的检查以缩小鉴别诊断范围。有关一般检查和标准测试的详情，请参阅第1章。

附加检查

选择进一步的检查时，事先考虑清楚，以便制订出可行的鉴别方法，指导临床医生进行有意义的会诊或对患者进行适当的转诊。这些检查可能包括触诊或刺激测试、感觉测试或诊断性神经阻滞。本章未详细介绍这些测试的应用。有关这些测试的应用和解释等更多信息，请参考其他资料。

触诊和叩诊是鉴别牙源性疼痛和窦性疼痛的常见方法。触诊鼻窦时要在受累的鼻窦（通常是上颌窦）上施加压力。此外，鼻窦起源的疼痛可能会随着患者头位的降低而触发。如果怀疑肌肉来源的疼痛，则可以通过触诊咀嚼肌或通过功能性检查来重现这种疼痛。触诊颞肌、深部和浅表咬肌、翼内肌和二腹肌，以发现引起疼痛的敏感点/扳机点。翼内肌只能部分触及，可能需要通过拉伸肌肉（大张口）或收缩肌肉（紧咬牙）来进行功能测试。在口内进行翼内肌触诊难度较大，因此通过功能性检查能更适当地进行评估，通过使下颌前伸也许可以激发翼内肌的疼痛。通过肌肉功能检查如能加重主诉症状，则强烈提示疼痛来源于肌筋膜。

由于神经支配的复杂性和口面区域的异位疼痛的发生，仅仅通过临床测试可能难以确定疼痛的来源。应谨记原发性疼痛不仅可以通过局部刺激引发，还能通过局部麻醉阻断。在诊断性麻醉中，疼痛的缓解具有典型的起效和持续时间，这取决于所使用的麻醉药种类。此外，疼痛应该完全消失，否则应怀疑中枢疾病或共存有其他疾病。诊断性麻醉的应用对于增加诊断的说服力可能是必要且有用的（图17-10）。表面麻醉在皮肤疼痛和周围神经病变的分析中很有帮助。周围神经阻滞麻醉注射，可用于确定病变的病因是否位于阻滞区域的周围。在出现麻醉的一般症状后，仍有持续的疼痛提示存在中枢病变。患者的病史和一般检查对于区分中枢性神经病变的疼痛和颅内肿块引起的中枢性疼痛至关重要。

主要来自肌肉的疼痛，如临床检查发现扳机点，可通过对扳机点进行局部麻醉注射来进一步明确。扳机点注射通常使用#27或#25针头，最低肌肉毒性的麻醉药进行，如不含血管收缩剂的2%利多卡因或3%甲哌卡因。肌筋膜扳机点注射可暂时缓解扳机区及牵涉部位的疼痛。

交感神经传出活动在增强或维持慢性疼痛中发挥作用。在头颈部，交感神经活动经过位于双侧第一肋骨附近的膝状神经节。当怀疑患者的疼痛有交感神经参与时，可以使用星状神经节阻滞进行鉴别诊断，有

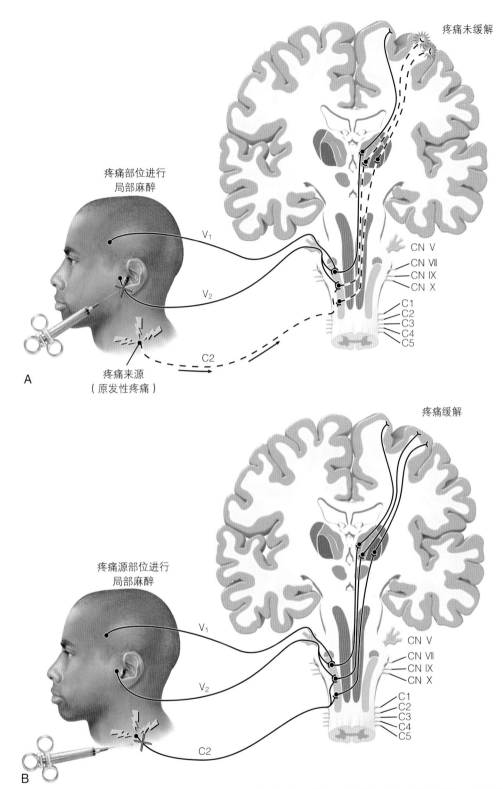

图17-10 **A**，疼痛部位的局部麻醉不能减轻疼痛。**B**，疼痛源处的局部麻醉减轻了疼痛源及牵涉部位的疼痛。（改绘自Okeson JP：*Bell's orofacial pains*，ed 5，Chicago，1995，Quintessence Publishing）

经验的麻醉师通常会进行这项检查。对膝状神经节进行有效的阻滞麻醉，可阻断支配同侧面部的交感神经冲动传出，导致部分霍纳综合征。这可以通过面部潮红、充血、流泪、瞳孔缩小、上睑下垂和无汗来证明[75]。交感神经阻滞后疼痛减轻或消除可以指导未来的治疗，例如重复阻滞麻醉或使用交感神经活性药物进行全身治疗（如可乐定和哌唑嗪）[116]。

周围和中枢的神经系统疾病可以表现为口面区疼痛。临床医生的作用是帮助排除继发于颅内病变的严重神经系统疾病，如主诉为恶心、头晕或某种特殊感觉的变化，则怀疑颅内病变。应进行神经系统筛查检查，包括Ⅱ～Ⅻ脑神经的整体感觉和运动评估。有关颅神经检查的详情，请参阅其他资料[44]。对三叉神经不同分支支配区进行尖锐/钝性刺激以及轻触刺激等不同检查，可以为病变的定位和病因提供依据。

病例分析

病例1

一名56岁的男性，主诉"这颗牙还是很痛，而且越来越厉害，甚至我微笑的时候都会痛。"患者曾有右冠状动脉闭塞70%而继发的心绞痛病史。患者还告知了高胆固醇血症的病史，否认心肌梗死病史和任何其他重要的病史。患者服用洛伐他汀（Mevacor，400mg/d）、硝苯地平（Procardia，每日一次，60mg/次）和阿替洛尔（每日1次，50mg/次）。否认药物过敏史。

患者由牙周病医生转诊而来，评估与16（右上第一磨牙）有关的持续疼痛。患者已接受全口中度牙周炎的牙周维护治疗超过5年。6个月前患者进行了16的根管治疗和近中颊根截根术，以控制局部进展的牙周炎。

现病史

在仔细问诊后，很明显患者正在经历两种不同性质的疼痛：与16相关的间断性钝痛和与16相关的间断性尖锐的刺痛。间断性钝痛在9个月前逐渐发作，不受非手术根管治疗和截根术的影响。在过去3个月中，这种疼痛的频率、强度和持续时间都有所增加，没有时间相关的规律，可因咬合或尖锐性刺痛的出现而加重。尖锐性刺痛在6个月前突然发作，其频率、强度和持续时间逐渐增加但没有时间相关的规律，可以自发，也可以在患者"大笑"时发作。患者诉说，轻轻按压16对应的面部区域也会加重这种尖锐性刺痛，但在口内按压16不会引发疼痛。

检查

已截除近颊根的冠方部分可见IRM（intermediate restorative material；Dentsply Caulk，Milford，DE）充填、未及隐裂、牙裂、窦道或肿胀。右上后牙牙周探诊深度普遍为4mm。16近中可探及8mm宽的骨缺损，且探诊出血。有关临床检查的结果，请参阅表17-2。

根尖片（图17-11）显示16非手术根管治疗及近颊根截根影像，牙槽骨明显存在轻度至中度水平型骨

表17-2

病例1：临床检查结果			
检查	牙位		
	17	16	15
冷测*	+ (s)†	−	+(s)
叩诊	−	+	−
扣诊	−	−	−

*使用Endo Ice（Coltène/Whaledent, Cuyahoga Falls, Ohio）检测牙髓活力。
†s，一过性疼痛。

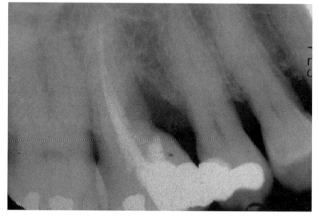

图17-11　根尖片显示16非手术根管治疗及近颊根截根影像。

吸收，未发现龋坏影像及根尖周低密度影。

附加检查

在未发现明确病因的情况下，需进行更全面的口外检查。颅神经Ⅱ～Ⅻ未发现损伤；在16对应区域的皮肤上进行轻轻滑过会产生剧烈的刺痛。该检查使患者感觉16的钝痛程度加剧。由于疼痛可能来源于两个部位，继而进行了16的诊断性麻醉：用27mg 3%的不含肾上腺素的甲哌卡因进行16颊侧浸润麻醉。3分钟后，患者16钝痛消失，且叩诊无痛。但轻扫16对应的面部皮肤仍然可引发尖锐性刺痛，并引起16区域的钝痛。最终诊断为三叉神经痛及16成人局部重度牙周炎。将患者转诊给神经科医生进行评估和治疗，最终确认了三叉神经痛的诊断，并给予100mg/d的卡马西平进行治疗。

病例2

一名28岁的男性主诉"我右侧牙疼痛"。患者病史无特殊，否认任何全身性疾病，没有药物过敏史。患者目前服用600mg布洛芬来控制疼痛，否认服用其他药物。该患者由其全科临床医生转诊而来，以评估

右侧牙齿相关的疼痛。

现病史

经仔细问诊后，确定患者正经历两种不同类型的疼痛。对患者来说最主要的疼痛为右侧弥散的、持续的、轻度的钝痛［语言模拟量表上的3/10（VAS）］。这种钝痛从2年前逐渐开始，最近疼痛的强度和持续时间都有所增加。在大张口时疼痛加重，在咬合时可诱发尖锐性疼痛后，钝痛的强度增加，没有明显的时规律，患者也没有试图减轻疼痛。

他的另一种疼痛类型在大约4个月前突然发作。这种疼痛局限于右侧第一磨牙区域，是一种间歇性的尖锐的刺痛（VAS上为8/10），可在咬合时发生。

检查

16殆面见银汞充填体，近中边缘嵴及颊沟可见明显裂纹。46（右下第一磨牙）殆面见银汞充填体，近远中边缘嵴均见裂纹。右侧牙没有肿胀和窦道，探诊深度不超过4mm。根尖片显示没有龋坏或根尖周低密度影。46近中舌尖在咬诊检查时可重现患者尖锐性疼痛。咬诊结束后，患者告知其钝痛加重。有关临床检查的结果，见表17–3。在牙髓测试完成后30秒，患者再次告知他的钝痛感觉加剧。

附加检查

考虑到诊断的不确定性，又进行了更全面的检查。咀嚼肌触诊和激发试验发现患者右侧咬肌深部存在扳机点。扣诊该扳机点可立即加剧患者的"牙痛"。为了明确诊断，对扳机点进行不含肾上腺素的3%甲哌卡因麻醉注射，随后重复所有的检查。此时扳机点的触诊不再产生疼痛。咬合试验和冷测仍会产生短暂的尖锐性疼痛，但不再伴有钝痛。

最终诊断为继发于46牙隐裂的可复性牙髓炎和右侧咬肌肌筋膜痛。指导患者进行日常护理，缓解他的肌筋膜痛，并且转回全科医生，对16和46进行牙尖覆盖治疗。

总结

临床医生常需要对患者的口面部疼痛进行诊断及治疗，对牙源性和非牙源性病因引起的疼痛进行全面了解十分重要。这基于对疼痛系统的解剖学和生理学的理解，以及该系统的变异如何导致疼痛定位困难，并因此而误诊。我们应认识到疼痛并不总是源于感觉到疼痛的位置，并理解异位疼痛的神经生物学基础，这对于口面部疼痛的准确诊断是必要的。

有几个指征表明牙痛可能不是由牙源性引起的。非牙源性疼痛的警示信号包括没有明显牙髓或根尖周病变病因的牙痛，自发性、疼痛定位不清或牵涉性疼痛，以及持续不变的疼痛。此外，疼痛描述为灼痛、刺痛或"电击样"疼痛，则不太可能是牙髓或根尖周来源。

一个完整的疼痛史及牙和非牙结构的检查是鉴别牙源性与非牙源性疼痛的必要条件。疼痛史和检查的关键组成部分在本章已有讲解，可供参考。此外，本章还重点介绍了常见的非牙源性口面部疼痛。如前所述，牙科临床医生的工作是诊断和治疗口腔及咀嚼系统相关疾病。如果怀疑非牙源性疾病，那么疾病的鉴别诊断对于转诊给更合适的临床医生是必不可少的。此外，应将任何与患者主诉疼痛相关的牙体组织潜在影响及关系告知转诊医生。

表17–3

检查	牙位					
病例2：临床检查结果						
	17	16	15	47	46	45
冷测	+(s)	+(s)	+(s)	+(s)	+(s)	+(s)
叩诊	–	–	–	–	–	–
扪诊	–	–	–	–	–	–

参考文献

[1] Abu-Bakra M, Jones NS: Prevalence of nasal mucosal contact points in patients with facial pain compared with patients without facial pain, *J Laryngol Otol* 115:629, 2001.

[2] Albin R, Wiener J, Gordon R, Willoughby JH: Diagnosis and treatment of pansinusitis: report of case, *J Oral Surg* 37:604, 1979.

[3] Allerbring M, Haegerstam G: Chronic idiopathic orofacial pain: a long-term follow-up study, *Acta Odontol Scand*

62:66, 2004.

[4] Alonso AA, Nixdorf DR: Case series of four different headache types presenting as tooth pain, *J Endod* 32:1110, 2006.

[5] American Psychiatric Association: *Diagnostic and statistical manual of mental disorders (DSM-IV)*, Washington, DC, 1994, American Psychiatric Association, p 447.

[6] Anderson GC, John MT, Ohrbach R, et al: Influence of

headache frequency on clinical signs and symptoms of TMD in subjects with temple headache and TMD pain, *Pain* 152:765, 2011.

[7] Baad-Hansen L, Juhl GI, Jensen TS, et al: Differential effect of intravenous S-ketamine and fentanyl on atypical odontalgia and capsaicin-evoked pain, *Pain* 129:46, 2007.

[8] Backonja M: Use of anticonvulsants for treatment of neuropathic pain, *Neurology* 59(5 suppl 2):S14,

2002.

[9] Batchelder B, Krutchkoff DJ, Amara J: Mandibular pain as the initial and sole clinical manifestation of coronary insufficiency, *J Am Dent Assoc* 115:710, 1987.

[10] Benoliel R, Eliav E, Tal M: No sympathetic nerve sprouting in rat trigeminal ganglion following painful and non-painful infraorbital nerve neuropathy, *Neurosci Lett* 297:151, 2001.

[11] Benoliel R, Sharav Y: Paroxysmal hemicrania: case studies and review of the literature, *Oral Surg Oral Med Oral Pathol Oral Radiol Endod* 85:285, 1998.

[12] Benoliel R, Sharav Y: SUNCT syndrome: case report and literature review, *Oral Surg Oral Med Oral Pathol Oral Radiol Endod* 85:158, 1998.

[13] Besson J, Chaouch A: Peripheral and spinal mechanisms of nociception, *Physiol Rev* 67:67, 1987.

[14] Bittar G, Graff-Radford SB: A retrospective study of patients with cluster headaches, *Oral Surg Oral Med Oral Pathol* 73:519, 1992.

[15] Blows WT: Diaphragmatic cramp as a possible cause of noncardiac chest pain and referred mandibular pain, *J Neurosci Nurs* 31:187, 1999.

[16] Bonica J: *The management of pain with special emphasis on the use of analgesic block in diagnosis, prognosis and therapy*, Philadelphia, 1953, Lea & Febiger.

[17] Bonica J: *The management of pain*, Philadelphia, 1990, Lea & Febiger, 1990.

[18] Brannstrom M, Johnson G, Nordenvall KJ: Transmission and control of dentinal pain: resin impregnation for the desensitization of pain, *J Am Dent Assoc* 99:612, 1979.

[19] Brattberg J, Thorslund M, Wickman A: The prevalence of pain in a general population. The results of a postal study in a county in Sweden, *Pain* 37:215, 1989.

[20] Brazis PW, Wharen RE, Czervionke LF, et al: Hemangioma of the mandibular branch of the trigeminal nerve in the Meckel cave presenting with facial pain and sixth nerve palsy, *J Neurophthalmol* 20:14, 2000.

[21] Brooke RI: Periodic migrainous neuralgia: a cause of dental pain, *Oral Surg Oral Med Oral Pathol* 46:511, 1978.

[22] Broton J, Hu JW, Sessle BJ: Effects of temporomandibular joint stimulation on nociceptive and nonnociceptive neurons of the cat's trigeminal subnucleus caudalis (medulla dorsal horn), *J Neurophysiol* 59:1575, 1988.

[23] Brown A, Beeler WJ, Kloka AC, Fields RW: Spatial summation of pre-pain and pain in human teeth, *Pain* 21:1, 1985.

[24] Buddery DJ: Mandible pain, *Br Dent J* 194:121, 2003.

[25] Byers M: Dental sensory receptors, *Int Rev Neurobiol* 25:39, 1984.

[26] Campbell JK: Facial pain due to migraine and cluster headache, *Semin Neurol* 8:324, 1988.

[27] Chan YW, Guo YC, Tsai TL, et al: Malignant fibrous histiocytoma of the maxillary sinus presenting as toothache, *J Chin Med Assoc* 67:104, 2004.

[28] Chen YH, Tseng CC, Chao WY, et al: Toothache with a multifactorial etiology: a case report, *Endod Dent Traumatol* 13:245, 1997.

[29] Cirak B, Kiymaz N, Arslanoglu A: Trigeminal neuralgia caused by intracranial epidermoid tumor: report of a case and review of the different therapeutic modalities, *Pain Physician* 7:129, 2004.

[30] de Leeuw R: Differential diagnosis of orofacial pain. In de Leeuw R, editor: *Orofacial pain: guidelines for assessment, diagnosis, and management*, Hanover Park, IL, 2008, Quintessence Publishing, p 49.

[31] Delcanho RE, Graff-Radford SB: Chronic paroxysmal hemicrania presenting as toothache, *J Orofac Pain* 7:300, 1993.

[32] DeNucci DJ, Chen CC, Sobiski C, Meehan S: The use of SPECT bone scans to evaluate patients with idiopathic jaw pain, *Oral Surg Oral Med Oral Pathol Oral Radiol Endod* 90:750, 2000.

[33] Dewan K, Owens J, Silvester K: Maintaining a high level of suspicion for recurrent malignant disease: report of a

case with periapical involvement, *Int Endod J* 40:900, 2007.

[34] Dodick DW: Migraine with isolated face pain: a diagnostic challenge, *Cephalalgia* 27:1199, 2007.

[35] Drangsholt MT, Svennson P, Nguyen KL: Which orofacial pain conditions are neuropathic? A systematic review using NEUPSIG '08 criteria, World Congress on Pain, International Association for the Study of Pain, August 2008.

[36] Druce H: Diagnosis of sinusitis in adults: History, physical examination, nasal cytology, echo, and rhinoscope, *J Allergy Clin Immunol* 90:436, 1992.

[37] Druce H, Slavin RG: Sinusitis: critical need for further study, *J Allergy Clin Immunol* 88:675, 1991.

[38] Dubner R, Bennet G: Spinal and trigeminal mechanisms of nociception, *Ann Rev Neurosci* 6:381, 1983.

[39] Dubner R, Hayes RL, Hoffman DS: Neural and behavioral correlates of pain in the trigeminal system, *Res Publ Assoc Res Nerv Ment Dis* 58:63, 1980.

[40] Durham J, Exley C, John MT, Nixdorf DR: Persistent dentoalveolar pain: the patient's experience, *J Orofac Pain* 27:6, 2013.

[41] Durso BC, Israel MS, Janini ME, Cardoso AS: Orofacial pain of cardiac origin: a case report, *Cranio* 21:152, 2003.

[42] Ekborn K: Treatment of cluster headache: clinical trials, design and results, *Cephalalgia* 15:33, 1995.

[43] Ellinger RF, Kelly WH: Maxillary sinus lymphoma: a consideration in the diagnosis of odontogenic pain, *J Endod* 15:90, 1989.

[44] Evans RW: *Saunders manual of neurologic practice*, Philadelphia, 2003, Elsevier Science.

[45] Fricton J: Masticatory myofascial pain: an explanatory model integrating clinical, epidemiological and basic science research, *Bull Group Int Research Sci Stomatol Odontol* 41:14, 1999.

[46] Fricton JR: Critical commentary: A unified concept of idiopathic orofacial pain: clinical features, *J Orofac Pain* 13:185, 1999.

[47] Fristad I, Bardsen A, Knudsen GC, Molven O: Prodromal herpes zoster: a diagnostic challenge in endodontics, *Int Endod J* 35:1012, 2002.

[48] Fromm GH, Graff-Radford SB, Terrence CF, Sweet WH: Pre-trigeminal neuralgia, *Neurology* 40:1493, 1990.

[49] Gallagher R, Mueller L, Ciervo CA: Increased prevalence of sensing types in men with cluster headaches, *Psychol Rev* 87:555, 2000.

[50] Gatot A, Peist M, Mozes M: Endodontic overextension produced by injected thermoplasticized gutta-percha, *J Endod* 15:273, 1989.

[51] Gaul C, Gantenbein AR, Buettner UW, et al: Orofacial cluster headache, *Cephalalgia* 28:903, 2008.

[52] Gaul C, Sandor PS, Galli U, et al: Orofacial migraine, *Cephalalgia* 27:950, 2007.

[53] Gaver A, Polliack G, Pilo R, et al: Orofacial pain and numb chin syndrome as the presenting symptoms of a metastatic prostate cancer, *J Postgrad Med* 48:283, 2002.

[54] Giri S, Nixdorf D: Sympathetically maintained pain presenting first as temporomandibular disorder, then as parotid dysfunction, *Tex Dent J* 124:748, 2007.

[55] Glaros A, Urban D, Locke J: Headache and temporomandibular disorders: evidence for diagnostic and behavioural overlap, *Cephalalgia* 27:542, 2007.

[56] Goadsby PJ: The international classification of headache disorders, ed 2, *Cephalalgia* 24(suppl 1):1-106, 2004.

[57] Gobel S, Falls W, Hockfield S: The division of the dorsal and ventral horns of the mammalian caudal medulla into eight layers using anatomic criteria. In Anderson D, Matthews B, editors: *Pain in the trigeminal region*, proceedings of a symposium held in the Department of Physiology, University of Bristol, England, on July 25-27, 1977, Amsterdam, 1977, Elsevier Press, p 443.

[58] Goh B, Poon CY, Peck RH: The importance of routine magnetic resonance imaging in trigeminal neuralgia diagnosis, *Oral Surg Oral Med Oral Pathol Oral Radiol*

Endod 92:424, 2001.

[59] Goldberg HL: Chest cancer refers pain to face and jaw: a case review, *Cranio* 15:167, 1997.

[60] Goon WW, Jacobsen PL: Prodromal odontalgia and multiple devitalized teeth caused by a herpes zoster infection of the trigeminal nerve: report of case, *J Am Dent Assoc* 116:500, 1988.

[61] Graff-Radford SB, Solberg WK: Atypical odontalgia, *J Craniomandib Disord* 6:260, 1992.

[62] Graham LL, Schinbeckler GA: Orofacial pain of cardiac origin, *J Am Dent Assoc* 104:47, 1982.

[63] Gratt BM, Graff-Radford SB, Shetty V, et al: A 6-year clinical assessment of electronic facial thermography, *Dentomaxillofac Radiol* 25:247, 1996.

[64] Gratt BM, Pullinger A, Sickles EA, Lee JJ: Electronic thermography of normal facial structures: a pilot study, *Oral Surg Oral Med Oral Pathol* 68:346, 1989.

[65] Greenberg DA, Aminoff MJ, Simon RP: *Clinical neurology*, New York, 2002, McGraw-Hill, p 390.

[66] Gregg J: Neuropathic complications of mandibular implant surgery: review and case presentations, *Ann R Australas Coll Dent Surg* 15:176, 2000.

[67] Gregory WB Jr, Brooks LE, Penick EC: Herpes zoster associated with pulpless teeth, *J Endod* 1:32, 1975.

[68] Guttenberg SA, Emery RW, Milobsky SA, Geballa M: Cranial arteritis mimicking odontogenic pain: report of case, *J Am Dent Assoc* 119:621, 1989.

[69] Hansen H: Neuro-histological reactions following tooth extractions, *Int J Oral Surg* 9:411, 1980.

[70] Hargreaves K, Bowles WR, Jackson DL: Intrinsic regulation of CGRP release by dental pulp sympathetic fibers, *J Dent Res* 82:398, 2003.

[71] Hargreaves K, Dubner R: *Mechanisms of pain and analgesia*, Amsterdam, 1991, Elsevier Press.

[72] Heir G, Karolchek S, Kalladka M, et al: Use of topical medication in orofacial neuropathic pain: a retrospective study, *Oral Surg Oral Med Oral Path Oral Radiol Endod* 105:466, 2008.

[73] Hellmann DB: Temporal arteritis: a cough, toothache and tongue infarction, *JAMA* 287:2996, 2002.

[74] Jacquin MF, Renehan WE, Mooney RD, Rhoades RW: Structure-function relationships in rat medullary and cervical dorsal horns. I. Trigeminal primary afferents, *J Neurophysiol* 55:1153, 1986.

[75] Kisch B: Horner's syndrome, an American discovery, *Bull Hist Med* 25:284, 1951.

[76] Kraut R, Chahal O: Management of patients with trigeminal nerve injuries after mandibular implant placement, *J Am Dent Assoc* 133:1351, 2002.

[77] Kreiner M, Okeson JP, Michelis V, et al: Craniofacial pain as the sole symptom of cardiac ischemia: a prospective multicenter study, *J Am Dent Assoc* 138:74, 2007.

[78] Lamotte R, Campbell JN: Comparison of responses of warm and nociceptive C-fiber afferents in monkey with human judgements of thermal pain, *J Neurophysiol* 41:509, 1978.

[79] LeBars D, Dickenson AH, Besson JM, Villaneuva L: Aspects of sensory processing through convergent neurons. In Yaksh TL, editor: *Spinal afferent processing*, New York, 1986, Plenum Press.

[80] Li Y, Li HJ, Huang J, et al: Central malignant salivary gland tumors of the jaw: retrospective clinical analysis of 22 cases, *J Oral Maxillofac Surg* 66:2247, 2008.

[81] Lipton J, Ship JA, Larach-Robinson D: Estimated prevalence and distribution of reported orofacial pain in the United States, *J Am Dent Assoc* 124:115, 1993.

[82] Lipton RB, Stewart WF, Diamond S, et al: Prevalence and burden of migraine in the United States: data from the American Migraine Study II, *Headache* 41:646, 2001.

[83] List T, Leijon G, Helkimo M, et al: Effect of local anesthesia on atypical odontalgia—A randomized controlled trial, *Pain* 122:306, 2006.

[84] List T, Leijon G, Helkimo M, et al: Clinical findings and psychosocial factors in patients with atypical odontalgia: a case-control study, *J Orofac Pain* 21:89, 2007.

[85] List T, Leijon G, Svensson P: Somatosensory abnormalities in atypical odontalgia: a case-control study, *Pain* 139:333, 2008.

[86] Loeser JD, Treede RD: The Kyoto protocol of IASP basic pain terminology, *Pain* 137:473, 2008.

[87] Long A, Loeschr AR, Robinson PP: A quantitative study on the myelinated fiber innervation of the periodontal ligament of cat canine teeth, *J Dent Res* 74:1310, 1995.

[88] Marbach J, Raphael KG: Phantom tooth pain: a new look at an old dilemma, *Pain Med* 1:68, 2000.

[89] Melis M, Lobo SL, Ceneviz C, et al: Atypical odontalgia: a review of the literature, *Headache* 43:1060, 2003.

[90] Moana-Filho EJ, Nixdorf DR, Bereiter DA, et al: Evaluation of a magnetic resonance-compatible dentoalveolar tactile stimulus device, *BMC Neurosci* 11:142, 2010.

[91] Moncada E, Graff-Radford SB: Cough headache presenting as a toothache: a case report, *Headache* 33:240, 1993.

[92] Moncada E, Graff-Radford SB: Benign indomethacin-responsive headaches presenting in the orofacial region: eight case reports, *J Orofac Pain* 9:276, 1995.

[93] Mondell B: A review of the effects of almotriptan and other triptans on clinical trial outcomes that are meaningful to patients with migraine, *Clin Ther* 25:331, 2003.

[94] Morse D: Infection-related mental and inferior alveolar nerve paresthesia: literature review and presentation of two cases, *J Endod* 23:457, 1997.

[95] Nahri M: The neurophysiology of the teeth, *Dent Clin North Am* 34:439, 1990.

[96] Namazi MR: Presentation of migraine as odontalgia, *Headache* 41:420, 2001.

[97] Natkin E, Harrington GW, Mandel MA: Anginal pain referred to the teeth: report of a case, *Oral Surg Oral Med Oral Pathol* 40:678, 1975.

[98] Neumann S, Doubell TP, Leslie T, Woolf CJ: Inflammatory pain hypersensitivity mediated by phenotypic switch in myelinated primary sensory neurons, *Nature* 384:360, 1996.

[99] Nixdorf DR, Drangsholt MT, Ettlin DA, et al: International RDC-TMD Consortium: Classifying orofacial pains: a new proposal of taxonomy based on ontology, *J Oral Rehabil* 39:161, 2012.

[100] Nixdorf DR, Moana-Filho EJ, Law AS, et al: Frequency of persistent tooth pain after root canal therapy: a systematic review and meta-analysis, *J Endod* 36:224, 2010.

[101] Nixdorf DR, Sobieh R, Gierthmuhlen J: Using an n-of-1 trial to assist in clinical decision making for patients with orofacial pain, *J Am Dent Assoc* 143:259, 2012.

[102] Nixdorf DR, Velly AM, Alonso AA: Neurovascular pains: implications of migraine for the oral and maxillofacial surgeon, *Oral Maxillofac Surg Clin North Am* 20:221, vi, 2008.

[103] Obermann M, Mueller D, Yoon MS, et al: Migraine with isolated facial pain: a diagnostic challenge, *Cephalalgia* 27:1278, 2007.

[104] Ogutcen-Toller M, Uzun E, Incesu L: Clinical and magnetic resonance imaging evaluation of facial pain, *Oral Surg Oral Med Oral Path Oral Radiol Endod* 97:652, 2004.

[105] Okeson J: *Orofacial pain: guidelines for assessment, diagnosis and management*, Chicago, 1996, Quintessence Publishing.

[106] Okeson JP: *Bell's orofacial pains: the clinical management of orofacial pain*, ed 6, Chicago, 2005, Quintessence Publishing.

[107] Okeson JP, Falace DA: Nonodontogenic toothache, *Dent Clin North Am* 41:367, 1997.

[108] Oshima K, Ishii T, Ogura Y, et al: Clinical investigation of patients who develop neuropathic tooth pain after endodontic procedures, *J Endod* 35:958, 2009.

[109] Padilla M, Clark GT, Merrill RL: Topical medications for orofacial neuropathic pain: a review, *J Am Dent Assoc* 131:184, 2000.

[110] Pareja JA, Antonaci F, Vincent M: The hemicrania continua diagnosis, *Cephalalgia* 21:940, 2001.

[111] Peszkowski M, Larsson AJ: Extraosseous and intraosseous oral traumatic neuromas and their association with tooth extraction, *J Oral Maxillofac Surg* 48:963, 1990.

[112] Pigg M, List T, Petersson K, et al: Diagnostic yield of conventional radiographic and cone-beam computed tomographic images in patients with atypical odontalgia, *Int Endod J* 44:1092, 2011.

[113] Pigg M, Svensson P, Drangsholt M, List T: 7-year follow-up of patients diagnosed with atypical odontalgia: a prospective study, *J Orofac Pain* 27:151, 2013.

[114] Pruckmayer M, Glaser C, Marosi C, Leitha T: Mandibular pain as the leading clinical symptom for metastatic disease: nine cases and review of the literature, *Ann Oncol* 9:559, 1998.

[115] Quail G: Atypical facial pain: a diagnostic challenge, *Aust Fam Physician* 34:641, 2005.

[116] Raja S, Davis KD, Campbell JN: The adrenergic pharmacology of sympathetically-maintained pain, *J Reconstr Microsurg* 8:63, 1992.

[117] Rasmussen BK, Jensen R, Schroll M, Olesen J: Epidemiology of headache in a general population—a prevalence study, *J Clin Epidemiol* 44:1147, 1991.

[118] Rosenfeld RM, Andes D, Bhattacharyya N, et al: Clinical practice guideline: adult sinusitis, *Otolaryngol Head Neck Surg* 137(suppl):S1, 2007.

[119] Roz TM, Schiffman LE, Schlossberg S: Spontaneous dissection of the internal carotid artery manifesting as pain in an endodontically treated molar, *J Am Dent Assoc* 136:1556, 2005.

[120] Sarlani E, Schwartz AH, Greenspan JD, Grace EG: Chronic paroxysmal hemicrania: a case report and review of the literature, *J Orofac Pain* 17:74, 2003.

[121] Schaible HG: Basic mechanisms of deep somatic tissue. In McMahon SB, Koltzenburg M, editors: *Textbook of pain*, Philadelphia, 2006, Elsevier, p 621.

[122] Schiffman E, Ohrbach R, List T, et al: Diagnostic criteria for headache attributed to temporomandibular disorders, *Cephalalgia* 32(9):683, 2012.

[123] Schwartz BS, Stewart WF, Simon D, Lipton RB: Epidemiology of tension-type headache, *JAMA* 279:381, 1998.

[124] Selden HS, Manhoff DT, Hatges NA, Michel RC: Metastatic carcinoma to the mandible that mimicked pulpal/periodontal disease, *J Endod* 24:267, 1998.

[125] Setzen G, Ferguson BJ, Han JK, et al: Clinical consensus statement: appropriate use of computed tomography for paranasal sinus disease, *Otolaryngol Head Neck Surg* 147(5):808, 2012.

[126] Sicuteri F, Nicolodi M, Fusco BM, Orlando S: Idiopathic pain as a possible risk factor for phantom tooth pain, *Headache* 31:577, 1991.

[127] Stewart W, Ricci JA, Chee E, et al: Lost productive time and cost due to common pain conditions in the US workforce, *JAMA* 290:2443, 2003.

[128] Stewart WF, Lipton RB, Celentano DD, Reed ML: Prevalence of migraine headache in the United States: relation to age, income, race, and other sociodemographic factors, *JAMA* 267:64, 1992.

[129] Svennson P: Muscle pain in the head: overlap between temporomandibular disorders and tension-type headaches, *Curr Opin Neurol* 20:320, 2007.

[130] Takenoshita M, Sato T, Kato Y, et al: Psychiatric diagnoses in patients with burning mouth syndrome and atypical odontalgia referred from psychiatric to dental facilities, *Neuropsychiatr Dis Treat* 6:699, 2010.

[131] Tepper SJ, Dahlof CG, Dowson A, et al: Prevalence and diagnosis of migraine in patients consulting their physician with a complaint of headache: data from the Landmark Study, *Headache* 44:856, 2004.

[132] Thomas G, Pandey M, Mathew A, et al: Primary intraosseous carcinoma of the jaw: pooled analysis of world literature and report of two new cases, *Int J Oral Maxillofac Surg* 30:349, 2001.

[133] Torebjork H, Lundberg LE, LaMotte RH: Pain, hyperalgesia and activity in nociceptive C units in humans after intradermal injection of capsaicin, *J Physiol* 448:749, 1992.

[134] Travell JG, Simons DG: *Myofascial pain and dysfunction: the trigger point manual*, Baltimore, 1983, Williams & Wilkins, p 1.

[135] Treede RD, Jensen TS, Campbell JN, et al: Neuropathic pain: redefinition and a grading system for clinical and research purposes, *Neurology* 70:1630, 2008.

[136] Tzukert A, Hasin Y, Sharav Y: Orofacial pain of cardiac origin, *Oral Surg Oral Med Oral Pathol* 51:484, 1981.

[137] Uehara M, Tobita T, Inokuchi T: A case report: toothache caused by epidermoid cyst manifested in cerebellopontine angle, *J Oral Maxillofac Surg* 65:560, 2007.

[138] Webb DJ, Colman MF, Thompson K, Wescott WB: Acute, life-threatening disease first appearing as odontogenic pain, *J Am Dent Assoc* 109:936, 1984.

[139] Wertheimer-Hatch L, Hatch GF 3rd, Hatch KF, et al: Tumors of the oral cavity and pharynx, *World J Surg* 24:395, 2000.

[140] Wood M, Johnson RW, McKendrick MW, et al: A randomized trial of acyclovir for 7 days or 21 days with and without prednisolone for treatment of acute herpes, *N Engl J Med* 330:896, 1994.

[141] Woolf C: Phenotype modification of primary sensory neurons: the role of nerve growth factor in the production of persistent pain, *Philos Trans R Soc Lond B Biol Sci* 351:441, 1996.

[142] Wright EF: Referred craniofacial pain patterns in patients with temporomandibular disorder, *J Am Dent Assoc* 131:1307, 2000.

[143] Yang J, Simonson TM, Ruprecht A, et al: Magnetic resonance imaging used to assess patients with trigeminal neuralgia, *Oral Surg Oral Med Oral Pathol Oral Radiol Endod* 81:343, 1996.

[144] Yokota T: Neural mechanisms of trigeminal pain, *Pain*, New York, 1985, McGraw-Hill.

[145] Yoon JH, Chun YC, Park SY, et al: Malignant lymphoma of the maxillary sinus manifesting as a persistent toothache, *J Endod* 27:800, 2001.

[146] Zagury JG, Eliav E, Heir GM, et al: Prolonged gingival cold allodynia: a novel finding in patients with atypical odontalgia, *Oral Surg Oral Med Oral Pathol Oral Radiol Endod* 111:312, 2011.

[147] Zakrzewska JM: Diagnosis and differential diagnosis of trigeminal neuralgia, *Clin J Pain* 18:14, 2002.

[148] Zuniga J: Surgical management of trigeminal neuropathic pain, *Atlas Oral Maxillofac Surg Clin North Am* 9:59, 2001.

第18章

牙髓和根尖周病急症的处理
Management of Endodontic Emergencies

SAMUEL O. DORN | GARY SHUN-PAN CHEUNG

章节概述

急症的分类

对急性牙痛进行正确诊断和有效处理，可能是牙科处理中最有成就感的部分。牙髓和根尖周病急症的定义为：牙髓或根尖周组织不同阶段的炎症或感染引起的疼痛或肿胀。牙痛的原因主要来自龋损、深修复体、不良修复体和创伤。有时咬合相关的疼痛也会表现得很像急性牙痛（图18-1）。Bender指出，表现为剧痛或放散痛的患者几乎之前都有患牙疼痛史[8]。大约85%的牙髓和根尖周病急症是由牙髓或根尖周病引起的，需要通过拔牙或牙髓治疗来缓解症状[38,68]。据统计，约有12%的美国人群在过去6个月曾患过牙痛[6]。

确定明确的诊断有时是有挑战性的，甚至令临床医生感到沮丧。但是，在制订合适的治疗计划之前，进行有序的客观和主观检查是必需的（如第1章所述）。然而，在明确诊断的基础上，如何最好地处理临床上各种牙髓和根尖周病急症，各家的意见仍不一致。根据Dorn等在1977年[22-23]和1990年[31]以及Lee在2009年[63]对执业牙髓专科医生进行的调查，牙髓和根尖周病急症共有以下7种情况：

1. 不可复性牙髓炎，根尖周无异常。
2. 不可复性牙髓炎同时伴有症状性根尖周炎。
3. 牙髓坏死同时伴有症状性根尖周炎，但无肿胀。
4. 牙髓坏死伴有波动性肿胀，通过根管引流。
5. 牙髓坏死伴有波动性肿胀，没有通过根管引流。
6. 牙髓坏死伴有弥散性面部肿胀，通过根管引流。
7. 牙髓坏死伴有弥散性面部肿胀，没有通过根管引流。

此外，还有一些该调查中未提及的牙髓和根尖周病急症。这些牙髓和根尖周病急症包括牙外伤（如第20章所述）、牙髓治疗后的牙齿（如第8章和第19章所述），以及牙髓和根尖周病诊间急症。当然，也有多种非牙源性的面部疼痛，这部分内容在第17章中有详细描述。

在前述几项调查间隔的几十年中，牙髓和根尖周病急症处理的首选方法已经发生了一些变化。治疗方法的改进，很多源于更多的现代化医疗设备和材料，新的循证研究以及对经验性临床治疗成功的推测。

牙髓和根尖周病急症的处理

因为疼痛既是心理性的，又是生理性的（如第4章和在线第28章所述），急性牙痛的治疗必须同时考虑患者的体征和情绪状态。对于患者的需求、恐惧和应对机制，临床医生应心怀同情地加以理解。评估患

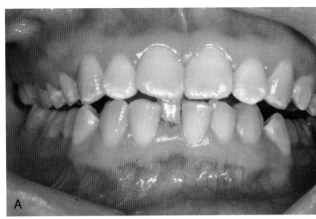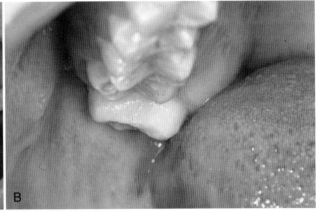

图18-1　A，患者主诉右下磨牙咬合时出现急性疼痛。B，拔除伸长的右上颌智齿后疼痛消失。注意拔牙前牙齿的近中边缘的嵴和面存在磨损面。

者的身心状态，以及与患者融洽的沟通，是临床医生成功处理患者疼痛的关键[8,30,48,91]。

明确诊断的系统步骤在第1章中有详细描述，该步骤基于对患者主诉的评估，病史的回顾，以及用于客观和主观诊断的方案。一旦确定牙髓治疗是必要的，临床医生有责任采取必要的适当步骤来处理牙科急症。

如第3章和第29章所述，临床医生有责任告知患者治疗计划，并告知患者可选的治疗方案、相关的风险和益处，以及可能的预后情况。根据这些信息，患者可能选择拔牙而不是牙髓治疗，或者要求医生再次检查确定治疗方案。临床医生永远都不应该把治疗计划强加给患者。治疗前的沟通过程应该由患者和临床医生共同参与完成。

在牙髓和根尖周病急症情况下，临床医生必须根据诊断确定牙髓治疗的最佳方式。根据牙髓或根尖周的状态、疼痛的强度和持续时间，以及是否存在弥散性或波动性肿胀，治疗方法有所不同。然而矛盾的是，正如后文所述，我们以往倾向于选择的治疗方式更多是基于牙髓专科医生临床经验的调查，而不是基于对照性临床研究或实验研究。

活髓牙

如第1章所述，活髓牙可能有以下表现之一：

◆ 正常：牙齿无症状，没有客观的病变。

◆ 可复性牙髓炎：对冷刺激或渗透压变化（即甜、咸和酸）敏感，且可恢复。

◆ 不可复性牙髓炎：对温度变化的反应更强烈且持续时间更长。

可复性牙髓炎

可复性牙髓炎的病因可能是龋损、牙本质暴露、近期牙科治疗以及有不良充填体。保守性去除龋损的腐质、保护牙本质以及更换成合适的修复体通常可以消除症状。然而，由牙本质暴露，特别是牙龈退缩和颈部暴露引起的症状通常难以缓解。局部应用脱敏剂以及使用特定牙膏通常有助于缓解牙本质过敏。牙本质敏感的病因、生理以及处理方法在第12章进行了讨论。

不可复性牙髓炎

不可复性牙髓炎的诊断可以细分为无症状的和有症状的。无症状的不可复性牙髓炎患牙没有症状，但有深龋或牙体缺损，如果不加以治疗，会出现症状或死髓。另一方面，有症状的不可复性牙髓炎引起的疼痛通常需要立即处理。这些患牙表现出间歇性或自发痛。在极端温度条件下（特别是寒冷），会引起患牙剧烈、持续的疼痛，即使去除刺激后疼痛仍会持续。

在1977年[22-23]，有一项关于如何处理各种牙髓和根尖周病急症的调查，共有187名执业牙髓专科医生做出了回应。10年后，314名执业牙髓专科医生对相同的调查问卷做出了回应，这次调查目的是调查急症的处理方法是否发生了变化[31]。不可复性牙髓炎（无论根尖周是否正常）的处理似乎变化不大，也就是通过牙髓切断术或完全摘除牙髓来去除炎症牙髓组织[75]。在2009年[63]进行的类似的调查中，大多数受访者表示他们清理到根尖定位仪指示的"根尖"，这是随着现代医疗仪器发展而出现的牙髓治疗的变化。总的来说，最新调查显示，与1977年调查所述的仅进行牙髓摘除相比，对于无根尖周异常的不可复性牙髓炎的处理，当前更加趋向于根管的清理和成形。在1990年或2009年的调查中，没有一位医生表示在处理这些急症时会通过根尖骨外板环钻术、外科切开或长时间开髓开放以建立引流。

此外，对于活髓牙来说，1977年的调查甚至没有提到一次就诊完成牙髓治疗的概念，而在1988年的研究中，大约1/3的受访者表示他们一次性完成活髓牙的治疗，而在最近的一次调查中该比例上升至79%。自20世纪80年代初以来，人们对于一次性完成牙髓治疗的接受度似乎有所增加，特别是在活髓牙的情况下。大多数研究显示，一次性牙髓治疗后发生急症的数量与多次牙髓治疗相当或更少[24,78,83,88,90,98]。然而，这个观点并非没有争议。一些研究结论相反[111]，认为一次性牙髓治疗后会发生更多的术后疼痛，并且可能长期成功率较低。然而，由于急诊治疗的时间限制，一次性牙髓治疗方案往往不切实际[4]。

如果根管治疗不能一次完成，大多数研究建议根管内进行氢氧化钙封药，以减少诊间根管内细菌生长的可能性[17]，但不是所有研究都如此建议[13,17]。一项随机临床研究表明，干燥的小棉球与蘸有樟脑氯酚（CMCP）、甲基丙烯酸乙酯（Cresatin）、丁香油酚或盐水的小棉球可以同样有效地缓解疼痛[40]。此外，应彻底清除感染源（如龋齿和不良修复体），以防止诊间根管系统的再污染[40]。第11章更详细地描述了一次性与多次完成根管治疗的比较。

对于初诊时叩诊阴性的活髓牙的急症处理，降低咬合未显示出有益的效果[19,31]。但是，临床医生应该注意，在咬合力很大的情况下，咬合干扰和早接触有可能导致牙折裂。据报道对于炎症已经波及根尖周的活髓牙在治疗前会表现为叩痛，在这种情况下降低咬合会减少治疗后的疼痛[31,74,89]。

不建议在不可复性牙髓炎的紧急处理时使用抗生素[53,99]（见第11章和第14章）。安慰剂对照临床试验证明抗生素对不可复性牙髓炎患者的疼痛程度没有影响[72]。

大多数牙髓专科医生和牙髓病学教科书建议对有症状的不可复性牙髓炎应急处理方式为：开始根管治疗[17,31,39,63,103]，完全去除牙髓并清理根管系统。然而，在急诊情况下，该治疗方法所需时间通常不足。鉴于时间限制和不可避免的临床医生技能水平的差异，在最初的急诊治疗过程中难以完成全部的根管清理。因

此，对于不可复性牙髓炎的急症处理，特别是对于多根牙，提倡使用牙髓切断术（去除冠髓或去除宽大牙根的牙髓）[15,39,103]。一项关于各种急症处理方法的临床研究证明，该治疗方法可以有效缓解不可复性牙髓炎引起的急性牙痛[15]。

为了帮助临床医生评估牙髓病例的难度，美国牙髓病学会（Chicago，IL）制订了"AAE牙髓病例难度评估表和指南"（图18-2）。该表格旨在帮助临床医生更有效地选择病例，更一致、更容易地进行病历记录，以及提供更客观的指标，以确定何时需要将患者转诊给能更好地处理该复杂病例的医生。

牙髓坏死伴急性根尖脓肿
没有肿胀

多年来，针对牙髓坏死患牙的急症处理方法一直存在争议。在1977年对执业牙髓专科医生进行的一项调查中[22-23]，在没有肿胀的情况下，大多数受访医生会彻底进行根管预备，并且根管锉的工作长度短于到影像学根尖的长度。然而，当存在肿胀时，1977年接受调查的大多数医生倾向于开髓开放，并且器械预备超过根尖孔以促进根管引流。多年以后的2009年的一项调查中再次证实，大多数受访医生更倾向于完全的根管预备，无论是否存在肿胀。此外，有25.2%～38.5%的临床医生在弥散性肿胀时开髓开放；17.5%～31.5%的临床医生在存在波动性肿胀时开髓开放。然而，如后面所讨论的，目前有一种趋势是不要进行髓腔开放引流。还有另一个趋势是，当需要多次就诊完成治疗时，大多数牙髓专科医生使用氢氧化钙进行根管内封药[63]。

在根管预备期间，应注意不要将坏死性碎屑推出根尖孔之外。研究已证明将坏死性碎屑推出根尖孔之外会造成更多的术后疼痛[13,31,87,96]。冠向下技术可以将大部分碎屑排向冠方，而不是推出根尖孔。使用正压冲洗方法，如用针头注射器冲洗，也存在将碎屑或溶液推出根尖孔的风险[10,20]。技术的改进，例如根尖定位仪的出现，有助于提高工作长度确定的准确性，从而有助于更彻底的根管清创和更少的碎屑从根尖推出。现在，越来越多的临床医生使用这些设备[56,63]。

骨外板环钻术

骨外板环钻术是指在没有肿胀的情况下，对牙槽骨骨皮质进行手术穿孔，释放皮质骨板之间积存的炎

性和感染性组织渗出物，这些渗出物会引起疼痛。历史上一直主张使用该方法来缓解严重和难以控制的根尖周疼痛[22-23]。该技术通常不需要切口[16]，使用马达驱动的打孔器通过皮质骨进入松质骨，为根尖周组织引流提供通路。虽然最近的研究显示，骨外板环钻术治疗未能有效缓解不可复性牙髓炎伴有症状性根尖周炎[69]或牙髓坏死伴有症状性根尖周炎[74]这两种疾病的症状，但仍有一些医生倡导使用骨外板环钻术治疗急性和难控制的根尖周疼痛。临床医生应该注意，对于急性炎症或感染的病例，局部麻醉可能很困难[49]。在进行骨外板环钻术时必须特别小心，以防止对牙根或周围结构（如颏孔、牙槽骨内神经或上颌窦）造成意外的甚至不可逆的损伤。

牙髓坏死和一次性牙髓治疗

虽然不可复性牙髓炎的患牙一次性完成牙髓治疗并非是禁忌[2,83,85,90,112]，但一次性完成牙髓坏死和根管再治疗是存在争议的。有研究表明[24]，对于死髓牙的急症处理，当次进行根管充填与之后进行充填相比，术后疼痛并无差异，但是一些研究质疑这种治疗方式的长期预后[97,104]，特别是有症状性根尖周炎的病例。一些研究[25,60]，包括CONSORT（临床实验报告的统一

美国牙髓病学会牙髓病病例难度评估表和指南

患者信息

姓名＿＿＿＿＿＿＿＿＿＿＿＿＿＿＿＿

地址＿＿＿＿＿＿＿＿＿＿＿＿＿＿＿＿

市/州/邮编＿＿＿＿＿＿＿＿＿＿＿＿＿＿

电话＿＿＿＿＿＿＿＿＿＿＿＿＿＿＿＿

处置

在诊室就诊:　是 □　否 □

患者转诊至:

＿＿＿＿＿＿＿＿＿＿＿＿＿＿＿＿

日期:＿＿＿＿＿＿

美国牙髓病学会牙髓病病例难度评估表的使用指南

美国牙髓病学会设计了牙髓病例难度评估表以用于牙髓学课程。评估表使病例选择更有效，病历记录更一致、更容易。该表也可用于帮助牙医评估是否应该转诊以及病历书写。

本表中列出的因素应视为可能使治疗复杂化并对结果产生不利影响的潜在风险因素。难度级别是牙医无法控制的一系列因素。风险因素会影响是否可以提供一致的高水平治疗，并影响治疗是否合适以及是否有质量保证。

评估表使从业者能将特定案例的难度分级。

难度等级

初级难度	术前情况表明为普通难度（不复杂）。这些类型的案例仅有初级难度类别中列出的那些因素。经验有限的合格从业者治疗就能实现可预测的治疗效果。
中等难度	术前病情较复杂，包含中等难度类别中列出的一个或多个患者或治疗因素。对于合格的、经验丰富的从业者而言，实现可预测的治疗结果具有挑战性。
高难度	术前病情异常复杂，包含中等难度类别中列出的几个因素或高难度类别中的至少一个因素。即使是有过大量成功病例的最有经验的从业者，要实现可预测的治疗结果也将是一项挑战。

检查您对病例的评估，以确定难度。如果难度超出您的经验和舒适度，您可以考虑转诊给牙髓专科医生。

美国牙髓病学会牙髓病病例难度评估表旨在帮助从业者选择合适的病例。美国牙髓病学会既没有明确也没有暗示保证使用此表格就会有积极结果。此表格可以复制，但不得以任何方式修改或更改。

©美国牙髓病学会，211 E. 芝加哥大街，Suite 1100，芝加哥，伊利诺伊 60611-2691；电话：800 / 872-3636或312 / 266-7255；传真：866 / 451-9020或312 / 266-9867；电子邮件：info@aae.org；网站：www.aae.org

图18-2　美国牙髓病学会（AAE）牙髓病病例难度评估表和指南，其设计是为了帮助临床医生评估特定牙髓病例的难度等级，以及帮助医生觉得是否需要转诊。

美国牙髓病学会牙髓病病例难度评估表

标准和分类	初级难度	中等难度	高难度
A. 患者相关考虑因素			
病史	□无既往史（ASA 1级*）	□一种或多种疾病（ASA 2级*）	□病史复杂/严重疾病/残疾（ASA 3～5级*）
麻醉	□既往麻醉未出现问题	□血管收缩剂不耐受	□麻醉困难
患者处置	□配合和依从性好	□紧张焦虑但可以配合	□无法配合
开口度	□开口不受限	□轻度开口受限	□开口严重受限
咽反射	□无	□拍X线片/治疗时偶有咽反射	□有严重的咽反射曾导致牙科治疗失败
紧急程度	□轻微疼痛或肿胀	□中度疼痛或肿胀	□重度疼痛或肿胀
B. 诊断和治疗相关的考虑因素			
诊断	□体征和症状与检查的牙髓和根尖周情况一致	□体征和症状需要大量的鉴别诊断	□体征和症状复杂以及令人困惑：难以诊断 □有慢性口腔/面部疼痛史
影像相关的难度	□拍摄/读片困难度小	□拍摄/读片困难度中等（如口底浅，腭弓隆窄或低，有骨突）	□拍摄/读片极其困难（如解剖学结构叠加）
在牙弓中的位置	□前牙/前磨牙 □轻度倾斜（<10°） □轻度扭转（<10°）	□第一磨牙 □中度倾斜（10°～30°） □中度扭转（10°～30°）	□第二或第三磨牙 □重度倾斜（>30°） □重度扭转（>30°）
患牙隔离	□可常规放置橡皮障	□简单地调整后可放置橡皮障	□放置橡皮障之前需要大量调整
牙冠的形态异常	□牙冠形态正常	□全冠修复体 □瓷修复体 □固定桥的基牙 □牙齿/牙根形态中度变异（如牛牙症、过小牙） □大面积牙冠缺损	□不能反映原解剖形态/排列的修复体 □牙齿/牙根形态严重变异（如融合牙、牙中牙）
牙根和根管的形态	□轻微的或者没有弯曲（<10°） □封闭的根尖，直径<1mm	□中度弯曲（10°～30°） □牙冠长轴中度偏转于牙根长轴根尖孔开放，直径1～1.5mm	□重度弯曲（>30°）或者S形弯曲 □有双根的下颌前磨牙或前牙 □有三个根的上颌前磨牙 □根管于根中或根尖1/3分叉 □很长的牙（>25mm） □根尖孔开放（直径>1.5mm）
根管的影像形态学	□根管可见，同时没有变窄	□根管和髓腔可见但是狭窄 □有髓石	□根管模糊 □根管不可见
吸收	□没有明显吸收	□少量的根尖吸收	□大量的根尖吸收 □内吸收 □外吸收
C. 其他考虑因素			
外伤史	□发育完全或不完全的牙齿的简单冠折	□发育完全牙齿的复杂冠折 □亚脱位	□未发育完全牙齿的复杂冠折 □水平根折 □牙槽骨骨折 □挫入性、脱出性脱位和侧向脱位 □牙脱臼
牙髓病治疗史	□无治疗史	□之前的治疗无并发症	□之前治疗有并发症（如穿孔、根管不通、台阶、器械分离） □完善的手术或非手术牙髓病治疗史
牙周-牙髓情况	□没有或者仅有轻度的牙周疾病	□并发中度牙周病	□并发重度牙周病 □有牙周并发症的牙裂 □牙周-牙髓联合病变 □根管治疗前已行截根术

*美国麻醉医生协会（ASA）分类系统

1级：无系统性疾病，患者健康。

2级：患者有轻度系统性疾病，但是没有功能损伤，如控制良好的高血压

3级：患者有重度系统性疾病，伴有活动受限，但是可以活动。

4级：患者有重度系统性疾病，活动受限，有时威胁生命。

5级：不管是否实行手术患者都不能存活超过24小时。

www.asahq.org/clinical/physicalstatus.htm

图18-2（续）

标准）Meta分析显示[84]，一次性和两次完成治疗的结果没有差异。第3章和第11章进一步讨论了一次性完成牙髓治疗与多次完成牙髓治疗的比较。

肿胀

在急诊初次就诊时，组织肿胀可能与急性根尖脓肿有关，也可能是诊间急症或牙髓治疗后的并发症。肿胀可能是局部的或弥散的、波动性的或质地坚韧的。局部肿胀局限于口腔内，而弥散性肿胀或蜂窝织炎累及的范围更广泛，可通过邻近的软组织扩散并沿筋膜平面进入组织间隙[92]。

肿胀可以通过建立根管引流或切开波动性肿胀来控制。正如后面和第14章所讨论的，抗生素可用于肿胀的处理，特别是存在全身感染表现（如发烧和全身乏力）时。处理继发于牙髓感染的肿胀的主要方法是建立引流并去除感染源[36,92]。当肿胀较局限时，更倾向于通过根管进行引流（图18-3）。然而，在进入根管之前，也可以通过切开，放置碘仿纱布实现引流。采用这种方式可以使根管干燥并一次性完成牙髓治疗。患者第二天应该复诊并去除引流条。无论是否有肉眼可见的引流，彻底的根管清创和消毒[37,106]对于治疗成功都至关重要，因为根管系统中残留的任何细菌

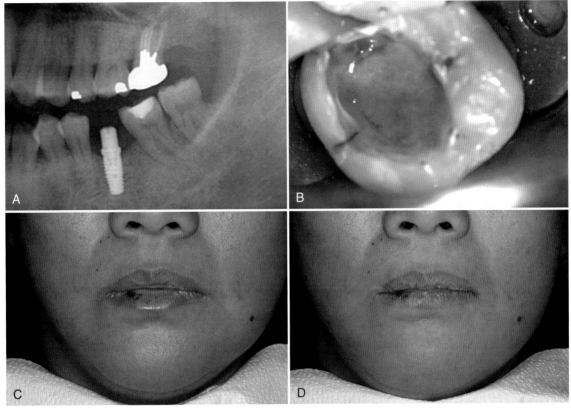

图18-3　通过根管排出脓液。A，36引起的急性根尖脓肿，X线片几乎看不到低密度影。B，通过根管引流。C，引流前左下颌骨的外部肿胀角度。D，引流后肿胀程度减轻。

都会影响急性感染的消退[67]。在持续肿胀的情况下，轻微手指按压肿胀表面的黏膜可能会促进根管引流。一旦根管清理了并且可以保持干燥，就应该封闭冠方入路[17,31,39]。如果一次就诊未完成治疗，现在倾向于使用氢氧化钙进行根管内封药。

筋膜间隙的感染

如果来自感染根管的细菌进入根尖周组织并且免疫系统无法抑制感染扩散，那么原本健康的患者最终会表现出急性根尖脓肿的体征和症状，随后可能演变为蜂窝织炎。临床上，患者表现为肿胀以及中至重度疼痛。根据患牙根尖与肌肉附着关系的不同，肿胀可以局限于前庭或延伸到筋膜间隙。患者还可能有全身症状，如发烧、寒战、淋巴结肿大、头痛和恶心。由于感染可能很快发生，患牙可能有也可能没有牙周膜间隙增宽的影像学表现。在大多数情况下，患牙叩痛阳性，并且根尖周区域扪诊疼痛。此时患牙成为感染病灶，因为它导致根尖周围感染并继发扩散到头颈部的筋膜间隙，导致蜂窝织炎以

及全身感染性症状和体征。

在这种情况下，可能的治疗方式包括切开引流、根管治疗或拔牙以去除感染源。对于免疫力较低，有全身症状或筋膜间隙受累的患者，可能需要抗生素治疗。牙源性的筋膜间隙感染是指从感染性病源牙的根尖周区域扩散到筋膜间隙的感染。筋膜间隙感染不是牙源性病灶感染理论的例子，该理论描述了远处感染病灶的细菌或代谢产物的传播扩散。相反，这是牙源性感染局部传播的一个例子。

筋膜间隙是筋膜与下层器官与组织之间存在的潜在解剖区域，在感染期间，由于化脓性渗出物的扩散而形成间隙。

牙源性感染向头颈部筋膜间隙的扩散取决于患牙根尖与其颊舌侧皮质骨板的位置关系以及根尖与肌肉附着点的关系（图18-4A）。例如，如果感染源是下颌磨牙，其根尖靠近舌侧皮质骨板并且位于口底的下颌舌骨肌附着之上，则化脓性渗出物可能会突破舌侧皮质骨板并进入舌下间隙。如果根尖位于下颌舌骨肌的附着之下，则感染可能扩散到下颌下间隙。

正如Hohl等所描述的[47]，头部和颈部的筋膜间隙

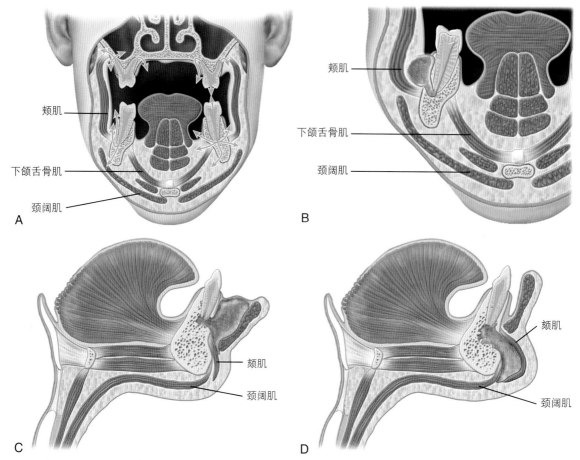

图18-4　A，牙源性感染的扩散。B，下颌颊前庭（后牙）。C，下颌颊前庭（前牙）。D，颏间隙。

可分为4个解剖区域：

◆ 下颌及下颌下。
◆ 脸颊和面侧部。
◆ 咽部和颈部。
◆ 面中部。

下颌及下颌下的肿胀包括6个解剖区域或筋膜间隙：

◆ 颊侧前庭。
◆ 下颌骨体部。
◆ 颏间隙。
◆ 颏下间隙。
◆ 舌下间隙。
◆ 下颌下间隙。

下颌颊前庭是颊侧皮质骨板，被覆牙槽黏膜和颊肌（后牙区）与颏肌（前牙区）之间的解剖区域（图18-4B、C）。在此处发生的感染，感染源为根尖分别位于颊肌或颏肌的附着之上的下颌后牙或前牙，化脓性渗出物突破颊侧皮质骨板形成。

下颌骨体间隙是颊侧或舌侧皮质骨板及被覆骨膜

之间的潜在解剖区域。感染源于下颌牙根尖的脓性渗出物穿透皮质骨板但尚未穿透被覆的骨膜。手术后感染也可能累及该区域。

颏间隙（图18-4D）是颏部双侧的潜在解剖区域，位于上方的颏肌和下方的颈阔肌之间。感染源为根尖位于颏肌附着之下的前牙，化脓性渗出物突破颊侧皮质骨板形成。

颏下间隙（图18-4E）是上方的下颌舌骨肌和下方的颈阔肌之间的潜在解剖区域。感染源为根尖位于下颌舌骨肌附着之下的前牙，化脓性渗出物突破舌侧皮质骨板形成。

舌下间隙（图18-4F）是上方口底黏膜和下方下颌舌骨肌之间的潜在解剖区域。该间隙的侧向边界是下颌骨的舌侧面。感染源可能是根尖位于下颌舌骨肌附着之上的下颌任何牙齿，其化脓性渗出物突破舌侧皮质骨板形成。

下颌下间隙（图18-4G）是上方的下颌舌骨肌和下方的颈阔肌之间的潜在区域。感染源是根尖位于下颌舌骨肌附着之下的后牙，通常是磨牙，化脓性渗出

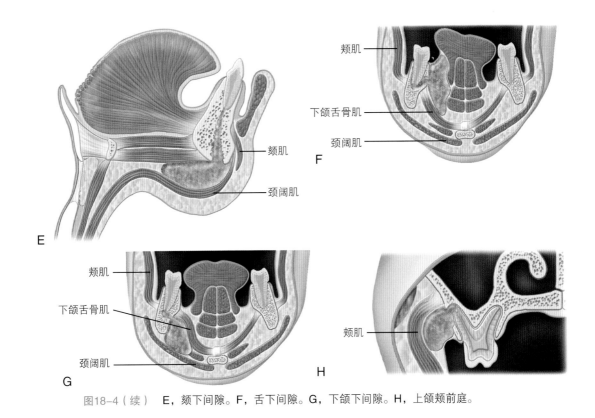

图18-4（续） E，颏下间隙。F，舌下间隙。G，下颌下间隙。H，上颌颊前庭。

物突破舌侧皮质骨板形成。如果同时累及颏下间隙、舌下和下颌下间隙，则诊断为路德维希咽峡炎。这种危及生命的蜂窝织炎可以蔓延至咽部和颈部间隙，导致气道阻塞。

面侧部和脸颊的肿胀包括4个解剖区域或筋膜间隙：

◆ 上颌颊前庭。

◆ 颊间隙。

◆ 咬肌下间隙。

◆ 颞间隙。

在解剖学上，颊前庭间隙（图18-4H）是颊侧皮质骨板，被覆黏膜和颊肌之间的区域。该间隙的上界是颊肌在颧突的附着。感染源是根尖位于颊肌附着下方的上颌后牙，化脓性渗出物突破颊侧皮质骨板形成。

颊间隙（图18-4I）是颊肌的外侧和脸颊皮肤的内侧之间的潜在空间。该间隙的上界是颊肌在颧弓的附着，而下边界、后边界分别是颊肌在下颌骨下缘的附着和咬肌的前缘。感染源可能是根尖位于颊肌附着上方的上颌后牙或颊肌附着下方的下颌后牙，化脓性渗出物突破颊侧皮质骨板形成。

顾名思义，咬肌下间隙（图18-4J）是下颌支的外侧与咬肌内侧之间的潜在空间。感染源通常是根尖非常靠近或位于该间隙内的阻生的第三磨牙，化脓性渗

出物突破舌侧皮质骨板形成。

颞间隙（图18-4K）由颞肌分成两个隔室。颞深间隙是颅骨外侧与颞肌内侧之间的潜在空间；颞浅间隙位于颞肌与其被覆的筋膜之间。如果感染由翼颌间隙或咬肌下间隙向上扩散，则分别间接累及颞深或颞浅间隙。

咽部和颈部区域的肿胀包括以下筋膜间隙：

◆ 翼下颌间隙。

◆ 咽旁间隙。

◆ 颈间隙。

翼下颌间隙（图18-4L）是翼内肌的外侧和下颌支内侧之间的潜在空间。该间隙的上界是翼外肌。感染源是下颌第二或第三磨牙，化脓性渗出物直接排入该间隙。此外，受污染的下牙槽神经注射可导致该间隙感染。

咽旁间隙包括咽侧间隙和咽后间隙（图18-4M）。咽侧间隙是双侧的，位于翼内肌的外侧面和上缩肌的后表面之间。该间隙的上缘、下缘分别是颅底和舌骨，后缘是颈动脉间隙或颈动脉鞘，其包含颈总动脉、颈内静脉和迷走神经。在解剖学上，咽后间隙位于椎前筋膜的前表面和上缩肌的后表面之间，并且向下延伸到食管后间隙，而食管后间隙一直延伸到纵隔后室。咽旁间隙感染经常来自其他筋膜间隙感染的

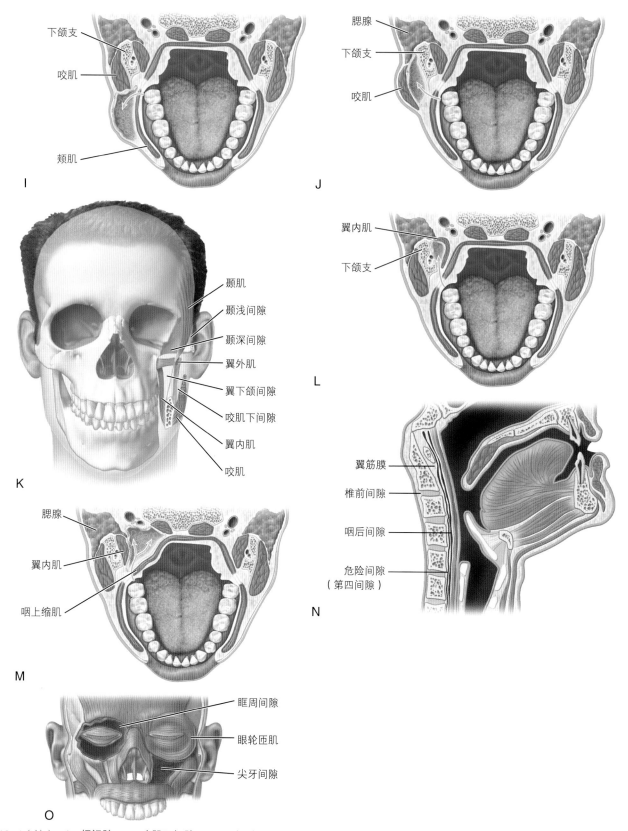

图18-4（续）　I，颊间隙。J，咬肌下间隙。K，颞间隙。L，翼下颌间隙。M，咽旁间隙。N，颈间隙。O，尖牙（眶下）间隙和眶周间隙。

继发感染，或是直接来自扁桃体周围脓肿。

颈间隙包括气管前间隙、内脏后间隙、危险间隙和椎前间隙（图18-4N）。气管前间隙是气管周围的潜在空间。它从甲状软骨向下延伸到纵隔前室的上部至主动脉弓的水平。由于其解剖所在位置，牙源性感染不会扩散到气管前间隙。内脏后间隙包括上部的咽后间隙和下部的食管后间隙。该空间从颅底延伸到纵隔的后室，处于椎骨C6和T4之间的水平。危险间隙（即第四间隙）[26,33]是翼筋膜和椎前筋膜之间的潜在空间。因为该空间由疏松的结缔组织构成，所以它被认为是从颅底延伸到纵隔后隔室一直到对应横膈膜水平的实际解剖空间。如果未经治疗和确诊[32]，牙源性感染可能会扩散到这个空间。结果可能会危及生命。椎前空间是脊柱周围的潜在空间。因此，它从椎骨C1延伸到尾骨。一项回顾性研究显示，累及纵隔的病例中有71%来自颈后隙感染的扩散（21%来自颈动脉间隙，8%来自气管前间隙）[64]。

面中部的肿胀由4个解剖区域和空间组成：

◆ 上腭。

◆ 上唇的基底部。

◆ 尖牙间隙。

◆ 眶周间隙。

牙源性感染可以扩散到上腭与其上覆的骨膜和黏膜以及上唇的基底部之间的区域。该区域位于口轮匝肌上方，但这些区域不被视为实际的筋膜间隙。上腭的感染源是任何根尖靠近上腭的上颌牙。上唇基部的感染源是上颌中切牙，其根尖靠近唇侧皮质骨板并且位于口轮匝肌的附着之上。

尖牙或眶下间隙（图18-4O）是提口角肌和上唇提肌之间的潜在空间。感染源是上颌尖牙或第一前磨牙，化脓性渗出物突破颊侧皮质骨板，并且患牙根尖位于提口角肌附着之上。感染有可能从眶下间隙通过面部和前颅底的无瓣静脉扩散到颅内海绵窦中[26]。

眶周间隙（图18-4O）是眼轮匝肌深处的潜在空间。这个间隙的感染通过尖牙间隙或颊间隙的感染扩散而来。面中部感染可能会非常危险，因为此处感染可能形成海绵窦血栓，血栓破裂脱落后，会导致动脉阻塞或感染扩散，是一种危及生命的感染。在正常情况下，角静脉和眼静脉以及翼状静脉丛流入面静脉和颈外静脉。然而，如果感染已扩散到面中部区域，则水肿和炎症反应引起的压力增加导致血液回流到海绵窦中。一旦进入海绵窦，血液就会滞留并凝结

成块。感染的血栓滞留在海绵窦或游离到血液循环中[77,115]。

脓肿和蜂窝织炎的处理

有效管理牙源性感染的患者的两个最重要因素是正确诊断和消除病因。当患者本来身体健康，可以进行牙髓治疗时，感染根管的化学机械预备以及波动性根尖周肿胀的切开通常会迅速改善患者的体征和症状。大多数牙髓感染病例可以在全身不使用抗生素的情况下得到有效治疗。最合适的治疗方法是消除炎症的病因。

以下情况不建议使用抗生素：不可复性牙髓炎，有症状性根尖周炎，有引流窦道，根尖手术后，预防诊间急症发作或是局部肿胀切开引流后（无蜂窝织炎、发热或淋巴结肿大）[28,46,72,86,110]。考虑风险收益比，在这些情况下，抗生素的使用可能给患者带来抗菌剂的副作用，并使耐药性微生物选择性生长。镇痛药（不是抗生素）可用于控制疼痛。

对于进行性或持续性感染，如果伴有全身症状和体征，如发热（超过100℉或37℃），不适、蜂窝织炎、不明原因的牙关紧闭，以及进行性或持续性肿胀（或两者都有），建议使用抗生素并联合适当的牙髓治疗。在这种情况下，根管系统是微生物的储存库，抗生素治疗是根管系统清创的辅助手段。此外，对于任何以蜂窝织炎为特征的感染，都要积极地切开引流。无论蜂窝织炎是硬化性还是波动性，都应切开引流。通过切开提供引流通路对防止脓肿或蜂窝织炎的进一步扩散很重要。引流切口会减轻水肿相关的组织压力，并且明显缓解疼痛。此外，切口不仅为细菌及其产物提供引流途径，还为蜂窝织炎扩散相关的炎症介质提供引流途径。

由于血流量减少，而且抗生素必须扩散通过水肿液和脓液，最低抑菌浓度的抗生素可能无法达到感染源。水肿液和脓性渗出物的排出改善了脓肿或蜂窝织炎组织的血液循环，从而使抗生素更好地到达该区域。局部波动性肿胀切开以后，如果认为脓性渗出物已完全排出，可以不放置引流条。

为了有效引流，在肿胀最突出的部位做刺穿粘骨膜的垂直向切口。切口必须足够长，以便在骨膜下使用弯曲的止血钳或骨膜提升器进行钝性分离，以排出炎性渗出物。患有进展性脓肿或蜂窝织炎的患者需要

使用橡皮障引流条或Penrose引流条以保持开放的引流通路。后面给出更详细的描述。

蜂窝织炎患者应每天复诊，以确保感染得到消除。确定抗生素使用时间的最实用指南是根据患者的临床指征改善情况来确定。当临床证据表明感染肯定会消退或已经消退时，之后抗生素的使用不应超过1天或2天。

切开引流后应尽快完成牙髓治疗。通常可在症状改善后1天或2天取出引流条。如果临床指征没有明显改善，则必须仔细回顾诊断和治疗过程。对于严重或持续感染，可能需要咨询专科医生或转诊。同样的，需要口外引流的患者应该转诊给接受过相关培训的临床医生。

切开引流

局部软组织肿胀有时需要切开建立引流，可以直接切开需要引流的区域[73]。无论蜂窝织炎是硬化性还是波动性的[92]，都应该切开引流，并且为了防止感染进一步扩散时也要切开引流。引流切口会减轻与水肿相关的组织压力，并且明显缓解患者疼痛。值得注意的是，当骨内压力缓解而导致软组织肿胀时，疼痛常常会减轻。切口不仅为细菌及其副产物提供引流途径，而且为与蜂窝织炎扩散相关的炎症介质提供引流途径。

切开引流的基本原则如下：
◆ 麻醉该区域。
◆ 垂直波动最明显的部位做一个切口。
◆ 轻柔地分离，穿过深层组织，彻底探查脓肿腔的所有部位，最终延伸到病灶牙根部。这会将炎性渗出区域分隔开来，使感染被破坏和疏散。
◆ 为了促进引流，应该用温盐水漱口以保持伤口清洁。口内感染组织受热后小血管扩张，从而通过增加血流来增强宿主防御[36,92]。
◆ 应放置引流条，以防止切口过早关闭。首选的引流条是1.3cm（1/2英寸）的碘仿纱布，对患者来说更舒适，创伤更小（图18-5）。第二天患者应复诊来取出引流条。
◆ 许多情况下，放置引流条后，可以一次性完成牙髓治疗。引流使得预备后的根管可以保持干燥，并且完成牙髓治疗后消除了感染源，使根尖周病变更快地愈合。

弥散性肿胀可能会发展成危及生命的急症。由于感染可以在筋膜平面与肌肉附着之间传播，因此可能会累及重要结构并且可能阻碍呼吸。其中两个例子分别是路德维希咽峡炎和颈部筋膜炎[32]。临床医生必须与患者保持联系，以确保感染没有恶化，并在必要时提供医疗护理。医生应该开具抗生素和镇痛药，并且接下来的几天密切监测患者直到症状有所改善。出现中毒反应、体温升高、嗜睡、中枢神经系统（CNS）改变或气道受损的患者应转诊至口腔外科医生或医疗机构，以便立即进行治疗和干预。

牙髓治疗后有症状的患牙

牙髓治疗后牙齿的急症处理，可能在技术上具有挑战性且耗时。当存在大量修复体，包括桩核、全冠和固定桥的情况下更是如此。然而，其治疗目标与牙髓坏死患牙相同，即清除根管系统感染并建立引流通路。可能需要移除桩和充填材料，以及疏通钙化闭锁或有台阶的根管，来达到通过根管到达根尖周组织的目的[85]。如果未能彻底清理根管并实现根尖周引流可能会导致疼痛持续，在这种情况下可能需要进行骨外板环钻术或根尖手术。医生在开始治疗之前，必须仔细评估根管再治疗的可行性和难度，有时常规再治疗可能不是最佳治疗计划。这部分内容在第8章中有进一步讨论。

开髓开放

在极少数情况下，根尖周感染可能会通过根管持续引流（图18-6）。此时，临床医生在诊疗中可以让患者暂停一段时间以使根管继续引流，那么就有可能在单次就诊解决问题[103]。

从历史上看，出现急性疼痛的牙髓坏死患牙在没有局部肿胀或弥散性肿胀的情况下，19.4%～71.2%接受调查的牙髓专科医生会在诊间对患牙进行开髓开放[22-23]。然而，更新的文献清楚地表明，这种形式的治疗会使治疗变得更为复杂[5,7,113]。因此，不建议在诊间对患牙进行开髓开放处理。在开髓开放的患牙中可以发现异物（图18-7），甚至还有一个病例报告，报告了异物通过开髓开放患牙的根管进入根尖周组织[95]。此外，如果患牙长时间保持开放，会为口腔微生物侵入和定植根管系统提供机会。

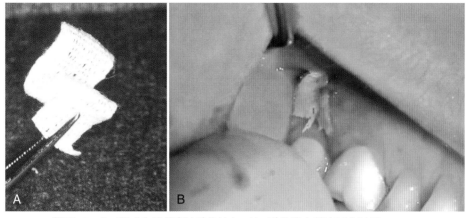

图18-5　A，剪成合适长度的碘仿纱布。B，碘仿纱布引流24小时后。

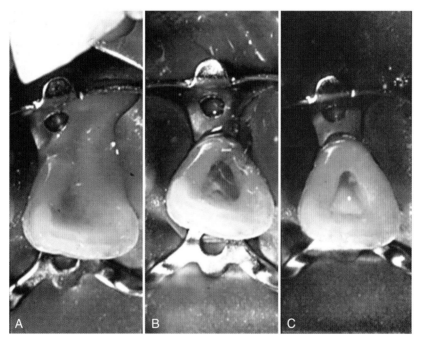

图18-6　死髓牙的感染从根尖周区域通过根管积极引流。A，打开并引流1分钟。B，引流2分钟后。C，引流3分钟后根管干燥。

牙髓感染的全身抗生素应用

100年前，感染性疾病是世界上公认的主要死因。抗生素的出现使致死性感染发病率显著下降，预示着感染性疾病治疗进入新时代。但现在看来我们高兴得为时过早。多年来，由于抗生素对微生物的选择作用导致几乎每种已知的抗生素都出现了对应的耐药性菌株[41]。抗药性菌株的迅速出现是自然选择作用于微生物的结果，而这一选择作用具有惊人的力量。如果某个微生物群落具有某种抗生素的抗药基因并且该群落持续暴露于该药物，则具有抗药性的菌株会选择性繁殖并危害微生物群落中的易感性菌株。研究证明，通过质粒和群体感应系统[41]传播抗药性基因可以促进微生物群落存活。据报道，已经出现了几种能够引起致命性感染的多重耐药菌株[41,66,82,100,114]。在社区医院和大的医疗中心中，专性厌氧菌的耐药性正在增加，其对青霉素、克林霉素和头孢菌素均出现了抗药性[42-43]。

有报道称，口腔细菌也对常用抗生素产生了耐药性。在具核梭杆菌株中已经发现了对青霉素、阿莫西林和甲硝唑的耐药性，在中间普氏菌中发现了对四环素和阿莫西林的抗药性，在伴放线放线杆菌中发现了对阿莫西林和阿奇霉素的抗药性[59,107]。大环内酯类（红霉素和阿奇霉素）对梭杆菌和非色素性普氏菌的

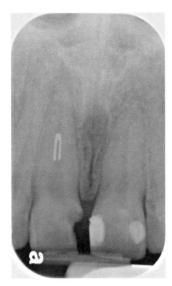

图18-7 开髓开放患牙中的异物。患者使用缝纫针清除堵塞根管的食物残渣，针头折断在患牙中。

灭菌活性降低[44,58-59]。据报道，口腔细菌可产生β-内酰胺酶，其中产生β-内酰胺酶最为显著的细菌为厌氧普氏菌属[9,12,27,34,108]。Kuriyama等的研究表明[58]，从口腔脓肿的脓液样本中检测到，36%的黑色素普氏菌属和32%的非色素性普氏菌属有β-内酰胺酶的产生。研究已发现，普氏菌属菌株对几种头孢菌素、红霉素和阿奇霉素的敏感性与对阿莫西林的敏感性相关；阿莫西林耐药菌株可能对这些抗生素同样具有耐药性[59]。这一发现表明口服头孢菌素和大环内酯类药物在治疗牙髓来源脓肿时的价值不大，特别是明显存在青霉素耐药菌株时。其他可产生β-内酰胺酶的口腔厌氧微生物包括具核梭杆菌、痤疮丙酸杆菌、放线菌属和消化链球菌属[12,27,34,108]。据发现，兼性厌氧细菌如嗜二氧化碳噬纤维菌和奈瑟氏菌也能够产生β-内酰胺酶[34]。能够产生β-内酰胺酶的细菌不仅可以保护自身，还可以通过释放游离的β-内酰胺酶到周围环境而保护混合菌落中其他青霉素敏感的细菌[11]。

过度使用和滥用抗生素被认为是多重耐药菌株出现的主要原因。抗生素的不当使用包括：在没有感染时使用，抗生素种类选择错误，剂量或持续时间使用不当以及过度预防性使用[80-81]。抗生素在临床中的使用频率远高于必要。实际上，抗生素治疗在大约20%的临床感染患者中使用是合理的，但是有高达80%的病例开具了抗生素。让情况变得更复杂的是，在高达50%的病例中，医生推荐的药物、剂量或治疗持续时间是不正确的[66]。

主要病原体多种耐药性的迅速增加应当引起人们的极大关注，并谨慎和负责任地应用抗生素。单次错误使用抗生素就可能显著促进当前微生物的抗药性增加情况的发展。过去应用某种抗生素就能得到有效治疗的疾病现在可能需要使用另一种抗生素才能实现有效的抗菌治疗，而更换的这种抗生素通常更昂贵且毒性更大。然而，即使是换了另一种抗生素也有可能无效。

抗生素的定义为：天然存在的微生物产生的或人工合成（或半合成）的物质，在低浓度时具有抗微生物活性，选择性抑制微生物的生长或选择性杀死微生物。抗生素治疗的目的是在微生物打败宿主的防御系统时，帮助宿主控制和清除这些微生物[80]。基于之前的讨论，很明显，抗生素治疗中最重要的决定并不是应该使用哪种抗生素，而是是否应该使用抗生素[79]。应当牢记，抗生素是用于治疗感染性疾病的有效药物，并且可在一些谨慎挑选的病例中预防性使用。

大多数牙髓来源的感染都不需要抗生素治疗。如上所述，坏死牙髓中没有血液循环导致抗生素无法到达并消除根管系统中存在的微生物；因此，全身应用抗生素通常无法消除感染源。然而，抗生素可以帮助免疫缺陷的患者阻止感染扩散以及局部感染进展，并可作为某些牙髓感染病例的有效辅助治疗手段。除了前面讨论提到的，全身性应用抗生素可用于治疗急性脓肿和蜂窝织炎以外，抗生素在一些情况下可预防性使用，比如免疫缺陷患者的常规牙髓治疗，根管内有持续性渗出且再次根管内处理后仍未缓解时，以及牙脱臼再植时。

临床中抗生素的选择基于经验或微生物药敏测试的结果。对于已知病原微生物的疾病，可以使用经验疗法。这尤其适用于牙髓来源的感染，因为厌氧细菌培养药敏实验可能需要很长时间才能出结果（7~14天）。

因此，抗菌谱包含大部分经常检测到的细菌的抗生素是首选。大多数引起牙髓感染（包括脓肿）的细菌对青霉素敏感[6,51,55,59]，这使青霉素类药物成为首选的一线药物。阿莫西林是一种具有广谱抗菌活性的半合成青霉素，并且在消化道中可以很好地吸收。由于抗生素的使用仅局限于严重感染或预防，因此使用阿莫西林是个很好的选择。在更严重的情况下，包括危及生命的病例，可能需要将阿莫西林与克拉维酸或甲硝唑联合使用，以实现最佳的抗菌效果。这是由于联合使用后抗菌谱增加，其中包括了青霉素耐药性菌株[59]。对青霉素过敏的患者或阿莫西林治疗难以治愈的患者，可以使用克林霉素。克林霉素对口腔厌氧菌具有很强的抗菌活性[55,57,59,61]。

在开具抗生素之前，应始终评估风险/收益比。病例选择适当，患者会受益于全身性抗生素的应用。在牙髓治疗中强烈建议限制性和保守性使用抗生素。不加选择地使用抗生素（包括可复性或不可复性牙髓炎的病例）是不合理的，这可能会导致内源性耐药细菌的选择性过度生长，使患者易患继发性和超级感染，使药物对潜在致命的感染性疾病无效。

镇痛药

有关止痛药的更全面的描述可以在第4章找到，以下信息仅仅是使用镇痛药进行疼痛控制的小结。由于牙髓和根尖周疼痛涉及炎症过程，镇痛药的首选是非甾体类消炎药（NSAIDs）[63]。但是，止痛药无法代替彻底清洁根管系统以消除感染源的作用[35]。

阿司匹林用作镇痛药的时间已经超过100年。在某些情况下，阿司匹林可能比60mg可待因更有效[18]；其镇痛和解热作用与对乙酰氨基酚相当，而其抗炎作用更强效[21]。但是，阿司匹林的副作用包括胃痛、恶心和胃肠道溃疡。此外，其镇痛作用不如400mg布洛芬。当禁用非甾体类消炎药和阿司匹林时（如患有胃肠道疾病的患者），对乙酰氨基酚是首选的非处方镇痛药。目前对乙酰氨基酚推荐的最大日剂量为4g，并且有人提出应进一步减少剂量以减轻对乙酰氨基酚相关的肝毒性[62,93]。

对于中重度疼痛，已发现布洛芬（一种非甾体类消炎药）的镇痛效果优于阿司匹林（650mg）以及含或不含可待因（60mg）的对乙酰氨基酚（600mg）。此外，布洛芬的副作用比联合使用阿片类药物要少[18,52]。24小时内最大剂量不应超过3.2g。每日服用阿司匹林以保护心脏的患者可偶尔服用布洛芬[1]，但是应该避免常规服用布洛芬。这些患者服用选择性环氧合酶（COX）-2抑制剂（如双氯芬酸或塞来昔布）会更好地缓解疼痛。

由于NSAIDs具有抗炎作用，手术后服用可以一定程度上抑制肿胀。良好的镇痛作用加上额外的抗炎作用，使NSAIDs（尤其是布洛芬）在没有禁忌证的情况下成为急性牙痛的首选药物。布洛芬已经使用了30多年，并且已经过了彻底全面的评估[21]。如果单独使用

NSAID控制疼痛效果不满意，那么联合使用阿片类药物可能会增强镇痛效果。然而，除了其他可能的副作用外，阿片类药物还可能引起恶心、便秘、嗜睡、头晕和定向障碍。

实验室辅助诊断

第14章讨论了培养技术和适应证。因为厌氧菌培养的结果通常需要至少1～2周，所以细菌培养在牙髓和根尖周病急症的处理中并不是常规。因此，在牙髓和根尖周病急症情况下，需要时应立即开始使用抗生素（见第18章），因为口腔感染可能发展很迅速。

诊间急症

牙髓治疗的诊间急症定义为在非手术性根管治疗开始或治疗过程中根尖周病变的急性恶化[3]。该急症发病率在2%～20%之间[50,70,76,109]。对文献严格筛选后的Meta分析显示，该急症发作频率约为8.4%[105]。牙髓治疗的诊间急症在以下情况下发生较多：20岁以下的女性；上颌侧切牙；有大的根尖周病变的下颌第一磨牙；根管再治疗[102]。治疗前疼痛也可能是治疗后疼痛的一个预测因素[50,102,109]。幸运的是，发生过诊间急症的病例的牙髓治疗成功率并没有下降[54]。

诊间急症发生的原因有很多，包括超出根尖孔的预备，过预备，将牙本质和牙髓碎屑推入根尖周区域[36]，牙髓组织去除不干净，根管充填材料超填，化学刺激（如冲洗液、根管内封药和糊剂），咬合力过大，根折以及微生物因素[94]。尽管这些病例大多可以使用药物处理（见第18章），但顽固性病例可能需要根尖手术，重新根管治疗，通过根管进行引流或骨外板环钻术引流，或至少调整咬合[19,89,94]。预防性使用抗生素来降低诊间急症发生率是有争议的。尽管早期研究发现[71]，治疗牙髓坏死患牙前使用抗生素会降低诊间急症的发生率，但是最近的研究发现抗生素的使用要么比镇痛药效果差，要么对于减轻诊间急症或治疗后症状无效[86,101,110]。

牙隐裂和牙折裂

牙隐裂和牙折裂在第1章和第21章中有详细描述。牙裂和牙隐裂尽管有时难以定位与诊断，但其检

测是牙科急症处理中的重要组成部分。在早期阶段，裂纹很小并且难以辨别。去除充填体，使用染液染色，牙尖选择性加力，透射法以及应用放大系统有助于裂纹的检测。随着裂纹或牙折裂范围变大，就更容易用肉眼发现。由于牙隐裂很难找到并且它们的症状表现各异，有人提出了"牙隐裂综合征"这一名称[14]，虽然并不是真正的综合征。活髓牙的牙隐裂经常表现为突然尖锐的疼痛，尤其是在咀嚼时。失髓牙或根管充填后的牙齿更倾向于"钝痛"，但可能仍然对咀嚼敏感。

确诊牙隐裂或牙折裂十分重要，因为牙隐裂或牙折裂的程度可能直接决定牙齿的预后。活髓牙牙隐裂的处理可以简单地进行粘接修复或全冠修复。然而，即便尽最大努力治疗牙隐裂，也可能会失败，之后通常需要牙髓治疗或拔除。非活髓牙或根管充填后的牙齿治疗难度可能会更大。此外，必须确定牙隐裂或牙折裂是否为牙髓坏死的原因以及是否存在广泛的牙周破坏。如果是这样，牙齿的预后通常很差，因此建议拔除。

总结

牙髓和根尖周病急症的处理是牙科诊疗工作的重要组成部分。对于临床医生和工作人员来说，这通常是一天的干扰性部分，但却为痛苦的患者提供了非常宝贵的解决方案。治疗前必须进行系统性诊断和预后评估，并告知患者各种可选的治疗方案。

致谢

感谢Drs. J. Craig Baumgartner、Jeffrey W. Hutter和Louis Berman在前几版中做出的杰出工作。

参考文献

[1] Abramowicz M, editor: Do NSAIDs interfere with the cardioprotective effects of aspirin? *Med Lett Drugs Ther* 46:61, 2004.

[2] Albahaireh ZS, Alnegrish AS: Postobturation pain after single and multiple-visit endodontic therapy: a prospective study, *J Dent* 26:227, 1998.

[3] American Association of Endodontics: *Glossary of endodontic terms*, ed 7, Chicago, 2003, American Association of Endodontists.

[4] shkenaz PJ: One-visit endodontics, *Dent Clin North Am* 28:853, 1984.

[5] Auslander WP: The acute apical abscess, *N Y State Dent J* 36:623, 1970.

[6] Baumgartner JC, Xia T: Antibiotic susceptibility of bacteria associated with endodontic abscesses, *J Endod* 29:44, 2003.

[7] Bence R, Meyers RD, Knoff RV: Evaluation of 5,000 endodontic treatment incidents of the open tooth, *Oral Surg Oral Med Oral Pathol* 49:82, 1980.

[8] Bender IB: Pulpal pain diagnosis: a review, *J Endod* 26:175, 2000.

[9] Bernal LA, Guillot E, Paquet C, Mouton C: Beta-lactamase producing strains in the species *Prevotella intermedia* and *Prevotella nigrescens*, *Oral Microbiol Immunol* 13:36, 1998.

[10] Boutsioukis C, Psimma Z, Kastrinakis E: The effect of flow rate and agitation technique on irrigant extrusion *ex vivo*, *Int Endod J* 47:487, 2014.

[11] Brook I: beta-Lactamase-producing bacteria in mixed infections, *Clin Microbiol Infect* 10:777, 2004.

[12] Brook I, Frazier EH, Gher ME Jr: Microbiology of periapical abscesses and associated maxillary sinusitis, *J Periodontol* 67:608, 1996.

[13] Bystrom A, Claesson R, Sundqvist G: The antibacterial effect of camphorated paramonochlorophenol, camphorated phenol and calcium hydroxide in the treatment of infected root canals, *Endod Dent Traumatol* 1:170, 1985.

[14] Cameron CE: The cracked tooth syndrome, *J Am Dent Assoc* 93:971, 1976.

[15] Carrotte P. Endodontics: part 3. Treatment of endodontic emergencies, *Br Dent J* 197:299, 2004.

[16] Chestner SB, Selman AJ, Friedman J, Heyman RA: Apical fenestration: solution to recalcitrant pain in root canal therapy, *J Am Dent Assoc* 77:846, 1986.

[17] Chong BS, Pitt Ford TR: The role of intracanal medication in root canal treatment, *Int Endod J* 25:97, 1992.

[18] Cooper SA, Beaver WT: A model to evaluate mild analgesics in oral surgery outpatients, *Clin Pharmacol Ther* 20:241, 1976.

[19] Creech JH, Walton RE, Kaltenbach R: Effect of occlusal relief on endodontic pain, *J Am Dent Assoc* 109:64, 1984.

[20] Desi P, Himel V: Comparative safety of various intracanal irrigation systems, *J Endod* 35:545,2009.

[21] Dionne RA, Phero JC, Becker DE: *Management of pain and anxiety in the dental office*, Philadelphia, 2002, Saunders.

[22] Dorn SO, Moodnik RM, Feldman MJ, Borden BG: Treatment of the endodontic emergency: a report based on a questionnaire—part I, *J Endod* 3:94, 1977.

[23] Dorn SO, Moodnik RM, Feldman MJ, Borden BG: Treatment of the endodontic emergency: a report based on a questionnaire—part II, *J Endod* 3:153, 1977.

[24] Eleazer PD, Eleazer KR: Flare-up rate in pulpally necrotic molars in one-visit versus two-visit endodontic treatment, *J Endod* 24:614, 1998.

[25] Field JW, Gutmann JL, Solomon ES, Rakuskin H: A clinical radiographic retrospective assessment of the success rate of single-visit root canal treatment, *Int Endod J* 37:70, 2004.

[26] Flynn TR: Anatomy of oral and maxillofacial infections. In Topazian RG, Goldberg MH, Hupp JR, editors: *Oral and maxillofacial infections*, ed 4, Philadelphia, 2002, WB Saunders, pp 188-213.

[27] Fosse T, Madinier I, Hitzig C, Charbit Y: Prevalence of betalactamase-producing strains among 149 anaerobic gram negative rods isolated from periodontal pockets, *Oral Microbiol Immunol* 14:352, 1999.

[28] Fouad AF, Rivera EM, Walton RE: Penicillin as a supplement in resolving the localized acute apical abscess, *Oral Surg Oral Med Oral Pathol Oral Radiol Endod* 81:590, 1996.

[29] Reference deleted in proofs.

[30] Gatchel RJ: Managing anxiety and pain during dental treatment, *J Am Dent Assoc* 123:37, 1992.

[31] Gatewood RS, Himel VT, Dorn S: Treatment of the endodontic emergency: a decade later, *J Endod* 16:284, 1990.

[32] Goldberg MH, Topazian RG: Odontogenic infections and deep fascial space infections of dental origin. In Topazian RG, Goldberg MH, Hupp JR, editors: *Oral and maxillofacial infections*, ed 4, Philadelphia, 2002, WB Saunders, pp 158-187.

[33] Grodinsky M, Holyoke EA: The fasciae and fascial spaces of the head, neck, and adjacent regions, *Am J Anat* 63:367, 1938.

[34] Handal T, Olsen I, Walker CB, Caugant DA: Beta-lactamase production and antimicrobial susceptibility of subgingival bacteria from refractory periodontitis, *Oral Microbiol Immunol* 19:303, 2004.

[35] Hargreaves KM, Keiser K: New advances in the management of endodontic pain emergencies, *J Calif Dent Assoc* 32:469, 2004.

[36] Harrington GW, Natkin E: Midtreatment flare-ups, *Dent Clin North Am* 36:409, 1992.

[37] Harrison JW: Irrigation of the root canal system, *Dent Clin North Am* 28:797, 1984.

[38] Hasler JF, Mitchel DF: Analysis of 1628 cases of odontalgia: a corroborative study, *J Indianap Dist Dent Soc* 17:23 1963.

[39] Hasselgren G: Pains of dental origin, *Dent Clin North Am* 12:263, 2000.

[40] Hasselgren G, Reit C: Emergency pulpotomy: pain relieving effect with and without the use of sedative dressings, *J Endod* 15:254, 1989.

[41] Hayward CMM, Griffin GE: Antibiotic resistance: the current position and the molecular mechanisms involved, *Br J Hosp Med* 52:473, 1994.

[42] Hecht DW: Prevalence of antibiotic resistance in anaerobic bacteria: worrisome developments, *Clin Infect Dis* 39:92, 2004.

[43] Hecht DW, Vedantam G, Osmolski JR: Antibiotic resistance among anaerobes: what does it mean? *Anaerobe* 5:421, 1999.

[44] Heimdahl A, von Konow L, Satoh T, Nord CE: Clinical appearance of orofacial infections of odontogenic origin

in relation to microbiological findings, *J Clin Microbiol* 22:299, 1985.

[45] Henry BM, Fraser JG: Trephination for acute pain management, *J Endod* 29:144, 2003.

[46] Henry M, Reader A, Beck M: Effect of penicillin on postoperative endodontic pain and swelling in symptomatic necrotic teeth, *J Endod* 27:117, 2001.

[47] Hohl TH, Whitacre RJ, Hooley JR, Williams B: *A self instructional guide: diagnosis and treatment of odontogenic infections*, Seattle, 1983, Stoma Press.

[48] Holmes-Johnson E, Geboy M, Getka EJ: Behavior considerations, *Dent Clin North Am* 30:391, 1986.

[49] Horrobin DF, Durnad LG, Manku MS: Prostaglandin E 1 modifies nerve conduction and interferes with local anesthetic action, *Prostaglandins* 14:103, 1997.

[50] Imura N, Zuolo ML: Factors associated with endodontic flareups: a prospective study, *Int Endod J* 28:261, 1995.

[51] Jacinto RC, Gomes BP, Ferraz CC, et al: Microbiological analysis of infected root canals from symptomatic and asymptomatic teeth with periapical periodontitis and the antimicrobial susceptibility of some isolated anaerobic bacteria, *Oral Microbiol Immunol* 18:285, 2003.

[52] Jain AK, Ryan JR, McMahon G: Analgesic efficacy of low-dose ibuprofen in dental extraction, *Pharmacotherapy* 6:318, 1986.

[53] Keenan JV, Farman AG, Fedorowica Z, Newton JT: A Cochrane Systematic Review finds no evidence to support the use of antibiotics for pain relief in irreversible pulpitis, *J Endod* 32:87, 2006.

[54] Kerekes K, Tronstad L: Long-term results of endodontic treatment performed with a standardized technique, *J Endod* 5:83, 1979.

[55] Khemaleelakul S, Baumgartner JC, Pruksakorn S: Identification of bacteria in acute endodontic infections and their antimicrobial susceptibility, *Oral Surg Oral Med Oral Pathol Oral Radiol Endod* 94:746, 2002.

[56] Kim E, Lee SJ: Electronic apex locator [Review], *Dent Clin North Am* 48:35, 2004.

[57] Kuriyama T, Karasawa T, Nakagawa K, et al: Bacteriologic features and antimicrobial susceptibility in isolates from orofacial odontogenic infections, *Oral Surg Oral Med Oral Pathol Oral Radiol Endod* 90:600, 2000.

[58] Kuriyama T, Karasawa T, Nakagawa K, et al: Incidence of beta-lactamase production and antimicrobial susceptibility of anaerobic gram-negative rods isolated from pus specimens of orofacial odontogenic infections, *Oral Microbiol Immunol* 16:10, 2001.

[59] Kuriyama T, Williams DW, Yanagisawa M, et al: Antimicrobial susceptibility of 800 anaerobic isolates from patients with dentoalveolar infection to 13 oral antibiotics, *Oral Microbiol Immunol* 22:285, 2007.

[60] Kvist T, Molander A, Dahlen G, Reit C: Microbiological evaluation of one- and two-visit endodontic treatment of teeth with apical periodontitis: a randomized, clinical trial, *J Endod* 30:572, 2004.

[61] Lakhassassi N, Elhajoui N, Lodter JP, et al: Antimicrobial susceptibility variation of 50 anaerobic periopathogens in aggressive periodontitis: an interindividual variability study, *Oral Microbiol Immunol* 20:244, 2005.

[62] Larson AM, Polson J, Fontana RJ, et al: Acetaminophen-induced acute liver failure: results of a United States multicenter, prospective study, *Hepatology* 42:1364, 2005.

[63] Lee M, Winkler J, Hartwell G, et al: Current trends in endodontic practice: emergency treatments and technological armamentarium, *J Endod* 35:35, 2009.

[64] Levitt GW: The surgical treatment of deep neck infections, *Laryngoscope* 81:403, 1970.

[65] Lipton JA, Ship JA, Larach-Robinson D: Estimated prevalence and distribution of reported orofacial pain in the United States, *J Am Dent Assoc* 124:115, 1993.

[66] Madigan MT, Martinko JM, Parker J: *Brock biology of microorganisms*, ed 9, Upper Saddle River, NJ, 2000, Prentice-Hall.

[67] Matusow RJ, Goodall LB: Anaerobic isolates in primary

pulpal–alveolar cellulitis cases: endodontic resolutions and drug therapy considerations, *J Endod* 9:535, 1983.

[68] Mitchell DF, Tarplee RE: Painful pulpitis: a clinical and microscopic study, *Oral Surg* 13:1360, 1960.

[69] Moos HL, Bramwell JD, Roahen JO: A comparison of pulpectomy alone versus pulpectomy with trephination for the relief of pain, *J Endod* 22:422, 1996.

[70] Morse DR, Koren LZ, Esposito JV, et al: Asymptomatic teeth with necrotic pulps and associated periapical radiolucencies: relationship of flare-ups to endodontic instrumentation, antibiotic usage and stress in three separate practices at three different time periods, *Int J Psychosom* 33:5, 1986.

[71] Morse DR, Furst ML, Belott RM, et al: Infectious flare-ups and serious sequelae following endodontic treatment: a prospective randomized trial on efficacy of antibiotic prophylaxis in cases of asymptomatic pulpal–periapical lesion, *Oral Surg* 64:96, 1987.

[72] Nagle D, Reader A, Beck M, Weaver J: Effect of systemic penicillin on pain in untreated irreversible pulpitis, *Oral Surg Oral Med Oral Pathol* 90:636, 2000.

[73] Natkin E: Treatment of endodontic emergencies, *Dent Clin North Am* 18:243, 1974.

[74] Nusstein J, Reader A, Nist R, et al: Anesthetic efficacy of the supplemental intraosseous injection, *J Endod* 24:487, 1998.

[75] Nyerere JW, Matee MI, Simon EN: Emergency pulpotomy in relieving acute dental pain among Tanzanian patients, *BMC Oral Health* 6:1, 2006.

[76] Oginni AO, Udoye CI: Endodontic flare-ups: comparison of incidence between single and multiple visit procedures in patients attending a Nigerian teaching hospital, *BMC Oral Health* 4:4, 2004.

[77] Ogundiya DA, Keith DA, Mirowski J: Cavernous sinus thrombosis and blindness as complications of an odontogenic infection, *Oral Maxillofac Surg* 47:1317, 1989.

[78] Oliet S: Single-visit endodontics: a clinical study, *J Endod* 24:614, 1998.

[79] Pallasch TJ: Antibiotics in endodontics, *Dent Clin North Am* 23:737, 1979.

[80] Pallasch TJ: Pharmacokinetic principles of antimicrobial therapy, *Periodontol 2000* 10:5, 1996.

[81] Pallasch TJ, Slots J: Antibiotic prophylaxis and the medically compromised patient, *Periodontol 2000* 10:107, 1996.

[82] Patel R: Clinical impact of vancomycin-resistant enterococci, *J Antimicrob Chemother* 51(suppl 3):iii13, 2003.

[83] Pekruhn RB: The incidence of failure following single-visit endodontic therapy, *J Endod* 12:68, 1986.

[84] Penesis VA, Fitzgerald PI, Fayad MI, et al: Outcome of one-visit and two-visit endodontic treatment of necrotic teeth with apical periodontitis: a randomized controlled trial with one-year evaluation, *J Endod* 34: 251, 2008.

[85] Peters LB, Wesselink PR: Periapical healing of endodontically treated teeth in one and two visits obturated in the presence or absence of detectable microorganisms, *Int Endod J* 35:660, 2002.

[86] Pickenpaugh L, Reader A, Beck M, et al: Effect of prophylactic amoxicillin on endodontic flare-up in asymptomatic, necrotic teeth, *J Endod* 27:53, 2001.

[87] Reddy SA, Hicks ML: Apical extrusion of debris using two hand and two rotary instrumentation techniques, *J Endod* 24:180, 1998.

[88] Roane JB, Dryden JA, Grimes EW: Incidence of postoperative pain after single- and multiple-visit endodontic procedures, *Oral Surg Oral Med Oral Pathol* 55:68, 1983.

[89] Rosenberg PA, Babick PJ, Schertzer L, Leung A: The effect of occlusal reduction on pain after endodontic instrumentation, *J Endod* 24:492, 1998.

[90] Rudner WL, Oliet S: Single-visit endodontics: a concept and a clinical study, *Compend Contin Educ Dent* 2:63, 1981.

[91] Rugh JD: Psychological components of pain, *Dent Clin North Am* 31:579, 1987.

[92] Sandor GK, Low DE, Judd PL, Davidson RJ: Antimicrobial treatment options in the management of odontogenic infections, *J Can Dent Assoc* 64:508, 1998. Comment in *J Can Dent Assoc* 65:602, 1999.

[93] Schilling A, Corey R, Leonard M, Eghtesad B: Acetaminophen: old drug, new warnings, *Cleve Clin J Med* 77:19, 2010, doi: 10.3949/ccjm.77a.09084.

[94] Seltzer S, Naidorf IJ: Flare-ups in endodontics. 1. Etiological factors, *J Endod* 11:472, 1985.

[95] Simon JH, Chimenti RA, Mintz GA: Clinical significance of the pulse granuloma, *J Endod* 8:116, 1982.

[96] Siqueira JF, Rocas IN: Microbial causes of endodontic flareups, *Int Endod J* 36:433, 2003.

[97] Sjogren U, Figdor D, Persson S, Sundqvist G: Influence of infection at the time of root filling on the outcome of endodontic treatment of teeth with apical periodontitis, *Int Endod J* 30:297, 1997.

[98] Southard DW, Rooney TP: Effective one-visit therapy for the acute periapical abscess, *J Endod* 10:580, 1984.

[99] Sutherland S, Matthews DC. Emergency management of acute apical periodontitis in the permanent dentition: a systematic review of the literature, *J Can Dent Assoc* 69:160, 2003.

[100] Tendolkar PM, Baghdayan AS, Shankar N: Pathogenic enterococci: new developments in the 21st century, *Cell Mol Life Sci* 60:2622, 2003.

[101] Torabinejad M, Dorn SO, Eleazer PD, et al: The effectiveness of various medications on postoperative pain following root canal obturation, *J Endod* 20:427, 1994.

[102] Torabinejad M, Kettering JD, McGraw JC, et al: Factors associated with endodontic interappointment emergencies of teeth with necrotic pulps, *J Endod* 14:261, 1988.

[103] Torabinejad M, Walton R: *Endodontics: principles and practice*, ed 4, St. Louis, 2009, Saunders.

[104] Trope ME, Delano EO, Orstavik D: Endodontic treatment of teeth with apical periodontitis: single vs. multivisit treatment, *J Endod* 25:345, 1999.

[105] Tsesis I, Faivishevsky V, Fuss Z, Zukerman O: Flare-ups after endodontic treatment: a meta-analysis of literature, *J Endod* 34:1177, 2008.

[106] Turkun M, Cengiz T: The effects of sodium hypochlorite and calcium hydroxide in tissue dissolution and root canal cleanliness, *Int Endod J* 30:335, 1997.

[107] van Winkelhoff AJ, Herrera D, Oteo A, Sanz M: Antimicrobial profiles of periodontal pathogens isolated from periodontitis patients in The Netherlands and Spain, *J Clin Periodontol* 32:893, 2005.

[108] van Winkelhoff AJ, Winkel EG, Barendregt D, et al: beta-Lactamase producing bacteria in adult periodontitis, *J Clin Periodontol* 24:538, 1997.

[109] Walton R, Fouad A: Endodontic interappointment flare-ups: a prospective study of incidence and related factors, *J Endod* 18:172, 1992.

[110] Walton RE, Chiappinelli J: Prophylactic penicillin: effect on posttreatment symptoms following root canal treatment of asymptomatic periapical pathosis, *J Endod* 19:466, 1993.

[111] Weiger R, Axmann-Krcmar D, Löst C: Prognosis of conventional root canal treatment reconsidered, *Endod Dent Traumatol* 14:1, 1998.

[112] Weiger R, Rosendahl R, Lost C: Influence of calcium hydroxide intracanal dressings on the prognosis of teeth with endodontically induced periapical lesions, *Int Endod J* 33:219, 2000.

[113] Weine FS, Healey HJ, Theiss EP: Endodontic emergency dilemma: leave tooth open or keep it closed? *Oral Surg Oral Med Oral Pathol* 40:531, 1975.

[114] Whitney CG, Farley MM, Hadler J, et al: Increasing prevalence of multidrug-resistant Streptococcus pneumoniae in the United States, *N Engl J Med* 343:1917, 2000.

[115] Yun MW, Hwang CF, Lui CC: Cavernous sinus thrombus following odontogenic and cervicofacial infection, *Eur Arch Otorhinolaryngol* 248:422, 1991.

第19章

牙髓治疗并发症的处理
Managing Iatrogenic Endodontic Events

YOSHITSUGU TERAUCHI

《Merriam-Webster词典》将医源性并发症定义为"由内科或外科医生无意中引发"的操作。牙科也是如此，其中又以牙髓治疗中的医源性并发症最为常见[57,111,252]。牙髓治疗中医源性并发症的占比之高，不仅限于美国，其他国家也有类似比例的报道[225]。

虽然无法完全避免医源性并发症，但是借助"三T"（训练、技巧和技术）可以大大减少其发生。第一个T（training，训练）是指要勤加训练，以便熟练掌握后两个T（technique，技巧；technology，技术），尤其是要掌握技术，特别是牙科手术显微镜的使用。实践证明，它在定位根管口[155,157,250,277]、取出断离器械[279]、修补穿孔[234]以及提供优质的医疗服务[150]等方面必不可少。手术显微镜具有卓越的可视化功能，可提供更准确的临床状况评估，对临床问题的难度以及对应治疗计划的评估也更加精确。该仪器对后续涉及的所有治疗方案必不可少，这些治疗均在放大设备的辅助下完成。

次氯酸钠（NaClO）

次氯酸钠经常在无征兆的情况下超出根尖孔进入根尖周组织，造成快速且惊人的损伤。除造成一些身体不适外，这段经历还可能让患者对根管治疗和牙医产生恐惧感。

尽管在第6章中已经介绍过次氯酸钠冲洗的特点和方法，但是还应再次强调其使用不当可能造成的严重后果。0.5%~6%的次氯酸钠是一种有效的冲洗液[127,317]，它可以破坏生物膜[45]、溶解坏死组织[184]以及去除玷污层中的有机成分[17]。但是，它有很强的细胞毒性，且与其接触的组织类型无关[202]，体外实验表明低至0.01%的次氯酸钠也能使成纤维细胞死亡[116]。NaClO注射到活体组织中会引发溶血和溃疡、损伤内皮细胞和成纤维细胞，并且抑制中性粒细胞迁移[89,91]。一项关于NaClO对骨物理效应的体外研究发现，有机基质胶原蛋

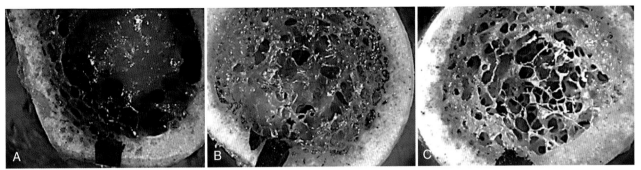

图19-1 股骨干横截面（A）未经处理的骨切片；（B）盐水处理的骨切片；（C）NaClO处理的骨切片。总的来说，NaClO会明显改变松质骨结构，留下明显脱矿的大型凹坑状结构。（摘自Kerbl FM, DeVilliers P, Litaker M, Eleazer PD: Physical effects of sodium hypochlorite on bone: an ex vivo study, *J Endod* 38:357, 2012）

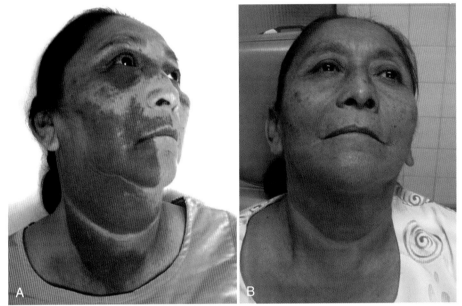

图19-2 A，在13治疗期间NaClO超出根尖孔3天后的临床表现。患者右眼睁开困难，肿胀扩展到患侧的下颌下/舌下区域，伴张口受限。眶下和右上唇区域感觉发生改变，但下牙槽或面神经没有感觉异常。B，NaClO超出发生1个月，瘀斑已经消退，感觉及全部功能完全恢复，顺利完成后续治疗。（摘自de Sermeño RF, da Silva LA, Herrera H: Tissue damage after sodium hypochlorite extrusion during root canal treatment, *Oral Surg Oral Med Oral Pathol Oral Radiol Endod* 108:e46, 2009）

白被降解，且未见细胞存活迹象[140]（图19-1）。

大多数报道引起NaClO并发症的原因包括：工作长度不准确、医源性根尖孔敞开、根面侧穿、冲洗针头楔入[147,271]。面部肿胀的方式与面颈部气肿（稍后讨论）类似，它们以相似的方式剥离筋膜间隙，被破坏的组织会进一步扩大这一效应并阻碍恢复。发泡性药物（如过氧化氢）的存在会进一步加剧肿胀，增强次氯酸盐作用并加重软组织受累范围[20,161]。患者最初的损伤反应表现为严重的急性疼痛，伴有明显的水肿或瘀伤，可能继续扩展到伤侧的面部、颊部或唇部（图19-2）。根管内可能会见大量自发性出血，如果发生

在上颌后牙，患者可能自述眶周疼痛[21,89]、口中有氯味或咽喉部刺激[63]。这些反应的严重程度和持续时间与根尖周区域流入的液体量、液体流入的位置以及与敏感解剖结构的毗邻程度有关。可能发生暂时[21]或永久[223]的感觉异常，尤其是在未能及时干预性处置的情况下。除感觉丧失外，还会因不可逆化学损伤造成运动神经功能障碍[206]（图19-3）。在这种情况下，上唇和面颊部由于肌肉损伤导致明显的运动功能丧失。如果发生在下颌牙，扩散到颌下、颏下或舌下区可能会阻塞气道，应立即住院行手术干预以免危及生命[30]。

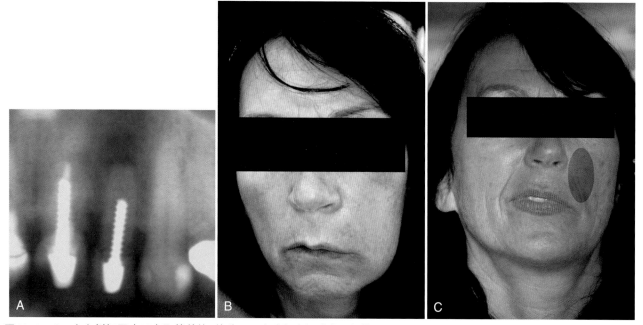

图19-3 A，左上侧切牙（22）取桩前的X线片。已完成根尖切除术，根管内空虚。在再次粘桩前，用3%NaClO冲洗根管，造成冲洗液意外超出。B，发生后24小时，眶下和从左上唇到左口角感觉改变。此外，面神经颊支受累，表现为上唇和颊部功能明显丧失（口角不能被表情肌群提起）。张口度只有20mm。C，发生3年后，依然可以观察到左侧表情肌群无力。因为面神经的运动神经支配减弱，试图大笑时左侧唇角下垂。灰色标记区域发生永久性感觉迟钝。（摘自Pelka M, Petschelt A: Permanent mimic musculature and nerve damage caused by sodium hypochlorite: a case report, *Oral Surg Oral Med Oral Pathol Oral Radiol Endod* 106:e80, 2008）

一旦意识到NaClO溢出，医生必须停止进一步治疗并立即采取措施，以减少药物影响，无须考虑是否会降低治疗效果[162,223]。目前只有经验性治疗方案，并且需要根据事故意外发生的原因和严重程度加以变通。控制疼痛是处置的重点，因此可以进行局部麻醉以及口服止痛药，同时，为了缓解肿胀和水肿，可以配合冷敷。为了稀释NaClO溢出的影响，有人建议立即用生理盐水冲洗根管以促进出血，同时起到稀释刺激物并将其从损伤部位去除的目的[63,179]。此外，还可用负压冲洗装置，将套管置于根尖孔处，立即用盐水冲洗根管和根尖周区域。一项研究表明用这种方法处理后的后续反应持续时间比较短[235]。

1天后，用热敷代替冷敷，并嘱患者温水漱口，以促进局部微循环。通常需要使用抗生素，给药方式与软硬组织破坏和坏死的严重程度相适应：较轻微的病例可以口服用药，而严重病例最好在医院进行病情的控制和调整，配合静脉滴注给药。是否需要使用皮质类固醇尚存争议；弥散性水肿的控制必须与感染风险增加之间取得平衡。应密切监测患者；肿胀范围或严重程度明显增加时，或有发生气道阻塞迹象时，要立即入院或转诊给颌面外科医生，进行更积极的治疗和管理。最后，应安抚患者，即使目前症状严重，最后也会完全恢复，以缓解他们的焦虑。此外，应该告知患者发生这种情况的原因以及康复期间可能出现的情况。最后，应每天监测和记录恢复情况，直到几乎完全恢复。

预防措施包括对细节的关注和对流体动力学的理解。总之，临床医生应该做到以下几点：

◆ 建立准确的工作长度，避免过预备/根尖孔敞开。

◆ 如果正压冲洗，使用侧方开口针头，不可放置于距工作长度2mm以内的位置。缓慢推注，可观察到液体通过开髓洞形溢出[29]。

◆ 仔细评价根管完整性，注意是否有穿孔或其他粗大的液体溢出口。

◆ 避免针尖楔入根管或将其超出工作长度。

◆ 在注射或冲洗前确认溶液的成分[104]。

器械断离

镍钛旋转器械引入牙髓病学，彻底改变了根管系统的清理方式。然而，随着旋转镍钛锉的应用，器械断离的发生也开始增加[84,242]，一些研究显示镍钛旋转器械发生器械断离的概率高于手用器械[294]。在X线检查中，断离器械呈现明显高阻射性，易于识别。不过，如果带有断离器械的根管随后使用阻射材料充填，那么在X线片上可能无法识别断离器械。只有从根管中取出根充材料后，才有可能在牙科手术显微镜（dental operating microscope，DOM）下看到断离器械，或者在X线片上得以识别（图19-4）。

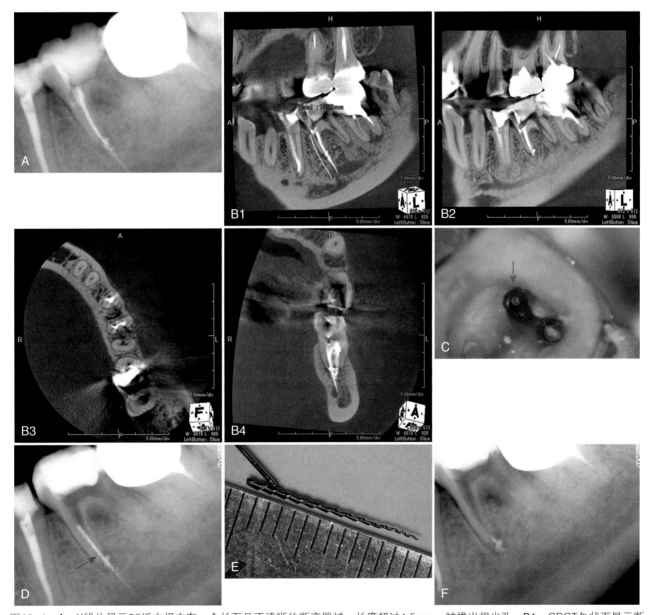

图19-4 A，X线片显示36近中根内有一个长而且不清晰的断离器械，长度超过4.5mm，被推出根尖孔。B1，CBCT矢状面显示断离器械的根端延伸到IAN中，长度为14mm。B2，CBCT矢状面显示远中根根管壁穿孔（红色箭头）。B3，CBCT横断面视图显示远中根根管壁穿孔（红色箭头）。B4，CBCT冠状面显示断离器械的根尖末端在IAN中。C，取出根充材料后近颊根管中发现断离器械（红色箭头）。D，在取出近颊根充物后，X线片显示断离器械的全长（红色箭头）。E，取出的断离器械在尺子上测量，长14mm。F，X线片显示断离器械已经完全取出。

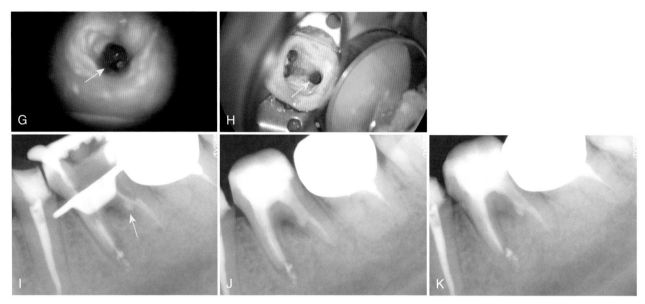

图19-4（续） G，远中根管内的穿孔部位（黄色箭头）。H，MTA修补穿孔（黄色箭头）。I，术后X线片显示所有根管内的根充物和穿孔修补（黄色箭头）。J，术后1个月的X线片显示仍然存在根尖周病变。K，术后3个月X线片显示根尖周愈合。

器械断离的原因

器械断离的一个常见原因是使用不当[84,245]。典型例子有髓腔入路预备不足、器械过度使用、预备时根尖方向过度施压[247,291]，以及大号器械在弯曲根管内持续使用[107,219]。其他影响因素还有操作者经验[200,285]、转速[53,169]、根管弯曲度（弯曲半径）[170,219]、器械的设计和使用技术[33,152]、扭矩设置[83]、器械制造工艺[5]、镍钛合金的类型[88]、旋转方式（连续旋转还是往复运动）[205]、牙位[51,191,258]和未能充分通畅根管[204]。基于这些因素，镍钛锉断离发生率在0.4%~23%之间不足为奇[5,7,210,221,248,272]。

器械断离在磨牙发生率高于前牙，特别是下颌磨牙。这种磨牙器械断离发生率较高，可能与开髓洞形是否利于器械进入根管、根管直径和根管弯曲度有关[51,191,258]。牙髓专科医生报道器械断离的发生率约为5%[5,200]。如果发生器械断离，医生必须告知患者，并告知随后的治疗方案，以及留置断离器械和试图取出断离器械可能的并发症。

根管器械折断原因为循环疲劳或扭转疲劳[47]或两种疲劳相结合[245,257,296]。循环疲劳是由于当镍钛锉在弯曲根管内旋转时，锉的外表面反复拉压应力交替引起的，循环折断前没有塑性形变[200]。扭转折断是在锉尖卡顿但锉柄（由马达驱动手机）继续旋转时发生[245]。当超过合金的最大强度时，合金发生剪切断裂[154]。临床上，循环疲劳似乎在弯曲根管中更为普遍，而扭转折断甚至可能在直根管中发生[43,316]。据报道，循环疲劳的器械抵抗扭转疲劳折断的能力减弱[145]，而在高扭矩设置下使用旋转器械会增加循环疲劳折断的风险[84]。而使用往复运动（与旋转运动不同）模式可以延长器械的使用寿命[56,315]并增加抗循环疲劳能力[205]。推荐将往复运动器械用于重度弯曲根管成形，并且在预备完成后就丢弃器械，以防止器械折断。

断离器械的处理

断离器械的处理包括非手术直接取出法（机械法或化学法）和手术方法。机械取出法需要使用断离器械专用取出工具，如拔出器、钢丝套圈、取桩器、超声和激光设备（见第8章）。化学移除法需要使用化学溶剂腐蚀器械以及电化学方法消融器械。手术方法包括根尖手术、意向性再植术、截根术和牙半切术。

目前有多种方法和设备可以用于断离器械的非手术取出（见第8章）。当断离器械在根管口上方可触及时，通常可以使用止血钳、Steiglitz镊、改良的Castroviejo持针器[78]或Perry镊轻松取出[304]。也可以使用挖匙或Caulfield取出器，固定断离器械并直接从冠方施力取出。如果手用锉可以旁路通过断离器械，可以使用"H锉缠绕技术"，沿旁路插入几根H锉，将几根H锉拧在一起以钳住断离的器械，然后将其整体取出。当断离器械位于根管口下方且无法旁路通过时，取出的基本方法为将断离器械的冠方部分暴露约

2mm。这样可以使用拔出装置来夹持、锁紧断离器械并将其取出。

Masserann Kit（Micro-Mega，Besancon，France）常用于取出根管直线部分内的断离器械。该套装使用环钻暴露断离器械的冠方部分，并为套管制造空间。随后使用套管套住并取出断离器械。该系统的局限性在于它不能取出位于根管中下段或弯曲根管中的断离器械，因为该技术牺牲大量牙本质，可能会削弱牙根结构并增加穿孔风险[313]。另一个选择是Endo Safety系统[306]。该系统与Masserann Kit的不同之处在于环钻直径较小，并且套管具有独特的套取器械机制。Endo Extractor（Brasseler Inc.，Savannah，GA）也可用于这些类型的病例。该系统包括一个用于暴露断离器械冠方部分的环钻以及一个中空套管，该套管套住断离器械的暴露部分并用氰基丙烯酸酯粘接剂粘住断离器械[92]。

Canal Finder系统（FaSociété EndoTechnique，Marseilles，France）或EndoPuls系统（EndoTechnic，San Diego，CA）采用另外一种方式取出断离器械。该系统由一个手机和专门为系统设计的锉组成[164]。锉可以进行最大振幅为1~2mm的垂直运动，速度越大振幅越小[126]。锉的垂直运动也有助于旁路通过断离器械。锉的切割刃可以与断离器械机械嵌合，通过垂直向振动，断离器械可能松动，甚至被带出[125]。锉的机械运动可能不易控制，因此医生必须小心谨慎以避免根管穿孔，尤其是弯曲根管。这些系统均具有技术敏感性，因此是否成功取出因具体病例而不同。

超声设备用于取出断离器械非常有效[42,185,241]。但是，需要注意的是当使用超声取器械时，断离的镍钛锉往往会在超声工作尖的作用下再次发生折断，而不锈钢器械相对更能抵抗超声的作用，比镍钛器械更易于取出[241,279,301]。细小的超声工作尖，可使取出过程操作连续而且视野更佳。尤其是在显微镜下使用超声，可以加快断离器械的取出过程，并且相对更安全[191,279,300]。操作时，超声工作尖置于断离器械的暴露部分和根管壁之间的平台，逆时针方向围绕断离器械振动，对其施加拧松力。该技术将有助于取出大多数顺时针切割的旋转器械。如果已知断离器械为逆时针切割，则需要超声工作尖顺时针旋转运动。施加的能量将有助于松解断离器械，有时断离器械会瞬间"跳"出根管。

但是，使用超声也存在一些弊端。在超声作用下，可能会将断针从根尖孔或者从穿孔处意外地推到

牙槽骨中。此外，超声工作尖作用于断离器械，可能发生小段器械的二次断离[41]，使处理进一步复杂化。一般来说较小的二次断离器械比较长的更难以取出[170,219,241]。这些小的二次断离段通常被推回到根管的更深处和根管狭窄部位，最终会增加穿孔风险，而且在尝试取出这些折断段时会损失更多牙本质。

取出断离器械的成功率从33%至95%不等[7,51,221,240,301]，使用超声技术所需的时间从3分钟到60分钟以上不等[9,185,285]。成功率与断裂器械的位置、根管直径[258]、根管弯曲度[9,220,268]、弯曲半径[9,219]、操作者经验[9,285]、操作者疲劳程度以及断离器械的长度[284]有关。能否直视并建立到达断离器械的通路，对断离器械的取出至关重要[51]。一般来说，位于根管弯曲上方的断离器械取出成功率较高，位于根管弯曲处的断离器械取出成功率居中，而位于根管弯曲下方的断离器械取出成功率较低[170,305]。根管弯曲度较小且弯曲半径较长时，成功率也较高[9]。超声技术结合显微镜可显著提高断离器械取出的成功率[51,82,191,301]。

有人建议从根管内取出断离器械的操作时间不要超过45~60分钟，因为随着治疗时间的延长，成功率可能会下降[279]。成功率降低可能与操作者疲劳或根管过度扩大有关，后者会破坏牙齿完整性并增加穿孔风险。可以在牙科手术显微镜下直视的断离器械相对容易取出。如果在经过充分尝试后认为无法取出器械，可将断离器械作为根充物的一部分留置根管内，并定期复查[74,79,221,269]。

尝试取出断离器械的条件

断离器械的取出与根管内干燥或湿润无关。在使用牙科手术显微镜时，干燥的根管内视野清晰，可减少额外的操作风险[242,268,279,300]。但是，超声不可避免会产热[96,113,156,173,258,268,279,300]，而牙根外表面温度升高超过10℃就会损伤牙周组织[66,280]。此外，当超声工作尖与断离器械接触时，断离器械易受继发产热的影响[286,300]。因此，推荐在功率设置尽可能低的条件下使用超声工作尖，并配合使用水或其他一些冲洗液[37,70,175,300]。另外，应使用EDTA溶液对根管进行冲洗；EDTA溶液配合超声荡洗可加强根管清洁效果[256]。

取出断离器械的技术

大多数断离器械是镍钛材质[272]，平均长度2.5~3.5mm[135]。许多旋转镍钛器械的锥度范围为

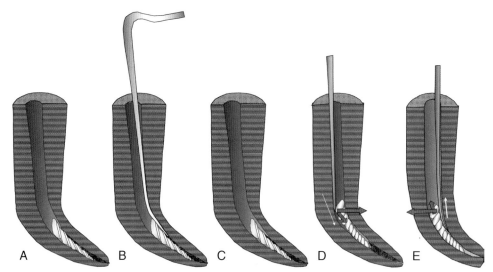

图19-5　A，使用镍钛旋转锉扩大根管后在根管弯曲处断离的器械。B，依次用匙形及直超声工作尖在内弯处创造空隙。C，在内弯侧壁制造的细窄空隙。D，从外弯侧壁对断离器械施加的超声作用力，会使其进一步向根方移动。E，从内弯侧壁对断离器械施加的超声作用力，可使其向冠方而非根方移动。

0.04～0.08，尖端型号#20～#30，因此断离器械的冠方直径为0.30～0.58mm。如果断离器械的冠方直径小于0.45mm，则应使用#3改良的Gates Gliden钻（FRK中的#3MGG钻，DentalCadre，Seattle，WA）扩大断离器械冠方的根管，随后使用微型环钻（DentalCadre）暴露断离器械的冠方部分，这种方法导致器械二次断离的风险小于超声[285-286]。微型环钻的内径为0.45mm，逆时针旋转，以拧松断离器械。这种钻头应在潮湿条件下使用，转速600r/min；如果转速超过600r/min，可能会形成台阶，尤其是在弯曲根管更需注意。

　　如果断离器械的冠方直径大于0.45mm或根管弯曲度大于15°，应使用尖端直径比断离器械冠方直径大0.1mm（大2号）的更大号旋转镍钛器械扩大断离器械的冠方根管，然后用超声器械暴露断离器械的冠方部分。

　　首先，将匙形尖（DentalCadre）的凹面朝向断离器械，插入断离器械和根管内弯侧壁间的窄缝中，在器械周围形成1/4圈空隙。随后，插入直尖（DentalCadre）将器械与内弯侧壁之间的空隙扩大至1/2圈。超声工作尖应始终置于根管内弯侧壁，向根尖方向切削暴露的区域（图19-5）。如果将超声工作尖放置于根管外弯侧壁上，超声能量会从外弯侧壁传递给断离器械，作用力使断离器械向根尖方向移动，最终会把器械推向更根尖的位置，使其更难取出；相反，对内弯侧壁施加的力，最终会使断离器械向冠方

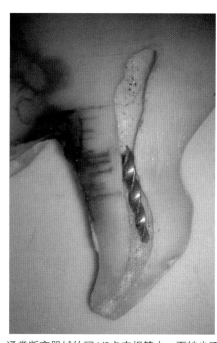

图19-6　通常断离器械的冠1/3卡在根管中，而锉尖不与根管壁接触。应力主要集中在锉的冠1/3部分。

移动。大多数情况下，断离器械的冠1/3是与根管壁嵌合的主要部分。断离器械的冠1/3应力高度集中，机械力通常难以使其脱位。因此，去除与断离器械冠1/3接触的牙本质壁，利于松解并取出断离器械（图19-6）。建议超声工作尖在断离器械的冠方沿逆时针方向制备沟槽[240]。不过，疲劳的断离器械易于在超声作用下二次断

离[286,300]。因此，更安全的方法是在断离器械一侧仅制备半圆形沟槽，使其后方有牙本质壁支撑[286]，尤其是干燥根管内，应使用超声点断式去除牙本质，以防止器械二次断离和温度上升[66,280,286,300]。仅在断离器械冠1/3的一侧形成细窄间隙，便足以使断离器械脱离与根管壁的嵌合。尤其是在弯曲根管，超声工作尖应始终作用于断离器械与根管内弯侧壁间的细窄间隙，并确保在超声作用位点的后方始终有牙本质壁对断离器械进行支撑，防止其二次断离。沿断离器械周围向根尖方向切削的沟槽，其总长约占断离器械全长的1/3。比如，如果断离器械全长3mm，在内弯侧壁上预备的半圆形空隙，应向根方延伸约1mm，以利于超声工作尖松解断离器械。不断向根尖方向延伸这一沟槽，直到在DOM下确认断离器械会随着超声作用而"跳"动。当确认断离器械松解后，器械取出所需的切割根管壁工作已经完成。用于上述操作的超声工作尖应尽可能尖细，确保临床医生手术视野清晰，同时防止根管壁被过度切割。在整个超声预备阶段，断离器械随时可能随超声振动而"涌"出（图19-7）。

如果根管上段直线入路预备完成后，断离器械仍然无法直视，此时器械的取出将极具挑战，需要丰富的经验和良好的手感才能完成。首先，预弯显微探针（DentalCadre），插入断离器械和根管内弯侧壁之间

的空隙，拍摄X线片，确认无误。随后，以同样的方式预弯直尖，插入细窄间隙的内侧，启动超声，向根尖方向扩展该间隙，直到断离器械松动（图19-8）。

一旦完成器械取出前的根管壁切割工作，接下来重要的是确认从断离器械向冠方延伸的根管壁是平滑的，在根管外弯侧壁上未见突起。在超声使断离器械的冠部松解后，根管内应充满EDTA溶液以增强超声效应（图19-7B）。一项回顾性研究以及临床经验显示，当断离器械短于4.5mm时，临床医生很可能只需使用超声便可取出[284]（图19-9）。超声工作尖应在断离器械和根管内弯侧壁间的空隙中进行上下提拉运动，直至断离器械被取出（图19-7C、D）。

如果断离器械长度超过4.5mm，或看到器械随超声作用而运动，却仍无法顺利取出，此时应使用套圈器械（DentalCadre，Seattle，WA）来套住断离器械冠方部分并将其拉出根管[284]。这很可能是因为长度超过4.5mm的断离器械全长与根管壁接触，增加其向冠方移动时的摩擦力，所以单独使用超声不易使其脱位，需要更大的机械力才能将其从根管中拉出。需在断离器械冠方部分的周边暴露至少0.7mm（图19-10A），并且需要在根管内弯侧壁处形成向根尖方延伸的半圆形空隙，具体方法如前所述，直到可见断离器械在超声作用下"跳"动。可以使用根管探针，如DG16

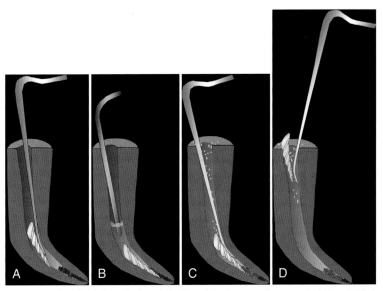

图19-7 A，在预备阶段，断离的锉可能会在超声尖工作过程中突然"跳"出。B，将EDTA溶液注入根管中，利用空穴化和声流效应进而取出器械。C，必须在创造的空隙内启动超声。D，EDTA存在时，用超声设备从根管中取出断离器械。

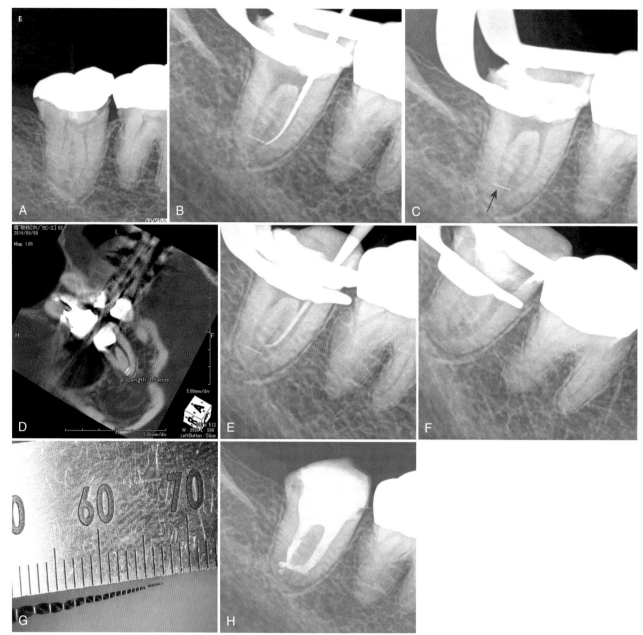

图19-8　A，术前X线片显示牙冠下方有深龋坏，髓腔内有少量盖髓材料。患牙被诊断为不可复性牙髓炎。B，镍钛旋转器械（ProTaper NEXT X1）在根管预备过程中在近中根管中断离。C，术中X线片显示器械断离在急弯下方（红色箭头）。D，CBCT横断面显示断离器械长1.94mm。E，术中X线片显示预弯的显微探针相对于近中根管中断离器械的位置。F，使用预弯的直超声工作尖在弯曲内侧启动，术中X线片显示断离器械被取出。G，取出的断离器械在尺子上的实际长度为2mm，与断裂器械的冠方部分形成对比。H，术后X线片显示最终的根充效果，表明仅损失少量牙本质即可取出断离器械。

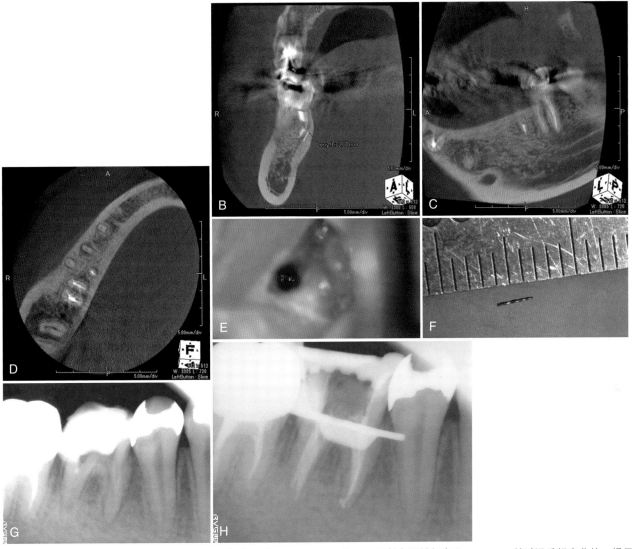

图19-9　A，术前X线片显示46远舌根根管内的断离器械。B，CBCT冠状面显示断离器械长度为3.01mm，越过远舌根弯曲处，提示断离器械可以单独用超声取出。C，CBCT矢状面显示断离器械的根尖部超出根尖孔。D，CBCT轴向面显示在远舌根根管中的断离器械。E，根管中断离器械的冠部放大后可见。取出该器械比较容易，因为在DOM下可见。用FRK-12超声工作尖在根管内弯曲处创造少许空间。F，取出的器械在标尺上显示为3mm。G，术中X线片显示断离器械已经取出。H，术后X线片显示所有根管内的根充物，与术前X线片上的根管影像相比，从远舌根取出断离器械并没有明显损失牙本质。

（Hu-Friedy，Chicago，IL），将套圈尺寸调整至与断离器械冠方直径相适应（图19-11）。将DG16的尖端置入套圈中，收紧套圈以调整大小。当收紧的套圈套在DG16靠尖端部分时，套圈较小，而套在靠手柄部分时，套圈较大。然后将套圈预弯45°（图19-10B、C）以便将其置于断离器械上。随后，把套圈送入根管，置于断离器械的暴露端之上，收紧套圈，以90°角套住暴露部分。紧接着向下滑动手柄，将套圈套紧断离器械（图19-10C）。通过对套圈施加不同方向的摇摆运动，可使断离器械松解并从根管内拉出（图

19-10D）。一般而言，数次多方向的拉动，就会松解断离器械，从而将其取出。

手术治疗是处理断离器械这类医源性并发症的第二种方法（见第9章）。

在下列情况下应考虑手术治疗[174]：

◆ 如果其他非手术方法失败，或者发生根管治疗后疾病，或者患牙有十分重要的保留价值，则手术治疗可作为最后的治疗手段。

◆ 如果器械断离的患牙具有根尖周病变，尤其是断离器械位于根管根尖1/3且合并持续性的根管外感染

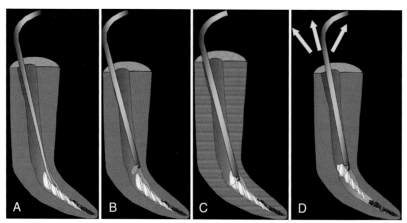

图19-10 **A**，断离器械冠方部分需在周边暴露至少0.7mm。**B**，然后将套圈预弯45° 以便靠近断离器械。**C**，将套圈放置在断离器械上，以90° 角套紧暴露部分。用套圈取出断离器械对套圈和断离器械直径有要求，套圈直径为0.16～0.45mm，套入深度至少为0.7mm。**D**，套圈从多个方向拉出断离器械。

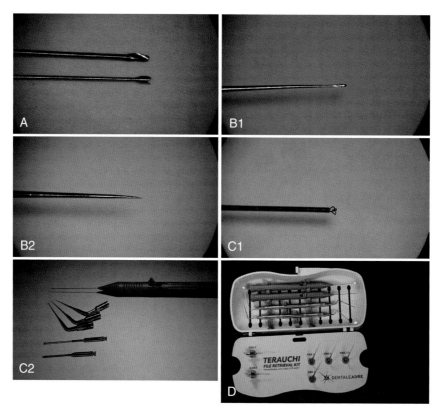

图19-11 断离器械取出工具包（file retrieval kit，FRK）。**A**，改良的#3 Gates Glidden钻（也称为GG-3M，上排）和微型环钻（也称为FRK-T，下排）。**B1**，FRK-6超声工作尖（尖端呈匙形，也称为匙形尖）。匙尖上有一个小凹面，以6点钟方向朝向手机。**B2**，FRK-S超声工作尖（尖端呈尖矛状，也称为直尖）。**C1**，Yoshi套圈，用于套取断离器械。这一微套索由不锈钢套管和末端的细线环组成，上面的滑动手柄可以在拉动时收紧套圈。**C2**，用于抓取断离器械的Yoshi套圈。注意套圈抓取器械在长和宽上各需0.7mm的空间。**D**，FRK收纳进可灭菌包装盒中。该工具包包括GG-3M、FRK-T、FRK-6超声工作尖、FRK-12超声工作尖、FRK-S超声工作尖、Yoshi套圈、牙胶取出（gutta-percha removal，GPR）器械和一个显微探针。

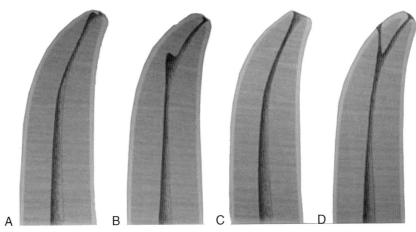

图19-12 根管预备中最常见并发症的示意图。A，根尖拉开。B，台阶。C，根尖拉开伴穿孔。D，台阶伴穿孔。

时，则手术治疗应作为首选方案。

◆ 如果断离器械的根尖部分已位于牙根外，通过非手术方法无法顺利取出，或者必须牺牲大量牙本质才能取出时，则手术治疗应作为首选方案。

预后

如果根管器械在根管清理和成形过程中断离，而且妨碍根管的充分清理时，可能影响患牙预后。此外，尝试从弯曲根管中取出断离器械可能会引起额外的并发症，如牙本质过度切削、器械二次断离、根管壁穿孔，甚至根折[113,246,268,272]。但是，有些情况下，患牙预后不受影响，取决于断离器械发生时根管预备到哪个阶段、牙髓和根尖周组织的术前诊断以及断离器械是否可以顺利取出或旁路通过[272]。断离器械本身，无论位于根管内还是牙根外，并不一定会导致治疗后疾病。事实上，感染组织的残留才是影响预后的决定因素。器械断离时，根管预备越接近完成，预后越好[291]。有研究认为，如果器械断离发生在根管预备接近完成阶段，尤其是当断离器械位于根尖时，预后最佳，因为根管已经清理干净，几乎不存在遗留的微生物[290]。如果术前并非感染根管，且该牙根没有根尖周炎，那么断离器械的存在应该不影响预后[50]，可将断离器械留置在根充材料中。如果无须在牺牲大量牙本质的情况下取出断离器械，那么应该也不会影响预后。换而言之，预后更多是取决于微生物感染的清除而非器械的取出。

台阶形成

根管预备过程中出现根尖偏移时，可能伴随台阶形成，也可能导致根尖拉开和可能的根管壁穿孔（图19-12）。美国牙髓病学会的牙髓病学术语表[10]将台阶定义为"人为形成的根管壁不规则表面，阻碍器械顺利到达原本通畅根管的根尖孔"。将根管偏移[10]定义为"由于根管预备过程中，锉有恢复到其原始直线形态的趋势，导致根管根尖1/2段弯曲的外侧壁结构被破坏"。台阶的存在阻碍其根尖牙根管的充分成形和清理。因此，台阶形成和根管治疗预后不佳之间可能存在因果关系[48-49,99,105,112,137,188,319]。

台阶形成的原因

台阶形成可发生在根管系统的生物力学预备中，尤其当根管弯曲度较大时更易发生。很多因素与台阶形成有关，如根管预备技术、器械类型、根管弯曲度、牙位、工作长度、主锉号数、临床医生的专业水平以及根管位置。台阶形成最常见原因是，器械没有预弯、没有建立正确的可顺畅到达根尖的通路以及强行使用大号器械进入弯曲根管[131]。据报道，当根管弯曲大于20°时，台阶形成发生率明显增加；而当根管弯曲大于30°时，研究报道50%以上的根管会形成台阶[99]。Jafarzadeh[134]列举出14个台阶形成的可能原因（框19-1）。

台阶形成的处理

一旦台阶形成，根管治疗的难度将增加而且可能

框19-1

台阶形成的14个可能原因

1. 没有充分开敞髓腔入路以形成到达根尖区的顺畅通路[48,105,131,137,159,299]

2. 通过近中窝洞或近中修复体进行牙髓治疗时，对器械控制不足[131]

3. 根管方向预估不正确[48,137,159]

4. 根管长度测定不准确[48,137,159]

5. 器械暴力作用于根管壁[303]

6. 在弯曲根管中使用过大的、未预弯的不锈钢器械[48,131,137,218,299]

7. 未按顺序依次使用器械[48,105,137,159]

8. 在工作长度处过度旋转预备[105,303]

9. 机械预备时冲洗或润滑不足[299]

10. 过度依赖螯合剂[303]

11. 尝试取出断离器械[48,137,159]

12. 在牙髓再治疗时取出根管充填材料[48,137,159]

13. 尝试疏通钙化根管[48,137,159]

14. 机械预备时无意中将碎屑堆积在根管根尖部[48,299]

会影响预后。当发现台阶形成时，需要尽早使用影像学检查（包括CBCT）和放大设备来识别台阶位置，将有助于其处理[105]。在台阶形成处，锉往往无法顺应根管的弯曲，根管似乎"变直"，而且锉尖与根管壁间的"黏曝"感消失。如果X线片显示锉尖偏离根管原始弯曲通路，那么高度怀疑根管壁台阶形成。

当确定台阶形成时，应选择能够达到工作长度的最短锉来绕过台阶。因为较短的器械具有更高的硬度，临床医生的手指距锉尖更近，可以更好地感知锉尖的"黏曝"感，提高器械掌控力[134]。绕过台阶的过程通常需要决心、毅力和耐心[48]。台阶能否成功处理，取决于根管原始通路和台阶是否可见、是否可及或使用器械感知[166]。如果台阶在DOM下可见，可认为相对较易处理。如果台阶无法直视则较难处理，因为依靠锉的探查和疏通需要耐心与经验[48]。从CBCT获得的3D影像可以显示台阶和通往根管末端原始通路的位置与走向，为诊断提供额外信息，因此有助于提高临床医生对台阶处理的预期性和探查原始根管的把握[203]。

绕过台阶
使用手用器械

预弯#8或#10手用锉是绕过台阶的一项重要步骤。小号锉的尖端（即根尖端2～3mm）应有明显弯曲

（图19-13）。首先，使用这支锉绕过台阶；随后，探查并疏通根管原始通路直达根尖孔[48,131,299]。带有方向指示的橡胶止动片此刻十分有用，可以用于指示锉尖的预弯方向[131]。锉小幅度捻转结合"啄击"的动作有助于使其顺利到达工作长度[131,299]。当探查遇到阻力时，稍微撤回器械，小幅度捻转，使预弯锉尖朝向不同方向继续推进。不断重复这一动作，直到锉顺利绕过台阶[131]。如果上述方法不能成功绕过台阶，临床医生应该向反弯曲方向开敞台阶冠方的根管，以期获得越过台阶并顺利抵达原始根管通路的、更加宽敞的直线入路，随后使用一支预弯的#10K锉绕过台阶（图19-13）。

显微镜下用的小号手用锉（如根管口锉#10/0.06锥度）也有助于开敞台阶冠方原始通路的根管口。在具有放大和照明设备的DOM下使用这种小号手用显微锉，有助于医生定位原始根管通路并绕过台阶。根管口锉目前全长仅有16mm，其足够短可以提供更好的手感便于控制。但是，如果台阶发生在长根管的根尖1/3处，则需要更长的器械。这时可以借助手持器械固定器，如EndoHandle（Venta，Logan，UT），帮助医生轻松探查根管尖端找到台阶。所有手用锉都可以连接到这种夹持器上，用于显微镜下操作。

还有其他专用的手持器械（显微探针，Dental-Cadre和ELES器械，DenMat Lompoc，CA），它们足够长可以探及根尖1/3处形成的台阶。以上两种器械都是不锈钢材质。显微探针可用于探查原始根管并捻入台阶下方的狭窄根管内，而ELES器械尖端包被细的金刚石颗粒，可用于锉掉台阶。两者依次使用可以减小或消除台阶。显微探针尖端表面光滑，可以预弯便于绕过台阶进入根管原始通路（图19-14），而ELES器械尖端的金刚砂涂层用于扩大原始通路（图19-15）。显微探针尖端为直径0.1mm的双锥度，最尖段1mm是0.08锥度，紧邻的10mm段是0.06锥度，这使得器械在提拉运动时比0.02锥度的K锉更加稳定，而ELES器械尖端直径为0.2mm，锥度为0.06。显微探针的最大直径为0.78mm，既可提供稳定性，又能保证预弯后在DOM下不阻挡视野。另外，ELES器械的最大直径为0.68mm，即使在通过弯曲段时也能提供良好的弹性和保证视野清晰。一旦首先使用显微探针成功绕过台阶，便可使用ELES器械扩大并找回根管原始通路（图19-16），随后再使用手用器械（如ProTaper S1和S2手用锉，Dentsply Tulsa Dental Specialties，Tulsa，OK）减小台

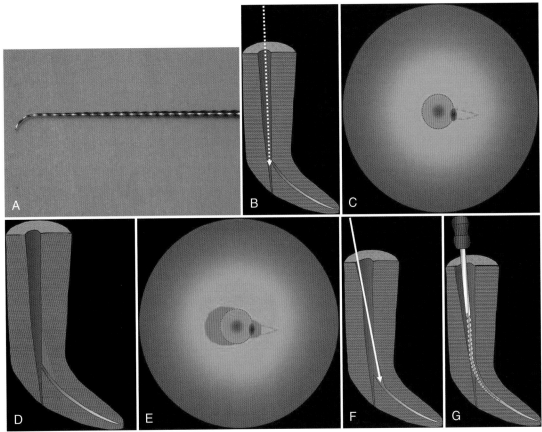

图19-13 **A**，台阶消除器械（显微探针），用于探查根管内障碍并深入台阶下方的狭窄根管。**B**，在根管直线方向上形成台阶并伴有穿孔。**C**，显微镜视野显示中心为台阶形成的假根管，右侧为通向原始根管的狭窄通路。**D**，根管口以及通向原始根管的通路需要向反弯曲方向开敞（红色部分）。**E**，显微镜视野显示红色部分为需要开敞的部位，以便进入原始根管。**F**，开敞完毕后所形成的通路，便于器械进入原始根管。**G**，旁路通过锉以小幅提拉手法建立进入原始根管的准确通路，作为最终的根管通路。

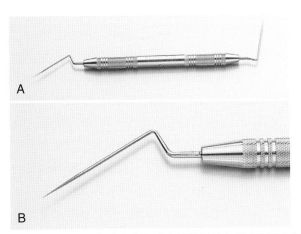

图19-14 **A**、**B**，台阶消除器械（显微探针）探查和进入根管。

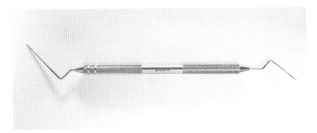

图19-15 带有金刚砂涂层的台阶消除器械（ELES），以绕过/消除/减小台阶并扩大原始根管的入口。

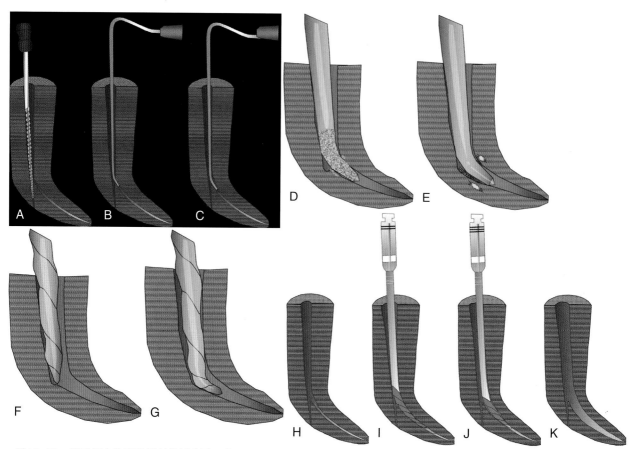

图19-16 用手用台阶消除器械绕过台阶示意图。A，在根管弯曲段以直线方向进入会产生台阶。B，用显微探针探查并以小幅提拉手法开敞原始根管通路。C，用ELES器械扩宽原始通路。D，使用ELES器械上下提拉以减小台阶。E，此处也可以用预弯的直超声工作尖替代ELES来减小台阶。F，将尖端双锥度的锉插入根管中以消除/减小台阶并探查原始根管通路。双锥度尖端的主锥尖段没有切削功能，当遇到根管壁上的弯曲段或不规则表面时，它会沿着弯曲滑动并越过不规则表面。G，双锥度尖端的副锥尖段去除转角处的牙体组织，并形成顺滑表面以引导尖端部分进入到原始通路中。H，在成功绕过台阶后，扩大台阶冠方的原始根管口以便插入根管锉。I，使用预弯的器械如ProTaper S1手用锉，把#15/0.04 Vortex Blue机用旋转锉用作手用锉，扩宽台阶下方原始根管通路并最终实现根尖段通畅。J，原始根管可以依次使用更大锥度的镍钛锉进行预备。K，术后根管显示台阶已经完全消除。

阶并完成根管成形。#15/0.04和#15/0.06的Vortex Blue旋转镍钛锉（Dentsply Tulsa Dental Specialties）也可被轻松预弯，在显微手用器械初步扩大原始通路后，以手用锉的方式进行小幅度提拉动作以减小台阶。

使用超声工作尖

直径较小的超声工作尖对视野阻挡减小，并可在绕过或去除台阶时，减小需要牺牲牙本质的量[167]。细的超声工作尖唯一缺点是使用期间更易折断[298]。因此，使用细的超声工作尖时，功率设置应尽可能低，点状磨除以防止折断和产热。

当在DOM下操作时，较长的超声工作尖也有助于绕过或减小根尖1/3处的台阶。位于台阶稍冠方的原始根管壁应开敞。如果在DOM下可以直视台阶，那么优先选择超声器械，而非手用器械（图19-17）。首先，选择尺寸合适的细头超声工作尖（如超声直尖，DentalCadre，Seattle，WA），沿根管原始方向预弯。然后，只需要将其置于通向根尖的原始根管的入口内，开启超声，几秒内就会自动扩大原始通路的入口。超声工作尖对牙本质的切割效率快于手用器械，更易扩宽原始根管通路的入口，利于后续根管锉进入原始根管通路完成根管预备。由于超声切削能力很强，操作过程中，超声功率应设置到最低，以避免失去控制导致台阶被过度扩大[243]。一旦根管原始通路的入口被扩宽，足以插入根管锉，就需要使用通畅锉建立根管通路，并去除根管壁上由超声工作尖产生的凹

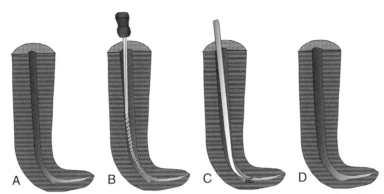

图19-17 用超声器械消除不可见台阶。A，在根管弯曲段形成台阶。用CBCT定位台阶和原始根管通路。B，用镍钛旋转锉以提刷运动方式向反弯曲方向开敞根管冠部到台阶的通路。用预弯的#10K锉或预弯的显微探针探查到根管末端的原始通路，并将其插入根管中拍摄X线片，确定其是否已经越过台阶进入原始根管中。C，以预弯手用器械相同的方式预弯直的超声工作尖并将其放置在根管中以消除/减小台阶。红色部分需要被消除以便器械能够进入原始通路中。D，术后根管显示台阶明显减小。

凸结构，然后使用旋转镍钛锉或手用锉完成根管预备（图19-18和图19-19）。

使用旋转器械

把PathFiles旋转锉预弯，也有利于绕过台阶。首先，将#13PathFile尖端2~3mm预弯成30°~45°，转速100r/min或以下，缓慢放入根管内向根尖推进。如果遇到台阶或根尖急弯，将器械后退约1mm并立即重新插入。这样在重新插入时，预弯的锉尖会以不同的方向深入根管。可能需要一次或两次以上的回退和重新插入操作，才能找回原始根管通路。此后，顺序使用#16和#19PathFiles，完成原始通路的初步预备、减小台阶。最后，使用旋转镍钛锉常规根管预备。

去除或绕过台阶的潜在并发症

在去除或绕过台阶时，可能会发生包括根折、根管壁穿孔、台阶加重和器械断离等并发症。由于台阶易于在根管弯曲段形成，试图绕过或去除台阶常常牺牲更多牙本质，最终破坏牙齿的完整性并增加穿孔或根折的风险。在去除台阶过程中，应注意不要去除过多的牙体组织，同时不要对器械施加过大压力。如果用前述的任何技术都无法绕过台阶，并且根尖周病变的症状和体征持续存在，那么就只能选择如根尖手术或意向性再植术等手术治疗[131]。

预防台阶形成

被动步退技术和平衡力技术是两种可以有效预防台阶形成的根管预备技术[131,299]。此外，研究认为步退技术的一大优点是可以最大限度地减少如偏移或台阶形成等操作失误[298]。每支锉必须按照顺序依次使用，充分环锉以去除根管壁凹凸不平的区域，随后再换大一号锉。有效的环锉，尤其是使用H锉时，可形成根管壁光滑的、向冠部开敞的根管预备形态，有助于预防台阶形成[105,299]。器械预弯以及不强行将锉插入根管内，是预防台阶形成的最重要因素之一[131]。

使用尖端无切割能力的镍钛锉和镍钛器械有助于保持原始根管弯曲[131]。这些器械的使用理念是圆形的尖端不会切割根管壁，而是顺着根管壁滑入[130-131]。除尖端的设计外，器械的弹性对于其始终在根管内居中也至关重要，在这方面镍钛器械优于不锈钢器械[121,128,196]。与不锈钢器械相比，镍钛器械更少发生根管偏移，可以保留更多牙本质，并且减少弯曲根管拉开或带状穿孔的风险[69,95,201]。

预后

根管中的台阶与根管内阻塞类似，会阻碍到达根尖止点的根管清理和成形。存在无法绕过的台阶与根管内留置断离器械的预后相似。如果台阶可以绕过或去除，而且台阶下方的根管可以完成清理，且未发生根管壁的过度扩大或穿孔，那么预后应该不会显著降低[290-291]。台阶下方根尖段根管中遗留的碎屑和细菌量会严重影响预后。

穿孔（非手术性的）

本书其他章节中已经深入讨论非手术性的穿孔这一主题，包括龋病、开髓车针以及桩道预备钻引起的，以及发生在根分叉处和根管内的。为便于参考，

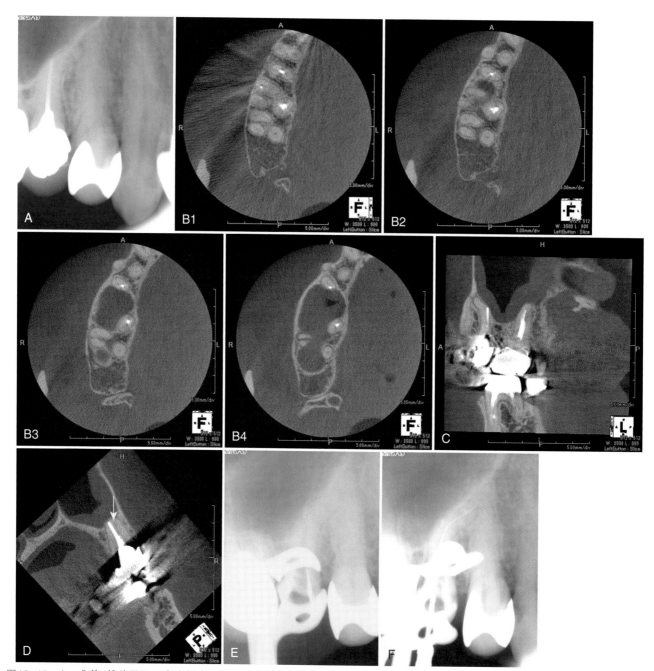

图19-18　A，术前X线片显示15存在根尖周病变。注意根充影像呈直线方向偏离根尖孔。B1～B4，从冠1/3到中1/3的一系列CBCT横断面视图显示出原始根管通路向近中颊侧弯曲，根充物偏离原始根管。C，CBCT矢状面清楚地显示根充物与原始根管的关系。D，CBCT冠状面同样显示伴行于原始根管的根充物（黄色箭头）。E，X线片显示台阶冠方的根充物已被取出。用超声工作尖扩大通往根尖孔的原始通路。F，X线片显示#10K锉重新进入台阶下方的原始根管。

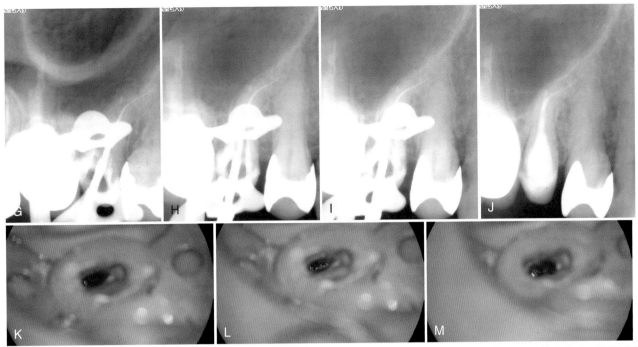

图19-18（续） G，X线片显示，以手用锉上下提拉的方式使用TF Adaptive SM1旋转锉开敞原始根管。H，X线片显示，随后以手用锉方式使用TF Adaptive SM2旋转锉将根管预备至更大锥度。I，X线片显示，以手用锉方式使用#20/0.06 Vortex Blue旋转锉最终完成原始根管的预备。J，术后X线片显示原始根管充填。K，放大图显示台阶根管中根充物旁就是原始根管的入口。注意原始根管和台阶的位置与CBCT B3横断面视图上显示的完全一致。L，放大图显示原始根管已被预弯的直超声工作尖开敞。M，放大图显示原始根管已经用镍钛器械完全成形至根管末端。

现将相关的主题和章节总结如下：

◆ 第8章：非手术根管再治疗。通过临床照片和X线片展示非手术方法修补根分叉和根管中上段穿孔的临床实例，同时介绍最新的材料和技术。列出合适的参考文献、所展示修补方法的适应证和禁忌证，以及治疗方案。

◆ 第5章：牙齿解剖和髓腔进入。穿孔和修补的示意图。

◆ 第29章：牙髓治疗病历记录和法律责任。法律相关问题和医生责任。

◆ 第26章：年龄和系统健康状况对牙髓治疗的影响。钙化根管尝试根管治疗导致穿孔的X线片。

根充材料超出根尖

根充材料超出根尖孔，可发生在根管充填时，也可发生在去除根充物时。超出根尖的物质，如根充材料、坏死牙髓组织、细菌、根管封药和根管冲洗液等，与治疗后炎症和诊间急症以及根尖周病变不愈合有关[186,254,261,289]。体内组织学研究显示，根充材料位于根尖狭窄部以内时，组织学预后最佳。当牙胶被推入根尖周组织时，可能会发生严重的炎症反应[232]。不过，其他材料如ProRoot MTA（Dentsply Tulsa Dental Specialties）具有更好的生物相容性[1,98,144]，如果超出根外，可能也不会产生很严重的根尖周炎症[75,267]。

研究显示几乎所有的根管预备技术都会导致碎屑（包括根充材料）被推出根尖孔[8,122,283]。此外，对难治性根尖周炎患牙中获取的牙胶和Resilon充填材料分析显示，其中存在细菌生物膜和粪肠球菌[102,187,196,255]。另一项研究强调以牙胶为中心形成粪肠球菌生物膜的可能性，以及唾液和血清等组织液在生物膜形成中的作用[90]。无论是否存在根管封闭剂，粪肠球菌都能牢固地黏附在牙胶上，当与根尖周组织中的血清接触时，会更有效地形成生物膜。细菌生物膜被认为是慢性和复发性牙髓感染的主要原因[292]，因此确保牙胶位于根管系统内，对预防潜在的根尖周炎至关重要。

控制不当的充填可以导致超填的根充材料进入上颌窦[67]或下牙槽神经（inferior alveolar nerve，IAN）区

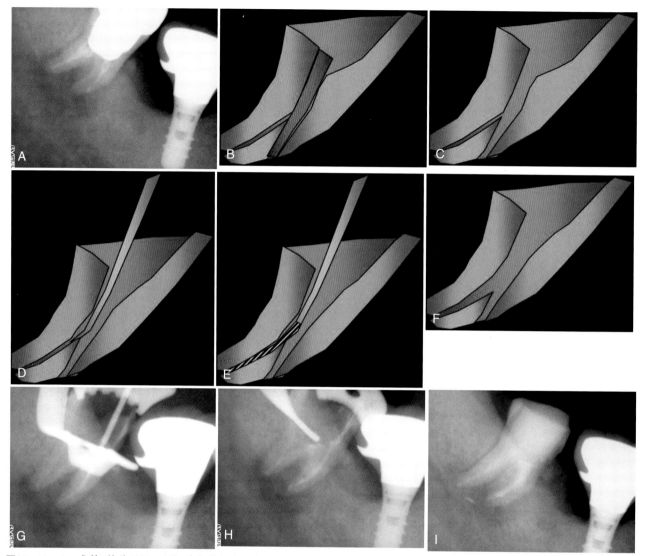

图19-19　A，术前X线片显示47近远中根的根尖周病变。注意近中根的根充物偏离牙根中央。B，示意图显示近中台阶根管内的牙胶充填材料。C，采用化学机械法从近中根中取出根管充填材料。D，用显微探针和预弯的FRK-S超声工作尖探查并扩大到根尖孔的原始通路。E，依次用#10、#15K锉锉通畅台阶下方的原始根管。F，示意图显示原始根管已成形至根尖孔。G，术中X线片显示用ProTaper S1锉进行原始根管的根管预备。H，术后X线片显示近远中根管充满MTA。I，术后3个月X线片显示根尖周病变愈合。

域[214]。超填的根充材料进入这些敏感区域后，可能会引起严重的并发症，如上颌窦炎、曲霉菌感染、感觉异常、感觉迟钝以及类似的神经并发症[176]。

　　牙髓相关的感觉异常可能由机械或化学原因导致根管治疗材料进入主要神经（如IAN或其分支附近）而引起[3]。这些材料包括冲洗液、封闭剂和含多聚甲醛的糊剂[297]。因为神经轴突存在化学退变的可能性，含多聚甲醛的糊剂不推荐用于根管充填[183,217]。根管封药的最佳pH应尽可能接近体液pH（约7.35）。当与过高或过低pH的材料直接接触时，组织细胞可能会坏

死。临床医生还必须考虑一些常规使用的根管治疗材料和相关牙科材料的pH。据报道，根管封闭剂的碱性pH可以中和破骨细胞产生的乳酸并预防牙齿的矿化成分溶解；因此，根管封闭剂，尤其是硅酸钙基水门汀或封闭剂可通过激活碱性磷酸酶促进硬组织形成[276]。常用的根管封药如下[39,87,226,260]：

◆ 甲醛甲酚：pH 12.45 ± 0.02。

◆ 次氯酸钠：pH 11 ~ 12。

◆ 氢氧化钙（Calyxl）：pH 10 ~ 14。

◆ ProRoot MTA：3小时到28天内pH 11.7 ~ 7.12。

- Endosequence BC Sealer：3～240小时内 pH 10.31～11.16。
- MTA Fillapex：3～168小时内 pH 9.68～7.76。
- AH plus：3～240小时内 pH 7.81～7.17。
- 抗生素-皮质类固醇糊剂（Ledermix）：pH 8.13± 0.01。
- 丁香酚：pH 4.34±0.05。
- 碘仿糊剂：pH 2.90±0.02。

这些材料引起的神经损伤可能是永久性的，会造成神经性疼痛（如感觉异常）或麻木。

超填材料进入上颌窦造成的局部压迫会继发眼眶疼痛和头痛[311]。由氧化锌丁香酚基充填材料超填入上颌窦引起的窦腔感染，通常与曲霉菌的生长相关[18,19,93,151,236]（图19-20）。尽管副鼻窦曲霉病在非免疫功能低下患者中较为罕见，这被认为是机会性感染[143]。许多研究表明，上颌窦曲霉病一般是由含氧化锌和甲醛的根充材料超填引起[18-19,151,163,274]。除上颌窦感染外，如牙胶等根充材料超填进入上颌窦，也可能引起机械刺激[149]。当发生感觉异常时，一般认为更多源于受累神经的机械或热损伤[217]。此外，虽然这些材料没有毒性[270]，但它们会引起额外的异物反应。机械刺激引起的炎症很可能会持续到超填材料被取出，如果是继发于机械、热或化学损伤等则可能会永久性存在[114]。据报道，当进行下颌前磨牙根管充填时，IAN损伤发生率高达1%[148]。这种超填会产生不必要的机械或化学刺激，从而阻碍根尖周组织的修复，降低成功预后的可能性。患者也可能经历尖锐的、局部的治疗后疼痛，有可能缓解，也可能无法缓解。当下牙槽神经受伤时，疼痛不仅局限在最邻近根尖周的区域，还可能会放射或牵涉到周边或远隔的结构[195]。

一项随访10年的研究报道，牙髓治疗的总体成功率为91%，当根充物距离根尖0～2mm时，预后最

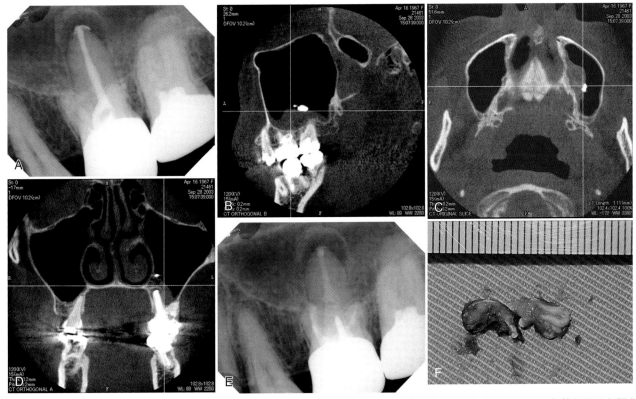

图19-20　上颌窦曲霉菌病。A，术前X线片显示与腭根相关的病变，在此处根充材料超填至上颌窦内。B，CBCT矢状面显示上颌窦底黏膜炎与牙胶充填材料的关系。C，CBCT横断面显示上颌窦近中壁黏膜炎与超填材料的关系。D，CBCT冠状面显示腭根和超填根充材料的关系。E，术后X线片显示26再治疗后近颊根、远颊根和腭根恰填，没有充填材料超填。F，在从上颌窦取出的充填材料上发现曲霉菌。

佳[262]。因此，必须尽可能避免根充材料超填，以获得最佳治疗效果。

充填材料超出根尖孔的原因

充填材料超填曾被认为是根管失败的原因，但是据报道其仅占3%[266]，更主要的原因应该是来自冠方渗漏。但是，一些研究发现，根充材料超填的病例中，治疗失败率和根尖周病变不愈合的概率更高[23,34,209]。根充材料的超填主要是因为缺乏对材料的控制[36,106]。根充材料向根尖周组织超填的程度取决于根管预备和根管充填技术[233]，包括根管超预备和根管工作长度测量不准确。在充填根尖孔开放且直径宽大的根管时要格外小心，这类根管常见于伴有根尖炎症性吸收的病例。热垂直加压充填技术能产生与根管形态具有良好适应性的均质充填[249,309]，但是可能会导致牙胶超填到根尖周组织[36]。与热垂直加压技术相比，载核热牙胶充填技术会导致更多牙胶超填出根尖[158]。另一个可能的影响因素是根管成形的器械类型。同样是使用载核热牙胶充填技术，使用Profile GT系统成形的根管比Profile 0.06锥度器械成形的根管更易引起牙胶超填。Profile GT系统形成的是冠部相对平行而根尖有一定锥度的根管预备形态，而Profile 0.06锥度器械形成的是从根管口到根尖锥度均一的根管预备形态[233]。因此，如果根管预备形态的锥度越连续，那么可能根充材料超填出根尖孔的情况越少。

当进行牙髓再治疗时，存在于根充材料中的刺激物可能被推入根尖周组织中[8,122,283]。与某些旋转运动相比，根管预备中上下提拉的手法可能会产生更多碎屑[6,32,76,142,178,222]。

充填材料超出根尖孔的处理
非手术处理超填的充填材料

从根管内取出牙胶充填材料的方法包括使用携热器械、超声器械、溶剂以及机用旋转或手用根管锉。机械方法取充填材料比手用方法更快，但不一定更有效[142,282]。如果尝试取出根尖孔以外的超填材料，携热器械可能会损伤根尖周组织。从根管系统中完全去除牙胶非常困难[108,282]。使用H锉和溶剂（如氯仿）[46,132]可以轻松取出未压实的牙胶充填物，但是根充物中超填的部分通常会留在根尖周组织内[46]（图19-21）。如果取出牙胶相对容易，说明先前的牙髓治疗是失败的，可能与根充不严密或者根管成形不佳相关，最

终会导致根尖超填和根尖封闭失败。相对而言，根充严密但根尖超填的根管并未表现出更显著的失败率[13,132]。此外，MTA根充材料超填至根尖周组织似乎不会影响根尖周病变愈合，这是由于与牙胶充填材料相比，硅酸钙基水门汀具有良好的生物相容性和抗菌性能[171,281]（图19-22）。

当牙胶超填到根尖周区域时，通常可以使用一支新的#15或#20的H锉，插入到根尖部分的充填物内，可超出根尖狭窄部0.5～1mm，顺时针方向轻柔旋转尝试去除牙胶。然后缓慢稳定地抽出锉，不要施加旋转，从而嵌入并取出超填材料[180]。这种技术常常能奏效，但必须注意使用锉时，不要对器械用力施压，否则可能会导致牙胶被进一步推出或者锉发生断离。根尖部分的牙胶不应使用加热或溶剂软化，因为这会降低H锉嵌入牙胶的可能性，阻碍其取出[273]。此外，在锉超出根尖狭窄部时，应该格外小心，不要使其进入下牙槽神经管区域，这可能对相关神经造成不可逆损伤。

使用专门设计的用于去除牙胶的旋转镍钛锉似乎更有效[124,265]，如ProTaper Universal再治疗锉（Dentsply Tulsa Dental Specialties）、Mtwo R旋转锉（VDW，Munich，Germany）、R-Endo再治疗锉（Micromega，Besancon，France）和手用器械如Micro-debriders（Dentsply Maillefer，Ballaigues，Switzerland）、EGPR-L/R/U/D（G. Hartzell & Son，Concord，CA）以及牙胶去除器械（DentalCadre）。自适应锉（self-adjusting file，SAF）（ReDent-Nova，Ra'anana，Israel）也可有效去除充填材料，尤其是去除常规再治疗后剩余的牙胶。与旋转器械相比，其形状可变和刮削运动的作用方式，可以接触更多根管壁，从而更有效地效清洁根管[181]。文献表明，尽管所有技术都会导致部分根尖碎屑推出[124,265]，但与使用H锉和氯仿的传统技术相比，在根管再治疗时使用旋转再治疗锉可以有效减少推出根尖孔碎屑的量[124]。据报道，ProTaper Universal再治疗锉可以使牙胶从器械螺旋周围以大团的形式被取出，而H锉通常只能取出少量牙胶[124]。因此，两种方式结合使用，先用旋转器械初步快速取出牙胶，再用手用器械完成根管根尖部1/3精细清理，是根管再治疗期间清洁根管壁的更好方案[24,129]。

在一些高难度再治疗病例中，根管充填材料残留在根尖周组织中难以取出，此时使用溶剂（如氯仿）有助于溶解残留的牙胶。另外，氯仿被报道还能降低

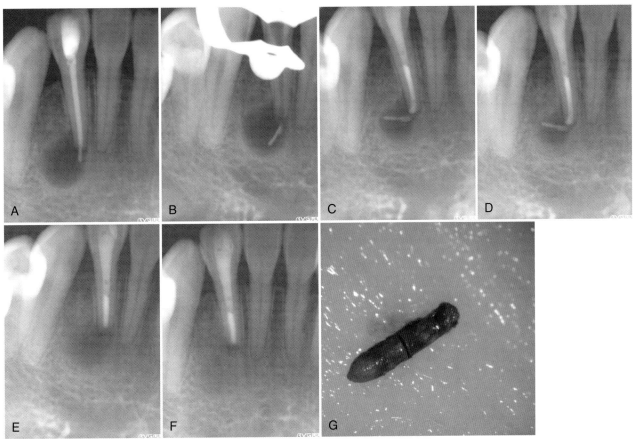

图19-21　根充材料超填到根尖孔外。A，术前X线片显示根充材料超填，伴有根尖周大范围病变。B，用机械方式取出根管内的充填材料，但其超填部分仍留在根尖周组织中。C，MTA充填根管，超填材料仍留在病变部位。D，术后6个月的X线片显示病变范围缩小，但超填部分周围的病损范围在接下来的6个月内无变化，提示超填牙胶尖是感染源。此时，通过外科手术将超填材料从病变部位取出。E，术后3个月随访X线片显示病变愈合中。F，术后12个月随访X线片显示根尖周病变进一步愈合。G，从病损中取出的牙胶尖。

根管内粪肠球菌的量[62,182]。但在取出牙胶的早期阶段使用氯仿，会导致更多充填材料残留在根管中，其中一些可能会被进一步推出根尖孔外[124,172]。虽然氯仿具有潜在致癌性，但如果谨慎使用，它仍是一种安全有效的牙髓治疗用溶剂[44,177]。

　　与旋转器械不同，EGPR-L/R/U/D手用器械和牙胶去除器械的长度为30mm，不仅可以清除根管内根尖1/3处的根充材料，还可以穿过根尖孔清除根尖周组织的根充材料。Micro-debriders需要与牙科手术显微镜配合使用。这种器械与H锉切割刃结构相同，0.02的标准锥度，16mm的切割刃长度，而20mm和30mm两种尺寸，其长度可能无法作用于根尖孔以外的牙胶。EGPR器械尖端一侧有一个微小的突起，用于刮削和嵌合根管壁上留下的牙胶。其尖端总直径为0.3mm，突起长度为0.1mm。这种手用器械可以像刮刀一样清

理根管壁。使用时，首先用小直径超声工作尖在根管壁和根充材料之间打一个小孔，随后将器械插入根管中，尖端突起背离牙胶。当器械尖端到达小孔底部时，将突起回转朝向牙胶并施压，使牙胶可以钩在上面。这样牙胶就可以从根管壁上被大片刮掉（图19-23A～C）。

　　牙胶去除器械有一个微小的锥形鱼叉样尖端，尖锐且足够小可以穿透大团牙胶并在退出过程中将其钩在边缘上。该器械的尖端部分锥度0.40，尖端最小直径0.1mm，最大直径0.3mm，尖端连接柄直径为0.2mm。0.3mm和0.2mm之间的0.1mm距离形成环形小突起，可以钩住大团牙胶。将尖端楔入牙胶和根管壁之间即可使牙胶充填物从根管壁分离。也可将环形突起边缘压在牙胶充填物上钩住，然后将大块牙胶从根管壁上去除。

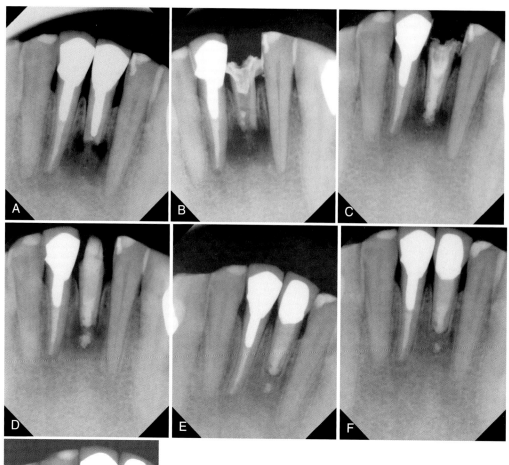

图19-22　A，术前X线片显示左下切牙根尖周大范围病变。B，术中X线片显示铸造桩和根管充填材料已经用机械方式取出。第一次就诊时使用氢氧化钙进行根管内消毒。C，第二次就诊的术后X线片显示根管已被MTA封闭，并且超填至根尖周组织中。D，术后6个月X线片显示病损范围明显缩小。E，术后1年的X线片显示根尖周愈合良好，超填的MTA材料残留在根尖周组织中。F，术后3年X线片显示根尖周完全愈合，超填MTA的范围缩小。G，术后12年X线片显示健康的根尖周组织，超充的MTA完全被吸收。

推荐使用小直径超声工作尖在牙胶充填物中心打一个小孔，以便将手用牙胶去除器械放入孔中取出充填物。如果牙胶充填物与根管壁未紧密贴合，且根尖孔直径宽大，则应先用手用器械或超声工作尖在根管壁和牙胶充填物之间制备一个插入器械的空隙，以避免将根充物推出根尖孔。在尝试机械性去除后，如果在弯曲根管内弯部或根尖1/3处仍留有少量牙胶，可以使根管内充满氯仿并用牙胶去除器械在根管内以小幅度提拉的方式搅拌；如果根充物超填到根尖孔以外，甚至可以在根管外操作以主动溶解残留的根充物。

根充材料超填导致组织损伤的处理

当根充材料超填到根尖周组织时，可能会发生组织损伤。多数情况可通过非手术方法进行处理，如镇痛药、冷敷、皮质类固醇和抗生素[72]。地塞米松是一种已被广泛用于牙科的皮质类固醇，可以减少异物引起的根尖周炎症[183]，且副作用很小[52]。如果组织损伤扩展到IAN或上颌窦，可能需要采用其他方法处理。

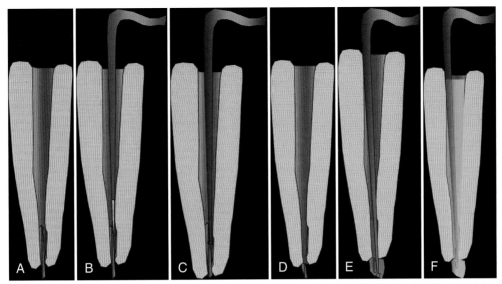

图19-23 示意图显示牙胶充填材料超填到根尖孔外的取出方式。A，固体牙胶充填材料超填到根尖孔外。B，在根管壁和牙胶之间用细超声工作尖（如FRK-S超声工作尖）创造一个小空隙。C，将牙胶手用取出器械（如GPR和EGPR）插入根管，器械表面的微小突起压在牙胶充填物上将其拉出。D，超填的牙胶与根管内的冠方牙胶断离。E，根管内充满氯仿，用牙胶手用取出器械在根管内搅动用以溶解超填部分。F，手用器械以上下提拉方式稀释和溶解牙胶材料。

上颌窦穿孔

　　上颌前磨牙和磨牙距上颌窦很近，其根尖距上颌窦底的距离可小于2mm[61]。窦底的病理性破坏可诱发上颌窦穿通[253]，导致口腔上颌窦相通[80,165,239,302]，也被称为OAC（oroantral communication）。一般来说，窦腔暴露耐受性良好[133,208]，对愈合没有明显影响。一项研究[302]发现，在完全取出超填材料约5个月后，无论术中有无穿孔，患者的上颌窦黏膜愈合没有显著差异，黏膜均能够再生，并且布满纤毛[22]。但是，如果在根尖手术入路或根尖切除术等过程中引入异物，会引起上颌窦窦底黏膜增厚且伴有上颌窦炎的症状[65]。

　　传统X线片预测OAC能力有限，因为其在定位根尖、根尖周病变或病变界限等方面没有明显优势[197]。相比之下，CBCT检查可以为术区设计提供更多信息，可以准确测量骨厚度、术区到窦底的距离以及是否存在病变[28]。

　　根管充填材料超填引起的上颌窦并发症需视情况针对性处理。约10%的慢性上颌窦炎患者有曲霉菌感染[101,168]。有研究认为，根管治疗后根管封闭剂超填至上颌窦可能是引发患者曲霉病的主要原因[18-19]。手术方法取出超填的根充材料通常被认为最可靠，可以确保IAN或上颌窦并发症更充分地愈合[287]。

下牙槽神经（inferior alveolar nerve，IAN）损伤

　　在考虑治疗IAN损伤之前，必须首先确定病因。框19-2中列举出IAN损伤的常见原因[226]。当IAN附近的温度升高超过10℃时就有可能发生IAN损伤[68]。在下颌前磨牙根管治疗的患者中高达1%的会发生IAN损伤[68]。根管封闭剂的类型可能会影响IAN损伤症状[189]。如果患者在局部麻醉失效后出现神经病理性症状，应立即进行术后影像检查以观察是否有根充材料进入下牙槽

神经管。随后应在24～48小时内通过根尖手术、拔牙或外科清创术立即去除根充材料，这是最有效的、对IAN损伤最小的处理方法[59,153,214,226]。

IAN损伤的非手术性原因

三叉神经损伤是当代牙科手术治疗中最具挑战性的问题，具有重大的医学－法律影响[38]（见第29章）。可以通过近似的估计确定发病率，如果IAN损伤的发生率为5%，其中约1/3的患者会有神经性病变，包括神经性疼痛[228]。神经性疼痛的特征性症状与其他慢性疼痛状态明显不同，常有不同的感觉异常，包括麻刺感或蚁走感（蚂蚁在皮肤上爬行）、烧灼或射击样疼痛、电击样疼痛、痛觉过敏诱发的疼痛和机械性痛觉超敏。几乎所有患者都有感觉异常区域，患者最强烈的疼痛通常与感觉缺陷部位共存[227]。这是一个重要的诊断特征，因为感觉缺陷通常针对有害的或热的刺激，表明脊髓丘脑束的小直径传入纤维有损[244]。

下牙槽和舌神经损伤的高发生率与第三磨牙拔除有关[15,118-119]。局部麻醉是神经损伤的第二大常见原因，其确切机制尚不明确。可能是物理原因（注射针损伤、神经外/神经周出血）或化学原因（局部麻醉药）。研究表明某些高浓度的局部麻醉药（4%丙胺卡因和4%阿替卡因）与IAN神经病变有关[14,110,120,216]（见第4章）。

与牙髓治疗相关的IAN损伤病例占比相对较少（8%）[229]。其中下颌第二磨牙病例最常见，不过与下颌第一磨牙和前磨牙治疗相关病例也有报道[148]。在牙髓治疗期间引起IAN损伤的3个主要原因如下：

1. 化学原因：在根管预备（如冲洗液、根管封药）[2,91]或根管充填[238]中使用的材料有细胞毒性。
2. 机械原因：反复将器械超出根尖刺入IAN和周围组织[57]。
3. 热因素：不当/长时间加热[71]。

在根尖和下牙槽神经管之间的骨组织不一定能保护神经免受损伤。研究为这一疑问提供启发性的解释[288]（图19-24～图19-26）。研究人员测量新鲜尸体标本（下颌骨）的根尖、下牙槽神经和动脉之间真正的解剖学关系。他们得出如下结论：

◆ 下颌神经鞘周围没有任何致密的皮质骨层。在一些病例中可见稍致密的松质骨，但它孔隙密布，不能有效防止器械刺入[115]。

◆ 下牙槽神经管与第二磨牙根尖距离通常<1mm，与第

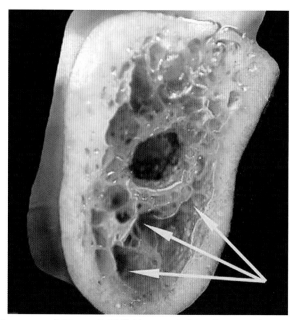

图19-24　磨牙区下颌骨横断面显示骨松质中空泡的存在（黄色箭头）。（摘自Tilotta-Yasukawa F, Millot S, El Haddioui A, et al: Labiomandibular paresthesia caused by endodontic treatment: an anatomic and clinical study, *Oral Surg Oral Med Oral Pathol Oral Radiol Endod* 102:e47, 2006）

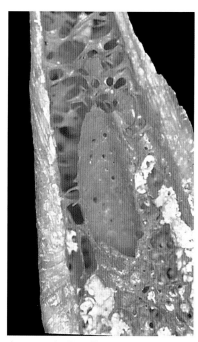

图19-25　磨牙区下颌骨纵截面显示神经血管束被海绵状松质骨包裹。注意多孔隙结构和蜂窝状骨小梁。（摘自Tilotta-Yasukawa F, Millot S, El Haddioui A, et al: Labiomandibular paresthesia caused by endodontic treatment: an anatomic and clinical study, *Oral Surg Oral Med Oral Pathol Oral Radiol Endod* 102:e47, 2006）

一磨牙根尖距离则变化较大（1～4mm）。这解释了为什么与这些患牙相关的感觉异常报道较多。

◆ 下颌动脉沿着IAN的上内侧走行至第一磨牙，然后交

叉到上方直至颏孔。这种血管破裂及伴随的出血对神经血管束产生的压力，可能会导致局部缺血而产生感觉异常[58]。

◆ 只有根尖直接接触下牙槽神经管时，超填物才会穿过神经。如果在根尖和神经血管束之间穿插有松质骨的存在，超填物通过骨小梁会停留在神经鞘周边。

◆ 低密度的骨小梁及大量孔隙的存在为超出的冲洗液和充填材料提供向IAN束扩散的途径。当患牙存在根尖吸收时，根尖孔经常被破坏扩大[310]。这两个因素可以共同解释为什么没有超填或未见靠近下颌神经的临床或影像学表征时也会出现感觉异常的症状。

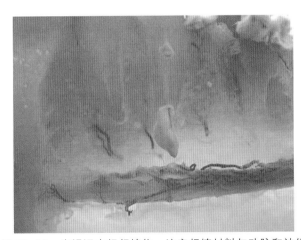

图19-26　直视远中根超填物。注意超填材料与动脉和神经束（蒂）的接近程度。（摘自Tilotta-Yasukawa F, Millot S, El Haddioui A, et al: Labiomandibular paresthesia caused by endodontic treatment: an anatomic and clinical study, *Oral Surg Oral Med Oral Pathol Oral Radiol Endod* 102:e47, 2006）

预防是成功治疗的关键。不管是对IAN的直接损伤还是对其营养血管的损害都将导致短暂性或永久性的感觉异常。在治疗前必须进行X线片检查获取根尖周图像；对高危病例，CBCT会更清楚显示根尖与神经管的毗邻情况，并且更精确（图19-27）。应竭尽全力确保机械预备和冲洗过程局限在根管内；超填造成的损伤可能源于化学性或机械性刺激[251]，并且毒性成分很容易通过神经束周围的骨小梁空隙扩散。当超填明显时，应在术后72小时内密切监测这种延迟性弥散和可能出现的感觉异常症状[214]。热牙胶垂直加压过程中加热不当也可能导致IAN损伤[26]。

损伤的持续时间、来源和程度与感觉异常的预后明显相关。刺激持续的时间越长，无论是机械还是化学刺激，神经纤维退行性变的数量越多，感觉异常成为永久性的可能性越大[244]。如果术后神经病变和X线片证实神经损伤是由于下牙槽神经管被明显挤压，则需要通过手术取出侵入的材料[214,226,228]。但是，即使尽力消除病因，由于相关的神经已经受到化学损伤，症状可能会持续存在。如果2个月后感觉改善不明显，无论干预手术期间是否进行修复，预后都会很差；此时应通过心理疏导和对慢性疼痛的全身用药来缓解患者的焦虑[229]。

IAN损伤的手术性原因

进行牙髓外科手术时应尽可能减小对神经的创伤，包括IAN、颏神经和颏孔。虽然颏孔最常位于第二前磨牙根尖位置[190,211-213]，但其位置可以在前后向[139,193]、冠根向[77]，及数量上有所变化。Pogrel[215]总

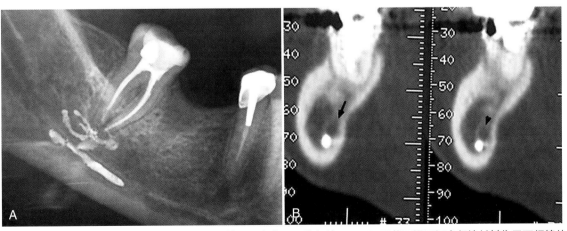

图19-27　A，曲面断层片显示在根尖周骨松质和下颌管周围存在明显的超填。B，CT冠状面视图证实超填材料位于下颌管外侧和下方（箭头）。患者的感觉并发症是暂时的。（摘自Tilotta-Yasukawa F, Millot S, El Haddioui A, et al: Labiomandibular paresthesia caused by endodontic treatment: an anatomic and clinical study, *Oral Surg Oral Med Oral Pathol Oral Radiol Endod* 102:e47, 2006）

结认为，损伤的严重程度与造成损伤的过程正相关，这些过程包括手术刀片损伤/切断、挤压和牵拉损伤。这些与切开翻瓣、不正确的牵拉位置/方式及术后水肿有关。

如果损伤后断端依然紧邻，不论是自然愈合还是手术修补，增生的轴突如果发现有神经管可容其生长，通常会试图连接断端的间隙，随后逐渐恢复功能。但是，如果间隙超过一定长度，近心端可能会发展成神经瘤。神经瘤由致密纤维组织组成，其间混有神经束，且无髓鞘纤维不成比例地增生。如果一开始在3个月内开始治疗，通常需要切除神经瘤并通过无张力吻合或神经移植进行修复。

术前通过X线片和CBCT进行仔细评估，可以获得计划手术区域的范围、位置、与附近三叉神经的空间关系等重要信息[27]。IAN在离开下颌管之前，常在前磨牙根尖区向前形成神经袢，随后向上后走行[100]。如果在与该解剖变异相关的区域中进行根尖手术，那么强烈建议术前行CBCT检查。对可能覆盖在颏孔区域的组织，控制翻瓣范围能降低切断神经的发生率。小心进行翻瓣操作，可发现部分组织在其基部形成"漏斗"样形态（图19-28），提示神经束将从此处穿出[194]。一旦发现组织形成这种形态，可以用龙胆紫或亚甲蓝染料进行点标记。通过这种方式的突出标记，提醒外科医生避免使用牵拉器意外触碰此区域。此处组织应该尽量减少剥离，且龈瓣下方组织应充分保持湿润。

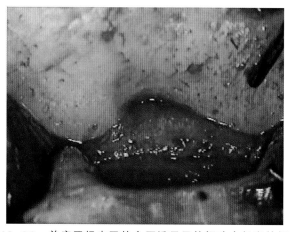

图19-28 前磨牙根尖区的全厚瓣显示从颏孔走行出的颏神经；注意组织是如何以"漏斗"样从翻瓣处聚拢至颏孔。（摘自Tilotta-Yasukawa F, Millot S, El Haddioui A, et al: Labiomandibular paresthesia caused by endodontic treatment: an anatomic and clinical study, *Oral Surg Oral Med Oral Pathol Oral Radiol Endod* 102:e47, 2006 ）

在长时间外科手术、意外牵拉或术后严重水肿发生时，可能会出现暂时性感觉异常。应适当地安排复诊和再评估，进行神经感觉测试和定位感觉缺陷区域的轮廓。在最初的4周内恢复知觉表明仅是神经失用症且预示着预后良好。

预后

虽然由可吸收或惰性材料引起的IAN损伤预后良好，但是如果将其留在原处不加处理，这些材料会随着时间的推移而溶解，无论是化学性的还是pH引起的材料毒性都可能造成永久性损伤[195]。此外，材料对IAN的压力可能是由血肿或炎症引起的，这也可能导致暂时或永久性IAN损伤[72,195]。

IAN损伤的预后取决于神经直接损伤的严重程度，刺激物的毒性、吸收的数量和速度，以及刺激物的去除速度[195,198,214]。由于感觉异常既可能是机械原因也可能是化学原因引起的，如果神经纤维已经因为化学刺激而退行性变，仅仅取出多余的材料可能不够。一般情况下，因神经短暂刺激引起的感觉异常，如轻微超预备或因感染或轻微炎症引起的肿胀，通常会在几天内缓解。如果6个月内未观察到愈合迹象，尽管此后也可能恢复正常的感觉功能，但一般认为愈合的可能性很低[94,288]。因牙髓治疗或局部麻醉下引起的神经损伤应在48小时内进行会诊和处理[81]。

影像学检查，尤其是CBCT，通常在观察与硬组织相关的组织损伤程度方面很有用（如病变的大小和位置，或超填材料与下颌管或上颌窦的相对位置）[26,85,94]。

神经损伤并发症的预防

如何预防根管治疗期间的并发症应重点关注，因为一旦发生永久性神经损伤，患者可能无法恢复正常感觉[307]。应重点关注根尖到下颌管之间的距离。对于下颌第一磨牙而言，这个距离为1～4mm，对于下颌第二和第三磨牙，距离可以小于1mm[288]。对于下颌前磨牙，应重点关注其与颏孔的距离[192]。此外，一项CBCT研究表明，上颌第二磨牙的近中颊根尖通常非常接近上颌窦底[199]（图19-29）。

面颈部皮下气肿

皮下气肿被定义为因空气或其他气体渗透入皮肤和黏膜下层下方所导致的软组织肿胀。一种称为面颈部皮下气肿（cervicofacial subcutaneous emphysema，CFSE）的特殊类型相对罕见，可能仅限于创伤性、医源性或自发性事件。

Turnbull于1900年报道第一例CFSE[293]。其中详细描述一位音乐家在拔除下颌第一磨牙后因立即演奏军号所引发的CFSE，且在停止演奏乐器几天后肿胀消退。事实上，多数早期报道的CFSE都在拔牙后发生，并且是由各种增加口腔内压力的行为所引

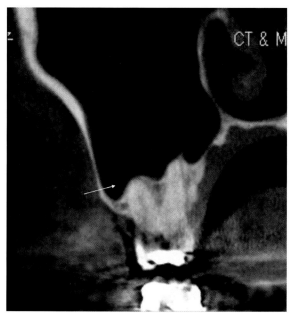

图19-29　CBCT冠状面视图显示上颌第二磨牙的近颊根根尖极其接近窦底。

起[259]。随着气动手机的引入，发生CFSE的风险有所增加[11,54,314]。尽管牙齿拔除术，尤其是下颌第三磨牙，仍是CFSE最常报道的原因[41,54,123,237,312,314]，但CFSE也可能由修复治疗[40,86,136,275,295]、牙周手术[81,264]、冠桥治疗[97,318]和根管治疗[25,127,138,207,278,295,308]等引起。

在手术过程中，71%的CFSE病例与压缩空气通过气枪、高速手机或两者共同作用而进入组织相关[117]。最近的一项研究[12]回顾47例有计算机断层扫描（computed tomography，CT）记录的CFSE病例，发现其中66%的患者是由高速手机单独引起。其他可能将空气引入面部间隙的方法还包括：

◆ 在龈袋中使用牙科激光（Er:YAG）：压缩空气可用于冷却工作尖，但也有足够的压力使龈沟剥离[4]。

◆ 超出根管的过氧化氢：最常见的情况是冲洗液通过根管壁的穿孔[25]或超预备的根尖孔[138]引入组织。

◆ 缺少橡皮障隔离：磨牙再治疗时用高压气枪增加术区清晰度，空气可通过龈沟渗透[60,146]。

◆ 继发于Boerhaave综合征的气压伤：顽固性呕吐导致远心端食管自发性破裂，引起食管腔内压力升高[103]。

空气进入根管外间隙是由根尖孔直径[64]和冲洗器尖端位置[263]共同作用的结果。在不同的病例中，气肿有可能以类似的方式沿着面部扩散（图19-30和图19-31）。进入咽旁和咽后间隙的空气可导致软组织感染[73]、气管损伤[230]、视神经损伤[35]，甚至死亡[55,231]。但是，多数病例表现为柔软、呈肤色不红的肿胀，一

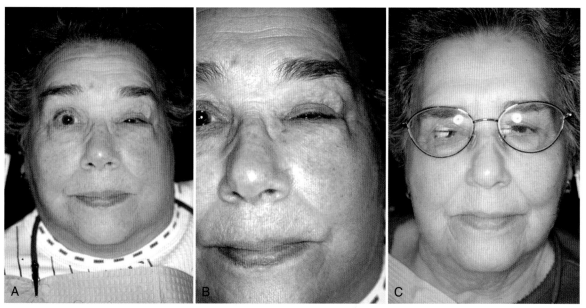

图19-30　A，橡皮障取下后的面部表现。B，局部特写显示左侧眶下区明显肿胀，伴有眼睑下垂和鼻唇沟消失。触诊时有明显的捻发音，但患者无痛感。C，根据治疗方案，予以抗生素治疗，2天后，气肿消退，组织颜色和质地也恢复正常。

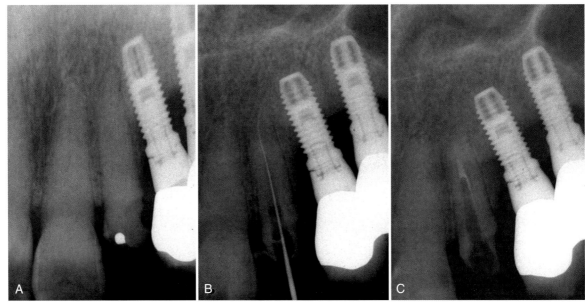

图19-31　A，22术前X线片[136]；髓室和根管冠1/2段可见营养不良性钙化。B，插入#10锉到预估的工作长度；锉实际上通过的是由超声预备造成的根尖区唇侧穿孔。用气枪反复干燥根管导致气体通过穿孔，引起类似于图19-30（A和B）中所示气肿。C，在根管充填前用MTA修补根管穿孔部位。气肿发生后患牙一直无症状。

般发生在牙科治疗期间或随后不久。此类面颈部肿胀通常伴有捻发音（触诊时感觉组织松脆），且在数小时的潜伏期之前可能无法察觉。当伴有更严重的纵隔气肿时，可表现为呼吸困难且伴有鸣音、胸部或背部疼痛，以及Hamman征（由空气或伴随心脏搏动的运动引起的冒泡声或嘎吱声）[109]。同时需注意继发性并发症的发生，如化脓性纵隔炎或坏死性筋膜炎，并采取适当措施来评估和处理（血培养，广谱抗生素静脉注射）[60]。鉴别诊断应包括过敏反应（在心脏/呼吸系统症状出现前，皮肤征象更明显）、血肿（液体快速积聚，没有早期变色和捻发音），以及血管神经性水肿（一个边界清晰的、局限的水肿区域，通常先有黏膜或皮肤的灼烧感）[81]。

治疗手段通常是经验性的，取决于CFSE的严重程度。因为渗入的空气不是无菌的，坏死碎屑或微生物也可能被压入周围组织，所以一般会预防性应用抗生

素[230]。据报道，通过非再吸入式面罩给予100%的氧气可以加速气肿的消退，因为氧气取代组织内空气后更容易被吸收[146]。更严重的症状需要住院静脉注射抗生素，并使用CT扫描密切监测CFSE的范围和消退情况，有效控制并发症[31]。除非出现严重并发症，通常症状恢复快速且平稳，一般4～7天恢复正常。在继续治疗之前，应对气肿病因重新检查评估，特别是存在穿孔时。

从牙髓治疗角度看，尽可能减少治疗位点压缩空气的输入，无论是来自高速手机还是气枪，是预防气肿的关键。使用橡皮障隔离，使用纸尖或强力吸引来干燥根管，并避免在手术过程中使用过氧化氢，也将降低在组织内部引入或潴留空气的风险。对于牙髓显微外科手术，使用后排气高速手机进行牙根切除术以及使用超声进行根尖预备都将减少根尖手术中CFSE产生的可能性[16]。

参考文献

[1] Abbasipour F, Rastgar A, Bakhtiar H, et al: The nociceptive and anti-nociceptive effects of white mineral trioxide aggregate, *Int Endod J* 42:794, 2009.

[2] Ahlgren FK, Johannessen AC, Hellem S: Displaced calcium hydroxide paste causing inferior alveolar nerve paraesthesia: report of a case, *Oral Surg Oral Med Oral Pathol Oral Radiol Endod* 96:734, 2003.

[3] Ahonen M, Tjaderhane L: Endodontic-related paresthesia: a case report and literature review, *J Endod* 37:1460, 2011.

[4] Mitsunaga S, Iwai T, Aoki N, et al: Cervicofacial subcutaneous and mediastinal emphysema caused by

air cooling spray of dental laser, *Oral Surg Oral Med Oral Pathol Oral Radiol* 115:e13, 2013.

[5] Alapati SB, Brantley WA, Svec TA, et al: SEM observations of nickel-titanium rotary endodontic instruments that fractured during clinical use, *J Endod* 31:40, 2005.

[6] Albrecht LJ, Baumgartner JC, Marshall JG: Evaluation of apical radicular debris removal using various sizes and tapers of ProFile GT files, *J Endod* 30:425, 2004.

[7] Al-Fouzan KS: Incidence of rotary ProFile instrument fracture and the potential for bypassing in vivo, *Int Endod J* 36:864, 2003.

[8] Al-Omari MA, Dummer PM: Canal blockage and debris extrusion with eight preparation techniques, *J Endod* 21:154, 1995.

[9] Alomairy KH: Evaluating two techniques on removal of fractured rotary nickel-titanium endodontic instruments from root canals: an in vitro study, *J Endod* 35:559, 2009.

[10] American Association of Endodontists: *Glossary of endodontic terms*, ed 7, Chicago, 2003, American Association of Endodontists.

[11] American Association of Oral and Maxillofacial Surgeons, Council on Dental Materials, Instruments and

Equipment: Air-driven handpieces and air emphysema, *J Am Dent Assoc* 123:108, 1992.

[12] Arai I, Aoki T, Yamazaki H, et al: Pneumomediastinum and subcutaneous emphysema after dental extraction detected incidentally by regular medical checkup: a case report, *Oral Surg Oral Med Oral Pathol Oral Radiol Endod* 107:e33, 2009.

[13] Augsburge RA, Peters DD: Radiographic evaluation of extruded obturation materials, *J Endod* 16:492, 1990.

[14] Bartling R, Freeman K, Kraut RA: The incidence of altered sensation of the mental nerve after mandibular implant placement, *J Oral Maxillofac Surg* 57:1408, 1999.

[15] Bataineh AB: Sensory nerve impairment following mandibular third molar surgery, *J Oral Maxillofac Surg* 59:1012; discussion 7, 2001.

[16] Battrum DE, Gutmann JL: Implications, prevention and management of subcutaneous emphysema during endodontic treatment, *Endod Dent Traumatol* 11:109, 1995.

[17] Baumgartner JC, Mader CL: A scanning electron microscopic evaluation of four root canal irrigation regimens, *J Endod* 13:147, 1987.

[18] Beck-Mannagetta J, Necek D, Grasserbauer M: Solitary aspergillosis of maxillary sinus, a complication of dental treatment, *Lancet* 2:1260, 1983.

[19] Beck-Mannagetta J, Necek D, Grasserbauer M: Zahnaerztliche Aspekte der solitaeren Kieferhoehlen-Aspergillose, *Z Stomatol* 83:283, 1986.

[20] Becker GL, Cohen S, Borer R: The sequelae of accidentally injecting sodium hypochlorite beyond the root apex: report of a case, *Oral Surg Oral Med Oral Pathol* 38:633, 1974.

[21] Becking AG: Complications in the use of sodium hypochlorite during endodontic treatment: report of three cases, *Oral Surg Oral Med Oral Pathol* 71:346, 1991.

[22] Benninger MS, Sebek BA, Levine HL: Mucosal regeneration of the maxillary sinus after surgery, *Otolaryngol Head Neck Surg* 101:33, 1989.

[23] Bergenholtz G, Lekholm U, Milthon R, Engstrom B: Influence of apical overinstrumentation and overfilling on re-treated root canals, *J Endod* 5:310, 1979.

[24] Betti LV, Bramante CM: Quantec SC rotary instruments versus hand files for gutta-percha removal in root canal retreatment, *Int Endod J* 34:514, 2001.

[25] Bhat KS: Tissue emphysema caused by hydrogen peroxide, *Oral Surg Oral Med Oral Pathol* 38:304, 1974.

[26] Blanas N, Kienle F, Sandor GK: Inferior alveolar nerve injury caused by thermoplastic gutta-percha overextension, *J Can Dent Assoc* 70:384, 2004.

[27] Bornstein MM, Lauber R, Sendi P, von Arx T: Comparison of periapical radiography and limited cone-beam computed tomography in mandibular molars for analysis of anatomical landmarks before apical surgery, *J Endod* 37:151, 2011.

[28] Bornstein MM, Wasmer J, Sendi P, et al: Characteristics and dimensions of the Schneiderian membrane and apical bone in maxillary molars referred for apical surgery: a comparative radiographic analysis using limited cone beam computed tomography, *J Endod* 38:51, 2012.

[29] Boutsioukis C, Verhaagen B, Versluis M, et al: Evaluation of irrigant flow in the root canal using different needle types by an unsteady computational fluid dynamics model, *J Endod* 36:875, 2010.

[30] Bowden JR, Ethunandan M, Brennan PA: Life-threatening airway obstruction secondary to hypochlorite extrusion during root canal treatment, *Oral Surg Oral Med Oral Pathol Oral Radiol Endod* 101:402, 2006.

[31] Breznick DA, Saporito JL: Iatrogenic retropharyngeal emphysema with impending airway obstruction, *Arch Otolaryngol Head Neck Surg* 115:1367, 1989.

[32] Brown DC, Moore BK, Brown CE, Newton CW: An in vitro study of apical extrusion of sodium hypochlorite during endodontic canal preparation, *J Endod* 12:587,

1995.

[33] Bryant ST, Thompson SA, al-Omari MA, Dummer PM: Shaping ability of ProFile rotary nickel-titanium instruments with ISO sized tips in simulated root canals: part 1, *Int Endod J* 31:275, 1998.

[34] Buckley M, Sprangberg LSW: The prevalence and technical quality of endodontic treatment in an American subpopulation, *Oral Pathol Oral Radiol Endod* 79:92, 1995.

[35] Buckley MJ, Turvey TA, Schumann SP, Grimson BS: Orbital emphysema causing vision loss after a dental extraction, *J Am Dent Assoc* 120:421; discussion 423, 1990.

[36] Budd CS, Weller RN, Kulild JC: A comparison of thermoplasticized injectable gutta-percha obturation techniques, *J Endod* 17:260, 1991.

[37] Budd JC, Gekelman D, White JM: Temperature rise of the post and on the root surface during ultrasonic post removal, *Int Endod J* 38:705, 2005.

[38] Caissie R, Goulet J, Fortin M, Morielli D: Iatrogenic paresthesia in the third division of the trigeminal nerve: 12 years of clinical experience, *J Can Dent Assoc* 71:185, 2005.

[39] Candeiro GTM, Correia FC, Duarte MAH, et al: Evaluation of radiopacity, ph, release of calcium ions, and flow of a bioceramic root canal Sealer, *J Endod* 38:842, 2012.

[40] Chan DC, Myers T, Sharaway M: A case for rubber dam application—subcutaneous emphysema after Class V procedure, *Oper Dent* 32:193, 2007.

[41] Chen SC, Lin FY, Chang KJ: Subcutaneous emphysema and pneumomediastinum after dental extraction, *Am J Emerg Med* 17:678, 1999.

[42] Chenail BL, Teplitsky PE: Orthograde ultrasonic retrieval of root canal obstructions, *J Endod* 13:186, 1987.

[43] Cheung GS, Peng B, Bian Z, et al: Defects in ProTaper S1 instruments after clinical use: fractographic examination, *Int Endod J* 38:802, 2005.

[44] Chutich MJ, Kaminski EJ, Miller DA, Lautenschlager EP: Risk assessment of the toxicity of solvents of gutta-percha used in endodontic retreatment, *J Endod* 24:213, 1998.

[45] Clegg MS, Vertucci FJ, Walker C, et al: The effect of exposure to irrigant solutions on apical dentin biofilms in vitro, *J Endod* 32:434, 2006.

[46] Cohen S, Burns RC: *Pathways of the pulp*, ed 3, St. Louis, 1984, CV Mosby, pp 291-292.

[47] Cohen S, Burns RC: *Pathways of the pulp*, ed 5, St. Louis, 1991, Mosby.

[48] Cohen S, Burns RC: *Pathways of the pulp*, ed 8, St Louis, 2002, Mosby, pp 94, 242-252, 530, 870, 910.

[49] Cohen S, Hargreaves KM: *Pathways of the pulp*, ed 9, St Louis, 2006, Mosby, pp 992-994.

[50] Crump MC, Natkin E: Relationship of broken root canal instruments to endodontic case prognosis: a clinical investigation, *J Am Dent Assoc* 80:1341, 1970.

[51] Cuje J, Bargholz C, Hulsmann M: The outcome of retained instrument removal in a specialist practice, *Int Endod J* 43:545, 2010.

[52] Dan AE, Thygesen TH, Pinholt EM: Corticosteroid administration in oral and orthognathic surgery: a systematic review of the literature and meta-analysis, *J Oral Maxillofac Surg* 68:2207, 2010.

[53] Daugherty DW, Gound TG, Comer TL: Comparison of fracture rate, deformation rate, and efficiency between rotary endodontic instruments driven at 150 rpm and 350 rpm, *J Endod* 27:93, 2001.

[54] Davies DE: Pneumomediastinum after dental surgery, *Anaesth Intensive Care* 29:638, 2001.

[55] Davies JM, Campbell LA: Fatal air embolism during dental implant surgery: a report of three cases, *Can J Anaesth* 37:112, 1990.

[56] De-Deus G, Moreira EJ, Lopes HP, Elias CN: Extended cyclic fatigue life of F2 Pro-Taper instruments used in reciprocating movement, *Int Endod J* 43:1063, 2010.

[57] Dempf R, Hausamen JE: Lesions of the inferior alveolar nerve arising from endodontic treatment, *Aust Endod J*

26:67, 2000.

[58] Denio D, Torabinejad M, Bakland LK: Anatomical relationship of the mandibular canal to its surrounding structures in mature mandibles, *J Endod* 18:161, 1992.

[59] Dorn S, Garther A: Case selection and treatment planning. In Cohen S, Burns RC, editors: *Pathways of the pulp*, ed 7, St Louis, 1998, Mosby, p 60.

[60] Durukan P, Salt O, Ozkan S, et al: Cervicofacial emphysema and pneumomediastinum after a high-speed air drill endodontic treatment procedure, *Am J Emerg Med* 30:2095.e3, 2012.

[61] Eberhardt JA, Torabinejad M, Christiansen EL: A computed tomographic study of the distances between the maxillary sinus floor and the apices of the maxillary posterior teeth, *Oral Surg Oral Med Oral Pathol* 73:345, 1992.

[62] Edgar SW, Marshall JG, Baumgartner JC: The antimicrobial effect of chloroform on Enterococcus faecalis after gutta-percha removal, *J Endod* 32:1185, 2006.

[63] Ehrich DG, Brian JD Jr, Walker WA: Sodium hypochlorite accident: inadvertent injection into the maxillary sinus, *J Endod* 19:180, 1993.

[64] Eleazer PD, Eleazer KR: Air pressures developed beyond the apex from drying root canals with pressurized air, *J Endod* 24:833, 1998.

[65] Ericson S, Finne K, Persson G: Results of apicoectomy of maxillary canines, premolars and molars with special reference to oroantral communication as a prognostic factor, *Int J Oral Surg* 3:386, 1974.

[66] Eriksson AR, Albrektsson T: Temperature threshold levels for heat-induced bone tissue injury: a vital-microscopic study in the rabbit, *J Prosthet Dent* 50:101, 1983.

[67] Erisen R, Yucel T, Kucukay S: Endomethasone root canal filling material in the mandibular canal: a case report, *Oral Surg Oral Med Oral Pathol* 68:343, 1989.

[68] Escoda-Francoli J, Canalda-Sahli C, Soler A, et al: Inferior alveolar nerve damage because of overextended endodontic material: a problem of sealer cement biocompatibility? *J Endod* 33:1484, 2007.

[69] Esposito P, Cunnington C: A comparison of canal preparation with nickel-titanium and stainless steel instruments, *J Endod* 21:173, 1995.

[70] Ettrich CA, Labossiere PE, Pitts DL, et al: An investigation of the heat induced during ultrasonic post removal, *J Endod* 33:1222, 2007.

[71] Fanibunda K, Whitworth J, Steele J: The management of thermomechanically compacted gutta percha extrusion in the inferior dental canal, *Br Dent J* 184:330, 1998.

[72] Farren ST, Sadoff RS, Penna KJ: Sodium hypochlorite chemical burn: case report, *N Y State Dent J* 74:61, 2008.

[73] Feinstone T: Infected subcutaneous emphysema: report of case, *J Am Dent Assoc* 83:1309, 1971.

[74] Feldman G, Solomon C, Notaro P, Moskowitz E: Retrieving broken endodontic instruments, *J Am Dent Assoc* 88:588, 1974.

[75] Felippe MC, Felippe WT, Marques MM, Antoniazzi JH: The effect of the renewal of calcium hydroxide paste on the apexification and periapical healing of teeth with incomplete root formation, *Int Endod J* 38:436, 2005.

[76] Ferraz CC, Gomes NV, Gomes BP, et al: Apical extrusion of debris and irrigants using two hand and three engine-driven instrumentation techniques, *Int Endod J* 34:354, 2001.

[77] Fishel D, Buchner A, Hershkowith A, Kaffe I: Roentgenologic study of the mental foramen, *Oral Surg Oral Med Oral Pathol* 41:682, 1976.

[78] Fors UGH, Berg JO: A method for the removal of separated endodontic instruments from root canals, *J Endod* 9:156, 1983.

[79] Fox J, Moodnik RM, Greenfield E, Atkinson JS: Filling root canals with files: radiographic evaluation of 304 cases, *N Y State Dent J* 38:154, 1972.

[80] Freedman A, Horowitz I: Complications after apicoectomy in maxillary premolar and molar teeth, *Int*

J Oral Maxillofac Surg 28:192, 1989.

[81] Fruhauf J, Weinke R, Pilger U, et al: Soft tissue cervicofacial emphysema after dental treatment: report of 2 cases with emphasis on the differential diagnosis of angioedema, *Arch Dermatol* 141:1437, 2005.

[82] Fu M, Zhang Z, Hou B: Removal of broken files from root canals by using ultrasonic techniques combined with dental microscope: a retrospective analysis of treatment outcome, *J Endod* 37:619, 2011.

[83] Gambarini G: Rational for the use of low-torque endodontic motors in root canal instrumentation, *Endod Dent Traumal* 16:95, 2000.

[84] Gambarini G: Cyclic fatigue of nickel-titanium rotary instruments after clinical use with low-and high-torque endodontic motors, *J Endod* 27:772, 2001.

[85] Gambarini G, Plotino G, Grande NM, et al: Differential diagnosis of endodonticrelated inferior alveolar nerve paraesthesia with cone beam computed tomography: a case report, *Int Endod J* 44:176, 2011.

[86] Gamboa Vidal CA, Vega Pizarro CA, Almeida Arriagada A: Subcutaneous emphysema secondary to dental treatment: case report, *Medicina Oral, Patologia Oral y Cirugia Bucal* 12:E76, 2007.

[87] Gandolfi MG, Siboni F, Primus CM, Prati C: Ion release, porosity, solubility, and bioactivity of MTA plus tricalcium silicate, *J Endod* 40:1632, 2014.

[88] Gao Y, Shotton V, Wilkinson K, et al: Effects of raw material and rotational speed on the cyclic fatigue of ProFile Vortex rotary instruments, *J Endod* 36:1205, 2010.

[89] Gatot A, Arbelle J, Leiberman A, Yanai-Inbar I: Effects of sodium hypochlorite on soft tissues after its inadvertent injection beyond the root apex, *J Endod* 17:573, 1991.

[90] George S, Basrani B, Kishen A: Possibilities of gutta-percha-centered infection in endodontically treated teeth: an in vitro study, *J Endod* 36:1241, 2010.

[91] Gernhardt CR, Eppendorf K, Kozlowski A, Brandt M: Toxicity of concentrated sodium hypochlorite used as an endodontic irrigant, *Int Endod J* 37:272, 2004.

[92] Gettleman BH, Spriggs KA, ElDeeb ME, Messer HH: Removal of canal obstructions with the endo extractor, *J Endod* 17:608, 1991.

[93] Giardino L, Pontieri F, Savoldi E, Tallarigo F: Aspergillus mycetoma of the maxillary sinus secondary to overfilling of a root canal, *J Endod* 32:692, 2006.

[94] Giuliani M, Lajolo C, Deli G, et al: Inferior alveolar nerve paresthesia caused by endodontic pathosis: a case report and review of the literature, *Oral Surg Oral Med Oral Pathol Oral Radiol Endod* 92:670, 2001.

[95] Glickman GN, Koch KA: 21st century endodontics, *J Am Dent Assoc* 131:39, 2000.

[96] Gluskin AH, Ruddle CJ, Zinman EJ: Thermal injury through intraradicular heat transfer using ultrasonic devices: precautions and practical preventive strategies, *J Am Dent Assoc* 136:1286, 2005.

[97] Goorhuis H, Rothrock SG: Cervicofacial and thoracic barotrauma following a minor dental procedure, *Pediatr Emerg Care* 9:29, 1993.

[98] Gorduysus M, Avcu N, Gorduysus O, et al: Cytotoxic effects of four different endodontic materials in human periodontal ligament fibroblasts, *J Endod* 33:1450, 2007.

[99] Greene KJ, Krell KV: Clinical factors associated with ledged canals in maxillary and mandibular molars, *Oral Surg Oral Med Oral Pathol* 70:490, 1990.

[100] Greenstein G, Tarnow D: The mental foramen and nerve: clinical and anatomical factors related to dental implant placement: a literature review, *J Periodontol* 77:1933, 2006.

[101] Grigorin D, Brambule J, Delacretaz J: La sinusite maxillaire fungique, *Dermatologica* 159:180, 1979.

[102] Guerreiro-Tanomaru JM, De Faria-Jnior NB, Duarte MAH, et al: Comparative analysis of Enterococcus faecalis biofilm formation on different substrates, *J Endod* 39:346, 2013.

[103] Gulati A, Baldwin A, Intosh IM, Krishnan A:

Pneumomediastinum, bilateral pneumothorax, pleural effusion, and surgical emphysema after routine apicectomy caused by vomiting, *Br J Oral Maxillofac Surg* 46:136, 2008.

[104] Gursoy UK, Bostanci V, Kosger HH: Palatal mucosa necrosis because of accidental sodium hypochlorite injection instead of anaesthetic solution, *International Endod J* 39:157, 2006.

[105] Gutmann JL, Dumsha TC, Lovdahl PE, Hovland EJ: *Problem solving in endodontics*, ed 3, St Louis, 1997, Mosby, pp 96-100, 117.

[106] Gutmann JL, Rakusin H: Perspectives on root canal obturation with thermoplasticized injectable gutta-percha, *Int Endod J* 20:261, 1987.

[107] Haikel Y, Serfaty R, Bateman G, et al: Dynamic and cyclic fatigue of engine-driven rotary nickel-titanium endodontic instruments, *J Endod* 25:434, 1999.

[108] Hammad M, Qualtrough A, Silikas N: Three-dimensional evaluation of effectiveness of hand and rotary instrumentation for retreatment of canals filled with different materials, *J Endod* 34:1370, 2008.

[109] Hamman L: Spontaneous mediastinal emphysema, *Bull Johns Hopkins Hosp* 54:46, 1961.

[110] Handschel J, Figgener L, Joos U: [Forensic evaluation of injuries to nerves and jaw bone after wisdom tooth extraction from the viewpoint of current jurisprudence], *Mund Kiefer Gesichtschir* 5:44, 2001.

[111] Hapcook CP Sr: Dental malpractice claims: percentages and procedures, *J Am Dent Assoc* 137:1444, 2006.

[112] Harty FJ, Parkins BJ, Wengraf AM: Success rate in root canal therapy: a retrospective study of conventional cases, *Br Dent J* 128:65, 1970.

[113] Hashem AA: Ultrasonic vibration: temperature rise on external root surface during broken instrument removal, *J Endod* 33:1070, 2007.

[114] Hauman CH, Chandler NP, Tong DC: Endodontic implications of the maxillary sinus: a review, *Int Endod J* 35:127, 2002.

[115] Heasman PA: Variation in the position of the inferior dental canal and its significance to restorative dentistry, *J Dent* 16:36, 1988.

[116] Heling I, Rotstein I, Dinur T, et al: Bactericidal and cytotoxic effects of sodium hypochlorite and sodium dichloroisocyanurate solutions in vitro, *J Endod* 27:278, 2001.

[117] Heyman SN, Babayof I: Emphysematous complications in dentistry, 1960-1993: an illustrative case and review of the literature, *Quintessence Int* 26:535, 1995.

[118] Hillerup S: Iatrogenic injury to oral branches of the trigeminal nerve: records of 449 cases, *Clin Oral Investig* 11:133, 2007.

[119] Hillerup S: Iatrogenic injury to the inferior alveolar nerve: etiology, signs and symptoms, and observations on recovery, *Int J Oral Maxillofac Surg* 37:704, 2008.

[120] Hillerup S, Jensen R: Nerve injury caused by mandibular block analgesia, *Int J Oral Maxillofac Surg* 35:437, 2006.

[121] Himel V, Ahmed K, Wood D, et al: An evaluation of nitinol and stainless steel files used by students during a laboratory proficiency exam, *Oral Surg* 79:232, 1995.

[122] Hinrichs RE, Walker WA, Schindler WG: A comparison of amounts of apically extruded debris using handpiece-driven nickel-titanium instrument systems, *J Endod* 24:102, 1998.

[123] Horowitz I, Hirshberg A, Freedman A: Pneumomediastinum and subcutaneous emphysema following surgical extraction of mandibular third molars: three case reports, *Oral Surg Oral Med Oral Pathol* 63:25, 1987.

[124] Huang X, Ling J, Gu L: Quantitative evaluation of debris extruded apically by using ProTaper Universal Tulsa Rotare System in endodontic retreatment, *J Endod* 33:1102, 2007.

[125] Hulsmann M: Removal of fractured root canal instruments using the Canal Finder System, *Dtsch Zahnarztl Z* 45:229, 1990.

[126] Hulsmann M: Methods for removing metal obstructions from the root canal, *Endod Dent Traumatol* 9:223,

1993.

[127] Hulsmann M, Hahn W: Complications during root canal irrigation: literature review and case reports, *Int Endod J* 33:186, 2000.

[128] Hulsmann M, Peters OA, Dummer PMH: Mechanical preparation of root canals: shaping goals, techniques and means, *Endod Topics* 10:30, 2005.

[129] Hülsmann M, Stotz S: Efficacy, cleaning ability and safety of different devices for gutta-percha removal in root canal retreatment, *Int Endod J* 30:227, 1997.

[130] Ingle JI: *PDQ endodontics*, London, 2005, BC Decker, p 220.

[131] Ingle JI, Bakland LK: *Endodontics*, ed 5, London, 2002, BC Decker, pp 412, 482-489, 525-538, 695, 729, 769, 776.

[132] Ingle JI, Luebke RG, Zidell JD, et al: Obturation of the radicular space. In Ingle JI, Taintor JF, editors: *Endodontics*, ed 3, Philadelphia, 1985, Lea & Febiger, pp 223-307.

[133] Ioannides C, Borstlap WA: Apicoectomy on molars: a clinical and radiographical study, *Int J Oral Surg* 12:73, 1983.

[134] Jafarzadeh H, Abbott PV: Ledge formation: review of a great challenge in endodontics, *J Endod* 33:1155, 2007.

[135] Jiang LM, Verhaagen B, Versluis M, van der Sluis LWM: The influence of the orientation of an ultrasonic file on the cleaning efficacy of ultrasonic activated irrigation, *J Endod* 36:1372, 2010.

[136] Josephson GD, Wambach BA, Noordzji JP: Subcutaneous cervicofacial and mediastinal emphysema after dental instrumentation, *Otolaryngol Head Neck Surg* 124:170, 2001.

[137] Kapalas A, Lambrianidis T: Factors associated with root canal ledging during instrumentation, *Endod Dent Traumatol* 16:229, 2000.

[138] Kaufman AY: Facial emphysema caused by hydrogen peroxide irrigation: report of a case, *J Endod* 7:470, 1981.

[139] Kekere-Ekun TA: Antero-posterior location of the mental foramen in Nigerians, *Afr Dent J* 3:2, 1989.

[140] Kerbl FM, DeVilliers P, Litaker M, Eleazer PD: Physical effects of sodium hypochlorite on bone: an ex vivo study, *J Endod* 38:357, 2012.

[141] Kfir A, Tsesis I, Yakirevich E, et al: The efficacy of five techniques for removing root filling material: microscopic versus radiographic evaluation, *Int Endod J* 45:35, 2012.

[142] Khademi A, Yazdizadeh M, Feizianfard M: Determination of the minimum instrumentation size for penetration of irrigants to the apical third of root canal systems, *J Endod* 32:417, 2006.

[143] Khongkhunthian P, Reichart PA: Aspergillosis of the maxillary sinus as a complication of overfilling root canal material into the sinus: report of two cases, *J Endod* 27:476, 2001.

[144] Kim EC, Lee BC, Chang HS, et al: Evaluation of the radiopacity and cytotoxicity of Portland cements containing bismuth oxide, *Oral Surg Oral Med Oral Pathol Oral Radiol Endod* 105:e54, 2008.

[145] Kim JY, Cheung GS, Park SH, et al: Effect from cyclic fatigue of nickel-titanium rotary files on torsional resistance, *J Endod* 38:527, 2012.

[146] Kim Y, Kim MR, Kim SJ: Iatrogenic pneumomediastinum with extensive subcutaneous emphysema after endodontic treatment: report of 2 cases, *Oral Surg Oral Med Oral Pathol Oral Radiol Endod* 109:e114, 2010.

[147] Kleier DJ, Averbach RE, Mehdipour O: The sodium hypochlorite accident: experience of diplomates of the American Board of Endodontics, *J Endod* 34:1346, 2008.

[148] Knowles KI, Jergenson MA, Howard JH: Paresthesia associated with endodontic treatment of mandibular premolars, *J Endod* 29:768, 2003.

[149] Kobayashi A: Asymptomatic aspergillosis of the maxillary sinus associated with foreign body of endodontic origin: report of a case, *Int J Oral Maxillofac Surg* 24:243, 1995.

[150] Koch K: The microscope: its effect on your practice, *Dent Clin North Am* 41:619, 1997.

[151] Kopp W, Fotter R, Steiner H, et al: Aspergillosis of the paranasal sinuses, *Radiology* 156:715, 1985.

[152] Kosti E, Zinelis S, Lambrianidis T, Margelos J: A comparative study of crack development in stainless-steel Hedström files used with step-back or crown-down techniques, *J Endod* 30:38, 2004.

[153] Kothari P, Hanson N, Cannell H: Bilateral mandibular nerve damage following root canal therapy, *Br Dent J* 180:189, 1996.

[154] Kramkowski TR, Bahcall J: An in vitro comparison of torsional stress and cyclic fatigue resistance of ProFile GT and ProFile GT Series X rotary nickel-titanium files, *J Endod* 35:404, 2009.

[155] Krasner P, Rankow HJ: Anatomy of the pulp-chamber floor, *J Endod* 30:5, 2004.

[156] Kremeier K, Pontius O, Klaiber B, Hulsmann M: Nonsurgical endodontic management of a double tooth: a case report, *Int Endod J* 40:908, 2007.

[157] Kulild JC, Peters DD: Incidence and configuration of canal systems in the mesiobuccal root of maxillary first and second molars, *J Endod* 16:311, 1990.

[158] Kytridou V, Gutmann JL, Nunn MH: Adaptation and sealability of two contemporary obturation techniques in the absence of the dentinal smear layer, *Int Endod J* 32:464, 1999.

[159] Lambrianidis T: Ledge formation. In *Iatrogenic complications during endodontic treatment.* Thessaloniki, Greece, 1996, Univ Studio Press.

[160] Reference deleted in proofs.

[161] Lee J, Lorenzo D, Rawlins T, Cardo VA Jr: Sodium hypochlorite extrusion: an atypical case of massive soft tissue necrosis, *J Oral Maxillofac Surg* 69:1776, 2011.

[162] Lee JS, Lee JH, Lee JH, et al: Efficacy of early treatment with infliximab in pediatric Crohn's disease, *World J Gastroenterol* 16:1776, 2010.

[163] Legent F, Billet J, Beauvillain C, et al: The role of dental canal fillings in the development of aspergillus sinusitis: a report of 85 cases, *Arch Otorhinolaryngol* 246:318, 1989.

[164] Levy G: [Canal Finder System 89: improvements and indications after 4 years of experimentation and use], *Rev Odontostomatol (Paris)* 19:327, 1990.

[165] Lin L, Chance K, Shovlin F, et al: Oroantral communication in periapical surgery of maxillary posterior teeth, *J Endod* 11:40, 1985.

[166] Ling JQ, Wei X, Gao Y: Evaluation of the use of dental operating microscope and ultrasonic instruments in the management of blocked canals, *Zhonghua Kou Qiang Yi Xue Za Zhi* 38:324, 2003; review article 1162.

[167] Liu R, Kaiwar A, Shemesh H, et al: Incidence of apical root cracks and apical dentinal detachments after canal preparation with hand and rotary files at different instrumentation lengths, *J Endod* 39:129, 2013.

[168] Loidolt D, Mangge H, Wilders-Trushing M, et al: In vivo and in vitro suppression of lymphocyte function in aspergillus sinusitis, *Arch Otorhinolaryngol* 246:321, 1989.

[169] Lopes HP, Ferreira AA, Elias CN, et al: Influence of rotational speed on the cyclic fatigue of rotary nickel-titanium endodontic instruments, *J Endod* 35:1013, 2009.

[170] Lopes HP, Moreira EJ, Elias CN, et al: Cyclic fatigue of ProTaper instruments, *J Endod* 33:55, 2007.

[171] Lovato KF, Sedgley CM: Antibacterial activity of EndoSequence Root Repair Material and ProRoot MTA against clinical isolates of Enterococcus faecalis, *J Endod* 37:1542, 2011.

[172] Ma J, Al-Ashaw AJ, Shen Y, et al: Efficacy of ProTaper Universal Rotary Retreatment System for gutta-percha removal from oval root canals: a micro-computed tomography study, *J Endod* 38:1516, 2012.

[173] Madarati A, Watts DC, Qualtrough AE: Opinions and attitudes of endodontists and general dental practitioners in the UK towards the intracanal fracture of endodontic instruments: part 2, *Int Endod J* 41:1079, 2008.

[174] Madarati AA, Hunter MJ, Dummer PMH: Management of intracanal separated instruments, *J Endod* 39:569, 2013.

[175] Madarati AA, Qualtrough AJ, Watts DC: Efficiency of a newly designed ultrasonic unit and tips in reducing temperature rise on root surface during the removal of fractured files, *J Endod* 35:896, 2009.

[176] Manisal Y, Yücel T, Erişen R: Overfilling of the root, *Oral Surg Oral Med Oral Pathol* 68:773, 1989.

[177] McDonald MN, Vire DE: Chloroform in the endodontic operatory, *J Endod* 18:301, 1992.

[178] McKendry DJ: Comparison of balanced forces, endosonic and step-back filing instrumentation techniques: quantification of extruded apical debris, *J Endod* 16:24, 1990.

[179] Mehdipour O, Kleier DJ, Averbach RE: Anatomy of sodium hypochlorite accidents, *Compend Contin Educ Dent* 28:544, 548, 550, 2007.

[180] Metzger Z, Ben-Amar A: Removal of overextended gutta-percha root canal fillings in endodontic failure cases, *J Endod* 21:287, 1995.

[181] Metzger Z, Teperovich E, Zary R, et al: The self-adjusting file (SAF). Part 1: respecting the root canal anatomy—a new concept of endodontic files and its implementation, *J Endod* 36:679, 2010.

[182] Molander A, Reit C, Dahen K, Kvist T: Microbiological status of root-filled teeth with apical periodontitis, *Int Endod J* 31:1, 1998.

[183] Morse DR: Endodontic-related inferior alveolar nerve and mental foramen paresthesia, *Compend Contin Educ Dent* 18:963, 1997.

[184] Naenni N, Thoma K, Zehnder M: Soft tissue dissolution capacity of currently used and potential endodontic irrigants, *J Endod* 30:785, 2004.

[185] Nagai O, Tani N, Kayaba Y, et al: Ultrasonic removal of separated instruments in root canals, *Int Endod J* 19:298, 1986.

[186] Nair PN: On the causes of persistent apical periodontitis: a review, *Int Endod J* 39:249, 2006.

[187] Nair PNR, Henry S, Cano V, Vera J: Microbial status of apical root canal system of human mandibular first molars with primary apicalr periodontitis after "one-visit" endodontic treatment, *Oral Surg Oral Med Oral Pathol Oral Radiol Endod* 99:231, 2005.

[188] Namazikhah MS, Mokhlis HR, Alasmakh K: Comparison between a hand stainless steel K file and a rotary NiTi 0.04 taper, *J Calif Dent Assoc* 28:421, 2000.

[189] Neaverth E: Disabling complications following inadvertent overextension of a root canal filling material, *J Endod* 15:135, 1989.

[190] Neiva RF, Gapski R, Wang HL: Morphometric analysis of implant-related anatomy in Caucasian skulls, *J Periodontol* 75:1061, 2004.

[191] Nevares G, Cunha RS, Zuolo ML, et al: Success rates for removing or bypassing fractured instruments: a prospective clinical study, *J Endod* 38:442, 2012.

[192] Ngeow WC: Is there a "safety zone" in the mandibular premolar region where damage to the mental nerve can be avoided if periapical extrusion occurs? *J Can Dent Assoc* 76:a61, 2010.

[193] Ngeow WC, Yuzawati Y: The location of the mental foramen in a selected Malay population, *J Oral Sci* 45:171, 2003.

[194] Niemczyk SP: Essentials of endodontic microsurgery, *Dent Clin North Am* 54:375, 2010.

[195] Nitzan DW, Stabholz A, Azaz B: Concepts of accidental overfilling and overinstrumentation in the mandibular canal during root canal treatment, *J Endod* 9:81, 1983.

[196] Noiri Y, Ehara A, Kawahara T, et al: Participation of bacterial biofilms in refractory and chronic periapical periodontitis, *J Endod* 28:679, 2002.

[197] Oberli K, Bornstein MM, von Arx T: Periapical surgery and the maxillary sinus: radiographic parameters for clinical outcome, *Oral Surg Oral Med Oral Pathol Oral Radiol Endod* 103:848, 2007.

[198] Ozkan BT, Celik S, Durmus E: Paresthesia of the mental nerve stem from periapical infection of mandibular canine tooth: a case report, *Oral Surg Oral Med Oral Pathol Oral Radiol Endod* 105:e28, 2008.

[199] Pagin O, Centurion BS, Rubira-Bullen LRF, Capelozza ALA: Maxillary sinus and posterior teeth: accessing close relationship by cone-beam computed tomographic scanning in a Brazilian population, *J Endod* 39:748, 2013.

[200] Parashos P, Gordon I, Messer HH: Factors influencing defects of rotary nickel titanium endodontic instruments after clinical use, *J Endod* 30:722, 2004.

[201] Park H: A comparison of greater taper files, profiles, and stainless steel files to shape curved root canals, *Oral Surg Oral Med Oral Pathol Oral Radiol* 9:715, 2001.

[202] Pashley EL, Birdsong NL, Bowman K, Pashley DH: Cytotoxic effects of NaClO on vital tissue, *J Endod* 11:525, 1985.

[203] Patel S, Dawood A, Ford TP, Whaites E: The potential applications of cone beam computed tomography in the management of endodontic problems, *Int Endod J* 40:818, 2007.

[204] Patino PV, Biedma BM, Liebana CR, et al: The influence of a manual glide path on the separation rate of NiTi rotary instruments, *J Endod* 31:114, 2005.

[205] Pedull E, Grande NM, Plotino G, et al: Influence of continuous or reciprocating motion on cyclic fatigue resistance of 4 different nickel-titanium rotary instruments, *J Endod* 39:258, 2013.

[206] Pelka M, Petschelt A: Permanent mimic musculature and nerve damage caused by sodium hypochlorite: a case report, *Oral Surg Oral Med Oral Pathol Oral Radiol Endod* 106:e80, 2008.

[207] Penna KJ, Neshat K: Cervicofacial subcutaneous emphysema after lower root canal therapy, *N Y State Dent J* 67:28, 2001.

[208] Persson G: Periapical surgery of molars, *Int J Oral Surg* 11:96, 1982.

[209] Petersson K, Petersson A, Olsson B, et al: Technical quality of root fillings in an adult Swedish population, *Endod Dent Traumatol* 2:99, 1986.

[210] Pettiette MT, Conner D, Trope M: Procedural errors with the use of nickel-titanium rotary instruments in undergraduate endodontics, *J Endod* 28:259, 2002.

[211] Phillips JL, Weller RN, Kulild JC: The mental foramen: 1. Size, orientation, and positional relationship to the mandibular second premolar, *J Endod* 16:221,1990.

[212] Phillips JL, Weller RN, Kulild JC: The mental foramen: 2. Radiographic position in relation to the mandibular second premolar, *J Endod* 18:271, 1992.

[213] Phillips JL, Weller RN, Kulild JC: The mental foramen: 3. Size and position on panoramic radiographs, *J Endod* 18:383, 1992.

[214] Pogrel MA: Damage to the inferior alveolar nerve as the result of root canal therapy, *J Am Dent Assoc* 138:65, 2007.

[215] Pogrel MA, Le H: Etiology of lingual nerve injuries in the third molar region: a cadaver and histologic study, *J Oral Maxillofac Surg* 64:1790, 2006.

[216] Pogrel MA, Thamby S: Permanent nerve involvement resulting from inferior alveolar nerve blocks, *J Am Dent Assoc* 131:901, 2000.

[217] Poveda R, Bagan JV, Diaz Fernandez JM, et al: Mental nerve paresthesia associated with endodontic paste within the mandibular canal: report of a case, *Oral Surg Oral Med Oral Pathol Oral Radiol Endod* 102:e46, 2006.

[218] Powell SE, Wong PD, Simon JH: A comparison of the effect of modified and nonmodified instrument tips on apical canal configuration: part II, *J Endod* 14:224, 1988.

[219] Pruett JP, Clement DJ, Carnes DL Jr: Cyclic fatigue testing of nickel-titanium endodontic instruments, *J Endod* 23:77, 1997.

[220] Rahimi M, Parashos P: A novel technique for the removal of fractured instruments in the apical third of curved root canals, *Int Endod J* 42:264, 2009.

[221] Ramirez-Salomon M, Soler-Bientz R, de la Garza-Gonzalez R, et al: Incidence of Lightspeed separation and the potential for bypassing, *J Endod* 23:586, 1997.

[222] Reddy SA, Hicks ML: Apical extrusion of debris using two hand and two rotary instrumentation techniques, *J Endod* 24:180, 1998.

[223] Reeh ES, Messer HH: Long-term paresthesia following inadvertent forcing of sodium hypochlorite through perforation in maxillary incisor, *Endod Dent Traumatol* 5:200, 1989.

[224] Rehm S, Koroschetz J, Baron R: An update on neuropathic pain, *Eur Neur Rev* 3:125, 2008.

[225] Rene N, Owall B: Dental malpractice in Sweden, *J Law Ethics Dent* 4:16, 1991.

[226] Renton T: Prevention of iatrogenic inferior alveolar nerve injuries in relation to dental procedures, *Dent Update* 37:350, 354, 358, passim, 2010.

[227] Renton T, Dawood A, Shah A, et al: Post-implant neuropathy of the trigeminal nerve: a case series, *Br Dent J* 212:E17, 2012.

[228] Renton T, Yilmaz Z: Profiling of patients presenting with posttraumatic neuropathy of the trigeminal nerve, *J Orofac Pain* 25:333, 2011.

[229] Renton T, Yilmaz Z: Managing iatrogenic trigeminal nerve injury: a case series and review of the literature, *Int J Oral Maxillofac Surg* 41:629, 2012.

[230] Reznick JB, Ardary WC: Cervicofacial subcutaneous air emphysema after dental extraction, *J Am Dent Assoc* 120:417, 1990.

[231] Rickles NH, Joshi BA: A possible case in a human and an investigation in dogs of death from air embolism during root canal therapy, *J Am Dent Assoc* 67:397, 1963.

[232] Ricucci D, Langeland K: Apical limit of root-canal instrumentation and obturation, *Int Endod J* 31:394, 1998.

[233] Robinson MJ, McDonald NJ, Mullally PJ: Apical extrusion of thermoplasticized obturating material in canals instrumented with Profile 0.06 or Profile GT, *J Endod* 30:418, 2004.

[234] Roda RS: Root perforation repair: surgical and nonsurgical management, *Pract Proced Aesthet Dent* 13:467; quiz 474, 2001.

[235] Roda RS: Personal communication, 2013.

[236] Ross IS: Some effects of heavy metals on fungal cells, *Transactions of the British Mycology Society* 64:175, 1975.

[237] Rossiter JL, Hendrix RA: Iatrogenic subcutaneous cervicofacial and mediastinal emphysema, *J Otolaryngol* 20, 1981.

[238] Rowe AH: Damage to the inferior dental nerve during or following endodontic treatment, *Br Dent J* 155:306, 1983.

[239] Rud J, Rud V: Surgical endodontics of upper molars: relation to the maxillary sinus and operation in acute state of infection, *J Endod* 24:260, 1998.

[240] Ruddle CJ: Micro-endodontic non-surgical retreatment, *Dent Clin North Am* 41:429, 1997.

[241] Ruddle CJ: Nonsurgical retreatment. In Cohen S, Burns RC, editors: *Pathways of the pulp*, ed 8, St. Louis, 2002, CV Mosby, p 875.

[242] Ruddle CJ: Nonsurgical retreatment, *J Endod* 30:827, 2004.

[243] Sabala CL, Roane JB, Southard LZ: Instrumentation of curved canals using a modified tipped instrument: a comparison study, *J Endod* 14:59, 1988.

[244] Sakkal S, Gagnon A, Lemian L: [Paresthesia of the mandibular nerve caused by endodontic treatment: a case report], *J Can Dent Assoc* 60:556, 1994.

[245] Sattapan B, Nervo GJ, Palamara JE, Messer HH: Defects in rotary nickel-titanium files after clinical use, *J Endod* 26:161, 2000.

[246] Saunders JL, Eleazer PD, Zhang P, Michalek S: Effect of a separated instrument on bacterial penetration of obturated root canals, *J Endod* 30:177, 2004.

[247] Schafer E, Dzepina A, Danesh G: Bending properties of rotary nickel-titanium instruments, *Oral Surg Oral Med Oral Pathol Oral Radiol Endod* 96:757, 2003.

[248] Schafer E, Schulz-Bongert U, Tulus G: Comparison of hand stainless steel and nickel titanium rotary instrumentation: a clinical study, *J Endod* 30:432, 2004.

[249] Schilder H: Filling root canals in three dimensions, *Dent Clin North Am* 11:723, 1967.

[250] Schwarze T, Baethge C, Stecher T, Geurtsen W: Identification of second canals in the mesiobuccal root of maxillary first and second molars using magnifying loupes or an operating microscope, *Aust Endod J* 28:57, 2002.

[251] Scolozzi P, Lombardi T, Jaques B: Successful inferior alveolar nerve decompression for dysesthesia following endodontic treatment: report of 4 cases treated by mandibular sagittal osteotomy, *Oral Surg Oral Med Oral Pathol Oral Radiol Endod* 97:625, 2004.

[252] Selbst AG: Understanding informed consent and its relationship to the incidence of adverse treatment events in conventional endodontic therapy, *J Endod* 16:387, 1990.

[253] Selden HS: The endo-antral syndrome: an endodontic complication, *J Am Dent Assoc* 119:397, 401, 1989.

[254] Seltzer S, Naidorf IJ: Flare-ups in endodontics. I. Etiological factors, *J Endod* 11:472, 1985.

[255] Senges C, Wrbas KT, Altenburger M, et al: Bacterial and Candida albicans adhesion on different root canal filling materials and sealers, *J Endod* 37:1247, 2011.

[256] Serafino C, Gallina G, Cumbo E, et al: Ultrasound effects after post space preparation: an SEM study, *J Endod* 32:549, 2006.

[257] Setzer FC, Bohme CP: Influence of combined cyclic fatigue and torsional stress on the fracture point of nickel-titanium rotary instruments, *J Endod* 39:133, 2013.

[258] Shen Y, Peng B, Cheung GS: Factors associated with the removal of fractured NiTi instruments from root canal systems, *Oral Surg Oral Med Oral Pathol Oral Radiol Endod* 98:605, 2004.

[259] Shovelton DS: Surgical emphysema as a complication of dental operations, *Br Dent J* 102:125, 1957.

[260] Silva EJ, Rosa TP, Herrera DR, et al: Evaluation of cytotoxicity and physicochemical properties of calcium silicate-based endodontic sealer MTA Fillapex, *J Endod* 39:274, 2013.

[261] Siqueira JF: Microbial causes of endodontic flare-ups, *Int Endod J* 36:453, 2003.

[262] Sjögren U: Success and failure in endodontics, Umeå University Dissertation N. 60 33, 1996.

[263] Smatt Y, Browaeys H, Genay A, et al: Iatrogenic pneumomediastinum and facial emphysema after endodontic treatment, *Br J Oral Maxillofac Surg* 42:160, 2004.

[264] Snyder MB, Rosenberg ES: Subcutaneous emphysema during periodontal surgery: report of a case, *J Periodontol* 48:790, 1997.

[265] Somma F, Cammarota G, Plotino G: The effectiveness of manual and mechanical instrumentation for the retreatment of three different root canal filling materials, *J Endod* 34:466, 2008.

[266] Song M, Kim HC, Lee W, Kim E: Analysis of the cause of failure in nonsurgical endodontic treatment by microscopic inspection during endodontic microsurgery, *J Endod* 37:1516, 2011.

[267] Sousa CJ, Loyola AM, Versiani MA, et al: A comparative histological evaluation of the biocompatibility of materials used in apical surgery, *Int Endod J* 37:738, 2004.

[268] Souter NJ, Messer HH: Complications associated with fractured file removal using an ultrasonic technique, *J Endod* 31:450, 2005.

[269] Souyave LC, Inglis AT, Alcalay M: Removal of fractured endodontic instruments using ultrasonics, *Br Dent J* 159:251, 1985.

[270] Spangberg L, Langeland K: Biologic effects of dental materials. 1. Toxicity of root canal filling materials on HeLa cells in vitro, *Oral Surg* 35:402,1973.

[271] Spencer HR, Ike V, Brennan PA: Review: the use of sodium hypochlorite in endodontics—potential complications and their management, *Br Dent J* 202:555, 2007.

[272] Spili P, Parashos P, Messer HH: The impact of instrument fracture on outcome of endodontic treatment, *J Endod* 31:845, 2005.

[273] Stabholz A, Friedman S: Endodontic retreatment—case selection and technique. Part 2: treatment planning for retreatment, *J Endod* 14:607, 1988.

[274] Stammberger H, Jakse R, Beaufort F: Aspergillosis of the paranasal sinuses: x-ray diagnosis, histopathology and clinical aspects, *Ann Otol Rhinol Laryngol* 93:251, 1984.

[275] Steelman RJ, Johannes PW: Subcutaneous emphysema during restorative dentistry, *International Journal of Paediatric Dentistry/the British Paedodontic Society [and] the International Association of Dentistry for Children* 17:228, 2007.

[276] Stock CJ: Calcium hydroxide: root resorption and perio-endo lesions, *Br Dent J* 158:325–34, 1985.

[277] Stropko JJ: Canal morphology of maxillary molars: clinical observations of canal configurations, *J Endod* 25:446, 1999.

[278] Sujeet K, Shankar S: Images in clinical medicine. Prevertebral emphysema after a dental procedure, *New Engl J Med* 356:173, 2007.

[279] Suter B, Lussi A, Sequeira P: Probability of removing fractured instruments from root canals, *Int Endod J* 38:112, 2005.

[280] Sweatman TL, Baumgartner JC, Sakaguchi RL: Radicular temperatures associated with thermoplastic gutta percha, *J Endod* 27:512, 2001.

[281] Tahan E, Çelik D, Fr K, Taşdemir T: Effect of unintentionally extruded mineral trioxide aggregate in treatment of tooth with periradicular lesion: a case report, *J Endod* 36:760, 2010.

[282] Takahashi CM, Cunha RS, De Martin AS, et al: In vitro evaluation of the effectiveness of ProTaper Universal rotary retreatment system for gutta-percha removal with or without a solvent, *J Endod* 35:1580, 2009.

[283] Tanalp J, Kaptan F, Sert S, et al: Quantitative evaluation of the amount of apically extruded debris using 3 different rotary instrumentation systems, *Oral Surg Oral Med Oral Pathol Oral Radiol Endod* 101:252, 2006.

[284] Terauchi Y: Separated file removal, *Dentistry Today* 31:110, 2012.

[285] Terauchi Y, O'Leary L, Kikuchi I, et al: Evaluation of the efficiency of a new file removal system in comparison with two conventional systems, *J Endod* 33:585, 2007.

[286] Terauchi Y, O'Leary L, Yoshioka T, Suda H: Comparison of the time required to create secondary fracture of separated file fragments using ultrasonic vibration under various canal conditions, *J Endod* 39:1300, 2013.

[287] Thompson SA, Dummer PMH: Shaping ability of Quantec Series 2000 rotary nickel-titanium instruments in simulated root canals: part 2, *Int Endod J* 31:268, 1998.

[288] Tilotta-Yasukawa F, Millot S, El Haddioui A, et al: Labiomandibular paresthesia caused by endodontic treatment: an anatomic and clinical study, *Oral Surg Oral Med Oral Pathol Oral Radiol Endod* 102:e47, 2006.

[289] Tinaz AC, Alacam T, Uzun O, et al: The effect of disruption of apical constriction on periapical extrusion, *J Endod* 31:533, 2005.

[290] Torabinejad M, Lemon RR: Procedural accidents. In Walton RE, Torabinejad M, editors: *Principles and practice of endodontics*, ed 3, Philadelphia, 2002, WB Saunders, p 310.

[291] Torabinejad M, Walton RE, editors: *Principles and practice of endodontics*, ed 4, St. Louis, 2009, Saunders.

[292] Tronstad L, Sunde PT: The evolving new understanding of endodontic infections, *Endod Topics* 6:57, 2003.

[293] Turnbull A: Remarkable coincidence in dental surgery [letter], *Br Med J* 1:1131, 1900.

[294] Tzanetakis GN, Kontakiotis EG, Maurikou DV, et al: Prevalence and management of instrument fracture in the postgraduate endodontic program at the Dental School of Athens: a five-year retrospective clinical study, *J Endod* 34:675, 2008.

[295] Uehara M, Okumura T, Asahina I: Subcutaneous cervical emphysema induced by a dental air syringe: a

case report, *Int Dent J* 57:286, 2007.

[296] Ullmann CJ, Peters OA: Effect of cyclic fatigue on static fracture loads in ProTaper nickel-titanium rotary instruments, *J Endod* 31:183, 2005.

[297] Vasilakis GJ, Vasilakis CM: Mandibular endodontic-related paresthesia, *General Dent* 52:334, 2004.

[298] Walton RE: Current concepts of canal preparation, *Dent Clin North Am* 36:309, 1992.

[299] Walton RE, Torabinejad M: *Principles and practice of endodontics*, ed 3, Philadelphia, 2002, WB Saunders, pp 184, 222-223, 319.

[300] Ward JR, Parashos P, Messer HH: Evaluation of an ultrasonic technique to remove fractured rotary nickel-titanium endodontic instruments from root canals: an experimental study, *J Endod* 29:756, 2003.

[301] Ward JR, Parashos P, Messer HH: Evaluation of an ultrasonic technique to remove fractured rotary nickel-titanium endodontic instruments from root canals: clinical cases, *J Endod* 29:764, 2003.

[302] Watzek G, Bernhart T, Ulm C: Complications of sinus perforations and their management in endodontics, *Dent Clin North Am* 41:563, 1997.

[303] Weine F: *Endodontic therapy*, ed 5, St Louis, 1996, Mosby, pp 324-330, 545.

[304] Weisman MI: The removal of difficult silver cones, *J Endod* 9:210, 1983.

[305] Wilcox LR, Roskelley C, Sutton T: The relationship of root canal enlargement to finger-spreader induced vertical root fracture, *J Endod* 23:533, 1997.

[306] Wong R, Cho F: Microscopic management of procedural errors, *Dent Clin North Am* 41:455, 1997.

[307] Worthington P: Injury to the inferior alveolar nerve during implant placement: a formula for protection of the patient and clinician, *Int J Oral Maxillofac Implants* 19:731, 2004.

[308] Wright KJ, Derkson GD, Riding KH: Tissue-space emphysema, tissue necrosis, and infection following use of compressed air during pulp therapy: case report, *Pediatr Dentistry* 13:110, 1991.

[309] Wu MK, Kast'akova A, Wesselink PRL: Quality of cold and warm gutta-percha in oval canals in mandibular premolars, *J Endod* 24:223, 1998.

[310] Wu MK, Wesselink PR, Walton RE: Apical terminus location of root canal treatment procedures, *Oral Surg Oral Med Oral Pathol Oral Radiol Endod* 89:99, 2000.

[311] Yaltirik M, Berberoglu HK, Koray M, et al: Orbital pain and headache secondary to overfilling of a root canal, *J Endod* 29:771, 2003.

[312] Yang SC, Chiu TH, Lin TJ, Chan HM: Subcutaneous emphysema and pneumomediastinum secondary to dental extraction: a case report and literature review, *Kaohsiung J Med Sci* 22:641, 2006.

[313] Yoldas O, Oztunc H, Tinaz C, Alparslan N: Perforation risks associated with the use of Masserann endodontic kit drills in mandibular molars, *Oral Surg Oral Med Oral Pathol Oral Radiol Endod* 97:513, 2004.

[314] Yoshimoto A, Mitamura Y, Nakamura H, Fujimura M: Acute dyspnea during dental extraction, *Respiration* 69:369, 2002.

[315] You SY, Bae KS, Baek SH, et al: Lifespan of one nickel-titanium rotary file with reciprocating motion in curved root canals, *J Endod* 36:1991, 2010.

[316] Yum J, Cheung GS, Park JK, et al: Torsional strength and toughness of nickel-titanium rotary files, *J Endod* 37:382, 2011.

[317] Zehnder M: Root canal irrigants, *J Endod* 32:389, 2006.

[318] Zemann W, Feichtinger M, Karcher H: Cervicofacial and mediastinal emphysema after crown preparation: a rare complication, *Int J Prosthodont* 20:143, 2007.

[319] Zuolo ML, Walton RE, Imura N: Histologic evaluation of three endodontic instrument/preparation techniques, *Endod Dent Traumatol* 8:125, 1992.

第20章

牙外伤后的牙髓治疗
The Role of Endodontics After Dental Traumatic Injuries

MARTIN TROPE | FREDERIC BARNETT | ASGEIR SIGURDSSON | NOAH CHIVIAN

牙外伤会导致很多牙齿和根尖周结构的损伤，这些损伤的治疗和愈后受多因素影响。了解这些组织相互关联的愈合模式很有必要。本章集中讨论牙髓-牙本质复合体在牙外伤后疾病发病机制中的作用，以及对该复合体的治疗是如何有益于损伤后的良好愈合。

牙外伤的特性

大多数牙外伤发生在7～12岁，主要是由于在家或学校附近发生跌倒和事故所致[23,143]。外伤主要发生在前牙区，上颌比下颌更容易受影响[28]。严重事故，如车祸，可发生在任何年龄段的任何牙位。很多时候，牙外伤后进行牙髓治疗的患牙，是无龋的、单根的年轻恒牙。如果牙外伤后能够给予及时正确的治疗，则牙髓治疗的成功率会非常高。

牙外伤最常见的类型

冠折

大多数冠折发生在无龋的年轻前牙[95,107]。因此保存或恢复牙髓活力至关重要。幸运的是，如果严格遵循正确的治疗和随访程序，这些情况下活髓治疗预后良好。

冠根折

冠根折首先要进行牙周治疗，以确保有充足且良好的边缘进行修复治疗。如果从牙周角度考虑可以保留牙齿，则按照冠折的处理方式治疗牙髓。

根折

令人惊讶的是，绝大多数根折患牙的牙髓在经历这种相当严重的损伤后仍保存活力。几乎在所有病例中，根尖部分仍然有活髓，并且在许多病例中，受伤后冠部也保有活髓或可恢复活力。如果牙冠部分永久失去活力，则应按照无活力的年轻恒牙进行治疗。根尖部分几乎无须治疗。

外伤性脱位和脱臼

外伤性脱位和脱臼通常会导致牙髓坏死并损伤牙根表面的牙骨质保护层。牙骨质保护层丧失可能会引起牙髓感染这一并发症，使这些外伤具有潜在的灾难性。正确的急诊处置和随访评估（包括及时的牙髓治疗）至关重要。

牙外伤后随访

读者可参阅第1章中牙髓测试相关的具体描述，但有关外伤牙齿牙髓测试的一些大体描述可能有助于解释测试结果。

几十年来，关于温度测试和电测试对外伤牙齿是否有用一直存在争议。在外伤后，这些测试只能获得大体印象。实际上它们是对神经功能的敏感性检测，并不能说明牙髓内是否存在血液循环。这些测试是假定外伤后，神经末梢和/或感觉受体的传导能力被彻底扰乱从而抑制来自电刺激或温度刺激的神经冲动。因此这种对外伤牙齿的测试很容易得到假阴性结果[123]。

初步检查时有反应的牙齿并不意味着一定健康，需要继续观察随着时间推移是否仍有反应。无反应的牙齿也不能认定牙髓坏死，因为它们可能会在以后的随访中有反应。研究已经证实，对于发育完成的牙齿，创伤后冠髓血供恢复正常可能需要长达9个月的时间。随着血液循环恢复，对牙髓测试的反应也开始恢复[73]。

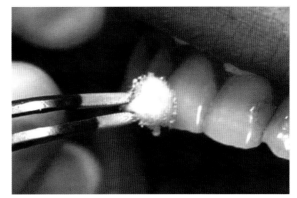

图20-1 将二氯二氟甲烷（-40℃）气体喷在棉球上，然后置于上颌切牙的切缘上。

随后的测试结果从阴性转为阳性，可被认为是牙髓恢复健康的指征。可重复的阳性结果可以认为牙髓健康。测试结果从阳性转为阴性，可以认为牙髓可能正在发生退化，因此可以考虑以牙髓治疗的形式进行干预。持续无反应表明牙髓已发生不可逆损伤，但也有例外[32]。

初次检查时应对上颌与下颌的所有前牙（尖牙到尖牙）进行牙髓的温度和电测试，并详细记录结果，作为日后几个月重复测试的比较基准。应在外伤后3周、3个月、6个月和12个月重复这些测试，随后是每年1次。测试是为了确定这些牙齿的牙髓生理状态变化趋势。特别是对外伤牙齿而言，将干冰（CO_2，-78℃）或二氯二氟甲烷（-40℃）放置在唇面的切1/3处，比水冰棒的反应更准确[71-72]（图20-1）。强烈的冷刺激似乎可以穿透牙齿及覆盖的夹板或修复体到达牙齿深部。干冰和二氯二氟甲烷喷雾都不会形成冰水，不会扩散到相邻的牙齿或牙龈上产生假阳性反应。因此，评估外伤状况时，毋庸置疑应避免使用水冰棒。二氯二氟甲烷喷雾是一种非常便宜的干冰替代品；它引起的冷刺激比水冰棒更可靠。牙髓电测试依靠电脉冲直接刺激牙髓神经。这些测试在年轻牙齿中价值有限，但是当牙本质小管闭锁且没有牙本质液在其中流动时是有用的。这是老年患者牙齿或正在经历早发硬化的外伤牙齿的典型情况。在这些情况下，不能使用依靠小管中流体流动的温度测试，牙髓电测试变得很重要。

激光多普勒血流仪（Laser Doppler flowmetry，LDF）在20世纪70年代早期用于测量视网膜中的血流量[88]。该技术也可用于评估其他组织系统（如皮肤和肾皮质）的血流量。它通过光纤将红外

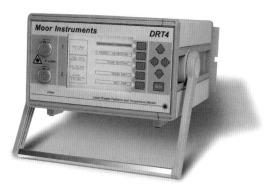

图20-2 激光多普勒血流仪。（由Moor Instruments，Devon提供，United Kingdom）

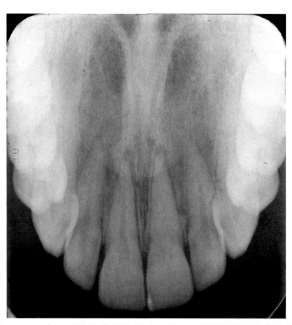

图20-3 中切牙外伤性脱位的咬合片。2颗牙均诊断为侧向脱位伴根尖易位。请注意，21根管完全闭锁，且有几年前的脱位史。

（780~820nm）或近红外（632.8nm）光束传导入组织内。当光进入组织时，它会被移动的红细胞和静止的组织细胞散射。作用于移动的红细胞的光子被散射，并且频率是根据多普勒原理变换。作用于静止的组织细胞的光子被散射但不发生多普勒变换。一部分光返回光电探测器，产生信号（图20-2）。

已经尝试使用LDF技术对外伤牙齿进行牙髓活力诊断，因为其可以更准确地读取牙髓的活力状态[113,175-176]。研究已经显示出积极的结果，表明激光多普勒仪可以比标准活力测试更早、更稳定地检测到血流反应。在一项关于幼犬的研究中，激光多普勒血流仪能够在未发育完成牙齿脱臼后2~3周内准确检测到血流，同时显示那些仍然可能坏死的患牙无血流[176]。

目前，激光多普勒血流仪的成本限制其在私人牙科诊所的使用；它们主要用于医院和教学机构。

影像学检查

放射成像对于牙槽骨外伤的彻底检查、诊断和治疗至关重要。影像可显示根折、龈下冠折、牙脱位、骨折、牙根吸收和异物嵌入。单张X线片，甚至曲面断层片，都不足以准确诊断任何牙外伤病例。在2012年创伤性牙外伤的治疗指南及其互动网站（www.dentaltraumaguide.org）的当前建议中，国际牙外伤学会（International Association of Dental Traumatology，IADT）推荐对几乎每种损伤拍摄至少4种不同的X线片[65-67]：与牙长轴直接成90° 1张，不同垂直角度2张及咬合片1张（图20-3）。

多张X线片拍摄增加了正确诊断根折、牙脱位和其他潜在损伤的可能性。但是，2D成像方法有众所周知的固有缺陷，而且3D信息缺乏可能妨碍正确诊断并

对远期治疗效果产生不利影响。影像解读会受到许多因素的干扰，包括局部解剖与牙齿和周围牙槽骨结构的重叠。重叠的结果就是根尖片仅显示真实3D解剖结构中的有限部分（即2D视图）[44,119]。此外，使用常规放射方法成像的解剖结构常出现几何变形[3]。使用锥形束计算机断层扫描（cone beam computed tomography，CBCT）成像技术可以克服这些问题，能够生成牙齿和周围牙槽骨结构的精确3D图像，并且有望提高临床医生正确诊断外伤性脱位、牙槽骨骨折、根折和牙根吸收的能力[42-43]（图20-4）。

软组织撕裂时，建议在缝合前对受伤区域拍摄X线片，确保没有异物嵌入。正常大小的软组织X线片，以较低的千伏电压短暂曝光，应该会显示很多异物的存在，包括牙齿碎片（图20-5）。

锥形束计算机断层扫描（CBCT）和牙槽骨外伤

CBCT通过使用旋转架完成拍摄，X射线源和探测器固定在旋转架上（见第2章）。发散的金字塔形或锥形电离辐射源直接穿过区域的中央，到达位于患者对侧的X射线检测器上。X射线源和检测器围绕区域内的固定支点旋转。曝光期间，在至少180°弧度的视野（field of view，FOV）中获取数百个平面投影图像。在单次旋转中，CBCT提供精确、基本上即时并准确的

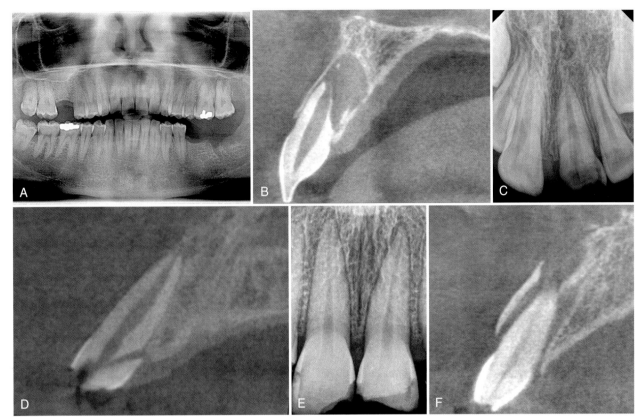

图20-4 A，有牙槽骨外伤史患者的曲面断层片检查。21牙根发育受阻，伴有根尖透射影。B，同一患者21 CBCT矢状面影像。影像显示其牙根发育受阻，大范围PA透射影以及沿腭面的广泛牙根吸收，在曲面断层片上并不明显。C，21的根尖片显示大面积复杂冠折。临床检查显示冠折在腭面上向龈下延伸。D，同一患者21 CBCT矢状面影像。折断片腭侧部分向根方延伸至骨嵴顶。明确诊断为复杂冠根折。E，11、21的根尖周片显示冠折。F，同一患者21 CBCT矢状面影像。影像显示21遭受侧向脱位性损伤伴有大面积牙槽骨骨折。显然需要复位并夹板固定。

3D影像学图像。由于CBCT曝光包含整个FOV，因此只需要一次支架序列旋转即可获得足够的数据用于图像重建。

当常规检查和X线片无法确定牙槽骨根折和牙外伤的真实原因时，CBCT被推荐作为辅助成像工具[43,111,120]。然而，已经反复证实使用CBCT可以为牙槽骨损伤提供改善的诊断图像[30-31,42-44,57,61,103,111,119-120]。也许在不久的将来，牙槽骨损伤的CBCT成像可能会作为金标准。

牙根吸收

由于牙根吸收的发生和进展没有临床症状或体征，因而很难对其进行早期检测。牙根吸收的明确诊断依赖于其影像学表现，反过来，影像学表现又会受到所用成像装置的诊断准确性限制[120]（见第16章）。牙根的阻射率决定只有去除大量的根部物质后，其形成的反差才能在X线片被检测出来。因此，只有发生在牙根近中或远中面的吸收缺陷，不久后能被检测到；而发生在颊侧和腭侧或舌侧部分的则更难发现。为了解决这些问题，怀疑牙根吸收时，尽可能多地拍摄不同水平角度的X线片十分必要。传统牙科X线片很难早期检测到小范围的吸收缺损，并且与CBCT相比，吸收缺损的程度被严重低估[31,57,61]。

现有文献支持使用CBCT作为诊断牙根吸收真实情况的评估工具，以提高诊断并辅助治疗。这最终将会改善需要牙髓治疗的、牙根吸收患牙的预后[120]（图20-4A、B）。

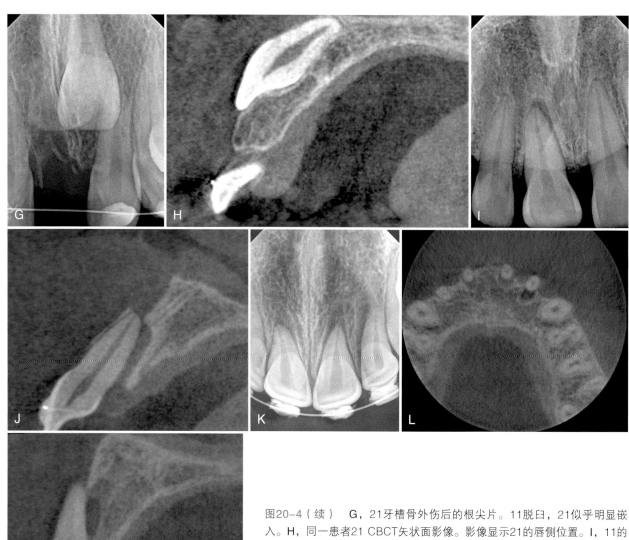

图20-4（续）　G，21牙槽骨外伤后的根尖片。11脱臼，21似乎明显嵌入。H，同一患者21 CBCT矢状面影像。影像显示21的唇侧位置。I，11的根尖片显示侧向外伤性脱位。J，11 CBCT矢状面影像。显示明显的牙齿移位和伴随的牙槽骨移位。K，近期在急诊夹板固定的11~22的根尖片。这些牙齿在夹板固定前复位不正确，现在每个牙根旁都有间隙。L，同一患者上颌前牙区域的CBCT轴向视图。11~22唇向移位。M，同一患者22的矢状面影像显示移位的严重程度。在患者同意并局部麻醉后，移除夹板重新复位11~22并重新夹板固定。

水平（横向）根折

当使用口内片时，由于在矢状面中可能出现斜行折断线，因此前牙根折的真实位置可能存在误诊。已有研究表明，与根尖片相比，CBCT可以更快地检测到水平根折，并且可以在冠状面、轴面和横断面视图中评估根折[98]（图20-4C、D）。与常规X线片相比，CBCT提高水平根折实际情况的诊断准确性[30,111]。

外伤性脱位

如前所述，传统的口内片在检测最微小的牙脱位及根折和牙槽骨折等方面的敏感性较差[103]。CBCT显著提高准确诊断牙外伤的能力，并有可能克服平片投摄的大多数技术限制（图20-4E~M）[30-31,42-43,57,61,98,103,111,120]。

冠折

如前所述，从牙髓学角度来说，冠折后治疗的主要目的是保持牙髓活力。

不完全冠折

不完全冠折可定义为牙釉质的不完全折断或裂纹，且牙齿结构无缺损[16]。

生物学结果

冠折是一种几乎不会导致牙髓坏死的损伤。对这些病例进行5年以上的细致随访是最重要的牙髓病学预防手段。如果在任何随访检查中，对牙髓敏感性测试

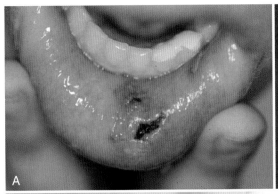
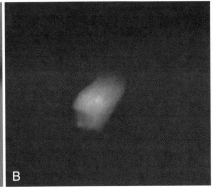

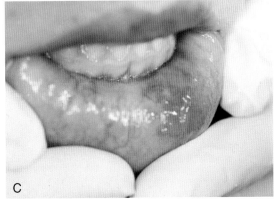

图20-5　左下切牙以及随后尖牙发生复杂冠折。A，紧急盖髓术；将Band-Aid复合体放在牙面上。6天后因唇部撕裂伤愈合不良，转诊到诊所。B，唇部X线片显示内有部分牙冠。将患者麻醉并取出牙冠。C，唇部很快愈合。

的反应发生变化，或者如果在影像学评估中发现有根尖或根尖周炎症的迹象，或牙根发育似乎停滞或髓腔闭锁，则应考虑牙髓治疗干预。

简单冠折

简单冠折可定义为仅牙釉质折断或牙釉质和牙本质折断无牙髓暴露[16]。

发生率

简单冠折可能是最常见的牙外伤。估计至少占所有报道的牙外伤的1/3～1/2。

生物学结果

简单冠折同样是一种几乎不会导致牙髓坏死的损伤。事实上，牙髓健康的最大威胁来自这些牙齿美学修复中的医源性因素。

治疗

冠折的治疗有两个关键问题。首先，所有暴露的牙本质小管需要尽快封闭。如果破损片段难以获得或者无法重新粘接，且在急诊时没有时间行完善的复合

树脂修复，则应放置Band-Aid复合体或临时冠覆盖所有暴露的牙本质。这样可以防止细菌进入牙本质小管并减少患者的不适。其次是剩余牙本质厚度。一些研究已经证实，如果剩余牙本质厚度超过0.5mm，可以对牙齿进行修复，包括酸蚀和粘接，并且不需要特别关注牙髓[3,46,60,115,151]。但是，如果剩余牙本质厚度小于0.5mm，在牙本质暴露最深部分表面的硬化氢氧化钙保护层的确会减少下方牙髓的炎症反应（即使不能完全阻止），这是一种完全不同于复合树脂粘接系统副作用的反应[3,46,60,115,151]。

复杂冠折

复杂冠折牵涉到牙釉质、牙本质和牙髓[1]（图20-6）。

发生率

复杂冠折占所有牙外伤的0.9%～13%[40,130,153]。

生物学结果

对于涉及牙髓的冠折，如果不加以治疗最终会导致牙髓坏死[97]。但是，牙髓坏死的方式和时间顺序为

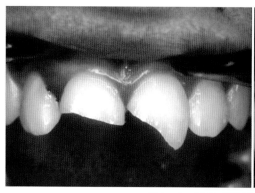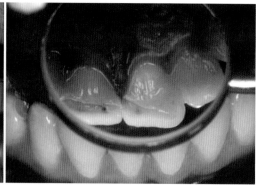

图20-6　复杂冠折涉及牙釉质、牙本质和牙髓。

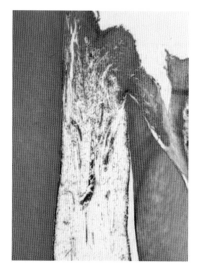

图20-7　外伤暴露后24小时内牙髓的组织学表现。牙髓在暴露的牙本质小管上增殖。在折断面下方有大约1.5mm的炎症牙髓。

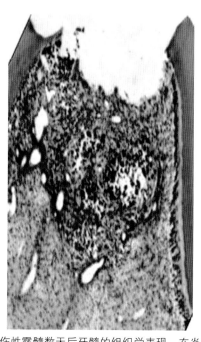

图20-8　外伤性露髓数天后牙髓的组织学表现。在炎症牙髓区域上方可以看到浅表坏死。

成功干预并保持牙髓活力提供潜在的可能性。损伤后的初始反应是出血和局部炎症（图20-7）。

　　随后的炎症变化通常是增生性的，但随着时间的推移可能是破坏性的。在外伤中增生性反应更容易发生，因为折断面通常是平坦的，唾液冲刷的作用使得污染的碎屑几乎无法堆积。除非污染的碎屑堆积严重，一般在损伤后24小时内，炎症的增生性反应在牙髓中的深度不超过2mm[49,52,82]（图20-7）。随着时间的推移，细菌会导致局部牙髓坏死和牙髓炎症向根尖的缓慢进展（图20-8）。

治疗

　　复杂冠折的治疗方案有：（1）活髓治疗，包括盖髓术、部分活髓切断术或冠髓切除术；（2）牙髓摘除术。治疗的选择取决于牙齿的发育阶段、外伤和治疗之间的时间间隔、伴随的牙周损伤及修复治疗计划。

牙齿的发育阶段

　　未发育完成的牙齿失去活力后果严重。对根管呈"喇叭口样"的牙齿进行牙髓治疗耗时且困难。可能更重要的是，未发育完成牙齿的牙髓坏死会导致牙本质壁很薄弱，在根尖诱导成形术中和术后容易根折[99]。至少在根尖和牙根颈部发育完成之前，必须竭尽全力保存牙髓活力。

　　发育完成牙齿牙髓摘除不如未发育完成牙齿影响那么明显，因为发育完成牙齿中的牙髓摘除术成功率极高[142]。不过，已经证实在最佳条件下，发育完成牙齿也可以成功地进行活髓治疗（而非摘除）[110,172]。因此，即使牙髓摘除术是最可能成功的治疗方法，在某些情况下还是可以选择活髓治疗。

　　在未发育完成牙齿中，如果完全可行的话，应始终尝试活髓治疗，因为保留活髓意义重大。

从外伤到治疗的间隔

在外伤后48小时内，牙髓的初始反应是深度不超过2mm的增生性炎症反应（图20-8）。48小时后，牙髓受到细菌直接污染的机会增加，炎症区域向根尖进展[52]；随着时间的推移，成功维持健康活髓的可能性降低。

伴随的支持组织损伤

牙周损伤会影响牙髓的营养供应。在发育完成牙齿中这一点尤为重要，因为其牙髓存活的机会不如未发育完成牙齿[13,59]。

修复治疗计划

对发育完成的牙齿而言，牙髓摘除术是一个可行的选择，保存其牙髓活力的重要性远不如未发育完成牙齿那么重要。如前所述，如果在最佳条件下进行，在外伤性暴露后进行活髓治疗也可能成功。如果修复治疗计划很简单并且复合树脂修复足以用作永久修复，则应认真考虑这种治疗方案。如果要放置更复杂的修复体（如牙冠或固定桥），则牙髓摘除术可能是更合适的方法。

活髓治疗：成功治疗方法的要求

如果满足以下条件（见第23章），活髓治疗的成功率极高。

· 无炎症牙髓的治疗。已证明牙髓健康是治疗成功的重要条件[152,162]。对炎症牙髓进行活髓治疗的成功率较低[152,162]，因此治疗的最佳时间是在最初的24小时内，此时牙髓炎症仅在浅表。随着外伤到治疗的间隔时间延长，去除牙髓的范围必须向根尖延伸，以确保到达无炎症牙髓层面。

· 隔绝细菌封闭。我们认为，这一要求是成功治疗的最关键因素[152]。愈合期间如果有细菌侵入会导致治疗失败[45]（见第14章）。如果暴露的牙髓被有效封闭以防细菌渗漏，不论是否在牙髓表面放置盖髓剂，都可以形成有硬组织屏障的成功的牙髓愈合，即使外伤到治疗的间隔时间有所延长[46,80]。

· 盖髓。氢氧化钙常规被用于活髓治疗。它的主要优点是具有抗菌作用[39,141]，并可对浅表牙髓消毒。纯氢氧化钙会导致约1.5mm的牙髓组织坏死，可去除表层的炎症牙髓（如果存在）[112]（图20-9）。氢氧化钙的高pH（12.5）导致最浅表层液化坏死[134]。当更深层的牙髓受累时，氢氧化钙的毒性似乎被中和，在坏死牙髓和活髓的交界处形成凝固性坏死，最终仅引起轻度刺激。这种轻微刺激引发炎症反应，在无菌的情况下[134]，牙髓将在硬组织屏障下愈合[133-134]（图20-10）。硬化氢氧化钙不会导致牙髓表层坏死，已证实它也可以引发在硬组织屏障下的牙髓愈合[150,159]。

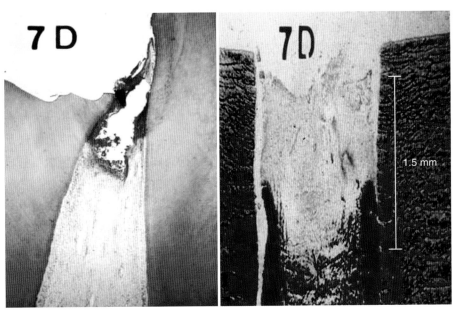

图20-9　氢氧化钙的高pH导致1.5mm的牙髓坏死。

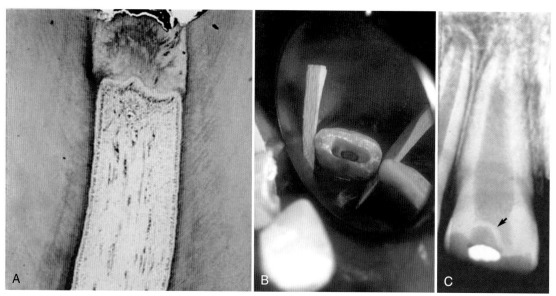

图20-10 氢氧化钙部分牙髓切断术后形成硬组织屏障。A，替代成牙本质细胞和硬组织屏障的组织学表现。B，放置氢氧化钙3个月去除冠部修复体后，硬组织屏障的临床观。C，硬组织屏障的影像学表现。

氢氧化钙的主要缺点是不能封闭折断面。因此，必须使用其他材料以确保细菌不会入侵牙髓，特别是在关键的愈合阶段。

已经发现许多材料，如氧化锌丁香油[25,162]、磷酸三钙[84]和复合树脂[24]，可作为活髓治疗的药物。迄今为止，没有研究能够预测氢氧化钙与密封良好的冠部修复体联合使用的预后[60,102,139,151]。如在一项犬的研究中，用不同的粘接剂直接覆盖有中重度炎症反应的牙髓，随着时间的推移，组织坏死逐渐扩展，完全没有连续的硬组织桥形成[102]。应用氢氧化钙基材料的特点是炎症细胞浸润、局限的组织坏死和部分完成硬组织桥接[102]。在一项类似的人牙齿体内研究中，Scotchbond Multi-Purpose Plus（3M，St.Paul，MN）直接应用于暴露的牙髓组织会引起炎症变化；但是，Dycal直接盖髓随后用Scotchbond Multi-Purpose Plus封闭，对牙髓组织有良好的效果[151]。

目前，生物陶瓷材料被认为是首选的盖髓剂[4]。三氧化矿物聚合物（mineral trioxide aggregate，MTA）是第一代生物陶瓷材料，已被证实是一种良好的盖髓剂[62,116,118,174]。它未凝固时pH很高，类似于氢氧化钙[156]，凝固后形成极好的隔绝细菌封闭[157]。它足够坚硬可以用作最终修复体的基底[156]。但是，MTA在作为外伤性牙髓暴露的盖髓剂时，并不像氢氧化钙那样受欢迎。可能有3个主要原因。第一，可能是因为MTA需要在潮湿环境中至少6小时才能完全凝固，与其他盖髓剂的一步法相比，治疗变成两步。因此，使用MTA作为盖髓剂，需要在其上方放置一个湿棉球，直

到其凝固，随后制作永久性修复。第二个可能的原因是，MTA开始是灰色的，据报道当用作前牙盖髓剂时会导致牙冠变色[37]。为了解决这一变色问题，几年前新型的白色MTA上市。起初有人担心白色MTA不如灰色MTA的牙髓效果好[121]。针对白色MTA与灰色MTA相较的研究相对较少，但大多数研究表明牙髓对两者的反应一样[91,116,131]。然而，发现白色MTA与灰色MTA一样也会引起变色，可能是因为材料中的氧化铋填料引起。第三个可能的原因是，最近，新一代生物陶瓷材料已经进入市场，具有与MTA相同的优势，但没有前面介绍的缺点。它们凝固很快，只需一次就诊，不会使牙齿变色。现在认为这些材料作为外伤性牙髓暴露的盖髓剂优于氢氧化钙。

治疗方法
盖髓术

盖髓术意味着不去除任何软组织，将盖髓剂直接盖在牙髓上[24]。

适应证

在处理外伤性牙髓暴露时，几乎没有进行盖髓术的适应证。与部分牙髓切断术（95%）[49]相比，盖髓术的成功率仅为80%[69,125]，表明在外伤性牙髓暴露后不应考虑表面盖髓。成功率较低并不难理解，因为在外伤性牙髓暴露后很快就会出现浅表炎症。如果在浅表水平进行治疗，将只会治疗许多炎症（而非健康）的牙髓，从而降低成功的可能性。此外，表面盖髓更

难获得隔绝细菌的冠部封闭，因为其无法和部分牙髓切断术一样，可以深入髓腔辅助封闭。

必须认识到，研究表明，在20世纪70年代，使用银汞合金作为标准冠部修复时，禁止对炎症牙髓进行盖髓术。如果认为银汞合金渗漏和潮湿条件下氢氧化钙脱落是造成效果不佳的原因，那么可能是较差的冠部封闭导致这些情况下的失败，而非炎症牙髓。最近的研究表明，使用生物陶瓷进行盖髓时，炎症牙髓不像以前那样被认为是阻碍，而封闭似乎是成功的主要因素。因此，在这些情况下，把这种材料作为基底能为炎症牙髓的盖髓提供更多的余地。

但是，在牙齿外伤性牙髓暴露的情况下［大多数损伤发生于年轻的患者（牙髓粗大）］，出于敏感症状和美观考虑，患者通常在48小时内进行治疗。因此，牙髓炎症通常仅在表层。在这些情况下，我们仍然认为去除浅表炎症并放置生物陶瓷材料盖髓需谨慎。

部分牙髓切断术

部分牙髓切断术意味着移除冠髓组织到达健康牙髓水平。在外伤后了解牙髓反应可以精准确定该水平。这一过程通常称为Cvek牙髓切断术。

适应证

和盖髓术一样。

技术

麻醉（可能不含血管收缩剂），放置橡皮障和表面消毒。使用大小适宜的无菌金刚砂钻头和充分水冷却的高速手机，在牙髓中预备1～2mm深的窝洞[77]（图20-11）。应避免使用慢速钻或挖匙。如果出血过多，则将牙髓切断至更深部位，直至只有少量出血。用无菌盐水冲洗以小心地除去过量的血液，并用无菌棉球干燥该区域。建议使用5%次氯酸钠（NaClO；漂白剂）冲洗牙髓创口[46]。漂白剂会化学分解血凝块；清除受损的牙髓细胞、牙本质碎片和其他碎屑；并控制出血，对下方"正常"的牙髓组织损伤最小化。

必须注意不要形成血凝块，因为这会影响预后[49,133]。将一薄层纯氢氧化钙与无菌盐水或麻醉液混合而成的浓稠混合物，小心地放在牙髓断面上。如果牙髓暴露区下方髓腔狭窄，如在前牙区，为避免因额外牙髓组织损失引起盖髓失败，推荐使用一种商品化的氢氧化钙制剂进行直接盖髓[150]。使用隔绝细菌最

好的材料（氧化锌丁香油或玻璃离子水门汀）充填预备的窝洞，与折断面齐平。髓腔中的材料和所有暴露的牙本质小管都用粘接复合树脂进行酸蚀与充填。或者，在止血完成后，可以用MTA盖髓，再将湿棉球放在上方，然后在适当的时间随访。需要尽早移除棉球，然后用复合树脂修复牙齿。

随访

随访与盖髓术后相同。重点观察牙髓活力测试是否持续阳性，以及影像学检查牙根是否有继续发育的迹象（图20-12）。

预后

该方法与盖髓术相比有很多优点。在髓腔预备期间去除浅表的炎症牙髓。氢氧化钙可以消毒牙本质和牙髓，并消除额外的牙髓炎症。最重要的是，为实现隔绝细菌封闭的材料提供空间，以便在最佳条件下实现硬组织覆盖下的牙髓愈合。此外，冠髓仍然保留，这样在随访时可进行敏感性测试。预后非常好（94%～96%）[49,70]。

冠髓切断术

冠髓切断术涉及移除整个冠髓直至根管口的水平。由于其解剖学上的便利性，这种水平的牙髓切断操作可以任意选择。由于炎症牙髓有时会延伸至根管口下方的根髓，因此会发生很多"误判"，导致最终治疗的是炎症的而非无炎症的牙髓。

适应证

当预估牙髓炎症会进展至冠髓更深水平时，可以实施冠髓切断术。超过72小时的外伤性露髓和根尖部分未发育完成的年轻恒牙的龋源性露髓这两类适用该治疗方法。由于可能会将盖髓剂放置在炎症牙髓上，因此在发育完成牙齿中禁止行冠髓切断术。在未发育完成的牙齿中，只有根尖未完全形成且牙本质壁薄，进行这种治疗才会利大于弊。

技术

与盖髓术和部分牙髓切断术相同，需进行麻醉，放置橡皮障和表面消毒。和部分牙髓切断术一样，移除冠髓，但要移至根管口水平。还是和部分牙髓切断术一样，用氢氧化钙盖髓、隔绝细菌封闭并进行冠部修复。

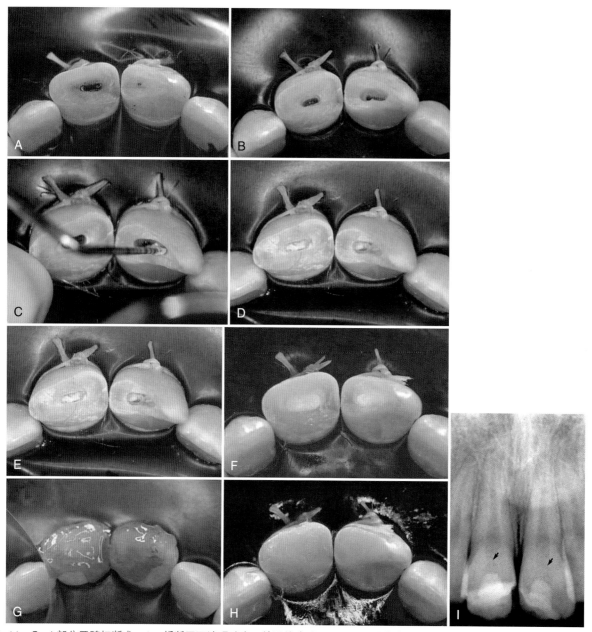

图20-11　Cvek部分牙髓切断术。A，折断牙面清理消毒；放置橡皮障。B，用金刚砂球钻高速预备深入牙髓组织1~2mm的窝洞。C，将充填器（D）上的氢氧化钙置于牙髓软组织表面。E，避免将氢氧化钙涂抹在预备的窝洞壁上。F，用玻璃离子水门汀充填预备窝洞。酸蚀暴露的牙本质（G），然后用复合树脂（H）覆盖。I，6个月后X线片显示两颗牙齿形成硬组织屏障。（由Dr. Alessandra Ritter提供，Chapel Hill，NC）

随访

随访与盖髓术和部分牙髓切断术相同。这种治疗方法的一个主要缺点是由于没有冠髓，不能进行牙髓活力测试，因此影像学随访十分重要，主要评估有无根尖周炎迹象，确保牙根继续发育。

预后

如果预计牙髓存在深部炎症就会行颈髓切除术，且牙髓切断位置不定，因此可能会有许多误判，导致

需要治疗炎症牙髓。因此，该方法的预后在75%范围内，比部分牙髓切断术更差[74]。由于无法评估冠髓切断术后的牙髓状态，一些学者推荐在牙根完全形成后常规行牙髓摘除术（图20-13）。这种理念基于牙髓摘除术成功率在95%以上，而如果发生根尖周炎，牙髓治疗的预后会显著下降至约80%[136,142]。

牙髓摘除术

牙髓摘除术意味着将整个牙髓去除至根尖孔的水平。

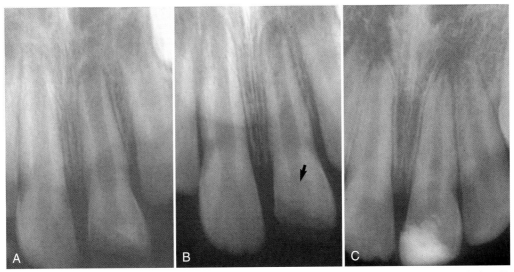

图20-12　部分牙髓切断术后牙根继续发育。A，发生复杂冠折的未发育完成牙齿的X线片。B，部分牙髓切断术后放置氢氧化钙。C，随访X线片确认牙髓保持活力，牙根继续发育。

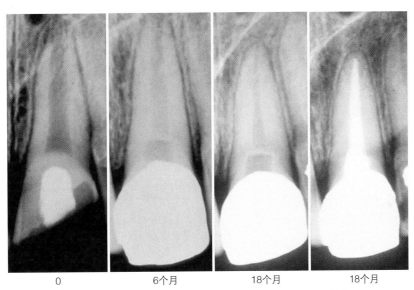

| 0 | 6个月 | 18个月 | 18个月 |

图20-13　成功的牙髓切断术，18个月后行牙髓摘除术。（由Dr. Leif Tronstad提供，Oslo，Norway）

适应证

当发育完成牙齿发生复杂冠折时，如果不适合行活髓治疗，或者可以预见修复牙齿需要打桩，则可行牙髓摘除术。该过程与活髓的、非外伤牙齿的牙髓治疗没有区别。

非活髓治疗
未发育完成的牙齿：根尖诱导成形术
适应证

应该在根尖孔开敞和牙本质壁薄的牙齿中进行根尖诱导成形术，因为这样的牙齿中，标准根管预备技术无法形成根尖止点，因而无法实现有效的根管充填。

生物学结果

对非活髓的未发育完成牙齿进行完善的牙髓治疗存在许多困难。这种牙齿根管根尖区通常比冠部更宽，需要使用软化充填材料的充填技术形成根管根尖部分的形状。由于根尖非常宽大，因此没有屏障可以阻止这种软化材料进入根尖周组织并会造成损伤。此外，缺少根尖止点和材料超出根管孔，可能导致根管充填不完善且易发生渗漏。另外，未发育完成牙齿的牙本

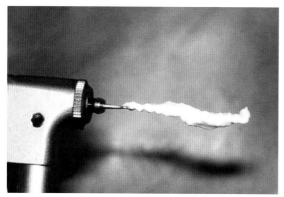

图20-14　Lentulo螺旋输送器上的糊状氢氧化钙混合物，准备向根管中输送。

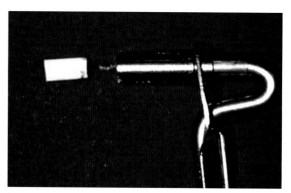

图20-15　厚实的氢氧化钙混合物。

质壁薄弱，在治疗期间和治疗后都容易发生折断[50]。

解决这些问题可以通过刺激形成硬组织屏障以便进行最佳的根管充填，并且加固脆弱的根管以防在根尖诱导成形期间和以后发生根折[101,154]。

技术
根管消毒

在大多数情况下，非活髓牙齿会被感染[29,138]，因此第一步是对根管系统进行消毒以确保根尖周愈合[39,53]。根据术前平行投照X线片估计根管长度，并在髓腔进入和冠部预备后，将锉放置到估计的长度。当通过X线片确认工作长度后，十分轻柔地锉动（由于牙本质壁薄），并配合使用0.5%NaClO进行大量冲洗[54,147]。使用较低浓度的NaClO，主要是降低药物超出未发育完成牙齿的根尖造成的损害。冲洗液量的增加会补偿NaClO浓度降低的效果。对这些未发育完成牙齿根管进行消毒时，使用可顺利接近根尖长度的冲洗器很有效。纸尖干燥根管，用Lentulo螺旋器械将氢氧化钙（牙膏般黏稠度）凝脂状混合物旋入根管（图20-14）。作用至少1周后，氢氧化钙的附加消毒作用才开始起效[141]，因此可在1周后的任何时间继续后续治疗。不过后续治疗不要延迟超过1个月，因为组织液会通过开敞的根尖将氢氧化钙冲洗掉，使根管容易再感染。

硬组织根尖屏障
传统方法

在根尖处形成硬组织屏障与在活髓治疗中形成硬组织所需的环境要求类似：引发愈合的温和炎症刺激和确保炎症不再进展的无菌环境。

与活髓治疗一样，氢氧化钙用于这一过程[50,83,85]。将纯氢氧化钙粉末与无菌盐水（或麻醉液）混合成浓稠（粉团）状（图20-15）。使用充填器或粗的尖状器械将氢氧化钙填在根尖软组织上以诱导硬组织形成。随后用氢氧化钙回填以完全充满根管。从髓腔入路小心地移除氢氧化钙到根管口的水平，再用封闭性良好的暂封材料封闭窝洞。拍摄根尖片；根管看起来似乎"完全钙化"，表明整个根管已经充满氢氧化钙（图20-16）。因为氢氧化钙的洗脱程度是根据其在根管中的相对放射密度来评估的，所以最好使用不含放射线阻射剂的氢氧化钙混合物，如硫酸钡。这些添加剂不像氢氧化钙那样易于被冲洗掉，因此如果它们存在于根管中，就无法正确评价氢氧化钙的洗脱情况。

每隔3个月，拍摄X线片以评估是否已形成硬组织屏障以及氢氧化钙是否从根管中被冲洗掉。如果在X线片上可以再次看到根管，则表明已经发生这种情况。如果明显没有冲洗掉，氢氧化钙可以完整地再保持3个月。因为材料的初始毒性被认为会延缓愈合，在可能的情况下应避免多次更换氢氧化钙盖髓剂[104]。

当怀疑硬组织屏障已经完成时，应该用NaClO将氢氧化钙从根管中冲洗出来。使用能够轻松到达根尖的、合适尺寸的锉轻柔地探查根尖止点。当X线片显示有硬组织屏障形成并且可以用器械探查到时，表明可进行根管充填。

生物陶瓷屏障

根据预测，使用氢氧化钙产生生理性硬组织屏障需要3～18个月。疗程长的缺点是治疗期间患者需要多次就诊，而且治疗期间，在薄弱的牙根被加强之前，牙齿可能会折断。此外，一项研究表明，用氢氧化钙长期治疗可能会削弱牙根，使它们更容易折断[19]。

生物陶瓷材料已被用于在根管消毒后快速形成硬组织屏障（见传统方法的前面部分）（图20-17）。将

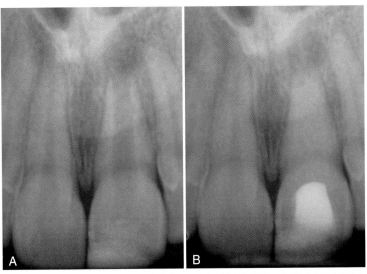

图20-16　A、B，在放置浓稠的纯氢氧化钙混合物后根管"消失"，随着时间的推移，氢氧化钙混合物被冲洗掉后根管重现。（由Dr. Cecilia Bourguignon提供，Paris，France）

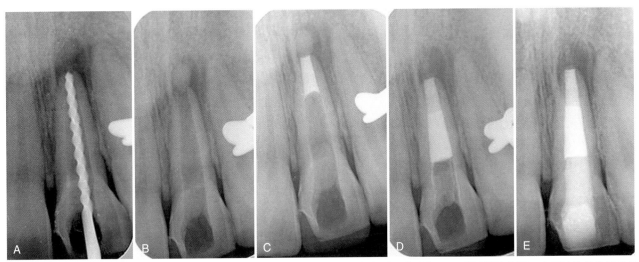

图20-17　用三氧化矿物聚合物（mineral trioxide aggregate，MTA）行根尖诱导成形术。A，轻柔预备根管、大量冲洗并放置奶油状的氢氧化钙混合物，进行为期1个月的根管消毒。B，将硫酸钙推出根尖孔外作为放置MTA的屏障。C，4mm MTA栓封闭根尖。D，使用Resilon充填系统充填根管主体。E，将粘接树脂置于釉牙骨质界（cementoenamel junction，CEJ）下方以加固牙根。（由Dr. Marga Ree提供，Purmerend，Netherlands）

硫酸钙挤压出根尖孔以提供可吸收的根外屏障，用于包裹生物陶瓷材料。与放置氢氧化钙的方式类似，将调好的材料放在根尖3~4mm处。应将湿棉球放在生物陶瓷材料上至少6小时。在材料完全凝固后，使用根充材料充填整个根管。然后用复合树脂加固根管颈部到牙槽嵴顶水平以下（稍后描述）（图20-17）。

　　许多已发表的病例报告使用这种根尖屏障技术[75,87,109]，并且已经逐步获得临床医生的欢迎。目前，尚无前瞻性的长期愈后研究比较该方法和传统氢氧化钙技术的成功率。

根管充填

　　由于大多数这类根管的根尖直径大于冠部直径，因此在这些牙齿中建议使用软化充填技术（见第7章）。由于牙根壁较薄，必须注意避免在充填期间使用过度的侧向力。如果硬组织屏障是通过长期氢氧化钙治疗产生的，它由不规则排列的软组织凝固层、钙化组织和牙骨质样组织组成（图20-18）。还包括柔软的结缔组织岛，使屏障具有与"瑞士奶酪"一致的结构[33,48]。由于屏障的不规则性，充填过程中将水门汀或软化的充填材料推出根尖组织并不少见（图20-19）。因为氢氧化钙能在接触活髓组织的任何地方形成屏障，因此形成的硬组织屏障可能距影像学根尖有一定距离。在根尖宽大、开敞的牙齿中，活体组织可以存活并从牙周膜处向根管中增殖几毫米。充填应该到达硬组织屏障区域，无须强行充填至影像学根尖水平。

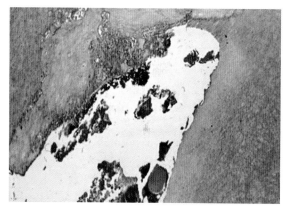

图20-18　氢氧化钙根尖诱导形成术后硬组织屏障的组织表现。屏障由牙骨质和含有软组织的骨组成。

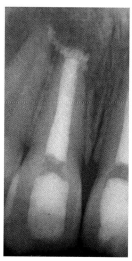

图20-19　氢氧化钙根尖诱导形成术后用软化技术进行根管充填。封闭剂和软化的充填材料通过屏障中的"蜂窝乳酪"状孔隙超填。

加固薄弱的牙本质壁

根尖诱导成形术已成为一种切实可行的成功治疗[68]（见预后部分），但是薄弱的牙本质壁仍是难以解决的临床问题。如果发生继发性损伤，牙本质壁薄弱的牙齿更容易发生折断，使其无法修复[56,158]。据报道，大约30%的牙齿会在牙髓治疗期间或术后折断[101]。因此，一些临床医生质疑根尖诱导成形术的临床可行性，并选择更激进的治疗方案，包括拔牙后修复治疗，如种植修复。研究表明，冠内粘接修复可从内部加固牙髓治疗过的牙齿，提高其抗折强度[76,99]。因此，在根管充填后，应将材料移除至牙槽嵴顶水平以下并放置粘接树脂充填材料（图20-17）。

随访

应进行常规回访评估，以确定预防或治疗根尖周炎的成功率。应评估修复操作以确保它们不会促进根折。

预后

长期使用氢氧化钙治疗，根尖周愈合和硬组织屏障的形成是可预期的（79%～96%）[50,101]。但是，这些牙齿薄弱的牙本质壁有折断风险，可能会影响其长期存留。预估前面描述的在内部加固牙齿的新技术将增加其长期存留。

牙髓再生

只有年轻恒牙在脱臼后40分钟内再植，才考虑坏死牙髓再生的可能（稍后讨论）。牙髓血运重建的优势在于可促进牙根继续发育和通过硬组织沉积加固牙本质壁，从而增强牙根抗折能力（见第10章）。在未发育完成牙齿脱臼并再植后，存在一系列独特的允许再生的环境条件。即年轻牙齿根尖开敞且牙根较短，这样新组织可以相对快速地长入髓腔中。牙髓是坏死状态的，但是通常未变性和感染，因此可以作为新组织生长的基质。实验已经证实，根尖区牙髓可能仍有活力，且在再植后向冠方增殖，取代坏死的牙髓组织[26,117,145]。因为大多数病例牙冠完整且无龋损，细菌通过裂纹[106]和缺损渗透入髓腔将是一个缓慢的过程。新组织生长和髓腔感染之间的竞争有利于新生组织。

直到大约10年前，对于有根尖周炎的坏死性感染牙齿而言，普遍的共识是不可能实现其牙髓组织的再生[114]。然而，如果可以创造一种类似于前面所描述的牙脱臼的环境，再生可能会发生。如果对根管进行有效消毒，且提供新组织生长所需基质，并且有效封闭冠部入路。则未发育完成的脱臼牙齿中应该会出现再生。

Banchs和Trope[25]首次病例报道有可能复制脱臼牙齿的独特环境。该病例（图20-20）介绍未发育完成的下颌第二前磨牙的治疗情况，患牙的X线片和临床症状提示根尖周炎以及存在窦道。在没有机械预备的情况下，通过大量的5.25%NaClO冲洗对根管进行消毒，然后放置由等量的环丙沙星、甲硝唑和米诺环素组成的根管内抗生素混合物，持续3周[89]。

3周后冲洗掉抗生素混合物，诱导产生血凝块至釉牙骨质界，为新组织向内生长提供基质；接着是深层冠部修复以提供隔绝细菌封闭。临床和影像学证据

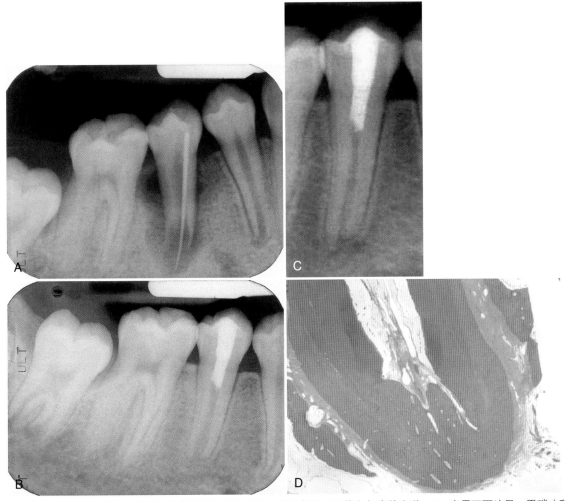

图20-20　A，术前X线片显示未发育完成的牙根周围有根尖周炎，及诊断丝显示指向根尖的窦道。B，应用环丙沙星、甲硝唑和米诺环素的混合物治疗7个月后的影像学检查。C，24个月的检查，显示牙根长度和宽度均持续发育。D，Thibodeau等制备的组织切片[155]显示在患有根尖周炎的犬未成熟牙齿中，根管壁增厚、根尖发育且根尖周炎愈合。

显示愈合最早在第22天出现；大范围的透射影在2个月内消失；在24个月的回访中，根管壁明显变厚，修复体下方牙根发育，与相邻的和对侧的牙齿相似。最近，已发表的病例和病例系列报告进一步证实，很有可能组织向内生长，随后新的牙本质附着并继续形成牙根[96,155]。研究还证实在这些病例中使用的三联抗生素糊剂具有强效抗菌特性。

过去几年，有大量的研究旨在使根尖周炎的愈合和促进牙髓而非特异性结缔组织增殖方面更具可预测性（见第10章）。

三联抗生素糊剂中的米诺环素会导致无法接受的牙齿变色；这已促使许多研究旨在消除或替代糊剂中的这种抗生素或消除三联抗生素。目前正在进行的一些研究试图找到一种合成基质，它可以替代这些病例中使用的血凝块作为新生组织生长的支架，且更具可预测性[155,173]。

关于干细胞和生长因子的研究也在进行中，旨在更好预测成牙本质细胞以及牙髓细胞的生成。

这里描述的治疗方法可以在大多数病例中尝试，并且如果3个月后没有再生的迹象，则可以开始采用更传统的治疗方法。

发育完成的牙齿

对根尖闭合的发育完成的牙齿建议使用传统的牙髓治疗。

冠根折

冠根折是对牙周而非牙髓的挑战。必须对牙齿进行牙周治疗以便获得良好封闭的冠部修复。如果折断后根部余留的牙体组织足够多，则可以通过简单的牙龈切除术来获得。或者，可以对牙齿进行正畸或手术牵出，使根折的暴露表面可被治疗。一旦确认冠部修复可行，就如前所述处理这一特殊的冠折。

根折

根折涉及牙骨质、牙本质和牙髓折断。这样的损伤相对少见，在所有牙外伤中发生率不到3%[177]。未发育完成的活髓牙很少发生水平根折[7]。当牙根水平折断时，牙冠会发生不同程度移位，但通常根尖不会移位。由于没有破坏根尖牙髓循环，根尖部分牙髓坏死极为罕见。需要进行牙髓治疗的冠部永久性牙髓坏死约占病例的25%[8,9,93]。

诊断和临床表现

根折的临床表现类似于外伤性脱位。冠部移位的程度通常提示折裂的位置，表现多样，可以表现为没有移位，类似牙震荡（根尖折断）。也可以表现为严重移位，类似脱出性脱位（颈部折断）。

根折的影像学检查极为重要。由于根折通常是倾斜的（颊侧到腭侧）（图20-21），因此一张根尖片可能很容易漏诊。必须拍摄至少3个成像角度的X线片（45°、90°和110°），以便至少在一个角度的X线片上，X射线束可以直接穿过折断线，使其清晰可见（图20-22）。

治疗

急诊治疗时应尽量将断端复位至紧密贴近的位

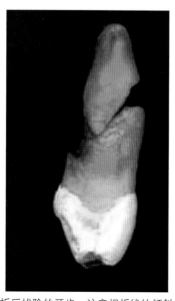

图20-21 根折后拔除的牙齿。注意根折线的倾斜角度。

置。在冠部严重移位的情况下，其根部通常嵌在（如果没有贯穿）牙齿颊侧的密质骨。无法强行将冠部向颊侧移位，两片段不能正确对齐。实现两片段重新对接的唯一方法是通过指压或拔牙钳轻轻下拉冠部片段将其从骨内释放出来，一旦松解，将其旋回原始位置（图20-23）。传统推荐的[124]夹板方法已经由固定至相邻牙齿的2~4个月的刚性夹板改变为到2~4周半刚性夹板[18]。如果损伤和治疗之间的间隔较长，很可能无法将片段复位至接近原来的位置；这会影响牙齿的长期预后。

愈合模式

研究人员[21]描述了根折的4种愈合模式：

1. 硬组织愈合。X线片上，折断线可以辨别，但断端紧密结合（图20-24A）。
2. 邻间结缔组织愈合。X线片上，断端似乎由一条狭窄的透射线隔开，且断端边缘圆钝（图20-24B）。
3. 邻间骨和结缔组织愈合。X线片上，断端被明显的骨桥隔开（图20-24C）。
4. 邻间炎症组织形成，不能愈合。X线片上，折断线增宽和/或折断线对应的透射影变得明显（图20-24D）。

一般认为前3种愈合模式是成功的。牙齿通常无症状，敏感性测试反应阳性。因为冠部常发生钙化变性，所以也可能出现冠部逐渐黄的现象[94,177]（图20-29）。

当冠部失去活力时，可出现典型的第四种根折愈合反应。冠部牙髓中的感染产物会引起炎症反应及在折断线处出现典型的透射影[21]（图20-24D）。

并发症的治疗

根冠段折断

一直以来，人们普遍认为牙根颈部折断的预后不佳，建议拔除冠部片段。不过研究不支持这种治疗；事实上，如果这些冠部片段用夹板充分固定，那么愈合的机会与根中段或根尖部折断没有区别[177]（图20-25）。但是，如果折断发生在牙槽嵴顶水平或牙槽嵴顶冠方，预后极差。

如果无法让断端重新连接，则只能拔除冠部片段。对折断的深浅和余留牙根长度进行评估，判断患牙的可修复性。如果剩余牙根足够长，则可通过轻柔

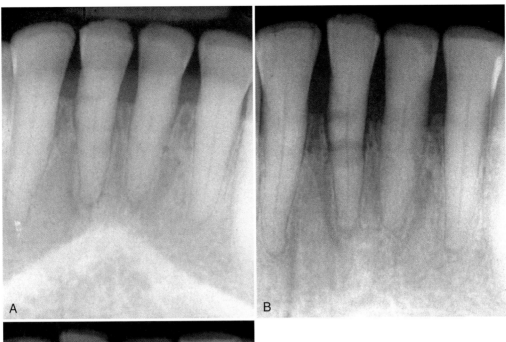

图20-22　A~C，X线片示不同垂直角度对根折诊断的重要性。这3张X线片都是在几分钟之内拍摄。

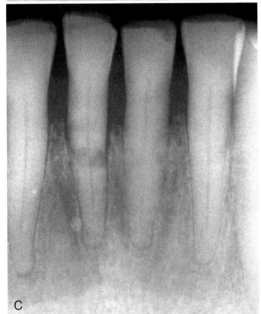

图20-23　颊侧根折复位的示意图。

的正畸牵出牙根，用于承载修复体。

根中段和根尖段折断

　　25%的根折病例会发生永久性牙髓坏死[48,93]。损伤后，多数病例最初很可能出现冠髓坏死；但是，由于冠部片段的根方开口非常宽大，如果片段重新连接，则可以进行血运重建。多数情况下，冠髓发生永久性坏死，只有根髓仍保存活力。因此，除非发生根尖周病变，否则只在根冠段进行牙髓治疗。在大多数情况下，冠部片段的根端宽大，需要进行长期氢氧化钙治疗或MTA根尖封闭（见根尖诱导成形术部分）。在冠

图20-24 水平根折后的愈合模式。A，硬组织愈合。B，邻间结缔组织愈合。C，骨和结缔组织愈合。D，邻间结缔组织形成，没有愈合。

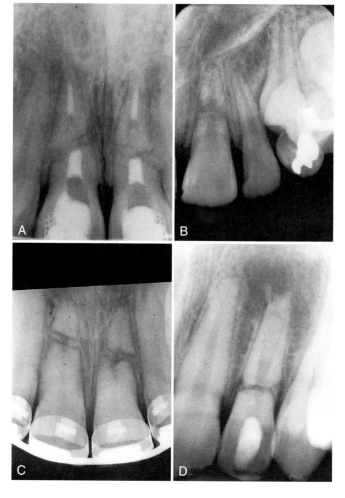

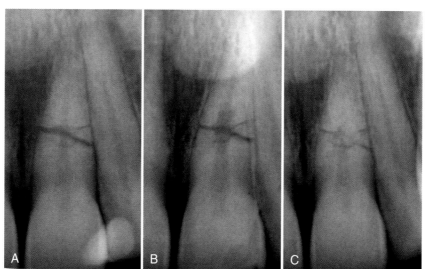

图20-25 根折区域牙根内吸收；牙齿被诊断为混合性根中折。A，冠部复位，然后用复合体夹板固定侧切牙。B，在6个月复诊时，牙髓对冷刺激反应正常，但影像学发现根内吸收缺损。没有治疗指征，因为牙髓活力测试确实反应正常。C，在42个月复诊中，牙齿仍无症状，牙髓对活力测试仍有反应。吸收性缺损已经愈合，并且在根尖部和冠部片段之间明显存在愈合不良的钙化迹象。

部片段根端形成硬组织屏障且根尖周愈合后，充填冠部片段。极少数情况下，冠髓和根髓同时坏死，治疗会更复杂。越过折断面进行牙髓治疗非常困难。根管操作、封药和充填材料都可能对折断面的愈合产生不

利影响。如果已经愈合后再发生根尖段牙髓坏死，预后会比较理想。

在更多根折病例中，可以通过手术切除坏死的根尖部分。如果剩余的牙根冠部足够长可以提供足够的

牙周支持，这种治疗方法是可行的。在根中折的情况下，去除根尖段会造成冠部片段牙周附着不足，需要根管内植入物提供额外支持。

随访

夹板治疗结束后，应在3个月、6个月、12个月及之后的每年对所有外伤牙齿进行随访。

预后

以下因素会影响修复：

1. 冠向片段的移位程度和松动度是决定患牙转归的重要因素[7,17,94,148,177]。移位和冠向片段动度增加则预后较差。
2. 未发育完成的牙齿很少发生根折，即使发生，一般预后良好[17,92]。
3. 治疗质量对成功修复至关重要。通过快速治疗、牙根段闭合复位和半刚性夹板固定2～4周可以改善预后[18]。

并发症包括牙髓坏死和根管闭锁。用氢氧化钙处理冠段以刺激形成硬组织屏障，可以成功地治疗牙髓坏死[48,93]。如果根段（冠方的或根方的）的牙髓仍然有活力，常会发生根管闭锁。

外伤性脱位

定义

外伤性脱位的类型可以定义如下：

1. 牙震荡（concussion）：牙齿无移位，动度正常，叩诊敏感。
2. 半脱位（subluxation）：叩诊敏感，动度增加，牙齿无移位。
3. 侧向脱位（lateral luxation）：牙齿发生唇向、舌向、远中向或切向移位。
4. 脱出性脱位（extrusive luxation）：牙齿冠向移位。
5. 嵌入性脱位（intrusive luxation）：牙齿根向移位嵌入牙槽窝内。

定义1～5描述在损伤强度和随后的后遗症方面逐步增加的损伤。

发生率

外伤性脱位是所有牙齿损伤中最常见的一种，报道其发生率为30%～44%[55]。

治疗

震荡或半脱位的牙齿不需要任何即刻治疗。应观察并留意对活力测试的反应。即使在轻度损伤后（如半脱位），牙髓也可能对活力测试没有反应，即使没有数月，也会持续数周[144]。外伤后牙髓最初没有反应，但患者仍应定期复诊并监测是否有根管感染等其他迹象（稍后讨论）。

应尽快复位侧向脱位和脱出性脱位的牙齿。在侧向脱位时，根尖可能会穿过颊侧骨板，在牙齿复位前必须轻轻向下拉动以松解牙齿。目前的IADT指南要求脱出性脱位时用生理夹板固定2周，侧向脱位时夹板固定4周。是否进行牙髓治疗应遵循脱位治疗指南（稍后讨论）。如果根尖完全形成的牙齿诊断为移入（不是穿通）皮质骨板（根尖易位），则牙髓很可能失活；因此，最早可在外伤后2周即开始牙髓治疗。如果根尖仍未完全形成，强烈建议等待血运重建的结果。

嵌入的恒牙很难自动复位，特别是根尖已经完全形成[100]。应考虑进行正畸牵引或立即手术重新复位。如果计划对嵌入的牙齿进行正畸牵引，应尽快开始，在外伤后延迟不应超过2～3周。只有少数研究评估这种方法的真实效果。使用犬模型的一项研究[168]表明，尽管初始的正畸移动是在损伤后5～7天，但严重嵌入的牙齿早在外伤后11～13天就显示出根骨固连迹象。

对于手术方法，一项研究[47]（使用犬模型）得出结论："对牙根完全形成的、严重嵌入的恒牙，进行小心的、即刻的手术复位，优势巨大而鲜有劣势。"另一项回顾性研究[58]分析58颗嵌入的人牙齿，表明手术复位结果是可预测的，在观察期间只有5颗牙齿最终丧失。此外，手术操作较少的病例，愈合理想。如果嵌入的牙齿即刻再植，应夹板固定至少4周，但在大多数情况下，夹板应在牙齿上存留更长时间。

生物学结果

外伤性脱位导致支持组织（牙周膜和牙骨质层）的损伤，其严重程度取决于所受损伤的类型（牙震荡最轻，嵌入性脱位最重）。牙髓的根尖神经血管供应也受到不同程度的影响，导致牙齿活力改变或活力丧失。

愈合可能有利也可能不利。如果牙根表面初始的物理损伤和牙根外表面受损引起的炎症反应再次被牙骨质覆盖，则预后良好。当牙根和骨组织直接粘连，牙根最终会被骨取代，就预后较差。

牙髓起关键作用的两种吸收类型包括：

1. 在炎症性牙根外吸收中，感染坏死的牙髓成为引起牙周炎症的刺激来源。如果牙骨质已经受损，则髓腔中的炎性刺激物能够通过牙本质小管扩散，并刺激牙周膜产生大面积的炎症反应。由于缺乏牙骨质保护，牙周炎症除了会引起预估的骨吸收外还会导致牙根吸收。

2. 在炎症性牙根内吸收中，炎症的牙髓组织介导牙根结构吸收。牙根内吸收的发病机制尚不完全清楚。研究认为冠部感染坏死的牙髓成为刺激源，引起根尖部分剩余活髓的牙髓炎症[7]。如果受伤期间牙根内表面失去前牙骨质保护，则与炎症牙髓相邻区域会发生牙根内吸收。因此，感染坏死的牙髓和炎症牙髓均会导致这类牙根吸收。

牙根外吸收
由牙根外表面损伤（单独）引起

如果外伤导致牙周附着损伤，则这种机械损伤的副产物会刺激炎症反应。愈合反应取决于初始损伤的程度。

局部损伤：牙骨质愈合

当局部发生损伤时（如在震荡或半脱位损伤后），牙骨质发生机械损伤，导致局部炎症反应和局部区域的牙根吸收。如果没有进一步的炎症刺激，14天内会发生牙周愈合和牙根表面修复（图20-26）[78]。

吸收局限于机械损伤区域，因为大多数情况下没有症状甚至没有影像学表现，所以无须治疗。但是，在少数情况下，如果以特定角度拍摄X线片，则可以在牙根表面上看到小的透射影。避免将这些病例误解为进展性的很重要。牙髓并未被波及。如果牙髓对敏感性测试有反应，意味着不用治疗。等待观察即可，可能会发生自行愈合。重要的是要意识到，在初始阶段看到透射影后也可能进行自行修复，不应该开始牙髓治疗。

弥漫性损伤：骨置换愈合

如果外伤很严重（如嵌入性脱位或牙脱臼后长时间干燥），超过20%牙根表面会发生弥漫性损伤，愈合后可能形成异常附着[105]。初始反应通常是对牙根表面严重机械损伤的炎症反应。在最初的炎症反应之后，牙根表面出现广泛的牙骨质缺如。裸露根面附近的细胞现在纷纷竞争，试图重新占据这一区域。通常，是骨前体细胞，而非移动较慢的牙周膜细胞，跨过牙槽窝骨壁并占据受损的根面。骨与根面直接相连，没有支持组织。这种现象被称为牙槽骨粘连[105]。但是，随后的骨粘连和骨置换是一种不可逆的生理过程，因为骨会终生吸收和重建。因此，牙根被破骨细胞吸收，在重建阶段，骨质代替牙本质，慢慢地牙根吸收，并被骨质取代。这个过程被称为骨置换[164]（图20-27）。作者认为，初期炎症反应旨在清除创伤产生的机械碎屑，这是一种可逆的病理性反应。但是，在这些外伤

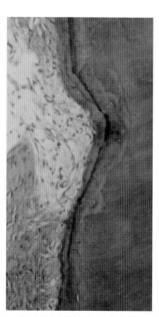

图20-26 组织切片显示以前的牙根吸收缺损愈合后形成新的牙骨质和牙周膜。

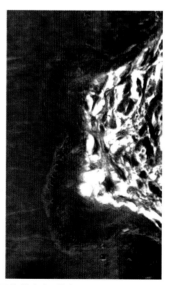

图20-27 骨置换的组织学表现。骨与牙根结构直接接触。在骨和牙根组织中可以看到吸收缺损，这是骨转换的正常生理过程。吸收缺损被新骨充填，其他区域再吸收。通过这种方式，整个牙根会被骨置换，速度取决于患者的代谢率。

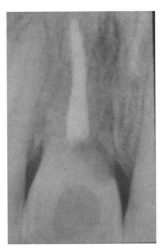

图20-28 骨置换的影像学表现。牙根表现出周围骨的影像学表现（没有硬骨板）。注意：没有发现典型活动性炎症的透射影。

病例中，吸收阶段包括对牙根的吸收（图20-28）。

治疗

降低外伤对牙周结构不利影响的治疗方案不在本章进行讨论。但是，一般原则是最小化损伤的初始炎症反应。最初的炎症本质上具有破坏性，会增加愈合阶段需要修复的牙根表面积[20]。需要新牙骨质修复的表面积越小，有利修复的概率越高。

一项研究表明，对于严重外伤后预期会发生骨置换的病例，如果将Ledermix（一种皮质类固醇和四环素的联合药）立即置于根管内，有利的愈合发生率非常高[38]。最近的一项研究表明，曲安奈德（Ledermix糊剂的皮质类固醇部分）在抑制牙根外吸收方面与Ledermix一样有效[41]。这两项研究均在幼犬上进行，需要进一步人体验证。

由牙根外表面损伤和根管炎症刺激引起

已知的导致牙根吸收的炎症刺激包括压力、髓腔感染和龈沟感染。本章重点介绍髓腔感染。

根尖神经血管供应受损的后果
根管闭锁（钙化）

脱位损伤后根管闭锁很常见（图20-29）。根管闭锁的频率看起来与牙髓坏死成反比。根管闭锁的确切机制尚不清楚。有理论认为，成牙本质细胞血流的交感神经/副交感神经控制被改变，导致牙本质修复不受控制[7,15]。另一种理论认为，如果牙髓仍有活力，损伤后牙髓中的出血和血凝块形成会产生后续钙化的病灶[7,15]。一项研究[11]发现，根管闭锁通常可在损伤

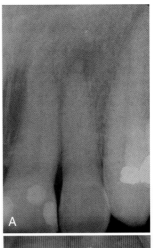

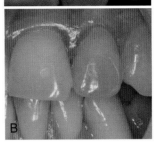

图20-29 A，外伤性脱位后根管钙化。上颌侧切牙钙化的影像学表现；注意尽管根管钙化，牙髓现在已经坏死并感染，有明显的根尖周病变。B，髓腔中牙本质增厚引起牙齿典型的黄色外观。

后1年内诊断出来，并且在根尖孔未闭合（X线片上>0.7mm）、有脱出性脱位和侧向脱位损伤的牙齿以及刚性夹板固定的牙齿中更常见[11]。

牙髓坏死

引起牙髓坏死最重要的因素是损伤类型（牙震荡最少，嵌入性脱位最多）和牙根发育阶段（根尖孔发育完成的多于根尖未发育完成的）[10]。牙髓坏死最有可能引起根管系统感染，并带来后续问题。

髓腔感染

髓腔感染伴发牙根外表面损伤可导致根尖周牙根和骨吸收，并且只要牙髓刺激（感染）持续存在，吸收会保持活跃。当根部失去牙骨质保护时，可导致根侧牙周炎合并牙根吸收（图20-30）。

髓腔感染的首要条件是牙髓坏死。严重损伤导致牙齿移位并切断根尖血供的情况下会引起牙髓坏死。在发育完成的牙齿中，牙髓不能再生，并且通常在3周内，坏死牙髓会被感染（有关创伤性牙髓坏死的典型细菌组成的详细信息，读者可参阅第14章或参考Bergenholtz文献[29]）。只有严重损伤才会导致牙髓坏

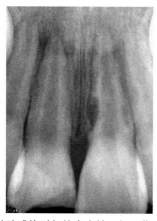

图20-30 由髓腔感染引起的炎症性牙根吸收。注意牙根和周围骨的透射影。（由Dr. Fred Barnett提供）

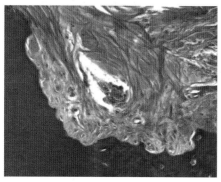

图20-31 多核破骨细胞（破牙本质细胞）吸收根部牙本质的组织学表现。

死，因此根面的牙骨质覆盖区域通常也会受到影响，导致其失去保护（隔离）能力。现在细菌毒素可以通过牙本质小管并刺激引起牙周膜的炎症反应。结果是发生牙根和骨吸收。牙周浸润物是由淋巴细胞、浆细胞和多形核白细胞组成的肉芽组织。多核巨细胞吸收裸露的牙根表面，一直持续到刺激（髓腔细菌）被去除[160]（图20-31）。影像学上吸收表现为牙根和邻近骨的进行性透射区域（图20-30）。

治疗

评估由外伤引起的附着损伤，并且使随后的炎症最小化应该是急诊处置的核心。损伤后7～10天是观察髓腔是否感染的理想时机[166-167]。根管消毒可以消除根尖周炎症刺激物，这样吸收会停止[78,166-167]。大多数情况下，新的附着会形成，但如果牙根大面积受影响，也可能通过前面描述的机制发生骨置换。同样的，治疗原则包括预防髓腔感染，如果髓腔中已经有细菌，则消除细菌。

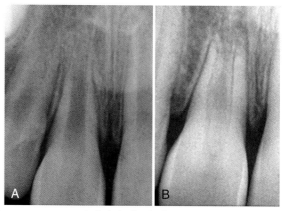

图20-32 A、B，未发育完成牙根的血运重建。根尖孔开敞的牙齿脱臼后很快再植。12年后的X线片证实髓腔中存在血运重建。看起来骨栓已经长入，且已形成新的牙周膜，在髓腔内有硬骨板。（由Dr. Cecilia Bourguignon提供，Paris，France）

1. 预防髓腔感染

   a. 恢复牙髓活力。如果牙髓保持活力，根管内就没有细菌，也不会发生炎症性牙根外吸收。严重创伤导致的牙髓活力丧失，在某些情况下也有机会促进牙髓的血运重建。如果在损伤后60分钟内将牙齿复位，则可能会在根尖未完全形成的年轻牙齿中进行血运重建[51]（图20-32）。如果牙齿脱位，再植前将其在多西环素中浸泡5分钟或用米诺环素粉末覆盖牙齿，可使血运重建速率增加2～3倍[51,127]。但是，即使是在最佳条件下，很多时候血运重建也可能失败，临床诊断面临两难的境地。如果牙髓血运重建，则牙根外吸收不会发生，并且牙根会继续发育并加固。如果牙髓坏死并感染，随后发生的炎症性牙根外吸收，可能导致短期内牙齿脱落。目前，现有的诊断工具无法在外伤牙齿牙髓血运成功重建前的大约6个月检测到活髓。这么长时间显然无法接受，因为到那时，没有血运重建的牙齿可能已经因牙根吸收而脱落。最近，已被证实激光多普勒血流仪或脉搏血氧仪具有检测未发育完成牙齿血运重建的诊断潜力（图20-33）。这些仪器似乎可在外伤后4周检测到髓腔中的活髓[176]。

   b. 在7～10天内开始牙髓治疗来预防根管感染。在根尖孔闭合的牙齿中，不会发生血运重建。这些牙齿应在受伤后7～10天内进行牙髓治疗，以免随后牙髓发生缺血性坏死并被感染[166-167]。理论上，这一牙齿治疗的时机可认为等同于活髓牙的治疗，而且如果可能的话，牙髓治疗可

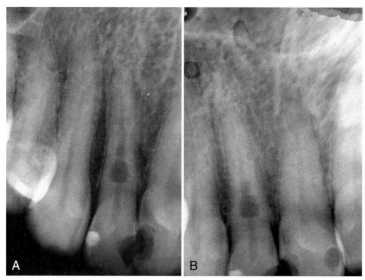

图20-33 成角度的X线片显示内吸收。两个不同水平投射的X线片显示（**A**）两个视角下病变均位于根管范围内和（**B**）两个视角下相邻骨均完整。

以在一次就诊完成。但是，在严重外伤后马上进行有效治疗非常困难，并且作者认为，最好开始使用化学机械预备进行牙髓治疗，随后用奶油状的氢氧化钙混合物作为根管内封药[166]（图20-14）。然后，临床医生可在外伤牙齿的牙周愈合后（大概在根管预备后约1个月）的某一方便的时间点行根管充填。对于损伤后10天内开始牙髓治疗的病例，放置氢氧化钙的时间不必过长[166]。

2. 清除髓腔内感染。如果在外伤发生10天后再开始牙髓治疗或已经观察到活跃的炎症性牙根外吸收，首选的抗菌方案是使用长期的、密实的氢氧化钙封药以控制微生物[167]。氢氧化钙可以影响周围牙本质小管的碱性pH环境（图20-34），杀灭细菌，中和内毒素（可能是一种强效的炎症刺激物）。

   首次就诊包括微生物控制阶段，清理并成形根管，以及使用Lentulo螺旋输送奶油状氢氧化钙混合物。观察约1个月后复诊，此时在根管内充满密实的氢氧化钙混合物。充填后，根管影像学上看起来应该类似于钙化，因为根管中氢氧化钙的阻射率通常与周围牙本质接近（图20-16）。然后每隔3个月拍摄一次X线片。每次复诊时，均应检查有无牙周炎的症状。除吸收恢复情况外，还要评估氢氧化钙的洗脱情况。因为牙根表面是X线阻射的，很难评估是否愈合，所以可以评估相邻骨的愈合情况。如果邻近的骨组织已经愈合，则假设牙根的吸收过程也停止；然后可用永久

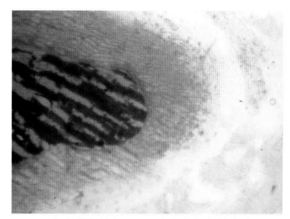

图20-34 氢氧化钙的高pH。用氢氧化钙根管充填，然后横切。pH指示剂显示根管和根周高pH，而周围组织是中性pH。

的根充材料封闭根管（图20-35）。

牙根内吸收

　　恒牙中很少发生牙根内吸收。内吸收的特征是根管腔内有椭圆形扩大区域[16]。外吸收更为常见，常被误诊为内吸收。

病因

　　牙根内吸收的特征在于牙根内侧面的吸收，是由与牙髓中肉芽组织相邻的多核巨细胞引起的（图20-36）。慢性炎症组织在牙髓中很常见，但很少会导致吸收。造成内吸收的肉芽组织来源理论尚有分歧。最合理的解释是冠部髓腔内感染引起牙髓组织的炎症。冠部坏死组织与活髓之间通过合适朝向的牙本质小管交通[170]（图20-36）。有研究[170]报道牙本质的吸收通

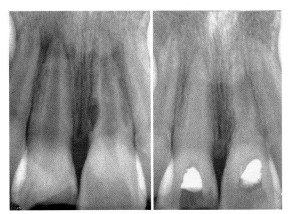

图20-35 氢氧化钙治疗后炎症性牙根外吸收的愈合。治疗前的透射影消失与硬骨板的重建相关。（由Dr. Fred Barnett提供）

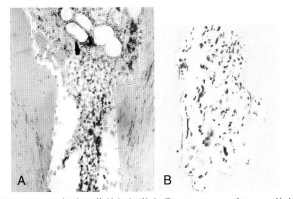

图20-36 牙根内吸收的组织学表现。A，Brown和Brenn染色切片。在坏死的冠髓和根尖肉芽组织及吸收细胞之间可以看到细菌（在牙本质小管中）交通。B，活跃的牙根内吸收区域。（由Dr. Leif Tronstad提供，Oslo, Norway）

常与类似骨或牙骨质的、而非牙本质的硬组织沉积有关。推测吸收组织并非牙髓来源，而是由巨噬细胞样细胞入侵牙髓从而形成的"化生的"组织。而其他研究[149]认为，当存在内吸收时，牙髓组织被牙周组织样结缔组织取代。除必须存在肉芽组织外，只有当成牙本质细胞层和前期牙本质丧失或改变时才会发生牙根吸收[160]。

邻近肉芽组织的前期牙本质丧失的原因并不明确。外伤经常被认为是其中一个原因[135,171]。前期牙本质丧失的另一个原因可能是在没有足够水喷雾的情况下切割牙本质产生的高温。产热可能会破坏前期牙本质层，并且如果随后冠髓被感染，细菌产物以及与裸露牙根表面相邻活髓中的吸收巨细胞协同作用会引发典型的炎症反应。应用透热疗法会实验性地引发牙根内吸收[170]。

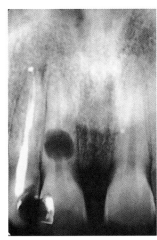

图20-37 牙根内吸收的上颌切牙。髓腔均匀增大。在吸收缺损中无法看到根管轮廓。

临床表现

牙根内吸收通常无症状，多是经过常规临床X线检查被发现。内吸收活跃时，至少部分牙髓必须有活性。冠髓通常坏死，而包括内吸收缺损区在内的根髓可能仍有活力。因此，敏感性测试结果阴性并不能排除活跃的内吸收。一段时间的牙根活跃吸收可能导致牙髓失活，敏感性试验呈阴性，X线片有内吸收和根尖周炎的表现。传统认为牙齿粉红色是牙根内吸收的特征。粉红色是由于冠部牙本质中的肉芽组织破坏牙釉质所致。牙齿粉红色也可能是上皮下炎症性牙根外吸收的特征，因此在诊断牙根内吸收前必须排除其可能性。

影像学表现

牙根内吸收的常见影像学表现是根管内相当均匀的透射影扩大区域（图20-37）。由于吸收始于根管内，而吸收缺损包括部分根管腔，因此根管的原始轮廓变形。

组织学表现

与其他炎症性吸收缺损一样，内吸收的组织学表现是含有多核巨细胞的肉芽组织（图20-35）。在肉芽组织冠方发现牙髓坏死区域。有时可见到牙本质小管内含有微生物，在坏死区和肉芽组织之间存在交通[140,160,167,170]（图20-36）。与牙根外吸收不同，相邻骨不受牙根内吸收的影响。

治疗

概念上治疗牙根内吸收非常容易。由于吸收性缺

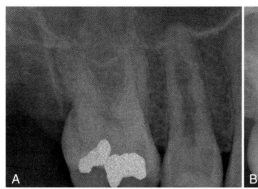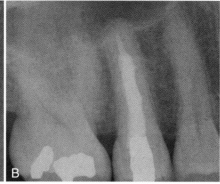

图20-38　A，上颌前磨牙根内吸收，在诊断前7年有外伤史（车祸期间患者的头部猛烈撞击到侧窗）。B，牙髓治疗后3年随访X线片。

损是由炎性牙髓造成，而组织的血液供应是通过根尖孔，所以牙髓治疗是一种有效中断吸收细胞血供的治疗方法。充分麻醉后，探查根管尖端到内部缺损的状况，并且采用短于影像学根尖的工作长度。对根尖段的根管彻底清理并成形，以确保切断根部吸收组织的血供。

　　完成根管预备后，根管内应是无血的且用纸尖干燥的状态。将氢氧化钙螺旋导入根管中以便于在下次就诊时去除不规则缺损中的组织。在第二次就诊时，用热牙胶技术充填牙齿和缺损处（图20-38）。

牙根内、外吸收的诊断特征

　　通常很难区分牙根外吸收与牙根内吸收，因此可能导致误诊和不正确的治疗。下面部分列出每种吸收类型的典型诊断特征。

影像学表现

　　X射线角度的变化应该可以很好地反映吸收缺损是位于内部还是外部。无论X射线的角度如何，内部起源的病损都紧靠根管（图20-37）。当投照角度改变时，牙根外部缺损会偏离根管（图20-39）。根据颊侧物体投影规律，通常可以区分根外部缺损是位于颊侧还是舌/腭侧。

　　内吸收牙齿的根管轮廓通常会扭曲，根管和透射影的吸收缺损看起来是毗邻的（图20-37）。当缺损在外部时，根管轮廓看起来正常，通常可以看到其"贯穿"透射影缺损（图20-40）。

　　除牙根吸收外，炎症性牙根外吸收通常还伴随着骨吸收（图20-41）；在牙根和毗邻的骨中可以看到明显的透射影。牙根内吸收通常不波及骨组织，通常透

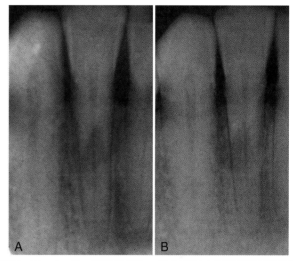

图20-39　A、B，牙根外吸收。两个不同水平投射的X线片显示病变移动到根管的范围之外。

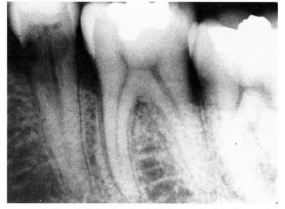

图20-40　完成正畸治疗6年后下颌前磨牙牙根外吸收。注意吸收缺损的斑驳外观和缺损内的根管轮廓。

射影局限于根内（图20-37）。在极少数情况下，如果内部缺损穿出牙根，则与其相邻的骨会被吸收并在X线片上呈现透射影。

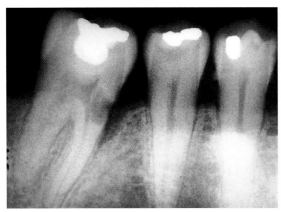

图20-41　下颌磨牙近中面存在上皮下炎症性牙根外吸收。注意进入牙根的小开口和牙本质的广泛吸收；然而，牙髓没有暴露。还要注意，X线片显示相邻骨中存在吸收缺损，类似于骨下袋。

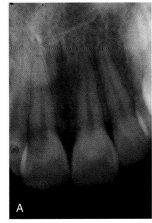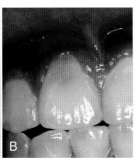

图20-42　上皮下炎症性牙根外吸收的粉红色斑点。A，影像学表现。B，临床表现。

活力测试

　　根尖区和根侧壁的炎症性外吸收时存在髓腔感染，因而活力测试阴性是诊断这种外吸收的依据。但是，上皮下牙根外吸收不涉及牙髓（认为细菌来源于牙龈沟内），因此这种类型的吸收通常活力测试结果正常。牙根内吸收通常发生在活髓牙，牙髓活力测试阳性。显示牙根内吸收的牙齿，通常对敏感性测试无反应，因为冠部牙髓常常已被去除或坏死，且活跃的吸收细胞在根管的更靠尖端区域。此外，在活跃吸收发生后，牙髓可能已经坏死。

粉红色斑点

　　有根尖和根侧外吸收的牙齿牙髓无活力，因此在这些病例中不存在造成粉红色斑点的肉芽组织。对于上皮下牙根外吸收（图20-42）和内吸收，肉芽组织破坏牙釉质可能出现粉红色斑点。

可能的诊断特征总结

◆ 牙髓感染导致的炎症性牙根外吸收。

　·根尖：无论是否有外伤史，牙髓对温度或电刺激均无反应。

　·侧面：有外伤史，牙髓对温度或电刺激无反应，病变随着X线投照角度的变化而移动，影像学上可见根管与缺损重叠，骨透射影也很明显。

◆ 龈沟感染造成上皮下炎症性牙根外吸收。有外伤史（经常被遗忘，或患者未认识到其长期风险）；牙髓敏感性测试阳性；病变位于牙齿附着水平；病变随着X线投照角度的变化而移动；根管轮廓未变形，在影像学上可见；与病变相关的牙槽骨缺损；可能有粉红色斑点。

◆ 牙根内吸收。有外伤、牙冠预备或牙髓切断术史；牙髓可能对温度或电刺激有反应，可能发生在沿着根管的任何位置（不局限于附着水平）；在不同角度的X射线上，病变位置始终紧贴根管，根部有透射影，没有相邻骨缺损；可能有粉红色斑点。

　　大部分吸收性缺损误诊是混淆上皮下的牙根外和内吸收。在治疗进程中，诊断应该始终明确。如果对明显牙根内吸收的患牙进行牙髓治疗，则在牙髓摘除后，根管内出血应迅速停止，因为肉芽组织的血供来自根尖血管。如果在治疗期间继续出血，特别是如果在第二次复诊时仍有出血，则血供来自外部，则应按照穿孔性外吸收治疗。在充填时，应该可以从内吸收内部充填整个根管。如果无法完全充填，临床医生应该怀疑存在根外吸收的可能。最后，如果在牙髓摘除时阻断内吸收缺损的血供，则复诊X线检查时任何持续的再吸收都应该警示临床医生存在外吸收误诊的可能性。

牙脱臼的临床治疗

　　外伤性脱位后的良好愈合需要迅速地急诊处置，然后在愈合阶段的关键时刻进行评估和可能的治疗。紧急治疗的紧迫性和随访评估时的多学科性，需要大众和来自口腔多学科的临床医生都应知晓相关的治疗原则。

牙脱臼的后果

　　牙脱臼会导致附着损伤和牙髓坏死。牙齿从牙槽窝中"分离"，主要是由于牙周膜撕裂，在大部分牙根表面存在有活力的牙周膜细胞。此外，牙齿与牙槽窝的碰撞会形成小的、局限性的牙骨质损伤。

如果余留的附着在牙根表面的牙周膜没有过度干燥，则牙脱臼的影响通常最小[14,146]。湿润的牙周膜细胞将保持活力，再植后开始修复，并且副产物具有最小的炎症破坏性。由于碰撞损伤的区域局限，受损组织刺激引起的炎症也相应局限，且在初始炎症消退后可能发生有新牙骨质替代的良好愈合（图20-26）。

如果再植之前过度干燥，则受损的牙周膜细胞会诱发牙根表面上广泛且严重的炎症反应。与前面描述的初始炎症吸收后仅需修复很小的区域不同，此时大面积的根面受累，必须由新组织加以修复。移动较慢的成牙骨质细胞不能及时覆盖整个牙根表面，并且很可能在某些区域，骨组织会直接附着在牙根表面上。随着时间的推移，通过生理性骨改建，整个牙根将被骨组织替代。如前所述，这被称为骨置换或置换性吸收[20,163]（图20-27和图20-28）。

外伤性脱位后总会发生牙髓坏死。虽然坏死的牙髓本身无严重的不良后果，但坏死组织极易受到细菌污染。如果不血运重建或不进行有效的牙髓治疗，则髓腔将不可避免地被感染。根管内的细菌和牙根外表面的牙骨质损伤共同作用会导致非常严重的炎症性外吸收，并且可导致牙齿的快速脱落[160]（图20-30）。

牙脱臼的影响似乎与牙根表面炎症的严重程度和面积直接相关，因此必须修复损伤的牙根表面。治疗原则应首要关注限制根尖周炎的程度，从而使愈后倾向于有利的（牙骨质）而非不利的（骨置换或炎症性吸收）。

治疗目标

治疗旨在避免或最小化牙脱臼的两个主要后果引发的炎症：附着损伤和牙髓感染。

由外伤性脱位直接导致的附着损伤无法避免。但是，牙齿脱离口腔后的期间（主要是因为干燥），牙周膜可能发生相当严重的额外损伤。治疗旨在最小化这种损伤（以及由此产生的炎症），从而使可能的并发症最少。如果无法避免严重的额外损伤且肯定会发生根部骨置换时，应采取措施以延缓牙根被骨置换的速度，从而延长牙齿保存时间。

对于根尖孔开敞的牙齿，应努力促进牙髓血运重建，避免髓腔感染。当血运重建失败（根尖孔开敞的牙齿）或无法实现（根尖孔闭合的牙齿）时，需要采取一切措施预防或消除根管腔内的毒素。

临床治疗
事故现场的紧急救治

尽可能再植或保存在适当的存储介质中。如前所述，在损伤初期支持组织的损伤不可避免，但一般比较轻微。然而，必须尽一切努力减少脱位牙齿在口外期间残留牙周膜组织的坏死。初期牙髓后遗症无须担忧，可在治疗后期处理。

决定再植治疗效果的最重要因素是牙齿再植的速度[16,22]。避免干燥极其重要，否则牙周膜细胞会失去正常的生理代谢和形态[22,146]。应尽力在最初的15～20分钟内再植牙齿[27]。这通常要求现场急救人员在处理损伤时具有相关知识。临床医生应该与事故现场的急救人员沟通清楚。理想情况下，这些信息应该在较早时间提供；如作为教育提供给学校护士或运动训练员。如果未能做到，可以通过电话提供信息。目的是将干净的、根面无损的牙齿尽可能轻柔地再植，之后应立即将患者带到诊所。如果对牙齿是否能完全再植存在疑问，应该迅速将牙齿存放在合适的介质中，直到患者可以到牙科诊所再植。建议的储存介质，按照优先顺序，为牛奶、唾液（在口腔前庭或患者吐出的容器中）、生理盐水和水[86]。水是最不理想的储存介质，因为低渗环境会导致细胞快速溶解并加重再植时的炎症[35-36]。

装在特殊运输容器中的细胞培养基，如Hank's平衡盐溶液（Hank's balanced salt solution，HBSS），具有长时间维持牙周膜纤维活力的优异能力[165]。目前认为并不实用，因为需要事先将它们存放于事故发生地。但是，如果考虑到超过60%的外伤性脱位发生在家或学校附近[81]，似乎在这里的急救箱中存放这些液体可能会有益。在救护车和急救人员的工具箱中配备也是有利的，因为这些人更多治疗的是严重损伤，在危及生命的情况下可能无暇顾及牙齿。

在牙科诊所的治疗
急诊

牙槽窝预备、牙根预备、再植、制备功能性夹板、局部和全身应用抗生素。

必须清楚地认识到牙齿损伤可能优先级低于更严重的损伤。主治牙科临床医生很可能是患者在头部受伤后看到的第一个医疗保健提供者，因此排除任何大脑损伤（如脑震荡）和/或中枢神经系统（central nervous system，CNS）损伤通常最重要。如果检查时怀疑有中枢神经系统损伤，首要任务是立即转诊给相关专家，因为这已经远远超出牙齿损伤治疗的范畴。一旦排除中枢神经系统受伤，急诊治疗的重点是支持组织。目的是尽量减少再植牙中不可逆损伤细胞的数量（会引起炎症），同时最大限度地保存具有再生和修复受损根面能力的牙周膜细胞。

诊断和治疗计划

如果在受伤部位再植牙齿，需要全面采集病史，评估良好愈后的可能性。必要时应评估并调整再植牙的位置。在极少数情况下，可以轻柔地取出牙齿并进行根面预备以期获得更好的预后（稍后讨论）。

如果就诊时患者牙齿保存于口腔外，则应评估存储介质并在需要时将牙齿置于更合适的介质中。目前认为Hank's平衡盐溶液是用于存储牙齿的最佳介质。牛奶或生理盐水也适合储存。

采集病史和事故史后，应进行临床检查，重点是询问外伤发生的时间、方式和地点。

临床检查应包括对牙槽窝的检查，以确定其是否完整并适合再植。用生理盐水轻轻冲洗牙槽窝，在清除血凝块和碎屑后，直接检查牙槽窝壁是否存在、缺失或已经塌陷。拍摄X线片检查牙槽窝和周围区域包括软组织。诊断相邻牙齿中是否存在水平根折需要拍摄3个垂直角度[16]。应检查上下颌的剩余牙齿是否有损伤，如冠折。如果缺少牙齿碎片，任何软组织撕裂都应重视并探查。

牙根预备

牙根预备取决于牙齿的发育完成度（根尖孔是否闭合）以及牙齿在放入存储介质之前的干燥时间。一般认为干燥是否超过60分钟是决定根面牙周膜细胞能否存活的临界点。

口外干燥时间少于60分钟
根尖孔闭合

用水或盐水冲洗根面碎片，并以尽可能温柔的方式再植。

如果牙齿根尖孔闭合，则无法行血运重建[51]，但

如果牙齿口外干燥少于60分钟（再植或置于适当的介质中），还是存在牙周愈合的机会。最重要的是，再植时发生严重炎症反应的概率会下降。一般认为干燥时间小于15～20分钟最佳，且有望发生牙周愈合[14,27,146]。

治疗干燥超过20分钟（牙周细胞能够存活）但不到60分钟（牙周细胞难以存活）的牙齿可能会困难重重。在这些情况下，推测牙根表面由一些具有再生潜力的细胞和一些可作为炎症刺激物的细胞组成。

根尖孔未闭合

轻轻冲洗掉碎片，在多西环素中浸泡5分钟或用米诺环素覆盖，再植。

在根尖孔开敞的牙齿中，有牙髓血运重建和牙根继续发育的可能性（图20-32）。研究人员[51]在猴子身上发现，在再植前将牙齿浸泡在多西环素（1mg溶于约20mL生理盐水）中5分钟，可显著促进血运重建。后来其他研究人员在犬身上证实这一结果[127,176]。一项研究发现，用米诺环素（Arestin，OraPharma，Warminster，PA）涂布根面，让其附着于根面约15天，会进一步提高犬的血运重建率[127]。虽然动物研究结果无法提供人类血运重建率的预测，但可以合理地期待在两种动物中实现的血运重建提高也会在人身上发生。与根尖孔闭合的牙齿一样，轻轻冲洗根尖孔开敞的牙齿并再植。

口外干燥时间超过60分钟
根尖孔闭合

在酸中放置5分钟去除牙周膜，浸泡于氟化物中，再植。

当牙根干燥60分钟或更长时间后，预计牙周膜细胞无法存活[22,146]。在这种情况下，应处理好根面尽可能抵抗吸收（试图减缓骨置换过程）。这些牙齿应在酸中浸泡5分钟，以去除所有剩余的牙周膜，从而去除会在再植时引发炎症反应的组织。然后将牙齿在2%氟化亚锡中浸泡5分钟并再植[34,137]。几年前发表的研究表明，一种牙釉质基质蛋白，Emdogain（Straumann USA，Andover，MA）可能对在口外干燥时间延长的牙齿有益，不仅可以使牙根更能抵抗吸收，而且还可能刺激牙槽窝内形成新的牙周膜[64,90]（图20-8）。然而，最近的研究表明，Emdogain的积极作用只是暂时的，大部分牙齿在几年后开始吸收[132]。

如果牙齿已经干燥超过60分钟且不考虑保留牙周

膜，可在口外进行牙髓治疗。如果牙齿根尖孔闭合，急诊时就进行牙髓治疗没有优势。但是，对根尖孔开敞的牙齿而言，在再植后进行的牙髓治疗涉及长期的根尖诱导成形过程。如果在口外完成牙髓治疗，更容易实现"喇叭口样"根尖的封闭。当在口外进行牙髓治疗时，必须注意无菌操作，以确保根管系统的彻底消毒。

根尖孔开敞

再植？如果是，治疗类似根尖孔闭合的牙齿。可以在口腔外进行牙髓治疗。

因为这些是面部发育尚未完成的年轻患者的牙齿，许多儿科临床医生认为预后很差，而且可能出现严重的根骨固连并发症，建议不要再植这些牙齿。即使这些牙齿由于骨置换最终会不可避免地丧失，关于牙再植是否有益仍存争议。如果仔细追踪患者并且在合适的时间截掉牙冠再植牙根[6,63,67]，维持牙槽骨高度以及更重要的是牙槽骨宽度，以便在适当的时机（孩子的面部发育完成后）更容易进行永久性修复。

牙槽窝预备

再植之前，牙槽窝应不存在干扰[16]。重点是清除牙槽窝内的障碍物，以便于将牙齿再植入牙槽窝中[78]。如果存在血凝块，应该轻轻吸出。如果牙槽骨塌陷或可能妨碍再植，小心地将钝器插入牙槽窝中尝试复位牙槽窝骨壁。

夹板固定

夹板在愈合期间允许牙齿存在生理动度，在最短时间内放置会降低骨粘连的发生率[3,12,78]。建议半刚

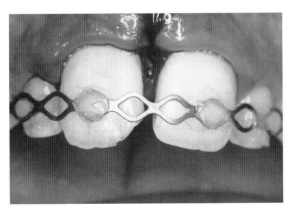

图20-43 放置牙外伤钛夹板（titanium trauma splint，TTS）。

性（生理的）夹板固定1～2周[3,5,67]。夹板应该允许牙齿保持一定动度，没有金属记忆（这样牙齿在愈合过程中就不会移动），并且不应该侵犯牙龈和/或妨碍该区域的口腔卫生维护。许多夹板满足这些要求。最近已经证实一种新的牙外伤钛夹板（titanium trauma splint，TTS）特别有效且方便使用[169]（图20-43）。夹板就位后，应拍摄X线片以确定牙齿的位置并作为后续治疗和随访的术前参考。确定牙齿处于最佳位置后，更重要的是应调整咬合以确保夹板固定后不会引起咬合创伤。夹板固定1周足以产生充足的牙周支持以维持脱臼牙齿的位置[164]。因此，夹板应在1～2周后去除。唯一的例外是伴有牙槽骨折的牙脱臼，建议的夹板固定时间是4～8周[164]。

软组织的处理

应紧密缝合牙槽窝牙龈软组织的撕裂。唇部撕裂在这些类型损伤中相当常见。临床医生应谨慎处理唇部撕裂；必要时向整形外科咨询。如果缝合这些撕裂伤，术前必须彻底清创，因为在伤口中留下污垢甚至微小的牙齿碎片都会影响愈合和美学效果。

辅助治疗

在再植时和牙髓治疗前全身应用抗生素可有效预防细菌入侵坏死的牙髓，以及随后的炎症吸收[79]。四环素具有影响破骨细胞运动和降低胶原酶活性的额外作用，可减少牙根吸收[128]。建议全身使用抗生素，从急诊开始一直持续到夹板移除[79]。对于不易被四环素染色的患者，建议选择的抗生素是多西环素，根据患者年龄和体重选择合适剂量，每日2次，持续7天[128-129]。使用青霉素V 1000mg作为负荷剂量，随后500mg每日4次，持续7天，也证实有效。在愈合阶段也应控制龈沟的细菌含量。除向患者强化口腔卫生维护的重要性外，使用氯己定含漱7～10天也很有必要。

如前所述，作者最近进行的一系列研究表明，急诊时去除牙髓组织并将Ledermix或皮质类固醇放入根管内十分有效[38,41]。显然，与不使用药物的患牙相比，使用药物可在再植后阻断炎症反应，以便形成更有利的愈合。

应根据具体情况评估是否需要使用镇痛药。很少使用比非处方的非甾体类消炎药（nonsteroidal

antiinflammatory drugs，NSAIDs）更强效的止痛药。在初诊48小时内，患者应前往内科医生处咨询破伤风疫苗的使用。

第二次就诊

第二次就诊应在外伤后1~2周进行。急诊时的重点是保留和促进支持组织的愈合。此次复诊的重点是预防或消除根管腔中潜在的刺激物。如果这些刺激物存留，会刺激产生炎症反应以及骨和牙根吸收。此时，全身抗生素疗程已经完成；可以停止氯己定含漱。此次复诊时移除夹板；夹板移除后，牙齿可能仍具有Ⅰ度或Ⅱ度松动，但所有迹象都表明此时没有夹板它也能更好愈合[3]。

牙髓治疗

口外干燥时间少于60分钟
根尖孔闭合

1~2周后开始牙髓治疗。当牙髓治疗延迟或存在吸收迹象时，在充填前进行长期氢氧化钙治疗。

根尖孔闭合的牙齿不存在血运重建的机会；因此，应在第二次就诊的7~10天后开始进行牙髓治疗[13,51]。如果在此最佳时机开始治疗，牙髓应该是坏死的但尚未（或仅有轻微）感染[108,166]。牙髓治疗及在较短时间内（1~2周）配合使用有效的诊间抗生素足以确保有效的根管消毒[141]。如果损伤发生后2周以后才开始牙髓治疗，应考虑长期氢氧化钙封药，特别是如果存在吸收的影像学表现[166]。

彻底清理并成形、冲洗根管，然后充填氢氧化钙和无菌盐水（也可以是使用麻醉药溶液）调和的浓稠（粉糊状）混合物（图20-15）。当影像学显示牙根周围有完整的牙周膜时充填根管（图20-35）。氢氧化钙是一种有效的抗菌剂[39,141]，对吸收部位的局部环境产生有利影响，理论上能促进愈合[161]。它还可使牙本质环境变成更碱性的pH，减缓吸收细胞的活性并促进硬组织形成。但是，更换氢氧化钙不应过于频繁（不超过每3个月1次），因为它会让试图在受损牙根表面重新定植的细胞坏死[104]。

氢氧化钙被认为是预防和治疗炎症性牙根吸收的首选药物，但它不是这些情况下唯一推荐的药物。已经有研究尝试使用不仅能去除吸收细胞的刺激物，而且还能直接影响吸收细胞的药物。在不损伤牙周膜的

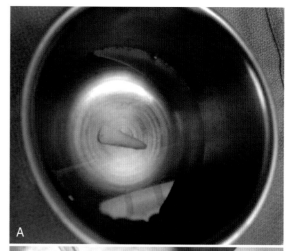

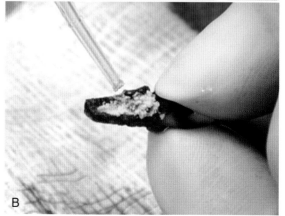

图20-44　A，脱臼牙齿浸泡在多西环素中。B，再植前将米诺环素粉末涂布在牙根表面。

前提下，抗生素–皮质类固醇糊剂Ledermix通过抑制破牙本质细胞[122]扩散从而有效治疗炎症性牙根吸收；但是，已经证实其可以扩散渗入牙根[1]，当它与氢氧化钙糊剂配合使用时，渗透和扩散作用都会被加强[2]。

根尖孔开敞

避免牙髓治疗，密切观察有无血运重建的迹象。一旦发现牙髓感染，立即启动根尖诱导成形术。

根尖孔开敞的牙齿具有血运重建和牙根继续发育的潜力；首要治疗应尝试重建血供[51,127,175]（图20-44）。除非存在明确的牙髓坏死迹象（如根尖周炎症），否则尽量避免开始牙髓治疗。在这些病例中，对牙髓活力的准确诊断极具挑战性。创伤后，特别不希望发生牙髓坏死，由于伴发牙骨质损伤，坏死牙髓感染的潜在危害更大。年轻牙齿中，炎症性牙根外吸收进展迅速，因为牙本质小管粗大，刺激物可以自由地移动到牙根外表面[51,175]。

患者每3~4周复诊1次进行牙髓活力测试。研究表明，将干冰（-78℃）或二氯二氟甲烷（-40℃）

放置在切缘或髓角处进行温度测试是最佳的方法，特别是年轻恒牙[71-72,117]。牙髓活力测试必须包括其中之一。最近的报道证实激光多普勒血流计在诊断外伤的、未发育完成的牙齿是否血运重建中有优势[176]；但是，这种仪器昂贵，无法在普通牙科诊所普及。应仔细评估牙髓病变的影像学表现（根尖破坏和/或牙根侧面吸收的迹象）和临床症状（叩痛和扪痛）。一旦发现病变迹象，应立即开始牙髓治疗，在根管消毒后行根尖诱导成形术。

口外干燥时间超过60分钟
根尖孔闭合

与口外时间小于60分钟的牙齿处理方式相同，对根尖孔闭合的牙齿进行牙髓治疗。

根尖孔开敞（如果再植）

如果没有在口外进行牙髓治疗，应开始进行根尖诱导成形术。

这些牙齿血运重建的可能性非常低[163,167]，因此没必要尝试使它们恢复活力。如果急诊时未行牙髓治疗，则应在第二次就诊时行根尖诱导成形术。如果在急诊时已进行牙髓治疗，第二次就诊只是回访，仅用来评估初次治疗后的愈合情况。

临时修复

有效地封闭冠方入路对预防就诊间期根管感染很有必要。推荐的临时修复体有增强型氧化锌丁香油水门汀、酸蚀型复合树脂或玻璃离子水门汀。临时修复体的厚度对其封闭能力至关重要。建议厚度至少为4mm，因此不应放置棉球；临时修复体直接放置在氢氧化钙上。在放置临时修复体之前，应该去除开髓洞形四壁的氢氧化钙，因为氢氧化钙是可溶的，在与唾液接触时会被冲掉，留下有缺陷的临时修复体。

在开始根管治疗后，移除夹板。如果这次就诊时间不足以完全去除夹板，则应抛光固位树脂所在位置，以免刺激软组织；可在下次就诊时去除剩余的树脂。

这次就诊时应对脱臼患牙周围牙齿进行详细的临床检查。应详细记录牙髓活力测试、对叩诊和扪诊的反应以及牙周探诊测量结果，方便日后随访时参考。

根管充填就诊

这次就诊应该在临床医生方便或长期氢氧化钙治疗后进行，此时可以追踪到完整的硬骨板形成。

如果在牙脱臼后1~2周开始牙髓治疗并且全面检查证实一切正常，在此次就诊时充填根管是可以接受的。在这些病例中选择长期使用氢氧化钙也是行之有效的方法。如果在脱臼后超过2周或有活动性吸收迹象后开始牙髓治疗，则必须首先在根管充填之前对髓腔进行消毒。传统上，硬骨板重建（图20-35）是根管内细菌已得到控制的影像学标志。当自始至终均可以追踪到完整的硬骨板时，可以进行根充。

在严格的无菌条件下（即橡皮障）对根管进行清理、成形和冲洗。完成清理和成形后，可以充填根管。

永久性修复

许多证据表明，临时和永久修复体缺陷引起的冠部渗漏，会造成根管充填后的细菌污染，引起相关临床症状[126]。因此，牙齿应尽快进行永久性修复。修复体厚度对于严密封闭很重要，因此应尽可能进行最深的修复。如果可能，应避免打桩。因为大多数脱臼发生在前牙美学区，所以推荐复合树脂与牙本质粘接剂配合使用。

随诊维护

应在外伤后第3个月、6个月进行随访评估，随后每年1次持续至少5年。如果确认发生骨置换（图20-28），则随访监测需要更密切。在炎症性牙根吸收的情况下（图20-30），重新尝试通过标准再治疗来消毒根管空间，可能会终止这一过程。在最初的事故发生后的很长一段时间，脱臼牙齿邻近的牙齿可能会出现病理改变，因此这些牙齿也应在随访时进行测试，并将结果与外伤后不久的结果相对比。

参考文献

[1] Abbott PV, Heithersay GS, Hume WR: Release and diffusion through human tooth roots in vitro of corticosteroid and tetracycline trace molecules from Ledermix paste, *Endod Dent Traumatol* 4:55, 1988.

[2] Abbott PV, Hume WR, Heithersay GS: Effects of combining Ledermix and calcium hydroxide pastes on the diffusion of corticosteroid and tetracycline through human tooth roots in vitro, *Endod Dent Traumatol* 5:188, 1989.

[3] About I, Murray PE, Franquin JC, et al: The effect of cavity restoration variables on odontoblast cell numbers and dental repair, *J Dent* 29:109, 2001.

[4] Accorinte L, Holland R, Reis A, et al: Evaluation of mineral trioxide aggregate and calcium hydroxide cement as pulp-capping agents in human teeth, *J Endod* 34:1, 2008.

[5] Andersson L, Friskopp J, Blomlof L: Fiber-glass splinting of traumatized teeth, *ASDC J Dent Child* 50:21, 1983.

[6] Andersson L, Malmgren B: The problem of dentoalveolar ankylosis and subsequent replacement resorption in the growing patient, *Aust Endod J* 25:57, 1999.

[7] Andreasen FM: Pulpal healing after luxation injuries and root fracture in the permanent dentition, *Endod Dent Traumatol* 5:111, 1989.

[8] Andreasen FM, Andreasen JO: Resorption and mineralization processes following root fracture of permanent incisors. *Endod Dent Traumatol* 4:202, 1988.

[9] Andreasen FM, Andreasen JO, Bayer T: Prognosis of root-fractured permanent incisors: prediction of healing modalities, *Endod Dent Traumatol* 5:11, 1989.

[10] Andreasen FM, Pedersen BV: Prognosis of luxated permanent teeth: the development of pulp necrosis, *Endod Dent Traumatol* 1:207, 1985.

[11] Andreasen FM, Zhijie Y, Thomsen BL, Andersen PK: Occurrence of pulp canal obliteration after luxation injuries in the permanent dentition, *Endod Dent Traumatol* 3:103, 1987.

[12] Andreasen JO: Etiology and pathogenesis of traumatic dental injuries: a clinical study of 1,298 cases, *Scand J Dent Res* 78:329, 1970.

[13] Andreasen JO: Luxation of permanent teeth due to trauma: a clinical and radiographic follow-up study of 189 injured teeth,. *Scand J Dent Res* 78:273, 1970.

[14] Andreasen JO: Effect of extra-alveolar period and storage media upon periodontal and pulpal healing after replantation of mature permanent incisors in monkeys, *Int J Oral Surg* 10:43, 1981.

[15] Andreasen JO: Review of root resorption systems and models: etiology of root resorption and the homeostatic mechanisms of the periodontal ligament. In Davidovitch Z, editor: *The biological mechanisms of tooth eruption and resorption*, Birmingham, Ala, 1989, EB-SCOP Media.

[16] Andreasen JO, Andreasen FM, Andersson L: *Textbook and color atlas of traumatic injuries to the teeth*, ed 4, Hoboken, NJ, 2007, Wiley-Blackwell.

[17] Andreasen JO, Andreasen FM, Mejare I, Cvek M: Healing of 400 intra-alveolar root fractures. Part 1. Effect of pre-injury and injury factors such as sex, age, stage of root development, fracture type, location of fracture and severity of dislocation, *Dent Traumatol* 20:192, 2004.

[18] Andreasen JO, Andreasen FM, Mejare I, Cvek M: Healing of 400 intra-alveolar root fractures. Part 2. Effect of treatment factors such as treatment delay, repositioning, splinting type and period and antibiotics, *Dent Traumatol* 20:203, 2004.

[19] Andreasen JO, Farik B, Munksgaard EC: Long-term calcium hydroxide as a root canal dressing may increase risk of root fracture, *Dent Traumatol* 18:134, 2002.

[20] Andreasen JO, Hjorting-Hansen E: Replantation of teeth. I. Radiographic and clinical study of 110 human teeth replanted after accidental loss, *Acta Odontol Scand* 24:263, 1966.

[21] Andreasen JO, Hjorting-Hansen E: Intraalveolar root fractures: radiographic and histologic study of 50 cases, *J Oral Surg* 25:414, 1967.

[22] Andreasen JO, Kristerson L: The effect of limited drying or removal of the periodontal ligament: periodontal healing after replantation of mature permanent incisors in monkeys, *Acta Odontol Scand* 39:1, 1981.

[23] Andreasen JO, Ravn JJ: Epidemiology of traumatic dental injuries to primary and permanent teeth in a Danish population sample, *Int J Oral Surg* 1:235, 1972.

[24] Arakawa M, Kitasako Y, Otsuki M, Tagami J: Direct pulp capping with an auto-cured sealant resin and a self-etching primer, *Am J Dent* 16:61, 2003.

[25] Banchs F, Trope M: Revascularization of immature permanent teeth with apical periodontitis: new treatment protocol? *J Endod* 30:196, 2004.

[26] Barrett AP, Reade PC: Revascularization of mouse tooth isografts and allografts using autoradiography and carbon-perfusion, *Arch Oral Biol* 26:541, 1981.

[27] Barrett EJ, Kenny DJ: Avulsed permanent teeth: a review of the literature and treatment guidelines, *Endod Dent Traumatol* 13:153, 1997.

[28] Bastone EB, Freer TJ, McNamara JR: Epidemiology of dental trauma: a review of the literature, *Aust Dent J* 45:2, 2000.

[29] Bergenholtz G: Micro-organisms from necrotic pulp of traumatized teeth, *Odontol Revy* 25:347, 1974.

[30] Bernardes RA, de Moraes IG, Duarte MAH, Azevedo BC: Use of cone-beam volumetric tomography in the diagnosis of root fractures, *Oral Surg Oral Med Oral Pathol Oral Radiol Endod* 108:270, 2009.

[31] Bernardes RA, de Paulo RS, Pereira LO, et al: Comparative study of cone beam computed tomography and intraoral periapical radiographs in diagnosis of lingual-simulated external root resorptions, *Dent Traumatol* 28:268, 2012.

[32] Bhaskar SN, Rappaport HM: Dental vitality tests and pulp status, *J Am Dent Assoc* 86:409, 1973.

[33] Binnie WH, Rowe AH: A histological study of the periapical tissues of incompletely formed pulpless teeth filled with calcium hydroxide, *J Dent Res* 52:1110, 1973.

[34] Bjorvatn K, Selvig KA, Klinge B: Effect of tetracycline and SnF2 on root resorption in replanted incisors in dogs, *Scand J Dent Res* 97:477, 1989.

[35] Blomlof L: Milk and saliva as possible storage media for traumatically exarticulated teeth prior to replantation, *Swed Dent J Suppl* 8:1, 1981.

[36] Blomlof L, Lindskog S, Andersson L, et al: Storage of experimentally avulsed teeth in milk prior to replantation, *J Dent Res* 62:912, 1983.

[37] Bortoluzzi EA, Broon NJ, Bramante CM, et al: Mineral trioxide aggregate with or without calcium chloride in pulpotomy, *J Endod* 34:172, 2008.

[38] Bryson EC, Levin L, Banchs F, et al: Effect of immediate intracanal placement of Ledermix Paste on healing of replanted dog teeth after extended dry times, *Dent Traumatol* 18:316, 2002.

[39] Bystrom A, Claesson R, Sundqvist G: The antibacterial effect of camphorated paramonochlorophenol, camphorated phenol and calcium hydroxide in the treatment of infected root canals, *Endod Dent Traumatol* 1:170, 1985.

[40] Canacki V, Akgul HM, Akgul N, Canakci CF: Prevalence and handedness correlates of traumatic injuries to the permanent incisors in 13 17-year-old adolescents in Erzurum, Turkey, *Dent Traumatol* 19:248, 2003.

[41] Chen H, Teixeira FB, Ritter AL, et al: The effect of intracanal anti-inflammatory medicaments on external root resorption of replanted dog teeth after extended extra-oral dry time, *Dental Traumatol* 24:74, 2008.

[42] Cohenca N, Simon JH, Roges R, et al: Clinical indications for digital imaging in dento-alveolar trauma. Part 1. Traumatic injuries, *Dent Traumatol* 23:95, 2007.

[43] Cohenca N, Simon JH, Marhtur A, Malfaz JM: Clinical indications for digital imaging in dento-alveolar trauma. Part 2. Root resorption, *Dent Traumatol* 23:105, 2007.

[44] Cotton TP, Geisler TM, Holden DT, et al: Endodontic applications of cone beam volumetric tomography, *J Endod* 33:1121, 2007.

[45] Cox CF, Keall CL, Keall HJ, et al: Biocompatibility of surface-sealed dental materials against exposed pulps. *J Prosthet Dent* 57:1, 1987.

[46] Cox CF, Tarim B, Kopel H, et al: Technique sensitivity: biological factors contributing to clinical success with various restorative materials, *Adv Dent Res* 15:85, 2001.

[47] Cunha RF, Pavarini A, Percinoto C, et al: Influence of surgical repositioning of mature permanent dog teeth following experimental intrusion: a histologic assessment, *Dent Traumatol* 18:304, 2002.

[48] Cvek M: Treatment of non-vital permanent incisors with calcium hydroxide. IV. Periodontal healing and closure of the root canal in the coronal fragment of teeth with intra-alveolar fracture and vital apical fragment: a follow-up, *Odontol Revy* 25:239, 1974.

[49] Cvek M: A clinical report on partial pulpotomy and capping with calcium hydroxide in permanent incisors with complicated crown fracture, *J Endod* 4:232, 1978.

[50] Cvek M: Prognosis of luxated non-vital maxillary incisors treated with calcium hydroxide and filled with gutta-percha: a retrospective clinical study, *Endod Dent Traumatol* 8:45, 1992.

[51] Cvek M, Cleaton-Jones P, Austin J, et al: Effect of topical application of doxycycline on pulp revascularization and periodontal healing in reimplanted monkey incisors, *Endod Dent Traumatol* 6:170, 1990.

[52] Cvek M, Cleaton-Jones PE, Austin JC, Andreasen JO: Pulp reactions to exposure after experimental crown fractures or grinding in adult monkeys, *J Endod* 8:391, 1982.

[53] Cvek M, Hollender L, Nord CE: Treatment of non-vital permanent incisors with calcium hydroxide. VI. A clinical, microbiological and radiological evaluation of treatment in one sitting of teeth with mature or immature root, *Odontol Revy* 27:93, 1976.

[54] Cvek M, Nord CE, Hollender L: Antimicrobial effect of root canal debridement in teeth with immature root: a clinical and microbiologic study, *Odontol Revy* 27:1, 1976.

[55] Da Silva AC, Passeri LA, Mazzonetto R, et al: Incidence of dental trauma associated with facial trauma in Brazil: a 1-year evaluation, *Dent Traumatol* 20:6, 2004.

[56] Deutsch AS, Musikant BL, Cavallari J, et al: Root fracture during insertion of prefabricated posts related to root size, *J Prosthet Dent* 53:786, 1985.

[57] Durack C, Patel S, Davies J, et al: Diagnostic accuracy of small volume cone beam computed tomography and intraoral periapical radiography for the detection of simulated external inflammatory root resorption, *Int Endod J* 44:136, 2011.

[58] Ebeleseder KA, Santler G, Glockner K, et al: An analysis of 58 traumatically intruded and surgically extruded permanent teeth, *Endod Dent Traumatol* 16:34, 2000.

[59] Eklund G, Stalhane I, Hedegard B: A study of traumatized permanent teeth in children aged 7-15 years. III. A multivariate analysis of post-traumatic complications of subluxated and luxated teeth, *Sven Tandlak Tidskr* 69:179, 1976.

[60] Ersin NK, Eronat N: The comparison of a dentin adhesive with calcium hydroxide as a pulp-capping agent on the exposed pulps of human and sheep teeth, *Quintessence Int* 36:271, 2005.

[61] Estrela C, Reis Bueno M, Alencar AHG: Method to evaluate inflammatory root resorption by using cone beam computed tomography, *J Endod* 35:1491, 2009.

[62] Faraco IM Jr, Holland R: Response of the pulp of dogs to capping with mineral trioxide aggregate or a calcium hydroxide cement, *Dent Traumatol* 17:163, 2001.

[63] Filippi A, Pohl Y, von Arx T: Decoronation of an ankylosed tooth for preservation of alveolar bone prior to implant placement, *Dent Traumatol* 17:93, 2001.

[64] Filippi A, Pohl Y, von Arx T: Treatment of replacement resorption with Emdogain: preliminary results after 10 months, *Dent Traumatol* 17:134, 2001.

[65] Flores MT, Malmgren B, Andersson L, et al: Guidelines for the management of traumatic dental injuries. I. Fractures and luxations of permanent teeth, *Dent Traumatol* 23:66, 2007.

[66] Flores MT, Malmgren B, Andersson L, et al: Guidelines for the management of traumatic dental injuries. II. Avulsion of permanent teeth, *Dent Traumatol* 23:130, 2007.

[67] Flores MT, Malmgren B, Andersson L, et al: Guidelines for the management of traumatic dental injuries. III. Primary teeth, *Dent Traumatol* 23:196, 2007.

[68] Frank AL: Therapy for the divergent pulpless tooth by continued apical formation, *J Am Dent Assoc* 72:87, 1966.

[69] Fuks AB, Bielak S, Chosak A: Clinical and radiographic assessment of direct pulp capping and pulpotomy in young permanent teeth, *Pediatr Dent* 4:240, 1982.

[70] Fuks AB, Cosack A, Klein H, Eidelman E: Partial pulpotomy as a treatment alternative for exposed pulps in crown-fractured permanent incisors, *Endod Dent Traumatol* 3:100, 1987.

[71] Fulling HJ, Andreasen JO: Influence of maturation status and tooth type of permanent teeth upon electrometric and thermal pulp testing, *Scand J Dent Res* 84:286, 1976.

[72] Fuss Z, Trowbridge H, Bender IB, et al: Assessment of reliability of electrical and thermal pulp testing agents, *J Endod* 12:301, 1986.

[73] Gazelius B, Olgart L, Edwall B: Restored vitality in luxated teeth assessed by laser Doppler flowmeter, *Endod Dent Traumatol* 4:265, 1988.

[74] Gelbier MJ, Winter GB: Traumatised incisors treated by vital pulpotomy: a retrospective study, *Br Dent J* 164:319, 1988.

[75] Giuliani V, Baccetti T, Pace R, Pagavino G: The use of MTA in teeth with necrotic pulps and open apices, *Dent Traumatol* 18:217, 2002.

[76] Goldberg F, Kaplan A, Roitman M, et al: Reinforcing effect of a resin glass ionomer in the restoration of immature roots in vitro, *Dent Traumatol* 18:70, 2002.

[77] Granath LE, Hagman G: Experimental pulpotomy in human bicuspids with reference cutting technique, *Acta Odontol Scand* 29:155, 1971.

[78] Hammarstrom L, Lindskog S: General morphological aspects of resorption of teeth and alveolar bone, *Int Endod J* 18:93, 1985.

[79] Hammarstrom L, Pierce A, Blomlof L, et al: Tooth avulsion and replantation: a review, *Endod Dent Traumatol* 2:1, 1986.

[80] Hebling J, Giro EM, Costa CA: Biocompatibility of an adhesive system applied to exposed human dental pulp, *J Endodontol* 25:676, 1999.

[81] Hedegard B, Stalhane I: A study of traumatized permanent teeth in children 7-15 years. I, *Sven Tandlak Tidskr* 66:431, 1973.

[82] Heide S, Mjor IA: Pulp reactions to experimental exposures in young permanent monkey teeth, *Int Endod J* 16:11, 1983.

[83] Heithersay GS: Calcium hydroxide in the treatment of pulpless teeth with associated pathology, *J Br Endod Soc* 8:74, 1962.

[84] Heller AL, Koenigs JF, Brilliant JD, et al: Direct pulp capping of permanent teeth in primates using a resorbable form of tricalcium phosphate ceramic, *J Endod* 1:95, 1975.

[85] Herforth A, Strassburg M: Therapy of chronic apical periodontitis in traumatically injuring front teeth with ongoing root growth. *Dtsch Zahnarztl Z* 32:453, 1977.

[86] Hiltz J, Trope M: Vitality of human lip fibroblasts in milk, Hanks Balanced Salt Solution and Viaspan storage media, *Endod Dent Traumatol* 7:69, 1991.

[87] Holland R, Bisco Ferreira L, de Souza V, et al: Reaction of the lateral periodontium of dogs' teeth to contaminated and noncontaminated perforations filled with mineral trioxide aggregate, *J Endod* 33:1192, 2007.

[88] Holloway GA Jr, Watkins DW: Laser Doppler measurement of cutaneous blood flow. *J Invest Dermatol* 69:306, 1977.

[89] Hoshino E, Kurihara-Ando N, Sato I, et al: In-vitro antibacterial susceptibility of bacteria taken from infected root dentine to a mixture of ciprofloxacin, metronidazole and minocycline, *Int Endod J* 29:125, 1996.

[90] Iqbal MK, Bamaas N: Effect of enamel matrix derivative (Emdogain) upon periodontal healing after replantation of permanent incisors in beagle dogs, *Dent Traumatol* 17:36, 2001.

[91] Iwamoto CE, Erika A, Pameijer CH, et al: Clinical and histological evaluation of white ProRoot MTA in direct pulp capping, *Am J Dent* 19:85, 2006.

[92] Jacobsen I: Root fractures in permanent anterior teeth with incomplete root formation, *Scand J Dent Res* 84:210, 1976.

[93] Jacobsen I, Kerekes K: Diagnosis and treatment of pulp necrosis in permanent anterior teeth with root fracture, *Scand J Dent Res* 88:370, 1980

[94] Jacobsen I, Zachrisson BU: Repair characteristics of root fractures in permanent anterior teeth, *Scand J Dent Res* 83:355, 1975.

[95] Jarvinen S: Fractured and avulsed permanent incisors in Finnish children: a retrospective study, *Acta Odontol Scand* 37:47, 1979.

[96] Jung IY, Lee SJ, Hargreaves KM: Biologically based treatment of immature permanent teeth with pulpal necrosis: a case series, *J Endod* 34:876, 2008.

[97] Kakehashi S, Stanley HR, Fitzgerald RJ: The effect of surgical exposures on dental pulps in germ-free and conventional laboratory rats, *Oral Surg* 20:340, 1965.

[98] Kamburoglu K, Ilker Cebeci AR, Grondahl HG: Effectiveness of limited cone-beam computed tomography in the detection of horizontal root fracture, *Dent Traumatol* 25:256, 2009.

[99] Katebzadeh N, Dalton BC, Trope M: Strengthening immature teeth during and after apexification, *J Endod* 24:256, 1998.

[100] Kenny DJ, Barrett EJ, Casas MJ: Avulsions and intrusions: the controversial displacement injuries. *J Can Dent Assoc* 69:308, 2003.

[101] Kerekes K, Heide S, Jacobsen I: Follow-up examination of endodontic treatment in traumatized juvenile incisors, *J Endod* 6:744, 1980.

[102] Koliniotou-Koumpia E, Tziafas D: Pulpal responses following direct pulp capping of healthy dog teeth with dentine adhesive systems, *J Dent* 33:639, 2005.

[103] Kositbowornchai S, Nuansakul R, Sikram S, et al: Root fracture detection: a comparison of direct digital radiography with conventional radiography, *Dentomaxillofac Radiol* 30:106, 2001.

[104] Lengheden A, Blomlof L, Lindskog S: Effect of delayed calcium hydroxide treatment on periodontal healing in contaminated replanted teeth, *Scand J Dent Res* 99:147, 1991.

[105] Lindskog S, Pierce AM, Blomlof L, Hammarstrom L: The role of the necrotic periodontal membrane in cementum resorption and ankylosis, *Endod Dent Traumatol* 1:96, 1985.

[106] Love RM: Bacterial penetration of the root canal of intact incisor teeth after a simulated traumatic injury, *Endod Dent Traumatol* 12:289, 1996.

[107] Love RM, Ponnambalam Y: Dental and maxillofacial skeletal injuries seen at the University of Otago School of Clinicianry, New Zealand, 2000-2004, *Dent Traumatol* 24:170, 2008.

[108] Lundin SA, Noren JG, Warfvinge J: Marginal bacterial leakage and pulp reactions in Class II composite resin restorations in vivo, *Swed Dent J* 14:185, 1990.

[109] Maroto M, Barberia E, Planells P, Vera V: Treatment of a non-vital immature incisor with mineral trioxide aggregate (MTA), *Dent Traumatol* 19:165, 2003.

[110] Masterton JB: The healing of wounds of the dental pulp: an investigation of the nature of the scar tissue and of the phenomena leading to its formation, *Dent Pract Dent Rec* 16:325, 1966.

[111] May JJ, Cohenca N, Peters OA: Contemporary management of horizontal root fractures to the permanent dentition: diagnosis, radiologic assessment to include cone-beam computed tomography, *Pediatr Dent* 35:120, 2013.

[112] Mejare I, Hasselgren G, Hammarstrom LE: Effect of formaldehyde-containing drugs on human dental pulp evaluated by enzyme histochemical technique, *Scand J Dent Res* 84:29, 1976.

[113] Mesaros S, Trope M, Maixner W, Burkes EJ: Comparison of two laser Doppler systems on the measurement of blood flow of premolar teeth under different pulpal conditions, *Int Endod J* 30:167, 1997.

[114] Myers WC, Fountain SB: Dental pulp regeneration aided by blood and blood substitutes after experimentally induced periapical infection, *Oral Surg Oral Med Oral Pathol* 37:441, 1974.

[115] Murray PE, Smith AJ, Windsor LJ, Mjor IA: Remaining dentine thickness and human pulp responses, *Int Endod J* 33:36, 2003.

[116] Nair PN, Duncan HF, Pitt Ford TR, Luder HU: Histological, ultrastructural and quantitative investigations on the response of healthy human pulps to experimental capping with mineral trioxide aggregate: a randomized controlled trial, *Int Endod J* 41:128, 2008.

[117] Ohman A: Healing and sensitivity to pain in young replanted human teeth: an experimental, clinical and histological study, *Odontol Tidskr* 73:166, 1965.

[118] Parirokh M, Kakoei S: Vital pulp therapy of mandibular incisors: a case report with 11-year follow up, *Aust Endod J* 32:75, 2006.

[119] Patel S, Dawood A, Pitt Ford T, Whaites E: The potential applications of cone beam computed tomography in the management of endodontic problems, *Int Endod J* 40:818, 2007.

[120] Patel S, Durack C, Abella F, et al: Cone beam computed tomography in endodontics: a review, *Int Endod J* 48:3, 2015.

[121] Perez AL, Spears R, Gutmann JL, Opperman LA: Osteoblasts and MG-63 osteosarcoma cells behave differently when in contact with ProRoot MTA and White MTA, *Int Endod J* 36:564, 2003.

[122] Pierce A, Lindskog S: The effect of an antibiotic/corticosteroid paste on inflammatory root resorption in vivo, *Oral Surg Oral Med Oral Pathol* 64:216, 1987.

[123] Pileggi R, Dumsha TC, Myslinksi NR: The reliability of electric pulp test after concussion injury, *Endod Dent Traumatol* 12:16, 1996.

[124] Rabie G, Barnett F, Tronstad L: Long-term splinting of maxillary incisor with intra alveolar root fracture, *Endod Dent Traumatol* 4:99, 1988.

[125] Ravn JJ: Follow-up study of permanent incisors with complicated crown fractures after acute trauma, *Scand J Dent Res* 90:363, 1982.

[126] Ray HA, Trope M: Periapical status of endodontically treated teeth in relation to the technical quality of the root filling and the coronal restoration, *Int Endod J* 28:12, 1995.

[127] Ritter AL, Ritter AV, Murrah V, et al: Pulp revascularization of replanted immature dog teeth after treatment with minocycline and doxycycline assessed by laser Doppler flowmetry, radiography, and histology, *Dent Traumatol* 20:75, 2004.

[128] Sae-Lim V, Wang CY, Choi GW, Trope M: The effect of systemic tetracycline on resorption of dried replanted dogs' teethl, *Endod Dent Traumatol* 14:127, 1998.

[129] Sae-Lim V, Wang CY, Trope M: Effect of systemic tetracycline and amoxicillin on inflammatory root resorption of replanted dogs' teeth, *Endod Dent*

Traumatol 14:216, 1998.

[130] Saroglu I, Sonmez H: The prevalence of traumatic injuries treated in the pedodontic clinic of Ankara University, Turkey, during 18 months, *Dent Traumatol* 18:299, 2002.

[131] Sawicki L, Pameijer CH, Emerich K, Adamowicz-Klepalska B: Histological evaluation of mineral trioxide aggregate and calcium hydroxide in direct pulp capping of human immature permanent teeth, *Am J Dent* 21:262, 2008.

[132] Schjott M, Andreasen JO: Emdogain does not prevent progressive root resorption after replantation of avulsed teeth: a clinical study, *Dental Traumatol* 21:46, 2005.

[133] Schroder U: Reaction of human dental pulp to experimental pulpotomy and capping with calcium hydroxide (thesis), *Odont Revy* 24(Suppl 25):97, 1973.

[134] Schroder U, Granath LE: Early reaction of intact human teeth to calcium hydroxide following experimental pulpotomy and its significance to the development of hard tissue barrier, *Odontol Revy* 22:379, 1971.

[135] Seltzer S: *Endodontology*, Philadelphia, 1988, Lea & Febiger.

[136] Seltzer S, Bender IB, Turkenkopf S: Factors affecting successful repair after root canal therapy, *J Am Dent Assoc* 52:651, 1963.

[137] Selvig KA, Zander HA: Chemical analysis and microradiography of cementum and dentin from periodontically diseased human teeth, *J Periodontol* 33:103, 1962.

[138] Shuping GB, Orstavik D, Sigurdsson A, Trope M: Reduction of intracanal bacteria using nickel-titanium rotary instrumentation and various medications, *J Endod* 26:751, 2000.

[139] Silva GA, Lanza LD, Lopes-Junior N, et al: Direct pulp capping with a dentin bonding system in human teeth: a clinical and histological evaluation, *Oper Dent* 31:297, 2006.

[140] Silverman S: The dental structures in primary hyperparathyroidism, *Oral Surg* 15:426, 1962.

[141] Sjogren U, Figdor D, Spangberg L, Sundqvist G: The antimicrobial effect of calcium hydroxide as a short-term intracanal dressing, *Int Endod J* 24:119, 1991.

[142] Sjogren U, Hagglund B, Sundqvist G, Wing K: Factors affecting the long-term results of endodontic treatment, *J Endod* 16:498, 1990.

[143] Skaare AB, Jacobsen I: Dental injuries in Norwegians aged 7-18 years, *Dent Traumatol* 19:67, 2003.

[144] Skieller V: The prognosis for young teeth loosened after mechanical injuries, *Acta Odontol Scand* 18:171, 1960.

[145] Skoglund A, Tronstad L: Pulpal changes in replanted and autotransplanted immature teeth of dogs, *J Endod* 7:309, 1981.

[146] Soder PO, Otteskog P, Andreasen JO, Modeer T: Effect of drying on viability of periodontal membrane, *Scand J Dent Res* 85:164, 1977.

[147] Spangberg L, Rutberg M, Rydinge E: Biologic effects of endodontic antimicrobial agents, *J Endod* 5:166, 1979.

[148] Stalhane I, Hedegard B: Traumatized permanent teeth in children aged 7-15 years, *Sven Tandlak Tidskr* 68:157, 1975.

[149] Stanley HR: Diseases of the dental pulp. In Tieck RW, editors: *Oral pathology*, New York, 1965, McGraw-Hill.

[150] Stanley HR, Lundy T: Dycal therapy for pulp exposures, *Oral Surg Oral Med Oral Pathol* 34:818, 1972.

[151] Subay RK, Demirci M: Pulp tissue reactions to a dentin bonding agent as a direct capping agent, *J Endod* 31:201, 2005.

[152] Swift EJ Jr, Trope M: Treatment options for the exposed vital pulp, *Pract Periodontics Aesthet Dent* 11:735, 1999.

[153] Tapias MA, Jimenez-Garcia R, Lamas F, Gil AA: Prevalence of traumatic crown fractures to permanent incisors in a childhood population: Mostoles, Spain, *Dent Traumatol* 19:119, 2003.

[154] Teixeira FB, Teixeira EC, Thompson JY, Trope M: Fracture resistance of roots endodontically treated with a new resin filling material, *J Am Dent Assoc* 135:646, 2004.

[155] Thibodeau B, Teixeira F, Yamauchi M, et al: Pulp revascularization of immature dog teeth with apical periodontitis, *J Endod* 33:680, 2007.

[156] Torabinejad M, Hong CU, McDonald F, Pitt Ford TR: Physical and chemical properties of a new root-end filling material, *J Endod* 21:349, 1995.

[157] Torabinejad M, Rastegar AF, Kettering JD, Pitt Ford TR: Bacterial leakage of mineral trioxide aggregate as a root-end filling material, *J Endod* 21:109, 1995.

[158] Trabert KC, Caput AA, Abou-Rass M: Tooth fracture: a comparison of endodontic and restorative treatments, *J Endod* 4:341, 1978.

[159] Tronstad L: Reaction of the exposed pulp to Dycal treatment, *Oral Surg Oral Med Oral Pathol* 38:945, 1974.

[160] Tronstad L: Root resorption: etiology, terminology and clinical manifestations, *Endod Dent Traumatol* 4:241, 1988.

[161] Tronstad L, Andreasen JO, Hasselgren G, et al: pH changes in dental tissues after root canal filling with calcium hydroxide, *J Endod* 7:17, 1980.

[162] Tronstad L, Mjor IA: Capping of the inflamed pulp, *Oral*

Surg Oral Med Oral Pathol 34:477, 1972.

[163] Trope M: Root resorption of dental and traumatic origin: classification based on etiology, *Pract Periodontics Aesthet Dent* 10:515, 1998.

[164] Trope M: Clinical management of the avulsed tooth: present strategies and future directions, *Dent Traumatol* 18:1, 2002.

[165] Trope M, Friedman S: Periodontal healing of replanted dog teeth stored in Viaspan, milk and Hank's Balanced Salt Solution, *Endod Dent Traumatol* 8:183, 1992.

[166] Trope M, Moshonov J, Nissan R, et al: Short vs long-term calcium hydroxide treatment of established inflammatory root resorption in replanted dog teeth, *Endod Dent Traumatol* 11:124, 1995.

[167] Trope M, Yesilsoy C, Koren L, et al: Effect of different endodontic treatment protocols on periodontal repair and root resorption of replanted dog teeth, *J Endod* 18:492, 1992.

[168] Turley PK, Joiner MW, Hellstrom S: The effect of orthodontic extrusion on traumatically intruded teeth, *Am J Orthod* 85:47, 1984.

[169] von Arx T, Filippi A, Buser D: Splinting of traumatized teeth with a new device: TTS (titanium trauma splint), *Dent Traumatol* 17:180, 2001.

[170] Wedenberg C, Lindskog S: Experimental internal resorption in monkey teeth, *Endod Dent Traumatol* 1:221, 1985.

[171] Wedenberg C, Zetterqvist L: Internal resorption in human teeth: a histological, scanning electron microscopic, and enzyme histochemical study, *J Endod* 13:255, 1987.

[172] Weiss M: Pulp capping in older patients, *N Y State Dent J* 32:451, 1966.

[173] Windley W, Teixeira F, Levin L, et al: Disinfection of immature teeth with a triple antibiotic paste, *J Endod* 31:439, 2005.

[174] Witherspoon DE, Small JC, Harris GZ: Mineral trioxide aggregate pulpotomies: a case series outcomes assessment, *J Am Dent Assoc* 137:610, 2006.

[175] Yanpiset K, Trope M: Pulp revascularization of replanted immature dog teeth after different treatment methods, *Endod Dent Traumatol* 16:211, 2000.

[176] Yanpiset K, Vongsavan N, Sigurdsson A, Trope M: Efficacy of laser Doppler flowmetry for the diagnosis of revascularization of reimplanted immature dog teeth, *Dent Traumatol* 17:63, 2001.

[177] Zachrisson BU, Jacobsen I: Long-term prognosis of 66 permanent anterior teeth with root fracture, *Scand J Dent Res* 83:345, 1975.

第21章

牙隐裂和牙折裂
Cracks and Fractures

ZVI METZGER | LOUIS H. BERMAN | AVIAD TAMSE

发生牙隐裂和牙折裂是牙髓及修复治疗中最令人沮丧的事件。其诊断很困难，临床症状可能不明确，也可能具有特异性，但往往不足以明确诊断；影像学评估有时候也难以明确诊断。牙隐裂及牙折裂的临床治疗方案取决于严重程度。应对牙隐裂和牙折裂的基本原则是预防，同时及早发现也必不可少。

未察觉的创伤

牙折裂通常与撞击性创伤有关。常见原因有车祸、从自行车上摔落、脸部受到意外打击等。这类创伤性折裂主要发生在口腔前部牙齿，在本书其他章节介绍（见第20章）。而本章所描述的牙齿折裂通常与患者能记起的创伤事件无关。这些折裂通常是由[22,34,45,47,70-71,90]正常或过大的咬合力日积月累造成的未察觉的创伤，患者自身意识不到。

诊断难点

本章讨论3种类型的牙隐裂和牙折裂：牙尖隐裂及折裂、牙隐裂及牙劈裂、牙根纵裂。每一种都常会在相当长的时间内未能诊断或误诊[16,19,80]。机敏的临床医生在经过适当的诊断性测试和临床检查后通常可以诊断牙髓炎、根尖周炎或脓肿。但是，由于牙隐裂及牙折裂临床表现各异，诊断没有那么简单[16,18,78]。使得诊断更加复杂的是，这3种牙隐裂和牙折裂在早期都不一定有影像学异常，这使口腔医生失去一个最客观的诊断工具。

医生可能在这3种牙隐裂和牙折裂的临床症状持续几个月后，才能做出准确的诊断[5,16,19]，这对医生和患者来说都令人沮丧，这也往往导致患者对口腔医生失去信任和信心。

牙隐裂和牙折裂通常在相对晚期阶段才能做出最终诊断，往往在已经出现并发症之后。并发症包括牙齿或牙尖毁灭性的折裂，或在X线片上见到牙根纵裂引起的显著性根周骨吸收（见第2章）。因此，本章强调牙隐裂和牙折裂的早期诊断。如果只收集以上3种隐裂或折裂患牙的体征和症状，临床医生会感到困惑，只有当临床医生把收集到的指征作为一个连续过程的特定时点来考虑时，问题才会解决。

断裂力学

断裂力学属于生物力学领域，研究的是在某特定材料上裂纹扩展直至最终形成毁灭性折裂[7,52]。牙科文献中有各种各样的专业术语描述本章主题的临床表

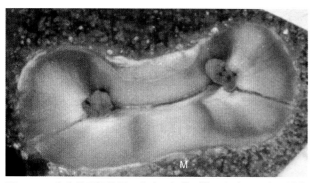

图21-1　完全性牙根纵裂。完全牙根纵裂的下颌磨牙近中根横截面。折裂线为颊舌向，从根部的颊侧最凸处延伸到舌侧最凸处。

现[5,9,18,35]。此处，"隐裂"一词采用的是其生物力学含义：材料中局部的不连续，可能会扩展并最终导致完全不连续（也称为折裂）[7,52]。在这个语境下，牙尖可描述为发生隐裂，随着时间的推移，形成牙尖折裂。牙齿发生隐裂称为隐裂牙，当牙齿最终折裂分成两部分后称为劈裂牙。同样的，接受过牙髓治疗的牙齿，根部牙本质中可能会出现微裂纹，这些微裂纹可能随着时间的推移而扩展，最终造成牙根纵裂，此时，该处全层牙本质管壁都不连续，形成彻底的折裂。此折裂可能是不完全的（仅涉及一侧根管壁），也可能是完全的（整个牙根分成两部分）[80]（图21-1）。

牙尖隐裂及折裂

定义

牙尖隐裂的特点是：牙尖与其余牙体组织之间形成一条裂纹，折裂程度为允许咀嚼时发生微小弯曲。这种裂纹通常未累及牙髓，但随着时间的推移，裂纹可能扩展，最终导致牙尖折裂[5]。

诊断
病史

在牙尖隐裂的病例中，患者的病史是最重要的诊断依据。患者可能诉咬物痛，以至于隐裂牙一侧不能咀嚼[18,35,69]。患者也会经常说这种情况已经持续很长时间，且他/她的牙医无法找到病因，也不能从X线片中得到任何提示[3,16,47]。当询问患者是锐痛还是钝痛时，患者一般说是锐痛，会让他们立即停止那一侧的咀嚼。诊断难点是确定哪一颗牙的哪个牙尖被累及，因为患者通常不能准确指出不适感的具体位置[16,18,35,69]。由于疼痛来自牙髓，不涉及牙周膜，患者的本体感觉并不准确。有时，咀嚼时的疼痛可能会扩散到同侧面部的非

牙齿部位[16,47,71]，如第4章和第17章所述。

临床表现
早期表现

牙尖隐裂的典型特点是咀嚼时出现锐痛，而患牙对叩诊不敏感，或者只是选择性的叩诊敏感[70]。患牙是活髓牙，对冷刺激反应可能正常，但是随着时间的推移，对冷刺激的反应会类似于牙髓炎，此时疼痛症状可能是局限的，也可能放散到邻近的牙齿或非牙齿部位[16,47,71]。

牙尖隐裂通常与粭面大面积修复体有关[3,29,71,78]，粭面大面积修复体会破坏并削弱牙尖，使其在咬合力作用下产生裂纹或促进裂纹进展。然而，完整的牙齿或者有小面积修复体的牙齿上也可能存在牙尖隐裂[13,70]。

晚期表现

随着时间的推移，牙尖隐裂扩展导致牙尖折裂。如果折裂线发生在牙周膜的冠方，折裂部分将从牙齿上脱落。但是，如果折裂线延伸到龈下，牙龈纤维或牙周膜使得折裂的牙尖保留在原位。折裂初期，我们可用一个锐利探针楔入折裂线移动折裂的牙尖，使折裂牙尖看得更清楚。通常，由于持续咀嚼，牙周膜冠方折裂片的移动会引发局部的、更加剧烈的疼痛。早期阶段（牙尖隐裂）的典型症状为牙髓性疼痛，一旦完全折断，牙髓性疼痛会缓解。

诊断

牙尖隐裂的诊断很大程度上取决于患者的病史。为了定位患牙，应使用Tooth Slooth（Professional Results，Laguna Niguel，CA）或类似器械[9,12]（图21-2）进行咬诊。该设备由一个类小金字塔样结构组成，其顶端扁平，放置在某个牙尖上，当患者咬合时，该器械较宽的部分放置到几个对颌牙齿上（图21-2）。由此产生的力施加到隐裂牙尖时会产生尖锐的疼痛，这种疼痛可能发生在承受压力或者压力释放时[3,34,43]。患者通常会说这种疼痛重现了其主诉症状。

放大镜或手术显微镜这样的放大设备对探寻裂纹也有帮助。如果牙齿没有大面积的冠内修复体，透照法也可能有助于发现裂纹。如果牙齿有大面积修复体，拆除修复体有助于使用透照法探查裂纹（图21-3）。使用透照法时，光源应该强度高，尺寸小（图21-4）；将光源放置在可疑的牙尖隐裂处，同时，将

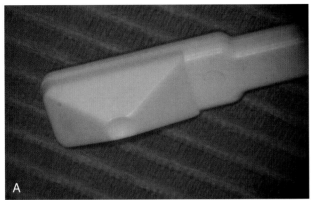

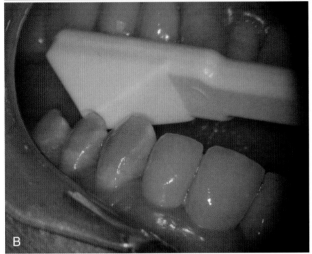

图21-2 咬诊检查器械（Tooth Slooth）。A，咬诊检查器械（Tooth Slooth）。B，器械在咬诊中的应用：金字塔状的尖端放置在被测试牙尖上，较宽的基底放置在多颗牙上。

牙椅、显微镜和房间的灯均熄灭。光线穿透牙齿结构直至裂纹处，越过裂纹的部分相对较暗（图21-3）。但是，如果有大面积的冠内修复体存在，透照法就不是那么有效。

一旦裂纹扩展，导致牙尖折裂，诊断会变得更简单直接：此时，折裂的牙尖或脱落，或在探针楔入折裂线时有动度（图21-5）。

病因

大面积冠内修复体可能是牙尖隐裂及折裂的诱发因素[3,29,71,78]。另外，牙尖隐裂及折裂的病因与牙隐裂及牙劈裂的病因类似（见"牙隐裂及牙劈裂"的病因部分）。

治疗计划
牙尖隐裂

治疗应包括防止牙尖受咬合力的影响，目的是防止咀嚼时疼痛，同时防止裂纹扩展形成完全折裂。推荐使用全冠或高嵌体修复[5,16,39]，不过也有人提出使用复合树脂粘接修复[28,64]。我们应该清楚，如果不保护有隐裂的牙尖，牙齿最终可能会折裂。如果折裂平面延伸到根部，牙齿可能无法修复[5,9,12]。只有出现牙髓病变的体征和症状时，才需要进行根管治疗。另外，如果去除折裂的牙尖或相关修复体会导致剩余冠部牙体组织太少甚至完全缺失，此时为了进行修复，需要选择性根管治疗。当选择该项治疗计划后，还要尽快降低咬合，使患牙脱离主动咬合。还要告知患者，冠修复前，咀嚼要小心，防止患牙劈裂。

牙尖折裂

牙尖已经折裂的患牙，治疗方案的确定取决于剩余的牙体组织量。如果缺失部分有限，可用复合树脂直接粘接修复进行保守性修复，以覆盖暴露的牙本质。与此相反，如果有大面积牙体组织折断，并且已去除或脱落时，需要用全冠修复或高嵌体修复。

在某些情况下，在完整的或没有大面积修复体的牙齿上发现牙尖隐裂时，很难预测裂纹的进展方向。因此，对于这类病例，若要进行根管治疗或修复治疗，应告知患者预后可能不佳，如后所述。

牙隐裂及牙劈裂

定义

牙隐裂表现为未完全将牙冠分成两部分的裂纹。如果裂纹纵向扩展，牙齿将完全裂开成两部分，形成劈裂牙。

诊断
病史

牙隐裂的病史可与牙尖隐裂相似，即咀嚼时有尖锐的疼痛，且牙医长期无法确定疼痛的来源[16,19]。与牙尖隐裂相似，牙隐裂的诊断通常也只能基于患者病史。通常情况下，确定患牙的具体位置对医生来说比较困难。随着时间的推移，患者可能会说过去常有尖锐的疼痛，而现在对冷刺激非常敏感，患者甚至会说再后来疼痛缓解。这些症状与牙髓炎或牙髓坏死一致，病情随时间的推移而进展[13]。

临床表现
早期表现

隐裂牙可能有大面积修复体，导致牙冠薄弱，也

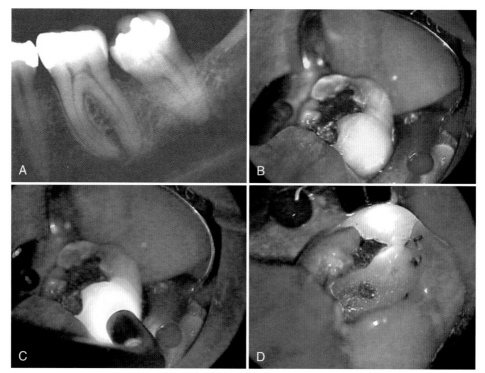

图21-3　A～D，检测牙尖/牙隐裂的透照法。在相对黑暗的环境下，用一个强度高而尺寸小的光源照射可疑牙齿。光线在牙体组织中传播，遇到折裂面发生反射，使得裂纹后面的牙体组织发暗。

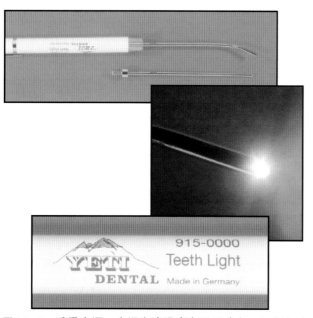

图21-4　透照光源。光源应该强度高而尺寸小，如由Yeti Dental（Engen, Germany）制造的简单电池驱动装置。

可能修复体很小或没有修复体。牙隐裂始于临床冠上的裂纹，随后可能逐渐向根尖扩展[3,5,28,47]。这样的裂纹通常为近远中走向，将患牙牙冠分成颊、舌两部分。在早期阶段，患牙牙髓可能有活力，并且咀嚼时会疼痛。这种疼痛很尖锐，以至于患者不能使用患侧咀嚼。该症状可能持续很长时间[16,18-19]。疼痛可为局部疼痛，也可能放散到同侧上下颌的任何牙齿上[16,47,71]。由

于裂纹极细微且垂直于X线束，因此早期阶段没有影像学表现。此时，患牙对叩诊可能敏感，也可能不敏感，牙髓检查可能正常，也可能对冷刺激敏感。

晚期表现

牙隐裂的晚期表现包括牙髓受累，最终牙髓失活[13]或者折裂线向根尖扩展，导致牙劈裂。一项调查[13]研究了27颗牙髓失活的磨牙和前磨牙，这些牙齿的修复体或龋损很小或没有。拔除牙齿后，用外科手术显微镜或用micro-CT检查这些牙齿。在这些牙齿中，每一颗都有纵向裂纹，延伸到牙髓。尽管该研究的样本量有限，但临床医生应该知道牙隐裂可能预后不良，尤其是怀疑牙隐裂是牙髓坏死的原因时[13]。

中央型裂纹（如从一侧边缘嵴经中央窝延伸至另一侧边缘嵴）比偏向颊、舌部位的裂纹更易累及牙髓[18,90]。中央型裂纹在晚期通常会累及髓室顶。因此，由于细菌通过裂纹渗透，牙髓活力会受到损害，随后牙髓会失活。牙髓首先会发生可复或不可复的炎症，随后坏死感染。一旦牙髓失活，早期典型的咀嚼锐痛也会消失。此外，一个表面上完整的隐裂磨牙出现根尖周炎可能是未经治疗的隐裂牙的晚期表现[13]。当牙髓坏死时，其影像上可能会出现根尖透射影，与根尖周炎的影像学表现无法区分（图21-6）。

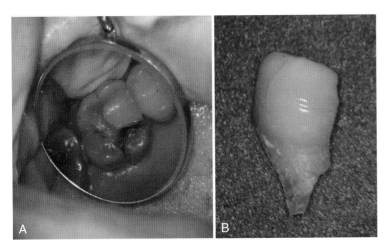

图21-5 牙尖折裂。A，16近腭尖折裂。折裂的牙尖松动，被牙周膜保留。B，去除折裂牙尖，患牙尚可修复。这颗牙齿接受了根管治疗和冠修复。

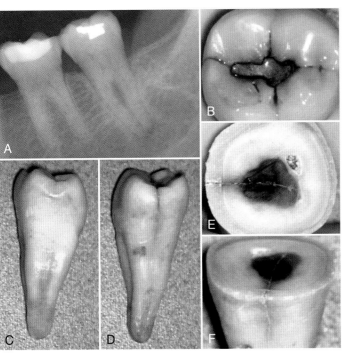

图21-6 折裂引起的牙髓坏死病例。充填体或龋坏很小或没有的牙齿一般不可能变成死髓牙。A，X线片上显示下颌第二磨牙有一距离髓腔较远的充填体，但是该牙牙髓坏死且有症状。B，咬合面检查，远中边缘嵴处有一条隐裂纹。C，拔牙后，牙冠和牙根近中面没有裂纹。D，但是，牙冠和牙根的远中面有裂纹。E、F，将牙冠水平截开，可见裂纹延伸至髓腔。

随着时间的推移，裂纹可能会穿过髓腔进入牙根，从而导致牙齿完全裂开分成两部分，这种情况称为劈裂牙。当牙劈裂时，将尖锐的探针楔入裂缝中，劈裂部分会有动度[5,9]，随后，可观察到劈裂部分动度更加明显。到这样的晚期阶段，放射影像可最终发展为围绕着牙根周围的弥散性低密度影。此外，还可能出现孤立的深窄牙周袋[9]。然而，这些牙周袋通常位于近中或远中，如果邻牙存在，则很难或无法探及牙周袋。

隐裂牙和劈裂牙可能会出现多种多样的症状与体征，令人困惑[16,18,78]。只有充分了解从早期到晚期临床表现的发展过程，临床医生才能解释这些症状，并确定患牙处于该进展过程的哪个阶段。

同时观察到的使临床医生可以确诊某种疾病的诱发因素、体征和症状的特定组合，称为综合征。但是，考虑到牙隐裂可能出现多种多样的体征和症状，很难得到客观、明确的诊断。因此，应尽量避免使用"牙隐裂综合征[18]"这一专业术语。

诊断

和牙尖隐裂患牙类似，为了缓解患者的症状并改善患牙预后，牙隐裂的早期发现很重要。但是，使用Tooth Slooth器械检查（图21-2）时，对称性隐裂的牙齿可能会，也可能不会提供一个明确结果，因为牙齿各部分都相当稳定。让患者咬放在特定部位的棉卷[9]或棉签头，可能会重现疼痛。但这种方法可能不能明确疼痛来自上颌牙还是下颌牙，需要进一步检测以定位患牙。使用放大镜或手术显微镜放大有助于发现裂纹。另外，用亚甲蓝或碘酊等染料涂布于牙冠的外表面或去除冠内修复体后的牙本质，有助于发现隐裂纹（图

21-3）。透射法也可用于检测可疑患牙，如果患牙没有修复体，这种方法可能有助于得出十分直接的诊断（图21-3）。麻醉可疑患牙，然后要求患者再次咬棉卷，可以进一步确认诊断，最终明确患牙是下颌牙还是上颌牙。在晚期阶段，当牙齿已经发生劈裂，将锐利探针楔入折裂线，可以做出明确的劈裂牙诊断。

一般而言，诊断牙隐裂很困难。当患牙有牙髓炎或牙髓坏死的症状时，临床医生必须找出引发此症状和体征的来源。如果有问题的牙齿没有明显的牙髓炎或牙髓坏死的病因，比如一颗牙齿龋损、修复体或创伤很小或完全没有，则必须考虑牙隐裂或牙折裂[13]。在某些情况下，很难给出客观诊断，但是，由于隐裂或折裂可能存在，应告知患者牙髓或修复治疗可能会预后不良[5,12]。

病因

咀嚼力是引起牙隐裂的原因[22,34,45,47,70-71,90]。因此，一般认为咀嚼粗硬食物的饮食习惯是一个诱发因素[22,90]。磨牙症、紧咬牙以及咬合早接触也是牙隐裂的常见原因[18,22,34,45,47,70-71,90]。因此，某些牙齿可能更容易出现隐裂，如下颌第二磨牙和上颌前磨牙[18]。嚼冰等咀嚼习惯也可能导致牙隐裂。由Yeh[90]提出的"疲劳性牙折裂"一词包含了所有这些原因。

在某些情况下，外伤，如向上剧烈击打下颌骨（如车祸或运动意外）也会导致牙隐裂或牙折裂。另一个可能的原因是意外咀嚼硬物（如樱桃核或爆米花中未爆的玉米仁）。第一磨牙所能承受的咬合力高达90kg[45]，当意外承受较大咬合力时，可能会损坏牙齿结构。但是大多数情况下，牙隐裂除正常或过大的咀嚼力外，没有其他特殊原因[22,34,45,47,70-71,90]。

治疗计划

牙隐裂

当怀疑或确定牙齿有隐裂时，应告知患者预后欠佳，且有时预后是不确定的。阻止裂纹扩展并提高咀嚼时的舒适度是治疗牙隐裂的主要目标。通过在患牙上放置正畸带环[3,9,16]或者临时冠，通常可以立即实现这两个目标。临床医生通过检测经过治疗后牙髓症状是否缓解来评估牙髓受累程度[3,9,16]。

在这些隐裂病例中，有必要放置永久性牙冠使得患牙免受进一步的劈裂力[3,5,9,16,39]。然而，单独使用牙冠通常不足以解决问题，放置永久性牙冠前要根据牙髓症状决定是否需要进行根管治疗[9]。

根管治疗与冠修复，可立即消除长期的疼痛症状，还可尽早保护患牙，以免在咬合力的作用下裂纹扩展最终导致患牙劈裂。但是，当127颗可复性牙髓炎的隐裂牙只进行冠修复治疗时，20%的牙齿在6个月内转化为不可复性牙髓炎且需要根管治疗[51]。相比之下，其他隐裂牙在6年观察期内未出现牙髓炎症状，不需要根管治疗[51]。然而，我们也应该明白，需要冠修复的牙齿，无论是否有隐裂，仅仅由于冠修复预备造成的创伤也会导致不同比例的牙齿需要根管治疗。相比之下，当使用复合树脂粘接修复可疑隐裂牙时，只有7%的患牙需要后续的根管治疗或拔除[64]。

在去除冠内修复体后，或穿透牙本质建立髓腔入路时，可以观察到沿着牙本质隐裂纹有变色。一旦开髓完成，应仔细检查髓室底、近中壁、远中壁有无裂纹及裂纹深度。研究评估了245颗有修复体的牙齿，在拆除修复体前，发现23.3%的牙齿有裂纹，但是，当拆除修复体后，发现60%的牙齿有裂纹[1]。亚甲基蓝染料可能有助于该检测。如果发现裂纹从髓腔近中壁穿过髓室底，到达髓腔远中壁，则患牙的预后很差，应考虑拔除（图21-6）[5,9,12]。如果裂纹未达髓腔或局限于近中壁或远中壁的冠方，后续的冠修复可能会挽救患牙。然而，正如之前提到的那样，应告知患者治疗的成功率可能会降低，且需要长期随访[5,9,12]。

考虑到这种裂纹偶尔会发生在修复体极小或没有修复体的牙齿上，而且一旦牙髓被摘除，所有的疼痛都可能消失，因此有医生可能会采用冠内银汞或复合树脂充填修复。但是由于造成牙隐裂的力仍然存在，裂纹仍可能会向根尖区扩展，最终导致牙齿拔除，因此一定不能使用冠内充填体进行修复。

牙劈裂

当纵向全长裂开或斜行裂开时（图21-7），拔除通常是唯一的治疗选择[5,9]。但是，如果患牙裂成大小不一的碎片，且小碎片去除后仍然有足够的牙齿结构用于修复，那么可以考虑保留并修复该牙齿[5]。

牙根纵裂

定义

牙根纵裂（VRF）是始于牙根任何部位的纵向完全或不完全折裂，通常呈颊舌向[5]（图21-1，图21-

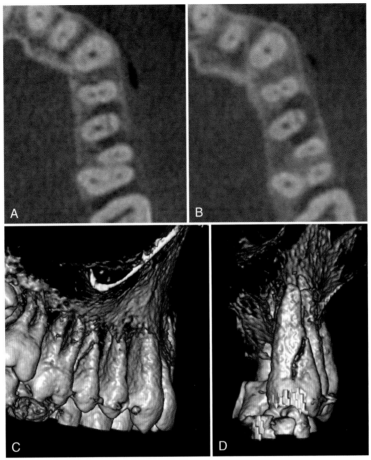

图21-7 斜行折裂的牙齿。15近远中向冠折。A、B，CBCT轴面图显示两个不同水平的截面都可见近远中向折裂，伴随近中及远中骨丧失。图A所示，偏冠方的截面显示近中及颊侧骨缺损。图B所示，更靠近根尖的截面显示近中、远中、颊侧都有骨缺损。C、D，3D重建清楚地显示了折裂的性质和方向，患牙确诊为不可修复。骨缺损和折裂线的宽度都表明折裂是长期存在的，长期的骨吸收使折裂线缺隙达到可以用CBCT检测的宽度。在折裂线形成的早期阶段，无法表现为如此清晰的显示。（由Dr. Anda Kfir提供，Tel Aviv，Israel）

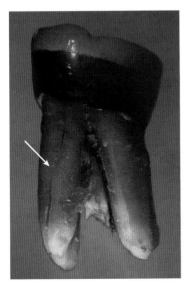

图21-8 磨牙斜行牙根纵裂。46舌侧面可见近中根斜行纵裂。

8～图21-11）。根据定义，这类折裂不是由发生在牙冠的折裂引起。此定义也将牙根纵裂与牙劈裂分开。牙劈裂始于牙冠隐裂，裂纹向根尖方向扩展到牙根形成纵向折裂。虽然两者都是不可修复的纵裂，但牙根纵裂与牙劈裂应该区分开来，因为两者在病因、来源、典型折裂平面等方面明显不同。

诊断
病史

患有牙根纵裂的患者，可能会抱怨某颗特定牙齿或其周围区域疼痛或敏感[80]。咀嚼时敏感和不适也是常见的主诉症状。该部位偶尔还会出现肿胀。通常很长时间都不能找到疼痛不适的病因。反复进行临床检查及影像学检查，但是仍不能明确疼痛病因，也是牙根纵裂的常见情况。根管再治疗后，如果症状不能缓

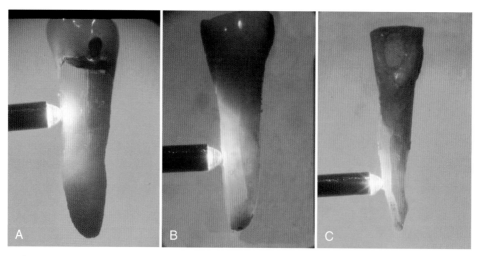

图21-9　3种不同类型的牙根纵裂。A，始于冠方的牙根纵裂裂纹向根尖延伸至根颈1/3处。B，始于根中部的纵裂沿根中1/3延伸。C，牙根纵裂的裂纹始于根尖，向冠方延伸至牙根2/3处。

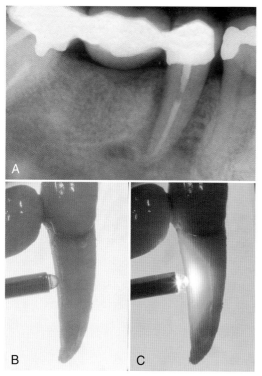

图21-10　牙根纵裂相关骨缺损的影像学表现。45根管治疗后，采用短桩修复。2年后，患者在咀嚼时感到不适和敏感。开始时没有影像学表现。症状持续了9个月，直到X线片（A）显示有广泛的骨吸收然后将该牙拔除。A，患牙牙根远中出现大面积低密度影。B，拔牙后，牙根颊侧裂纹不明显。C，用强而小的光源透照，清楚地显示了牙根纵裂的裂纹。（由Dr. Ramy Levi提供，Israel）

解，且口腔医生也无法确定病因，患者可能会对医生失去信心。医生常会通过再治疗或手术治疗进一步明确诊断[1]。然而，这种无效的治疗尝试只会使口腔医生和患者的关系恶化。

临床表现

易患牙根纵裂的牙齿及牙根纵裂的位置

　　牙根纵裂常发生在根管治疗后的牙齿上，有或没有桩[5]。但是，牙根纵裂也可能发生在没有根管治疗过的牙齿上[22]。上颌和下颌前磨牙、下颌磨牙近中根、上颌磨牙近中颊根和下颌切牙最易发生[81]。但是，牙根纵裂也可能发生在其他牙齿或牙根上。

　　牙根纵裂可能沿着这些牙齿和牙根的颊舌方向进展，这些牙齿和牙根通常近远中径短、颊舌径长[40]。但是，牙根纵裂也可能斜行延伸，因此累及牙根的近中面或远中面（图21-8）。牙根纵裂可始于牙根的任何位置[5]，可能始于根尖部分然后向冠方扩展（图21-9C）。不过，有些牙根纵裂起源于牙冠或牙根颈部，向根尖延伸（图21-9A），还有些牙根纵裂起始于根中部（图21-9B，图21-10C和图21-11D）。

　　一般认为牙根纵裂始于根管壁牙本质表面的微裂纹，逐渐向外扩展，直到牙根牙本质的全层折裂[5,10,21,56,87]。研究表明[14,17,50,76,91]，这种微裂纹也可以起始于牙根外表面，然后向内部扩展。因此，牙根牙本质微裂纹与牙根纵裂形成的相关性需要进一步研究。

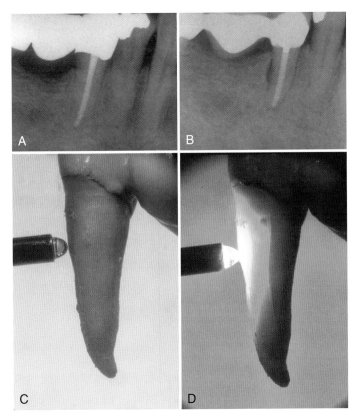

图21-11 牙根纵裂相关骨缺损影像学上表现为小而孤立的透射影。右下颌前磨牙根管治疗后行无桩修复，1年后，患者感觉舌侧敏感。再过3个月拍摄X线片（A）并拔除患牙。牙根远中出现小面积透射影，牙齿拔出后，牙根舌侧没有发现明显的折裂纹（B）。用小而强的透射光检查牙根，发现有清晰的牙根纵裂（C、D）。（由Dr. Ramy Levi提供，Israel）

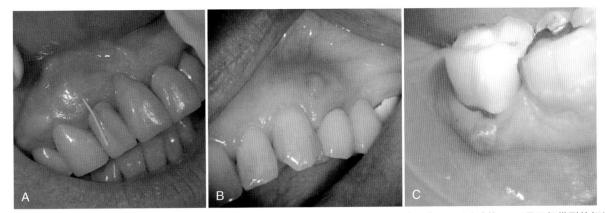

图21-12 位置偏冠方的窦道。A，12窦道位于附着龈，是慢性根尖周脓肿引流窦道的不常见位置。上颌侧切牙不是牙根纵裂的好发牙位。B，24颊根纵裂来源的窦道位于偏冠方位置。C，46近中根颊侧纵裂，形成的窦道位于龈缘。（图A、图B由Dr. Russ Paul，Zichron Yaakov提供，Israel）

早期表现

牙根纵裂早期，牙齿患病一侧可能有疼痛或不适感。特别是在咀嚼时患牙可能会感到不适和敏感，虽然这种疼痛是钝性的，而不是典型的活髓牙牙尖或牙隐裂时的锐痛。随着裂纹以及随后感染的进展，经常发生肿胀，且可能形成窦道，其位置比慢性根尖周脓肿引起的窦道更靠近冠方[79,81]（图21-12）。这些症状通常与未愈合的根管治疗表现出来的症状相似[57,86]。在早期，不太可能通过X线片发现牙根纵裂，因为：（1）根管充

填材料可能会阻碍折裂的检测（图21-13A）；（2）骨破坏（近远中径仍较小时）影像可能由于牙根结构重叠而难以发现（图21-14）。

牙根周围可能有深窄、孤立的牙周袋，而由于这种牙周袋与周围的牙周检查结果不一致，通常无法通过牙周检查结果来解释[79,81,85]。这种特殊类型的牙周破坏继发于牙根纵裂引起的骨开裂。它与晚期牙周病引起的牙周袋有本质的区别（稍后讨论）。

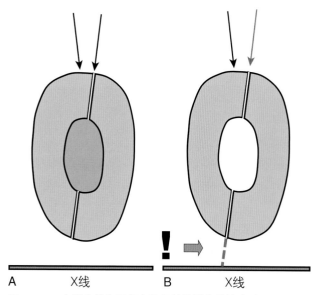

图21-13　有根充物与无根充物根管的影像学检查对比。A，根充后，从颊舌向拍X线片时，不能发现早期阶段的牙根纵裂。B，去除根管内充填物，将投照角度近远中偏移，可能会检测到牙根纵裂。

晚期表现

长期存在的牙根纵裂更容易被发现。牙根周围的牙槽骨已经发生大范围破坏，因此牙根纵裂更容易在根尖片上发现（图21-7）。最典型的表现之一是X线片上出现"J"形或光晕状透射影，通常是根尖周围和牙根周围透射影的合并（如根尖周及牙根一侧骨丧失，并向冠方延伸）[82-83]（图21-15）。另外，沿着裂纹出现的牙周袋，最初是狭窄且缩紧的，后来会变宽泛，更容易探到。在病史较长的病例中，骨破坏广泛，牙根片段可能分离，使得X线片清楚地显示根裂（图21-16）。

诊断
早期诊断的重要性

对牙根纵裂做出及时、准确的诊断很关键，以便在牙槽骨发生大面积破坏之前拔除牙齿或牙根。对于未来有可能进行种植修复的患牙，早期诊断尤其重要。如果能在早期阶段拔牙，将来的种植手术可能不那么复杂。如果在大面积牙槽骨破坏已经发生后再拔除牙齿（图21-14），则可能需要进行骨再生治疗[42]，增加修复的时间和费用。

美国牙髓病学会在2008[5]年指出，如果根管治疗后的牙齿（有或没有放置桩）出现窦道及狭窄、孤立的牙周袋，则可以考虑是牙根纵裂的特异性表现。但是，以下两个因素的结合使早期诊断很困难：（1）

许多与牙根纵裂相关的临床症状类似于根尖周炎或牙周病；（2）与牙根纵裂早期阶段相关的狭窄的牙周袋难以用刚性探针检测到（见"牙根纵裂牙周袋"部分）。因此，经常会出现牙根纵裂诊的延迟诊断或误诊。

牙根纵裂的误诊

有些病史较长的牙根纵裂病例，症状非常明显，任何牙医都能做出准确的诊断（图21-16）。但是，有两个回顾性病例系列研究（一个是Fuss等的研究[32]，另一个是Chan等的研究[22]）报道，全科医生经常误诊牙根纵裂。在这些研究中拔出来的患牙通常被诊断为根管治疗失败或复杂牙周袋，但拔出来后才发现其中一些牙齿的实际病因是牙根纵裂。

牙根纵裂牙周袋

牙根纵裂早期阶段的典型牙周袋与严重牙周病的深牙周袋有很大区别。与牙周病相关的深牙周袋是细菌生物膜引发宿主产生破坏性反应的结果，这些细菌生物膜最初在牙齿颈部区域聚集[38]。因此，牙周病引起的深袋通常较宽且相对松弛。这种牙周袋结构使得刚性牙周探针较易探入（图21-17）。这种类型的牙周袋常在患牙的近中、远中侧更深。牙周病一般累及成组牙，而不仅仅孤立地发生于单颗牙。

与牙根纵裂相关的牙周袋是由于细菌侵入裂纹，引发沿裂纹全长的牙周膜中的破坏性宿主反应所致。细菌可能来源于感染根管的渗漏[87]，但是如果牙根纵裂延伸至颈部暴露的牙根，细菌也可能来自口腔。在早期阶段，沿纵向折裂线的牙周膜受到影响和破坏，而最初相邻的骨吸收有限。此时牙周探针可以探入。此种牙周袋是孤立存在的，仅在患牙周围某个区域出现，一般位于患牙的颊侧或舌侧中央。早期阶段，牙周袋很深，但冠方开口狭窄（图21-17）。插入探针时首先要找到冠方开口，插入时通常需要轻施压力。由于牙周袋较窄，探针探入时周围组织可能会发白（图21-18）。当使用塑料探针时更加明显，因为它的冠方部分比金属探针粗（图21-18和图21-19）。

牙根纵裂早期阶段相关的牙周袋与普通牙周袋有很大的不同。这种差异已被广泛认可，并且有学者使用诸如骨缺损[28]和探诊缺损[5]等术语来强调这一点。牙根纵裂相关牙周袋的确有足够的特征以将其区分出来，被称为牙根纵裂牙周袋。在牙根纵裂早期，刚性

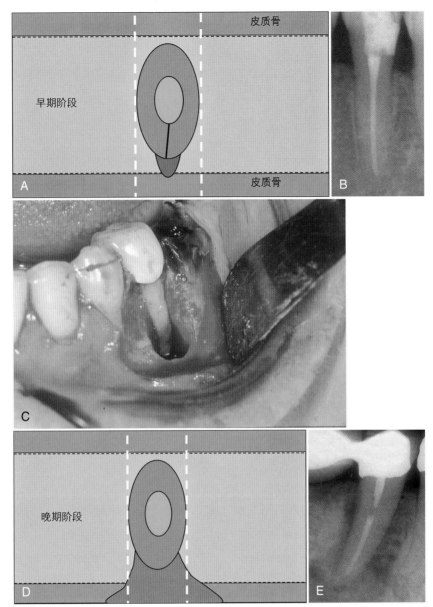

图21-14 早期和晚期牙根纵裂相关骨缺损的影像学表现。在早期阶段，骨缺损（红色）不容易在根尖片上发现，因为牙根会与骨缺损重叠（A、B）。在更晚阶段，当骨皮质发生大量破坏（C），骨缺损可能大到足以超越牙根的轮廓（C、D），表现为沿牙根的透射影（E）。（手术图片由Dr. Devora Schwartz-Arad提供，Ramat-Hasharon，Israel）

金属牙周探针可能无法探测到牙根纵裂牙周袋，因为这时牙周袋深、窄、紧，牙冠凸度有碍牙周探针的探入（图21-19）。此时可以换用弹性探针，如来自Premier Dental Products的探针（普利茅斯会议，PA）（图21-19）或与之类似的器械。这种弹性探针应该放入每个牙髓检查盘中，其在检查潜在的牙根纵裂牙周袋时必不可少。

在Tamse等的研究中，67%的牙根纵裂病例中都可观察到典型的牙根纵裂牙周袋[81]。不过，由于这种牙周袋的早期检测有技术敏感性，而且在上述研究中使用了传统的金属探针，因此，这种牙周袋的实际发生率可能比报道的还要高。当这种典型的牙周袋出现在牙根的凸面（颊、舌侧）时，此时患牙有可能发生了牙根纵裂。然而，当这种典型的牙周袋位于磨牙的根分叉处时，既可能是牙根纵裂，也可能是根尖周脓肿的排脓通道（在根分叉处的阻力最小）。当根分叉区有牙周袋又不能明确诊断为牙根纵裂时，可以先进行根管再治疗，通过清除感染后是否会发生积极的愈合反应来区分这两种病变。

偏冠方的窦道

来源于慢性根尖脓肿的窦道通常位于骨阻力最小

图21-15 长期牙根纵裂的影像学表现。A，45发生牙根纵裂，表现为"J"形光晕状透射影。B，15完全牙根纵裂，X线片上出现大范围骨破坏。C，与25根中部纵裂相关的小范围骨破坏。D，36近中根出现牙根纵裂时的骨破坏。所有这些X线片表现，都是病史较长的牙根纵裂的典型表现。

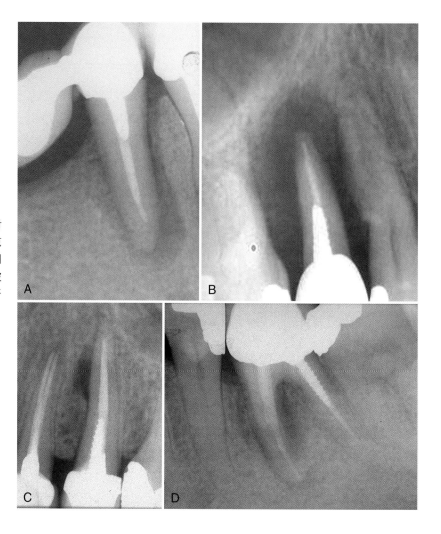

图21-16 A、B，长期牙根纵裂的X线片。诊断此类病例不需要特殊的诊断技能。

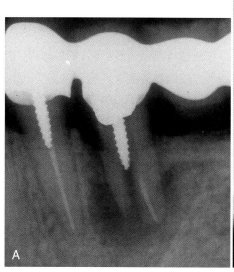
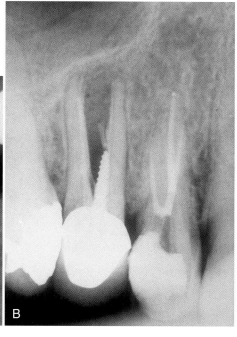

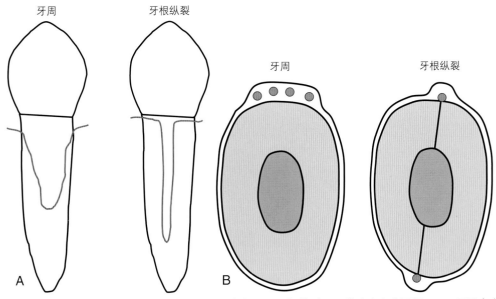

图21-17　牙根纵裂牙周袋。A，牙周来源的牙周袋（左）冠方宽，而牙根纵裂牙周袋（右）窄而深。B，牙周病来源的牙周袋（左）松弛，可以从不同的位点探入，而牙根纵裂相关的牙周袋（右）窄而紧。如果不仔细检查每1mm的龈沟，早期牙根纵裂牙周袋很容易被忽略。请注意牙周来源的牙周袋更常出现在牙根的邻面，而牙根纵裂相关的牙周袋在颊、舌侧更常见。

的位置，对应于根尖区或位于膜龈联合处。与牙根纵裂牙周袋相关的窦道通常位于偏冠方位置，因为窦道来源不是根尖周病损[80]（图21-12）。在4个临床回顾性病例系列报道中，发现13%～35%的病例有偏冠方的窦道[58,79,81,85]。与牙根纵裂牙周袋相似，如果窦道位于磨牙的根分叉处，那么不一定表明牙根纵裂存在，因为根管治疗失败引起的根尖周脓肿也会在这个位置排脓。

影像学表现

有时可以根据X线片上沿牙根纵向延伸的细窄透射线做出明确的牙根纵裂诊断[72]。但是，这样的透射线很难检测到，在常规的垂直投照的根尖片中并不常见，因为要么根管充填材料遮盖了折裂线，要么X线片的角度不是识别折裂线的最佳角度（图21-13，图21-20和图21-21）。Rud和Omnell[72]声称在35.7%的病例中可观察到折裂线，但其中许多病例都不是真正的牙根纵裂。在临床实践中，很少能在X线片上观察到牙根纵裂，尤其是只拍一张根尖片时。要想观察到牙根纵裂影像，X射线光束需要与牙根折裂平面平行，同时，折裂线不能被阻射性根充物阻挡（图21-20A）。因此，如果怀疑患牙根纵裂，应该从不同的水平角度拍2～3张根尖片[80]（图21-21和图21-22）。

在大多数的牙根纵裂病例中，临床医生必须对各

种模式的根周骨破坏做出解释或预测，然而，其他牙周或牙髓病变也会发生这种骨破坏[58,75,88]。

在牙根纵裂早期，可能不会观察到任何透射性骨缺损[20]（图21-14），这可能是牙根纵裂经常未被发现、延迟诊断和治疗的原因。Rud和Omnell[72]将折裂线的方向、骨破坏程度和影像学表现相关联，并强调纵裂牙根周围骨破坏程度取决于折裂的位置和折裂的持续时间。Meister等的研究[58]证实了折裂持续时间的重要性，因为折裂后发生的骨吸收和折裂片段的分离在影像学上表现出来需要一段时间。在一项关于110个牙根纵裂病例骨吸收模式的研究中，Lustig等[57]发现在72%或有慢性体征和症状（即与窦道、骨缺损、牙齿动度等有关）或有急性发作的患者中，比早期阶段明确牙根纵裂诊断的病例骨丧失更多[57]。

尽管根管治疗后牙齿的早期牙根纵裂很难诊断，但有几个与晚期阶段相关的影像学表现，通常强烈提示牙根纵裂。

102例接受过牙髓治疗的上颌前磨牙[82]的双盲影像学研究表明，"J"形或光晕状表现（根尖周透影和根周透射影的合并表现）与牙根纵裂相关性较高（图21-15）。在14%的病例中，发现有一侧或两侧沿着牙根的牙槽骨角形吸收，未累及根尖周区域（图21-15），与"牙周样"透射影相似。Tamse等[83]也报道，下颌磨牙近中根牙根纵裂的X线片上有光晕状透射影

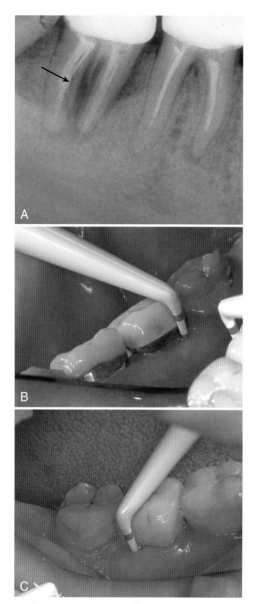

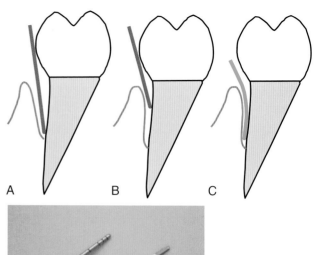

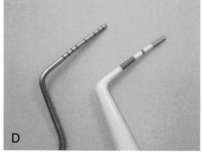

图21-19　刚性和弹性探针。A，在较松弛的牙周袋，坚硬的金属探针很容易到达牙周袋底。B，对于较紧的早期牙根纵裂牙周袋，刚性探针的价值有限，因为牙冠凸出部分会妨碍探针插入窄深的牙周袋中。C，弹性探针（D）更有可能在早期阶段检测到牙根纵裂牙周袋。

图21-18　较紧的牙根纵裂牙周袋。A，47的远中根出现牙根纵裂。在舌侧（B）和颊侧（C）均发现牙根纵裂牙周袋。牙根纵裂牙周袋很紧，探针插入此类牙周袋，会使周围组织因压力发白。

（37%）（图21-10）和"牙周病样"透射影（29%）（图21-10）。在该研究中，上述两种临床表现，加上根分叉受累（63%）和银汞合金钉（67%），可以预测78%的牙根纵裂。其他人也报告了类似的发现[24,62]。尽管这些研究样本量不同，研究设计和目的不同，但最常见的放射学特征是沿根部纵向出现的侧方透射影和光晕状透射影。

根周骨组织的放射线透射影

　　与牙根纵裂相关的根周透射影不是也不应该被认为是牙周膜增宽的影像。相反，它代表牙槽骨皮质骨板的大量破坏[57]（图21-14）。在颊舌向牙根纵裂的早期阶段，往往骨吸收有限，与其相关的透射影可与牙根影像重叠而被遮盖（图21-14）。随着骨吸收量增加，透射影范围大于牙根的尺寸，才能用上述方法更清楚地检测到牙根纵裂（图21-14）。当牙根纵裂进展到中间阶段时，不同水平角度拍摄的X线片可能检测到骨吸收（图21-22），而传统的垂直投照X线片可能检测不到（图21-14和图21-22）。这种影像学表现应与劈裂牙区分开，劈裂牙的折裂面通常是近远中走向，且早期阶段的骨吸收发生在牙根近远中。

空虚根管的X线片

　　如前所述，早期牙根纵裂不太可能从根尖片上直接观察到，特别是接受过根管治疗的患牙。由于大多数牙根纵裂是颊舌向的，所以阻射性根充物常常会遮盖折裂线产生的透射性细线（图21-13和图21-20）。当怀疑牙根纵裂时，可以开始根管再治疗，去除根充物，然后在两三个不同的水平角度进行放射投照。检测到透射性细线就可做出比较明确的牙根纵裂诊断[80]（图21-20和图21-21）。

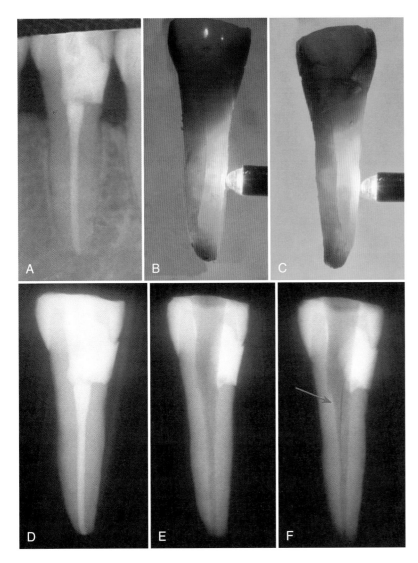

图21-20　一个空虚根管的体外放射性照片。35
接受了根管治疗，未打桩。13个月后，患者主诉
舌侧扣诊敏感、疼痛。X线片无任何异常（A）。
在患牙舌侧发现了一个7mm的孤立牙周袋，然后
将牙齿拔除。牙根颊侧（B）和舌侧（C）根中部
可见纵裂。同一颗牙齿的体外X线片未见牙根纵
裂影像（D）。取出根管内充填物，从不同的近
远中角度拍摄X线片（E、F）。其中一张X线片清
楚显示了牙根纵裂影像（F）。

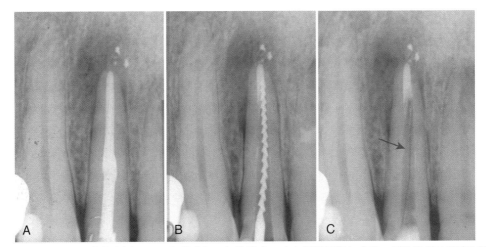

图21-21　空虚根管的X线片：一个临床病例。12几年前进行了根管治疗。患者诉腭侧偶尔疼痛。牙齿腭侧对叩诊和扪诊敏感。X线
片显示根尖周透射影（A）。在牙根腭侧发现一个孤立的窄深牙周袋。患者和转诊口腔医生都不愿意拔牙，推测牙周袋可能是窦道，
所以决定重新根管治疗。在这个过程中带锉拍摄的一张X线片（B）由于锉的遮挡错过了重要信息，即明显的牙根纵裂（C）。

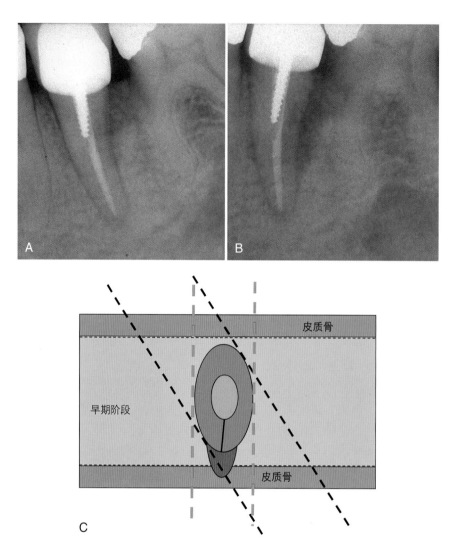

图21-22　用于检测牙根纵裂的偏移投照X线片。A，正位片：可见非常有限的骨丧失。B，换一个水平角度可见沿牙根的透射性病损。C，示意图。虽然正位X线片（蓝色虚线）不能显示沿牙根的透射影，偏移投照（黑色虚线）则可以观察到，如图B。

CBCT在牙根纵裂诊断中的应用

　　与传统的螺旋CT成像相比，现代的CBCT技术辐射剂量更小，使得CBCT成为牙髓病诊断的合理工具[6,31,31a,65]。

　　CBCT的一个独特特征是它能够在轴面平面上观察可疑患牙和相关牙槽骨。轴面视图可以提供牙齿及其周围骨质横截面的详细信息（图21-23）。在现有CBCT设备条件下，未裂开的折裂纹可能会由于太小而无法检测到（图21-23）（SEDENTEXCT指南[31]）。传统的根尖周平片在牙根纵裂的早期检测中价值有限。更具体地说，骨吸收或折裂片分离仅在相对晚期阶段才有明显的影像学表现。一些研究表明，将CBCT扫描设置为轴面视图可用于检测早期牙根纵裂[41-42,59]。但是，这种检测很大程度上取决于机器的分辨率（即体

素大小）。在体素大小为0.3mm时，CBCT对早期未分离的牙根纵裂的检测结果不可靠；不过，当体外研究中使用更小的体素时，可靠性大大提高[41-42,59]。尽管一般认为折裂的检测水平是CBCT成像体素大小的两倍，但目前尚无文献支持这一理论。因此，由于CBCT设备目前可用的最小体素约为0.075mm，只有折裂线的宽度大于0.15mm时，CBCT才能检测到折裂线。还应注意的是，根管内有牙胶或金属桩时经常产生伪影，这种情况下很难将牙根纵裂影像从中区分出来[59]。虽然许多CBCT机器达不到检测早期牙根纵裂的水平，但在相对早期阶段，松质骨中可能会看到沿着疑似折裂线的早期骨破坏（即轴面视图），而这种早期骨破坏在传统的平面根尖片中无法观察到，这样的骨吸收可能有助于诊断牙根纵裂（图21-23）。

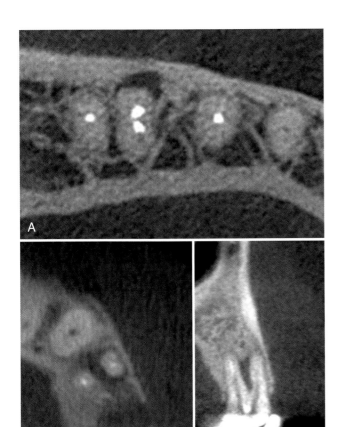

图21-23　与早期牙根纵裂相关的"隐匿性"骨质破坏。A，36近中根颊侧出现牙根纵裂。在早期阶段，典型的牙根纵裂牙周袋很明显，但根尖片没有观察到相应的骨破坏。在CBCT轴面平面可见牙根纵裂相关的骨破坏。B，上颌第一前磨牙颊根腭侧面存在牙根纵裂。有窦道存在，但是影像学表现并不能解释窦道来源。C，CBCT示颊根腭侧面有透射性病损，拔牙后证实是牙根纵裂所致。应该注意的是，这两个病例都不能在CBCT扫描中看到牙根纵裂的折裂线。（图B由Dr. Anda Kfir供图，Tel Aviv）

　　随着未来CBCT分辨率的提高，CBCT可能会成为检测牙根纵裂的重要诊断工具。目前，无论是美国牙髓病学会和美国口腔颌面放射学会（2010）最新的联合立场声明，还是欧洲牙髓病学会（2014）关于CBCT在牙髓病中应用的立场声明（2014），都不推荐使用CBCT诊断牙根纵裂[6,31a]。

　　CBCT成像的改进，如获得更好的信噪比，更小的像素，以及使用先进的算法将折裂线分离出来，有望提高未来检测早期牙根纵裂的能力。

手术探查

　　当临床和影像学评估不能对可疑牙根纵裂患牙提供明确诊断时，需要进行手术探查。当翻开全厚瓣并去除肉芽组织时，经常可直接观察到牙根纵裂[80]（图

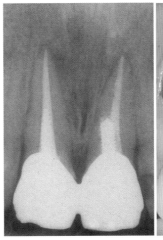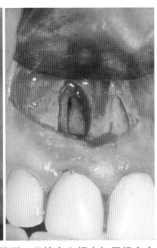

图21-24　无牙周袋的根尖区纵裂。尽管右上颌中切牙根充完善，但仍有症状。X线片显示，根尖周围出现透射影，但没有检测到牙周袋。尝试进行根尖手术，结果在根尖部发现牙根纵裂，裂纹还未延伸到牙龈边缘，因此没有典型的牙根纵裂牙周袋。本病例为根尖切除术而设计采用了半月形瓣。如果最初计划行可疑牙根纵裂探查，则会使用传统的全厚瓣。（由Dr.Ram Zeev提供，Rehovot，Israel）

21-14和图21-24）。牙根纵裂最常见的骨吸收模式是骨开裂，患牙牙根对应的颊侧皮质板上存在较大的骨破坏。在一小部分病例中，也可以看到骨开窗[57]。此外，研究也表明牙根纵裂引起的感染持续时间越长，根周骨质破坏越大[57]。

病因

　　牙根纵裂可能由一系列因素引起，其中一些是自然因素，还有一些是医源性因素，比如由根管治疗和后续修复治疗等牙科治疗引起。最常见的导致牙根纵裂的牙科治疗是根管治疗[11]。

　　大多数牙根纵裂发生在根管治疗后的牙齿[11,24]。一般牙根纵裂不会发生在根管充填过程中，而是发生在根管治疗完成很长一段时间后[81]。

　　牙根纵裂的病因是多因素的[33,79]。有可能在一个或多个诱发因素存在的情况下，重复性的功能性或副功能性咬合力作用几个月甚至几年，最终导致牙根纵裂。诱发因素可能是自然因素如牙根的解剖形态，或医源性因素如根管预备过程中用力过度，去除过多牙体组织，或根充时压力过大。

自然诱发因素
牙根截面形状

　　一般发生牙根纵裂的牙齿常见的解剖特征是牙根横截面呈椭圆形，颊舌径大于近远中径[36,40]。这些牙

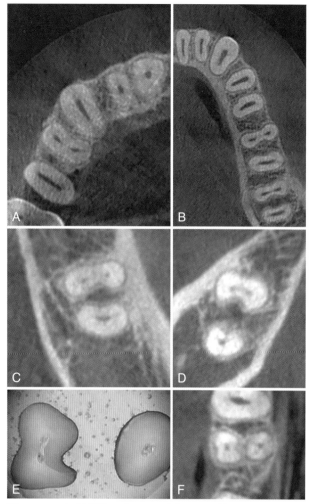

图21-25 解剖诱发因素。A，上颌CBCT轴面图，显示上颌尖牙和第二前磨牙的椭圆形根管。B，下颌骨轴面图，显示切牙、尖牙、前磨牙和下颌磨牙远中根的椭圆形根管。椭圆形根管加上根管治疗，发生牙根纵裂的风险较高。C、D，下颌磨牙近中根远中面的凹陷可能会形成一个"危险区"，过度的根管预备及根管拉直可能导致牙本质壁变薄，从而导致应力集中。E、F，上颌第一前磨牙颊根腭侧面凹陷（图E为横断面；图F为CBCT轴面视图）。这些凹陷也可能是一个潜在的危险地带。无论是图C和图D还是图E和图F的凹陷在平面根尖片中都难以看到。值得注意的是，CBCT扫描不能用于常规筛查，而应限于美国牙髓病学会（AAE）和美国口腔颌面放射学会（AAOMR）联合声明中描述的适应证[5-6]。

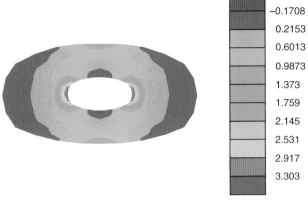

图21-26 椭圆形牙根应力分布的有限元分析。注意剩余牙本质壁最突起处内侧的应力集中。红色和橙色区域应力高于蓝色区域。（摘自Lertchirakarn V, Palamara J, Messer HH: Patterns of vertical fractures: factors affecting stress distribution in the root canal, *J Endod* 29:523, 2003）

齿包括上下颌前磨牙、下颌磨牙近中根以及下颌切牙（图21-25A、B）。这样的解剖结构在CBCT轴面扫描图上很容易观察到（图21-25A、B）。这些牙齿的折裂通常始于颊舌向平面，尤其是椭圆形牙根的最凸处[21,80]（图21-25A、B）。这一来自大样本病例系列报道的结论，也得到了有限元分析的支持[64]。有限元分析清楚地表明，在最凸处（即椭圆形根管的颊、舌侧壁）剩余牙本质壁的内侧面（即椭圆形根管的颊、舌壁）[54-55]会出现应力集中（图21-26）。

咬合因素

过大的咬合负荷或过大咬合负荷的集中可能是另一个自然诱发因素。负荷集中的例子比如上颌前磨牙的早接触，过大咬合力尤其多见于下颌第二磨牙[18]。随着时间的推移，过大的咬合负荷加上其他自然因素和医源性因素，可能导致牙根纵裂。

已存在的微裂

牙根牙本质中可能之前已经有微裂纹存在，这些微裂纹可能来源于咀嚼力或副咬合功能力的重复作用[15,63]。最近Barreto等也报告了这样的微折裂，他们发现完整上颌切牙和尖牙中40%有微裂纹[10]。

医源性诱发因素
根管治疗

牙根纵裂多出现在根管治疗后的牙齿[5,80]，因此，根管治疗本身可能是牙根纵裂的医源性诱发因素。以前认为根管治疗后的牙齿更容易折裂是因为牙齿的含水量降低[43]。但是，后来的研究发现，根管治疗后，牙本质的材料特性并没有发生变化[46,75]。

虽然牙本质材料的物理特性可能不会被根管治疗削弱，但牙根牙本质的结构可能会在根管治疗和后续修复治疗过程中，多个自然或医源性因素累积或联合作用的影响下被削弱。这可能是经常报道牙根纵裂与根管治疗具有相关性的原因。临床医生必须认识到这种影响，并努力减少根管治疗中任何可能会导致牙根折裂的操作。

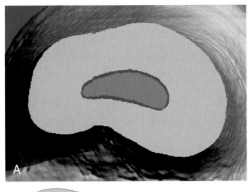

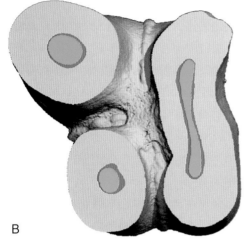

图21-27　A、B，微创根管预备。在预备过程中，使用自适应锉围绕根管壁均匀去除一层牙本质，而不是使用旋转镍钛锉将根管预备成一个圆形截面。（图A摘自Metzger Z,Teperovich E,Zary R,等: Part 1: respecting the root canal anatomy—a new concept of endodontic files and its implementation, J Endod 36:679, 2010. 图B摘自Solomonov M: Eight months of clinical experience with the self-adjusting file system, *J Endod* 37:881, 2011. 图片摘自Solomonov和Paque F.正在进行的研究）

根管过度预备

根管过度预备可能是牙根纵裂的一个诱发因素[89]。在一项研究中，对于相同的牙齿，当根管预备量逐渐增加时，透照法检测到的裂纹也逐渐增加[89]。为了降低牙根纵裂的风险，可考虑更微创的方法，如微创根管预备[60,66]（图21-27；见第6章）。

旋转器械引起的微裂纹

Shemesh等[76]以及其他研究者[2,10,14,17,44,77,91]观察到使用旋转或往复运动镍钛锉进行根管预备经常会导致剩余的牙根牙本质出现微裂纹（图21-28）。最初是在单根牙上发现这一现象，后来被Yoldas等[91]进一步证实，他们研究了下颌磨牙近中根使用旋转锉预备后微裂纹的形成。该研究检测的每一个旋转锉系统都频繁

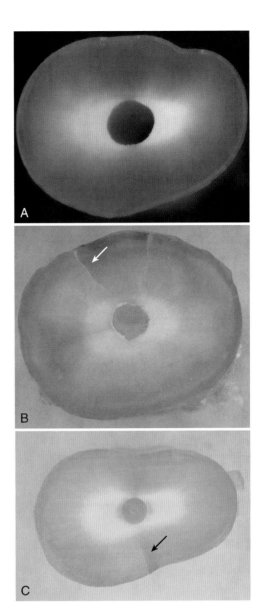

图21-28　单根牙旋转镍钛锉根管预备后产生的微裂纹。A，对照组：手用器械，不产生微裂纹。B、C，旋转镍钛器械：剩余根周牙本质（箭头所指）产生微裂纹。（由Dr. H. Shemesh提供，Amsterdam，Holland）

地在牙本质上造成微裂纹，而手动锉和自适应锉（见第6章）均未造成这种裂纹（图21-29）。

Kim等[50]进行的有限元分析支持同样可能解释了这些发现。他们报道，在牙根牙本质壁表层可以测量到，旋转锉在牙本质表面产生应变，该应变可能超过了牙本质的弹性，从而导致后续的微裂纹，Shemesh、Bier、Adorno、Yoldas和Bürklein以及其他学者都有过类似报道[2,10,14,17,44,76-77,91]。冷侧压根管充填[10,76]或再治疗[77]，都会对之前用旋转锉预备过的根管产生额外的应力，这些应力使一些微裂纹扩展并形成完全的折裂，该折裂与牙根纵裂并无区别[10,76-77]。

这些发现与临床上牙根纵裂之间的关系还有待证

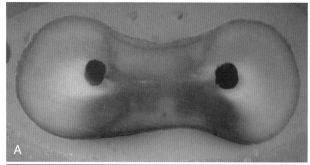
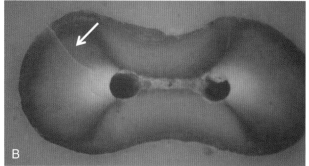
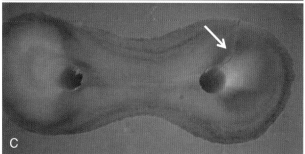
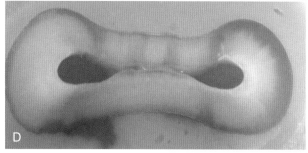

图21-29 下颌磨牙近中根使用旋转镍钛锉预备后产生的微裂纹。A，对照组：手用器械，不产生微裂纹。旋转镍钛器械：剩余根周牙本质（箭头所指）产生微裂纹。B，未完全贯通的裂纹。C，全层折裂。D，自适应锉预备：无微裂纹产生。（摘自Yoldas O, Yilmaz S, Atakan G等：Dentinal microcrack formation during root canal preparation by different NiTi rotary instruments and the self-adjusting file, *J Endod* 38:232, 2012）

实。无论如何，考虑到断裂力学的基本原理，至少应该认为微裂纹的产生是一个潜在的诱发因素。

剩余牙本质厚度不均匀

根管预备常导致剩余牙本质厚度不均匀，特别是当弯曲根管被根管预备器械拉直后[67]。下颌磨牙的近

中根或上颌第一前磨牙过度预备时也会出现牙本质厚度不均，因为下颌磨牙近中根的远中面和上颌第一前磨牙的近中面可能出现凹面，且在普通的平面X线根尖片中无法观察到（图21-25C、D）。这些区域被称为"危险区域"[30]，特点是剩余的牙本质厚度减少，施加内部应变可能导致折裂。上颌双根前磨牙颊根的腭侧面常存在解剖沟，是隐匿性危险区的另一个例子[48]（图21-25E、F）。

经常用于切牙开髓的舌侧开髓口，也可能导致根尖区的颊侧壁比舌侧薄。这种现象在使用较粗硬的根管预备器械过度预备时尤为明显。在体外一个类似病例行侧压根管充填时，根尖区比较薄弱的颊侧壁出现应力集中（图21-30和图21-31）。

使用有弹性的镍钛锉和微创预备器械如自适应锉，可以减少这种风险（图21-27，见第6章）。

根管充填的方法

某些根管充填技术，如冷侧方加压技术，使用的侧压器会施加内部压力，可能导致应变产生[27,73]，使微裂纹进展为贯穿牙本质的折裂[10,76]。其他根管充填方法如热牙胶充填，产生的压力相对较小，可能会降低牙根纵裂的风险（见第7章）。

使用的侧压器类型

使用较粗硬的手用不锈钢侧压器可能会增加牙根牙本质的应变，并增加根折的发生率[27,73]。使用直径更小、更有弹性的手用侧压器，可能会大大降低这种风险[27]。在手用侧压器械中，镍钛器械比不锈钢器械插入所需的力更小[74]。与传统的不锈钢手用侧压器相比，镍钛器械还能进一步减少根管充填时所引起的牙根牙本质应力[68]（图21-32）。

桩的设计

桩的选择、设计和放置都显著影响根部的应力分布。一般认为过长或过粗的桩是牙根纵裂的一个诱发因素[23,25,61]。桩的使用本身就带来了牙根折裂的风险，特别是在预备过程中去除过多健康牙本质时。只有核固位必需时才使用桩，如果冠部有足够的牙体组织提供稳定的固位，则应避免使用桩[4,37]。

冠的设计

对于根管治疗后的患牙，有牙本质肩领（即四周

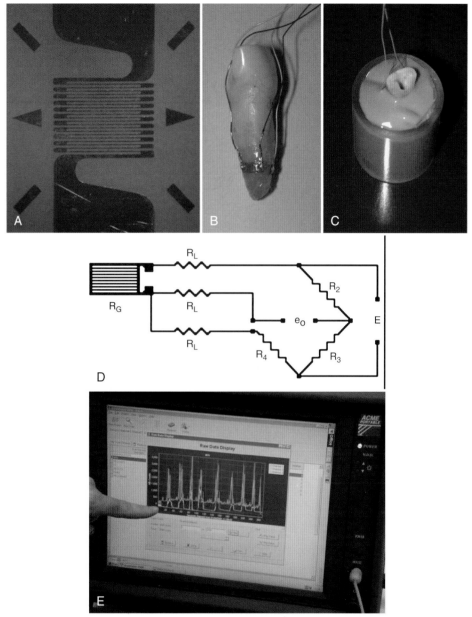

图21-30 应力测量设备。微应力计（A，放大倍数较大）连接在需要测量的牙根表面（B）。牙齿放入由弹性印模材组成的圆柱体（C），应力计与3/4 Wheatstone桥接电路相连接（D），并连接到数据采集系统。（E）持续记录侧压器上施加的压力，以及在牙根特定区域引起的应力，结果分析呈现在图21-31和图21-32中。（摘自Pilo R: Development of strains and mechanical failure in dental roots undergoing root canal obturation and prosthetic rehabilitation. PhD thesis, Tel Aviv University, 2007, supervised by Zvi Metzger and T. Brosh）

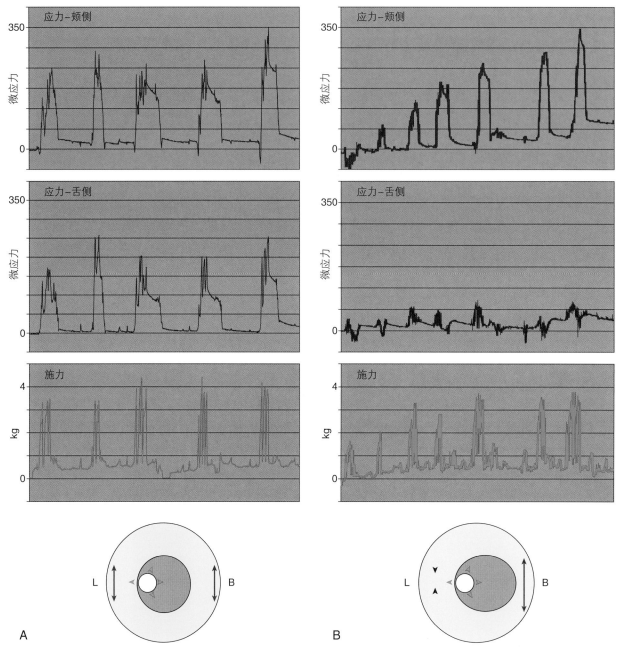

图21-31 侧方加压根管充填的应力：根管壁厚度均匀与不均匀的对比。侧方加压根管充填时上颌中切牙根尖区颊舌侧牙本质的应力模式。A，颊侧和舌侧根管壁牙本质厚度相似。每次手动插入侧压器记录为力的一个峰值。每次插入时记录拉应力，结果颊舌侧拉应力相似。B，由于舌侧入路以及使用刚性器械，根管壁颊侧剩余牙本质厚度小于舌侧（不均匀）。每次手动侧压器插入根管时记录为力的一个峰值，每次插入时颊侧表现为拉应力、舌侧表现为压应力。（摘自Pilo R: Development of strains and mechanical failure in dental roots undergoing root canal obturation and prosthetic rehabilitation. PhD thesis, Tel Aviv University, 2007, supervised by Zvi Metzger and T. Brosh）

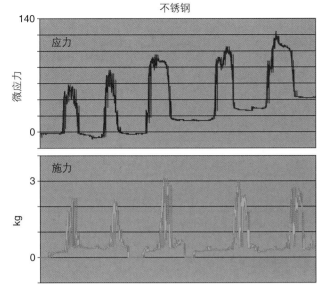

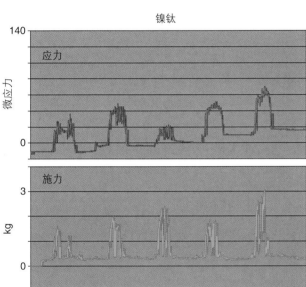

图21-32　不锈钢与镍钛手用侧压器引发的应力。在侧方加压过程中施加在手用侧压器上的力导致上颌中切牙根尖区颊侧产生应力。上图：不锈钢手用侧压器作用下的力和应力记录。下图：移除根充物，在同一颗牙齿上用镍钛手用侧压器再次完成了一个侧方加压根管充填的循环。两个循环中，侧压器的尺寸和插入根管内的深度相同。与不锈钢侧压器相比，镍钛手用侧压器所需力量更小，产生的应力也更小。（摘自Pilo R: Development of strains and mechanical failure in dental roots undergoing root canal obturation and prosthetic rehabilitation. PhD thesis, Tel Aviv University, 2007, supervised by Zvi Metzger and T. Brosh）

都有健康的牙体组织支持，且高出核的龈缘）的冠修复体比仅靠桩核固位的修复体有更好的应力分布[4]。牙本质肩领的设计可能有助于避免牙根纵裂的另一个潜在诱发因素[26]。

结论

综上所述，尽管很多情况下需要根管治疗，但应该尽可能减少每一个医源性诱发因素的影响，因为它们可能会产生累积的不利效应。

治疗计划

预防是处理牙根纵裂的关键。牙根纵裂的诱发因素和医源性因素很多，在临床上应尽量减少这些因素的影响。牙根纵裂可能发生于根管再治疗的牙齿，但极少数情况下也发生于从未接受过根管治疗的牙齿[22]。因此，当评估计划进行根管治疗或再治疗的牙齿时，必须进行全面的临床、影像学和牙周检查。牙周检查时必须用有弹性的牙周探针。

当牙根纵裂确定存在时，建议应尽快拔除累及的牙齿或牙根。任何延迟都可能导致更多的根尖周牙槽骨丧失，并有可能影响骨内种植体的放置。因此，帮助口腔医生在早期阶段做出明确诊断的措施和手段很重要。目前有尝试使用各种修复材料充填裂纹来修复根折的报道，但是，这些修复方法的长期效果并不可靠[8,49,53,84]。

总结

由于牙隐裂及牙折裂种类繁多，在不同的发展阶段可能会出现五花八门的症状和表现，所以往往诊断很困难。其中很多症状代表了疾病发展的某一阶段，意识到这一点可能更有助于临床医生解释这些症状。

裂纹的范围可直接改变患牙的预后评估和治疗方案，出现折裂可能直接导致拔牙，并累及根周骨组织。因此，对于疑似隐裂或折裂的患牙，做出诊断、预后评估以及给出治疗方案至关重要，重点强调早期发现。此外，根管治疗和修复治疗中应该尽量减少可能导致牙隐裂或牙折裂的诱发因素。

参考文献

[1] Abbott PV: Assessing restored teeth with pulp and periapical diseases for the presence of cracks, caries and marginal breakdown, *Aust Dent J* 49:33, 2004.

[2] Adorno CG, Yoshioka T, Suda H: Crack initiation on the apical root surface caused by three different nickel-titanium rotary files at different working lengths, *J Endod* 37:522, 2011.

[3] Alior JE: Managing incomplete tooth fractures, *J Am Dent Assoc* 131:1186, 2000.

[4] American Association of Endodontists: *Restoration of endodontically treated teeth. Endodontics; colleagues for excellence*, Chicago, spring/summer 2004, American Association of Endodontists.

[5] American Association of Endodontists: *Cracking the cracked tooth code: detecting and treatment of various longitudinal tooth fractures. Endodontics; colleagues for excellence*, Chicago, summer 2008, American Association of Endodontists.

[6] American Association of Endodontists and American Academy of Oral and Maxillofacial Radiology: AAE and AAOMR joint position statement: use of cone-beam computed tomography in endodontics, *J Endod* 37:274, 2011.

[7] Anderson TL: *Fracture mechanics: fundamentals and applications*, ed 3, Oxford, 2005, Taylor & Francis.

[8] Arakawa S: Treatment of root fractures by CO_2 and Nd:YAG lasers, *J Endod* 22:662, 1996.

[9] Bakland LK: Tooth infractions. In Ingle JI, Bakland LK, Baumgartner JC, editors: *Ingle's endodontics*, ed 6, Hamilton, ON, 2008, BC Decker.

[10] Barreto MS, Moraes RA, da Rosa RA, et al: Vertical root fractures and dentin defects: effects of root canal preparation, filling and mechanical cycling, *J Endod* 38:1135, 2012.

[11] Bender IB: Adult root fracture, *J Am Dent Assoc* 107:413, 1983.

[12] Berman LH, Hartwell GR: Diagnosis. In Hargreaves KM, Cohen S, editors, *Cohen's pathways of the pulp*, ed 10, New York, 2011, Elsevier, p 2.

[13] Berman LH, Kuttler S: Fracture necrosis: diagnosis, prognosis assessment, and treatment recommendations, *J Endod* 36:442, 2010.

[14] Bier CA, Shemesh H, Tanomaru-Filho M, et al: The ability of different nickel-titanium rotary instruments to induce dentinal damage during canal preparation, *J Endod* 35:236, 2009.

[15] Boyarsky H, Davis R: Root fracture with dentin retained post, *Am J Dent* 5:11, 1992.

[16] Brynjulfsen A, Fristad I, Grevstad T, Hals-Kvinsland I: Incompletely fractured teeth associated with diffuse longstanding orofacial pain: diagnosis and treatment outcome, *Int Endod J* 35:461, 2002.

[17] Bürklein S, Tsotsis P, Schäfer E: Incidence of dentinal defects after root canal preparation: reciprocating versus rotary instrumentation, *J Endod* 39:501, 2013.

[18] Cameron CE: Cracked tooth syndrome, *J Am Dent Assoc* 68:405, 1964.

[19] Cameron CE: The cracked tooth syndrome: additional findings, *J Am Dent Assoc* 93:971, 1976.

[20] Caplan DJ, Weintraub JA: Factors related to loss of root canal filled teeth, *J Publ Health Dent* 57:31, 1997.

[21] Chai H, Tamse A: Fracture mechanisms analysis of vertical root fracture from condensation of gutta-percha, *J Biomech* 45:1673, 2012.

[22] Chan CP, Lin CP, Tseng SC, Jeng JH: Vertical root fracture in endodontically versus non-endodontically treated teeth, *Oral Surg Oral Med Oral Pathol Oral Radiol Endod* 87:504, 1999.

[23] Cheung W: A review of the management of endodontically treated teeth, *J Am Dent Assoc* 136:611, 2005.

[24] Cohen S, Blanco L, Berman L: Vertical root fractures—clinical and radiographic diagnosis, *J Am Dent Assoc* 134:434, 2003.

[25] Cooney JP, Caputo AA, Trabert KC: Retention and stress distribution of tapered-end endodontic posts, *J Prosthet Dent* 55:540, 1986.

[26] da Silva NR, Raposo LH, Versluis A, et al: The effect of post, core, crown type, and ferrule presence on the biomechanical behavior of endodontically treated bovine anterior teeth, *J Prosth Dent* 104:306, 2010.

[27] Dang DA, Walton RE: Vertical root fracture and root distortion effect of spreader design, *J Endod* 15:294, 1989.

[28] Davis R, Overton JD: Efficacy of bonded and nonbonded amalgam in treatment of teeth with incomplete fractures, *J Am Dent Assoc* 131:469, 2000.

[29] Eakle WS, Maxwell EH, Braly BV: Fractures of posterior teeth in adults, *J Am Dent Assoc* 112:215, 1986.

[30] El Ayouti A, Chu A-L, Kimionis I, et al: Efficacy of rotary instruments with greater taper in preparing oval root canals, *Int Endod J* 41:1088, 2008.

[31] European Commission for Radiation Protection: Radiation protection No 172, Cone Beam CT for dental and maxillofacial radiology: evidence-based guidelines, SEDENTEXCT project, www.sedentexct.eu, 2012.

[31a] European Society of Endodontology position statement: The use of CBCT in endodontics, *Int Endod J* 47:502, 2014.

[32] Fuss Z, Lustig J, Katz A, Tamse A: An evaluation of endodontically treated vertically fractured roots: impact of operative procedures, *J Endod* 1:46, 2001.

[33] Fuss Z, Lustig J, Tamse A: Prevalence of vertical root fractures in extracted endodontically treated teeth, *Int Endod J* 32:283, 1999.

[34] Geurdsen W, Schwarze T, Günay H: Diagnosis, therapy and prevention of the cracked tooth syndrome, *Quintessence Int* 34:409, 2003.

[35] Gibbs JW: Cuspal fracture odontalgia, *Dent Dig* 60:158, 1954.

[36] Gluskin AH, Radke RA, Frost SL, Watanbe LG: The mandibular incisor: rethinking guidelines for post and core design, *J Endod* 21:33, 1995.

[37] Goodcare CJ, Baba NZ: Restoration of endodontically treated teeth. In Ingle JI, Bakland LK, Baumgartner JC, editors: *Ingle's endodontics*, ed 6, Hamilton, ON, 2008, BC Decker, p 1431.

[38] Graves DT, Oates T, Garlet GP: Review of osteoimmunology and the host response in endodontic and periodontal lesions, *J Oral Microbiol* 3:5304—DOI: 10.3402/jom.v3i0.5304, 2011.

[39] Guthrie RC, DiFiore PM: Treating the cracked tooth with full crown, *J Am Dent Assoc* 122:71, 1991.

[40] Gutmann JL: The dentin-root complex: anatomic and biologic considerations in restoring endodontically treated teeth, *J Prosth Dent* 67:458, 1992.

[41] Hassan B, Metska ME, Ozok AR, et al: Detection of vertical root fractures in endodontically treated teeth by a cone beam computed tomography scan, *J Endod* 35:719, 2009.

[42] Hassan B, Metska ME, Ozok AR, et al: Comparison of five cone beam computed tomography systems for the detection of vertical root fractures, *J Endod* 36:126, 2010.

[43] Helfer AR: Determination of the moisture content of vital and pulpless teeth, *Oral Surg* 34:661, 1972.

[44] Hin ES, Wu M-K, Wesselink PR, Shemesh H: Effects of self-adjusting file, Mtwo, and ProTaper on the root canal wall, *J Endod* 39:262, 2013.

[45] Homewood CI: Cracked tooth syndrome: incidence, clinical findings and treatment, *Aust Dent J* 43:217, 1998.

[46] Huang TJ, Schilder H, Nathanson D: Effects of moisture content and endodontic treatment on some mechanical properties of human dentin, *J Endod* 18:209, 1991.

[47] Kahler B, Moule A, Stenzel D: Bacterial contamination of cracks in symptomatic vital teeth, *Aust Endod J* 26:115, 2000.

[48] Katz A, Wasenstein-Kohn S, Tamse A, Zukerman O:

Residual dentin thickness in bifurcated maxillary premolars after root canal and dowel space preparation, *J Endod* 32:202, 2006.

[49] Kawai K, Masaka N: Vertical root fracture treated by bonding fragments and rotational replantation, *Dent Traumatol* 18:42, 2002.

[50] Kim HC, Lee MH, Yum J, et al: Potential relationship between design of nickel-titanium rotary instruments and vertical root fracture, *J Endod* 36:1195, 2010.

[51] Krell KV, Rivera EM: A six year evaluation of cracked teeth diagnosed with reversible pulpitis: treatment and prognosis, *J Endod* 33:1405, 2007.

[52] Kruzic JJ, Nalla RK, Kinney JH, Ritchie RO: Mechanistic aspects of in vitro fatigue-crack growth in dentin, *Biomaterials* 26:1195, 2005.

[53] Kudou Y, Kubota M: Replantation with intentional rotation of complete vertically fractured root using adhesive resin, *Dent Traumatol* 18:115, 2003.

[54] Lertchirakarn V, Palamara J, Messer HH: Patterns of vertical fractures: Factors affecting stress distribution in the root canal, *J Endod* 29:523, 2003.

[55] Lertchirakarn V, Palamara JEA, Messer HH: Finite element analysis and strain-gauge studies of vertical root fracture, *J Endod* 29:529, 2003.

[56] Liu R, Kaiwar A, Shemesh H, et al: Incidence of apical root cracks and apical dentinal detachments after canal preparation with hand and rotary files at different instrumentation lengths, *J Endod* 39:129, 2013.

[57] Lustig JP, Tamse A, Fuss Z: Pattern of bone resorption in vertically fractured endodontically treated teeth, *Oral Surg Oral Med Oral Pathol Oral Radiol Endod* 90:224, 2000.

[58] Meister F, Lommel TJ, Gerstein H: Diagnosis and possible causes of vertical root fractures, *Oral Surg Oral Med Oral Pathol Oral Radiol Endod* 49:243, 1980.

[59] Melo SLS, Bortoluzzi EA, Abreu M Jr, et al: Diagnostic ability of a cone-beam computed tomography scan to assess longitudinal root fractures in prosthetically treated teeth, *J Endod* 36:1879, 2010.

[60] Metzger Z, Teperovich E, Zary R, et al: The self-adjusting file (SAF). Part 1: respecting the root canal anatomy—a new concept of endodontic files and its implementation, *J Endod* 36:679, 2010.

[61] Morando G, Leupold RJ, Reiers JC: Measurements of hydrostatic pressure during simulated post cementation, *J Prosthet Dent* 74:586, 1995.

[62] Nikopoulou-Karayanni K, Bragger U, Lang NP: Patterns of periodonal destruction associated with incomplete root fractures, *Dentomaxillofac Radiol* 26:321, 1997.

[63] Onnink PA, Davis RD, Wayman BE: An in vitro comparison of incomplete root fractures associated with obturation technique, *J Endod* 20:32, 1994.

[64] Opdam NJ, Roeters JJ, Loomans BA, Bronkhorst EM: Seven-year clinical evaluation of painful cracked teeth restored with a direct composite restoration, *J Endod* 34:808, 2008.

[65] Patel S, Dawood A, Ford TP, Whaites E: The potential applications of cone beam computed tomography in the management of endodontic problems, *Int Endod J* 40:818, 2007.

[66] Peters OA, Paqué F: Root canal preparation of maxillary molars with the self-adjusting file: A micro-computed tomographic study, *J Endod* 37:53, 2011.

[67] Peters OA, Peters CL, Schönenberg K, Barbakow F: ProTaper rotary root canal preparation assessment of torque and force in relation to canal anatomy, *Int Endod J* 36:93, 2003.

[68] Pilo R: *Development of strains and mechanical failure in dental roots undergoing root canal obturation and prosthetic rehabilitation*. PhD thesis, Tel Aviv University, 2007.

[69] Ritchey B, Mendenhall R, Orban B: Pulpitis resulting from incomplete tooth fracture, *Oral Surg Oral Med Oral Pathol Oral Radiol Endod* 10:665, 1957.

[70] Roh BD, Lee YE: Analysis of 154 cases of teeth with

cracks, *Dent Traumatol* 22:118, 2006.

[71] Rosen H: Cracked tooth syndrome, *J Prosthet Dent* 47:36, 1982.

[72] Rud J, Omnell KA: Root fracture due to corrosion, *Scand J Dent Res* 78:397, 1970.

[73] Saw L-H, Messer HH: Root strains associated with different obturation techniques, *J Endod* 21:314, 1995.

[74] Schmidt KJ, Walker TL, Johnson JD, Nicoll BK: Comparison of nickel-titanium and stainless steel spreader penetration and accessory cone fit in curved canals, *J Endod* 26:42, 2000.

[75] Sedgley CM, Messer HH: Are endodontically treated teeth more brittle? *J Endod* 18:332, 1992.

[76] Shemesh H, Bier CA, Wu MK, et al: The effects of canal preparation and filling on the incidence of dentinal defects, *Int Endod J* 42:208, 2009.

[77] Shemesh H, Roeleveld AC, Wesselink PR, Wu MK: Damage to root dentin during retreatment procedures, *J Endod* 37:63, 2011.

[78] Snyder DE: The cracked tooth syndrome and fractured posterior cusp, *Oral Surg Oral Med Oral Pathol Oral Radiol Endod* 41:698, 1976.

[79] Tamse A: Iatrogenic vertical root fractures in endodontically treated teeth, *Endod Dent Traumatol* 4:190, 1988.

[80] Tamse A: Vertical root fractures of endodontically treated teeth. In Ingle JI, Bakland LK, Baumgartner JC, editors: *Ingle's endodontics*, ed 6, Hamilton, ON, 2008, BC Decker, p 676.

[81] Tamse A, Fuss Z, Lustig J, Kaplavi J: An evaluation of endodontically treated vertically fractured teeth, *J Endod* 25:506, 1999.

[82] Tamse A, Fuss Z, Lustig JP, et al: Radiographic features of vertically fractured endodontically treated maxillary premolars, *Oral Surg Oral Med Oral Pathol Oral Radiol Endod* 88:348, 1999.

[83] Tamse A, Kaffe I, Lustig J, et al: Radiographic features of vertically fractured endodontically treated mesial roots of mandibular molars, *Oral Surg Oral Med Oral Pathol Oral Radiol Endod* 101:797, 2006.

[84] Taschieri S, Tamse A, del Fabbro M, et al: A new surgical technique for preservation of endodontically treated teeth with coronally located vertical root fractures: a prospective study, *Oral Surg Oral Med Oral Pathol Oral Radiol Endod* 110:45, 2010.

[85] Testori T, Badino M, Castagnola M: Vertical root fractures in endodontically treated teeth: a clinical survey of 36 cases, *J Endod* 19:87, 1993.

[86] Tsesis A, Rosen E, Tamse A, et al: A diagnosis of vertical root fractures in endodontically treated teeth based on clinical and radiographic indices: a systematic review, *J Endod* 36:1455, 2010.

[87] Walton RE, Michelich RJ, Smith GN: The histopathogenesis of vertical root fractures, *J Endod* 10:48, 1984.

[88] Walton RE, Torabinejad M: *Principles and practice of endodontics*, ed 3, Philadelphia, 2002, WB Saunders, p 516.

[89] Wilcox LR, Roskelley C, Sutton T: The relationship of root canal enlargement to finger-spreader induced vertical root fracture, *J Endod* 23:533, 1997.

[90] Yeh CJ: Fatigue root fracture: a spontaneous root fracture in non-endodontically treated teeth, *British Dent J* 182:261, 1997.

[91] Yoldas O, Yilmaz S, Atakan G, et al: Dentinal microcrack formation during root canal preparations by different Ni-Ti rotary instruments and the self-adjusting file, *J Endod* 38:235, 2012.

第22章

牙髓治疗后的修复治疗
Restoration of the Endodontically Treated Tooth

DIDIER DIETSCHI | SERGE BOUILLAGUET | AVISHAI SADAN

牙髓治疗后牙齿的特点

牙髓治疗完成后，患牙必须进行修复治疗。如果是不良修复体或没有修复体，会严重影响治疗后牙齿的保留，可以认为修复是牙髓治疗的最后一步。但是，牙髓治疗后的牙体结构与未进行牙髓治疗的活髓牙不同。治疗后的主要变化包括组织物理特征改变、牙体组织结构丧失，并且患牙可能变色。在牙髓治疗后患牙的牙体组织成分、牙本质的微观结构和牙齿的宏观结构这几方面，都有研究对其改变程度进行分析，发现这些改变对牙齿生物力学的影响至关重要，在很大程度上影响修复方法和手段（表22-1）。体外研究中还报道了关于失髓牙剩余牙体组织的复杂性，后续临床研究也证实了，上述变化会影响牙髓治疗后患牙的远期存留率。

失髓牙成分改变以及牙髓治疗的影响

牙髓活力的丧失，伴随着牙体组织含水量的轻微变化。这部分水分的降低（9%）是游离水的变化而导致的，而不是有机物和无机物中结合水的变化[65,69]。从而使杨氏模量和比例极限略有变化[75]。但是，与含水量变化相关的抗压强度和抗拉强度值没有降低[75]。只有一项研究表明，活髓牙与失髓牙的含水量[123]，及胶原交叉链均没有差别[140]。因此，失髓牙在物理特性上只有非常微小的变化。

NaClO和螯合剂，如乙二胺四乙酸（ethylenediamine tetra-acetic acid，EDTA）、环己烷二胺四乙酸（cyclohexane-1，2-diaminetetraacetic acid，CDTA）、乙二醇-N，N，N′，N′-四乙酸［ethylene glycol-bis-（β-amino-ethyl ether）N，N，N′，N′-tetra-acetic acid，EGTA］、氢氧化钙［$Ca(OH)_2$］，通常用于根管冲洗和消毒，其中螯合剂中的矿物质和NaClO等有机溶剂与根部牙本质相互作用[78,116,119]。螯合剂主要通过与钙结合形成复合物，并影响非胶原蛋白（noncollagenous proteins，NCPs），导致牙本质侵蚀、表面软化[78,82,144]。NaClO可以水解长肽链（如胶原蛋白），说明其具有蛋白水解作用，这一作用与NaClO的浓度、组织接触的时间等因素（见第6章）有关[68]。这些作用可能会影响牙本质和牙根的结构，并改变牙体组织的粘接性能。

失髓牙和牙髓治疗后牙齿的牙本质结构与特性

牙本质的物理性能会有一个正常的波动范围，但是必须与失髓牙或牙髓治疗后患牙的变化相区分，这

表22-1

牙髓治疗后患牙特定组织变化和可能对临床造成的影响		
变化层面	具体变化	可能对临床造成的影响
成分	胶原结构 牙齿水分 矿物质成分和含量	牙齿脆性增加 粘接底物减少
牙本质结构	弹性模量和性能 抗拉伸强度和抗剪切强度 微硬度	牙齿脆性增加
牙齿宏观结构	抗形变性 抗折性 抗疲劳性	牙齿脆性增加 修复体固位/稳定性降低

一点非常重要。如在管间牙本质和管周牙本质之间，其牙本质的微硬度和弹性是不同的，这取决于患牙的位置。管周牙本质的弹性模量为29.8GPa，而管间牙本质的弹性模量在17.7（接近牙髓处）~21.1GPa（接近牙根表面处）之间[70,85,101]。接近牙髓时牙本质硬度降低，大多数（如果不是全部的话）可以归因于管间牙本质硬度的变化[84-85]。整体牙本质弹性模量在16.5~18.5GPa之间[15,32,50,86,121,138]。

因牙本质小管数量和直径的变化，引起的牙本质矿物质密度的变化，也可能导致牙本质性能的变化。毫无疑问，牙本质硬度值与牙本质小管密度成反比[124]。超微压痕测量还表明，当力平行于牙本质小管而非垂直时，牙本质的硬度和弹性模量较高[133]。最大拉伸强度和抗压强度的差异，取决于牙本质小管的方向[121]。当拉应力与牙本质小管方向平行时，牙本质的抗拉极限强度（ultimate tensile strength，UTS）最低，由此说明，极限强度受牙本质微观结构和组织各向异性的影响[93]。随年龄的增大，形成的透明牙本质（也称硬化牙本质）与正常牙本质的杨氏模量无差异[19,87,167]，但由于透明牙本质管腔闭合，其晶粒的尺寸略小，矿物质含量显著增加。透明牙本质的硬度也大、韧性差，其断裂韧性比正常牙本质低了20%左右，而且疲劳寿命也有所降低[87]。

对比活髓牙和对侧牙髓治疗后10年的失髓牙，两者的牙本质微硬度没有或只有微小的差异[94,154]。因此，对于广泛认可的失髓牙会变得脆弱或者容易折裂的观点，这些文献不支持。另外有研究认为，老年患者的失髓牙有更大的折裂风险，是因为没有活髓后，会丧失与年龄相关的继发性牙本质或第三期牙本质的生成能力。然而，事实并非如此，唯一与年龄相关的

组织变化是，由牙本质硬化引起的断裂韧性和疲劳寿命的降低[87]。

如前所述，用于根管冲洗和消毒的化学物质，与矿物质及有机物发生相互作用，在很大程度上降低了牙本质的弹性、挠曲强度[64,157]及其微硬度[33,77,146]。与之相反，丁香油和甲醛甲酚等消毒剂通过蛋白凝固和羟基磷灰石（丁香油）螯合来提高牙本质的抗拉强度。然而，牙本质硬度并没有受到丁香油和甲醛甲酚等消毒剂的影响[112]。

总之，牙齿强度的下降可能与牙本质老化有关，其次会受到根管冲洗液改变牙本质结构的影响。

失髓牙和牙髓治疗后牙齿的抗折强度与硬度

与上述因素相比，牙齿生物力学的变化，主要是由于龋坏、折裂或洞形预备（包括牙髓治疗前的开髓洞形）造成的硬组织丢失所致。

预备保守开髓洞形后，牙体硬组织的损失量只影响到牙齿强度的5%[91,169]。后续根管预备和充填仅略微降低牙齿的抗折性能[91,169]，对牙齿的生物力学影响甚微[91,137,169]。从临床角度来看，只有在非保守的根管预备，或如前所述的，通过根管冲洗引发的牙本质化学或结构改变时，生物力学改变才会发生。

实际上，开髓洞形的过度预备，造成的牙齿强度降低最多，特别是边缘嵴的损失。文献报道，在咬合面预备开髓洞形，牙齿强度降低20%~63%，如果为MOD洞形，牙齿强度降低了14%~44%[44,92,137]。如患牙既有开髓洞形，又有MOD洞，则抗折强度最弱。因此，洞深度、峡部宽度和洞形结构，对牙齿强度降低和折裂至关重要（图22-1）[74,83,96,122]，这一点对临床操作有指导性意义。

去腐后，在牙颈部剩余牙体硬组织（即构成修复体牙本质肩领的部分）和大量的矿化组织，可以增加牙齿的抗折性能。这部分牙体组织可以使牙冠的轴壁包绕整个牙颈部，为修复体提供固位和稳定，并降低牙颈部的拉应力[6,23,161]。牙冠预备体边缘有龈上1mm的牙本质肩领，其抗折性能是没有牙本质肩领预备体的2倍[103,161]。因此，稳定的修复体必须有至少1mm的牙本质肩领（理想情况下是2~3mm）[161]。然而，预备体肩台和修复体边缘宽度对抗折强度影响不大[2]。综上所述，牙本质肩领的高度是维持修复体远期疗效最重要的因素之一。由此可见，修复后的牙齿最重要的部分是保留的健康牙体组织，任何现代的修复材料或复

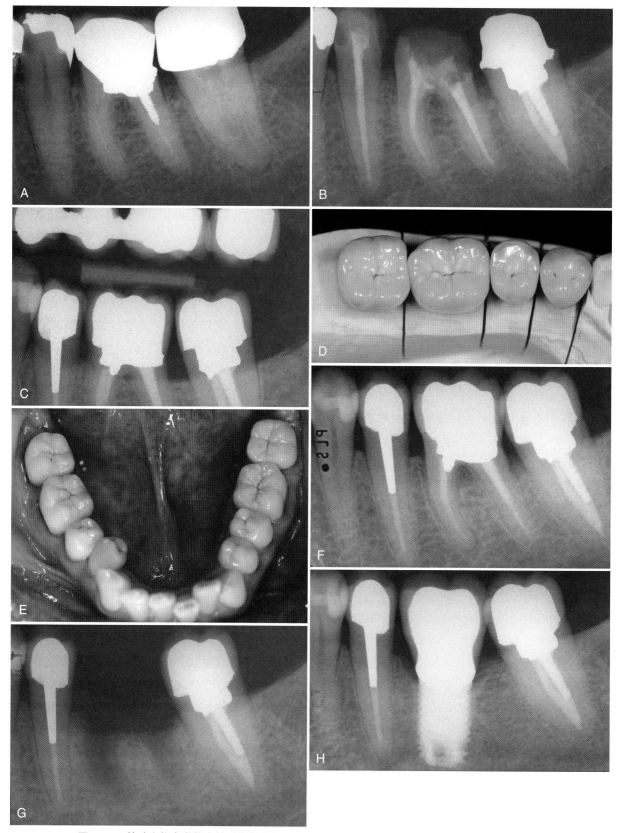

图22-1　基础生物力学状态差对修复的负面影响。A、B，术前及去除旧金属桩核后的X线片。C，近中根内用自锚桩固位，然后冠方用银汞合金核修复。D，修复体在工作模型上。E，修复后3年的全牙列照片。F，由于根分叉受累和根尖周病变，患牙出现不适症状。G，患牙无法治疗，最终拔除，用种植体取代。H，术后8年X线片显示种植体情况稳定，相邻生物力学损伤较小的牙齿继续行使功能应力。

合材料都不能完全替代缺损的牙体组织。

失髓牙和牙髓治疗后牙齿的美学改变

失髓牙和牙髓治疗后牙齿会发生一些美学变化。如临床上常见到失髓牙的颜色变暗（图22-2）；不恰当的清理和成形会在冠髓髓角处遗留坏死的牙髓组织，导致牙髓治疗不完善，牙齿变暗。此外，在前牙冠部髓室内残留的根管充填材料（牙胶、根管封闭剂、MTA类材料），会影响美观。不透明的物质都会对未戴冠牙齿的颜色和半透明性产生不利的影响。牙本质的生化性质改变，也会导致牙齿颜色和外观改变。普遍认为，牙本质中的有机物（如血红蛋白）可能在牙齿颜色变化中起重要作用，此外，还有研究认为，由于牙髓失去活力，食物和饮料色素更易进入牙本质小管，也会造成牙齿颜色改变。然而，这两种现象在牙齿变色中各自起到的作用，以及精确的物理化学机制在文献中没有得到明确阐述[34,67,131]。

一般认为，牙龈组织较薄或薄龈生物型，是使用修复体修复变色牙，改变患牙美学效果的不利因素[110-111,118]。

美学区牙齿行牙髓治疗和修复治疗时，需要认真考量修复方案和材料，以保持天然牙半透明、自然的外观。因此，强烈建议避免使用可能染色的根管充填材料，并清除所有留在髓室和开髓洞形内的残留材料。

修复材料和修复方案的选择

如前所述，牙髓治疗，特别是过度预备开髓洞形，会明显导致牙体组织丧失和抗力削弱，进而增加

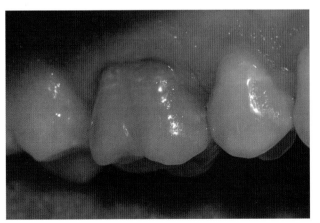

图22-2 牙齿严重变色时，会严重影响牙齿的美观，甚至微笑时的侧面观也受到影响。当不能用漂白剂或贴面治疗时，可使用全冠来改善这种情况。

冠折的风险，随着时间的推移，疲劳损伤也会导致根折。对牙髓治疗后牙齿进行修复的目的是：（1）保护剩余牙体组织，以免折裂；（2）防止根管系统再次感染；（3）修复已经缺失的牙体组织。

根据牙体组织缺失量，选择不同的修复材料和临床操作过程来修复牙髓治疗后的牙齿。一般来说，牙冠大部分缺损的患牙应该用人工全冠修复。

虽然，在桩核的基础上，使用全冠修复是一种传统的方法，但也有人提出，如果牙髓治疗后，患牙缺损较小，可使用复合树脂直接粘接修复。最近，覆盖全𬌗面并包绕侧壁的嵌体（超嵌体）或髓腔固位冠等间接修复也用于临床，这些修复体是复合树脂或陶瓷材料制作而成。剩余牙体组织量决定了选择哪种修复材料和方案。这对牙髓治疗后牙齿远期预后的影响远大于桩、核或牙冠材料。

复合树脂直接粘接修复

当牙髓治疗后牙体组织缺损较小时，可使用复合树脂直接粘接修复。复合树脂是由无机填料增强的聚合树脂网状混合物。现代的复合树脂抗压强度约为280MPa，杨氏模量一般为10~16GPa，与牙本质相近[134]。

复合树脂材料经适当的固化后，具有很高的美观和机械性能，并能通过粘接机制加固剩余的牙体组织。通常情况下，1~3mm厚的复合树脂材料需要使用500~800mW/cm²的蓝光照射30~40秒。但复合树脂的聚合收缩仍然存在，是这些修复体获得远期成功的一个重要难题。强烈建议采用分层充填技术，有助于减少聚合收缩，从而减少应力产生。聚合收缩量的大小还取决于洞形制备的形状，以及粘接面积与非粘接面积（或游离面积）比值[36]。所谓的C因素，是临床上与充填体脱落和微渗漏风险相关的预测因子；C因素大（>3.0）的充填体最易脱落[175]。换句话说，当患牙只有一个邻面缺损时，可使用复合树脂直接粘接修复，但必须使用分层充填技术。

传统上，前牙如果只有开髓洞形，没有其他牙体组织缺损，可使用复合树脂直接粘接修复，这样可即刻封闭患牙，防止冠方渗漏、细菌再次污染根管系统。体外研究表明，小范围复合树脂充填后，患牙的抗折强度几乎与完整的牙齿一样[57,136]。

虽然复合树脂直接粘接也可用于后牙小范围缺损的修复，但当牙冠缺损超过1/3时，是树脂充填的禁忌证。一项研究表明[136]，经牙髓治疗后，有MOD洞形的

牙齿，抗折性能降低了69%[137]。在这种情况下，复合树脂直接粘接修复不足以防止牙齿折裂和再感染。此外，复合树脂材料可能需要使用纤维来增强其机械抗力。大多数关于复合树脂直接粘接修复的临床研究都是在活髓牙上进行的，但有一临床研究指出，体外使用纤维增强型复合树脂直接充填修复，可作为牙髓治疗后患牙修复的选择方案[37]。与之相反，另一研究表明，牙髓治疗后且有MOD洞形的牙齿，在根管中植入纤维桩后，行直接充填修复，与不植入桩相比，明显降低了患牙的抗折性[160]。

间接修复：复合树脂或瓷质高嵌体或包绕牙尖的高嵌体

瓷或复合树脂高嵌体和髓腔固位冠也可用于修复牙髓治疗后的牙齿。但是覆盖缺损牙体组织的同时，也要覆盖一个或多个牙尖，髓腔固位冠应该是桩、核、冠一体的修复体[88,142]。全冠需要磨除牙尖以及牙冠轴壁，而高嵌体和髓腔固位冠可以保留更多剩余的牙体组织[58]。在实验室中，高嵌体或包绕牙尖的高嵌体是用复合树脂或瓷来制作。

瓷是一种可以维持长期美学效果的间接修复材料，其半透明性和透光性可以模仿釉质。传统的长石质瓷是由浆料烧结而成的，除了烧结外，新的陶瓷材料可以铸造、机械加工、压制或粉浆浇铸。新材料或者是长石质瓷的变种（如In-Ceram，Cerec，IPS Empress），或者是由其他陶瓷体系（包括氧化铝、氧化锆或硅酸盐）制成[3,38]。其中较新的复合物是二硅酸锂，它具有高强度，高断裂韧性和高半透明性。这些材料的物理性能已经可以承受较高应力，例如用在牙髓治疗后的修复[46,73]。研究人员检查了140个Cerec部分冠修复体（Vita MKII，长石质瓷）与牙髓治疗后的牙齿的粘接，并在55个月后复查，发现效果良好[9]。但结果显示：磨牙比前磨牙的预后好。

在实验室中，使用复合树脂也可以制成嵌体、包绕牙尖的高嵌体、髓腔固位冠。利用光、压力和真空的各种组合，可以提高聚合物的转化率，从而提高修复材料的机械性能。其他的研究中描述了玻璃纤维增强复合材料制作的髓腔固位冠，可用于前磨牙和磨牙，作为单一修复体或固定桥基牙[58-59]。另一个研究小组进行的一项体外研究表明，复合树脂嵌体用于牙髓治疗后的磨牙可恢复部分抗折能力，并可预防牙齿在负重的情况下出现折裂，导致患牙拔除[28]。其他研究发现，与MKII

瓷相比，复合树脂MZ100制作的包绕牙尖的高嵌体，可提高牙髓治疗后磨牙的抗疲劳性能[97]。还有研究使用3D有限元分析来评估由高弹性模量材料（氧化铝）或低弹性模量材料（复合树脂）制作髓腔固位修复体，修复缺损患牙后，周围骨吸收程度。最终结论是，复合树脂修复体的低弹性模量，可通过减少向牙根传导应力，从而减少根周骨吸收的风险[4]。

全冠

由于龋齿、牙髓治疗和牙体修复等过程，牙体组织大量缺损，全冠可能是修复治疗的一个选择。在某些情况下，修复体可以直接建立在已经预备完成的剩余牙体组织上（见"核材料"部分）。更多见的情况是，为了使冠核固位，必须在根管内粘接桩[164]。核通过桩固定到牙齿上，代替缺损的牙体组织。牙冠覆盖在核上，恢复牙齿的美观和功能。

桩核的另一个作用是防止牙冠边缘在咬合作用下发生形变，从而防止牙冠边缘微渗漏。由于大多数根管封闭剂并不能完全封闭髓腔，桩核的位置以及冠方封闭作用，对牙髓治疗的效果有积极作用[148]。桩的作用是固位核，对修复成功有重要意义。由于桩、核通常用不同材料制作，用于桩、核、牙冠的粘接材料也会影响修复体的寿命。桩、核以及粘接剂一起，组成修复体的基础，支撑未来的牙冠[106]。

修复基础：总论

虽然许多材料和技术可用于修复，但是任何材料的组合都不能代替牙体组织。通常情况下，牙体结构越完整，修复的远期效果越好。位于龈上的牙体组织可作为修复体的牙本质肩领[6,100,128]。牙本质肩领由牙冠轴壁和边缘组成，至少有2~3mm完整牙体组织。良好的牙本质肩领可增强患牙对外部应力的抗力，分散牙颈部边缘的受力，降低牙髓治疗后患牙折裂的可能性[95,173]。牙本质肩领高度越高，牙齿的抗折性越好。牙本质肩领也可抵抗来自桩的侧向力和来自冠的功能性应力，增加修复体的固位力和抗力。为了取得较好的修复效果，冠和冠的预备必须符合以下5个要求：

1. 牙本质肩领（轴壁高度）至少2~3mm。
2. 轴壁必须相互平行。
3. 修复体必须完全包绕牙体组织。
4. 边缘必须是健康的牙体硬组织。
5. 牙冠或牙冠预备体一定不要侵入牙周附着区。

牙根的解剖结构会影响桩的放置和选择。牙根弯曲、分叉、发育凹陷和根面凹陷都可能在根管内重现（见第5章）。在同一牙根内，根管的形状在颈部和根尖孔之间也是不同的[62]。因此，为了与圆柱形桩相匹配，必要时改变根管的自然形状。这也增加了根管穿孔的风险，特别是在上颌和下颌磨牙近中根，其根分叉侧壁的根面凹陷很深[16,89]。为放置一个直径较大的桩，去除过多根管壁牙本质，会降低牙齿的抗折性能。有研究采用3D电子散斑干涉技术（electronic speckle-pattern interferometry，ESPI）研究了根管预备和桩放置后对牙根硬度的影响[93]。ESPI的主要优点是能够实时评估牙齿的形变，而且由于测试的无创性，可以在同一牙根上重复使用。研究结果表明，桩道预备后，牙根的形变显著。因此，是否使用桩、选择桩类型、预备桩道的指导原则，与保留的根管壁牙体组织量有关。因此，不是所有根管治疗后患牙均需打桩，且目前正在研究不使用桩更保守的修复方法。然而，如果牙根受损，需要增加固位来进行冠核修复时，可以使用桩。桩应该有以下特点：

◆ 最大限度防止牙根折裂。
◆ 最大限度伸入根管，并且可再次修复。
◆ 最大限度为核和冠提供固位。
◆ 最大限度提供冠边缘封闭性，防止微渗漏。
◆ 具有美学特性。
◆ X线显影。
◆ 生物相容性。

从机械的角度来看，根管内的桩应该不易断裂，不会导致根折裂，不会扭曲或使核、冠松动。理想的桩应该是回弹性、刚度、柔韧性和强度的最佳组合。回弹性是指在外力作用下，不造成永久性伤害时，发生弹性变形的能力。对用于牙髓治疗后牙齿的桩来说，这个性能非常有意义。但对于细小的桩来说，如果回弹性太大，在功能力下，对树脂核和冠的固位能力会降低。刚度是材料在受到外力时抵抗形变的能力。材料的刚度是该材料固有的物理特性，与尺寸无关。然而，桩的实际回弹性既取决于其直径，也取决于桩材料的弹性模量。与直径相同、弹性模量较高的桩相比，弹性模量较低的桩回弹性更好。与刚性桩相比，非刚性材料制成的桩（低弹性模量）具有更强的弹性，吸收更多的冲击力，向根部传递的力更小，但弹性模量低的桩能够承受外力较小，在较低外力作用下就容易失败[99,120,143]。

由于牙本质缺失，这些患牙牙颈部抗力本身较差，所以桩的弹性过大或核有轻微动度时，对剩余牙体组织较少的患牙来说尤其危险。桩的弹性形变也可使冠边缘变形或开裂。裂开的边缘可导致致命性龋或髓腔微渗漏发生，并导致根尖再感染。龋延伸到牙根可导致不可修复性根折发生。由于刚性桩比非刚性桩的弯曲性能差，它们可以限制核的动度，并保护冠边缘以及粘接的密封性。然而，应力必须有受力物。刚性桩将应力向根方传递，至桩根尖处的牙根上。通过增加桩的硬度来加强薄弱牙根抗力的尝试，反而会使根抗力变弱，这是由于柔韧性好的根管壁中放置刚性桩会导致应力集中。桩根复合体的应力集中会导致不可修复性根折。剩余牙体组织较少的患牙，牙根折裂是其特有的风险。

牙根在外力作用下的弯曲程度，与牙本质弹性模量和根直径有关。相对来说，牙本质弹性较大，而桩可有弹性、刚性两种性质。虽然没有任何一种材料的性能与牙本质完全相同，但如果必须打桩，那么使用性能与牙本质相似的桩是有益的。与传统金属桩相比，目前的桩材料弹性模量越来越接近于牙本质。但桩比根要细得多，牙本质内桩的实际挠曲强度与弹性模量和直径有关。不同桩的弹性模量，与牙本质相比是否接近，仅代表的材料弹性的一个方面。

总之，一个理想的桩需要有足够的弹性，通过弹性来缓冲外力，从而减少对根部产生的应力，受力后还会恢复正常，不会出现永久性的扭曲变形。与此同时，这种理想的桩在咀嚼力的作用下又刚度足够，不会扭曲、永久弯曲或结构破坏。完美的桩，结合了理想的弹性和强度，由根管形态决定其直径大小。目前，桩系统在提供理想性能和可用材料的固有限制之间，达到了较好的平衡。

牙根折裂的原因

某种结构在小而重复的力作用下，可能突然断裂。如果某种组织或材料被施加循环往复力时发生这种情况，叫作疲劳损伤。疲劳可以描述为一种由裂纹的萌生、扩展引起的渐进性破坏；口腔内观察到的许多牙齿或材料的损坏都与疲劳有关。由于牙齿在咀嚼过程中承受着加载和卸载应力的循环，牙本质、桩、核、牙冠边缘或粘接部件很可能发生疲劳破坏[153]。机械载荷将有利于微裂纹的扩展，从冠部扩展到根尖区。

疲劳载荷会导致牙冠修复体边缘早期破坏，在临床上无法检测到。然而，在体外测试时，早期破坏会导致明显的冠边缘渗漏，在牙体组织、修复体、桩之间扩展延伸。特别是在剩余牙体组织量较少的患牙上，疲劳会导致根管内桩永久弯曲或断裂，或导致纤维基质复合体桩解体。

用桩修复失髓牙时，疲劳损伤更具有破坏性，因为它可能导致牙根完全断裂。将桩置入根管内，像任何固定在另一种材料中的杆一样，起物理性固定作用。这意味着施加在桩上的力，通过桩传递到根管壁牙本质，这一过程依赖于桩与根管壁牙本质的弹性模量。如果桩弹性模量大于牙本质，应力集中会出现在桩根尖部（图22-3）。这一现象是有临床依据的，刚性桩修复时根折发生在刚性桩顶端周围牙本质。

当根管内桩的刚度与牙本质相近时，应力不是集中在靠近桩根尖端的牙本质上，而是由冠根部的牙本质共同承担（图22-3）。弹性桩也可以通过弹性拉伸，以防止突然打击造成的伤害，这样可以减少瞬间应力对牙齿的伤害，但是如果患牙不能自行固位核、冠，需靠桩来固位，那么弹性太大的桩对患牙来说固位欠佳。加载时，弹性桩较刚性桩承受的力更小，因此，设计为桩的材料，回弹性不可太大。

直接修复基础

一般来说，在特定的情况下，减少创伤和保留更多牙体组织一直是修复发展的方向。当预备后的牙齿有足够剩余牙体组织，就有了直接修复的基础。在直接修复技术中，成品桩在根管内进行粘接，核直接建立在预备好的牙齿上。对于其他临床情况，可间接定制铸造桩核。

各种材料可以用来制作直接修复的基础组件。尽管人们对使用树脂基材料（如复合树脂材料或纤维增强树脂桩）越来越感兴趣，但更传统的材料（如汞合金）仍用于这一领域[27]。为了思路清晰，我们分别讲述用于制作直接修复基础的组件（如根管桩和核材料）。

桩

市场上有大量材料不同、设计不同的桩，这反映了该领域缺乏共识。根据制造商或临床医生认为的最重要特性，桩可分为金属（金、钛、不锈钢）、陶瓷或纤维增强树脂。一般来说，桩通常需要固位和抗力。桩的固位是指桩抵抗垂直向力的能力，而抗力是指牙齿/桩组合体抵抗侧向力和旋转力的能力。抗力受牙本质肩领、桩的长度和刚度以及抗旋转特性的影响。不管桩的固位有多强，一个缺乏抗力形设计的修复体不太可能获得长期的成功。

预制金属桩

预制金属桩常用于直接修复体的制作。这些桩按照合金组成、固位模式、形状等分为几种类型。用于制造金属桩的材料包括金合金、不锈钢或钛合金。金

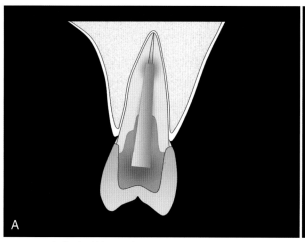
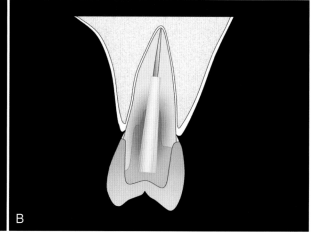

图22-3 A，根据光弹效应和有限元研究，显示金属桩核和剩余牙体组织上的应力分布。桩用水门汀粘接，从根管的颈部伸向根尖区。功能应力在桩核的内表面聚集，沿着桩向根管根尖区扩散；与纤维桩相比，金属桩颈部区域的应力较小（B）。这种结构，保护牙冠结构更理想，但它会导致严重的、不可修复性的根折，从而导致修复失败。B，根据光弹效应和有限元研究，纤维桩/复合树脂核及剩余牙体组织上的应力分布。桩与根管壁相连，未到根尖区。功能应力主要集中在牙颈部，对牙颈部的保护较少，必须预备牙颈部肩领，但可防止根部发生不可修复性根折。（摘自Dietschi D, Duc O, Krejci I, Sadan A: Biomechanical considerations for the restoration of endodontically treated teeth: a systematic review of the literature—Part 1. Composition and micro-and macrostructure alterations, *Quintessence Int* 38:733, 2007）

属桩除了钛合金外，都非常坚硬[90]。一项研究表明，不锈钢桩的挠曲强度约为1430MPa，挠曲模量接近110GPa[130]。而钛桩硬度较低（66GPa），但具有类似不锈钢的挠曲强度（1280MPa）。

预制桩在根管内的固位也是成功修复的必要条件。在促进桩的固位方面，使用了两个基本概念：主动就位桩和被动就位桩。主动就位桩通过根管桩道直接获得固位。大多数主动就位桩都是螺纹连接的，并试图用螺丝拧在根管壁上。关于螺纹桩的一个主要问题是在放置过程中可能发生垂直性根裂。当桩被拧到位时，它会在根部产生很大的应力，造成楔形效应[163]。因此，普遍认为应避免使用螺纹桩。此外，曾经由螺纹桩提供的固位现在可以通过粘接固位（稍后讨论）来实现[117]。被动就位桩是被动地与牙本质壁紧密接触，其固位主要依赖粘接用的粘接剂。被动就位桩的形状可以是锥形的，也可以是平行的[139]。平行桩比锥形桩固位更好，但在预备桩道时也需要去除更多的根管壁牙本质。据报道，尽管平行桩不太符合牙根的原始形状，但是与锥形桩相比，更不容易引起根折[79,152,161]。但是，现代的根管预备技术使用锥形旋转成形镍钛锉，这导致了形成一个非常宽的锥形根管：从根尖到牙根颈部逐渐增粗的形状，这一形态固位力欠佳[145]。较长的桩往往需要解决这一问题，并提供适当的固位，桩在根管内的合适长度为≥6mm。如果有足够高度的健康牙本质肩领来保护患牙，较长的桩不会增加患牙的抗折能力[80]。桩的头部设计有机械锁定特性，或粗糙的表面纹理，也可以为核提供更好的固位[29]。

纤维桩

纤维桩是增强纤维嵌入树脂聚合基质而制成的。常用来形成树脂基质的单体是双官能团甲基丙烯酸酯（如BisGMA，UDMA，TEGDMA），但也有使用环氧树脂的。现在，普通纤维桩是由碳、玻璃、硅或石英制成的，但是，纤维和基质的类型、体积含量和均匀性是特定的，并且在不同的纤维桩系统中有所不同。不同类型纤维桩之间，在制造过程中的差异，可能导致疲劳测试差异巨大[63]。纤维的直径一般在7~20μm之间，可用于许多形态的桩，包括不同的编织形、纵形等。最初的纤维桩是碳纤维嵌入环氧树脂制成，但由于石英纤维桩良好的机械性能、美学性能、与聚合物基体化学结合紧密的能力，成为目前的首选纤

维桩[49]。一项研究表明，玻璃纤维桩、硅纤维桩、石英纤维桩的挠曲强度接近1000MPa，其挠曲模量约为23GPa[35]。目前的纤维桩是X线显影的，可以使用光固化的复合树脂基粘接剂。在模拟根管内，具有透光性的桩可以使根尖区的复合树脂粘接剂更好地聚合，并通过硬度值进行测量[141,174]。为了加强桩/核/粘接剂界面的粘接效果，几种物理化学预处理的方法可以了解一下，如硅烷化、桩表面喷砂。研究表明硅烷化、氢氟酸酸蚀和喷砂（30~50μm，Al₂O₃）不会改变玻璃纤维桩、硅纤维桩或石英纤维桩的力学性能[5]。

普遍认为，将纤维桩与根管壁牙本质粘接在一起可以改善牙根上根向力的分布，从而降低根折的风险，并有助于加固剩余牙体结构[12,18]。粘接适应性良好的纤维桩被认为是固位性最好的，在管壁上产生的应力最少。在一项回顾性研究中，对3种粘接纤维桩进行了评估，1~6年的回访中，1306根纤维桩失败率为3.2%[54]。最近，另一项研究显示，平行桩和锥形纤维桩放置在全瓷冠覆盖的前牙上，平均观察5.3年，其留存率分别为98.6%和96.8%[156]。

氧化锆桩由二氧化锆及氧化钇组成，具有较高的挠曲强度。氧化锆桩具有美观、局部粘接性、刚性等优点，但是易碎。氧化锆桩不能被酸蚀，现有的文献表明，这些材料与复合树脂粘接剂之间的粘接效果难以预测，需要使用与传统陶瓷不同的粘接方法[11]。当在氧化锆桩上堆塑树脂核时，核的固位也可能是一个问题，为了建立树脂与氧化锆桩之间良好的粘接，气载颗粒磨蚀，或不用偶联剂处理是否有效，存在争议[1,127]。总而言之，氧化锆的硬度值得关注，但作为桩材料则脆性过大。其他研究表明，在疲劳实验中，氧化锆桩的刚性，对复合树脂核与牙本质之间的粘接界面质量有负面影响[40,43]。

核的材料

核代替了龋坏、折裂或缺失的牙冠结构，并有助于稳固最终修复体。核材料的理想物理特性包括：（1）高抗压和挠曲强度；（2）尺寸稳定性；（3）易于操作；（4）固化时间短；（5）能够与牙体组织及桩粘接。核材料包括复合树脂、铸造金属、陶瓷、银汞合金，甚至包括玻璃离子材料。核通过堆塑就位于根管冠方或桩上，从而固定在患牙上。剩余牙体组织越少，桩、核和牙齿之间的固位越重要。

复合树脂核

复合树脂核材料采取多种增强其强度和抗力的策略：可以添加金属，填料比例可能更高，或者使用更快固化的离子聚合物[134]。复合树脂核材料的机械性能比传统材料略好，但是改进微不足道[176]。然而，它们优于玻璃离子水门汀和银汞合金[30]。复合树脂核的优点是：可以粘接在牙体组织和许多种类的桩上，易于操作，快速固化，半透明或高度不透明。复合树脂核与银汞合金核一样可以增加全瓷冠的强度。复合树脂核与牙本质的粘接强度取决于树脂材料是否完全固化，因此牙本质粘接剂必须与复合树脂核材料具有化学相容性。自固化复合树脂需要自固化粘接剂，与光固化粘接剂大多不兼容[26]。然而，没有一种粘接剂能完全消除修复体边缘的微渗漏[17]。复合树脂核的收缩或冠边缘完整性被破坏，可导致口腔液体渗入。因此，与所有用于大面积牙体组织缺损修复的材料一样，为使复合树脂核能够更好地发挥功能，应该在复合树脂核边缘保留2mm以上健康牙体组织。

复合树脂核材料与金属、纤维或氧化锆桩结合使用，是牙体缺损患牙常见的修复方式。对于金属桩修复的患牙，与银汞合金核或金核相比，复合树脂核可以提供一定保护，防止根裂。复合树脂桩、核和冠修复体可能发生松动，但复合树脂核与银汞合金或金核相比，失败后更有利于再次修复[129]。对纤维桩临床性能的回顾性研究中显示，纤维桩核修复7～11年后，出现问题的概率在7%～11%之间，可能是桩发生松动脱落[53]。复合树脂核材料一般为两种糊剂混合的自固化复合材料，也可用光固化材料。粘接剂与自固化树脂核材料之间有化学不相容风险，光固化复合树脂材料可消除此风险。如果患牙保留的牙体组织足够多，在髓腔和根管口的不规则结构上，粘接光固化复合树脂材料，可不使用桩。研究表明，复合树脂与髓腔内牙本质壁的粘接，比与根管壁粘接相比更容易、效果更好[7]。

银汞合金核

银汞合金是一种传统的核材料，有着悠久的临床使用历史。合金的成分有很多变化，最近的配方具有高抗压强度（24小时后400MPa）、高抗拉强度和高弹性模量。高铜合金（60GPa）往往比低铜合金硬度高。

银汞合金核可以使用桩，也可不用桩。20世纪80年代，研究人员阐述了银汞合金核[113]，在此技术中，材料被压入髓腔及每个根管冠方2～3mm。应用该技术时考虑了以下标准：患牙的髓腔有足够的宽度和深度，以提供足够的充填空间和固位；髓腔周围需要足够的牙本质厚度，以实现牙齿–修复体复合体的刚性和强度足够。结果表明，为保证银汞合金冠根修复体的抗折性能，周围的牙本质壁≥4mm，延伸入根管的深度影响不大[81]。

对于靠牙冠剩余牙体组织来提供固位的患牙，如果要增加固位，银汞合金可以与预制的金属桩结合使用。此时，银汞合金核具有很强的固位性；与铸造桩核相比，去除银汞合金桩核需要更大的力[102]。另有研究者建议使用粘接剂将银汞合金与牙冠组织结合在一起[155]。

银汞合金核的显著缺点是：材料的不可粘接性，潜在腐蚀性，以及修复后牙龈或牙本质的变色。由于立法、安全和环境问题，汞合金的使用在世界范围内正在减少。

玻璃离子核和改性玻璃离子核

玻璃离子和树脂改性玻璃离子水门汀属于粘接材料，还可用于预备体洞形优化或填倒凹。使用玻璃离子材料是基于此材料可释放氟，发挥抗龋作用。然而，它们的低强度和断裂韧性导致脆性较大，在剩余牙体组织较薄的前牙，或没有牙体组织支撑的牙尖处，不可使用玻璃离子。在以下情况中可用于后牙：（1）需要大量核材料；（2）剩余健康牙本质量足够；（3）需要防龋[172]。

树脂改性玻璃离子材料是玻璃离子与复合树脂材料的结合，具有两种材料的性能。树脂改性玻璃离子具有中等强度，大于玻璃离子，但小于复合树脂。作为核材料，可作为中等大小的充填物，但是吸湿膨胀会导致全瓷冠和脆弱的牙根折裂[158]。与牙本质的粘接效果接近复合树脂与牙本质的粘接效果，明显高于传统的玻璃离子聚合物。目前对于核材料而言，复合树脂已经取代玻璃离子。

间接修复：铸造桩核

多年来，铸造金属桩核一直用于支撑传统的人工制造冠。经典的、光滑的、符合根管锥度的桩多由贵金属合金制成，也有贵金属和非贵金属合金混合制成。用于制造桩核的贵金属刚度高（80～100GPa）、强度大

（1500MPa）、硬度和抗腐蚀能力极佳[31]。

铸造桩/核系统的一个优点是，核是桩的延伸，它们是一个整体，核不依赖与桩结合的机械固位力。这种结构可以防止剩余牙体组织较少时，核从桩或牙根上脱落。然而，铸造桩/核系统也有两个缺点。第一，为了建立就位道，必须去除一部分健康牙体组织。第二，过程复杂，需要就诊两次，加工费用可能非常昂贵。技工室的制作阶段存在技术敏感性，采用大核和小直径桩的金属铸造模式会导致桩/核界面出现孔隙。在功能力作用下，金属在此界面上的断裂可导致修复失败。最重要的是，临床上铸造桩/核系统比预制桩的根折发生率更高[47,159]。

关于铸造桩的固位研究表明，桩必须尽可能与预备好的根管桩道相吻合，才能固位良好。当有牙本质肩领时，与预制桩或碳纤维桩上制作复合树脂核的修复方式相比，铸造桩核具有更高的抗断裂性能[98]。但也有认为铸造桩可提供的固位力最小，并且与预制平行桩相比，失败率更高。在一项经典的回顾性研究中（1~20年），1273颗根管治疗后的牙齿，245颗（19.2%）用锥形铸造桩核修复。其中，失败率为12.7%。这个失败率比其他被动固位桩系统高。特别引人注意的是，39%的失败导致患牙无法再次修复，需要拔除；36%的失败是由于固位问题，58%是由于根折。研究者认为，锥形平滑面桩在功能载荷作用下具有楔入效应，而这正是增加根折风险的原因[162]。

一项6年的回顾性研究报告指出，使用铸造桩核修复的成功率超过90%[8]。失败率较低和根折较少是由于牙体预备时，牙本质肩领适当，牙体组织保留更多。研究者还注意到，失败率较高可能是由于近一半的桩比文献中建议的长度短。另外，桩轴壁上设计粘接剂的排溢通道，可以减少剩余牙体组织的应力。

粘接材料

许多粘接剂可用于固定根管桩，包括传统的粘接剂、玻璃离子水门汀粘接剂、树脂基粘接剂。

传统粘接剂

磷酸锌粘接剂或聚羧酸粘接剂可用于桩和冠的粘接。它们通常是粉末和液体两部分，物理性能受组分混合比的影响很大。抗压强度约100MPa，弹性模量低于牙本质（5~12GPa）。磷酸锌粘接剂主要用于金属修复体和桩的粘接；磷酸锌粘接剂的厚度小于25μm。

这些粘接剂通过机械的方法提供固位，并且在桩和牙本质之间没有形成化学结合，在临床上，可为有足够剩余牙体组织患牙的桩提供足够的固位。

玻璃离子水门汀粘接剂

玻璃离子水门汀是玻璃颗粒和多元酸的混合物，但也可以加入树脂单体。根据树脂含量的不同，玻璃离子水门汀可分为传统或树脂改性玻璃离子水门汀。传统的玻璃离子水门汀具有100~200MPa的抗压强度；杨氏模量约为5GPa。它们在机械性抗力方面比磷酸锌粘接剂更大，并且可以与牙本质结合，获得3~5MPa的粘接强度。一些研究者仍然建议使用玻璃离子水门汀来粘接金属桩。传统的玻璃离子水门汀的主要优点是易于操作、化学固化，并在牙齿和桩之间有粘接性。相反，树脂改性玻璃离子水门汀不用于桩的粘接，因为其具有吸湿膨胀性，会增加根裂的可能性。

树脂基粘接剂

目前，在失髓牙的修复过程中，有使用粘接剂进行粘桩的趋势。使用粘接剂是基于以下前提，即将桩粘接在根管牙本质上可以加固牙齿，并帮助固位桩和修复体[48]。现代的树脂基粘接剂抗压强度在200MPa左右，弹性模量4~10GPa[24]。这些材料可以通过化学固化、光固化或两种方式结合而固化，光固化是使此类粘接剂强度和刚度最大化的必要条件。

大多数粘接剂都需要使用全酸蚀或自酸蚀处理剂对根管牙本质进行预处理。这两种类型的处理机制均是沿着根管壁形成混合层[10]。然而，根管内牙本质的粘接性可能被根管冲洗剂（如次氯酸钠、过氧化氢，或它们的组合）破坏[115]。因为这些化学物质是强氧化剂，它们在牙本质表面留下一层富氧层，抑制树脂的聚合[151]。之前的研究表明，当牙本质使用5% NaClO或15% EDTA/10%过氧化脲（RC Prep，Premier Dental，Plymouth Meeting，PA）处理时，C&B环氧树脂与根管壁牙本质的粘接强度降低了一半[107]。其他研究指出，由于根管封闭剂中丁香油的扩散，导致牙本质壁污染，也可能影响桩的粘接及固位[66,168]。

此外，酸蚀后根管中残留的水量难以控制，导致用全酸蚀粘接剂粘接纤维桩时出现问题。由于自酸蚀粘接剂通常用于干燥的牙本质，不需要冲洗，因此建议使用自酸蚀粘接剂粘接桩。然而，桩道预备过程中产生较厚的玷污层，自酸蚀粘接剂是否可以浸润玷污层仍然是有争议的[104,171]。最近，有新型双固化粘接剂上市，以确保树脂在根管深处有更好的聚合。双固化粘接剂中含有三元催化剂，以抵消在复合树脂/粘接剂界面上酸性单体和碱性胺之间的酸碱反应[105]。

虽然自固化和光固化粘接剂都可以用于预制根管桩的粘接，但大多数树脂粘接具有双固化特点，需要在光照下引发聚合反应。双固化粘接剂是首选，因为不能确保光固化材料是否能完全固化，尤其是在光线难以到达的区域，比如根尖部分。然而，光固化复合材料比化学固化复合材料产生更多的聚合收缩应力，并且流动性更小[52]。由聚合引起的收缩应力也取决于桩道的几何形状和树脂薄膜的厚度。之前的研究表明，根管结构使树脂水门汀流动性受限，显著增加了粘接界面的收缩应力[51,166]。

近年来，许多技术用于测量树脂基粘接剂对根管牙本质的粘接性。这些方法包括拉拔试验、微拉伸粘接强度试验和推出试验[45,61]。虽然实验室测试证实，现代树脂基粘接剂能获得10~15MPa的粘接强度，但也有证据表明，摩擦固位是桩获得固位的一个因素[14]。普遍认为髓室牙本质比根管牙本质可以获得更加可靠的粘接效果，尤其对比根尖处[126]。根尖1/3处的粘接强度降低，可能与牙本质小管数量少、排列紊乱有关。现有的粘接剂可以帮助根管内桩的固位，如果纤维增强桩和牙根牙本质之间粘接可靠，可以使用较短的桩[132]。

影响树脂基粘接剂粘接性能的另一个因素是粘接剂的厚度。当纤维桩与根管不完全吻合时，粘接剂较厚，虽然粘接剂厚度少量增加（厚达150μm），并不会显著影响应粘接剂的性能，但粘接剂过厚时可能会降低粘接质量[76,150]。

一项研究表明，采用补偿聚合收缩的方法可以使牙根牙本质的粘接强度最大化[13]。粘接过程分为两个独立的步骤，第一步，沿着根管壁形成最优的树脂膜，并使其聚合，在没有施加压力放置桩时，形成理想的树脂–牙本质混合层。第二步，将桩与固化的树脂膜粘接。在上一步粘接剂涂布过程中，发生的聚合收缩减少了桩放置后聚合收缩所产生的应力，从而保持了粘接界面的完整性。

尽管已证明树脂基粘接剂的性能优良，但是有其他报告指出，树脂–牙本质的粘接面强度会随着时间的推移而降低[22,56]。粘接强度和密封性的降低是由于牙本质–粘接剂界面混合层的降解所致。对于全酸蚀粘接界面来说尤为明显，因为由磷酸引起的胶原纤维

凝胶化，可能会限制树脂在纤维间隙内的扩散，并可能留下无保护的纤维，这部分纤维易降解。建议在进行粘接前，去除软化牙本质中的有机成分。经酸蚀或经EDTA（0.1mol/L，pH7.4）处理牙本质玷污层后，使用稀释的NaClO（0.5%）冲洗，然后使用一步法全酸蚀粘接剂，有研究证明这一过程可产生更持久的树脂–牙本质粘接结构[149]。

其他研究表明，在未完全浸润的混合层中，裸露的胶原纤维降解，且由内源性蛋白水解机制驱动，该机制涉及金属基质蛋白酶（matrix metalloproteinases，MMPs）活性[21,125]。在年轻患者中，发育完成的牙齿，其牙冠和牙根牙本质中，有MMPs（如胶原酶）释放[147]。研究者建议，使用广谱蛋白酶抑制剂，如氯己定（2wt%氯己定二葡萄糖酸酯溶液），对根管牙本质进行优化，可能有助于保持牙本质粘接强度，以免随着时间的推移，粘接强度下降[20]。

上述牙本质优化，可以提高树脂–牙本质复合体的耐化学降解性，也可以作为抗菌药物；这可能引起牙髓学研究者的兴趣。

自酸蚀粘接剂

最近，自酸蚀树脂粘接剂可作为传统树脂粘接剂的替代品。自酸蚀粘接剂含有多功能磷酸甲基丙烯酸甲酯，可与羟基磷灰石反应，同时使牙体硬组织脱矿，并浸润入内部[108]。该过程无须对牙体组织进行任何预处理，临床操作一步完成。因此，这类新型自酸蚀粘接剂降低了树脂不能完全浸润的风险和技术敏感性。化学固化的自酸蚀粘接剂弹性模量相对较低（4~8GPa），而双固化材料稍高。因此，在临床允许的情况下，建议使用双固化树脂粘接剂，进行最大限度的光照，以获得良好的材料性能[135]。其对牙本质的粘接性能可与多步骤粘接系统相媲美，但不建议在未经过磷酸预处理的釉质上使用[72]。要注意的是，对其提出使用建议之前，需要评估长期临床效果。

术前评估及治疗计划

在任何治疗开始前，必须全面评估患牙状况，以确保治疗成功。每颗牙齿都必须单独检查，并且要考虑其对整体治疗计划和预后的影响。这项评估包括牙髓、牙周、生物力学和美学方面。牙髓治疗后牙齿的修复计划应结合上述所有生物力学和临床因素，以及

各种材料和程序设计。

术前评估

牙髓评估

术前检查应包括对既往根管治疗效果的检查。如患牙根管治疗预后欠佳，则不应进行修复，尤其是复杂的修复。X线片上有根尖周炎表现或有根尖周炎临床症状的患牙，可行根管再治疗。如果修复时需要打桩，需要去除部分牙胶，预备桩道。对于银尖或其他不合适的根充材料，修复治疗前应做完善的根管再治疗。根管治疗后，根尖周组织有较高的愈合率，随后进行修复可获得较好的预后，且在无症状的情况下长期稳定使用[119]。

牙周评估

维持牙周健康，也是根管治疗取得长期成功的关键。因此，必须在根管治疗和修复阶段开始前确定牙周状况。以下条件是治疗成功的关键：

◆ 健康的牙龈组织。

◆ 骨结构和附着水平正常，有利于牙周健康。

◆ 牙髓和修复阶段前后，维持良好的生物学宽度和牙本质肩领。

如果由于先前存在的病理改变或结构缺损，而不能满足上述某个或多个条件，治疗成功甚至治疗可行性都可能受到影响，必要时建议拔除不可保留的患牙，并进行种植修复。

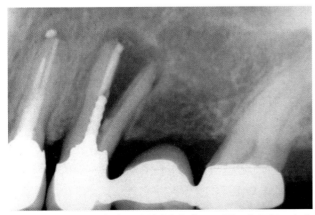

图22-4 桩核系统失败严重影响修复体及周围牙体组织。充分了解影响牙齿抵抗咬合应力的成分和结构变化，是提高根管治疗后牙齿修复成功的必要条件。

生物力学评估

既往损伤，从最初的龋坏或外伤，到最终的根管治疗，均可影响牙齿的生物力学状态以及修复材料和修复程序的选择。如患牙的治疗效果差，成功率低，其生物力学状态有时可决定患牙是否保留。临床评判患牙是否保留的重要因素包括以下几点：

◆ 剩余牙体组织的质量。

◆ 患牙的解剖位置。

◆ 患牙的咬合力。

◆ 患牙的修复需求。

患牙剩余牙体组织少，发生以下临床并发症的风险会增加[114,165,170]（图22-1和图22-4）。

◆ 根折。

◆ 冠方微渗漏。

◆ 继发龋。

◆ 核/修复体脱落。

◆ 侵犯生物学宽度引起牙周损伤。

对于修复患牙的远期预后来说，剩余牙体组织的质和量比修复材料的性能重要。没有任何修复材料可以真正替代牙本质或牙釉质，应尽量保留健康牙体组织，这对于患牙的存留及治疗方案的制订至关重要。当牙髓治疗后的患牙需要修复时，以健康邻牙作为基牙或选择种植修复，是另外需要分析的因素。

牙齿位置、咬合力和副功能

患牙以及相关的修复体需抵抗循环轴向力和非轴向力的作用，以预防潜在的损害，如磨损或折裂。力的大小与方向取决于患牙位于牙弓中的位置、咬合关系和牙的功能状态。

在多数咬合关系中，前牙通过前外侧引导保护后牙不受侧向力的影响。在覆盖小，但深覆𬌗的情况下，下颌前牙给予上颌前牙较大的前伸力和侧向力。因此，对于因咬合创伤而受损的前牙，修复时应通过设计以避免不良应力。修复体通过与患牙形成边缘接触关系，承受垂直力时，其强度应大于所需的实际强度。

当侧方𬌗由尖牙引导，前伸𬌗由前牙引导时，后牙承受更多的通常是垂直力，其咬合负载大于前牙。因此，修复计划必须考虑保护后牙以防折裂。在副功能情况下，通过前牙接触来保护后牙的情况减少，甚至丧失，后牙会承受更多的侧向压力，从而对修复材料产生更高的需求。

文献报道，根据食物类型、牙齿状况（是否存

表22-2

使用部分修复体修复失髓牙的临床方案(最常见的方法)

治疗方法	适应证	牙体预备（重要指导方针）	界面处理		修复体的制作
			牙体组织	修复体	
复合树脂修复	牙体组织缺损最少	无须牙体预备	牙本质粘接剂	—	直接分层充填
贴面	牙体组织缺损有限	颊侧釉质磨除1mm以上，舌侧无须预备，适用于轻度变色患牙	牙本质粘接剂	1. 喷砂或酸蚀 2. 硅烷化 3. 复合树脂粘接剂	复合树脂分层堆塑或技工室体外制作：可酸蚀的瓷：烧结、冲压或CAD/CAM
包绕牙尖的高嵌体（复合树脂/瓷）	洞壁较薄	咬合面至少磨除2mm	牙本质粘接剂+复合树脂衬洞	1. 喷砂或酸蚀 2. 硅烷化 3. 复合树脂粘接剂	复合树脂分层堆塑或技工室体外制作：可酸蚀的瓷：烧结、冲压或CAD/CAM
髓腔固位冠（复合树脂/瓷）	咬合面缺失	咬合面至少磨除2mm，修复体延伸至髓腔	牙本质粘接剂+复合树脂衬洞	1. 喷砂或酸蚀 2. 硅烷化 3. 复合树脂粘接剂	复合树脂分层堆塑或技工室体外制作：可酸蚀的瓷：烧结、冲压或CAD/CAM

CAD/CAM，计算机辅助设计与制作。

在咬合关系）、患者咬合相关解剖结构和功能习惯的不同，平均咬合力为：前牙区25～75N之间，后牙区40～125N之间[55,71]。如存在副功能作用，咬合力可轻易达到1000N以上，可见其对牙齿有较大的潜在破坏性，对失髓牙或脆性大的牙破坏性更甚。副功能作用（紧咬牙、夜磨牙）是疲劳或咬合创伤的主要原因，包括磨损、牙隐裂和折裂。由于功能异常，牙齿磨损严重或有功能异常后遗症，尤其是严重的侧向力。因此，患牙需要物理性能好的材料进行修复以防折裂。

总之，现代修复策略侧重于牙体组织保存以及通过粘接固定修复体，以改善短期和长期效果。然而，在某些情况下，诸如需要减少牙齿支持，传统材料还可以使用。

美学评估与要求

通常前牙、前磨牙、上颌第一磨牙，连同周围的牙龈，构成口腔的美学区域。可见牙体组织的颜色或半透明性，以及薄型软组织的变化，都可能减少美学效果。

进行牙髓治疗前，应评估患牙可能出现的一系列美学改变。例如，金属或碳纤维桩、银汞合金置入髓室可能导致患牙严重变色并影响美观；灰色修复体（特别是现在临床常用的半透明烤瓷冠）可致颈缘下或根部牙龈变色（图22-2）。所有位于美学区的牙齿需要对根管冠方1/3和髓腔内的充填材料严格控制，以避免或减少变色的风险。谨慎选择修复材料，合理处理软硬组织，及时进行牙髓治疗，对于保持失髓牙及其牙龈的自然颜色非常重要。

治疗计划
总体原则及指导

牙髓治疗后的患牙，桩、核和粘接剂共同形成支撑冠方修复体的基础。修复的研究目标是减少侵袭性，使用粘接而不是机械锚定固位，并在某些情况下取消根内修复体。不断变化的临床观念来自对牙齿生物力学的更深理解和修复材料的进步。

修复体及其材料组成，旨在提供最好的保护，防止微渗漏引起的龋坏、折裂或修复体脱落。因此，为了选择最佳的治疗方法和修复材料，需要对上述局部和整体参数进行系统分析。在完成每个病例分析时，也要考虑修复体的需求。一般来说，固定桥或可摘局部义齿的基牙承受的横向力和扭转力较大，应该比单冠的保护和固位要求更高。图22-5总结了现代生物力学相关治疗策略。

结构完整的前牙

前牙因外伤仅有少量或几乎没有牙体组织缺损，但牙髓可能已无活力。它们通常不需要进行桩核冠修复；修复范围仅限于开髓孔，可以直接复合树脂充填修复。无论何时出现变色，都可以通过髓腔内漂白处理，如果是不可漂白的或复发的变色，也可以通过直接或间接贴面等保守修复方法处理（表22-2）。

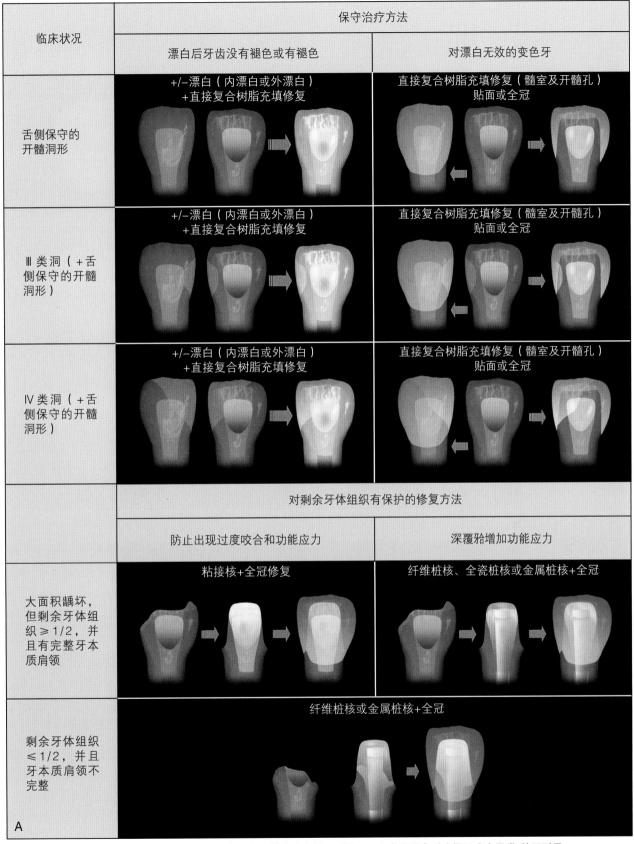

临床状况	保守治疗方法	
	漂白后牙齿没有褪色或有褪色	对漂白无效的变色牙
舌侧保守的开髓洞形	+/−漂白（内漂白或外漂白）+直接复合树脂充填修复	直接复合树脂充填修复（髓室及开髓孔）贴面或全冠
Ⅲ类洞（+舌侧保守的开髓洞形）	+/−漂白（内漂白或外漂白）+直接复合树脂充填修复	直接复合树脂充填修复（髓室及开髓孔）贴面或全冠
Ⅳ类洞（+舌侧保守的开髓洞形）	+/−漂白（内漂白或外漂白）+直接复合树脂充填修复	直接复合树脂充填修复（髓室及开髓孔）贴面或全冠
	对剩余牙体组织有保护的修复方法	
	防止出现过度咬合和功能应力	深覆𬌗增加功能应力
大面积龋坏，但剩余牙体组织≥1/2，并且有完整牙本质肩领	粘接核+全冠修复	纤维桩核、全瓷桩核或金属桩核+全冠
剩余牙体组织≤1/2，并且牙本质肩领不完整	纤维桩核或金属桩核+全冠	

图22-5　A，目前对失髓前牙的治疗建议。*正常功能及前伸𬌗由前牙引导；**中度至重度副功能及咬合异常/前牙引导。

临床状况	有限的功能应力和侧向应力		功能应力和侧向力增加
	洞形较小或保守修复方法	洞形较大或保护牙体组织修复方法	
I 类洞	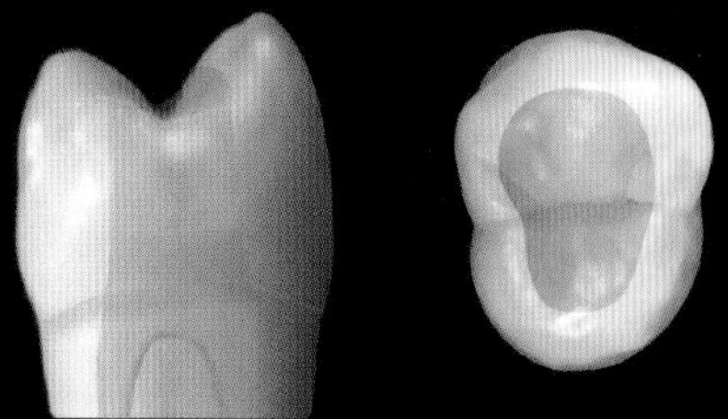 I 类洞复合树脂直接充填或嵌体修复	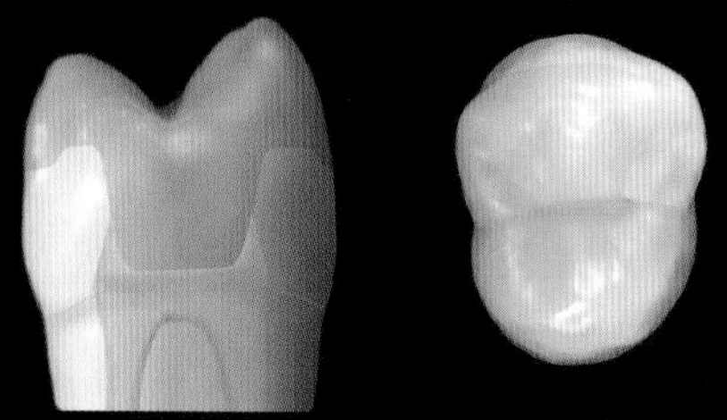 包绕牙尖的高嵌体	
II 类洞近中/远中殆面洞	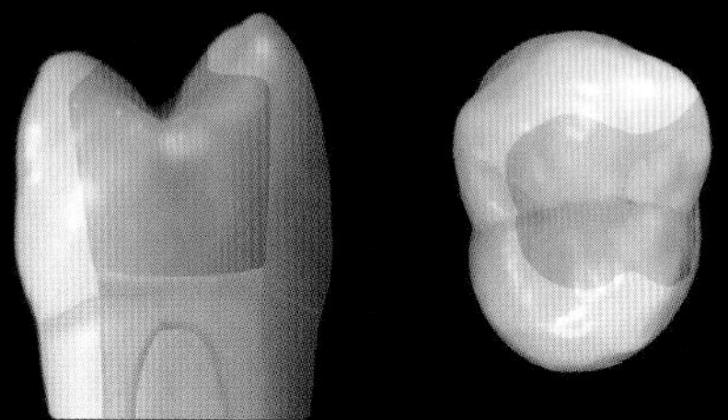 II 类洞复合树脂直接充填或嵌体修复	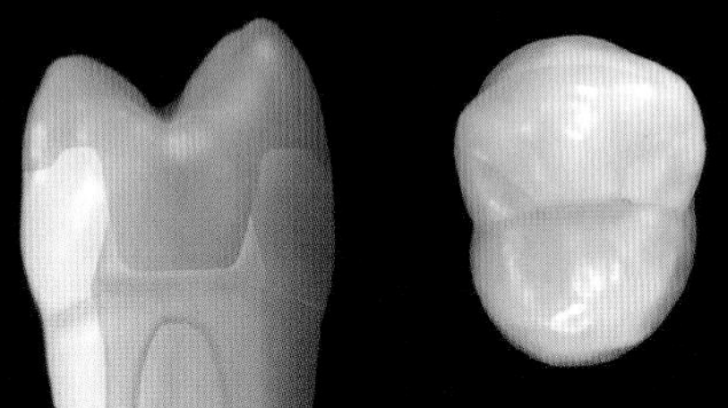 包绕牙尖的高嵌体	
II 类洞近远中殆面洞	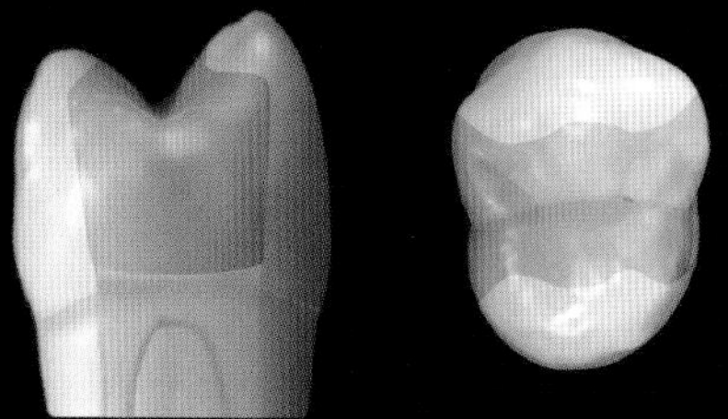 II 类洞复合树脂直接充填或嵌体修复	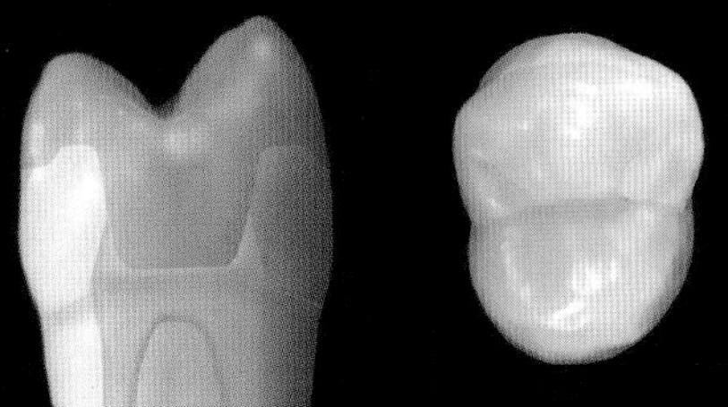 包绕牙尖的高嵌体	
	保守方法	常规或美学方法	
剩余牙体组织 ≥1/2	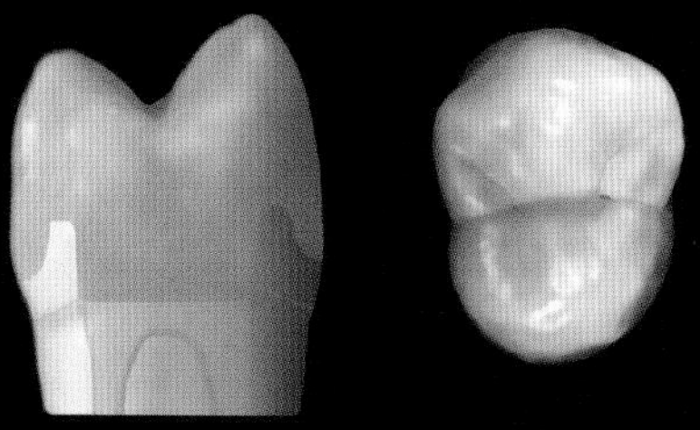 髓腔固位冠（复合树脂或全瓷）	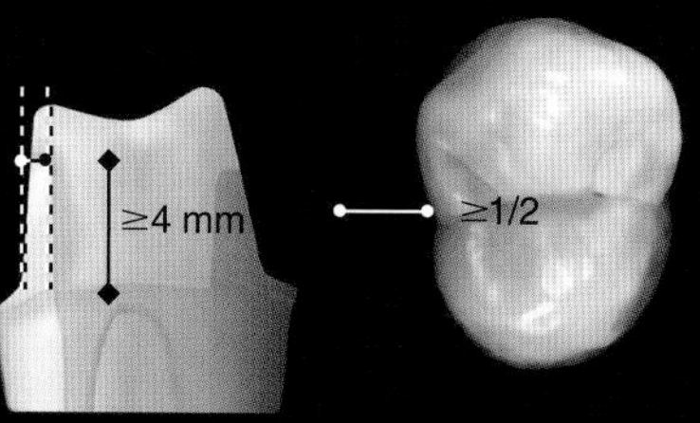 ≥4 mm　≥1/2 复合树脂核+全冠	
剩余牙体组织 ≤1/2	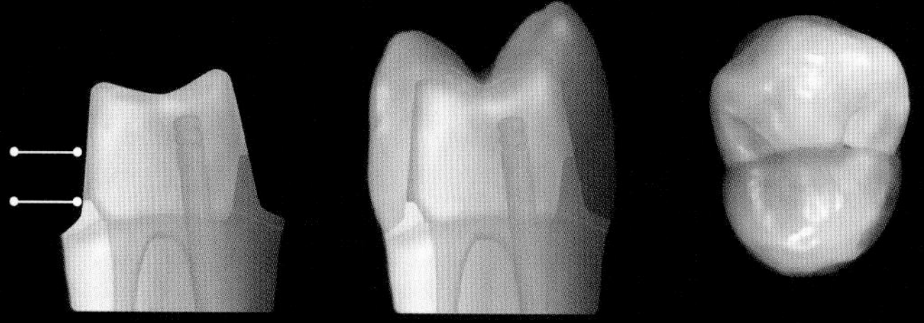 桩核全冠		

B

图22-5（续）　B，目前对失髓后牙的治疗建议。*相对平坦的殆面解剖结构及尖牙保护殆；**组牙功能殆，陡峭的咬合解剖，副功能。

组织缺损量较少的失髓后牙

由于外伤、龋坏或修复过程导致后牙变为失髓牙，并不一定会导致极端的生物力学变化，因此，在某些情况下，可采用保守修复。

有殆面洞或近中/远中殆面洞的患牙，如果剩余牙体组织能够提供足够厚的轴壁（邻面边缘嵴及颊舌侧壁厚度超过1.5mm），可通过直接或间接粘接的冠内修复体修复。另外必须分析以下3个临床因素［结构因素（C因素）、龋洞大小、牙本质质量］，以确保最佳治疗方案并取得修复成功。如尽管Ⅰ类龋洞属于直接修复的适应证，但含有感染或硬化牙本质的较大Ⅰ类洞，也是直接修复的禁忌证。保守修复方法的选择，必须进行功能性和咬合环境分析后决定。如果患牙无副功能运动，且是前牙引导殆，而且整体功能载

荷、侧向、挠曲力在患牙可承受的范围内时才考虑使用此种修复方法。在不利的生物力学条件下（如组牙功能殆、高陡牙尖、磨牙症、咬合完全覆盖的保护性咬合关系）可进行咬合调整，以降低应力疲劳导致修复失败的风险（表22-2）。

牙体组织缺损的牙齿

是否打桩以及选择何种桩系统（刚性或非刚性），取决于剩余牙体组织的质和量，以及预测患牙能够承受的应力（表22-3）。

一般来说，如果患牙剩余牙体组织量较少，需用桩来支持核和冠，可选择使用刚性桩，其是用硬质材料（金属和陶瓷）制成。由于刚性桩比其他类型桩不易弯曲，通常认为刚性桩可以限制核的移动，防止破坏冠边

表22-3

全冠修复失髓牙的临床方案（最常见的方法）

治疗方法	适应证	牙体预备（重要的指导方针）	基础部分		修复体	
			桩	核	制作	粘接
复合树脂核	剩余牙体组织轴壁降低，但是高度>冠高度的1/2	剩余牙体组织厚度>1mm（核预备后）	不需要	牙本质粘接剂+双固化或光固化复合树脂	技工室制作：烤瓷全冠或全瓷冠修复体：铸造、冲压或CAD/CAM	涂层，喷砂或酸蚀+硅烷化、双固化或自酸蚀粘接剂
复合树脂核+全瓷桩	剩余牙体组织轴壁降低，但是高度<冠高度1/2	剩余牙体组织厚度>1mm（核预备后）	喷砂或涂层/硅烷化+牙本质粘接剂+双固化或自酸蚀水门汀粘接剂	牙本质粘接剂+双固化或光固化复合树脂	技工室制作：烤瓷全冠或全瓷冠修复体：粉浆铸造、冲压或CAD/CAM	涂层，喷砂或酸蚀+硅烷化、双固化或自酸蚀粘接剂
复合树脂核+预制纤维桩	牙冠牙体组织缺失>1/2，轴壁高度降低	剩余牙体组织厚度>1mm（核预备后）	喷砂或涂层/硅烷化+牙本质粘接剂+双固化或自酸蚀水门汀	牙本质粘接剂+双固化或光固化复合树脂	技工室制作：烤瓷全冠或全瓷冠	涂层，喷砂或酸蚀+硅烷化、双固化或自酸蚀粘接剂
复合树脂核+金属桩	牙冠牙体组织缺失>2/3，轴壁高度降低	剩余牙体组织厚度>1mm（核预备后）	喷砂或涂层/硅烷化+牙本质粘接剂+双固化或自酸蚀水门汀	牙本质粘接剂+双固化或光固化复合树脂	技工室制作：烤瓷全冠或全瓷冠修复体：粉浆铸造、冲压或CAD/CAM	涂层，喷砂或酸蚀+硅烷化、双固化或自酸蚀粘接剂
银汞合金核（+/-金属桩）	用复合树脂核和金属桩代替缺失的牙体组织	剩余牙体组织厚度>1mm（核预备后）	No tt+无粘接性的水门汀+喷砂/涂层/硅烷化+牙本质粘接剂+双固化或自酸蚀水门汀	在预备后的洞形内放置银汞合金	技工室制作：烤瓷全冠	涂层，喷砂或酸蚀+硅烷化、双固化或自酸蚀粘接剂
铸造金属桩核	牙冠牙体组织缺失>3/4	剩余牙体组织厚度>1mm（核预备后）	No tt/喷砂+无粘接性的水门汀或喷砂/涂层/硅烷化+牙本质粘接剂+双固化或自酸蚀水门汀	No tt+无粘接性的水门汀+牙本质粘接剂+双固化或自酸蚀水门汀	技工室制作：烤瓷全冠或全瓷冠修复体：氧化锆/CAD/CAM	涂层，喷砂或酸蚀+硅烷化、双固化或自酸蚀粘接剂

CAD/CAM，计算机辅助设计与制作。

缘和粘接剂的封闭性。但必须记住一点，在传统的粘接方式下，刚性桩将应力传递至根尖。通过刚性桩加固脆弱牙根，反而会提高牙根的风险，这是由于相对于弹性好的材料，刚性桩易形成应力集中。良好的粘接可以降低应力，并使应力均匀分布于剩余牙齿组织上，因此，粘接至关重要。桩具有固位、应力传导作用，但也会增加根折的风险，所以必须在患牙牙根的情况与桩类型、成分、表面处理之间适当权衡。

在结构完整的牙齿上使用非刚性桩，在牙齿功能运动中容易发生弯曲，减少力向根方传递，降低根折的风险。桩的弯曲与直径有关。在结构受损的牙齿中，由于缺乏牙本质肩领效应而使颈部刚性降低，桩过度弯曲会破坏边缘密封，降低修复体寿命，因此纤维桩通常不适合用于此类患牙。

白色或半透明的纤维桩通常是全瓷修复体的首选，而黑色碳纤维桩的颜色可能透过牙龈、牙体组织或全瓷修复体，因此可用于金属或烤瓷冠修复体，以及氧化锆基底修复体。研究中大都强调桩的颜色对修复美学的影响。金属或碳纤维桩的颜色可用树脂遮色剂或全瓷核进行改良，以增强美学效果。因此，可用于需要更理想生物力学功能的患牙（如磨牙上），但不用于需要恢复美学功能的患牙。上颌侧切牙和下颌切牙，牙体组织薄弱、美观性能要求高，可能是金属或碳纤维桩禁忌使用的牙位。

如前所述，如果由于龋齿、折裂、先前根管过度预备或根管发育不完全而导致牙体组织薄弱，可以在打桩前，用粘接剂和复合树脂材料，使根管直径与桩直径达到一致，并固定桩，使之形成一个完整的内聚单元。

综上所述，在受损牙齿中使用非刚性桩修复，颈部必须保留2~3mm完整牙体组织，以便形成抵抗屈曲力的结构。剩余牙体组织量较少，颈部牙体组织有限，需要额外使用刚性桩来减小颈部的形变。在这种情况下，使用现代的树脂粘接剂粘接方式，优于传统的粘接方式。

前牙牙体组织缺损

随着牙体组织或支撑结构缺损的增多，牙髓治疗后的牙齿，修复过程变得越复杂。一个失髓前牙，如果失去了重要的牙体组织，可能需要桩核冠修复。

当核高度不足牙冠高度的1/2，或剩余髓腔壁极薄（超过3/4的牙齿轴壁厚度均小于1mm）时，需要桩来

增加固位力，稳定并加固核。现在有多种桩材料可供选择，包括钛、纤维增强树脂、陶瓷。目前，使用粘接剂粘桩是最好的桩固定方式，除非根管壁牙本质被长期污染（如丁香油的污染），则粘接效果将受到明显影响。

如果是后一种情况或根管粗大（可能伴随牙本质肩领作用有限），铸造金属桩核仍然是可行的选择。实际上，这种传统的修复方法可提高牙颈部的强度，并恢复修复体的稳定性，但这种特殊情况下的生物力学作用极其不利于牙齿的长期保留。对于此类患牙，如FEM研究[142]建议，具有较高弹性的纤维增强复合树脂桩，可能表现出不太理想的生物力学作用（图22-3和表22-2）。这种情况也要考虑拔牙后种植修复或固定桥修复（尤其是侧切牙）。

在美学区，桩不可影响牙冠、全瓷冠、牙龈的美学状态。目前的修复方案可以设计不含金属材料，具有高度美学效果的全瓷冠修复体。当选择颜色逼真、形象生动的修复体时，需使用非金属美学桩，根据修复需要选择陶瓷或树脂纤维增强桩。

后牙牙体组织缺损

有副功能运动的轻度龋坏后牙，或者有明显裂纹的前磨牙及磨牙，需要通过高嵌体、髓腔固位冠、全冠对牙尖进行保护。根据剩余牙体组织量决定是否需要桩、核。当剩下的髓腔壁（颊、舌侧）高度超过3~4mm（从髓室底算起）、厚度1.5~2mm时，通过机械固位或粘接作用可获得较好的核、冠稳定性，则不需要桩（图22-5）。在目前的治疗方案中，对于失髓后牙的修复，桩已不再常规使用。

补充步骤

牙冠延长术或正畸冠方牵引，可暴露更多牙根结构，以便修复严重受损的牙齿。然而，在微笑时，延长牙冠可能影响美学效果（邻面附着减少）；基本上，颊侧冠延长只能被认为是一种潜在的治疗方法。在后牙区，牙冠延长受到根分叉解剖结构、骨缺损形态的限制，这使得将来种植体的位置复杂化。在正畸冠方牵引的过程中，根长和根的解剖结构也是限制因素；短根或锥形根是正畸冠方牵引的禁忌证。再一次强调，当患牙的远期修复效果无法预测时，最好是拔除患牙，而不是使用复杂、昂贵、预后无法确定的方法勉强修复。

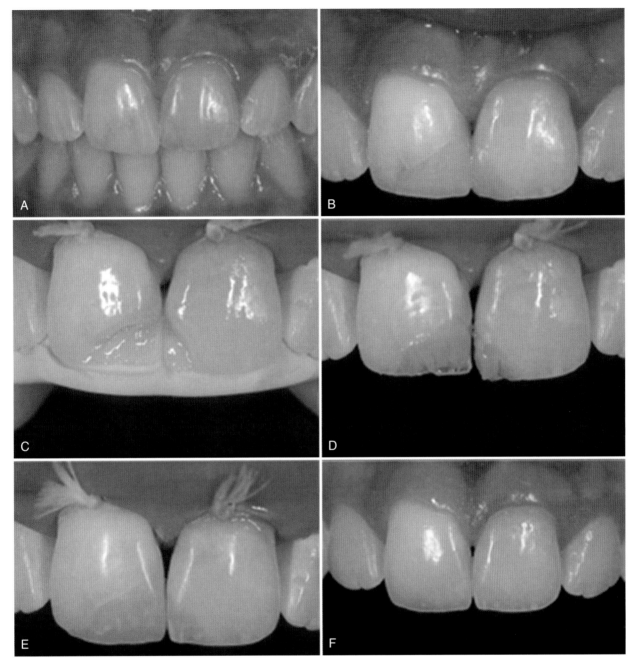

图22-6　前牙复合树脂直接粘接修复（漂白后）。相对年轻的患者，失髓前牙，有足够剩余牙体组织，邻牙完整、健康。A，牙体预备。清除洞内修复材料、多余的封闭剂和牙胶，暴露干净的牙本质。不透明水门汀可用来标记根管口位置，以方便后期的再治疗或桩的放置。B，漂白过程。使用3%过氧化氢和高硼酸钠粉的混合物，对受损前牙（11）进行两次内漂白。每次漂白时间都要超过10天。在整个美白及修复过程中（1~2周，6~8周），通过临时充填材料或流动复合树脂材料封闭开髓洞形。C、D，修复过程。窝洞表面涂一层粘接剂。当牙本质组织高度硬化或污染（如被丁香油污染）时，通常首选全酸蚀粘接系统。使用牙釉质复合树脂材料关闭舌侧洞之前，使用质地较硬的水门汀（如玻璃离子，不是树脂改性玻璃离子，因为树脂改性玻璃离子吸水后膨胀）代替牙本质。考虑到材料的疏水性，也可考虑全部使用复合树脂材料修复（牙本质+牙釉质），这样可以防止或限制水溶性色素从口腔渗透到患牙内。通常使用2~3层复合树脂材料来代替缺失的牙体组织，最好遵循"自然分层的概念"，目的是在硅橡胶背板的帮助下，用牙本质树脂和牙釉质树脂来完成修复。E、F，术后照。患牙完成保守修复并抛光后的图片，图E为术后即刻效果，图F为修复后几周的复查情况。注意，在充分唾液润滑之前（至少4~6小时），不能评估美学效果。

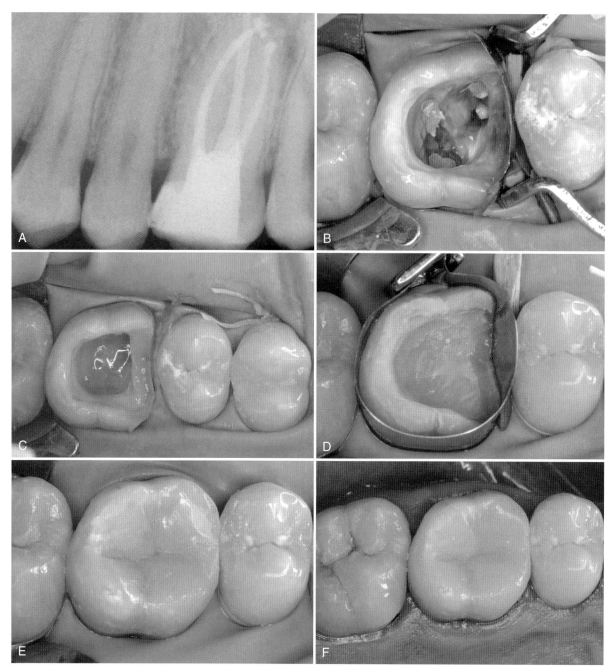

图22-7　后牙复合树脂直接充填修复。失髓后牙，有足够的剩余牙体组织，轴壁大部分完整，邻牙健康。颊侧壁没有明显变色，没有严重的副功能咬合或组牙功能殆或其他不利修复的咬合功能。A，牙体预备。清除洞内修复材料、多余的封闭剂和牙胶，暴露干净的牙本质。不透明水门汀可用来标记根管口位置，以方便后期的再治疗或桩的放置。B，粘接过程。由于存在硬化和污染的牙本质，使用全酸蚀粘接系统。C~E，修复过程和分层技术。使用树脂或玻璃离子水门汀修复缺损的牙本质，牙釉质复合树脂充填近中缺损。考虑到材料的疏水性，可全部使用复合树脂修复（牙本质+牙釉质），可以防止或限制水溶性色素从口腔渗透到患牙内。牙本质复合树脂用于代替缺损的牙本质，牙釉质复合树脂用于构建邻面和殆面解剖形态。F，术后照片显示，在适当生物力学状态下，这种保守修复方法有一定的优势。

临床操作过程

　　失髓牙的修复体可能包括多个结构，如桩、核、覆盖牙尖的修复体。在同一颗牙齿上，将存在几个粘接界面，如桩与根管壁、核与冠方牙本质、核与桩、核与覆盖牙尖的修复体等。需强调根据患牙生物力学状态，会出现以上所有或部分修复体界面。

　　表22-2列出了部分冠修复体或全冠修复体修复牙髓治疗后牙齿的一般临床指南，以及不同界面的牙体预备和操作的具体步骤。所有推荐的治疗方案及相关

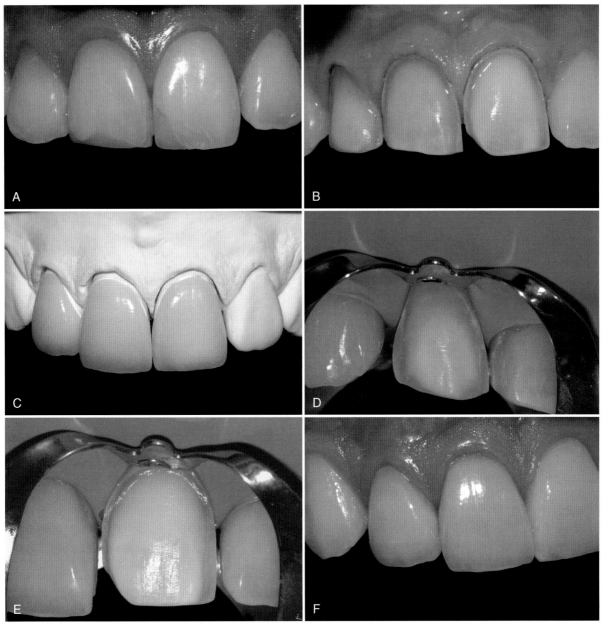

图22-8 贴面修复。失髓前牙，有足够的剩余牙体组织，邻牙健康。尽管进行了几次漂白，但是无效或复发的患牙，可用此修复方法。患牙最好是厚龈生物型，以防止牙龈萎缩而影响美观。A，关闭舌侧窝洞。树脂或玻璃离子水门汀可用于代替缺损的牙本质，牙釉质复合树脂材料关闭舌侧洞。考虑到材料的疏水性，全部使用复合树脂修复也是可以的（牙本质+牙釉质），这可以防止或限制水溶性色素从口腔渗透到患牙内。B，牙体预备。为了获得良好的美观效果（预备深度取决于变色的严重程度），必须磨除足够量的唇侧牙体组织。颈部边缘预备要依照牙龈轮廓的走向，防止伤及软组织，但必须完全覆盖变色的牙体组织。C、D，粘接过程。当没有牙本质暴露时，疏水粘接系统比湿酸蚀的釉质粘接系统效果更好。当牙本质暴露时，最好使用全酸蚀粘接系统（在这里，存在牙本质明显硬化的区域）。修复体处理，陶瓷材料可以酸蚀或硅烷化。粘接之前，涂上最后一层粘接树脂，但在放置前不进行光固化。E，粘接技术。光固化、高填料、半透明、具有荧光性的修复材料作为粘接材料最好。这样可以更好地控制修复体的位置，减少水门汀层的磨损和疲劳应力。F，术后。术后照片显示美学效果令人满意。这种治疗方法对于有较高美学要求的患者比较合适。

步骤请参考图22-6～图22-14。

牙体预备

　　修复后的牙齿，最重要的部分是剩余牙体组织。如前所述，剩余牙本质壁或牙尖的厚度和高度，以及功能性咬合条件，是选择适宜修复方案的决定因素。

　　临床医生采用冠内修复体唯一的考虑是：可以最大限度地保留牙体组织。选择其他的修复方法通常需要牙体预备，以保证修复体有一定的厚度和高度。高嵌体、包绕牙尖的高嵌体、髓腔固位冠需要

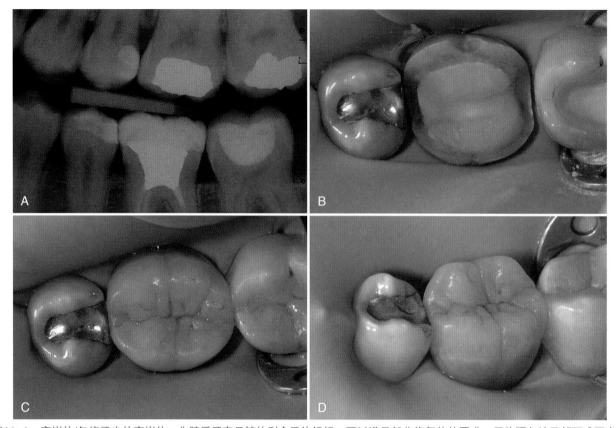

图22-9 高嵌体/包绕牙尖的高嵌体。失髓后牙有足够的剩余牙体组织，可以满足部分修复体的要求。牙体预备涉及邻面或两个牙面，但患牙在一个不利的咬合功能环境中（薄壁），颊侧壁没有明显的变色，选择短临床冠是有利的。A、B，牙体预备。清除洞内修复材料、多余的封闭剂和牙胶，暴露干净的牙本质。不透明水门汀可用来标记根管口位置，以方便后期的再治疗或桩的放置。去除咬合面的薄壁弱尖，直到达到足够的修复空间进行修复（无咬合区1.5mm，咬合区2mm）。粘接过程：由于存在硬化和污染的牙本质，最好使用全酸蚀粘接系统（也可以使用自酸蚀粘接系统）。复合树脂基底可用修复性复合树脂或流动性复合树脂（体积和厚度有限的患牙可用），平滑内角，充填倒凹，必要时重新定位咬合状态下的颈部边缘。C、D，取印模并进行模型制作，在技工室中完成修复体制作，完善修复解剖形态、功能和美学。修复可以由不同颜色的牙科材料制成：陶瓷（烧结、压制或CAD/CAM制成）或复合树脂材料。这种治疗方案具有牙体组织保留最多、恢复患牙功能和美学的特点，是一个替代全冠的良好选择。

1.5～2mm的咬合空间，以保证修复体能够抵抗咬合力。对于全冠，在修复体边缘冠方，需要有轴面的健康牙体组织形成完整牙本质肩领（1.5～3mm），以防止核和修复体之间出现裂隙。本章提出的其他预备要求也应得到重视，以确保修复治疗成功。这意味着，在牙槽嵴顶上方，保留高4～5mm、厚1mm的健康牙本质，可以用来协调生物学宽度和修复体牙本质肩领。

桩的放置

结构受损患牙修复时，通过桩延伸至牙根，为核和冠提供稳定和固位。根据剩余牙体组织质量、桩核材料的选择，将桩粘接到根部的不同位置。在冠方渗漏的情况下，桩通过根尖封闭，防止细菌感染，起到了机械和生物双重作用。此功能不应以牺牲牙体组织为代价；桩道预备应尽可能保守，以避免增加根折风险。需要指出的是桩并不能增加牙齿的抗折强度，只有在桩和牙体组织之间完美粘接的情况下才能实现，目前只能部分实现。因此，临床医生必须牢记，牙齿的固有强度及抗折性能主要来自剩余牙体组织及牙槽骨。如果为了放置一个较大直径的桩而牺牲牙体组织，患牙抗力将受到影响。

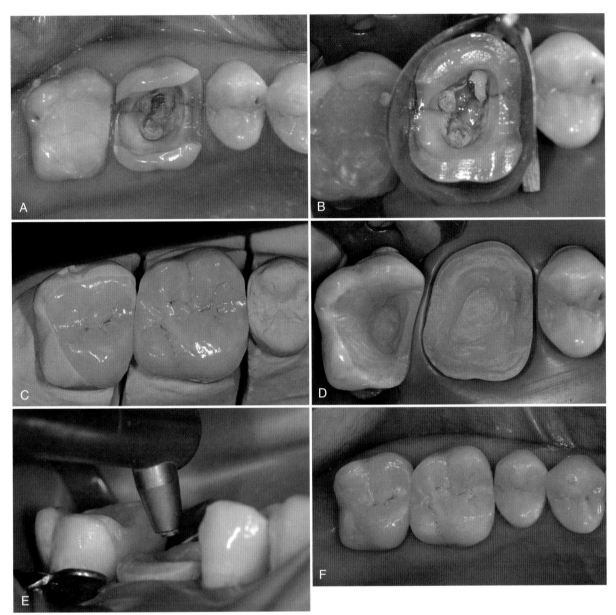

图22-10 髓腔固位冠。失髓后牙,颈部剩余牙体组织量减少,但有足够的组织量支撑龈上修复体,或者髓腔内可为修复体提供良好的稳定性。可以看见的患牙颊侧壁上没有或有少量变色。较短的冠修复体是有利选择。A、B,牙体预备。清除洞内修复材料、多余的封闭剂和牙胶,暴露干净的牙本质。不透明水门汀可用来标记根管口位置,以方便后期的再治疗或桩的放置。去除咬合面的薄壁弱尖,直到有足够的修复空间(1.5mm);尽可能多地保留颈部剩余牙体组织,以避免修复体侵及牙周组织。C,工作模型上的修复体。D,预备体。粘接过程:由于存在硬化或污染的牙本质,最好使用全酸蚀粘接系统(也可以使用自酸蚀粘接系统)。修复基底:复合树脂基底可用修复性复合树脂材料或流动复合树脂材料(体积和厚度有限的患牙可用),平滑内角,充填倒凹,必要时,在咬合状态下重新定位修复体的颈部边缘。E,取印模并进行模型制作。在技工室中完成修复体制作,完善修复解剖形态、功能和美学。修复体可由不同颜色的牙科材料制成:陶瓷(烧结、压制或CAD-CAM制成)或复合树脂材料。F,修复后效果。尽管这种修复方式相对少见,但髓腔固位冠结合了生物力学良好、临床操作方便、较少累及生物学宽度这几方面的优势。这是一个可替代全冠的选择。(摘自Rocca GT, Bouillaguet S: Alternative treatments for the restoration of nonvital teeth, *Rev Odont Stomat* 37:259, 2008)

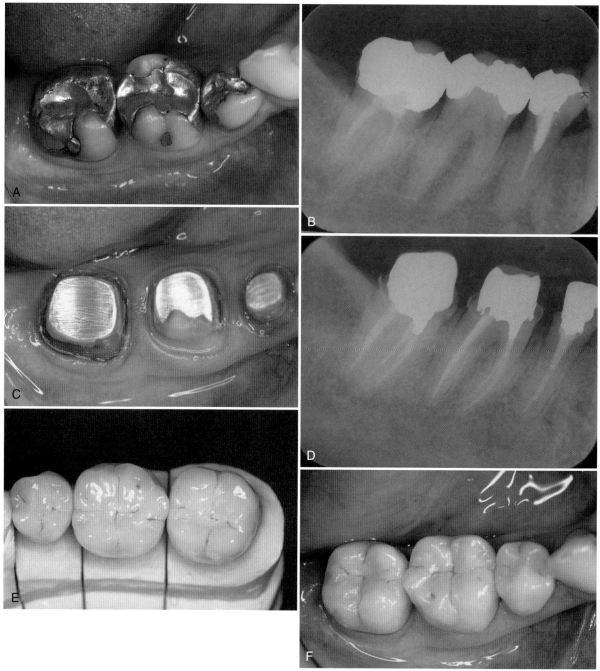

图22-11 银汞合金核。失髓后牙，牙体组织和轴壁高度均有所减少。银汞合金核可以通过延伸至根管冠方（弯曲根管）、桩（直根管）以及髓室倒凹获得固位。由于银汞合金能够将周围牙体组织染色、没有粘接性能、生物力学性能不理想，现已较少使用。A、B，牙体预备。清除洞内修复材料、多余的封闭剂和牙胶，暴露干净的牙本质。去除薄壁弱尖，直到剩余牙体组织有一定厚度（1.5～2mm）；剩余牙体组织和桩一起固位银汞合金核。金属桩（被动固位，并且依照根管的解剖结构设计，最好由钛制成）延伸到根部，桩在根管内长度与其冠部高度相当。C～E，修复体制作。在预备体上放置成形片，充填银汞合金至髓室、根管上段和桩周围，直到恢复适当的牙冠体积。为了保证金属烤瓷冠的最佳空间，堆塑好的核需预备。F，治疗后的效果。当患牙已经用银汞合金堆塑核，再用烤瓷冠修复，这种治疗方法是可行的。将修复边缘放置在龈沟内可以获得满意的美学效果。

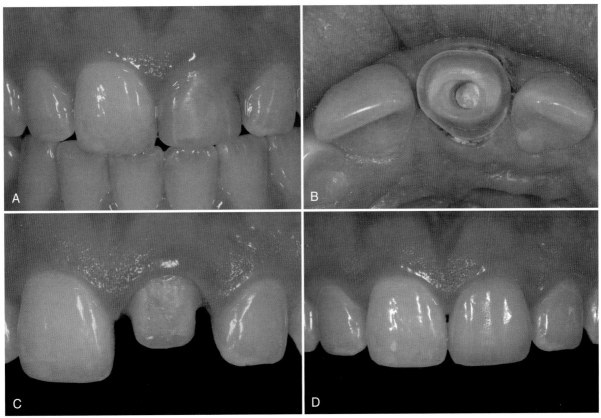

图22-12　复合树脂核（没有桩）。失髓牙，剩余牙体组织超过牙冠的一半，并且侧壁有足够的厚度，可用此方法进行修复。通过粘接、剩余髓腔和洞壁高度固位核。A、B，牙体预备。清除洞内修复材料、多余的封闭剂和牙胶，暴露干净的牙本质。该方法需准确地评价剩余牙体组织的高度和厚度。患牙轴壁剩余牙体组织高度必须在一半以上、壁厚超过1.5mm，可不用打桩。如果满足上述条件，根管口放置一薄层硬质水门汀（氢氧化钙、磷酸锌或玻璃离子；不是树脂改性玻璃离子聚合物），以便后期可能需要的再治疗。C，粘接过程和堆塑核。所有轴壁涂布粘接剂（全酸蚀或自酸蚀系统），随后通过光固化复合树脂材料或自凝材料进行堆塑，并且保证足够的修复空间。D，术后照。这种方法的优点是易于操作和美观。对于牙体组织缺损量有限，或牙齿变色的患牙，美学效果良好的全瓷冠也是一种很好的修复方法。

　　桩应足够长，以满足上述生物力学要求，而且不能损伤牙根的完整性。牙周支持组织正常的牙齿打桩的标准参数如下：

1. 无粘接作用的桩（仅金属桩）[60]：
   - 桩是根管长度的2/3。
   - 根管内桩的长度≥冠方核的高度。
   - 桩在牙槽骨内的长度达到根在牙槽骨内长度的1/2。

2. 有粘接作用的桩（纤维桩）[41,136]：
   - 最长达到根长的1/3～1/2。
   - 根管内桩的长度≥冠方核的高度。

　　对于桩核修复，第一步是从根管内移除牙胶和根管封闭剂。这个过程最好由牙髓科临床医生操作，因为牙髓科医生清楚地知道根管系统的尺寸和解剖形态。最初，对于大多数标准化的桩核系统，桩道预备的过程相似。去除牙胶后获得的空间，使用一系列桩道预备车针，预备根管，经清洗和成形后，形成桩道。桩道预备的目标是尽量保留根管壁牙本质。

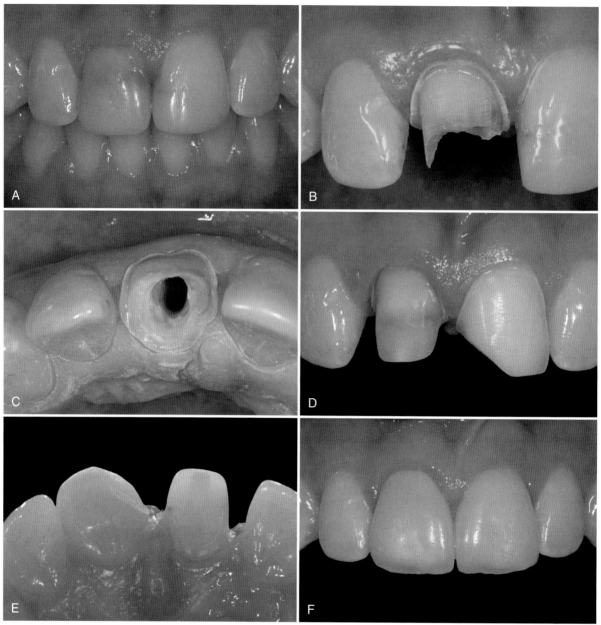

图22-13　复合树脂核+天然牙色桩（树脂增强纤维桩或氧化锆桩）。失髓牙，剩余冠状组织不足一半或厚度不足，通过粘接力和天然牙色桩（树脂增强纤维桩或陶瓷桩）固定核。A，术前片。B、C，牙体预备。清除洞内修复材料、多余的封闭剂和牙胶，暴露干净的牙本质。该方法需准确地评价剩余牙体组织的高度和厚度。如果高度不足一半或厚度不足1.5mm，则需要桩来增加核的固位及稳定。D、E，桩核制作。桩的放置：桩道空间用特定的工具预备，直到与核高度相当，或者与剩余牙体组织轴壁高度相匹配。不需要增加桩长度，因为桩的固位主要是通过粘接来实现的。任何天然牙颜色的桩都可以使用，但是纤维桩刚性较小，即便如此，也会使应力局限于牙根。桩的粘接：将自固化粘接剂涂布于洞壁以及桩道内，然后用双固化复合水门汀，或直接选择一种简单的自粘接水门汀（不再用其他粘接剂）粘桩。核的制作：核是分层堆塑的，使用光固化复合修复树脂材料，或者当核体积有限时，可使用单一体积增量的自固化树脂材料。F，术后照。这种方法的主要优点是具有良好的美观效果。对于牙体组织缺损较多，且有中度变色，需要改善美观的患牙来说，全瓷冠具有高度美学效果，是很好的修复方案。

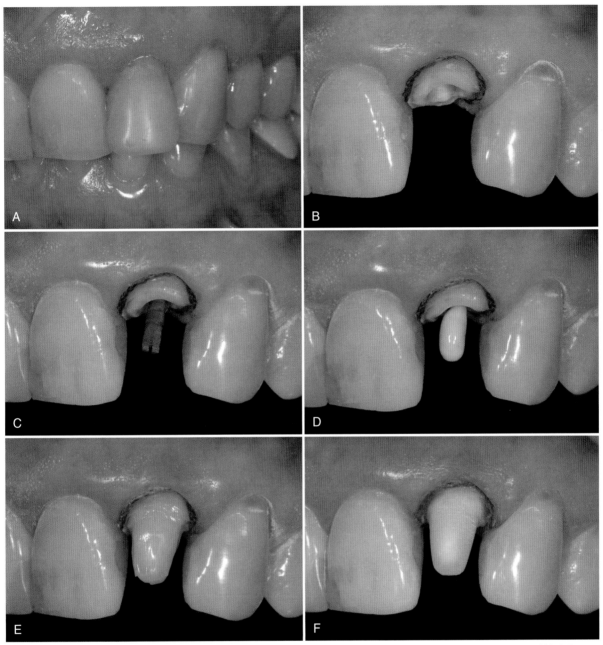

图22-14 复合树脂核+预成金属桩。牙体组织缺损较多，颈部牙本质肩领效应降低或轴壁厚度不足的失髓牙。通过粘接力和金属桩（不透明，通常首选钛桩）提高核的稳定性。A，术前照。B，牙体预备。清除洞内修复材料、多余的封闭剂和牙胶，暴露干净的牙本质。冠部牙体组织缺损，牙本质肩领的结构决定使用硬度较大的桩（这种情况下瓷桩过硬，是禁忌证）。C~F，桩核制作。桩道预备：桩道空间用特定工具预备，直到与核高度相当，不需要增加桩长度，因为桩的固位主要通过粘接实现。桩道预备：金属桩（此处为钛）喷砂（硅膜法可增加附着力；如Rocatec或CoJet systems，3M），其次是硅烷化。不透明树脂或流动复合树脂可用来掩盖金属黑色，提高美观性。桩的粘接：将自固化粘接剂涂布在洞壁上以及桩道内，然后用双固化复合水门汀，或直接选择一种简单的自粘接水门汀（不再用其他粘接剂）粘桩。核的制作：核是分层堆塑的，使用光固化复合修复材料，或者当核体积有限时，可使用单一体积增量的自固化树脂材料。

粘接过程

一般来说，自酸蚀和全酸蚀粘接系统都可应用于牙本质粘接，这两种系统都有充分的证据证明其有效性。然而，在牙本质高度硬化或受污染的情况下，使用全酸蚀粘接系统是有利的，因为磷酸比自酸蚀预处理剂酸蚀牙本质更深入。从粘桩的角度处理根管时，最好采用双固化粘接系统优化聚合。自酸蚀粘接剂也表现出良好的粘桩效果。

部分冠修复体

对于中度牙冠组织缺损的前牙，牙髓治疗后其修复方案各不相同，包括复合树脂分层充填，应用于活髓牙的漂白技术（可包括内漂白和外漂白），如牙齿变色不能改善或复发，可使用贴面修复。从修复角度看，漂白过的牙需推迟1～2周后进行修复体的粘接。对于修复范围较大的患牙，可能需要推迟6周甚至更长的时间（依赖于修复的范围和漂白的时间），以便患牙颜色稳定，更加准确地进行牙色匹配[39]。图22-6和图22-8描述前牙中等缺损时使用复合树脂直接充填修复、漂白或贴面修复。

后牙中等程度的牙体组织缺损时，可以用直接或间接的方式制作覆盖部分或全部牙尖的方法修复。优势是利用剩余牙体结构稳定修复体，并将修复体对牙周组织的潜在影响降到最低。如第二磨牙使用粘接的冠内修复体或覆盖牙尖的修复体等保守的修复方法是有益的。髓腔固位冠是对上述概念的修正，将修复体扩展到髓腔，增加修复体的固位和稳定。图22-9和图22-10描述了使用高嵌体、包绕牙尖的高嵌体和髓腔固位冠修复后牙中度缺损的临床步骤。

全冠修复前的准备工作

如果冠部牙体组织缺损范围较大，需要全冠修复，那么用于修复前的准备如下：
◆ 有桩或无桩的银汞合金核。
◆ 不加桩的复合树脂核。
◆ 纤维增强复合树脂桩或全瓷桩。
◆ 与预制金属桩组成复合体。
◆ 铸造金合金桩核。

银汞合金核

冠根向的银汞修复体可有桩，也可无桩（图22-11～图22-14）。没有桩的冠根向银汞核可用在后牙，患牙髓腔较大，轴壁高度至少4mm。这种修复体可以扩展至根管口下方1～1.5mm。核也可以通过分开的根管固位，从髓腔自然延伸至根管。这样可以使整个修复体由一种单一、均匀的材料构成，而不是传统的预成型桩与核两种材料构成。

当轴壁较短时，必须使用桩提高核的稳定和固位。对于磨牙，放置桩的根管首选上颌的腭根和下颌的远中根。其他根管较细，且弯曲度较明显，通常不适合打桩。由于前磨牙的体积较小，冠根向银汞合金不适合用于前磨牙；可首选粘接桩核或铸造桩核。

铸造金合金桩核

铸造金合金桩核修复体可以通过直接或间接的方式制作。

直接制作技术

直接制作技术，是铸造桩在患者口内预备好的患牙上直接制作。预成型的塑料桩模型放置在桩道中。为了获得一个通畅的桩道，用树脂复合材料充填倒凹，而不是去除健康的牙本质结构。用丙烯酸树脂制作核。将制作好的模型从牙齿上取下，在技工室里铸造。

间接制作技术

对预备好的牙齿和桩道取终印，进行间接制作（图22-15）。与直接制作技术一样，桩拔出来时可能因为倒凹而受到阻碍，但是不能去除牙本质而是采用填塞倒凹的方式处理。最终用于铸造的桩核模型由印模制作的代型上制作而来。在这个阶段，不需要精确重现牙冠边缘。仿生系统提供匹配的钻头、压印柱和不同直径的实验室铸造模型。一个印模杆（最好是一个可重复定位的）安装在桩的位置，通过终印捕获剩余牙冠牙体组织的结构形态。在技工室中，代型再现了桩道和剩余牙体结构，用于制造桩核模型。

这两种技术都需要制作一个根内固位的临时冠。这种临时修复体必须在口腔内保留一段时间，防止脱位或根管再次感染。这就是此种方法的临床应用减少，并且在大多数情况下被直接技术所取代的原因。

铸造桩核在第二次复诊时粘接。粘接过程实际上是被动的，并在桩侧设置一个排溢道，以方便粘接剂排溢，并降低患牙承受的应力。快速就位、过多的粘接剂和牙齿本身承受应力过大（如咬合力）会在根部

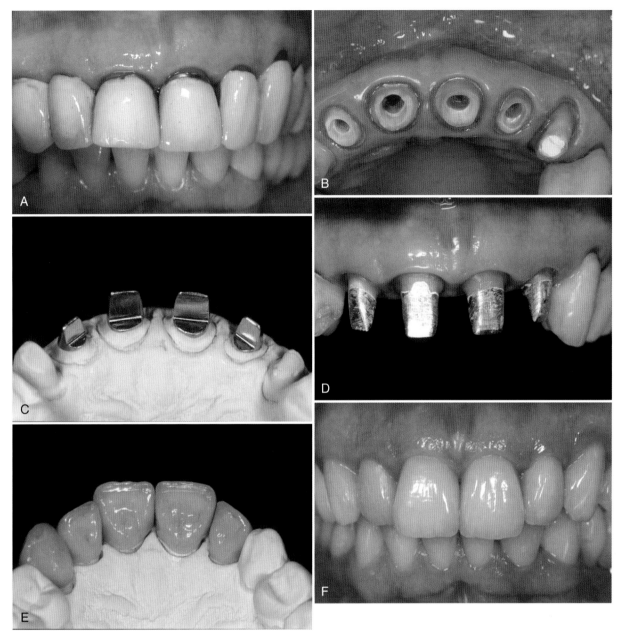

图22-15 剩余牙体组织有限或基牙数目较多的失髓牙。间接桩核修复体制作有助于建立适当的咬合平衡及核的解剖结构。采用常规水门汀或粘接水门汀的方式固位核。目前，这种方法主要用于金属−瓷修复体，有时也用于多种全瓷修复体。A，术前照。B，牙体预备。清除洞内修复材料、多余的封闭剂和牙胶，暴露干净的牙本质。尽管采用间接修复方式，为了提高基牙的稳定性，必须尽量保留健康的牙体组织。开髓洞形和冠轴壁预备保证6°～10°的聚合度，以便冠容易就位。C、D，铸造金合金桩核的制作和粘接。桩道预备：桩道空间是用特定工具预备的，长度相当于核的高度或更高。这里需要桩长度更长，因为桩的固位不能完全通过粘接实现（有牙髓治疗或高度硬化，使牙本质受污染的情况出现）。然后使用传统的玻璃离子或磷酸锌水门汀粘接。桩核预处理：金合金桩用Rocatec或CoJet系统，3M+硅烷喷砂（如果可能，最终喷砂并涂层）。桩的粘接：桩核采用上述常规水门汀或粘接技术粘接。接下来，在所有的洞壁上和桩道内（插入桩核之前）使用自固化粘接剂，并涂布双固化水门汀，或者作为简单的替代方法，使用自粘接水门汀（不再用其他粘接剂）。E、F，修复体制作和放置。最后的修复工作需要终印模来优化修复精度和质量。技工室制作的烤瓷全冠或全瓷冠依据的是最优的基础设计和边缘线。

产生很大应力，足以导致根裂。

牙冠预备与临时修复体的制作

当需要进行牙冠修复时，预备后的剩余牙体组织量，是桩核设计最重要的决定因素。此外，完整的牙体组织提供的抗折性能强于任何桩核的类型、设计或材料。在核和桩道预备的过程中，正常牙体组织结构应该尽量保留。另外，除严重变色的牙齿外，牙髓治疗后的牙齿与活髓牙的预备方法不同。严重变色的牙齿需要较深的肩台，用修复体掩盖变色患牙，并且，采用龈下边缘可减少牙齿颈部黑边的出现。

牙髓治疗后的患牙预备后必须使用临时冠，因为粘接可能发生脱落，且症状不明确，但会导致微渗漏，根管再感染，甚至形成严重龋坏，从而影响牙髓治疗的成功，甚至导致牙齿脱落。

总结

牙髓治疗后的患牙牙体组织的质和量有一定变化。目前的文献表明，治疗的成功依赖于有效的冠方密封，可以防止根管再感染，以及使用适当的修复方式可以抵抗剩余牙体组织功能性应力。这一章的目的是帮助临床医生对于牙髓治疗后的患牙修复方案的选择制订治疗计划。

参考文献

[1] Akgungor G, Sen D, Aydin M: Influence of different surface treatments on the short-term bond strength and durability between a zirconia post and a composite resin core material, *J Prosthet Dent* 99:388, 2008.

[2] Al-Wahadni A, Gutteridge DL: An in vitro investigation into the effects of retained coronal dentine on the strength of a tooth restored with a cemented post and partial core restoration, *Int J* 35:913, 2002.

[3] Anusavice KJ, editor: *Phillips' science of dental materials*, ed 11, St. Louis, 2003, Saunders.

[4] Aversa R, Apicella D, Perillo L, et al: Non-linear elastic three-dimensional finite element analysis on the effect of endocrown material rigidity on alveolar bone remodeling process, *Dent Mater* 25:678, 2009.

[5] Balbosh A, Kern M: Effect of surface treatment on retention of glass-fiber endodontic posts, *J Prosthet Dent* 95:218, 2006.

[6] Barkhodar RA, Radke R, Abbasi J: Effect of metal collars on resistance of endodontically treated teeth to root fracture, *J Prosthet Dent* 61:676, 1989.

[7] Belli S, Zhang Y, Pereira PN, et al: Regional bond strengths of adhesive resins to pulp chamber dentin, *J Endod* 27:527, 2001.

[8] Bergman B, Lundquist P, Sjögren U, Sundquist G: Restorative and endodontic results after treatment with cast posts and cores, *J Prosthet Dent* 61:10, 1989.

[9] Bindl A, Richter B, Mormann WH: Survival of ceramic computer-aided design/manufacturing crowns bonded to preparations with reduced macroretention geometry, *Int J Prosthodont* 18:219, 2005.

[10] Bitter K, Paris S, Mueller J, et al: Correlation of scanning electron and confocal laser scanning microscopic analyses for visualization of dentin/ adhesive interfaces in the root canal, *J Adhes Dent* 11:7, 2009.

[11] Blatz MB, Sadan A, Kern M: Resin-ceramic bonding: a review of the literature, *J Prosthet Dent* 89:268, 2003.

[12] Boschian Pest L, Cavalli G, et al: Adhesive post-endodontic restorations with fiber posts: push-out tests and SEM observations, *Dent Mater* 18:596, 2002.

[13] Bouillaguet S, Bertossa B, Krejci I, et al: Alternative adhesive strategies to optimize bonding to radicular dentin, *J Endod* 33:1227, 2007.

[14] Bouillaguet S, Troesch S, Wataha JC, et al: Microtensile bond strength between adhesive cements and root canal dentin, *Dent Mater* 19:199, 2003.

[15] Bowen RL, Rodriguez MS: Tensile strength and modulus of elasticity of tooth structure and several restorative materials, *J Am Dent Assoc* 64:378, 1962.

[16] Bower RC: Furcation morphology relative to periodontal treatment, *J Periodontol* 50:366, 1979.

[17] Breschi L, Mazzoni A, Ruggeri A, et al: Dental adhesion review: aging and stability of the bonded interface, *Dent Mater* 24:90, 2008.

[18] Butz F, Lennon AM, Heydecke G, Strub JR: Survival rate and fracture strength of endodontically treated maxillary incisors with moderate defects restored with different post-and-core systems: an in vitro study, *Int J Prosthodont* 14:58, 2001.

[19] Carrigan PG, Morse DR, Furst L, Sinai JH: A scanning electron microscopic evaluation of human dentinal tubules according to age and location, *J Endod* 10:359, 1984.

[20] Carrilho MR, Carvalho RM, de Goes MF, et al: Chlorhexidine preserves dentin bond in vitro, *J Dent Res* 86:90, 2007.

[21] Carrilho MR, Tay FR, Donnelly AM, et al: Host-derived loss of dentin matrix stiffness associated with solubilization of collagen, *J Biomed Mater Res B Appl Biomater* 90:373, 2009.

[22] Carrilho MR, Tay FR, Pashley DH, et al: Mechanical stability of resin-dentin bond components, *Dent Mater* 21:232, 2005.

[23] Cathro PR, Chandler NP, Hood JA: Impact resistance of crowned endodontically treated central incisors with internal composite cores, *Endod Dent Traumatol* 12:124, 1996.

[24] Ceballos L, Garrido MA, Fuentes V, Rodríguez J: Mechanical characterization of resin cements used for luting fiber posts by nanoindentation, *Dent Mater* 23:100, 2007.

[25] Reference deleted in proofs.

[26] Christensen G: Core buildup and adhesive incompatibility, *Clin Res Assoc Newsl* 24:6, 2000.

[27] Christensen G: Posts: a shift away from metal? *Clin Res Assoc Newsl* 28:1, 2004.

[28] Cobankara FK, Unlu N, Cetin AR, Ozkan HB: The effect of different restoration techniques on the fracture resistance of endodontically-treated molars, *Oper Dent* 33:526, 2008.

[29] Cohen BI, Pagnillo MK, Newman I, et al: Retention of a core material supported by three post head designs, *J Prosthet Dent* 83:624, 2000.

[30] Combe EC, Shaglouf AM, Watts DC, Wilson NH: Mechanical properties of direct core build-up materials, *Dent Mater* 15:158, 1999.

[31] Council on Dental Materials, Instruments, and Equipment, American Dental Association: Classification system for cast alloys, *J Am Dent Assoc* 109:766, 1984.

[32] Craig RG, Peyton FA: Elastic and mechanical properties of human dentin, *J Dent Res* 52:710, 1958.

[33] Cruz-Filho AM, Souza-Neto MD, Saquy PC, Pecora JD: Evaluation of the effect of EDTAC, CDTA and EGTA on radicular dentin microhardness, *J Endod* 27:183, 2001.

[34] Dahl JE, Pallesen U: Tooth bleaching—a critical review of the biological aspects, *Crit Rev Oral Biol Med* 14:292, 2003.

[35] D'Arcangelo C, D'Amario M, Vadini M, et al: Influence of surface treatments on the flexural properties of fiber posts, *J Endod* 33:864, 2007.

[36] Davidson CL, Feilzer AJ: Polymerization shrinkage and polymerization shrinkage stress in polymer-based restoratives, *J Dent* 25:435, 1997.

[37] Deliperi S, Bardwell DN: Reconstruction of nonvital teeth using direct fiber-reinforced composite resins: a pilot clinical study, *J Adhes Dent* 11:71, 2009.

[38] Denry IL: Recent advances in ceramics for dentistry, *Crit Rev Oral Biol Med* 7:134, 1996.

[39] Dietschi D, Ardu S, Krejci I: A new shading concept based on natural tooth color applied to direct composite restorations, *Quintessence Int* 37:91, 2006.

[40] Dietschi D, Ardu S, Rossier-Gerber A, Krejci I: Adaptation of adhesive post and cores to dentin after in vitro occlusal loading: evaluation of post material influence, *J Adhes Dent* 8:409, 2006.

[41] Dietschi D, Duc O, Krejci I, Sadan A: Biomechanical considerations for the restoration of endodontically treated teeth: a systematic review of the literature–Part 1—Composition and micro- and macrostructure alterations, *Quintessence Int* 38:733, 2007.

[42] Dietschi D, Duc O, Krejci I, Sadan A: Biomechanical considerations for the restoration of endodontically treated teeth: a systematic review of the literature, Part II—Evaluation of fatigue behavior, interfaces, and in vivo studies, *Quintessence Int* 39:117, 2008.

[43] Dietschi D, Romelli M, Goretti A: Adaptation of adhesive posts and cores to dentin after fatigue testing, *Int J Prosthodont* 10:498, 1997.

[44] Douglas WH: Methods to improve fracture resistance of teeth. In Vanherle G, Smith DC, editors: *Proceedings of the international symposium on posterior composite resin dental restorative materials*, Utrecht, Netherlands, 1985, Peter Szulc, p 433.

[45] Drummond JL: In vitro evaluation of endodontic posts, *Am J Dent* 13:5B, 2000.

[46] Drummond JL, King TJ, Bapna MS, Koperski RD: Mechanical property evaluation of pressable restorative ceramics, *Dent Mater* 16:226, 2000.

[47] Drummond JL, Toepke TR, King TJ: Thermal and cyclic loading of endodontic posts, *Eur J Oral Sci* 107:220,

1999.

[48] Duncan JP, Pameijer CH: Retention of parallel-sided titanium posts cemented with six luting agents: an in vitro study, *J Prosthet Dent* 80:423, 1998.

[49] Duret B, Reynaud M, Duret F: New concept of coronoradicular reconstruction: the Composipost (1), *Chir Dent Fr* 542:69, 1990.

[50] Duret B, Reynaud M, Duret F: Un nouveau concept de reconstitution corono-radiculaire: le composipost (1), *Chir Dent Fr* 540:131, 1990.

[51] Feilzer A, De Gee AJ, Davidson CL: Setting stress in composite resin in relation to configuration of the restoration, *J Dent Res* 66:1636, 1987.

[52] Feilzer A, De Gee AJ, Davidson CL: Setting stresses in composite for two different curing modes, *Dent Mater* 9:2, 1993.

[53] Ferrari M, Cagidiaco MC, Goracci C, et al: Long-term retrospective study of the clinical performance of fiber posts, *Am J Dent* 20:287, 2007.

[54] Ferrari M, Vichi A, Mannocci F, Mason PN: Retrospective study of the clinical performance of fiber posts, *Am J Dent* 13(Spec No):9BB, 2000.

[55] Fontijn-Tekamp FA, Slagter AP, Van Der Bilt A, et al: Biting and chewing in overdentures, full dentures, and natural dentitions, *J Dent Res* 79:1519, 2000.

[56] García-Godoy F, Tay FR, Pashley DH, et al: Degradation of resin-bonded human dentin after 3 years of storage, *Am J Dent* 20:109, 2007.

[57] Gelb MN, Barouch E, Simonsen RJ: Resistance to cusp fracture in class II prepared and restored premolars, *J Prosthet Dent* 55:184, 1986.

[58] Göhring TN, Peters OA: Restoration of endodontically treated teeth without posts, *Am J Dent* 16:313, 2003.

[59] Gohring TN, Roos M: Inlay-fixed partial dentures adhesively retained and reinforced by glass fibers: clinical and scanning electron microscopy analysis after five years, *Eur J Oral Sci* 113:60, 2005.

[60] Goodacre CJ, Spolnik KJ: The prosthodontic management of endodontically treated teeth: a literature review, II, Maintaining the apical seal, *J Prosthodont* 4:51, 1995.

[61] Goracci C, Tavares AU, Fabianelli A, et al: The adhesion between fiber posts and root canal walls: comparison between microtensile and push-out bond strength measurements, *Eur J Oral Sci* 112:353, 2004.

[62] Grandini S, Goracci C, Monticelli F, et al: SEM evaluation of the cement layer thickness after luting two different posts, *J Adhes Dent* 7:235, 2005.

[63] Grandini S, Goracci C, Monticelli F, et al: Fatigue resistance and structural characteristics of fiber posts: three-point bending test and SEM evaluation, *Dent Mater* 21:75, 2005.

[64] Grigoratos D, Knowles J, Ng YL, Gulabivala K: Effect of exposing dentin to sodium hypochlorite on its flexural strength and elasticity modulus, *Int J Endod J* 34:113, 2001.

[65] Gutmann JL: The dentin root complex: anatomic and biologic considerations in restoring endodontically treated teeth, *J Prosthet Dent* 67:458, 1992.

[66] Hagge MS, Wong RD, Lindemuth JS: Retention strengths of five luting cements on prefabricated dowels after root canal obturation with a zinc oxide/eugenol sealer: 1, Dowel space preparation/cementation at one week after obturation, *Prosthodont* 11:168, 2002.

[67] Hattab FN, Qudeimat MA, al-Rimawi HS: Dental discoloration: an overview, *J Esthet Dent* 11:291, 1999.

[68] Hawkins CL, Davies MJ: Hypochlorite-induced damage to proteins: formation of nitrogen-centered radicals from lysine residues and their role in protein fragmentation, *Biochem J* 332:617, 1998.

[69] Helfer AR, Melnick S, Shilder H: Determination of the moisture content of vital and pulpless teeth, *Oral Surg Oral Med Oral Pathol* 34:661, 1972.

[70] Herr P, Ciucchi B, Holz J: Méthode de positionnement de répliques destinée au contrôle clinique des matériaux d'obturation, *J Biol Buccale* 9:17, 1981.

[71] Hidaka O, Iwasaki M, Saito M, Morimoto T: Influence of clenching intensity on bite force balance, occlusal contact area, and average bite pressure, *J Dent Res* 78:1336, 1999.

[72] Hikita K, Van Meerbeek B, De Munck J, et al: Bonding effectiveness of adhesive luting agents to enamel and dentin, *Dent Mater* 23:71, 2007.

[73] Holand W, Rheinberger V, Apel E, et al: Clinical applications of glass-ceramics in dentistry, *J Mater Sci Mater Med* 17:1037, 2006.

[74] Hood JAA: Methods to improve fracture resistance of teeth. In Vanherle G, Smith DC, editors: *Proceedings of the international symposium on posterior composite resin dental restorative materials*, Utrecht, Netherlands, 1985, Peter Szulc, p 443.

[75] Huang TJ, Shilder H, Nathanson D: Effect of moisture content and endodontic treatment on some mechanical properties of human dentin, *J Endod* 18:209, 1992.

[76] Huber L, Cattani-Lorente M, Shaw L, et al: Push-out bond strengths of endodontic posts bonded with different resin-based luting cements, *Am J Dent* 20:167, 2007.

[77] Hulsmann M, Heckendorf M, Shafers F: Comparative in-vitro evaluation of three chelators pastes, *Int Endod J* 35:668, 2002.

[78] Hulsmann M, Heckendorff M, Lennon A: Chelating agents in root canal treatment: mode of action and indications for their use, *Int Endod J* 36:810, 2003.

[79] Isidor F, Brondum K: Intermittent loading of teeth with tapered, individually cast or prefabricated, parallel-sided posts, *Int J Prosthodont* 5:257, 1992.

[80] Isidor F, Brøndum K, Ravnholt G: The influence of post length and crown ferrule length on the resistance to cyclic loading of bovine teeth with prefabricated titanium posts, *Int J Prosthodont* 12:78, 1999.

[81] Kane JJ, Burgess JO, Summitt JB: Fracture resistance of amalgam coronal-radicular restorations, *J Prosthet Dent* 63:607, 1990.

[82] Kawasaki K, Ruben J, Stokroos I, et al: The remineralization of EDTA-treated human dentine, *Caries Res* 33:275, 1999.

[83] Khera SC, Goel VK, Chen RCS, Gurusami SA: Parameters of MOD cavity preparations: a 3D FEM study, *Oper Dent* 16:42, 1991.

[84] Kinney JH, Balooch M, Marshall SJ, et al: Atomic force microscope measurements of the hardness and elasticity of peritubular and intertubular human dentin, *J Biomech Eng* 118:133, 1996.

[85] Kinney JH, Balooch M, Marshall SJ, et al: Hardness and Young's modulus of human peritubular and intertubular dentine, *Arch Oral Biol* 41:9, 1996.

[86] Kinney JH, Marshall SJ, Marshall GW: The mechanical properties: a critical review and re-evaluation of the dental literature, *Crit Rev Oral Biol Med* 14:13, 2003.

[87] Kinney JH, Nallab RK, Poplec JA, et al: Age-related transparent root dentin: mineral concentration, crystallite size, and mechanical properties, *Biomaterials* 26:3363, 2005.

[88] Krejci I, Lutz F, Füllemann J: Tooth-colored inlays/overlays, Tooth-colored adhesive inlays and overlays: materials, principles and classification, *Schweiz Monatsschr Zahnmed* 102:72, 1992.

[89] Kuttler S, McLean A, Dorn S, Fischzang A: The impact of post space preparation with Gates-Glidden drills on residual dentin thickness in distal roots of mandibular molars, *J Am Dent Assoc* 135:903, 2004.

[90] Lambjerg-Hansen H, Asmussen E: Mechanical properties of endodontic posts, *J Oral Rehabil* 24:882, 1997.

[91] Lang H, Korkmaz Y, Schneider K, Raab WH: Impact of endodontic treatments on the rigidity of the root, *J Dent Res* 85:364, 2006.

[92] Larsen TD, Douglas WH, Geistfeld RE: Effect of prepared cavities on the strength of teeth, *Oper Dent* 6:2.5, 1981.

[93] Lertchirakarn V, Palamara JE, Messer HH: Anisotropy of tensile strength of root dentin, *J Dent Res* 80:453, 2001.

[94] Lewinstein I, Grajower R: Root dentin hardness of endodontically treated teeth, *J Endod* 7:421, 1981.

[95] Libman WJ, Nicholls Jl: Load fatigue of teeth restored with cast posts and cores and complete crowns, *Int J Prosthodont* 8:155, 1995.

[96] Linn J, Messer HH: Effect of restorative procedures on the strength of endodontically treated molars, *J Endod* 20:479, 1994.

[97] Magne P, Knezevic A: Simulated fatigue resistance of composite resin versus porcelain CAD/CAM overlay restorations on endodontically treated molars, *Quintessence Int* 40:125, 2009.

[98] Marchi GM, Mitsui FH, Cavalcanti AN: Effect of remaining dentine structure and thermal-mechanical aging on the fracture resistance of bovine roots with different post and core systems, *Int Endod J* 41:969, 2008.

[99] Martinez-Insua A, da Silva L, Rilo B, Santana U: Comparison of the fracture resistances of pulpless teeth restored with a cast post and core or carbon fiber post with a composite core, *J Prosthet Dent* 80:527, 1998.

[100] McLean A: Criteria for the predictably restorable endodontically treated tooth, *J Can Dent Assoc* 64:652, 1998.

[101] Meredith N, Sheriff M, Stechell DJ, Swanson SA: Measurements of the microhardness and Young's modulus of human enamel and dentine using an indentation technique, *Arch Oral Biol* 41:539, 1996.

[102] Millstein PL, Ho J, Nathanson D: Retention between a serrated steel dowel and different core materials, *J Prosthet Dent* 65:480, 1991.

[103] Milot P, Stein RS: Root fracture in endodontically treated teeth related to post selection and crown design, *J Prosthet Dent* 68:428, 1992.

[104] Miyasaka K, Nakabayashi N: Combination of EDTA conditioner and Phenyl-P/HEMA self-etching primer for bonding to dentin, *Dent Mater* 15:153, 1999.

[105] Monticelli F, Ferrari M, Toledano M: Cement system and surface treatment selection for fiber post luting, *Med Oral Patol Oral Cir Bucal* 13:E214, 2008.

[106] Morgano SM, Brackett SE: Foundation restorations in fixed prosthodontics: current knowledge and future needs, *J Prosthet Dent* 82:643, 1999.

[107] Morris MD, Lee KW, Agee KA, et al: Effect of sodium hypochlorite and RC-Prep on bond strengths of resin cement to endodontic surfaces, *J Endod* 27:753, 2001.

[108] Moszner N, Salz U, Zimmermann J: Chemical aspects of self-etching enamel-dentin adhesives: a systematic review, *Dent Mater* 21:895, 2005.

[109] Reference deleted in proofs.

[110] Muller HP, Eger T: Gingival phenotypes in young male adults, *J Clin Periodontol* 24:65, 1997.

[111] Muller HP, Eger T: Masticatory mucosa and periodontal phenotype: a review, *Int J Periodontics Restorative Dent* 22:172, 2002.

[112] Nakano F, Takahashi H, Nishimura F: Reinforcement mechanism of dentin mechanical properties by intracanal medicaments, *Dent Mater J* 18:304, 1999.

[113] Nayyar A, Zalton RE, Leonard LA: An amalgam coronal-radicular dowel and core technique for endodontically treated posterior teeth, *J Prosthet Dent* 43:511, 1980.

[114] Nicopoulou-Karayianni K, Bragger U, Lang NP: Patterns of periodontal destruction associated with incomplete root fractures, *Dentomaxillofac Radiol* 26:321, 1997.

[115] Nikaido T, Takano Y, Sasafuchi Y, et al: Bond strengths to endodontically-treated teeth, *Am J Dent* 12:177, 1999.

[116] Nikiforuk G, Sreebny L: Demineralization of hard tissues by organic chelating agents at neutral pH, *J Dent Res* 32:859, 1953.

[117] Nissan D, Dmitry Y, Assif D: The use of reinforced composite resin cement as compensation for reduced post length, *J Prosthet Dent* 86:304, 2001.

[118] Olsson M, Lindhe J: Periodontal characteristics in individuals with varying form of the upper central incisors, *J Clin Periodontol* 18:78, 1991.

[119] Orstavik D, Pitt Ford T, editors: *Essential endodontology: prevention and treatment of apical periodontitis*, ed 2,

2008, Munsksgaard Blackwell.

[120] Ottl P, Hahn L, Lauer HCH, Lau YH: Fracture characteristics of carbon fibre, ceramic and non-palladium endodontic post systems at monotonously increasing loads, *J Oral Rehabil* 29:175, 2002.

[121] Palamara JE, Wilson PR, Thomas CD, Messer HH: A new imaging technique for measuring the surface strains applied to dentine, *J Dent* 28:141, 2000.

[122] Panitvisai P, Messer HH: Cuspidal deflection in molars in relation to endodontic and restorative procedures, *J Endod* 21:57, 1995.

[123] Papa J, Cain C, Messer HH: Moisture content of vital vs endodontically treated teeth, *Endod Dent Traumatol* 10:91, 1994.

[124] Pashley D, Okabe A, Parham P: The relationship between dentin microhardness and tubule density, *Endod Dent Traumatol* 1:176, 1985.

[125] Pashley DH, Tay FR, Yiu C, et al: Collagen degradation by host-derived enzymes during aging, *J Dent Res* 83:216, 2004.

[126] Perdigão J, Lopes MM, Gomes G: Interfacial adaptation of adhesive materials to root canal dentin, *J Endod* 33:259, 2007.

[127] Phark JH, Duarte S Jr, Blatz M, Sadan A: An in vitro evaluation of the long-term resin bond to a new densely sintered high-purity zirconium-oxide ceramic surface, *J Prosthet Dent* 101:29, 2009.

[128] Pierrisnard L, Hohin F, Renault P, Barquins M: Coronoradicular reconstruction of pulpless teeth: a mechanical study using finite element analysis, *J Prosthet Dent* 88:442, 2002.

[129] Pilo R, Cardash HS, Levin E, Assif D: Effect of core stiffness on the in vitro fracture of crowned, endodontically treated teeth, *J Prosthet Dent* 88:302, 2002.

[130] Plotino G, Grande NM, Bedini R, et al: Flexural properties of endodontic posts and human root dentin, *Dent Mater* 23:1129, 2007.

[131] Plotino G, Grande NM, Pameijer CH, Somma F: Nonvital tooth bleaching: a review of the literature and clinical procedures, *J Endod* 34:394, 2008.

[132] Pontius O, Hutter JW: Survival rate and fracture strength of incisors restored with different post and core systems and endodontically treated incisors without coronoradicular reinforcement, *J Endod* 28:710, 2002.

[133] Poolthong S, Mori T, Swain MV: Determination of elastic modulus of dentin by small spherical diamond indenters, *Dent Mater* 20:227, 2001.

[134] Powers JM, Sakaguchi RL: *Craig's restorative dental materials*, ed 12, St. Louis, 2006, Mosby.

[135] Radovic I, Monticelli F, Goracci C, et al: Self-adhesive resin cements: a literature review, *J Adhes Dent* 10:251, 2008.

[136] Reeh ES, Douglas WH, Messer HH: Stiffness of endodontically treated teeth related to restoration technique, *J Dent Res* 68:540, 1989.

[137] Reeh ES, Messer HH, Douglas WH: Reduction in tooth stiffness as a result of endodontic and restorative procedures, *J Endod* 15:512, 1989.

[138] Rees JS, Jacobsen PH, Hickman J: The elastic modulus of dentine determined by static and dynamic methods, *Clin Mater* 17:11, 1994.

[139] Ricketts DN, Tait CM, Higgins AJ: Post and core systems, refinements to tooth preparation and cementation, *Br Dent J* 198:533, 2005; review.

[140] Rivera EM, Yamauchi M: Site comparisons of dentine collagen cross-links from extracted human teeth, *Arch Oral Biol* 38:541, 1993.

[141] Roberts HW, Leonard DL, Vandewalle KS, et al: The effect of a translucent post on resin composite depth of cure, *Dent Mater* 20:617, 2004.

[142] Rocca GT, Bouillaguet S: Alternative treatments for the restoration of non-vital teeth, *Rev Odont Stomat* 37:259, 2008.

[143] Rosentritt M, Furer C, Behr M, et al: Comparison of in vitro fracture strength of metallic and tooth-coloured posts and cores, *J Oral Rehabil* 27:595, 2000.

[144] Rosentritt M, Plein T, Kolbeck C, et al: In vitro fracture force and marginal adaptation of ceramic crowns fixed on natural and artificial teeth, *Int J Prosthodont* 13:387, 2000.

[145] Ruddle CJ: Nickel-titanium rotary instruments: current concepts for preparing the root canal system, *Aust Endod J* 29:87, 2003.

[146] Saleh AA, Ettman WM: Effect of endodontic irrigation solutions on microhardness of root canal dentin, *J Dent* 27:43, 1999.

[147] Santos J, Carrilho M, Tervahartiala T, et al: Determination of matrix metalloproteinases in human radicular dentin, *J Endod* 35:686, 2009.

[148] Saunders WP, Saunders EM: Coronal leakage as a cause of failure in root-canal therapy: a review, *Endod Dent Traumatol* 10:105, 1994.

[149] Sauro S, Mannocci F, Toledano M, et al: EDTA or H3PO4/NaClO dentine treatments may increase hybrid layers' resistance to degradation: a microtensile bond strength and confocal-micropermeability study, *J Dent* 37:279, 2009.

[150] Schmage P, Pfeiffer P, Pinto E, et al: Influence of oversized dowel space preparation on the bond strengths of FRC posts, *Oper Dent* 34:93, 2009.

[151] Schwartz RS: Adhesive dentistry and endodontics, Part 2: bonding in the root canal system—the promise and the problems: a review, *J Endod* 32:1125, 2006.

[152] Schwartz RS, Robbins JW: Post placement and restoration of endodontically treated teeth: a literature review, *J Endod* 30:289, 2004.

[153] Scotti R, Malferrari S, Monaco C: Clarification on fiber posts: prosthetic core restoration, pre-restorative endodontics, *Proceedings from the 6th International Symposium on Adhesive and Restorative Dentistry*, p 7, 2002.

[154] Sedgley CM, Messer HH: Are endodontically treated teeth more brittle? *J Endod* 18:332, 1992.

[155] Setcos JC, Staninec M, Wilson NH: Bonding of amalgam restorations: existing knowledge and future prospects, *Oper Dent* 25:121, 2000; review.

[156] Signore A, Benedicenti S, Kaitsas V, et al: Long-term survival of endodontically treated, maxillary anterior teeth restored with either tapered or parallel-sided glass-fiber posts and full-ceramic crown coverage, *J Dent* 37:115, 2009.

[157] Sim TP, Knowles JC, Ng YL, et al: Effect of sodium hypochlorite on mechanical properties of dentine and tooth surface strain, *Int Endod J* 33:120, 2001.

[158] Sindel J, Frandenberger R, Kramer N, Petschelt A: Crack formation in all-ceramic crowns dependent on different core build-up and luting materials, *J Dent* 27:175, 1999.

[159] Sirimai S, Riis DN, Morgano SM: An in vitro study of the fracture resistance and the incidence of vertical root fracture of pulpless teeth restored with six post-and-core systems, *J Prosthet Dent* 81:262, 1999.

[160] Soares CJ, Soares PV, de Freitas Santos-Filho PC, et al: The influence of cavity design and glass fiber posts on biomechanical behavior of endodontically treated premolars, *J Endod* 34:1015, 2008.

[161] Sorensen JA, Engelman MJ: Ferrule design and fracture resistance of endodontically treated teeth, *J Prosthet Dent* 63:529, 1990.

[162] Sorensen JA, Martinoff MD: Intracoronal reinforcement and coronal coverage: a study of endodontically treated teeth, *J Prosthet Dent* 51:780, 1984.

[163] Standlee JP, Caputo AA, Holcomb JP: The Dentatus screw: comparative stress analysis with other endodontic dowel designs, *J Oral Rehabil* 9:23, 1982.

[164] Summit JB, Robbins JW, Schwart RS: *Fundamentals of operative dentistry—a contemporary approach*, ed 3, Hanover Park, Illinois, 2006, Quintessence.

[165] Tamse A, Fuss Z, Lustig J: An evaluation of endodontically treated vertically fractured teeth, *J Endod* 25:506, 1999.

[166] Tay FR, Loushine RJ, Lambrechts P, et al: Geometric factors affecting dentin bonding in root canals: a theoretical modeling approach, *J Endod* 31:584, 2005.

[167] Tidmarsch BG, Arrowsmith MG: Dentinal tubules at the root ends of apisected teeth: a scanning electron microscopy study, *Int Endod J* 22:184, 1989.

[168] Tjan AH, Nemetz H: Effect of eugenol-containing endodontic sealer on retention of prefabricated posts luted with adhesive composite resin cement, *Quintessence Int* 23:839, 1992.

[169] Trope M, Ray HL: Resistance to fracture of endodontically treated roots, *Oral Surg Oral Med Oral Pathol* 73:99, 1992.

[170] Vire DE: Failure of endodontically treated teeth: classification and evaluation, *J Endod* 17:338, 1991.

[171] Watanabe I, Saimi Y, Nakabayashi N: Effect of smear layer on bonding to ground dentin—relationship between grinding conditions and tensile bond strength, *Shika Zairyo Kikai* 13:101, 1994.

[172] Wiegand A, Buchalla W, Attin T: Review on fluoride-releasing restorative materials—fluoride release and uptake characteristics, antibacterial activity and influence on caries formation, *Dent Mater* 23:343, 2007.

[173] Wu MK, Pehlivan Y, Kontakiotis EG, Wesselink PR: Microleakage along apical root fillings and cemented posts, *J Prosthet Dent* 79:264, 1998.

[174] Yoldas O, Alaçam T: Microhardness of composites in simulated root canals cured with light transmitting posts and glass-fiber reinforced composite posts, *J Endod* 31:104, 2005.

[175] Yoshikawa T, Sano H, Burrow MF, et al: Effects of dentin depth and cavity configuration on bond strength, *J Dent Res* 78:898, 1999.

[176] Yüzügüllü B, Ciftçi Y, Saygili G, Canay S: Diametral tensile and compressive strengths of several types of core materials, *J Prosthodont* 17:102, 2008.

第23章

活髓保存治疗
Vital Pulp Therapy

GEORGE BOGEN | SERGIO KUTTLER | NICHOLAS CHANDLER

章节概述

唯有变化才是永恒。

——**Heraclitus**

　　活髓保存治疗是对发生外伤、龋坏、充填修复、解剖异常的牙齿进行的治疗方法，旨在保护和维持牙髓健康。罹患可复性牙髓炎的恒牙可进行活髓保存治疗，但是治疗效果受到多方面因素的影响[63,162,215]。活髓保存治疗的主要目的是促进第三期修复性牙本质或钙化桥的形成。这一过程对牙根未发育完全的年轻恒牙尤为关键，因为保持牙列完整对颌面部的发育至关重要[288]。

　　牙髓生物学和口腔材料的研究进展为健康牙髓和部分炎症牙髓提供了更多的治疗策略。如果临床医生能正确地诊断和选择病例，完成止血、去腐，掌握放大系统、生物活性盖髓材料、粘接复合材料和其他修复材料的使用方法，就可以成功地保留活髓。这种治疗方法对根管壁较薄、根尖孔粗大、牙根未发育完全的年轻恒牙十分有利[52,219,350]。

　　年轻恒牙在口腔内萌出后，可能需要长达5年甚至更长时间，才能完成根尖封闭。年轻恒牙的特征是牙本质小管粗大，微生物更容易渗透[53]。年轻恒牙的易感性，及临床上观察其活髓保存治疗预后不良，导致旧有的理念推荐拔牙等激进治疗[350]。随后，基于精确诊断和早期干预，新活髓保存策略提倡通过促进硬组织持续形成来诱导牙根发育。患牙保持牙髓活性，继而持续发育、天然牙体组织抗力增强，从而降低牙折裂的可能性[78,94]。

　　三氧化矿物聚合物（mineral trioxide aggregate，MTA）和其他生物陶瓷或硅酸钙基水门汀（calcium silicate-based cements，CSCs）等新材料的出现，伴随先进的治疗技术，已显著改变长期以来"龋坏露髓不可行盖髓术"的观念。Seltzer和Bender[289,290]认为，"即使在理想情况下，盖髓术效果尚存争议。"并进一步指出，"盖髓术应该避免用于龋坏露髓的患牙，因为不可避免出现微生物感染导致牙髓炎症。"这种观点基于传统技术和材料无法提供有利于硬组织形成的环境，导致龋坏露髓后行直接盖髓术的疗效不确定或者预后不佳[139,197,235,334]。这一观点促进临床医生开展替代疗法，如牙髓切断术或牙髓摘除术，尤其适用于年轻恒牙[53,350]。由于临床症状、体征和影像学证据不能

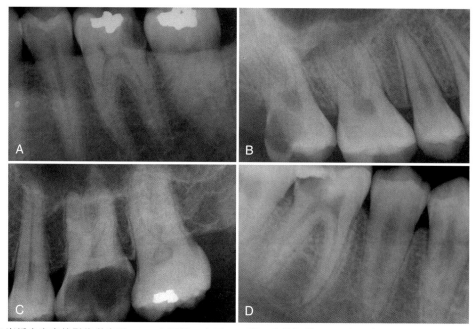

图23-1 12~38岁龋齿患者的影像学表现。A，左下第一磨牙，23岁，症状轻微。B，右上磨牙，16岁，无症状。C，左上第一磨牙，38岁，无症状。D，右下第一磨牙深龋，12岁。经影像学检查，所有患者转诊牙髓专业医生。冷测检查显示这些患牙牙髓活力正常，所有患牙活髓保存治疗均成功。（由Dr. George Bogen提供）

准确反映所累及牙髓的组织学状况，所以难以准确诊断，导致精确选择相应术式千头万绪（图23-1）[165]。

然而，近年来，基于对牙髓生理学、龋病微生物学和不可复性牙髓炎症机制的深入研究，现在可更易识别出具有修复潜力和保存牙髓活力的患牙，且预后更佳[335]。

随着牙髓生理学和免疫学的研究进展，以及最新的口腔材料，显著改变了病变牙髓的治疗方法。生物活性硅酸钙基水门汀，如MTA，改变了过去"龋坏露髓牙不可行直接盖髓"的观点。事实上，自18世纪Pierre Fauchard引入间接盖髓术以来，口腔医学界已认识到，牙髓因损伤而暴露时有天然的修复能力[99]。随后，新研发的材料可提供优良的封闭性，保护牙髓免受微生物及其毒副产物的影响。

活髓保存治疗的目标是识别生物活性盖髓剂和牙髓切断制剂，实施有利于牙髓保存的可持续治疗方案。一般认为，活髓保存治疗的效果可能会因患者的年龄、细菌感染程度和牙髓炎症程度而异，但是，盖髓剂的选择和永久修复体的质量也许更重要[63]。经过多项临床检查，配合详细的影像学检查，做出具体的鉴别诊断，进行病例选择，对于确定患牙的最佳治疗方案至关重要。美国儿童牙科学会（American Academy of Pediatric Dentistry，AAPD）在其指南中指

出，"患牙出现一过性激发痛，服用非处方止痛药、刷牙或者去除刺激因素即可缓解，同时没有不可复性牙髓炎的症状和体征，临床诊断为可复性牙髓炎，对于这种患牙，可以把保存活髓治疗作为一种备选的治疗方案。"[13]

在年轻患者中，治疗前评估患牙的牙髓状况比较困难，但如果确诊为可复性牙髓炎或正常牙髓（以AAPD的诊断标准），那么通过活髓保存治疗可提高成功率。此外，患者术后主观或消极反应，或冷测疼痛，都不能绝对证明直接盖髓术或牙髓切断术失败。因为牙髓病本质上是微生物感染性疾病[179]，本章描述了龋病微生物学和牙髓组织相关的生理反应。我们已知在没有细菌感染的情况下，牙髓组织具有天然的修复潜力，本章回顾了活髓保存治疗的新理念，最终目标是保存恒牙牙髓活力[72,172]。

活髓组织

如第12章所述，牙髓是一种高度血管化和神经支配的疏松结缔组织，其与众不同的是由牙釉质、牙本质和牙骨质组成的坚硬外壳包裹着[321,362]。这些硬组织为牙髓提供机械支持，并防止口腔微生物侵入[200]。在胚胎学和组织学上称之为牙髓-牙本质复合体[68,339]。牙

髓组织有几个重要功能，包括免疫细胞防御、监控、营养、牙本质生成和本体感受器识别[309]。健康的牙髓组织可在各种生物和病理刺激下产生修复性硬组织，如继发性和管周牙本质等[309]。因此，保持牙髓活力对牙齿长期保留并正常行使功能至关重要。

牙髓包括4个不同的结构区域：多细胞层；髓核，主要由血管和神经组成；无细胞层；成牙本质细胞层，排列在整个牙髓外侧[321]。在牙髓内，多细胞层中未分化间充质细胞和成纤维细胞的密度较大。髓核中央由神经纤维、血管、成纤维细胞、未分化的间充质干细胞、免疫活性细胞、基质和胶原纤维组成。无细胞层也称Weil层，位于成牙本质细胞层下层由毛细血管、成纤维细胞突起和密布的无髓鞘神经纤维网组成。成牙本质细胞层呈上皮样包绕在牙髓外周，包括高柱状成牙本质细胞、神经纤维、毛细血管和树突状细胞[186]。

活髓组织由各种细胞群组成，包括成纤维细胞或成牙髓细胞、未分化的间充质细胞、成牙本质细胞、巨噬细胞、树突状细胞和其他免疫活性细胞。成牙本质细胞及其下层细胞在牙本质内表面和牙髓外周之间形成一薄层边界，这个边界被称为Höehl细胞层[130]。成牙本质细胞是高柱状细胞，具有成牙本质细胞突，伸入牙本质小管，甚至可达釉牙本质界，与矿化牙本质之间隔有前期牙本质[137,298,321,354]。成牙本质细胞与未矿化的前期牙本质基质形成有关，其由各种分子组成，包括磷蛋白、糖蛋白、蛋白多糖和唾液蛋白[186]。牙髓的修复机制与正常结缔组织外伤后的修复相似。当牙釉质和牙本质损伤，牙髓暴露于微生物中，发生渐进性病理变化，包括感染及其并发症等，炎症变化可导致牙髓坏死[35,44]。

压力感受器和本体感受器保护牙髓-牙本质复合体免受过大咬合负载的损伤，同时循环免疫活性细胞抵御细菌入侵。剩余牙体组织较少的失髓牙，经过根管充填并采用桩核系统和覆盖牙尖的修复体后，由于没有任何本体感受机制，更容易发生不可修复的折裂[225,273,307]。研究表明，根管治疗后，牙本质的水分损失和硬度相对降低是最少的[154,175,206]。虽然根管治疗可以延长患牙的存留时间，但此过程和修复治疗导致牙体结构的损失累积，可能导致患牙突然丧失[54,89,346]。根充后的患牙，继发龋的易感性增加，可能是由于永久修复体的边缘完整性不良，或者是由于这些患牙生物环境改变[226]。

牙髓在其一生中经历了生理性、病理性和防御性变化[240,333]。这些与年龄相关的转变包括牙本质持续沉积，导致牙髓体积和周长逐渐缩小[96,241]。牙髓萎缩导致纤维化，营养不良性钙化，成牙本质细胞变性和细胞凋亡增加[33,96]。人类牙髓细胞衰老的主要特征是形成活性氧自由基，以及激活衰老相关的β-半乳糖苷酶[199]。此外，由于Aδ快速传导纤维减少，牙髓修复功能降低，导致牙齿痛觉敏感性下降，部分归因于碱性磷酸酶等物质的水平降低[217,295]。一系列细胞外基质大分子受牙髓细胞活性调控，促进组织分化和生长、牙髓防御机制、对炎症刺激的反应以及钙化组织形成[333]。

一些基因反映生物细胞功能、增殖、分化和发育的活性，对比分析这些基因的表达水平后发现，在年轻牙髓中明显高于年老牙髓[333]。年老牙髓细胞凋亡通路表达水平更高，年轻牙髓在细胞和组织分化、增殖、淋巴、血液和免疫系统发育方面的表达水平更高[333]。随着年龄增长，Aβ纤维的功能保持不变，但快速传导纤维Aδ数量减少，会降低牙齿对疼痛的感知[217]。随着牙本质不断沉积，牙髓和根管系统的体积也随着年龄的增长而减小[96,241]。这些与年龄相关的变化，是由牙髓细胞和各种细胞外分子基质调控，包括组织分化、生长调节、防御机制、对炎症刺激的反应和钙化组织沉积[333]。

牙髓对龋的反应[146-148]

侵入到龋损内的微生物是导致牙髓感染和潜在组织坏死的根本原因。口腔内产酸的革兰阳性菌主要是链球菌和乳酸菌，在活性龋中产生代谢副产物，使牙釉质和牙本质脱矿[147]。当龋损前沿进展到距牙髓1.5mm以内时，细菌抗原和代谢产物通过牙本质小管扩散到髓腔，就会发生免疫反应和牙髓炎症[32,174,225]。活性龋损内的主要副产物是乳酸，可导致牙体硬组织脱矿。如果细菌继续入侵，免疫细胞反应会导致炎症和水肿加剧，最初临床特点为牙髓性疼痛。炎症是一种复杂的保护性生物反应，其目的是消除病原体产生的有害刺激，恢复牙髓生理平衡。在髓腔低顺应性环境中，长期炎症最终导致牙髓分解和根尖病变[147,328]。

龋损进展最初被保护性先天免疫反应阻断，当细菌直接侵入牙髓时，会出现适应性免疫应答[146]。在龋病进展过程中，微生物先锋菌首先遇到向外正向流动

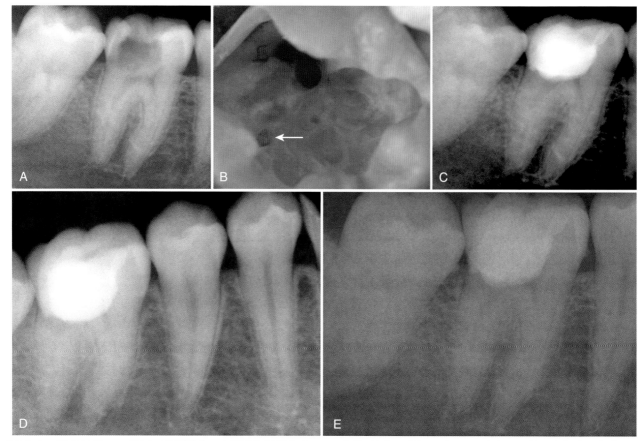

图23-2 患者18岁，46龋坏，咀嚼敏感。冷测引起短暂疼痛。A，术前X线片，龋坏近髓。B，去腐后用龋蚀检知染色剂染色，NaClO止血5分钟，注意远中颊侧髓角暴露，远中舌侧髓角（箭头所示）有反应性（修复性）牙本质形成。C，第二次复诊时，确定MTA固化，并且牙髓有活力，复合树脂充填后拍X线片。D，术后3年复查，拍X线片，患牙没有症状，冷测正常。E，术后13.5年复查，拍X线片，患者无自觉症状，牙髓活力测试反应正常。复合树脂修复体完好无损，边缘封闭良好。（由Dr. George Bogen提供）

的牙本质小管液，其免疫球蛋白和血清蛋白的特征性沉积，减缓了细菌抗原的扩散[147]。强效的微生物代谢物，如脂磷壁酸和脂多糖，也能激活先天免疫系统。当龋损前沿进展到成牙本质细胞时，细菌副产物通过成牙本质细胞中Toll样受体刺激信号传导。它们共同刺激促炎细胞因子，包括白介素-1、白介素-8、白介素-12、肿瘤坏死因子α、血管内皮生长因子、转化生长因子β（transforming growth factor beta，TGF-β）[108,156,361]。血管内皮生长因子使血管通透性增强并促使血管生成。TGF-β表达增加也诱导牙本质矿化和基质金属蛋白酶的分泌。致龋菌还能激活补体通路并诱导促炎细胞因子干扰素γ分泌，该干扰素负责通过激活巨噬细胞来杀死被吞噬的细菌[160]。当微生物侵入牙本质引发适应性免疫反应，成牙本质细胞也参与其中，作用是合成改良矿化基质，即反应性牙本质，这是一种管状结构减少的、非正常结构的牙体硬组织[62]。随着微生物向牙髓方向进展，修复性牙本质中的改良螺旋结构，有效地减小牙本质小管的直径，

形成了抵抗病原体的活性屏障（图23-2）[61]。

随着牙髓炎的进展，血管活性神经肽有助于增加血管通透性和髓内血流。神经肽浓度增加和神经再生是神经源性炎症的特征，这一过程可引起间质组织压力的短暂升高，并导致牙髓炎性疼痛[47,277]。免疫细胞通过分泌生长抑素和β-内啡肽等多肽，试图控制神经源性炎症[243]。先天性免疫应答中的主要效应细胞包括自然杀伤细胞、中性粒细胞、单核细胞和巨噬细胞。在龋病进展过程中，未成熟的树突状细胞和T细胞也有助于免疫监测。巨噬细胞通过消除病原体、衰老细胞参与先天性和适应性免疫应答，同时通过炎症后修复和重塑组织来促进组织平衡[146]。

细胞因子是先天免疫细胞分泌的小细胞信号蛋白，在炎症过程中诱导吞噬细胞外渗。由成牙本质细胞、成纤维细胞、未成熟的树突状细胞和巨噬细胞分泌的趋化因子，通过将单核细胞和中性粒细胞外渗迁移到感染部位，来刺激白细胞聚集[146]。持续性感染激活适应性免疫系统，可导致水肿和髓腔内压力升高，

从而破坏组织、生成急性期蛋白，并使细胞死亡，最终导致组织坏死[148]。龋损进展前沿向牙髓方向进展，发展到不可复性牙髓炎前，及时进行临床干预，清除龋坏和细菌抗原，可阻止牙髓炎症并促进恢复。

修复性钙化桥的形成

活髓保存治疗的首要目标是：促进损伤后保护性硬组织屏障的形成。成牙本质细胞样细胞多位于多细胞层和成牙本质细胞层下方，属于高度血管化组织。硬组织屏障形成开始于再生的成牙本质细胞样细胞向牙髓受损处迁移并进行修复。盖髓术后的修复过程分为4步：（1）牙髓处于中度炎症；（2）牙髓内储存的成熟特异性干细胞（祖细胞）的募集和迁移；（3）祖细胞的增殖；（4）终末分化[132]。目前已有强有力的证据支持炎症是组织修复的先决条件[104]。

成骨细胞/成牙本质细胞样祖细胞负责形成修复性钙化桥，该细胞来自成纤维细胞、经过表型转化的炎症细胞或由炎症过程中释放的细胞因子激活的潜在储存干细胞[130]。在炎症过程中，祖细胞分化可通过激活抗原呈递树突状细胞进行调节，或由特定的成牙本质细胞和成纤维细胞膜受体激活后进行调节[130]。目前，分化的成牙本质细胞样细胞的起源仍有争议。成纤维细胞、血管周围细胞、骨髓干细胞和未分化的间充质干细胞均被认为是潜在的祖细胞[338]。然而，最近的一项组织学研究表明，在没有成牙本质细胞的情况下，放置在露髓孔处的氢氧化钙（calcium hydroxide，CH），其下方形成的不定形、非管状钙化修复组织是由牙髓成纤维细胞产生的[276a]。因此，这种矿化硬组织不是真正的牙本质而是修复组织，但由于缺乏更好的术语，而被称为"修复性牙本质"。

在非人类灵长类动物中，牙髓暴露后氢氧化钙直接盖髓，刺激成牙本质细胞再生，并在细胞迁移和复制阶段可以检测再生情况[111]。早在氢氧化钙盖髓后第8天，在氢氧化钙-牙髓界面可以看到新分化的成牙本质细胞样细胞，并有初始基质形成。被标记的正在分化的细胞不断涌入受损部位表明，最初分化细胞来自深层的中央牙髓组织，其在最终分化之前需要进行两次DNA复制[111]。研究还表明，与盖髓材料相比，修复性钙化桥的形成可能更依赖于细胞外基质[171,189,259]。

愈合过程中，牙髓切断后立即发生初始钙化的特征是：在形成细胞和受损牙髓表面之间，细胞外基质

囊泡增殖[152,264]。囊泡内有针状晶体和嗜高渗性物质，这些晶体聚集在钙化前沿，随之囊泡膜消失。此钙化过程类似于其他正常或病理性钙化的基本过程，在此过程中产生的晶体与磷酸盐、钙离子有关[152]。牙髓愈合不良和牙本质桥形成不良（包括牙髓炎症、细菌微渗漏、治疗过程中碎屑堆积、钙化桥内隧道样缺陷）与盖髓材料不同有关[188]。

产生硬组织屏障的过程

直接盖髓术

促进恒牙保存活髓的治疗方案包括直接或间接盖髓术、部分或全部牙髓切断术。直接盖髓术定义为"因机械或外伤露髓时，将盖髓剂直接置于露髓处"并"封闭牙髓创口，以促进形成修复性牙本质并维持牙髓活力"[12]。此方法适用于因去腐、外伤或牙体预备引起的牙髓暴露。当牙体预备过程中发生机械露髓时，暴露的牙髓组织一般不会被感染。然而，在外伤或龋坏的情况下，炎症程度是预后的前兆因素。美国牙髓病学会（American Association of Endodontists，AAE）认为，"因龋露髓的患牙，露髓孔下方的牙髓受感染程度不同或未知"[12]。直接盖髓的难点是正确诊断，并及时清除长期接触口腔微生物的急性炎症或坏死组织[210]。

牙髓切断术

牙髓切断术，是一个更具创伤性的治疗过程，定义为"去除冠髓，保存剩余有活力的根髓：可作为暂时缓解症状的急诊过程或常规治疗方式，如Cvek牙髓切断术[12]"。完全截断冠髓后，将盖髓材料放置在髓底及根管口暴露的牙髓组织上。用于这一目的的盖髓材料毒性不同，包括硫酸铁、矿物杂酚油、苯酚、氧化锌丁香油、聚羧酸盐水门汀、戊二醛、氢氧化钙和甲醛；其中有些盖髓剂有保护剩余牙髓组织的作用[265]。

该方法推荐用于乳牙列，短期效果通常良好。甲醛甲酚已成为公认的"标准"乳牙牙髓切断剂，并推荐用于年轻恒牙；然而，它有相当多的缺点，对其是否能继续用于人类存疑[195-196,281,318]。现已确认甲醛甲酚有致癌性和遗传毒性，实验研究表明，在非人类灵长动物模型中，使用甲醛甲酚后内吸收发生率很高[120,203,207]。在正向根管治疗过程中，从根尖到甲醛甲酚封盖处，根管系统的变化会给操作过程造成很大

的困难[278]。对比研究已证实，在乳磨牙牙髓切断术中MTA是甲醛甲酚合适的替代物[48,164,306]。最近研究也支持在恒牙牙髓切断术中使用MTA和其他CSCs[17,300]。

部分活髓切断术

部分活髓切断术（浅活髓切断术，或Cvek牙髓切除术）是指切除少部分暴露的冠髓，保留剩余健康冠髓和根髓[12]。露髓后止血观察，将感染、坏死的组织移除，露出髓腔深部健康的牙髓组织[77,257]。可以认为部分活髓切断术和直接盖髓术过程相似，但治疗后剩余的活髓组织量不同。对于被诊断为解剖异常的患牙（如牙内陷），部分活髓切断术是首选治疗方案。

间接盖髓术

AAPD将间接盖髓术定义为"深龋近髓，但没有牙髓变性的症状；恒牙牙髓正常，没有牙髓炎症状，或被诊断为可复性牙髓炎时，可使用间接盖髓术[13]"。可一步法或两步法（步进技术）完成治疗，目标是去除活性龋损[37]。现已证明间接盖髓术是一种用于乳牙龋齿和患者管理的有效方法，但其是否可用于恒牙尚存争议[46,107,116,210,212]。间接盖髓术用于乳牙和恒牙的操作过程相似，但用于恒牙时，需要二次去腐，其必要性是确定反应性牙本质形成[53,178]。不过，最近一项调查研究数据质疑，是否有必要再次打开龋洞，去除残留的感染牙本质[209]。

间接盖髓术需要严格把握适应证，包括确定无牙髓炎症状的患牙绝非不可复性牙髓炎。在去腐过程中，首先去除表面脱矿坏死的牙本质，然后去除周围的牙本质，避免牙髓暴露[119]。去腐后，保留近髓的软化牙本质，用氢氧化钙衬洞，并用临时材料密封，如过渡性修复材料（intermediate restorative material，IRM）或树脂改性玻璃离子（resin-modified glass ionomer，RMGI）。观察8~12周后复诊，行永久性冠方修复。间接盖髓术的倡导者认为，如果去腐过程中去除牙本质屏障，会危及牙髓愈合，且直接露髓对活髓保存治疗预后不利[36]。间接盖髓术的一个难点是难以明确去腐的终止线，即确切的龋坏边缘。

因此，该技术主要基于临床医生的主观评价标准和技术[201]。而且，临时充填体下方潜在的间隙使这一过程进一步复杂化；矿化过程中，这些空隙会导致牙本质在干燥环境下体积缩小。另一个缺点是修复失败后，休眠病灶受到刺激会快速再激活[36]。但是，在有

管理问题的年轻患者中，牙根未发育完全的患牙根尖孔粗大、根管壁较薄且牙髓血管化明显，间接盖髓术对促进其牙根继续发育有很大希望[88,138,201,323]。

活髓保存治疗的适应证

所有被诊断为可复性牙髓炎或部分牙髓感染的患牙，推荐进行活髓保存治疗，保留健康牙髓组织以形成硬组织屏障，密封并保护牙髓免受微生物侵袭。新生物活性材料的引入，以及修订过的诊疗方案，使更多因深龋、外伤、机械原因露髓的患牙可考虑使用活髓保存的治疗方法，旨在增加并保持牙髓存活。直接盖髓术和活髓切断术的治疗效果取决于多种因素，首先通过牙髓活力测试、影像学评估、临床评估和患者病史进行鉴别诊断，以确定合理的预后。治疗效果还取决于病例、止血剂、盖髓材料的选择，以及永久修复体封闭的完整性。活髓保存治疗的根本目的是避免或延迟根管治疗和过度修复，因为与保存活髓相比，这些治疗方案结合在一起可能会降低患牙长期生存率[54-55,89,234,251,282,314,331,346]。

活髓保存治疗的材料

20世纪，各种盖髓材料被研究并投入使用，以促进钙化桥形成，进而保存牙髓。这些材料包括氢氧化钙产品、磷酸钙、氧化锌、钙四环素螯合物、磷酸锌与聚羧酸水门汀、生物玻璃、釉基质蛋白、抗生素与生长因子化合物、抗生素与类固醇激素的混合物、磷酸钙生物陶瓷、氰基丙烯酸酯、亲水性树脂，树脂改性玻璃离子水门汀、羟基磷灰石化合物，以及最近出现的MTA和其他CSCs[31,34,113,155,161,182,262,265,308,311,360,368]。还有其他方法，旨在阻止侵袭性龋和促进底层组织修复，包括使用激光、臭氧、氟化银二胺和刺激牙髓防御机制的生物活性药物[45,67,79,132,239,261,279,367,369]。回顾性研究表明，根据使用的方法、止血剂和盖髓剂不同，人类牙齿直接盖髓术的成功率为30%~85%[21,26,30,81,151,222,349]。探寻和生产理想盖髓材料的研究仍在继续，过去10年此研究取得了显著进展。

氢氧化钙

长期以来，氢氧化钙（CH）一直是公认的活髓保存治疗材料的通用标准。20世纪20年代，Hermann

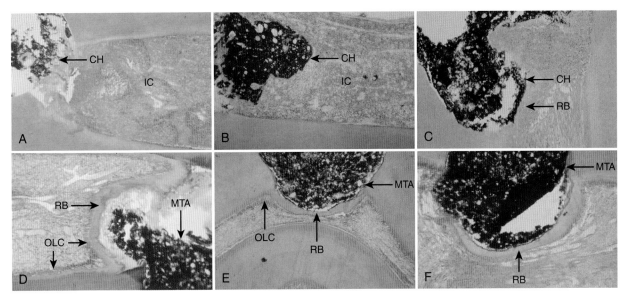

图23-3 在犬牙髓上，比较使用MTA和CH盖髓后，修复性钙化桥的形成。A，使用CH盖髓后2周，可见有炎症细胞（inflammatory cell，IC）。B，使用CH盖髓后，样本组织显示没有形成钙化桥结构，近CH端组织紊乱。C，使用CH盖髓后8周，在CH下方部分修复性钙化桥（repair calcified bridge，RB）形成。D，使用MTA盖髓后2周，形成明显的钙化屏障和成牙本质细胞样细胞层（odontoblast like cell layer，OLC）。E，牙髓组织切片显示，术后4周，近MTA端钙化桥完全形成。F，切片显示，使用MTA盖髓后8周，有硬组织形成，无炎症细胞浸润。（Loma Linda University，Loma Linda，CA）

将CH引入口腔医学领域[158]。虽然CH具有许多优点，但从活髓保存治疗的长期诊效方面看，结果并不一致[21,28,30,165]。CH的理想特性包括：初期高碱性pH，负责刺激成纤维细胞和酶系统。它可以中和低pH的酸，显示抗菌性能，促进牙髓组织产生防御机制并修复损伤。CH的缺点是：对牙本质边缘适应性弱，随着时间的推移，CH会降解或溶解，引起乳牙吸收。在CH髓方形成的修复性牙本质桥可能有孔隙缺陷[14,25,73-74,131,134,238,286]。组织学上，CH在细胞培养中表现出细胞毒性，并可诱导牙髓细胞凋亡[14,131,287]。

有研究证实修复性硬组织钙化桥中孔隙缺陷的形成与CH和CSCs有关[10]。但两种牙髓治疗制剂的主要区别在于：CH产品可随时间的推移而被吸收，导致3D充填不稳定。硬组织屏障形成后，CH缓慢崩解可导致微渗漏，从而使微生物通过钙化桥空隙缺陷缓慢进入牙髓。随后可能导致牙髓变性，进一步导致潜在营养不良性钙化和牙髓坏死。这一问题的结果是，较长时间后，使用过CH行盖髓术的患牙如果需要做根管治疗，可能使根管治疗的过程复杂化[237]。

临床回顾性研究显示，在2~10年的复查周期内，人类患牙上CH直接盖髓术的成功率各异[21,28,30,165]。目前，有两项研究验证了CH作为直接盖髓剂的有效性。一项研究检测了248颗牙髓正常或有自发痛的患牙，行盖髓术后，平均复查时间为6.1年，总体存活率为76.3%[81]。但在以下几类患牙的治疗效果欠佳：有自发痛症状的患牙，年龄较大患者的患牙（与年龄较小患者相比），以及用玻璃离子水门汀修复的患牙。在CH盖髓的患牙上，治疗后的前5年内牙髓失活的可能性较大。

第二项研究观察了1075颗患牙，这些患牙牙髓健康或有可复性牙髓炎，用CH基盖髓剂行直接盖髓治疗[349]。纳入标准为：露髓孔直径不超过2mm。1年后治疗成功率为80.1%，5年后为68%，9年后降至58.7%。

这两项研究的结果表明，随着时间的推移失败率增加，可归因于永久修复材料下材料吸收，钙化桥内形成孔隙缺陷。另一项研究已证实，随着回访时间的延长，CH盖髓术成功率降低[222]。CH作为活髓保存制剂显然具有许多优点，然而，这种材料也显示出固有的物理性缺陷，不能作为活髓保存治疗的首选药物（图23-3）[105,162a,222,224a,247]。

树脂改性玻璃离子水门汀以及亲水性树脂

20世纪80年代初，粘接系统被引入，作为因龋或机械露髓患牙直接盖髓的潜在制剂[170,216,355]。这些材料包括树脂改性玻璃离子水门汀、复合树脂和亲水树脂。根据国际标准化组织（International Standards Organization，ISO）制定的标准，在非人类灵长动物盖髓治疗的初步研究中显示，亲水性树脂和树脂改性玻璃离子水门汀效果良好[71,315-317]。但是，这些材料在人类受试者的转化研究中并没有显示出相似的生物相容性，或一致的修复性钙化桥形成[2,90,131,153,166,235]。树脂基材料用于人类牙齿中的研究表明，当材料直接放置在牙髓上或靠近牙髓组织时，会出现不良组织学反应[2,95,143,236,274]。这些研究的组织学切片证实存在炎症细胞浸润，与牙髓细胞毒性、牙髓界面亚临床粘接失败及生物相容性差的表现一致[2,90,236,258,274,299]。

研究数据表明，常见的牙本质粘接化合物双甲基丙烯酸三甘醇酯（triethylene glycol dimethacrylate，TEGDMA），直接接触牙髓组织后，随着浓度的增加，凋亡和坏死细胞的数量会有不同程度的增加[305]。此外，即使低水平的TEGDMA，也会降低碱性磷酸酶的活性、减少钙沉积，从而抑制牙髓细胞矿化和钙化桥形成[127]。另外，当粘接树脂与添加剂或生长因子结合时，如羟磷灰石粉末、牙基质蛋白衍生的合成肽、氯化钙（CaCl₂）、磷酸钙和抗菌剂、甲基丙烯酰氧十二烷基溴吡啶（methacryloyloxydodecylpyridinium bromide，MDPB），也显示出一定的应用前景[76,183,312]。显然，过去用于直接盖髓的粘接剂不能为牙髓愈合和硬组织形成创造有利环境[299]。然而，当亲水性树脂和树脂改性玻璃离子水门汀与永久性修复体中的光固化复合材料结合，直接放置在如MTA这样的盖髓剂上，可提供极好的密封效果[20,101,249]。

三氧化矿物聚合物（MTA）

20世纪90年代中期，Torabinejad等将MTA用作盖髓剂[113]。目前，有关活髓保存治疗方面，大部分初步试验和临床资料是基于专利材料ProRoot MTA（Tulsa/Dentsply，Tulsa，OK）。该水门汀由含有各种氧化物的水硬硅酸钙粉组成，包括氧化钙、氧化铁、氧化硅、氧化钠、氧化钾、氧化镁和氧化铝[51]。此材料具有良好的理化性质，通过募集并激活硬组织形成细胞，促进基质形成和矿化，进一步刺激修复性牙本质生成[260]。牙髓-牙本质复合体创面的修复，由可溶性细胞因子和生长因子介导，这些因子隐藏在细胞外基质中，MTA通过螯合牙本质基质中的细胞因子和生长因子，刺激形成修复性硬组织[190-191,327,340]。氢氧化钙和硅酸钙水化物是混合MTA水化过程中形成的主要副产物，有助于维持碱性pH[50,117]。水化硅酸盐水门汀的凝固特性不受组织液或血液的影响[329]。

在凝固过程中，逐渐释放的钙离子通过促进信号分子的释放，促进形成修复屏障，这些信号分子包括血管内皮生长因子（vascular endothelial growth factor，VEGF）、巨噬细胞集落刺激因子（macrophage colony-stimulating factor，MCSF）、TGF-β、白介素-1β（interleukins-1β，IL-1β）及白介素-1α（interleukins-1α，IL-1α）[214,267]。与氢氧化钙类制剂相比，MTA对牙本质的边缘适应性更强；在牙本质表面矿化成核过程中，MTA形成了一个粘接界面层，当用X射线衍射、X射线能量谱分析和扫描电镜（scanning electron microscopy，SEM）检查时，此粘接界面层在组成上与羟基磷灰石相似[260,283,330]。

如果牙髓受损，只有在炎症反应开始后，创口愈合和修复过程才能进行[130,205]。与氢氧化钙相似，MTA通过释放钙离子，营造碱性环境，诱导炎症级联反应，引起组织坏死。在啮齿类动物模型中，MTA和氢氧化钙均能刺激并增加Höehl细胞有丝分裂指数[82-83]。MTA激活祖细胞从牙髓中心向损伤部位迁移，促进其增殖并分化为成牙本质细胞样细胞，且不诱导牙髓细胞凋亡[260]。MTA还能在体外刺激产生信使核糖核酸（messenger ribonucleic acid，mRNA），增加矿化基质基因和细胞标记物蛋白表达，这些蛋白对基质形成后的矿化很重要[260]。

研究表明，对于体外培养的人类牙髓基质细胞，灰色MTA有助于其增殖和存活[267]。固化MTA的生物相容性可上调转录因子、血管生成因子和基因产物（如牙本质唾液蛋白、骨钙蛋白、碱性磷酸酶等）的表达[266]。在使祖细胞分化为成牙本质细胞样细胞的过程中，成牙本质细胞信号蛋白起至关重要的作用，负责修复和硬组织沉积[266-267]。MTA盖髓后，在修复硬组织形成过程中，暴露位点纤维牙本质基质之间可观察到唾液蛋白和骨桥蛋白[194]。

牙髓细胞在信号分子［如TGF-β，血红素氧化酶-1，骨形成蛋白（bone morphogenetic proteins）BMP-2、BMP-4、BMP-7］的刺激下，分化为成牙本质细胞系[141]。MTA最有可能是上调成纤维细胞分泌BMP-2、TGF-β1，从而刺激并促进矿化和硬组织再生[84,141-142,149,291,313,357]。MTA可诱导产生时间依赖性促炎环境，并通过上调细胞因子促进伤口组织再生[275]。免疫组化分析显示，在MTA的刺激下细胞因子［包括髓过氧物酶、诱导型一氧化氮合酶、血管内皮生长因子（VEGF）、细胞核转录因子B（nuclear factor-kappa B，NF-κB）、激活蛋白-1、环氧化

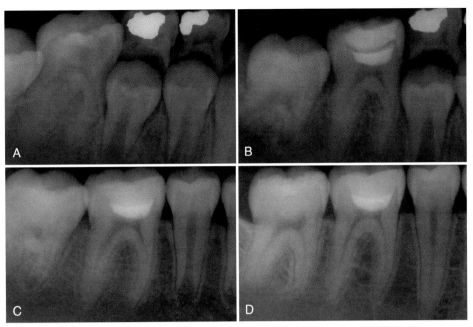

图23-4 患者9岁，46有症状。A，术前片，冷测引起短暂不适。B，治疗过程中NaClO止血、MTA盖髓0.5~1mm、表面覆盖湿棉球，Photocore®暂封，术后拍片。C，术后1年复查X线片，患牙冷测检查反应正常。D，术后8年复查X线片，患者无症状，牙髓活力测试反应正常。（由Dr. George Bogen提供）

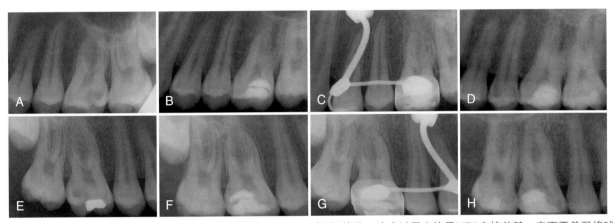

图23-5 A、E，患者12岁，16、26远中深龋的X线片。B、F，术后X线片，治疗过程中使用MTA直接盖髓，表面覆盖湿棉球，Photocore®暂封。C、G，术后1年复查X线片，患者正在进行正畸治疗。D、H，术后7.5年复查X线片。图D中见25龋坏（建议患者治疗）。患者无症状，两颗磨牙在术后1年和7.5年两次复查时冷测反应均正常。（由Dr. George Bogen提供）

酶-2]表达增加。在MTA-牙本质界面上，细胞因子上调，通过在胶原纤维上生成磷灰石样晶体簇，诱导生物矿化。MTA不影响活性氧产生，因此有利于细胞存活。目前，也证实MTA可提高IL-1β、IL-6和IL-8的分泌[49,57,66]。然而，MTA对牙髓细胞有抑制作用，可能与铝离子的释放有关[231]。研究数据表明，MTA促进形成生物相容性好、无细胞毒性、有抗菌性及良好表面形态的环境，有利于修复性钙化桥的形成。在机械暴露的健康和部分炎症牙髓中，MTA刺激牙本质基质成分释放，这些基质是硬组织修复和再生所必需的（图23-4~图23-6）[6,113,142,230,247,276,326]。

硅酸钙基水门汀（CSCs）

自MTA引入以来，已研发出多种新型生物活性硅酸钙基水门汀（CSCs）或生物陶瓷材料[85,128,198]。初步研究表明，CSCs其理化性质和生物诱导性与MTA相当，表明这些材料在活髓保存治疗中有良好的应用前景[42,98]。这些三钙基材料包括Bio-Aggregate（Innovative Bioceramix，Vancouver，British Columbia）、Biodentine（Septodont，Cambridge，Ontario，Canada）、MTA-angelus、MTA Bio和MTA Branco（MTA-angelus，Londrina PR，Brazil）[133,202]。其他制剂包括Endocem MTA（Maruchi，Wonju-si，Gangwon-do，South Korea）

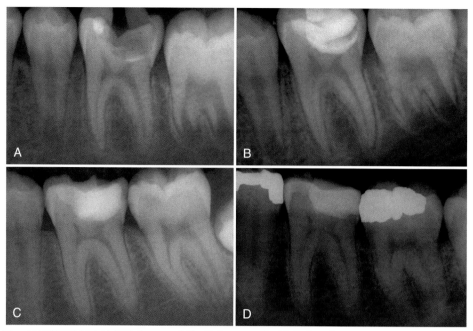

图23-6　患者11岁，左下磨牙进行直接盖髓术。A，术前X线片，显示临时修复体脱落后的深大龋坏。B，术后X线片，治疗过程中使用MTA盖髓，然后放置湿棉球，表面放置无粘接性的Photocore®临时修复材料，厚度≥2mm。C，术后4年复查X线片，使用干冰对患牙进行冷测检查，反应正常。D，术后13年复查X线片，显示典型的根尖结构，而且根尖孔闭合。冷测反应正常，患者无自觉症状。（由Dr. George Bogen提供）

和Endosequence牙根修复材料（Brasseler USA，Savannah，GA）。其他化合物目前正在进行临床研究，以确定其安全性和有效性[16,242]。

MTA、新型CSCs和波特兰水门汀（Portland cement）的主要成分为硅酸三钙和硅酸二钙。水化硅酸三钙即刻水合作用增强后，通过上调转录因子，促进修复性屏障形成。然而，这些新型生物陶瓷材料用于直接盖髓术和牙髓切断术的研究数据很有限。

BioAggregate是一种具有生物诱导性的三钙水门汀，可通过增加骨钙素、Ⅰ型胶原和骨桥蛋白基因表达来诱导成骨细胞矿化[363]。水门汀经过水合作用后，形成水化硅酸钙和氢氧化钙，表现为高浓度的二氧化硅和磷酸钙[136]。这一特性与活髓保存治疗中，促进硬组织形成的原理是一致的。X射线衍射研究表明，此材料的组成类似于MTA，但BioAggregate含有钽，而不是氧化铋，而具有射线不透性[268]。与MTA相比，BioAggregate显示出优越的生物相容性，可诱导牙周膜细胞和牙龈成纤维细胞分化[356]。在体外实验中，与等量人牙本质粉末化合时，MTA和BioAggregate的混合物，不管是新鲜的还是凝固的，都对粪肠球菌有抗菌效果[366]。与MTA相比，该材料在酸性环境下具有更强的抗脱落性，且在作为充填材料时具有更高的抗折性[150,336]。

Biodentine是一种硅酸三钙基水门汀，它也具有卓越的生物活性，可用于直接和间接盖髓。该水门汀凝固时间很短，只有10分钟，并且用艾姆斯诱变实验（Ames mutagenicity test）检测发现，不会产生基因毒性或细胞毒性。因此认为这是一种生物相容性良好的牙本质替代材料，作为衬洞材料，可用于各种修复性材料的髓方，而且它不会影响人牙髓成纤维细胞分化[198]。SEM分析表明，Biodentine的封闭能力与MTA相似；Biodentine在牙本质界面形成磷灰石样针状晶体[91]。该材料还可诱导成牙本质细胞样细胞分化，刺激生物矿化，用作盖髓材料时促进硬组织形成[293,365]。

另一种可能用于活髓保存治疗的材料是MTA-Angelus，它的基本配方是25%的氧化铋和75%的波特兰水门汀。该化合物不含硫酸钙，凝固时间是10分钟，更适用于一步法盖髓术或牙髓切断术（图23-7）[42]。氧化铋的变化和铁的存在是MTA-Angelus的化学组成特点，水化形成的晶体结构类似于灰色和白色的ProRoot MTA[302]。MTA-Angelus和ProRoot MTA作为盖髓剂，在完整、无龋的人类牙齿中已经进行对比实验[5]。然后将实验牙齿拔除后，进行组织形态学检查发现，这两种材料对炎症和硬组织形成作用相似[5,193]。与ProRoot MTA相比，MTA-Angelus还具有抗真菌性和较低的抗

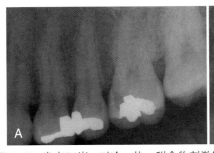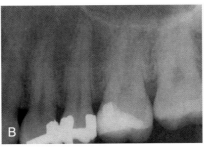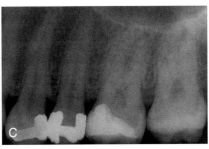

图23-7 患者34岁，对冷、热、甜食物刺激敏感。A，26术前X线片显示近中龋坏，咬合面见银汞合金修复体。B，术后X线片，治疗过程中，去腐后发现有1.5mm的露髓孔，"快速固化"的MTA直接盖髓，复合树脂充填修复。局部麻药失效后1小时内，患牙有症状，后缓解。C，术后2年复查X线片，冷测反应正常。（由Dr. George Bogen提供）

压强度[29,180]。

Endosequence牙根修复材料具有低细胞毒性、抗粪肠球菌活性，是一种极具潜力的盖髓材料[80,370]。另外一种材料高钙混合物（calcium-enriched mixture，CEM）水门汀，在活髓保存治疗研究中也表现出优异的物理和生物特性[17-19,256]。

新一代CSCs用作活髓保存治疗制剂前景广阔，目前的研究支持这些材料的应用潜力。

MTA在活髓保存治疗中的应用

MTA直接盖髓术

因龋露髓的患牙，用MTA进行直接盖髓，此类前瞻性对照研究有限。总的来说，在病例选择、治疗策略和临床方案方面，大多数研究结果都不一致[232]。去腐、止血剂应用、单次或两次序列治疗、选择或放置覆盖材料这些方面都缺乏标准指南，也会影响后续结果。

在一项由攻读博士学位的口腔医学生完成的队列研究明确显示：由于治疗技术和方案不同，会导致直接盖髓术治疗效果令研究者不满意[229]。51颗因龋露髓的患牙，MTA直接盖髓后，进行为期12~27个月影像学和临床评估。Kaplan-Meier分析显示：1年总体成功率仅为67.7%，2年总体成功率仅为56.2%。预后差可归因于对治疗方案缺乏严格控制，包括去腐是否干净，止血剂选择的品类不同，是否使用适当的放大、照明技术，以及MTA覆盖的厚度和面积是否足够。此研究结论为牙髓暴露后的出血量并不是临床预后的决定因素，这一点与其他研究结果截然不同[63,215]。

其他几项当代研究结果表明直接盖髓后可保存牙髓活力[4,6,204,222]，这些结果更引人注目。对30颗根尖孔未闭合的恒牙进行研究，结果显示：使用MTA直接盖髓后，用IRM临时修复[109]。2周后，确认牙髓活力，更换为永久复合修复体。在这些因龋露髓的未发育完成恒牙中，2年复查时成功率为93%。

另一项观察性研究中，对因龋露髓的发育完全和不完全恒牙，使用MTA两步法直接盖髓术，并分析其效果[40]。对年龄在7~45岁患者的49颗患牙进行观察，观察时间1~9年，平均3.94年。该研究操作方案严格，使用口腔专用显微镜辅助去除染色龋损，用5.25%~6%的NaClO止血，露髓孔及周围牙本质上放置一厚层MTA，复诊时，确定MTA凝固后使用粘接剂及永久修复体修复，以弥补ProRoot MTA延迟凝固的特性。通过对临床症状、冷测检查、影像学评价，97.96%的患牙预后良好。15例根尖孔未闭合的患者均表现出牙根继续发育，6~10年后根尖孔闭合；5例牙髓暴露范围较大或多次暴露的患者出现牙髓钙化（图23-8）。

在这项研究中，MTA直接盖髓治疗提高牙髓存活率的结果，可归因于现有治疗方案改进及盖髓材料改良。去龋过程、放大系统、NaClO止血、MTA选择和粘接技术的进展，使活髓保存治疗的疗效超越了公认的传统方法（图23-9和图23-10）。

与氢氧化钙产品相比，MTA独特的理化性质为促进牙髓修复和钙化桥形成提供了优越的环境[162a,204,222,224a,247]。MTA是一种吸湿水门汀，可在血液和血清中凝固的，与牙本质形成无缝隙界面，营造持续碱性pH环境；此外，凝固后的水门汀表面形态与当前粘接系统的粘接效果可预测。在固化过程中，MTA通过逐渐释放钙离子，来激活硬组织形成所必需的生长因子[190]。微小直径颗粒和碱性pH有助于在牙本质-MTA界面包埋残留的致龋菌，阻止细菌入侵及龋病进展，并阻止病损累及牙髓[250,359a]。

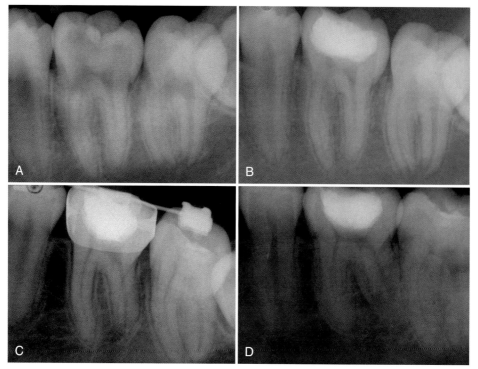

图23-8　患者11岁，36咬合面深龋。虽然患者自诉有夜间痛，但是检查发现冷测反应正常。A，术前X线片。B，术后X线片，治疗过程中去腐后发现有两个露髓孔，直径分别为1.5mm及2mm，使用MTA直接盖髓，第二次复诊时复合树脂充填。C，术后3年复查X线片，患者正在进行正畸治疗。D，术后9.5年复查X线片，根尖周未见病变，直接盖髓处有钙化桥形成。使用干冰冷测，患牙牙髓活力正常。（由Dr. George Bogen提供）

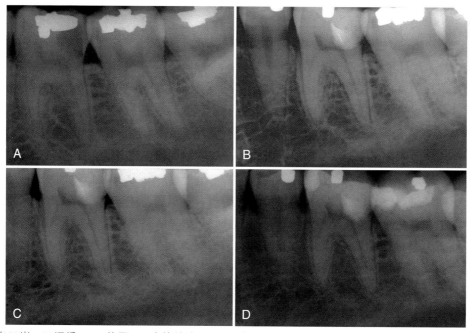

图23-9　A，患者29岁，36深龋。B，使用MTA直接盖髓，MTA固化后，第二次复诊时使用永久充填体修复。C，术后1年复查X线片。D，术后7年复查X线片，根尖周未见病变。两次复查中，患牙冷测反应均正常。（由Dr. George Bogen提供）

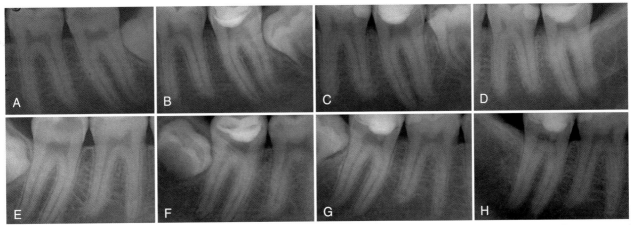

图23-10　A、E，患者22岁，37、47远中深龋。B、F，术后X线片，治疗过程中使用MTA直接盖髓，表面覆盖湿棉球，Photocore® 暂封。C、G，术后2年复查X线片。D、H，术后10年复查X线片。在2年和10年复查时，两颗患牙冷测反应均正常。第三磨牙已经拔除。（由Dr. George Bogen提供）

MTA牙髓切断术

切除少量还是大量冠髓，取决于对牙髓组织的直视检查结果，以及去腐或外伤露髓后牙髓的止血能力（部分或浅髓切断术）。对于磨牙或一些前磨牙来说，冠髓可以完全切除至髓底或牙颈部（牙髓切断术）[118,122]。AAPD指南指出"无根髓病变症状的大面积龋坏，在去腐过程中因龋或机械损伤露髓时，可进行牙髓切断术"[13]。如果去除病变牙髓组织后，剩余牙髓直接暴露于NaClO 10分钟后出血仍无法控制，最好将髓底以上的冠髓完全清除。

在鉴别可复性牙髓炎和不可复性牙髓炎方面，NaClO是一种很好的诊断工具，有助于确定进行部分牙髓切断术、全部牙髓切断术还是牙髓摘除术。对根尖孔未闭合的年轻恒牙至关重要，在这种情况下，去除被微生物感染的组织，可逆转症状并稳定炎症组织[64,100]。研究表明，牙髓暴露后，牙髓组织的增殖反应可从损伤部位深入数毫米[77]。在外伤或龋坏露髓时，切除1～3mm的伤口周围牙髓组织，以露出深部健康牙髓组织，以确保保存活髓（图23-11）。

已证明采用部分牙髓切断术的方法，治疗未发育完成而露髓的恒牙时，如果选择病例恰当，使用氢氧化钙产品是一种可靠的治疗方案[27,121,213,220,256,272,332]。但是，MTA将恒牙牙髓切断术成功率提高至93%～100%[28,272,352]。此外，在乳磨牙上，使用MTA完成牙髓切断术时，不会出现如内吸收等病理性并发症，使用氢氧化钙、甲醛甲酚和硫酸铁等直接盖髓剂时[97]，这种并发症比较常见。

有活根髓组织的年轻恒牙，尽量避免使用牙髓摘除术，以保护剩余的根髓组织，从而促进牙根的继续发育和根尖组织生成[112,287,303]。随着MTA的引入，可以通过使用再生、血管重建及根尖发育等方法，实现可预测的根尖孔闭合，牙根发育完成（图23-12）[39,41,110,129,169,244,322,353]。对于失髓牙持续生长过程中，产生的硬组织类型和质量仍存争议，目前针对未发育完成恒牙的治疗方案是：通过增加牙根管壁厚度和牙根长度来增强牙根的抗折强度[177,211]。

对于发育完成的恒磨牙，如果有不可复性牙髓炎，可采用全部牙髓切断术，这是一种既治疗了有症状的患牙，又保留活髓组织的新方法[17]。目前，一项临床随机对照实验比较了MTA和CEM两种材料在冠髓切断术中的疗效；对比分析了用于不可复性牙髓炎治疗后，术后疼痛、影像学表现和临床效果[18]。对413颗进行牙髓切断术的患牙随访1年，研究发现MTA和CEM的临床成功率分别为98%和97%。同样的，影像学成功率分别为95%和92%。大多数患者术后7天疼痛强度明显降低。此种不可复性牙髓炎的保守治疗方法，适合医疗条件简陋地区。

活髓保存治疗技术

诊断

基于患牙症状和临床表现，评估牙髓活力，进行鉴别诊断。但是，在年轻患者中，治疗开始前准确诊断牙髓状况更具挑战性[304]。未发育完成的患牙，因为临床测试和患者的感受不能准确反应患牙牙髓的组织病理学状况，诊断可复性或不可复性牙髓炎更加复杂[52]。

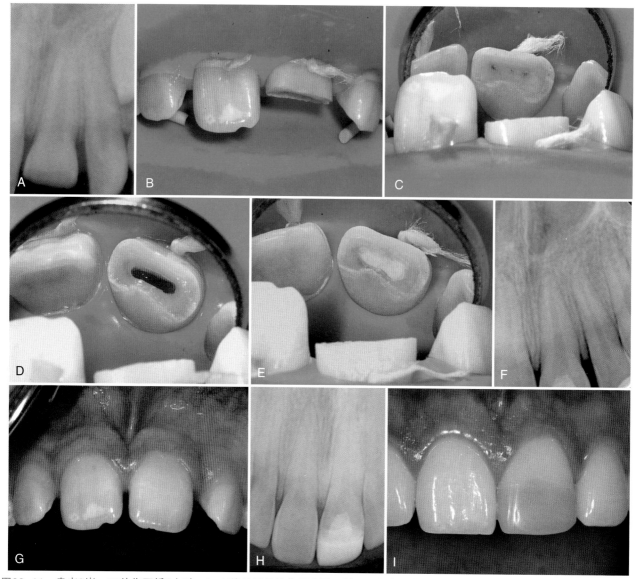

图23-11　患者8岁，21外伤冠折2小时。A，X线片显示外伤牙水平冠折且牙根未发育完成。B、C，橡皮障隔离患牙，有3个位点牙髓暴露，患牙情况复杂。D，部分牙髓切断术后的切面观。E，止血并使用MTA盖髓后的切面观。F，术后5年复查X线片，与术前片对比，发现患牙根尖继续发育，且无根尖病变。G，将冠折片粘接后的临床照片。H，术后7年复查，冠折片丢失，使用复合树脂直接粘接修复，患牙冷测正常，X线片示根尖区无病变。I，临床照片显示复合树脂修复1年后，有轻微变色。（由Dr. Katharina Bücher、Dr. Jan Kühnisch提供，Munich，Germany）

但在此类患牙中，治疗的最终目标为努力保存牙髓并促进根尖继续发育[38-39]。基于症状、体征以及临床检查，诊断为不可复性牙髓炎的患牙，也可进行活髓保存治疗。对于外伤或深龋露髓的患牙，无论选择直接盖髓术、部分冠髓切断术还是全部冠髓切断术，都需要保留根髓和根尖乳头的活性，让牙根继续发育直至根尖孔闭合[121-122,140,292]。

必须对所累及患牙拍摄高质量、可用于诊断的口内X线片，以准确评估牙根发育程度、根周或根分叉变化，以及与之相关的牙周膜和支撑骨的情况[219]。在年轻恒牙上，牙根发育阶段直接影响诊断和治疗方案的选择[53]。大多数未发育完成的牙根，颊舌面宽度大于近远中面，很难通过X线片确定根尖孔闭合程度[53,187]。如果患牙X线片检查显示深龋，但热（冷）测反应正常，应该避免进行侵入性治疗（如牙髓摘除术）（图23-1）。

确定治疗方案之前，临床医生应仔细斟酌所有有效信息，包括主诉、用药史、影像学表现、临床评估和牙髓活力（冷）测试，并记录牙周探查情况、患牙松动度及是否存在局部肿胀或窦道。应用影像学检查（包括咬合翼片和根尖片），来评估根尖周和根分叉病变情况、内外吸收病损以及由外伤或既往修复引起

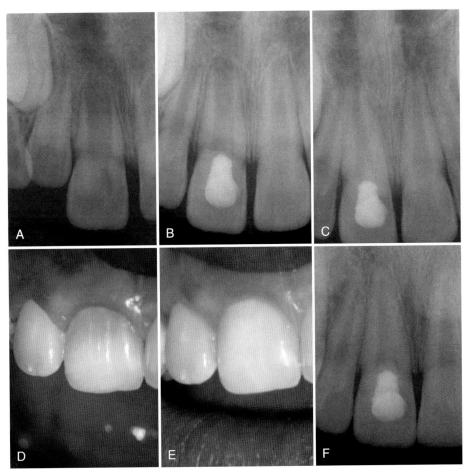

图23-12 患者8岁，外伤后牙髓暴露。A，术前X线片，11外伤露髓，根尖孔未闭合。B，术后6个月X线片，高速金刚砂车针切断牙髓，生理盐水冲洗，白色MTA直接盖髓，复合树脂直接粘接修复。C，术后2年复查X线片，显示根尖发育完成。D，术后4年复查，牙冠变色。E，去除MTA，确认修复性钙化桥形成，先在修复性钙化桥上覆盖一层薄薄的磷酸盐水门汀，然后过硼酸钠内漂白6天。F，去除MTA并用复合树脂直接粘接修复后4年复查，拍X线片，显示修复性钙化桥增厚，根尖孔完全闭合。患牙无症状，所有回访冷测反应均正常。（由Dr. Michael Hülsmann提供，Göttingen，Germany）

的牙髓钙化。

进行临床和影像学评估后，再回顾患者的主观症状，确定排除无症状性不可复牙髓病。深龋患牙通常对冷、热、酸、甜食物敏感，而冷测可能引起持续1~2秒的短暂反应。这可能不是牙髓不可逆性损伤的明确指标。即使经验丰富的临床医生，借助现代检测方法，确定牙髓状况也有一定难度，因为对儿童患牙进行叩诊和触诊，患者可能有过度反应[123,181,350]。临床证据表明，用干冰对患牙进行冷测，比电活力测试更能准确判断未发育完全恒牙的牙髓状态[53]。然而，如果患牙有叩痛，应考虑诊断为不可复性牙髓炎或牙髓坏死。

最近的临床研究表明，诊断为有症状的不可复性牙髓炎和急性根尖周炎的患牙，也可进行盖髓术或牙髓切断术，因为研究证实，MTA或其他CSCs可以逆转牙髓炎症[64,100]。临床上，可复性和不可复性牙髓炎的

区别通常是疼痛持续的时间和强度不同[122]。长期无诱因的自发痛或影响睡眠的夜间痛，通常由不可复性牙髓炎或急性根尖周脓肿引起的[350]。

在鉴别诊断中，另一个应该考虑的重要因素是外伤导致患牙移位，其在影像学上可以表现为一过性的根尖撕裂，类似于根尖周炎的放射影像[15]。脱位患牙可能变色，在恢复正常颜色和牙髓活力之前，可能长达4个月冷测均无反应。此外，生物或药代动力学免疫抑制患者，由于相关的修复机制功能异常，可能对常规治疗无反应[208,343]。大多数临床研究明确显示，随着患者年龄的增加，活髓保存治疗的成功率会降低。虽然牙髓老化会减少髓腔体积、降低血管密度、使宿主免疫反应迟钝，但功能修复机制仍然存在，老年患者仍可获得良好的治疗效果（图23-13）[1,234]。

最初，患牙露髓后可通过其可视化外观及止血状况诊断牙髓。如果没有出血，此区域组织最有可能

已经坏死，必须用高速旋转车针将其去除，直到组织明显出血（图23-14）。NaClO止血后，可将大量MTA直接放置于正常牙髓组织上。牙髓组织直接接触3%～6%NaClO，如果10分钟后，出血仍然无法控制，则牙髓可能为不可复性病变，建议进行全部冠髓切断术或牙髓摘除术。

虽然露髓孔大小对最终结果没有显著影响，一些临床医生仍错误地认为，暴露量大预后差[215]。在X线

片上，髓腔尺寸较实际小[58-60]。牙髓暴露的比例也可能被高估，这可影响治疗计划，导致临床医生放弃更保守的活髓保存治疗方法[135]。牙髓体积也可因种族和性别而异[59,296,345]。

有外伤史、修复治疗史或牙髓钙化的患牙，其预后较原发性龋齿差。在明确选择活髓保存治疗方法时，剩余牙体结构和未来的修复计划也是重要的考量因素。对于龋易感或牙体结构大量缺失的患者，

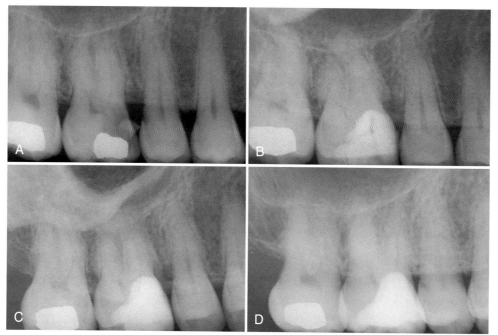

图23-13 患者51岁，16深龋，但无症状。A，术前X线片，显示近中深大龋坏，咬合面银汞合金充填体。B，术后X线片，治疗过程中去腐后露髓，露髓孔1.5mm，NaClO止血，MTA直接盖髓，放置湿棉球，Photocore®暂封。C，盖髓后1周复查X线片，复合树脂直接粘接修复。患牙无症状，冷测反应阳性。D，术后1年复查X线片，冷测反应正常。（由Dr. George Bogen提供）

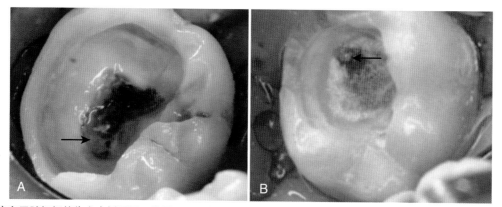

图23-14 病变牙髓组织的临床病例展示，使用NaClO止血后的情况。A，患者13岁，46露髓的临床照片，全部冠髓切断术中，将坏死的牙髓组织（箭头所示）切除，见剩余的正常牙髓组织。B，患者7岁，46去腐时露髓，用龋蚀检知染色剂染色，可见部分坏死、没有出血的牙髓组织（箭头所示）。这颗牙后来进行MTA部分牙髓切断术，并使用永久修复材料修复。（由Dr. George Bogen提供）

需要完全覆盖牙冠，建议采用牙髓切断术而非盖髓术[43,52,324]。

去腐

去除龋坏组织的主要目的是：识别并彻底清除感染组织，保留健康牙体组织，保护牙髓活力。借助龋蚀检知染料及光学放大设备，可增强去腐效果，但有研究表明，染料导致过度去腐，甚至去除正常牙体组织[24,218,359]。

传统上，通过手持器械和慢速手机，将主观认为是龋损的组织去除。该过程使用探针和触诊来区分软、硬牙本质，以区分感染和未感染牙体组织。然而，这种方法有缺点，因为临床医生可能会在釉牙本质界处留下龋坏组织，并去除过多可再矿化的牙本质，即在封闭良好的充填体下方可以再矿化[124]。此外，研究还发现，不同操作人员和同一操作人员在不同的时间段内，清除龋坏组织的能力不同[124,125]。

研究人员在20世纪70年代早期用SEM辨别了两层不同的牙本质龋[125]。由于革兰阳性菌释放的主要副产物是乳酸，患牙呈现明显不同的两层牙本质龋。在釉牙本质界下方，龋坏表层被酸性细菌副产物溶解，表现为脱矿羟基磷灰石晶体；这层以游离及变性胶原蛋白为特点，微生物蛋白水解酶使其变性[271]。悬浮在丙二醇中的品红染料通过选择性染色，识别出坏死感染层，客观去除坏死层，保留可再矿化的近髓牙本质层。研究表明染色和未染色牙本质中，总菌落单位有着显著差异[364]。

近髓的第二层脱矿龋坏层，其羟基磷灰石晶体已有降解，但还具有完整的分子间交联胶原，这些胶原未受致龋菌产生的酸的影响，也不能被龋蚀检知染色剂染色[125-126,285]。如果在去腐过程中可以识别并保护第二层脱矿层，那么龋损区下的牙髓组织和成牙本质细胞受到的创伤较少，有助于保护剩余牙髓组织[245,280]。第二层近髓脱矿牙本质层与粘接复合修复体结合，具有更强的再矿化能力，以防止细菌微渗漏[233,245]。

经原子力显微镜和横向数字显微影像分析，进一步将这两层龋坏组织划分为4个区（粉色、浅粉、透明和正常区）[271]。与之前的研究结果一致，这4个区强化了一个概念，即随着脱矿水平的增加，管周牙本质含量和机械性能降低[271]。

在试图保存可再矿化的牙本质，并尽量减少损伤牙髓的过程中，可认为龋蚀检知染色剂是对去腐有价值的工具[87,168,173]。对人类、犬和非人类灵长动物模型的研究表明，受龋齿影响的牙本质中存在这种再生特性[178,184,233,319-320]。有研究质疑用龋蚀检知染色剂辅助下去腐的效果，这些研究认为并非所有可染色的牙本质都能被归类为感染牙本质，没有染色也不能排除可能存在残留的致龋菌[185,271]。然而，染色后，在放大设备下，操作者能够直接观察被感染的牙本质，特别是在可能出现遗留感染牙本质的釉牙本质界，此感染可能影响活髓保存的治疗效果[185,358]。虽然，这是一种折中的方法，但在临床上，与遗留感染的活跃龋相比，无意间过度去除少量可保留的牙本质更可取。

止血剂

目前，推荐使用一系列止血剂和止血方法来控制暴露牙髓的出血。包括：各种浓度的NaClO、2%氯己定、MTAD（Dentsply Tulsa Dental specialty，Tulsa，OK）、30%过氧化氢（Superoxol）、硫酸铁和消毒剂，如Tubulicid（Global Dental Products，North Bellmore，York）；肾上腺素；浸泡过无菌水或盐水的棉球直接加压；激光止血[8]。目前认为1.5%～6%的次氯酸钠是最有效、最安全、最经济的止血溶液，适用于盖髓术、部分或全部冠髓切断术[145,351]。NaClO在第一次世界大战期间首次被用作伤口的抗菌剂，称为Dakin's溶液，20世纪50年代后期，NaClO成为口腔医学中直接露髓有价值的止血剂[144,163,310]。抗菌液能够止血，并且可对牙髓-牙本质界面消毒，通过化学方法溶解血凝块和纤维蛋白、清除生物膜和牙本质碎片，并清除机械露髓点受损细胞[27,97,144,212]。1.5%～6%的溶液与牙髓组织直接接触时，不会对牙髓细胞聚集、分化和硬组织沉积产生不利影响[92]。较低浓度（0.5%）的次氯酸钠用于止血时也有很好的效果[337]。

龋坏露髓时，止血情况是活髓保存治疗成功的最关键因素。一项创新性研究证实了这一点，该研究检测了龋坏露髓后用硬质氢氧化钙直接盖髓的治疗效果[215]。研究中用染色剂辅助去腐，10%的NaClO止血。术后2年的成功率为81.8%。通过对关键因素的统计分析发现，术前热测反应、叩诊敏感性、露髓孔直径、患者年龄、患牙类型和位置对预后无显著影响。暴露时的出血程度及控制情况是评估预后的最关键因素。止血后，用MTA作盖髓剂，如果没有微生物入侵，牙髓修复和修复性牙本质形成可以正常进行[63,179]。

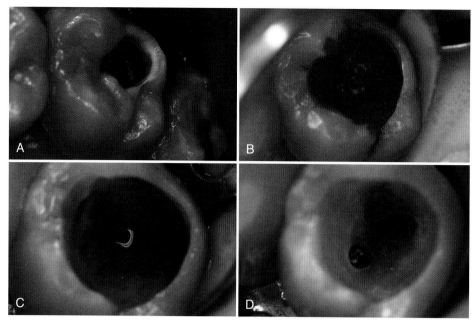

图23-15　患者20岁，16龋坏严重，患牙无症状。A，颊殆面深大龋坏。B，去腐后，使用龋蚀检知染色剂对牙本质进行染色。C，龋洞殆面观，暴露的牙髓使用6%NaClO止血。D，去腐且NaClO止血后，可见2个较大的露髓孔（直径分别是2mm和2.4mm）。注：出血停止，未见坏死组织。（由Dr. George Bogen提供）

　　NaClO不仅是有效的止血剂，也是非常有价值的诊断工具，可用于鉴别不可复性牙髓炎与可复性牙髓炎（图23-15）。在炎症过程中，当致龋菌侵及牙髓时，可检测到免疫球蛋白（如IgA、IgG、IgM）且炎症标记物浓度较高，包括弹性酶和前列腺素E$_2$[248]。这些介质有助于增加髓腔内压力，并在不可复性牙髓炎的发病机制中发挥关键作用[248,325]。

　　在NaClO作用下，如果暴露的牙髓5～10分钟内还不能止血，那么冠髓必定是不可复性牙髓炎，需要部分或完全切除冠髓，放置MTA前需充分止血（图23-16和图23-17）。NaClO显示出有效的止血和抗菌作用，且不会对牙髓修复、愈合和第三期牙本质形成产生不利影响[92]。在人类第三磨牙上，用2.5%的NaClO止血，CH及自酸蚀粘接系统封闭盖髓，分别在30天和60天检查牙髓组织学状况[102]。结果显示，使用NaClO后牙髓修复过程不受影响，而在盖髓材料的选择上，CH优于树脂基材料。目前，数据明确表明，在人类患牙上，使用1.25%～6%的NaClO溶液作为直接盖髓或牙髓切断术中的止血剂，是安全合适的[3,22,92,102,144,162,215,337,342,351]。

治疗过程中的注意事项

　　因龋导致的直接盖髓治疗中，一个重要且常被忽略的问题是，去腐后，靠近露髓点的牙本质小管中可能存在致龋菌。即使完全清除龋坏组织，并用NaClO消毒，这些微生物也对治疗有不利影响。然而，传统盖髓治疗方案指导临床医生仅在牙髓暴露部位放置盖髓剂，而不考虑周围邻近的牙本质。因此，建议将MTA或CSC放置于牙髓暴露位点及周围大部分牙本质上，以封闭残留的微生物[359a]。这一改善，对大面积龋坏或多次去腐后露髓的患牙，无论有无症状，均可提高患牙的治疗效果[39]。结合MTA或CSC的广泛应用，公认水门汀厚度≥1.5mm可增加中和细菌的可能性，并将微生物感染牙髓的可能性降至最低。

　　MTA进行一步法盖髓，盖髓剂选择缓慢凝固的CSCs，然后用RMGI水门汀封闭窝洞。这些水门汀是亲水性粘接剂，牙本质或MTA/CSC表面少量水分不会影响粘接效果[86]。未固化的RMGI水门汀初始pH约为1.5，没有聚合收缩应力，可用作自酸蚀粘接系统的预处理剂。虽然粘接强度只有同类树脂粘接体系的25%（约10MPa），但粘接性能可靠，不易解体[86]。RMGI水门汀直接放置于露髓孔处，用于盖髓时，其活性化学成分具有致炎性和毒性，但放置在剩余牙本质上，行间接盖髓术时，对活髓组织仅产生轻微炎症刺激[70,95,159,192]。

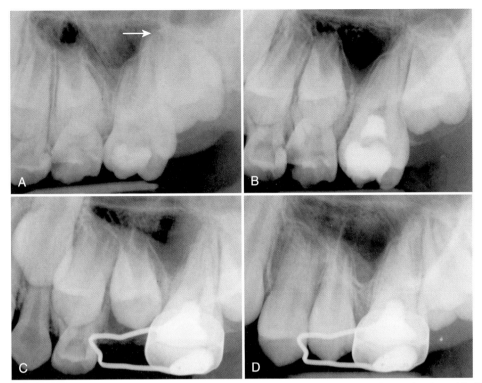

图23-16 患者7岁，26有症状。A，根尖片显示腭根根尖孔开放，冠部有临时修复体。B，去腐后露髓，行牙髓切断术，使用NaClO止血，MTA盖髓。C，术后1年X线片，根尖发育完成，有一个带环间隙保持器，患牙无症状。D，术后2年复查X线片，根尖区无病变，患牙修复体稳固，功能良好。（由Dr. George Bogen提供）

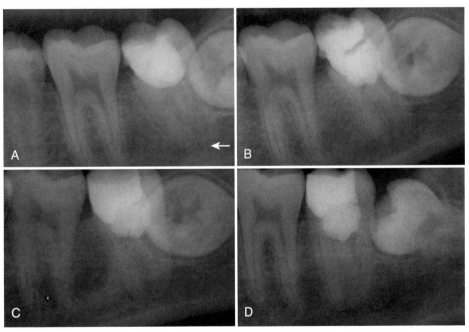

图23-17 患者12岁，曾进行过牙髓切断术，但患者对治疗不满意。A，最近用氧化锌丁香油（ZOE）对37完成牙髓切断术。X线片上可以看到35牙冠远中龋坏。37远中根尖孔未闭合（箭头所示）。B，术后X线片，治疗过程中，去除ZOE，MTA代替ZOE进行盖髓，Cavit®暂封，然后拍片如图所示。C，使用MTA盖髓后，复合树脂直接充填修复，拍术后X线片。D，术后4年X线片，远中根发育完成，根尖孔闭合。（由Dr. George Bogen提供）

RMGI水门汀具有较强的抗菌性能，目前研究表明，未固化MTA的已知理化性质不会对RMGI固化产生不利影响。但是，在一步法盖髓中，使用RMGI水门汀和大量未固化MTA，难点是RMGI与牙本质和湿MTA是否能充分粘接[26]。由于RMGI与未固化的MTA很容易分离，这样就造成预处理和树脂放置过程中容易形成气泡，而现代的粘接技术需要粘接界面排除空气，这样就给粘接造成困难。因此，如果可以，最好在RMGI/MTA/牙本质界面间上放置无粘接作用的银汞合金修复体[250]。为增强RMGI粘接性能而减少MTA的覆盖面积和厚度，可能会降低活髓保存治疗的效果，可以考虑使用两步法序列治疗或快速固化的CSCs。

治疗建议

两步法MTA盖髓术

1. 鉴别诊断后，确定牙髓为正常牙髓或可复性牙髓炎。患牙术前X线片无异常，并确定在不需冠延长术的情况下能够进行冠方修复。彻底局麻后，橡皮障隔离患牙，如果还有唾液微渗漏，将密封剂涂布在患牙周围，如Oraseal（Ultradent Products, South Jordan, Utah）或其他类似的产品。然后用NaClO或氯己定对临床冠进行消毒。强烈推荐使用光学放大照明系统，用高速金刚砂或碳化钨钢车针清除受损牙釉质，用挖匙清除软化牙本质碎屑。

2. 龋坏牙本质暴露并吹干后，用龋蚀检知染色剂染色10秒，然后使用两用气枪清洗并干燥。用挖匙或慢速#6-2碳化钨钢球钻去腐，直到最浅（浅粉色）或没有明显牙本质染色。再次清洗并干燥，龋蚀检知染色剂再次染色10秒。谨慎重复这个过程，直到没有或只有浅粉色（通常是5~7次）。

3. 如果去腐过程中发生露髓，放置含有3%~6% NaClO的湿润棉球20~60秒，控制出血。在暴露位点周围继续谨慎染色并去腐，直到染色最浅或无染色。修复性牙本质区域应保持完整。

4. 在去腐过程中露髓时，会发生一定程度出血。将3%~6% NaClO溶液直接与暴露牙髓接触1~10分钟，用或不用棉球均可。如果出血正常，且牙髓组织表现正常，无须切除牙髓。如果10分钟内不能有效止血，则诊断为不可复性牙髓炎；继而应开始更积极的治疗。如果牙髓暴露后出血不明显，则

需使用高速球钻去除坏死组织，直到有出血且暴露健康牙髓组织。坏死组织切除后，再用NaClO冲洗止血。在去腐过程中，如果整个轴壁或髓室顶完全去除，必须考虑牙髓切断术或牙髓摘除术（图23-18）。

5. 在使用MTA之前，牙本质应用清水轻轻冲洗干净并干燥，去除残余的NaClO。根据产品说明（3:1，MTA:H_2O），将材料混合至湿砂样稠度。用MTA传送枪或手动器械（挖匙或Glick）将混合物置于盖髓处。MTA应直接置于暴露的牙髓组织及周围牙本质上。如果混合物太湿，可以用小湿棉球或干MTA颗粒轻轻拍打。水门汀的厚度应>1.5mm。若不经意间将MTA压入髓腔，不会对治疗效果产生不利影响。对于最后的粘接修复体，为了使其提供有效封闭作用，应使用小（2mm）湿棉球或海绵刷沿MTA周围清理，留出1.5~2mm的牙釉质或牙本质粘接区域。

6. 将特制的扁平（1~2mm）湿棉球或纱布放置在MTA上，覆盖整个MTA界面。如果是邻𬌗面洞，并且轴壁露髓，需要放置两个湿棉球或纱布。如果决定当天完成修复治疗，可放置一个大的湿棉球；告知患者不要进食或咀嚼，因为这可能会破坏未固化的MTA。4小时后可进行粘接修复。

7. 放置MTA后，用湿的扁平棉球或纱布覆盖，使用耐磨且易去除的临时材料暂封。推荐使用Unbonded Photocore®（Kuraray America, Inc., New York, NY），因为此材料易操作，且有独特的聚合特性。如果龋坏范围太大，有薄壁弱尖，应保守去除咬合接触区的薄壁弱尖。除非指定使用银汞合金、IRM或氧化锌丁香油（zinc oxide eugenol, ZOE）（丁香酚基）修复材料，否则可考虑不用，这些材料可能会降低复合树脂的粘接强度，而且它们与粘接材料联合使用仍然存在争议[56a,269a]。

8. MTA放置1~10天后复诊，局部麻醉之前，应询问患者患牙敏感性、咀嚼舒适度及疼痛等。可用干冰或Hygienic Endo-Ice（Coltène/Whaledent, Cuyahoga Falls, Ohio）对患牙进行冷测检查，以确定牙髓是否有活力，彻底麻醉后，用橡皮障隔离患牙，水冷却下，用高速金刚砂或碳化钨钢钻头去除临时材料，取出棉球或纱布，并在放大和照明设备下，用挖匙或类似的手持器械取出嵌入的棉纤维。检查MTA确保其固化，按照复合树脂粘

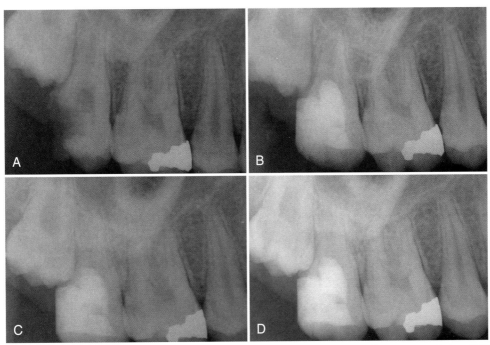

图23-18 患者14岁，17序列治疗的X线片，曾因严重龋坏建议拔除。A，术前X线片，18正在萌出，17牙合面有大面积龋坏，患牙无自觉症状，但冷测疼痛。B，术后X线片，治疗过程中，患牙去腐后，远中轴面露髓，使用MTA进行牙髓切断术，在湿MTA表面放置有流动性的树脂改性玻璃离子水门汀，然后复合树脂粘接修复。C，术后1年复查X线片。D，术后2年复查X线片，未见根尖病变。磨牙功能正常，无不适症状。（由Dr. George Bogen提供）

接材料的产品说明书进行冠方封闭。

9. 永久性粘接修复完成后，根据需要检查和调整咬合。6周后评估患牙的主观症状并进行冷测检查。如果初次复诊患牙情况良好，6个月、12个月时通过影像学、冷测检查和询问患者主观症状，重新评估患牙情况。后续建议每年或2年复查1次。

一步法盖髓术

MTA的制造商（ProRoot MTA，Dentsply Tulsa Dental Specialties）建议盖髓一次完成。在某些情况下，治疗牙根未发育完成的恒牙可能很困难，特别是年轻患者临床检查不能配合，自身行为不能遵从医嘱，需要在镇静下进行治疗。一步盖髓治疗时，MTA的制造商建议采用以下步骤：

1. 用橡皮障隔离患牙，使用高速手机，在持续水冷却下完成龋洞预备。

2. 如有龋坏，应用低速手机中的球钻或手持器械去腐。

3. 用2.6% ~ 5%的NaClO清洗龋洞和露髓点（可能是多点）。如果大量出血，用NaClO湿棉球进行止血。

4. 根据产品说明书调制ProRoot MTA。

5. 使用小球状输送器或类似设备，在露髓孔表面上覆盖少量ProRoot MTA。

6. 用干棉球去除多余的水分。

7. 根据产品说明书，使用少量的Dyract流动复合材料（Dentsply International，York，PA）（或等效的光固化树脂–玻璃离子衬洞）覆盖ProRoot MTA表面，并进行光固化。

8. 用34% ~ 37%磷酸凝胶酸蚀剩余的洞壁15秒，彻底冲洗干净。

9. 轻轻擦干洞壁，让牙本质保持湿润但没有多余的水分。应用Prime和Bond NT或等效粘接材料，根据其说明书进行使用。

10. 根据说明书使用TPH Spectrum（Dentsply Caulk，Milford，DE）复合材料或等效复合树脂，完成修复。

11. 复诊时，评估牙髓活力。每3 ~ 6个月或根据情况需要，进行影像学检查，评估牙髓活力和状态。

作者推荐以下改良方法：在放大和照明良好的器械辅助下去腐，借助龋蚀检知染色剂完成（步骤2）。将MTA放置在露髓孔时（步骤5），放置大量MTA，应该覆盖露髓孔周围牙本质，厚度至少1.5mm。采用快速固化的水硬性硅酸三钙材料，一次完成盖髓术和牙髓切断术。

永久修复

永久修复体的位置和质量，对长期维持牙髓活力至关重要，可能比实际的牙髓治疗更重要[11,114,157,221,227]。最终修复体的目的是，完善盖髓材料或牙髓切断材料的密封能力，进一步有效避免微生物入侵，保护牙髓。修复材料的选择、操作过程以及适当的修复方案都有助于减少修复体微渗漏的潜在风险。研究表明，与未充填空腔直接暴露在口腔环境中相比，修复体周围的微渗漏对活髓组织的损伤可能更大[284]。在发育完成或未完成的恒牙中，都应考虑一个重要因素：尽量保存剩余牙体组织，有助于长期保留患牙并维持其功能[69,93,167,301]。另外，将粘接修复材料作为最终修复体，可最大限度地保留牙体组织，从而为患牙牙髓提供更好的保护，使其修复潜力更强[124,143]。

随着口腔医学材料技术的进步，活髓保存治疗后的患牙，修复材料有更多选择。恒牙盖髓术或牙髓切除术后的永久修复材料包括复合树脂、有或没有粘接性的银汞合金、可覆盖牙尖材料。但是，越保守的修复治疗，牙髓存活率越高[124]。对于已经累及牙髓结缔组织的损伤，必须考虑活髓保存治疗，并尽量减少进一步损伤牙髓[1]。影响牙髓组织修复机制的因素包括患者年龄、制备窝洞的深度和大小、修复材料的选择[246]。

银汞合金仍是使用最广泛的修复材料，因为它易操作、耐磨性高、成本低。但是，它的缺点是对临床工作人员的健康有潜在的风险、美观性能差以及高弹性模量可能会增加牙尖折断或患牙劈裂的发生率[9,114]。对于牙根未发育完成的恒牙来说，这是一个主要问题，如果牙尖缺乏保护，需要进一步牙体预备后放置不锈钢牙冠[75,106,297,348,350]。树脂或RMGI衬洞材料与银汞合金结合，可提高封闭性，减少潜在微渗漏的可能性。尽管银汞合金修复体安全且疗效可预期，可作为长期修复体的选择，但新的复合材料和树脂粘接的发展，推动粘接技术不断改进，永久修复体可选择空间更大[115,263]。

全酸蚀和自酸蚀粘接系统可在牙釉质、牙本质、固化硅酸三钙水门汀之间产生较高的粘接强度[20,249]。采用40%磷酸选择性酸蚀牙釉质，然后采用两步法自酸蚀粘接系统，可获得当代材料所能产生最持久的粘接强度[56,253,341]。目前，粘接技术的进展，能在树脂混合层下形成一个耐酸区域，可增强正常牙本质对继发龋的抵抗能力。当单体渗透并聚合，形成这种增强层（称为"超级牙本质"），它具有制约（抑制）原发性和继发性龋的能力[252]。现代粘接剂是一个效果良好的产品，操作步骤简化，粘接强度有所提高，可辅助活髓保存治疗。但所有的粘接过程都必须严格遵循产品说明书，包括使用橡皮障[56]。

术后随访

治疗完成后，必须定期评估牙髓状态，以确保未发育完成患牙的牙髓活力正常、能够正常行使功能和根尖孔闭合良好。影像学检查和冷测检查能最准确地评估牙髓的健康状况，是衡量牙髓生存率的良好指标。回访可解决术后敏感、牙髓变性或坏死，及时进一步牙髓治疗（如牙髓摘除术、根管治疗）。影像学检查和临床检查也可以检测出患牙的新症状，包括继发的龋病、不良卫生习惯、修复失败、牙尖折断及其他潜在的不利因素。

与因牙髓治疗不成功而导致不可复性牙髓炎或发展为有症状根尖周炎的患者相比，无症状患者对回访的依从性较差。由于一些父母没有进行常规的预防保健，并且可能没有基本的口腔卫生保健常识，其孩子的回访依从性也无法保证[176,270]。传统上，回访周期是6个月，或基于常规口腔预防周期来定，但常规回访不足以准确评估患牙情况[228]。根据年轻患者的症状、需求、龋指数、牙周状态和颅面发育进行评估，制订个性化回访周期更可取[254,344]。

3个月回访时，对患牙存活能力进行初步诊断[215]。有研究表明，观察21～24个月后，可以确定牙髓存活的远期预后[215]。如果患者进行两步法MTA盖髓治疗方案，第二次就诊进行最终修复的时间间隔为5～10天是最有利于诊断的。此后，如果冷测检查显示牙髓活力正常，可以根据患者的依从性，在6周、6个月和12个月安排复诊[40]。

活髓保存治疗的首要目标是促进生理性根尖孔形成和牙根发育完成。影像学研究表明，对于未发育完成的恒牙，根尖孔闭合是保存牙髓活力的可靠标准（图23-19）[23]。在健康患牙上，使用MTA进行直接盖髓或牙髓切断术，根尖发育正常[27,269,347,353]，观察这些牙根发育完成的过程，将影像学资料按时间顺序对

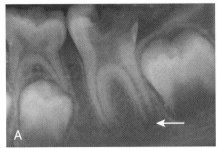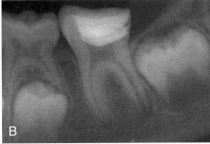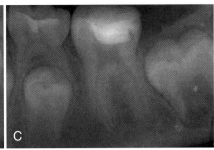

图23-19 **A**，患者7岁，36深大龋坏，有不适症状，X线片示远中根尖孔未闭合（箭头所示）。**B**，使用MTA直接盖髓，第二次复诊时复合树脂粘接修复。**C**，术后14个月复查X线片，根尖发育完成，根尖孔闭合。使用干冰冷测，患牙牙髓有活力。（由Dr. George Bogen提供）

比，其遵循一种既定的牙齿发育模式，与同一患者的对侧同名牙一致[23]。

使用MTA时，对比观察对侧牙齿的发育，是衡量活髓保存治疗成功与否的一种非常有效的方法。另外在出现牙髓坏死和根尖周病变的外伤患牙中，用MTA和氢氧化钙为根尖封闭剂刺激根尖乳头形成根尖屏障，这一过程可能需要5～20个月完成（根尖诱导成形术）[7,65,294]。如果在活髓保存治疗过程中用MTA取代氢氧化钙，根尖发育完成时间与之相似[103,223-224]。

如果没有微生物入侵，当使用MTA或类似的生物活性材料治疗时，人类牙髓表现出非凡的再生能力。随着在牙髓生物学和口腔材料方面的研究进展，促进牙髓保存的治疗方案和操作过程优化，有助于改善所有需要活髓保存治疗患牙的牙髓状况。

致谢

感谢Dr. Leif K. Bakland为本章做出的贡献。

参考文献

[1] Abou-Rass M: The stressed pulp condition: an endodontic-restorative diagnostic concept, *J Prosthet Dent* 48:264, 1982.

[2] Accorinte Mde L, Loguercio AD, Reis A, et al: Adverse effects of human pulps after direct pulp capping with different components from a total-etch, three-step adhesive system, *Dent Mater* 21:599, 2005.

[3] Accorinte Mde L, Loguercio AD, Reis A, et al: Response of human pulp capped with a bonding agent after bleeding control with hemostatic agents, *Oper Dent* 30:147, 2005.

[4] Accorinte ML, Loguercio AD, Reis A, et al: Response of human dental pulp capped with MTA and calcium hydroxide powder, *Oper Dent* 33:488, 2008.

[5] Accorinte MLR, Loguercio AD, Reis A, et al: Evaluation of two mineral trioxide aggregate compounds as pulp-capping agents in human teeth, *Int Endod J* 42:122, 2009.

[6] Aeinehchi M, Eslami B, Ghanberiha M, et al: Mineral trioxide aggregate (MTA) and calcium hydroxide as pulp-capping agents in human teeth: a preliminary report, *Int Endod J* 36:225, 2003.

[7] Aggarwal V, Miglani S, Singla M: Conventional apexification and revascularization induced maturogenesis of two non-vital, immature teeth in same patient: 24 months follow up of a case, *J Conserv Dent* Jan-Mar; 15(1):68-72, 2012.

[8] Akashi G, Kato J, Hirai Y: Pathological study of pulp treated with chemicals after Er:YAG laser preparation, *Photomed Laser Surg* 24:698, 2006.

[9] Akerboom HB, Advokatt JB, Van Amerongen WE, et al: Long-term evaluation of rerestoration of amalgam restorations. *Community Dent Oral Epidemiol* 21:45, 1993.

[10] Al-Hezaimi K, Salameh Z, Al-Fouzan K, et al: Histomorphometric and micro-computed tomography analysis of pulpal response to three different pulp capping materials, *J Endod* 37:507, 2011.

[11] Alptekin T, Ozer F, Unlu N, et al: In vivo and in vitro evaluations of microleakage around Class I amalgam and composite restorations, *Oper Dent* 35:641, 2010.

[12] American Association of Endodontists: *Glossary of endodontic terms*, ed 8, Chicago, 2012.

[13] American Academy of Pediatric Dentistry, Clinical Affairs Committee, Pulp Therapy Subcommittee: Guideline on pulp therapy for primary and immature permanent teeth: reference manual 2012-13, *Pediatr Dent* 34:222, 2012.

[14] Andelin WE, Shabahang S, Wright K, et al: Identification of hard tissue after experimental pulp capping using dentin sialoprotein (DSP) as a marker, *J Endod* 29:646, 2003.

[15] Andreasen F: Transient apical breakdown and its relation to color and sensibility changes, *Endod Dent Traumatol* 2:9, 1986.

[16] Arruda RA, Cunha RS, Miguita KB, et al: Sealing ability of mineral trioxide aggregate (MTA) combined with distilled water, chlorhexidine, and doxycycline, *J Oral Sci* 54:233, 2012.

[17] Asgary S, Eghbal MJ: Treatment outcomes of pulpotomy in permanent molars with irreversible pulpitis using biomaterials: a multi-center randomized controlled trial, *Acta Odontol Scand* 71:130, 2013.

[18] Asgary S, Eghbal MJ, Ghoddusi J, et al: One-year results of vital pulp therapy in permanent molars with irreversible pulpitis: an ongoing multicenter, randomized, non-inferiority clinical trial, *Clin Oral Investig* 17:431, 2013.

[19] Asgary S, Moosavi SH, Yadegari Z, Shahriari S: Cytotoxic effect of MTA and CEM cement in human gingival fibroblast cells: scanning electronic microscope evaluation, *N Y State Dent J* 78:51, 2012.

[20] Atabek D, Sillelioğlu H, Olmez A: Bond strength of adhesive systems to mineral trioxide aggregate with different time intervals, *J Endod* 38:1288, 2012.

[21] Auschill TM, Arweiler NB, Hellwig E, et al: Success rate of direct pulp capping with calcium hydroxide, *Schweiz Monatsschr Zahnmed* 113:946, 2003.

[22] Bal C, Alacam A, Tuzuner T, et al: Effects of antiseptics on pulpal healing under calcium hydroxide pulp capping: a pilot study, *Eur J Dent* 5:265, 2011.

[23] Ballesio I, Marchetti E, Mummolo S, et al: Radiographic appearance of apical closure in apexification: follow-up after 7-13 years, *Eur J Paediatr Dent* 7:29, 2006.

[24] Banerjee A, Kidd EA, Watson TF: In vitro validation of carious dentin removed using different excavation criteria, *Am J Dent* 16:228, 2003.

[25] Barnes IM, Kidd EA: Disappearing Dycal, *Br Dent J* 147:111, 1979.

[26] Barrieshi-Nusair KM, Hammad HM: Intracoronal sealing comparison of mineral trioxide aggregate and glass ionomer, *Quintessence Int* 36:539, 2005.

[27] Barrieshi-Nusair KM, Qudeimat MA: A prospective clinical study of mineral trioxide aggregate for partial pulpotomy in cariously exposed permanent teeth, *J Endod* 32:731, 2006.

[28] Barthel CR, Rosenkranz B, Leuenberg A, et al: Pulp capping of carious exposures treatment outcome after 5 and 10 years: a retrospective study, *J Endod* 26:525, 2000.

[29] Basturk FB, Nekoofar MH, Günday M, et al: The effect of various mixing and placement techniques on the compressive strength of mineral trioxide aggregate, *J Endod* 39:111, 2013.

[30] Baume LJ, Holz J: Long term clinical assessment of direct pulp capping, *Int Endod J* 31:251, 1981.

[31] Beagrie GS, Main JH, Smith DC, et al: Polycarboxylate cement as a pulp capping agent, *Dent J* 40:378, 1974.

[32] Bergenholtz G: Effect of bacterial products on inflammatory reactions in the dental pulp, *Scand J Dent Res* 85:122, 1977.

[33] Bernick S, Nedelman C: Effect of aging on the human pulp, *J Endod* 1:88, 1975.

[34] Bhaskar SN, Beasley JD, Ward JP, et al: Human pulp

capping with isosbutyl cyanoacrylate, *J Dent Res* 51:58, 1972.

[35] Bjørndal L, Darvann T, Thylstrup A: A quantitative light microscopic study of the odontoblast and subodontoblastic reactions to active and arrested enamel caries without cavitation, *Caries Res* 32:59, 1998.

[36] Bjørndal L, Larsen T, Thylstrup A: A clinical and microbiological study of deep carious lesions during stepwise excavation using long treatment intervals, *Caries Res* 31:411, 1997.

[37] Bjørndal L, Reit C, Bruun G, et al: Treatment of deep caries lesions in adults: randomized clinical trials comparing stepwise vs direct complete excavation, and direct pulp capping vs partial pulpotomy, *Eur J Oral Sci* 118:290, 2010.

[38] Bogen G, Chandler NP: Vital pulp therapy. In Ingle JI, Bakand LK, Baumgartner JC, editors: *Ingle's endodontics*, ed 6, Hamilton, Ontario, 2008, Decker.

[39] Bogen G, Chandler NP: Pulp preservation in immature permanent teeth, *Endod Topics* 23:131, 2012.

[40] Bogen G, Kim JS, Bakland LK: Direct pulp capping with mineral trioxide aggregate: an observational study, *J Am Dent Assoc* 139:305, 2008.

[41] Bogen G, Kuttler S: Mineral trioxide aggregate obturation: a review and case series, *J Endod* 35:777, 2009.

[42] Bortoluzzi EA, Broon NJ, Bramante CM, et al: Sealing ability of MTA and radiopaque Portland cement with or without calcium chloride for root-end filling, *J Endod* 32:897, 2006.

[43] Brambilla E, García-Godoy F, Strohmenger L: Principles of diagnosis and treatment of high-caries-risk subjects, *Dent Clin North Am* 44:507, 2000.

[44] Brännström M, Lind PO: Pulpal response to early dental caries, *J Dent Res* 44:1045, 1965.

[45] Burke FJ: Ozone and caries: a review of the literature, *Dent Update* 39:271, 2012.

[46] Büyükgüral B, Cehreli ZC: Effect of different adhesive protocols vs calcium hydroxide on primary tooth pulp with different remaining dentin thicknesses: 24-month results, *Clin Oral Investig* 12:91, 2008.

[47] Byers MR, Taylor PE, Khayat BG, et al: Effects of injury and inflammation on pulpal and periapical nerves, *J Endod* 16:78, 1990.

[48] Caicedo R, Abbott PV, Alongi DJ, et al: Clinical, radiographic and histological analysis of the effects of mineral trioxide aggregate used in direct pulp capping and pulpotomies of primary teeth, *Aust Dent J* 51:297, 2006.

[49] Camargo SE, Camargo CH, Hiller KA, et al: Cytotoxicity and genotoxicity of pulp capping materials in two cell lines, *Int Endod J* 42:227, 2009.

[50] Camilleri J: Characterization of hydration products of mineral trioxide aggregate, *Int Endod J* 41:408, 2008.

[51] Camilleri J, Montesin FE, Brady K, et al: The constitution of mineral trioxide aggregate, *Dent Mater* 21:297, 2005.

[52] Camp J: Pediatric endodontic treatment. In Cohen S, Burns RC, editors: *Pathways of the pulp*, ed 7, St Louis, 1998, Mosby.

[53] Camp JH, Fuks AB: Pediatric endodontics: endodontic treatment for the primary and young permanent dentition. In Cohen S, Hargreaves K, editors: *Pathways of the pulp*, ed 9, St Louis, 2006, Mosby/Elsevier.

[54] Caplan DJ, Cai J, Yin G, et al: Root canal filled versus non-root canal filled teeth: a retrospective comparison of survival times, *J Public Health Dent* 65:90, 2005.

[55] Caplan DJ, Kolker J, Rivera EM, et al: Relationship between number of proximal contacts and survival of root treated teeth, *Int Endod J* 35:193, 2002.

[56] Cardoso MV, de Almeida Neves A, Mine A, et al: Current aspects on bonding effectiveness and stability in adhesive dentistry, *Aust Dent J* 56(Suppl 1):31, 2011.

[56a] Carvalho CN, de Oliveira Bauer JR, Loguercio AD, et al: Effect of ZOE temporary restoration on the resin-dentin bond strength using different adhesive strategies. *J Esthet Restor Dent* 19:144, 2007.

[57] Cavalcanti BN, Rode Sde M, Franca CM, et al: Pulp capping materials exert an effect on the secretion of IL-1β and IL-8 by migrating human neutrophils, *Braz Oral Res* 25:13, 2011.

[58] Chandler NP, Ng BP, Monteith BD: Radiographic recognition and distribution of approximal carious lesions in New Zealand undergraduate dental students, *N Z Dent J* 101:106, 2005.

[59] Chandler NP, Pitt Ford TR, Monteith BD: Coronal pulp size in molars: a study of bitewing radiographs, *Int Endod J* 36:757, 2003.

[60] Chandler NP, Pitt Ford TR, Monteith BD: Pulp size in molars: underestimation on radiographs, *J Oral Rehabil* 31:764, 2004.

[61] Charadram N, Austin C, Trimby P, et al: Structural analysis of reactionary dentin formed in response to polymicrobial invasion, *J Struct Biol* S1047-8477(12)00339-5:1310, 2012.

[62] Charadram N, Farahani RM, Harty D, et al: Regulation of reactionary dentin formation by odontoblasts in response to polymicrobial invasion of dentin matrix, *Bone* 50:265, 2012.

[63] Cho SY, Seo DG, Lee SJ, et al: Prognostic factors for clinical outcomes according to time after direct pulp capping, *J Endod* 39:327, 2013.

[64] Chueh LH, Chiang CP: Histology of irreversible pulpitis premolars treated with mineral trioxide aggregate pulpotomy, *Oper Dent* 35:370, 2010.

[65] Chueh LH, Huang GT: Immature teeth with periradicular periodontitis or abscess undergoing apexogenesis: a paradigm shift, *J Endod* 32:1205, 2006.

[66] Ciasca M, Aminoshariae A, Jin G, et al: A comparison of the cytotoxicity and proinflammatory cytokine production of EndoSequence root repair material and ProRoot mineral trioxide aggregate in human osteoblast cell culture using reverse-transcriptase polymerase chain reaction, *J Endod* 38:486, 2012.

[67] Cohen BD, Combe EC: Development of new adhesive pulp capping materials, *Dent Update* 21:57, 1994.

[68] Cohenca N, Paranjpe A, Berg J: Vital pulp therapy, *Dent Clin North Am* 57:59, 2013.

[69] Convery LP: Conserving the immature first permanent molar, *J Ir Dent Assoc* 14:76, 1968.

[70] Costa CAS, Ribeiro AP, Giro EM, et al: Pulp response after application of two resin modified glass ionomer cements (RMGICs) in deep cavities of prepared human teeth, *Dent Mater* 27:158, 2011.

[71] Cox CF, Hafez AA, Akimoto N, et al: Biocompatibility of primer, adhesive and resin composite systems on non-exposed and exposed pulps of non-human primate teeth, *Am J Dent* 11:S55, 1998.

[72] Cox CF, Keall CL, Keall HJ, et al: Biocompatibility of surface-sealed dental materials against exposed pulps, *J Prosthet Dent* 57:1, 1987.

[73] Cox CF, Sübay RK, Ostro E, et al: Tunnel defects in dentinal bridges: their formation following direct pulp capping, *Oper Dent* 21:4, 1996.

[74] Cox CF, Suzuki S: Re-evaluating pulp protection: calcium hydroxide liners vs cohesive hybridization, *J Am Dent Assoc* 125:823, 1994.

[75] Croll TP, McKay MS, Castaldi CR: Impaction of permanent posterior teeth by overextended stainless steel margins, *J Pedod* 5:240, 1981.

[76] Cui C, Zhou XN, Chen WM: Self-etching adhesives: possible new pulp capping agents to vital pulp therapy, *Front Med* 5:77, 2011.

[77] Cvek M: A clinical report on partial pulpotomy and capping with calcium hydroxide in permanent incisors with complicated root fractures, *J Endod* 4:232, 1978.

[78] Cvek M: Prognosis of luxated non-vital maxillary incisors treated with calcium hydroxide and filled with gutta-percha: a retrospective clinical study, *Endod Dent Traumatol* 8:45, 1992.

[79] Dähnhardt JE, Jaeqqi T, Lussi A: Treating open carious lesions in anxious children with ozone: a prospective controlled clinical study, *Am J Dent* 19:267, 2006.

[80] Damas BA, Wheater MA, Bringas JS, et al: Cytotoxicity comparison of mineral trioxide aggregates and EndoSequence bioceramic root repair materials, *J Endod* 37:372, 2011.

[81] Dammaschke T, Leidinger J, Schäfer E: Long-term evaluation of direct pulp capping: treatment outcomes over an average period of 6.1 years, *Clin Oral Investig* 14:559, 2010.

[82] Dammaschke T, Stratmann U, Wolff P, et al: Direct pulp capping with mineral trioxide aggregate: an immunohistologic comparison with calcium hydroxide in rodents, *J Endod* 36:814, 2010.

[83] Dammaschke T, Wolff P, Saqheri D, et al: Mineral trioxide aggregate for direct pulp capping: an histologic comparison with calcium hydroxide in rat molars, *Quintessence Int* 41:20, 2010.

[84] D'Antò V, Di Caprio MP, Ametrano G, et al: Effect of mineral trioxide aggregate on mesenchymal stem cells, *J Endod* 36:1839, 2010.

[85] Darvell BW, Wu RC: "MTA"—an hydraulic silicate cement: review update and setting reaction, *Dent Mater* 27:407, 2011.

[86] Davidson CL: Advances in glass ionomer cements, *J Appl Oral Sci* 14:3, 2006.

[87] De Almeida Neves A, Coutinho E, Cardoso MV, et al: Current concepts and techniques for caries excavation and adhesion to residual dentin, *J Adhes Dent* 13:7, 2011.

[88] De Assunção Pinheiro IV, Borges BC, De Lima KC: In vivo assessment of secondary caries and dentin characteristics after traditional amalgam restorations, *Eur J Dent* 6:263, 2012.

[89] De Backer H, Van Maele G, Decock V, et al: Long-term survival of complete crowns, fixed dental prostheses, and cantilever prostheses with post and cores on root-canal treated teeth, *Int J Prosthodont* 20:229, 2007.

[90] De Mendonça AA, De Oliveira CF, Hebling J, et al: Influence of thicknesses of smear layer on the transdentinal cytotoxicity and bond strength of a resin-modified glass-ionomer cement, *Braz Dent J* 23:379, 2012.

[91] Déjou J, Raskin A, Colombani J, et al: Physical, chemical and mechanical behavior of a new material for direct posterior fillings, *Eur Cell Mater* 10(Suppl 4):22, 2005.

[92] Demir T, Cehreli ZC: Clinical and radiographic evaluation of adhesive pulp capping in primary molars following hemostasis with 1.25% sodium hypochlorite: 2-year results, *Am J Dent* 20:182, 2007.

[93] Dennison JB, Hamilton JC: Treatment decisions and conservation of tooth structure, *Dent Clin North Am* 49:825, 2005.

[94] Desai S, Chandler N: The restoration of permanent immature anterior teeth, root filled using MTA: a review, *J Dent* 37:652, 2009.

[95] Do Nascimento ABL, Fontana UF, Teixeira HM, et al: Biocompatibility of a resin-modified glass-ionomer cement applied as pulp capping in human teeth, *Am J Dent* 13:28, 2000.

[96] Domine L, Holz J: The aging of the human pulp-dentin organ, *Schweiz Monatsschr Zahnmed* 101:725, 1991.

[97] Doyle TL, Casas MJ, Kenny DJ, et al: Mineral trioxide aggregate produces superior outcomes in vital primary molar pulpotomy, *Pediatr Dent* 32:41, 2010.

[98] Dreger LA, Felippe WT, Reyes-Carmona JF, et al: Mineral trioxide aggregate and Portland cement promote biomineralization in vivo, *J Endod* 38:324, 2012.

[99] Dummet CO, Kopel M: Pediatric endodontics. In Ingle JI, Bakland LK, editors: *Endodontics*, ed 5, Hamilton, Ontario, 2002, Decker.

[100] Eghbal MJ, Asgary S, Baglue RA, et al: MTA pulpotomy of human permanent molars with irreversible pulpitis, *Aust Endod J* 35:4, 2009.

[101] Eid AA, Komabayashi T, Watanabe E, et al: Characterization of the mineral trioxide aggregate-resin modified glass ionomer cement interface in different setting conditions, *J Endod* 38:1126, 2012.

[102] Elias RV, Demarco FF, Tarquinio SB, et al: Pulp responses to the application of a self-etching adhesive in human pulps after controlling bleeding with sodium hypochlorite, *Quintessence Int* 38:67, 2007.

[103] El-Meligy OA, Avery DR: Comparison of mineral trioxide aggregate and calcium hydroxide as pulpotomy agents in young permanent teeth (apexogenesis), *Pediatr Dent* 28:399, 2006.

[104] Eming SA, Krieg T, Davidson JM: Inflammation in wound repair: molecular and cellular mechanisms, *J Invest Dermatol* 127:514, 2007.

[105] Eskandarizadeh A, Shahpasandzadeh MH, Shahpasandzadeh M, et al: A comparative study on dental pulp response to calcium hydroxide, white and grey mineral trioxide aggregate as pulp capping agents, *J Conserv Dent* 14:351, 2011.

[106] Ettinger RL, Kambhu PP, Asmussen CM, et al: An in vitro evaluation of the integrity of stainless steel crown margins cemented with different luting agents, *Spec Care Dent* 18:78, 1998.

[107] Falster CA, Araujo FB, Straffon LH, et al: Indirect pulp treatment: in vivo outcomes of an adhesive resin system vs calcium hydroxide for protection of the dentin-pulp complex, *Pediatr Dent* 24:241, 2002.

[108] Farges JC, Carrouel F, Keller JF, et al: Cytokine production by human odontoblast-like cells upon Toll-like receptor-2 engagement, *Immunobiology* 216:513, 2011.

[109] Farsi N, Alamoudi N, Balto K, et al: Clinical assessment of mineral trioxide aggregate (MTA) as direct pulp capping in young permanent teeth, *Pediatr Dent* 31:72, 2006.

[110] Felippe WT, Felippe MC, Rocha MJ: The effect of mineral trioxide aggregate on the apexification and periapical healing of teeth with incomplete root formation, *Int Endod J* 39:2, 2006.

[111] Fitzgerald M, Chiego DJJ, Heys DR: Autoradiographic analysis of odontoblast replacement following pulp exposure in primate teeth, *Arch Oral Biol* 35:707, 1990.

[112] Fong CD, Davis MJ: Partial pulpotomy for immature permanent teeth: its present and future, *Pediatr Dent* 24:29, 2002.

[113] Ford TR, Torabinejad M, Abedi HR, et al: Using mineral trioxide aggregate as a pulp-capping material, *J Am Dent Assoc* 127:1491, 1996.

[114] Forss H, Widström E: The post-amalgam era: a selection of materials and their longevity in primary and young permanent dentitions, *Int J Paediatr Dent* 13:158, 2003.

[115] Forss H, Widström E: Reasons for restorative therapy and longevity of restorations in adults, *Acta Odontol Scand* 62:82, 2004.

[116] Franzon R, Casagrande L, Pinto AS, et al: Clinical and radiographic evaluation of indirect pulp treatment in primary molars: 36 months follow-up, *Am J Dent* 20:189, 2007.

[117] Fridland M, Rosado R: MTA solubility: a long term study, *J Endod* 31:376, 2005.

[118] Fuks AB: Pulp therapy for the primary and young permanent dentitions, *Dent Clin North Am* 44:571, 2000.

[119] Fuks AB: Vital pulp therapy with new materials for primary teeth: new directions and treatment perspectives, *J Endod* 34:S18, 2008.

[120] Fuks AB, Bimstein E, Bruchim A: Radiographic and histologic evaluation of the effect of two concentrations of formocresol on pulpotomized primary and young permanent teeth in monkeys, *Pediatr Dent* 5:9, 1983.

[121] Fuks AB, Gavra S, Chosack A: Long-term follow up of traumatized incisors treated by partial pulpotomy, *Pediatr Dent* 15:334, 1993.

[122] Fuks AB, Heling I: Pulp therapy for the young permanent dentition. In Pinkham JR, Casamassimo PS, Fields HW, et al, editors: *Pediatric dentistry: infancy through adolescence,* ed 24, St Louis, 2005, Saunders/Elsevier.

[123] Fulling HJ, Andreasen JO: Influence of maturation status and tooth type of permanent teeth upon electrometric and thermal pulp testing procedures, *Scand J Dent Res* 84:286, 1976.

[124] Fusayama T: *A simple pain-free adhesive restorative system by minimal reduction and total etching,* St Louis, 1993, Ishiyaku Euro America Publishing.

[125] Fusayama T, Kurosaki N: Structure and removal of carious dentin, *Int Dent J* 22:401, 1972.

[126] Fusayama T, Okuse K, Hosoda H: Relationship between hardness, discoloration, and microbial invasion in carious dentin, *J Dent Res* 45:1033, 1966.

[127] Galler KM, Schwiki H, Hiller KA, et al: TEGDMA reduces mineralization in dental pulp cells, *J Dent Res* 90:257, 2011.

[128] Gandolfi MG, Ciapetti G, Taddei P, et al: Apatite formation on bioactive calcium-silicate cements for dentistry affects surface topography and human marrow stromal cells proliferation, *Dent Mater* 26:974, 2010.

[129] Garcia-Godoy F, Murray PE: Recommendations for using regenerative endodontic procedures in permanent immature traumatized teeth, *Dent Traumatol* 28:33, 2012.

[130] Goldberg M, Farges JC, Lacerda-Pinheiro S, et al: Inflammatory and immunological aspects of dental pulp repair, *Pharmacol Res* 58:137, 2008.

[131] Goldberg M, Lasfargues JJ, Legrand JM: Clinical testing of dental materials–histological considerations, *Dent J* 22:S25, 1994.

[132] Goldberg M, Six N, Decup F, et al: Bioactive molecules and the future of pulp therapy, *Am J Dent* 16:66, 2003.

[133] Gonçalves JL, Viapiana R, Miranda CE, et al: Evaluation of physico-chemical properties of Portland cements and MTA, *Braz Oral Res* 24:277, 2010.

[134] Goracci G, Mori G: Scanning electron microscopic evaluation of resin-dentin and calcium hydroxide dentin-interface with resin composite restorations, *Quintessence Int* 27:129, 1996.

[135] Gracia TB: *Accuracy of size estimations by dentists of simulated pulp exposures and cavity preparations. MDS (endodontics) research report,* Dunedin, New Zealand, 2006, University of Otago.

[136] Grech L, Mallia B, Camilleri J: Characterization of set intermediate restorative material, Biodentine, Bioaggregate and a prototype calcium silicate cement for use as root-end filling materials, *Int Endod J* 46:632, 2012.

[137] Grötz KA, Duschner H, Reichert TE, et al: Histotomography of the odontoblast processes at the dentine-enamel junction of permanent healthy human teeth in the confocal laser scanning microscope, *Clin Oral Investig* 2:21, 1998.

[138] Gruythuysen RJ, Van Strijp AJ, Wu MK: Long-term survival of indirect pulp treatment performed in primary and permanent teeth with clinically diagnosed deep carious lesions, *J Endod* 36:1490, 2010.

[139] Gudkina J, Mindere A, Locane G, et al: Review of the success of pulp exposure treatment of cariously and traumatically exposed pulps in immature permanent incisors and molars, *Stomatologija* 14:71, 2012.

[140] Gutmann JL, Heaton JF: Management of the open (immature) apex. Part 1. Vital teeth, *Int Endod J* 14:166, 1981.

[141] Guven G, Cehreli ZC, Ural A, et al: Effect of mineral trioxide aggregate cements on transforming growth factor beta-1 and bone morphogenetic protein production by human fibroblasts in vitro, *J Endod* 33:447, 2007.

[142] Guven EP, Yalvac ME, Sahin F, et al: Effect of calcium hydroxide–containing cement, mineral trioxide aggregate, and enamel matrix derivative on proliferation and differentiation of human tooth germ stem cells, *J Endod* 37:650, 2011.

[143] Gwinnett J, Tay FR, Pang KM, et al: Quantitative contribution of collagen network in dentin hybridization, *Am J Dent* 9:140, 1996.

[144] Hafez AA, Cox CF, Tarim B, et al: An in vivo evaluation of hemorrhage control using sodium hypochlorite and direct capping with a one- or two-component adhesive system in exposed nonhuman primate pulps, *Quintessence Int* 33:261, 2002.

[145] Haghgoo R, Abbasi F: A histopathological comparison of pulpotomy with sodium hypochlorite and formocresol, *Iran Endod J* 7:60, 2012.

[146] Hahn CL, Liewehr FR: Innate immune responses of the dental pulp to caries, *J Endod* 33:643, 2007.

[147] Hahn CL, Liewehr FR: Relationships between caries bacteria, host responses, and clinical signs and symptoms of pulpitis, *J Endod* 33:213, 2007.

[148] Hahn CL, Liewehr FR: Update on the adaptive immune responses of the dental pulp, *J Endod* 33:773, 2007.

[149] Ham KA, Witherspoon DE, Gutmann JL, et at: Preliminary evaluation of BMP-2 expression and histological characteristics during apexification with calcium hydroxide and mineral trioxide aggregate, *J Endod* 31:275, 2005.

[150] Hashem AA, Wanees Amin SA: The effect of acidity on dislodgment resistance of mineral trioxide aggregate and bioaggregate in furcation perforations: an in vitro comparative study, *J Endod* 38:245, 2012.

[151] Haskell EW, Stanley HR, Chellemi J, et al: Direct pulp capping treatment: a long-term follow-up, *J Am Dent Assoc* 97:607, 1978.

[152] Hayashi Y: Ultrastructure of initial calcification in wound healing following pulpotomy, *J Oral Pathol* 11:174, 1982.

[153] Hebling J, Giro EMA, DeSouza Costa CA: Biocompatibility of an adhesive system applied to exposed human dental pulp, *J Endod* 25:676, 1999.

[154] Helfer AR, Melnick S, Schilder H: Determination of the moisture content of vital and pulpless teeth, *Oral Surg Oral Med Oral Pathol* 34:661, 1972.

[155] Heller AL, Koenigs JF, Brilliant JD, et al: Direct pulp capping of permanent teeth in primates using a resorbable form of tricalcium phosphate ceramic, *J Endod* 1:95, 1975.

[156] Henderson B, Wilson M: Cytokine induction by bacteria: beyond lipopolysaccharide, *Cytokine* 8:269, 1996.

[157] Henderson HZ, Setcos JC: The sealed composite resin restoration, *ASDC J Dent Child* 52:300, 1985.

[158] Hermann BW: Dentinobliteration der Wurzelkanale nach Behandlung mit Calcium, *Zahnärztl Rdsch* 39:887, 1930.

[159] Herrera M, Castillo A, Bravo M, et al: Antibacterial activity of resin adhesives, glass ionomer and resin-modified glass ionomer cements and a compomer in contact with dentin caries samples, *Oper Dent* 25:265, 2000.

[160] Hessle CC, Andersson B, Wold AE: Gram-positive and Gram-negative bacteria elicit different patterns of pro-inflammatory cytokines in human monocytes, *Cytokine* 30:311, 2005.

[161] Higashi T, Okamoto H: Influence of particle size of hydroxyapatite as a capping agent on cell proliferation of cultured fibroblasts, *J Endod* 22:236, 1996.

[162] [Hilton TJ: Keys to clinical success with pulp capping: a review of the literature, *Oper Dent* 34:615, 2008.

[162a] Hilton TJ, Ferracane JL, Mancl L: Northwest Practice-based Research Collaborative in Evidence-based Dentistry (NWP). Comparison of CaOH with MTA for direct pulp capping: a PBRN randomized clinical trial. *J Dent Res* 92:16S, 2013.

[163] Hirota K: A study on the partial pulp removal (pulpotomy) using four different tissue solvents, *J Jpn Stomatol Soc* 26:1588, 1959.

[164] Holan G, Eidelman E, Fuks A: Long-term evaluation of pulpotomy in primary molars using mineral trioxide aggregate or formocresol, *Pediatr Dent* 27:129, 2005.

[165] Hørsted P, Søndergaard B, Thylstrup A, et al: A retrospective study of direct pulp capping with calcium hydroxide compounds, *Endod Dent Traumatol* 1:29, 1985.

[166] Hörsted-Bindslev P, Vilkinis V, Sidlauskas A: Direct capping of human pulps with a dentin bonding system or with calcium hydroxide cement, *Oral Surg Oral Med Oral Pathol Oral Radiol Endod* 96:591, 2003.

[167] Hosoda H, Fusayama T: A tooth substance saving restorative technique, *Int Dent J* 34:1, 1984.

[168] Hosoya Y, Taguchi T, Arita S, et al: Clinical evaluation of polypropylene glycol–based caries detecting dyes for primary and permanent carious dentin, *J Dent* 36:1041, 2008.

[169] Huang GT: A paradigm shift in endodontic management of immature teeth: conservation of stem cells for regeneration, *J Dent* 36:379, 2008.

[170] Inokoshi S, Iwaku M, Fusayama T: Pulpal response to a new adhesive resin material, *J Dent Res* 61:1014, 1982.

[171] Inoue H, Muneyuki H, Izumi T, et al: Electron microscopic study on nerve terminals during dentin bridge formation after pulpotomy in dog teeth, *J Endod* 23:569, 1997.

[172] Ishizaka R, Hayashi Y, Iohara K, et al: Stimulation of angiogenesis, neurogenesis and regeneration by side population cells from dental pulp, *Biomaterials* 34:1888, 2013.

[173] Itoh K, Kusunoki M, Oikawa M, et al: In vitro comparison of three caries dyes, *Am J Dent* 22:195, 2009.

[174] Izumi T, Kobayashi I, Okamura K, et al: Immunohistochemical study on the immunocompetent cells of the pulp in human non-carious and carious teeth, *Arch Oral Biol* 40:609, 1995.

[175] Jameson MW, Hood JAA, Tidmarsh BG: The effects of dehydration and rehydration on some mechanical properties of human dentine, *J Biomech* 26:1055, 1993.

[176] Jamieson WJ, Vargas K: Recall rates and caries experience of patients undergoing general anesthesia for dental treatment, *Pediatr Dent* 29:253, 2007.

[177] Jeeruphan T, Jantarat J, Yanpiset K, et al: Mahidol study 1: comparison of radiographic and survival outcomes of immature teeth treated with either regenerative endodontic or apexification methods—a retrospective study, *J Endod* 38:1330, 2012.

[178] Jordan RE, Suzuki M: Conservative treatment of deep carious lesions, *J Can Dent Assoc* 37:337, 1971.

[179] Kakehashi S, Stanley HR, Fitzgerald RT: The effects of surgical exposures of dental pulps in germ-free and conventional laboratory rats, *Oral Surg Oral Med Oral Pathol* 20:340, 1965.

[180] Kangarlou A, Sofiabadi S, Asgary S, et al: Assessment of antifungal activity of ProRoot mineral trioxide aggregate and mineral trioxide aggregate–Angelus, *Dent Res J (Isfahan)* 9:256, 2012.

[181] Karibe H, Ohide Y, Kohno H, et al: Study on thermal pulp testing of immature permanent teeth, *Shigaku* 77:1006, 1989.

[182] Kashiwada T, Takagi M: New restoration and direct pulp capping systems using adhesive composite resin, *Bull Tokyo Med Dent Univ* 38:45, 1991.

[183] Kato C, Suzuki M, Shinkai K, et al: Histopathological and immunohistochemical study on the effects of a direct pulp capping experimentally developed adhesive resin system containing reparative dentin-promoting agents, *Dent Mater J* 30:583, 2011.

[184] Kato S, Fusayama T: Recalcification of artificially decalcified dentin in vivo, *J Dent Res* 49:1060, 1970.

[185] Kidd EA, Ricketts DN, Beighton D: Criteria for caries removal at the enamel-dentine junction: a clinical and microbiological study, *Br Dent J* 180:287, 1996.

[186] Kim S, Heyeraas KJ, Haug SR: Structure and function of the dentin-pulp complex In Ingle JI, Bakand LK, Baumgartner JC, editors: *Ingle's endodontics*, ed 6, Hamilton, Ontario, 2008, Decker.

[187] Kim YJ, Chandler NP: Determination of working length for teeth with wide or immature apices: a review, *Int Endod J* 46:483, 2013.

[188] Kitasako Y, Murray PE, Tagami J, et al: Histomorphometric analysis of dentinal bridge formation and pulpal inflammation, *Quintessence Int* 33:600, 2002.

[189] Kitasako Y, Shibata S, Arakawa M, et al: A light and transmission microscopic study of mechanically exposed monkey pulps: dynamics of fiber elements during early dentin bridge formation, *Oral Surg Oral Med Oral Pathol Oral Radiol Endod* 89:224, 2000.

[190] Koh ET, Pitt Ford TR, Torabinejad M, et al: Mineral trioxide aggregate stimulates cytokine production in human osteoblasts, *J Bone Min Res* 10S:S406, 1995.

[191] Koh ET, Torabinejad M, Pitt Ford TR, et al: Mineral trioxide aggregate stimulates a biological response in human osteoblasts, *J Biomed Mater Res* 37:432, 1997.

[192] Kotsanos N, Arizos S: Evaluation of a resin modified glass ionomer serving both as indirect pulp therapy and as restorative material for primary molars, *Eur Arch Paediatr Dent* 12:170, 2011.

[193] Koulaouzidou EA, Economides N, Beltes P, et al: In vitro evaluation of the cytotoxicity of ProRoot MTA and MTA Angelus, *J Oral Sci* 50:397, 2008.

[194] Kuratate M, Yoshiba K, Shigetani Y, et al: Immunohistochemical analysis of nestin, osteopontin, and proliferating cells in the reparative process of exposed dental pulp capped with mineral trioxide aggregate, *J Endod* 34:970, 2008.

[195] Kurji ZA, Sigal MJ, Andrews P, et al: A retrospective study of a modified 1-minute formocresol pulpotomy technique. Part 1. Clinical and radiographic findings, *Pediatr Dent* 33:131, 2011.

[196] Kurji ZA, Sigal MJ, Andrews P, et al: A retrospective study of a modified 1-minute formocresol pulpotomy technique. Part 2. Effect on exfoliation times and successors, *Pediatr Dent* 33:139, 2011.

[197] Langeland K: Management of the inflamed pulp associated with deep carious lesion, *J Endod* 7:169, 1981.

[198] Laurent P, Camps J, De Méo M, et al: Induction of specific cell responses to a Ca(3)SiO(5)–based posterior restorative material, *Dent Mater J* 24:1486, 2008.

[199] Lee YH, Kim GE, Cho HJ, et al: Aging of in vitro pulp illustrates change of inflammation and dentinogenesis, *J Endod* 39:340, 2013.

[200] Leeson TS, Leeson CR, Paparo AA: *Atlas of histology: the digestive system*, Philadelphia, 1988, Saunders.

[201] Leksell E, Ridell K, Cvek M, et al: Pulp exposure after stepwise versus direct complete excavation of deep carious lesions in young posterior permanent teeth, *Endod Dent Traumatol* 12:192, 1996.

[202] Lessa FC, Aranha AM, Hebling J, et al: Cytotoxic effects of White MTA and MTA-Bio cements on odontoblast-like cells (MDPC-23), *Braz Dent J* 21:24, 2010.

[203] Lewis B: The obsolescence of formocresol, *J Calif Dent Assoc* 38:102, 2010.

[204] Leye Benoist F, Gaye Ndiaye F, Kane AW, et al: Evaluation of mineral trioxide aggregate (MTA) versus calcium hydroxide cement (Dycal) in the formation of a dentine bridge: a randomised controlled trial, *Int Dent J* 62:33, 2012.

[205] Lin LM, Rosenberg PA: Repair and regeneration in endodontics, *Int Endod J* 44:889, 2011.

[206] Linn J, Messer HH: Effect of restorative procedures on the strength of endodontically treated molars, *J Endod* 20:479, 1994.

[207] Lucas Leite AC, Rosenblatt A, Da Silva Calixto M, et al: Genotoxic effect of formocresol pulp therapy of deciduous teeth, *Mutat Res* 747:93, 2012.

[208] Mahmoud SH, Grawish Mel-A, Zaher AR, et al: Influence of selective immunosuppressive drugs on the healing of exposed dogs' dental pulp capped with mineral trioxide aggregate, *J Endod* 36:95, 2010.

[209] Maltz M, Garcia R, Jardim JJ, et al: Randomized trial of partial vs stepwise caries removal: 3-year follow-up, *J Dent Res* 91:1026, 2012.

[210] Marchi JJ, De Araujo FB, Fröner AM, et al: Indirect pulp capping in the primary dentition: a 4 year follow-up study, *J Clin Pediatr Dent* 31:68, 2006.

[211] Martin G, Ricucci D, Gibbs JL, et al: Histological findings of revascularized/revitalized immature permanent molar with apical periodontitis using platelet-rich plasma, *J Endod* 39:138, 2013.

[212] Mass E, Zilberman U: Long-term radiologic pulp evaluation after partial pulpotomy in young permanent molars, *Quintessence Int* 42:547, 2011.

[213] Mass E, Zilberman U, Fuks AB: Partial pulpotomy: another treatment option for cariously exposed permanent molars, *J Dent Child* 62:342, 1995.

[214] Matsumoto S, Hayashi M, Suzuki Y, et al: Calcium ions released from mineral trioxide aggregate convert the differentiation pathway of C2C12 cells into osteoblast lineage, *J Endod* 39:68, 2013.

[215] Matsuo T, Nakanishi T, Shimizu H, et al: A clinical study of direct pulp capping applied to carious-exposed pulps, *J Endod* 22:551, 1996.

[216] Matsuura T, Katsumata T, Matsuura T, et al: Histopathological study of pulpal irritation of dental adhesive resin. Part 1. Panavia EX, *Nihon Hotetsu Shika Gakkai Zasshi* 31:104, 1987.

[217] Matysiak M, Dubois JP, Ducastelle T, et al: Morphometric analysis of human pulp myelinated fibers during aging, *J Biol Buccale* 14:69, 1986.

[218] McComb D: Caries-detector dyes: how accurate and useful are they? *J Can Dent Assoc* 66:195, 2000.

[219] McDonald RE, Avery DR, Dean JA: Treatment of deep caries, vital pulp exposure, and pulpless teeth. In Dean JA, Avery DR, McDonald RE, editors: *McDonald and Avery's dentistry of the child and adolescent*, ed 9, St Louis, 2011, Mosby/Elsevier.

[220] Mejàre I, Cvek M: Partial pulpotomy in young permanent teeth with deep carious lesions, *Endod Dent Traumatol* 9:238, 1993.

[221] Memarpour M, Mesbahi M, Shafiei F: Three-and-a-half-year clinical evaluation of posterior composite resin in children, *J Dent Child* 77:92, 2010.

[222] Mente J, Geletneky B, Ohle M, et al: Mineral trioxide aggregate or calcium hydroxide direct pulp capping: an analysis of the clinical treatment outcome, *J Endod* 36:806, 2010.

[223] Mente J, Hage N, Pfefferie T, et al: Mineral trioxide aggregate apical plugs in teeth with open apical foramina: a retrospective analysis of treatment outcome, *J Endod* 35:1354, 2009.

[224] Mente J, Leo M, Panagidis D, et al: Treatment outcome of mineral trioxide aggregate in open apex teeth, *J Endod* 39:20, 2013.

[224a] Mente J, Hufnagel S, Leo M, et al: Treatment of mineral trioxide aggregate or calcium hydroxide direct pulp capping: long-term results. *J Endod* 40:1746, 2014.

[225] Mentink AG, Meeuwissen R, Käyser AF, et al: Survival rate and failure characteristics of the all metal post and core restoration, *J Oral Rehabil* 20:455, 1993.

[226] Merdad K, Sonbul H, Bukhary S, et al: Caries susceptibility of endodontically versus nonendodontically treated teeth, *J Endod* 37:139, 2011.

[227] Mertz-Fairhurst EJ, Call-Smith KM, Shuster GS, et al: Clinical performance of sealed composite restorations placed over caries compared with sealed and unsealed amalgam restorations, *J Am Dent Assoc* 115:689, 1987.

[228] Mettes D: Insufficient evidence to support or refute the need for 6-monthly dental check-ups: What is the optimal recall frequency between dental checks? *Evid Based Dent* 6:62, 2005.

[229] Miles JP, Gluskin AH, Chambers D, et al: Pulp capping with mineral trioxide aggregate (MTA): a retrospective analysis of carious pulp exposures treated by undergraduate dental students, *Oper Dent* 35:20, 2010.

[230] Min KS, Park HJ, Lee SK, et al: Effect of mineral trioxide aggregate on dentin bridge formation and expression of dentin sialoprotein and heme oxygenase-1 in human pulp, *J Endod* 34:666, 2008.

[231] Minamikawa H, Yamada M, Deyama Y, et al: Effect of N-acetylcysteine on rat dental pulp cells cultured on mineral trioxide aggregate, *J Endod* 37:637, 2011.

[232] Miyashita H, Worthington HV, Qualtrough A, et al: Pulp management for caries in adults: maintaining pulp vitality, *Cochrane Database Syst Rev* 18:CD004484, 2007.

[233] Miyauchi H, Iwaku M, Fusayama T: Physiological recalcification of carious dentin, *Bull Tokyo Med Dent Univ* 25:169, 1978.

[234] Mjör IA: Pulp-dentin biology in restorative dentistry. Part 5. Clinical management and tissue changes associated with wear and trauma, *Quintessence Int* 32:771, 2001.

[235] Mjör IA: Pulp-dentin biology in restorative dentistry. Part 7. The exposed pulp, *Quintessence Int* 33:113, 2002.

[236] Modena KC, Casas-Apayco LC, Atta MT: Cytotoxicity and biocompatibility of direct and indirect pulp capping materials, *J Appl Oral Sci* 17:544, 2009.

[237] Mohammadi Z, Dummer PMH: Properties and applications of calcium hydroxide in endodontics and dental

traumatology, *Int Endod J* 44:697, 2011.

[238] Moretti AB, Sakai VT, Oliveira TM, et al: The effectiveness of mineral trioxide aggregate, calcium hydroxide and formocresol for pulpotomies in primary teeth, *Int Endod J* 41:547, 2008.

[239] Moritz A, Schoop U, Goharkhay K, et al: The CO_2 laser as an aid in direct pulp capping, *J Endod* 24:248, 1998.

[240] Morse DR: Age-related changes of the dental pulp complex and their relationship to systemic aging, *Oral Surg Oral Med Oral Pathol* 72:721, 1991.

[241] Morse DR, Esposito JV, Schoor RS: A radiographic study of aging changes of the dental pulp and dentin in normal teeth, *Quintessence Int* 24:329, 1993.

[242] Mozayeni MA, Milani AS, Marvasti LA, et al: Cytotoxicity of calcium enriched mixture cement compared with mineral trioxide aggregate and intermediate restorative material, *Aust Dent J* 38:70, 2012.

[243] Mudie AS, Holland GR: Local opioids in the inflamed dental pulp, *J Endod* 32:319, 2006.

[244] Murray PE, Garcia-Godoy F, Hargreaves KM: Regenerative endodontics: a review of current status and a call for action, *J Endod* 33:377, 2007.

[245] Murray PE, Hafez AA, Smith AJ, et al: Histomorphometric analysis of odontoblast-like cell numbers and dentine bridge secretory activity following pulp exposure, *Int Endod J* 36:106, 2003.

[246] Murray PE, Smith AJ: Saving pulps: a biological basis—an overview, *Prim Dent Care* 9:21, 2002.

[247] Nair PNR, Duncan HF, Pitt Ford TR, et al: Histological, ultrastructural and quantitative investigations on the response of healthy human pulps to experimental pulp capping with mineral trioxide aggregate: a randomized controlled trial, *Int Endod J* 41:128, 2008.

[248] Nakanishi T, Matsuo T, Ebisu S: Quantitative analysis of immunoglobulins and inflammatory factors in human pulpal blood from exposed pulps, *J Endod* 21:131, 1995.

[249] Neelakantan P, Grotra D, Subbarao CV, et al: The shear bond strength of resin-based composite to white mineral trioxide aggregate, *J Am Dent Assoc* 143:e40, 2012.

[250] Neelakantan P, Rao CV, Indramohan J: Bacteriology of deep carious lesions underneath amalgam restorations with different pulp-capping materials: an in vivo analysis, *J Appl Oral Sci* 20:139, 2012.

[251] Ng YL, Mann V, Gulabivala K: A prospective study of the factors affecting outcomes of non-surgical root canal treatment. Part 2. Tooth survival, *Int Endod J* 44:610, 2011.

[252] Nikaido T, Inoue G, Takagaki T, et al: New strategy to create "Super Dentin" using adhesive technology: reinforcement of adhesive-dentin interface and protection of tooth structures, *Jpn Dent Sci Rev* 47:31, 2011.

[253] Nikaido T, Weerasinghe DD, Waidyasekera K, et al: Assessment of the nanostructure of acid-base resistant zone by the application of all-in-one adhesive systems: super dentin formation, *Biomed Mater Eng* 19:163, 2009.

[254] Nikiforuk G: Optimal recall intervals in child dental care, *J Can Dent Assoc* 63:618, 1997.

[255] Nissan R, Segal H, Pashley D, et al: Ability of bacterial endotoxin to diffuse through human dentin, *J Endod* 21:62, 1995.

[256] Nosrat A, Seifi A, Asgary S: Pulpotomy in caries-exposed immature permanent molars using calcium-enriched mixture cement or mineral trioxide aggregate: a randomized clinical trial, *Int J Paediatr Dent* 23:56, 2013.

[257] Nosrat IV, Nosrat CA: Reparative hard tissue formation following calcium hydroxide application after partial pulpotomy in cariously exposed pulps of permanent teeth, *Int Endod J* 31:221, 1998.

[258] Nowicka A, Parafiniuk M, Lipski M, et al: Pulpo-dentin complex response after direct capping with self-etch adhesive systems, *Folia Histochem Cytobiol* 50:565, 2012.

[259] Oguntebi BR, Heaven T, Clark AE, et al: Quantitative assessment of dentin bridge formation following pulp-capping in miniature swine, *J Endod* 21:79, 1995.

[260] Okiji T, Yoshiba K: Reparative dentinogenesis induced by mineral trioxide aggregate: a review from the biological and physicochemical points of view, *Int J*

Dent 464:280, 2009.

[261] Olivi G, Genovese MD, Maturo P, et al: Pulp capping: advantages of using laser technology, *Eur J Paediatr Dent* 8:89, 2007.

[262] Olsson H, Davies JR, Holst KE, et al: Dental pulp capping: effect of Emdogain Gel on experimentally exposed human pulps, *Int Endod J* 38:186, 2005.

[263] Opdam NJ, Bronkhorst EM, Loomans BA, et al: 12-year survival of composite vs amalgam restorations, *J Dent Res* 89:1063, 2010.

[264] Orhan EO, Maden M, Sengüven B: Odontoblast-like cell numbers and reparative dentine thickness after direct pulp capping with platelet-rich plasma and enamel matrix derivative: a histomorphometric evaluation, *Int Endod J* 45:317, 2012.

[265] Ørstavik D, Pitt Ford TR: *Essential endodontology: prevention and treatment of apical periodontitis*, Oxford, England, 1998, Blackwell Science,.

[266] Paranjpe A, Smoot T, Zhang H, et al: Direct contact with mineral trioxide aggregate activates and differentiates human dental pulp cells, *J Endod* 37:1691, 2011.

[267] Paranjpe A, Zhang H, Johnson JD: Effects of mineral trioxide aggregate on human pulp cells after pulp-capping procedures, *J Endod* 36:1042, 2010.

[268] Park JW, Hong SH, Kim JH, et al: X-ray diffraction analysis of white ProRoot MTA and Diadent BioAggregate, *Oral Surg Oral Med Oral Pathol Oral Radiol Endod* 109:155, 2010.

[269] Patel R, Cohenca N: Maturogenesis of a cariously exposed immature permanent tooth using MTA for direct pulp capping: a case report, *Dent Traumatol* 22:328, 2006.

[269a] Peutzfeldt A, Asmussen E: Influence of eugenol-containing temporary cement on self-etching adhesives to dentin. *J Adhes Dent* 8:31, 2006.

[270] Primosch RE, Balsewich CM, Thomas CW: Outcomes assessment an intervention strategy to improve parental compliance to follow-up evaluations after treatment of early childhood caries using general anesthesia in a Medicaid population, *ASDC J Dent Child* 68:102, 2001.

[271] Pugach MK, Strother J, Darling CL, et al: Dentin caries zones: mineral, structure, and properties, *J Dent Res* 88:71, 2009.

[272] Qudeimat MA, Barrieshi-Nusair KM, Owais AI: Calcium hydroxide vs mineral trioxide aggregates for partial pulpotomy of permanent molars with deep caries, *Eur Arch Paediatr Dent* 8:99, 2007.

[273] Randow K, Glantz PO: On cantilever loading of vital and non-vital teeth: an experimental clinical study, *Acta Odontol Scand* 44:271, 1986.

[274] Ranly DM, Garcia-Godoy F: Current and potential pulp therapies for primary and young permanent teeth, *J Dent* 28:153, 2000.

[275] Reyes-Carmona JF, Santos AS, Figueiredo CP, et al: Host-mineral trioxide aggregate inflammatory molecular signaling and biomineralization ability, *J Endod* 36:1347, 2010.

[276] Reyes-Carmona JF, Santos AR, Figueiredo CP, et al: In vivo host interactions with mineral trioxide aggregate and calcium hydroxide: inflammatory molecular signaling assessment, *J Endod* 37:1225, 2011.

[276a] Ricucci D, Loghin S, Lin LM, et al: Is hard tissue formation in the dental pulp after the death of the primary odontoblasts a regenerative or a reparative process? *J Dent* 42:1156, 2014.

[277] Rodd HD, Boissonade FM: Comparative immunohistochemical analysis of the peptidergic innervation of human primary and permanent tooth pulp, *Arch Oral Biol* 47:375, 2002.

[278] Rölling I, Hasselgren G, Tronstad L: Morphologic and enzyme histochemical observations on the pulp of human primary molars 3 to 5 years after formocresol treatment, *Oral Surg Oral Med Oral Pathol* 42:518, 1976.

[279] Rosenblatt A, Stamford TC, Niederman R: Silver diamine fluoride: a caries "silver fluoride bullet", *J Dent Res* 88:116, 2009.

[280] Roth KK, Müller M, Ahrens G: Staining of carious dentin

with Kariesdetektor, *Dtsch Zahnärztl Z* 44:460, 1989.

[281] Rothman MS: Formocresol pulpotomy: a practical procedure for permanent teeth, *Gen Dent* 25:39, 1977.

[282] Salvi GE, Siegrist Guldener BE, Amstad T, et al: Clinical evaluation of root filled teeth restored with or without post-and-core systems in a specialist practice setting, *Int Endod J* 40:209, 2007.

[283] Sarkar NK, Caicedo R, Ritwik P, et al: Physiochemical basis of the biologic properties of mineral trioxide aggregate, *J Endod* 31:97, 2005.

[284] Sasafuchi Y, Otsuki M, Inokoshi S, et al: The effects on pulp tissue of microleakage in resin composite restorations, *J Med Dent Sci* 46:155, 1999.

[285] Sato Y, Fusayama T: Removal of dentin guided by Fuchsin staining, *J Dent Res* 55:678, 1976.

[286] Schröder U: Effect of calcium hydroxide–containing pulp capping agents on pulp cell migration, proliferation, and differentiation, *J Dent Res* 66:1166, 1985.

[287] Schröder U: Pedodontic endodontics. In Koch G, Poulsen S, editors: *Pediatric dentistry: a clinical approach*, Copenhagen, 2001, Munksgaard.

[288] Seale NS, Coll JA: Vital pulp therapy for the primary dentition, *Gen Dent* 58:194, 2010.

[289] Seltzer S, Bender IB: Some influences affecting repair of the exposed pulps of dogs' teeth, *J Dent Res* 37:678, 1958.

[290] Seltzer S, Bender IB: *The dental pulp*, ed 3, Philadelphia, 1984, Lippincott.

[291] Seo MS, Hwang KG, Lee J, et al: The effect of mineral trioxide aggregate on odontogenic differentiation in dental pulp stem cells, *J Endod* 39:242, 2013.

[292] Shabahang S, Torabinejad M: Treatment of teeth with open apices using mineral trioxide aggregate, *Pract Periodontics Aesthet Dent* 12:315, 2000.

[293] Shayegan A, Jurysta C, Atash R, et al: Biodentine used as a pulp-capping agent in primary pig teeth, *Pediatr Dent* 34:202, 2012.

[294] Sheehy EC, Roberts GJ: Use of calcium hydroxide for apical barrier formation and healing in non-vital immature permanent teeth: a review, *Br Dent J* 183:241, 1997.

[295] Shiba H, Nakanishi K, Rashid F, et al: Proliferative ability and alkaline phosphatase activity with in vivo cellular aging in human pulp cells, *J Endod* 29:9, 2003.

[296] Shields ED, Altschuller B, Choi EY, et al: Odontometric variation among American black, European, and Mongoloid populations, *J Craniofac Genet Dev Biol* 10:7, 1990.

[297] Shiflett K, White SN: Microleakage of cements for stainless steel crowns, *Pediatr Dent* 19:103, 1997.

[298] Sigal MJ, Pitaru S, Aubin JE, et al: A combined scanning electron microscopy and immunofluorescence study demonstrating that the odontoblast process extends to the dentinoenamel junction in human teeth, *Anat Rec* 210:453, 1984.

[299] Silva GA, Gava E, Lanza LD, et al: Subclinical failures of direct pulp capping of human teeth by using a dentin bonding system, *J Endod* 39:182, 2013.

[300] Simon S, Perard M, Zanini M, et al: Should pulp chamber pulpotomy be seen as a permanent treatment? Some preliminary thoughts, *Int Endod J* 46:79, 2013.

[301] Simonsen RJ: Conservation of tooth structure in restorative dentistry, *Quintessence Int* 16:15, 1985.

[302] Song JS, Mante FK, Romanow WJ, et al: Chemical analysis of powder and set forms of Portland cement, gray ProRoot MTA, white ProRoot MTA, and gray MTA-Angelus, *Oral Surg Oral Med Oral Pathol Oral Radiol Endod* 102:809, 2006.

[303] Sonoyama W, Liu Y, Yamaza T, et al: Characterization of the apical papilla and its residing stem cells from human immature teeth: a pilot study, *J Endod* 34:166, 2008.

[304] Souza RA, Gomes SC, Dantas Jda C, et al: Importance of the diagnosis in the pulpotomy of immature permanent teeth, *Braz Dent J* 18:244, 2007.

[305] Spagnuolo G, Galler K, Schmalz G, et al: Inhibition of phosphatidylinositol 3-kinase amplifies TEGDMA-induced apoptosis in primary human pulp

cells, *J Dent Res* 83:703, 2004.

[306] Srinivasan D, Jayanthi M: Comparative evaluation of formocresol and mineral trioxide aggregate as pulpotomy agents in deciduous teeth, *Ind J Dent Res* 22:385, 2011.

[307] Stanley HR: Pulp capping—conserving the dental pulp: Can it be done? Is it worth it? *Oral Surg Oral Med Oral Pathol* 68:628, 1989.

[308] Stanley HR, Clark AE, Pameijer CH, et al: Pulp capping with a modified bioglass formula (#A68 modified), *Am J Dent* 14:227, 2001.

[309] Stockton LW: Vital pulp capping: a worthwhile procedure, *J Can Dent Assoc* 65:328, 1999.

[310] Sudo C: A study on partial pulp removal (pulpotomy) using NaClO (sodium hypochlorite), *J Jpn Stomatol Soc* 26:1012, 1959.

[311] Sveen OB: Pulp capping of primary teeth with zinc oxide eugenol, *Odontol Tidskr* 77:427, 1969.

[312] Taira Y, Shinkai K, Suzuki M, et al: Direct pulp capping effect with experimentally developed adhesive resin systems containing reparative dentin-promoting agents on rat pulp: mixed amounts of additives and their effect on wound healing, *Odontology* 99:135, 2011.

[313] Takita T, Hayashi M, Takeichi O, et al: Effect of mineral trioxide aggregate on proliferation of cultured human dental pulp cells, *Int Endod J* 39:415, 2006.

[314] Tang W, Wu Y, Smales RJ: Identifying and reducing risks for potential fractures in endodontically treated teeth, *J Endod* 36:609, 2010.

[315] Tarim B, Hafez AA, Cox CF: Pulpal response to a resin-modified glass-ionomer material on nonexposed and exposed monkey pulps, *Quintessence Int* 29:535, 1998.

[316] Tarim B, Hafez AA, Suzuki SH, et al: Biocompatibility of compomer restorative systems on nonexposed dental pulps of primate teeth, *Oper Dent* 22:149, 1997.

[317] Tarim B, Hafez AA, Suzuki SH, et al: Biocompatibility of Optibond and XR-Bond adhesive systems in nonhuman primate teeth, *Int J Periodontics Restorative Dent* 18:86, 1998.

[318] Tate AR: Formocresol performs better than calcium hydroxide as a pulpotomy technique over 2-year period, *J Evid Based Dent Pract* 11:65, 2011.

[319] Tatsumi T: Physiological remineralization of artificially decalcified monkey dentin under adhesive composite resin restoration, *Kokubyo Gakkai Zasshi* 56:47, 1989.

[320] Tatsumi T, Inokoshi S, Yamada T, et al: Remineralization of etched dentin, *J Prosthet Dent* 67:617, 1992.

[321] Ten Cate AR: Dentin-pulp complex. In *Oral histology*, ed 4, St Louis, 1994, Mosby.

[322] Thibodeau B, Trope M: Pulp revascularization of a necrotic infected immature permanent tooth: case report and review of the literature, *Pediatr Dent* 29:47, 2007.

[323] Thompson V, Craig RG, Curro FA, et al: Treatment of deep carious lesions by complete excavation or partial removal: a critical review, *J Am Dent Assoc* 139:705, 2008.

[324] Tinanoff N, Douglass JM: Clinical decision making for caries management in children, *Pediatr Dent* 24:386, 2002.

[325] Tjäderhane L: The mechanism of pulpal wound healing, *Aust Endod J* 28:68, 2002.

[326] Tomson PL, Grover LM, Lumley PJ, et al: Dissolution of bio-active dentine matrix components by mineral trioxide aggregate, *J Dent* 35:636, 2007.

[327] Tomson PL, Lumley PJ, Alexander MY, et al: Hepatocyte growth factor is sequestered in dentine matrix and promotes regeneration-associated events in dental pulp cells, *Cytokine* 61:622, 2013.

[328] Tønder KJ: Vascular reactions in the dental pulp during inflammation, *Acta Odontol Scand* 41:247, 1983.

[329] Torabinejad M, Higa RK, McKendry DJ, et al: Dye leakage of four root end filling materials: effects of blood contamination, *J Endod* 20:159, 1994.

[330] Torabinejad M, Smith PW, Kettering JD, et al: Comparative investigation of marginal adaptation of mineral trioxide aggregate and other commonly used root-end filling materials, *J Endod* 21:295, 1995.

[331] Torbjörner A, Karlsson S, Odman PA: Survival rate and failure characteristics for two post designs, *J Prosthet Dent* 73:439, 1995.

[332] Trairatvorakul C, Koothiratrakarn A: Calcium hydroxide partial pulpotomy is an alternative to formocresol pulpotomy based on a 3-year randomized trial, *Int J Paediatr Dent* 22:382, 2012.

[333] Tranasi M, Sberna MT, Zizzari V, et al: Microarray evaluation of age-related changes in human dental pulp, *J Endod* 35:1211, 2009.

[334] Tronstad L, Mjör IA: Capping of the inflamed pulp, *Oral Surg Oral Med Oral Pathol* 34:477, 1972.

[335] Trope M, McDougal R, Levin L, et al: Capping the inflamed pulp under different clinical conditions, *J Esthet Restor Dent* 14:349, 2002.

[336] Tuna EB, Dinçol ME, Gençay K, et al: Fracture resistance of immature teeth filled with Bioaggregate, mineral trioxide aggregate and calcium hydroxide, *Dent Traumatol* 27:174, 2011.

[337] Tüzüner T, Alacam A, Altunbas DA, et al: Clinical and radiographic outcomes of direct pulp capping therapy in primary molar teeth following haemostasis with various antiseptics: a randomised controlled trial, *Eur J Paediatr Dent* 13:289, 2012.

[338] Tziafas D: Basic mechanisms of cytodifferentiation and dentinogenesis during dental pulp repair, *Int J Dev Biol* 39:281, 1995.

[339] Tziafas D: Dentinogenic potential of the dental pulp: facts and hypothesis, *Endod Topics* 17:42, 2007.

[340] Tziafas D, Pantelidou O, Alvanou A, et al: The dentinogenic effect of mineral trioxide aggregate (MTA) in short-term capping experiments, *Int Endod J* 35:245, 2002.

[341] Van Meerbeek B, Peumans M, Poitevin A, et al: Relationship between bond-strength tests and clinical outcomes, *Dent Mater* 26:e100, 2010.

[342] Vargas KG, Packham B, Lowman D: Preliminary evaluation of sodium hypochlorite for pulpotomies in primary molars, *Pediatr Dent* 28:511, 2006.

[343] Wang CH, Chueh LH, Chen SC, et al: Impact of diabetes mellitus, hypertension, and coronary artery disease on tooth extraction after nonsurgical endodontic treatment, *J Endod* 37:1, 2011.

[344] Wang NJ, Aspelund GØ: Preventive care and recall intervals: targeting of services in child dental care in Norway, *Community Dent Health* 27:5, 2010.

[345] Wang Y, Zheng QH, Zhou XD, et al: Evaluation of the root and canal morphology of mandibular first permanent molars in a western Chinese population by cone-beam computed tomography, *J Endod* 36:1786, 2010.

[346] Wegner PK, Freitag S, Kern M: Survival rate of endodontically treated teeth with posts after prosthetic restoration, *J Endod* 32:928, 2006.

[347] Weisleder R, Benitez CR: Maturogenesis: Is it a new concept? *J Endod* 29:776, 2003.

[348] White SN, Ingles S, Kipnis K: Influence of marginal opening on microleakage of cemented artificial crowns, *J Prosthet Dent* 71:257, 1994.

[349] Willershausen B, Willershausen I, Ross A, et al: Retrospective study on direct pulp capping with calcium hydroxide, *Quintessence Int* 42:165, 2011.

[350] Winters J, Cameron AC, Widmer RP: Pulp therapy for primary and immature permanent teeth. In Cameron AC, Widmer RP, editors: *Handbook of pediatric dentistry*, ed 3, Philadelphia, 2008, Mosby/Elsevier.

[351] Witherspoon DE: Vital pulp therapy with new materials: new directions and treatment perspectives—permanent teeth, *J Endod* 34:S25, 2008.

[352] Witherspoon DE, Small JC, Harris GZ: Mineral trioxide aggregate pulpotomies: a case series outcomes assessment, *J Am Dent Assoc* 137:610, 2006.

[353] Witherspoon DE, Small JC, Regan JD, et al: Retrospective analysis of open apex teeth obturated with mineral trioxide aggregate, *J Endod* 34:1171, 2008.

[354] Yamada T, Nakamura K, Iwaku M, et al: The extent of the odontoblast process in normal and carious human dentin, *J Dent Res* 62:798, 1983.

[355] Yamani T, Yamashita A, Takeshita N, et al: Histopathological evaluation of the effects of a new dental adhesive resin on dog dental pulps, *J Jpn Prosthet Soc* 30:671, 1986.

[356] Yan P, Yuan Z, Jiang H, et al: Effect of Bioaggregate on differentiation of human periodontal ligament fibroblasts, *Int Endod J* 43:1116, 2010.

[357] Yasuda Y, Ogawa M, Arakawa T, et al: The effect of mineral trioxide aggregate on the mineralization ability of rat dental pulp cells: an in vitro study, *J Endod* 34:1057, 2008.

[358] Yazici AR, Baseren M, Gokalp S: The in vitro performance of laser fluorescence and caries-detector dye for detecting residual carious dentin during tooth preparation, *Quintessence Int* 36:417, 2005.

[359] Yip HK, Stevenson AG, Beeley JA: The specificity of caries detector dyes in cavity preparation, *Br Dent J* 176:417, 1994.

[359a] Yoo JS, Chang SW, Oh SR, et al: Bacterial entombment by intratubular mineralization following orthograde mineral trioxide aggregate obturation: a scanning electron microscopy study. *Int J Oral Sci* 6:227, 2014.

[360] Yoshimine Y, Maeda K: Histologic evaluation of tetracalcium phosphate-based cement as a direct pulp-capping agent, *Oral Surg Oral Med Oral Pathol* 79:351, 1995.

[361] Yoshimura A, Lien E, Ingalls RR, et al: Cutting edge: recognition of Gram-positive bacterial cell wall components by the innate immune system occurs via Toll-like receptor 2, *J Immunol* 163:1, 1999.

[362] Yu C, Abbott PV: An overview of the dental pulp: its functions and responses to injury, *Aust Dent J Supplement* 52:S4, 2007.

[363] Yuan Z, Peng B, Jiang H, et al: Effect of bioaggregate on mineral-associated gene expression in osteoblast cells, *J Endod* 36:1145, 2010.

[364] Zacharia MA, Munshi AK: Microbiological assessment of dentin stained with a caries detector dye, *J Clin Pediatr Dent* 19:111, 1995.

[365] Zanini M, Sautier JM, Berdal A, et al: Biodentine induces immortalized murine pulp cell differentiation into odontoblast-like cells and stimulates biomineralization, *J Endod* 38:1220, 2012.

[366] Zhang H, Pappen FG, Haapasalo M: Dentin enhances the antibacterial affect of mineral trioxide aggregate, *J Endod* 35:221, 2009.

[367] Zhang W, McGrath C, Lo EC, et al: Silver diamine fluoride and education to prevent and arrest root caries among community-dwelling elders, *Caries Res* 47:284, 2013.

[368] Zhang W, Walboomers XF, Jansen JA: The formation of tertiary dentin after pulp capping with a calcium phosphate cement, loaded with PLGA microparticles containing TGF-beta-1, *J Biomed Mater Res A* 85:439, 2008.

[369] Zhi QH, Lo EC, Lin HC: Randomized clinical trial on effectiveness of silver diamine fluoride and glass ionomer in arresting dentine caries in preschool children, *J Dent* 40:962, 2012.

[370] Zoufan K, Jiang J, Komabayashi T, et al: Cytotoxicity evaluation of Gutta Flow and Endo Sequence BC sealers, *Oral Surg Oral Med Oral Pathol Oral Radiol Endod* 112:657, 2011.